Orthopädie
in Praxis und Klinik

Band V, Teil 2

Orthopädie
in Praxis und Klinik

in 7 Bänden

Fortführung des Handbuches der Orthopädie
Herausgeber: G. Hohmann, M. Hackenbroch, K. Lindemann

2., neubearbeitete Auflage

Herausgegeben von

Allgemeine Orthopädie:
A. N. Witt, H. Rettig, K. F. Schlegel, M. Hackenbroch, W. Hupfauer

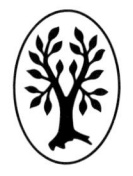

Spezielle Orthopädie:
A. N. Witt, H. Rettig, K. F. Schlegel

Georg Thieme Verlag Stuttgart · New York

Band V / Teil 2

Spezielle Orthopädie

Wirbelsäule – Thorax – Becken

Bearbeitet von

M. Aebi	B. Isler	G. Rompe
F. Brussatis	B. Jeanneret	K. F. Schlegel
P. Engelhardt	F. Magerl	H. W. Staudte
A. Härle	F.-W. Meinecke	U. Weber
M. Immenkamp	K. Müller	

405 Abbildungen in 896 Einzeldarstellungen
73 Tabellen

1994
Georg Thieme Verlag Stuttgart · New York

Die Deutsche Bibliothek – CIP-Einheitsaufnahme

Orthopädie in Praxis und Klinik : in 7 Bänden ;
Fortführung des Handbuches der Orthopädie,
Herausgeber: G. Hohmann... / hrsg. von
A. N. Witt... – Stuttgart ; New York : Thieme.
    1. Aufl. u.d.T.: Handbuch der Orthopädie
NE: Witt, Alfred N. [Hrsg.]
    Bd. 5, Spezielle Orthopädie.
        Teil 2. Wirbelsäule – Thorax – Becken : 73 Tabellen /
    bearb. von M. Aebi... – 2., neubearb. Aufl. – 1994
NE: Aebi, Max

1. Auflage 1958

Wichtiger Hinweis:

Wie jede Wissenschaft ist die Medizin ständigen Entwicklungen unterworfen. Forschung und klinische Erfahrung erweitern unsere Erkenntnisse, insbesondere was Behandlung und medikamentöse Therapie anbelangt. Soweit in diesem Werk eine Dosierung oder eine Applikation erwähnt wird, darf der Leser zwar darauf vertrauen, daß Autoren, Herausgeber und Verlag große Sorgfalt darauf verwandt haben, daß diese Angabe dem Wissensstand bei Fertigstellung des Werkes entspricht.

Für Angaben über Dosierungsanweisungen und Applikationsformen kann vom Verlag jedoch keine Gewähr übernommen werden. Jeder Benutzer ist angehalten, durch sorgfältige Prüfung der Beipackzettel der verwendeten Präparate und gegebenenfalls nach Konsultation eines Spezialisten festzustellen, ob die dort gegebene Empfehlung für Dosierungen oder die Beachtung von Kontraindikationen gegenüber der Angabe in diesem Buch abweicht. Eine solche Prüfung ist besonders wichtig bei selten verwendeten Präparaten oder solchen, die neu auf den Markt gebracht worden sind. Jede Dosierung oder Applikation erfolgt auf eigene Gefahr des Benutzers. Autoren und Verlag appellieren an jeden Benutzer, ihm etwa auffallende Ungenauigkeiten dem Verlag mitzuteilen.

Geschützte Warennamen (Warenzeichen) werden *nicht* besonders kenntlich gemacht. Aus dem Fehlen eines solchen Hinweises kann also nicht geschlossen werden, daß es sich um einen freien Warennamen handele.

Das Werk, einschließlich aller seiner Teile, ist urheberrechtlich geschützt. Jede Verwertung außerhalb der engen Grenzen des Urheberrechtsgesetzes ist ohne Zustimmung des Verlages unzulässig und strafbar. Das gilt insbesondere für Vervielfältigungen, Übersetzungen, Mikroverfilmungen und die Einspeicherung und Verarbeitung in elektronischen Systemen.

© 1958, 1994 Georg Thieme Verlag, Rüdigerstraße 14
D-70469 Stuttgart
Printed in Germany
Satz: Druckhaus Götz GmbH, D-71636 Ludwigsburg
(Linotype System 5 [202])
Druck: Appl, D-86650 Wemding

ISBN 3-13-723102-7   1 2 3 4 5 6

Anschriften

AEBI, M., M.D.
Professor and Chairman
Division of Orthopaedic Surgery
McGill University
c/o Royal Victoria Hospital
687 Pine Avenue West
Montreal, Quebec H3A 1A1, Kanada

BRUSSATIS, F., Prof. Dr. †

ENGELHARDT, P., Priv.-Doz. Dr. med.
Leitender Arzt,
Klinik für Orthopädische Chirurgie
Kantonsspital
CH-9007 St. Gallen

HÄRLE, A., Prof. Dr. med.
Drechslerweg 40
48161 Münster

IMMENKAMP, M., Prof. Dr. med.
Chefarzt der Orthopädie I
Klinik Markgröningen
Kurt-Lindemann-Weg 10
71706 Markgröningen

ISLER, B., Dr. med.
Chefarzt der Klinik für Orthopädische Chirurgie
Kantonsspital
Brauerstr. 15
CH-8400 Winterthur

JEANNERET, B., Dr. med.
Leitender Arzt für Wirbelchirurgie
Klinik für Orthopädische Chirurgie
Kantonsspital
CH-9007 St. Gallen

MAGERL, F., Prof. Dr. med.
Chefarzt der Klinik für
Orthopädische Chirurgie, Kantonsspital
CH-9007 St. Gallen

MEINECKE, F.-W., Prof. Dr. med.
Chirurg · Unfallchirurg
Krummwisch 6
21465 Reinbek

MÜLLER, K., Dr. med.
Arzt für Orthopädie
Günthersgraben 16
35392 Gießen

RETTIG, H., Prof. Dr. med.
Oberhof 14
35440 Linden

ROMPE, G., Univ.-Prof. Dr. med.
Leiter der Abteilung
Physiotherapie und Sportorthopädie
Stiftung Orthopädische Univ.-Klinik Heidelberg
Schlierbacher Landstr. 200a
69118 Heidelberg

SCHLEGEL, K. F., Prof. Dr. med.
Orthopädische Univ.-Klinik Essen
Hufelandstr. 55
45122 Essen

STAUDTE, H. W., Prof. Dr. med.
Chefarzt der Orthopädischen Abteilung
Kreiskrankenhaus Marienhöhe
Akademisches Lehrkrankenhaus der
RWTH Aachen
Mauerfeldchen 25
52146 Würselen

WEBER, U., Prof. Dr. med.
Ärztlicher Direktor
Orthopädische Klinik und Poliklinik
der Freien Universität Berlin
Oskar-Helene-Heim
Clayallee 229
14195 Berlin

WITT, A. N., Prof. Dr. Dr. h. c.
Burgstallerstr. 3
83703 Gmund/Tegernsee

Inhaltsverzeichnis

1 Degenerative Erkrankungen der Wirbelsäule ... 1.1

Allgemeiner Teil ... 1.1
Von H. W. Staudte und F. Brussatis

In memoriam F. Brussatis ... 1.1
Begriffsbestimmung ... 1.1
Epidemiologie ... 1.2
Normale Bandscheibe ... 1.3
Bandscheibenveränderung im Alter und bei Degeneration ... 1.7
Biochemische und biomechanische Eigenschaften des Bandscheibengewebes ... 1.15
Struktur ... 1.15
Segmentaler Schmerz ... 1.21
Literatur ... 1.26

Spezieller Teil ... 1.32
Halswirbelsäule ... 1.32
Von H. W. Staudte und F. Brussatis

Definition ... 1.32
Epidemiologie ... 1.32
Spezielle Anatomie ... 1.32
Ätiologie und Pathogenese der Zervikalsyndrome ... 1.53
Klinik ... 1.60
Literatur ... 1.89

Lendenwirbelsäule ... 1.95
P. Engelhardt und F. Brussatis

Einleitung ... 1.95
Epidemiologie und Altersverteilung ... 1.98
Aufbau der Lendenwirbelsäule ... 1.98
Biomechanik der Lendenwirbelsäule ... 1.103
Pathologie der Bandscheibe und der Wirbelkörperabschlußplatte ... 1.105
Klinik des degenerativen Bandscheibenschadens (Diskose) ... 1.118
Therapie des degenerativen Bandscheibenschadens (Diskose) ... 1.126
Spondylosis deformans ... 1.136
Spondylosis hyperostotica ... 1.141
Spondylarthrosis deformans ... 1.143
Lumbale Spinalkanalstenose ... 1.145
Morbus Baastrup ... 1.154
Degenerative Veränderungen bei Lumbalskoliose ... 1.157
Beinlängendifferenz und Wirbelsäule ... 1.158
Degenerative LWS-Veränderungen verschiedener Ursachen ... 1.158
Literatur ... 1.158

2 Geschwülste der Wirbelsäule ... 2.1

Knochentumoren ... 2.1
Von M. Immenkamp und A. Härle

Einleitung ... 2.1
Häufigkeit und Spektrum extraduraler Wirbelsäulentumoren ... 2.2
Häufigkeit der einzelnen Tumorentitäten ... 2.4
Altersverteilung ... 2.5
Leitsymptome der Tumoren der Wirbelsäule ... 2.6
Diagnostik der Wirbeltumoren ... 2.9
Therapie der Tumoren in Wirbelsäule und Sakrum ... 2.19
Primäre Knochentumoren ... 2.36

Knochenbildende Tumoren ... 2.36
Knorpelbildende Tumoren ... 2.50
Fibrohistiozytäre Tumoren ... 2.57
Knochenmarktumoren ... 2.68
Maligne Systemerkrankungen ... 2.70
Maligne Lymphome ... 2.70
Plasmazellneoplasien ... 2.75
Seltene Wirbelsäulentumoren ... 2.89
Tumorsimulierende Knochenerkrankungen ... 2.91
Metastasen an der Wirbelsäule ... 2.106
Tumoren im Spinalkanal ... 2.113
Literatur ... 2.115

Weichteiltumoren an Hals und Stamm .. 2.134
Von U. WEBER und K. MÜLLER

Allgemeines 2.134
Besonderheiten hinsichtlich der topographischen Verteilung (periphere Weichteiltumoren mit ausschließlicher Lokalisation an Hals und Stamm) 2.134
Diagnostische Besonderheiten 2.138
Therapeutische Besonderheiten 2.140
Literatur 2.143

3 Verletzungen der Wirbelsäule 3.1

Obere Halswirbelsäule 3.1
Von B. JEANNERET

Verlaufsformen und Therapie 3.1
    Einleitung 3.1
    Frakturen der Okzipitalkondylen 3.1
    Atlantookzipitale Dislokation 3.4
    Atlasfrakturen 3.8
    Isolierte Fraktur des vorderen Atlasbogens 3.8
    Isolierte Frakturen des hinteren Atlasbogens 3.9
    Kombinierte Fraktur des vorderen und hinteren Atlasbogens (sog. Jefferson-Fraktur) 3.10
    Isolierte Fraktur der Massa lateralis atlantis 3.15
    Fraktur des Processus transversus 3.15
    Atlantoaxiale Instabilität 3.16
    Ventrale Dislokation 3.16
    Rotatorische Dislokation 3.18
    Dorsale Dislokation 3.20
    Axisfrakturen 3.21
    Densfrakturen 3.22
    Densfraktur bei Kindern 3.25
    Denspseudarthrose 3.26
    Traumatische Spondylolisthesis C2 ..... 3.26
    Axiskörperfrakturen 3.32
    Literatur 3.32

Untere Halswirbelsäule 3.38
Von M. AEBI

Verlaufsformen und Therapie 3.38
    Einleitung: Besonderheiten der Anatomie 3.38
    Verletzungsmechanismen 3.39
    Klassifikation der osteoligamentären Verletzungen 3.40
    Klassifikation der neurologischen Verletzungen 3.48
    Zusammenhang zwischen Halswirbelsäulentrauma und neurologischem Schaden . 3.50
    Spezielle Diagnostik 3.51
    Behandlung 3.55
    Literatur 3.78

Brust- und Lendenwirbelsäule 3.82
Von F. MAGERL und P. ENGELHARDT

Verlaufsformen 3.82
    Einleitung 3.82
    Epidemiologie und segmentale Verteilung 3.83
    Biomechanische Untersuchungen 3.88
    Heilungsvorgänge am verletzten Wirbelsegment 3.93
    Neurologische Zusatzverletzungen 3.97
    Diagnostik 3.99
    Klassifikationsmethoden 3.107
    Systematik der Verletzungen im Rahmen der integralen Klassifikation ... 3.110
    Literatur 3.130

Therapie 3.132
Von M. AEBI
    Allgemeine Behandlungsprinzipien 3.132
    Chirurgische Behandlung 3.139
    Schlußbemerkungen 3.164
    Literatur 3.164

Beckenring 3.169
Von B. ISLER

    Allgemeine Bemerkungen 3.169
    Anatomie 3.169
    Radiologie 3.169
    Einteilung der Beckenringverletzungen . 3.172
    Therapie der Beckenringverletzung 3.188
    Nachbehandlung 3.197
    Begleitverletzungen 3.197
    Literatur 3.198

Azetabulum 3.200
Von K. F. SCHLEGEL

    Allgemeine Bemerkungen 3.200
    Begleitverletzung 3.203
    Therapie 3.206
    Komplikationen 3.207
    Literatur 3.207

4 Querschnittlähmungen ... 4.1

Von F.-W. MEINECKE

Rückenmark ... 4.1
Anatomie des Rückenmarks ... 4.1
Pathologie des verletzten Rückenmarks ... 4.3
Ätiologie des verletzten Rückenmarks ... 4.4
Symptomatik der Rückenmarkschäden ... 4.6
    Vollständige Lähmungen ... 4.6
    Teillähmungen ... 4.8

Vegetatives Nervensystem ... 4.12
Sympathikus ... 4.12
Parasympathikus ... 4.13
    Besonderheiten der Blasenlähmung ... 4.13
    Sexualfunktion ... 4.14

Behandlung der Querschnittlähmung ... 4.16
Erste Hilfe am Unfallort ... 4.16
Diagnostik im Krankenhaus ... 4.16

Spinaler Schock ... 4.19
Häufig beobachtete Fehler ... 4.21
Therapie ... 4.21
    Operationen am Rückenmark ... 4.22
    Neurologische Verlaufskontrolle ... 4.23
    Akutbehandlung ... 4.24
    Behandlung der Spätkomplikationen ... 4.30
    Zusätzliche Behandlungsmöglichkeiten und Hilfen ... 4.31

Durchschnittliche Verweildauer und Sterblichkeit ... 4.33

Begutachtung ... 4.33
    Literatur ... 4.34

5 Begutachtung der Wirbelsäule ... 5.1

Von G. ROMPE

Einführung ... 5.1

Gutachterliche Untersuchung und Befunddokumentation ... 5.1

Verletzungsfolgen an der Wirbelsäule ... 5.5
Knöcherne Verletzungen der Wirbelsäule (ohne Rückenmarkbeteiligung) ... 5.5
    Frakturen und Luxationen der Wirbelkörper ... 5.5
    Verletzungen der Wirbelbogengelenke ... 5.8
    Kreuz- und Steißbeinbrüche ... 5.8
    Dorn- und Querfortsatzverletzungen ... 5.8
    Traumatische Spondylolyse oder Spondylisthese ... 5.8
Querschnittlähmungen ... 5.9
Verletzungen ohne (primäre) Knochen- und Rückenmarkbeteiligung ... 5.10
    Bandscheibenverletzungen ... 5.10
    Lumbale Bandscheibenvorfälle ... 5.10

Posttraumatische Spondylose ... 5.12
Beschleunigungsverletzung der Halswirbelsäule ... 5.12
Verhebetrauma ... 5.13
Vibrationsschäden ... 5.13
Beurteilung in den verschiedenen Versicherungen ... 5.14

Nicht unfallbedingte Wirbelsäulenbefunde ... 5.15
    Skoliose ... 5.15
    Spondylolyse, Spondylolisthese ... 5.15
    Spondylitis ankylosans (Morbus Bechterew) ... 5.16
    Adoleszentenkyphose (Morbus Scheuermann) ... 5.16
    Degenerative Wirbelsäulenleiden ... 5.17
    Literatur ... 5.23

Sachverzeichnis ... XI

Gesamtumfang des Bandes XXXI + 592 Seiten

1 Degenerative Erkrankungen der Wirbelsäule

Allgemeiner Teil

Von H.-W. Staudte und F. Brussatis

In memoriam F. Brussatis

Die Bearbeitung der Neuauflage dieses Handbuchteils sollte F. Brussatis übernehmen. Nach Sichtung des wissenschaftlichen Feldes entschloß er sich im Einvernehmen mit den Herausgebern und dem Verlag, H. Blümlein mit der Abfassung des Abschnittes „Brustwirbelsäule" und P. Engelhardt mit dem Abschnitt „Lendenwirbelsäule" zu beauftragen.

Während seiner Vorbereitungen zu den Abschnitten „Allgemeiner Teil" und „Halswirbelsäule" verstarb F. Brussatis nach kurzer Krankheit. Die Durchführung übertrug er wenige Tage vor seinem Tod seinem Schüler H.-W. Staudte, der diese Abschnitte dann erstellte.

Begriffsbestimmung

Im Handbuch von 1958 hatte Güntz unter dem Titel „Nicht entzündliche Wirbelsäulenerkrankungen" Veränderungen der Wirbelsäule beschrieben, auf die die Bezeichnung „Degeneration" paßt, nämlich „Erkrankungen, deren Entstehung mit der Eigenart der Entwicklung und des Baus der Wirbelsäule in engem Zusammenhang stehen".

Als Charakteristikum der Degeneration sieht er die Rißbildung im Anulus fibrosus der Bandscheibe mit Verlust der mechanischen Integrität an.

Alle anderen Veränderungen werden als deren Folge bezeichnet.

Gleichermaßen äußern sich Aufdermauer (1984), Friberg u. Hirsch (1950), McNab (1983) und Yasuma u. Mitarb. (1990).

Auch heute ist Güntz zuzustimmen, wenn er betont, daß von einer Erkrankung im Rahmen der Aufbraucherscheinungen an der Wirbelsäule erst mit dem Auftreten von klinischen Symptomen gesprochen werden kann (Kuhlendahl u. Richter 1952).

Dagegen wird die Prädominanz der Bezeichnung „degenerativ" von Wolff (1986) kritisiert, insbesondere wo sie „physiologische Wandlungs- und Altersprozesse" beschreibt und vollends, wenn sie als „Sammelbecken für alles verwendet wird, was sich nicht einordnen läßt".

Fußend auf der Vereinbarung, daß von Krankheit bei bestehenden morphologischen Zeichen der Degeneration erst mit dem Auftreten von Beschwerden gesprochen werden kann, schlägt Wolff (1986) vor, daß degenerative Zustände im Prozeß der Dekompensation (Krankheitswert) von degenerativen Zuständen im Zustand der Kompensation abzugrenzen seien.

Zusätzlich sollte unterschieden werden zwischen den physiologischen Altersvorgängen und deren Resultaten.

In der Tat ist es bei der Durchsicht der Literatur nicht einfach, Unterscheidungskriterien zwischen altersphysiologischen und degenerativen Veränderungen zu treffen (Nachemson 1990). Radiologische und magnetresonanztomographische Veränderungen korrelieren in der Regel nicht mit den klinischen Schmerzsyndromen (Magora u. Schwartz 1976, Boden u. Mitarb. 1990).

Auch Aufdermauer (1984) nimmt als anatomisch-pathologisches Kriterium für die Degeneration Störungen der Integrität des Anulus fibrosus an, während Altersvorgänge im wesentlichen mit Veränderungen der Zusammensetzung und u. a. der Färbung des nichtkollagenen Bindegewebes in Verbindung gebracht werden.

Erst der Sonderfall der funktionellen Störung, welche zur Schmerzperzeption führt, wäre mit dem Begriff der Krankheit zu belegen.

Schwierig wird jedoch diese Unterscheidung zwischen altersinduzierten und degenerativen Veränderungen an der Halswirbelsäule, wo sich offensichtlich im Zuge der Vertikalisierung des Rumpfes frühzeitig Risse im Anulus fibrosus im Bereich der unkovertebralen Gelenke regelhaft finden, ein Phänomen, welches offensichtlich physiologischer Natur ist (Töndury 1958, 1974, Aufdermauer 1984, Logroscino u. Mitarb. 1989). Insofern war die unverbindliche Bezeichnung im alten Handbuch für die Veränderungen und Erkrankungen, welche im nachfolgenden Beitrag beschrieben werden sollen, nämlich „nicht entzündliche Erkrankungen", nicht mit diesen Unsicherheiten belastet.

Seit der Herausgabe des letzten Handbuches hat sich die Aufmerksamkeit für chronische Erkrankungen eher verstärkt, und es sind viele Kenntnisse aus benachbarten Disziplinen hinzugekommen.

Vor allen Dingen durch die Einführung der neuen bildgebenden Verfahren lassen sich Diskusveränderungen in einem ganz frühen Stadium erkennen und Krankheitseinheiten besser definieren, wie z. B. der enge Spinalkanal, die laterale Stenose oder die Beteiligung der Nervensubstanz selber bei der spondylotischen zervikalen Myelopathie (MRT).

Untersuchungsergebnisse und Techniken der manuellen Medizin haben in letzter Zeit weiter zum Verständnis schmerzhafter Symptome beigetragen (DVOŘÁK u. DVOŘÁK 1988). Besonders ist der Psyche mehr Aufmerksamkeit geschenkt worden, welche die Dynamik des Schmerzleidens moduliert (WADDELL 1987, HIRSCH u. Mitarb. 1991, BERGENUDD u. JOHNELL 1991).

Der Schwerpunkt dieses Beitrags soll bei den biomechanisch faß- und erklärbaren Veränderungen der Wirbelsäule liegen und kann daher nur Hinweise auf die Nachbardisziplinen geben.

Epidemiologie

Die Untersuchung von 4253 Wirbelsäulen (SCHMORL u. JUNGHANNS 1968) ergab eine Häufigkeit degenerativer Zeichen von 60% bei Frauen und 80% bei Männern bis zum 49. Lebensjahr und über 95% für beide Geschlechter bis zum 70. Lebensjahr. VERNON-ROBERTS u. PIRIE veröffentlichten 1977 eine neuere Analyse und zeigten bei 100 Lendenwirbelsäulenpräparaten degenerative Veränderungen, die vom Wirbelsäulenbild junger Erwachsener abwichen (NACHEMSON 1960). Die gleichen Autoren fanden weitere degenerative Zeichen bei allen Bandscheiben von Erwachsenen im mittleren Alter, dabei schon bei zahlreichen Präparaten bis zum 30. Lebensjahr.

Eine Korrelation von klinischem Schmerzbild und makroskopischen, pathologisch-anatomischen oder röntgenologischen Veränderungen im Rahmen der Degeneration konnte nicht erbracht werden (BOUGH u. Mitarb. 1990, LAWRENCE u. Mitarb. 1963, LAWRENCE 1977, MAGORA u. SCHWARTZ 1976).

Bei pathologisch-anatomischen Häufigkeitsangaben ist immer zu bedenken, daß eindeutige Zuordnungen degenerativer Veränderungen mit Schmerzbildern bei epidemiologischen Untersuchungen nicht möglich sind (WOOD u. BADLEY 1987).

Dagegen sind Zahlen über Schmerzbild und Beanspruchung medizinischer Hilfe erhältlich. Von den ambulant behandelten orthopädischen Krankheiten sind ungefähr 38% Wirbelsäulenbeschwerden. Es überwiegen hier die degenerativen Erkrankungen ganz erheblich. Der Befall einzelner Wirbelsäulenabschnitte verteilt sich nach einer Untersuchung von KNEPEL (1977) auf 31,1% Zervikal-, 1,7% Thorakal- und 61,9% Lumbalsyndrome.

Nach dieser Untersuchung sowie einer Erhebung durch die Mitglieder des Arbeitskreises „Degenerative Wirbelsäulenerkrankungen" (zit. bei KRÄMER 1986) sucht jeder zehnte Patient einer Allgemeinpraxis den Arzt wegen „bandscheibenbedingter" Erkrankung auf, beim Orthopäden ist es jeder zweite Patient und in einer orthopädischen Poliklinik jeder dritte Patient.

Die degenerativen Erkrankungen der Wirbelsäule führen zu einem ganz erheblichen Ausfall an Arbeitskraft in der Gesellschaft und zu einem großen Aufwand an Zahlungen durch die Sozialversicherung. Ganz besonders schlagen dabei jedoch erfolglose Operationen und daraus erwachsende Sozialleistungen zu Buche, während jeder einfache Kreuzschmerz als eine nur begrenzte Erkrankung mit rascher spontaner Heilung erscheint (FRYMOYER 1990).

So finden wir z. B. 1978 pro 1000 Arbeiter und pro Jahr (WOOD u. BADLEY 1985) zwischen 1400 USA) und 2600 (Großbritannien) ausgefallene Arbeitstage.

Die Verhältnisse in Deutschland unterscheiden sich davon nicht wesentlich. Zwei Drittel der Arbeitsbefreiung wegen Erkrankung an Bewegungsorganen beziehen sich allein auf Verschleißschäden der Wirbelsäule und auf damit in Verbindung stehende Schmerzsyndrome (BRÄUNLICH u. HÄUBLEIN 1971, JUNGHANNS 1979).

Zur Inzidenz von Schmerzen im Bereich der Wirbelsäule innerhalb einer geschlossenen Bevölkerungsgruppe gibt WAGENHÄUSER (1969) für die Gemeinde Hirzel bei Zürich eine Zahl von 67% aller Einwohner an, die bis zum Zeitpunkt der Befragung an Wirbelsäulenbeschwerden gelitten haben.

In einer neueren Langzeitstudie konnten BERGENUDD u. NILSSON (1988) bei einer über 50 Jahre währenden longitudinalen Studie mit ursprünglich pädagogischer Fragestellung eine aktuelle Kreuzschmerzinzidenz (low back pain) von 29% zum Zeitpunkt der Untersuchung bei allen Probanden feststellen. Dabei wurden Arbeitsbelastung und psychologische Faktoren mit einbezogen. Weitere Literatur zu Epidemiologie findet sich bei LÄUBLI 1980, MARTIN u. Mitarb. 1980, MOSER u. ACKERMANN-LIEBRICH 1986, ANDERSSON 1987.

Heben von schweren Lasten, Seitneigung beim Sitzen, unwillkürliche Drehbewegungen nach ermüdender Tätigkeit oder Steharbeit werden im allgemeinen mit tiefen Kreuzschmerzen (low back pain) in Verbindung gebracht (TROUP 1965, MAGORA 1970, 1972, 1974, 1978, SVENSSON u. ANDERSSON 1983, BIERING-SØRENSEN 1983/84, FRYMOYER u. Mitarb. 1983, VIDEMANN u. Mitarb. 1984, PARMIANPOUR 1988).

Obwohl im einzelnen die genaue Ätiologie des Kreuzschmerzes nicht bestimmt werden konnte, muß überwiegend von einer degenerativen Ursache dieses Syndroms ausgegangen werden.

Raucher haben ein höheres Risiko, Kreuzschmerzen zu bekommen (GYNTELBERG 1974, zitiert bei BERGENUDD u. NILSSON 1988, FRYMOYER u. Mitarb. 1980, 1983, BATTIE u. Mitarb. 1989, 1991). Negative Einflüsse sind auch durch chronische Vibration beschrieben worden (DUPUIS 1990).

BERGENUDD u. NILSSON (1988) zeigen, daß ein höherer Intelligenzgrad vor dem Eintritt in das Berufsalter eher einen Schutz vor Kreuzschmerzen darstellt, ein Befund, den sie allerdings z. T. auf den Selektionsprozeß der Gesellschaft, Minderbegabte in körperlich fordernde Berufe zu verweisen, zurückzuführen konnten. Die Dauerarbeitsbelastung scheint den Verlauf des degenerativen Prozesses selbst nicht wesentlich zu beeinflussen (KELLGREN u. LAWRENCE 1952, HIRSCH 1959, MAGORA 1970a, b, 1972, 1973, SVENSSON u. ANDERSSON 1983, BIERING-SØRENSEN 1983), aber es besteht ein starker Hinweis darauf, daß große Arbeitsbelastung besonders Kreuzschmerzattacken (low back pain) begünstigt (LAURIG u. Mitarb. 1990).

Weitere Literatur zu pathologisch-anatomischen Beobachtungen, auch im Vergleich zur Magnetresonanztomographie: TÖNDURY 1958, 1974, HIRSCH u. ZOTTERMANN 1972, COVENTRY 1968, AUFDERMAUER 1984, YASUMA u. Mitarb. 1990, TERTTI u. Mitarb. 1991, SCHIESSLER u. Mitarb. 1991.

Angaben mit statistischen Erhebungen zur Häufigkeit von Kreuzschmerzen in der Bevölkerung eines Landes und zum Teil in Abhängigkeit zur beruflichen Belastung:
England: BUTHIE 1965, LAWRENCE 1977, WOOD u. BADLEY 1985, 1987, ANDERSSON 1981, 1983, 1987.
Finnland: JULKUNEN u. Mitarb. 1981.
Schweden: BERGENUDD u. NILSSON 1988.
Frankreich: CREMONA 1972, zitiert bei JUNGHANNS 1979.
Kanada: WHITE, A. W. M. 1966/1969, KERTESZ u. KORMOS 1976.
USA: KELSEY 1982, KELSEY u. Mitarb. 1984a, b, FRYMOYER u. Mitarb. 1983, WHITE, A. A. 1984, BATTIE u. Mitarb. 1989, FEYMOYER 1990.
Israel: MAGORA 1970a, b, 1973a, b, 1978, 1980.
Weitere Literatur bei JUNGHANNS 1979, DEBRUNNER u. RAMSEIER 1990, HEDTMANN u. KRÄMER 1990.

Normale Bandscheibe

Während des frühen Wachstumsalters sind die gegenüberliegenden Deck- und Abschlußplatten vollkommen mit einer dünnen Knorpelplatte bedeckt, der eigentlichen Epiphysis, die in der ersten Zeit noch mittels Knorpelkanälen vaskularisiert ist (TÖNDURY 1958) (Abb. 1a).

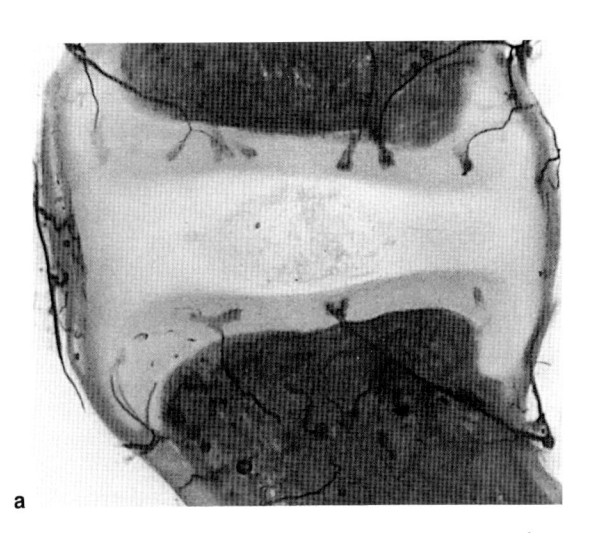

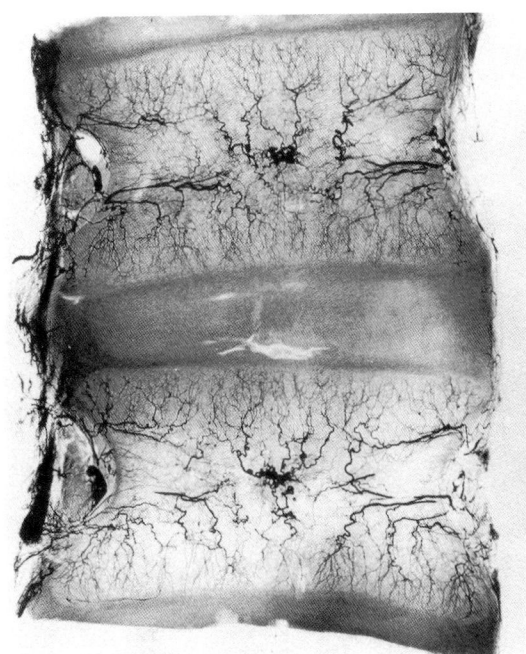

Abb. 1 a Abbildung eines dünnen medianen sagittalen Schnittes vom lumbosakralen Übergang eines Neugeborenen (Injektion mit Bariumsulfat, Klärung nach *Spalteholz*). Man beachte das Prinzip der Verteilung der arteriellen Versorgung mit Gefäßenden im Knorpel. Die Bandscheibe selber ist avaskulär, obwohl eine geringe Vaskularisierung von der Peripherie des Anulus beschrieben ist. (Aus *Crock, H. V., H. Yoshizawa*: The Blood Supply of the Lumbar Vertebral Column and Spinal Cord in Man. Springer, Berlin 1977.) b Dünnschnitt in der Frontalebene durch das Zentrum benachbarter Lumbalwirbel; Injektion mit Bariumsulfat, Klärung nach Beteiligung der Artrien und das Fehlen von Gefäßen im Bandscheibenraum sind dargestellt (aus *Crock, H. V., H. Yoshizawa*: The blood supply of the lumbar vertebral column. Clin. Orthop. 115 [1976] 6)

1 Degenerative Erkrankungen der Wirbelsäule

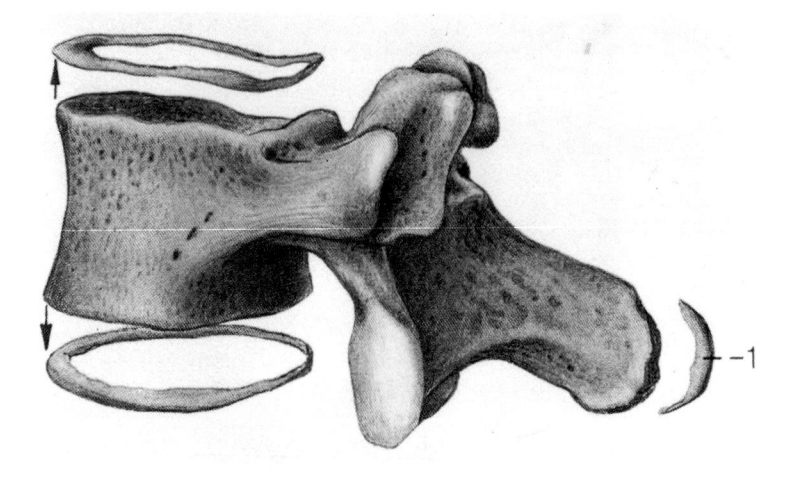

Abb. 2 Ringförmige Epiphysen an einem Lendenwirbel in der Ansicht von links lateral, Apophyse am Processus spinosus (1)

Nach der Pubertät erscheinen hier die sekundären Ossifikationszentren und verschmelzen mit dem eigentlichen Wirbelkörper nach dem 19.–21. Lebensjahr (Abb. **1b**).

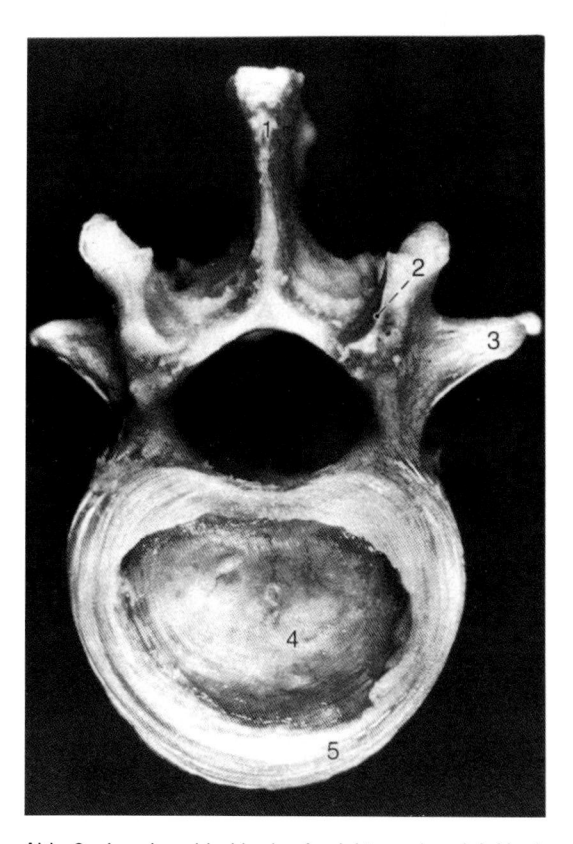

Abb. 3 Lendenwirbel in der Ansicht von kranial. Nach schonender Mazeration wurden der Nucleus pulposus und der innere Teil des Anulus fibrosus entfernt, so daß die hyalin-knorpelige Deckplatte freiliegt. Im äußeren Teil des Anulus fibrosus wird der lamelläre Aufbau sichtbar. 1 Processus spinosus, 2 Processus articularis superior, 3 Processus costalis, 4 hyalinknorpelige Deckplatte, 5 Anulus fibrosus

Dabei vereinigt sich nur die ringförmige Epiphyse (Randleiste) (Abb. **2**) mit dem Knochen des Wirbelkörpers, während das Zentrum der Knorpelplatte nicht verknöchert. Dieser Reifungs- und Umbauprozeß geht nach einem typischen strukturellen Muster vor sich (EDELSON u. NATHAN 1988).

So sind auch noch beim Erwachsenen die zentralen Anteile der gegenüberliegenden Wirbelkörper mit einer dünnen Lamelle aus hyalinem Knorpel bedeckt (Abb. **3**).

Diese Strukturen der Deck- und Abschlußplatte, nämlich zentrale Knorpellamelle von ca. 1 mm Dicke und periphere Knochenleiste von bis zu 10 mm Stärke, werden verbunden durch einen peripheren Ring aus kollagenem Gewebe, der durchsetzt ist mit Faserknorpel, dem Anulus fibrosus. Dieser wird im wesentlichen aus konzentrischen Schichten kollagenen Bindegewebes gebildet. Die Struktur ist geordnet, so daß die Fasern in jeder Schicht streng parallel verlaufen und in einem Winkel von 30–45 Grad in die Deck- und Abschlußplatte einstrahlen. Jede Schicht verläuft gegenläufig versetzt zueinander (NAYLOR u. Mitarb. 1954, HORTON 1958, HAPPEY 1980) (Abb. **4a–c**).

Besonders fest wird der Anulus fibrosus durch die sog. Sharpeyschen Fasern im Knochen verankert, wobei vorne eine wesentlich stärkere Verankerung als in der hinteren Bandscheibenregion beobachtet wird. Dadurch werden eine außergewöhnliche Haftung zwischen den Wirbelkörpern und eine Widerstandsfähigkeit gegenüber Kipp- und Torsionsmomenten erreicht.

Im Zentrum der Bandscheibe findet sich der gallertige Nucleus pulposus (Gallertkern), der im wesentlichen Wasser durch die Anwesenheit der Proteoglykane mit ihrer hohen Ladungsdichte enthält. Das Wasser ist dort in gebundener Form vorhanden und für den Turgor des Nucleus pulposus verantwortlich.

Als nicht komprimierbare Flüssigkeit kann der Nucleus pulposus die eingebrachte Belastung

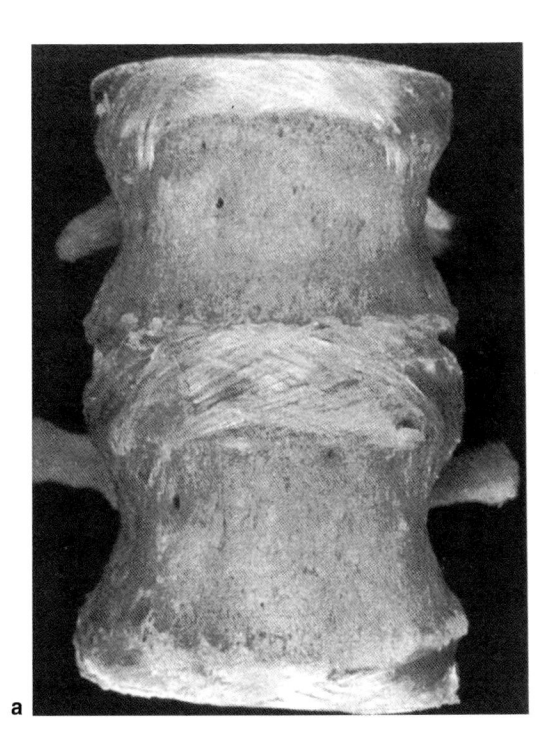

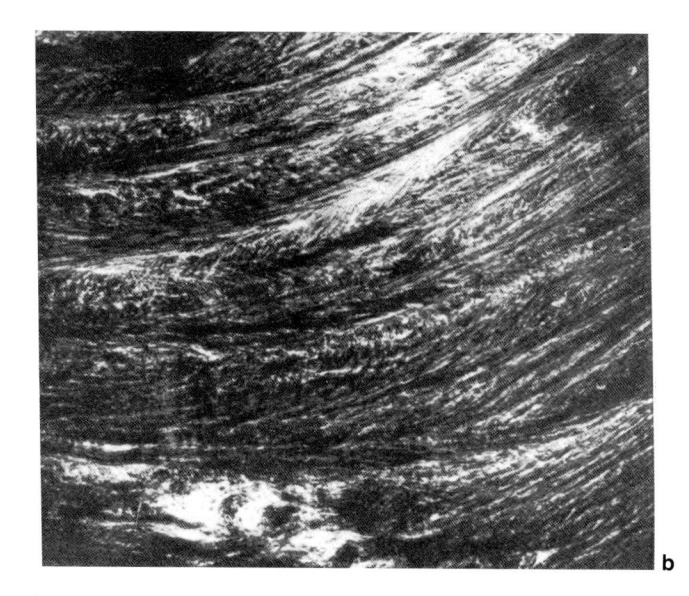

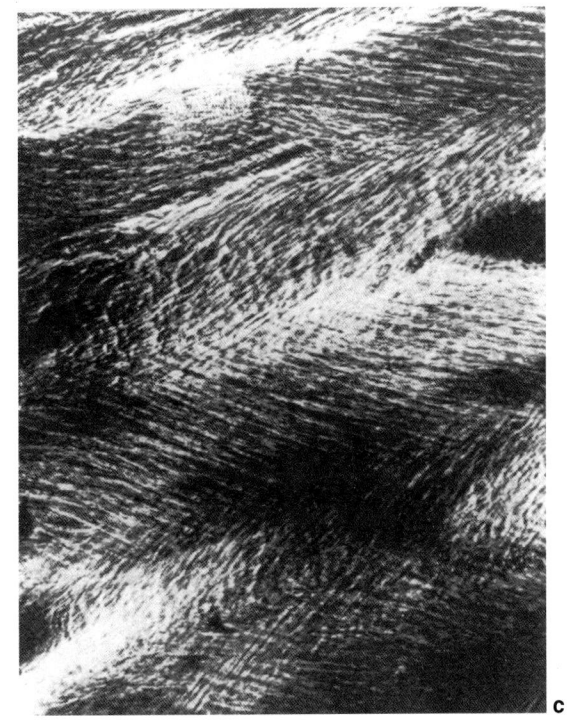

Abb. 4 **a** 1. und 2. Lendenwirbel in der Ansicht von ventral. Die Faserbündel im äußeren Bereich des Anulus fibrosus überkreuzen sich und inserieren im Randleistenbereich. **b** Ausschnitt aus der Außenzone einer Zwischenwirbelscheibe des Lendenbereichs bei einem Neugeborenen. Lamellenstruktur, keilförmiger Verlauf der Kollagenfaserbündel, Faseraustausch zwischen den einzelnen Lamellen. **c** Ausschnitt aus der Innenzone des Anulus fibrosus. Die Lamellen sind breiter und lockerer gefügt als im äußeren Teil.

gleichmäßig nach außen auf den Anulus fibrosus und auf die knorpelige Endplatte oben und unten übertragen (HORST u. BRINCKMANN 1981).

Dieses geschlossene System mit dem Discus intervertebralis – begrenzt durch die Endplatten –, den angrenzenden halben Wirbelkörpern sowie den vorderen und hinteren longitudinalen Bandanteilen, zusätzlich den beiden Wirbelgelenken und allen Verbindungen zwischen den Bögen sowie den Anteilen im Wirbelkanal im Foramen intervertebrale zwischen den Dorn- und Querfortsätzen, wird als das Bewegungssegment bezeichnet (SCHMORL u. JUNGHANNS 1968, JUNGHANNS 1977) (Abb. **5a–c**).

Mehrsegmentale Verbindungen werden durch das hintere Längsband (Lig. longitudinale posterius) bewirkt, welches auf der Hinterseite der Wirbelkörper im Spinalkanal verläuft und quer mit den Bandscheiben durch seitliche Ausläufer fest verbunden ist. Dagegen verläuft das vordere Längsband (Lig. longitudinale anterius) ohne feste Verbindung mit den Bandscheiben.

Der Wassergehalt der Bandscheibe nimmt allmählich während des Lebens ab (PÜSCHEL 1930):

1.6   1 Degenerative Erkrankungen der Wirbelsäule

N —
U —
C —
W —

a

b

c

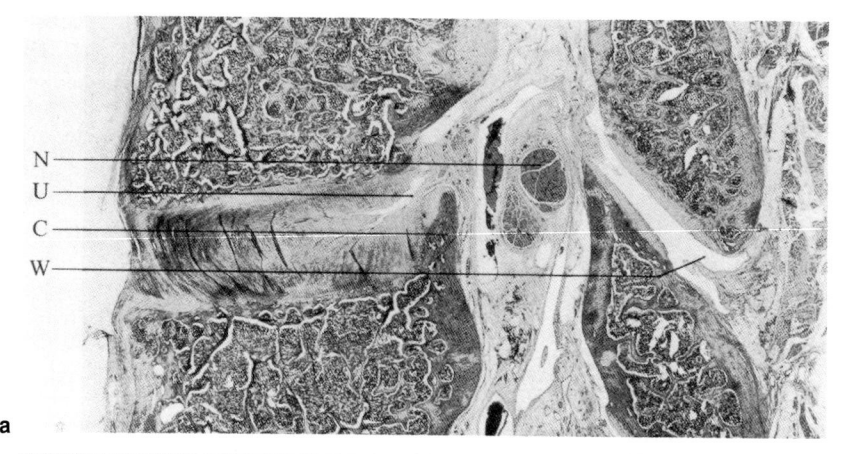

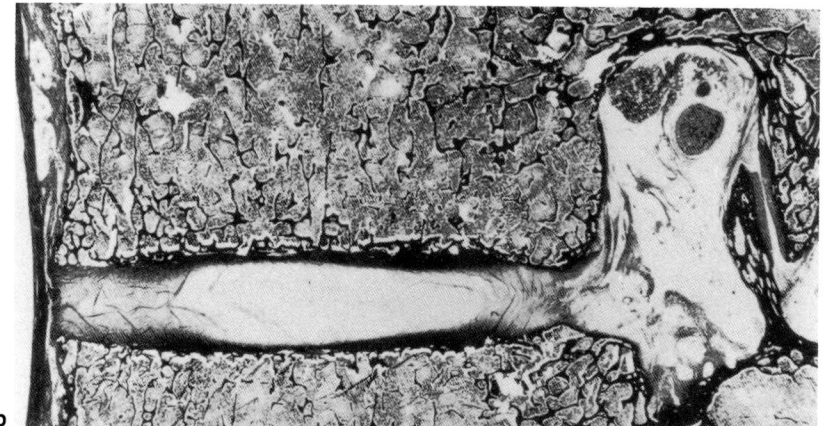

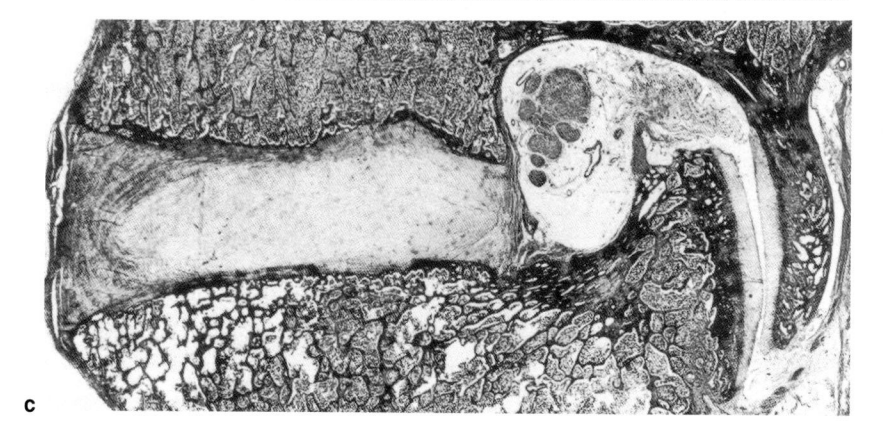

Abb. 5a–c Bewegungssegmente von HWS (a), BWS (b) und LWS (c) bei diagonaler Schnittführung. N = Nervenwurzel, U = unkovertebrale Verbindung (Luschka-Gelenk), C = Processus uncinatus des Halswirbelkörpers, W = Wirbelbogengelenk mit Zwischenscheibe.
(a = C5/6, HE × 4, männl. 24 Jahre;
b = T5/6, van Gieson × 3, weibl. 23 Jahre;
c = L5/S1, HE × 4, männl. 24 Jahre) (aus *Aufdermaur, M.* in *Doerr, W., G. Seitert:* Spezielle pathologische Anatomie, Bd. 18. Springer, Berlin 1984)

Zum Zeitpunkt der Geburt finden sich im Anulus fibrosus 80% und im Nucleus pulposus 88% Wasser, mit Erreichen der 3. Lebensdekade werden im Anulus fibrosus 70% und im Nucleus ungefähr 75% gefunden.

Später gleichen sich die Wasseranteile von Nucleus pulposus und Anulus fibrosus aneinander an.

Der wachsende Zwischenwirbelabschnitt wird beim Embryo und Säugling von Blutgefäßen im äußeren Drittel versorgt (TÖNDURY 1958). Gleichzeitig findet sich auch in der Wachstumszone der Endplatten eine Gefäßversorgung.

Später, mit Erreichen des 4. Lebensjahres, obliterieren die Gefäße durch einsprossende Knorpelgewebe (ODA u. Mitarb. 1988). Danach müssen die Strukturen innerhalb der Bandscheibe über die Diffusion ernährt werden. Hierdurch wird wahrscheinlich die Altersdegeneration begünstigt.

Bei der Geburt besteht die Bandscheibe fast nur aus Nucleus pulposus, der von einem dünnen Anulus fibrosus umgeben ist (CROCK u. YOSHIZAWA 1977).

Während der Kindheit und Adoleszenz sind die Nuclei pulposi gallertig und mit hohem Turgor versehen, so daß der Gallertkern bei seiner Durchtrennung spontan aufquillt. Das Material enthält außer der Gallerte einige Kollagenfasern und gelegentlich sternförmige Chordazellinseln als Relikte der Chorda dorsalis fetalis.

Mit Erreichen des 30. Lebensjahres werden die Nuclei pulposi halbfest und haben viel vom ursprünglichen Turgor verloren. Im Mikroskop fällt die zunehmende Durchsetzung mit kollagenen Fasern vom Anulus fibrosus her auf. Dies ist wahrscheinlich auf das appositionelle Wachstum des Anulus fibrosus zurückzuführen, dem die Ausbreitung des Nucleus nicht vollständig folgen kann. Die Zahl der Zellen nimmt ab und die Verminderung der Metachromasie zeigt eine Veränderung der Proteoglykanzusammensetzung an.

Im mittleren Lebensalter sind in der Mehrzahl der untersuchten Wirbelsäulen die Nuklei von fester Konsistenz ohne den früheren Turgor, trocken und bröckelig bei der Berührung. Die Grenze zwischen Anulus und Nukleus ist jetzt nicht mehr auszumachen.

Bandscheibenveränderung im Alter und bei Degeneration

Es ist zunächst zwischen den Altersveränderungen – also physiologischem Vorgang – und Degeneration im eigentlichen Sinne zu unterscheiden. AUFDERMAUER (1984) stellt in seiner umfassenden Darstellung der Bandscheibendegeneration und ihrer Folgen fest, daß der mit zunehmendem Alter zu beobachtende Umbau ein physiologischer Vorgang sei. Die Degeneration sei immer krankhaft, allerdings sollen sich beide Zustände gegenseitig begünstigen. Der altersbedingte Bandscheibenumbau und die Bandscheibendegeneration seien wesensverschiedene Zustände. Die morphologischen Befunde lassen eine klare Unterscheidung zu" (Tab. **1**).

Dagegen stellt LIPSON (1990) aus biochemischer Sicht einen remodellierenden Umbau, auch bei der Degeneration des Discus intervertebralis, heraus.

Chondrose

Eine Chondrosis intervertebralis (Diskose) ist dadurch charakterisiert (SCHMORL u. JUNGHANNS 1968), daß sich der degenerative Umbau auf die Bandscheibe beschränkt. Dabei werden an den benachbarten Wirbelkörpern des Bewegungssegmentes keine krankhaften Befunde angetroffen.

Die Chondrosis intervertebralis wird pathologisch-anatomisch durch Rißbildungen im Anulus fibrosus mit Nekrose gekennzeichnet. Die gelegentlich zu beobachtenden Reaktionen der Knorpelzellen als Brutkapseln geben ein gewisses Regenerationspotential wieder (Abb. **6a, b**).

Osteochondrose

Als Osteochondrose bezeichnet man die pathologischen Veränderungen, die als Folge von Rissen in der Endplattenregion angesehen werden können (MILGRAM 1982, BULLOUGH u. BOACHIE-ADJEI 1988, ODA u. Mitarb. 1988) (Abb. **7**).

Die Endplatte besteht aus hyalinem Knorpel und ist auf dem darunter liegenden Wirbelkörper mit einer dünnen Schicht kalzifizierten Knorpels befestigt.

Als Zeichen der Degeneration in diesem Bereich des Bewegungssegmentes ist das Vorkommen von Mikrofrakturen anzusehen, die von der

Tabelle 1 Altersveränderung/Degeneration an Brust- und Lendenwirbelsäule (nach *Schmorl* u. *Junghanns* 1968, *Farfan* 1977, *Vernon-Roberts* 1987, *Bullough* u. *Boachie-Adjei* 1988, *Bernick* u. Mitarb. 1991)

	Altersveränderung	Degeneration
Nukleus	Alzianblaufärbung nimmt ab (Proteoglykanverlust), geringer Wassergehalt, gelbe bis bräunliche Alterspigmentierung.	Sekundäre Rißbildung und Fragmentierung.
Anulus fibrosus	Unscharfe Grenze zum Nukleus, Auffaserung der kollagenen Fasern im Elektronenmikroskop.	Primäre Rißbildung, Lokalisation in der Bandscheibe vorn oder hinten, wahrscheinlich von der Höhe des Segmentes abhängig.
Knorpelige Endplatte	Intakt.	Rupturierung.
Reparative Vorgänge im Diskus	Einlagerung von PAS-positivem Material.	Am Rand von Nekrosen gewucherte Zellen (Brutkapsel der Chondrozyten).
Reaktion am Wirbelkörper	–	Osteophytose.
Folgen für das Bewegungssegment	Gering, Atrophie.	Spondylose.

1 Degenerative Erkrankungen der Wirbelsäule

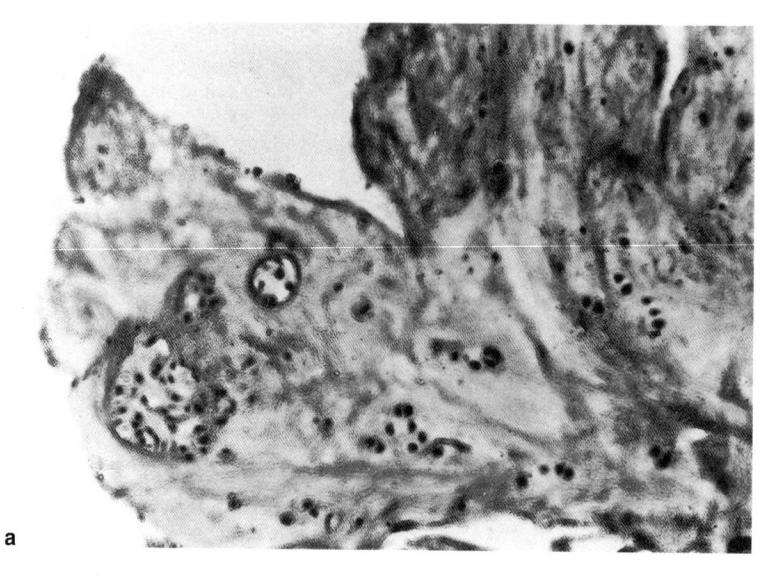

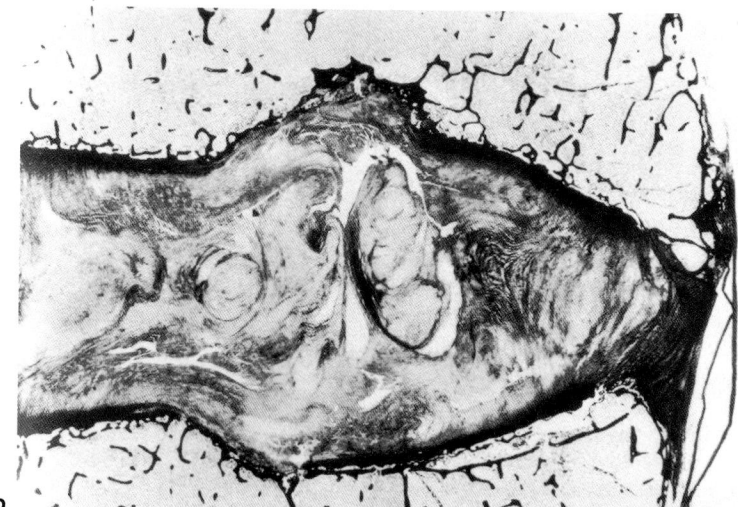

Abb. 6 a Nicht ganz frischer Bandscheibenriß. Umschriebene Nekrosen, daneben vergrößerte, gewucherte Zellen und Brutkapseln (links). L5/S1, HE × 125, weibl. 88 Jahre. Seit mehreren Jahren Rückenschmerzen, keine neurologische Untersuchung.
b Chondrosis intervertebralis. Bandscheibe umgebaut, indem die Faserzüge in verschiedener Richtung verlaufen. Glattrandinge Risse. Keine knöcherne Randreaktion. Osteoporose. L1/2, van Gieson × 5, weibl. 74 Jahre. Keine klinischen Angaben (aus *Aufdermaur* 1984)

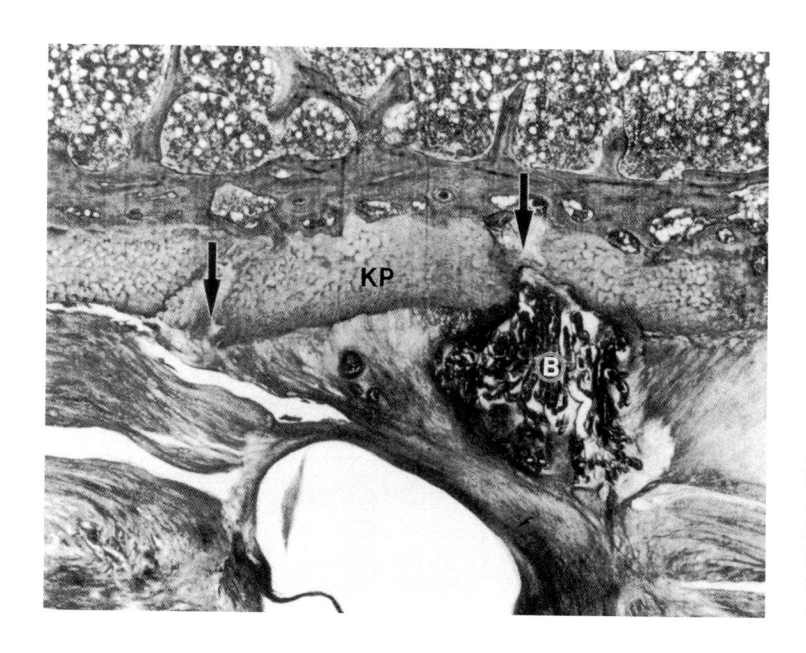

Abb. 7 Einbrüche (Pfeile) innerhalb der knorpeligen Deckplatten (KP). Aus dem Bereich der Wirbelkörper dringen Blutgefäße und Bindegewebe (B) in die Zwischenwirbelscheibe ein (aus *Aufdermaur* 1984)

Abb. 8 Osteochondrosis intervertebralis. Im rechten Bilddrittel Grund- und Deckplatte unterbrochen; in die Spongiosa vorgefallenes Bandscheibengewebe, mit Bindegewebszügen durchsetzt: wahrscheinlich Restzustand von Knorpelknoten – C6/7, HE × 6, weibl. 61 Jahre, keine klinischen Angaben (aus *Aufdermaur* 1984)

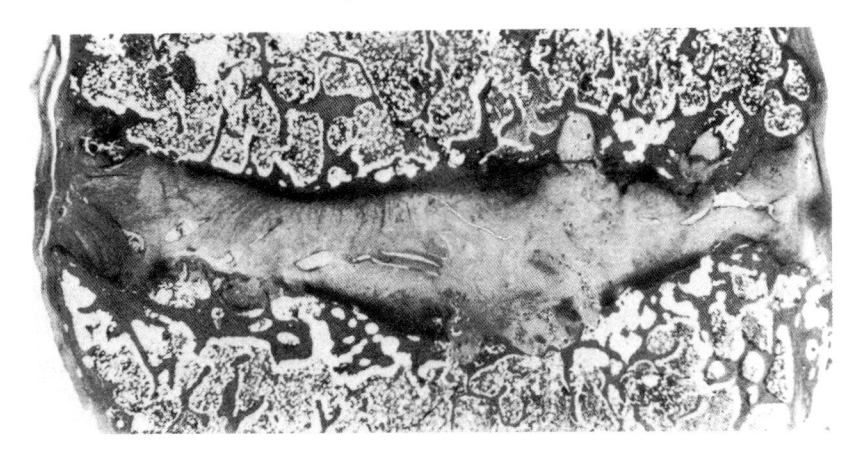

Knochen-Knorpel-Übergangszone ausgehen. Dabei wandert die Kalzifizierungszone vom Knochen ausgehend weiter in die ehemals hyaline Knorpelschicht hinein und bringt eigene Blutgefäße mit sich. Diese Blutgefäße bewirken dann eine enchondrale Verknöcherung (Abb. 8).

Die Vorgänge sind im Prinzip bei jeder Arthrose eines diarthrischen Gelenkes auch zu finden (SKOKOLOFF u. HOUGH 1985).

Offensichtlich nimmt mit dieser Verschiebung der knöchernen Front die Widerstandsfähigkeit des darunter liegenden Knochens ab, und es kommt zu Einbrüchen in die Spongiosa der angrenzenden Wirbelkörper (SCHMORLSCHE KNÖTCHEN).

Mit der Zerstörung der Integrität der Endplatte kommt es in der Bandscheibe dann schnell zur progressiven Degeneration mit fokalen Nekrosen, Verkalkung und verschiedenen Rißformen des Anulus fibrosus. Die normale Bandscheibe wird durch ein Ersatzbindegewebe vor allen Dingen im Nukleus ersetzt. Hierbei kann es dann durch große vollständige Bandscheibenquerrisse zum „Vakuumphänomen" (KNUTSSON 1945) kommen, wobei sich in diesen Räumen Stickstoffgas befindet (Abb. 9).

Die Einsprossung von Blutgefäßen und deren Verletzung bei forcierter Bewegung kann zu Einblutungen führen, deren Färbung dann nicht mit dem Alterspigment verwechselt werden sollte; 5% der Autopsiefälle zeigen dieses Phänomen (BULLOUGH u. BOACHIE-ADJEI 1988).

Die Degeneration der Bandscheibe mit Verschmälerung führt zur Neubildung von Knochen um die Bandscheibe herum. Dieser Knochen bildet sich am Übergang zwischen Anulus und Wirbelkörper, gleichzeitig mit dem Vorrücken der Knochenfront in der Endplatte im Zentrum des Bewegungssegmentes. Diese Osteophyten sind nicht so stark ausgeprägt wie jene, die beim vorderen Bandscheibenvorfall gebildet werden.

Nach der Einwanderung der Gefäße vermindert sich das Volumen der Bandscheibe noch

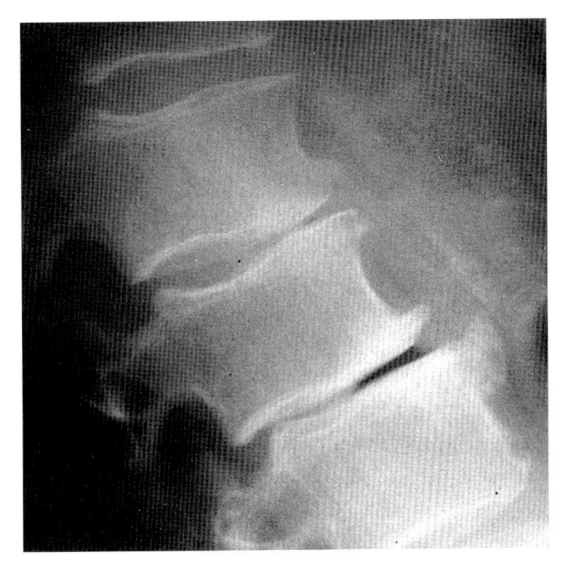

Abb. 9 Röntgenaufnahme einer Retrolisthesis L2/3 mit sog. Vakuumphänomen im Zwischenwirbelraum

weiter, so daß im Endstadium der Bandscheibenraum durch eine geringe Menge vaskularisierten Bindegewebes eingenommen wird, ja es kann dabei zunehmend zu engeren Knochenkontakten kommen, so daß schließlich in manchen Fällen eine spontane Fusion des Bewegungssegmentes beobachtet wird.

Spondylosis deformans

Mit dem Konzept des Bewegungssegmentes sind die direkten Auswirkungen der degenerativen Bandscheibenveränderungen auf die Wirbelgelenke, die Foramina intervertebralia, den Spinalkanal und die Ligamente ohne Schwierigkeit erklärbar. Die Gesamtheit dieser Veränderung, wobei nicht in jedem Fall alle Aspekte der Folgen der Bandscheibendegeneration nachgewiesen sein müssen, werden als Spondylosis deformans

1 Degenerative Erkrankungen der Wirbelsäule

bezeichnet (SCHMORL u. JUNGHANNS 1968, EPSTEIN 1976).

Mit diesem Ausdruck bezeichnet man die degenerativen Bandscheibenveränderungen in Verbindung mit Osteophyten, Ligamentveränderungen, Wirbelgelenkdegeneration und die dabei möglichen neurologischen Komplikationen. Man findet dieses Bild in der älteren Bevölkerung, wobei besonders Prädilektionsstellen an der Wirbelsäule zu beobachten sind. Dabei kann die Spondylose prinzipiell in jedem Segment mit Bandscheiben entstehen, am häufigsten jedoch findet sie sich in den beweglichen Segmenten der Hals- und Lendenwirbelsäule C4–C7 und L3–S1 (Abb. **10**, **11**). Hier werden auch am häufigsten Massenverschiebungen des Bandscheibengewebes selbst beobachtet (KRÄMER 1973, KRÄMER u. Mitarb. 1985).

Verlagerung von Bandscheibengewebe (Bandscheibenvorfall)

Die Massenverschiebungen von Bandscheibengewebe innerhalb der Bandscheibe selbst und aus der Bandscheibe in verschiedene Richtungen hinaus sind oft Anlaß für die Entstehung der Spondylosis deformans.

Die Verschiebung von Bandscheibenmaterial kann nach vorne, hinten, oben und unten erfolgen. Im allgemeinen führt die vordere Verschiebung zur Ausbildung von größeren Osteophyten im Rahmen der Spondylose (Abb. **9**). Dagegen führt die Verschiebung nach hinten zur Einengung des Spinalkanals mit Druck auf seinen Inhalt, wie Myelon, Kauda oder einzelne Nervenwurzeln (Abb. **12**). Die Verschiebung in die angrenzenden Wirbelkörper nach oben oder unten führt zur Bildung von Schmorlschen Knötchen (Abb. **13**).

Die Grundlage der Verlagerung von Bandscheibengewebe ist weniger ein plötzliches Nachgeben des Anulus fibrosus durch hohe Belastung, sondern ein allmähliches Mürbewerden der Anulusfasern mit Vorbeigleiten von Nukleusgewebe. Die Risse im Anulusgewebe können also das akute Geschehen durch eine Gelegenheitsbelastung vorbereiten. Dieser Tatbestand führt bei der Begutachtung von Bandscheibenvorfällen oft zu Interpretationsschwierigkeiten.

Im Autopsiematerial finden sich einseitige, aber auch doppelseitige posterolaterale Vorfälle, die den Raum im Foramen intervertebrale einengen können. Histologisch sind in entferntem

Abb. **10** Häufigkeit der Spondylosis deformans von BWS und LWS in verschiedenem Lebensalter. — = Männer, --- = Frauen (nach *Schmorl* u. *Junghans* 1968)

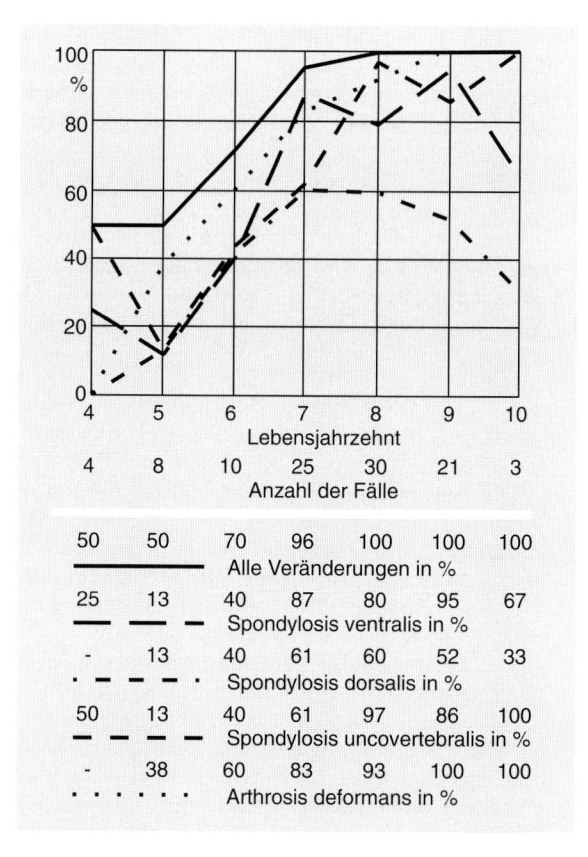

Abb. **11** Häufigkeit von Veränderungen an 100 mazerierten HWS-Präparaten (nach *Aufdermaur* 1960)

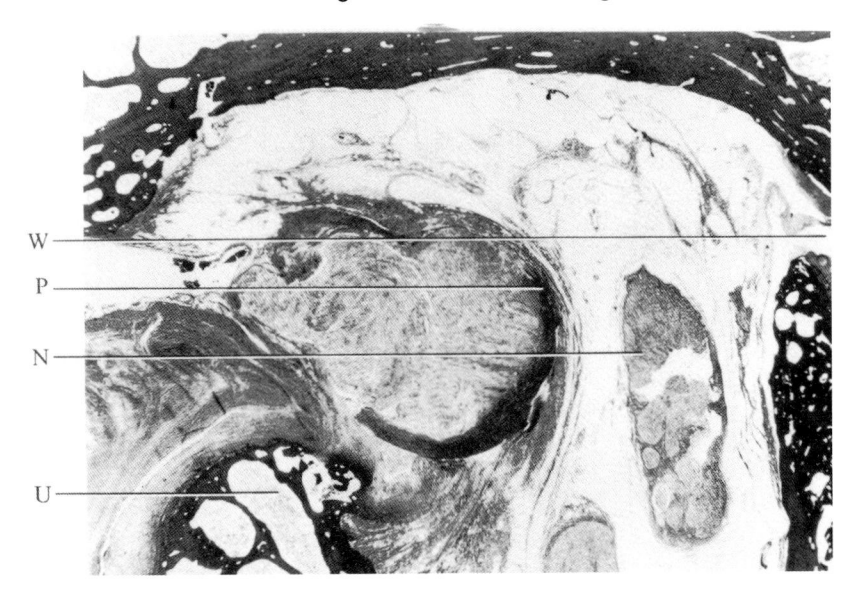

Abb. 12 Dorsolateraler Nucleus-pulposus-Prolaps C5/6. Periphere Prolapspartie durch faserreiches Bindegewebe ersetzt (P). N = Nervenwurzel, W = Wirbelbogengelenk, U = Processus uncinatus C6. Van Gieson × 10 (aus *Aufdermaur* 1984)

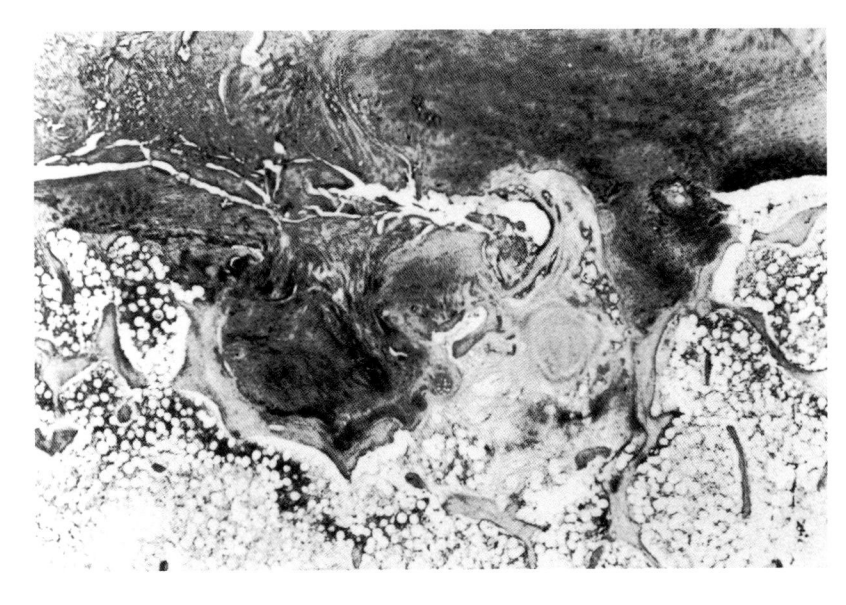

Abb. 13 Intraspongiöser Bandscheibenprolaps C7/T1, links von einer halbkreisförmigen Spongiosaspange begrenzt, während rechts eine Ausbreitung in den Wirbelmarkraum möglich ist. HE × 10 (aus *Aufdermaur* 1984)

Bandscheibenmaterial Zeichen der Degeneration mit Verlust funktionell zusammenhängender kollagener Fasertextur und Bildung von Chondrozytennestern vorhanden.

Es werden verschiedene Ausprägungen der Massenverschiebungen beobachtet und wie folgt definiert:

1. Eine Protrusion wird als eine Vorwölbung von Nukleusmaterial durch den geschwächten Anulus fibrosus im allgemeinen nach hinten oder posterolateral definiert.
2. Ein Prolaps ist ein Durchtritt von Nucleus-pulposus-Gewebe durch den Anulus, evtl. sogar durch das hintere Längsband.
3. Als Sequestrierung bezeichnet man die Fragmentierung des prolabierten Materials meistens mit der Freisetzung eines Teils der Bandscheibe (Abb. **14**).

Ein solcher Sequester kann aus allen Bestandteilen des Zwischenwirbelabschnittes bestehen, nämlich Nucleus pulposus, Anulus fibrosus, Endplattenmaterial und reparativem Gewebe (ADAMS u. HUTTON 1985, LIPSON 1988).

Solche Fragmente finden sich nicht selten weit entfernt von der Durchtrittsstelle, so z. B. weiter distal oder dorsal des Duralsackes, ja sogar intradural (YILDIZHAN u. Mitarb. 1991) oder auf dem Weg durch das Foramen intervertebrale nach außen.

Daß hierbei die regelmäßige Pulsation des Duralsackes eine Begünstigung der Sequesterwanderung bewirkt, erscheint denkbar.

Nach seiner Freisetzung kann das Fragment im Epiduralraum verschiedene Schicksale erleiden: es kann schwellen (KRÄMER 1986) oder sogar

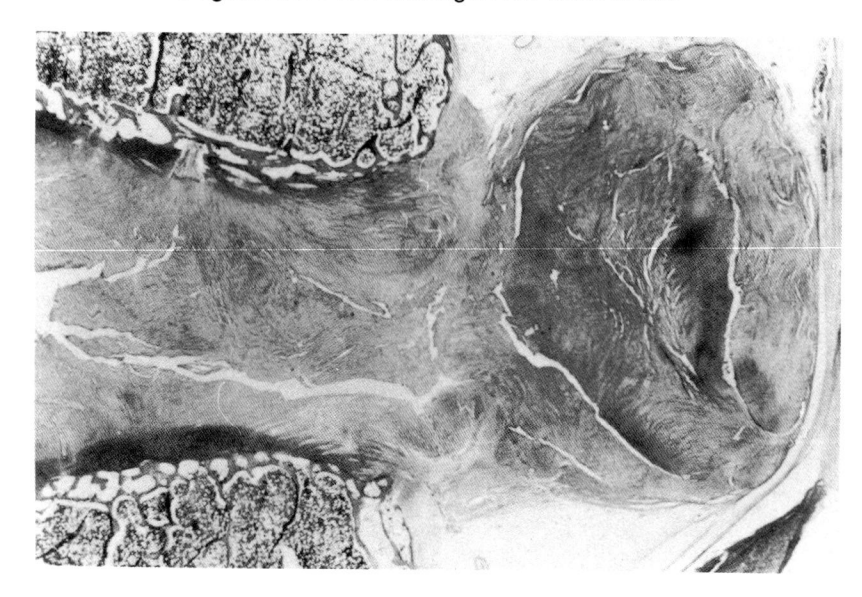

Abb. 14 Hyalinvernarbter dorsaler Nucleus-pulposus-Prolaps L4/5. Hinteres Längsband gegen den Wirbelkanal abgehoben. Riß des Anulus fibrosus. HE × 5, männl. 51 Jahre. Keine klinischen Angaben erhältlich (aus *Aufdermaur* 1984)

wachsen, wie ein freier Körper im Gelenk, es kann im Rahmen der lokalen entzündlichen Reaktionen vaskularisiert werden und sich anschließend auflösen. Es kann auch verkalken und später verknöchern.

Die klinische Beobachtung lehrt, daß ein Bandscheibenvorfall am häufigsten bei jüngeren Erwachsenen auftritt.

Ältere Individuen haben eher dehydrierte Bandscheiben mit geringerer Neigung zur Massenverschiebung. Hier sind es oft die fast kompletten Anuluseinrisse, die das Wandern von Nukleusgewebe mit Einengung des Spinalkanals bewirken, oder Läsionen des Anulus, die im wesentlichen auf kombinierte Torsions- und Kompressionsbelastungen zurückgeführt werden (FARFAN u. Mitarb. 1970).

Anteriore und anterolaterale Vorfälle

Die Massenverschiebung nach vorne oder anterolateral führt zu Osteophytenbildung im Rahmen der Spondylosis deformans. SCHMORL schlug als erster zur Erklärung der Pathogenese der Spondylose vor, daß der degenerative Prozeß mit einem Abriß der Kollagenfasern an der Peripherie des Anulus beginnen könne, dort, wo die Sharpeyschen Fasern den Anulus im Knochen verankern. Die Risse würden an dieser Stelle zum Austritt des weichen Nukleusgewebes führen, vor allen Dingen beim Heben schwerer Lasten und überhaupt bei schwerer körperlicher Arbeit.

COLLINS (1949) ist dagegen der Meinung, daß degeneratives Bandscheibengewebe austrete und das Längsband das Gewebe teilweise zurückhalten könne. Daneben jedoch trete die degenerative Bandscheibe ohne Widerstand nach außen und löse das Periost des Wirbelkörpers ab. Dies führe zur Osteophytenbildung.

Der genaue Entstehungsmechanismus bei der Osteophytenbildung ist noch nicht abschließend geklärt (VERNON-ROBERTS u. PIRIE 1977, BULLOUGH u. BOACHIE-ADJEI 1988).

Posteriore und posterolaterale Vorfälle

Das Bandscheibenmaterial kann auch in den Spinalkanal nach hinten und nach posterolateral in das Foramen intervertebrale vordringen (STOOKEY 1928) (Abb. **14** u. **15**).

SCHMORL u. JUNGHANNS (1968) beschrieben in 15,2% aller untersuchten Wirbelsäulen einen posterioren und posterolateralen Prolaps und BULLOUGH u. BOACHIE-ADJEI (1988) bei über 50% der älteren Individuen signifikante Vorwölbungen nach hinten, insbesondere in der Lendenwirbelsäule.

Durch die Verschmälerung des Bandscheibenraumes im Rahmen der Vorwölbung nach hinten verringert sich der Abstand der Wirbelkörper im Bewegungssegment.

Dies hat Auswirkungen auf die hinteren Strukturen, v. a. die Wirbelbogengelenke (NACHEMSON 1960, KRÄMER 1986). Am augenscheinlichsten sind jedoch die klinischen Symptome, die nach Menge und Lokalisation des vorgefallenen Gewebes mit radikulären Reiz- und Ausfallserscheinungen bis zur kompletten Kaudalähmung reichen können. Dabei beruht ein solcher Extremfall wie die Kaudalähmung häufig auf einer Kombination von Massenvorfall mit Beteiligung des Anulusgewebes, Knorpelplattenmaterial und Nucleus pulposus bei einem entwicklungsbedingt oder degenerativ engen lokalen Spinalkanal.

Der Druck auf die Nervenwurzel führt zur entzündlichen Veränderung im Periduralraum und zum Verlust der Liquorumspülung der Wurzel. Intradural an der Wurzel kommt es durch

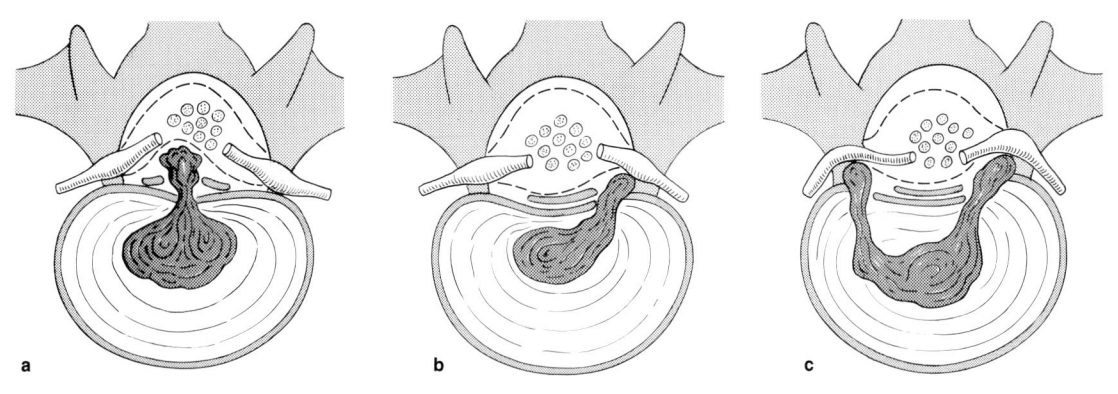

Abb. 15 Die verschiedenen Arten des Vorfalles von Zwischenwirbelscheibegewebe nach rückwärts: **a** posteromedial mit Zerreißung (Auffaserung) des hinteren Längsbandes, **b** posterolateral einseitig und **c** doppelseitig (nach *Junghanns* 1979)

Schwellung und arachnitische Reaktion zur Verklebung in der Wurzelscheide sowie zu intraradikulären Substanzverschiebungen und Durchblutungsstörungen (LUNDBORG 1988, RYDEVIK 1990, RYDEVIK u. Mitarb. 1991).

Solche Veränderungen am Nerv können auch nach Abklingen der akuten Schwellung mit den dadurch hervorgerufenen Symptomen später noch weitere Restbeschwerden durch Vernarbungen verursachen, besonders, wenn das Bandscheibengewebe nur teilweise schrumpfen kann und verkalkt oder verknöchert.

Seit der Zuordnung radikulärer Schmerzsymptome zum Bandscheibenvorfall (MIXTER u. BARR 1934) werden weltweit Bandscheibenvorfälle operativ behandelt. Dabei ist naturgemäß eine gewisse Komplikationsdichte mit einer eigenen Morbidität zu erwarten (BENINI 1989).

Intraossäre Bandscheibenverlagerung (Schmorlsche Knoten)

Die intraossären Bandscheibenverlagerungen (Abb. **13**) wurden von SCHMORL (1932) erstmals beschrieben. Der Austritt von Bandscheibengewebe wird offensichtlich durch Defekte in der Knorpelplatte begünstigt (AUFDERMAUER 1984). Diese Defekte finden sich als Einzelbeobachtung bei älteren Individuen, kommen aber mehrfach als ein Phänomen des Morbus Scheuermann bei jüngeren Patienten vor. Die klinische Bedeutung des Schmorlschen Knotens besteht in der Verschmälerung des Bandscheibenraumes durch Materialverlust in der Spongiosa, Begünstigung der Degeneration in der Restbandscheibe sowie Überlastung des Bewegungssegmentes in den kleinen Wirbelgelenken, welches zur Spondylosis deformans führen kann.

Die Inzidenz beim Obduktionsmaterial ist mit 38% recht hoch, während die Röntgenanalyse dieses Phänomen nur in 13% der Fälle nachweisen kann.

Dies hängt wohl mit der Knochenreaktion auf das vorgefallene Bandscheibenmaterial zusammen, die erst spät die Bandscheibenverlagerung röntgendicht umhüllt.

Die Schmerzhaftigkeit solcher Segmente bei der Diskographie ist nachgewiesen worden (HSU u. Mitarb. 1988).

Eine spezielle Form derartiger Bandscheibenverlagerungen wird bei der Vorderkantenablösung jüngerer Patienten beobachtet (BROCHER u. WILLERT 1980). Hier kommt es durch eine lokale Resistenzschwäche an den Ringapophysen zum Eindringen von Bandscheibengewebe mit deren Ablösung.

Möglicherweise gibt es dies auch mit Ablösung der Wirbelhinterkante (TAKATA u. Mitarb. 1988, EPSTEIN u. EPSTEIN 1991, SAVINI u. Mitarb. 1991).

Da dieses Phänomen hauptsächlich bei jugendlichen Patienten zu beobachten ist, finden sich später auch Wachstumsreaktionen, die auf die Entstehung Hinweise geben können.

Arthrose der Wirbelgelenke

Die Funktion der Wirbelgelenke wird im allgemeinen in der Führung für die Bewegungsmuster des Bewegungssegmentes angesehen (NACHEMSON 1963, PANJABI u. Mitarb. 1987).

Eine Störung dieser Muster durch Veränderung im Bandscheibenraum führt folgerichtig zu degenerativen Reaktionen im Wirbelgelenk (AUFDERMAUER 1984, KRÄMER 1986). Dagegen finden sich isolierte Zeichen für eine Arthrose seltener und dann nicht wesentlich ausgeprägt, wenn die Bandscheibe intakt ist.

Als Besonderheiten an diesen Gelenken beschreiben VERNON-ROBERTS u. PIRIE (1977) subchondrale Sklerosierung und Osteophytenbildung bei häufig noch erhaltener hyaliner Knorpelstruktur, ein Verhalten, welches sich von den Extremitätengelenken unterscheiden soll. Jedoch findet sich bei fortgeschrittener Degeneration des

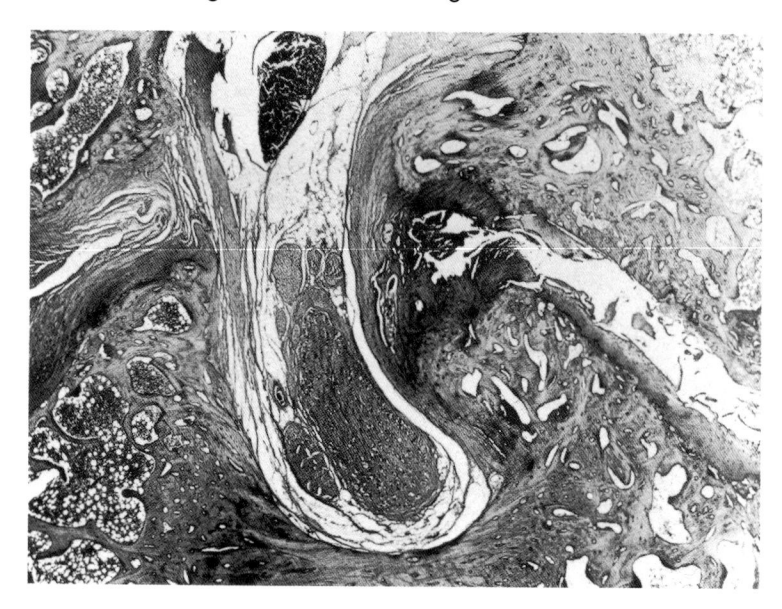

Abb. 16 Ausgeprägte Arthrosis deformans des Wirbelbogengelenks C3/4. Gelenkkapsel bandförmig verdickt. Nervenwurzel, anschließend an die Osteophyten, eingedellt. HE × 10, weibl. 54 Jahre. Klinisch seit Jahrzehnten Hinterkopfschmerzen, die nicht mit den HWS-Befunden, vielleicht aber mit einer klinisch festgestellten Hypertonie in Zusammenhang gebracht werden können (aus *Aufdermaur* 1984)

Bewegungssegmentes auch hier die klassische Ausbildung der schweren Arthrose mit Knorpelschichtverlust, Sklerosierung sowie Zystenbildung, auch in Knochen und Osteophytenanbauten. Es kann in solchen Fällen auch zur Nearthrose bei Kontakten zwischen Osteophyten und Wirbelbögen kommen.

Häufig wachsen die Osteophyten der Wirbelgelenke jedoch in das intervertebrale Foramen und bedrängen dessen Inhalt (Abb. **16**). Dies kann in Verbindung mit einer posterolateralen Ausbuchtung des Hals- und Lendenwirbel-Anulus-fibrosus zu erheblichen Einengungen mit klinischen Symptomen führen (BENINI 1976).

An der Brustwirbelsäule befindet sich das Foramen hinter den Wirbelkörpern und nicht direkt hinter der Bandscheibe, auch sind die Wirbelgelenke in einer fast senkrechten dachziegelartigen Anordnung als Hinterfläche des Foramens angeordnet, so daß Osteophytenbildungen das Foramen nicht so leicht einengen können.

In der Hals- und Lendenwirbelsäule kann die Wirbelgelenksosteophytose erhebliche weitere Einengung bei schon anlagebedingten Einengungen des Spinalkanals verursachen.

Bei der Spondylose spielen die ebenfalls betroffenen Wirbelgelenke für die Kompression der Spinalnerven eine wichtige Rolle. Der Spinalnerv wird in seinem osteoligamentären Kanal durch Bandscheibenprotrusion, hintere Osteophyten, Wirbelgelenksosteophyten mit Kapselschwellung und Lig.-flavum-Verdickung beeinträchtigt. Dies ist besonders wirksam bei schon geringeren Rotationsbewegungen in der Lendenwirbelsäule (RAUSCHNING 1987).

VERNON-ROBERTS u. PIRIE (1977) beobachteten rißartige Knorpeldefekte mit Verlagerung von Knorpelgewebe in den subchondralen Knochen innerhalb der Wirbelgelenke und brachten dieses Phänomen mit traumatischen Einflüssen in Verbindung. KRÄMER (1986) wies besonders auch auf die Überdehnung von Kapselgewebe bei der vermehrten Lordosierung und gleichzeitig bestehender Verminderung der Bandscheibenhöhe hin. Zusätzlich werden erhebliche Druckwerte angegeben, mit denen die Wirbelgelenke bei Lordosierung und fortgeschrittener Bandscheibendegeneration belastet werden (LORENZ 1983, HILLE u. SCHULITZ 1983, DUNLOP u. Mitarb. 1984).

Da die Gelenkkapsel der Wirbelgelenke mit sensiblen Nerven und u. a. mit Mechanorezeptoren ausgestattet ist, scheint die Schmerzentstehung in dem Wirbelgelenk von klinischer Bedeutung zu sein (GILES u. TAYLOR 1987, YAMASHITA u. Mitarb. 1990).

GRÖNBLAD u. Mitarb. (1991) fanden eher Hinweise auf vasoregulatorische als auf nozizeptive Funktionen. Bei Erniedrigung des Bandscheibenraumes vorn und stärkerem Ineinandergleiten der Wirbelgelenke bei der Reklination kommt es zu Dornfortsatzkontakten, die das dazwischen aufgespannte Lig. interspinosum zermürben und schmerzhafte Nearthrosen ausbilden können („kissing spine", Morbus Baastrup) (BAASTRUP 1933).

Die Reklination wird durch den Kontakt der Dornfortsätze gehemmt (ADAMS u. Mitarb. 1988).

Spondylosis hyperostotica (ankylosierende Hyperostose)

ROKITANSKY (1844) beschrieb die Wirbelsäule mit zahlreichen lateralen knöchernen Auflagen als „Zuckergußwirbelsäule". Von FORESTIER (FORESTIER u. LAPIER 1971) wurde die Bezeichnung „ankylosierende Hyperostose" geprägt.

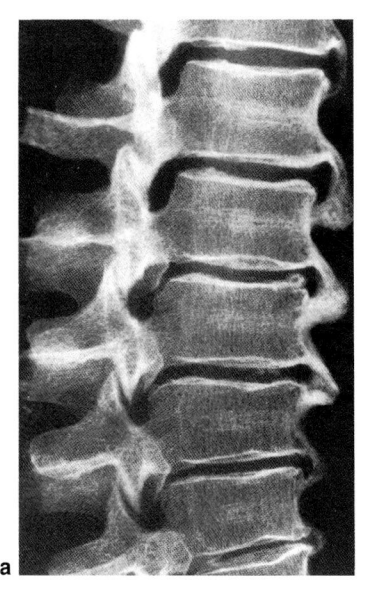

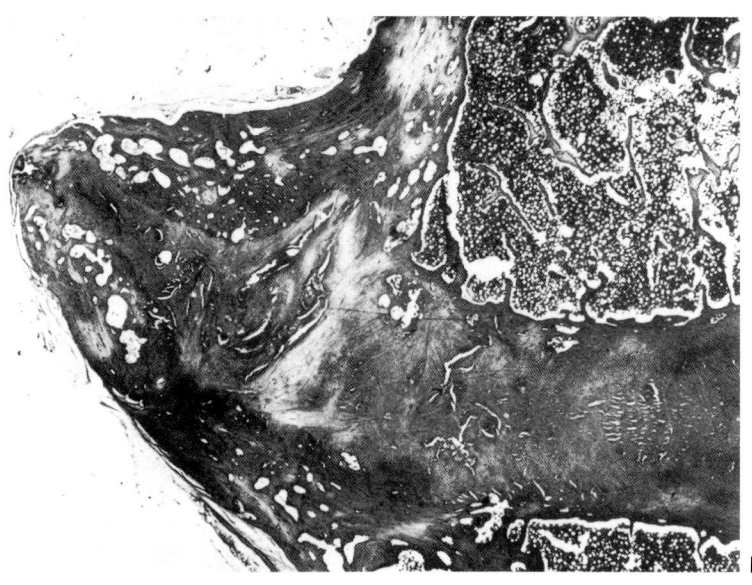

Abb. 17 Ankylosierende Hyperostose. **a** Röntgenaufnahme von T10 bis L4. Henkelförmige, breitbasig der Wirbelkörpervorderfläche aufsitzende Osteophyten. **b** „Kerzenflammenartige" Osteophyten T10/11. Wirbelkörperform im Röntgenbild und histologisch erhalten; weibl. 72 Jahre. Klinisch keine Rückenbeschwerden (aus *Aufdermaur* 1984)

Ihre pathologische Zusammengehörigkeit mit der Spondylose wurde in den Arbeiten von OTT (1952, 1953, 1982) als wahrscheinlich beschrieben. Am häufigsten ist die Manifestation der Spondylosis hyperostotica an der unteren Brustwirbelsäule zu finden (BOACHIE-ADJEI u. BULLOUGH 1987).

Für das Zustandekommen der ausgedehnten Verknöcherungen müssen besondere Umstände vorliegen.

Hier spielt besonders der Hinweis auf einen manifesten oder subklinischen Diabetes eine Rolle (SCHNEIDER 1983).

Auch MOHR (1982) kommt zur Ansicht, daß die Spondylosis hyperostotica eine hyperostotische Variante der Spondylosis deformans darstellt, welche sich durch eine Knochenneubildung auszeichnet, die die Zwischenwirbelscheibe überbrückt (Abb. **17a, b**).

Biochemische und biomechanische Eigenschaften des Bandscheibengewebes

Struktur

Die Gewebe der Wirbelsäule zeigen keine einheitlichen Strukturen, sondern können mit Mehrkomponentenwerkstoffen verglichen werden (HUKINS 1980, 1987, HICKEY u. HUKINS 1990).

Das Bindegewebe erhält seine Eigenschaften aus verschiedenen Materialmischungen und Texturen. Dies wird durch die Kombination relativ weniger Einzelkomponenten bewirkt. Die Zellen selbst nehmen im Bindegewebe an dessen mechanischen Funktionen nur gering teil. Sie können lediglich an der Verstärkung überforderten Gewebes oder an der Wiederherstellung geschädigten Gewebes durch Abbau und Wiederaufbau wirksam werden.

Die Umsatzraten im menschlichen Bindegewebe sind wesentlich geringer als in den anderen menschlichen Geweben, so daß Adaptationsvorgänge speziell auch im Knorpelgewebe langsam vor sich gehen. Für die wichtigen Grundbestandteile, wie die Proteoglykane und die verschiedenen Typen von Kollagenmolekülen, sind genaue Umsatzzahlen (turnover rates) beim Menschen noch nicht erhältlich (BAYLISS u. Mitarb. 1988). Wegen der unterschiedlichen mechanischen Funktionen der Bindegewebe sind regional sehr stark differierende Umsatzraten zu erwarten.

Die Funktion der Bandscheibe basiert im wesentlichen auf der Integrität und dem Zusammenwirken der drei Hauptkomponenten: Kollagen, Proteoglykane und Wasser (EYRE 1979). Jedoch spielen sicher auch die sog. nichtkollagenen Proteine und Glykoproteine eine wichtige Rolle. Besonders im Hinblick auf die Altersvorgänge mit dem starken Anstieg der nichtkollagenen Proteine sind wichtige Erkenntnisse in Zukunft zu erwarten. Deren Anteile im Nucleus pulposus variieren zwischen 20 und 45%, im Anulus fibrosus zwischen 5 und 25% der Trockenmasse und nehmen mit dem Alter zu (DICKSON u. Mitarb. 1967, BERNICK u. Mitarb. 1991).

Die genaue Funktion dieser Proteine ist bisher nicht geklärt worden (AYAD u. WEISS 1987).

Zellen

Die Zelldichte in der Bandscheibe nimmt vertikal von der Endplatte zum Nukleus hin stark ab (MAROUDAS u. Mitarb. 1975). Es muß davon ausgegangen werden, daß in der menschlichen Bandscheibe Chondrozytenpopulationen zu finden sind, deren Alter und unterschiedliche Syntheseleistung je nach topographischer Umgebung deutlich verschieden sind (BAYLISS u. Mitarb. 1988). Auch die aktivsten Chondrozyten mit dem höchsten Sulfateinbau in die Proteoglykane erbringen insgesamt eine sehr niedrige absolute Syntheseleistung, die z. B. in der Bandscheibe nur einem Drittel des Umsatzes des Gelenkknorpels entspricht (BAYLISS u. Mitarb. 1988).

Die Anuluszellen unterscheiden sich untereinander durch ihr Aussehen, wobei die innere Population mehr den Chondrozyten ähnelt, während die äußeren Zellen fibrozytenartig spindelig geformt sind. Ihr Syntheseprodukt, die kollagenen Fasern – ca. 80% vom Typ I und Typ II – und die Proteoglykane sind ebenfalls regional verschieden verteilt (ROBERTS u. Mitarb. 1991).

Zu dem Nucleus pulposus hin überwiegt die Produktion von Typ-II-Kollagen, während zum Rand des Anulus fibrosus hin Typ-I-Kollagen synthetisiert und umgesetzt wird. Die Typ-III- und Typ-IV-Kollagen-Sorten finden sich in der perizellulären Kapsel der Knorpelzellen (ROBERTS u. Mitarb. 1991) (Tab. **2**).

Die örtliche Ernährung der Zellen erfolgt im Inneren durch Diffusion von der Endplatte von oben und unten her (MAROUDAS u. Mitarb. 1975). Der Anulus wird im äußeren Drittel von Blutgefäßen versorgt (BÖHMIG 1930). Daraus folgt, daß der innere Teil der Bandscheibe im wesentlichen auf anaerobe Energiegewinnung mit Milchsäureproduktion angewiesen ist (HOLM u. Mitarb. 1981).

Es kann dort zu erheblichen pH-Abfällen kommen, wenn die Diffusionsstrecke gestört ist. So kann evtl. die metabolisch induzierte Pathogenese der Degeneration durch verminderte Zellleistung erklärt werden. Ungünstig wirken Vibration und Rauchen, günstig körperliche Aktivität (HOLM u. NACHEMSON 1983, 1984).

Umbau des Gewebes

Der Umbau des extrazellulären Bindegewebes wird durch Enzyme katalysiert, die außerhalb der Zelle wirksam sein müssen. In der Bandscheibe ist ein komplettes System extrazellulärer Enzyme nachgewiesen worden, das die Vorläufer von Kollagen außerhalb der Zelle am Wirkort zusammenfügt. Allerdings ist die Aktivität der in der Bandscheibe lokalisierten körpereigenen Kollagenase sehr viel niedriger als die in den ubiquitär nachweisbaren Fibroblasten, nämlich nur 3%.

Enzyme, die die Proteoglykane abbauen, sind ebenfalls gefunden worden. Von therapeutischer Wichtigkeit ist die enzymatische Beeinflussung mechanischer Eigenschaften der Bandscheibe durch die Chemonukleolyse mit pflanzlichem Chymopapain (SMITH 1964) oder bakterieller Kollagenase (BROWN 1983).

Der Nachteil der topischen Neurotoxizität oder der Sensibilisierung durch Fremdeiweiß könnte in Zukunft durch die Verwendung von humanem Enzymmaterial oder Chondroitinase ABC von Proteus vulgaris verringert werden (DANDO u. Mitarb. 1988, FRY u. Mitarb. 1991, OLMARKER u. Mitarb. 1991).

Kollagen

Die kollagenen Fasern verstärken die wasserreiche gelartige Grundsubstanz durch ihre Zugfestigkeit und ihre Steifheit (HUKINS 1987, MINNS u. Mitarb. 1973).

Die Verbindung eines starken Fasergeflechtes, eingebettet in ein wasserreiches Gel, ist unter Spitzenbelastung weniger rißgefährdet als ein uneingebettetes Fasersystem und kann hohen Beanspruchungen durch Ableitung in die Grundsubstanz unter Bildung von Reibungswärme abfangen.

Die kollagenen Fasern haben ein charakteristisches Aussehen im Elektronenmikroskop mit ihrer Querstreifung und besitzen je nach Typ unterschiedliche mechanische Eigenschaften. Die Typen I, II und III kommen am häufigsten im menschlichen Körper vor. Sie bilden Fasern unterschiedlicher molekularer Anordnung, die von Gewebe zu Gewebe variieren können (BORNSTEIN u. SAGE 1980, AYAD u. WEISS 1987).

Die kollagenen Fibrillen als Baustein der kollagenen Fasern sind einige Mikrometer lang und sehr dünn (typischerweise ungefähr 30 nm ⌀). Im Elektronenmikroskop besitzen sie eine Bänderung von 67 nm (WOODHEAD-GALLOWAY 1980).

Innerhalb der Fibrille sind die in Fadenform angeordneten Molekülreihen umeinander ver-

Tabelle **2** Vorkommen von kollagenem Gewebe

Typ I	Anulus fibrosus – äußerer Teil, Knochen, Sehne, Haut, plazentares Gewebe, Kornea, Lunge, Leber.
Typ II	Anulus fibrosus – innerer Teil, Nucleus pulposus, Knorpel, Glaskörper.
Typ III	Perizelluläre Chondrozytenkapsel, fetale Haut, Aorta, Uterus, Plazentagewebe, Synovialis, Leber, Lunge.
Typ IV	Perizelluläre Chondrozytenkapsel, verschiedene Lokalisationen, u. a. auch Tumor, Basalmembranen.

dreht und noch zusätzlich kovalent miteinander verbunden, so daß eine hohe Zugresistenz entsteht.

In den meisten Geweben aggregieren die Fibrillen zu größeren ausgerichteten Verbänden, den Fasern, die dann Durchmesser von ca. 100 nm erreichen können. Wenn die kollagenen Fasern unter Zug geraten, verlängern sie sich etwas.

Der Längenzuwachs, im allgemeinen als Bruchteil der Ursprungslänge der Fasern angegeben, führt zu einer Gegenkraft in der Faser, die die angewandte Kraft neutralisiert. Auf diese Weise verstärken die Fibrillen und Fasern ein Gewebe, welches in der Orientierungsrichtung der kollagenen Fasern auf Zug beanspruchbar wird.

Im Kraft-Längen-Diagramm zeigt sich das Verhalten des Materialverbundes aus kollagenen Fasern mit der Grundsubstanz deutlich. Mit Einwirken einer Kraft wird als erstes die wellenartige Vorstrukturierung der kollagenen Fasern aufgehoben, welche molekular vorgegeben ist.

Nach Aufhebung der Wellenstruktur wird das Kollagenmolekül selbst gestreckt und wird sehr viel steifer. Daher steigt die Kurve im Kraft-Längen-Diagramm nach anfänglich flachem Verlauf stärker an (Abb. **18a**).

Während die kollagenen Fasern durch den Zug ausgerichtet werden, wird die Grundsubstanz Scherkräften ausgesetzt und es kommt zum bekannten viskoelastischen Verhalten. Dies rührt daher, daß die Grundsubstanz ein trägeres Verhalten mit Ausweichen und Fließen zeigt, ein Verhalten, welches von dem Zeitintervall der Krafteinleitung abhängig ist.

Diese viskoelastische Eigenschaft erklärt, daß bei konstantem Zug ein Fließverhalten des kollagenen Gewebes zu beobachten ist.

Es findet also nach anfänglicher Verlängerung bei Erhaltung des gleichen Zuges noch eine weitere Verlängerung statt (Fließen).

Nach Nachlassen des Zuges wandert das Gewebe nicht den gleichen Weg im Kraft-Längen-Diagramm zurück, wie es bei einem ideal elastischen Verhalten zu erwarten wäre. Die Fläche, die zwischen den beiden Wegkurven meßbar ist, entspricht der verteilten Energie durch die Verschiebung von Grundsubstanz und Bildung von Wärme infolge innerer Reibung. Je schneller die Kraft in ein solches viskoelastisches Fasergrundsubstanzsystem eingeleitet wird, desto steifer reagiert das Material und desto weniger besteht die Möglichkeit, Energie über das viskoelastische Verhalten abzuleiten. Wird eine ausreichend hohe Belastung eingebracht, kommt es zur Beschädigung des Gewebes selbst.

Grundsubstanz

Die Grundsubstanz als Bettungsmaterial besteht im wesentlichen aus Wasser. Besonders hoch ist der Anteil der Grundsubstanz im Nucleus pulposus. Durch den hohen Gehalt an Glykosaminoglykanen wird Wasser gebunden. Die Glykosaminoglykane sind lineare Polymere aus Zuckermolekülen mit Sulfat- und Carboxyl-Gruppen, welche negativ geladen sind. Im Gewebe werden die gebundenen – fixierten – negativen Ladungen durch frei diffundierende Kationen neutralisiert, wie Ca oder Na.

Zusätzlich können frei diffundierbare kleinere Anionen, wie z. B. Phosphat, zu einem gewissen Maße in das Polyanionnetz der Glykosaminoglykane eindiffundieren und die negative Nettoladungsmenge der Anionen vermehren. Durch die hohe Konzentration der Anione im Glykosaminoglykannetzwerk kommt es zu einer höheren Konzentration von freien Kationen und damit zu einem höheren osmotischen Druck (Donnan-Gleichgewicht) als im umgebenden Gewebe (MAROUDAS u. URBAN 1980).

Dieser Druck ist im Zentrum einer Bandscheibe höher als an den Rändern, ebenso ist die Verteilung der fixierten Ladungsdichte angeordnet (Abb. **18b**).

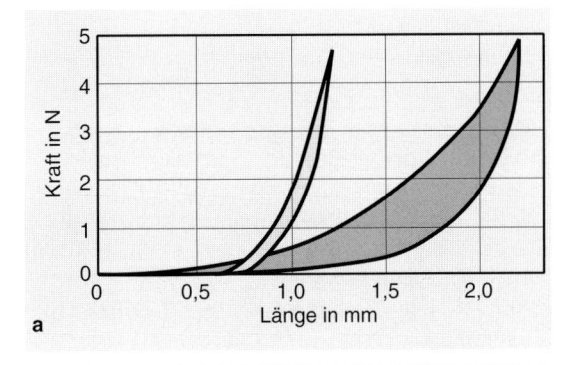

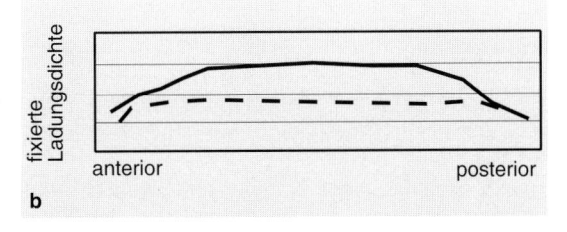

Abb. **18 a** Das Diagramm zeigt die Beziehung zwischen Kraft und Länge beim Zug am Lig. longitudinale anterius (*Tkaczuk*). Der Pfeil nach oben zeigt den Verlauf bei der initialen Krafteinwirkung mit Verlängerung; der Pfeil nach unten zeigt den Verlauf beim Nachlassen der Kraft (Relaxation). Die gepunktete Linie entspricht einem zweiten Zyklus von Zug und Relaxation nach einer Zeit von 35 Sek. (Abb. gezeichnet nach den Daten von *Tkaczuk*, nach *Hukins* 1987). **b** Lokale Ladungsdichte über eine lumbale Bandscheibe (Querschnitt) von einem 28 Jahre alten (durchgezogene Linie) und einem 78 Jahre alten Mann (gestrichelte Linie) (gezeichnet nach den Daten von *Urban* u. *Maroudas* [1979])

Einige hundert Glykosaminoglykanmoleküle sind mit einem Protein fest verbunden und bilden dessen Seitenketten. Diese großen bürstenartigen Moleküle sind in 5–10% noch weiter fest verbunden mit einem fadenförmigen Makromolekül, der Hyaluronsäure. Auf diese Weise entstehen Riesenmolekülaggregate, die in der Bandscheibe ein Molekulargewicht von ca. 100×10^6 erreichen können (Proteoglykane). Im Gegensatz dazu enthält der Gelenkknorpel 40–60% aggregatfähige Proteoglykane mit einem 3fach höheren Molekulargewicht. Die größte Masse der aggregierfähigen Proteoglykane befindet sich im Nucleus pulposus. OEGEMA u. Mitarb. (1979) zeigten, daß auch im Nucleus pulposus die großen Aggregate im Rahmen des normalen Turnovers frisch synthetisiert werden.

Offensichtlich können die kleineren Abbauprodukte nicht schnell genug weiter metabolisiert werden, so daß sie sich anreichern und einen hohen Anteil an der Population der Proteoglykane einnehmen können. Dies wird mit der langen Diffusionsstrecke und dem Mangel an Abbauenzymsystemen in Verbindung gebracht. Ob nun diese spezielle Mischung der Proteoglykane für die Bandscheibenfunktion besonders günstig ist und ob sie die typischen Altersveränderungen ursächlich bewirkt, ist bisher nicht geklärt (AYAD u. WEISS 1987).

Biomechanische Aspekte bei der Degeneration im Bewegungssegment

Die Deformierbarkeit des Diskus in physiologischen Grenzen mit Umverteilung des Nukleusmaterials sowie lokaler Wasserverschiebung auf Druck führt im Experiment und im mathematischen Modell zu charakteristischen Druck- und Zugverhältnissen im Anulus fibrosus.

Die Wirbelgelenke sind im wesentlichen zur Begrenzung der Diskusbeweglichkeit als Führung wirksam. Ihre Gelenkflächen werden auf Kompression und ihre Kapseln auf Distension unterschiedlich belastet (KOLDITZ u. Mitarb. 1985, KRÄMER 1986, HEDTMANN u. Mitarb. 1989, SHIRAZI-ADL 1989).

Ein partieller oder kompletter Riß im Anulus fibrosus, der sich innerhalb der Schichten des Anulus ausdehnt, gilt als eine Bandscheibenschädigung, die mit Schmerzen einhergehen kann.

Epidemiologische Studien haben ergeben, daß als mechanisches Risiko für einen Bandscheibenvorfall häufiges schweres Heben zu gelten hat, besonders, wenn es mit Seitneigung und Drehung einhergeht (ANDERSSON 1987, FRYMOYER u. Mitarb. 1983, KELSEY u. Mitarb. 1984).

In-vitro-Experimente haben gezeigt, daß die streng axiale Belastung in der Regel keine Verletzung des Anulus mit Heraustreten von Bandscheibengewebe bewirken kann (BROWN u. Mitarb. 1957, PEREY 1957, ROAF 1960, BRINCKMANN 1986).

Dagegen konnte im Experiment gezeigt werden, daß Kompression und leichte Hyperflexion um nur einige Grade über das physiologische Maß hinaus, das Risiko der Ruptur des Anulus fibrosus erheblich erhöhen. Das Risiko vergrößert sich noch bei zusätzlicher Seitneigung sowie beim asymmetrischen Heben (ADAMS u. HUTTON 1982).

Bei der axialen Belastung wird der unter Quelldruck stehende Nucleus pulposus komprimiert. Dabei werden die kollagenen Fasern, die den Nucleus pulposus direkt innen umschließen, gedehnt.

Die Lastübertragung über den Nucleus pulposus von knorpeliger Endplatte zu Endplatte beträgt 72% der Gesamtlast, der Rest wird über den Anulus fibrosus übertragen (HUKIN 1987).

Der intradiskale Druck im lumbalen Segment wurde von NACHEMSON (1960–1987) bei jungen Erwachsenen gemessen. Danach werden besonders bei Rotations-Flexions-Bewegungen, wie beim asymmetrischen Heben, die höchsten Druckwerte gemessen (Abb. **19a, b**).

Auch wenn der Nucleus pulposus sich nicht wie eine ideale Flüssigkeit verhält, so ist er doch zu erheblichen Wanderungen unter nicht axialen Bedingungen, wie asymmetrischen Kippbelastungen, fähig (KRÄMER 1986, KRAG u. Mitarb. 1987).

Bei axialer Belastung wird der Anulus fibrosus herausgewölbt, wobei sich die kollagenen Fasern unter der Zugbelastung umorientieren. Zusätzlich wird die Endplatte nach oben und unten ebenfalls ausgewölbt, was zu einem Austritt von Blut aus dem Markraum der Wirbelkörper führt und ein gewisses hydraulisches Dämpfersystem darstellen kann. Nach HUKINS (1987) läßt sich aus den bisherigen experimentellen Daten schließen, daß bei axialer Belastung die knorpelige Endplatte auf Kompression belastet wird, die innere Schicht des Anulus hauptsächlich die Flüssigkeit des Nucleus pulposus am Ort halten muß und damit erheblich auf Zug belastet wird.

Unter diesen Bedingungen ist der äußere Teil des Anulus fibrosus ohne Belastung, auch wenn die Bandscheibe bis zur Rupturierung in die Wirbelkörperspongiosa belastet wird. Es kann also eine Kompressionskette durch das Innere der Bandscheibe vom oberen Wirbelkörper – zentraler Bereich der oberen Endplatte – über den Nucleus pulposus – zentrale Region der unteren Endplatte – angenommen werden. Bei einer Torsionsbelastung ohne axiale Kompression wird je nach Richtung besonders der äußere Faserring unter Zug gesetzt. Dabei sind allerdings die Faserzüge nur zur Hälfte unter Zug belastet, da nämlich nur die Hälfte der Anulus-fibrosus-Fasern bei einer Drehung im Uhrzeigersinn und die andere Hälfte in der Gegenrichtung unter Zugbelastung geraten können, was mit der Textur des Anulus fibrosus mit gekreuzten Faserzügen in Verbindung zu bringen ist (VERNON-ROBERTS

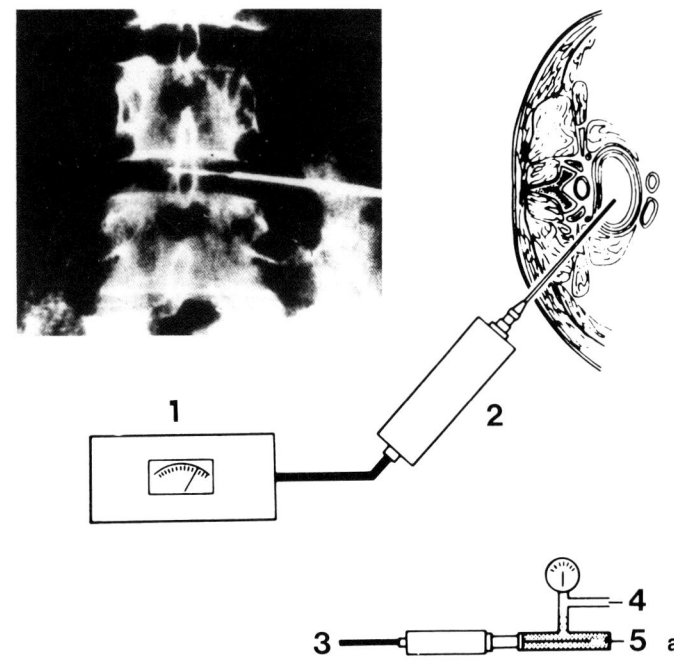

Abb. 19 a Schematische Darstellung zur Messung intradiskaler Drücke in vivo (nach *Nachemson* 1987). 1 = Verstärker, 2 = Druckumwandler, 3 = Kalibrierung, 4 = Stickstoff, 5 = Wasser. **b** Intravitale Bandscheibendrücke DP (MPa) während statischer Belastung in Lateralflexion nach links unter Belastung von 100 N (10 kg) in der linken Hand (erstes Säulenpaar). Kombination von Flexion und Rotation mit einer Last 30–50 cm vom Zentrum des Körpers entfernt (mittleres Säulenpaar). In Vorwärtsflexion mit 100 N (10 kg) in jeder Hand bei 10 und 20 Grad Flexion (rechtes Säulenpaar). Man erkennt, daß die höchsten intradiskalen Drücke bei der Kombination von Flexion und Rotation bei gleichzeitig körperfernem Anheben der Last entstehen (nach *Nachemson* 1987)

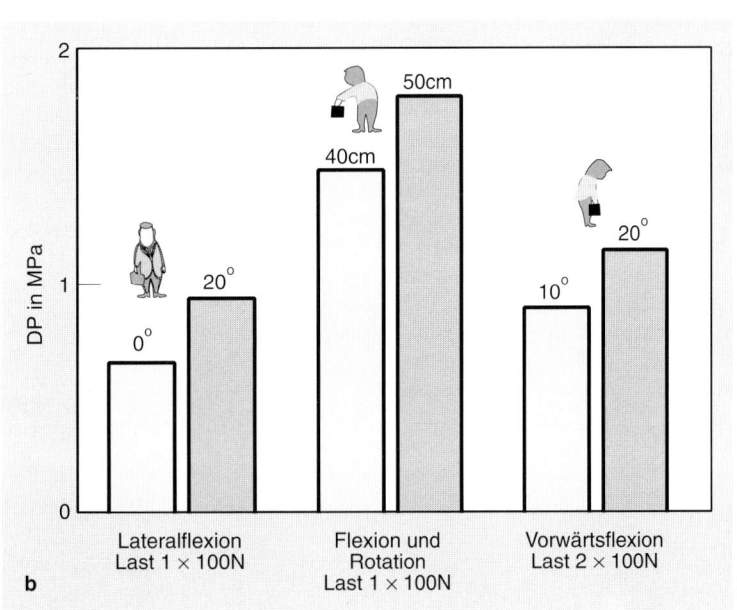

1977, SHIRAZI-ADL 1989). Hier scheint eine Funktionsteilung zwischen äußerem und innerem Anulus-fibrosus-Anteil angelegt zu sein, die eventuell mit den unterschiedlichen Kollagenmolekültypen I (außen) und II (innen) in Verbindung gebracht werden kann (BRICKLEY-PARSONS u. GLIMCHER 1984, HUKINS 1987).

Kombinierte Belastungen, wie axialer Druck und Flexion mit Torsion, haben im mathematischen Modell Rißlokalisationen im Anulus fibrosus erbracht, wie sie z. B. für die Entstehung von posterolateralen Prolapsen Vorbedingung sind (SHIRAZI-ADL 1989).

Solche rupturierten Bereiche sind auch häufig im Obduktionsgut beobachtet worden (ADAMS u. Mitarb. 1986).

Reparative Mechanismen im Knorpelgewebe sind im Anschluß an die Ruptur der Kollagenfasern wirksam, wobei unter Bildung von kleineren Kollagenmolekulartypen eine Narbenbildung erfolgen dürfte (NEMETH-CSOKA u. MESZAROS 1983).

Allerdings laufen diese Vorgänge im Knorpelgewebe nur sehr langsam ab und werden durch die Fortdauer der Belastungen immer wieder gestört.

Rechnet man noch die Bedingungen durch, wie sie im Modell nach Entfernung des Nucleus pulposus und im Alter nach dessen Austrocknung erscheinen, so ergibt die Analyse, daß das Risiko für die Überlastung der kollagenen Fasern mit konsekutiver Ruptur im inneren Teil des Anulus fibrosus eher abnimmt (SHIRAZI-ADL 1987, 1989).

Gleichermaßen vermindert sich durch die Chemonukleolyse, aber auch durch andere Mechanismen, wie z. B. Austritt von Nucleus-pulposus-Material nach vorne, das weitere Risiko für Rupturierung der inneren Anulusfasern.

Die Funktion der Wirbelgelenke ist in diesem Zusammenhang besonders im Hinblick auf die Torsionsbegrenzung zu sehen, so daß beim asymmetrischen Heben die schädlichen Torsionskräfte abgefangen werden. Vorstellbar ist jedoch, daß bei Anlagefehlern der Gelenke dadurch ein begünstigender Schädigungsfaktor für die Bandscheibe entsteht, daß die Torsion nicht ausreichend begrenzt werden kann (NIETHARD 1981).

Muskuläre Aktivität und Degeneration

Die Muskelfasern sind in motorischen Einheiten organisiert. Man unterscheidet Typ-I-Fasern mit hoher Ausdauer, guter Kapillarisierung und langsamem Zuckungsverlauf von Typ-II-Fasern mit hoher oder niedriger Ausdauer, hohem Kraftniveau und kurzem Zuckungsverlauf. Diese Verteilung findet sich auch an der Wirbelsäule (JOWETT u. FIDLER 1975, BAGNALL u. Mitarb. 1984). Der energieliefernde Stoffwechsel ist der unterschiedlichen Funktion genau angepaßt (WARMOLTS u. ENGEL 1972, PETTE u. STAUDTE 1973, DUBOWITZ u. BROOKE 1973, SWASH u. SCHWARTZ 1988) (Abb. **20**).

Das unterschiedliche Rekrutierungsverhalten gibt Hinweise auf eine hierarchische Ordnung der muskulären Aktivität (HENNEMAN u. Mitarb. 1965). Für eine bestimmte Aufgabe werden die motorischen Einheiten je nach Größe ihres Motoneurons rekrutiert. Dabei werden zuerst die kleinen motorischen Einheiten und dann die großen aktiviert.

Plötzliche Störungen der programmierten Bewegungen können jedoch dieses hierarchische Muster durchbrechen. Die plötzliche Störung wird dadurch kompensiert, daß zusätzliche motorische Einheiten außerhalb der hierarchischen Ordnung für die begonnene Arbeit rekrutiert werden (CARLSON u. Mitarb. 1981).

Die vorausgegangene Beschreibung von Möglichkeiten der Schädigung des Anulus fibrosus durch gekoppelte übermäßige Bewegungen im Bewegungssegment führt zur Frage nach der Steuerung des aktiven Teils der Wirbelsäule, nämlich der Muskulatur, zum Schutz der passiven Anteile.

Die Wirbelsäulenmuskulatur ist Objekt vieler Untersuchungen geworden, speziell mit elektromyographischen Methoden bei Deformitäten und speziellen Hebeaufgaben (BRUSSATIS 1962, ORTENGREN u. ANDERSSON 1977, SEIDEL u. Mitarb. 1987).

Es ist eine wichtige Beobachtung, daß die Funktionen der einzelnen Muskeln stark überlappen, so daß strenge Flexions-Extensions-Bewegungen oder Rotations-Lateralflexions-Bewegungen oft von den gleichen Muskeln, nur mit den unterschiedlichen Gruppierungen motorischer Einheiten, gesteuert werden.

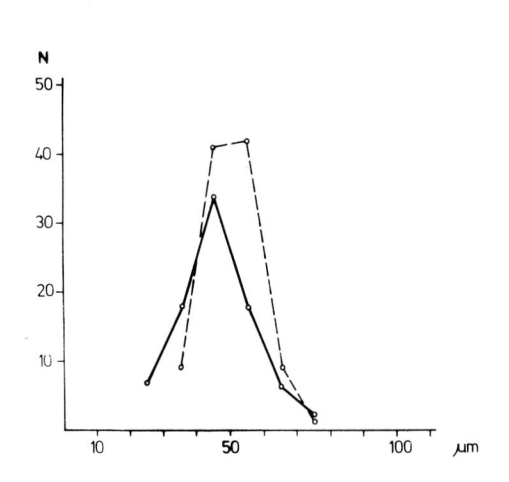

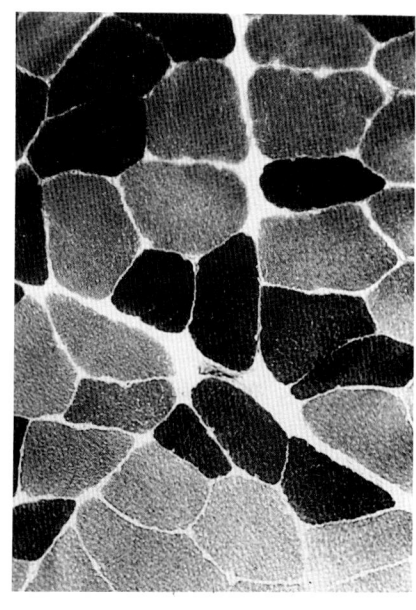

Abb. **20** Paravertebrale Muskulatur in Höhe L4, Querschnittsverteilung der Muskelfasern (M. erector trunci) – Typ I: durchgezogene Linie, helle Querschnitte, Typ II: gestrichelte Linie, dunkle Querschnitte. Kryostatschnitt. ATPase PH 9,4 (*Staudte* 1991, eigene Beobachtung)

Die zentralen Steuerungen entsprechen den Bewegungsaufgaben (task groups) (LOEB u. Mitarb. 1983, BASMAJIAN u. DE LUCA 1985).

Bei ermüdenden Tätigkeiten nimmt die Präzision der Führung ab (PARMIANPOUR u. Mitarb. 1988), zumal die Muskelfasergruppenverteilung rechts und links paravertebral sehr unterschiedlich sein kann (BAGNALL u. Mitarb. 1984). Bei einer Hebeaufgabe in reiner Flexion-Extension können mit zunehmender Ermüdung neben der zu beobachtenden Abnahme der Bewegungsgeschwindigkeit Rotations- und Lateralflexions-Bewegungen als Störungen durch kompensatorische Ausweichbewegungen des Probanden bei der unangenehmen ermüdenden Tätigkeit auftreten.

Dies soll zu einer erhöhten Verletzungsmöglichkeit des lumbalen Bewegungssegmentes führen (PARMIANPOUR u. Mitarb. 1988).

Diese Autoren untersuchten ermüdende Hebebewegungen hauptsächlich für dynamische Lasten, wobei überwiegend Typ-II-Fasern rekrutiert worden sein dürften.

Relativ niedrige Belastungen mit Hebeaufgaben von über 400 gleichförmigen Rumpfbewegungen pro Woche unter Beugung und gleichzeitiger Verdrehung werden als Risikofaktoren für Bandscheibenvorfall und Kreuzschmerzen angesehen. Gleichzeitig wird das Heben von einem ca. 11 kg schweren Gewicht mehr als 25mal pro Tag ebenfalls als ein Risiko für Bandscheibenvorfall und Kreuzschmerz betrachtet (KELSEY u. Mitarb. 1984).

Eine schlechte muskuläre Führung bei ermüdender Arbeit kann die Häufigkeit der Bandscheibenschädigung bei Arbeitern mit hoher körperlicher Belastung erklären. Eine gute isometrische muskuläre Ausdauer kann dagegen das Auftreten von Kreuzschmerzen verzögern (BIERING u. SØRENSEN 1984). Andererseits führt die Haltungskonstanz (JUNGHANNS 1979) auch zur Wirbelsäulenschädigung und wird als Risikofaktor ausdrücklich genannt.

Hierbei kann die schlechte Perfusion einzelner Bandscheibenanteile als metabolischer Faktor vermutet werden (KRÄMER 1986).

Möglicherweise können aber auch die Schutzimpulse, wie sie bei Hebebewegungen mit beginnender Ermüdung nötig sind, um die schädlichen Rotations-Lateralflexions-Komponenten aufzufangen, vermindert sein (CARLSSON u. Mitarb. 1981).

Diese schützenden Kräfte werden im wesentlichen von Typ-II-Fasern erbracht, der Fasergruppe, die bei beginnender muskulärer Unterforderung bei Bewegungsmangel mit Atrophie zuerst reagiert.

Auch die partiell atrophierte Muskulatur, wie sie bei Bewegungsmangel vorzufinden ist, kann, wie für die Quadrizepsmuskulatur nachgewiesen, auf gleiche Weise hierarchisch rekrutiert werden (HEYWARD 1974, STAUDTE 1978). Gleichartige Untersuchungen fehlen für die Wirbelsäulenmuskulatur.

Partiell atrophierte Muskulatur hat darüber hinaus eine relativ bessere Ausdauer, gemessen an der maximalen willkürlichen Kontraktionskraft unter isometrischen Bedingungen. Dies liegt an der selektiven Atrophie von schnell ermüdenden Typ-II-Fasern in den meisten Fällen von Bewegungsmangel. Dadurch bleiben relativ viele ermüdungsresistente Typ-I-Fasern in der Population übrig. Speziell die Rückenextensoren sind besonders ermüdungsresistent.

Die klinische Beobachtung findet so eine experimentelle Erklärung, daß eine gute Muskulatur vor Verletzung des Bewegungssegmentes mit nachfolgender Degeneration schützen kann (ADDISON u. SCHULTZ 1980).

Wichtig erscheint der Hinweis, daß die schmerzhafte Degeneration eines Segmentes reflektorisch zur Atrophie der Rückenmuskulatur führt und die Verletzung darüber liegender Segmente begünstigen kann (KRÄMER 1986).

Ebenfalls ist zu beachten, daß bei großen Wirbelsäuleneingriffen die Afferenzen aus Muskeln (Spindeln), Bändern (Golgi-Organe) und Gelenken (Mechanorezeptoren) erheblich gestört sein dürften und durch fehlerhafte Afferenzen die Präzision der muskulären Steuerung (task group) empfindlich beeinträchtigt wird (LOEB 1984), so daß auch hier die Integrität des Achsenorgans durch verminderte Muskelleistung gefährdet ist.

Segmentaler Schmerz

Örtliche Entstehung und Leitung des Schmerzes (Tab. 3)

Prinzipiell kann Schmerz nur dort aufgenommen und weitergeleitet werden, wo schmerzempfindliches Gewebe vorhanden ist. Dies ist überall im Bewegungssegment zu finden, außer im inneren Anulus fibrosus und Nucleus pulposus, den im wesentlichen auf Druck belasteten Geweben (YOSHIZAWA u. Mitarb. 1980, BOGDUK u. Mitarb. 1981/88, XIUQING u. Mitarb. 1988).

Bei den verschiedenen Degenerationsformen sind Schmerzursachen durch Kompression von Nervenwurzeln (radikulärer Schmerz), Entzündungen der Wirbelgelenke durch Abrieb und Überlastung der Muskulatur durch Ermüdungen und Reflexaktivität verständlich. Durch Irritation der verschiedenen Anteile des Nervensystems im Segment kann es zu unterschiedlichen Schmerzsyndromen kommen: lokalen, projizierten sowie solchen, die mit vasomotorischen Komponenten einhergehen (autonome Nervenversorgung – Grenzstrang). Zusätzlich sind die Bewegungssegmente der Wirbelsäule überlappend zentral repräsentiert, z. T. kreuzen auch die Wurzeln von Segment zu Segment im Spinalkanal, so daß vom Schmerzbild her allein noch nicht sicher auf den

Tabelle 3 Übersicht über Schmerzausgangspunkt und Schmerzleitung (nach *Yoshizawa* 1980, *Krämer* 1986, *Bogduk* u. Mitarb. 1988)

Ausgangspunkt	Leitung	Diagnostischer Hinweis
Enger Spinalkanal.	Myelon, Cauda spinalis.	Claudicatio spinalis.
Kompression d. Spinalnerven – Bandscheibe, – knöcherner Wurzelkanal.	N. spinalis. Vorwiegend R. ventralis.	Dermatom dorsal und ventral. Motorische Beteiligung, z. B. radikuläre Claudicatio spinalis.
Wirbelgelenk: Kapseldehnung, Arthrose.	N. sinuvertebralis u. R. dorsalis.	Ausschaltung durch Facettenblockade.
Hinteres Längsband, Dura, dorsale Bandscheibenanteile.	N. sinuvertebralis.	Diffuser Schmerz.
Muskulatur: reflektorischer Hartspann, Muskelinsuffizienz.	R. dorsalis.	Dorsales Myotom.
Instabiles Segment.	Komplex.	Entlastungshaltung, Provokationstests.
Partiell geschädigte afferente Nerven.	Peripheres und zentrales Nervensystem.	Deafferenzierungsschmerz, Taubheit mit Schmerzen, Summation der Schmerzen durch repetitive Hautreizung.

Ort der Entstehung geschlossen werden kann (FÖRSTER 1913/1927, VILLIGER 1946, KEEGAN u. GARRET 1948, MARZO u. Mitarb. 1987).

Nervenversorgung des Bewegungssegmentes

Die sensiblen und motorischen Nervenwurzeln durchqueren das Cavum subarachnoidale und durchstoßen die Dura in der Wurzelscheide. Sie verlassen den Spinalkanal durch das Foramen intervertebrale. Dort bildet die sensible Hinterwurzel das Ganglion spinale und wird dann zusammen mit der ventralen Wurzel zum Spinalnervenstamm (Truncus nervi spinalis). Nach ca. 1 cm langem Verlauf teilt er sich in dorsalen und ventralen Spinalnervenast. Der dorsale Ast versorgt die Strukturen des Rückens wie Gelenke, Bänder, Muskulatur, Haut und Gefäße, der ventrale Ast die entsprechenden ventrolateralen Anteile der Rumpfwand und im wesentlichen die Extremitäten (Abb. **21a, b**).

Bei Kompression eines peripheren Nerven entsteht im allgemeinen Taubheit und motorische Schwäche. Der Mechanismus der eigentlichen Schmerzentstehung bei der radikulären Symptomatik mit Kompression des Spinalnervens ist noch Gegenstand der Diskussion. Im Gegensatz zum peripheren Nerven erfolgt die Ernährung der intraduralen Wurzelanteile zu gleichen Teilen durch die Liquorumspülung als auch durch die radikulären Gefäße (HOLM u. RYDEVIK 1990).

Als Ursache wird die Empfindlichkeit des Ganglion dorsale auf mechanischen Druck vermutet (WALL u. DEVOR 1983).

Sicher scheint, daß die chronische Kompression des Nervengewebes lokale Zirkulationsstörungen sowie strukturelle Veränderungen mit Begünstigung spontaner Depolarisationen nozizeptiver Fasern hervorruft (CALVIN u. Mitarb. 1982, RYDEVIK u. Mitarb. 1984, LUNDBORG 1988, VERBIEST 1989, WEHLING u. Mitarb. 1989) (Abb. **22a, b**).

Der wechselnde Schwellungszustand der Wurzeln bei der Irritation scheint für die unterschiedliche Schmerzintensität, aber auch die Qualität des Schmerzes eine wichtige Rolle zu spielen (TARATA u. Mitarb. 1988).

Nervus sinuvertebralis

Der N. sinuvertebralis, der spezielle Wirbelsäulennerv (LUSCHKA 1850, HOVELAQUE 1925, ROOFE 1940), besteht aus Faseranteilen des Spinalnerven und einem autonomen Anteil aus dem Sympathikus (HOVELAQUE 1925, LAZORTHES u. Mitarb. 1947, PEDERSEN u. Mitarb. 1956, BOGDUK u. Mitarb. 1988). Er bildet sich gleich nach dem Austritt des Spinalnerven aus dem Foramen vertebrale nach ventrolateral und kehrt zurück in den Spinalkanal. Er wendet sich im wesentlichen nach kranial, innen um die Bogenwurzel herum und teilt sich unter Abgabe von Ästen in die hinteren Bandscheibenanteile des gleichen Segmentes und des Segmentes darüber.

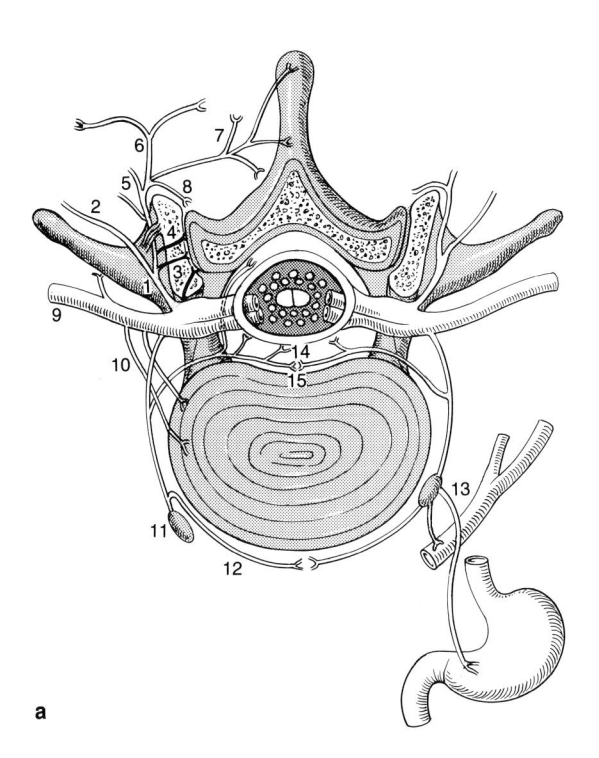

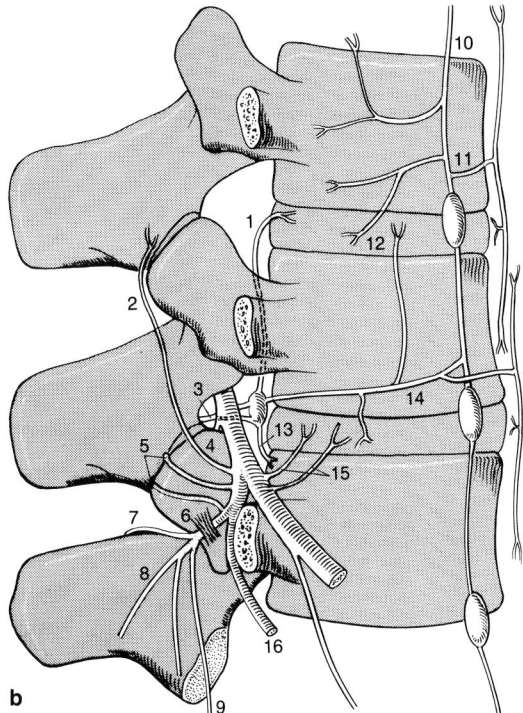

Abb. 21 a Neuroanatomische Darstellung des lumbalen Bewegungssegmentes (nachgezeichnet nach *Paris* 1983, *Oudenhoven* 1979, nach *Mooney* 1987). 1 = Dorsaler Ast, 2 = lateraler Ast des dorsalen Astes zur Haut und den Muskeln, 3 = Muskeläste zum M. multifidus und zur Gelenkkapsel, 4 = medialer Ast des dorsalen Astes, 5 = Ast zu dem hinteren Iliosakralgelenk, 6 = muskuläre und kutane Äste, 7 = muskuläre und ligamentäre Äste, 8 = lokaler Ast zum Gelenk, 9 = ventraler Ast, 10 = Äste zur Bandscheibe, ausgehend vom ventralen Ast, 11 = Grenzstrang, 12 = nach vorne verlaufende Rr. grisei communicantes recurrentes, 13 = Äste zu den Blutgefäßen und zu den Eingeweiden, 14 = Äste zur Dura (N. sinuvertebralis), 15 = Äste zum hinteren longitudinalen Ligament (N. sinu-vertebralis) b Seitliche Ansicht. 1 = Aszendierender Ast des N. sinuvertebralis, 2 = aszendierender Ast zum Wirbelgelenk (Facette), 3 = Muskeläste zum M. multifidus mit Gelenkkapsel, 4 = direkter Ast zum Wirbelgelenk, 5 = Äste zum M. multifidus, 6 = medialer Teil des dorsalen Astes, 7 = lokaler Ast zum Wirbelgelenk (Facette), 8 = deszendierender Ast zum Wirbelgelenk, 9 = Ast zum Iliosakralgelenk, 10 = Grenzstrang, 11 = Ast unter dem vorderen longitudinalen Ligament, 12 = Äste vom R. griseus zur Bandscheibe, 13 = Äste vom N. sinuvertebralis zur Bandscheibe, 14 = R. griseus communicans, 15 = Äste vom ventralen Ast zur Bandscheibe, 16 = lateraler Teil des dorsalen Astes

Vom Segment C3 aus verläuft der N. sinuvertebralis nach oben, zusammen mit Ästen des N. sinuvertebralis von C1 und C2 bis zum atlantoaxialen Gelenk und dem okzipitoaxialen Bandkomplex.

Die Innervation der lateralen Diskusanteile durch den Truncus sympathicus (BOGDUK u. Mitarb. 1981) scheint auch im Dienste der Schmerzleitung zu stehen.

Als Träger der eigentlichen Segmentschmerzen kommt jedoch in erster Linie der N. sinuvertebralis in Betracht.

Ventraler Ast

Der ventrale Ast leitet die motorischen, sensiblen und autonomen Fasern des zugehörigen Segmentes und läßt bei Irritation im Bewegungssegment den typischen radikulären Extremitäten- oder Rumpfsegmentschmerz entstehen (SMYTH u. WRIGHT 1958). Dieser konnte durch Zug an der operativ dekomprimierten Lumbalwurzel mittels eines eingebrachten Nylonfadens reproduziert werden. Gezielte diagnostische Blockaden der vermuteten schmerzhaften Wurzel können so als Höhenindikator verwendet werden (CASTRO u. VAN AKKERVEEKEN 1991).

Dorsaler Ast

Der kleine dorsale Ast zieht zu den Wirbelgelenken, zur dorsalen metameren Muskulatur und zu den zugehörigen Rückendermatomen. Während die Wirbelgelenke zwar von ihren segmentalen Nerven zusammen mit Fasern des darüber und darunter liegenden Segmentes, also 3fach inner-

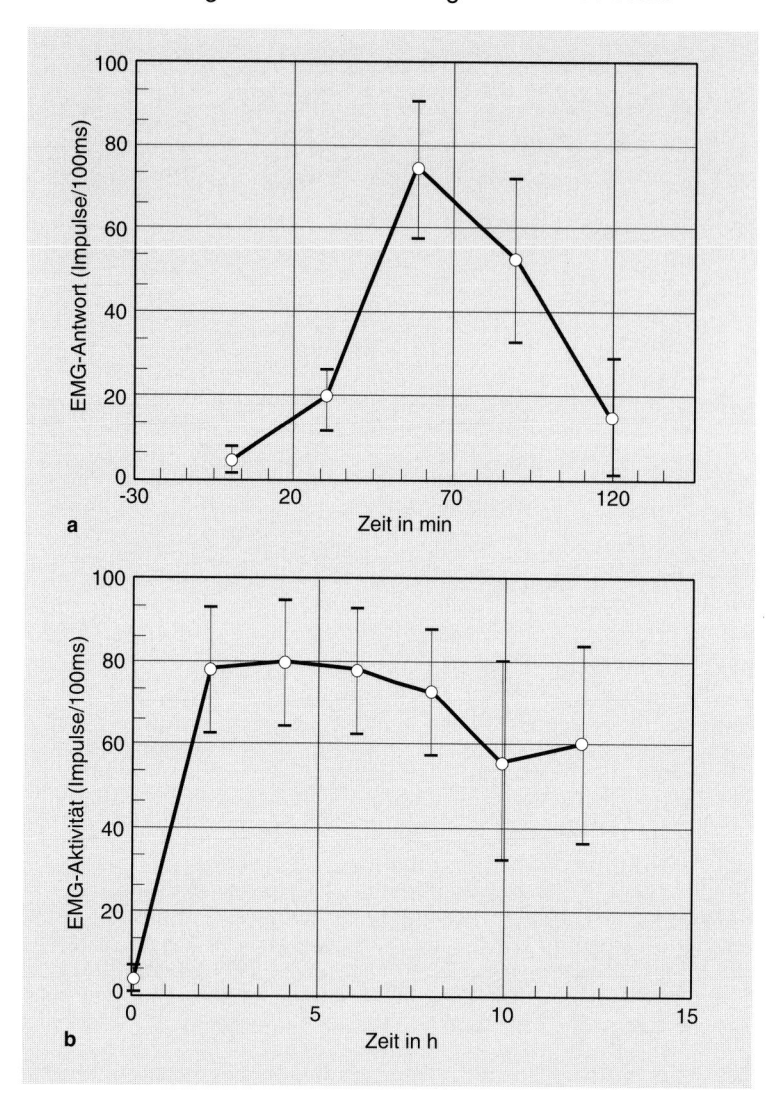

Abb. 22 **a** Kurze Erhöhung der Muskelaktivität nach 1stündiger Kompression des N. ischiadicus bei der Ratte **b** Dauernde Muskelaktivität nach 2stündiger Kompression bei der Ratte (nach *Wehling* u. Mitarb. 1989)

viert werden, liegt das zugehörige Dermatom wesentlich tiefer (Abb. 23). Auch liegt das wirbelsäulennähere Muskelsegment höher als das entsprechende Muskelsegment der oberflächlichen Muskulatur (VILLIGER 1946). Auch hier ist ersichtlich, daß erhebliche Überlappungen bei der Lokalisation von Schmerzen und deren Zuordnung zum Segment bestehen.

Über den dorsalen Ast werden also Schmerzen aus den Wirbelgelenken geleitet (Facettensyndrom GHORMLEY 1933), wie sie bei Degeneration im Wirbelgelenk mit beginnender Arthrose entstehen können.

Auffällig ist dabei, daß die Injektion von reizenden Substanzen in die dorsalen Strukturen, wie in die Wirbelgelenke (MOONEY u. ROBERTSON 1976) oder in die Ligg. interspinosa (KELLGREN 1939, 1977), eine Schmerzausbreitung bewirkt, die der Wurzelreizung ähnelt und offensichtlich eine zentrale Projektion darstellt (pseudoradikulärer Schmerz, pseudoradikuläres Syndrom (BRÜGGER 1971, GROSS 1977/84, MUMENTHALER u. SCHLIACK 1978, KRÄMER 1986) (Abb. 24).

Schmerzentstehung im Muskel

Zum pseudoradikulären Syndrom gehören auch die ausstrahlenden Schmerzen aus der Muskulatur, die durch Überlastung mit nachfolgender Reflexaktivität verursacht sind. Die Muskulatur kann durch Aktivierung der Afferenzen an Wirbelgelenk und Bändern, aber auch aus den eigenen Spindelorganen durch Aktivierung über die Reflexbögen auf Längen und Spannungsänderungen reagieren (FREEMAN u. WYKE 1967, JOHANSSON u. Mitarb. 1988) und damit schmerzhafte Verspannungen zeigen.

Der genaue muskelphysiologische Mechanismus der Entstehung der sog. Myotendinosen, Triggerpoints, Fibromyosen und ähnlichen Bezeichnungen ist noch nicht geklärt (DVOŘÁK u. DVOŘÁK 1988).

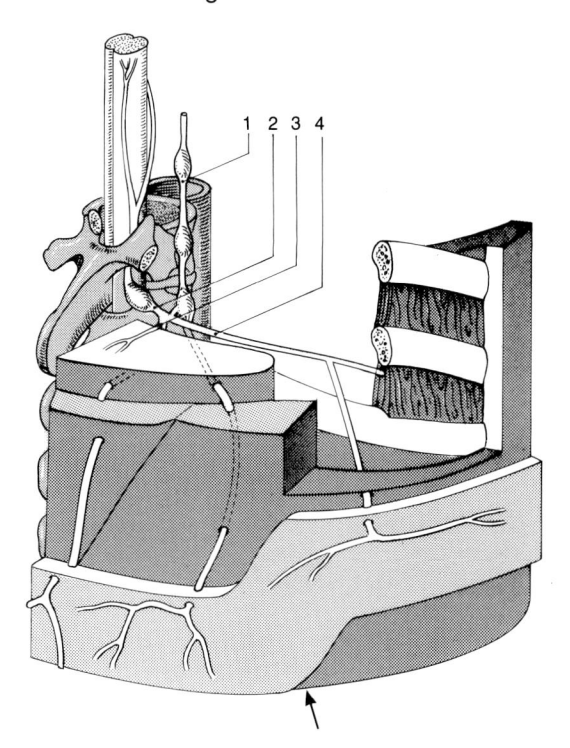

Abb. 23 Neurale Segmentverschiebung innerhalb der Rumpfwand, stärkere Ausprägung beim dorsalen Ramus (Pfeil). 1 = Truncus sympathicus, 2 = N. spinalis, 3 = R. dorsalis, 4 = R. ventralis

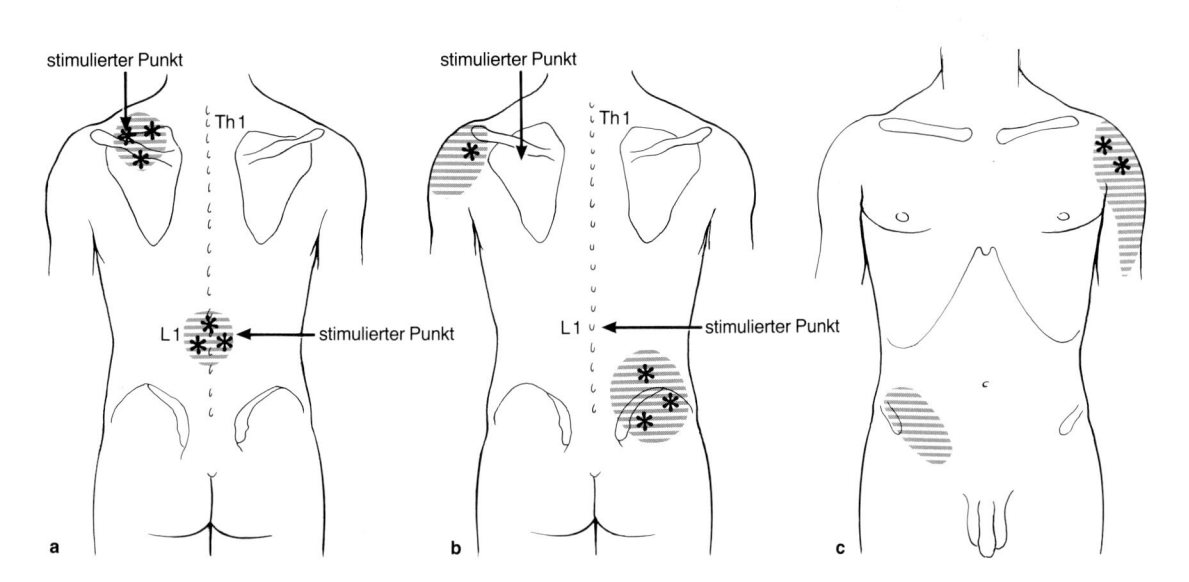

Abb. 24 Schmerzverteilung bei Injektion von hypertoner Kochsalzlösung **a** in oberflächliche und **b, c** tiefe Strukturen (Wirbelbogen, Fossa infraspinata scapulae (nach *Kellgren* 1939)

Interessant ist der Hinweis aus Untersuchungen von experimentellen Myositiden, daß der Muskelbereich mit höchster nozizeptiver Aktivität eher einen niedrigen Tonus entwickelt, während die Umgebung, eventuell als Schutzmechanismus, einen erhöhten Tonus gegenüber dem normalen zeigt (MENSE 1988).

Weitere Ursachen für die Schmerzentstehung

VERBIEST (1989) stellt in einer Analyse lumbaler Schmerzzustände heraus, daß der radikuläre Schmerz durch Berühren einer nicht komprimierten Nervenwurzel nicht auslösbar sei, eine Beobachtung, die aus der Ära der Lokalanästhesie bei der Bandscheibenoperation stammt und von FRYKHOLM (1951) und NORLEN (1944) bestätigt wurde. Dagegen seien starke Schmerzen am Ort der stärksten Kompression auf Berührung sogar der motorischen ventralen Nervenwurzel regelmäßig auslösbar gewesen.

Er führt dies auf die Nn. nervorum zurück (THOMPSON 1897), welche allerdings als vasomotorische Nerven angesehen werden.

Der sog. Deafferenzierungsschmerz entsteht als Ausdruck der gestörten Aktivität des Nervensystems selbst.

Bei ausgedehnter, aber unvollständiger Schädigung afferenter Nerven ist es möglich, daß Reize aus den zugehörigen Hautbereichen zu schmerzhaften Mißempfindungen mit Taubheit führen.

Der genaue Mechanismus und Ort dieser fehlerhaften Gefühls- und Schmerzimpulsverarbeitung ist nicht bekannt.

Klinische Beschreibungen mit neurophysiologischen Untersuchungen am zentralen Nervensystem sind von TASKER (1982, 1984) geliefert worden. Experimentelle Untersuchungen an peripheren Nerven stammen von GRANIT u. Mitarb. (1944, 1945). Eine Übersicht gibt VERBIEST (1989) im Rahmen der Deutung von Komplikationen und Mißerfolgen der lumbalen Diskuschirurgie (BENINI 1989). Weiteres findet sich in der umfangreichen Literatur zum Schmerzproblem.

Literatur

Adams, M. A., W. C. Hutton: Prolapsed intervertebral disc: a hyperflexion injury? Spine 7 (1982) 184–191
Adams, M. A., W. C. Hutton: Gradual disc prolapse. Spine 10 (1985) 524–531
Adams, M. A., P. Dolan, W. C. Hutton: The stages of disc degeneration as revealed by discograms. J. Bone Jt. Surg. 68 B (1986) 36–41
Adams, M. A., P. Dolan, W. C. Hutton: The lumbar spine in back ward bending. Spine 13 (1988) 1010–1026
Addison, R., A. Schultz: Trunk strength in patients seeking hospitalization for chronic low back disorders. Spine 5 (1980) 539–544
Anderson, J. A. D.: Berufliche Faktoren bei Arthritis und Rheumatismus. Eular Bull. 10 (1983) 106–109
Anderson, J. A. D.: Back pain and occupation. In Jayson, M. J. V.: The Lumbar Spine and Back Pain. Churchill Livingstone, Edinburgh 1987 (pp. 16–36)
Andersson, G. B. J.: Epidemiologic aspects of low-back pain in industry. Spine 6 (1981) 53–60
Aufdermauer, M.: Bandscheibendegenerationen und ihre Folgen. In Doerr, W., G. Seifert: Spezielle Pathologische Anatomie. Pathologie der Gelenke und Weichteiltumoren, Bd. 18. Springer, Heidelberg 1984 (1051–1139)
Ayad, S., J. B. Weiss: Biochemistry of the intervertebral disc. In Jayson, M. J. V.: The Lumbar Spine and Back Pain, 3rd ed. Churchill Livingstone, Edinburgh 1987 (pp. 100–137)
Baastrup, Ch. J.: Proc. spin. vert. lumb. und einige zwischen diesen liegende Gelenkbildungen mit pathologischen Prozessen in dieser Region. Fortschr. Röntgenstr. 48 (1933) 430–435
Bagnall, K. A., D. M. Ford, K. D. McFadden, B. J. Greenhill, V. J. Raso: The histochemical composition of human vertebral muscle. Spine 9 (1984) 470–473
Basmiajian, J. V., L. L. de Luca: Muscles Alive, their Functions Revealed by Electromyography, 5th ed. Williams & Wilkins, Baltimore 1985
Battiè, M. C., S. J. Bigos, L. D. Fisher, T. H. Hansson, A. L. Nachemson, D. M. Spengler, M. D. Wortley, J. Zeh: A prospective study of the role of cardiovascular risk factors and fitness in industrial back pain complaints. Spine 14 (1989) 141–147
Battiè, M. C., T. Videman, K. Gill, G. B. Moneta, R. Nyman, J. Kaprio, M. Koskenvuo: Lumbar intervertebral disc degeneration, an MRI study of identical twins. Spine 16 (1991) 1015–1021
Bayliss, M. T., B. Johnstone, J. P. O'Brien: Proteoglycan synthesis in the human introvertebral disc. Spine 13 (1988) 972–981
Benini, A.: Ischias ohne Bandscheibenvorfall. Huber, Bern 1976
Benini, A.: Komplikationen und Mißerfolge der lumbalen Diskus-Chirurgie. Aktuelle Probleme in Chirurgie und Orthopädie, Nr. 35. Huber, Bern 1989
Bergenudd, H., B. Nilsson: Back pain in middle age: occupational work load and psychologic factors: an epidemiologic survey. Spine 13 (1988) 58–60
Bergenudd, H., O. Johnell: Somatic versus nonsomatic shoulder and back pain. Experience in middle age in relation to body build, physical fitness, bone mineral content, gamma-glutamyltransferase, occupational workload, and psychosocial factors. Spine 16 (1991) 1051–1055
Bernick, S., J. M. Walker, W. J. Paule: Age changes to the anulus fibrosus in human intervertebral discs. Spine 16 (1991) 520–524
Biering-Sørensen, F.: A prospective study of low-back pain in a general population. I: Occurence, recurrence and aetiology. Scand. J. Rehabil. Med. 15 (1983) 71–80
Biering-Sørensen, F.: A prospective study of low-back pain in a general population. II: Location, character, aggravating and relieving factors. Scand. J. Rehabil. Med. 15 (1983) 81–88
Biering-Sørensen, F.: A prospective study of low-back pain in a general population. III: Medical service – work consequence. Scand. J. Rehabil. Med. 15 (1983) 89–96
Biering-Sørensen, F.: Physical measurements as risk indicators for low-back trouble over a one-year period. Spine 9 (1984) 106–119
Boachie-Adjei, O., P. G. Bullough: Incidence of ankylosing hyperostosis of the spine (forestier's disease) at autopsy. Spine 12 (1987) 739–743
Boden, S. D., D. O. Davis, T. S. Dina, N. J. Patronas, S. W. Wiesel: Abnormal magnetic resonance scans of the lumbar spine in asymptomatic subjects. J. Bone Jt Surg. 72 A (1990) 403–408
Böhmig, R.: Die Blutgefäßversorgung der Wirbelbandscheiben, das Verhalten des intervertebralen Chordasegmentes und die Bedeutung beider für die Bandscheibendegeneration. Langenbecks Arch. klin. Chir. 158 (1930) 374
Bogduk, N. W., A. S. Tynan, A. S. Wilson: The nerve supply to the human intervertebral discs. J. Anat. 132 (1981) 39–56
Bogduk, N., M. Windsor, A. Inglis: The innervation of the cervical intervertebral discs. Spine 13 (1988) 2–8
Bornstein, P., H. Sage: Structurally distinct collagen types. Ann. Rev. 49 (1980) 957–1003
Bough, B., J. Thakore, M. Davies, S. Dowling: Degeneration of lumbar facet joints. J. Bone Jt Surg. 72 B (1990) 275–277
Bräunlich, A., H. G. Häublein: Weitere Ergebnisse aus Vorsorgeuntersuchungen im Berliner Bauwesen. Z. ges. Hyg. 17 (1971) 361, zit. n. Junghanns 1979
Brickley-Parsons, D., M. J. Glimcher: Is the chemistry of collagen in intervertebral discs an expression of Wolff's law? A study of the human lumbar spine. Spine 9 (1984) 148–163
Brinckmann, P.: Injury of the annulus fibrosus and disc protrusions – an in vitro investigation on human lumbar discs. Spine 11 (1986) 149–153

Brocher, J. E. W., H.-G- Willert: Differentialdiagnose der Wirbelsäulenerkrankungen, 6. Aufl. Thieme, Stuttgart 1980
Brown, M. D.: Intradiscal Therapy. Chymopapaine or Collagenase. Year Book. Medical Publ., Chicago 1983
Brown, T., R. J. Hansen, A. J. Yorra: Some mechanical tests on the lumbosacral spine with particular reference to the intervertebral discs. J. Bone Jt. Surg. 39 A (1957) 1135–1164
Brügger, A.: Pseudoradikuläre Syndrome. Acta rheumatol. Documenta Geigy Bd. 19 (1962) 1
Brussatis, F.: Elektromyographische Untersuchungen der Rücken- und Bauchmuskulatur bei idiopathischen Skoliosen. Hippokrates, Stuttgart 1962
Buess, H.: Zur Geschichte des Wirbelsäulen-Rheumatismus. Die Wirbelsäule in Forschung und Praxis, Bd. 34. Hippokrates, Stuttgart 1966
Buthie, J. J. R.: Rheumatism in light industry. Ann. rheum. Dis. 24 (1965) 332–340
Calvin, W. H., M. Devor, J. Howe: Can neuralgies arise from minor demyelination? Spontaneous firing mechanosensitivity and after-discharge from conducting axons. Exp. neurol. 75 (1982) 755–763
Carlson, H., I. Nilsson, A. Thorstenson, M. R. Zolefer: Motor response in the human trunk due to load pertubation. Acta physiol. scand. 111 (1981) 221–223
Castro, W. H. M., P. F. van Akkerveeken: Selektive lumbale Nervenwurzelblockaden. Z. Orthop. 129 (1991) 374–379
Collins, D. H.: The Pathology of Articular and Spinal Diseases. Arnold, London 1909
Cornefjord, M., K. Olmarker, K. Takahashi, B. Rydevik, S. Holm: Impairment of nutritional transport at double level cauda equina compression. Presented at the ann. meeting of the Int. Soc. for the Study of the Lumbar Spine. May 12–16, 1991 Heidelberg
Coventry, M.: Symposium low back and sciatic pain. J. Bone Jt. Surg. 50 A (1986) 167
Cremona, E.: Die Wirbelsäule bei den Schwerarbeitern der Eisen- und Stahlindustrie sowie des Bergbaus. Kommiss. Europ. Gem. Generaldir. Soz. Angelegenheiten Dok. Nr. 1911/72 d (1972), zitiert bei Junghanns, H.: Die Wirbelsäule in der Arbeitsmedizin, Band 79, Teil II. Hippokrates, Stuttgart 1979
Crock, H. V., H. Yoshizawa: The blood supply of the vertebral column and spinal cord in man. Springer, Berlin 1977
Dando, P. M., D. B. Morton, D. J. Buthie, A. J. Barrett: Quantitative assessment of human proteinases as agents for chemonucleolysis. Spine 13 (1988) 188–192
Debrunner, H. U., E. W. Ramseier: Die Begutachtung von Rückenschäden in der Schweizerischen sozialen Unfallversicherung. Huber, Bern 1990
Dickson, J. R., F. Happey, C. H. Pearson, A. Naylor, R. L. Turner: Variation in the protein components of human intervertebral disc with age. Nature (London) 215 (1967) 52–53
Dubowitz, V., M. H. Brooke: Muscle Biopsy: a Modern Approach. Saunders, Philadelphia 1973
Dunlop, R., M. Adams, W. C. Hutton: Disc space narrowing and the lumbar fact joints. J. Bone Jt. Surg. 66 (1984) 706–710
Dupuis, H.: Über die Wirkung mechanischer Schwingungen auf die Wirbelsäule. Orthopäde 19 (1990) 140–145
Dvořák, J., V. Dvořák: Manuelle Medizin: Diagnostik. 4. Aufl. Thieme, Stuttgart 1991
Edelson, J. G., H. Nathan: Stages in the natural history of the vertebral end-plates. Spine 13 (1988) 21–26
Epstein, J. S.: The Spine, 4th ed. Lea & Febinger, Philadelphia 1976
Epstein, N., J. Epstein: Limbus lumbar vertebral fractures in 27 adolescents and adults. Spine 16 (1991) 962–966
Eyre, D. R.: Biochemistry of the intervertebral disc. Int. Rev. connect. Tiss. Res. 8 (1979) 227–291
Farfan, H. F., J. W. Cossette, G. H. Robertson, R. V. Wells, H. Kraus: The effects of torsion on the lumbar intervertebral joints: the role of torsion in the production of disc degeneration. J. Bone Jt. Surg. 52 A (1970) 468–497
Foerster, O.: Zur Kenntnis der spinalen Segmentinnervation der Muskeln. Neurol. Zentralbl. 32 (1913) 1202
Foerster, O.: Die Leitungsbahnen des Schmerzgefühls und die chirurgische Behandlung der Schmerzzustände. Brun's Beitr. klin. Chir. 360 (1927) 470
Foerster, O.: Symptomatologie der Erkrankungen des Rükkenmarks und seiner Wurzeln. In Blumke, O. Foerster: Handbuch der Neurologie, Bd. 5, Springer, Berlin 1936 (S. 1–403)
Forestier, J., R. Lagier: Ankylosing hyperostosis of the spine. Chir. Orthop. 74 (1971) 65–68
Freeman, M. A. R., B. D. Wyke: The innervation of the knee joint. An anatomical and histological study in the cat. J. anat. Lond. 101 (1967) 505
Friberg, S.: Low back and sciatic pain caused by intervertebral disc herniation. Acta chir. scand. Suppl. 64 (1941) 1–114
Friberg, St., C. Hirsch: Anatomical and clinical studies on lumbar disc degeneration. Ruptur des hinteren Anulus als Zeichen der Degeneration. Acta orthop. X/X,2 (1950) 222–242
Fry, T. R., J. C. Eurell, A. L. Johnson, M. D. Brown, J. M. Losonsky, D. J. Schaeffer: Radiographic and histologic effects of chondroitinase ABC on normal canine lumbar intervertebral disc. Spine 16 (1991) 816–819
Frykholm, R.: Cervical nerve root compression resulting from disc degeneration and root sleeve fibrosis. Acta chir. scand. Suppl. 160 (1951) 1
Frymoyer, J. W.: Magnitude of the problem. In Weinstein, J. N., S. W. Wiesel: The Lumbar Spine. Saunders, Philadelphia 1990 (pp. 32–38)
Frymoyer, J. W., M. H. Pope, M. H. Constanza et al.: Epidemiologie studies of low-back pain. Spine 5 (1980) 419–423
Frymoyer, J. W., M. H. Pope, J. H. Clements, D. G. Wilder, B. MacPherson, T. Ashikaga: Risk factors in low-back pain. J. Bone Jt. Surg. 65 (1983) 213–218
Ghormley, R. K.: Low-back pain with special reference to the articular facts with presentation of an operative procedure. J. Amer. med. Ass. 101 (1933) 1773–1777
Giles, L. G. F., R. J. Taylor: Immunhistochemical demonstration of nociceptors in the capsule and synovial folds of human zygapophyseal joints. Brit. J. Rheumatol. 26 (1987) 362–364
Granit, R., C. R. Skoglund: Facilitation, inhibition and depression at the artificial synapse formed by the cut end of a mammalian nerve. J. Physiol. 103 (1945) 435
Granit, R., I. Leksell, C. R. Skoglund: Fibre interaction in injured or compressed regions of nerve. Brain 67 (1944) 125
Grönblad, M., O. Korkala, Y. T. Konttinen, A. Nederström, E. Hukkänen, J. M. Polak: Silverimpregnation and immunhistochemical study of nerves in lumbar facet joint plical tissue. Spine 16 (1991) 34–38
Gross, D.: Epidemiologie der rheumatischen Wirbelsäulenerkrankungen. Die Wirbelsäule in Forschung und Praxis, Bd. 34. Hippokrates, Stuttgart 1966
Güntz, E.: Nicht entzündliche Wirbelsäulenerkrankungen. In Hohmann, G., M. Hackenbrock, K. Lindemann: Handbuch der Orthopädie, Bd. II. Thieme, Stuttgart 1958 (S. 537–631)
Gyntelberg, F.: One year incidence of low-back pain among male residents of Copenhagen aged 40–59. Dan. med. Bull. 21 (1974) 30–36. Zit. bei H. Bergenudd und B. Nilsson. Spine 13 (1988) 58–66
Happey, F.: Studies on the structure of the human intervertebral disc in relation to its function and aging processes. In Solcoloff, L.: The Joints and Synovial Fluid, Academic Press, 1980 (pp. 95–137)
Hedtmann, A., J. Krämer: Wirbelsäulenschäden am Arbeitsplatz. Orthopäde 19 (1990) 150–157
Hedtmann, A., R. Steffen, J. Methfessel, D. Kolditz, J. Krämer, M. Thols: Measurement of human lumbar spine ligaments during loaded and unloaded motion. Spine 14 (1989) 175–185

Hennemann, E., G. Vomjen, D. O. Carpenter: Excitability and inhibility of motoneurons of different sizes. J. Neurophysiol. 28 (1965) 599–620

Heyward, V.: Influence of static strength and intramuscular occlusion on submaximal static muscle endurance. Res. Quart. 46 (1974) 393–402

Hickey, D. S., D. W. O. Hukins: Aging changes in the macromolecular organisation oj the intervertebral disc. Spine 5 (1980) 106–116

Hille, E., K. P. Schulitz: Die Druck- und Kontaktverläufe an den kleinen Wirbelgelenken unter verschiedenen Funktionen. In Hackenbroch, M. H., H. J. Refior, M. Jäger: Biomechanik der Wirbelsäule. Thieme, Stuttgart 1983 (S. 25–30)

Hirsch, C.: Studies on the pathology of low-back pain. J. Bone Jt. Surg. 41 (1959) 237–243

Hirsch, C.: Pathologie und Mechanik der aseptischen Zwischenwirbelkrankheiten. In Junghanns, H.: Wirbelsäule in Forschung und Praxis, Bd. 15. Hippokrates, Stuttgart 1960

Hirsch, C., Y. Zottermann: Cervical Pain. Pergamon, Oxford 1972

Hirsch, G., G. Beach, C. Cooke, M. Menard, S. Locke: Relationship between performance on lumbar dynamometry and Waddell Score in a population with low back pain. Spine 16 (1991) 1039–1043

Holm, S., A. Nachemson: Variations in the nutrition of the canine intervertebral disc induced by motion. Spine 8 (1983) 866–874

Holm, S., A. Nachemson: Immediate effects of cigarette smoke on the nutrition of the intervertebral disc of the pig. Orthop. Transact. 8 (1984) 380–388

Holm, S., B. Rydevik: Quantification of nutritional contribution from the cerebrospinal fluid and the intraneural bloodvessels in spinal nerve roots. Paper pres. at the ann. meeting of Int. Soc. for the Study of the Lumbar Spine. May 12–16, 1991, Heidelberg

Holm, S., A. Maroudas, J. P. G. Urban, G. Selstam, A. Nachemson: Nutrition of the intervertebral disc.: solute transport and metabolism. Connect. Tiss. Res. 8 (1981) 101–119

Horst, P., P. Brinckmann: Measurements of the distribution of axial stress on the endplate of the vertebral body. Spine 6 (1981) 217–232

Horton, W. G.: Further observations on the elastic mechanism of the intervertebral disc. J. Bone Jt. Surg. 40 B (1958) 552

Hovelacque, A.: Le nerf sinuvertebral. Ann. Anat. pathol. 2 (1925) 435–443

Hsu, K. Y., J. F. Zucherman, R. Derby, A. H. White, N. Goldtwaite, G. Wynne: Painful lumbar end-plate disruptions: a significant discographic finding. Spine 13 (1988) 76–78

Hukins, D. W. L.: Properties of spinal materials. In Jayson, M. L. V.: The Lumbar Spine and Back Pain, 3rd ed. Churchill Livingstone, London 1987 (pp. 138–160)

Johansson, H., P. Sjölander, P. Soika: Fusimotor reflexes in triceps sural muscle elicited by natural and electrical stimulation of point afferents. Neuro-Orthopedics 6 (1988) 67–80

Jowett, R. L., M. W. Fidler: Histochemical changes in the multifidus in mechanical derangement of the spine. Orthop. Clin. N. Amer. 6 (1975) 145–161

Julkunen, H., A. Aromaa, P. Knekt: Diffuse idiopathic skeletal hyperostosis (DISH) and spondylosis deformans as predictors of cardiovascular diseases and causes. Scand. J. Rheum. 10 (1981) 241–248

Junghanns, H.: Die funktionelle Pathologie der Zwischenwirbelscheiben. Langenbecks Arch. klin. Chir. 267 (1951) 393–417

Junghanns, H.: Die Wirbelsäule in der Arbeitsmedizin, Teil II. Einflüsse der Berufsarbeit auf die Wirbelsäule. Hippokrates, Stuttgart 1979

Keegan, J. J., F. D. Garrett: The segmental distribution of the cutaneous nerves in the limbs of man. Anat. Rec. 102 (1948) 409–437

Kellgren, J. H.: On the distribution of pain arising from deep somatic structures with charts of segmental pain areas. Clin. Sci. 4 (1939) 35–46

Kellgren, J. H.: The anatomical source or back pain. Rheumatol. Rehab. 16 (1977) 7–12

Kellgren, J. H., J. S. Lawrence: Rheumatism in miners. Brit. J. industr. Med. 9 (1952) 197–207

Kelsey, J. L.: Idiopathic low-back pain. In White, A. A., S. L. Gordon: Symposium on Idiopathic Low-back Pain. Mosby, St. Louis 1982 (pp. 5–8)

Kelsey, J. L., P. Githens, S. D. Walter et al.: An epidemical study of acute prolapsed cervical intervertebral disc. J. Bone Jt. Surg. 66 A (1984) 907–909

Kelsey, J. L., M. B. Gittens, A. A. White et al.: An epidemiological study of lifting and twisting on the job and risk for acute prolapsed lumbar intervertebral disc. J. orthop. Res. 2 (1984) 61–66

Kertesz, A., R. Kormos: Low back pain in the work men of Canada. Canad. med. Ass. J. 115 (1976) 901–903

Knepel, H.: Bedeutung und Häufigkeit bandscheibenbedingter Krankheit. Diss., Düsseldorf 1977

Knutsson, F.: The vacum phenomenon in the intervertebral discs. Acta radiol. 23 (1942) 173

Kolditz, D., J. Krämer, R. Gowin: Wasser- und Elektrolytgehalt der Bandscheiben des Menschen unter wechselnder Belastung. Z. Orthop. 123 (1985) 235–241

Krämer, J.: Bandscheibenbedingte Erkrankungen, 2. Aufl. Thieme, Stuttgart 1986

Krämer, J.: Biomechanische Veränderungen im lumbalen Bewegungssegment. Die Wirbelsäule in Forschung und Praxis, Bd. 58. Hippokrates, Stuttgart 1973

Krämer, J., D. Kolditz, R. Gowin: Water and electrolyte content of human intervertebral discs under variable load. Spine 10 (1985) 69–71

Krag, M. H., R. E. Seroussi, D. G. Wilder, M. H. Pope: Internal displacement distribution from „in vitro" loading of human thoracic and lumbar spinal motion segments: experimental results and theoretical prediction. Spine 12 (1987) 1001–1007

Kuhlendahl, H., H. Richter: Morphologie und funktionelle Pathologie der Lendenbandscheibe (unter Berücksichtigung klinischer Beziehungen). Langenbecks Arch. klin. Chir. 272 (1952) 519–547

Läubli, T.: Das arbeitsbedingte cervicobrachiale Überlastungssyndrom. Diss., Zürich 1980

Laurig, W., L. Gerhard, K. F. Schlegel, M. Blank: Zusammenfassende Schlußfolgerungen zur Begrenzung des Gesundheitsrisikos. In Laurig, W., L. Gerhard, A. Luttmann, M. Jäger, H. E. Nau: Untersuchungen zum Gesundheitsrisiko beim Heben und Umsetzen schwerer Lasten im Baugewerbe. Schriftenreihe der Bundesanstalt für Arbeitsschutz, Dortmund. Fb 409, Wirtschaftsverlag, Bremerhaven 1985 (S. 287–290)

Lawrence, J. S.: Rheumatisme in populations. Heinemann, London 1977

Lawrence, J. S., R. de Graaff, A. I. Laine: Degenerative joint disease in random samples and occupational groups. In Kellgren, J. H., M. R. Jeffrey, J. Ball: The Epidemiology of Chronic Rheumatism. An Symposium Organized by the Council for International Organisation of Medical Sciences, Vol. 1. Blackwell, Oxford 1963 (pp. 98–119)

Lazorthes, G., J. Poulhes, J. Espagno: Etude sur les nerfs sinu-vertebraux lombaires. Le nerf de Roafe, existe-t-il? C. R. Ass. Anat. 34 (1947) 317–320

Leyden, E.: Die Klinik der Rückenmarkskrankheiten. 1874 (zit. nach H. Buess 1966)

Lindblom, K.: Eine anatomische Studie über lumbale Zwischenwirbelscheibenprotrusionen und Zwischenwirbelscheibeneinbrüche in die Foramina intervertebralia hinein. Acta radiol. 22 (1941) 711–721

Lipson, S.: Aging versus degeneration of the intervertebral disc. In Weinstein, J. N., S. M. Wiesel: The Lumbar Spine. Saunders, Philadelphia 1990 (pp. 261–265)

Lipson, St. J.: Metaplastic proliferative fibrocartilage as an alternative concept to herniated intervertebral disc. Spine 13 (1988) 1055–1060

Loeb, G. E.: The control and responses of mammalian muscle spindles during normally executed motor tasks. Exerc. Sport Sci. Rev. 12 (1984) 157–204

Logroscino, C. A., C. Ganguinette, C. di Giovanni: The Luschka joints: anatomical study. 6th annual meeting june 28–july 1, 1989. Cervical Spine Res. St. Gallen, Switzerland. Abstracts

Lorenz, M., A. Patrarddan, R. Vanderby: Load bearing characteristics of lumbar facts. Spine 8 (1983) 122–130

Lundborg, G.: Nerve Injury and Repair. Churchill Livingston, Edinburgh 1988

von Luschka, H.: Die Halbgelenke des menschlichen Körpers. Reimer, Berlin 1858

von Luschka, H.: Die Nerven des menschlichen Wirbelkanals. Tübingen 1850

Magora, A.: Investigation of the relation between lowback pain and occupation. Industr. Med. 39 (1970) 465–471

Magora, A.: Physical requirements: sitting, standing and weight lifting. Industr. Med. 41 (1972) 5–9

Magora, A.: Physical requirements: bending, rotation, reading and sudden maximal effort. Scand. J. Rehab. Med. 5 (1973) 186–190

Magora, A., A. Schwartz: Relation between the low back pain syndrome and x-ray findings. Scand. J. Rehab. Med. 8 (1976) 115–125

Magora, A., A. Schwartz: Relation between the low back pain syndrome and x-ray findings: transitional vertebra (mainly sacralization). Scand. J. Rehab. Med. 10 (1978) 135–145

Magora, A., A. Schwartz: Relation between the low back pain syndrome and x-ray findings: spina bifida occulta. Scand. J. Rehab. Med. 12 (1980) 9–15

Martin, E., U. Ackermann, I. Udris, K. Degerli: Monotonie in der Industrie. Eine ergonomische, psychologische und medizinische Studie an Uhrenarbeitern. Bern, Huber 1980

Maroudas, A., J. P. G. Urban: Swelling pressures of cartilaginous tissues. In Maroudas, A., E. J. Holborrow et al.: Studies in Joint Diseases, 1. Pitman, Turnbridge Wells 1980 (pp. 87–116)

Maroudas, A., R. A. Stockwell, A. Nachemson, J. P. C. Urban: Factors involved in the nutrition of the human intervertebral disc: cellularity and diffusion of glucose in vitro. J. Anat. 120 (1975) 113–130

Marzo, J. M., E. H. Simmons, F. Kallen: Intradural connections between adjacent cervical spinal roots. Spine 12 (1987) 964–968

McNab, I.: Degenerative disorders. Symptoms in cervical disc degeneration. In: The Cervical Spine. Lippincott, Philadelphia 1989 (pp. 388–394)

Mense, S.: Noziceptive Mechanismen im Bewegungsapparat. In: Die Sonderstellung des Kopfgelenkbereiches. Wolff, H.-D.: Springer, Berlin 1988 (S. 71–82)

Milgram, J. S.: Osteoarthritis changes at the severly degenerative disc in humans. Spine 7 (1982) 498

Minns, R. J., P. D. Soden, D. S. Jackson: The role of the fibrous components and ground substance in the mechanical properties of biological times: a preliminary investigation. J. Biochem. 6 (1973) 153–165

Mixter, W. J., J. S. Barr: Ruptur of the intervertebral disc with involvement of the spinal canal. New Engl. J. Med. 211 (1934) 210–215

Mohr, W.: Morphologie und Pathogenese der Spondylosis hyperostotica. In Ott, V. R.: Spondylosis hyperostotica. Bücherei des Orthopäden, Bd. 30. Enke, Stuttgart 1982 (S. 17–34)

Mooney, W., J. Robertson: The facet syndrome. Clin. Orthop. 115 (1976) 149–156

Moser, H.-P., U. Ackermann-Liebrich: Die Epidemiologie rheumatischer Erkrankungen in der Schweiz und angrenzenden Ländern. Hoffmann-La Roche, Basel 1986

Mumenthaler, M., H. Schliack: Läsionen peripherer Nerven, 5. Aufl. Thieme, Stuttgart 1987

Nachemson, A.: Lumbar intervertebral pressure: experimental studies on postmorten material. Acta orthop. scand. (1960) 42–43

Nachemson, A., J. M. Morris: In vivo measurements of intradiscal pressure. J. Bone J Surg. 46 (1964) 1077

Nachemson, A.: The future of low back pain. In Weinstein, J. N., S. W. Wiesel: The Lumbar Spine. Saunders, Philadelphia 1990 (pp. 56–70)

Naylor, A., F. Happey, T. Macrae: The collagenous changes in the intervertebral disc with age, a biophysical study. An x-ray cristallographic study. Brit. med. J. 2 (1954) 570

Nemeth-Csoka, M., T. Meszaros: Minor collagens in arthrotic human cartilage. Change in content of 1α, 2α, 3α, and m-collagen with age and in osteoarthrosis. Acta orthop. scand. 54 (1983) 613–619

Niethard, F. U.: Die Form-Funktionsproblematik des lumbosakralen Überganges. Die Wirbelsäule in Forschung und Praxis, Bd. 90. Hippokrates, Stuttgart 1981

Noren, R., J. Trafimow, G. B. Andersson, M. S. Huckman: The role of facet joint tropism and facet joint angle in disc degeneration. Spine 16 (1991) 530–532

Oda, I., H. Tanaka, N. Tsuzuki: Intervertebral disc changes with aging of human cervical vertebra. From the neonate to the eighties. Spine 13 (1988) 1205–1211

Oegema, T. A., D. S. Bradford, K. M. Cooper: Aggregated proteoglykan synthesis in organcultures of human nucleus pulposes. J. biol. Chem. 254 (1979) 10579–10581

Olmarker, K., N. Danielsen, C. Nordborg, B. Rydevik: Effects of chondroitinase ABC on intrathecal and peripheral nerve tissue. Spine 16 (1991) 43–45

Ortengren, R., G. Anderson: Electromyographic studies of trunk muscles with special reference to functional anatomy of the lumbar spine. Spine 2 (1977) 44–52

Ott, V. R.: Über die Spondylosis hyperostotica. Schweiz. med. Wschr. 83 (1953) 790

Ott, V. R.: Spondylosis hyperostotica. Bücherei des Orthopäden, Bd. 30. Enke, Stuttgart 1982

Oudenhoven, R. C.: The role of Laminectomy, facet rhizotomy and epidural steroids. Spine 4 (1979) 145–147

Panjabi, M. M., J. E. Hult, A. A. White III: Biomechanical studies in cacaveric spines. In Jayson, M. J. V.: The Lumbar Spine and Back Pain. Churchill-Livingstone, Edinbourgh 1987 (pp. 161–176)

Paris, S. V.: Anatomy as related to function and pain. Orthop. clin. N. Amer. 14 (1983) 475–489

Parmianpour, M.: The effect of fatiguing isoinertial trunk flexion and extension movement on patterns of movement and motor output. Diss., New York 1988

Parmianpour, M., M. Nordin, N. Kahanovitz, V. Frankel: The triaxial coupling of torque generation of trunk muscles during isometric expertions and the effect of fatiguing isoinertial movements on the motor output and movement patterns. Spine 13 (1988) 982–992

Pedersen, H. E., C. F. J. Blunck, E. Gardner: The anatomy of the lumbosacral posterior rami and mein ... branches of spinal nerves (sinu-vertebral nerves). J. Bone Jt. Surg. 38 A (1956) 377–391

Perey, O.: Fracture of the vertebral end-plate in the lumbar spine. Acta orthop. scand. (Suppl.) 25 (1957) 1–101

Pette, D., H. W. Staudte: Red and white muscles. In Keul, J.: Limiting Factors of Physical Performance. Thieme, Stuttgart 1973 (pp. 23–34)

Püschel, I.: Der Wassergehalt normaler und degenerierter Zwischenwirbelscheiben. Beitr. path. Anat. 84 (1930) 123–128

Putti, V.: New conceptions in the pathogenesis of sciatic pain. Lancet 9 (1927) 53

Ransford, A. O., D. Cairns, V. Mooney: The pain drawing as an aid to the psychological evaluation of patients with low back pain. Spine 1 (1976) 127–134

Rauschning, W.: Normal and pathologic anatomy of the lumbar root canals. Spine 12 (1987) 1008–1019

Reischauer, F.: Untersuchungen über den lumbalen und cervicalen Wirbelbandscheibenvorfall. Thieme, Stuttgart 1949

Roaf, R.: A study of the mechanics of spinal injuries. J. Bone Jt. Surg. 42 B (1960) 810–823

Roberts, S., J. Menage, V. Duance, S. Wotton, S. Ayad: Collagen types around the cells of the intervertebral disc and the cartilage end plate. An immunolocalization study. Spine 16 (1991) 1030–1038

von Rokitansky, C.: Abnormitäten des Knochensystems. In Braunmüller u. Seidel: Handbuch der pathologischen Anatomie, Bd. II. Wien 1844 (S. 142, 143, 285), zit. nach H. Buess (1966)

Rydevik, B. L.: Etiology of sciatica. In Weinstein, J. N., S. W. Wiesel: The Lumbar Spine. Saunders, Philadelphia 1990 (pp. 132–140)

Rydevik, B. L., R. A. Pedowitz, A. R. Hargen, M. R. Swenson, R. R. Myers, S. R. Garfin: Effects of acute grades compression on spinal nerve root function and structure: an experimental study of the pig cauda equina. Spine 16 (1991) 494–502

Rydevik, R., M. D. Brown, G. Lundborg: Pathoanatomy and pathophysiology of nerve root compression. Spine 9 (1984) 7–15

Savini, R., M. di Silvestre, G. Gargiulo, P. Picci: Posterior lumbar apophyseal fractures. Spine 16 (1991) 1118–1123

Schiebler, M. L., V. J. Camerino, M. D. Fallon, M. B. Zlatkin, N. Grenier, H. Y. Kresser: In vivo and ex vivo magnetic resonance imaging-evaluation of early disc degeneration with histopathological correlation. Spine 16 (1991) 635–640

Schmorl, G.: Über Verlagerung von Bandscheibengewebe und ihre Folgen. Arch. klin. Univ. 172 (1932) 240–276

Schmorl, G., H. Junghanns: Die gesunde und kranke Wirbelsäule in Röntgenbild und Klinik, 5. Aufl. Thieme, Stuttgart 1968

Schneider, P.: Spondylosis hyperostotica. In Mathies, H.: Rheumatologie. Spezieller Teil, Bd. II: Wirbelsäule, Weichteile, Kollagenerkrankungen. Springer, Berlin 1983 (S. 179–199)

Seidel, H., H. Beyer, D. Brauer: Electromyographic evaluation of back muscle fatigue with repeated sustained contractions of different strengths. Europ. J. appl. Physiol. 56 (1987) 592–602

Schirazi-Adl, A.: Analytical simulation of changes in intradiscal fluid content of a lumbar motion segment in compression. ASME Biomechanics Symposium (1987) 173–176

Schirazi-Adl, A.: Strain in fibers of a lumbar disc. Analysis of the role of lifting in producing disc prolaps. Spine 14 (1989) 96–103

Sicard, J. A.: Les lumbagos. Progr. méd. 49 (1922) 624

Smith, L.: Enzyme dissolution of nucleus pulposus in humans. J. Amer. med. Ass. 18 (1964) 137

Smyth, M. I., V. Wright: Sciatice and the intervertebral disc. J. Bone Jt. Surg. 40 A (1958) 1401–1418

Sokoloff, L., A. J. Hough: Pathology of osteoarthritis. In McCarty, D.: Arthritis and Allied Conditions, 10th ed. Lea & Febinger, Philadelphia 1985 (pp. 1377–1399)

Staudte, H. W.: Histochemische, dynamometrische und muskelmechanische Untersuchungen zur arthrogenen Muskelatrophie. Habil., Mainz 1978

Stookey, B.: Compression of the spinal cord due to ventral extradural chondromas. Arch. Neurol. Psychiat. 20 (1928) 275–280

Svensson, H. O., G. B. J. Andersson: Low-back pain in 40 to 47 year old men: work history and work environment factors. Spine 8 (1983) 272–276

Swärd, L., M. Hellström, B. Jakobson, R. Nyman, L. Peterson: Disc degeneration and associates abnormalities of the spine in elite gymnasts. A magnet resonance study. Spine 16 (1991) 437–443

Swash, M., M. S. Schwartz: Neuromuscular Diseases, 2nd ed. Springer, Berlin 1988

Takata, K., S.-I. Inoue, K. Takahashi, Y. Ohtsuka: Swelling of the cauda spina in patients who have hernication of a lumbar disc. A possible pathogenesis of sciatica. J. Bone Jt. Surg. 70 A (1988) 361–368

Takata, K., S. Inoue, K. Takahashi, Y. Ohtsuka: Fracture of the posterior margin of a Lumbar body. J. Bone Jt. Surg. 70 A (1988) 589–594

Tasker, R. R.: Identification of pain processing systems by electrical stimulation of the brain. Hum. Neurobiol. 1 (1982) 261

Tasker, R. R.: Deafferentation. In Wall, P. D., R. Melzack: Textbook of Pain. Churchill Livingstone, Edinburgh 1984 (pp. 119–128)

Tertti, M., H. Paajanen, M. Laato, H. Aho, M. Komu, M. Kormano: Disc degeneration in magnetic resonance imaging, a comparative biochemical, histologic, and radiologic study in cadaver spines. Spine 16 (1991) 629–634

Tkaczuk, H.: Tensile properties of human lumbar longitudinal ligaments. Acta orthop. scand. Suppl. 115, zit. in Hukins, D.: Properties of spinal material. Aus Jayson, M.: The Lumbar Spine and Back Pain, 3rd ed. 1968 (pp. 138–160)

Töndury, G.: Entwicklungsgeschichte und Fehlbildungen der Wirbelsäule. Hippokrates, Stuttgart 1958

Töndury, G.: Morphology of the cervical spine. In Jung, A., P. Kehr, F. Magerl, B. G. Weber: The Cervical Spine. Huber, Bern 1974 (S. 14–35)

Thompson, W. H.: The significance of pain. Med. News, New York 69 (1886) 695

Thompson, W. H.: The significance of pain. Med. News, New York 70 (1897) 321

Troup, J. D. G.: Relation of lumbar spine disorders to heavy manual work and lifting. Lancet 17 (1965) 857–861

Urban, J.: Disc biochemistry in relation to function. In Weinstein, J. N., S. W. Wiesel: The Lumbar Spine. Saunders, Philadelphia 1990 (pp. 231–243)

Verbiest, H.: Sur certaines formes rares de compression de la queue de cheval. In: Homage a Clovis Vincent. Malione, Paris 1949 (pp. 161–174)

Verbiest, H.: Chronischer lumbaler vertebrogener Schmerz, Pathomechanismus und Diagnose. In Benini, A.: Komplikationen und Mißerfolge der lumbalen Diskus-Chirurgie. Aktuelle Probleme in Chirurgie und Orthopädie, Bd. 35. Huber, Bern 1989 (S. 1–37)

Verbiest, H.: Benign cervical spine tumors: clinical experience. In Sherk, H. H. et al.: The Cervical Spine. Lippincott, Philadelphia 1989 (pp. 723–774)

Vernon-Roberts, B., C. J. Pirie: Degenerative changes in the intervertebral discs and their sequale. Rheumat. Rehab. 16 (1977) 13

Videman, T., T. Nurminen, S. Tola et al.: Low-back pain in nurses and some loading factors of work. Spine 9 (1984) 400–404

Villiger, E.: Gehirn und Rückenmark, 14. Aufl. Schwabe, Basel 1946

Waddell, G.: A new clinical model for the treatment of low-back pain. Spine 12 (1987) 632–644

Wagenhäuser, F. J.: Die Rheumamorbidität. Huber, Bern 1969

Wall, P. D., M. Devor: Sensory afferent impulses originate from dorsal root ganglie as well as from the periphery in normal and nerve injured rats. Pain 17 (1983) 321–339

Walsh, T. R., D. N. Winstein, K. F. Spratt, T. R. Lehmann, C. Aprill, H. Sayre: Lumbar discography in normal subjects. J. Bone Jt. Surg. 72 A (1990) 1081–1088

Warmolts, J. R., W. K. Engel: Open biopsy electromyography. Arch. Neurol. 27 (1972) 512–517

Wehling, P., K. P. Schultz: Surtained spontaneous activity in compresses nerve roots of rats. Internat. Soc. of the Study of the Lumbar Spine. Kyoto, Japan May 15–19 (1989) 93 (Abstracts)

Wehling, P.: Die mögliche Rolle der transcraniellen Magnetstimulation in der Diagnostik lumbosakraler Radikulopathien. Z. Orthop. 129 (1991) 6–11

White, A.: Low-back pain in men receiving work men's compensation. Canad. med. Assoc. J. 95 (1966) 50–56

White, A.: Low-back pain in men receiving work men's compensation. Canad. med. Assoc. J. 101 (1969) 101

White, A., M. M. Panjabi: Clinical Biomechanics of the Spine, 2nd ed. Lippincott, Philadelphia 1990

Wolff, H. D.: Anmerkungen zu den Begriffen „degenerativ" und „funktionell". Z. Orthop. 124 (1986) 385–388

Wood, P. H. N., E. M. Badley: Musculoskeletal system. In Holland, W. W.: Textbook of Public Health. Oxford Univ. Pr., London 1985 (pp. 15)

Wood, P. H. N., E. M. Badley: Epidemiology of back pain. In Jayson, M. J. V.: The Lumbar Spine and Back Pain. Churchill Livingstone, Edinburgh 1987 (pp. 1–15)

Woodhead-Galloway, I.: Collagen: the anatomy of a protein. Arnold, London 1980

Xiuqing, Ch., S. Bo, Z. Shizhen: Nerves accompanying the vertebral arterie and their clinical relevance. Spine 13 (1988) 1360–1364

Yamashita, T., M. D. Cavavaugh, A. El-Bohy, T. V. Getchell, A. J. King: Mechanosensitive afferent units in the lumbar facet joint. J. Bone Jt. Surg. 72 (1990) 865–870

Yasuma, T., S. Koh, T. Okamura, Y. Yamauchi: Histological changes in aging lumbar intervertebral discs. J. Bone Jt. Surg. 72 A (1990) 220–229

Yildizhin, A., A. Pasaglu, T. Okten, N. Ekinci, K. Aycan, Ö. Aral: Intradural disc herniations – pathogenesis, clinical picture, diagnosis and treatment. Acta neurochir. (Wien) 110 (1991) 160–165

Yoshizawa, H., J. P. O'Brien, W. T. Smith, M. Trumper: The neuropathology of intervertebral discs removed for low-back pain. J. Pathol. 132 (1980) 95–104

Spezieller Teil

Halswirbelsäule

Von H.-W. STAUDTE und F. BRUSSATIS

Definition

Die klinischen Symptome und deren Kombinationen, die als unmittelbare oder mittelbare Folge der degenerativen Halswirbelsäulenveränderung auftreten können, werden pauschal, ebenso wie Beschwerden traumatischer Ursache, als Zervikalsyndrome bezeichnet. Da die Ursache vieler Beschwerden in Verbindung mit degenerativen Veränderungen an der Wirbelsäule bis heute nicht eindeutig aufgedeckt werden konnte, kann bei einigen Symptomkombinationen immer noch keine eindeutige pathologisch-anatomische oder funktionell-physiologische kausale Einteilung erfolgen.

Nach BRAIN u. WILKINSON (1967) werden akute und chronische Wurzelreizungen, zervikale Myelopathien, lokale Zervikalschmerzen, Kopfschmerzen und Zeichen der vertebrobasilären arteriellen Insuffizienz unterschieden.

JEFFREYS (1980) teilt die zervikalen Syndrome, die mit der zervikalen Spondylose einhergehen, wie folgt ein: akuter Schiefhals, zervikales radikuläres Syndrom, zervikale Myelopathie, vertebrobasiläre Insuffizienz.

Im folgenden soll der Einteilung nach JUNG u. KEHR (1972) und KRÄMER (1986) gefolgt werden:

1. lokales Zervikalsyndrom,
2. zervikobrachiales Syndrom (zervikales radikuläres Syndrom),
3. zervikomedulläres Syndrom (spondylotische zervikale Myelopathie),
4. zervikozephales Syndrom.

Der akute Schiefhals des Jugendlichen fällt nicht darunter, da diesem Symptom eher Subluxationsphänomene auf funktioneller hypermobiler Basis zugrunde liegen.

Das akute Schiefhalssyndrom des Erwachsenen kann im Rahmen des lokalen Zervikalsyndroms eingeordnet werden.

Diese Einteilung folgt dem Schmerzbild bei nachgewiesenen degenerativen Zeichen oder bei vermuteter Degeneration; beschwerdefreie klinische und radiologische Veränderungen, wie schmerzlose Bewegungseinschränkung mit und ohne Zeichen der Spondylose im Röntgenbild bei Älteren, fallen nicht darunter.

Epidemiologie

Beschwerden aufgrund degenerativer Veränderungen im Bereich der Halswirbelsäule sind häufig.

HULT (1959) schätzt, daß ungefähr 51% der Erwachsenen irgendwann Nackenbeschwerden haben.

Nach KRÄMER (1986) kommt jeder 5. Patient in der Praxis eines Orthopäden wegen eines zervikalen Bandscheibensyndroms zur Behandlung, Frauen bis zum 60. Lebensjahr sind häufiger betroffen als Männer.

Die Zervikalsyndrome treten häufiger in den aktiven Jahren zwischen 20 und 60 auf.

ANDERSON (1971) veröffentlichte in einer Querschnittsuntersuchung von 2684 Angestellten, von denen nur 48% nie Wirbelsäulenbeschwerden hatten, daß 4% über aktuelle Halswirbelsäulen- und Brustwirbelsäulenbeschwerden klagten.

Deutliche Hinweise für beschäftigungsabhängige Verstärkung von Beschwerden an der Halswirbelsäule werden von LÄUBLI u. a. (1980) für Tastaturarbeiten im Büro sowie von ELLINGER u. KARMAUS (1982) und ELLINGER u. Mitarb. (1982) gegeben.

Von KELSEY u. Mitarb. (1984) wird bei der Analyse von akuten Bandscheibenläsionen an der Halswirbelsäule berichtet, daß das Heben von schweren Lasten, Zigarettenrauchen und Tauchen, u. U. auch bestimmte Vibrationsfrequenzen einen begünstigenden Faktor zur Auslösung zervikaler Schmerzen darstellen.

Wenn auch aus diesen epidemiologischen Befunden nicht in jedem Fall ein direkter Rückschluß auf die Entstehung der Beschwerden durch degenerative Veränderungen an der Halswirbelsäule gegeben werden kann, so liegt doch die Vermutung nahe, daß hier zumindest eine enge Verbindung besteht.

Spezielle Anatomie

Die Anatomie der Halswirbelsäule ist mehrfach beschrieben worden (TÖNDURY 1958, 1974, LOUIS 1982, RICKENBACHER u. Mitarb. 1982, TÖNDURY u. TILLMANN 1987, speziell klinikorientiert: LANG 1991).

Halswirbelsäule 1.33

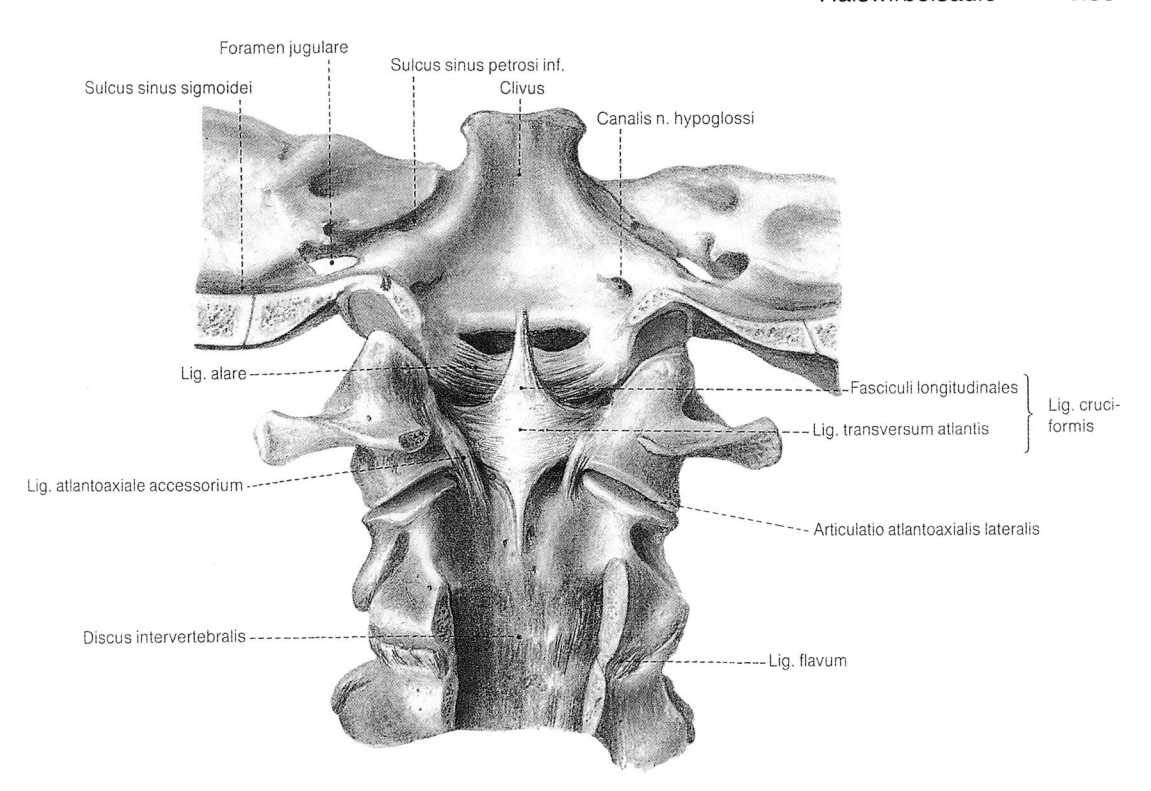

Abb. 25 Kopfgelenke und Bänder nach Entfernung der Membrana tectoria. Wirbelkanal von dorsal eröffnet. Ansicht von dorsal (aus *Rauber/Kopsch:* Anatomie des Menschen, Bd. I. Thieme, Stuttgart 1987)

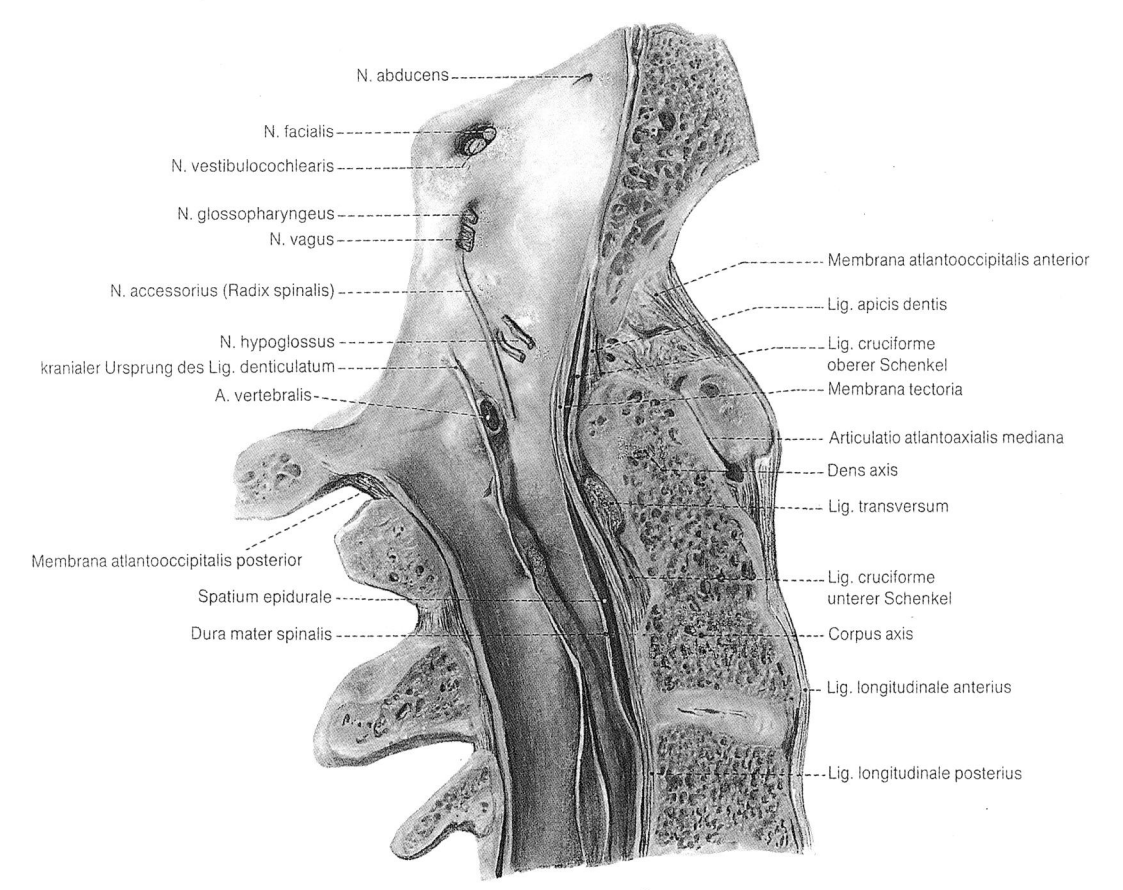

Abb. 26 Medianer Sagittalschnitt durch die zervikookzipitale Übergangsregion Kopfgelenke und Bandapparat (aus *Rauber/Kopsch*: Anatomie des Menschen, Bd. I. Thieme, Stuttgart 1987)

1 Degenerative Erkrankungen der Wirbelsäule

Die Halswirbelsäule muß entsprechend der anatomischen und physiologischen biomechanischen Eigenschaften in einen oberen und einen darunter liegenden Halswirbelsäulenbereich eingeteilt werden. Die obere Halswirbelsäule besteht aus einem Zweigelenkesystem aus Okziput, Atlas und Axis ohne Bandscheiben mit ihren Bandverbindungen: Ligg. alaria, Lig. transversum atlantis, Lig. cruciforme atlantis: Lig. transversum atlantis und Fasciculi longitudinales (Abb. **25** u. **26**).

Die darunter liegenden Bewegungssegmente von C2/3 bis C6/7 können als funktionelle Einheit betrachtet werden.

Die Halswirbelsäule zeigt im geraden Stand eine lordotische Haltung, die von der Kurvatur der restlichen Wirbelsäule abhängig ist. Die vielen Stellungen des täglichen Lebens bewirken jedoch eine hohe Variabilität der Konfiguration, zumal die Halswirbelsäule der beweglichste Teil der Wirbelsäule ist. Darüber hinaus nimmt sie mit der Bestimmung der Kopfstellung zu einem erheblichen Maß an der nonverbalen Kommunikation teil.

Ansicht von hinten

Entsprechend der Lordose ist die Halswirbelsäule von hinten konkav ausgebogen. Die Dornfortsätze ordnen sich in der Mittellinie an, die einzigen knöchernen Anteile der Halswirbelsäule, die durch die Haut tastbar sind und als Orientierungspunkte dienen können. Nur der Atlas hat keinen Dornfortsatz. Sein Tuberculum posterius befindet sich tief unter dem Muskel zwischen dem Dornfortsatz des 2. Halswirbels (Axis) und dem horizontal verlaufenden Okziput (Abb. **27**).

Bei muskelschwachen Personen kann die Höhe des Atlas durch Palpation der Protuberantia occipitalis externa und des Dornfortsatzes des Axis als dazwischen liegend abgeschätzt werden.

Die Dornfortsätze der Halswirbelsäule sind typischerweise gedoppelt. Palpatorisch ist der Dornfortsatz C2 eindeutig zu identifizieren.

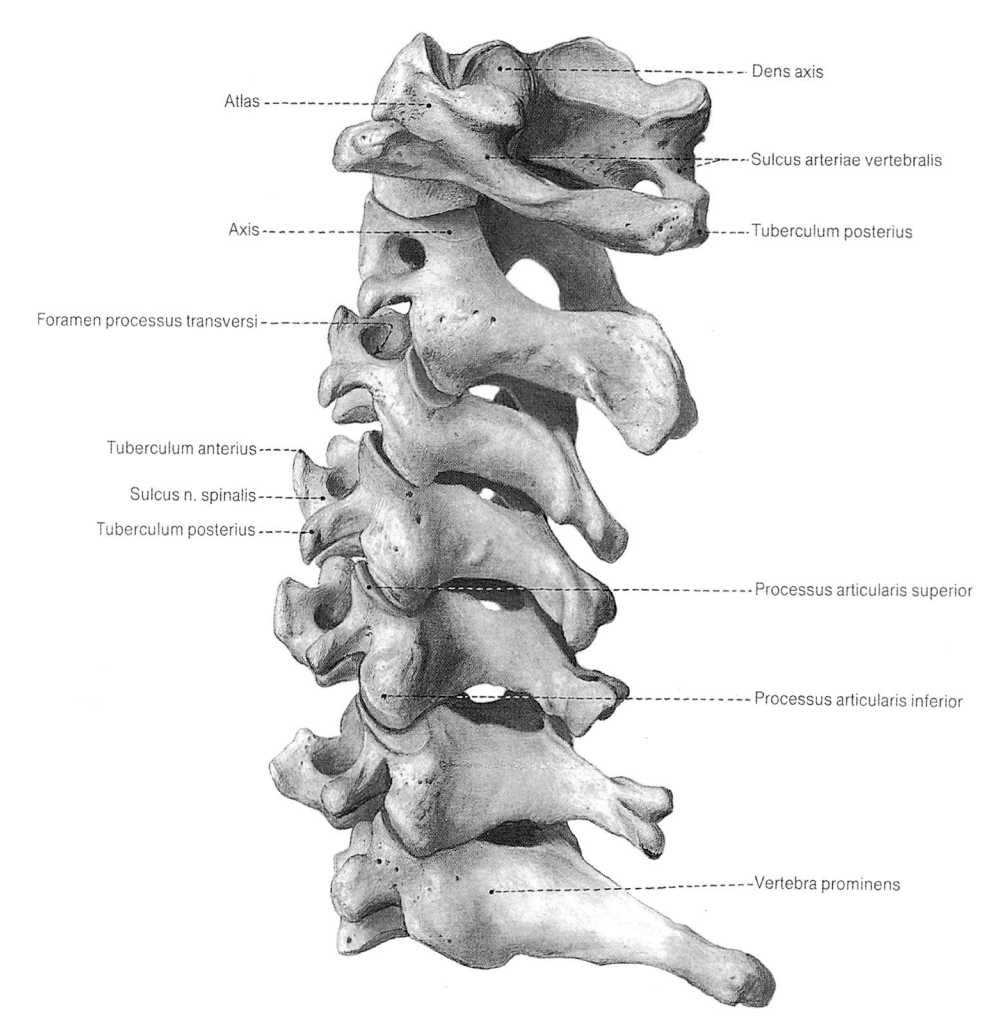

Abb. **27** Halswirbelsäule in der Ansicht von dorsolateral (aus *Rauber/Kopsch*: Anatomie des Menschen, Bd. I. Thieme, Stuttgart 1987)

Schwieriger ist es, den Dornfortsatz C7 durch Palpation zu unterscheiden, da die Länge der Dornfortsätze C6 und C7 und Th1 nur gering differiert. Alle Dornfortsätze sind an das Lig. nuchae angeheftet (Abb. **28**).

Unterhalb der Muskelschicht gehen von den Dornfortsätzen die Wirbelbögen aus, welche in der Neutralstellung, also in leichter Lordose, dachziegelartig übereinander stehen. Dazwischen liegen die Zwischenbogenräume, welche mit dem Lig. flavum überbrückt werden.

Zwischen Okziput und Atlas einerseits und Axis andererseits finden sich zwei größere Abstände, die durch das hier besonders breite Lig. flavum überspannt werden.

Nach beiden Seiten, im Anschluß an die Bö-

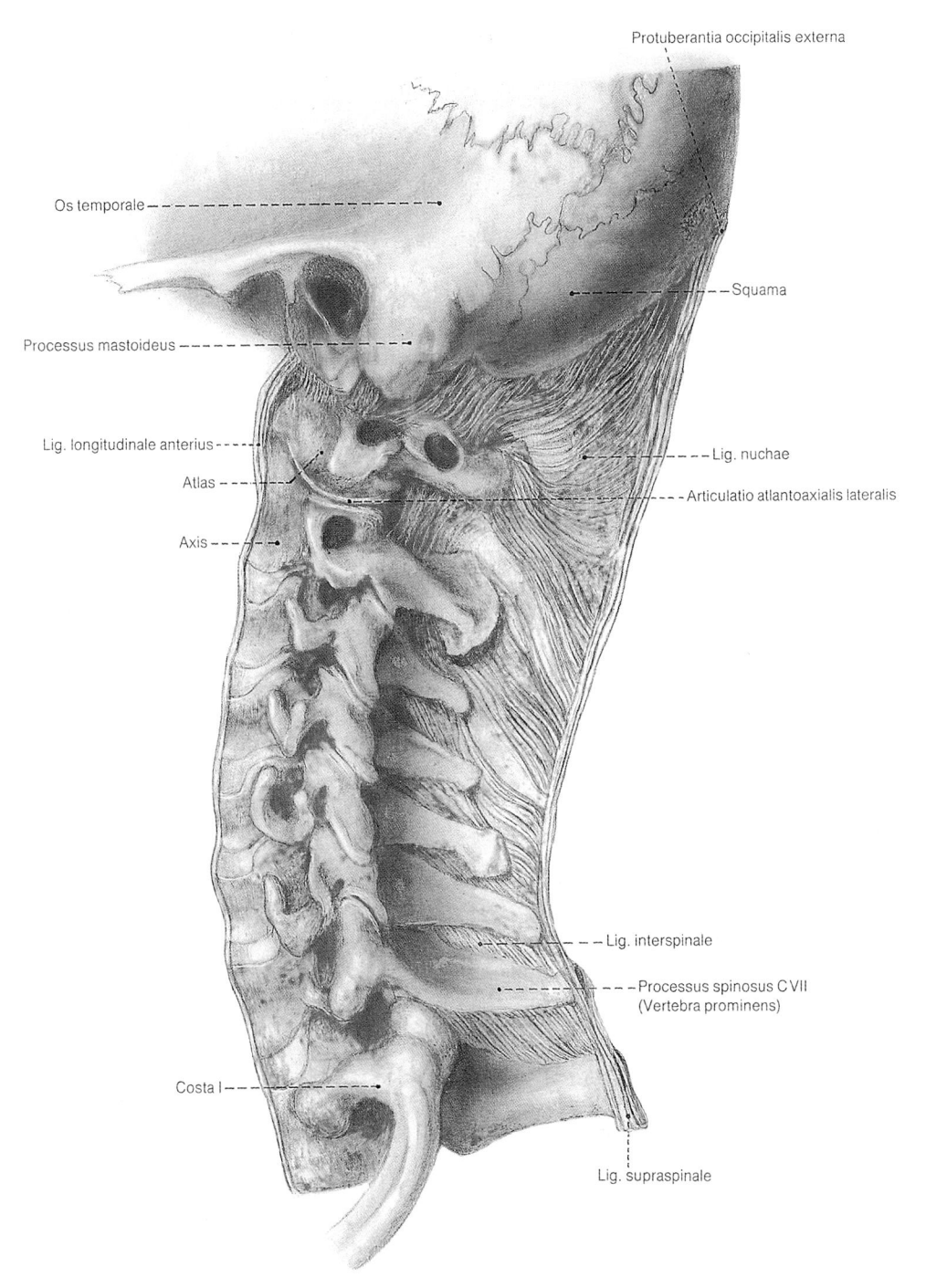

Abb. **28** Bandapparat der Halswirbelsäule in der Ansicht von links-lateral (aus *Rauber/Kopsch*: Anatomie des Menschen, Bd. I. Thieme, Stuttgart 1987)

gen, finden sich die Wirbelgelenke von den Segmenten C2/3 bis C6/7, welche ebenfalls dachziegelartig angelegt sind. Die Kapseln der Wirbelgelenke von C2/3 bis C6/7 sind relativ weit und schlaff. Der hintere Bogen des Atlas verläuft horizontal, wobei das Gelenk zwischen Atlas und Axis weiter vorne liegt.

Ansicht von vorn (Abb. 29)

Der vordere Anteil der Halswirbelsäule ist in Normalstellung nach vorn konvex angeordnet und zieht von der Schädelbasis bis zur oberen Thoraxapertur. Durch den Gesichtsschädel ist er erst ab dem Segment C3/4 nach distal hin frei zugänglich und palpierbar. Die oberen Segmente sind direkt nur transoral zu erreichen.

Direkt unterhalb der Kontur des knöchernen Gaumens findet sich unterhalb des Okziputs der vor dem Dens axis verlaufende vordere Atlasbogen.

Die Wirbelkörper von C2 bis C7 sind durch Bandscheiben getrennt (Abb. **30**).

Diese sind schmal und haben beim Erwachsenen seitliche Spalten, die in den Anulus fibrosus eindringen. Die Spalten sind nach lateral scharf und nach medial unscharf begrenzt (Abb. **31**).

Mit zunehmendem Alter können die Spalten die gesamte Zwischenwirbelscheibe durchsetzen und sie in zwei Hälften zerlegen (ODA 1988) (Abb. **32**).

Von dem Anatomen von LUSCHKA wurden sie 1858 zum ersten Mal beschrieben und als Hemiarthrosis lateralis der Halswirbelsäule bezeichnet. TROLARD (1893) führte die Bezeichnung Unkovertebralgelenke ein.

Der entsprechende Wirbelkörper ist an der Deckplatte seitlich trogförmig hochgezogen. Dem

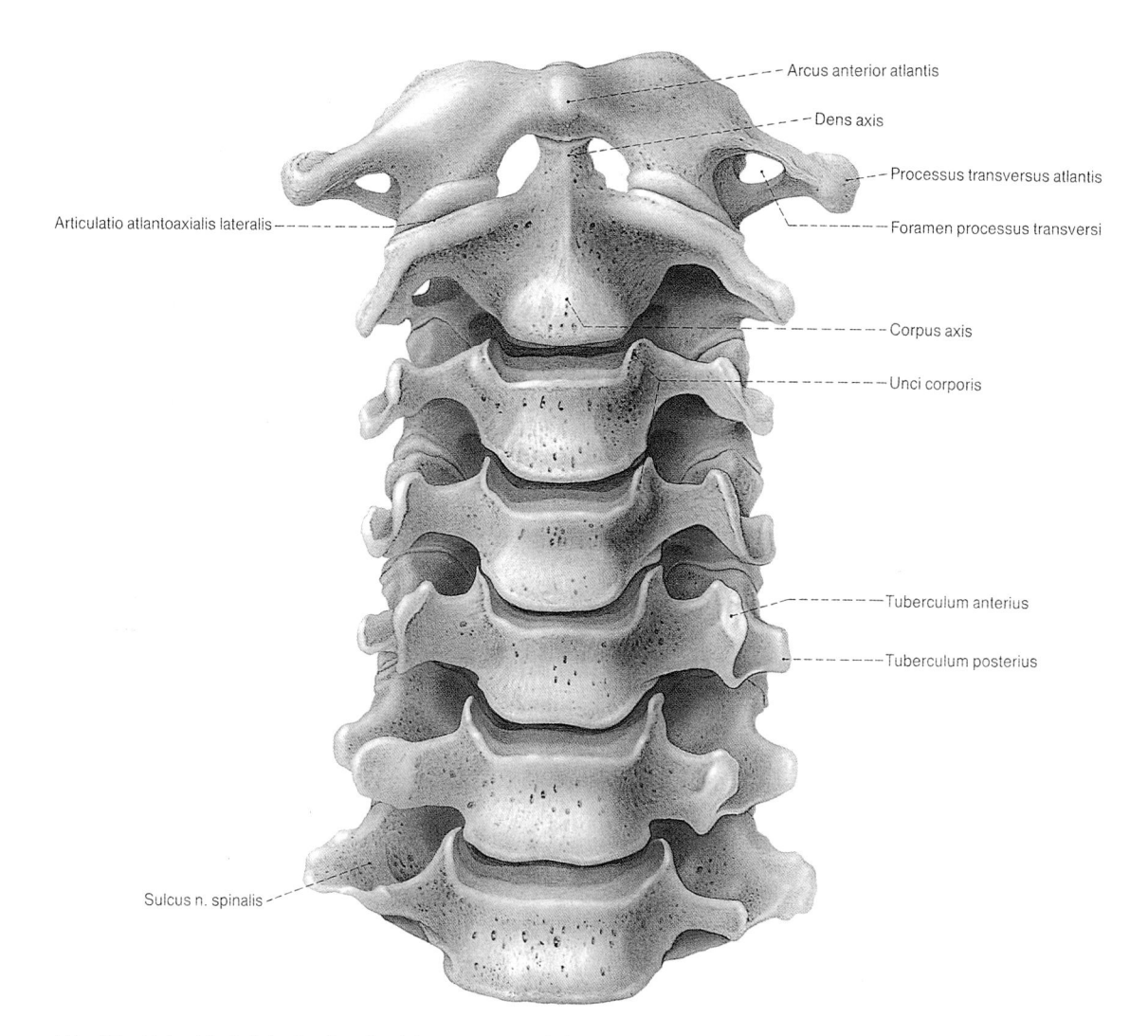

Abb. **29** Halswirbelsäule in der Ansicht von ventral (aus *Rauber/Kopsch*: Anatomie des Menschen, Bd. I. Thieme, Stuttgart 1987)

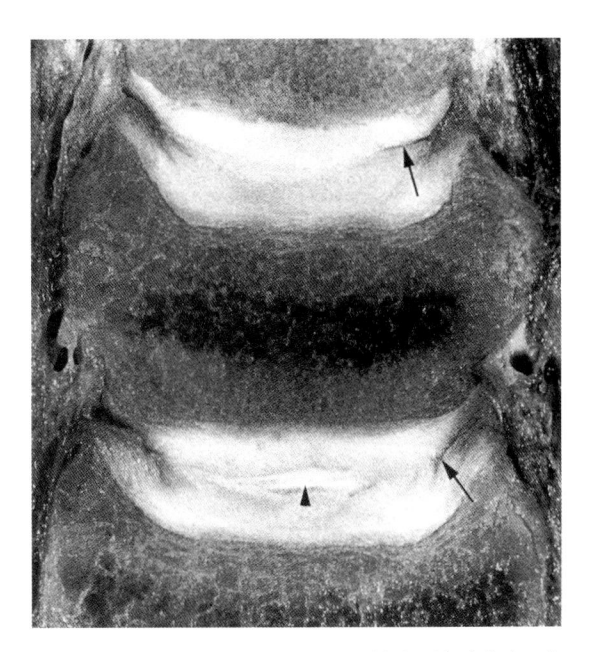

Abb. 30 Frontalschnitt durch die Halswirbelsäule eines 12jährigen Mädchens im Bereich des 3.–5. Wirbelkörpers. Die Pfeile weisen auf die Gelenkspalten der Unkovertebralgelenke, der Pfeilkopf auf den Nucleus pulposus (aus *Rauber/Kopsch*: Anatomie des Menschen, Bd. I. Thieme, Stuttgart 1987)

entspricht eine Abrundung der Abschlußplatte des darüberliegenden Wirbelkörpers. Lateral davon befinden sich Processus costotransversarii von C2 bis C6, wovon jener des Wirbelkörpers C6 Tuberculum carotideum (DE CHASSAIGNAC) genannt wird, ein wichtiges topographisch-anatomisches Merkmal (Abb. 33).

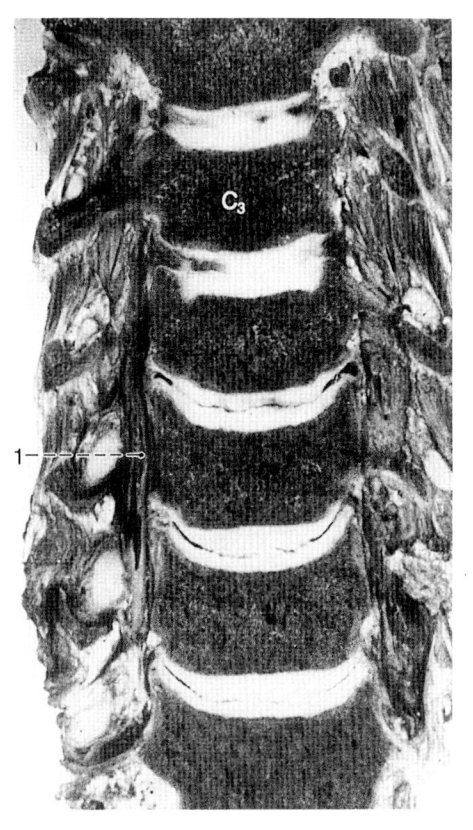

Abb. 32 Frontalschnitt durch die Halswirbelsäule eines 33jährigen. Die Zwischenwirbelscheiben C4/C4, C5/C6, C6/C7 sind durch quere Spalten in der Mitte halbiert; die beiden oberen Zwischenwirbelscheiben sind höher und weisen nur seitliche Spalten auf. Die A. vertebralis (1) zieht an den Unci corporis vorbei nach kranial (aus *Rauber/Kopsch*: Anatomie des Menschen, Bd. I. Thieme, Stuttgart 1987)

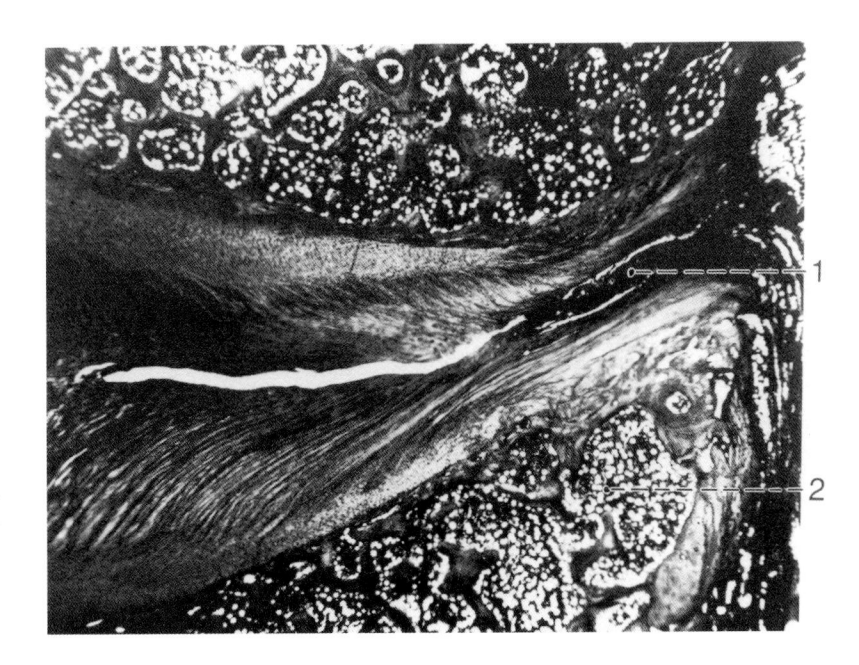

Abb. 31 Zwischenwirbelscheibe aus dem Halsbereich eines 29jährigen. 1 = in den Unkovertebralspalten ragt eine meniskoide Falte. 2 = Uncus corporis (aus *Rauber/Kopsch*: Anatomie des Menschen, Bd. I. Thieme, Stuttgart 1987)

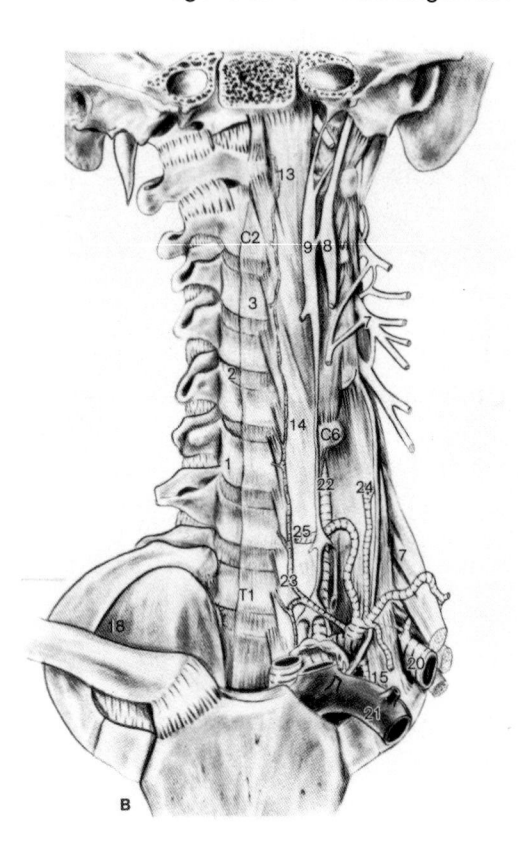

Abb. 33 Prävertebrale Region: 1 = Corpus vertebrae C6, 2 = Discus intervertebralis C4/5, 3 = Lig. longitudinale anterius, 7 = N. spinalis, 8 = N. vagus, Ganglion inferius, 9 = Ganglion cervicale superius, 13 = M. longus capitis, 14 = M. longus colli, 15 = M. scalenus, 18 = Pleura parietalis, 20 = A. subclavia, 21 = V. subclavia, 22 = A. vertebralis, 23 = R. vertebralis trunci thyro-cervicalis, 24 = A. cervicalis ascendens, 25 = A. thyreoidea inferior, C2 = Wirbelkörper C2, C6 = Tuberculum carotideum (aus Louis, R.: Chirurgie du rachis. Springer, Berlin 1982)

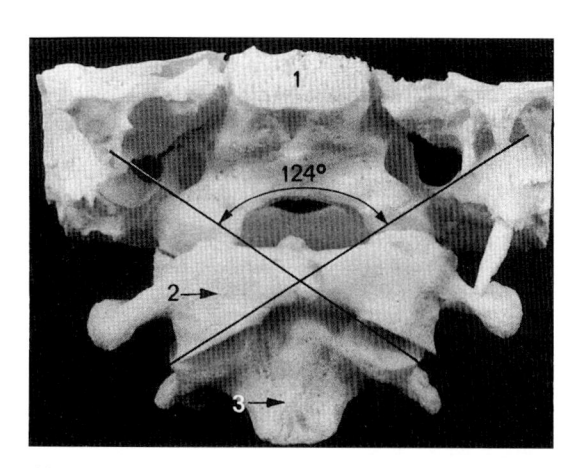

Abb. 34 Darstellung des frontalen Gelenkachsenwinkels der Condyli occipitales (nach Stofft 1976). Ventrale Ansicht der oberen und unteren Kopfgelenke. 1 = Schädelbasis, 2 = Atlas, 3 = Axis

Obere Halswirbelsäule

Die obere Halswirbelsäule besteht aus der Articulatio atlantooccipitalis, dem paarigen oberen Kopfgelenk und der Articulatio atlantoaxialis, dem Zahnfortsatzgelenk mit den beiden lateralen atlantoaxialen Gelenken. Die vier Gelenkkörper, die das obere Kopfgelenk bilden, sind die beiden Condyli occipitales und die Foveae articulares superiores des Atlas.

Articulatio atlantooccipitalis (obere Kopfgelenke)

Die Oberfläche der Condyli occipitales ist konvex, die der Foveae occipitales trogförmig. Der Achsenwinkel der Gelenke zur Sagittalachse beträgt 28 Grad (INGELMARK 1947), der frontale Gelenkachsenwinkel beträgt durchschnittlich 124 Grad (STOFFT 1976) (Abb. 34 u. 35).

Dies bedeutet, daß die Inklinations- und Reklinationsbewegung auch durch die knöcherne Formgebung und nicht nur durch die Anspannung der straffen Gelenkkapsel und die umliegenden Weichteile gehemmt wird. Ihr Ausmaß beträgt 8–13 Grad (WERNE 1957, WHITE u. PANJABI 1978, DVOŘÁK 1988, PENNING 1989).

Nach GUTMANN (1981) findet die Flexion der Halswirbelsäule in 2 aufeinander folgenden Bewegungsphasen statt. Zunächst kippt das Okziput über die Drehachse quer durch beide Kondylen (Y-Achse) nach vorne gegenüber dem Atlas. Erst wenn diese Bewegung im atlantookzipitalen Gelenk bis zur Anspannung der hinteren Weichteile erfolgt ist, werden die weiter darunter liegenden Segmente in die Inklinationsbewegung der gesamten Halswirbelsäule mit einbezogen. Schließlich folgt bei maximaler Flexion in den unteren Halswirbelsäulenanteilen eine gegenläufige Bewegung im oberen Kopfgelenk, wobei der Kopf gegenüber dem Atlas wieder zurückgedreht wird. Damit werden wahrscheinlich schädliche Zugkräfte auf die hinteren Anteile des Halsmarkes vermieden.

Die Lateralflexion um die Sagittalachse beträgt nach beiden Richtungen 4 Grad. Dies ist bei leicht flektiertem Kopf am stärksten möglich, da hierbei die Ligg. alaria weitgehend entspannt sind.

Weiter konnten DVOŘÁK u. Mitarb. 1987 durch funktionelle Computertomographien bei gesunden Erwachsenen eine atlantookzipitale Rotation in der Horizontalebene von durchschnittlich 4 Grad nachweisen.

Articulatio atlantoaxialis (untere Kopfgelenke) (Abb. 36 a u. b)

Die axiale Drehung um den Dens axis ist die dominierende Bewegung der Halswirbelsäule (DVOŘÁK u. Mitarb. 1987).

An den Bewegungen sind 4 Gelenkanteile beteiligt:

Halswirbelsäule 1.39

Abb. 35 Condyli occipitales begrenzen den ventralen Anteil des Foramen occipitalis magnum, der sagittale Gelenkachsenwinkel beträgt im Durchschnitt 28 Grad nach *Ingelmark* (aus *Dvořák, J.* in *Wolff, H.-D.*: Die Sonderstellung des Kopfgelenkbereiches. Springer, Berlin 1988). 1 = Condylus occpitalis, 2 = Ansatz der Ligg. alaria, 3 = Foramen occipitale magnum

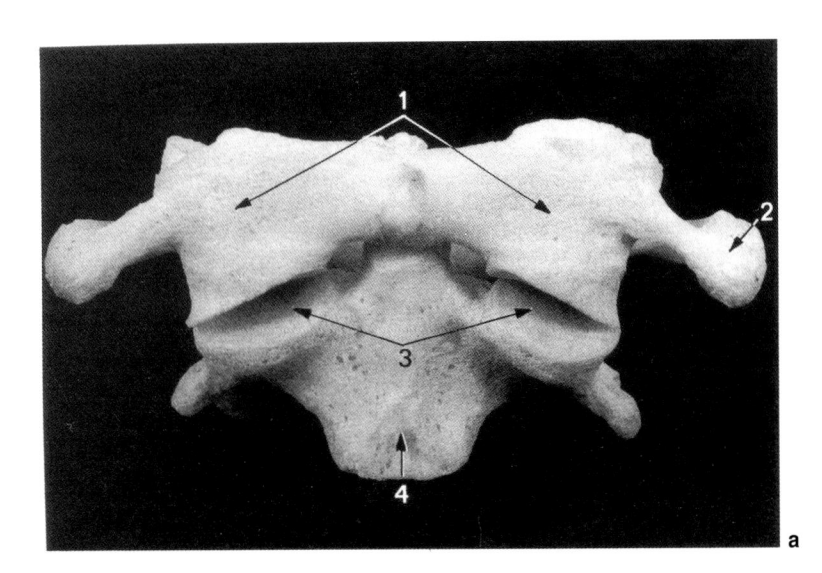

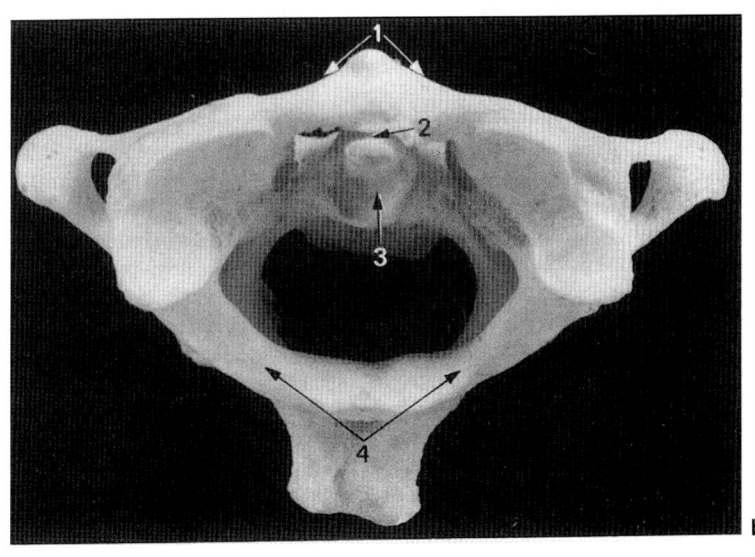

Abb. 36 a Ventrale Ansicht zur atlantoaxialen Verbindung. 1 = Massae laterales atlantis, 2 = Processus transversus atlantis, 3 = Atlantoaxialgelenke, 4 = Corpus axis. b Ansicht von oben zur atlantoaxialen Verbindung. 1 = Vorderer Atlasbogen, 2 = Atlantodentalgelenk, 3 = Densaxis, 4 = hinterer Atlasbogen (aus *Dvořák* 1988)

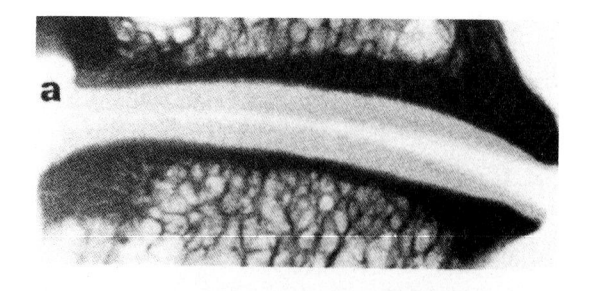

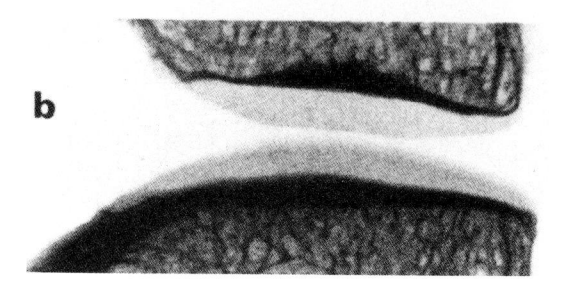

1.40   1 Degenerative Erkrankungen der Wirbelsäule

Abb. 37 Röntgenogramme von 2 mm dicken Schnitten aus der Mittelportion des Gelenkfortsatzes von Atlas und Axis (weibl. 61 Jahre). **a** Frontalschnitt mit Darstellung des relativ dicken subchondralen Knochens in der Lateralregion des Gelenkfortsatzes des Atlas (oben) und des Axis (unten). **b** Sagittalschnitt, der den dicken subchondralen Knochen in der zentralen Region darstellt. Beachte die konvexe Knorpelschicht der einander zugewandten Gelenkanteile (nach *Koebke* u. *Brade* 1982)

Dies sind die Articulatio atlantoaxialis mediana oder das atlantodentale Gelenk, welches zwischen der Rückfläche des vorderen Atlasbogens und dem Dens axis liegt, sowie der Gelenkanteil, der durch das Lig. transversum atlantis und dem hinteren Anteil des Dens mit einer dazwischenliegenden Bursa atlantodentalis gebildet wird.

Die wesentlichen kraftübertragenden Gelenkflächen sind die lateralen atlantoaxialen Gelenke.

Die Gelenkfläche des Atlas ist flach, jedoch ist die Axisgelenkfläche in der Mitte ausgewölbt, so daß das Gelenk nach vorne und hinten um 2–5 mm klafft (KNESE 1948) (Abb. **37**).

Die Knorpelschicht ist mit 1,4–3,2 mm recht dick.

Nach DVOŘÁK u. Mitarb. (1987) ist die fibröse Gelenkkapsel weit und schlaff. Als Besonderheit ragt von der medialen Wand her eine kleine keilförmige Synovialfalte (Meniskoid) in den Gelenkspalt hinein (Abb. **38**).

Axiale Rotation

Die Achse der Drehung des Kopfes mit dem Atlas auf der Axis geht durch das Zentrum des Dens hindurch. Die Ausschläge nach beiden Seiten machen durchschnittlich 43 Grad aus (WERNE 1957, JOFE u. Mitarb. 1983, DVOŘÁK u. Mitarb. 1987, PANJABI u. Mitarb. 1988, JOFE u. Mitarb. 1989, PENNING 1989) (Abb. **39**).

Die räumliche Anordnung der Gelenkflächen läßt einen noch größeren Rotationsausschlag zu, wird jedoch durch den kräftigen und sehr komplex angelegten Bandapparat begrenzt. Der Ausschlagwinkel im Funktionscomputertomogramm

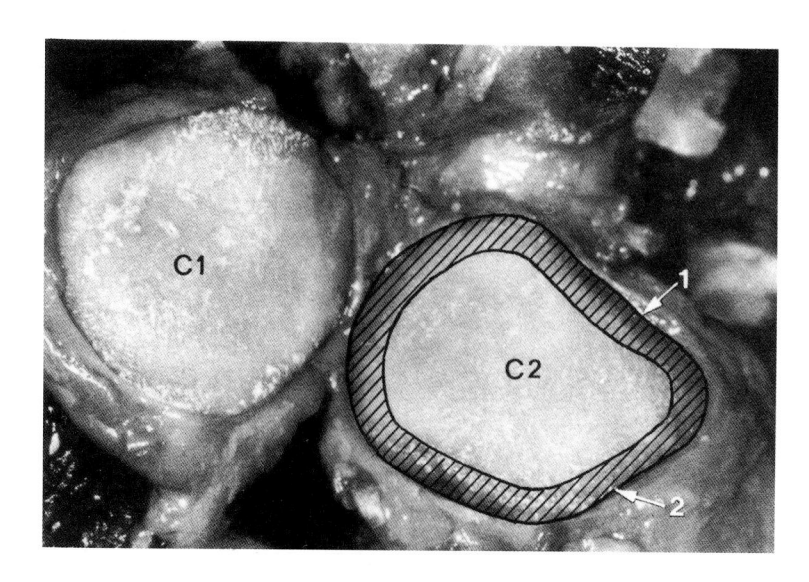

Abb. **38** Aufgeklapptes Atlantoaxialgelenk nach Durchschneiden der schlaffen fibrösen Gelenkkapsel. Schraffiert ist der Abschnitt, in dem die keilförmige Synovialfalte (Meniskoid) das ventrale und dorsale Klaffen im Atlantoaxialgelenk ausgleicht.
1 = Gelenkkapsel, 2 = Lage des Meniskoids (aus *Dvořák* 1988)

Halswirbelsäule 1.41

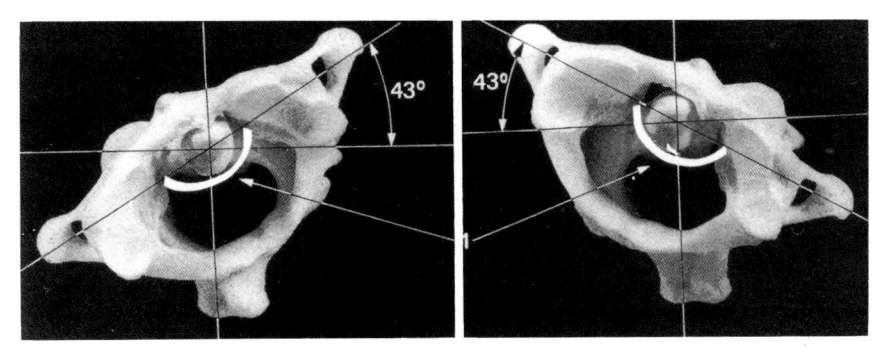

Abb. 39 Am mazerierten Knochenpräparat wird die Rotation des Atlas gegenüber dem Axis dargestellt. Die Rotationsachse ist bestimmt und gesichert durch das Lig. transversum atlantis. 1 = Schematische Darstellung des Lig. transversum atlantis (aus *Dvořák* 1988)

kann dazu benutzt werden, um eine Hypermobilität mit Verletzung des Bandapparates zu diagnostizieren (DVOŘÁK u. PANJABI 1987).

Flexion: anterior, posterior, lateral

Bei der maximal in passiver Flexion gehaltenen Stellung des Kopfes ist eine Kippung im atlantoaxialen Gelenk nach vorne im Röntgenbild sichtbar. Dabei klafft der obere Anteil des atlantodentalen Gelenkes vorne, und der Abstand zwischen dem hinteren Atlasbogen und dem Axisbogen nimmt zu. Insgesamt ist eine Bewegung von 10–15 Grad möglich.

Eine Seitneigung (Lateralflexion) ist zwischen Atlas und Axis nicht möglich. Eher gleitet der Atlas in Richtung der Neigung (LEWITT 1970, JIROUT 1973, REICH u. DVOŘÁK 1986, PANJABI u. Mitarb. 1988).

Während der Seitneigung rotiert die Axis unter dem Atlas in Richtung der Seitneigung, und der Dornfortsatz wandert in die entgegengesetzte Richtung (DVOŘÁK 1988) (Abb. **40**).

Das vermehrte Lateralgleiten und das Ausbleiben der rotierenden Dornfortsatzwanderung der Axis wird als pathologisches Zeichen gewertet.

Translatorisches Gleiten

Nach HOHL u. BAKER (1964) findet sich ein laterales und sagittales Gleiten im Gelenk C1/2, allerdings immer in Verbindung mit Seitneigung und axialer Rotation.

Eine Verschiebung von mehr als 4 mm in der Transversalebene kann Hinweise auf eine atlantoaxiale rotatorische Fixation geben (VAN HOLSBEECK u. MACKAY 1989).

Bandapparat der Kopfgelenke

Das Lig. transversum atlantis bildet mit den vertikal verlaufenden Fasciculi longitudinales das Lig. cruciforme atlantis (Abb. **41**).

Dieses Band verhindert, daß der Dens axis bei gleichzeitiger Wanderung des Atlas nach vorn gegen das Rückenmark drücken kann und gewährt damit den eigentlichen gesicherten Rotationsvorgang im atlantoaxialen Gelenk.

Dieses Band entspringt an der medialen Fläche der Massa lateralis und besteht praktisch nur aus kollagenen Faserbündeln. An der dem Dens zugewandten Seite kann zusätzlich Faserknorpel vorgefunden werden.

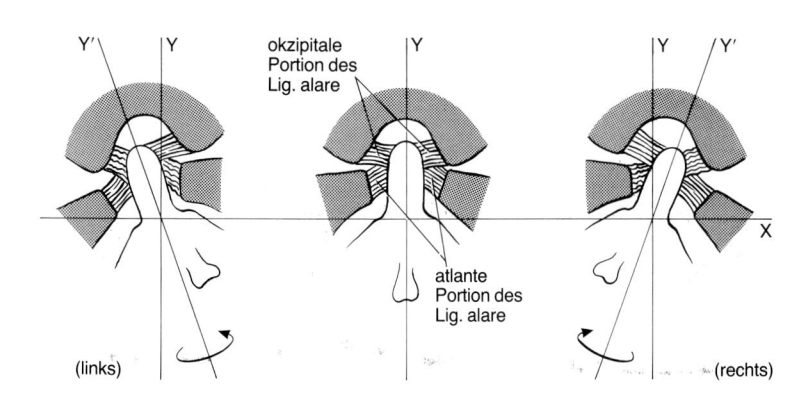

Abb. **40** Schematische Darstellung der Funktion der Ligg. alaria während Seitneigung (aus *Dvořák* 1988)

(links)   (rechts)

okzipitale Portion des Lig. alare

atlante Portion des Lig. alare

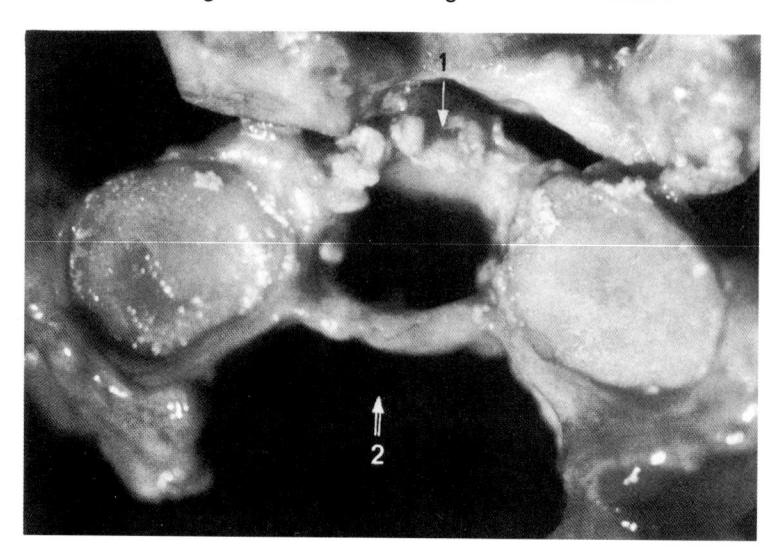

Abb. 41 Freipräparierte Ligg. transversa atlantis, angespannt zwischen den Massae laterales atlantis. 1 = Vorderer Atlasbogen, 2 = Lig. transversum atlantis (aus Dvořák 1988)

An der Densseitenfläche sind die Ligg. alaria symmetrisch angeordnet und ziehen mit einer okzipitalen Portion zum gleichseitigen Condylus occipitalis. Zusätzlich findet sich eine Verbindung zur Massa lateralis atlantis (CAVE 1934). Das Ligament besteht fast ausschließlich aus parallel angeordneten Kollagenfasern, also gering dehnbaren Faserbündeln.

Die Ligg. alaria limitieren die axiale Rotation der oberen Halswirbelsäule. Die Rotation nach rechts wird durch die Anspannung des linken Lig. alare und umgekehrt limitiert (DVOŘÁK 1988) (Abb. 42a–d).

Während der Seitneigung nach einer Seite ist die okzipitale Portion des Lig. alare auf der gleichen Seite entspannt, hingegen ist die atlantale Portion angespannt (Abb. 40). Dabei gleitet der Atlas in die Richtung der Seitneigung, mit zunehmender Seitneigung spannen sich dann die Fasern der okzipitalen Portion des Lig. alare der Gegenseite an und limitieren dadurch die Seitneigung.

Da die Bänder exzentrisch angeordnet sind, vor allen Dingen durch die angespannte okzipitale Portion des Bandes, soll es zur Zwangsrotation des Axis in die Richtung der Seitneigung kommen (WERNE 1957).

Die Flexionsbewegung der oberen Halswirbelsäule ist zwar überwiegend durch das Lig. nuchae, durch das Lig. longitudinale posterius, durch die Membrana tectoria limitiert, als letzte Struktur jedoch durch die Ligg. alaria.

Die Extension wird dagegen begrenzt durch die transversal orientierten Ligg. alaria sowohl im oberen als auch im unteren Kopfgelenk.

Da die Ligg. alaria als wichtigste rotationslimitierende Struktur der oberen HWS am stärksten angespannt werden, wenn der Kopf zunächst rotiert und anschließend flektiert wird, wird hier-

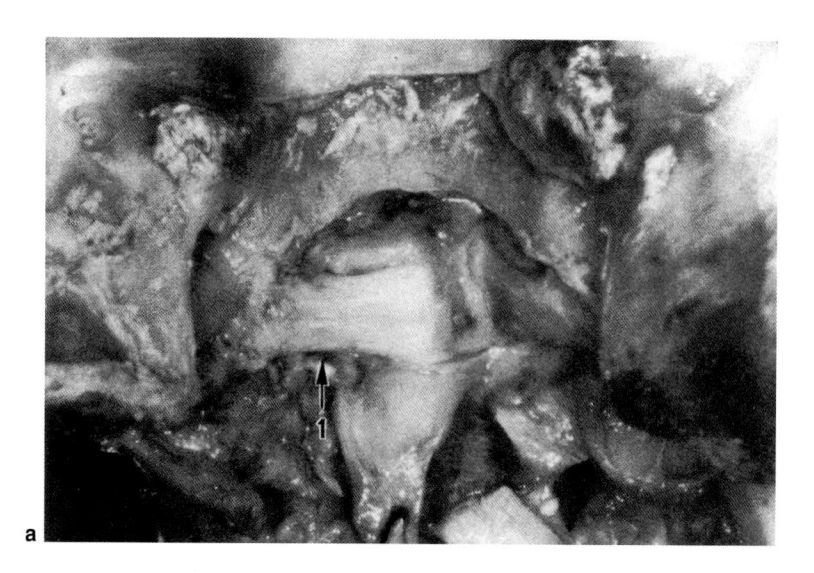

Abb. 42 a Ligg. alaria während der Rechtsrotation. Ansicht von vorn. 1 = Lig. alare, links angespannt. b Ansicht von vorne. 1 = Linkes atlantoaxiales Gelenk. c Ligg. alaria während Linksrotation. Ansicht von hinten. 1 = Lig. alare, rechts angespannt. d Ansicht von vorne. 1 = linkes atlantoaxiales Gelenk (aus Dvořák 1988)

Halswirbelsäule 1.43

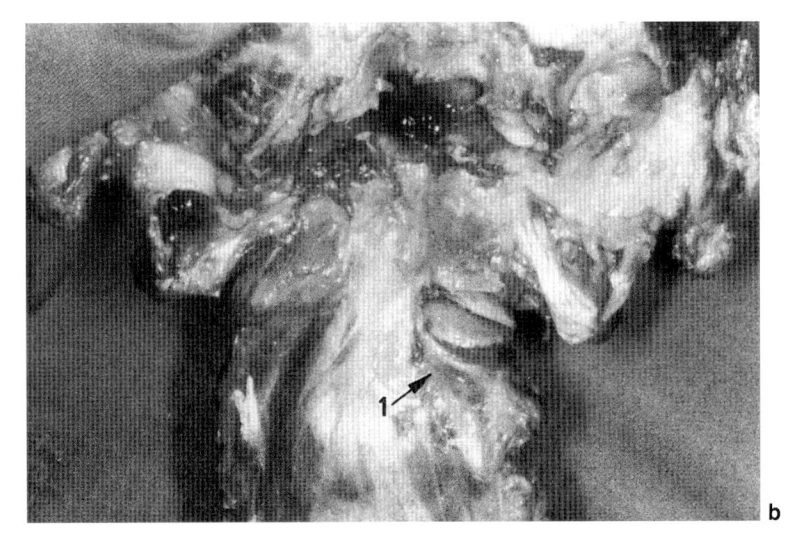

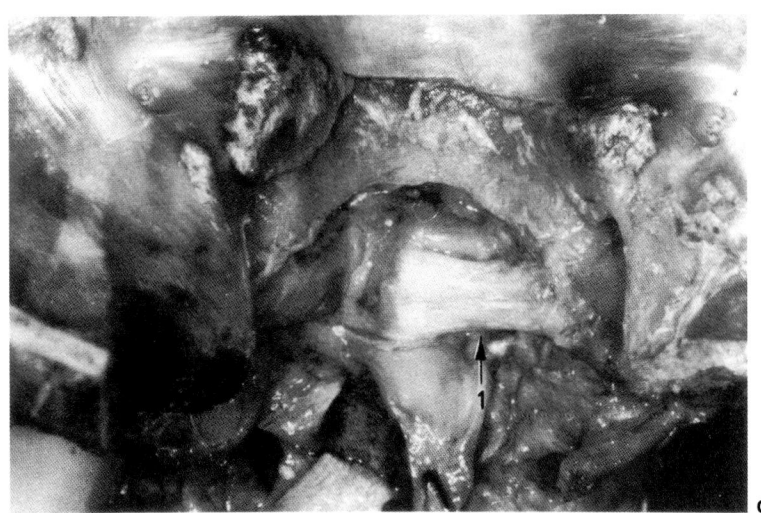

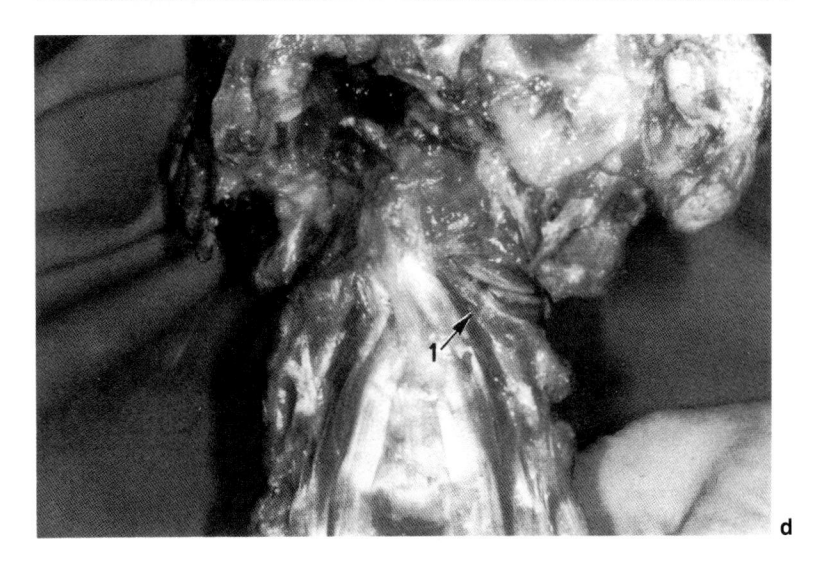

Abb. 42 b–d

in ein Verletzungsmechanismus gesehen, der eventuell später durch Instabilität zur Degeneration der Gelenkanteile führen kann (KIENBÖCK 1918/19, OMMAYA 1985, DVOŘÁK u. Mitarb. 1987).

Das Lig. apicis dentis, welches die Spitze des Dens axis mit dem vorderen Abschnitt des Foramen occipitale verbindet, hat wahrscheinlich keine mechanisch bedeutende Funktion.

Die Entdeckung von Hyper- und Hypomobilitäten im funktionellen Computertomogramm (SATERNUS 1981/82, DVOŘÁK u. Mitarb. 1987, GROB 1988) deutet darauf hin, daß bisher nicht erklärbare Beschwerden klassifiziert und durch Stabilisierung gezielt behandelt werden können.

Mittlere und untere Halswirbelsäule

Als herausragendes Merkmal der mittleren und unteren Halswirbelsäule sind die Unkovertebralgelenke mit ihrer Beziehung zu den Zwischenwirbelscheiben und dem Raum für den Spinalnerven und die A. vertebralis zu nennen (Abb. **31** u. **32**).

Bei Neugeborenen und Kleinkindern erscheinen die Zwischenwirbelscheiben als schmale Gebilde mit einem linsenförmigen Gallertkern und einem sehr regelmäßig gebauten Faserring.

Zwischen den Unci corporis sind nur wenige Fasern zu erkennen, die stellenweise von Blutgefäßen unterbrochen sind. Beim Neugeborenen beginnen die Unci corporis zu verknöchern und richten sich im Laufe der Kindheit auf. Die Zwischenwirbelscheiben dehnen sich nach lateral aus und bilden erstmals Spalten in den oberen Zwischenwirbelscheiben mit dem Ende des ersten Dezenniums. Es handelt sich also um sekundäre Rißbildungen der sonst normalen Zwischenwirbelscheiben. Sie treten immer im gesunden Gewebe auf, im Gegensatz zu den Rißbildungen an den anderen Stellen der Wirbelsäule, die nur in pathologisch verändertem Gewebe nachzuweisen sind (TÖNDURY 1958).

Die durchgerissenen Lamellen des Anulus fibrosus werden im Bereich der Spalten nach außen verlagert und bilden einen Überzug der Unci corporis, so daß die Spalten ein gelenkähnliches Aussehen erhalten. Durch seitliche Anlagerung von Bindegewebe entsteht eine Art Gelenkkapsel, die den Spalt nach außen abschließt.

Zwischen Unkovertebralspalten und echten Gelenken besteht ein grundsätzlicher Unterschied:

Die Unkovertebralspalten sind Rißbildungen in ursprünglich intakten Zwischenwirbelscheiben, die Einrisse haben die Tendenz, weit in das Zentrum des Bandscheibengewebes vorzudringen, so daß schließlich durchgehende transversale Spalten entstehen, die die Zwischenwirbelscheiben in zwei etwa gleich starke Hälften trennen können (TÖNDURY 1974, AUFDERMAUER 1984, ODA u. Mitarb. 1988, LOGROSCINO 1989).

Flexions-Reklinations-Bewegung

Aufgrund der Orientierung der Wirbelgelenke ist die Hauptbeweglichkeit der Segmente unterhalb C2 im Flexions-Reklinations-Sinn ausgerichtet. Bisher wurden die Bewegungsausschläge in den einzelnen Segmenten beim Lebenden, hauptsächlich durch Röntgen-Funktions-Aufnahmen gewonnen (BAKKE 1931, DE SEZE u. Mitarb. 1951, BUETTI-BÄUML 1954, PENNING 1960/68). Eine ausführliche Untersuchung an Leichenmaterial stammt von LYSELL (1969).

Die durch Röntgenuntersuchung an Lebenden gewonnenen Winkelwerte für jedes einzelne Segment sind in Tab. **4** aufgelistet.

Die dabei verwendeten Methoden von BUETTI-BÄUML 1954 (nach PENNING [1960] sowie DVOŘÁK u. Mitarb. [1988]) variieren bezüglich ihrer Mittelwerte gering, jedoch ist die individuelle Streuung in allen Untersuchungen ganz erheblich. Eine altersabhängige Verminderung der Beweglichkeit ist von BLANCHARD u. KOTTKE (1953) nachgewiesen worden. Ein Unterschied zwischen passiver und aktiver Beweglichkeit ist ebenfalls regelhaft festzustellen und beträgt zwischen 2 und 3 Grad (DVOŘÁK u. Mitarb. 1988). Mit Hilfe dieser Methoden können hypermobile und hypomobile Segmente erkannt werden.

Beim Gesunden ist bezüglich der Flexion-Reklination das Segment C2/3 am geringsten und das Segment C5/6 am stärksten beweglich.

Tabelle **4** Flexions-Reklinations-Bewegungen (Normalwerte in Winkelgrad). Die normale Beweglichkeit streut in jedem Segment stark (aus *Dvořák, J.* u. Mitarb.: Spine 13 [1988] 748)

	Bakke 1931	Buetti-Bäuml 1954	De Seze 1951	Penning 1960	Dvořák/Froehlich 1987
C1–C2	11,7				12
C2–C3	12,6	11	13	12,5	10
C3–C4	15,4	17	15,5	18	15
C4–C5	15,1	21	19	20	19
C5–C6	20,4	23	27,5	21,5	20
C6–C7	17,0	19	17,5	15,5	19

Rotation und Seitneigung (laterale Flexion)

Während in der oberen Halswirbelsäule die Hälfte der Rotationsbeweglichkeit im wesentlichen über das Segment C1/2 abläuft (ca. 43 Grad), wird der Rest der Rotationsbeweglichkeit durch die Segmente C2 bis C7 bewerkstelligt.

PENNING u. WILMINK (1988) fanden, daß der Rest der Beweglichkeit bezüglich der Rotation in den Segmenten C3 bis C6 am besten und am geringsten im Segment C7/Th1 abläuft. Für die einzelnen Segmente wird von PENNING u. WILMINK (1988) zwischen 2 und 7 Grad Rotation angegeben (Tab. 5).

Es ist bekannt, daß die Rotation der unteren Halswirbelsäule notwendigerweise mit einer Seitneigung verbunden ist. Diese ruft damit eine Konkavität der unteren Halswirbelsäule zur Seite der Rotation hin hervor (WHITE u. PANJABI 1978).

Mit Hilfe der Computertomographie konnte nachgewiesen werden, daß das Verhältnis von Rotation zu Seitneigung in den Segmenten C2 bis Th1 immerhin 0,74 beträgt, d.h. die Seitneigung ist nur zu einem Viertel geringer als die Rotation. Es wird angenommen, daß die Wirbelgelenke die typische Koppelung zwischen Rotation und Seitneigung der Halswirbelsäule bewirken sollen. Da sie mit 45 Grad zur Längsachse angeordnet sind, ist das Ausmaß beider Bewegungsrichtungen, Rotation und Seitneigung, ungefähr gleich.

Interessant ist, daß in computertomographischen Schnitten die Wirbelgelenke senkrecht zur Rotationsachse der einzelnen Halswirbelsäulensegmente angeordnet sind und die Processus uncinati in ihrer Formschlüssigkeit mit dem darüberliegenden Wirbelkörper offensichtlich die führende Funktion für die Rotation der Halswirbelkörper ausüben können (HALL 1965, PENNING u. WILMINK 1988) (Abb. 43).

Der Koppelungseffekt zwischen Seitneigung und Rotation kann damit auch auf die schienende Eigenschaft der Processus uncinati im hinteren Drittel des Wirbelkörpers zurückgeführt werden.

Die quere Translationsbewegung im Diskus dürfte zusätzlich eine erhebliche Rolle spielen (STAHL 1977, zitiert bei KRÄMER 1986). So kommt offensichtlich den Wirbelgelenken für die alleini-

Tabelle 5 Mittelwerte und Grenzwerte der Rotationsbewegungen nach rechts oder links (paarweise, in Winkelgrad) bei 26 Normalpersonen. Der volle Ausschlag der Rotationsbewegungen entspricht dem doppelten Wert. Alter: 21–26 Jahre (mittleres Alter: 22,6 Jahre)(aus Penning, L. u. J. T. Wilmink: Spine 12 [1987] 732–738)

Segmenthöhe	Mittelwert	Grenzwert
C0–C1	1,0	−2− 5
C1–C2	40,5	29–46
C2–C3	3,0	0–10
C3–C4	6,5	3–10
C4–C5	6,8	1–12
C5–C6	6,9	2–12
C6–C7	5,4	2–10
C7–T1	2,1	−2− 7
C0–T1	72,2	61–84
C2–T1	30,7	22–38

Abb. 43 Konstruktion eines Rotationszentrums für die Unkovertebralgelenke (aus Penning, L. u. J. T. Wilmink: Spine 12 [1987] 732–738). Linke Reihe: CT-Schnittbilder in der Ebene der Bogengelenkflächen, schematisch in der rechten Reihe dargestellt. Die CT-Bilder entsprechen den Schnittebenen a bis d rechts. Mitte: Schematische Darstellung der CT-Schnittbilder links. Es wurden Kreise durch die Unkovertebralgelenke gelegt, die Zentren (1) werden als Bewegungszentren der Unkovertebralgelenke angesehen. Nach Übertragung dieser Bewegungszentren auf die korrespondierenden CT-Schnitte läßt sich eine Verbindungslinie (3) als Achse der Rotationsbewegungen konstruieren. Bewegungssegment C2/C3 (3).

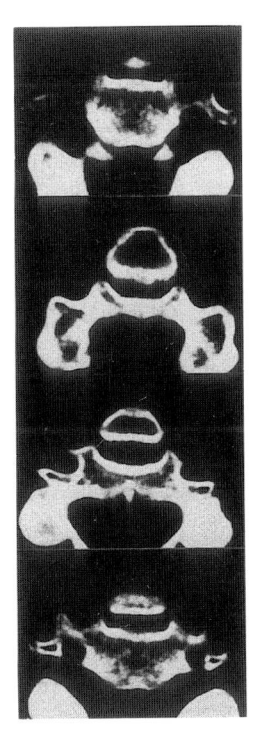

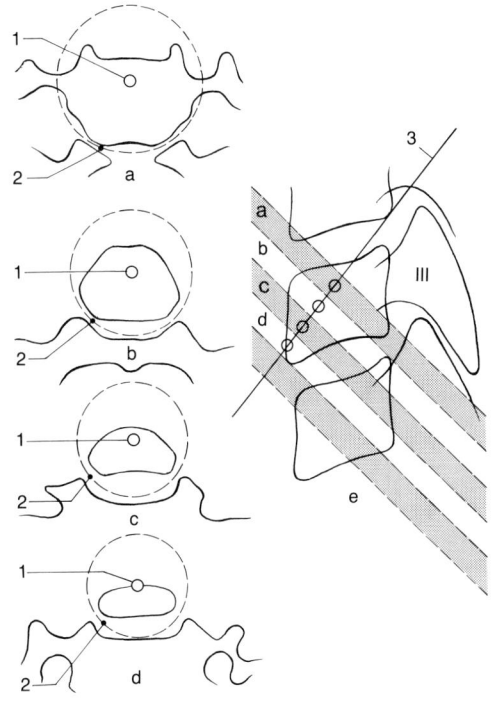

1 Degenerative Erkrankungen der Wirbelsäule

ge Führung der Rotations-Seitneigungs-Beweglichkeit die geringere Rolle zu.

Für die klinische Praxis fehlen allerdings bisher Verfahren, mit denen Rotationsinstabilitäten auf degenerativer Basis unterhalb von C2 zweifelsfrei festgestellt werden können.

Muskuläre Stabilisation

Vor allem die dorsale Muskulatur hat eine wichtige Stabilisierungsfunktion für die gesamte Halswirbelsäule.

Die Funktionen der einzelnen Muskeln, welche auf die Halswirbelsäule einwirken können, sind den einschlägigen Anatomiewerken zu entnehmen.

Die ausgeprägte Beweglichkeit der Halswirbelsäule wird besonders durch die aktiven Mechanismen der Muskulatur stabilisiert. Fehlt die muskuläre Koordination, so kommt es recht schnell zur Degeneration von Bandscheiben und deren Folgen.

Dies ist besonders bei der athetoiden Zerebralparese als klinischem Beispiel nachgewiesen worden (FUJI u. Mitarb. 1987). Dagegen gilt der idiopathische Torticollis spasmodicus nicht als auslösende Bedingung für degenerative Veränderungen an der Halswirbelsäule (RENTROP u. STRASCHILL 1982).

Die wichtigsten Stabilisatoren sind die Extensoren. Dabei wird besonders die Wirbelkette am Dornfortsatz C2 und am Dornfortsatz C7 durch den M. semispinalis cervicis stabilisiert. Hierdurch wird die Plateaufunktion der Axis für die beiden oberen Kopfgelenke gewährleistet.

Der M. semispinalis capitis zieht von dem Dornfortsatz C7 zum Hinterhaupt und stabilisiert den Kopf. Die wichtigsten Anheftungsstellen sind also für die Hals-Kopf-Stabilisation in Inklination Hinterhaupt, Dornfortsatz C2 und C7 (NOLAN u. SHERK 1988). Die Rekonstruktion dieser Anheftungsstellen beim hinteren operativen Zugang erscheint daher von Wichtigkeit für die Erhaltung der normalen HWS-Funktion (GROB u. MAGERL 1987). Die Dornfortsätze C3–C6 sind am Lig. nuchae fixiert und damit elastisch bei der Vorwärtsneigung aufgehängt.

Rückenmark, Spinalwurzeln und ihre Hüllen

Die Halswirbel schützen mit ihren Bögen das zervikale Spinalmark und die Wurzeln, die den Kanal durch die Foramina intervertebralia verlassen. Das Rückenmark wird von der Dura, der Arachnoidea und der Pia mater umhüllt. Im Querschnitt durch ein Halswirbelsäulensegment zeigen sich die Grenzen des Spinalkanals. Vorne wird er durch das Lig. longitudinale posterius, welches von den Wirbelkörpern über die Bandscheibenräume hinweg verläuft, begrenzt, und hinten findet sich die Bedeckung des Spinalkanals durch die Ligg. flava. Nach lateral hin öffnen sich die Foramina intervertebralia. Das Rückenmark und die umgebenden Hüllen sind an keiner Stelle unterhalb von C2 am Spinalkanal adhärent, sondern in den Epiduralraum, der mit seinem Fett und seinen venösen Räumen schnell und geschmeidig das Volumen ändern kann, eingebettet. Der Epiduralraum ist hinten weiter als vorne (Abb. 44). Er ist jedoch in Höhe der ersten beiden Zervikalwirbel nicht mehr so geräumig wie dort, wo die Dura mater zum Foramen occipitale hin adhärent wird (TÖNDURY 1974). Hier ist dann der subarachnoidale Liquorraum besonders weit.

Das weiche, bei Körpertemperatur halbflüssige Fettgewebe schützt das Rückenmark vor äußeren mechanischen Schädigungen während der Bewegung. Der Abfluß des venösen Plexus durch die intersegmentalen Venen, welche regelmäßig metamer angelegt sind (THRON 1988), kann sehr rasch erfolgen und sorgt für einen Druckausgleich auch bei extremen Stellungen.

Das epidurale Fett erstreckt sich auch in die Foramina intervertebralia hinein und hat damit einen volumenausgleichenden Effekt bei degenerativen Einengungen, so daß die Nervensubstanz der Wurzeln erst spät unter Kompression gerät.

Die dorsalen und ventralen Nervenwurzeln durchstoßen die Dura mater durch ein separates Ostium, so daß ein Duraseptum jede Nervenwurzelhülle trennt. Schließlich bildet sich in Fortsetzung dieser duralen Umhüllung eine Einscheidung über das dorsale Wurzelganglion hinaus.

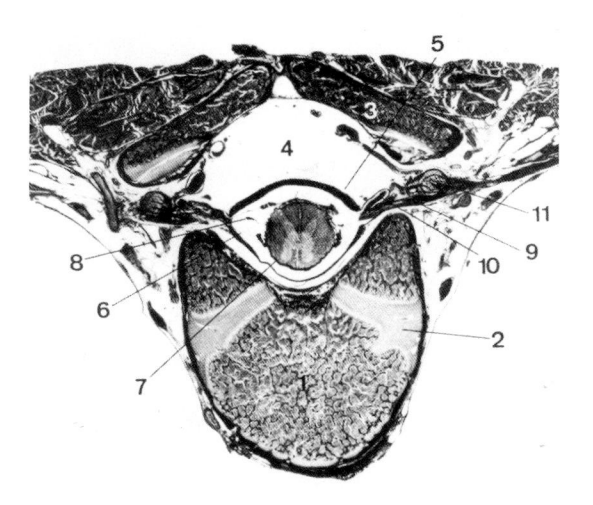

Abb. 44 Querschnitt durch den unteren Teil der Halswirbelsäule (aus Töndury, G. in Jung, A., P. Kehr, F. Magerl, B. G. Weber: The Cervical Spine. Huber, Bern 1974). 1 = Wirbelkörper, 2 = Synchondrosis, 3 = Wirbelbogen, 4 = Epiduralraum, 5 = Dura mater, 6 = Arachnoidea, 7 = Pia mater, 8 = Lig. denticulatum, 9 = ventrale Nervenwurzel, 10 = dorsale Nervenwurzel, 11 = Spinalganglion

Auf diese Weise ist der Duralsack mit seinen Wurzelausläufern in jedem Segment fest im Spinalkanal verankert und nur wenig beweglich. Die Arachnoidea liegt auf der inneren Oberfläche der Dura mater gut verschieblich mit ihrem kapillären subduralen Raum.

Die Pia mater, eine recht dicke Membran, umschließt die Oberfläche des Rückenmarkes und der Wurzel. Seitlich bildet sie septenartige Falten, die von der Oberfläche der Medulla bis zur Dura ziehen. Sie entstehen zwischen dem dorsalen und ventralen Wurzelaustrittsbereich und zeigen ein gezähneltes Aussehen mit ihrer Fixierung an der Dura zwischen den Austrittsstellen der Wurzel. Daher rührt ihr Name: Ligg. denticulata.

Das Rückenmark wird mit diesen Einrichtungen segmental im Zentrum des Kanals fixiert. Die Umgebung des Rückenmarks von Liquor cerebrospinalis sorgt noch für einen zusätzlichen hydraulischen Schutz.

Da die Halswirbelsäule als beweglichster Teil starken Änderungen von Länge und Form unterworfen ist, sind erhebliche Veränderungen auch für den Inhalt des Kanales anzunehmen. Wenn der Hals flektiert wird, bleibt die Dura mater ungefähr genauso lang wie der vordere Anteil des Spinalkanals. Der Kanal verkürzt sich doch erheblich, wenn die Halswirbelsäule rekliniert wird. Dann legt sich die Dura mater wegen ihrer relativ geringen Elastizität dorsal in quere Falten (BREIG 1960). Dieses Phänomen kann man u. U. auch bei der extendierenden Osteotomie zur Korrektur bei Flexionsfehlstellungen durch Spondylitis ankylosans beobachten (BRUSSATIS u. SCHÖLLNER 1967).

Die sagittalen Durchmesser vermindern sich vom Foramen magnum bis auf die Höhe von C3 und bleiben dann schließlich nahezu konstant (PARKE 1988).

In Höhe des Atlas nimmt das Rückenmark selbst nur ein Drittel des Lumens ein. Erst bei C3 engt sich der Kanal deutlich ein und in Höhe von C5 bis C7 benötigt das Rückenmark ungefähr ¾ und mehr des Kanallumens. Auf diese Weise ist klar, daß unterhalb von C4 degenerative Einengungen für das Rückenmark am ehesten eine klinische Rolle spielen können (PARKE 1988). Als kritischer Durchmesser wird 13 mm angegeben.

Während hauptsächlich die Länge des Spinalkanals bei der Flexion hinten die stärkste Verlängerung erfährt (28–61%, PENNING 1968), wird die Nervenmasse selber bei der extremen Reklination gestaucht (BREIG 1960, PANJABI u. WHITE 1988). Es handelt sich dabei um eine plastische Verformung, die bei den Bewegungsausschlägen im Markgewebe selber wirksam wird. Bei der Extension wird das Rückenmark axial komprimiert unter der Bildung von Querfalten, dieser Effekt wird bei der Flexion wieder rückgängig gemacht.

In der Reklination werden die Ligg. denticulata angespannt, während sie sich in Flexion entspannen.

Die Foramina intervertebralis bilden den Raum für die zentral liegenden Nervenwurzeln.

Das Foramen intervertebrale wird oben durch die flache Incisura inferior des darüber liegenden Wirbelbogens begrenzt, unten durch die Incisura superior des darunter liegenden Wirbelbogens, seitlich durch den oberen Gelenkfortsatz des darunter liegenden Segmentes sowie die Kapsel des Wirbelgelenkes und nach medial hin durch den Processus uncinatus mit der Überbrückung zum darüber liegenden Wirbelkörper durch die kapselartigen Bindegewebsfasern.

Vorn findet sich in direkter Nähe die A. vertebralis, die die Spinalnervenwurzel im rechten Winkel kreuzt (TÖNDURY 1974).

Spinalnerven

Acht Spinalnervenpaare sind an der Halswirbelsäule vorhanden, die beiden ersten zeigen Besonderheiten.

Der N. spinalis C1 tritt zwischen Atlas und Okziput aus dem Wirbelkanal durch die Dura. Von dort läuft er über den hinteren Atlasbogen und teilt sich in den R. dorsalis und R. ventralis. Der dorsale Ramus verläuft als N. suboccipitalis nach hinten zu den kurzen Nackenmuskeln und sensibel zum Atlantookzipitalgelenk und zur örtlichen Dura.

Der N. spinalis C2 bildet durch seine dorsale Wurzel ein großes Spinalganglion, danach teilt er sich auf dem Bogen C3 in die Rr. dorsalis et ventralis. Der dorsale Ramus gibt Zweige an die Nackenmuskulatur ab und zieht als N. occipitalis major kranial durch den M. semispinalis capitis und in der Hälfte der Fälle durch den M. trapezius zur Hinterhauthaut (BOVIM u. Mitarb. 1991).

Die Nn. spinales C3 bis C8 ziehen hinter der A. vertebralis nach lateral und teilen sich ebenfalls in dorsale und ventrale Äste.

Zwischen dem R. dorsalis und ventralis ist der kleine segmentale M. intertransversarius posterior aufgespannt.

Die ventralen Äste bilden den Plexus cervicalis und cervicobrachialis, die dorsalen Äste versorgen im wesentlichen streng segmental wirbelsäulennah die tiefe autochthone Nackenmuskulatur. Weiter zur Oberfläche hin werden die Muskelschichten dann segmental immer mehr überlappend.

An der vorderen Halswirbelsäule werden die dort befindlichen Muskeln von den ventralen Ästen der Spinalnerven versorgt.

Zugeordnet zu den 7 Halswirbeln finden sich also 8 Spinalnerven: der erste Spinalnerv entsteht zwischen Okziput und Atlas, der achte Spinalnerv verläßt den Spinalkanal zwischen 7. Halswirbel und 1. Thorakalwirbel.

Innervierung der Hautsegmente und der Nacken- und Armmuskeln

Die segmentale Versorgung der Nacken- und Schulterregion durch die zervikalen Wurzeln ist durch typische Ausfälle bei Erkrankungen identifiziert worden (Förster 1913, Keegan u. Garrett 1948, Hansen u. Schliack 1962). Monoradikuläre Ausfälle zeigen charakteristisches Reflexverhalten sowie segmentale sensible und motorische Ausfälle. Diese sind in Tab. 6 dargestellt (Mumenthaler u. Schliack 1977).

Während die Innervation von Muskelgruppen durch die ventralen und dorsalen Spinalnerven konstant ist, werden die sensiblen Dermatome recht variabel versorgt (Last 1954, Rickenbacher u. Mitarb. 1982).

Dies wird zusätzlich durch die Beobachtung erhärtet, daß Nervenwurzeln durch die Dura treten können, die aus benachbarten Segmenten auf- oder abwärts kreuzen (Lang u. Dartram 1982, Marzo u. Mitarb. 1987, Benini 1987), wodurch die Höhenlokalisation weiter erschwert wird.

Sympathische Innervierung

Die sympathische Versorgung vom Grenzstrang her erfolgt durch den Plexus vertebralis, ein Netzwerk sympathischer Fasern. Der zervikale Sympathikus bewirkt u. a. die segmentale kutane und muskuläre Vasokonstriktion, die Sudomotorik, die Aktivierung des M. tarsalis superior zur Öffnung der Lidspalte und des M. dilatator pupillae zur Öffnung der Pupille. Der Ausfall des Halssympathikus führt zum Hornerschen Syndrom.

Die sympathischen Fasern sind efferente postganglionäre Fasern im wesentlichen aus den zervikalen Ganglien, nämlich dem Ganglion cervicale medius und Ganglion cervicothoracicum. Sie schließen sich in der Höhe des 4., 5. und 6. Foramen costotransversarium vom Grenzstrang her dem Nervengeflecht der A. vertebralis an.

Der Spinalnerv gibt nach seinem Austritt aus dem Foramen intervertebrale ein Faserbündel zur Verbindung mit den sympathischen Fasern ab und bildet so den N. sinuvertebralis, der zur Versorgung des Spinalkanals, der Foramina inter-

Tabelle 6   Synopsis der zervikalen Wurzelsyndrome

Segment	Sensibilität	Kennmuskel	Muskeldehnungs-reflexe	Bemerkungen
C 3/4	Schmerz bzw. Hypalgesie im Bereich der rechten Schulter.	Partielle oder totale Zwerchfellparese.	Keine faßbaren Reflexstörungen.	Die partiellen Zwerchfellparesen durch C 3 liegen mehr ventral, die durch C 4 mehr dorsal.
C 5	Schmerz bzw. Hypalgesie lateral über der Schulter, etwa den M. deltoideus bedeckend.	Innervationsstörungen im M. deltoideus und M. biceps brachii.	Abschwächung des Bizepsreflexes.	
C 6	Dermatom an der Radialseite des Ober- und Unterarmes bis zum Daumen abwärts ziehend.	Paresen des M. biceps brachii und des M. brachioradialis.	Abschwächung oder Ausfall des Bizeps- und/oder Trizepsreflexes.	
C 7	Dermatom lateral-dorsal vom C 6-Dermatom, zum 2. bis 4. Finger ziehend.	Parese des M. triceps brachii, des M. pronator teres, des M. pectoralis major und gelegentlich der Fingerbeuger oder der ulnaren Fingerstrecker; oft sichtbare Atrophie des Daumenballens.	Abschwächung oder Ausfall des Trizepsreflexes.	Differentialdiagnose gegenüber dem Karpaltunnelsyndrom: Beachtung des Trizepsreflexes.
C 8	Dermatom lehnt sich dorsal an C 7 an, zieht zum Kleinfinger.	Kleine Handmuskeln, sichtbare Atrophie, besonders im Kleinfingerballen.	Abschwächung des Trizepsreflexes.	Differentialdiagnose gegenüber der Ulnarislähmung: Beachtung des Trizepsreflexes.

vertebralia und ausgedehnter Anteile von Wirbelkörpern und Bandscheiben dient (Abb. **45a** u. **b**).

Der sogenannte N. vertebralis, ein postganglionärer Ast des Ganglion stellare (Ganglion cervicothoracicum), tritt in den Kanal der A. vertebralis ein, begleitet diesen kranialwärts und teilt sich dann in zwei Äste, die mit dem 7. und 6. Zervikalnerven verlaufen. Der nächste postganglionäre Ast geht vom mittleren zervikalen Ganglion des Grenzstranges aus, begibt sich durch die tiefe ventrale Muskulatur ebenfalls zur A. vertebralis und teilt sich dann gleichfalls aufsteigend auf den 6. und 5. Zervikalnerven auf (XIUQUING u. Mitarb. 1988) (Abb. **46**).

Verbindungen finden sich auch bis zum 2. Spinalnerven. Auf diese Weise erfolgt die sympathische Innervierung des Spinalkanals sowie des Nackens und des Armes vom Ganglion stellatum und vom mittleren Zervikalganglion her.

Nervus sinuvertebralis

Der N. sinuvertebralis (LUSCHKA 1850, ROOFE 1940) enthält Faseranteile des Spinalnerven und einen Anteil aus dem Sympathikus (PEDERSEN u. Mitarb. 1956, LAZORTHES u. Mitarb. 1947, BOGDUK u. Mitarb. 1988, XIUQUING u. Mitarb. 1988). Dieser ca. 0,3 mm starke Nervenast bildet sich

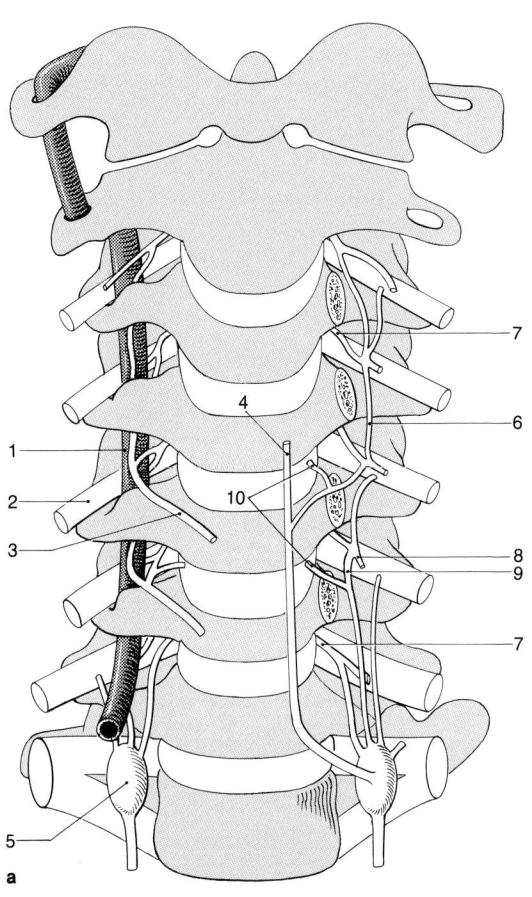

Abb. **45 a** Frontalansicht der Halswirbelsäule (Schema). Die rechte Vertebralarterie (1) läuft durch die Foramina transversalia direkt vor den ventralen Ästen (2) von C3/C7. Sie wird begleitet durch den N. vertebralis, der durch Rr. communicantes grisei (3) von Truncus sympaticus (4) und Ganglion stellare (5) gebildet wird. Links sind die kostalen Anteile des Processus transversi und die Vertebralarterie reseziert, um den N. vertebralis (6) und die Ursprünge der Sinuvertebralnerven (7) von C3/C7 darzustellen. Jeder N. sinuvertebralis hat einen Anteil aus dem R. ventralis des Spinalnerven (8) und einen autonomen Anteil (9) vom N. vertebralis. Kleine Nerven (10) zu den Bandscheiben C4/5 und C5/6 ziehen vom Vertebralnerven dorthin. **b** Schematische Darstellung der Verteilung des linken N. sinuvertebralis im Spinalkanal. Die dorsalen und ventralen Wurzeln (1) der Spinalnerven sind zurückgeschlagen worden, um die Anteile aus dem R. ventralis (2) und die autonomen Anteile (3) aus dem Sympathikus für jeden Sinuvertebralnerven von C3/7 darzustellen. Jeder Nerv sendet absteigende Äste zu dem Diskus in Höhe des Eintrittes in den Spinalkanal, aber auch aufsteigende Äste zu dem Diskus darüber und Ästchen zu dem posterioren longitudinalen Ligament (4). Zusammen mit den Nn. sinuvertebrales aus C1 und C2 versorgt der N. vertebralis C3 das Lig. transversum (5) und die dazugehörigen Ligamente der Kopfgelenke (nach *Bogduk* u. Mitarb.: 1988)

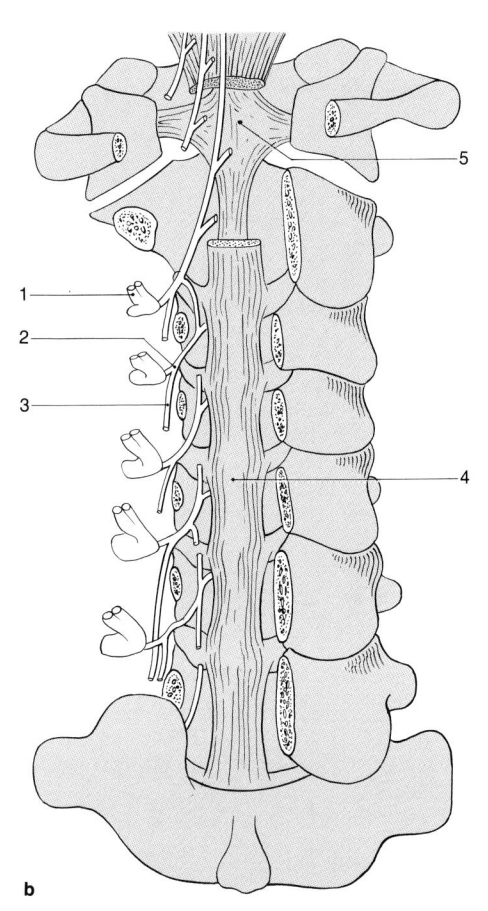

Er versorgt Wirbelkörper und die hinteren Bandscheibenanteile des gleichen Segmentes und eines Segmentes darüber, zusätzlich die ventrale Gelenkkapsel und das hintere Lig. longitudinale. Ein Nerv versorgt also i. allg. 3 Wirbelkörper und 2 Bandscheiben, wobei erhebliche Überlappungen vorkommen können. Vom Segment C3 aus verläuft der N. sinuvertebralis nach oben, zusammen mit Ästen des N. sinuvertebralis C1 und C2 bis weit kranial zum atlantoaxialen Gelenk und dem okzipitoaxialen Bandkomplex.

Diese ausgiebige überlappende mehrsegmentale Versorgung des okzipitozervikalen Übergangs macht auch die Lokalisation von Schmerzen in dieser Region besonders schwierig (Abb. **45 b**).

Die Innervation der lateralen Diskusanteile durch den Grenzstrang (BOGDUK u. Mitarb. 1988) scheint gesichert, allerdings ist die Funktion noch nicht geklärt, da die postganglionären Sympathikusfasern efferent sind. Als Träger der eigentlichen Segmentschmerzen kommen daher in erster Linie nur afferente Fasern des N. sinuvertebralis in Betracht (YOSHIZAWA u. Mitarb. 1980, ROBERTS 1986, BOGDUK u. Mitarb. 1981, XIUQUING u. Mitarb. 1988).

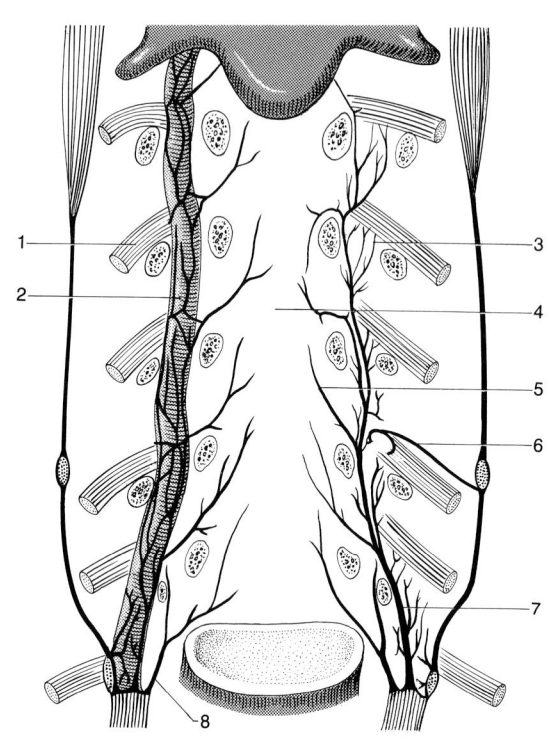

Abb. 46 Die Nervenverteilung im Bereich der A. vertebralis, linke Vorderfläche rechte Hinterfläche. 1 = R. ventralis des 4. Zervikalnerven, 2 = Ästchen des Zervikalnervs, 3 = tiefe Rr. grisei communicantes, 4 = Lig. longitudinale posterius, 5 = N. sinuvertebralis, 6 = sympathischer Nervenast des mittleren Zervikalganglions, 7 = N. vertebralis, 8 = tiefer R. communicans griseus vom 7. und 8. Zervikalnervenstamm (nach *Xiuquing, Ch. B. S., Z. Shizhen* 1988)

Ramus articularis des dorsalen Spinalnervenastes

Die Schmerzleitung aus dem Wirbelgelenk von C2 bis Th1 erfolgt durch den R. articularis, welcher ein Ast des medialen Zweiges des R. dorsalis nervi cervicalis ist. Durch Ausschaltversuche läßt sich nachweisen, daß ein nicht unerheblicher Anteil schmerzleitender Fasern aus den Gelenken Impulse nach zentral leiten kann und das Wirbelgelenk selbst als Ursache für Nackenschmerzen in Frage kommt (HILDEBRANDT u. ARGYRAKIS 1983).

Da jedes Gelenk durch einen Ast vom darüber und darunter liegenden Segment versorgt wird gleich nach dem Austritt des Spinalnerven aus dem Foramen vertebrale und wendet sich von ventrolateral zurück in den Spinalkanal (Abb. **45 a, b**).

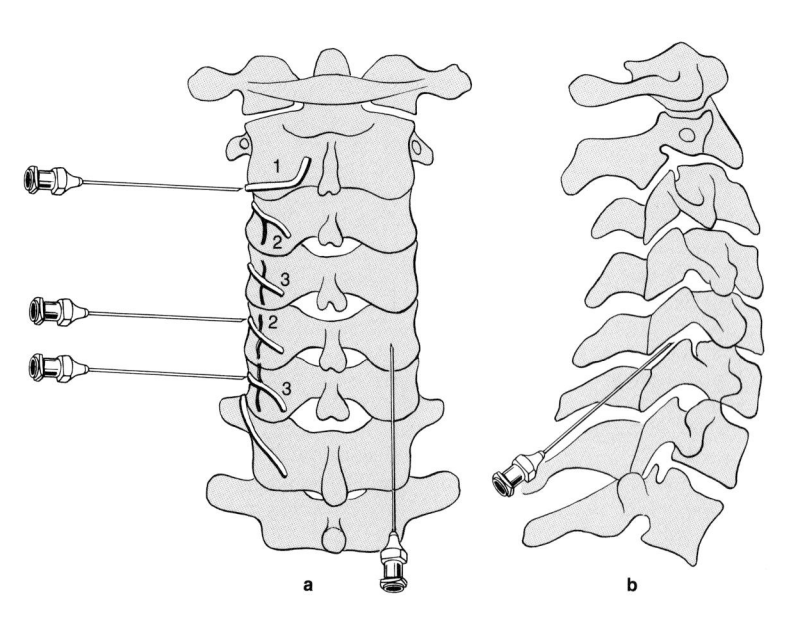

Abb. 47 Schematische Darstellung zur Nadellage für die Infiltration in die Region des R. posterior und der Bogengelenke. **a** Sicht von hinten, dargestellt der Verlauf des 3. Okzipitalnerven (1), des mittleren Astes der Rr. cervicales dorsales (3) und deren Gelenkkästchen (2). Links sind Nadeln eingezeichnet, um die Zielpunkte zu bezeichnen, an denen der 3. Okzipitalnerv und die medialen Äste C5/C6 erreicht werden können. Rechts ist eine Nadel in das Gelenk für eine intraartikuläre Infiltration eingeführt worden. **b** Seitliche Ansicht der Halswirbelsäule mit Darstellung einer Nadel, die in das Kavum von C5/6 eingebracht wurde

(SLUIJTER u. KOETSVELD/BAART 1980, BOGDUK 1982, BOGDUK u. MARSLAND 1988), findet sich hier eine gewisse segmentale Versorgung (Abb. 47).

Arteria vertebralis

Die A. vertebralis nimmt insofern eine Sonderstellung unter den Arterien des menschlichen Körpers ein, als sie auf eine lange Strecke in einem osteofibrösen Kanal verläuft, der darüber hinaus auch noch eine segmentale Beweglichkeit zeigt. Die Arterie wird topographisch-anatomisch in 4 Abschnitte von ihrem Ursprung bis zur Verbindung mit der kontralateralen A. vertebralis im Schädel unterteilt (NOMINA ANATOMICA 1977, LANG 1985).

Der erste Teil verläuft vom Abgang aus der A. subclavia bis zu ihrem Eintritt gewöhnlich in Höhe des 6. Zervikalwirbels (Tab. 7).

Der zweite Teil verläuft von diesem Eintritt in Höhe von C6 bis zum Foramen transversum in Höhe von C2.

Der dritte Teil entspricht dem subokzipitalen Segment und zieht von C2 bis zur Eintrittsstelle in

Tabelle 7 Höhe des Eintritts der A. vertebralis in ihren knöchernen Kanal (nach *George* u. *Laurian* 1987)

Segment	%
C7	7
C6	89,9
C5	6,3
C4	0,9
C3	0,1

die Dura mater im Foramen magnum mit einer großen Schleife.

Der vierte Teil entspricht dem intrakraniellen Verlauf der A. vertebralis bis zu ihrer Fusion mit der gegenseitigen A. vertebralis, die zusammen den Truncus basilaris bilden (Abb. 48).

Die A. vertebralis besitzt eine sehr dünne Wand im Verhältnis zu ihrem Lumen. Die beiden Vertebralarterien sind oft asymmetrisch mit einer dominanten und einer schwächeren (minor) Arterie angelegt (GEORGE u. LAURIAN 1987) (Tab. 8).

In den Segmenten C6 bis C2 läuft die A. vertebralis in den Querfortsatzlöchern noch oben

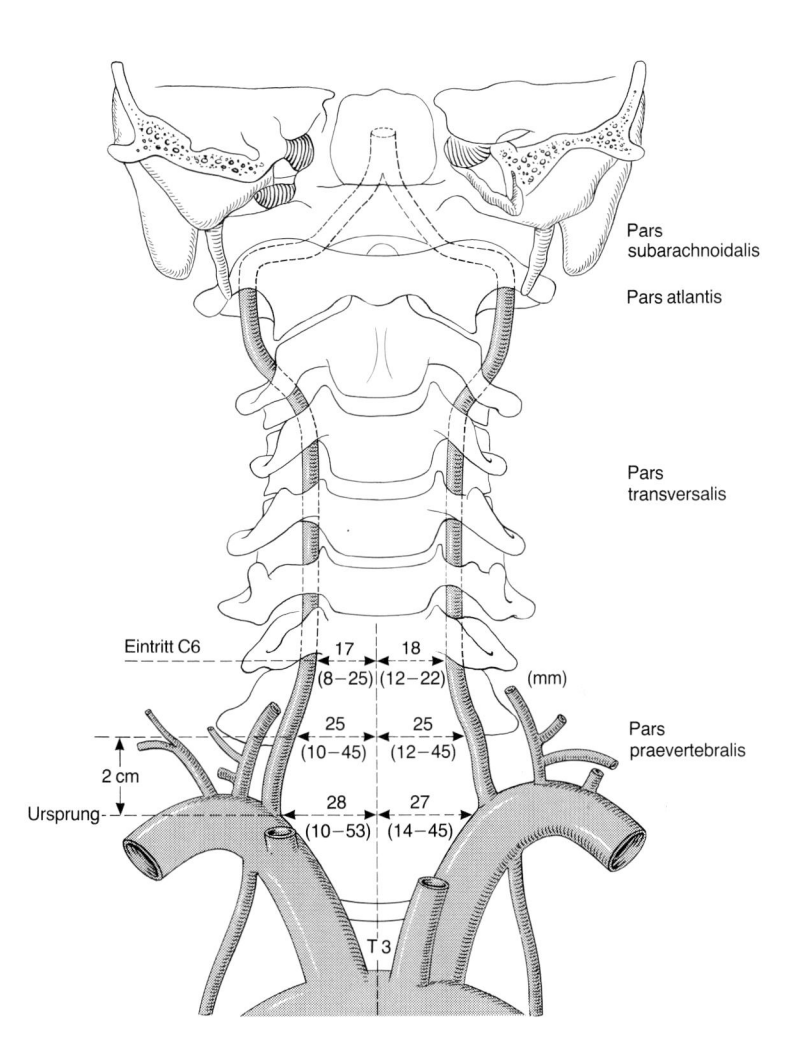

Abb. 48 A. vertebralis, paramediane Abstände der Pars praevertebralis, regelhafte Verläufe der Pars transversalis, der Pars atlantis und der Pars subarachnoidalis, von vorne (nach *Schwerdt* 1978, mod. nach *Daseler* u. *Anson* 1959)

in einem regelrechten Kanal, der durch die Löcher der Processus transversi und durch die davor und dahinter liegenden Muskeln als seitliche Begrenzung der Wirbelkörper und Anteile der oberen Gelenkfortsätze nach innen und außen begrenzt wird.

Hier kann die A. vertebralis durch degenerative osteophytäre Anbauten ganz oder teilweise verschlossen werden (GERLACH 1884, BAUER u. Mitarb. 1960, MEYER u. Mitarb. 1960, HARZER u. TÖNDURY 1966, DE PALMA 1970).

Wichtig erscheint die geringe Toleranzbreite zwischen A.-vertebralis-Kaliber und dem Lumen des Kanales von ca. 1–2 mm.

Die A. vertebralis wird in ihrem Kanal durch Begleitvenen umgeben. Vom Foramen transversum in Höhe von C2 bis zum Foramen magnum wendet sich die A. vertebralis nach hinten, läuft horizontal, begibt sich dann vertikal zum Foramen von C1, verläuft weiter nach hinten und nach innen. Nach Durchqueren des Foramen transversum von C1 läuft sie in einer Rinne um die Massa lateralis des Atlas horizontal über den hinteren Bogen von C1 in das Foramen magnum hinein.

Der Eintritt in die Dura erfolgt ca. 12–15 mm von der Mittellinie des Foramen magnum entfernt, welches für die operative Darstellung der Region von Bedeutung ist.

Die A. vertebralis wird von einem Netzwerk sympathischer Nn. vertebrales begleitet, welche im wesentlichen aus dem Ganglion cervicothoracicum, dem Ganglion cervicale superior herstammen (LANG 1987).

Näheres zur Anatomie der A. vertebralis: KADYI 1889, KRAYENBÜHL u. YASARGIL 1957, HARZER u. TÖNDURY 1966, LANG 1974, RICKENBACHER 1982.

Vaskuläre Chirurgie: JUNG u. Mitarb. 1974, GEORGE u. LAURIAN 1987.

Die Äste der A. vertebralis treten i. allg. zwischen C5 und C7 über die Nervenwurzeln in den Spinalkanal ein (LAZORTHES 1958, RODRIGUEZ-BAEZA u. Mitarb. 1991).

Meistens finden sich 2–3 Hauptzuflüsse für die A. spinalis anterior und 3–4 für die dorsalen zervikalen Markbereiche (KADYI 1889, THRON 1988) (Abb. **49a, b**). Insgesamt erfolgt die Versorgung des Zervikalmarkes durch die o. g. radikulären Äste der A. vertebralis, zusätzlich finden sich jedoch noch Äste aus dem Truncus thyreocervicalis und dem Truncus costocervicalis, welche ebenfalls über einzelne Äste einen radikulären Zufluß in die A. spinalis anterior speisen können (Abb. **50**).

Der venöse Abfluß erfolgt dann wieder in allen Segmenten über die radikulären Venen (KADYI 1889, GILLILAN 1970, KORITKE u. MAILCOT 1974, THRON 1988).

Tabelle **8** Variationen der A. vertebralis (nach *Francke* u. Mitarb. 1980, *George* u. *Laurian* 1987)

Dominant	links	35,8%
	rechts	23,4%
Gleich		40,8%
Hypoplastisch oder atretisch	links	5,7%
	rechts	8,8%
	beidseits	0,7%
Fehlt	links	1,8%
	rechts	3,1%

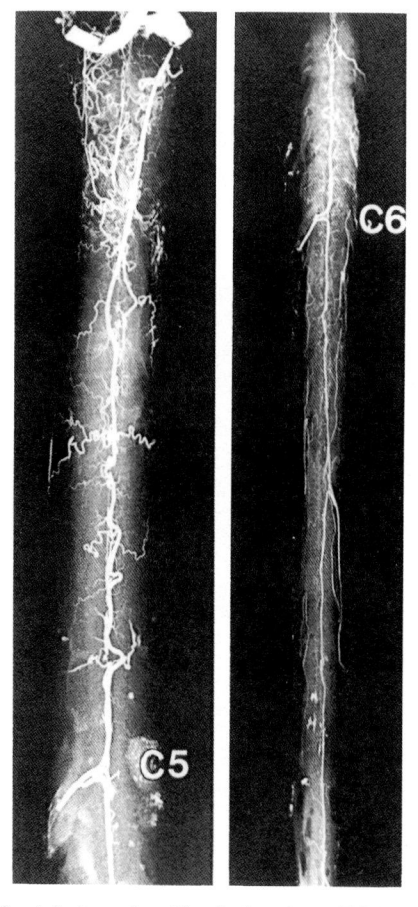

Abb. **49** Arterien des Zervikalmarkes. Röntgenaufnahmen in a.-p. Ansicht. **a** Es findet sich ein großer absteigender Ast der linken Vertebralarterie und eine anteriore Arterie, die die Wurzel in Höhe C5 begleitet. Man beachte das oberflächliche Netzwerk. **b** Duplikation der A. spinalis anterior kranial vom C4-Niveau, mit kleinen radikulären Zubringerarterien an beiden Seiten. Man beachte den Eintritt der Arterie, die in Höhe von C6 das Halsmark versorgt (aus *Thron, A. R.*: Vascular Anatomy of the Spinal Cord. Springer, Berlin 1988)

Ätiologie und Pathogenese der Zervikalsyndrome

Kopfgelenke

Die Kopfgelenke (C0 bis C2) sind wie die darunter liegende Halswirbelsäule ebenfalls Degenerationen unterworfen, dies allerdings in einem wesentlich geringeren Ausmaß. So finden sich im atlantodentalen Gelenk mit zunehmendem Lebensalter röntgenologische Hinweise auf eine Arthrose (OLSSON 1942, NATHAN 1962, VON TORKLUS u. GEHLE 1987) (Tab. 9) (Abb. 51a u. b).

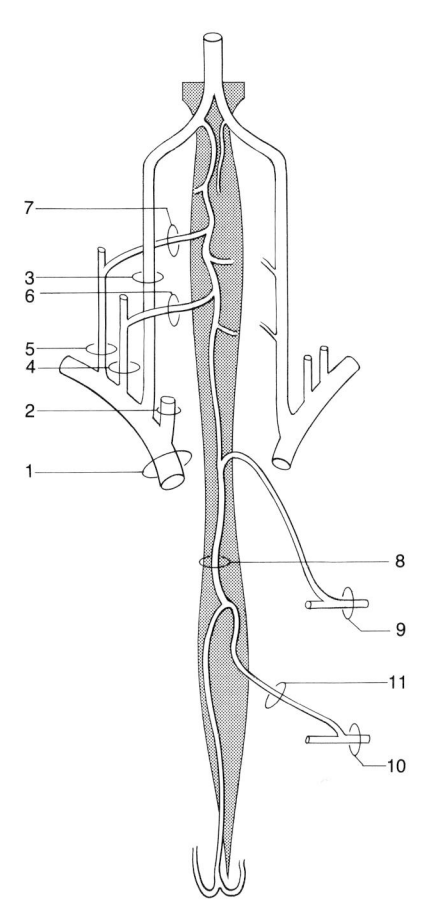

Abb. 50 Hauptzuflüsse für die arterielle Versorgung des Rückenmarkes (Schema). 1 = Truncus brachiocephalicus, 2 = A. carotidea, 3 = A. vertebralis, 4 = Truncus tyreocervicalis, 5 = Truncus costocervicalis, 6 = A. radicularis anterior (C6/C8), 7 = A. radicularis anterior (C4/C5), 8 = A. spinalis anterior, 9 = A. intercostalis posterior (T4/T6), 10 = A. intercostalis posterior (T9/L1), 11 = A. Adamkiewicz

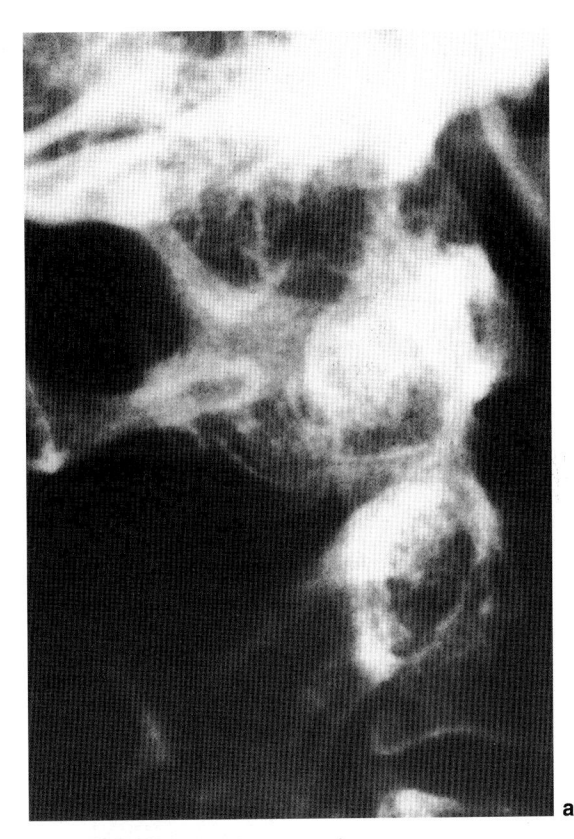

Abb. 51 a Arthrose im Dens-Axis-Gelenk mit Sklerosierung und Verlust des Gelenkspaltes (seitliche Aufnahme) (eigene Beobachtung). b Peridentale Aureole im a.-p. Tomogramm, ausgeprägter arthrotischer Randwulst (Pfeil) im Schichttief des Zahngelenkes, ausgehend vom vorderen Atlasbogen (aus v. Torklus, P., W. Gehle: Die obere Halswirbelsäule. Thieme, Stuttgart 1987)

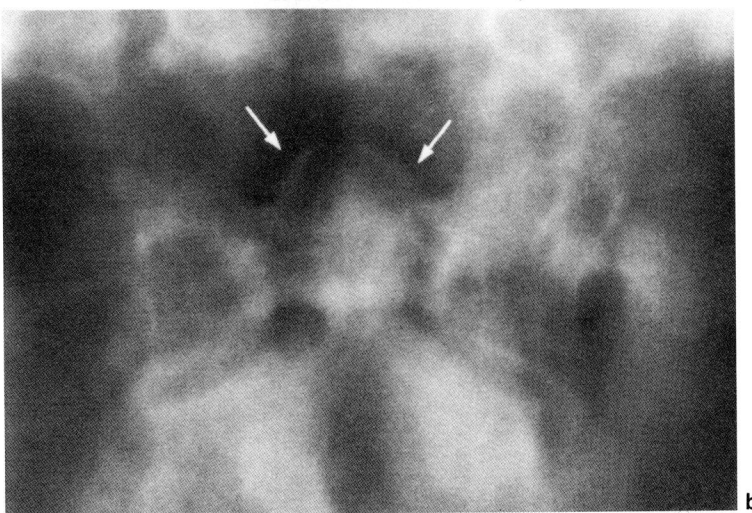

Abb. 51 c, d auf Seite 1.54

1 Degenerative Erkrankungen der Wirbelsäule

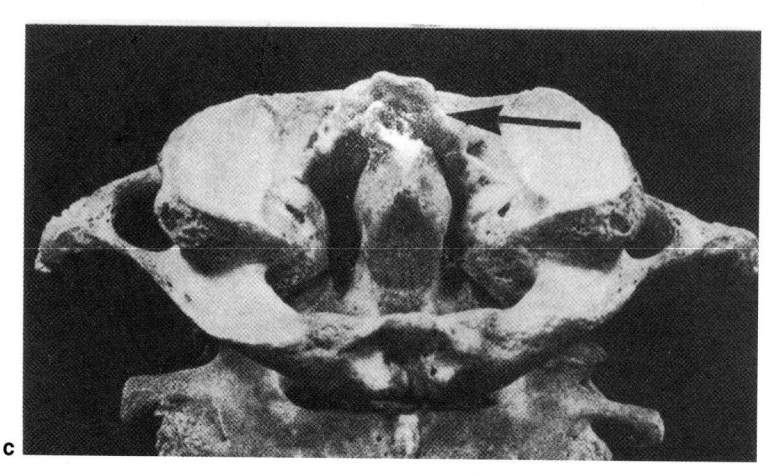

Abb. 51 **c** Arthrotischer Randwulst (Pfeil) der Gelenkfläche des vorderen Atlasbogens am Skelettpräparat. Im a.p. Tomogramm als peridentale Aureole sichtbar (a und b aus *v. Torklus, P., W. Gehle:* Die obere Halswirbelsäule. Thieme, Stuttgart 1987). **d** Arthrose im linken C2/2- und C2/3-Gelenk (Röntgen). Szintigraphische Anreicherung C1/2 und C2/3 (eigene Beobachtung)

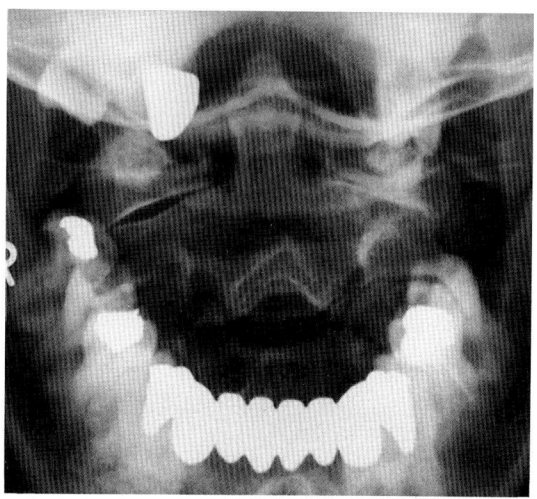

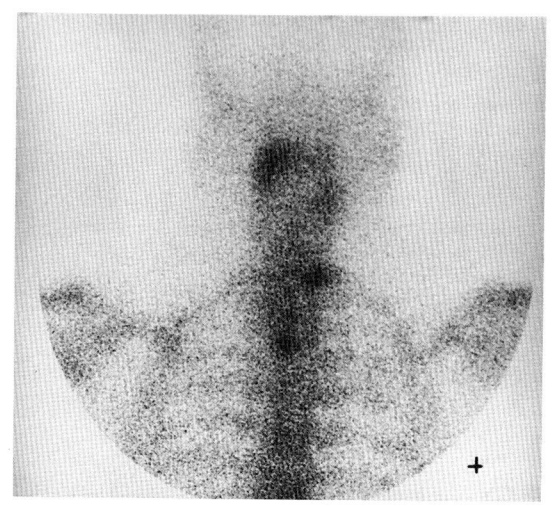

Tabelle 9   Häufigkeit der Arthrosis deformans im vorderen Zahngelenk und an den Wirbelbogengelenken in bezug auf das Lebensalter (nach *Torklus* u. *Gehle* 1987)

	41–50 Jahre	51–60 Jahre	über 61 Jahre
Arthrosis deformans im Zahngelenk (*Olsson* 1942, n = 125 Fälle)	36%	68%	88%
Spondylarthrosis deformans der Halswirbelsäule (*Aufdermaur* 1960, n = 100 Fälle)	38%	60%	83%

Auch in den Atlantookzipitalgelenken wie in den seitlichen Atlantoaxialgelenken wird in Einzelfällen eine Arthrosis deformans beschrieben (LINDEMANN u. KUHLENDAHL 1953, DVOŘÁK 1988).

Inwieweit anlagebedingte Formvarianten der Gelenkflächen, speziell des Dens, in Zusammenhang mit Überlastungen eine Degeneration dieser Gelenke bewirken können, ist noch nicht abschließend geklärt. Ihr Einfluß auf Frakturformen scheint jedoch gesichert (WERNE 1957, KOEBKE 1979, SATURNUS u. KOEBKE 1988).

Das klinische Bild ist durch eine bewegungs- und lagerungsabhängige, oft recht schwere Kopfschmerzsymptomatik gekennzeichnet, welche durch Analgesie des Gelenkes mittels intraartikulärer Infiltration auf Lokalanästhetika behoben werden kann (EHNI u. BENNER 1984, BOGDUK u. MARSLAND 1985, STAUDTE 1987, BOGDUK u. MARSLAND 1988).

Das zusätzliche Symptom Schwindel kann durch Blockierung der Gelenkafferenzen der oberen HWS durch Lokalanästhesie ausgelöst werden (BOGDUK 1981). Ein durch einen charakteristischen Nystagmus identifizierbarer Schwindel sei auch durch Reizung der Afferenzen der oberen Kopfgelenke erklärbar (HÜLSE 1985).

Von otoneurologischer Seite wird betont, daß nicht nur das vestibuläre System für die Stellung im Raum die Orientierung herstellen kann, sondern auch die oberen Segmente der Halswirbelsäule mit ihren Gelenkafferenzen ein System darstellen, dessen Wirkung auf Vestibulariskerne und Okulomotoriuskerne gesichert ist (FREDERICKSON u. Mitarb. 1966, BIEMOND u. DE JONG 1969, HIKOSAKA u. MAEDA 1973).

Durch Stimulation allein der Kopfgelenke können propriozeptiven Afferenzen gleichwertige Reflexe ausgelöst werden, wie sie durch die vestibulären Sinnesorgane hervorgerufen werden können (MEIRY 1971, TAKEMORI u. SUZUKI 1971).

HÜLSE (1985) beschreibt klinische Unterscheidungsmöglichkeiten zwischen zervikaler propriozeptiver Auslösung eines Schwindels und Schwindelursache durch eine vertebrobasiläre Insuffizienz mittels Latenz des Schwindels in Extremstellung. Für den klinischen Alltag lassen sich aber offensichtlich noch keine sicheren Untersuchungsmöglichkeiten angeben, nach denen unterschieden werden kann, ob ein Schwindel aus zervikaler Afferenzenstörung, aus Irritation des Halssympathikus oder aus einer Insuffizienz der A. vertebralis herrührt (JONGKEES 1969, COPE u. RYAN 1973, NORRE 1985).

Bewegungssegmente

Die Bewegungssegmente der mittleren und unteren Halswirbelsäule zeigen schon frühzeitig degenerative Veränderungen. Risse in den Bandscheiben mit nachfolgender Degeneration finden sich am häufigsten in den unteren Segmenten.

Eine Schmerzentstehung in der Bandscheibe selbst erscheint nach dem Nachweis von Schmerzmediatoren im Bandscheibengewebe möglich (WEINSTEIN u. Mitarb. 1988).

Eine Trennung der altersbedingten Veränderungen von den degenerativen Bandscheibenschäden und deren Folgen (AUFDERMAUER 1984) gelingt an der Halswirbelsäule nicht so eindeutig wie an den restlichen Wirbelsäulenabschnitten. Nach den Untersuchungen von TÖNDURY (1958) entstehen Risse in der Bandscheibe in der Unkovertebralregion mit Beginn der 2. Lebensdekade als normaler Entwicklungs- und Reifungsprozeß (Abb. **31, 32**).

Die Bildung dieser Risse im Unkovertebralspalt mit Annäherung ihrer histologischen Morphologie an echte Gelenke wird mit der Rotationsfunktion der Halswirbelsäule unterhalb von C2 in Verbindung gebracht (HALL 1965, PENNING u. WILMINK 1987, PENNING 1989).

Offensichtlich setzen die Bandscheiben der Rotationsbewegung mehr Widerstand entgegen als die Kopfgelenke, so daß in den Bandscheiben degenerative Veränderungen beginnen. Die Rotationsachse in den Segmenten C2 bis Th1 steht senkrecht auf der Ebene der kleinen Wirbelgelenke, geht also schräg durch die Wirbelkörper von vorne distal nach dorsal proximal (Abb. **43**).

Den größten Radius nehmen daher die Wirbelgelenke bei der Rotation ein, danach die seitlichen und hinteren Bandscheibenanteile mit ihren unkovertebralen Gelenkspalten. Den kleinsten Radius und damit den geringsten Verschiebeweg nimmt die vordere Bandscheibe ein.

Es erscheint damit erklärlich, daß mit Abnahme der Deformierbarkeit des Bandscheibengewebes die Horizontalspalten von hinteren und seitlichen Bandscheibenanteilen immer größer werden und schließlich das gesamte Bewegungssegment mitten durch die Bandscheibe teilen können. Dies scheint zumindest für die mittlere und untere Halswirbelsäule ein regelhafter Verlauf zu sein (TÖNDURY 1978, AUFDERMAUER 1984, ODA u. Mitarb. 1988).

Die Tiefe der Risse, vom unkovertebralen Gelenk ausgehend, ist unterschiedlich; es ist daher schwierig, eine Tiefe zu definieren, ab deren Ausmaß die altersbedingte Veränderung aufhört und die degenerative Schädigung beginnt.

Bandscheibenprolaps

In der Jugend hat der Gallertkern noch erhebliche Verlagerungsmöglichkeit bei einseitiger Belastung, wie bei der experimentellen simulierten Haltungskonstanz (STAHL 1977, zitiert bei KRÄMER 1986).

Protrusionen von weichem Bandscheibengewebe durch den Anulus fibrosus werden bei Jugendlichen und jüngeren Erwachsenen häufiger als bei Älteren beobachtet (soft disk hernia) (Abb. **52**).

Bandscheibenvorfälle mit Verlagerung des Gallertkerngewebes zusammen mit Teilen des Anulus fibrosus und einem durch vorherige innere Rißbildung ausgelösten Reparaturgewebe kommen bei Einrissen des posterolateralen Anulus vor und führen durch chronischen Druck auf die Nervenwurzel zum radikulären Syndrom.

Dieses Bandscheibengewebe kann sich in der Folge teilweise resorbieren, verkalken, aber auch zu Knochenneubildungen hinten und seitlich den osteophytären Anbauten führen (hard disk hernia).

Die Processus uncinati reagieren durch die Verminderung des Segmentabstandes mit einer seitlich abgebogenen knöchernen Apposition, der Weichteilwülste aufsitzen (Abb. **53a u. b**).

Der Beginn eines solchen degenerativen Umbaus im dorsolateralen Bereich kann mit zunehmendem Ausmaß der osteophytären Reaktion zunächst die ventrale Wurzel, danach die dorsale Wurzel und den proximalen Teil des dorsalen Ganglions tangieren (Abb. **53c**).

Radikuläre Schmerzentstehung

Die Höhenminderung der Bandscheibe, eventuell unter Ausstoß eines Prolapses oder zusammen mit der unkovertebralen Arthrose und gegebenenfalls mit osteophytären Einengungen vom Wirbelgelenk her, führt zur Lumenverminderung

1 Degenerative Erkrankungen der Wirbelsäule

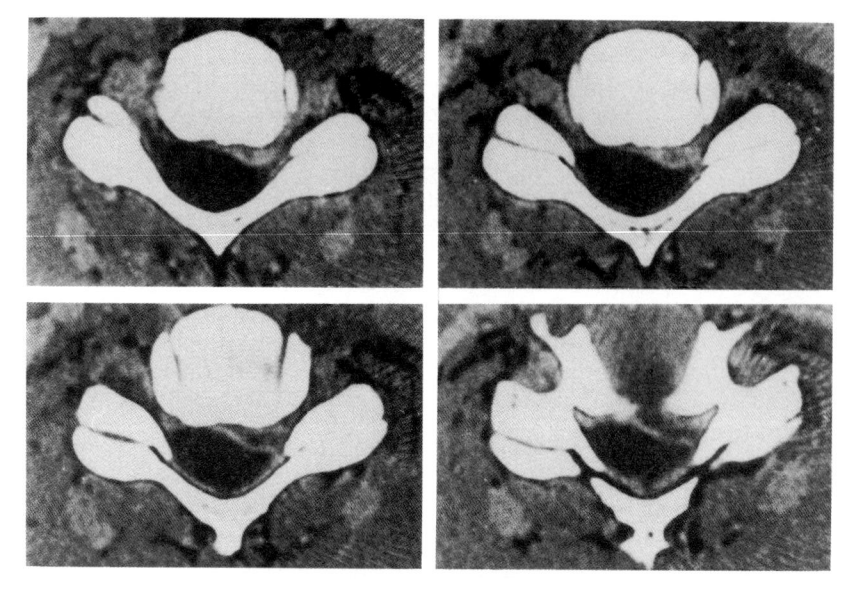

Abb. 52 Wurzelschädigung C7. Darstellung eines Bandscheibensequesters unter Perforation des hinteren Ligamentes (aus *Krause, D.* u. Mitarb. im *Kehr, P., A. Weidner:* Cervicale Spine I. Springer, Berlin 1987)

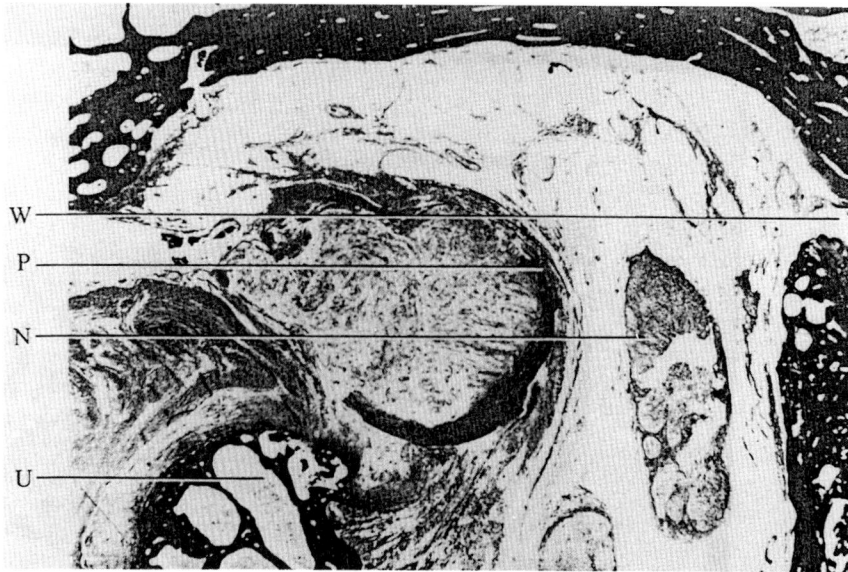

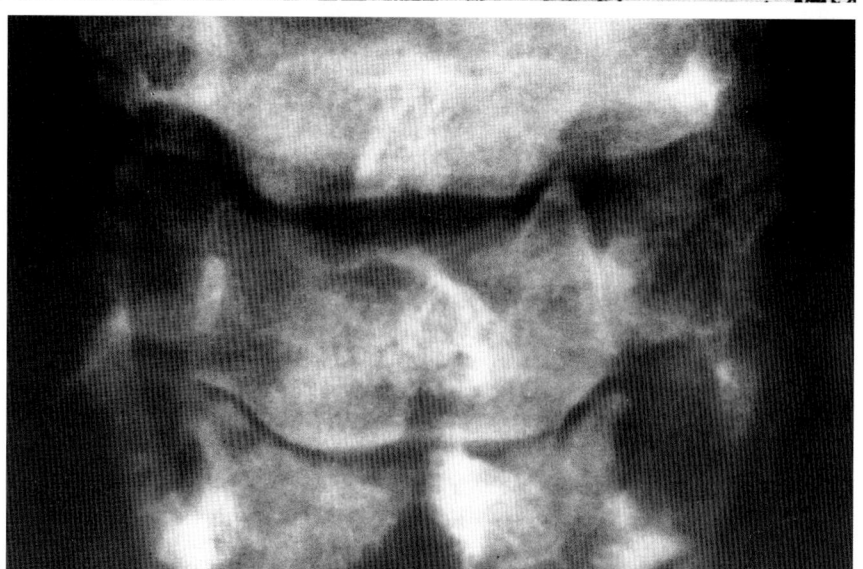

Abb. 53 a Dorsolateraler Nucleus-pulposus-Prolaps C5/6. Periphere Prolapspartie durch faserreiches Bindegewebe ersetzt (P). N = Nervenwurzel, W = Wirbelbogengelenk, U = Processus uncinatus C6. Van Gieson × 10, keine klinischen Angaben (aus *Aufdermaur* 1984). b Segment C6/7, ausgeprägte osteophytäre Anbauten am Processus uncinatus beidseits (eigene Beobachtung)

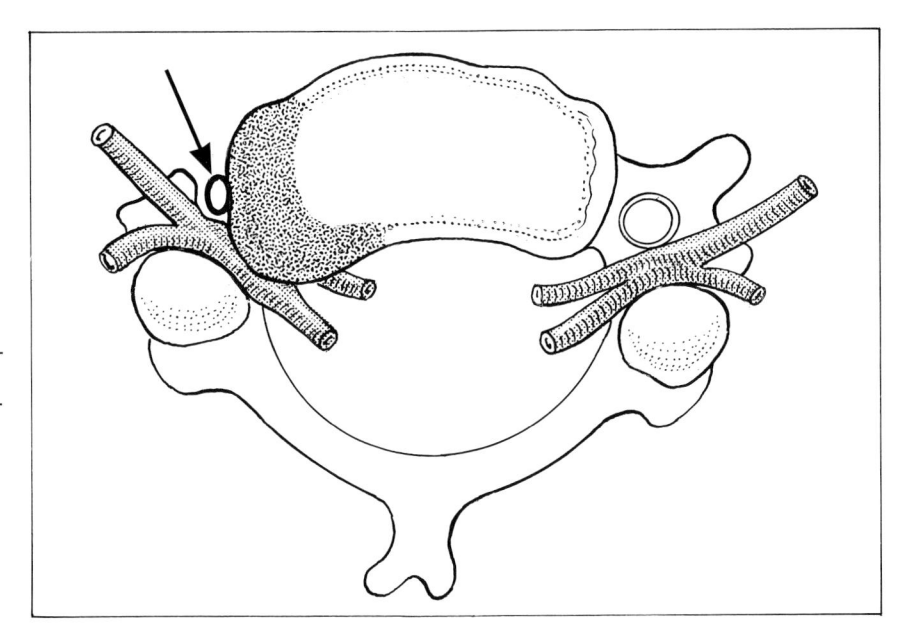

Abb. 53 c Darstellung eines großen osteophytär umgebauten Uncus vertebralis (gepunktete Region). Im Bereich des Pfeiles ist die Pars costalis des Processus transversus reseziert und gibt den Aspekt der Vertebralarterie frei (aus *Jung, A. u. Mitarb.*: The Cervical Spine. Huber, Bern 1974)

des Foramen vertebrale mit dem Wirbelkanal und damit zu radikulären Reizerscheinungen (Zervikobrachialgien).

Bei der Schmerzentstehung durch Druck auf Wurzeln, Spinalnerv und Ganglion spielen mehrere Faktoren eine Rolle: zunächst der chronische Druck auf den Nerv, mit innerer Kompression und Scherung des Nervengewebes selbst (LUNDBORG 1988), die offensichtlich zur spontanen Entstehung von Aktionspotentialen in den chronisch druckgeschädigten Nervenfasern führen kann, weiter Ödembildung im Nerv selber mit der Freisetzung von schmerzaktiven Substanzen (MARKS 1979, WEHLING u. Mitarb. 1989).

Zusätzlich können evtl. weitere biologisch aktive schmerzauslösende Substanzen aus der Umgebung, wie z. B. aus dem entzündeten Wirbelgelenk, bei der aktivierten Arthrose oder aus dem prolabierten Bandscheibengewebe eine Schmerzsensibilisierung über eine lokale Entzündung bewirken (WEINSTEIN u. Mitarb. 1988, WEHLING u. Mitarb. 1989, SAAL u. Mitarb. 1989).

An dieser Stelle soll auch die Kompressionsempfindlichkeit des Ganglion dorsale erwähnt werden (WALL u. DEVOR 1983).

Histologisch sind nach chronischer Kompression durch Diskusgewebe und arthrotische Gelenke degenerative narbige Veränderungen an den Wurzeln gefunden worden (HOLT u. YATES 1966).

Instabilität

Die degenerativen Veränderungen, wie die Chondrose, die Osteochondrose und die Spondylose, laufen im Prinzip in die Richtung der Bildung eines diarthrotischen Gelenkes ab. Durch die quere Teilung der Bandscheibe unter Bildung eines Risses wird das osmotische System zerstört (KRÄMER 1986). Das Eindringen von Bandscheibengewebe durch Defekte der Endplatte in die Spongiosa ist auch für das zervikale Bewegungssegment beobachtet worden (DE PALMA u. ROTHMAN 1970).

Als Folge oder parallel dazu wird die knorpelige Abschlußplatte durch Gefäße mit anschließender Knochenbildung durchdrungen. Schließlich ähnelt das Bewegungssegment einem peripheren Extremitätengelenk (ODA u. Mitarb. 1988).

Mechanisch wird auf diesem Weg eine vermehrte Beweglichkeit mit Instabilität bewirkt. Durch konsekutive osteophytäre Anbauten kommt es dann häufig zur fibrösen oder seltener sogar zur knöchernen Ankylose und damit zum Sistieren der auf der lokalen Instabilität beruhenden Beschwerden (IDELBERGER 1957, JUNG u. KEHR 1972, FINESSON 1980, AUFDERMAUER 1984, BONI u. DENARO 1987).

LOUIS (1987) beschreibt typische osteophytäre Anbaumuster bei unterschiedlichen degenerativen Instabilitätszuständen. Allerdings stehen biomechanische Untersuchungen mit Korrelation typischer degenerativer Veränderungen im Verhältnis zu definierbaren Instabilitätsmustern aus.

Beim lokalen HWS-Syndrom wird die temporäre Instabilität eines oder mehrerer Segmente als Ursache angeführt (KRÄMER 1986).

FARFAN u. GRACOVETZKI (1984) definieren wie folgt:

„(Klinische) Instabilität ist der symptomatische Zustand, bei dem ohne weitere Verletzung eine physiologische Belastung eine abnorm große Deformität am Bewegungssegment hervorruft."

Diese Instabilität ist allerdings bis heute nur unbefriedigend für die klinische Praxis definiert worden. So findet man zwar Angaben zur pathologischen Hypermobilität im Segment, auch kompensatorisch über oder unter degenerativen, schon fixierten Segmenten (PENNING 1978, DVOŘÁK 1988), aber der direkte Bezug zum Schmerzsyndrom ist zur Zeit in der Regel noch nicht möglich.

Noch unklarer ist z. B. die Rolle der Rotationsseitneigungsinstabilität, die von den Manualtherapeuten beschrieben wurde (LEWITT 1970, 1987).

Der Beginn einer Quantifizierung ist durch PENNING u. WILMINK (1988) vorgelegt worden.

Darüber hinaus fehlt noch eine Klärung der Rolle der pathologisch vermehrten Translationsbeweglichkeit (RAYNOR u. KOPLIK 1985, PANJABI u. WHITE 1989).

Die Schmerzleitung aus dem instabilen Segment wird dem N. sinuvertebralis mit den klinischen Symptomen der dorsalen Schmerzprojektion und Muskelverspannung zugeschrieben.

Wirbelgelenksarthrose

Die Arthrose der Wirbelgelenke an der Halswirbelsäule muß nicht regelhaft mit der Degeneration der Bandscheiben und der Unkovertebralgelenke einhergehen. So sieht man intakte Wirbelgelenke neben ausgeprägter unkovertebraler Arthrose (AUFDERMAUR 1984). Dieser Befund läßt sich so interpretieren, daß bei vermehrter Rotationsbelastung unterhalb C2 die Wirbelgelenke in diesem Stadium der Degeneration weniger, jedoch die führenden Unkovertebralgelenke mit den Bandscheiben stärkeren Belastungen durch Scherung ausgesetzt sind (PENNING 1989).

Im oberen Bereich der Halswirbelsäule von C2–C4 findet sich häufiger eine Arthrose der Wirbelgelenke (Abb. 54).

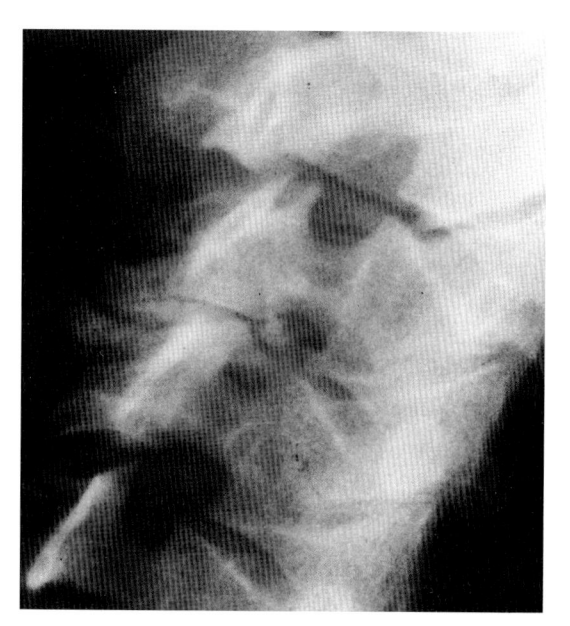

Wenn auch häufig symptomlos, kann ein Schmerzsyndrom aus den Wirbelgelenken (zervikales Facettensyndrom) durchaus klinische Bedeutung gewinnen (SLUIJTER u. KOETSVELD-BAART 1980, SLUIJTER u. MEHTA 1981, SLUIJTER 1981, DVOŘÁK u. DVOŘÁK 1982, HILDEBRANDT u. ARGYRAKIS 1983, BODGUK u. MARSLAND 1988).

Dabei werden Schmerzlokalisationen angegeben, die für die mittleren und unteren Gelenke dem lokalen Zervikalsyndrom entsprechen und für die oberen Segmente dem zervikozephalen Syndrom zugeordnet werden können (Abb. **47a, 55**).

Einen Überblick über lokale altersbedingte Verteilung von degenerativen Veränderungen im Bandscheiben- und Wirbelgelenkbereich findet sich bei AUFDERMAUER (1984) und DE PALMA u. ROTHMAN (1970).

Arteria vertebralis

Erst bei längerem Bestehen drängt der Osteophyt bei der unkovertebralen Arthrose auch nach lateral so weit vor, daß er die A. vertebralis mit ihrer autonomen Nervenbegleitung aus dem Sympathikus tangieren kann. Dies kann dann in manchen Fällen zu einer klinischen Symptomatik führen, die möglicherweise durch die Perfusionsstörung der abhängigen Gehirnstrukturen durch die A. vertebralis ausgelöst wird.

Die Perforation des Zerebellums erfolgt im wesentlichen über den Circulus arteriosus Willisii, der aus den beiden Aa. vertebrales gespeist wird, so daß die Symptome wie Dysmetrie, Ataxie, Intentionstremor, Schwindel, Hypotonie sowie visuelle Symptome ebenfalls auf eine Minderperfusion durch die A. vertebralis zurückgeführt werden können (Hirnstammzeichen) (SCHEID 1980, ZÜLCH 1985, POECK 1990a).

Abb. **54** Arthrotischer Umbau im Wirbelbogengelenk C3/4 mit deutlicher Verschmälerung des Gelenkspaltes sowie osteophytären Anbauten hinten und in das Foramen intervertebrale hinein, zusätzlich Einengung von vorne durch Osteophyten vom Unkovertebralgelenk her (eigene Beobachtung)

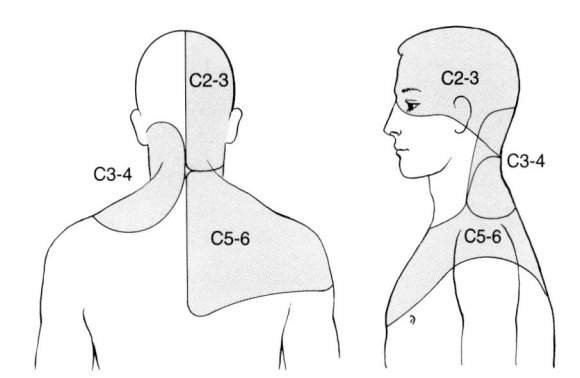

Abb. 55 Wirbelgelenksaffektion und Schmerzlokalisation (nach *Bogdule* u. *Marsland* 1988)

Visuelle Symptome lassen sich auf die Minderversorgung des Okzipitallappens durch die A. vertebralis und ihrer Äste zurückführen (DENNY-BROWN 1960).

Hypothetisch ist die Reizung des Sympathikus mit reaktiver Spastik der extrakraniellen kleinen Gefäße (BARRE u. LIEOU 1928, JUNG u. KEHR 1972).

Wie von NAGASHIMA u. IWANA 1972 berichtet wird, soll das tiefe oder posteriore zervikale sympathische System funktionell vom N. cervicalis unterschieden sein. Das tiefe System soll Unsicherheit, Sehstörungen und Kopfschmerzen in der Hinterhauptsregion und Pupillenveränderungen hervorrufen können, aber keine signifikanten Einflüsse auf die Blutversorgung des Gehirns oder der A. vertebralis haben (SCHMITT u. PIERSON 1934, MEYER u. Mitarb. 1967).

Schwerer Schwindel oder sogar Fallneigung (drop attacks) sind selten bei kompletter Okklusion der A. vertebralis bei extremer Drehung der Halswirbelsäule in eine Richtung zu beobachten (DENNY-BROWN 1960), dies besonders, wenn die Gegenseite der A. vertebralis nur kleinkalibrig angelegt ist (SHEEHAN u. Mitarb. 1960, GEORGE u. LAURIAN 1987).

Zervikales Myelon

Degenerativ verursachte Veränderungen der Weite des Spinalkanals durch dorsale Osteophytenbildung von der Bandscheibe her, Hypertrophie der Ligg. flava sowie osteophytäre Einengung der Foramina intervertebralia durch Unkarthrose können zur medullären Kompression, zur Veränderung von Zu- und Abflüssen des Blutes und bei vorliegender Instabilität zu Scherbelastungen von bestimmten Regionen des Myelons und der Wurzel führen (CLARK u. ROBINSON 1956). Dies wird besonders bei schon konstitutionell engem Spinalkanal beobachtet (BRAIN u. WILKINSON 1967, HOHMANN u. Mitarb. 1985, TORG 1989, KUNZE u. ARLT 1989) (Abb. **56a** u. **b**).

Unter diesen Umständen kann es zu neurologischen Ausfällen kommen, die mit Zeichen von medullären und radikulären Ausfällen einhergehen können. Häufig dominieren die neurologischen Symptome der Schädigung langer Bahnen in der unteren Extremität beidseits lokalisiert, während radikuläre Ausfälle eher einseitig an der oberen Extremität gefunden werden.

Direkte Kompression der Medulla kann durch einen Osteophyten sowie eine Diskusprotrusion von vorn und ein hypertrophes Lig. flavum von hinten, je nach Stellung der Halswirbelsäule in Flexion und Extension, besonders stark ausgeübt werden. Bei Flexion kommt es zur Kompression von vorn durch die Diskusprotrusionen, bei Extension (Hyperlordose im Alter) zur Druckausübung durch das Lig. flavum.

Da gleichzeitig bei der fortgeschrittenen Spondylose eine vermehrte Beweglichkeit (Instabilität) in bestimmten Segmenten eingetreten sein kann, verstärken sich diese Faktoren zusätzlich (PANJABI u. WHITE 1989) (Abb. **57**).

Oft findet sich eine deutliche Diskrepanz zwischen den relativ geringen klinischen Befunden und den ins Auge springenden morphologischen Veränderungen mit Abplattung des Markes und den histologischen Befunden mit inkompletten Gewebsnekrosen, Entmarkung und Aktivierung der ortsständigen Glia.

Allerdings sind vollständige oder totale Gewebsnekrosen selten. Eine Korrelation der histologisch nachgewiesenen Gewebsschädigung mit der stärksten Einengung des Kanales konnte bei Deformierungen nachgewiesen werden (ONO u. Mitarb. 1977, OGINO u. Mitarb. 1983).

Die vaskuläre Komponente ist bei der Ausprägung des klinischen Syndroms mit zu beachten (BOHLMAN u. EMERY 1988). Wohl kann durch die biomechanische Druck- und Zugbelastung im Foramen intervertebrale der arterielle Zustrom und v. a. der venöse Abstrom behindert werden, zusätzlich sind jedoch allgemeine vaskuläre pathologische Veränderungen der arteriellen Versorgung bei den recht alten Patienten in die Ausprägung des Syndroms mit einzubeziehen.

Bei komplettem oder intermittierendem Verschluß durch Zug an den Ästen der A. spinalis anterior können Symptome auftreten, die zu

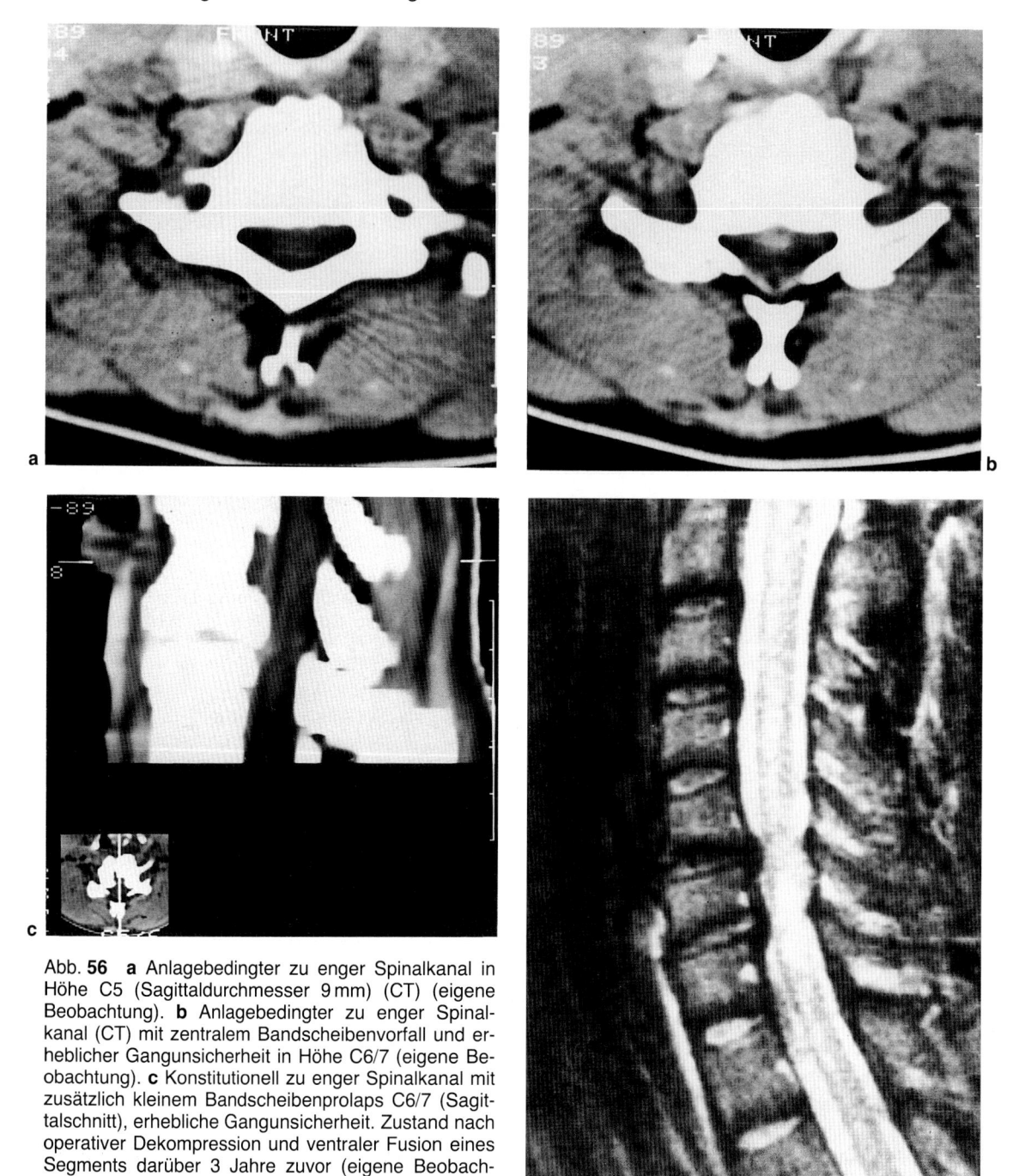

1.60 1 Degenerative Erkrankungen der Wirbelsäule

Abb. 56 **a** Anlagebedingter zu enger Spinalkanal in Höhe C5 (Sagittaldurchmesser 9 mm) (CT) (eigene Beobachtung). **b** Anlagebedingter zu enger Spinalkanal (CT) mit zentralem Bandscheibenvorfall und erheblicher Gangunsicherheit in Höhe C6/7 (eigene Beobachtung). **c** Konstitutionell zu enger Spinalkanal mit zusätzlich kleinem Bandscheibenprolaps C6/7 (Sagittalschnitt), erhebliche Gangunsicherheit. Zustand nach operativer Dekompression und ventraler Fusion eines Segments darüber 3 Jahre zuvor (eigene Beobachtung). **d** Myelopathie bei Spondylose mit hartem Prolaps C6/7 (MRT). Man beachte die Markveränderung (Beobachung *Leibold*, Aachen)

Fehldeutungen Anlaß geben, nämlich Schmerzen und Ausfälle einiger Segmente unterhalb der vaskulären Obstruktion (Yahl u. Mitarb. 1955, Braham u. Herzberger 1956, Brain 1963, Jellinger 1973, 1983).

Dadurch kann die Zuordnung der klinischen Beschwerden zum Ort der Schädigung bei der häufigen zervikalen Spondylose im höheren Alter erschwert sein.

Klinik

Aus praktischer Sicht haben sich die Bezeichnungen von Schmerzsyndromen an der HWS bewährt, die nach dem klinischen Beschwerdebild geordnet werden.

Mit dem jetzigen Erkenntnisstand lassen sich zwar Ursachen für bestimmte Schmerzzustände

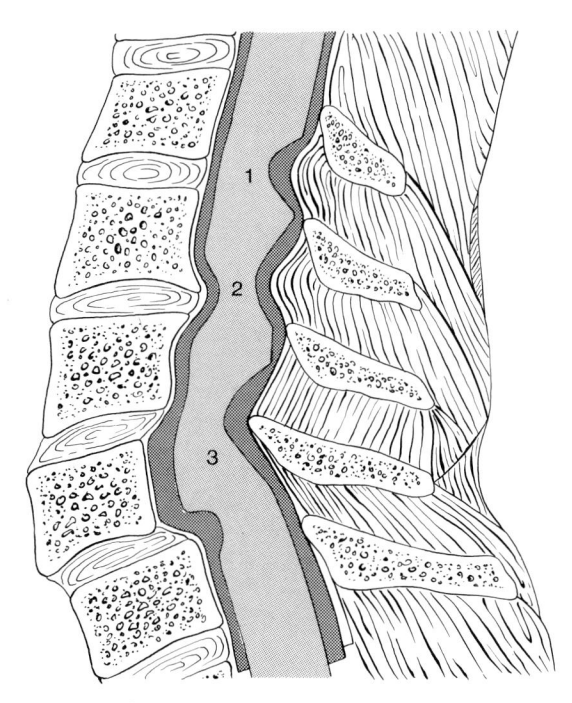

Abb. 57 Übermäßige Zug- und Druckeinwirkung auf das Halsmark durch pathologische Situation: 1 = Hypertrophie des Lig. flavum, 2 = Bandscheibenprotrusion, 3 = pathologische Hypermobilität der Wirbel gegeneinander (nach *White* u. *Panjabi* 1978)

darlegen, aber in einem größeren Teil der Fälle bleibt die genaue pathologisch-anatomische oder pathophysiologische Ursache der Schmerzentstehung noch offen.

Erschwerend ist für die genaue Klassifizierung die überlappende Symptomatik, die je nach vorliegendem Fall dominiert.

Jedenfalls steht in der klinischen Praxis in den meisten Fällen eine Degeneration der unteren Segmente der Halswirbelsäule im Vordergrund, die für das Schmerzsyndrom verantwortlich zu sein scheint (KRÄMER 1986).

Dagegen berichten die Manualtherapeuten über Erfahrungen, die den Kopfgelenken eine besondere Stellung bei der Entstehung von Halswirbelsäulensyndromen zuweisen (WOLFF 1988).

Lokales Zervikalsyndrom

Unter diesem Begriff werden alle Störungen, die aus einer krankhaften Veränderung des Bewegungssegmentes herrühren, verstanden.

Spontanverlauf

Im allgemeinen wird angenommen, daß es sich bei dem lokalen Halswirbelsäulensyndrom (neck pain) um ein vorübergehendes schmerzhaftes Intervall mit einer guten Prognose handelt. Demgegenüber lassen jedoch Langzeituntersuchungen Zweifel an der generellen Gutartigkeit des Syndroms aufkommen: GORE u. Mitarb. (1987) untersuchten 205 Patienten (106 Frauen und 99 Männer) über eine Mindestzeit von 10 Jahren. Unter diesem Patientengut befanden sich auch Patienten mit einer Arm- und Kopfsymptomatik und traumatische Fälle. Es ließ sich weder durch eine klinische Untersuchung noch durch röntgenologische Zeichen etwas über die Prognose im Einzelfall aussagen. Schwerer Schmerz gleich zu Beginn führte häufiger zu einem unbefriedigenden klinischen Verlauf.

Ähnliche Ergebnisse werden von ROTHMAN u. SIMEONE (1982) berichtet, deren 68 Patienten konservativ behandelt wurden, wovon 69% über Nacken- und radikulären Schmerz klagten und 31% nur Nackenschmerz aufwiesen.

5 Jahre später zeigten sich 45% der Patienten ohne wesentliche Beschwerden, 55% zeigten einen unbefriedigenden Verlauf und 23% waren sehr behindert. Der Vergleich mit einer Gruppe operierter Patienten ergab nach 5 Jahren keine statistischen Unterschiede.

Anamnese

In den häufigsten Fällen werden intermittierende, plötzlich auftretende und auch schnell wieder abklingende Schmerzen angegeben, die von der Position und der Bewegungsart der Halswirbelsäule abhängig sind.

Die Schmerzzunahme in der Nacht unter der Verminderung der muskulären Kontrolle der Halswirbelsäulenstellung gilt als typisch.

Der Patient nimmt eine Entlastungshaltung ein und kennt nach einiger Zeit genau schmerzentlastende und schmerzverstärkende Bewegungen.

Bestimmte Tätigkeiten werden als besonders schmerzauslösend angegeben, nämlich solche, die aus einer vornübergeneigten Stellung forcierte Extensionen mit Haltearbeit fordern, wie z. B. Fahrradfahren, Brustschwimmen, Lesen, Beobachtung von Bildschirm und Überkopfarbeiten.

Nicht selten kennen die Patienten diese typischen auslösenden Situationen und Schmerzart von vorangegangenen Attacken (Schmerzgedächtnis).

Oft waren bestimmte Bewegungen schon vor der Schmerzattacke eingeschränkt, z. B. Rotation in eine Richtung, die nun mit Auftreten des Zervikalsyndroms ganz erheblich eingeschränkt werden und, z. B. beim Rückwärtsfahren eines Kraftfahrzeuges, sehr behindern.

Die Intensität der Schmerzen ist unterschiedlich, eher akut auftretend und schmerzhaft mit vegetativen Symptomen wie Schweißneigung und Kollapsneigung bei jüngeren Personen. Bei älteren Personen werden häufiger Dauerschmerzen mit stärkeren schmerzhaften Episoden angegeben.

Neben den Schmerzen fühlen sich die Patienten durch die plötzliche Behinderung der Beweglichkeit stark gestört. Ein Extremfall ist die fixierte Fehlstellung, meistens in einer starken Rotation bei dem akuten Schiefhals (Tortikollis).

Die durch das Syndrom ausgelöste reaktive Muskelverspannung ist oft besonders mit ihrer pseudoradikulären Ausstrahlung quälend.

Bei der Selbstbetastung werden die Schmerzpunkte mit Ausstrahlung nach distal und kranial angegeben, welche reproduzierbar sind. So finden sich in der oberen Hälfte der Halswirbelsäule druckschmerzhafte Punkte in der oberflächlichen Muskulatur, welche in das Hinterhaupt schmerzhafte Projektionen hervorrufen.

In der unteren Hälfte werden hauptsächlich Schmerzen, in den Arm bis zum Ellenbogen ziehend, bei der Betastung und bei der Schmerzauslösung auf Muskeldruck angegeben.

Weiter distal ausstrahlende schmerzhafte Verspannungen der Haltemuskulatur am Schulterblatt, z.B. des M. rhomboideus und M. levator scapulae werden von den Patienten ebenfalls angegeben. Die Schmerzausstrahlung kann dann bis in die ulnarseitigen Finger bei Betastung speziell der unteren Hälfte des M. rhomboideus reichen.

Gelegentlich läßt sich die Stelle, die vom Patienten als der am meisten schmerzende Punkt angegeben wird, als ein Wirbelgelenk oder der laterale Teil des Atlas lokalisieren.

Eine graphische Darstellung der Schmerzlokalisation ist hilfreich (SCOTT u. HUSKISSON 1976).

Definitionsgemäß fehlen beim lokalen Zervikalsyndrom ein echter radikulärer Schmerz in der oberen Extremität, eine dominierende Ausstrahlung in den Kopfbereich oder armbetonte Muskelschwächen mit Unsicherheit beim Gang.

Ebenso fehlen Zeichen der intermittierenden zerebralen Minderdurchblutung durch die A. vertebralis, wie Ohrenrauschen, Schwindel, Sehstörungen, Gefühlsstörungen im Gesicht und lageabhängige Tonusveränderungen.

Körperlicher Untersuchungsbefund

Die meisten Patienten machen einen leidenden Eindruck. Die Halswirbelsäule wird durch eine starke Muskelspannung in der offensichtlich am wenigsten schmerzhaften Stellung festgehalten.

Die Untersuchung beginnt mit der Prüfung der oberen Extremität auf vaskuläre und neurale Zeichen, am besten von distal nach proximal. Dann können die schmerzhaften Muskelstränge an der Halswirbelsäule mit ihrer sekundären Verspannung im Schultergürtelbereich palpiert werden.

In der Regel ist die Bewegungsprüfung der Halswirbelsäule wegen der starken Schmerzhaftigkeit ganz erheblich behindert. Sie wird zunächst im aufrechten Sitz begonnen. Im Liegen kann sie unter vorsichtiger Extension wiederholt werden. Eine Segmentzuordnung der Schmerzentstehung durch die körperliche Untersuchung kann wie folgt angestrebt werden:

Ein Segment wird mit Fingerkontakt an der seitlichen Begrenzung der Wirbelgelenke identifiziert und ein Widerlager bei den kombinierten Rotationsseitbiegebewegungen nach hinten seitlich von C2 bis Th1 gebildet. Hierbei kann der Untersucher eine Vorstellung einzelner Bewegungsblockierungen gewinnen.

Bei der Rotationsprüfung in den Kopfgelenken wird unter leichter Extension vom Hinterhaupt her mit der Hand die Rotation nach beiden Seiten geprüft, die ungefähr dem halben rechten Winkel in den oberen Kopfgelenken entspricht. Während der Exkursion in den oberen Kopfgelenken ist die Augenlinie auch in den Seitdrehstellungen parallel zur Neutralstellung. Erst beim weiteren Drehen sinkt die Augenlinie zur Drehseite hin ab.

Bei fehlender Funktion des C1/2-Gelenkes sinkt die Augenlinie sofort ab und der Winkelausschlag beträgt nur die Hälfte des Normalen (JEANNERET 1987).

Die klinische Funktionsprüfung erfolgt zunächst am sitzenden Patienten für die Untersuchung der aktiven, ohne Hilfe durchführbaren Beweglichkeit in den Hauptbewegungsebenen. Dabei sind genaue Winkelbestimmungen mit Inklinometer und Kompaßwinkelmesser von Vorteil.

Eine nachgewiesene Einschränkung der aktiven Beweglichkeit wird durch die Prüfung der passiven Beweglichkeit ergänzt, indem man versucht, das Bewegungsdefizit manuell zu beheben.

Die Rotation bei aufrechter Körperhaltung erfolgt zur Hälfte in dem Segment C1/2 und zur anderen Hälfte in den Segmenten C2–C7. Bei der maximalen Flexion des Kopfes werden die Wirbelgelenke zwischen C2 und C7 durch Anspannung der Kapseln teilweise fixiert, so daß die Rotation zwischen Atlas und Axis geprüft werden kann: Bei maximaler Reklination des Kopfes werden die Gelenke zwischen Okziput und C2 im wesentlichen durch die Anspannung der Ligg. alaria fixiert, so daß nun die Rotation zwischen C2 und C7 abgeschätzt werden kann.

Bei der Bewegungsprüfung kann gelegentlich ein arthrotisches Reiben Hinweise auf die fortgeschrittene Degeneration geben.

Alle Bewegungen, die vorher passiv durchgeführt wurden, werden danach mit Widerstand durch den Untersucher wiederholt. Dabei werden Muskelverankerung, Sehneninsertion, motorische Kraft und die Muskelfunktion im ganzen beurteilbar. Die Beuger der Halswirbelsäule, nämlich der M. sternocleidomastoideus, die tiefer gelegene vordere Halsmuskulatur und die willkürliche Muskulatur der Halseingeweide werden geprüft, indem die widerstandsgebende Hand gewölbt auf die Stirn aufgelegt wird und der sitzende Patient mit steigender Kraft dagegen drückt.

Die Extensoren M. splenius, Mm. semispinalis capitis und cervicis, der M. trapezius und die tiefe paravertebrale Nackenmuskulatur werden abgeschätzt, indem Widerstand gegen das Okziput gegeben wird; dabei kann mit der freien Hand jeweils das Anspringen der einzelnen Muskelgruppen gefühlt werden.

Die Seitneigung wird geprüft, indem die Schulter des Patienten vom Untersucher fixiert wird und die Hand gegen die Parietalregion des Kopfes zur Widerstandsleistung aufgelegt wird. Die Rotation wird durch Widerstand gegen die Mandibula bei fixiertem Schultergürtel geprüft.

Als weitere Untersuchung kann der Distraktionstest mit der Halswirbelsäule in leichter Flexion und mit axialem Zug nach oben Hinweise auf die Schmerzerleichterung durch die Entlastung der dorsalen Strukturen geben.

Die manuelle Medizin hat die Untersuchungstechnik in funktioneller Hinsicht weiter vervollkommnet, nähere Angaben sind u. a. bei Dvořák u. Dvořák (1988) zu finden.

Ansätze zur Dokumentation der zervikalen Hebearbeit auf quantitativer Basis sind gemacht worden. Für isometrische Kräfte erfolgten Messungen und Dokumentation von Hettinger (1983). Eine Standardisierung der Hebearbeit durch die Muskeln der oberen Extremität, welche mit der Halswirbelsäule funktionell verbunden sind, wurde von Mayer u. Mitarb. (1988) angegeben. Diese Methoden haben jedoch bisher nur für wissenschaftliche Untersuchungen Anwendung gefunden.

Radiologische Untersuchung (Tab. 10)

Die statischen Aufnahmen der Halswirbelsäule werden im anterioren, posterioren und seitlichen Strahlengang angefertigt.

Zur Darstellung der Foramina intervertebralia und der Wirbelgelenke dienen schräge Aufnahmen (Haferl u. Meuli 1976).

Zusätzlich läßt sich der okzipitozervikale Übergang transoral darstellen.

Zur Darstellung von Störungen im Bewegungssegment wie Hyper- und Hypomobilität dienen Funktionsaufnahmen der gesamten Halswirbelsäule. Im seitlichen Strahlengang können maximale Inklination (Flexion) und maximale Reklination (Extension) zur Beurteilung von Instabilitäten und Blockierungen in den Segmenten C2–C7 herangezogen werden. Im seitlichen Strahlengang bei maximaler Inklination kann der atlantoaxiale Übergang gezielt dargestellt werden, um durch diese Provokation eine atlantoaxiale Dislokation zu erkennen (mehr als 2,5 mm) (Hensinger 1989).

Die Funktionsaufnahme der atlantoaxialen Region von anterior-posterior in maximaler Seitneigung nach beiden Seiten gibt Hinweise auf die Stabilität im Lig.-alare-Funktionsbereich (kleiner als 4 mm) (Reich u. Dvořák 1986). Seltener werden Funktionsaufnahmen in andere Richtungen benötigt.

Untersuchungen zur Technik und Beurteilung von Funktionsaufnahmen finden sich bei Deseze u. Mitarb. 1951, Buetti-Bäuml 1954, Penning 1968, Dvořák u. Mitarb. 1988b.

Übersichtsaufnahmen

Degenerative Veränderungen an der Halswirbelsäule zeigen sich im Röntgenbild zunächst durch eine Abnahme der Bandscheibenhöhe an.

Vorher schon können Fehlhaltungen Vermutungen auf eine Störung von Bewegungssegmenten geben. So soll die monosegmentäre Streckstellung und das dorsale Klaffen eines Diskusraumes als Hinweis auf eine Störung des Bewegungssegmentes gelten, ähnliches wird auch für eine abnorme Streckstellung mehrerer Wirbel oberhalb eines gelockerten Segmentes angegeben (Güntz 1932).

Die normalen Diskushöhen an der Halswirbelsäule haben einen harmonischen Sequenzverlauf (Diehlmann 1982):

Die Diskushöhe nimmt von C2 bis C6 normalerweise gleichmäßig zu, die Bandscheiben zwischen C6/7 und C7/Th 1 sind ungefähr gleich groß. Bei zunehmender Schwere der degenerativen Veränderung kommt es dann zur Verschmälerung des Diskusabstandes und zur Ausbildung von

Tabelle 10 Radiologische Zeichen und pathologisch-anatomische Begriffe

Chondrose:	Verminderung der Höhe des intervertebralen Bandscheibenraumes.
Osteochondrose:	Verminderte Bandscheibenhöhe und zusätzliche Verdichtung (Sklerosierung der darüber und darunter gelegenen Deck- und Abschlußplatten).
Spondylose:	Verminderung des Bandscheibenraumes, knöcherne Anbauten am Wirbelkörper und im Bereich der unkovertebralen Spalten. Die spondylotischen Osteophyten können vorne sehr groß werden, jedoch dorsal und dorsolateral zu einem signifikanten Lumendefizit des Spinalkanals führen.
Arthrose der Wirbelgelenke (Spondylarthrose):	Charakterisiert durch Sklerosierung der Gelenkflächen, Verminderung des Gelenkspaltes und reaktive osteophytäre Anbauten.

Randwülsten an den Wirbelkörpern, die zunächst minimal als Verschärfung der Kanten vorn imponieren, später jedoch bis zu groben Knochenhyperplasien, die segmentale Überklammerungen bilden können, reichen. Diese Osteophyten können wegen ihrer Größe Schluckbeschwerden verursachen (Bauer 1953, Prince u. Mitarb. 1975, Gohel u. Mitarb. 1976) (Abb. **58**).

Gleichartige Veränderungen sind dann parallel oder auch als primäre erstmalige Manifestation an den Processus uncinati zu finden, die auf der a.-p. Aufnahme und auf der Schrägaufnahme besonders deutlich zur Darstellung kommen (Abb. **53b**).

Diese dorsolateralen Osteophyten können ganz erhebliche Einengungen der Nervenaustrittslöcher aus dem Wirbelkanal verursachen. Bei der Beurteilung ist der zusätzliche Weichteilanteil auf den knöchern dargestellten Osteophyten bei der Stenosierung mit zu berücksichtigen.

Auf der transoralen Darstellung des C1/2-Gelenkes können die Zeichen der Osteophytenbildung an der medialen Kante des Gelenkes C1/2 mit Zuspitzungen gefunden werden.

Bei der fortgeschrittenen Arthrose im C1/2-Gelenk stellt sich dann die typische Verschmälerung des Gelenkspaltes ebenfalls dar (von Torklus u. Gehle 1987) (Abb. **51**).

Auf der Seitaufnahme kann die Weite des Wirbelkanals abgeschätzt werden. Normalwerte für die Übersichtsaufnahme finden sich bei von Torklus u. Gehle (1987) und Hensinger (1989) für die obere Halswirbelsäule sowie bei Hillemacher u. Kügelgen (1978), Wackenheim u. Dietemann (1985), Wackenheim (1989) und Torg (1989) für die mittlere und untere Halswirbelsäule.

Funktionsaufnahmen

Im Stadium der Chondrose oder Osteochondrose kann bei einem Teil der Patienten eine vermehrte Beweglichkeit nachgewiesen werden, später ist die Beweglichkeit eher unterhalb des normalen Ausmaßes.

Es ist nicht selten, daß das darüber gelegene Segment hypermobil ist und dann für die Entstehung der schmerzhaften Symptomatik in Frage kommt.

Das sog. „Treppenphänomen" bei der Funktionsaufnahme, welches einer nicht pathologischen Translationsbewegung entspricht, ist häufiger bei jüngeren Menschen zu finden und nimmt mit zunehmendem Alter ab.

Nur bei segmentaler Verstärkung kann diesem Zeichen eine Bedeutung zugemessen werden.

Bei der Arthrose der Wirbelgelenke ist die Retrolisthesis bei gleichzeitiger Verschmälerung des Bandscheibenraumes in der mittleren Zervikalregion ein häufig zu erhebender Befund (Penning 1989b). Dies wird durch die schräge Position der intervertebralen Gelenke erklärt, die den darüber gelegenen Wirbelkörper leicht nach hinten ablenkt, häufig ist dieser Befund unterhalb des nicht seltenen Blockwirbels C2/3 nachzuweisen.

Eine Anterolisthesis (Pseudospondylolisthese) mit Vorwärtsgleiten eines Wirbelkörpers findet sich bei stärkeren degenerativen Veränderungen im gesamten Segment und kann ebenfalls mit einem lokalen Zervikalsyndrom in Zusammenhang gebracht werden.

Nach wie vor ist es jedoch nicht gelungen, ein standardisiertes röntgenologisches Vorgehen zu definieren, welches mit einer ausreichend hohen Zuverlässigkeit Schmerzsymptome und segmentale Alteration in der täglichen Praxis korrelieren kann (Gore u. Mitarb. 1986, Übersicht bei Dillin u. Mitarb. 1986, Gore u. Mitarb. 1987).

Zusatzuntersuchung unter Durchleuchtungskontrolle

Die Diskographie mit Distensionstest (Lindblom 1948, Positionsstatement über Diskographie 1988) sollte dann durchgeführt werden, wenn die Beschwerden auf eine angemessene konservative Behandlung nicht angesprochen haben und die operative Versteifung des betroffenen Segmentes geplant wird. Hierbei soll nach der Punktion und

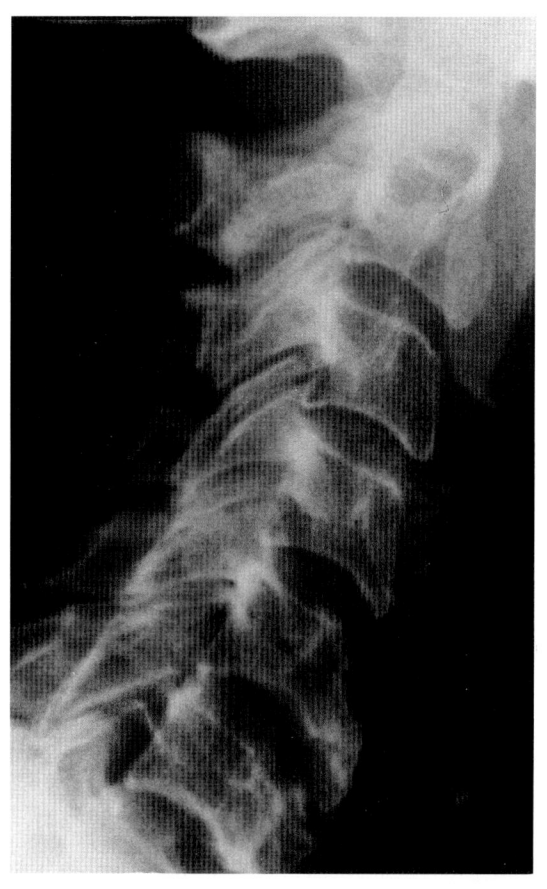

Abb. **58** Großer ventraler Osteophyt C5 und C6 mit Schluckbeschwerden (eigene Beobachtung)

Injektion des Kontrastmittels die Schmerzreaktion des Patienten registriert werden und insbesondere festgestellt werden, ob der typische Schmerz ausgelöst werden kann.

Diese Untersuchung eignet sich sicher nicht für die Fälle, bei denen der Diskus schon so weit geschädigt ist, daß eine Diskographie nicht mehr möglich ist und das Kontrastmittel über die Unkusöffnungen seitlich ablaufen kann, so daß für die Schmerzauslösung nicht genügend Druck aufgebaut werden kann. KIKUCHI u. Mitarb. (1981) empfehlen eine funktionelle Diskographie mit Blockade der Wurzel als Verfahren, um das symptomatische Segment genau zu identifizieren.

Diagnostische Lokalanästhesie der Wirbelgelenke oder der Rr. articulares des dorsalen Spinalnervenastes kann zur Festlegung des schmerzhaften Segmentes bei überwiegender Symptomatik aus den Wirbelgelenken dienen (SLUIJTER u. KOERTSVELD-BAART 1980, HILDEBRANDT u. AGYRAKIS 1986, STAUDTE 1987, BOGDUK u. Mitarb. 1988). Auch hier ist es wichtig, die typischen Schmerzen durch eine lokale Elektrostimulation mittels einer Sonde auszulösen und durch die Lokalanästhesie temporär zu beheben.

Weitere bildgebende Verfahren

Die Computertomographie (CT) und die Magnetresonanztomographie (MRT) dienen beim lokalen Zervikalsyndrom zum Ausschluß bedeutender Spinalkanalengen (CT) (Abb. 56) oder einer Läsion innerhalb des Myelons, wie z. B. bei einer posttraumatischen Syringomyelie.

Diagnose

Dem lokalen Halswirbelsyndrom können folgende Ursachen zugeordnet werden:

1. Chondrose, Osteochondrose oder Spondylose der mittleren und unteren Halswirbelsäule mit temporärer Instabilität,
2. aktivierte Arthrose in den Wirbelgelenken C2/C7 und
3. andere.

Differentialdiagnose

Differentialdiagnostisch am wichtigsten ist der Ausschluß einer Osteolyse, welche mit dem Bild eines lokalen Zervikalsyndroms initial einhergehen kann (WEIDNER 1987, VERBIEST 1989, DUNN u. Mitarb. 1989).

Am häufigsten sind Metastasen von Bronchial-, Mamma- und Schilddrüsenkarzinom sowie ein Nierenkarzinom. Als Primärtumor kommt das Plasmozytom in Frage. Andere primäre Tumoren sind selten.

Im allgemeinen beginnt die Erkrankung schleichend, es findet sich eine Beschleunigung der Blutsenkungsgeschwindigkeit und Destruktionen des Knochens in den Röntgenaufnahmen.

Die Klärung erfolgt durch Schichtaufnahmen, Computer- und Kernspintomographie, Knochenszintigraphie, Biopsie und Suchen nach dem Primärtumor.

Von den entzündlichen Krankheiten kann die juvenile Polyarthritis über längere Zeit mit an- und abschwellenden Schmerzsymptomen im Nackenbereich einhergehen.

Bei älteren, weit fortgeschrittenen Polyarthritisfällen findet sich eine rheumatische Dislokation im Segment C1/2, aber auch in den subaxialen Gelenken. In den meisten Fällen sind jedoch die peripheren arthritischen Veränderungen nicht zu übersehen und führen zur richtigen Diagnose.

Zu Beginn einer Spondylitis ankylosans kann die obere Halswirbelsäule entzündlich befallen sein (SCHILLING 1963, HARTL 1982, JONES 1985).

Die fortgeschrittene senile Osteoporose mit Brustwirbelsäulenkyphosierung kann lokale Schulter-Nacken-Schmerzen verursachen, häufig ist die Halswirbelsäule selbst nicht wesentlich osteoporotisch verändert.

Selten kommt eine Spondylitis oder Spondylodiszitis differentialdiagnostisch in Frage. Dabei handelt es sich um ein erheblich schmerzhaftes Krankheitsbild, das mit erhöhter Blutsenkung und zum Teil meningitischen Reizungen einhergeht. Eine Angina tonsillaris, eine Diskographie oder eine perforierende Grätenverletzung können auslösend sein (DIEHLMANN 1982, GUYER 1988).

Nackenschmerzen können durch die Neuralgie des N. occipitalis major oder minor aufgrund von Muskel- oder Faszienengen hervorgerufen werden.

Nacken- und Schulterschmerz werden häufig bei statischen Störungen oder nach Überanstrengung mit Überlastung der Muskulatur gesehen (LANCE 1978, SOYKA 1984, EDWARD 1988).

Bei der Fibromyalgie (YUNUS 1983, WOLFE 1988) finden sich die charakteristischen multiplen schmerzauslösenden Punkte.

Zu beachten sind auch Veränderungen im Akromioklavikulargelenk, welche gelegentlich nach proximal ausstrahlen können.

Eine koronare Herzerkrankung, eine Gallenblasenerkrankung oder andere zwerchfellnahe Läsionen können Schulter-Nacken-Schmerzen hervorrufen (referred pain).

Andererseits sollte die häufige Befunderhebung einer koronaren Herzerkrankung nicht die tatsächliche Ursache eines Brustwandschmerzes auf dem Boden eines Halswirbelsäulengeschehens verdecken (BRODSKY 1985).

Therapie

Die Behandlung des lokalen Halswirbelsäulensyndroms ist eine Domäne der konservativen Therapie.

An erster Stelle gilt es, eine Schmerzverminderung schnell zu erreichen, dies kann polypragmatisch erfolgen, da definitionsgemäß bei lokalem Halswirbelsäulensyndrom kein gefährliches Krankheitsbild vorliegt.

Immobilisierung

Die Immobilisierung als Prinzip der Schmerzbekämpfung am Bewegungsapparat ist eine etablierte Methode.

An der Wirbelsäule läßt sich eine Ruhigstellung zur Vermeidung größerer Bewegungsausschläge durch eine Nackenorthese leicht erreichen (Tab. 11). Von der großen Zahl der angebotenen Modelle reicht i. allg. ein Schaumstoffkragen, der die Halswirbelsäule in leichter Flexion erhält und die Beweglichkeit auf ca. 1/3 des Normalen reduziert.

Stärker fixierende Orthesen sind je nach spezieller Lage des Falles erforderlich. Ihre unterschiedlichen Wirkungen sind nachgewiesen worden (JOHNSON u. Mitarb. 1977).

Für das lokale HWS-Syndrom kommen Zervikalorthesen der ersten Kategorie in Frage.

Die Orthese muß genau angepaßt werden, damit die leichte Flexionsstellung gewährleistet ist.

Bei der Belehrung des Patienten ist es wichtig, daß darauf hingewiesen wird, die Orthese auch nachts zu tragen, da nachts die Muskulatur vor einer schmerzhaften Stellung der Halswirbelsäule nicht mehr schützen kann. Es kann auch eine spezielle Orthese für die Nacht gegeben werden (OPPEL u. Mitarb. 1989).

Bei bewußter muskulärer Fixierung der Schulter-Nacken-Muskulatur kann die Halsstütze beim akuten Zervikalsyndrom weggelassen werden, um z. B. duschen zu können. Zur Behandlung mit einer Zervikalorthese gehört die alsbaldige Abschulung nach Abklingen der akuten Symptomatik mit zunächst isometrischen Übungen in der Orthese und anschließend aufbauenden kräftigenden, schließlich mobilisierenden Übungen bis zur Beschwerdefreiheit.

Manchmal ist es nötig, bei sehr schmerzhaftem lokalem Zervikalsyndrom Bettruhe zu verordnen. Zur Erweiterung der Foramina intervertebralia und zur Dekompression der geschwollenen Strukturen soll eine leichte Flexionsstellung eingehalten werden. Dazu dienen verschiedene Kissenkonstruktionen, die im Handel erhältlich sind. Am effektivsten ist es jedoch, die Orthese nachts zu tragen oder mit verschiedenen Standardkissen die Lagerung zu bewerkstelligen.

Extension (Traktion)

Die mechanische Extension der Halswirbelsäule soll zunächst zur Dehnung der verkrampften Muskulatur und damit zur Schmerzlinderung führen (PETER 1971, KRÄMER 1986).

Tabelle 11 Einteilung der HWS-Orthesen (nach *Wolf* u. *Johnson* 1989)

Zervikalorthese – weich oder fest.
Kopf-Zervikal-Orthese – schalenförmig oder mit Stangenabstützung.
Kopf-Zervikal-Thorakal-Orthese – schalenförmig oder Stangenabstützung.
Halo mit Rumpfabstützung (halo jacket).

Theoretisch werden die Foramina intervertebralia geöffnet und der Wiedereinstrom der Flüssigkeit in den Discus intervertebralis unterstützt. ZYBERGOLD u. PIPER (1985) führten eine kontrollierte Studie mit und ohne Extension durch und fanden, daß die Patienten, die mit Extension behandelt wurden, weniger begleitende medikamentöse Therapie brauchten. Weiter führte intermittierende Extension zu einer besseren Flexion, Rotation und zu geringeren Schmerzen, verglichen mit Patienten, die nur Instruktionen über die Haltung des Nackens bekommen hatten. Der Mechanismus der Besserung durch Extension ist jedoch nicht geklärt. Günstig wird die Extension von CYRIAX (1975) u. HARRIS (1977), GRIEVE (1982) sowie KRÄMER (1986) beurteilt.

Kritisch wird diese Methode von GREENFIELD u. ILFIELD (1971) und DORIAN (1985) beleuchtet.

Die therapeutische Extension kann im Sitzen, aber auch im Liegen durchgeführt werden, sollte intermittierend und mit ansteigender Zugkraft (4–6 kg) appliziert werden.

Nach KRÄMER (1986) wird die Indikation für eine Extensionsbehandlung für die Zervikalsyndrome gesehen, bei denen der Extensionstest positiv ist. Bei fortgeschrittener Spondylose ist eine Extension und damit eine konsekutive Mobilisation kontraindiziert, um die einsetzende altersbedingte „wohltätige Teilversteifung" der Wirbelsäule (IDELBERGER 1954) nicht zu stören.

Manuelle Medizin

Die manuelle Medizin bemüht sich, biomechanische Forschungsergebnisse, neurophysiologische Erkenntnisse und v. a. empirische Beobachtungen zur Grundlage ihrer Diagnostik und therapeutischen Handgriffe zu verschmelzen. Die Einfügung dieser Handgriffe in ein Übungskonzept, welches z. T. bekannten krankengymnastischen Prinzipien ähnelt, wird vorangetrieben (MAIGNE 1968, GUTMANN 1985, WOLFF 1988, SCHNEIDER u. Mitarb. 1989).

Diese Vorstellungen beschäftigen sich mit dem Begriff der Blockierung, der reversiblen funktionellen Bewegungseinschränkung eines Gelenkes, welche nur durch eine subtile Untersuchungstechnik genauer erkannt werden kann (BORNAND 1974, TILSCHER u. EDER 1983, DVOŘÁK u. DVOŘÁK 1988).

Gerade das einfache Zervikalsyndrom ist der Manipulation gut zugänglich (CAVIEZEL 1977). Es findet sich eine Reihe von Berichten über rasche Erfolge, die durch den in dieser Technik Erfahrenen erzielt werden können (POTTER 1977).

Da auch bei diesen Eingriffen Komplikationen beschrieben worden sind (Tab. 12) (Übersicht bei GUTMANN 1985), andererseits auch die apparative Extension (Traktion) nicht ohne Gefahren ist (DORIAN 1985), wird empfohlen, die manuelle Therapie der Halswirbelsäule bei einfachen Zervikalsyndromen auf eine Traktion mit geringem Krafteinsatz des Therapeuten zu beschränken (GODT u. Mitarb. 1981, MURPHY u. LIEPONIS 1989). Allerdings fällt in der täglichen Praxis immer wieder auf, daß Patienten Manipulationen an der Halswirbelsäule dringend wünschen und jährlich viele Dutzend Mal „mobilisiert" worden sind. Inwieweit dieses später zu sekundären Hypermobilitätsschäden führen kann oder überhaupt das Schmerzbild unterhält, ist bisher nicht untersucht worden.

Beim lokalen Zervikalsyndrom ist z. B. nicht bekannt, welcher Anteil der Patienten ausschließlich schulmedizinisch behandelt wird und wie viele von Nichtärzten und Ärzten chiropraktisch bzw. chirotherapeutisch behandelt werden.

Medikamentöse Therapie

Die Anfangsphase der schmerzhaften Fixierung der Halswirbelsäule ist die Domäne der medikamentösen Therapie. Es werden Analgetika, Muskelrelaxanzien und Antiphlogistika verwendet.

Die initiale Behandlung mit Acetylsalicylsäure oder Paracetamol in hoher Dosierung bewirkt in den meisten Fällen eine ausreichende Analgesie.

Unter der Vorstellung der entzündlichen reaktiven Schwellung im instabilen Segment oder im Wirbelgelenk werden nicht steroidale Antirheumatika, wie z. B. Diclofenac, Indometacin oder Ibuprofen, in ausreichend hoher Dosierung eingesetzt.

Zur symptomatischen Reduktion der erhöhten Muskelspannungen kann Diazepam oder ein Abkömmling dieser Stoffklasse in relativ niedriger Dosierung eingesetzt werden.

Die medikamentöse Therapie soll in der Regel nach 1–2 Wochen stark reduziert werden und statt dessen der physikalischen rehabilitierenden Behandlung Platz machen.

Krankengymnastik und Massage

Bei der Behandlung des Zervikalsyndroms ist in der Initialphase hauptsächlich auf schmerzlindernde Lagerung zu achten, dabei können Eispackungen eingesetzt werden. Erst nach Abklingen des akuten Zustandes kann mit leichter Streichmassage begonnen werden, zusätzlich können nunmehr Wärmeapplikationen erfolgen.

Tabelle 12 Kontraindikationen gegen manuelle Therapie bei HWS-Erkrankungen (modifiziert nach *Krämer* 1986)

Radikuläres Syndrom.
Zervikozephale Syndrome.
Zervikomedulläres Syndrom.
Distorsion der HWS.
Alter mehr als 45 Jahre.
Inkomplette Diagnostik.

Schon bald sollen isometrische Übungen auch mit eigentätigen Hausaufgaben und später kombiniert kräftigende und mobilisierende Aktivitäten begonnen werden.

Dabei kommen auch verschiedene Techniken in Betracht, die auf der Nutzung reflektorischer Tonusveränderungen beruhen (WYKE u. MOLINA 1972, SCHNEIDER u. Mitarb. 1989).

Systematische vergleichende Untersuchungen über die Wirkungen verschiedener krankengymnastischer Techniken stehen erst am Anfang (KOES u. Mitarb. 1992).

Lokale Injektionsbehandlung

Diese Behandlungsart hat ihre Berechtigung in der Anfangsphase der palpablen, akut schmerzhaften Verspannungen der paravertebralen Muskelbereiche. Sie läßt in manchen Fällen überhaupt erst die Korrektur der Stellung des Nackens zu, die für die Applikation einer Orthese erforderlich ist. Bei länger bestehenden therapieresistenten, schmerzhaft verspannten Muskelarealen empfiehlt es sich, an den Stellen des maximalen Schmerzes die Verspannungen mit einem Lokalanästhetikum zu infiltrieren. In den selteneren Fällen, bei denen die Schmerzursache aus dem Wirbelgelenk herrührt, kann unter Durchleuchtungskontrolle eine intraartikuläre Injektion unter Verwendung eines Depot-Steroids für längere Zeit Besserung erbringen (Facetteninfiltration) (HILDEBRANDT u. ARGYRAKIS 1983, KRÄMER 1986, BOGDUK u. MARSLAND 1988).

Die Blockade des Halssympathikus mit einem Lokalanästhetikum soll nach SCHMITT (1955) eine Wirkung auf den Spinalnerv als wesentlichem Erfolgsorgan des Sympathikus haben. Dafür spricht auch der tierexperimentelle Nachweis der Durchblutungsmodulation des lumbalen Spinalganglions durch den Sympathikus (TAKAHASHI u. Mitarb. 1988).

Elektrostimulation

Die transkutane elektrische Nervenstimulation (TENS) bei Nackenschmerzen kann in manchen Fällen erfolgreich sein (ERIKSSON u. Mitarb. 1979, MURPHY u. LIEPONIS 1989). Die Methode beruht auf der „Gate-control"-Theorie von MELZACK u. WALL (1965).

1 Degenerative Erkrankungen der Wirbelsäule

Sie besagt, daß eine neuronale Schaltverbindung zwischen den afferenten, schnell leitenden Fasern mit großem Durchmesser (Berührung und Druck) und den afferenten Fasern mit kleinem Durchmesser (Schmerz) besteht. Diese Verschaltungsneurone können – der Theorie folgend – durch die schneller übertragenden großkalibrigen Fasern aktiviert werden und damit die langsamer leitenden Schmerzfasern inhibieren. Dabei soll auch die modulierende Rolle der endogenen Opiatrezeptoren eine Rolle spielen (GERSH u. WOLF 1985).

Auch bei Elektrostimulation werden hauptsächlich schnell leitende Fasern aktiviert, wodurch die Schmerzempfindung, die von den langsamer leitenden Fasern herrührt, in ihrer Intensität verringert wird.

Weitere Methoden

Beim Zervikalsyndrom werden weitere schmerzbeeinflussende Behandlungen angewendet, wie z. B. Akupunktur (PAUSER 1980), Entspannungsverfahren (autogenes Training) (SCHULTZ 1974), Biofeedback (KRÖNER u. SACHSE 1981), kleine Psychotherapie, körperorientierte psychotherapeutische Verfahren sowie Hypnose.

Diese Verfahren werden in zweiter Linie eingesetzt, nachdem eine Chronizität der Schmerzzustände eingetreten ist und sich eine Eigendynamik mit Loslösung vom ursprünglich mehr somatisch bedingten Schmerz entwickelt hat. Hier versucht die Psychotherapie neuere Ansatzpunkte zu finden (EGLE u. HOFFMANN 1988).

Operative Therapie

Das Problem bei der operativen Behandlung therapieresistenter Instabilitäten beim lokalen HWS-Syndrom ist zunächst die genaue Identifikation des schmerzhaften Segmentes.

Hierzu dient neben der körperlichen Untersuchung und der Funktionsaufnahme im Röntgenbild die Diskographie oder die Funktionsdiskographie (KIKUCHI u. Mitarb. 1981).

Eventuell läßt sich diese Untersuchung noch durch Infiltrationen der Wirbelgelenke und eines lokalen radikulären Lokalanästhetikablockes ergänzen.

Da es sich in den meisten Fällen beim lokalen Halswirbelsäulensyndrom um eine segmentale Instabilität durch ein Ausbleiben der Stabilisierung beim Fortgang der Spondylose handelt, kann die segmentale operative Stabilisierung als Ersatz des natürlichen Abstützvorganges angesehen werden (DEREYMAEKER u. MULLER 1956).

Für Eingriffe an einem oder zwei Segmenten wird der vordere Zugang empfohlen.

Im Jahr 1955 beschreiben ROBINSON u. SMITH eine Technik, in der durch den vorderen Zugang eine Fusion nach Exzision des Bandscheibenmaterials erreicht wird. Dabei werden zwei hufeisenförmige aufrechte Kortikalisfragmente eingebracht, welche eine sehr gute Stabilisierung bewirken (Abb. **59 a–c**).

Der operative Zugang erfolgt in Rückenlage. Die Inzision kann von rechts oder links durchgeführt werden. Beim rechten Zugang ist die Verletzung des N. laryngeus recurrens eher möglich. Die Operation ist jedoch von rechts für einen rechtshändigen Operateur einfacher. Durch präoperative Durchleuchtungskontrolle kann die Inzisionshöhe bestimmt werden, welche quer in den Hautfalten erfolgt. Bei der Entfernung nur einer Bandscheibe wird die kurze Querinzision empfohlen. Ein ansteigender Schnitt längs des Vorderrandes am Sternokleidomastoideus dient der Freilegung von mehreren Segmenten. Die Haut und das Platysma werden durchtrennt, anschließend wird die prätracheale Faszie längs gespalten. Mit stumpfen Instrumenten und dem Finger wird dann zwischen dem Innenrand des M. sternocleidomastoideus und den vorderen geraden Muskeln eingegangen. Die A. carotis kann palpiert

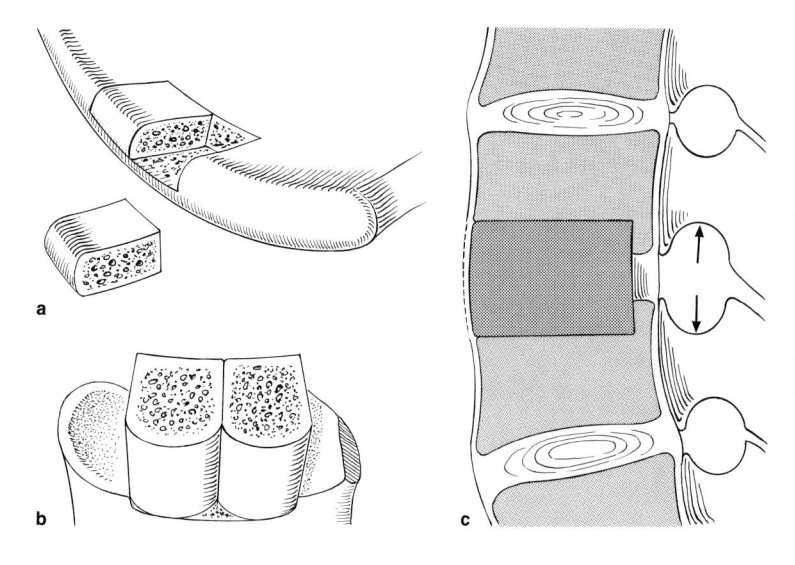

Abb. **59 a** Entnahme zweier kortikospongiöser Beckenkammkämme aus der inneren Hälfte des vorderen Beckenkamms. **b** Position der beiden kortikospongiösen Blöcke nach Anfrischen der Deck- und Abschlußplatte, Teilresektion des Processus uncinatus rechts. **c** Distrahierender Effekt auf das Foramen intervertebrale nach Einbringen des kortikospongiösen Knochentransplantates (nach *Magerl* 1974)

werden und wird nach lateral weggehalten. Anschließend werden die Trachea, der Ösophagus und die Thyroidea nach medial abgedrängt, so daß die Osteophyten der Halswirbelsäule dargestellt werden können.

Man muß unbedingt die Mittellinie beachten. Die Muskelfasern des M. longus colli lassen sich in dem gesuchten Segment weiter zur Seite schieben, nachdem die Höhe durch Nadelmarkierung und Durchleuchtung bestimmt worden ist. Alle Bandscheiben von C2 bis Th 1 können auf diese Weise dargestellt werden. Dabei muß nach distal auf die A. thyroidea inferior und nach proximal auf Fazialisäste, die submental verlaufen sowie den N. laryngeus superior und auf die Kopfnerven geachtet werden.

Die Operation läßt sich mit Lupen oder dem Operationsmikroskop erleichtern.

Bei der Mikroskopbenutzung ist die gute Ausleuchtung des Operationsfeldes und die dreidimensionale Darstellung bis hinten vor die Medulla als besonderer Vorteil zu nennen. Da beim instabilen Segment die Höhenminderung mit Einengung der Foramina intervertebralia zur Reizung schmerzhafter Strukturen beitragen soll, ist der Effekt der ventralen Fusion durch Erweiterung des Segmentes und Einbringen eines Transplantates zur Distraktion im Segment zu sehen. Dabei haben sich nach Entfernung des Diskus zusammen mit der knorpeligen Endplatte kortikospongiöse Knochenblöcke aus dem Beckenkamm von 10–15 mm Höhe bewährt (SMITH u. ROBINSON 1958).

Die Entfernung der hinteren Osteophyten scheint nicht immer unbedingt erforderlich zu sein.

SMITH u. ROBINSON (1958) geben an, daß die Hälfte der präoperativ vorhandenen Osteophyten, welche intraoperativ nicht entfernt wurden, anschließend resorbiert worden sind. Ein höherer Prozentsatz der Resorption von hinteren und posterolateralen Osteophyten wurde von GORE u. SEPIC (1984) berichtet: Dabei hatten 80 Patienten 119 Osteophyten, welche nach der festen Fusion 67mal kleiner wurden und 13mal gleich blieben. In keinem Fall kam es zu einer Vergrößerung.

Der Bandscheibenraum wird nach Anfrischen so weit wie möglich auseinandergezogen, sowohl durch Zug am Kopf, Hyperlordosierung und Einbringen eines Transplantates, welches nach Loslassen der Spannung fest verankert wird. Bei Fusionierung nur eines Segmentes werden keine äußeren Fixationen gegeben, bei der Fusionierung von mehr als einem Segment wird einige Wochen ruhig gestellt. Hier kann auch das Anbringen einer Osteosyntheseplatte von Vorteil sein (OROSCO 1970, WEIDNER 1989) (Abb. **60**).

Das Verfahren von CLOWARD (1958) sieht vor, daß mit Hilfe eines speziellen Instrumentariums ein großes rundes Loch in die angrenzenden Wirbelkörper in Höhe des Discus vertebralis eingedreht wird. In dieses wird ein runder kortikospongiöser Knochendübel eingebracht. Beim Einbohren müssen die Tiefe und die Abstände zum Myelon kontrolliert werden. Dabei können durch die relativ große Knochenaufbohrung auch die posterioren und posterolateralen Osteophyten leicht entfernt werden.

Als Nachteil dieser Methode wird gelegentlich postoperativ eine Kyphosierung beobachtet, da offensichtlich der Knochendübel, welcher in der Mitte rein spongiös ist, nicht in allen Fällen standhält.

Eine Untersuchung durch WHITE u. HIRSCH (1971) ergab, daß die hufeisenartigen Knochen-

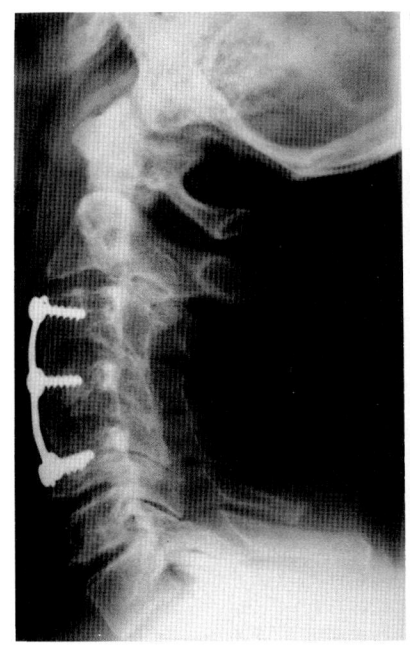

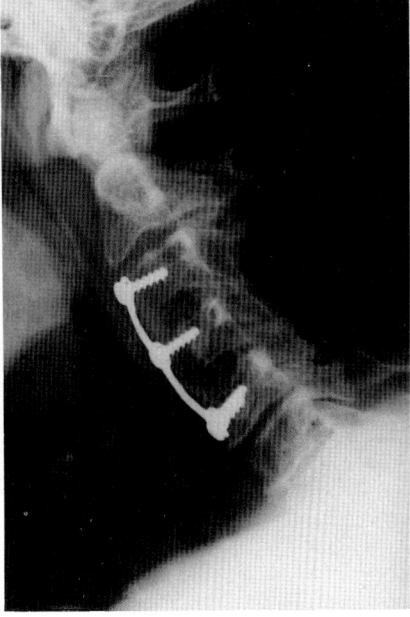

Abb. **60** Funktionsaufnahme nach Fixierung von zwei Segmenten mit Platte ventral und Knochenblöcken (eigene Beobachtung)

transplantate bei der Methode nach ROBINSON u. SMITH (1985) besser belastbar sind und eine sofortige Freigabe postoperativ ermöglichen.

Eine anfänglich relativ hohe Pseudoarthroserate führte zu verschiedenen Modifikationen, wie z. B. die Keystone-Technik von SIMMONS, SIMMONS u. BHALLIA (1969). Eine ähnliche Methode verwendeten GORE u. SEPIC (1984) mit ihrer hohen Durchbaurate. Gefriergetrockneter Transplantatknochen hat sich nicht bewährt (ZDEBLICK u. DUCKER 1991).

Im allgemeinen werden die Resultate bei der Entfernung des Bandscheibengewebes mit Fusion von anfänglich 73% als sehr gute und gute Ergebnisse (ROBINSON u. Mitarb. 1962) bis zu 96% als sehr gute und gute Ergebnisse angegeben (GORE u. SEPIC 1984).

Eine Gesamtstatistik von WHITECLOUD (1989) (Tab. 13) gibt bei einer Gesamtzahl von 1656 Eingriffen in den Jahren 1962 bis 1984 im Mittel 72,25% sehr gute und gute, 18% mäßige und 9,7% schlechte Ergebnisse an.

Dabei werden allerdings radikuläre Symptome und diskogene Symptome unterschiedlichen Prognosen zugeordnet. Bessere Resultate scheinen bei radikulären Symptomen gegenüber rein diskogenen Symptomen erzielbar zu sein:

Die Ergebnisse waren bei WHITE u. Mitarb. (1973) in 73% gut bis sehr gut bei radikulären Symptomen, in 57,5% gut oder sehr gut bei nichtradikulären Symptomen. Dagegen hatten ROBINSON u. Mitarb. (1962) sowie RILEY u. Mitarb. (1969) nur Patienten mit diskogenen Symptomen operiert und fanden die Resultate bei 73% der Patienten gut bis sehr gut. Allerdings sind bei der Klassifizierung der Ergebnisse nicht immer die gleichen Untersuchungskriterien von den einzelnen Autoren verwendet worden.

Komplikationen von seiten der Operation. Obwohl es sich um eine relativ einfache Operation mit einer niedrigen Morbiditätsrate handelt, sind doch zahlreiche Komplikationen beschrieben worden.

Die Pseudarthroserate ist nicht zu übersehen, wobei hauptsächlich gute Ergebnisse bei einsegmentaler Fusion und schlechter werdende Resultate bei mehrsegmentalen Symptomen zu verzeichnen sind.

Eine Pseudarthrose muß jedoch nicht unbedingt mit einem schlechten klinischen Ergebnis einhergehen, zumal die einfache Entfernung der Bandscheibe ohne Fusion ebenfalls zufriedenstellende klinische Resultate ergeben kann (HULT 1958).

Bei der Darstellung können die A. carotis und die vertebralen Gefäße perforiert werden, ebenso der Ösophagus und die Trachea.

Bei seitlicher Darstellung mit zu starkem Zug an den Halsweichteilen können Nervenwurzeln und Sympathikus sowie in der Mitte der N. recur-

Tabelle **13** Pseudarthroseraten bei der ventralen zervikalen Spondylodese (modifiziert nach *Whitecloud* 1989)

Autor	Häufigkeit
White u. Mitarb. 1973	26%
Connolly u. Mitarb. 1965	21%
Riley u. Mitarb. 1969	18%
Robinson u. Mitarb. 1962	12%
Depalma u. *Rothman* 1970	12%
Williams u. Mitarb. 1968	10%
Stuck 1963	5%
Magerl 1974	6%
Busch 1978	5%
Gore u. *Sepic* 1984	3%

rens geschädigt werden. Der zu ausgiebige Entfernungsversuch von hinteren Osteophyten kann zu Durarissen und Medullaschäden führen.

Bei der Präparation in Richtung des oberen Thorakalwirbels kann es bei Lungenemphysem zur Verletzung der Pleura kommen.

KRAUSS u. STAUFER (1984) berichteten von 6 Fällen permanenter Rückenmarksschädigung nach vorderer Fusion.

Bei der Präparation intradiskal über den Uncus cervicalis hinaus können die Nervenwurzeln, besonders jedoch die Begleitvenen der A. vertebralis sowie die A. vertebralis selber geschädigt werden.

Gelegentlich kann es zu Infektionen des Transplantates kommen.

Das Risiko einer Verletzung des Rückenmarkes ist mit weniger als 2‰ kalkuliert worden (FLYNN 1982).

Am häufigsten treten Komplikationen wie vorübergehende Heiserkeit und Dysphagie auf.

Erstaunlicherweise wird sehr häufig über Schmerzen an der Knochenentnahmestelle geklagt. Typischerweise kommt es zur Hämatombildung mit Entleerung sowie oberflächlicher oder tieferer Infektion im Beckenkammbereich. Auch über die Verletzung des N. femoralis cutaneus lateralis ist berichtet worden.

So fanden sich in einem Bericht von 1978 bei 1244 Fällen 20% Komplikationen von der Seite der Knochenentnahmestelle im Verhältnis zu 0,2% Komplikationen bei Inzision im Halsbereich (WHITECLOUD 1978 zit. in WHITECLOUD 1989).

Die Komplikationsrate bei Entnahme am Beckenkamm (DÜTTING u. Mitarb. 1989) könnte durch die Implantation von Knochen aus der Knochenbank gesenkt werden (CLOWARD 1980), wobei offensichtlich noch nicht angegeben werden kann, was das günstigste Material ist.

Auch die Verwendung von Knochenzement wurde zur Stabilisierung eingesetzt (ROOSEN 1979, GROTE u. RÖTTGEN 1967), dabei wurde bei einer größeren Patientenzahl durchaus über gute Ergebnisse berichtet (SAMII u. Mitarb. 1989). Die Degeneration benachbarter Segmente von fusionierten Strecken ist beobachtet worden, Langzeitbeobachtungen fehlen (MAGERL 1989).

Koagulation

Für die Fälle, bei denen der Schmerz im wesentlichen im Wirbelgelenk entsteht, wird von einigen Autoren eine gute Beeinflussung durch örtliche Behandlung mittels Injektionen von Lokalanästhetika unter Zugabe eines Steroids berichtet (HILDEBRANDT u. AGYRAKIS 1986, STAUDTE 1987, BOGDUK u. Mitarb. 1988, SLUIJTER u. KOETSVELD-BAART 1988).

Nach probatorischer Unterbrechung der Schmerzleitung am R. articularis oder durch Infiltration der Wirbelgelenke mit einem Lokalanästhetikum zusammen mit Röntgenkontrastmittel wird bei Schmerzminderung um 50% ein Steroid infiltriert. Dies führt in vielen Fällen zu einer vorübergehenden oder länger dauernden Besserung.

Bei therapieresistenten Fällen kann der R. articularis (SLUIJTER u. KOETSVELD-BAART 1980) mit einer Hochfrequenzsonde auf 80 °C erhitzt werden und damit können die schmerzleitenden Fasern temporär unterbrochen werden. Eine endgültige Beurteilung dieser Verfahren ist noch nicht abgeschlossen.

Zervikobrachiales Syndrom

Unter dem zervikobrachialen Syndrom versteht man die variablen Zeichen des lokalen Zervikalsyndroms mit in die Arme ausstrahlenden Schmerzen sowie fakultativ mit motorischen und sensiblen Ausfällen.

Diese Symptome kommen am häufigsten aufgrund einer segmentalen Lockerung mit Bandscheibenprolaps vor. Nach Häufigkeit gestaffelt findet sich ein Bandscheibenvorfall am häufigsten im Segment C5/6, gefolgt von den Segmenten C6/7, C4/5, C3/4 und C7/Th1 (LUNSFORD u. Mitarb. 1980, HENDERSON u. HENNESSY 1983).

Spontanverlauf

In den Fällen, bei denen das zervikobrachiale Syndrom auf eine Reizung der zervikalen Nervenwurzeln zurückzuführen war, fand sich bei Beobachtung des natürlichen Verlaufs dieser Erkrankung, daß persistierende Symptome nicht ungewöhnlich waren. Zwei Drittel der nicht operierten Patienten hatten weiterhin eine verbliebene schmerzhafte Symptomatik (LEES u. TURNER 1963).

JEFFREYS (1980) gibt durchschnittlich eine Besserungsrate von 80% nach 11 Monaten an. 20% klagten weiter über persistierende, zum Teil rezidivierende Beschwerden. Da bei der Suche nach der Ursache ein Prolaps aus Bandscheibengewebe allein oder eine hintere osteophytäre Knochenleiste in Verbindung mit einem Bandscheibenvorfall betrachtet wird, könnte man sich unterschiedliche Verläufe je nach „weichem" oder „hartem" Prolaps vorstellen.

Der häufig zu beobachtende wellenförmige Verlauf mit Besserungen und Verschlimmerungen gibt Hinweise auf die Schwellneigung der Wurzel durch den Druck und die örtliche Bewegungsmöglichkeit im Segment.

Bei der Betrachtung des natürlichen Verlaufs lassen sich bei der manifest radikulären Symptomatologie zwei Untergruppen finden (DILLING u. Mitarb. 1986): Es gibt Patienten mit signifikanter progressiver Schwäche der oberen Extremität und solche mit Zeichen einer Wurzelreizung ohne erhebliche motorische Ausfälle.

Bei den Patienten mit erheblichem motorischem Defizit finden sich in einer Serie von 846 Fällen bei HENDERSSON u. HENNESSY (1989) 37% mit Schwäche im M. triceps, 28% mit Schwäche im M. biceps, 1,9% mit Schwäche im M. deltoideus und 0,6% mit Schwäche in den peripheren Muskeln, die für die Handgriffstärke zuständig sind.

Bei dem gesamten Krankengut von HENDERSSON u. HENNESSY (1983) und LUNSFORD u. Mitarb. (1980) befanden sich 68 bzw. 61% der Patienten, welche bei Bandscheibenvorfall eine erhebliche motorische Schwäche bei der ersten Untersuchung aufwiesen. Der natürliche Verlauf solcher Patienten ohne Operation ist nicht bekannt, da solche Patienten sofort operiert wurden.

Von den Patienten mit Armschmerzen ohne motorische Ausfälle, welche nicht operiert wurden, hatte ungefähr noch die Hälfte persistierende Beschwerden nach wenigstens 10 Jahren (GORE u. Mitarb. 1987).

Anamnese

Von den betroffenen Patienten werden meistens plötzlich auftretende Schmerzen im Nacken angegeben, die je nach Position und Bewegungsrichtung der Halswirbelsäule in den Arm, z. T. auch in die Hand ausstrahlen. Über eine Schmerzzunahme in der Nacht wird häufig geklagt. Der Schmerz findet sich zwischen den Schulterblättern und je nach Wurzelhöhe schlecht lokalisierbar in den von den Nackensegmenten versorgten Schultermuskeln. Zusätzlich verläuft der radikuläre Schmerz streifenförmig in den Ober- und Unterarm sowie in den zugeordneten Finger des Segmentes.

Motorische Ausfälle werden von den Patienten zumeist nicht selbst festgestellt. Es überwiegen die hyperalgisch radikulären Bilder, welche hauptsächlich schmerzhafte, im Ausbreitungsgebiet der Wurzel verlaufende Symptomatik zeigen, während objektive neurologische Ausfälle eher selten sind (MORALDO u. OPPEL 1984).

Daneben kommen vorwiegend paralytisch radikuläre Bilder, die durch einen erheblichen motorischen Ausfall gekennzeichnet sind, vor. Der Verlauf ist unterschiedlich akut oder langsam zunehmend. Bei der zweiten Form kann es nach anfänglich heftiger Schmerzsymptomatik zu einer schmerzlosen motorischen Lähmung kommen, die zum sofortigen Eingreifen zwingt.

Die Patienten geben häufiger auch eine Schwellung und Spannung in der Hand an, die auf eine Beteiligung autonomer Elemente hinweist.

Nach KRÄMER (1986) kann eine Zervikobrachialgie, welche durch einen Diskusvorfall (soft disc) hervorgerufen wird, von einer Zervikobrachialgie durch unkovertebralen Osteophyten (hard disc) unterschieden werden. Bei einem weichen Diskusprolaps liegt das Manifestationsalter zwischen 30 und 45 Jahren und der Beginn ist eher plötzlich. Die Fehlhaltung stellt das Hauptsymptom dar. In den meisten Fällen geben die Patienten ein Gelegenheitstrauma an.

Die Patienten mit einem harten Diskusprolaps sind in der Regel 50–65 Jahre alt und erleben einen allmählichen Beginn der Schmerzen im Arm. Man erfährt gewöhnlich, daß sie in den vorhergehenden Jahren und Monaten schon unter Nackenschmerzen litten, welche sich nach außergewöhnlicher Belastung plötzlich in verschlimmerter Form wieder eingestellt haben.

Der schmerzhafte Zustand kann sich aber auch plötzlich am Morgen beim Aufwachen von Anbeginn an mit der Brachialgie einstellen.

Auch bei der Zervikobrachialgie spielt nach Angaben der Patienten die Haltungskonstanz in ungünstiger Stellung eine beachtliche auslösende Rolle (Schreibtischarbeit, Bildschirmarbeit, Zahnarzttätigkeit). Aber es wird ganz besonders die Reklination der Halswirbelsäule bei Überkopfarbeiten als schmerzverstärkend angegeben.

In ⅕ der Fälle werden auch Thoraxschmerzen angegeben, welche mit Herzaffektionen verwechselt werden können (BRODZKY 1985).

Körperlicher Untersuchungsbefund

Neben den Zeichen des lokalen Zervikalsyndroms mit Fehlhaltung und Verspannung der Muskulatur werden Schmerzausbreitungszonen in den Streifen der Dermatome angegeben. Gelegentlich findet sich auch eine Hyperalgesie der betroffenen Hautsegmente.

Häufiger werden Kribbelparästhesien, Hypalgesie und Hypästhesie im Ausbreitungsgebiet der Dermatome nachgewiesen. Grobe motorische Störungen fehlen in den meisten Fällen bis auf die nicht seltenen Reflexabschwächungen.

Folgende klinische Tests haben sich bei der Verifizierung der Diagnose eines radikulären Syndroms bewährt: Bei der Hyperextension und gleichzeitigen Neigung und Rotation des Kopfes in die Richtung der betroffenen Seite lassen sich die typischen Schmerzen mit Taubheitsgefühl und Parästhesie auslösen (DE BAKEY u. Mitarb. 1956).

Ein Valsava-Versuch in dieser Stellung oder die Aufforderung, in dieser Situation zu husten, verstärken charakteristischerweise auch die Beschwerden (SCOVILLE 1966, MUMENTALER 1980). Zusätzlich haben DAVIDSON u. Mitarb. (1981) den Schulterabduktionstest eingeführt. Die Schulterabduktion führt zum radikulären Schmerz, welcher nach operativer Dekompression der betroffenen Wurzel nicht mehr auslösbar ist. Der Distraktionstest mit Zug am Schädel führt bei einem Teil der Patienten zur Linderung der Armsymptomatik und ist damit ebenfalls nützlich, die zervikale Genese wahrscheinlich zu machen.

Eine Feststellung der motorischen Ausfälle und deren Graduierung ist ebenfalls möglich (Abb. **61**).

Neurophysiologische Untersuchungsmethoden

Die genaue Festlegung des Ortes der Schädigung und damit radikulärer Zuordnung kann mit den Methoden der Elektromyographie (EMG), mit somatosensorisch evozierten (SSEP) Potentialen für den sensiblen Wurzelanteil und mit magnetisch evozierten Potentialen (MEP) für den motorischen Wurzelanteil näher charakterisiert werden.

Elektromyographie

Die Elektromyographie beschreibt typische Befunde in Form von Fibrillationspotentialen, positiven scharfen Wellen, Veränderungen der Muskelaktionspotentiale sowie neuropathische Veränderungen mit Lichtung des Aktivitätsmusters.

Die Elektromyographie dient der Differenzierung akuter von chronischer Denervierung. Akute Veränderungen führen zu vermehrter Irritierung der Muskelzellmembran, dadurch kommt es zu Faszikulationen während der Ruhephase, zu Fibrillationspotentialen und positiven scharfen Wellen. Die chronischen Veränderungen sind das Ergebnis der Reinnervation der schon vorher denervierten Muskelfasern durch benachbarte gesunde Neurone, die neue synaptische Verbindung mit den denervierten Muskelfasern gefunden haben (sprouting). Dadurch kommt es zu höheren Amplituden (Riesenpotentiale) mit verlängerter Dauer und Polyphasie.

Die verletzte Nervenwurzel kann mit dieser Methode innerhalb der Schwankungsbreite von 1 oder 2 Segmenten festgelegt werden. Dabei können typische Muskeln am Arm, aber auch die segmentalen paraspinalen Muskeln erfaßt werden.

Halswirbelsäule

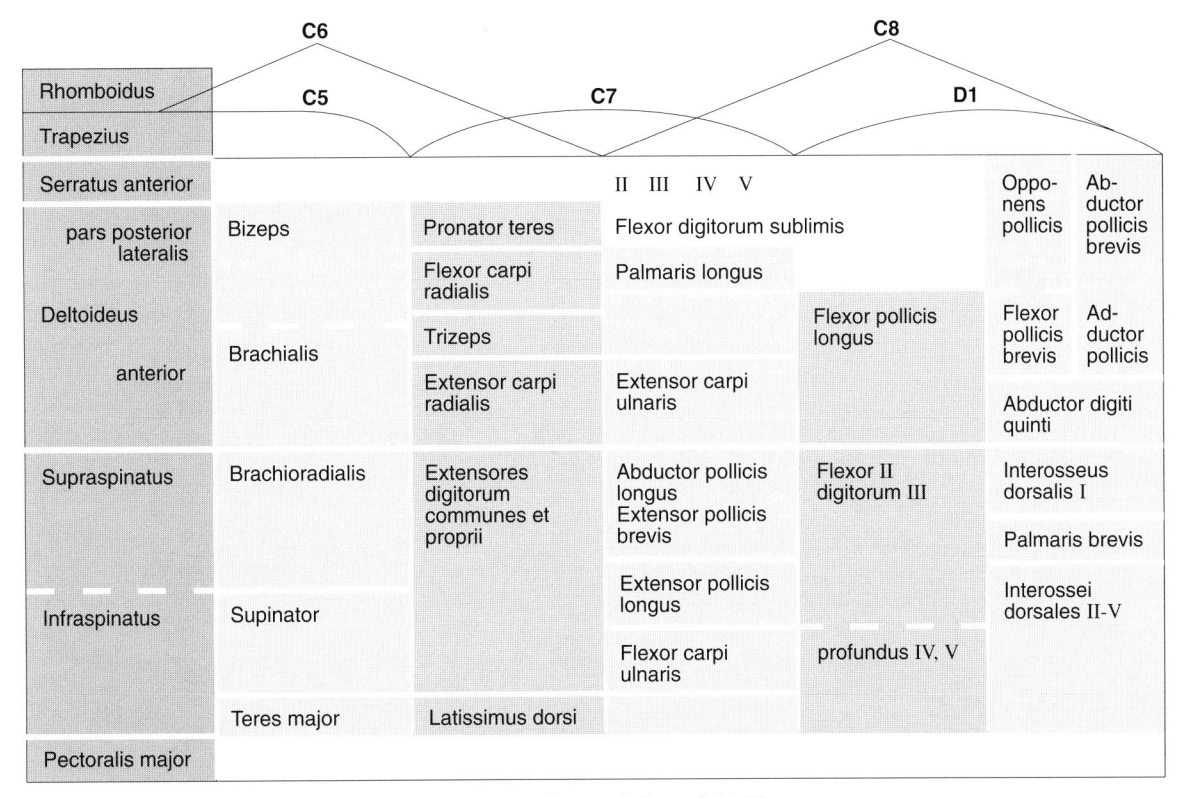

	C5	C6	C7	C8	D1
Rhomboidus					
Trapezius					
Serratus anterior			II III IV V	Opponens pollicis	Abductor pollicis brevis
Deltoideus pars posterior lateralis	Bizeps	Pronator teres	Flexor digitorum sublimis		
		Flexor carpi radialis	Palmaris longus		
Deltoideus anterior	Brachialis	Trizeps		Flexor pollicis longus	Flexor pollicis brevis	Adductor pollicis
		Extensor carpi radialis	Extensor carpi ulnaris		Abductor digiti quinti
Supraspinatus	Brachioradialis	Extensores digitorum communes et proprii	Abductor pollicis longus / Extensor pollicis brevis	Flexor II digitorum III	Interosseus dorsalis I
			Extensor pollicis longus		Palmaris brevis
Infraspinatus	Supinator				Interossei dorsales II-V
			Flexor carpi ulnaris	profundus IV, V	
	Teres major	Latissimus dorsi			
Pectoralis major					

Gradeinteilung (nach den Richtlinien des British Medical Research Council 1942)

0 keine Muskelaktivität
1 sichtbare Kontraktion ohne Bewegungseffekt
2 Bewegungsmöglichkeit unter Ausschaltung der Schwerkraft des abhängigen Gliedabschnittes
3 Bewegungsmöglichkeit gegen die Schwerkraft
4 Bewegungsmöglichkeit gegen mäßigen Widerstand
5 normale Kraft

Abb. 61 Topische Diagnostik bei motorischen Störungen radikulären Ursprungs an der oberen Extremität. Schema zur Eintragung der Ergebnisse der Muskelprüfung (nach *Mumenthaler* 1980)

Als Nachteil gilt, daß nur Hinweise auf motorische Störungen gegeben werden können. Reine sensorische Radikulopathien können nicht charakterisiert werden. Weiter treten die ersten Befunde erst 10–18 Tage nach der Läsion der Wurzel auf. Die eindeutige Abgrenzung der Läsion der motorischen Vorderhornzellen gegenüber einer Radikulopathie kann mit EMG-Methode ebenfalls nicht gewonnen werden.

Diagnostische Bedeutung kommt Elektromyo- und Neurographie zur Abgrenzung peripherer neurogener Läsionen im Rahmen der Differentialdiagnose zu (CONRAD u. BENECKE 1987).

Somatosensorisch evozierte Potentiale (SSEP)

Die Nachteile der EMG-Untersuchung werden durch die SSEPs teilweise behoben. Mit Hilfe der Computer-Averaging-Methode können nicht invasiv elektrische Potentiale über die sensorische Kortex nach repetitiver Stimulation irgendeines peripheren sensorischen oder gemischten Nerven aufgenommen werden. So kann z. B. durch die Reizung des N. medianus und des N. ulnaris eine Information über die sensiblen Leitungen der Segmente C6 bis C8 gewonnen werden.

Eine dermatombezogene Reizung kann die radikuläre Höhenbestimmung noch genauer machen. Der Test gibt hingegen keine Hinweise auf motorische Ausfälle. Ebensowenig kann Schmerz gemessen werden (JÖRG u. Mitarb. 1985).

Motorisch evozierte Potentiale (transkranielle magnetische Stimulationtechnik)

Die Möglichkeit, von der motorischen Kortex durch induzierte gepulste Magnetfelder ohne Öffnung des Schädels die Pyramidenbahn mit den nachfolgenden, in den Extremitätenmuskel ableitbaren Antwortpotentialen zu registrieren, gibt eine weitere Möglichkeit, motorische Ausfallerscheinungen genauer spinalen Syndromen zuzuordnen. Außerdem ist bei dieser Methode die Mitarbeit des Patienten wie bei der aktiven Muskelkraftuntersuchung nicht erforderlich (LUDIN 1981, HALDEMAN 1984, BARKER u. Mitarb. 1987, THOMPSON u. Mitarb. 1987, MAURER u. Mitarb. 1988, TEGENTHOFF 1989, DVOŘÁK u. Mitarb. 1989, 1990).

Radiologische Untersuchungen

Auf den Übersichtsaufnahmen können weiche Bandscheibenprolapse nicht gesehen werden. Jedoch lassen sich die unkovertebrale Arthrose und hintere Osteophyten größeren Ausmaßes nachweisen.

Gelegentlich lassen sich auch größere hintere Osteophyten nicht erkennen, wenn deren Form mit der Summierung der Darstellung der Bogenwurzeln und Gelenk übereinstimmt.

Die zervikale Myelographie kann anhand von Füllungsdefekten Bandscheibenprolaps und knöcherne osteophytäre Verdrängungen nachweisen.

Die Computertomographie ist mit der Bildqualität soweit fortgeschritten, daß eindeutig Bandscheibenvorfälle sowie osteophytäre Einengungen nachgewiesen werden können (KAISER u. CAPESIUS 1987). Hierbei hat sich in besonders schwierigen Fällen die zusätzliche intrathekale Kontrastmittelgabe bewährt (POST 1984, HUK u. KUNZE 1985, SCHOPPEN u. JUNGBLUT 1985, TAMURA 1989).

Der Bandscheibenprolaps läßt sich somit direkt oder nach Anfärben des Liquorraumes mit Kontrastmittel erkennen (Abb. **52**).

Diskographie. Die Segmenthöhe kann durch eine Diskographie mit Hilfe des Distensionstestes näher charakterisiert werden, wobei der typische radikuläre Schmerz ausgelöst werden soll. Die Methode scheint mit einer zusätzlichen Wurzelblockade zuverlässigere Ergebnisse zu erbringen (KIKUCHI u. Mitarb. 1981).

Jedenfalls dient das ordnungsgemäß durchgeführte Diskogramm mit Dokumentation der Schmerzangabe des Patienten – auch mit Beachtung des Gesichtsausdrucks – und der Schmerzausbreitung in die Arme der besseren Höhenlokalisation der Bandscheibenstörung mit radikulärer Beteiligung. Zusätzlich sollte der Injektionsdruck mit dokumentiert werden (Positionsstatement 1988). Dieser kann allerdings in der Halswirbelsäule mit ihren häufigen großen Spaltbildungen in der Bandscheibe mit sofortigem Weglaufen des Kontrastmittels sehr niedrig ausfallen, und es kann dadurch der Test mehrdeutig werden.

Magnetresonanztomographie (MRT)

Die Magnetresonanztomographie dient in erster Linie dem Nachweis von Veränderungen innerhalb des Rückenmarkes selber. Sie stellt die Weichteile gut dar, so daß auch hier ein Bandscheibenvorfall erkannt werden kann. Insbesondere können differentialdiagnostisch mit Hilfe der MRT intramedulläre Läsionen gut erkannt werden. Wichtig ist auch die Darstellung der Weichteilauflagerung auf vorhandene Osteophyten, welche die tatsächliche Einengung des Spinalkanals erst abschätzen läßt (Abb. **56 d**).

Diagnostische Infiltration

Pseudoradikuläre Schmerzausbreitung aus den Schulter-Nacken-Partien mit Punctum maximum zwischen Dornfortsätzen, tiefer paravertebralen Muskulatur, Muskelansätzen an Skapula und thorakalen Dornfortsätzen kann mit Ausstrahlungen in den Arm einhergehen, die klinisch schwierig von einem echten radikulären Syndrom zu unterscheiden sind (KELLGREN 1939, HOCKADAY u. WHITTY 1967).

Da Muskelkraft und Sensibilität ebenfalls pathologisch verändert sein können, bleibt nur die Reflexdiagnostik, welche bei Reizung einer zervikalen Wurzel gleichfalls normal ausfallen kann.

Die probatorische diagnostische Infiltration der schmerzhaften Punkte (Myotendinosen, Trigger-points, Insertionstendopathien) mit nachfolgendem Sistieren der Schmerzsymptomatik läßt die Diagnose erhärten und damit vom radikulären Syndrom abgrenzen (TRAVELL u. RINZLER 1952, SIMONS 1976, TRAVELL 1976, MELZACK 1981, REYNOLDS 1981, RUBIN 1981, TRAVELL u. SIMONS 1983).

Diagnose

Dem zervikobrachialen Syndrom können folgende Ursachen zugeordnet werden:

1. Das radikuläre zervikale Syndrom von C5 bis C8 mit Nachweis der Nervenwurzelschädigung, zusätzlich die mehr oder weniger im Vordergrund stehenden Zeichen des lokalen Zervikalsyndroms,
2. die aktivierte Arthrose der Wirbelgelenke von C5 bis C8 mit pseudoradikulärer Schmerzausbreitung in den Arm und
3. andere.

Differentialdiagnose

Im einzelnen müssen infektiöse und entzündlich-rheumatische Erkrankungen der Halswirbelsäule sowie Tumoren ausgeschlossen werden. Zusätzlich kann im höheren Lebensalter die Polymyalgia rheumatica mit einem beidseitigen Zervikobrachialsyndrom verwechselt werden.

Die hohe Senkung und das Ansprechen auf Glukokortikoide machen die Diagnose Polymyalgia rheumatica wahrscheinlich. Eine Einengung in dem Bereich der oberen Thoraxapertur für den Plexus brachialis und die A. subclavia kann ebenfalls Nacken-Arm-Schmerzen verursachen. Es sind das Skalenussyndrom sowie das Kostoklavikularsyndrom auszuschließen. Die Brachialgie findet sich hier hauptsächlich im ulnaren Anteil des Armes und läßt sich am ehesten mit einem C8-Syndrom verwechseln.

Das sehr häufige Karpaltunnelsyndrom, welches mit einem C6-Syndrom verwechselt werden kann, kann Ursache für eine fast identische Beschwerdesymptomatik sein (TACKMANN u. Mitarb. 1989). Nicht selten finden sich beide Erkrankungen gleichzeitig. Die Zeichen des Karpaltunnelsyndroms sind die durch die Positionsänderung im Handgelenk zu beeinflussende Sensibilität und später motorische Störungen des N. medianus mit dem Hauptschmerz am Morgen. Die neurophysiologische Diagnostik und eventuell die lokale Infiltration des N. medianus können differentialdiagnostisch hilfreich sein. Ähnliche Läsionen peripherer Nerven, wie z. B. das Ulnariskompressionssyndrom, können ebenfalls auf diese Weise differenziert werden.

Daneben müssen die eigentlichen Schultererkrankungen ausgeschlossen werden. Klinisch läßt sich eine Schultererkrankung schon vermuten, wenn die Außenrotation gestört ist, aber es kann auch sekundär zur Schultersteife aufgrund eines zervikobrachialen Schmerzsyndroms kommen. Eine Läsion der Rotatorenmanschette läßt sich durch die klinische Untersuchung, Sonographie und Röntgenuntersuchung sichern.

Der Pancoast-Tumor (Bronchialkarzinom) mit Invasion des Plexus und des Sympathikusbereiches geht mit einem Hornerschen Syndrom und sehr starkem Schmerzzustand in der oberen Extremität einher.

Frühzeitig ist bei Plexusinvasion durch Tumorgewebe auch die Schweißsekretion gestört, da die sympathischen sudomotorischen Fasern ausfallen (pathologischer Schweißtest) (MUMENTHALER u. SCHLIACK 1978).

Weiter können primäre Insertionstendopathien wie Epicondylitis radialis humeri oder Epicondylitis ulnaris humeri mit in die Differentialdiagnose einbezogen werden.

Hier lassen sich die Schmerzen durch das Anspannen von typischen Muskeln mit Druck auf die Ansatzstelle auslösen oder durch eine Infiltration temporär beheben. Diese Symptome können jedoch bei längerem Bestehen eines zervikobrachialen Syndroms auch sekundär auftreten.

Wichtig ist ebenso das Ausschließen von Ursachen, welche im Oberbauch und in der Kardial- und Pleuraregion auftreten können, wie z. B. die Angina pectoris.

Selten kann ein Wurzelneurinom ähnliche Beschwerden hervorrufen, welches durch das CT geklärt werden kann.

Die Akromioklavikulargelenksarthrose kann in ihrer aktivierten Form starke, durch Belastung ausgelöste Beschwerden verursachen, die mit einem zervikobrachialen Syndrom verwechselt werden können.

Immer sollte bei inadäquatem Verhalten an das nichtorganische Syndrom gedacht werden. Eine Schmerzzeichnung kann Hinweise dafür geben (RANSFORD u. Mitarb. 1976) (Abb. 62).

Therapie

Konservative Therapie

Die zervikobrachialen Syndrome ohne schwere neurologische Ausfälle werden nach den gleichen Prinzipien wie das lokale Zervikalsyndrom behandelt, dabei spielen die Immobilisation, die Extension und die medikamentöse Therapie mit anschließender Rehabilitation eine wesentliche Rolle.

Die lokale Injektionsbehandlung ist von KRÄMER (1986) ausführlich dargestellt worden, wobei hier besonderer Wert auf die paravertebrale Spinalwurzelumflutung gelegt wird. Die Komplikationsquote gilt als gering, es sind aber versehentliche intradurale Injektionen, hohe Spinalanästhesien mit Atemlähmung und Hirnnervenbeteiligungen gesehen worden (Überblick bei STÖHR 1980, KRÄMER 1986).

Ebenso können konservative Methoden wie transkutane Elektrostimulation (TENS) und weitere schmerzbeeinflussende Therapien angewendet werden wie Akupunktur, Entspannungsverfahren (autogenes Training, Biofeedback usw.).

Bei radikulärer Reizung und geringem motorischen Defizit ist ein ausreichend langes konservatives Behandlungsintervall von 4–8 Wochen unter Beachtung der subjektiven Beschwerden des Patienten angezeigt.

Operative Therapie

1951 beschrieb BRUSSATIS 9 Fälle mit protrahiertem Verlauf, welche wegen persistierender radikulärer Symptome von dorsal operiert wurden, dabei fanden sich 2 Prolaps und 7 osteophytäre Kompressionen. Davon konnten 7 gebessert werden.

Ein rasches operatives Eingreifen zur Dekompression der betroffenen Wurzel ist bei erheblichem muskulären Defizit angezeigt (LUNSFORD u. Mitarb. 1980, HENDERSSON u. HENNESSY 1983), dies insbesondere, wenn die Schmerz- und Lähmungssymptomatik rasch eingetreten ist und die Nervenwurzel wenig Zeit hat, sich an die Kompression zu adaptieren.

Eine Lähmung des M. biceps gilt als ungünstiger als eine Lähmung des M. triceps, da letzterer unterstützt wird durch die Schwerkraft und seine Beeinträchtigung im täglichen Leben weniger stört.

Bei der Indikationsstellung zur operativen Behandlung des zervikobrachialen Syndroms ist zunächst zu klären, ob eine einfache Entfernung des Bandscheibenvorfalles in der Mehrzahl der Fälle ausreicht oder ob eine Fusion des Segmentes er-

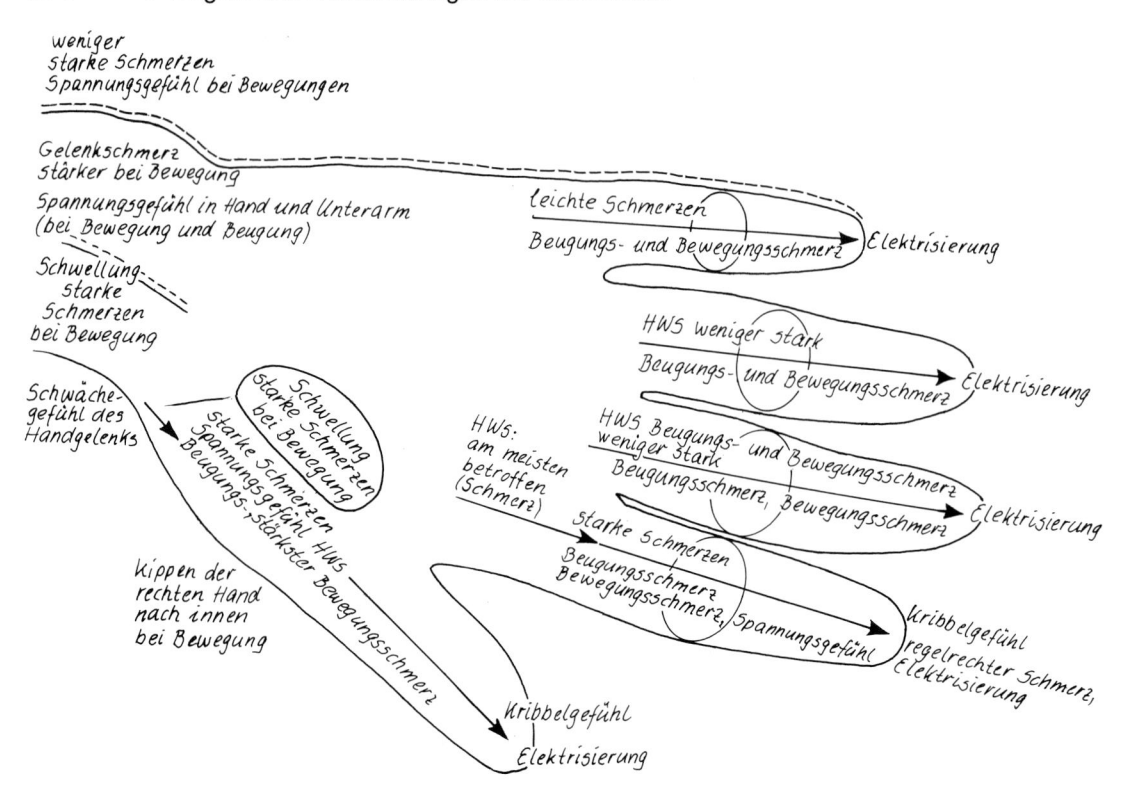

Abb. 62 Bizarre Beschreibung unterschiedlichster Mißempfindungen beim nichtorganischen Syndrom (eigene Beobachtung)

forderlich ist. In vergleichenden Übersichtsarbeiten über die zahlreichen Veröffentlichungen zu diesem Thema kommen DILLING u. Mitarb. (1986) und WHITECLOUD (1989) zu dem Schluß, daß die Ergebnisse durchaus vergleichbar sind. In einer prospektiven Studie fand MARTINS (1976) in 92% hervorragende Ergebnisse nach vorderer zervikaler Diskektomie ohne Fusion oder mit Fusion.

In einer Untersuchungsserie von DE PALMA u. ROTHMAN (1970) fand sich in ⅔ der Fälle eine Resorption der Osteophyten nach zusätzlicher ventraler Fusion (DILLING u. Mitarb. 1986). Das hat viele Operateure bewogen, ventral zu fusionieren, um so eine Resorption der Osteophyten zu erreichen, ohne sie in Medullanähe entfernen zu müssen.

Entsprechend wird empfohlen, die Osteophyten zu entfernen, falls keine Fusion erfolgt (EPSTEIN u. Mitarb. 1969).

Die Notwendigkeit, die Osteophyten zu entfernen bei Weglassen der Fusion, konnte jedoch in anderen Untersuchungsserien nicht bestätigt werden (LUNSFORD u. Mitarb. 1980, HENDERSSON u. HENNESSY 1983).

Falls allerdings ein entwicklungsbedingt enger Spinalkanal besteht, scheint es eher Rezidive von zunächst entfernten Osteophyten zu geben, falls keine Fusion durchgeführt wurde (BERTALAFFY u. EGGERT 1989).

KRÄMER (1986) beschreibt unterschiedliche Verläufe des zervikobrachialen Syndroms je nach Kompression der Wurzel durch weiches Bandscheibenmaterial oder einen Osteophyten. Bei der operativen Behandlung zur Entfernung der Kompression auf den Nerven gibt es jedoch keinen Unterschied, ob ein weicher Prolaps oder eine osteophytäre Kompression vorgelegen hat (Übersicht bei DILLING u. Mitarb. 1986).

Hinterer oder vorderer Zugang zur Wurzel. Beim hinteren Zugang wird der posteriore Rand des Intervertebralforamens eröffnet, indem mit Hilfe einer hoch drehenden Kugelfräse Teile der Laminae und des Gelenkes entfernt werden. Danach lassen sich zunächst die sensible Nervenwurzel und darauf die motorische Nervenwurzel darstellen. Weiter ventral ist dann der Bandscheibenvorfall zu sehen und kann entfernt werden (Abb. **63a–c**).

Nachteil dieses Verfahrens ist die Notwendigkeit, die Extensorenmuskulatur ablösen zu müssen, was zur Störung der tiefen Afferenzen führen kann. Bei der eventuell notwendig werdenden Fusion kann man nicht distrahieren.

Eine dorsale Fusion läßt sich mit Hilfe von Magerl- oder Roy-Camille-Plättchen in Verbin-

Halswirbelsäule **1**.77

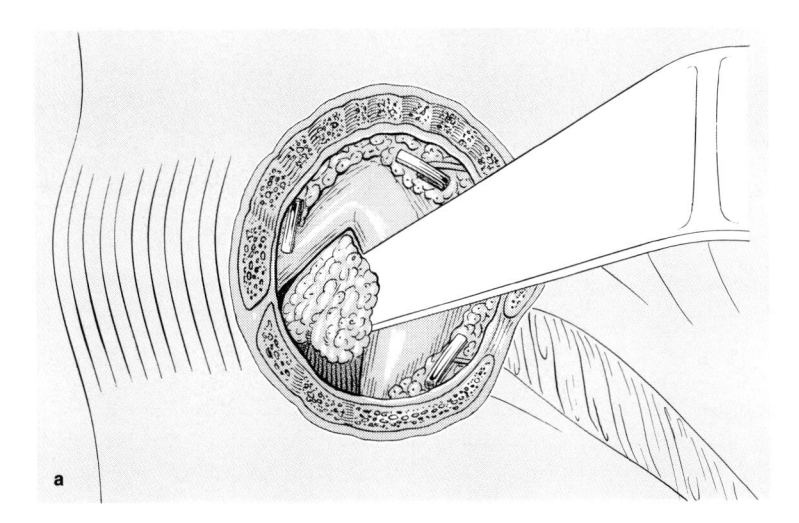

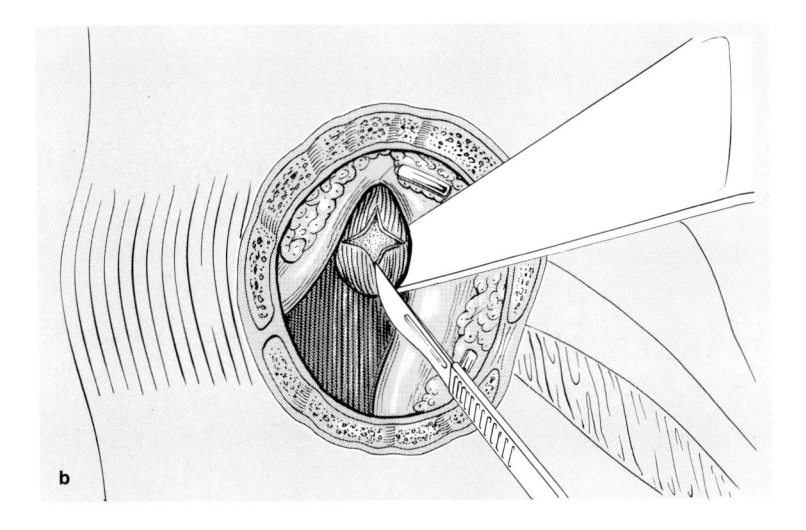

Abb. **63 a** Darstellung der Nervenwurzeln und der lateralen Dura von dorsal. Der Spatel schiebt die laterale Dura etwas nach median mit sichtbarem Sequester (nach *Rathke* u. *Schlegel* 1974). **b** Darstellung der Protrusion oder des perforierten Prolaps mit Love-Haken, über der Protrusion wird eine kreuzförmige Inzision gelegt. **c** Entfernung des sequestrierten Bandscheibengewebes mit dem Konchotoms. Osteophyten werden abgetragen (nach *Rathke* u. *Schlegel* 1974)

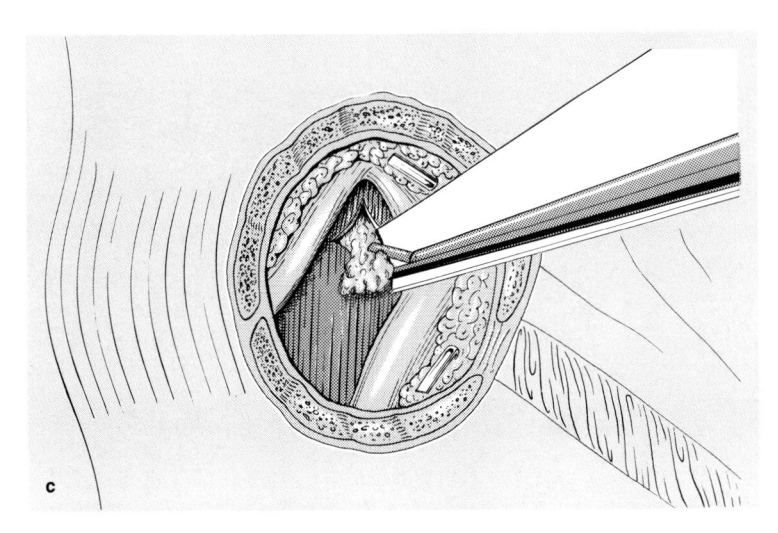

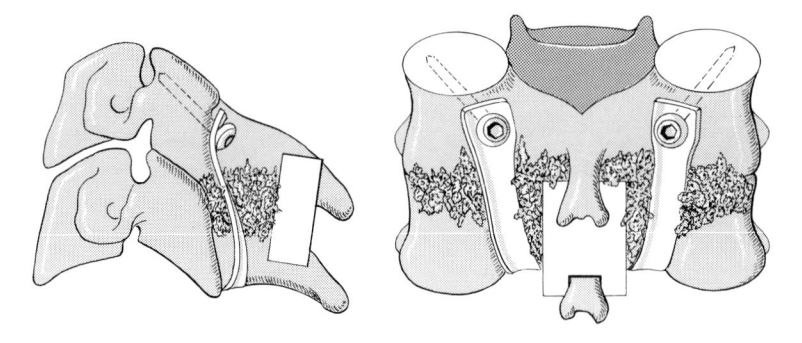

Abb. 64 Fixation mit Hakenplatte. Die Schrauben liegen parallel zur Gelenkoberfläche. Die Platten werden so verdreht, daß sie sich der Knochenoberfläche anpassen. Ein H-Span wird zwischen die Dornfortsätze geklemmt und zusätzlich werden Spongiosabröckel aufgetragen (nach *Magerl* u. Mitarb. 1987)

dung mit Spongiosaanlagerung sicher erreichen (Abb. **64, 65**).

Beim Zugang von vorne ist gelegentlich nicht genau zu entscheiden, ob der Prolaps komplett gefaßt ist und ob noch Sequester weiter oben oder unten um die Wirbelkörperkante im Periduralraum oder unterhalb des Längsbandes versteckt liegen (Abb. **66**). In den Fällen, wo der Bandscheibenvorfall mit Sequester trotz sorgfältigen Austastens des Spinalkanals mit verschieden geformten stumpfen Sonden nicht eindeutig entfernt werden kann, empfiehlt es sich, eine distrahierende Spondylodese durchzuführen (FRYKHOLM 1947, EPSTEIN u. Mitarb. 1969, WEBER 1974, SEEGER 1982).

Die Aussicht auf eine volle motorische Funktion nach rechtzeitigem, dekomprimierendem Eingriff ist gut. Nach HENDERSSON u. HENNESSY (1983) kehrt bei 98% der Patienten die volle Funktion ohne Schmerzen wieder zurück.

Zieht man das Resümee, so äußern sich eine Reihe von Autoren, daß man sich mit der Entfernung des Diskus zusammen mit dem prolabierten Gewebe von ventral begnügen kann, um einem großen Teil der Patienten die Wiederherstellung von Funktion und rasche und bleibende Schmerzfreiheit zu gewährleisten; dies wurde erstmals von HIRSCH (1960) dargelegt (MURPHY u. GADO 1972, MARTINS 1976, DUNKSER 1977, ROBERTSON 1979, LUNDSFORD u. Mitarb. 1980, HUSAG u. PROBST 1987, HUSAG 1989).

Bei engem Spinalkanal auf konstitutioneller Basis oder sekundär durch Osteophytenbildung mit aufliegendem Bandscheibenmaterial sollte der Fusion zur Verhinderung erneuter Osteophytenbildung mit der Gefahr der Kompression von Nervengewebe der Vorzug gegeben werden (EPSTEIN u. Mitarb. 1969, BERTALANFFY u. EGGERT 1989).

Von MAGERL (1974) und SEEMANN u. Mitarb. (1987) werden allerdings nur Verfahren mit Spondylodese bevorzugt.

Zervikomedulläres Syndrom (spondylotische zervikale Myelopathie)

Es handelt sich um eine wahrscheinlich multifaktoriell auftretende Degeneration des Halsmarkes mit Beziehung zu einem schon kongenital engen Spinalkanal, einer fortschreitenden zervikalen Spondylose mit direkter Kompression des Halsmarkes und zusätzlich mit Störung der Blutversorgung des Halsmarkes (GEUNINGER u. GRUSS 1982). Das Krankheitsbild der zervikalen spondylotischen Myelopathie wurde 1954 durch BRAIN und 1956 durch CLARK u. ROBINSON charakterisiert (BRAIN u. WILKINSON 1967).

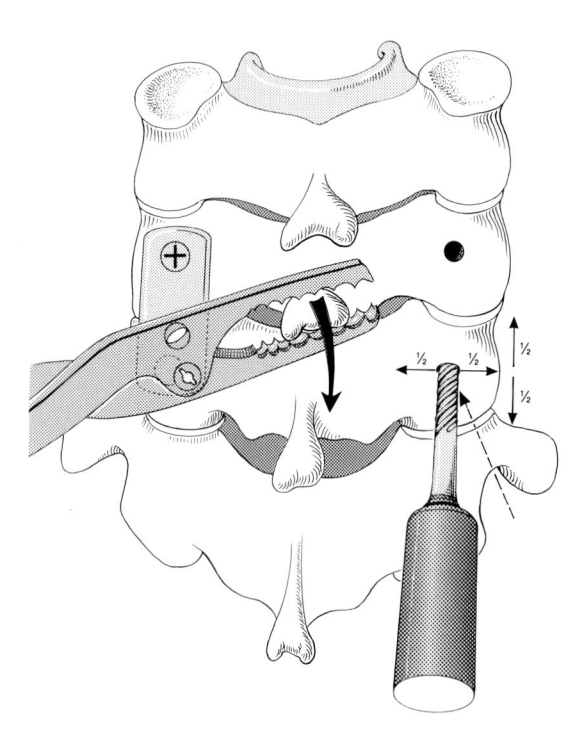

Abb. **65** Zentrale Lage der Schraube in der Massa articularis. Die Bohrrichtung verläuft senkrecht zur Halswirbelsäulenachse oder 10 Grad schräg nach außen, niemals nach medial. Plazierung der Platte links (nach *Roy-Camille* u. Mitarb. 1987)

Ab. 66 Beispiel eines Bandscheibenprolapses mit Ruptur des Lig. longitudinale posterius. **a** I: Der Prolaps wird an der dorsalen Kante des Corpus vertebrae mit einem kurzen scharfen Haken gelockert. II: Der Prolaps wird weiter von der Hinterfläche des Corpus vertebrae mit einer Winkelsonde abgelöst. III u. IV: Der Sequester, der zwischen dem Corpus vertebrae und dem Rest des Lig. longitudinale posterius liegt, wird mit Hilfe einer Kürette oder mit Rongeuren gefaßt. **b** I: Die Reste des Lig. longitudinale posterius werden mit einem kurzen scharfen Haken angezogen und angespannt. II: Die Perforationsstelle im Lig. longitudinale posterius wird mit einem Messer vergrößert. **c** I, II u. III: Der Sequester liegt nunmehr epidural und wird gelockert und entfernt. Vorsicht bei der Mobilisation, nicht die Epiduralvenen perforieren!
d I: Falls angenommen werden muß, daß Reste des Sequesters nicht mit entfernt worden sind, hintere Kanten der Corpora vertebrae mit Hilfe einer hochtourigen Fräse resezieren! II u. III: Entfernung des Sequesters. 1 = V. basalis vertebralis, 2 = epidurale Sequester, 3 = Sequester zwischen Corpus vertebrae und Lig. longitudinale posterius, 4 = Dura, 5 = Lig. longitudinale posterius (nach *Seeger* 1982)

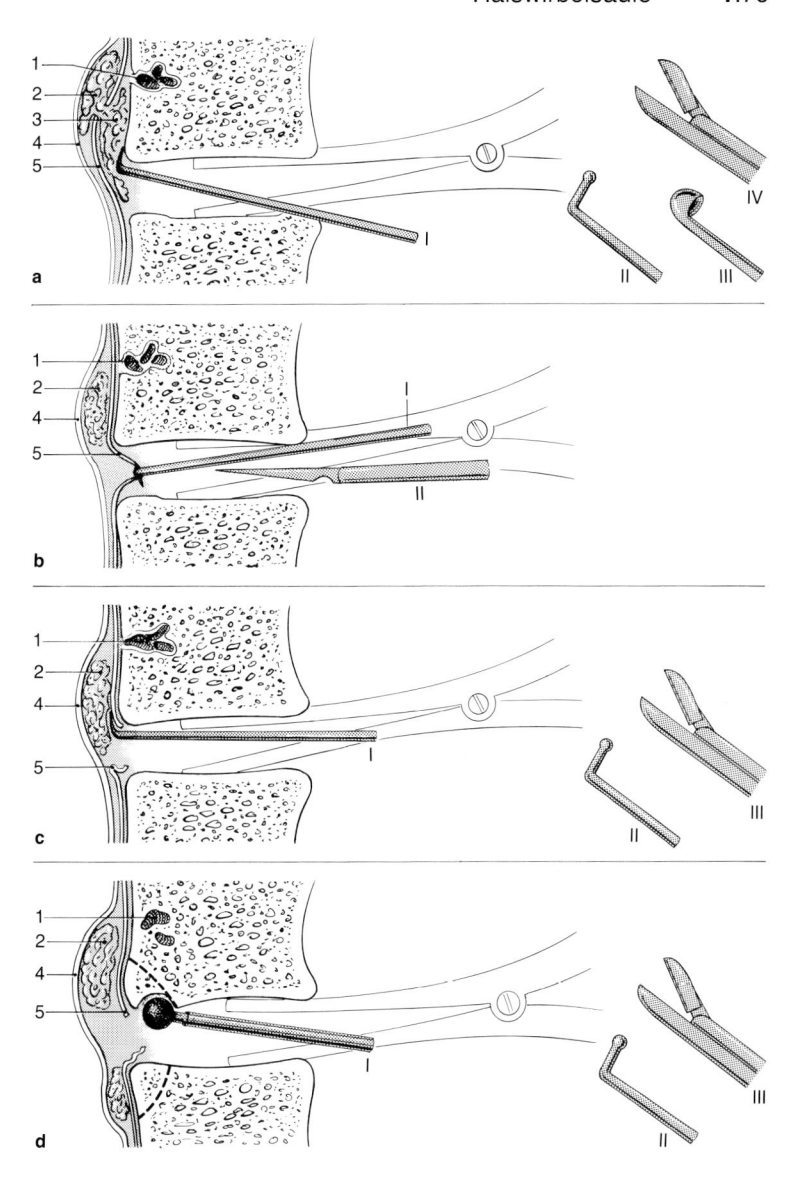

Spontanverlauf

STOOKEY beschrieb 1928 dieses Syndrom mit Kompression des Halsmarkes durch die zervikale Spondylose. Er hob besonders die Quadrizepsparese und die einseitige Kompression des Markes, welche sich in einem BROWN-SEQUARD-Syndrom äußerte, hervor.

CLARK u. ROBINSON (1956) unterschieden zwischen spondylotischen Veränderungen und einem akuten Bandscheibenprolaps.

Der Spontanverlauf wurde von CLARK u. ROBINSON bei den von ihnen untersuchten 120 Patienten beschrieben. Bei 5% ihrer Patienten fand sich ein rasches Fortschreiten der Symptome, welches sich durch eine längere stationäre Periode auf einem neurologischen Plateau stabilisierte. 75% dieser Patienten hatten wiederkehrende Episoden mit neuen Symptomen der Myelopathie.

Dabei verschlechterten sie sich neurologisch nur gering während des Beobachtungszeitraums.

Der klinische Beginn war durch eine Beinspastizität und Schwäche gekennzeichnet. Am häufigsten fand sich die Erkrankung bei Männern ungefähr im Alter von 50 Jahren. Das Fortschreiten war oft langsam.

Bei ROTHMAN u. SIMEONE (1982) wird besonders der charakteristische ataktische, breitbeinige, etwas durchschwingende Gang der Patienten beschrieben. Die Patienten klagen über den Verlust der Geschicklichkeit im Arm und in der Hand mit Schwierigkeiten beim Schreiben und eigentümlicher Schwäche und Gefühlsstörungen. Hinzu kommt eine Schwierigkeit beim Geradeausgehen, sie fühlen sich unsicher auf ihren Füßen und verlieren leicht die Balance. Inkontinenz tritt seltener auf.

KUNZE u. ARLT (1989) konnten bei ihren 105 Patienten 39 Patienten mit akutem Verlauf (Durchschnittsalter 50–60 Jahre) von 66 Patienten mit chronischem Verlauf (Durchschnittsalter 60–70 Jahre) unterscheiden. Es überwogen die Männer in beiden Gruppen eindeutig. Bei der akuten Verlaufsform dominierte die Schwäche in den Beinen, dagegen standen bei der chronischen zervikalen Myelopathie die Schmerzen mehr im Vordergrund.

Ähnliche Beobachtungen machten mit Ausarbeitung einer Klassifikation NURICK (1972) und YU u. Mitarb. (1986) (Tab. 14). Von EBARA u. Mitarb. (1988) wurde eine Unterform mit besonderer Schwäche und Atrophie der Handmuskeln beschrieben. Die Japanische Gesellschaft für Orthopädie empfiehlt für Verlaufsbeobachtungen eine eigene Klassifikation (Tab. 15). Die zervikale Myelopathie ist in Japan wegen der rassisch bedingten Häufung der stenosierenden Verknöcherung des Lig. posterior besonders gut bekannt (HIRABASHI u. Mitarb. 1989).

Bei der Beobachtung des Verlaufs von 44 Patienten, die eine Myelopathie bei der Erstuntersuchung hatten und 51 Patienten, die nur eine zervikale Spondylose ohne Zeichen der Myelopathie bei der Erstuntersuchung aufwiesen, kommen LEES u. TURNER (1963) zu dem Schluß, daß die zervikale spondylotische Myelopathie eine Krankheit mit langem klinischen Verlauf ist, die dadurch gekennzeichnet ist, daß längere Perioden mit nicht progressiver Behinderung vorherrschen. Eine gleichmäßige Verschlechterung wurde nur ausnahmsweise vorgefunden.

PHILIPP (1973) konnte eine Verbesserung bei seinen 102 Fällen von zervikaler spondylotischer Myelopathie nur in ⅓ der Fälle durch konservative Behandlung erreichen. Es ist somit der natürliche Verlauf nur gering beeinflußbar.

Echte prognostische Zeichen sowohl mit klinischen neurophysiologischen oder radiologischen Techniken sind z. Z. für den Einzelverlauf noch nicht zu erkennen (LACROCCA 1988, CUSICK 1988).

Tabelle 14 Klassifikation der Behinderung bei der spondylotischen Myelopathie (nach *Nurick* 1972)

Grad 0	Wurzelzeichen und Symptome, kein Hinweis auf Markbeteiligung.
Grad I	Zeichen der Markbeteiligung, Gang normal.
Grad II	Leichte Gangbeteiligung, Arbeitsfähigkeit.
Grad III	Wegen Gangstörung nicht arbeitsfähig.
Grad IV	Gehen nur mit Hilfe möglich.
Grad V	Im Rollstuhl oder bettlägerig.

Tabelle 15 Beurteilungsskala (Japanese Orthopaedic Association)

I. Motorische Funktionsstörung der oberen Extremität:
Punktwert
- 0 = Unfähig, selbständig zu essen.
- 1 = Essen mit Eßbesteck unmöglich, mit Löffel möglich.
- 2 = Beim Essen mit Eßbesteck starke Schwierigkeiten.
- 3 = Beim Essen mit Eßbesteck leichte Schwierigkeiten.
- 4 = Keine.

II. Motorische Funktionsstörung der unteren Extremität:
Punktwert
- 0 = Kann nicht gehen.
- 1 = Gehen auf flachem Boden mit Gehhilfe möglich.
- 2 = Treppauf- und/oder Treppabgehen mit Handlauf möglich.
- 3 = Fehlende Stabilität und unharmonischer Schrittwechsel.
- 4 = Keine.

III. Sensorische Ausfälle:

A. Obere Extremität:
Punktwert
- 0 = Erhebliche Ausfälle oder Schmerzen.
- 1 = Leichte Ausfälle.
- 2 = Keine.

B. Untere Extremität:
Wie A.

C. Rumpf:
Wie A.

IV. Sphinkterstörungen:
Punktwert
- 0 = Miktion unmöglich.
- 1 = Miktion mit erheblichen Schwierigkeiten (Verhaltung, Strangurie).
- 2 = Miktion mit Schwierigkeiten (Pollakisurie, Verzögerung).
- 3 = Keine.

Anamnese

Es überwiegen Männer im Alter über 50 Jahren mit einem harten körperlichen Arbeitsleben (JEFFREYS 1980, JÖRG 1974). Sie geben häufig an, daß sie in den Beinen eine allmähliche Schwäche verspürten, eine Gelegenheitsursache wird häufig als Auslöser angeführt. Zusätzlich werden Schmerzen und Nackensteifigkeit angegeben, wobei die Schmerzen in die Schulter und in die Arme ausstrahlen (JEFFREYS 1980). Dieser Schmerz ist oft mit Nadelstechen und Kribbeln in den Fingern vergesellschaftet. Beinschmerzen sind eher selten. Gelegentlich kann durch einen Sturz mit tetraplegischer Episode überhaupt erst die Myelopathie vermutet werden.

Eine Übersicht über die Symptome bei der Erstuntersuchung ist von HOHMANN u. Mitarb. (1985) gegeben worden (Tab. 16).

Körperlicher Untersuchungsbefund

Die typischen Erscheinungen sind eine Unsicherheit beim Gehen mit breitbeinigem ataktischem Gang und Verlust der Balance.

Bei der motorischen Prüfung fällt auf, daß eine gewisse Schwäche der Extremität nachzuweisen ist, typischerweise findet sich eine Reflexniveauverstärkung in den unteren Extremitäten, und in manchen Fällen kann ein Klonus auslösbar sein. Der Bauchdeckenreflex ist abgeschwächt. Das Babinski-Phänomen kommt erst spät während des klinischen Verlaufes zur Ausprägung.

Im Bereich der oberen Extremität findet sich in Höhe der Schädigung eine Abschwächung der Reflexe. Manche Patienten haben einen umgekehrten Brachioradialisreflex: Bei Abschwächung des Brachioradialisreflexes mit Hinweisen auf eine Schädigung der Wurzel C6 oder deren Vorderhornzellen kommt es zusätzlich zur reflektorischen Flexion der Finger, die auf eine Störung des ersten Motoneurons unterhalb der komprimierenden Läsion hindeutet (SIMEONE u. ROTHMAN 1982).

CUSICK u. MYKLEBUST (1987) beschreiben eine von der Stellung des Kopfes abhängige paradoxe Reflexreaktion. Bei der Stimulation der Bizepssehne beim Patienten mit einer chronischen zervikalen spondylotischen Myelopathie fand sich eine von der Drehung des Kopfes abhängige Aktivierung des Trizepsmuskels, welches für eine kombinierte Schädigung des oberen und unteren Neurons in den betroffenen Segmenten spricht.

Weitere Hinweise auf die stellungsabhängige Funktionsstörung der oberen und unteren Extremitäten kann durch eine temporäre Fixation des Kopfes und des Nackens mit einer Orthese gewonnen werden, die im positiven Fall beim Patienten eine Besserung seiner Symptome erbringen kann.

Diese klinische Probe ist insofern den Funktionsproben mit nur kurzzeitiger Kopf-Hals-Stellungsänderung überlegen, da eine Entlastungshaltung über Tage eingenommen werden kann und die Druckentlastung und verbesserte Perfusion zu deutlicheren klinischen Verbesserungen zu führen vermag.

Repetitive Flexions-Extensions-Bewegungen der Halswirbelsäule mit Erscheinen des Knipsreflexes des dritten Fingerendgliedes (Hoffmann-Zeichen) wird als klinischer Hinweis für eine spondylotische Myelopathie gewertet (DENNO u. MEADOWS 1991).

Ganganalyse

Mittels der Ganganalyse können quantitative Daten über den gestörten Gang gewonnen werden (BODEM u. Mitarb. 1981). Inwieweit daraus klinische Schlüsse für die Gangstörung bei der zervikalen Myelopathie zu ziehen sind, speziell auch was den Verlauf und die Wirkung von operativen Dekompressionen angeht, ist derzeit noch nicht geklärt.

Neurophysiologische Untersuchung

Die zervikale spondylotische Myelopathie ist im Hinblick auf die neurophysiologische Untersuchungsmöglichkeit weiter charakterisierbar.

Die Elektromyographie erfaßt Störungen des peripheren Motoneurons, d. h. der intramedullären Vorderhornzelle und der ventralen Wurzeln.

Die typischen EMG-Veränderungen können keinen Hinweis geben, ob die intramedulläre Vorderhornzelle oder die motorische Wurzel geschädigt ist. Die Höhendiagnostik ist recht ungenau. Jedoch kann mit Hilfe der Elektromyographie und der Neurographie eine differentialdiagnostische Abgrenzung zu den peripheren neurogenen Läsionen, welche im Alter ebenfalls relativ häufig vorkommen, gewonnen werden.

Tabelle 16 Häufigkeit neurologischer Störungen bei 112 Patienten mit chronischer spondylogener zervikaler Myelopathie (nach *Hohmann* u. Mitarb. 1985)

Paraspastik	21%
Tetraspastik	66%
Zentrale Paresen	
– nur an den Armen	9%
– nur an den Beinen	21%
– an Armen und Beinen	18%
Radikuläre Paresen am Arm	18%
Sensibilitätsstörungen	
– uncharakteristisch	39%
– Lagesinn (nie allein)	9%
– radikulär	23%
– querschnittsähnlich	16%
– dissoziiert	4%
– keine	27%

Die somatosensorisch evozierten Potentiale (SSEP) ermöglichen eine nicht invasive Untersuchung der Somatosensorik. Es werden also Hinweise über die Intaktheit von Hinterhorn und Hinterstrang bis zur primärsensorischen Rinde gegeben (YU u. JONES 1985). Bei der zervikalen Myelopathie durch die Spondylose lassen sich von der Halswirbelsäulenstellung abhängige Veränderungen der SSEPs, welche offensichtlich durch Druck auf die hinteren Strukturen des Myelons entstanden sind, nachweisen (CUSICK 1988).

Langzeitbeobachtungen stehen noch aus, um mit dieser Methode Patienten zu erkennen, die rasch zur Verschlechterung neigen.

Die transkraniellen Stimulationstechniken mit der Magnetstimulation (MEP) geben Hinweise auf den Tractus corticospinalis und die motorischen Bahnen.

Hauptsächlich können mit der Methode für die obere Extremität besonders bei Befall der Hand Aussagen über die Leitungseigenschaften des Rückenmarkes gemacht werden, da die Kortexregion für die Aktivierung der oberen Extremität, besonders der Hand, oberflächlich liegt, während die Neurone für die Aktivierung des Beines im zentralen Sulkus tiefer angeordnet sind. Eine Verzögerung der MEP-Leitungszeit wurde bei Patienten mit progressiven Myelopathien festgestellt (ROSSINI u. Mitarb. 1987).

In Zukunft dürfte dieser Methode, speziell was die motorische Funktion angeht, mehr Aufmerksamkeit gewidmet werden (TEGENTHOFF 1989, DVOŘÁK et al. 1989, 1990, WEHLING u. Mitarb. 1990).

In Verbindung mit den SSEP kann eine umfassende Diagnostik der gesamten Halsmarkregion erreicht werden, da mit der magnetischen Stimulation die vorderen Anteile und mit den somatosensorisch evozierten Potentialen die hinteren Rückenmarksanteile beurteilt werden können.

Radiologische Untersuchung

Bei der röntgenologischen Diagnostik ist das seitliche Bild zunächst am informativsten (WACKENHEIM u. DIETHEMANN 1985).

Bei der Beurteilung der Höhe der Bandscheibenräume achtet man auf Verschmälerung und v. a. auf Knochenvorwölbungen, die nach hinten in den Spinalkanal hineinreichen. Die Größe dieser Osteophyten muß in Relation zur Größe des Spinalkanals gesetzt werden, d. h. ein relativ kleiner Osteophyt kann schon eine signifikante Kompression des Markes bei einem angeborenen engen Spinalkanal verursachen, während ein geräumiger Spinalkanal größere Osteophyten ohne weiteres toleriert (LURATI u. MERTENS 1977). Bezüglich der Weite des Spinalkanals wird angegeben, daß der a.-p. Durchmesser 13 mm unterhalb C4 nicht unterschreiten dürfe. Als Faustregel gilt das Verhältnis der Weite des Spinalkanals durch

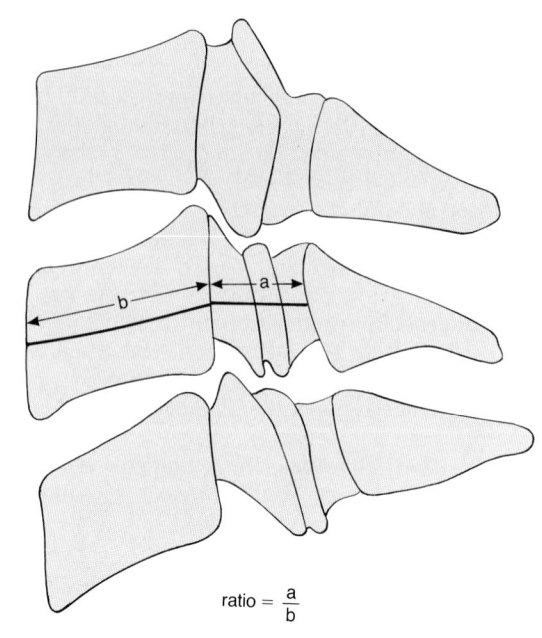

Abb. 67 Das Verhältnis zwischen dem Durchmesser des Spinalkanals zu dem des Wirbelkörpers wird gebildet aus dem Abstand von dem Punkt, der den hinteren Anteil des Wirbelkörpers halbiert bis zum nächstgelegenen Punkt auf der korrespondierenden Linie der Wirbelbögen (a), geteilt durch den a.-p. Durchmesser des Wirbelkörpers (b) (nach *Torg* 1986)

die Stärke des Wirbelkörpers, welches normalerweise die Größe um 1 haben sollte (WACKENHEIM u. DIETEMANN 1985, TORG 1989). Ein Wert von unter 0,8 zeigt einen zu engen Kanal an (Abb. **67**).

Mit den a.-p. Aufnahmen und Schrägaufnahmen werden Hinweise auf Unkovertebralarthrose und Einengung der Intervertebralforamina gegeben.

Die Myelographie mit wasserlöslichen Kontrastmitteln kann bei der Planung eines operativen Eingriffs exakte Hinweise auf die Höhe der Stenose geben, zusätzlich kann die CT das Ausmaß der Verhältnisse von Subarachnoidalraum zu Knochenkanal genauer darstellen.

Die Querschnitte bei der CT ergeben mehr Information über die Größe und das Aussehen des Spinalkanals als die Übersichtsaufnahmen. Die Osteophyten lassen sich ebenfalls wesentlich deutlicher darstellen. Dabei kann die Aufnahme in Weichteil- und Knochentechnik weitere Hinweise geben. Der Rechner bei den modernen Geräten kann auch zusätzlich sagittale und mediane Schnitte produzieren, die die Höhenorientierung erleichtern (Abb. **56a−c**).

Das CT kann jedoch keine Hinweise auf die Integrität der neuralen Strukturen im Kanal selber geben.

In Verbindung mit der Myelographie läßt sich im CT auch das Myelon genauer darstellen. Mit dieser Methode konnten PENNING u. VAN DER ZWAAG (1966) sowie PENNING u. Mitarb. (1986) bei Patienten mit zervikaler spondylotischer Myelopathie nachweisen, daß die Symptome bei dieser Erkrankung nach einer Reduktion des Querschnittes des Halsmarkes um ca. 30% beginnen.

FUJIWARA u. Mitarb. (1989) zeigten, daß die Prognose für die Erholung der Funktion nach operativer Dekompression des Myelons von der Querschnittsfläche des Myelons am Ort der stärksten Einengung abhängt.

Die Magnetresonanztomographie mit Darstellung der Verdrängung des Liquors und der Veränderungen der Struktur des Myelons ist die Methode der Wahl bei der Beurteilung der spondylotischen zervikalen Myelopathien geworden (YU u. Mitarb. 1986, HYMANN 1987, ULLRICH 1987, FUKUSHIMA u. Mitarb. 1991) (Abb. **56d**).

Diagnose

Unter der Diagnose zervikomedulläres Syndrom versteht man die Zeichen einer chronischen zervikalen Myelopathie, verbunden mit einer Einengung des zervikalen Spinalkanals auf degenerativer Basis (Spondylose). Fakultativ findet sich dabei gleichzeitig ein zervikales radikuläres Syndrom.

Differentialdiagnose

Die detaillierte Differentialdiagnose der zervikalen Myelopathie sollte nur in Zusammenarbeit mit dem Neurologen und unter Anwendung neurophysiologischer Methoden abgeklärt werden (JEFFREYS 1980).

Abzugrenzen sind die multiple Sklerose und Tumoren des Zervikalmarkes. Die multiple Sklerose mit ihrem schubweisen Verlauf und mit der charakteristischen intermittierenden Besserungstendenz findet sich hauptsächlich bei jüngeren Personen. Dagegen kommt eine Besserungstendenz bei der zervikalen Myelopathie auf dem Boden einer Spondylose praktisch nie vor.

Bei der Differentialdiagnose der zervikalen spondylotischen Myelopathie finden sich in der Altersgruppe älter als 60 Jahre häufiger die amyotropen Lateralsklerosen und v. a. zerebrale vaskuläre Erkrankungen.

Seltener wird ein A.-spinalis-Syndrom mit plötzlichem Beginn der Symptomatologie einzubeziehen sein.

Therapie

Konservative Therapie

Die orthopädische Therapie dieses langsam fortschreitenden, relativ gutartigen degenerativen Leidens sollte zunächst konservativ beginnen.

Da bei der Pathogenese der zervikalen Myelopathie den mechanischen Faktoren eine wesentliche, möglicherweise überhaupt die wesentliche Bedeutung zukommt, ist zunächst eine Immobilisierung anzustreben. Dies kann durch Versorgung mit einer weichen Orthese erreicht werden.

Medikamentöse Therapieprinzipien sind noch nicht etabliert. An allgemeinen Maßnahmen erscheint es wichtig, bei den älteren Patienten auf eine Kompensation der kardialen Situation hinzuarbeiten (E. MÜLLER 1989).

Unter der Vorstellung, daß durch Entzündungsmediatoren aus der Bandscheibenregion speziell im Bereich der Unkovertebralregion und aus den Gelenken bei aktivierter Arthrose eine Reizung der Nervenwurzeln im Zervikalbereich entstehen könnte (WEINSTEIN 1988, WEHLING u. Mitarb. 1989), erscheint auch die Behandlung mit nichtsteroidalen Antiphlogistika zur Beeinflussung der Entzündungssituation denkbar.

Operative Therapie

Die Korrelation der klinischen Befunde mit dem Ausmaß der Halsmarkkompression durch Bandscheibenprolaps oder durch degenerative Veränderungen, zusätzlich verstärkt durch einen anlagebedingten engen Zervikalkanal, legt eine dekomprimierende, eventuell auch stabilisierende operative Behandlung nahe.

Wegen der Vielzahl der Symptome, die der Patient mit der Kompression des Zervikalmarkes bei der Spondylose zeigt, ist die Vergleichbarkeit der vorliegenden Studien zur operativen Therapie nicht immer gegeben.

Die Operation führt in wesentlich geringerem Ausmaß zu einer Rückbildung der neurologischen Symptome als z. B. bei der zervikalen Radikulopathie. Die Ergebnisse der Operation bei der Myelopathie zeigen, daß eine Relation zwischen Erfolg der Operation und Dauer der Symptomatik besteht, d. h., je kürzer die Symptomatik, desto größer die Erfolgschancen. Zusätzlich haben ältere Patienten schlechtere Besserungschancen als jüngere.

Bei den von BRAIN u. Mitarb. (1952) operierten Patienten fand sich postoperativ eine deutlichere Besserung bei Patienten unter 50 Jahren mit einer Vorgeschichte kürzer als zwei Jahre. Jedoch kam es auch bei Patienten, die konservativ behandelt wurden, in über der Hälfte der Fälle zu einer Besserung. Zu ähnlichen Ergebnissen gelangen SAUNDERS u. Mitarb. (1991). Ist allerdings der Myelonquerschnitt in CT oder MRT unter $0,45 \text{ cm}^2$, ist auch eine ausreichende Dekompression nicht mehr erfolgversprechend (FUKUSHIMA u. Mitarb. 1991).

Eine Reihe von operativen Techniken wurde für die Behandlung der zervikalen Myelopathie auf dem Boden einer Spondylose angegeben. Dazu gehören Laminektomie, sog. „Open-door"-Laminoplastik, Spaltung des Dornfortsatzes, vordere Diskektomie, posteriore Spondylose mit Drahtfixierung der Wirbelgelenke sowie ventrale Dekompression mit Teilentfernung der Wirbel-

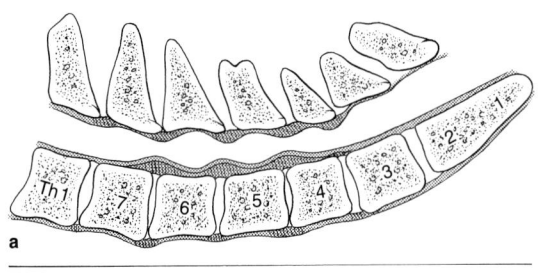

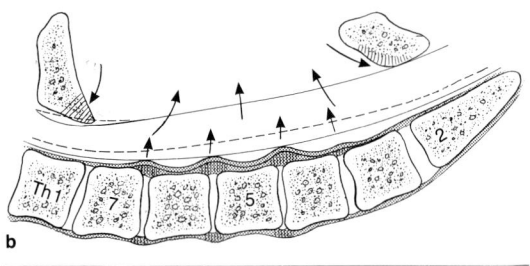

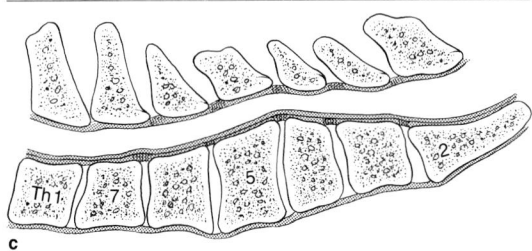

Abb. 68 Seitansicht der Halswirbelsäule. **a** Die Einengung des Spinalkanals wird durch ventrale Vorwölbungen in den hier eingezeichneten Segmenten verschlimmert, zusätzlich kommt es zu Einstülpungen der Lig. flava von dorsal her. **b** Nach der operativen Dekompression kann sich die Dura nach hinten ausbreiten, und das Halsmark wandert nach dorsal in den durch die Operation gesetzten Defekt. Dadurch kommt es zur Entlastung von der Kompression durch die ventralen Osteophyten. Das Halsmark kann sich etwas verkürzen, so daß die axiale Spannung nachläßt und die Perfusion gebessert wird. **c** Hier findet sich eine Kyphose, so daß eine dorsale Dekompression nicht angemessen ist (nach *Epstein* 1985)

körper (EPSTEIN u. DAVIDOFF 1951, EPSTEIN u. Mitarb. 1969 [Abb. **68**], SIMH u. Mitarb. 1974, BELL u. BAILEY 1977, BOHLMAN 1977, CALLAHAN u. Mitarb. 1977, LONSTEIN 1977, KIMURA u. Mitarb. 1984, BONI u. Mitarb. 1984 [Abb. **69a–c**]).

BRAIN u. Mitarb. fanden (1952) bei 19% ihrer Patienten, die vom hinteren Zugang mittels Laminektomie operiert wurden, Beeinträchtigungen der Nervenfunktion, und CRANDALL u. GREGORIUS (1977) berichten, daß 9 ihrer 15 Patienten, die mittels Laminektomie wegen zervikaler Myelopathie und Spondylose operiert worden waren, postoperativ neurologisch schlechter als präoperativ waren.

WHITE u. Mitarb. (1973) führten eine vordere Diskektomie durch und resezierten die Osteophyten bei 65 Patienten mit Spondylose. Postoperativ zeigten 6 der Patienten eine neurologische Verschlechterung. HERDMANN u. Mitarb. (1990) berichten in einer Beobachtungsreihe von 173 Patienten von 61% Besserung bei unterschiedlichen Operationsverfahren.

Wegen des leichteren Zuganges zum vorderen Anteil der Wirbelsäule wird z. Z. die ventrale Dekompression mit subtotaler Entfernung der Wirbelkörper bevorzugt, speziell, wenn es sich nur um ein oder zwei Segmente handelt (BONI u. Mitarb. 1984, JEFFREYS 1986, WHITECLOUD III 1989).

Da durch den vorderen Zugang die Segmente C2/3 bis C7/Th 1 relativ einfach ohne Durchtrennung wichtiger Strukturen dargestellt werden können, kann von vorne entweder mit dem Cloward-Instrumentarium oder direkt durch den Bandscheibenraum der Zugang zu den hinteren Osteophyten erreicht werden (Abb. **70**).

Bei mehreren Segmenten kann eine subtotale Entfernung des Wirbelkörpers unter Verbindung der durch das Cloward-Instrumentarium geschaffenen Dübellöcher gefräst werden. Danach kann ausreichend stabil vorne ein Teil des Beckenkammes (BONI u. Mitarb. 1984) (Abb. **69a–c**) oder ein zugerichteter Fibulaspan (ZDEBLICK u. BOHLMANN 1989) eingedübelt und fixiert werden. Dieses Verfahren empfiehlt sich besonders bei der Kompression des Zervikalmarkes von vorne, welches über mehrere Segmente bei der stärkeren Kyphosierung der Halswirbelsäule entstehen kann. Auch nach anfänglich ausreichender Dekompression können jedoch später wiederaufgetretene Kompressionsregionen entdeckt werden (OKAMOTO u. Mitarb. 1991).

Die von EPSTEIN (1969) und EPSTEIN (1989) beschriebene Vorgehensweise mit Laminektomie von hinten stellt ein ausgereiftes Operationsverfahren dar, welches speziell auch bei der Stellung der Halswirbelsäule in Lordose eine gute Dekompression des Myelons nach hinten erlaubt. Zusätzlich lassen sich die Foramina intervertebralia erweitern (Abb. **68**).

Die Stabilität scheint bei Erhalt der Hälfte des Wirbelgelenkes nicht gefährdet zu sein (FAGER 1976, RAYNOR 1989). Speziell bei anlagebedingtem engen Spinalkanal und Lordose wird die Indikation zu diesem Verfahren gesehen.

Die Gewährleistung der Stabilität kann auch von hinten durch Einbringen einer Plattenosteosynthese ermöglicht werden (ROOSEN u. GROTE 1980, GAILLANT 1984, ROY-CAMILLE u. Mitarb. 1985, HOHMANN u. Mitarb. 1985).

Postoperativ empfiehlt sich ein längeres Rehabilitationsprogramm auf neurophysiologischer Basis.

Zervikozephales Syndrom

Unter diesem Begriff werden alle Störungen an der Halswirbelsäule verstanden, die zusätzlich zu

Halswirbelsäule   **1**.85

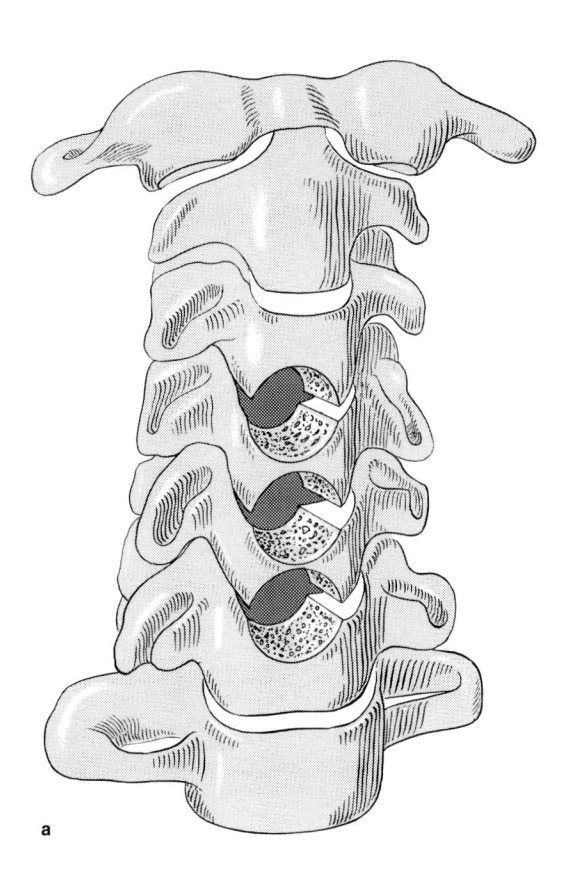

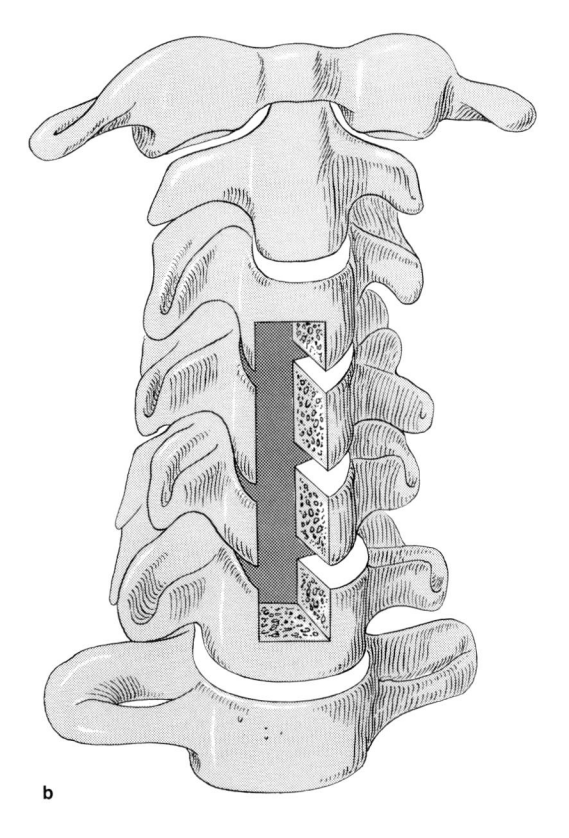

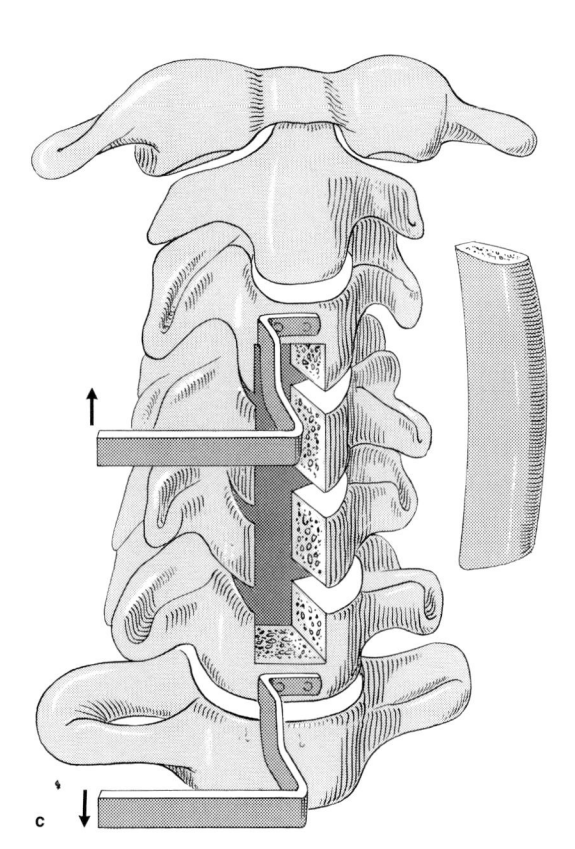

Abb. 69 Ventrale Dekompression des Halsmarkes. **a** Anbringen der Bohrlöcher mit dem Cloward-Instrumentarium. **b** Die dünnen Knochenbrücken zwischen den Bohrlöchern werden entfernt. Die Kante nach den Seiten geglättet, es kommt zu einer Dekompression der Medulla. **c** Einbringen des Beckenspans unter Distraktion (nach *Bonie* u. Mitarb. 1984)

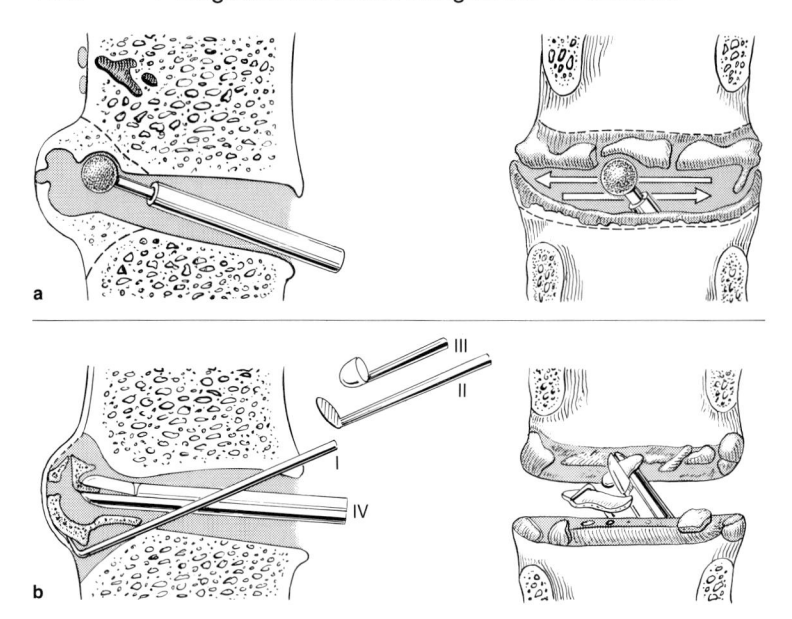

Abb. 70 Entfernung eines hinteren Osteophyten (hard disk). **a**, **b** zentrale Dekompression. Links: Darstellung der zu entfernenden Knochenanteile. Rechts: gleicher Arbeitsgang von hinten gesehen, die Pfeile bezeichnen die Bewegung der Fräse. **b** Längsschnitt. I, II, III: Die verbliebenen Teile vom Discus der Lig. und der Knochenreste werden gelockert. IV: Die Ligg. und die Knochenreste werden entfernt. Anschließend wird eine seitliche Dekompression speziell des hinteren Anteils des Processus uncinatus durchgeführt. Der obere Anteil muß aus Stabilitätsgründen verbleiben (nach *Seeger* 1982)

den Zeichen des lokalen HWS-Syndroms noch Anzeichen für eine Affektion von Gehirnzentren bieten (JUNG u. Mitarb. 1974).

Neben ursächlich degenerativen Veränderungen der Halswirbelsäule werden das funktionelle (manualtherapeutische) und das posttraumatische zervikozephale Syndrom unterschieden.

Die Abklärung eines zervikozephalen Syndroms erfordert daher relativ früh im Gang der Diagnostik die Zusammenarbeit mit den Nachbardisziplinen Neurologie, Neuroradiologie und Otoneurologie.

Anamnese

Als typische Symptome werden Nacken- und Kopfschmerzen, Schwindel und Hirnnervenstörungen (III–XII) als Zeichen der mangelnden Perfusion der Hirnanteile in der hinteren Schädelgrube sowie Paresen und Sensibilitätsstörungen als Zeichen der Durchblutungsstörung der Medulla spinalis angegeben.

Am häufigsten sind Schmerzen in der Augenhöhle und im Scheitelbereich, welche durch Stellungsänderung des Kopfes und Zwangshaltungen verstärkt werden können.

Bei der Erhebung der Anamnese sollten immer die Symptome der transitorischen ischämischen Attacken erfragt werden, welche als neurologische Ausfallerscheinungen mit einer Dauer bis zu 24 Stunden definiert werden (Tab. 17).

Dies insbesondere, weil die Warncharakteristik der transitorisch-ischämischen Attacke (ischemic penumbra, ASTRUP u. Mitarb. 1981) das deutlich erhöhte Risiko anzeigt, innerhalb des nachfolgenden Monats einen ischämischen Insult zu erleiden (CARTLIDGE u. Mitarb. 1977).

Tabelle 17 Symptome der transitorischen ischämischen Attacken (nach *Mehdorn* 1985)

Okzipitallappen: visuelle Symptome.

Teile des Temporallappens: Kopfschmerzen, Anfälle.

Zerebellum: Dysmetrie, Ataxie, Intentionstremor, Dysdiadochokinese, skandierende Sprache, Nystagmus, Hypotonie.

Medulla oblongata: Ausfälle der II.–XII. Hirnnerven.

Teile der Medulla spinalis: Paresen, Sensibilitätsstörungen.

Körperlicher Untersuchungsbefund

Neben der orthopädischen Untersuchung der Halswirbelsäule und einer orientierenden allgemeininternistischen Untersuchung hinsichtlich des kardiovaskulären Systems ist eine genaue neurologische Statuserhebung erforderlich.

Dabei werden die Funktionen geprüft, die durch die Gehirnanteile der hinteren Schädelgrube gesteuert werden. Dazu gehören die Prüfung der Hirnnerven, des Gleichgewichtes, der Koordination sowie Sensibilität und Motorik von Gesicht und Hals. Eine orientierende Untersuchung des Gesichtsfeldes ist ebenfalls erforderlich (MEHDORN 1985).

Die Auslösung der typischen Symptome in Extremstellung der Halswirbelsäule sollte behutsam versucht werden.

Die Regionen der Gelenke C1/2 und C2/3 erscheinen schmerzhaft auf Fingerdruck. Die Ausschaltung der Schmerzursache durch eine gezielte Infiltration mit einem Lokalanästhetikum unter Durchleuchtungskontrolle (HILDEBRANDT u. AGYRAKIS 1983, BOGDUK 1984, STAUDTE 1987) kann die schmerzenden Gelenke lokalisieren (Abb. **47**).

Hier läßt sich auch gelegentlich nach der Injektion ein Schwindelgefühl auslösen, welches für die propriozeptive Funktion dieser Gelenke spricht.

Als klinisches Unterscheidungsmerkmal wird darauf hingewiesen, daß Schwindel und Nystagmus, welche sofort nach Einnehmen einer Extremstellung der Halswirbelsäule auftreten, eher für eine propriozeptive Störung der oberen Halswirbelsäulengelenke sprechen, während Störungen, die erst nach 10–50 Sek. auftreten, eher für eine Durchblutungsstörung der A. vertebralis mit konsekutiver Perfusionsminderung der Vestibularorgane und Kerne hindeuten (HÜLSE 1985).

Apparative Untersuchung

An nicht invasiver apparativer Diagnostik ist die Doppler-Sonographie der großen Halsgefäße zur Klärung der Hämodynamik der A. vertebralis hilfreich (BÜDINGEN u. Mitarb. 1982, RINGELSTEIN 1987) (Abb. **71, 72**).

Als weiter nicht invasive Methode kann otoneurologisch die Funktion des Vestibularissystems geprüft sowie die Audiometrie durchgeführt werden (CHESTER 1991). Nach HÜLSE (1985) sollen Unterscheidungsmöglichkeiten zwischen propriozeptivem und vaskulärem Schwindel bestehen. Dies wird jedoch z. T. von NORRE (1985) bestritten.

Die Ableitung der visuellen, akustischen sowie somatisch-sensorisch evozierten Potentiale gibt Aufschluß über den Funktionszustand verschiedener Hirnnervenkerne und der langen Bahnen sowie der optischen Kortex – alles Strukturen, welche in der Strombahn der Aa. vertebrales über dem Circulus arteriosus Willisii liegen.

Ein CT oder MRT des Schädels kann Hinweise auf eine vorher schon durchgemachte Ischämieperiode geben. TAMURA (1989) beschreibt Schwindelattacken mit Gesichtsfeldstörungen bei C3/4-Bandscheibenprolaps (Kontrastmitteltechnik).

Die Angiographie wird heute nur vorgenommen, wenn die operative Behandlung der A.-vertebralis-Affektion in Erwägung gezogen wird.

Die A.-vertebralis-Angiographie, auch in der heutigen Technik als transfemoralisselektive Angiographie durchgeführt, ist mit einem gewissen Risiko an Komplikationen behaftet.

So wird ein Risiko von 5,2% (FAUGHT 1979) für permanente Ausfälle, 1,3% (EISENBERG u. Mitarb. 1980) und 12,2% (FAUGHT u. Mitarb. 1979) für transiente zerebrale Komplikationen angegeben, bei arteriosklerotischen Patienten sogar um das Mehrfache erhöht (TAVERAS u. WOOD 1976).

Diagnose

Das zervikozephale Syndrom kann folgende Ursachen haben:

1. vertebrobasiläre Insuffizienz durch osteophytäre Kompression der A. vertebralis,
2. aktivierte Arthrose der Kopfgelenke,
3. Arthrose in den Gelenken C2/3.

Differentialdiagnose

Als Ursache der vertebrobasilären Insuffizienz kommen Veränderungen der Halswirbelsäule nur zum kleinen Anteil in Frage. Meistens bedarf es zur Manifestation faßbarer Symptome einer Vorschädigung, z. B. einer Arteriosklerose, arteriellen Stenosen oder Verschlüssen im vertebrobasilären Stromgebiet.

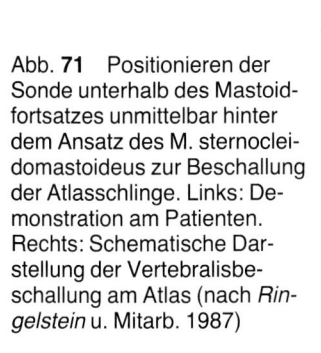

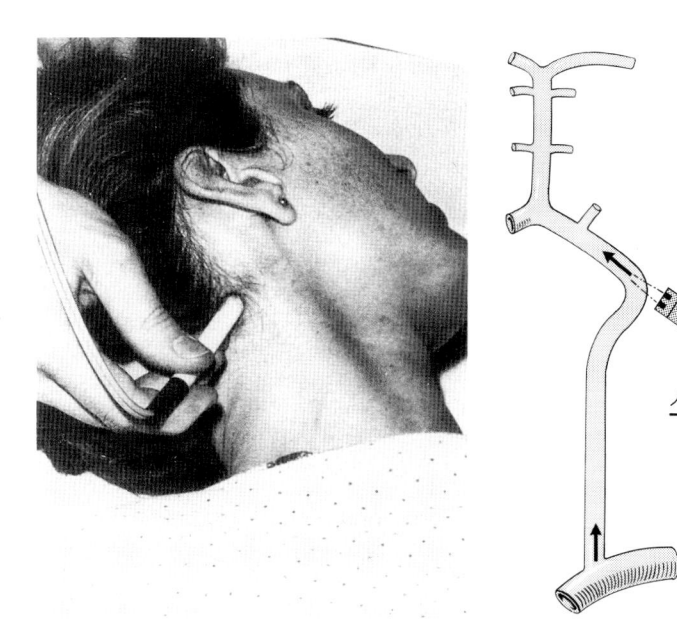

Abb. **71** Positionieren der Sonde unterhalb des Mastoidfortsatzes unmittelbar hinter dem Ansatz des M. sternocleidomastoideus zur Beschallung der Atlasschlinge. Links: Demonstration am Patienten. Rechts: Schematische Darstellung der Vertebralisbeschallung am Atlas (nach *Ringelstein* u. Mitarb. 1987)

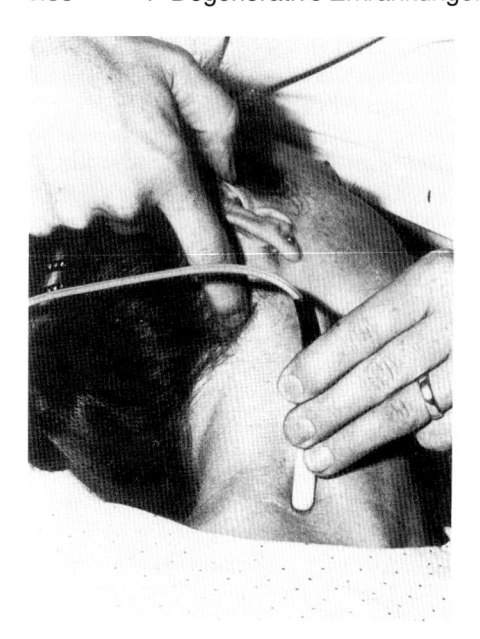

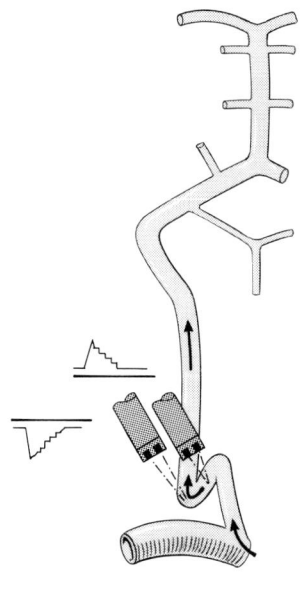

Abb. 72 Dopplersonographische Untersuchung der A. vertebralis am Abgang der A. subclavia. Links: Anordnung der Sonde am Hals der Patientin knapp supraklavikulär. Rechts: Das V1-Segment der A. vertebralis kann in seiner gesamten Länge, einschließlich dem arteriosklerorisch häufig befallenen Vertebralisabgang, direkt beschallt werden. In dieser Untersuchungsanordnung ist der Einfluß von Kopfbewegungen auf den Vertebralisblutstrom am leichtesten zu prüfen (aus *Ringelstein* u. Mitarb. 1987)

Echte Vertebralisstenosen bleiben zu einem hohen Prozentsatz (ca. 70–80%) klinisch symptomlos.

Die eindrucksvollen Knickbildungen durch Abdrängen der A. vertebralis bei der Unkovertebralarthrose (HARZER u. TÖNDURY 1966, DE PALMA u. ROTHMANN 1972) müssen offenbar häufig mit zusätzlichen Faktoren kombiniert sein, um klinische Symptome auszulösen.

Das Symptom „vertebrobasiläre Insuffizienz" kann viele Ursachen haben.

An erster Stelle stehen die Tumoren der hinteren Schädelgrube, die in der Anfangsphase der Symptomatik mit einer transitorisch-ischämischen Attacke oder einem leichten ischämischen Insult verwechselt werden können. Hier hilft die Untersuchung mit CT oder MRT weiter.

In mindestens 10% der Fälle kann das Bild der schweren Mikroangiopathie (Status lacunaris, subkortikale arteriosklerotische Enzephalopathie vom Binswanger-Typ) vorgefunden werden (RINGELSTEIN u. Mitarb. 1985).

Da der Nachweis einer Stenose im Bereich der A. vertebralis sehr häufig ist, kann diese gelegentlich mit einem Tumor der hinteren Schädelgrube kombiniert sein, so daß die Schädelcomputertomographie wichtig für die Differentialdiagnose ist (MEHDORN 1985).

Weiter sollte auch der Orthopäde an eine zentrale Störung denken, die bei Vergiftungen mit Quecksilber, Thallium, Brom und bromierten Ureiden sehr ähnliche klinische Symptome auslösen kann (HOPF u. Mitarb. 1981, POECK 1990b).

Weitere Erkrankungen, die in die Differentialdiagnose einbezogen werden, sind der Morbus Menière sowie die Encephalitis disseminata. Bei beiden Diagnosen fehlen allerdings die im Vordergrund stehenden Störungen an der Halswirbelsäule. Wichtig erscheint die Erkennung des recht häufigen gutartigen paroxysmalen Lagerungsschwindels, der durch das Lagerungstraining nach BRANDT u. DAROFF (1980) erfolgreich behandelt werden kann.

Therapie

Bei der im Vordergrund stehenden Schwindelsymptomatik, die auf einer vertebrobasilären Insuffizienz beruht, sollte symptomatisch vorgegangen werden.

1. Thrombozytenaggregationshemmer: Acetylsalicylsäure kann die Frequenz transitorisch-ischämischer Attacken signifikant senken, allerdings sind die Daten im wesentlichen bei Untersuchungen an Karotisstenosen erbracht worden (KRZYWANEK u. REDDIN 1987).
2. Verbesserung der kardialen Leistung.
3. Operative Therapie.

Die Schule um JUNG u. KEHR (1972, JUNG u. Mitarb. 1974) hat besonders auf die Bedeutung der Vertebralisperfusionsminderung durch externen Druck durch die Unkovertebralarthrose hingewiesen und operative Behandlungsmöglichkeiten mit Resektion der komprimierenden Exophyten angegeben (JUNG 1963, JUNG u. KEHR 1972, RATHKE u. SCHLEGEL 1974).

Bei der Differenzierung der Ursache der Perfusionsminderung ist die viel häufigere Beeinträchtigung des A.-vertebralis-Lumens durch arteriosklerotische Stenosen zu beachten. Mikrochirurgische Bypass-Operationen und Rekanalisation sind ebenfalls an einem größeren Krankengut beschrieben worden (LAURIAN u. GEORGE 1988).

Die durch die Arthrose im C1/2- und C2/3-Gelenk hervorgerufenen zephalen Symptome lassen sich durch physiotherapeutische Maßnahmen günstig beeinflussen. Hier können isometrische Übungen unter Benutzung der reflektorischen Entspannung der Antagonisten von der schmerzhaften Bewegungseinschränkung hinweg eine Mobilisierung erreichen. Gleichzeitig läßt sich durch eine Kräftigung der paravertebralen Muskulatur, auch in Verbindung mit Entspannungstechniken, eine Besserung speziell der sekundären muskulären Schmerzen erreichen.

Medikamentös kann mit einem nichtsteroidalen Antiphlogistikum bei aktivierter Arthrose der kleinen Wirbelgelenke eine günstige Beeinflussung erreicht werden.

Dabei ist jedoch zu bedenken, daß gewisse nichtsteroidale Antirheumatika, z. B. Indometacin, selbst wieder bei älteren Patienten Schwindelsymptome hervorrufen können.

Die Arthrose in den oberen Gelenken der Halswirbelsäule kann auch mittels lokaler Infiltrationen unter Zugabe eines Kortikoids über einige Wochen günstig beeinflußt werden, längere Wirksamkeit ist durch die Leitungsunterbrechung des R. articularis, des medialen dorsalen Astes beschrieben worden (HILDEBRANDT u. ARGYRAKIS 1983).

Literatur

Anderson, J. A. D.: Rheumatism in industry: a review. Brit. J. indust. Med. 28 (1971) 103–121

Astrup, J., B. K. Siesjö, L. Symon: Threshold in cerebral ischämia: the ischemic penumbria. Stroke 12 (1981) 723–725

Bakke, S.: Röntgenologische Beobachtungen über die Bewegungen der Halswirbelsäule. Acta radiol. (Suppl.) 13 (1931) 1

Barker, A. T. et al.: Magnetic stimulation of the human brain and peripheral nervous system. An introduction and the results of an initial clinical evaluation. Neurosurgery 20 (1987) 100–109

Barré, J. A., Y. C. Liéou: Le Syndrome sympathique cervicale postérieur. Schuler u. Kind, Straßburg 1928

Bauer, F.: Dysphagia due to cervical spondylosis. J. Laryngol. Otol. 65 (1953) 615–630

Bell, G. D., S. L. Bailey: Anterior cervical fusion for trauma. Clin. Orthop. 128 (1977) 155–158

Benini, A.: Clinical features of cervical root compression C5–C8 an their variations. Neuro-Orthopedics 4 (1987) 74

Bertalanffy, H., H. R. Eggert: Developmental narrowing of the cervical canal. A major cause for recurrencies after simple anterior disectomy. Cervical Spine Res. Soc., Europ. Section. 6th ann. meeting, June 28–July 1, St. Gallen 1989

Biemond, A., J. M. B. V. Dejong: On cervical nystagmus and related disorders. Brain 92 (1969) 437–458

Blanchard, R. S., F. J. Kottke: The study of degenerative changes of the cervical spine in relation to age. Bull. Univ. Minnesota Hosp. 24 (1953) 470, zitiert bei Jofe et al. (1983) in „The cervical spine".

Bodem, F., F. Brussatis, H. Blümlein, D. Steeger, T. Wunderlich: Technik der Ganganalyse: die medizinischen Methoden für die Bewegungsdiagnostik orthopädischer Patienten. Vortrag gehalten auf der 22. Fortbildungstagung des Berufsverbandes Fachärzte für Orthopädie e. V. vom 14.–18. Nov. 1981 in Mainz

Bovim, G., L. Bonamico, A. F. Torbjorn, C. F. Lindboe, A. Stolt-Nielsen, O. Sjaastad: Topographic variations in the peripheral course of the greater occipital nerve. Autopsy study with clinical correlations. Spine 16 (1991) 475–478

Bogduk, N.: Local anaesthetic blocks of the second cervical ganglion. A technique with application on occipital headache. Cephalalgi 1 (1981) 41–50

Bogduk, N.: The clinical anatomy of the cervical dorsal rami. Spine 7 (1982) 319–330

Bogduk, N., A. Marsland: Third occipital headache. Cephalalgi (Suppl. 3) 5 (1985) 310–311

Bogduk, N., A. Marsland: The cervical zygapophysical joints as a source of neck pain. Spine 13 (1988) 610–617

Bogduk, N., W. Tynan, A. S. Wilson: The nerve supply to the human intervertebral discs. J. Anat. 132 (1981) 39–56

Bogduk, N., M. Windsor, A. Inglis: The innervation of the cervical intervertebral discs. Spine 13 (1988) 2–8

Bohlman, H. H.: Cervical spondylosis with moderate to severe myelopathy. A report of seventeen cases treated by Robinson anterior cervical discectomy and fusion. Spine 2 (1977) 151–162

Bohlman, H. H., S. E. Emery: The pathophysiology of cervical spondylosis and myelopathy. Spine 13 7 (1988) 843–846

Boni, M., P. Cherubino, V. Denaro, F. Benazzo: Multiple subtotal somatectomy: technique and evaluation of a series of 39 cases. Spine 9 (1984) 358–362

Boni, M., V. Denaro: Anatomo-clinical correlations in cervical spondylosis. In Kehr, P., A. Weidner: Cervical Spine I. Springer, Berlin 1987 (pp. 3–20)

Bornand, F.: The cervical spine: treatment by manipulation. In Jung, A., P. Kehr, F. Magel, B. G. Weber: The Cervical Spine. Huber, Bern 1974 (pp. 94–99)

Braham, J., E. E. Herzberger: Cervical spondylosis and compression of the spinal cord. J. Amer. med. Ass. 161 (1956) 1560

Brain, R.: Cervical spondylosis. Amer. int. Med. 41 (1954) 439

Brain, W. R.: Some unsolved problems in cervical spondylosis. Brit. med. J. 1 (1963) 771

Brain, R. W., M. Wilkinson: Cervical Spondylosis. Heinemann, London 1867

Brain, L., M. Wilkinson: Cervical Spondylolysis and Other Disorders of the Cervical Spine, 1st ed. Saunders, Philadelphia 1967

Brain, R. W., D. Northfield, M. Wilkinson: The neurological manifestation of cervical spondylosis. Brain 75 (1952) 187–225

Brandt, T., R. B. Daroff: Physical therapy for benign paroxysmal positional vertigo. Arch. Otolaryngol. 106 (1980) 484–485

Breig, A.: Biomechanics of the Central Nervous System. Almquist a. Wiksell, Stockholm 1960

Brodsky, A. E.: Cervical angina. A correlative study with emphasis on the use of coronary arteriography. Spine 10 (1985) 699–709

Brussatis, F.: Operative Behandlung von Diskushernie und Spondylosis deformans der Halswirbelsäule bei radikulären Beschwerden. Z. Rhemaforsch. 10 (1951) 258–271

Brussatis, F., D. Schöllner: Zervikale Aufrichtungs-Osteotomie bei Morbus Bechterew. Verh. dtsch. orthop. Ges. 54 (1967) 408–414

Büdingen, H. J., G. M. von Reutern, H. J. Freund: Dopplertomographie der extracraniellen Hirnarterien. Thieme, Stuttgart 1982

Buetti-Bäuml, C.: Funktionelle Röntgendiagnostik der Halswirbelsäule. Fortschritte auf dem Gebiet der Röntgenstrahlen, Erg.-Bd. 70. Thieme, Stuttgart 1954

Callahan, R. A., R. M. Johnson, R. N. Margolis, K. J. Keggi, H. T. Albright, W. O. Southwick: Cervical facet fusion for control of instability following laminectomy. J. Bone Jt. Surg. 59 A (1977) 991–1002

Cartlidge, N. E. F., J. P. Whisnant, L. R. Elveback: Carotid and vertebral-vascular transient cerebral ischemic attacks. A community study. Mayo Clin. Proc. 52 (1977) 117

Cave, A. J. E.: On the occipito-atlanto-axial articulation. J. Anat. 68 (1934) 416

Caviezel, H.: Torticollis acutus. Man. Med. 15 (1977) 67–73

Chester, J. D.: Whiplash, postural control and the inner ear. Spine 16 (1991) 716–720

Clark, E., P. K. Robinson: Cervical myelopathy. A complication for cervical spondylosis. Brain 79 (1956) 483

Cloward, R. B.: Gas-sterilised cadaver bone grafts for spinal fusion operations. A simplified bone bank. Spine 5 (1980) 4

Conrad, B., R. Benecke: Diagnostische Entscheidungsprozesse mit dem EMG. Edition Medizin, Weinheim 1987

Cope, S., G. M. S. Ryan: Cervical and otolithic vertigo. J. Laryngol. Rhinol. 87 (1973) 113–120

Cusick, J. F.: Monitoring of cervical spondylitic myelopathy. Spine 13 (1988) 877–880

Cusick, J. F., J. B. Myklebust: Temporal alterations in somatosensory evoked potentials in cervical spondylotic myelopathy. In Kehr, P., A. Weidner: Cervical Spine I. Springer, Berlin 1987 (pp. 131–136)

Cyriax, J.: Text Book of Orthopedic Medicine: Diagnosis of Soft Tissue Lesions. Baillère Tindall, London 1975

Davidson, R., E. Dunn, J. Metzmaker: The shoulder abduction test in the diagnosis of radicular pain in cervical extradural compressive monoradiculopathies. Spine 6 (1981) 441

Debakey, M. E., R. G. Spurling, B. Woodhall: Lesions of the Cervical Intervertebral Disc. Thomas, Springfield 1956

Denno, J. J., G. R. Meadows: Early diagnosis of spondylotic myelopathy – a useful clinical sign. Spine 16 (1991) 1353–1355

Denny-Brown, D.: Recurrent cerebro-vascular episodes. AMA Arch. Neurol. 2 (1960) 94–100

De Palma, A. F., R. H. Rothman: The Intervertebral Disc. Saunders, Philadelphia 1970

Dereymaeker, A., J. Muller: Nouvelle cure chirurgicale des discopathies cervicales. La ménisectomie par voie ventrale suivie d'arthtodèse par greffe intercorporéale. Neuro-chirurgie 2 (1956) 233–234

De Seze, C., A. Dijan, M. Abdelmoda: Etude radiologique de la dynamique cervicale dans le plan sagittal. Une contribution radiophysiologique à l'étude pathogènique des arthroses cervicales. Revue Rheum. 18 (1951) 37–46

Dihlmann, W.: Gelenke-Wirbelverbindungen. Klinische Radiologie. Thieme, Stuttgart 1982

Dillin, W., R. Booth, J. Cuckler, R. Balderston, F. Simeone, R. Rothman: Cervical radiculophaty, a review. Spine 11 (1986) 988–991

Dorian, R.: Ist die apperative Traktion der HWS noch zu befürworten? Z. Orthop. 123 (1985) 115–116

Dunkser, S. B.: Anterior cervical discectomy with and without fusion. Clin. Neurosurg. 24 (1977) 515–521

Dunn, E. J., R. J. Davidson, S. Desai: Tumors involving the cervical spine. In Sherk, H. H. et al.: The Cervical Spine, 2nd ed. Lippincott, Philadelphia 1989 (pp. 693–722)

Dütting, A., W. Thomas, H. Lorenz, A. Holst: Komplikationen nach antologer Knochentransplantation am Entnahmeort. Z. Orthop. 126 (1988) 44–47

Dvořák, J.: Funktionelle Anatomie der oberen Halswirbelsäule unter besonderer Berücksichtigung des Bandapparates. In Wolff, H.-D.: Die Sonderstellung des Kopfgelenkbereiches. Springer, Berlin 1988 (S. 19–40)

Dvořák, J., V. Dvořák: Neurologie der Wirbelbogengelenke. Manu. Med. 20 (1982) 77–84

Dvořák, J., V. Dvořák: Manuelle Medizin. Diagnostik. 3. Aufl. Thieme, Stuttgart 1988

Dvořák, J., D. Froehlich, L. Penning, H. Baumgartner, M. M. Panjabi: Functional radiographic diagnostic or the cervical spine: flexion/extension. Spine 13 (1988) 748–755

Dvořák, J., J. Herdmann, R. Theiler, D. Grob: Evaluation of the vertico-spinal pathways by transcranial magnetic stimulation of the cortex. In: Cervical spine. 6th Ann. meeting Res. Soc. June 28–July 1, 1989 St. Gallen, Switzerland. Abstracts

Dvořák, J., M. M. Panjabi: Functional anatomy of the alar ligaments. Spine 12 (1987) 183–189

Dvořák, J., M. M. Panjabi, J. Hayer: Diagnostik der Hyper- und Hypomobilität der oberen Halswirbelsäule mittelbar funktioneller Computertomographie. Orthop. 16 (1987) 13–19

Dvořák, J., J. Herdmann, R. Theiler: Magnetic transcranial brain stimulation – painless evaluation of central motor pathways. Normal values and clinical application in spinal cord diagnosis: upper extremities. Spine 15 (1990) 155–160

Ebara, S., K. Yonenobu, R. Fuciwara, K. Yamashita, K. Ono: Myelopathy hand characterized by muscle wasting. Spine 13 (1988) 785–791

Egle, U. Z., S. O. Hoffmann: Psychotherapie bei chronischem Schmerz und Rheuma. In Klußmann, R., M. Schattenkirchner: Der Schmerz- und Rheumakranke. Springer, Berlin 1988 (S. 88–97)

Ehni, G., B. Benner: Occipital neuralgia and the C1–2 arthrosis syndrome. J. Neurol. Neurosurg. Psychiat. 61 (1984) 961–965

Eisenberg, R. L., W. O. Bank, M. W. Hedgcock: Neurologie complications of angiography für cerebro-vascular disease. Neurology 30 (1980) 895

Ellinger, S., W. Karmaus: Arbeitsbedingungen und degenerative rheumatische Erkrankungen. Argument Sonderband 107, zit. in Moser, H.-P., U. Ackermann-Liebrich: Die Epidemiologie rheumatischer Erkrankungen in der Schweiz u. angr. Länder. Editiones Roche, Basel 1986

Ellinger, S., W. Karmaus, Kaupen-Haas et al.: Büroarbeit – Rheumabewältigung. Eppendorf: Universitätskrankenhaus, Abt. Med. Soziologie. In Moser u. Ackermann-Liebrich: Die Epidemiologie rheumatischer Erkrankungen in der Schweiz u. angr. Ländern. Editiones Roche, Basel 1986

Epstein, J., R. Carras, L. S. Lavine: The importance of removing osteophytes as part of the surfical treatment of myeloradiculopathy in cervical spondylosis. J. Neurosurg. 30 (1969) 219

Epstein, J. A., J. M. Davidoff: Chronic hypertrophic spondylosis of the cervical spine with compression of the spinal cord and nerve roots. Surg. Gynecol. Obstet. 35 (1951) 27–28

Eriksson, M., B. Sjölund, S. Nielzen: Long term results of peripheral conditionary stimulation as an analgesic measure of chronic pain. Pain 6 (1979) 335–347

Farfan, H. F., S. Gracovetsky: The nature of instability. Spine 9 (1984) 714–719

Faught, E., S. D. Trader, G. R. Hanna: Cerebral complications of angiography for transcient ischemia and stroke. Prediction of risk, Neurology 29 (1979) 4

Finneson, B. E.: Low Back Pain, 2nd ed. Lippincott, Philadelphia 1980

Flynn, T.: Neurological complications of anterior cervical fusion. Spine 7 (1982) 536

Foerster, O.: Zur Kenntnis der spinalen Segmentinnervation der Muskeln. Neurol. Zentralblatt 32 (1913) 1202

Francke, I. P., V. Dimarino, M. Pannier, C. L. Argenson, C. L. Libersa: Les artères vértébrales. Segments atlanto-axoïdieus V3 et intra-Crânien V4 collatérales. Anatomia Clinica 2 (1980) 229–242

Frederickson, J. M., D. Schwartz, H. H. Kornhuber: Convergence and interaction of vestibular and deep somatic afferents upon neurons in the vestibular nuclei of the cat. Acta oto-laryngol. 61 (1966) 168–188

Frykholm, R.: Lower cervical vertebral and intervertebral discs: surgical anatomy and pathology. Acta chir. scand. 101 (1947) 345–359

Fuji, T., K. Yonenobu, K. Fujiwara, K. Yamashita, S. Ebara, K. Ono, K. Okada: Cervical radiculopathy in myelopathy secondary to athetoid cerebral palsy. J. Bone Jt. Surg. 69 A (1987) 815–821

Fujiwara, K., K. Yonenobu, S. Ebara, K. Yamashita, K. Ono: The prognosis of surgery for cervical compression myelopathy. J. Bone Jt. Surg. 71 B (1989) 393–398

Fukushima, T., T. Ikata, Y. Taoka, S. Takata: Magnetic resonance imaging study on spinal cord plasticity in patients with cervical compression myelopathy. Spine 16 (1991) 534–538

George, B., C. Laurian: The Vertebral Artery. Springer, Berlin 1987

Gerlach, L.: Über die Bewegungen in den Atlasgelenken und deren Beziehungen zu den Blutströmungen in den Vertebralarterien. Beitr. Morphol. 1 (1984) 104–117

Gersh, M. R., S. L. Wolf: Applications of transcutaneous electrical nerve stimulation in the management of patients with pain. Phys. Ther. 65 (1985) 314–323

Gillilan, L. A.: The arterial and venous blood supply of the human spinal cord. Anat. Rec. 127 (1957) 466

Godt, P., J.-P. Malin, A. Wittenborg: Das Schulter-Arm-Syndrom. Thieme, Stuttgart 1981

Gohel, V. K., St. Karasick, C. Canino: Cervical spondylotic dysphagia. J. Amer. med. Ass. 235 (1976) 935–936

Gore, D. R., S. B. Sepic: Anterior cervical fusion for degenerated or protruded discs. A review of one hundred forty-six patients. Spine 9 (1984) 667–671

Gore, D. R., S. B. Sepic, G. M. Gardner: Roentgenographic findings of the cervical spine in asymptomatic people. Spine 11 (1986) 521–524

Gore, D. R., S. B. Sepic, G. M. Gardner, M. P. Murray: Neck pain: a long-term follow-up of 205 patients. Spine 12 (1987) 1–5

Greenfield, J., F. Illfield: Acute cervical pain. Clin. orthop. 122 (1977) 196

Grieve, G. P.: Neck traction. Physiotherapy 68 (1982) 260–265

Grob, D.: Persönliche Mitteilung 1988

Grob, D., F. Magerl: Increasing kyphotic deformity in the juvenile cervical spine after fusion for posttraumatic instability. Cervical Spine Research Society European Section, Pavia 1987

Grote, W., P. Röttgen: Die ventrale Fusion bei der zervikalen Osteochondrose und ihre Behandlungsergebnisse. Acta Neurochir. 16 (1967) 218–240

Gruninger, W., P. Gruss: Stenosis and movement of the cervical spine in cervical myelopathy. Paraplegia 20 (1982) 121–130

Güntz, E.: Abnorme Geradehaltung der Brustwirbelsäule bei Veränderungen der Zwischenwirbelscheiben. Z. orthop. Chir. 58 (1932) 66–76

Gutmann, G.: Funktionelle Pathologie und Klinik der Wirbelsäule, Bd. I. Fischer, Stuttgart 1981

Haferl, E., H. Meuli: Röntgenuntersuchung in der Orthopädie, 2. Aufl. Huber, Bern 1976

Haldeman, S.: The electrodiagnostic evaluation of nerve root function. Spine 9 (1984) 42–48

Hall, M. C.: Luschka's Joint. Thomas, Springfield 1965

Hansen, K., H. Schliack: Segmentale Innervierung. Ihre Bedeutung für Klinik und Praxis. Thieme, Stuttgart 1962

Harris, P. R.: Cervical traction: review of literature and treatment guidelines. Phys. Ther. 57 (1977) 10–114

Harzer, K., G. Töndury: Zum Verhalten der Arteria vertebralis in der alternden Halswirbelsäule. Roentgenfortschritte 104 (1966) 687

Henderson, C., R. Hennessy: Posterolateral foraminotomy as an exclusive operative technique for cervical radiculopathy: a review of 846 consecutively operated cases. Neurosurg. 13 (1983) 504

Hensinger, R.: Congenital anomalies of the atlanto axial joint. In Sherk, H. H. et al.: The Cervical Spine. Lippincott, Philadelphia 1989 (pp. 236–243)

Herdmann, J., F. Eling, M. Wimmer, W. J. Bock: Operative procedures and outcome in 173 patients with cervical myelopathy. Paper presented at the 7th annual meeting of the Cervical Spine Research Society, Sept 26th–29th, Taormina 1990

Herkowitz, H. N.: The surgical management of spondylotic radiculopathy and myelopathy. Clin. Orthop. 239 (1989) 94–108

Hettiner, Th.: Isometrisches Muskeltraining, 5. Aufl. Thieme, Stuttgart 1983

Hikosara, O., M. Maeda: Cervical afferents on abducens motoneurons and their interaction with the vestibuloocular reflex. Exp. Brain Res. 18 (1973) 512–530

Hildebrandt, J., A. Argyrakis: Die perkutane zervikale Facettdenervation – ein neues Verfahren zur Behandlung chronischer Nacken-Kopfschmerzen. Manu. Med. 21 (1983) 45–49

Hillemacher, A., B. Kügelgen: Zum Wert der seitlichen HWS-Aufnahme bei der Diagnose der chronischen zervikalen Myelopathie. Fortschr. Röntgenpr. 129 (1978) 44–46

Hirabayashi, K., K. Satomi, T. Sasaki: Ossification of the posterior longitudinal ligament in the cervical spine. In Sherk, H. H. et al.: The Cervical Spine, 2nd ed. Lippincott, Philadelphia 1989 (pp. 678–691)

Hirsch, C.: Cervical disc rupture. Acta orthop. scand. 30 (1960) 172–186

Hockaday, J. M., C. W. M. Whitty: Pattern of referred pain in normal subject. Brain 90 (1967) 481

Hottl, M., H. R. Baker: The atlanto-axial joint. J. Bone Jt. Surg. 46 A (1964) 1739

Hohmann, D., B. Kügelgen, K. Liebig: Chronische spondylogene zervikale Myelopathie. Orthopäde 14 (1985) 101–111

von Holsbeeck, E. M. A., N. N. S. Mackay: Diagnosis of acute atlanto-axial rotatory fixation. J. Bone Jt. Surg. 71 B (1989) 90–91

Holt, Sh., P. O. Yates: Cervical spondylosis and nerve root lesions. Incidence at routine necropsy. J. Bone Jt. Surg. 48 B (1966) 407–423

Hopf, H. C., K. Poeck, H. Schliack: Neurologische Praxis und Klinik, Bd. II, 3. Intoxikationen. Thieme, Stuttgart 1981

Hülse, M.: Die Gleichgewichtsstörung bei der funktionellen Kopfgelenksstörung. In Gutmann, G.: Arteria vertebralis. Springer, Berlin 1985 (S. 111–122)

Hughes, J. T., B. Brownell: Spinal cord ishemia due to arteriosclerosis. Arch. Neurol. 15 (1966) 189–202

Huk, W., H. Kunze: Neuroradiologische Untersuchungsmethoden. Indikationen und Risiko in Klinik und Praxis. Orthopäde 14 (1985) 80–87

Hult, L.: Antero-lateral diskutrymning cervicala disk brack. Nord. Med. 60 (1958) 969–970

Hult, L.: The munkfors investigation. Acta orthop. scand. (Suppl.) 16 (1959)

Husag, L.: Long-time Results of the Microsurgical Anterior Cervical Discremoval without Graft. In: Abstracts. 6th Ann. Meeting June 28–July 1, St. Gallen, Switzerland 1989

Husag, L., Ch. Probst: Experience with the antero-medial microsurgical cervical osteophyte removal without interbody fusion. In Kehr, P., A. Weidner: Cervical Spine I. Springer, Berlin (pp. 287–292)

Hyman, R. A., J. A. Epstein, R. Carras, N. E. Epstein: Magnetic resonance imaging of cervical spinal stenosis. In Kehr, P., A. Weidner: Cervical Spine I. Springer, Berlin 1987 (pp. 112–118)

Idelberger, K. H.: Die Behandlung der zervikalen Osteochondrose und ihre Folgezustände. Verh. orthop. Ges. 41 (1954) 163

Ingelmark, B. E.: Über den craniocervicalen Übergang beim Menschen. Acta Anat. Suppl. 6 (1947) 1

Jeanneret, B.: Simultane Rotation und Seitwärtsbewegung des Kopfes. Ein klinisches Zeichen der Rotationseinschränkung im Bewegungssegment C 1/2. Z. Orthop. 125 (1987) 10–13

Jeffreys, E.: Disorders of the Cervical Spine. Butterworths, London 1980

Jeffreys, R. V.: The surgical treatment of cervical myelopathy due to spondylosis and disc degeneration. J. Neurol. Neurosurg. Psychiat. 49 (1986) 353–361

Jellinger, K.: Pathomorphological aspects of the biomechanics in the CNS. In Kuhlendahl, H., V. Heusell: Modern Aspects of Neurosurgery. Excerpta Medica, Amsterdam 1973 (pp. 27–35)

Jellinger, K.: Morphologio e patogenesi delle mielorizopatie cervicali da spondilo artrosi. In Testa, Y. C.: Mielorizopatie cervicali spondylo-artrosiche. Ediz. Libr., Cortina 1983 (pp. 35–64)

Jirout, J.: Changes in the atlas axis relations on lateral flexion of the head and neck. Neuroradiology 6 (1973) 215

Jofe, M. H., A. A. White, M. M. Panjabi: Clinical relevant kinematics of the cervical spine. In Sherk, H. H. et al.: The Cervical Spine, 2nd ed. Lippincott, Philadelphia 1989 (pp. 57–69)

Johnson, R. M., D. L. Hart, E. F. Simmons, G. R. Ramsby, W. O. Southwick: Cervical orthoses. J. Bone Jt. Surg. 59 A (1977) 332–339

Jongkees, L. B. W.: Cervical vertigo. Laryngoscope 79 (1969) 1473–1484

Jörg, J., H. Gerhard, H. Hartjeb, H. Jansen: Vergleichende Untersuchung von somatosensorisch evozierten Potentialen, Ganzkörpercomputertomographie und Myelographie bei spinaler Raumforderung. Orthopäde 14 (1985) 88–92

Jung, A.: Resection of the unco-vertebral articulation and opening of the intervertebral foramen by an anterior approach in the treatment of the cervicobrachial neuralgia. Mém. Acad. Chir. 89 (1963) 361–368

Jung, A.: Pathologie de l'artère vertebrale et des racines nerveuses dans les arthroses et les traumatismes du rachis cervical. Messon éditeur, Paris 1972

Jung, A., P. Kehr, F. Magerl, B. G. Weber: The Cervical Spine. Huber, Bern 1974 (pp. 7–236)

Jung, A., P. Kehr, F. Jung: Cervico cephalic syndroms. In Jung, A., P. Kehr, F. Magerl, B. G. Weber: The Cervical Spine. Huber, Bern 1974 (pp. 58–77)

Kadyi, H.: Über die Blutgefäße des menschlichen Rückenmarks. Gubrynowicz u. Schmidt, Lemberg 1889. Zitiert bei A. K. Thron (1988)

Kaiser, M. C., P. Capesius: CT – diagnosis of cervical hernias. In Kehr, P., A. Weidner: Cervical Spine I. Springer, Berlin 1987 (pp. 93–96)

Keegan, J. J., F. D. Garrett: The segmental distribution of the cutaneous nerves in the lumbs of man. Anat. Res. 102 (1948) 409–437

Kellgren, J. H.: On the distribution of pain arising from deep somatic structures with charts of segmental pain areas. Clin. Sci. 4 (1939) 35–46

Kelsey, J., P. Githens, S. D. Walter et al.: An epidemical study of acute prolapsed cervical intervertebral disc. J. Bone Jt. Surg. 66 A (1984) 907

Kienböck, R.: Über die Verletzungen im Bereiche der obersten Halswirbel und die Formen der Kopfverrenkung. Fortschr. Röntgenstr. 26 (1918/19) 95

Kikuchi, S., J. Macnab, P. Moreau: Localization of the level of symptomatic cervical disk degeneration. J. Bone Jt. Surg. 63 B (1981) 272

Kimura, J., M. Oh-Hama, H. Shingu: Cervical myelopathy treated by canal expansive laminaplasty. Computer tomographic and myelographic findings. J. Bone Jt. Surg. 66 A (1984) 914–920

Koebke, J.: Morphological and functional studies on the odon toid process of the human axis. Anat. and Embryol. 155 (1979) 197–208

Knese, K. H.: Kopfgelenk, Kopfhaltung und Kopfbewegung beim Menschen. Z. Anat. Entwickl.-Gesch. 114 (1948) 67

Koes, B. W., L. M. Bouter, H. van Mammeren, A. H. M. Essers, G. M. J. R. Verstegen, D. M. Hofhuizen, J. P. Houben, P. G. Knipschild: The effectiveness of manual therapy, physiotherapy, and treatment by the general practitioner for nonspecific back and neck complaints. A randomized clinical trial. Spine 17 (1992) 28–35

Koritke, J. G., Ch. Maillot: Vascular supply of the cervical cord in man. In Jung, A., P. Kehr, F. Magerl, B. G. Weber: The Cervical Spine. Huber, Bern 1974 (pp. 16–49)

Krämer, J.: Bandscheibenbedingte Erkrankungen, 2. Aufl. Thieme, Stuttgart 1986

Kraus, F. R., E. S. Stauffer: Spinal cord injury as a complication of elective cervical spondylotic myelopathy. Spine 9 (1984) 437

Krause, D., F. Buchheit, P. Boyer, D. Maitrot, J. Tongio: Developments in the diagnosis of cervical hernias using the scanner. In Kehr, P., A. Weidner: Cervical Spine I. Springer, Berlin 1987 (pp. 119–123)

Krayenbühl, H., M. G. Yasargil: Die vaskulären Erkrankungen im Gebiet der A. vertebralis und A. basilaris: eine anatomische und pathologische, klinische und neuroradiologische Studie. Thieme, Stuttgart 1951

Kröner, B., R. Sachse: Biofeedbacktherapie. Kohlhammer, Stuttgart 1981

Kunze, K., A. Arlt: Klinik und Differentialdiagnose der zervikalen Myelopathie. In Delank, H.-W., E. Schmitt: Zervikale Myelopathien. 15. Arbeitstagung der Gesellschaft für Wirbelsäulenforschung 2./3. 12. 1988. Hippokrates, Stuttgart 1991

Krzywanek, H. J., H. K. Breddin: Patelet inhibitors and the prevention of stroke. In Poeck, K., E. B. Ringelstein, W. Hacke: New Trends in Diagnosis and Management of Stroke. Springer, Berlin 1987 (89–96)

Lang, J.: Feinstruktur der Arterienwand. Verh. dtsch. Ges. Herz- u. Kreisl.-Forsch. 40 (1974) 189–196

Lang, J., Bartram, C. T.: Über die fila radicularia der radices ventrales et dorsales des menschlichen Rückenmarkes. Gegenbaurs morphol. Jb., Abt. 1, 128 (1982) 417–462

Lang, J.: Zur Anatomie und Topographie der A. vertebralis. In Gutmann, G.: Arteria vertebralis. Springer, Berlin 1985 (S. 30–46)

Last, R. J.: Anatomy, Regional and Applied. Churchill, London 1954

Läubli, T.: Das arbeitsbedingte cervicobrachiale Überlastungssyndrom. Diss., Zürich 1980

Läubli, T., M. Nakaseko, W. Hünting: Arbeitsbedingte cervicobrachiale Beschwerden bei Büroarbeiten. SPM 25 (1980) 407–412

Lazorthes, G., J. Poulhes, J. Espagno: Etude sur les nerfs sinu-vertebraux lombaires. Le nerf de Roofe, existe-t-il? C. R. Ass. Anat. 34 (1947) 317–320

Lees, F., J. W. A. Turner: Natural history and prognosis of cervical spondylosis. Brit. med. J. 2 (1963) 1607–1610

Lewitt, K.: Blockierung von Atlas-Axis und Atlas-Okziput im Röntgenbild und Klinik. Z. Orthop. 108 (1970) 43–50

Lewitt, K.: Manuelle Medizin, 2. Aufl. Urban u. Schwarzenberg, München 1987

Lindblom, K.: Diagnostic puncture of intervertebral discs in sciatica. Acta orthop. scand. 17 (1948) 231

Lindemann, K., H. Kuhlendahl: Die Erkrankungen der Wirbelsäule. Enke, Stuttgart 1953

Lonstein, J. E.: Post-laminectomy kyphosis. Clin. Orthop. 128 (1977) 93–100

Louis, R.: Chirurgie du rachis. Springer, Berlin 1982

Louis, R.: Stability and instability of the cervical spine. In Kehr, P., A. Weidner: Cervical Spine I. Springer, Berlin 1987 (pp. 21–31)

Ludin, H. P.: Praktische Elektromyographie. Enke, Stuttgart 1981

Lundborg, G.: Nerve Injury and Repair. Churchill Livingston, Edinburgh 1988

Lunsford, L., D. Bissonette et al.: Anterior surgery for cervical disc disease. J. Neurosurg. 53 (1980) 1

von Luschka, H.: Die Nerven des menschlichen Wirbelkanals. Tübingen 1850

von Luschka, H.: Die Halbgelenke des menschlichen Körpers. Reimer, Berlin 1958

Lurati, M., G. Mertens: Die Bedeutung der anlagebedingten Enge des Zervikalkanals für die zervikale Myelopathie. Z. Neurol. 199 (1977) 46–66

Lyselle, E.: Motion in the cervical spine. Acta orthop. scand. (Suppl.) 123 (1969) 1–54

Magerl, F.: Stabilization of the cervical spine by anterior fusion. The Robinson technique. In Jung, A., P. Kehr, F. Magerl, B. G. Weber: The Cervical Spine. Huber, Bern 1974 (pp. 121–132)

Magerl F.: Persönliche Mitteilung 1989

Maigne, R.: Wirbelsäulenbedingte Schmerzen. Hippokrates, Stuttgart 1970

Marks, J. L.: Brain peptides. Les substance P, a transmitter of pain signals. Science 205 (1979) 886–889

Martins, A. N.: Anterior cervical discectomy with and without interbody bone graft. J. Neurosurg. 44 (1976) 290–295

Marzo, U. M., E. H. Simmons, F. Kallen: Intradural connection between adjacent cervical spinal roots. Spine 12 (1987) 964–968

Maurer, K., K. Lowitsch, M. Stöhr: Evozierte Potentiale. Enke, Stuttgart 1988

Mayer, T. G., D. Barnes, N. D. Kishino, G. Nichols, R. J. Gatchel, H. Mayer, V. Mooney: Progressive isoinertial lifting evaluation. I. A standardized protocol and normative database. Spine 13 (1988) 993–997

Mehdorn, H. M.: Diagnostik und Therapie der Durchblutungsstörung der hinteren Schädelgrube. In Gutmann, G.: Arteria vertebralis. Springer, Berlin 1985 (S. 235–247)

Meiry, J. L.: Vestibular and proprioceptive stabilization of eye movements. In Back-Y-Rita, P., C. C. Collins, J. E. Hyde: The Control of Eye Movements. Academic Press, New York 1971 (pp. 483–496)

Melzack, R.: Myofacial trigger points: relation to accupuncture and mechanism of pain. Arch. phys. Med. 62 (1981) 114

Melzack, R., P. D. Wall: Pain mechanisms: a new theory. Science 150 (1965) 971–979

Meyer, J. S., S. Sheehan, R. B. Bauer: An arteriographic study of cerebrovascular disease in man. 1. Stenosis and occlusion of the vertebral arterial system. Arch. Neurol. 2 (1960) 27–45

Meyer, J. S., K. Yoshida, K. Sakamoto: Autonomic control of cerebral blood flow measured by electromagnetic flowmeters. Neurology 17 (1967) 638–648

Miller, C. A.: Shallow cervical canal, recognition, clinical symptoms and treatment. Contemp. Neurosurg. 7 (1985) 1–6

Moraldo, M., V. Oppel: Neurologische Symptome bei Zervikobrachialsyndromen. Z. Orthop. 122 (1984) 421

Müller, E.: Zervikale Myelopathien bei vaskulären Erkrankungen. In Delank, H.-W., E. Schmitt: Zervikale Myelopathien. 15. Arbeitstagung Ges. für Wirbelsäulenforschung 2./3. Dez. 1988. Hippokrates, Stuttgart 1991

Mumenthaler, M., H. Schliack: Läsionen peripherer Nerven, 3. Aufl. Thieme, Stuttgart 1978

Murphy, M., M. Gado: Anterior cervical disectomy without interbody bone graft. J. Neurosurg. 37 (1972) 71–74

Murphy, M., J. V. Lieponis: Nonoperative treatment of cervical spine pain. In Sherk, H. H. et al.: The Cervical Spine, 2nd ed. Lippincott, Philadelphia 1989 (pp. 670–677)

Nagashima, C., K. Iwana: Electrical stimulation of the stellate ganglion and the vertebral nerve. J. Neurosurg. 36 (1972) 756–762

Nathan, H.: Osteophytes of the vertebral column. J. Bone Jt. Surg. 44 A (1962) 243–268

Nolan, J. P., H. H. Sherk: Biomechanical evaluation of the extensor musculature of the cervical spine. Spine 13 (1988) 9–11

Norré, M. E.: Otoneurologischer Beitrag zum Problem des zervikalen Schwindels. In Gutmann, G.: Arteria vertebralis. Springer, Berlin 1985 (S. 123–131)

Nurick, S.: The pathogenesis of the spinal cord disorder associated with cervical spondylosis. Brain 95 (1972) 87–100

Oda, J., H. Tanaka, N. Tsuzuki: Intervertebral disc changes with aging of human cervical vertebra. From the neonate to the eighties. Spine 13 (1988) 1205–1211

Penning, L.: Functional Pathology of the Cervical Spine. Excerpta Medica Foundation, Amsterdam 1968

Penning, L.: Functional anatomy of joints and discs. In Sherk, H. H. et al.: The Cervical Spine, 2nd ed. Lippincott, Philadelphia 1989 (pp. 33–56)

Penning, L., P. van der Zwaag: Biomechanical aspects of spondylotic myelopathy. Acta radiol. 5 (1966) 1090

Penning, L., J. T. Wilmink: Rotation of the cervical spine. A CT study in normal subjects. Spine 12 (1987) 732–738

Penning, L., J. T. Wilmink, H. H. von Woerden, E. Knol: CT myelographic findings in degenerative disorders of the cervical spine. Clinical significance. Amer. J. Neuroradiol. 7 (1986) 119

Peter, E.: Betrachtungen zur Mechanotherapie zervikaler Beschwerden. Manu. Med. 9 (1971) 8–15

Poeck, K.: Akute Zirkulationsstörungen im ZNS. In Poeck, K.: Neurologie, 7. Aufl. Springer, Berlin 1990 (S. 138–166)

Poeck, K.: Neurologische Störungen bei akuten und chronischen Arzneimittelvergiftungen. In Poeck, K.: Neurologie, 7. Aufl. Springer, Berlin 1990 (S. 471–479)

Polgar, F.: Über interaktuelle Wirbelverkalkung. Fortschr. Röntgenstr. 40 (1929) 292–298

Position Statement on Discography: The Executive Committee of the North American Spine Society. Spine 13 (1988) 1343

Post, J. M.: Computed Tomography of the Spine. Williams & Wilkens, Baltimore 1984

Potter, G. E.: A study of 744 cases of neck and back pain treated with spinal manipulation. J. Canad. Chir. Ass. 21 (1977) 154–156. Zitiert bei S. Haldeman (1984)

Prince, D. S., R. F. Luna, H. M. Cohn, W. R. Sabiston: Osteophyte-induced dysphagia occurrence in ankylosing hyperostosis. J. Amer. med. Ass. 234 (1975) 77–78

Rathke, F. W., K. F. Schlegel: Wirbelsäule und Becken. In Hackenbroch, M., A. N. Witt: Orthopädisch-chirurgischer Operationsatlas. Thieme, Stuttgart 1974

Rauber, A., F. Kopsch: Anatomie des Menschen. Hrsg. v. Leonhardt, H., B. Tillmann, G. Töndury, K. Zilles. Thieme, Stuttgart 1987

Raynor, R. B., B. Koplik: Cervical cord trauma: The relationship between clinical syndromes and force of injury. Spine 10 (1985) 193–197

Reich, C., J. Dvořák: The functional evaluation of craniocervical ligaments in sidebending using x-rays. Man. Med. 2 (1986) 108–113

Rentrop, E., E. Straschill: Die Halswirbelsäule beim idiopathischen Torticollis spasmodicus. Z. Orthop. 120 (1982) 748–754

Reynolds, M. D.: Myofacial trigger point syndroms in the practice of rheumatology. Arch. phys. med. 62 (1981) 111

Rickenbacher, J., A. M. Landolt, K. Theiler, H. Scheier, J. Siegfried, F. J. Wagenhäuser: Rücken. In Lanz, T. v., W. Wachsmuth: Praktische Anatomie. Bd. II, 7. Hrsg. v. Lang, J., W. Wachsmuth. Springer, Berlin 1982

Riley, L. H. Jr., R. A. Robinson, K. A. Johnson et al.: The results of anterior interbody fusion of the cervical spine. Review of ninety-three consecutive cases. J. Neurosurg. 30 (1969) 127

Ringelstein, E. B., H. Zeumer, R. Schneider: Der Beitrag der zerebralen Computertomographie zur Differentialtypologie und Differentialtherapie des ischämischen Großhirninfarktes. Fortschr. Neurol. Psychiat. 9 (1985) 315–354

Ringelstein, E. B.: Transcranial doppler tomography. In Poeck, K., E. B. Ringelstein, W. Hacke: New Trends in Diagnosis and Management of Stroke. Springer, Berlin 1987 (pp. 3–28)

Roberts, W. J.: The hypothesis on the physiological basis for causalgia and related pain. Pain 24 (1986) 297–311

Robertson, J. T.: Anterior cervical disectomy without fusion: long time results. Clin. Neurosurg. 27 (1979) 440–449

Robinson, R. A., S. W. Smith: Anterolateral cervical disc removal and interbody fusion for cervical disc syndrome. Bull. Johns Hopk. Hosp. 96 (1955) 223

Robinson, R. A., A. E. Walker, D. C. Ferlic et al.: The result of an anterior interbody fusion of the cervical spine. J. Bone Jt. Surg. 44 A (1962) 1569

Rodriguez-Baeza, A., A. Muset-Lara, M. Rodriguez-Pazos, J. M. Domneck-Mateu: The arterial supply of the human spinal cord – a new approach to the arteria radicularis magna of Adamkiewitz. Acta neurochir. 109 (1991) 57–62

Roofe, P. G.: Innervation of the annulus fibrosus and posterior longitudinal ligament, fourth and fifth lumbar level. Arch. Neurol. Psychiat. 44 (1940) 100–104

Rossini, P. M., M. D. Caramia, F. Zarola: Mechanisms of nervous propagation along central motor path ways. Noninvasive evaluation in healthy subjects and in patients with neurological disease. Neurosurgery 20 (1987) 183–191

Rothman, R., S. Simeone: The Spine. Saunders, Philadelphia 1982

Rubin, D.: Myofascial trigger point syndromes: an approach to management. Arch. phys. Med. 62 (1981) 107

Saal, J. S., R. Frawon, R. Dobrow, A. White, J. A. Saal, N. Goldthwaite: Biochemical evidence of inflammation in discogenic lumbar radiculopathy. Analysis of phospholipase A 2 activity in human herniated disc. International society for the study of the lumbar spine, Kyoto, Japan (1989) 15–19 (Abstracts)

Samii M., D. Völkening, A. Sepehrnia, G. Penkert, H. Baumann: Surgical treatment of myeloradiculopathy in cervica spondylosis. A report of 438 operations. Neurosurg. Rev. 12 (1989) 285–290

Saternus, K. S.: Verletzungen der Occipito-Atlanto-Axis-Region. Z. Orthop. 119 (1981) 662–664

Saternus, K. S.: Zur Mechanik des Schleudertraumas der Halswirbelsäule. Übersichtsreferat. Z. Rechtsmed. 88 (1982) 1–11

Saternus, K. S., J. Koebke: Verletzungen der oberen Halswirbelsäule. In Wolff, H.-D.: Die Sonderstellung d. Kopfgelenkbereiches. Springer, Berlin 1988 (S. 117–128)

Scheid, W.: Die kreislaufabhängigen Erkrankungen des Gehirns. In Scheid, W.: Lehrbuch der Neurologie, 5. Aufl. Thieme, Stuttgart 1983 (S. 325–382)

Schmidt, C. F., J. C. Pierson: The intrinsic regulation of the blood vessels of the medulla oblongata. Amer. J. Physiol. 108 (1934) 241–263

Schneider, W., J. Dvořák, V. Dvořák, Th. Tritschler: Manuelle Medizin. Therapie. Thieme, Stuttgart 1989

Schoppe, W.-D., R. M. Jungblut: Spinale Computer-Tomographie. In Schirmer, M.: Querschnittslähmungen. Springer, Berlin 1985 (S. 84–104)

Schwerdt, K.: Form- und Lagevariationen der extracraniellen Arteria vertebralis im Angiogramm. Diss., Würzburg 1978

Schultz, T. H.: Das autogene Training. Konzentrative Selbstentspannung, 18. Aufl. Thieme, Stuttgart 1987

Scott, J., E. C. Huskisson: Graphic representation of pain. Pain 2 (1976) 175–184

Scoville, W. B.: Types of cervical disc lesions and their surfical approaches. J. Amer. Med. Ass. 196 (1966) 479–481

Seeger, W.: Microsurgery of the Spinal Cord and Surrounding Structures. Springer, Berlin 1982

Seemann, P.-S., F. Magerl, D. Grob: Anterior interbody fusion with transdiscal decompression in the cervical spine. In Kehr, P., A. Weidner: Cervical Spine I. Springer, Berlin 1987 (pp. 237–277)

Sheehan, S., R. B. Bauer, J. S. Meyer: Vertebral artery compression in cervical spondylosis. Arteriographic demonstration during life of vertebral artery insufficiency due to rotation and extension of the neck. Neurology 10 (1960) 968–986

Sim, F. H., H. J. Svien, W. H. Bickel, J. M. Janes: Swan neck deformity following extensive cervical laminectomy. A review of twenty-one cases. J. Bone Jt. Surg. 56 A (1974) 564–580

Simeone, F. A., R. H. Rothman: Cervical Disc Disease. The Spine. Saunders, Philadelphia 1982

Simmons, E. H., S. K. Bhallia: Anterior cervical diskectomy and fusion. A clinical and biomechanical study with eight year follow-up. J. Bone Jt. Surg. 15 B (1969) 225

Simons, D. G.: Electrogenic nature of palpable bands and local twitch response associated with myofascial trigger points. In Bonica, J. J., D. Albe-Fessard: Advances in Pain Research and Therapy. Raven Press, New York 1976

Sluijter, M. E.: Percutaneous thermal lesions in the treatment of back and neck pain. Radionics procedure technique series. Radionics, Burlington, Mass. 1981

Sluijter, M. E., C. C. Koetsveld-Baart: Interruption of pain path ways in the treatment of the cervical syndrome. Anaestesia 35 (1980) 302–307

Sluijter, M. E., M. Mehta: Treatment of chronic back and neck pain by percutaneous thermal lesions. In Lipton, S., J. Miles: Persistent Pain, Modern Methods of Treatment. Academic Press, London 1981 (pp. 41–179)

Smith, G. W., R. A. Robinson, R. A. Smith: The treatment of certain spine disorders by the anterior removal of the intervertebral disc and interbody fusion. J. Bone Jt. Surg. 40 A (1958) 607

Soyka, D.: Kopfschmerz. In Neundörfer, B., K. Schimrick, D. Soyka: Praktische Neurologie, Bd. I. Ed. Medizin, Weinheim 1984 (S. 1–265)

Staudte, H. W.: Injection to the facet joints of the degenerative cervical spine C1–7. A diagnostic and therapeutic tool. Cervical Spine Research Society, European Section, IV. meeting, Pavia (1987) 99 (Abstracts)

Stofft, E.: Zur Morphometrie der Gelenkflächen des oberen Kopfgelenkes. Verh. anat. Ges. 70 (1976) 575

Stookey, B.: Compression of the spinal cord due to ventral extradural cervical chondromes. Arch. Neurol. Psychiat. 20 (1928) 275–291

Tackmann, W., H. P. Richter, M. Stöhr: Kompressionssyndrome peripherer Nerven. Springer, Berlin 1989

Takemori, S., J. I. Suzuki: Influence of neck torsion on otolithogenic eye deviation in the rabbit. Otol. rhinol. laryngol. 80 (1971) 639–647

Tamura, T.: Cranial symptoms after cervical injury aetiology and treatment of the Barré-Lieu syndrome. J. Bone Jt. Surg. 71 B (1989)

Taveras, J. M., E. H. Wood: Diagnostic Neuroradiology. Williams and Wilkins, Baltimore 1976

Tegenthoff, M.: Diagnostische Relevanz neurophysiologischer Befunde der zervikalen Myelopathien. In Delank, H.-W., E. Schmitt: Zervikale Myelopathien. 15. Arbeitstagung der Gesellschaft für Wirbelsäulenforschung 2./3. 12. 89. Hippokrates, Stuttgart 1991

Thompson, P. D., J. P. R. Dick, P. Asseman, G. B. Griffin, B. L. Day, J. C. Rothwell, M. P. Sheeley, C. D. v. Marsden: Examination of motor function in lesions of the spinal cord by stimulation of the motor cortex. Ann. Neurol. 21 (1987) 389–396

Thron, A. R.: Vascular Anatomy of the Spinal Cord. Springer, Berlin 1988

Tilscher, H., M. Eder: Die Rehabilitation von Wirbelsäulengestörten. Springer, Berlin 1983

Töndury, G.: Entwicklungsgeschichte und Fehlbildungen der Wirbelsäule. Hippokrates, Stuttgart 1958

Töndury, G.: Morphology of the cervical spine. In Jung, A., P. Kehr, F. Magerl, B. G. Weber: The Cervical Spine. Huber, Bern 1974 (pp. 14–35)

Töndury, G., B. Tillmann: Bewegungsapparat. In Rauber/Kopsch: Anatomie des Menschen, Bd. I. Hrsg. v. Leonhardt, H., B. Tillmann, G. Töndury, K. Zilles. Thieme, Stuttgart 1987

Torg, J. S.: Risk factors in congenital stenoses of the cervical spinal canal. In Sherk, H. H. et al.: The Cervical Spine, 2nd ed. 1989 (pp. 272–285)
von Torklus, P., W. Gehle: Die obere Halswirbelsäule. Fortschritte auf dem Gebiete der Röntgenstrahlen und der Nuklearmedizin. Bd. 101. Thieme, Stuttgart 1987
Travell, J.: Myofascial trigger points: clinical review. In Bonica, J. J., D. Albe-Fessard: Advances in Main Research and Therapy. Raven Press, New York 1976 (pp. 199)
Travell, J., S. H. Rinzler: The myofascial genesis of pain. Port. grad. med. 2 (1952) 425
Travell, J. G., G. D. Simons: Myofascial Pain and Dysfunction. The Trigger Point Manual. Williams & Wilkins, Baltimore 1983
Trolard, A.: Quelques articulations de la colonne vertébrale. J. int. mes. Anat. Physiol. 19 (1898)
Ullrich, Ch. G.: Magnetic resonance imaging of the cervical spine and spinal cord. In Kehr, P., A. Weidner: Cervical Spine I. Springer, Berlin 1987 (pp. 97–101)
Verbiest, H.: Benign cervical spine tumors: clinical experience. In Sherk, H. H. et al.: Cervical Spine, 2nd ed. Lippincott, Philadelphia 1989 (pp. 723–772)
Wackenheim, A., J. L. Dietemann: Die Kanalstenose der Halswirbelsäule. Orthopäde 14 Heft 2 (1985) 93–100
Wackenheim, A.: Imagerie du rachis cervical. Signes, règles, inférences. Springer, Berlin 1989
Wall, P. D., M. Devor: Sensory afferent impulsis originate from dorsal root ganglia as well as from the periphery in mortenal and nerve injured rats. Pain 17 (1983) 321–339
Weber, G.: Laminectomy and posterior foraminotomy. Anterior midline cervical operations the dloward procedure. In Jung, A., P. Kehr, F. Magerl, B. G. Weber: The Cervical Spine. Huber, Bern 1974 (pp. 106–120)
Wehling, P., C. Evans, G. Bandara: The effect of interleukin-1 and other chondrocyte activating factors on nerve function. A possible element in the pathophysiology of low back pain. In: Abstracts. Internat. Society for the Study of the Lumbar Spine, Kyoto, Japan (1989) 15–19
Wehling, P., A. Molsberger, K.-P. Schulitz: Schmerz und Wirbelsäule, Teil 1: Pathophysiologie radikulärer Schmerzsyndrome. Z. Orthop. 127 (1989) (S. 197–201)
Wehling, P., H. W. Staudte, K. P. Schulitz: The role of motor evoked potentials in the diagnosis of cervical radiculopathies. Paper presented at the 7th annual meeting of the Cervical Spine Research Society Sept. 26th–29th, Taormina 1990
Weidner, A.: Cervical spine tumors and the spinal cord. Abstracts. Cervical Spine Research Society, European Section, IV. meeting, Pavia (1987)
Weinstein, J., W. Claverie, S. Gibson: The pain of discography. Spine 12 (1988) 1344–1348
Werne, S.: Studies on spontaneous atlas dislocation. Acta orthop. scand. (Suppl.) 23 (1957)
White, A. A., C. Hirsch: An experimental study of the immediate load bearing capacity of some commonly used iliac grafts. Acta orthop. scand. 42 (1971) 482
White, A. A., M. M. Panjabi: Clinical Biomechanics of the Spine. Lippincott, Philadelphia 1978
White, A. A., M. M. Panjabi: The basic kinematics of the human spine. Spine 12 (1978) 13
White, A. A., W. O. Southwick, R. J. Deponte et al.: Relief of pain by anterior cervical spine fusion for spondylosis. A report of sixty-five cases. J. Bone Jt. Surg. 55 A (1973) 525
Whitecloud, T. S.: Complications of anterior cervical fusion. Instr. course Lect. 27 (1976) 223–227
Whitecloud, T. S.: Management of radiculopathy and myelopathy by the anterior approach. In Sherk, H. H. et al.: The Cervical Spine. Lippincott, Philadelphia 1989 (pp. 644–658)
Wolf, J. W., R. M. Johnson: Cervical arthroses. In Sherk, H. H. et al.: The Cervical Spine. Lippincott, Philadelphia 1989 (pp. 97–105)
Wolff, H.-D.: Die Sonderstellung des Kopfgelenkbereiches. Springer, Berlin 1988
Xiuqing, Ch. B. S., Z. Shizhen: Nerves accompanying the vertebral artery and their clinical relevance. Spine 13 (1988) 1360–1364
Yahl, E. T., D. Hanna, R. Rasmussen et al.: Diagnosis and surgical therapy of chronic midline cervical disc protrusion. Neurology 5 (1955) 494
Yoshizawa, H., J. P. O'Brien, W. T. Smith, M. Trumper: The neuropathology of intervertebral discs removed for low back pain. J. Path. 132 (1980) 95–104
Yu, Y. L., S. J. Jones: Somatosensory evoked potentials in cervical spondylosis Correlation of median, ulnar anf posterior tibial nerve responses with clinical and radiological findings. Brain 108 (1985) 273–300
Yu, Y. L., G. H. du Boulay, J. M. Steven, B. E. Kendall: Computer assisted myelography in cervical spondylotic myelopathy and radiculopathy: clinical correlation and pathogenetic mechanisms. Brain 109 (1986) 259–278
Zdblick, T. A., T. B. Ducker: The use of freeze-dried allograft bone for anterior cervical fusions. Spine 16 (1991) 726–729
Zülch, K. J.: Pathology, Pathogenesis and Computed Tomography. Springer, Berlin 1985
Zylbergold, R. S., M. C. Piper: Cervical spine disorders. A comparison of three types of traction. Spine 10 (1985) 867–871

Lendenwirbelsäule

P. Engelhardt und F. Brussatis

Einleitung

Geschichtlicher Überblick

Die mit dem Begriff des Ischiasleidens sich verbindenden Schmerzzustände der Kreuz-, Gesäß- und Beingegend sind seit langem bekannt. Erstmals sind sie vom Neapolitaner Cotugno 1770 beschrieben und auf neurale Ursachen zurückgeführt worden. Unverändert gültige pathomorphologische Beschreibungen der kranken Wirbelsäule gab Rokitansky (1844). Er unterschied eine synostosierende Verbindung der Wirbelkörper durch Spondylophyten von einer Ankylose der kleinen Wirbelgelenke. Von ihm stammt der Begriff „Spondylitis deformans".

Als gewichtiger Beitrag des 19. Jahrhunderts zur Beziehung von Bandscheibe und Wirbelkanal gilt das Werk des Tübinger Anatomen Luschka (1858), der in seinem Atlas „Die menschlichen Halbgelenke" (Abb. 73–75) zwei Fälle von Diskusprolaps demonstrierte. Im Text weist er auf die Möglichkeit hin, daß eine größere Hernie einer Bandscheibe sich nachteilig auf das Rückenmark auswirken müsse. Leyden (1874) sieht die Ursache von radikulären Symptomen in der Verengung des Wirbelkanals. Damit hat nach Buess (1966) die pathologisch-neurologische Periode in der Wirbelsäulenforschung begonnen. Das erstmals von Lasègue 1864 beschriebene und nach ihm benannte Zeichen wurde 1884 von Lazar Lazarevic als Nervendehnungsschmerz des N. ischiadicus richtig interpretiert. Erst in den letzten Jahren taucht der Begriff der „Neuroorthopädie" auf, den engeren Rahmen der Neurologie bzw.

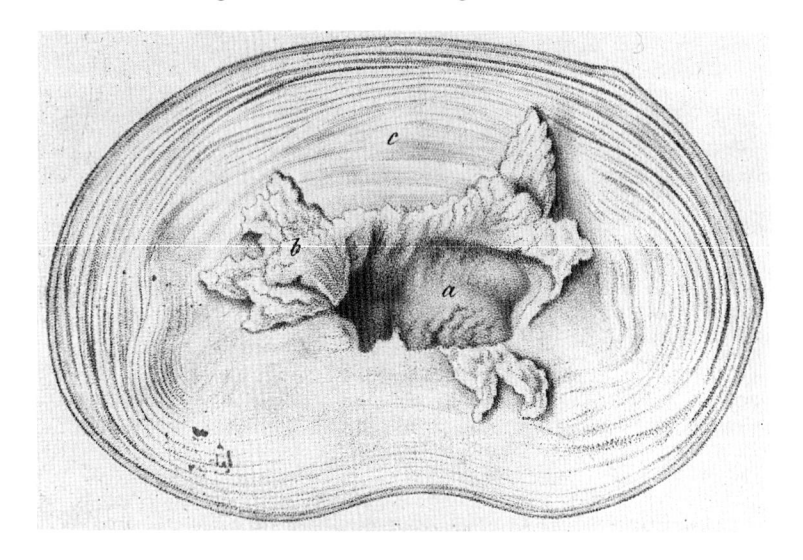

Abb. 73 Originalabbildung aus *Luschka* (1858) mit Demonstration der „Luschkaschen Höhlen" (a) bei intaktem Anulus fibrosus (c). b = Nucleus-pulposus-Material

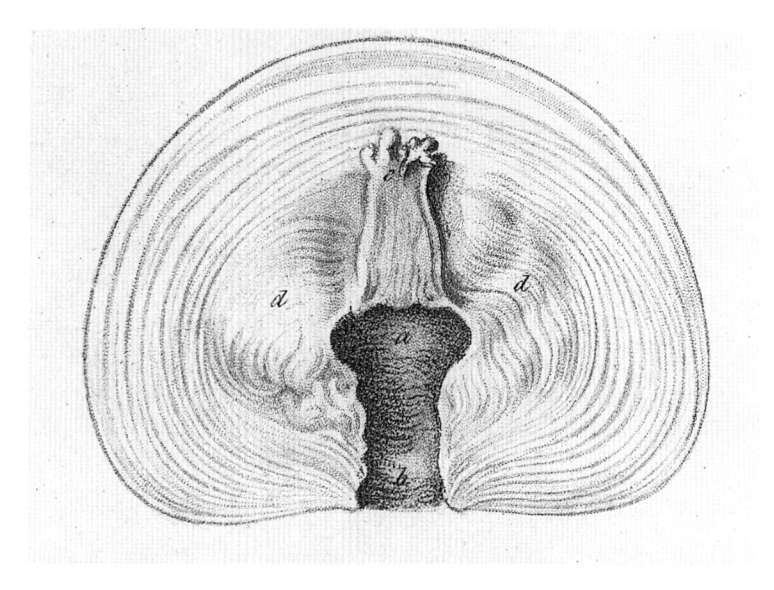

Abb. 74 Originalabbildung aus *Luschka* (1858). Die dorsale Partie des Anulus fibrosus in Richtung Spinalkanal ist eröffnet (a, b). Eventuell Äquivalent eines Bandscheibenvorfalls. d = Anulus fibrosus

Orthopädie sprengend. Ähnliches Gedankengut hatte sich aber bereits um die Jahrhundertwende verbreitet. So hatte der Neurologe DEXLER (1866–1931) an Dakkeln nachweisen können, daß die Lähmung der Hinterläufe auf eine „Enchondrosis intervertebralis" zurückzuführen ist. Aus dem amerikanischen Raum berichtete GOLDTHWAIT (1911) über Zusammenhänge von Fehlstellungen der lumbosakralen Gelenke und „Sciatica", wie der englische Name für Ischialgie lautet. ELSBERG (1916) beschrieb extradurale Chondromata im Spinalkanal, die bei 3 Patienten zu verschiedenen neurologischen Ausfällen an der unteren Extremität führten und von ihm erfolgreich operiert worden waren. Der Terminus „Knorpelknötchen" wurde 1927 von SCHMORL eingeführt. Damit werden die in die Spongiosa des Wirbelkörpers eingedrungenen Bandscheibenteile bezeichnet. In den Jahren 1927–1931 hat SCHMORL in seinem Dresdner Institut in 11 Publikationen Ergebnisse dargestellt, die zahlreiche, bislang unbekannte Details offenlegten. Der Verdacht, daß „hintere Knorpelknötchen" eine Kompression auf den Spinalkanalinhalt bewirken könnten, ist allerdings erst einige Jahre später geäußert worden. Es verging noch einige Zeit, bis die Vorstellung einer Arthritis im Bereiche des Foramen intervertebrale (HEUMANN 1920, PUTTI 1927, FOERSTER 1936) verlassen und die Vorstellung der Bandscheibenherniation von MIXTER u. BARR (1934) allgemein akzeptiert wurde (s. S. 110f). LOVE u. WALSH berichteten 1940 über 500 operierte Bandscheibenvorfälle, die zu 96% in der unteren Lendenwirbelsäulenregion lokalisiert waren. FRIBERG (1941) und LINDBLOM (1941) lenkten die Aufmerksamkeit auf das Foramen intervertebrale, in dessen ossärer Enge sich die Kompression der spinalen Nervenwurzeln durch Bandscheibengewebe abspielen soll.

Das mit oder ohne neurologische Ausfallerscheinungen einhergehende Bandscheibenleiden ist schon zu Anfang dieses Jahrhunderts nicht als das einzige Kompressionssyndrom des Spinalkanals erkannt worden. BAILEY u. CASAMAJOR (1911) beschreiben Fälle neurogener Claudicatio ent-

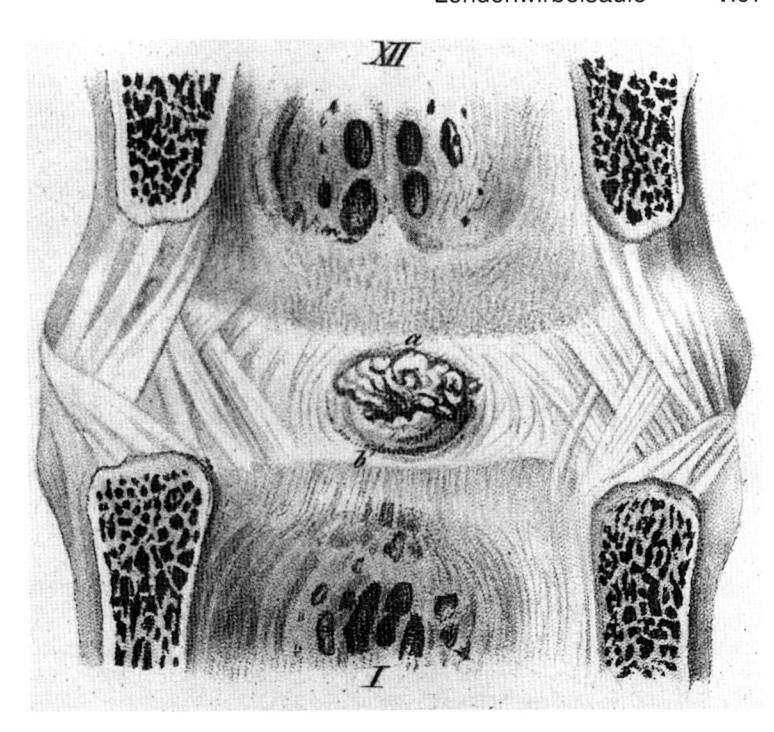

Abb. 75 Originalabbildung aus *Luschka* (1858). Der zwischen den sich schräg überkreuzenden Anulus-fibrosus-Fasern herausgetretene Teil der Bandscheibe wurde von ihm als Gewächs interpretiert (a, b). Am ehesten handelt es sich dabei um einen kleinen Vorfall von Bandscheibengewebe

sprechend dem Krankheitsbild der ossären lumbalen Spinalkanalstenose, wie es heute bekannt ist. Bis zur eingehenden Neubeschreibung des degenerativ engen lumbalen Spinalkanals durch VERBIEST (1949) erschienen nur wenige Publikationen über dieses Thema. Die neuen bildgebenden Verfahren mit ihren Möglichkeiten, den Inhalt und die Umgebung des Wirbelkanals auch in der transversalen Ebene darzustellen, haben wesentlich zum besseren Verständnis neuroorthopädischer Zusammenhänge bei degenerativen Erkrankungen der Wirbelsäule beigetragen.

Die Entwicklung der Bandscheibenchirurgie wäre nicht denkbar gewesen ohne die Einführung der Myelographie, zuerst mit Luft (DANDY 1918), später mit positiven Kontrastmitteln in Form von ölhaltigem Jod, wie es von SICARD u. FORESTIER (1921) verwendet wurde. Die hohe Komplikationsrate dieser Mittel konnte wesentlich durch wasserlösliche Substanzen gesenkt werden (LANGLOTZ 1981).

Die Bedeutung schmerzhafter Prozesse an der Lendenwirbelsäule, zusammen mit dem Ischiasleiden, reicht weit über den engeren Rahmen der Orthopädie hinaus und ist ein Faktor von größter volkswirtschaftlicher Bedeutung. Seit SICARD (1922) und PUTTI (1927) wird die Region der unteren Lendenwirbelsäule als „Wetterwinkel" der Wirbelsäule bezeichnet. Die Alterungsprozesse an den Strukturen der Lendenwirbelsäule beginnen bereits im 3. Lebensjahrzehnt. Die Vorverlegung des Alterns der Bandscheibe im Vergleich zu den übrigen Organen des menschlichen Körpers wird von REISCHAUER (1949) als das Tribut für das „Geschenk" des aufrechten Ganges angesehen. Das Problem der Haltung vor dem Hintergrund der Kontrolle durch zahllose innere und äußere Kräfte hat inzwischen auch das Interesse der Psychosomatik geweckt. Der Rücken besitzt eine hohe Ausdrucksspezifität für verschiedene affektive Situationen, bei welcher evtl. nachweisbare degenerative Veränderungen nur eine sekundäre Rolle spielen können (WEINTRAUB 1983).

Terminologische Übersicht

Morphologisch greifen die degenerativen Prozesse ineinander über und bedingen sich gegenseitig. Die Bandscheibenermürbung wird Diskose genannt (KRÄMER 1978). Osteochondrose bezeichnet als Folge der Bandscheibenermürbung eine Knochenverdichtung an den gegenüberliegenden Wirbeldeck- bzw. -bodenplatten. Das Bewegungssegment (SCHMORL u. JUNGHANS 1968) hebt die funktionelle Zusammengehörigkeit von Bandscheibe, Wirbelbogengelenk und Ligamenten, im weiteren Sinne auch muskulären Strukturen, hervor. Der Verschleiß der Bandscheibe vermindert die intrinsische Stabilität der Wirbelsäule, wodurch unphysiologische Bewegungen erlaubt werden. Krankhafte Veränderungen des Bewegungssegmentes führen zur Spondylarthrose an den kleinen Wirbelgelenken, deren Osteophytenbildungen wiederum stenosierende Wirkung auf den unmittelbar benachbarten Recessus lateralis des Spinalkanals haben können.

Die in der Nomenclatura Columnae Vertebralis = Wörterbuch der Wirbelsäule (JUNGHANNS 1977) zur einheitlichen Namengebung aufgestellte mehrsprachige Terminologie soll die „Sprachverwirrung wahrhaft babylonischen Ausmaßes" auflösen. Im klinischen Sprachgebrauch haben sich die zum Teil unhandlichen lateinischen Ausdrücke jedoch nicht konsequent durchgesetzt.

Epidemiologie und Altersverteilung

Degenerative Veränderungen an der Wirbelsäule sind außerordentlich häufige Befunde mit und ohne klinische Symptomatik. Die heutige Situation ist charakterisiert durch eine Zunahme der subjektiven Wirbelsäulenbeschwerden, ohne daß die objektiv nachweisbaren Veränderungen entsprechend zugenommen hätten.

Aus den letzten 20 Jahren liegen zwei große Untersuchungen über die Morbidität von Rückenleiden vor. 1969 wies WAGENHÄUSER anhand einer Querschnittsuntersuchung der gesamten erwachsenen Bevölkerung einer Ortschaft mit über 1000 Einwohnern in der Nähe von Zürich auf die große Zahl anamnestisch genannter Wirbelsäulenbeschwerden hin: 67% der Befragten gaben häufigere Schmerzzustände an, vergleichsweise klagten nur 43% über Gelenkbeschwerden. Bereits im 25. Lebensjahr hatten 50% der Bevölkerung erstmals Wirbelsäulenbeschwerden verspürt. Ein wesentlicher Unterschied zwischen Männern und Frauen wurde nicht festgestellt. Bis zum 55. Lebensjahr wächst die Häufigkeit von Lumbagoerfahrung auf 98% an. Die Halswirbelsäule sowie die Thorakalregion stehen in der Schmerzhäufigkeit mit 23,4% bzw. 12% deutlich zurück. Die Zahlen decken sich mit einer älteren schwedischen Studie von HULT (1954).

VALKENBURG u. HAANEN legten 1982 die Ergebnisse einer Befragung und Untersuchung von 6000 holländischen Personen aus den Jahren 1975 bis 1978 vor. Bei vielen Befragten mußte die Diagnose eines degenerativen Wirbelsäulenschadens in Richtung Weichteilrheumatismus abgeändert werden. 52% der untersuchten Männer und 56% der Frauen über 35 zeigten radiologische Veränderungen, die auf eine Bandscheibendegeneration hinweisen.

WEBER (1983) schlüsselte ein Krankengut von 280 Patienten auf: Lumbagobeschwerden traten erstmals im Alter von 27 Jahren auf; bis zur Entwicklung von radikulären Symptomen vergingen durchschnittlich 10 Jahre. Im Kindesalter sind Bandscheibenvorfälle nur vereinzelt beschrieben worden (BAZIN u. Mitarb. 1963, EPSTEIN u. LAVINE 1964). Nach EPSTEIN u. Mitarb. (1984) müssen 1% aller Diskushernienoperationen in der Altersgruppe der 10- bis 20jährigen durchgeführt werden. Etwa zwei Drittel aller Fälle kommen zwischen dem 30. und 50. Lebensjahr erstmalig in klinische Behandlung (LOEW 1969). Der Gipfel der klinisch manifest werdenden Bandscheibenvorfälle ist nach dem 50. Lebensjahr überschritten.

In der Arbeit von WEBER (1983) teilten sich die Bandscheibenprobleme zwischen männlichen und weiblichen Probanden im Verhältnis 1,4 : 1,0 auf. Eine Bevorzugung bestimmter Berufsgruppen war nicht nachweisbar. SEVERIN (1943) fand dagegen bei 210 Fällen eine auffällige Häufung degenerativer Veränderungen bei körperlich schwer arbeitenden Menschen. KUHLENDAHL u. KUHNERT (1952) konnten bei Vergleichen zwischen Bergarbeitern und der Normalbevölkerung doppelt so häufig Lumbagoerkrankungen bei der ersten Gruppe feststellen. Allerdings ist zu berücksichtigen, daß das Auftreten von Lumbagobeschwerden bei Berufsgruppen mit stärkeren körperlichen Anforderungen anders zu beurteilen ist als bei denen, wo die beruflichen Aufgaben auch mit einer schmerzhaften Wirbelsäule ohne Einschränkung abgewickelt werden können (BROCHER 1957).

Die hohe sozialmedizinische Bedeutung, die den degenerativen Wirbelsäulenleiden zukommt, erhellen folgende Mitteilungen: BIEHL u. PETERS (1971) fanden bei 96% der Fälle mit Rentenbegehren die Wirbelsäule unter den ersten beiden Hauptdiagnosen vertreten. Fast ausschließlich lag dem Rentenbegehren die Diagnose einer Osteochondrose, Spondylose oder Spondylarthrose zugrunde. Aber auch vor dem Erreichen des Rentenalters stellen die Lumbagopatienten einen Faktor größter volkswirtschaftlicher Bedeutung dar. Bei einer Gruppe von Arbeitern zwischen dem 40. und 47. Lebensjahr fand SVENSSON (1981) Arbeitsaussetzungen wegen Rückenschmerzen in über 50%.

Aufbau der Lendenwirbelsäule

Anatomie des Intervertebralraumes

Das Verständnis für die morphologischen Grundlagen des Form-Funktions-Zusammenhanges ist von SCHMORL u. JUNGHANNS (1968) im deutschen Sprachraum gefördert worden. Der Begriff des Bewegungssegmentes betont die funktionelle Zusammengehörigkeit der verschiedenen Strukturen des Achsenorganes. Wenngleich aus Gründen der Veranschaulichung die verschiedenen Strukturen in diesem Abschnitt getrennt abgehandelt werden, so sind die Wechselwirkungen untereinander immer zu bedenken.

Die kumulierte Höhe aller Bandscheiben beträgt 20–30% der Gesamtwirbelsäulenlänge (WHITE u. PANJABI 1978). Die Bandscheibe besteht aus drei Teilen: dem zentralen Nucleus pulposus, welcher 30–50% des Querschnitts beansprucht, dem Anulus fibrosus und, als drittem Element, der knorpeligen Grenzplatte, von der jeweils eine die Bandscheibe zum Wirbelkörper

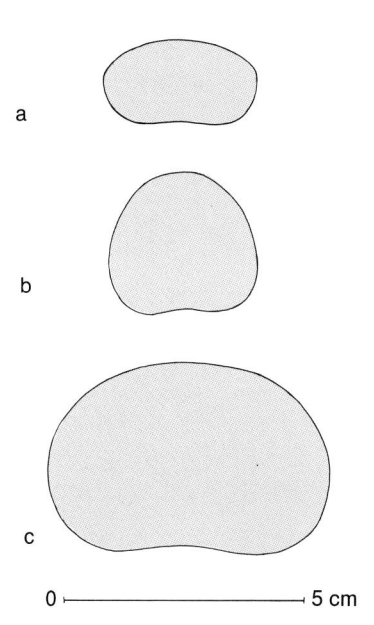

Abb. 76 Der Querschnitt der Bandscheibe variiert von queroval (HWS) über rund (BWS) bis zu nierenförmig (LWS) (nach *Pooni* u. Mitarb. 1986)

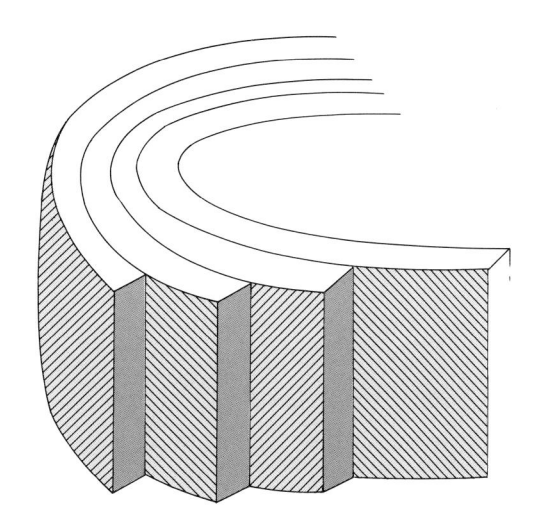

Abb. 77 Ringförmiger Aufbau des Anulus fibrosus mit spiraliger Anordnung der Fasertextur. Nach *Panagiotacopulos* u. Mitarb. (1987) sollen ca. 90 Schichten aufeinanderliegen

nach oben und unten abgrenzt. Embryologisch und funktionell gehört die Grenzplatte eher zum Wirbelkörper als zur Bandscheibe. Im Querschnitt variiert die Form der Bandscheibe von queroval im Bereiche der Halswirbelsäule (**a**) über rund auf thorakalem Niveau (**b**) bis zu nierenförmig im lumbalen Abschnitt (**c**) (Pooni u. Mitarb. 1986) (Abb. **76**).

Nucleus pulposus

Der Nucleus pulposus liegt leicht dorsal und damit exzentrisch als eine ovoide Masse im zentralen Teil der Bandscheibe. Er ist der Rest der ehemaligen Chorda dorsalis (Abb. **73** u. **74**). In dem aus Kollagenfibrillen und Proteoglykanaggregaten bestehenden Maschenwerk liegen chondrozytenähnliche Zellen. Embryologisch gesehen leiten sich die mehr peripher gelegenen Anteile des Nucleus pulposus von Bindegewebszellen des Anulus fibrosus ab, ein Umstand, der die unscharfe Grenze zwischen den beiden Teilen der Bandscheibe erklärt (ARMSTRONG 1965).

Anulus fibrosus

Der Anulus fibrosus besteht aus einem Schichtwerk kollagener Fasern mit verschiedener Faserorientierung, die sich in Form von Schraubenwindungen überkreuzen (Abb. **77**). Die vorderen und seitlichen Anteile des Anulus fibrosus sind ungefähr doppelt so dick wie die dorsal gelegenen Portionen. Dorsal haben die Fasern einen mehr parallel gerichteten Verlauf. Die innerste Schicht des Anulus fibrosus geht ohne klare Grenzen in den Nucleus pulposus über. Zum Wirbelkanal hin, d. h. zwischen den Bogenwurzeln, ist das hintere Längsband fest mit dem Anulus verwoben (Abb. **78**), und beide inserieren direkt am Knochen des Wirbelkörpers in Form von Sharpeyschen Fasern (WHITE u. PANJABI 1978).

Knorpelendplatte

Die knorpeligen Deck- und Bodenplatten, an denen die Zwischenwirbelscheiben verankert sind, entsprechen Resten der knorpeligen Wirbelkörperanlage. Der Übergang zum Wirbelkörper stellt in der Jugend die Wachstumszone des Wirbelkörpers dar. Die an Gelenken üblichen subchondralen Abschlußplatten finden sich an der Wirbelkörper-Bandscheiben-Grenze nicht, sondern die Markräume treten bis an die Knorpelplatte heran, so daß der knöcherne Wirbelabschnitt eine Art „Siebplatte" (Lamina cribrosa) bildet (BENEKE 1897) (Abb. **78**). Durch die Knorpelendplatte ziehen während des Wachstums die den Knorpel ernährenden Blutgefäße. Die normale knorpelige Endplatte ist nicht plan, sondern weist zwei parasagittale Vertiefungen auf. Im a.-p. Röntgenstrahlengang wird diese charakteristische Eindellung als „Kupidobogen" bezeichnet (Abb. **79**). Es handelt sich dabei um eine physiologische Form des Wirbelkörpers, die nicht mit Osteolysen verwechselt werden darf (DIETZ u. CHRISTENSEN 1976, RAMIREZ u. Mitarb. 1984). Bei Rißbildungen in der Knorpelplatte kann es zu reaktiven Wucherungen des Knorpels in die benachbarte Wirbelspongiosa kommen. SCHMORL (1932) nannte diese Wucherungen Knorpelknötchen. Der sich darum bildende reaktive Knochenwall ist auf den Röntgenbildern beim Lebenden erkennbar (GÜNTZ 1958) (Abb. **80**). Im vorderen Bereich des Wirbelkörpers gelegen können solche Veränderungen als Limbus vertebrae (YAGAN 1984) imponieren.

Der Anulus fibrosus ist innig mit der knorpeligen Endplatte bzw. der Ringapophyse des Wirbelkörpers beim wachsenden Skelett verbunden. Dagegen ist die Endplatte nur verhältnismäßig lose an den Wirbelkörper angeheftet. Bei Traumen kann deshalb die Endplat-

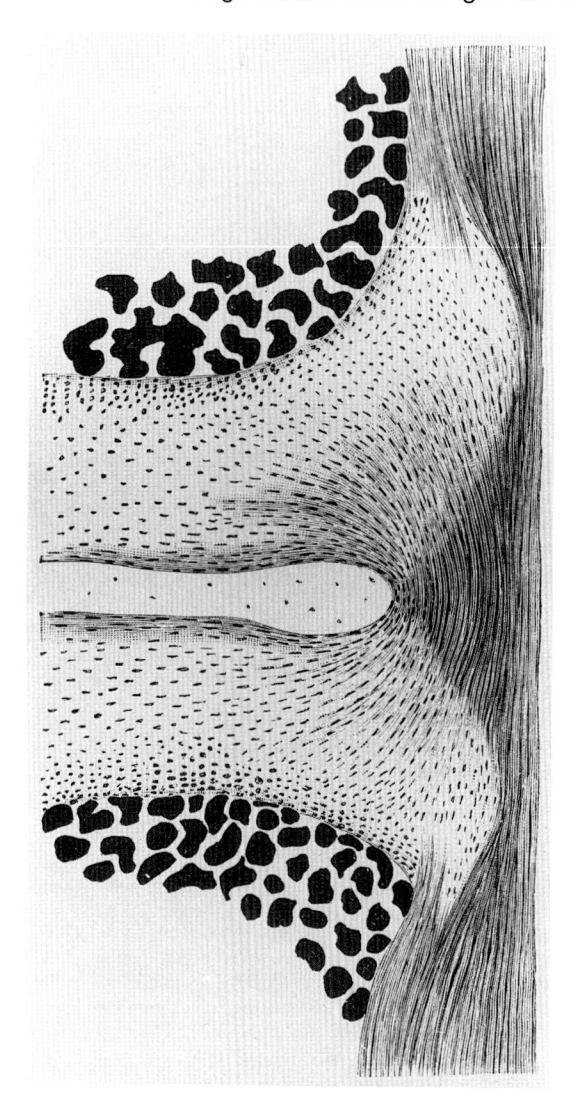

1 Degenerative Erkrankungen der Wirbelsäule

Abb. **78** Schnitt durch die Bandscheibe und angrenzende Strukturen (aus *Beneke, R.:* Zur Lehre von der Spondylitis deformans. Braunschweig 1897). Die Markräume der Wirbelkörper gehen ohne Skleroseschicht in den Bandscheibenknorpel über. Die innige Verflechtung des Längsbandes mit der Bandscheibe ist erkennbar. Die Bandscheibe mit dem Anulus fibrosus biegt sich an der Wirbelkörperkante um und verfolgt das Längsband noch eine Strecke. Die Grenze zwischen Wirbelkörper und Bandscheibe bildet die Lamina cribrosa

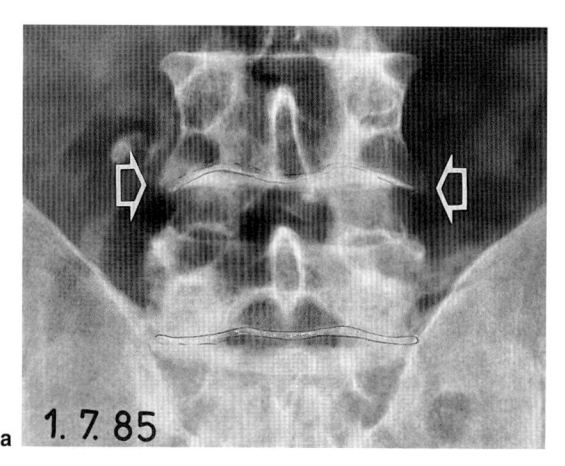

Abb. **79a, b** Die Deck- und Bodenplatten im Lendenwirbelsäulenbereich haben eine bikonkave Eindellung, wie sie sich am besten im CT zu erkennen gibt. Nach *Ramirez* u. Mitarb. (1984) wird diese physiologische Struktur „Kupidobogen" genannt

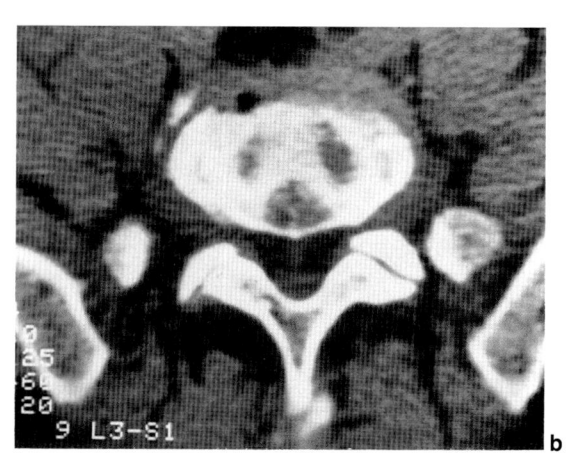

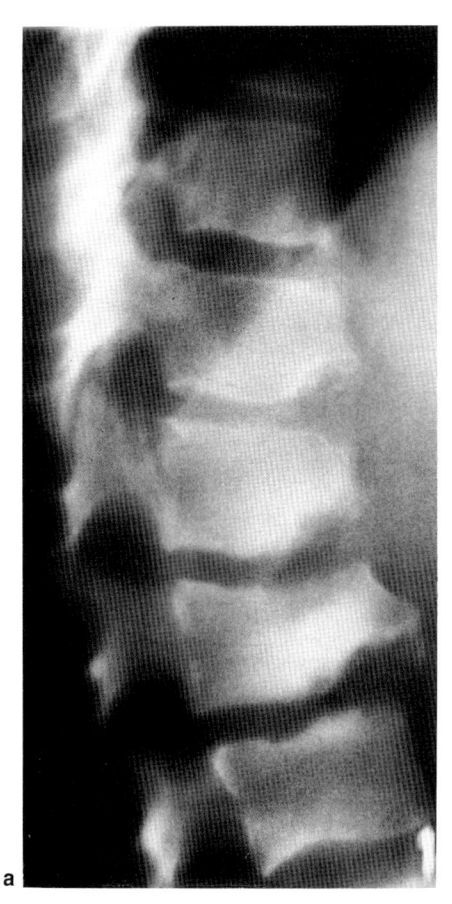

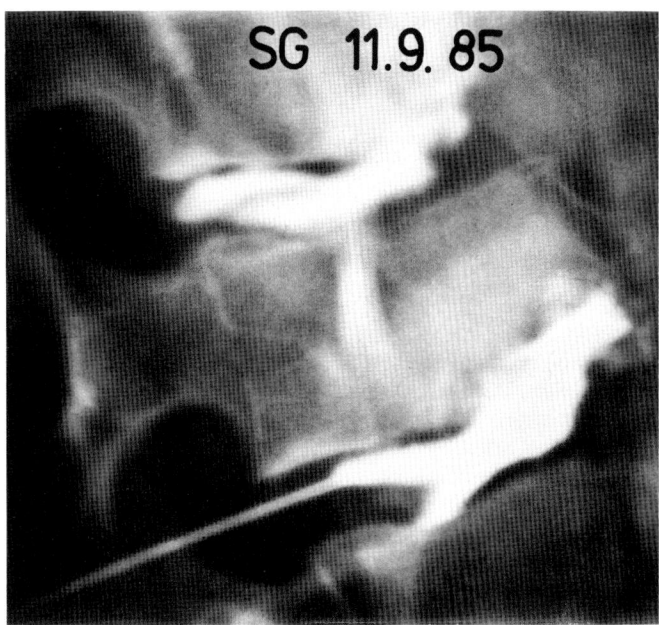

Abb. 80 a Großes Schmorlsches Knorpelknötchen, welches zu einer praktisch vollständigen Abtrennung der vorderen Wirbelkörperrandleiste geführt hat. **b** Diskographie mit Darstellung des intraspongiösen Bandscheibenmaterials, das zur Abtrennung der Randleisten geführt hat

te zusammen mit der Bandscheibe als Einheit abgelöst werden (Chance-Fraktur, s. Kap. Traumatologie der Wirbelsäule).

Ligamente an der Lendenwirbelsäule

Angaben über Bandverbindungen zwischen den Wirbeln sind in der Literatur nur vereinzelt auffindbar. 1988 haben BEHRSIN u. BRIGGS eine Zusammenfassung des Wissensstandes gebracht. Zum Zeitpunkt der Drucklegung des vorliegenden Bandes sind noch weitreichende Kenntnislücken z. B. über das *Lig. longitudinale anterius* vorhanden. Anders verhält es sich bei den dorsalen Strukturen. Während ein Teil der Autoren nur eine lose Verbindung des hinteren Längsbandes mit dem Anulus fibrosus der darunter liegenden Bandscheibe fand (WHITE u. PANJABI 1978), ist bei KAZARIAN (1981) und früher schon bei ZUCKSCHWERDT u. Mitarb. (1955) eine innige Verknüpfung der Texturen beschrieben. Das *Lig. longitudinale posterius* hat eine besondere Eigenschaft: Nahe der Medianlinie verdickt es sich, um seitlich davon eine weniger dicke und dichte Textur aufzuweisen. Der kräftige mittlere Anteil ist intensiv mit dem Anulus fibrosus verwoben und inseriert an den Randleisten der Wirbelkörper (Abb. **78**). An den Rückflächen der Wirbelkörper ist der Kontakt eher locker, mit dazwischen liegendem Fettgewebe, was im Hinblick auf subligamentär in Höhe des Wirbelkörpers liegende Bandscheibenprolaps Bedeutung hat.

Beim *Lig. flavum* handelt es sich um das Band mit der höchsten Elastizität im menschlichen Körper. Da es in enger Beziehung zum Spinalkanal steht, wird durch die hohe Elastizität ein Vorbuckeln bei Extensionsbewegungen in das Lumen vermieden. Weitere Bänder sind das *Lig. interspinosum*, die *Ligg. supraspinale* und *intertransversarium* sowie die Kapsel der kleinen Wirbelgelenke. Mikroskopische Untersuchungen zu der Beschaffenheit der dorsalen Bänder liegen von YAHIA u. Mitarb. (1989) vor. Ligamentum longitudinale posterius und Lig. interspinosum sind aus kollagenen, das Lig. flavum aus elastischen Fasern aufgebaut.

Biomechanik der Bandscheibe

Seit Anfang der 60er Jahre hat die Forschung das Detailwissen über die Biomechanik der Wirbelsäule stark vermehrt. Die hoch differenzierten Strukturen und Bauteile der Bandscheibe weisen weit mehr als bloße Wasserkissen- oder Stoßdämpferfunktion auf. Konstruktion und Materialeigenschaften erlauben es dem Nucleus pulposus und dem Anulus fibrosus, spezifisch auf Kompression, Zug, Biegung, Torsion und Scherkräfte zu antworten.

Das charakteristische biomechanische Merkmal der Wirbelsäule ist die gleichzeitige Verwirklichung von Flexibilität und Stabilität. Die intrinsische Stabilität der Wirbelsäule wird zu einem Teil durch die Zwischenwirbelscheibe gewährleistet. Breite Bandscheiben besitzen eine größere Steifigkeit als schmale, höhere Bandscheiben sind elastischer als flache. An der Wirbelsäule nimmt die Breite der Bandscheiben nach kaudal hin zu, gleichzeitig aber auch ihre Höhe. Dadurch ist der Verbund überall gleich steif (MARKOLF u. MORRIS 1974). Bei stärkerer axialer Belastung wird die Verformung der Bandscheibe geringer, d. h. je stärker die Beanspruchung, um so steifer ist ihre Struktur nach außen. Diese Eigenschaft ist bemerkenswert, da in der Technik Material in der Regel bei größerer Beanspruchung eher nachgibt.

Eine weitere Besonderheit ist die Abhängigkeit der Verformung vom Zeitfaktor: je rascher eine Kompression einwirkt, um so steifer verhält sich das Material. Das ist z. B. bei Jetpiloten beim Herauskatapultieren mit dem Schleudersitz wichtig. Bei länger dauernder Belastung verformt sich die Bandscheibe plastisch. Daraus resultiert die Differenz zwischen Morgen- und Abendgröße des Körpers. Der Verlust an Körpergröße ist bei älteren Individuen im Tagesverlauf geringer (DEPUKEY 1935). Die Fähigkeit des Nukleus, Flüssigkeit aufzunehmen und zu quellen, ermöglicht es ihm, seine Gewebsspannung zu erhöhen. SCHRADER (1931) belegt diese Eigenschaft des Nucleus pulposus mit dem Begriff der „vitalen Sprengkraft".

Die gegenwärtigen Vorstellungen über die Bandscheibe als Modell mechanischer Spannungsverhältnisse wurden wesentlich durch diskometrische Untersuchungen von NACHEMSON (1960) beeinflußt. NACHEMSON (1964) wies nach, daß die Bandscheibe eine hochbelastbare Struktur ist, die im Bereich der Lendenwirbelsäule bei physiologischen Verhältnissen Kompressionskräften zwischen 100 und 250 kp ausgesetzt ist, HORST (1982) fand bei seinen Untersuchungen erhebliche Spannungen im Bereich des Anulus fibrosus: in der Außenzone wirken Zug-, in der Innenzone Druckkräfte auf ihn ein. Diese Feststellung stimmt mit der Beschreibung von VAN DEN HOOFF (1964) überein. Danach läßt der Anulus fibrosus in seinen äußeren Schichten einen sehnenähnlichen auf Zug beanspruchten Aufbau erkennen, während die inneren Schichten einen mehr fibrokartilaginären, für Druckbeanspruchung geeigneten Aufbau besitzen. Die auf den Anulus fibrosus ausgeübten tangentialen Kräfte sollen 3- bis 5mal größer sein als die entsprechenden Kompressionkräfte auf die Bandscheibe (AKESON 1977).

Der Nucleus pulposus hat mehr die Aufgabe, im Intervertebralraum auftretende Kräfte gleichmäßig auf die angrenzenden Wirbelkörper zu verteilen. Bewegungen der gesamten Wirbelsäule, damit auch Bewegungen der Wirbel gegeneinander, bedingen eine geringfügige Verformung der Bandscheiben mit dem Entstehen von Druckkräften auf der Konkavseite und Zugkräften auf der Seite der Konvexität. Bei Verformung findet ein Materialtransport von der Konkavseite der Wirbelsäulenverbiegung zur Konvexseite hin statt. SEROUSSI u. Mitarb. (1989) fanden verschiedene Richtungen des intradiskalen Stofftransportes, je nachdem ob es sich um eine intakte Bandscheibe handelte oder um eine, bei welcher der Nukleus entfernt worden war. In jedem Fall wird bei Flexion der Wirbelsäule Substanz der Bandscheibe nach dorsal gedrängt.

Reicht bei Formveränderungen die zur Verfügung stehende Verschieblichkeit des Bandscheibenmaterials aus, wie dies bei gesunden Bandscheiben der Fall ist, so stellt sich über die Wirbelkörperendplatte eine Gleichverteilung der Normalspannung ein. Genügt infolge geringer Bandscheibenhöhe oder durch Degeneration veränderter Bandscheiben die Verformbarkeit nicht oder steht wegen Fehlens des Nucleus pulposus nicht genügend Material zur Verfügung, so kann bei stärkeren Formveränderungen der Bandscheibe unter Belastung kein Druckausgleich über die Wirbelkörperendplatte stattfinden; in diesen Fällen ergibt sich eine asymmetrische Spannungsverteilung (HORST 1982). Der beliebte Vergleich der Bandscheibe mit einem Wasserkissen trifft aus den genannten Gründen nicht zu.

Die Bandscheibe muß als aus einem Material zusammengesetzt gedacht werden, das ein Übergangsverhalten zwischen den Eigenschaften einer Flüssigkeit und denen eines festen Körpers aufweist. Gegenüber Zug- und Druckkräften ist der Geweberverbund deutlich resistenter als gegenüber Torsionskräften (FARFAN 1973). WHITE u. PANJABI (1978) behaupten, daß selbst sehr starke Druckkräfte nicht in der Lage sind, eine Diskushernie hervorzurufen. Abhängig von der Lokalisation ist die Verformung der Bandscheiben bei axial einwirkenden Drücken am stärksten bei den mehr kaudal gelegenen Bandscheiben mit der größeren Weite des Intervertebralabstandes. Am stärksten demnach in Höhe L4/L5, da die vorletzte präsakrale Bandscheibe höher ist als die Bandscheibe auf dem Niveau L5/S1. Zu diesen Ergebnissen kamen KOELLER u. Mitarb. (1984), als sie die Protrusionscharakteristika von Bandscheiben auf thorakalem und lumbalem Niveau untersuchten.

ANDERSSON u. Mitarb. (1977) führten vorläufig die aufwendigsten Untersuchungen über das Bandscheibenverhalten unter verschiedenen Modalitäten am Lebenden durch. Parallel zur Diskometrie mit intradiskal liegenden Sonden wurden der intraabdominale Druck sowie die elektromyographische Aktivität der Rückenmuskulatur gemessen. Es konnte eine lineare Beziehung zwischen dem Ausmaß z. B. der Inklination der Wirbelsäule und dem intradiskalen Druck nachgewiesen werden. Der Druck war größer, wenn gleichzeitig zusätzliche Bewegungen, z. B. Rotation, ausgeführt wurden.

Eine direkte Übertragung der Forschungsergebnisse der Diskometrie auf Formveränderungen an den Wirbelkörpern (osteoporotische Wirbel) ist z. Z. verfrüht, da die Messungen nur während kurzer Belastungsphasen stattfanden.

Bei der normalen Alterung der Wirbelsäule wird eine leichte Verformung der Wirbelkörperdeck- und -bodenplatten beobachtet (Abb. **85**).

Biochemie der Bandscheibe

Die Bandscheiben sind die größten avaskulären Strukturen im Körper. Nach URBAN u. Mitarb. (1977) ist der Sauerstoffverbrauch der Bandscheibe eher gering. Ein Substrataustausch findet nur mittels Diffusion vom Wirbelkörper oder vom Anulus fibrosus her statt. Die begrenzenden Gewebeschichten der Bandscheibe (Anulus fibrosus und Knorpelplatten) haben Eigenschaften einer semipermeablen Membran. Bei Belastung über 80 kp werden Wasser und Stoffwechselprodukte abgepreßt, bei Entlastung nimmt die Bandscheibe Wasser und niedermolekulare Substrate auf. Der Flüssigkeits- und Substratgehalt der Bandscheibe ist deshalb nicht konstant, sondern verhält sich entsprechend den druckabhängigen Flüssigkeitsverschiebungen (KOLDITZ u. Mitarb. 1985). Der Wechsel zwischen Be- und Entlastung fördert somit den Stoffaustausch. Konstante Haltung, z. B. anhaltender Druck im Stehen oder Sitzen bzw. Entlastung im Liegen, führt zu einer Reduktion der Flüssigkeitsverschiebungen. „Die Bandscheiben leben von der Bewegung" (URBAN u. Mitarb. 1977).

Der *Wassergehalt* im Nucleus pulposus sinkt von 90% im 1. Lebensjahr auf 75% im 8. Lebensjahrzehnt ab (KOLDITZ u. Mitarb. 1985). Im Anulus fibrosus mißt der Wassergehalt 80% im 1. Lebensjahr, sinkt dann bis zu 67% im Alter von 30 Jahren ab, um im höheren Alter wieder etwas anzusteigen. Der hohe Wassergehalt zusammen mit dem osmotischen Druck innerhalb der Bandscheibe führt zu einem expansorischen Druck, welcher als Turgor die intrinsische Stabilität der Wirbelsäule aufrechtzuerhalten hilft. Mit Hilfe der Kernspintomographie läßt sich der Wassergehalt der Bandscheibe neuerdings in vivo darstellen (Abb. **86**).

Die *Mukopolysaccharide* der Bandscheibe unterscheiden sich geringfügig von denjenigen anderer Bindegewebsabkömmlinge. Es handelt sich dabei um Glykosaminoglykane, die an Proteine gebundene Komplexe aus Proteoglykanen bilden. Zusammen mit Hyaluronsäuremolekülen vernetzen sich die Proteoglykane zu sehr langen verzweigten Ketten, in die Chondroitinsulfat eingelagert ist. Die Wasserbindungskapazität ist stark abhängig vom Gehalt der Großmoleküle an Chrondroitinsulfat (URBAN u. MAROUDAS 1980).

Die *Kollagenfibrillen* der Bandscheiben bestehen aus Polypeptidketten, die sich ihrerseits mit den Proteoglykanketten verbinden können. Durch die Vernetzung von Großmolekülen entsteht die Viskoelastizität als charakteristische Materialeigenschaft des Nucleus pulposus.

Das Bandscheibengewebe hat unterschiedliche Materialeigenschaften im Vergleich zum hyalinen Gelenkknorpel. In beiden Strukturen sind Proteoglykane wichtige Träger biomechanischer Eigenschaften. BUCKWALTER u. Mitarb. (1989) konnten zeigen, daß die Vernetzung der Proteoglykanmoleküle im Gelenkknorpel ausgiebiger ist als in der Bandscheibe, wo die monomerische Konfiguration keinen Zusammenschluß zu größeren Aggregaten zuläßt. Die unterschiedliche chemische Komposition von Gelenkknorpel und Bandscheibe erlaubt Vermutungen über unterschiedliche Alterungsvorgänge.

Biomechanik der Lendenwirbelsäule

Stabilität und Haltungselemente

Die Wirbelsäule erhält ihre Stabilität durch intrinsische und extrinsische Verfestigungssysteme. Die Bandscheiben zusammen mit den Ligamenten und die Wirbelkörper mit den Wirbelgelenken gewährleisten die intrinsische Stabilität. Extrinsische Stabilisatoren sind die Muskeln des Rumpfes. Der Bandapparat an der Wirbelsäule hält die zwischen die Wirbelkörper geschalteten Bandscheiben unter Druck; als Gegendruck wirkt der intradiskale Druck der Bandscheiben, abhängig von deren Wassergehalt. Ein ventrales kräftiges Bandsystem stellt das vordere Längsband dar. Im dorsalen Bereich verbindet das vergleichsweise schwächere hintere Längsband die Rückflächen der Bandscheiben aufgrund ihrer Einstrahlung in den Anulus fibrosus. Die Ligg. supraspinata, zusammen mit weiteren zwischen den Wirbelbögen ausgespannten Bandsystemen, halten teilweise übergreifend mehrere Wirbelsegmente zusammen. Vorderes und hinteres Bandsystem, zusammen mit dem intradiskalen Druck, sind für die Stabilität des Achsenorgans verantwortlich, wenn keine Muskelkräfte einwirken. Aus Studien von NACHEMSON u. EVANS (1968) wissen wir, daß das Lig. flavum in Neutralstellung der Wirbelsäule bereits vorgespannt ist und so dem Expansionsdruck der Bandscheiben entgegenwirkt.

Die verschiedenen Teile eines Wirbels haben unterschiedliche Funktionen. Der Wirbelkörper dient der Übertragung von Kompressionskräften in der Längsachse des Körpers. Wirbelbogen und Bogenwurzeln bilden zusammen mit der Rückfläche des Wirbelkörpers den Wirbelkanal. Die Gelenkfortsätze bzw. die Gelenkfacetten führen und begrenzen die Bewegungen der Wirbel gegeneinander. Die kleinen Wirbelgelenke haben an der Lendenwirbelsäule bei Reklination eine Bremsfunktion, so daß es proportional zum Bewegungsausschlag zu einer zunehmenden Versteifung des Wirbelsäulenabschnittes kommt. Die begrenzende Funktion wirkt sich weniger bei Inklination und Seitwärtsbewegung aus. Die bewegungseinschränkende Funktion der kleinen Wirbelgelenke kann auch als Schutzmaßnahme zur Sicherung vor Verwringung des Duralsacks und Kompression der Nervenwurzeln angesehen werden.

Die aufrechte Haltung ist eine Funktion des Zusammenspiels von passiven und aktiven Haltestrukturen an der Wirbelsäule. Die aufrechte Wirbelsäule erfährt durch die Schwerkraft eine ständige Gefährdung. Bei guter Ausbalancierung ist die EMG-Aktivität in der Rückenmuskulatur gering. Da das Schwerelot in der Regel vor dem 4. Lendenwirbel zu liegen kommt, ist eine leichte Anspannungsarbeit der Rückenmuskulatur zu leisten, die um so größer wird, je stärker der Grad der Inklination ist. Die Anspannung der Wirbelsäule führt zu einer zusätzlichen Druckbeanspruchung der Bandscheiben. In Reklination wird vermehrt die Bauchmuskulatur angespannt (ANDERSSON u. Mitarb. 1977). Bei stärkeren bis extremen Graden der Inklination wird die Aktivität der Rückenstrecker plötzlich geringer, da in diesem Moment, dem „critical point" (FLOYD u. SILVER 1955), die weitere Flexion der Wirbelsäule durch die Kapsel der kleinen Wirbelgelenke wie auch anderer bremsenden Ligamente eingeschränkt wird.

Funktion und Bewegung

Je nach Einstellung der Lendenwirbelsäule in mehr lordotischer oder gestreckter (inklinatorischer) Position resultiert ein unterschiedlicher Kraftfluß über die kleinen Wirbelgelenke. Bei lordosierter Einstellung übertragen diese Gelenke ca. 16% der Kompressionskräfte, die auf den Wirbeln lasten. In Inklination entfalten sich die dorsalen Abschnitte, wodurch die Beanspruchung erheblich abnimmt, es wirken lediglich noch Scherkräfte (ADAMS u. HUTTON 1980). In lordotischer Haltung können die Belastungsspitzen an den Gelenkflächen der kleinen Wirbelgelenke diejenigen von Hüfte oder Knie überschreiten (DUNLOP u. Mitarb. 1984) und damit ursächlich für das zahlreiche Vorkommen arthrotischer Veränderungen an den kleinen Wirbelgelenken sein (LEWIN 1964, ADAMS u. HUTTON 1980). Bei Inklination/Reklination findet der Bewegungsausschlag um einen wandernden Drehpunkt statt. Die Lordose der Lendenwirbelsäule wird aufgehoben und kann im oberen Anteil sogar in eine Kyphose übergehen. Zwischen L5 und S1 ist eine kyphotische Einstellung bei Inklination nicht üblich, sondern weist auf einen pathologischen Zustand hin. Die Flexion zweier benachbarter Wirbel wird gebremst durch zunehmende Kapselspannung der kleinen Wirbelgelenke, wenn die Gelenkfortsätze des oberen und unteren Wirbels auseinanderweichen (bis zu 5-7 mm) (BOGDUK u. TWOMEY 1987). Zusätzliche Elemente für die Limitierung der sagittalen Bewegungen sind die Bänder der Wirbelsäule. Das momentane Drehzentrum liegt bei intakter Bandscheibe im Bereiche des Nucleus pulposus (KUMMER 1982). GERTZBEIN u. Mitarb. (1984) legen den Drehpunkt mehr in den dorsalen Bereich der Bandscheibe. Bei stark degenerativ veränderten Wirbelsäulenpräparaten beschreibt das momentane Drehzentrum bei Inklination/Reklination eine Kurve (Zentrode), die im Wirbelkörper liegt. Zwangsläufig kombiniert mit der Flexions-Extensions-Bewegung sind translatorische Verschiebungen der Wirbelkörper aufeinander. Übermäßige Reklination wird gebremst durch die Impaktion des unteren Gelenkfortsatzes gegen den Bogen des kaudal liegenden Wirbels. Schmerzen bei starker Reklination könnten durch Einklemmen der Gelenkkapsel zustande kommen oder durch Anschlag des unteren Gelenkfortsatzes an das Periost des darunter liegenden Wirbelbogens.

Die maximalen Bewegungsausschläge sind für Inklination und Reklination je nach Segment verschieden (Tab. **18**).

Rotatorische Stellungsveränderungen zweier Wirbel finden im Lendenwirbelsäulenbereich um einen Drehpunkt statt, der dorsal des Wirbelkanals knapp vor den kleinen Wirbelgelenken liegt. Im Thorakalbereich liegt das Drehzentrum im Bandscheibenbereich (GREGERSEN u. LUCAS 1967). Rotatorische Bewegungen sind in der Regel kombiniert mit Inklination bzw. Reklination. Die Fasern des Anulus fibrosus bremsen rotatorische Bewegungen durch Anspannung. Zwischen zwei Wirbeln sind deshalb physiologischerweise Bewegungsausschläge bis zu 3 Grad möglich, darüber hinausgehende Beanspruchung führt zu Mikrorissen der Kollagenfasern. Bereits vorher limitieren die kleinen Wirbelgelenke exzessive Überlastung der Bandscheibe (BOGDUK u. TWOMEY 1987). Nach diesen beiden Autoren werden 35% der Torsionsbeanspruchung durch die Bandscheibe, der Rest von 65% von den kleinen Wirbelgelenken und dem Bandapparat aufgefangen.

Bei Abflachung der Bandscheibe im Gefolge von Degeneration kommen die Gelenkflächen in engeren Kontakt zueinander (Abb. **89**) bis zum „Impingement", wodurch die Gelenke vermehrt kompressive Kräfte übertragen. Der Kraftfluß wird zu einem größeren Teil über die in mehr oder weniger innigem Kontakt stehenden Wirbelbögen umgeleitet (ADAMS u. HUTTON 1985).

Flexion und Extension der LWS wirken sich auf die Weite der Foramina intervertebralia aus. Morphometrische Studien an Wirbelsäulenpräparaten ergaben bei MAYHOUX-BENHAMOU u. Mitarb. (1989) eine Erweiterung des Foramens in Flexion und eine Verengerung in Extension. Der Verkleinerungseffekt des Foramens in Extension wird noch verstärkt durch den sich vorwölbenden

Tabelle **18** Bewegungsumfang der LWS-Segmente (nach *Farfan* 1973)

Segment	Umfang	Extension	Flexion
L1–2	7,5°	3,75°	3,75°
L2–3	7,5°	3,75°	3,75°
L3–4	18,0°	9,0°	9,0°
L4–5	22,0°	10,0°	12,0°
L5–S1	18,0°	6,0°	12,0°

Diskus. Es ist naheliegend, daß bei verminderter Bandscheibenhöhe Extensionsbewegungen der Wirbel über die Verkleinerung des Querschnitts des Foramens zu Einklemmungssymptomatik der Nervenwurzel führen können.

Pathologie der Bandscheibe und der Wirbelkörperabschlußplatte

Alterungsvorgänge

Der Alterungsprozeß der Bandscheibe beginnt bereits im 3. Lebensjahrzehnt. COVENTRY u. Mitarb. (1945) wiesen im 20. Lebensjahr Zellnekrosen im Nucleus pulposus und dem Anulus fibrosus nach. Schon im 2. Lebensjahrzehnt hat TÖNDURY (1968) degenerative Veränderungen gesehen. JUNGHANNS (1951) prägte den Begriff der Chondrosis intervertebralis. In letzter Zeit wird für die Bandscheibendegeneration der Ausdruck Diskose vorgezogen (KRÄMER 1986). Die pathomorphologischen Vorgänge am Bandscheibengewebe sind im deutschen Sprachraum u.a. umfassend von PÜSCHEL (1930), LINDEMANN u. KUHLENDAHL (1953), DAHMEN (1963) und AUFDERMAUR (1984) beschrieben worden. HORST (1982) teilte die degenerativen Veränderungen in 4 Schweregrade ein (Tab. 19).

Bei autoptisch gewonnenen Bandscheibenpräparaten springt der Nucleus pulposus im Alter weniger vor und die Schnittfläche sieht nicht mehr so feucht aus wie beim Jugendlichen. Die beim Kind gut erkennbare Grenze zwischen Nucleus pulposus und Anulus fibrosus wird während des Alterungsprozesses unschärfer, schließlich ist keine eindeutige Differenzierung mehr möglich, da der Nukleus stark von Fibrillen durchsetzt ist (Abb. 81). Im höheren Alter ist die Bandscheibe gelb bis braun verfärbt, was von GÜNTZ (1957) als rudimentäre Prolapsvorgänge im Wirbelkörper mit Austritt von Blutfarbstoff angesehen wird. AUFDERMAUR (1982) vermißt noch klare Angaben zum Alterspigment.

AUFDERMAUR (1984) untersuchte Bandscheiben, die nach langzeitiger Bettlägrigkeit autoptisch gewonnen wurden. Bei nicht beanspruchtem Achsenskelett zeigen die Bandscheiben kaum Rißbildung, dafür Umwandlung in faserreiches Bindegewebe mit nekrotischen Abschnitten. Die Zwischenwirbelscheiben sind umgebaut worden, erkenntlich an der stark wechselnden Verlaufsrichtung der Faserlamellen. Teilweise liegt auch Knorpelgewebe vor (Abb. 82).

Verkalkungen und Verknöcherungen der Bandscheiben werden nicht selten auf dem Röntgenbild als Zufallsbefund entdeckt (Abb. 83). Kalkeinlagerungen an Bandscheiben im Kindesalter werden von JAWISH u. Mitarb. (1989) fast ausschließlich im HWS-Bereich gefunden, selten einmal in der BWS oder LWS. In der wenige Wochen anhaltenden Phase der Verkalkung haben die Kinder Schmerzen. Ab dem mittleren Lebensalter weist jede Wirbelsäule radiologische Alterszeichen auf, wobei die großen Körpergelenke arthrosefrei sein können (Abb. 84). BLAND (1983) fand am ehesten eine Korrelation von degenerativen Zeichen am Achsenskelett mit der Arthrose kleiner Körpergelenke, z. B. der Finger.

Bandscheibenvolumen

Ein auffälliges Merkmal der Diskose ist die Abnahme des Bandscheibenvolumens von 15 cm^3 bis auf minimal 1 cm^3 (LINDBLOM 1950).

Die Abnahme des Flüssigkeitsgehaltes und die Verminderung der Elastizität werden mit der altersbedingten Änderung der chemischen Struktur der extrazellulären Proteoglykane unter Zunahme der Kollagenfasern in Zusammenhang gebracht (FASSKE 1959, BUSHELL u. Mitarb. 1977, KRÄMER 1978), wobei sich diese Vorgänge besonders intensiv am Nucleus pulposus abspielen (PANAGIOTACOPULOS u. Mitarb. 1987). Nach PEARCE u. Mitarb. (1987) geht eine Verringerung der Proteoglykankonzentration der Bandscheibendegeneration voraus.

Die Annahme einer korrelierten Volumen- und Höhenabnahme der Bandscheibe und damit Reduktion der Körpergröße im Gefolge der altersmäßigen Diskusdegeneration ist nicht unwidersprochen geblieben. Die Arbeit von TWOMEY u. TAYLOR (1985) weist nach, daß abnehmende Körpergröße im Alter nicht unbedingt auf Verlust an Bandscheibenhöhe zurückzuführen ist, sondern

Tabelle 19 Klassifikationskriterien der Bandscheibendegeneration (nach *Horst*)

Degenerationsgrad	Zustand des Nucleus pulposus	Zustand des Anulus fibrosus	Abgrenzung von Nucleus pulposus und Anulus fibrosus	Färbung von Nucleus pulposus und Anulus fibrosus	Alter
I	gelartig	intakt	unscharf	weiß, glänzend	0–25
II	feucht, fibrös	intakt	deutlich	weiß	20–35
III	trocken, fibrös	isolierte Fissuren	aufgehoben	gelblich	30–50
IV	trocken, Risse, Höhlen	Einrisse, Lamellierung	aufgehoben	grau, gelbbraun	45

1 Degenerative Erkrankungen der Wirbelsäule

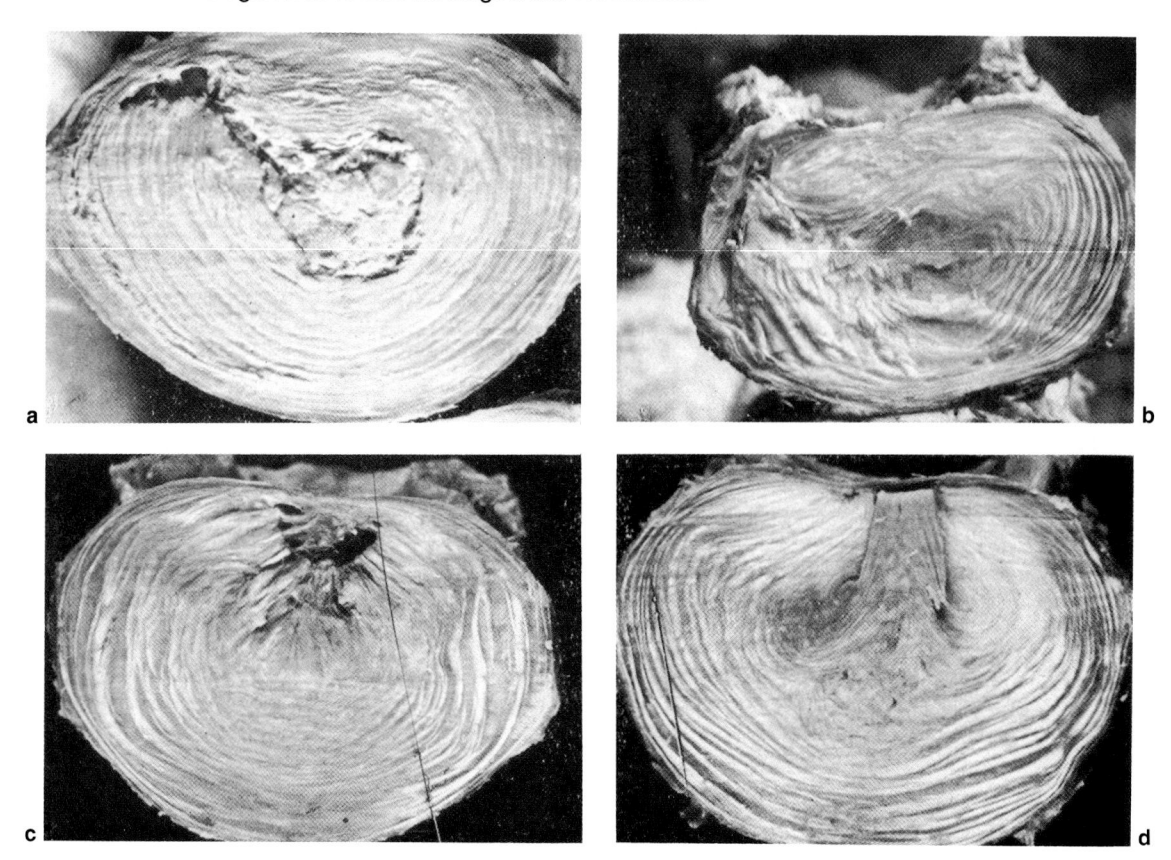

Abb. 81 a–d Verschiedene Stadien der Bandscheibendegeneration mit unscharfer Begrenzung des Nucleus pulposus gegenüber dem Anulus fibrosus. Unterbrechungen der Faserschichten des Anulus fibrosus bevorzugt im dorsalen Bereich weisen auf Verlagerungen von Bandscheibengewebe in Richtung Spinalkanal hin (Bilder untere Reihe) (aus *Lindblom, K., G. Hultquist:* J. Bone Jt Surg. A 32 [1950] 557)

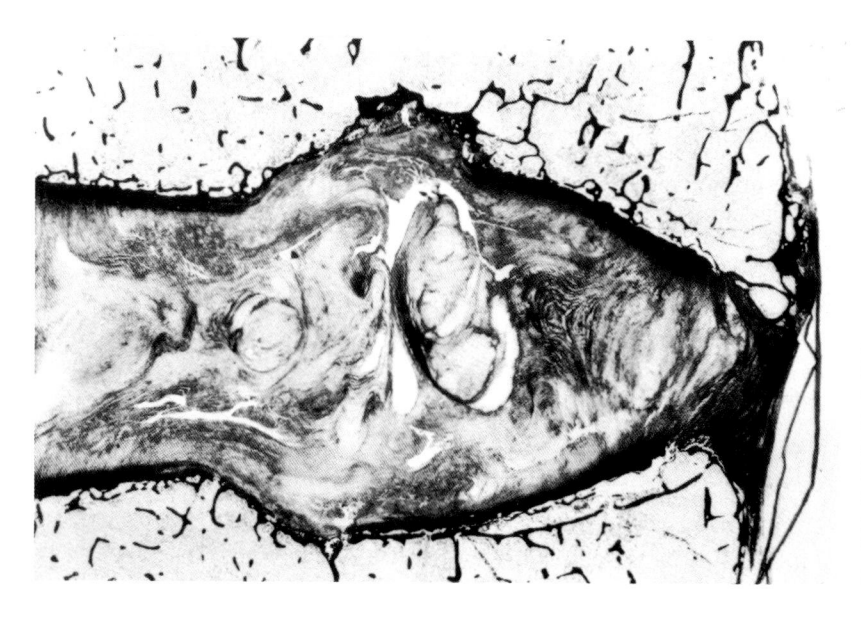

Abb. 82 Fortgeschrittene Diskose (Chondrosis intervertebralis) mit weitgehendem Umbau der Bandscheibe. Unregelmäßige Rißformen, Osteoporose ohne sklerotische Reaktion zum Bandscheibenraum. Weibl. 74jährige Patientin (nach *Aufdermaur* 1984)

Lendenwirbelsäule 1.107

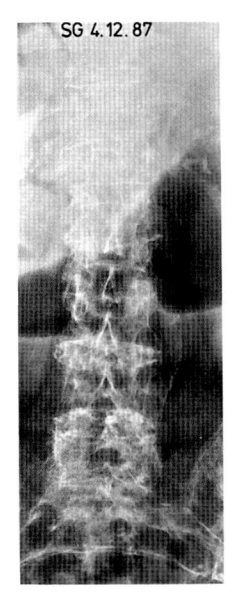

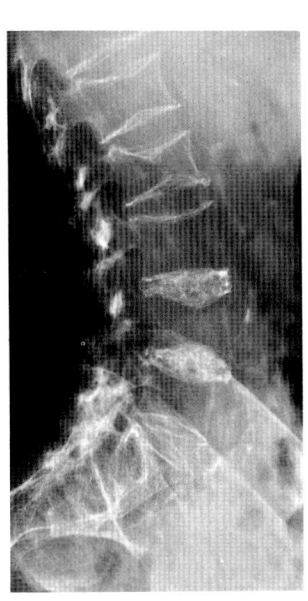

Abb. 83 Verkalkung/Verknöcherung der 3 präsakralen Bandscheiben bei einem 87jährigen Patienten

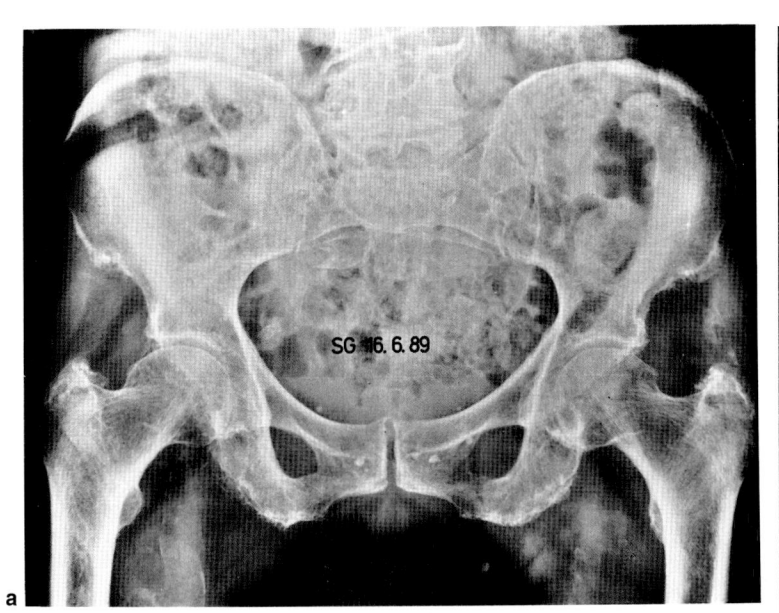

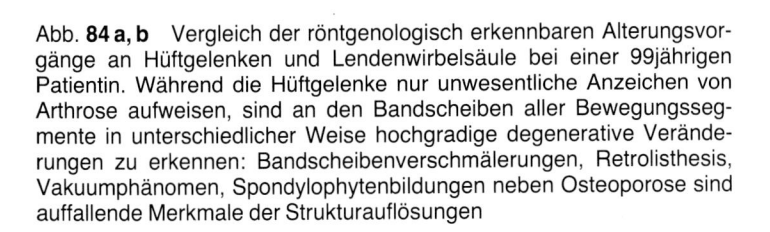

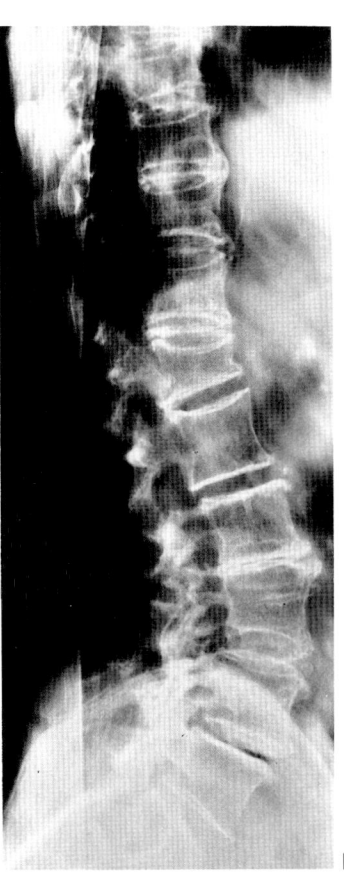

Abb. 84 a, b Vergleich der röntgenologisch erkennbaren Alterungsvorgänge an Hüftgelenken und Lendenwirbelsäule bei einer 99jährigen Patientin. Während die Hüftgelenke nur unwesentliche Anzeichen von Arthrose aufweisen, sind an den Bandscheiben aller Bewegungssegmente in unterschiedlicher Weise hochgradige degenerative Veränderungen zu erkennen: Bandscheibenverschmälerungen, Retrolisthesis, Vakuumphänomen, Spondylophytenbildungen neben Osteoporose sind auffallende Merkmale der Strukturauflösungen

1 Degenerative Erkrankungen der Wirbelsäule

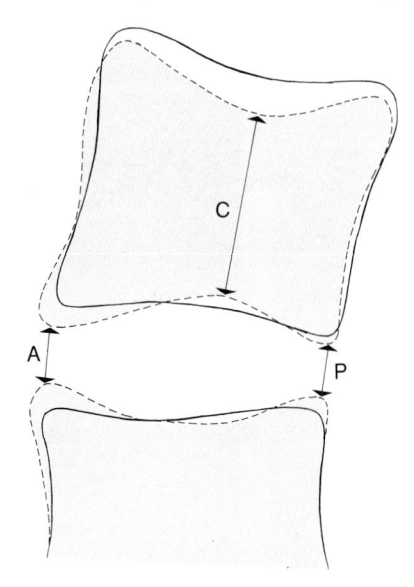

Abb. 85 Verminderung der Wirbelkörperhöhe: Eindellungen der Deck- und Bodenplatten als normaler Alterungsvorgang (gestrichelte Umrisse). Die Gesamtkörpergröße vermindert sich entsprechend der Höhenabnahme der Wirbelsäule. A = ventrale Bandscheibenhöhe, P = dorsale Bandscheibenhöhe, C = zentrale Wirbelkörperhöhe (nach *Twomey* u. *Taylor* 1985)

eine Folge verminderter Wirbelkörperhöhe sein kann (Abb. **85**). Die Bandscheibe „versinke" in den angrenzenden Partien des Wirbelkörpers, wie dies besonders beim osteoporotischen Achsenskelett zutage tritt. Bei Patienten mit prolabiertem Diskusmaterial fanden TIBREWAL u. PEARCY (1985) und KAMBIN u. Mitarb. (1988) ebenfalls eine Abnahme der Bandscheibenhöhe.

Wassergehalt

Der Wassergehalt der Bandscheiben ist nach TWOMEY u. TAYLOR (1985) in jungen Jahren ausgeprägt, im höheren Alter ist der Wassergehalt relativ konstant. Damit finden ältere Ergebnisse von PÜSCHEL (1930) eine Bestätigung. Durch Trocknung und Wägen wurde der prozentuale Wassergehalt getrennt für Kern und Anulus fibrosus an Bandscheiben verschiedenen Alters und Geschlechts festgestellt. Der Alterungsprozeß führt zu etwas stärkerem Wasserverlust im Nukleus, verglichen mit dem Anulus, so daß er im 3. Lebensjahrzehnt für den Anulus etwa 70% und für den Nukleus 76–78% beträgt. Der Anulus behält seinen Wert bis ins Alter hinein, während der Wassergehalt des Gallertkernes sich weiter stetig vermindert.

Der Grad der relativen Dehydratation kann am Lebenden mit der MRT bestimmt werden. Dabei wird die Dichte z. B. der interessierenden Lendenwirbelscheibe mit der Dichte einer sicher nicht degenerativ veränderten Bandscheibe weiter kranial verglichen (PAAJANEN u. Mitarb. 1989). Das Ausmaß der Dehydrierung korreliert mit dem Grad der Degeneration (Abb. **86**).

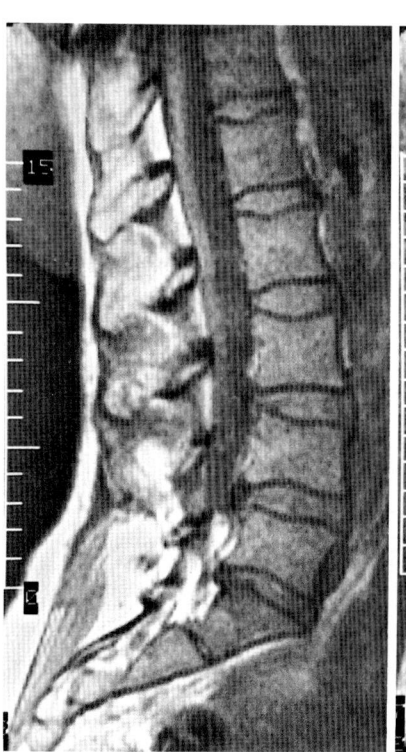

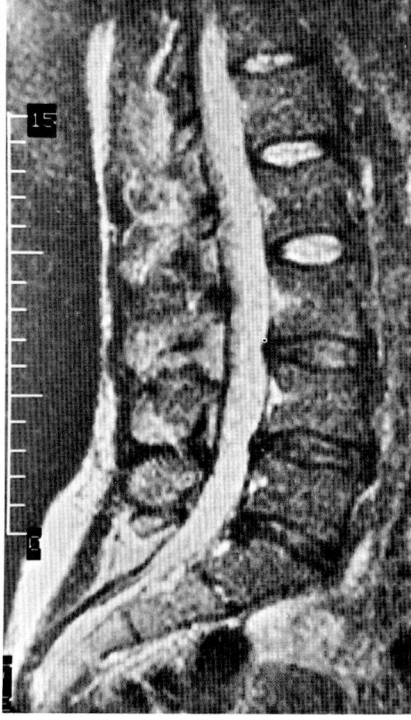

Abb. 86a, b Kernspintomographie der Lendenwirbelsäule. In der T2-betonten Sequenz stellen sich signalverminderte Intervertebralräume L3 bis S1 als Ausdruck von Dehydratation dar. Protrusion auf dem Niveau L4–L5 erkennbar als leichte Eindellung des Duralsackes (44jährige Patientin mit Lumbagobeschwerden)

Lendenwirbelsäule 1.109

Spaltbildungen

Über die Bevorzugung bestimmter Partien der Bandscheibe für Rißbildungen besteht keine einheitliche Auffassung. FARFAN (1973) erklärt das Überwiegen des peripheren Bandscheibenzerfalls mit einem Modell. Nach diesem denke man sich das eine Ende eines Hebels im Bandscheibenzentrum befestigt, wobei das andere Ende des Hebels im Sinne der Rotation bewegt wird. Die peripheren Faserzüge sind aufgrund dieser Vorstellung stärkeren Kräften ausgesetzt als die mehr im Zentrum liegenden. SHAH u. Mitarb. (1978) gaben ein mathematisches Modell an, nach dem bei Torsion besonders im dorsolateralen Bereich eine Streßkonzentration auftreten würde. SCHMORL u. JUNGHANNS (1968) sahen die Rißbildungen im Bereich des Anulus fibrosus vorwiegend ventral bis lateral, FARFAN (1973) mehr dorsal und dorsolateral. Nach WHITE u. PANJABI (1978) sind große Bandscheiben resistenter gegen Torsionskräfte, das gleiche gilt für rund konfigurierte im Vergleich zu schwächeren ovalären.

HILTON u. Mitarb. (1980) fanden bei Autopsien praktisch in jedem Lebensalter im Bereich des lumbosakralen Überganges dorsale Risse. Die Progression der Rißentstehung findet von peripher nach zentral statt, wobei der Nucleus pulposus nicht ausgespart wird. Bei weiterer Ausbrei-

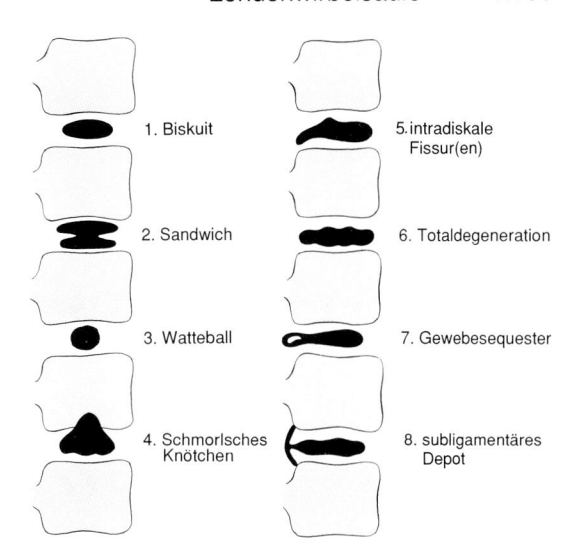

1. Biskuit
2. Sandwich
3. Watteball
4. Schmorlsches Knötchen
5. intradiskale Fissur(en)
6. Totaldegeneration
7. Gewebesequester
8. subligamentäres Depot

Abb. 87 Schematische Darstellungen von diskographischen Befunden (nach *Schleberger* 1986). Die Diskogramme 1–4 entsprechen normalen Bandscheiben, die Diskogramme 5–8 sind pathologisch und können ggf. durch Chemonukleolyse therapeutisch angegangen werden (s. Kap. „Chemonukleose")

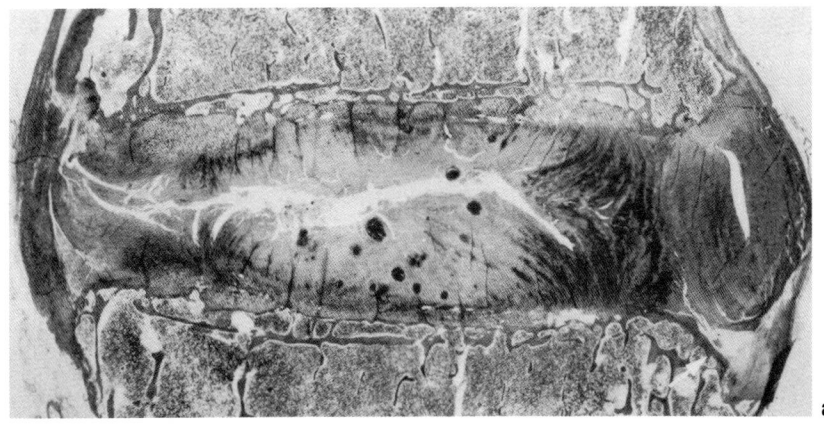

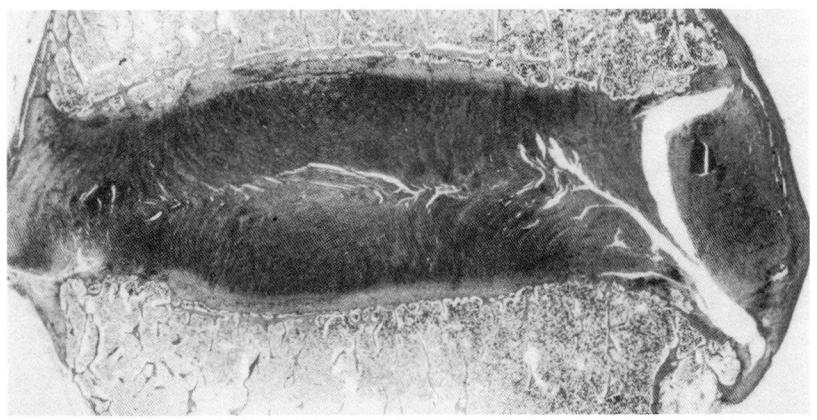

Abb. 88a, b Ausgedehnte Riß- und Spaltbildungen in lumbalen Bandscheiben mit intradiskalen Massenverschiebungen. Die Diskogramme in diesen Fällen waren negativ (nach *Yasuma* u. Mitarb.: J. Bone Jt Surg. 70 A [1988] 1279)

tung setzt sich der Riß auf die Anuluspartie fort. Der Randleistenanulus ist häufig gut erhalten (AUFDERMAUR 1984). Durch Konfluenz der Rißbildungen können Bandscheibenstücke herausgelöst werden („freie Gelenkkörper" nach SCHMORL u. JUNGHANNS 1968). Konzentrische Spalten und radiäre Fissuren können sich zu Höhlensystemen erweitern, die in der Diskographie gut zur Darstellung kommen (Abb. **87**). YASUMA u. Mitarb. (1988) haben dagegen nicht immer Übereinstimmung zwischen Diskographie und Histologie gefunden (Abb. **88**).

In der Frühphase der Rißbildung des Anulus fibrosus fanden MARKOLF u. MORRIS (1974), daß die Gelsubstanz des Nucleus pulposus die Fissuren noch abdichten kann. Ihr Experiment wies ferner nach, wie Reparationsmechanismen an der Bandscheibe den Zustand, wie er vor der Läsion bestanden hat, wiederherstellen wollen. Diese Vorgänge spielen sich bekanntlicherweise im avaskulären Zwischenwirbelraum ab.

Bandscheibendegeneration im Röntgenbild

Im Nativröntgenbild ist eine isolierte Betrachtung des Zwischenwirbelraumes im Hinblick auf degenerative Veränderungen wenig praxisnah. KAMBIN u. Mitarb. (1988) beziehen deshalb die angrenzenden Wirbelkörper und ihre Reaktionen in eine Gradeinteilung der Degeneration mit ein (Tab. **20**).

Die Erniedrigung der Höhe des Intervertebralraumes bleibt nicht ohne Konsequenzen auf die kleinen Wirbelgelenke, die in eine Fehlstellung gezwungen werden (Abb. **89**) (DIHLMANN 1982). ANDERSSON u. Mitarb. (1981) haben auf die große Streubreite hingewiesen, wenn von verschiedenen Beobachtern die radiologisch erkennbare Höhe der Bandscheibe gemessen wird. Abgesehen davon spielt der Strahlengang eine erhebliche Rolle, wie hoch sich der Intervertebralraum darstellt.

Von TERVONEN u. Mitarb. (1988) sind autoptisch gewonnene Bandscheiben mittels Ultraschall untersucht worden. Anulus fibrosus und Nucleus pulposus leiten den Schall verschieden schnell. Alterungserscheinungen (vermutlich geringerer Wassergehalt) führen zu veränderter Schallleitung.

Verlagerung von Bandscheibengewebe

Die Verlagerung von Bandscheibengewebe außerhalb des eigentlichen Intervertebralraumes kann in verschiedenen Formen und in unterschiedlicher Schnelligkeit vor sich gehen. WILLIAMS u. Mitarb. (1982) stellten Kriterien für die Unterscheidung einer Diskushernie von einer Diskusprotrusion auf. Danach soll die Protrusion den gesamten Umfang der Bandscheibe betref-

Tabelle 20 Einteilung der Bandscheibendegeneration nach *Kambin* (1988)

Grad 0:	Bandscheibenraum normal hoch. Geringfügige keilförmige Konfiguration der Bandscheibe L5/S1 ist normal. Spondylophyten und Arthrose der kleinen Wirbelgelenke dürfen noch nicht vorhanden sein.
Grad 1:	Geringfügige Spondylophytenbildung, Bandscheibenhöhe normal.
Grad 2:	$1/3$ Abnahme der Bandscheibenhöhe, Spondylophyten.
Grad 3:	Mehr als $1/3$ Abnahme der Bandscheibenhöhe, zahlreiche Spondylophyten, Spondylarthrose deutlich.

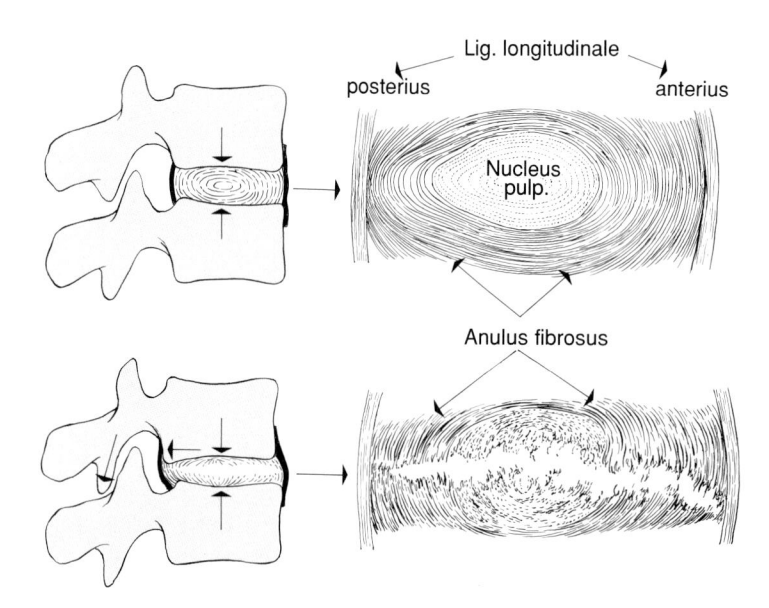

Abb. **89** Skizzierter Mechanismus (nach *Dihlmann* 1982), nach welchem es bei Massenverlust der Bandscheibe, z. B. durch Austrocknung, neben dem Höhenverlust des Zwischenwirbelraumes auch zu einer Spondyloretrolisthesis des höher liegenden Wirbels kommt. Wegen der schrägen Ebene, besonders der Wirbelgelenke des letzten präsakralen Wirbels, muß aus anatomischen Gründen der höher liegende Wirbel nach dorsal gleiten (Bildreihe unten)

fen. Bei der Diskushernie ist nur ein Abschnitt der Bandscheibe betroffen.

Unter Diskushernie (Bandscheibenvorfall, Bandscheibenhernie, Diskusprolaps) werden Verlagerungen von Bandscheibengewebe nach dorsal, ventral, lateral oder in den Wirbelkörper verstanden (SCHMORL 1932, SCHMORL u. JUNGHANNS 1968). Neben dem vorgefallenen Nucleus pulposus finden sich meist Fragmente des Anulus fibrosus, gelegentlich auch mit Teilen der knorpeligen Endplatten vermischt, also aller Diskusanteile, weshalb der Ausdruck Diskusprolaps zutreffender ist als Nucleus-pulposus-Prolaps. SYLVEST u. Mitarb. (1977) untersuchten die Ultrastruktur von prolabiertem Diskusmaterial u. a. auch elektronenmikroskopisch. Ähnliche Untersuchungen sind bereits 1963 von DAHMEN durchgeführt worden. Eine Unterscheidung nur des Materials aus dem Nukleusbereich bzw. vom Anulus fibrosus trifft den Sachverhalt nur ungenau, da vorwiegend verschiedene Arten von Knorpelzellen im Untersuchungsgut nachweisbar waren. Beide Formen der Diskuspathologie (Abb. **90**) können mit oder ohne klinische Symptome einhergehen.

MIXTER u. BARR (1934) werden in der Literatur als die Erstbeschreiber genannt, die den Zusammenhang zwischen Austritt von Bandscheibenmaterial in den Spinalkanal und Ischiasbeschwerden erkannt haben. Die Durchsicht von schwer zugänglichen Publikationen zeigt aber, daß in dieser Zeit das Wissen um die Bandscheibenpathologie weiter verbreitet war. So weist MAURIC (1933) in seiner Monographie „Le disque intervertebral" auf die Zusammenhänge zwischen Diskusprolaps und neurologischen Erscheinungen hin, ja es wird ein detaillierter Operationsbericht aus dem Jahre 1928 abgedruckt, der eine Laminektomie L4–S1 beschreibt, die der Entfernung eines Prolapses der letzten präsakralen Bandscheibe diente (Abb. **94b**).

Bandscheibenprotrusion

Axiale Kompression oder Biegung der Wirbelsäule führt physiologischerweise zu einer geringfügigen reversiblen Vorwölbung des Anulus fibrosus (bulging) (Abb. **91**). KAMBIN u. Mitarb. (1988) rechnen vorübergehendes Bulging des Anulus fibrosus noch nicht zur Protrusion. Irreversible Vorwölbung und damit Protrusion ist die Folge eines inneren Strukturverlustes, also einer Bandscheibendegeneration (COLLINS 1949). Die begriffliche Unterscheidung zum Prolaps geht davon aus, daß bei der Protrusion der Anulus fibrosus an noch keiner Stelle durchbrochen ist und insgesamt die Vorwölbung in der Myelographie oder im CT harmonisch erscheint.

Die klinische Bedeutung der Bandscheibenprotrusion ist eher gering, solange keine Enge des ossären Spinalkanals vorliegt. Mediolaterale Protrusionen im Bereich des Wurzelkanals können allerdings zu Störungen der darin liegenden Strukturen führen (Abb. **92**).

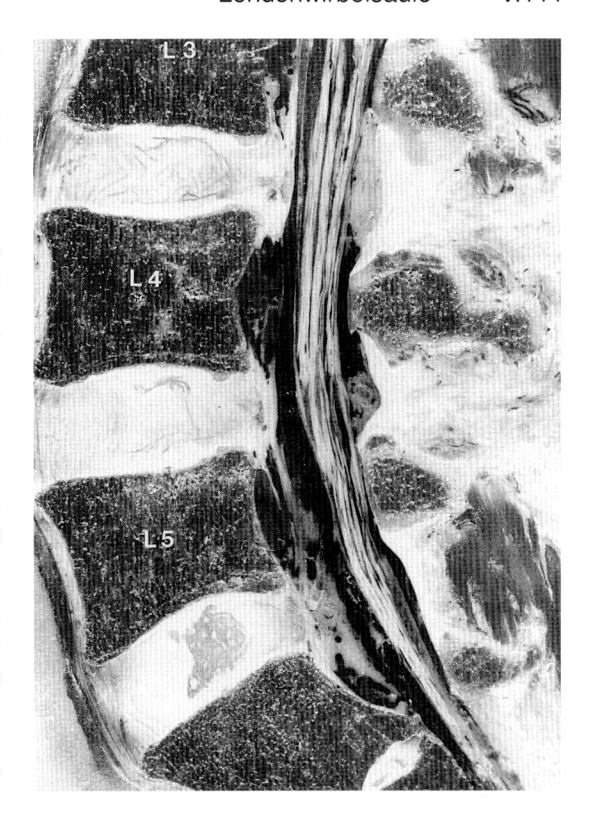

Abb. **90** Sagittalschnitt durch die untere Lendenwirbelsäule mit unterschiedlichen Stadien der Bandscheibendegeneration: in Höhe L3–L4 Prolaps mit Verlagerung von Bandscheibengewebe unter das hintere Längsband ohne erkennbare Einengung des Duralsakkes (oberste abgebildete Bandscheibe). In Höhe L4–L5 Protrusion der Bandscheibe nach dorsal, in vermindertem Ausmaß auch in Höhe L5–S1. Der retrodiskale Raum bis zum Duralsack ist in Höhe der 5. Lendenbandscheibe am weitesten. Auffallend ist, daß die ventralen Partien der Bandscheibe weitgehend regelrechte Strukturen behalten haben. (Die Abb. wurde freundlicherweise von *W. Rauschning*, Uppsala, zur Verfügung gestellt)

Bandscheibenprolaps

Seit der klassischen Schrift von MIXTER u. BARR (1934) wird unter Bandscheibenprolaps die Ruptur des Anulus fibrosus verstanden. Bandscheibenmaterial kann aus dem Intervertebralraum heraustreten und verschiedene Beziehungen zum hinteren Längsband einnehmen (Abb. **93**). In seltenen Fällen kann der Prolaps sogar in den Intraduralraum eintreten (CHOWDHARY u. GREENAVAR 1987). Die Beziehungen des Cauda equina zu den ossären Strukturen ist in den Abb. **94–97** dargestellt.

Die Verlagerung von Bandscheibenmaterial als Prolaps kann in verschiedene Richtungen erfolgen: nach dorsal in Richtung Wirbelkanal und nach dorsolateral in Richtung des Recessus late-

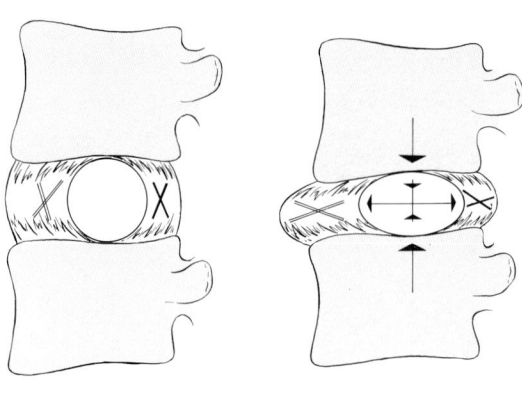

1.112 1 Degenerative Erkrankungen der Wirbelsäule

Abb. 91 Physiologische Vorwölbung des Bandscheibenanulus in Richtung des geringsten Widerstandes nach ventral und dorsal bei axialer Belastung. Es handelt sich um einen reversiblen Verformungsprozeß mit Änderung des Überkreuzungswinkels der Anulusfasern. Die Vorwölbung nach dorsal entspricht einer reversiblen Protrusion (bulging) (nach *Armstrong* 1965)

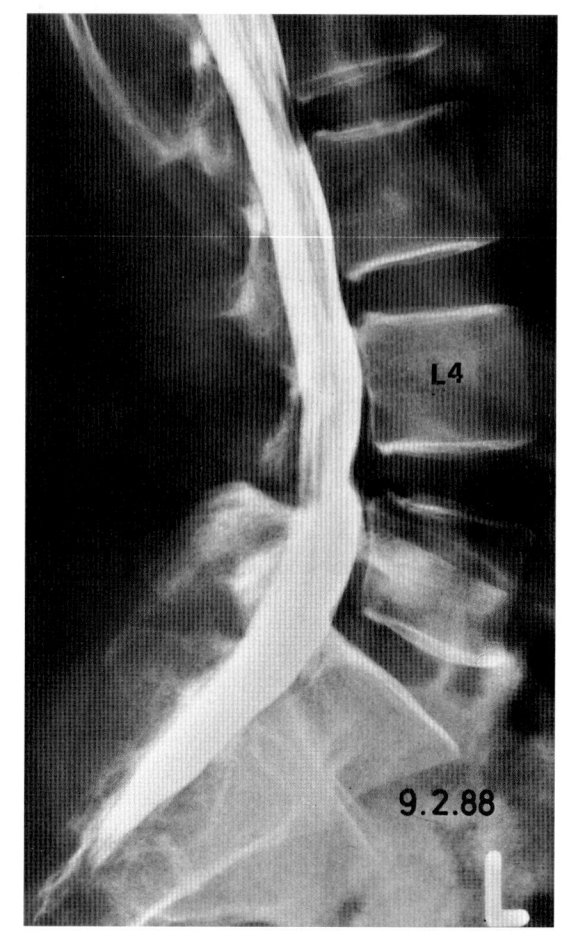

Abb. 92 Bandscheibenprotrusion auf dem Niveau L4/L5 im Myelogramm. Nur leichte Abhebung der Kontrastmittelsäule (35jähriger Patient)

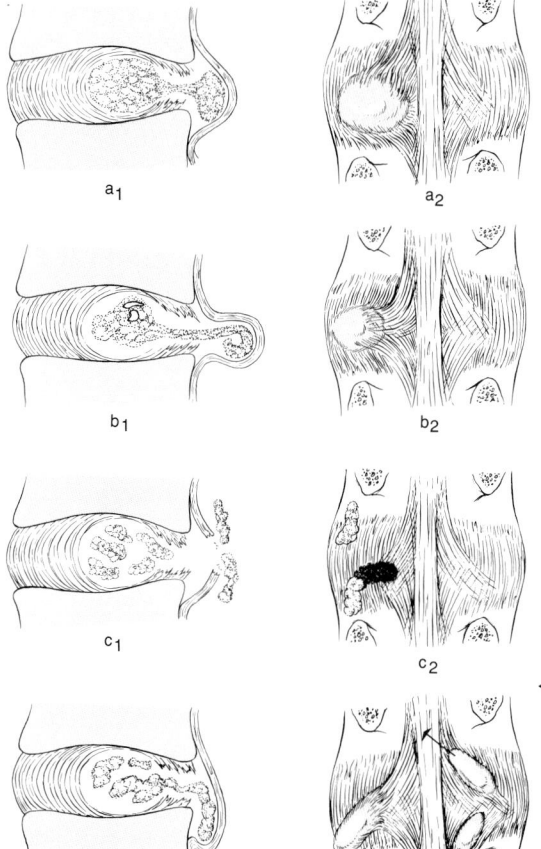

◀ Abb. 93 Verschiedene Prolapsformen (nach *Armstrong* 1965). **a** Großes Luxat unter das hintere Längsband. **b** Gestieltes Luxat, stülpt das hintere Längsband vor (nach *Junghanns* 1977 „pendelndes Luxat"). **c** Extraligamentäres Luxat, hinteres Längsband perforiert (nach *Junghanns* 1977 „freies Luxat"). **d** Subligamentäre Hernie, liegt unter dem hinteren Längsband und ist nach kaudal luxiert, dabei das Längsband vom Wirbelkörper abhebend

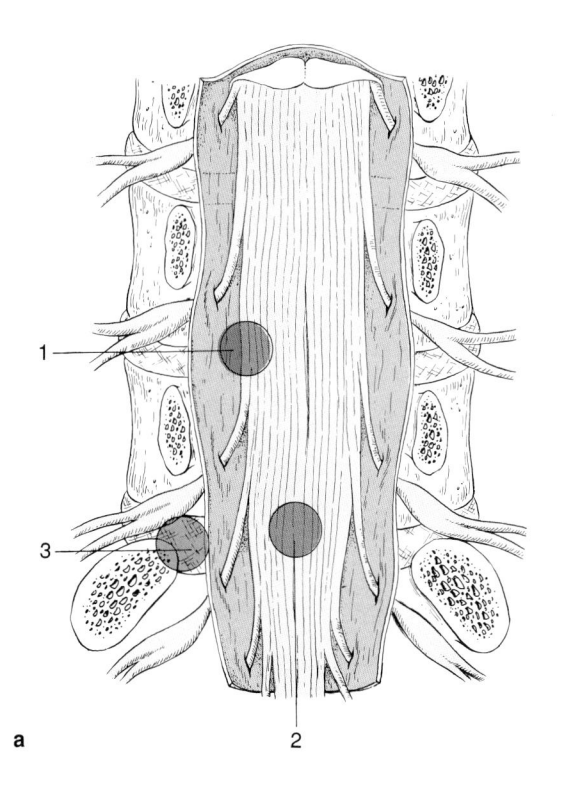

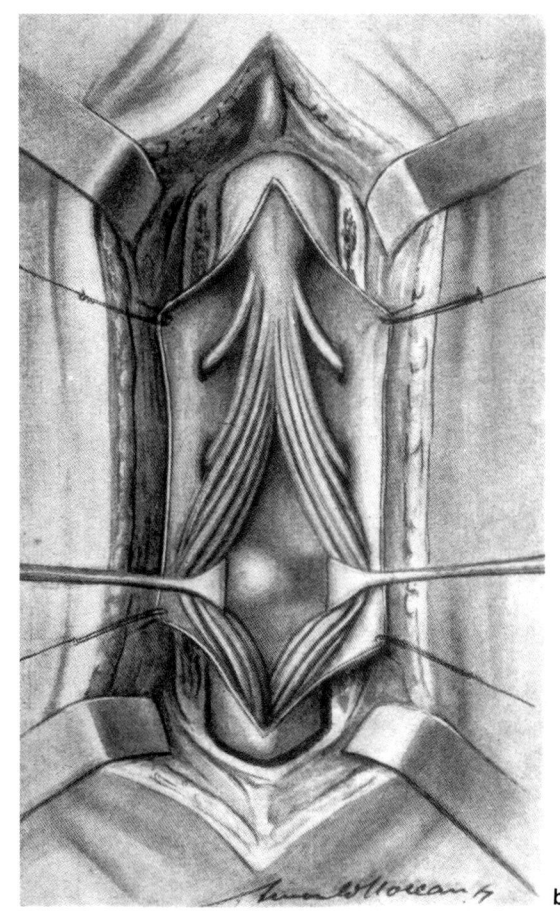

Abb. 94 a Schematischer Einblick in den Spinalkanal von dorsal (Wirbelbögen abgetragen). Die Lokalisation der Austrittstellen des mediolateralen (1), des medialen (2) und des lateralen (3) Bandscheibenvorfalls ist dargestellt. b Historische Darstellung eines Bandscheibenvorfalls mit transduraler Exploration (Operation 1928!). Es handelt sich um einen mediolateralen Prolaps (aus *Mauric, G.:* Le disque intervertebral. Masson, Paris 1933)

ralis, selten nach lateral außerhalb des Spinalkanals (KORNBERG 1986) (Abb. **94**). Der anteriore Diskusprolaps hat klinisch keine Bedeutung.

Im autoptischen Untersuchungsgut von SCHMORL betrug die Häufigkeit der dorsalen Bandscheibenverlagerung 15,2% (Frauen 18,7%, Männer 11,5%) (SCHMORL u. JUNGHANNS 1968). In der Hälfte der untersuchten Wirbelsäulen wurden pathologische Befunde an mehreren Bandscheiben festgestellt. Nach KRAYENBÜHL u. ZANDER (1953) finden sich Prolapse zu 95% an den Bandscheiben L4/L5 und L5/S1 und nur zu 4% an der Hals- und Brustwirbelsäule. LINDEMANN u. KUHLENDAHL (1953), SCHMORL u. JUNGHANNS (1968) sowie EPSTEIN (1976) kommen zu ähnlichen Ergebnissen. EPSTEIN (1976) beschreibt allerdings häufiger auch die Lokalisation L3/L4.

Die dorsalen Bandscheibenprolapse (Abb. **95a, b, c, 96a, b, 97a, b**) müssen in Beziehung zum hinteren Längsband gesehen werden. Dieses bedeckt im Lumbalbereich die dorsale Bandscheibenbegrenzung nicht als breites Band, sondern läßt die mehr lateral gelegenen Anteile frei, wodurch ein Locus minoris resistentiae vorgezeichnet ist. Aufgrund dieser anatomischen Gegebenheit werden die mediolateralen Prolapse häufiger beobachtet als die rein medial gelegenen. Abgesehen davon verursachen die mediolateralen Prolapse auch eher klinische Symptome, da sie die Weite des bereits von Natur aus engen Recessus lateralis noch stärker einschränken (PORTER 1978). Auf extraforaminale Bandscheibenprolapse wird in der neueren Literatur vermehrt hingewiesen. Ihre praktische Bedeutung erlangen sie dadurch, daß der Prolaps operativ verschieden angegangen werden muß (FOURNIER u. Mitarb. 1990).

Experimentelle Bildung kleiner Defekte im Anulus fibrosus und gleichzeitige Kompression der Wirbelsäule vermochten keinen Prolaps auszulösen. Der angelegte Kanal wurde durch die gelartige Substanz des Nucleus pulposus wieder abgedichtet, was von den Autoren MARKOLF u. MORRIS (1974) als Selbstheilungsmechanismus angesehen wird. Wieweit daraus die Folgerung gezogen werden kann, daß prolabiertes Bandscheibenmaterial andersartig zusammengesetzt ist,

1 Degenerative Erkrankungen der Wirbelsäule

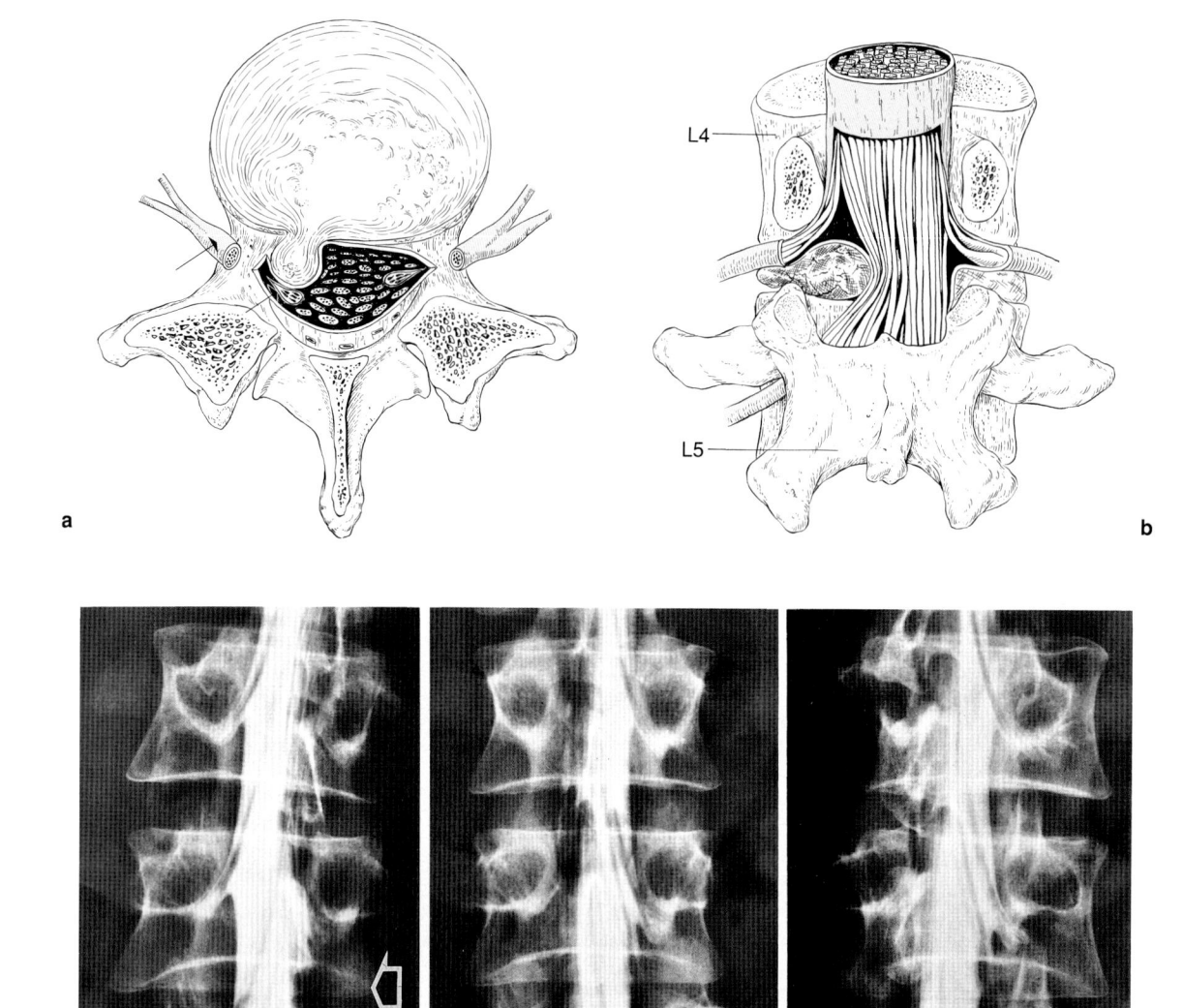

Abb. 95 a Querschnitt der Wirbelsäule in Höhe der Bandscheibe. Darstellung eines mediolateralen Bandscheibenvorfalls, der die Spinalnervenwurzel kurz vor dem Eintritt in den Recessus lateralis komprimiert. b Mediolateraler Bandscheibenvorfall in Höhe L4/L5 mit Kompression der Nervenwurzeln L4 und L5 (Vorfall in der sog. Achsel). c Lumbale Myelographie. Wurzeltaschenamputation L5 (Pfeil) durch mediolateralen Bandscheibenprolaps

Lendenwirbelsäule 1.115

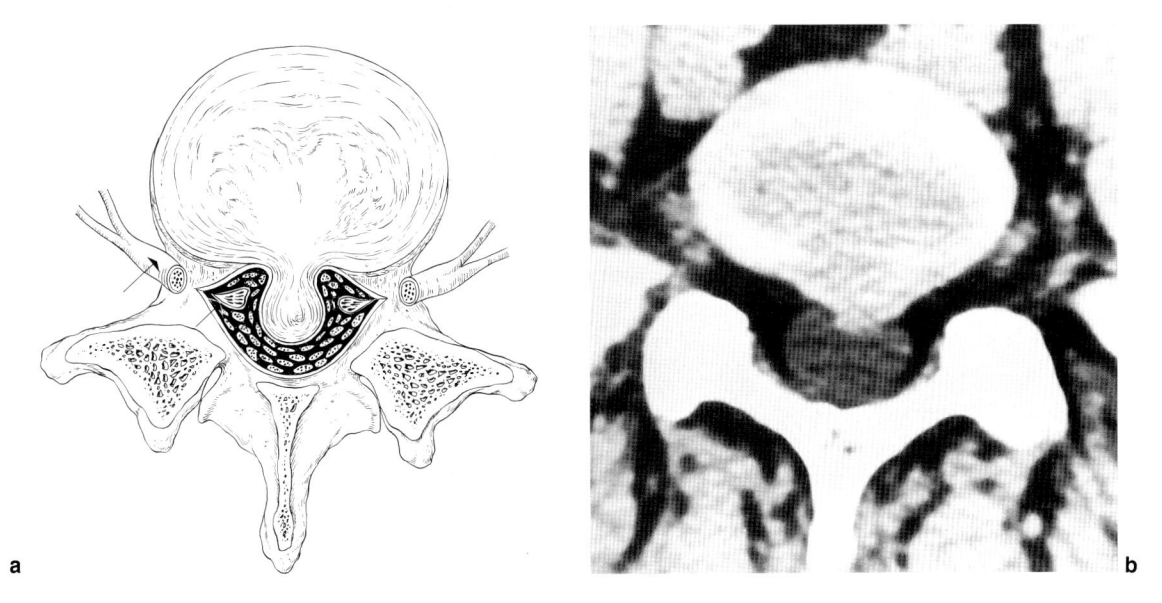

Abb. 96 **a** Medialer Bandscheibenprolaps (beginnendes Cauda-equina-Syndrom). **b** Kleiner medialer Bandscheibenprolaps im CT. Keine neurologischen Ausfälle, da der Reserveraum im Spinalkanal noch groß genug ist (47jähriger Patient)

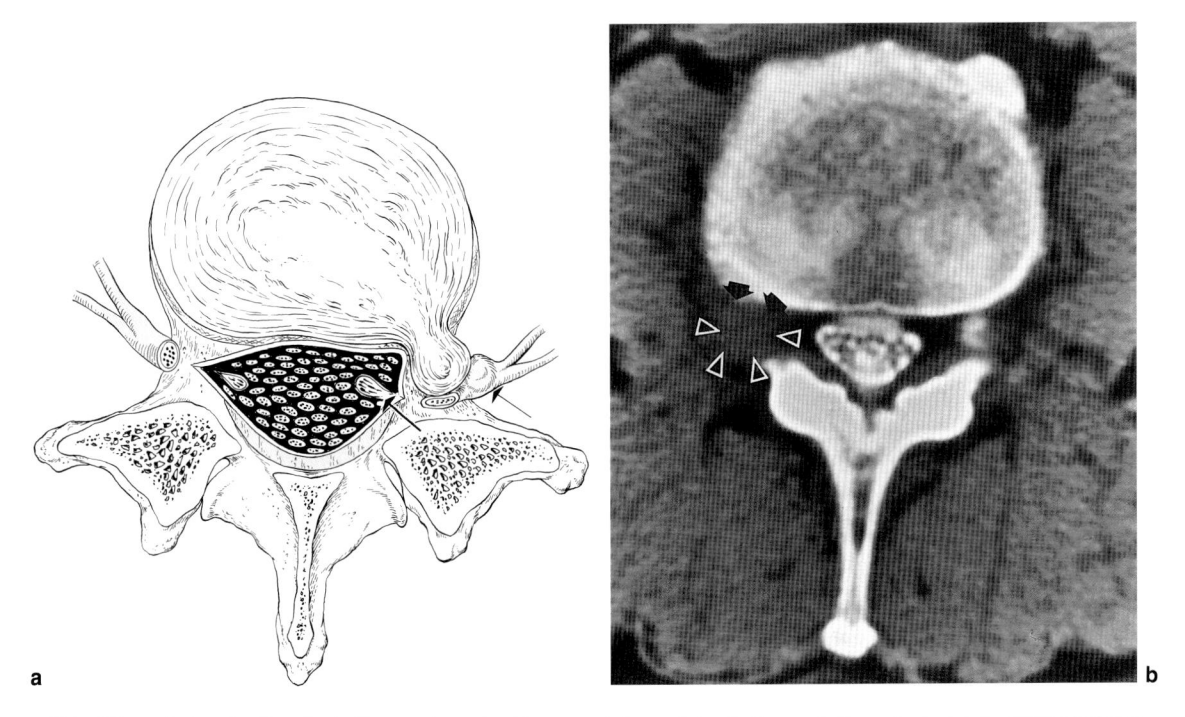

Abb. 97 **a** Lateraler Bandscheibenprolaps, im Foramen intervertebrale liegend. Neurologische Ausfälle sind nur im Gebiet der einen Nervenwurzel zu erwarten. **b** Lateraler Bandscheibenprolaps im Myelo-CT (anderer Fall als in der Zeichnung). Die Nervenwurzel L3 ist zusammen mit der Wurzeltasche im rechts vom Betrachter aus liegenden Kanal noch erkennbar; links ist ein großes Luxat im Wurzelkanal zu sehen (Pfeile). Ausgeprägte Quadrizepsschwäche war das führende Symptom

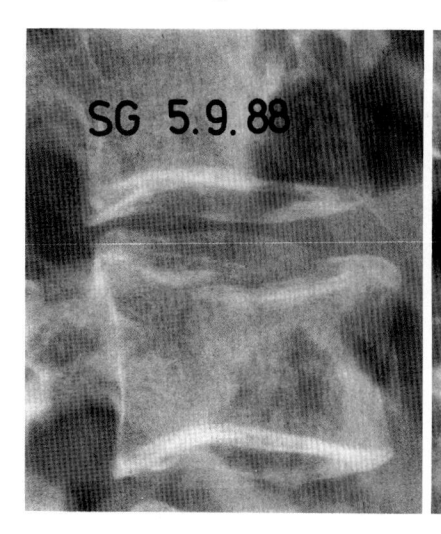

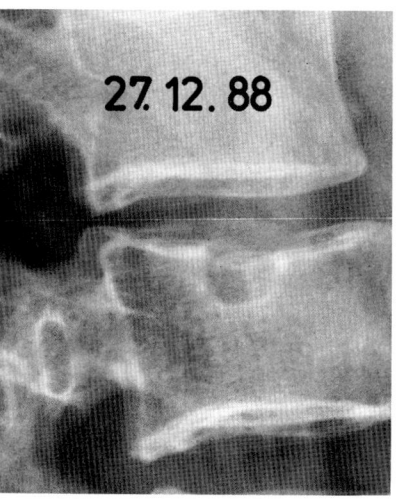

Abb. 98 Intraspongiöser Bandscheibenvorfall (rechts) nach Trauma (links) 4 Monate vorher. Eintritt des Bandscheibenmaterials durch einen Bruchspalt in der Wirbelkörperdeckplatte

wird zur Zeit diskutiert. Nach BOGDUK u. TWOMEY (1987) soll es sich dabei nicht nur um stärker gealtertes Bandscheibengewebe handeln, sondern in der Hypothese von NAYLOR (1976) um eine durch wiederholte Traumen geänderte Immunreaktion.

Intraspongiöser Bandscheibenvorfall

Eine andere Form des Diskusprolapses findet sich bei den intraspongiösen Vorfällen in den Wirbelkörpern im Sinne des Schmorlschen Knorpelknötchens. SCHMORL (1932) sah den erhöhten intradiskalen Turgor als Motor der Verlagerung von Bandscheibengewebe an. Er stellte sich vor, daß die nach ihm benannten Knorpelknötchen Folge eines intraspongiösen Bandscheibenvorfalls mit anschließender reaktiver Bildung von Knorpel- und Knochengewebe seien (Abb. **98**). McCALL u. Mitarb. (1985) vermuten eine traumatische Genese und auch BLUMENTHAL u. Mitarb. (1987) fanden in der Anamnese Hinweise auf Traumata oder athletischen Körperbau beim lumbalen Morbus Scheuermann.

Schicksal des Bandscheibenprolapses

Eine in klinischer Hinsicht bedeutsame Frage betrifft das Schicksal von Prolapsmaterial. Durch wiederholte computertomographische Untersuchungen haben TEPLICK u. HASKIN (1985) im Bereiche der Hals- und Lendenwirbelsäule das Verschwinden von Bandscheibensequestern nachweisen können, die bei der Erstuntersuchung noch vorhanden waren. Parallel dazu verlief ein Rückgang der Symptome. Das Intervall zwischen den Untersuchungen betrug jeweils mehrere Monate. Die Autoren postulieren, daß es sich bei dem radiologisch nachgewiesenen Verschwinden um eine Art Retraktion des Prolapsgewebes zurück in den Intervertebralraum handelt. Ähnliche CT-kontrollierte Ergebnisse liegen auch von FISCHER u. Mitarb. (1988) vor. Einen aktiven Resorptionsprozeß vermuten LINDBLOM u. HULTQUIST (1950), die bei Postmortem-Untersuchungen die Auflösung sequestrierten Materials durch Phagozyten im Rahmen von zellulären und vaskulären Reaktionen feststellten.

Welches Schicksal dagegen frei sequestrierte Prolapse im Wirbelkanal, in seltenen Fällen sogar im Duralsack haben, wird auch im Artikel von DEBURGE u. Mitarb. (1984) nicht erwähnt. CT-kontrollierte Verlaufsstudien könnten darüber in Zukunft Aufklärung geben.

Verkalkung von Diskushernien

Verkalkungen in Diskushernien können mittels Computertomographie leicht dargestellt werden. Sie werden in ca. einem Drittel der computertomographisch nachgewiesenen Bandscheibenhernien gefunden (CARRERA u. Mitarb. 1980). SCHUBIGER (1984) fand sie in 6% der Fälle. Bei der Beurteilung einer Verkalkung kann aufgrund der Definition der Dichtewerte im CT erklärt werden, ab wann von einer Verkalkung gesprochen wird. Da das Vorhandensein von Mikroverkalkungen in Diskushernien klinisch irrelevant ist, wird auf die genaue Dichtemessung bei der CT in diesen Fällen verzichtet (SCHUBIGER 1984). Hingegen ist die Differenzierung von Mikroverkalkungen in einer Diskushernie von einem knapp in die Untersuchungsebene hineinragenden Spondylophyten von Bedeutung. Bei Jugendlichen ist bei Befunden dieser Art auch an die seltene traumatische Apophysenabsprengung zu denken (HANDEL u. Mitarb. 1979).

Chondrosis und Osteochondrosis intervertebralis (Diskose)

Terminologisch wird heute von KRÄMER (1978) für die degenerativen Veränderungen an der Bandscheibe der Ausdruck Diskose der älteren

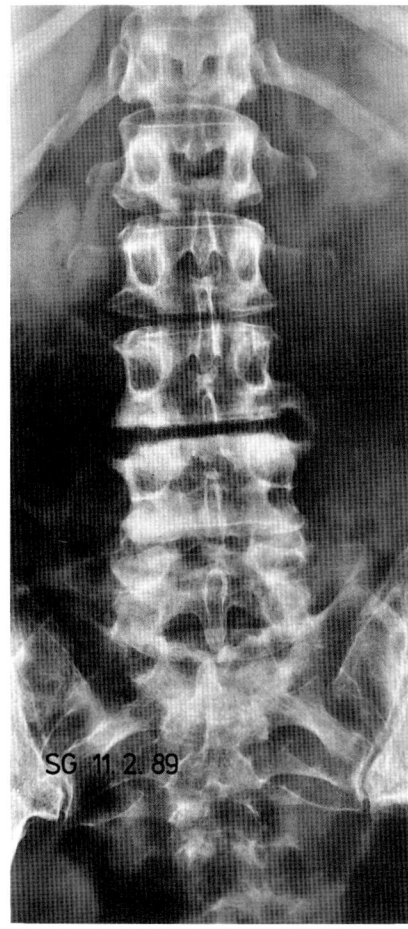

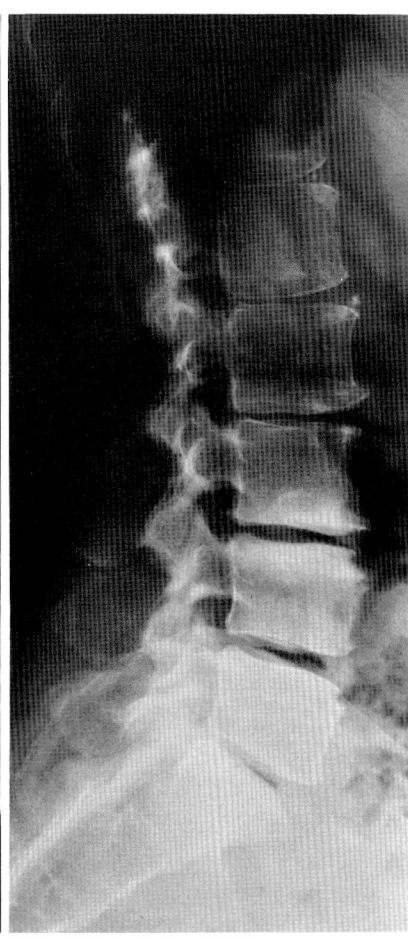

Abb. 99 Osteochondrosis intervertebralis der drei präsakralen Bandscheiben mit Vakuumeffekt innerhalb des Intervertebralraumes, Sklerosierung der angrenzenden Deck- und Bodenplatten

Bezeichnung Chondrosis intervertebralis (SCHMORL u. JUNGHANNS 1968) vorgezogen. Wenn im fortgeschrittenen Stadium der Chondrosis intervertebralis auch die Wirbelkörper betroffen sind, spricht AUFDERMAUR (1984) weiterhin von Osteochondrosis intervertebralis. Das bekannteste Beispiel ist die Osteochondrosis juvenilis, der Morbus Scheuermann.

Die Osteochondrosis intervertebralis (Diskose) kann an einzelnen oder mehreren Bewegungssegmenten auftreten. Am häufigsten wird sie an der letzten präsakralen Bandscheibe und der angrenzenden Deck- bzw. Bodenplatte gesehen, weniger häufig auf dem Niveau L4/L5 (Abb. 99). Reaktive Vorgänge führen bei der Bandscheibendegeneration nie zu einem Wiederaufbau von Bandscheibengewebe. Reparative Ausbesserungen sind von seiten der geschädigten Knorpelplatte her möglich, wodurch Wirbelmarkraum und Bandscheibe miteinander kommunizieren. Kapillaren können einsprossen, und zusammen mit der Infiltration von Histiozyten ist eine Resorption des degenerativ veränderten Gewebes möglich. Durch Umwandlung der Histiozyten zu Fibrozy-

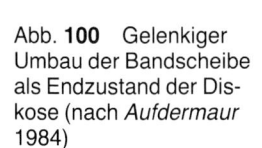

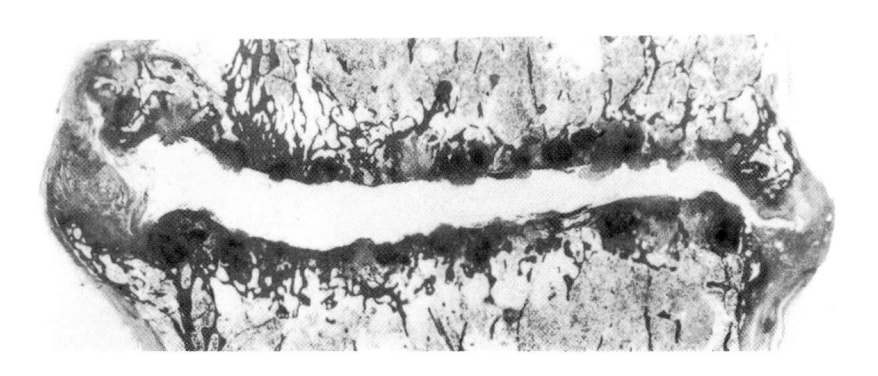

Abb. 100 Gelenkiger Umbau der Bandscheibe als Endzustand der Diskose (nach *Aufdermaur* 1984)

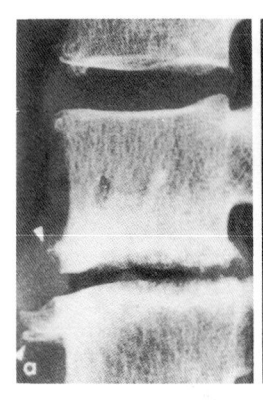

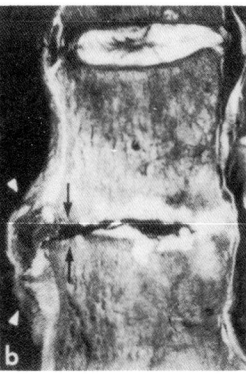

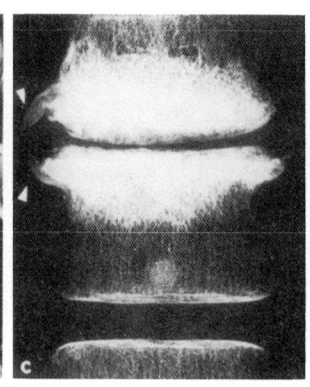

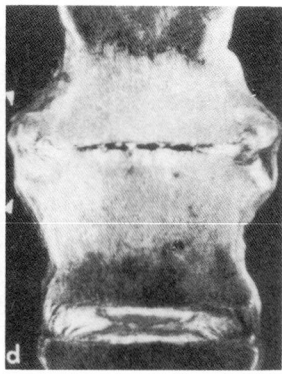

Abb. 101 a, b Erosive Osteochondrose als Extremform der Bandscheibenzermürbung. Erhebliche Abnahme der Höhe des Zwischenwirbelraumes. Teilweise Arrosionen ähnlich wie bei Spondylitis. **c, d** Abschlußplatten der Wirbelkörper eburnisiert (aus *Lagier, R.*: J. Rheumatol. 10 [1983] 97)

ten mit kollagenen Fasern entsteht eine bindegewebige Versteifung, die über enchondrale oder desmale Knochenbildung zur knöchernen Versteifung führen kann (AUFDERMAUR 1984). Schließlich ist auch die gelenkartige Umbildung der Bandscheibe ein möglicher Endzustand (Abb. **100**). 1957 beschrieben EDGREN u. VAINIO eine Variante des Morbus Scheuermann im Bereich der Lendenwirbelsäule, die sie „Osteochondrosis juvenilis lumbalis" bezeichneten. Bei den Trägern dieser radiologisch auffallenden Veränderungen ist der ausgeprägte Schmerz im LWS-Bereich während der Adoleszenz typisch. TALLROTH u. SCHLENZKA (1990) konnten bei 8 Patienten eindrückliche Einengungen des Spinalkanals in der Myelographie nachweisen, wobei der tiefste sagittale Durchmesser bei 5 mm lag. Die Einengungen lagen immer in Höhe des osteochondrotisch veränderten Bandscheibenraumes und waren nicht ossär bedingt.

Erosive Osteochondrose. Sie stellt eine Sonderform der Osteochondrosis intervertebralis dar (Abb. **101**). Röntgenmorphologisch besteht Ähnlichkeit mit der Spondylitis. Auffallend ist die ausgeprägte Sklerose der angrenzenden Deck- und Bodenplatten bei stark verminderter Bandscheibenhöhe. Verwechslungen mit rheumatischen Diskopathien können durch das Fehlen von Entzündungsparametern vermieden werden. Invalidisierende Beschwerden sind nicht selten (STRUB 1984).

Altersveränderungen an den Wirbelkörpern

Altersbedingte Veränderungen an den Wirbelkörpern sind in der Regel auf osteoporotischer Grundlage entstanden. TWOMEY u. TAYLOR (1985) beschreiben eine nicht osteoporosebedingte Höhenabnahme der Wirbelkörper, die mit der Abnahme der Körpergröße korreliert. Spondylarthropathien nicht entzündlichen oder degenerativen Ursprungs haben WEISKE u. Mitarb. (1988) bei chronischer Niereninsuffizienz nachgewiesen.

Klinik des degenerativen Bandscheibenschadens (Diskose)

Ischiasleiden in der Literatur

SHAKESPEARE (1608) hat dem Ischiasschmerz in „Timon of Athens" ein Denkmal gesetzt:
Thou cold sciatica
Cripple our senators, that their limbs may halt as lamely as their manners.

(nach ARMSTRONG 1965)

HESSE hat die Symptome des Ischiasleidens autobiographisch in seiner Erzählung „Kurgast" dargestellt: „Kaum war mein Zug in Baden angekommen, kaum war ich mit einiger Beschwerde die Wagentreppe hinabgestiegen, da machte sich schon der Zauber Badens bemerkbar. Auf dem feuchten Zementboden des Perrons stehend und nach dem Hotelportier spähend, sah ich aus demselben Zug, mit dem ich angekommen war, drei oder vier Kollegen steigen, Ischiatiker, als solche gekennzeichnet durch das ängstliche Anziehen des Gesäßes, das unsichere Auftreten und das etwas hilflose und weinerliche Mienenspiel, das ihre vorsichtigen Bewegungen begleitete. Jeder von ihnen hatte zwar seine Spezialität, seine eigene Abart von Leiden, daher auch seine eigene Art von Gang, von Zögern, von Stakeln, von Hinken, und jeder auch sein eigenes, spezielles Mienenspiel, dennoch überwog das Gemeinsame, ich erkannte sie alle auf den ersten Blick als Ischiatiker, als Brüder, als Kollegen. Wer erst einmal die Spiele des Nervus ischiadicus kennt, nicht aus dem Lehrbuch, sondern aus jener Erfahrung, welche von Ärzten als ‚subjektive Sensation' bezeichnet wird, sieht hierin scharf."

Anamnese

Die Diskose kann in Form des lumbalen Bandscheibensyndroms zu Kreuzschmerzen und Ischiasbeschwerden führen, die in Verlauf, Ausbreitung und Intensität eine große Variabilität zeigen. Lumbagobeschwerden entwickeln sich im jüngeren Alter oft plötzlich, so daß nach Zusammenhängen mit einem Trauma geforscht wird. Obwohl Diskusprolapse bei Jugendlichen selten sind, müssen 1% aller Diskushernienoperationen in der Altersgruppe der 10- bis 20jährigen durchgeführt werden (EPSTEIN u. Mitarb. 1984, GHABRIAL u. TARRANT 1989).

In einer Umfrage von FINKENRATH (1977) fanden sich bei über der Hälfte der Patienten mit anamnestisch plötzlichem Symptombeginn keine besonderen Vorkommnisse in der Anamnese, bei den anderen wurden Bagatellereignisse für das Ingangkommen des Krankheitsbildes angeschuldigt. ARMSTRONG (1965) fand praktisch immer frühere Lumbagosymptome, wenn bei scheinbar traumatischem Symptomenbeginn gezielt nachgefragt wurde. Das Kausalitätsbedürfnis der Patienten ist groß, speziell wenn eine Unfallversicherung einspringen könnte. WEBER (1983) hat ein Krankengut von 280 Patienten mit Bandscheibenproblemen epidemiologisch aufgegliedert. Das Geschlechtsverhältnis männlich : weiblich betrug 1,4 : 1,0. Bei 90% der Patienten waren frühere Lumbagoattacken vorausgegangen, wobei die erste durchschnittlich im Alter von 27 Jahren auftrat. Zwischen den ersten Lumbagosymptomen und den ersten radikulären Schmerzen verstrich ein Zeitraum von 10 Jahren. Der Schweregrad früherer Lumbagoerfahrungen korrelierte nicht mit evtl. frühzeitigem Auftreten von Ischiasbeschwerden. Bevor radikuläre Schmerzen auftraten, waren ca. während drei Wochen Lumbagobeschwerden verspürt worden. Erstaunlicherweise waren bei WEBER (1983) keine Berufsgruppen von Bandscheibenproblemen besonders betroffen. Der Vergleich einer Gruppe von Transportarbeitern mit einem Kollektiv von Personen mit gleicher Altersverteilung ergab bei JÄGER u. Mitarb. (1990) eine um 22% erhöhte Häufigkeit von orthopädischen Erkrankungen besonders an der Wirbelsäule. Die Anamnese sollte deshalb grundsätzlich eingehend berufliche Belastungen wie auch sportliche Betätigung erfassen. Kraftsportarten führen zu einem gesicherten vorzeitigen Verschleiß der Wirbelsäule mit verminderter Bandscheibenhöhe, bei einer Gruppe von Ringern sogar zu nicht bemerkten Wirbelfrakturen, wie sie sich im Spätbild darstellten (GRANHED u. MORELLI 1990). Schließlich sind zahllose Einflußfaktoren geeignet Rückenschmerzen auszulösen, zu unterhalten und zu chronifizieren (Tab. 21).

Symptomatik

Die klinischen Symptome der Bandscheibenstörung äußern sich vielfältig, je nachdem ob im Rahmen eines „derangement interne" nur der Binnenraum der Bandscheibe betroffen ist oder ob bereits Teile der Bandscheibe in die umgebenden Strukturen vorgedrungen sind. Charakteristisch für den Bandscheibenvorfall sind 5 verschiedene Symptome, die in der Regel den Weg zur richtigen Diagnose weisen:

Tabelle 21 Faktoren, die zum ungünstigen Verlauf von Rückenschmerzen beitragen (nach *Keel* 1990)

Arbeitssituation: schwere körperliche Arbeit, insbesondere Lastentragen, Bücken, Ziehen, Stoßen und andere belastende Positionen. Zwang, lange zu sitzen (Fahrer), Vibrationsexposition. Unangenehm erlebte Arbeit oder Witterungseinflüsse, monotone Arbeit. Unzufriedenheit mit Arbeitssituation, häufiger Stellenwechsel, wenig qualifizierte Arbeit.

Lebenssituation: geringe Intelligenz und Schulbildung, niedrige soziale Schicht, Ehescheidung.

Persönliches Verhalten: schlechte allgemeine Kondition und schwache Rumpfmuskulatur, starke Raucher, neurotische Persönlichkeitszüge, hilflos passives Verhalten.

Medizinisches System: längerdauernde Krankschreibung oder Berentung, passive Therapien, Empfehlungen zur Schonung, mangelhafte Information über Natur des Leidens.

1. Lumbago,
2. radikuläre Reizerscheinungen,
3. sensible Ausfallerscheinungen,
4. motorische Ausfallerscheinungen,
5. vegetative Störungen.

Beim Jugendlichen findet sich als konstantes oft einziges Symptom eine Steifhaltung der LWS (CHABRIAL u. TARRANT 1989).

Die Lumbago beginnt mit Schmerzen im Lenden-Kreuz-Bereich, kombiniert mit Haltungs- und Bewegungsstörungen im lumbosakralen Abschnitt, meistens bereits längere Zeit vor radikulären Symptomen. Die Schmerzen haben einen plötzlichen Beginn und werden nicht selten durch bestimmte Bewegungen ausgelöst, wobei der Rotationsbewegung eine besondere Bedeutung zukommt. Weiter werden Kälteeinflüsse, Zugluft, eine ungünstige Matratze usw. als auslösende Faktoren angeschuldigt.

Bei der Untersuchung werden die stärksten Schmerzen in Höhe des gestörten Bewegungssegmentes angegeben. Bei Schmerzausstrahlungen in die seitlichen Muskelpartien bis in die Gegend der Rippenbögen handelt es sich um pseudoradikuläre Symptome. Im lumbalen Bereich haben nach JANDA (1984) etwa 60% der Schmerzzustände einen muskulären Ursprung. Entsprechend eindrücklich kann die Verspannung der paravertebralen Muskulatur sein, die wiederum zu Haltungs- und Bewegungsstörungen der Wirbelsäule führt. Die Lendenlordose ist im Sinne der Streckhaltung bis zur leichten Kyphose abgeflacht.

Eine Neigung zu muskulären Verspannungen, Beinkrämpfen und Faszikulationen war bereits den alten Neurologen bekannt und wird häufig beobachtet. Punkte maximaler Druckschmerzhaftigkeit am Bein (Valleixsche Druckpunkte) werden nach LOEW (1969) fälschlicherweise als Druckempfindlichkeit des Ischiasstammes gedeutet, vielmehr handelt es sich um umschriebene Muskelverspannungen innerhalb der Muskulatur.

Fehlhaltungen, auch skoliotischer Art, sind häufig und von bestimmten Körperstellungen abhängig. Schmerzbedingte skoliotische Haltungen sind kein Frühsymptom des Bandscheibenschadens, sondern finden sich bei Wurzeleinklemmungen infolge prolabierten Diskusmaterials. Die Konvexität der Krümmung kann von der Läsion weg oder zu ihr hin gerichtet sein, je nachdem ob der Druck von medial oder von lateral her auf die Spinalnervenwurzel erfolgt (Abb. **102**). Auch alternierendes Verhalten der skoliotischen Krümmung, von links- nach rechtskonvex oder umgekehrt, kommt vor. In den meisten Fällen ist in der aufrechten Haltung die Skoliose nicht nachweisbar, sondern erst beim Inklinieren (ARMSTRONG 1965).

Die Positionsabhängigkeit bandscheibenbedingter Beschwerden wird auch mit intradiskalen Druckschwankungen in Zusammenhang gebracht (KRÄMER 1978). Schmerzzunahme beim Husten und beim Pressen können mit der intradiskalen Druckerhöhung bei der Bauchpresse erklärt werden (NACHEMSON 1976). WHITE u. PANJABI (1978) führen die Verstärkung des Lumbagoschmerzes auf eine Zunahme des venösen Druckes im subarachnoidalen Venenplexus im Sinne des Valsalvaschen Manövers zurück. Schließlich engt die Palpation bzw. Klopf- und Berührungsempfindlichkeit der Dornfortsätze die Symptomatik auf ein oder zwei Bewegungssegmente bei der klinischen Untersuchung ein.

Bei der Nervenwurzelkompression sind radikuläre Reizerscheinungen ein führendes Symptom. Darunter versteht man den in das Versorgungsgebiet der betroffenen Wurzeln ausstrahlenden Schmerz, der meist hell, bohrend und sehr heftig beschrieben wird. Bereits geringfügige Bewegungen der Wirbelsäule oder des Beckens können zu diesen sehr schmerzhaften radikulären Reizungen Anlaß geben. Der Kranke versucht durch Zwangshaltung die schmerzhaften Bewegungen auszuschalten (Abb. **102**).

Die Prüfung des Lasègue-Zeichens ist ein wichtiger Test zum Aufdecken radikulärer Symptome. Der Straight leg raising test bewirkt zweierlei: Erstens erzeugt er Zug an den Nervenwurzeln des Plexus lumbosacralis und zweitens wird durch ihn

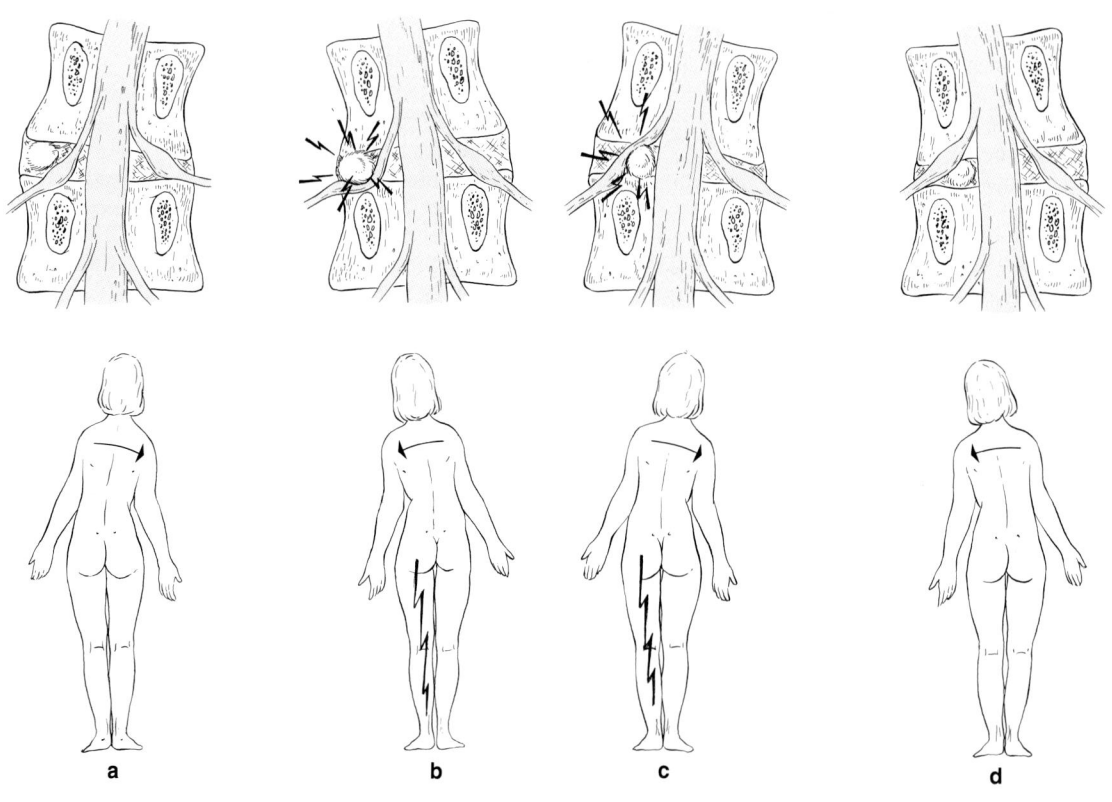

a   **b**   **c**   **d**

Abb. **102** Erklärung für die skoliotischen Ausweichhaltungen bei Bandscheibenvorfall (nach *White* u. *Panjabi* 1978). Der Mechanismus geschieht willkürlich wie auch unwillkürlich. Reflektorisches Ziel des Patienten ist es, durch Neigung zur Seite der Einklemmung, der Nervenwurzel auszuweichen. **a** Durch Hinüberbeugen zur kontralateralen Seite wird einer möglichen Kompression ausgewichen, die bei Neigen zur gleichen Seite entstehen würde (**b**). Wenn der Prolaps in der Achsel des Wurzelabganges liegt (**c**), ist Schmerzlinderung durch Neigung zur ipsilateralen Seite möglich (**d**)

die Lordose der Lendenwirbelsäule abgeflacht, wodurch eine diskale Druckveränderung hervorgerufen wird. Beim Rückengesunden kann das Bein bei gestrecktem Kniegelenk in der Hüfte bis ca. 80 oder 90 Grad gebeugt werden, ohne daß Schmerzen auf der Rückseite des Oberschenkels verspürt werden. Beim positiven Lasègueschen Zeichen wird folgender Mechanismus ausgelöst: Nach FALCONER u. Mitarb. (1948) bewegt sich die L5-Wurzel bei Ausführung des Lasègueschen Manövers um 2−6 mm nach kaudal in Richtung Foramen intervertebrale. Dieses physiologische Gleitvermögen ist bei einem Prolaps mit Einklemmung der Nervenwurzel eingeschränkt. Je weniger Hüftbeugung ausreicht, um den Test positiv werden zu lassen, um so eindeutiger spricht er für einen Bandscheibenvorfall (WHITE u. PANJABI 1978). Bei paramedianen, zwischen Duralsack und Wurzeltasche liegenden Prolapsen (Abb. **102 c**) ist das Lasègue-Zeichen der Gegenseite ebenfalls positiv (kontralateraler Lasègue).

Als umgekehrtes Lasèguesches Zeichen wird der **Quadrizeps-Dehnungsschmerz** verstanden. WASSERMANN (1918) beschrieb zuerst das Phänomen des Oberschenkelschmerzes bei einem auf dem Bauch liegenden Patienten, dessen Kniegelenk gebeugt wird. Dieser Schmerz weist auf eine Kompression der 2., 3. oder 4. lumbalen Wurzel hin (ESTRIDGE u. Mitarb. 1982).

Beim Jugendlichen mit lumbalem Bandscheibenvorfall ist häufig nur das Zeichen nach Lasègue nachweisbar bei sonst regelrechtem neurologischen Befund (EPSTEIN u. Mitarb. 1983, GHABRIAL u. TARRANT 1989). Grundsätzlich darf das Fehlen eines Lasègue-Zeichens nicht als Ausschluß eines Bandscheibenvorfalles gewertet werden, denn bei medianen Vorfällen müssen die seitlich liegenden Wurzeln nicht betroffen sein.

Neben einer Quantifizierung der Hüftbeugung, bei welcher der Test positiv ist, sollte auch eine Angabe über die vermutete **Wurzelbeteiligung** erfolgen. Als Faustregel gilt, daß eine Reizung der Wurzel S1 eine Schmerzausstrahlung vom lumbosakralen Übergangsgebiet über das Gesäß, an der Rückseite des Ober- und Unterschenkels bis in die Ferse und oft auch die laterale Fußkante hervorruft. Für eine Irritation der Wurzel L5 spricht ein Schmerzverlauf etwas mehr lateral an der Außenkante des Ober- und Unterschenkels, oft auch weiter über den Fußrücken zur Großzehe. Die Wurzel L4 ist betroffen, wenn der Schmerz am Oberschenkel ventrolateral entlangzieht. Der Fuß bleibt in der Regel frei.

Unabhängig voneinander sind sensible oder motorische Ausfallerscheinungen möglich, da die sensible und motorische Wurzel vor ihrer Vereinigung nahe dem Spinalganglion als vordere und hintere Wurzel getrennt verlaufen. Störungen der Sensibilität äußern sich nicht nur in quantitativen Veränderungen der Schmerz- und Berührungsempfindung, sondern oft auch als Parästhesien.

Der radikuläre Schmerz ist an die noch leitungsfähige Wurzel gebunden und darf als Alarmsignal gelten, das mit Unterbrechung der Leitungsfähigkeit oft erlischt (LOEW 1969). Es muß ferner berücksichtigt werden, daß bei monoradikulären Ausfällen Grenzziehungen nur durch Prüfung der Schmerzempfindlichkeit zu gewinnen sind, während die Berührungsempfindung wegen stärkerer Überlappung der Segmente bei Zerstörung einer einzelnen Wurzel keine konstanten Ausfälle erkennen läßt. Dem entspricht, daß segmentale Hyperpathien im Krankheitsverlauf häufig früher nachweisbar sind als Hypästhesien und Hypalgesien (LOEW 1969). Über die verschiedenen Schemata der segmentalen sensiblen Innervation wird auf LOEW (1969) und KRÄMER (1986) verwiesen bzw. auf Darstellungen in neurologischen Monographien.

Monoradikuläre Ausfälle finden sich bei etwas mehr als der Hälfte aller mit Wurzelbeteiligung einhergehenden Bandscheibenvorfälle. Dabei ist die Wurzel S1 zahlenmäßig führend, daran schließt sich die Wurzel L5 mit etwas weniger als der Hälfte in der Häufigkeitsverteilung an. Die Wurzel L4 ist nur selten betroffen. Bilaterale Ausfälle mehrerer Wurzeln nach Art des Kaudasyndroms stehen mit 2−3% an letzter Stelle (LOEW 1969).

Motorischen Ausfällen kommt im Rahmen der Bandscheibenproblematik eine erhebliche Bedeutung zu. In vielen Fällen ist eine exakte Höhenlokalisation des Bandscheibenvorfalls aufgrund des Lähmungsmusters möglich. Besondere „Kennmuskeln" haben sich für die Ausfälle der Segmente L4, L5 und S1 bewährt. Ein Bandscheibenvorfall, der die 4. Lumbalwurzel trifft, wird die Motorik des M. quadriceps nur leicht stören, da dieser Muskel auch von der Wurzel L3 mitversorgt wird. Nur einzelne Muskeln am Unterschenkel und Fuß werden vorwiegend monoradikulär versorgt, deshalb der Ausdruck „Kennmuskeln". Für die Wurzel L4 ist der M. tibialis anterior Kennmuskel, für die Wurzel L5 der M. extensor hallucis longus. Schwäche für den Zehenstand weist auf eine Störung der Wurzel S1, z. B. durch einen Prolaps in Höhe des Bandscheibenraumes L5/S1 hin.

Nach LOEW (1969) treten Reflexabschwächungen häufiger im Zusammenhang mit motorischen Syndromen auf. Bei einer Läsion der Wurzel S1 wird eine Abschwächung oder ein vollständiger Ausfall des Achillessehnenreflexes selten vermißt. Die hohe Sensitivität des ASR für eine S1-Wurzelproblematik bringen RICO u. JONKMAN (1982) zum Ausdruck. Der Reflexausfall ist noch lange nach Abklingen des akuten Krankheitsbildes als Restzustand nachweisbar. Bei Störungen der Wurzel L5 werden Reflexausfälle bei der üblichen neurologischen Untersuchung nicht zu erwarten sein. Lediglich der Tibialis-posterior-Reflex kann bei der gezielten vergleichenden Un-

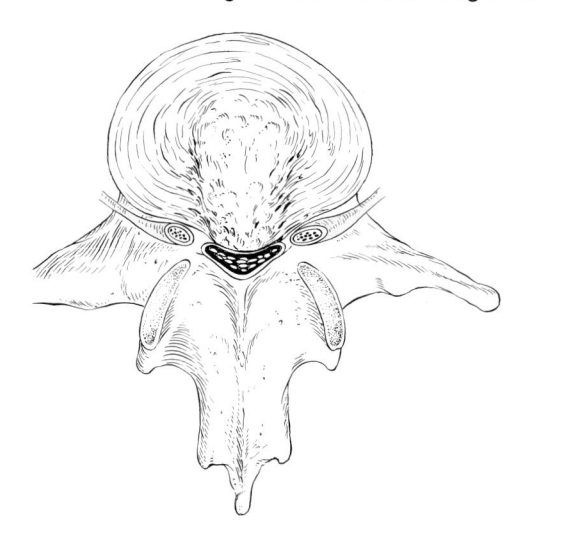

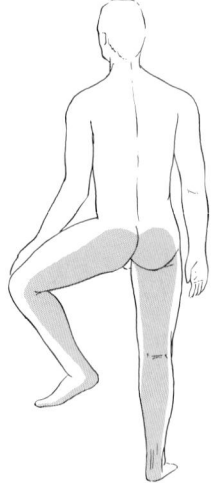

Abb. 103 Cauda-equina-Syndrom: Massenvorfall von Bandscheibengewebe in den Spinalkanal mit Verlegung eines großen Teiles seines Lumens. Symptome sind: Schmerzen in den Oberschenkeln und Beinen, Taubheit der Gesäßgegend, Rückseite der Beine und Fußsohle, motorische Lähmungen unterschiedlichen Ausmaßes, Blasen- und Mastdarmlähmung

tersuchung fehlen. Der Patellarsehnenreflex wird nur dann vermißt, wenn neben der Wurzel L4 auch die Wurzel L3 komprimiert ist.

Vegetative Störungen von ausgeprägtem Krankheitswert sind Zeichen für ein Cauda-equina-Syndrom, bei welchem Blasenentleerung, Defäkation und Potenz betroffen sind. Dazu gehören bilaterale Ischiasbeschwerden, die „sattelförmige" Anästhesie (Abb. **103**) sowie Lähmungserscheinungen. Aber auch einseitige Ischiasbeschwerden werden beobachtet (Kostuik u. Mitarb. 1986). Aussicht auf Rückbildung dieser Ausfälle besteht nur dann, wenn die Wurzelkompression sofort operativ behoben wird. Kostuik u. Mitarb. (1986) fanden aber auch Remission der Lähmungen, wenn in einem Intervall von mehr als 6 Stunden nach Auftreten der Lähmungen operiert wurde. Prognostisch ungünstig ist die Blasenlähmung, da sich diese kaum vollständig zurückbildet. Auch bei Massenvorfall einer Bandscheibe müssen nicht alle Wurzeln betroffen sein. Eine sakrale Aussparung ist nach der Vorstellung von Lafuente (1985) möglich, wenn die mehr zentral liegenden neuralen Elemente durch den hier weiten Spinalkanal nicht über einen kritischen Wert hinaus komprimiert und nur die Spinalnervenwurzeln im engen Recessus lateralis eingeklemmt werden.

Ansonsten sind vegetative Störungen im Rahmen des lumbalen Bandscheibenvorfalls weniger bedeutungsvoll als in der Zervikalregion. Wadenkrämpfe, Kälteempfindlichkeit und ähnliche Symptome gehören meist in das Gebiet der Angiologie und sind nicht vertebragen bedingt.

Pathophysiologie der intraspinalen Nervenwurzelkompression

Mit Kontrast-CT und MRT können (1992) die einzelnen Nervenwurzeln innerhalb des Duralsackes visualisiert und ihre topographische Lage beschrieben werden. Das Arrangement der Wurzeln ist kranial eher kompakt, um nach distal mehr zu dissoziieren. Die motorischen Fasern liegen eher ventromedial im Verhältnis zu den sensiblen Fasern (Cohen u. Mitarb. 1991).

In der Arbeit von Rydevik u. Mitarb. (1984) werden die praktisch wichtigen Aspekte der Relation Cauda equina zum Spinalkanal dargestellt. Die Nervenwurzeln haben intraspinal eine Länge von 60 mm (L1) bis 170 mm (S1). Da den Wurzeln das schützende Perineurium fehlt, sind sie schädigenden Einflüssen gegenüber stärker vulnerabel. Die je nach lumbalem Niveau unterschiedlichen Weiten des Foramen intervertebrale müssen bei der Häufigkeit neurologischer Ausfälle der letzten lumbalen Segmente berücksichtigt werden. Während das Foramen von L1 bis L5 an Weite kontinuierlich abnimmt, steigt das Kaliber der Nervenwurzeln um das Mehrfache an. Dadurch kann die häufigere Beteiligung der präsakral liegenden Wurzeln zwanglos erklärt werden. Neurologische Ausfälle kommen bevorzugt im Lumbalbereich bei Bandscheibenprolapsen vor, da hier die Masse an austretendem Bandscheibengewebe größer ist. Die Einengung einer intraspinal gelegenen Nervenwurzel führt infolge gestörter Mikrozirkulation mit Ischämie zu einem intraneuralen Ödem, was sich bei der straffen Kapsel des dorsalen Ganglions zusätzlich ungünstig auswirken muß. Bei z. B. operativer Dekompression kommt es rasch zur Wiederherstellung des Blutstromes und damit zu günstigen Voraussetzungen für eine Remission der neuralen Störung. Bleibt die Kompression längere Zeit bestehen, bildet sich im Ödem über eine fibroblastische Umwandlung eine Narbe. Damit wird die neurale Funktionsminderung definitiv. Die bleibende schmerzhafte Funktionsminderung im nicht behandelten Spontanverlauf der Erkrankung kann ein bleibendes Stigma des früheren Bandscheibenprolapses sein. Olmarker (1991) wies experimentell nach, daß bei akut einsetzender Kompression schon geringe Drucke ausreichen, damit die Nervenwurzeln Ausfallerscheinungen zeigen.

Differentialdiagnose

Obwohl die Kombination der verschiedenen Symptome und klinischen Befunde eine Diskushernie wahrscheinlich macht, müssen andere Affektionen der Wirbelsäule oder Allgemeinerkrankungen ausgeschlossen werden. Ähnliche Krankheitserscheinungen sind bei intraspinalen Raumforderungen, Entzündungen oder peripheren Neuropathien möglich. Die nicht seltene Verwechslung der hämatogenen Spondylitis mit degenerativen Bandscheibenschäden ist dadurch zu erklären, daß die lokalen Symptome nicht wesentlich von einem prolapsbedingten Wirbelsäulensyndrom abweichen und neurologische Symptome in Form von radikulären Erscheinungen bei der Spondylitis sehr viel häufiger sind, als im allgemeinen angenommen wird (WEBER 1988). Die nach einer Diskotomie auftretende Spondylodiszitis kann u. U. bereits vor dem Eingriff bestanden haben und als Bandscheibenprolaps fehlinterpretiert worden sein.

Die lumbalen Nervenwurzeln können in unmittelbarer Nachbarschaft der Wirbelsäule in Mitleidenschaft gezogen werden (Tab. **22**). Dazu zählt der Nearthros zwischen einem übergroßen Querfortsatz des 5. Lendenwirbels und dem Sakrum, bzw. bei Hemilumbalisation des Querfortsatzes des 1. Sakralwirbels und dem restlichen Sakrum: die atypischen Knochenformationen führen an dieser Stelle zur Ablenkung der 4. oder 5. lumbalen Nervenwurzel (ARMSTRONG 1965). Um ein ähnliches Phänomen handelt es sich bei dem **Far out syndrome**. Vergrößerte Ligamente zwischen den Querfortsätzen und ihren Insertionen mit erhöhter Volumenbeanspruchung in diesem Raum können Irritationen der Nervenwurzeln hervorrufen. Praktisch wird dieses Syndrom nur

Tabelle 22 Ursachen von lumbosakralen Nervenwurzelschädigungen (nach *Stöhr* u. *Riffel* 1989)

Ursachen	Lokalisationsschwerpunkt und Besonderheiten der Symptomatik
Degenerative WS-Erkrankungen (Osteochondrose und Spondylarthrose).	Monoradikuläre Syndrome mit Bevorzugung von L4 bis S1.
Enger lumbaler Spinalkanal.	Neurogene Claudicatio intermittens.
Sonstige vertebrale Prozesse (Spondylolisthesis, Morbus Bechterew, Traumen, Tumoren, Entzündungen, Osteoporose mit Spontanfraktur).	Uni- und bilaterale Läsionen von Nervenwurzeln.
Tumoren von Nervenwurzeln und angrenzenden Strukturen (Neurinome, Meningeome, Karzinom und Sarkommetastasen, Plasmozytom, Morbus Hodgkin, maligne Lymphome, Leukosen. DD.: Abszesse und Hämatome).	Initial meist einseitiges monoradikuläres Schmerzsyndrom; bei (z. B. epiduraler) Tumorausbreitung auch mehrwurzelige und bilaterale bzw. Kaudasyndrome.
Lumbosakral lokalisierte Mißbildungstumoren und Ependymome.	Konus- bzw. Kaudasyndrom (Tethered-cord-syndrom).
Meningiosis carcinomatosa und sarcomatosa; Abtropfmetastasen (z. B. Medulloblastom).	Polyradikuläre Symptomatik (Liquorzytologie!).
Dysraphische Störungen und Tethered-cord-Syndrom.	Konus-Kauda-Syndrome, besonders bei kindlichen Wachstumsschüben.
Arachnopathien.	Mono- oder polyradikuläre Reiz- und Ausfallssymptome.
Radikulitiden (Zoster, Herpes simplex, Bannwarth-Syndrom).	Hautveränderungen: Zoster- bzw. Herpes-simplex-Bläschen oder Erythem; Eiweiß- und Zellerhöhung im Liquor.
Metabolische Radikulopathien.	Besonders bei älteren Diabetikern mit Betroffensein einzelner oder mehrerer thorakaler oder lumbaler Nervenwurzeln.

1 Degenerative Erkrankungen der Wirbelsäule

im Bereich des Lig. iliolumbale in Höhe des 5. Lendenwirbels bzw. Sakralwirbels beobachtet (HEITHOFF u. RAY 1983).

Apparative Diagnostik

Konventionelles Röntgenbild

Das konventionelle Röntgenbild zeigt bei Bandscheibenvorfall lediglich eine geringfügige Verminderung der Bandscheibenhöhe (TIBREWAL u. PEARCY 1985). ARMSTRONG (1965) gibt zu bedenken, daß bei nicht orthograder Röntgentechnik Bandscheibenverschmälerungen vorgetäuscht werden können. Bei korrektem Strahlengang ist die nachweisbare Abnahme der Höhe des Intervertebralraumes in erster Linie Ausdruck des degenerativen Prozesses: eine Volumenabnahme durch Substanzverlust von ausgetretenem Prolapsmaterial wird von ihm als weniger wahrscheinlich angenommen. So fand GILLESPIE (1946) bei 160 Patienten eine Abnahme der Bandscheibenhöhe bei Diskusläsionen nur in 31,2%. ANDERSSON u. Mitarb. (1981) weisen auf die erheblichen subjektiven Unterschiede bei der Interpretation von Röntgenbildern durch verschiedene Untersucher hin. Abgesehen davon spielt der röntgenologische Strahlengang eine erhebliche Rolle für die abgebildete Bandscheibenhöhe.

Selten dürfte sich die dorsale Bandscheibenhernie im Nativröntgenbild durch ihre Verkalkung bereits zu erkennen geben, wie in einem Fall von WALK (1976).

Die diagnostischen Möglichkeiten der Diskopathieerkennung auf dem Nativröntgenbild erschöpfen sich nicht mit der Fahndung nach Abweichungen der physiologischen Diskushöhensequenz. Reflektorisch ausgelöste antalgische Fehlstellungen sind die segmentale Streckstellung, das dorsale Klaffen des Diskusraumes und das Güntzsche Zeichen (DIHLMANN 1982). Letzteres ist eine Streckstellung der Bewegungssegmente oberhalb der kranken Zwischenwirbelscheibe. Besonders gut sind diese schmerzhaften Gefügelockerungen auf Funktionsaufnahmen in Ante- und Retroflexion zu erkennen (Abb. **104**).

Myelographie

Die weitergehende apparative Diagnostik des lumbalen Bandscheibenvorfalls bediente sich bis Anfang der 80er Jahre vorwiegend der Myelographie (LANGLOTZ 1980). Diese hat in der letzten Dekade zunehmend in der Computertomographie einen treffsicheren Konkurrenten erhalten. Wegen des nicht invasiven CT-Verfahrens und seiner Risikolosigkeit wird das CT heute bereits als Erstverfahren propagiert (BEYER u. Mitarb.

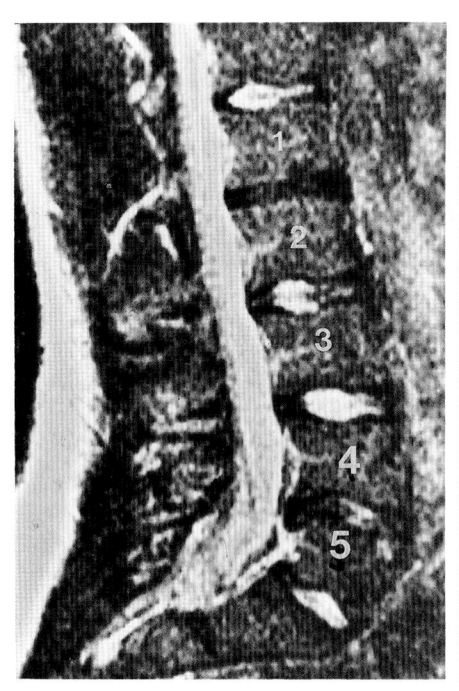

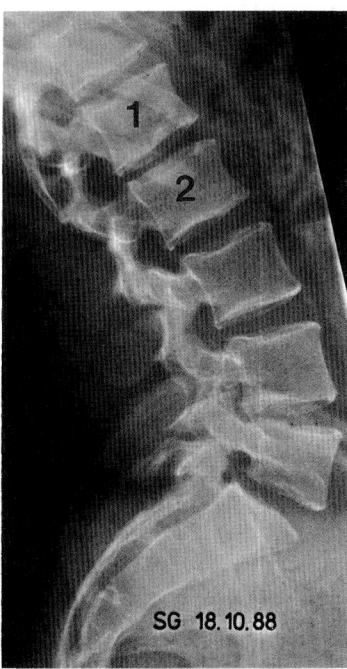

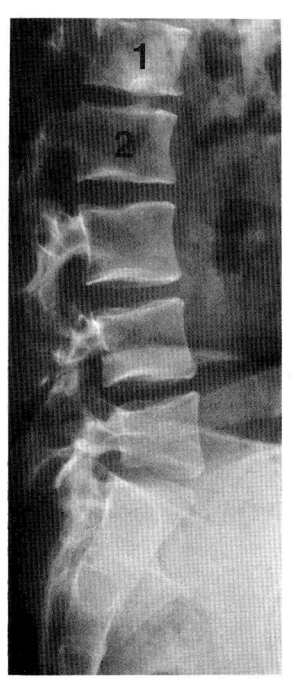

Abb. **104** Diskopathie auf dem Niveau L1/L2 und L4/L5. Die Bandscheibenzermürbung gibt sich auf dem Nativröntgenbild zwischen L1 und L2 als Erniedrigung des Intervertebralraumes mit beginnender ventraler Spondylophytenbildung zu erkennen. In dem Segment L4/L5 deckt die Funktionsaufnahme in Reklination/Inklination eine segmentale Instabilität L4/L5 auf, mit ausgeprägtem Klaffen des dorsalen Intervertebralraumes.
Im Vergleich weist die T2-gewichtete MRT Dehydratation der gleichen Bandscheiben auf. Ebenfalls die dazwischenliegenden Bandscheiben weisen deutliche Anzeichen der Diskose auf

1986, KRATZER u. HIPP 1986, ILLKO u. LÄHDE 1988). Beide Methoden haben eine hohe Sensitivität, die durch Kombination der Verfahren eine Treffsicherheit in der Diagnostik der lumbalen Diskushernie von 90% (ILLKO u. LÄHDE 1988) und sogar von 95% bei CLAUSSEN u. Mitarb. (1982) erfährt.

Obwohl in vielen Fällen eine Etagendiagnostik des lumbalen Bandscheibenvorfalls aufgrund des neurologischen Befundes möglich ist, muß die Ansicht von BRUSSATIS u. STEEGER (1974) unterstrichen werden, daß die Lokalisation von sequestrierten und evtl. luxiertem Bandscheibengewebe unter der Operation schwierig sein kann. Das Myelogramm stellt eine wesentliche Hilfe beim Auffinden der Kompressionsursache dar, da eine präoperative Planung unter Funktionsbedingungen möglich ist. Für diagnostische Problemfälle wird nach wie vor die Myelographie, u. U. mit dem CT kombiniert (sog. Myelo-CT), heranzuziehen sein.

Computertomographie

Im Computertomogramm kann auch die ganz lateral liegende und nur eine Nervenwurzel beeinträchtigende Hernie diagnostiziert werden. Diese Bandscheibenvorfälle entzogen sich meistens der myelographischen Diagnostik und stellten die Ursachen unbefriedigender Operationsergebnisse dar. Computertomographisch lassen sich die distalen, anatomisch postganglionären Anteile der Wurzeln im epiduralen Fettgewebe des Zwischenwirbelkanales sowie die Ganglien und die Nn. spinales neben der Bandscheibe darstellen. Das ist von Bedeutung beim Nachweis eines lateral oder intraforaminal gelegenen Bandscheibenvorfalles, der bei einer Lage jenseits des myelographisch darstellbaren Cavum subarachnoidale mit der Myelographie nicht mehr darstellbar ist (STOETER u. Mitarb. 1983, EBELING u. Mitarb. 1983) (Abb. **97a**). Entscheidend sind dabei nicht die CT-Schnitte in Höhe der Bandscheibe, sondern die vollständige Darstellung des intervertebralen Kompartimentes. So muß beim Vorliegen einer radikulären Symptomatik z. B. von L4 nicht nur ein CT der Bandscheibe L3/L4 veranlaßt, sondern auch eine laterale Diskushernie L4/L5 gesucht werden (BENINI 1991), d. h. auf einem Niveau tiefer. Bei gezielter Suche nach einer Diskushernie in das Foramen oder lateral davon wird die Diagnose gestellt werden können, die in 8% der Bandscheibenhernien vorkommen soll (STAMBOUGH 1991).

Magnetresonanztomographie

Neuerdings können degenerative Veränderungen an den Bandscheiben hervorragend mit der MRT dargestellt werden (MOON u. Mitarb. 1983, SCHNEIDERMAN u. Mitarb. 1986, MAJEWSKI u. Mitarb. 1989) (Abb. **104**). Der entscheidende Vorteil liegt bei der MRT in der Möglichkeit, zwischen einer normalen gesunden Bandscheibe und einer Bandscheibendegeneration zu unterscheiden (BEYER u. Mitarb. 1988). PECH u. HAUGHTON (1985) fanden allerdings nur eine beschränkte Korrelation zwischen dem MRT und der anschließenden pathoanatomischen Untersuchung der Bandscheibe. Als unspezifisches Zeichen findet sich in der MRT eine Verminderung der Signalintensität im Nucleus pulposus. SCHIEBLER u. Mitarb. (1991) fanden bei der Feinanalyse von MRTs als frühestes Zeichen der Diskusdegeneration eine zentralwärts gerichtete Einfaltung der äußeren Anulusfasern, anschließend ist eine zentrale Verdichtungszone, in fortgeschrittenem Stadium sind auch Risse im Anulus zu erkennen. Die Anfangsstadien der Bandscheibendegeneration gehen nicht mit einer Erniedrigung des Intervertebralraumes einher. Mit Recht fragen die Autoren nach der klinischen Bedeutung der frühesten histopathologischen Veränderungen im eigentlichen Bandscheibenraum.

Von größerem klinischen Interesse ist die Strukturanalyse des Spinalkanalinhaltes. T2-gewichtete MRTs werden auch Liquormyelographien genannt, weil aspektmäßig im signalstarken Subarachnoidalraum die Wurzeln wie ausgespart erscheinen, wie in der konventionellen Myelographie, wobei jedoch kein intrathekales Kontrastmittel verabreicht wird. Axiale Abbildungen solcher Sequenzen erinnern an das Myelo-CT. Auf T2-gewichteten Sagittal- und Parasagittalschnitten lassen sich topographisch unübersichtliche Verhältnisse z. B. einer intraforaminär luxierten Diskushernie, ihr Ausgangsort und die Beziehung zu den durch sie komprimierten Nervenwurzeln einfach darstellen. Die Differenzierung von Diskushernienmaterial von der komprimierten Nervenwurzel ist ebenso möglich wie die Beantwortung der Frage, ob es sich um ein frisches oder älteres Luxat handelt, da der Hydratationsgrad beurteilt werden kann. Die Altersbestimmung des Luxates ist ein wichtiges Kriterium für die Indikationsstellung zur erfolgreichen Chemonukleolyse.

Besonders wertvolle Hinweise auf das pathoanatomische Substrat erhoffen sich OPPEL u. Mitarb. (1989) durch die MRT unter Verwendung von Kontrastmitteln beim Postdiskotomiesyndrom (s. u.). MAJEWSKI u. Mitarb. (1989) empfehlen, in Problemfällen eine bessere Gewebsdifferenzierung anhand des Kontrastverhaltens von Gd-DTPA vorzunehmen.

Welche der verschiedenen Methoden eingesetzt wird, ist von Fall zu Fall zu entscheiden. Vor operativen Eingriffen empfiehlt sich die Absicherung durch ein bildgebendes Verfahren. Die Zukunft wird zeigen, ob zukünftig auf invasive Maßnahmen wie der Myelographie zugunsten des CT oder des MRT verzichtet werden kann.

Diskographie

Die alleinige Diskographie zur Analyse der Bandscheibenveränderungen ist unüblich: wohl wird sie aber einer Chemonukleolyse vorgeschaltet, um die korrekte Lage der Nadel zu überprüfen. Bei der perkutanen Diskektomie wird sie geradezu gefordert (s. entsprechende Kapitel) (Abb. 87). Dem steht die Meinung entgegen, daß die Korrelation mit den pathologischen Veränderungen im Bandscheibengewebe nicht sehr hoch ist (YASUMA u. Mitarb. 1988).

Die Aussagekraft der computertomographisch gewonnenen Röntgenbilder kann durch Kombination mit Myelographie bzw. Diskographie wesentlich gesteigert werden. JACKSON u. GLAH (1987) fanden besonders die Diskographie mit 3–4 Std. später angeschlossener CT wertvoll beim Aufdecken von Diskushernien im Foramen oder außerhalb des Foramen intervertebrale.

Szintigraphie

Schließlich kann die Skelettszintigraphie mit Erfolg in der differentialdiagnostischen Abklärung von unklaren Affektionen der Wirbelsäule eingesetzt werden. Wegen der komplexen anatomischen Verhältnisse an der Wirbelsäule ist die genaue Zuordnung einer fokalen Mehrspeicherung zu einer anatomischen Struktur im planaren Szintigramm selten möglich. Bei degenerativen Erkrankungen der Wirbelsäule zeigt das normale Skelettszintigramm gewöhnlich eine unscharfe, mäßiggradige Mehrspeicherung an verschiedenen Wirbelkörpern, zuweilen mit einer Betonung der Dornfortsätze der unteren Lendenwirbelkörper oder der kleinen Wirbelgelenke. Entsprechende Veränderungen sind aber, unabhängig vom Szintigramm, auch immer im Röntgenbild der Wirbelsäule erkennbar (BIELER u. Mitarb. 1986).

Therapie des degenerativen Bandscheibenschadens (Diskose)

Nichtoperative Therapie

Die Behandlungsprinzipien sind bei den verschiedenen Formen der Wirbelsäulensyndrome im Akutfall initial gleich. Erst bei Chronifizierung oder Hinzutreten neurologischer Komplikationen müssen gelegentlich andere Wege eingeschlagen werden.

Allen akuten Rückenschmerzsyndromen gemeinsam ist die hohe spontane Selbstheilungsquote. Auch ohne Behandlung verschwinden akute Rückenschmerzen bei 60–80% der Betroffenen innerhalb von drei Wochen (GERBER 1987). Mit Scheinbehandlungen im Rahmen kontrollierter Studien können manchmal erstaunlich hohe Soforterfolge konstatiert werden, beispielsweise in 68% bei scheinmanipulierten akuten Lumbovertebralsyndromen (GERBER 1987). Spontanheilung und Plazeboeffekt sind somit zwei machtvolle Verbündete, die dem Therapeuten hilfreich zur Seite stehen. Die Kenntnis dieser Tatsache erlaubt eine Zurückhaltung mit teuren oder nebenwirkungsbehafteten Behandlungen.

Parallel mit der Therapie der Wirbelsäulensyndrome einher geht die Prophylaxe weiterer Wirbelsäulenschäden am Arbeitsplatz oder im Haushalt. Haltungskonstanz, Zwangshaltungen, körperliche Schwerarbeit, Teil- und Ganzkörperschwingungen und klimatische Einflüsse sind zu erkunden und ganz oder wenigstens teilweise auszuschalten (HEDTMANN u. KRÄMER 1990). Eine wichtige Rolle spielen dabei die allenthalben entstehenden Rückenschulen.

Von der allgemeinen Therapie von Erkrankungen aus dem rheumatischen Formenkreis leiten sich die meisten physikalischen Behandlungsmethoden her, die auch heute noch eine große Rolle spielen (KOWARSCHIK 1957). Wirksames Prinzip ist die Lockerung muskulärer Verspannungen, eine gesteigerte lokale Durchblutung usw. Antiphlogistisch wirkende Medikamente, unter ihnen auch das Kortison, allgemein gegeben oder epidural appliziert, haben sich seit vielen Jahren als sehr wirkungsvoll erwiesen (LOEW u. Mitarb. 1969, KRÄMER 1978, BRANDT u. KRETSCHMER 1988). MORELLE u. HOOGMARTENS (1987) haben selbst bei langjährigen chronischen Ischiasbeschwerden mit einer epiduralen Mischinjektion von NaCl zusammen mit einem Lokalanästhetikum und Hydrokortison noch in 50% der Fälle gute und befriedigende Resultate erzielen können.

Zweifellos haben viele konservative Behandlungsmaßnahmen ihr Ansehen dadurch erhalten, daß die spontane Remission durch strenge Bettruhe beschleunigt wird. Ruhigstellung und Entlastung der Wirbelsäule gehören deshalb auch heute noch zu den wesentlichen Bestandteilen des Heilschatzes bei akuter Lumboischialgie, wobei besonders der Kyphosierung der LWS Bedeutung zukommt.

Eine Reihe von einfachen Maßnahmen (z. B. Stufenbett) wie auch spezieller Apparate, meist mit gleichzeitiger Extension (Perlsches Gerät), sind dazu ersonnen worden.

Die mit und ohne Narkose ausgeführten chiropraktischen Repositionsmanöver werden bei diskogenen Symptomen ohne gleichzeitigen Vorfall empfohlen, wobei allerdings neurologische Komplikationen mit Kaudasymptomatik diese Methoden auch in Verruf gebracht haben (LOEW u. Mitarb. 1969).

Gewissermaßen die Leistungsfähigkeit des Spontanverlaufes für die Rückbildung von Bandscheibensequestern haben FISCHER u. Mitarb. (1988) computertomographisch untersucht. Eine günstige Konstellation für klinische und computertomographisch nachweisbare Besserung stellen Bandscheibenvorfälle auf dem Niveau L5/S1 dar.

Diskushernien zwischen L4 und L5 bzw. L3 und L4 sowie lateral liegende Hernien haben weniger ausgeprägte Tendenz zur spontanen Verkleinerung. Eine Regression des Vorfalles war im CT bei einem Drittel der Fälle deutlich und bei einem weiteren Drittel weniger deutlich erkennbar. Die Autoren führen die fast „unglaublichen" Rückbildungen auf körpereigene Umbauprozesse zurück, die das Gewebe resorptiv verkleinern. In diesem Sinne hatte schon JUNGHANNS (1959) das Selbstheilungsvermögen des Körpers bei der Insufficientia vertebralis kommentiert. Schließlich zieht NACHEMSON (1985) überhaupt die Wirksamkeit aller konservativen Maßnahmen gegenüber dem Spontanverlauf in Zweifel.

Trotz verfeinerter apparativer Diagnostik bietet die Identifizierung der Patienten für einen konservativen oder operativen Behandlungsversuch Schwierigkeiten. Ob mit dem Extensionstest von KOPP u. Mitarb. (1984) die indikatorische Sicherheit für oder gegen einen konservativen Behandlungsversuch gesteigert werden kann, ist eine Überprüfung wert. Bei dorsal aus dem Anulus fibrosus herausgetretenem Bandscheibenmaterial führt der Versuch, den Patienten die LWS extendieren zu lassen, zu einer Verstärkung von radikulären Beschwerden, was gegen einen konservativen Behandlungsversuch sprechen würde und in Richtung operativer Intervention weist. Bei einfacher Diskose wird das Bandscheibenmaterial in Extension eher nach ventral verlagert, wodurch keine radikulären Beschwerden ausgelöst werden: Indikation zur nicht operativen Therapie.

Schließlich werden von der Industrie konfektionierte Rumpforthesen wie auch durch Orthopädietechniker nach Maß angefertigte Leibbinden und Korsette angeboten. Allen Orthesen eigen ist die mehr oder weniger starke Fixierung der Bewegungssegmente der Lendenwirbelsäule. Wirkungsweise und Ausführung der Orthesen sind in Band II, S. 18.4f nachzulesen. Sämtliche Leibbinden, Kreuzstützmieder und Korsette bewirken eine mehr oder weniger starke Atrophie der Rückenstreckmuskulatur (EICHLER 1979).

Operative Therapie

Indikation zur Operation

Generell variiert die Indikationsstellung zum operativen Eingriff von Land zu Land erheblich. So werden in den USA Laminektomien 7mal häufiger ausgeführt als in Schweden oder England (WHITE u. GORDON 1982). Nach HERRON u. TURNER (1985) werden in den USA jährlich schätzungsweise 200 000 Eingriffe bei Diskushernien vorgenommen.
Wenn KUHLENDAHL (1951) bemerkte, daß der Patient mit Kreuz- und Ischiasschmerzen ebensoviele Meinungen hören kann, als er Ärzte wegen seiner Beschwerden konsultiert, so trifft das auch heute noch zu. Trotzdem haben sich vor dem Hintergrund ungünstiger Ergebnisse Auswahlkriterien ergeben, die den neurologischen Befund in den Vordergrund stellen. Die besten Ergebnisse werden bei den Patienten erzielt, die vornehmlich einen neurogenen Beinschmerz aufweisen bzw. bei denen der Beinschmerz gleichzeitig vorhandene Rückenschmerzen übertrifft (STAMBOUGH 1991). Nicht die eigentliche Verschiebung von Bandscheibenmaterial ist das auslösende Moment, sondern die Kompression der Nervenwurzel mit entsprechenden Ausfällen und dem positiven Lasègue-Zeichen. Sofern die Wurzel des N. femoralis betroffen ist, wird nach dem umgekehrten Lasègue-Zeichen gefahndet. Die apparative Untersuchung sollte in der Regel nur noch den klinischen Verdacht bestätigen.

HERRON u. TURNER (1985) entwickelten ein Punktesystem zur Auswahl derjenigen Patienten, die mit großer Wahrscheinlichkeit von einem operativen Eingriff profitieren. Darin werden 4 Befunde bzw. Symptome mit bis zu 25 Punkten bewertet: neurologische Ausfälle, Wurzeldehnungsschmerzen (Lasègue), Myelographie bzw. CT und psychologischer Test. Ein positiver Lasègue von unter 60 Grad war ebenso für einen erfolgversprechenden Eingriff prädiktiv wie ein eindeutiger myelographischer Befund eines Bandscheibensequesters. Motorische Schwäche, fehlende Reflexe und Sensibilitätsausfälle sind in der prognostischen Aussage weniger zuverlässig. Ferner ist der bekannte Zusammenhang gegeben, nach dem die sozialen Verhältnisse für den Erfolg der Operation mit maßgeblich sind.

Hinsichtlich der Kaudasyndrome herrscht Übereinstimmung, d. h. ein notfallmäßiger Eingriff ist indiziert, um evtl. bleibende vegetative Ausfälle möglichst gering zu halten.

Operative Techniken

Die operative Behandlung des lumbalen Bandscheibenvorfalls wurde in Europa nur sehr zögernd aufgegriffen, nachdem die ersten Berichte aus den USA schon in den 20er Jahren vorlagen. JAEGER, der selbst schon 1939 erste operative Erfolge aufweisen konnte, hat die Marksteine der Entwicklung in seiner Monographie (1951) dargelegt.

Von KUHLENDAHL (1951) stammt die klassische Beschreibung der „operativen Behandlung der Wurzelkompressionssyndrome", wie sie heute noch ausgeführt wird, wenn einmal von Spezialtechniken abgesehen wird.

In dem Bestreben, den Eingriff möglichst klein zu gestalten, wird versucht, ohne Wegnahme von Bogen- oder Gelenkanteilen den Spinalkanal freizulegen. Der interlaminäre Zugang durch Flavektomie ist zuerst von LOVE (1938) angegeben worden, der vorzugsweise in der Hocklagerung, d. h. unter maximaler Kyphosierung der Wirbelsäule, durchgeführt wird.

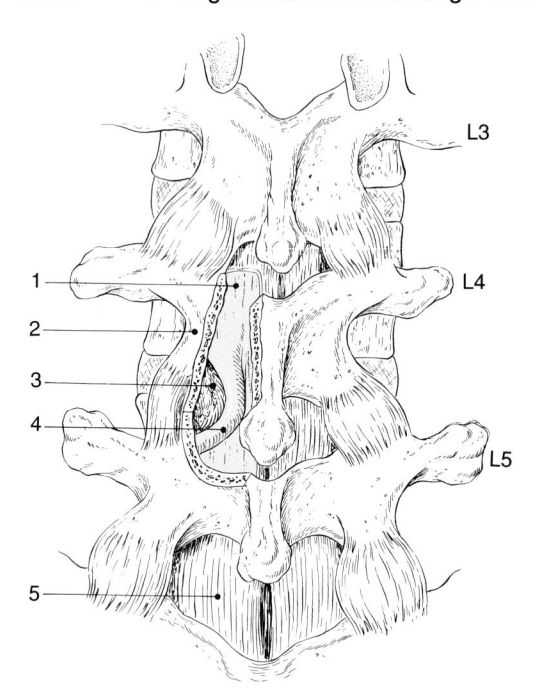

Abb. 105 Darstellung des Operationssitus bei Laminektomie (Bogen des 4. Lendenwirbels links entfernt) und Aufsuchen eines Prolapses der Bandscheibe L4/L5. 1 = Duralsack, 2 = Lamina, 3 = Diskushernie, Nervenwurzel nach medial verdrängend, 4 = Nervenwurzel, 5 = Lig. flavum

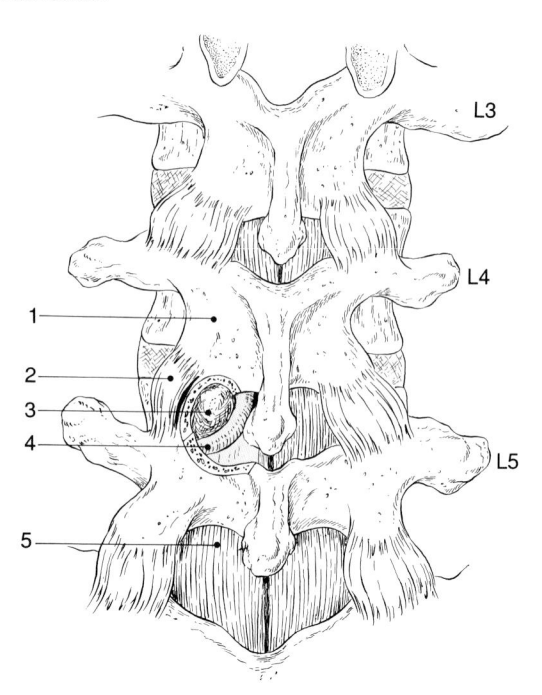

Abb. 106 Laminotomie zur Exploration des Spinalkanals auf dem Niveau L4/L5. Teile des Bogens L4 und des Bogens L5 sind reseziert (= Laminotomie). Der Zugang ist zur Entfernung eines kleinen Prolapses ausreichend. 1 = Lamina, 2 = kleines Wirbelgelenk, 3 = Diskushernie, Nervenwurzel nach medial verdrängend, 4 = Nervenwurzel, 5 = Lig. flavum

Die Laminektomie, d. h. eine vollständige Wirbelbogenresektion (Abb. **105**) ist nur gerechtfertigt, wenn eine größere Exploration notwendig erscheint. Meist wird eine Laminotomie, d. h. eine Teilresektion des Bogens (Abb. **106**) ausreichend sein, um einen genügend großen Einblick in den Spinalkanal zu erhalten. Bei der Foraminotomie wird zusätzlich der Wurzelkanal bis zu seinem Ende im Foramen intervertebrale erweitert, wobei ein Teil des Gelenkfortsatzes reseziert werden muß. Bei der Facettektomie, wie sie von GILL (1976) besonders für das Vorgehen auf dem Niveau L5/S1 empfohlen wird, wird der obere Gelenkfortsatz von S1 entfernt, da gegen diesen die Nervenwurzel L5 bei lateral liegenden Bandscheibenhernien gedrückt wird.

Bei der mikrochirurgischen Exploration wird durch einen 2–3 cm langen Zugang mit Flavektomie ohne Abtragung von ossären Strukturen der Spinalkanal freigelegt (CASPAR 1977). Die Gefahren von Blutverlust, Infektion und postoperativer Narbenbildung können damit sehr gering gehalten werden. Durch die besseren Sichtverhältnisse in der Tiefe des Operationsfeldes wird das operative Vorgehen beträchtlich erleichtert. Das Risiko instrumenteller Läsionen, die radikuläre Reiz- und Ausfallserscheinungen zur Folge haben könnten, wird verringert. Die Muskeltraumatisierung wird reduziert, und die Erholungszeit für die Lumbalmuskulatur ist kürzer. Von CASPAR wird ein rein mikrochirurgisches Vorgehen beim engen Spinalkanal allerdings nicht empfohlen, da die großzügige Freilegung der Strukturen erschwert ist.

In der älteren Literatur (bei LOEW u. Mitarb. 1969) bestehen unterschiedliche Auffassungen über die Ausdehnung der intervertebralen Ausräumung der Bandscheibe. RADIN (1987) beantwortet die Frage, ob beim operativen Eingriff der gesamte Bandscheibenraum ausgeräumt oder nur das vorgefallene Gewebe aus dem Spinalkanal entfernt werden solle: Sofern der Intervertebralraum vollständig entleert werde, könnten die beiden benachbarten Wirbelkörper aufeinanderzurücken mit nachteiligen Folgen für die kleinen Wirbelgelenke. Auch könne dadurch der Spinalkanal ossär eingeengt werden. Deshalb empfehlen diese Autoren nur die Entfernung des eigentlich vorgefallenen Bandscheibenstückes und nicht eine zusätzliche Ausräumung des Diskus. Planimetrische Untersuchungen des lumbalen Bandscheibenzwischenraumes nach Nukleotomien mit verschiedenen Rongeuren zeigten zudem, daß technisch eine vollständige Bandscheibenausräumung nicht möglich ist. Meistens bleibt auf der kontralateralen Seite aufgrund des beschränkten Aktionsradius der Instrumente Bandscheibenmaterial in größerer Menge zurück. Nach HAUS-

MANN u. FORST (1986) ist günstigstenfalls nicht mehr als 70% der Fläche des Bandscheibeninnenraumes mit dem Tongeur erreichbar.

Die Frage der Ausdehnung der Bandscheibenausräumung kann heute als beantwortet gelten, wie BALDERSTONE u. Mitarb. (1991) feststellen. Bei einer Gruppe von 43 Patienten wurde eine möglichst vollständige Entfernung des Bandscheibengewebes auch mit Küretten vorgenommen, bei einer Vergleichsgruppe von 40 Patienten ist nur das eigentliche Luxat entfernt worden: Im 2-Jahres-Verlauf war kein statistisch wahrnehmbarer Unterschied zu verzeichnen. Es wird auf die potentiellen Risiken hingewiesen, die dem „scharfen" Ausräumen des Intervertebralraumes innewohnen (Diszitis).

Ob im Anschluß an die Diskushernienoperation noch Zusatzoperationen im Sinne der Versteifung anzuschließen sind, ist schon von KUHLENDAHL (1951) angesprochen worden. Sofern es sich um eine einseitige Wurzelkompressionssymptomatik mit alleinigen oder überwiegenden Beinschmerzen handelt, ist die chirurgische Entfernung des vorgefallenen Bandscheibengewebes ohne Zusatzeingriff gerechtfertigt. Bei der Vielzahl der heute operierten Patienten handelt es sich um Wirbelsäulensyndrome aufgrund einer Instabilitätsproblematik, bei der das in den Spinalkanal hineinragende Weichgewebe nur eine untergeordnete Rolle spielt, somit generell um ein anderes Krankengut. BENINI (1991) versucht, die Indikationsstellung zum einfachen oder kombinierten Eingriff, d. h. ohne oder mit Spondylodese, zu präzisieren, stellt aber bei seinen Überlegungen die Instabilität in den Vordergrund, die eine eigene Problematik beinhaltet (s. „Prognose der lumbalen Diskushernienoperation).

Bei chronischen Lumbagobeschwerden mit und ohne radikulärer Symptomatik liegt meist eine Kombination aus diskogener Ursache und Instabilität vor: Neben den dorsalen Spondylodesetechniken (RUFLIN 1991) behauptet die ventrale interkorporelle Spondylodese sich in ausgesuchten Fällen (JEANNERET u. MAGERL 1991).

Über den Ersatz der lumbalen Bandscheibe durch eine Zwischenwirbelendoprothese liegen nur wenige Berichte vor. Die biomechanischen Testungen einer sandwichartigen Konstruktion vom Typ „SB-Charité" sind nicht sehr vielversprechend (BÜTTNER-JANZ u. Mitarb. 1989) und durch die bisherigen Erfahrungen in vivo sehr kritisch zu beurteilen.

Prognose der lumbalen Diskushernie

Die prognostische Einschätzung des lumbalen Bandscheibenvorfalls ist Gegenstand kontrovers geführter Diskussionen. Die Frühresultate nach operativer Entfernung des Sequesters scheinen günstiger zu sein als konservative Behandlung. Im weiteren Verlauf bis zu 10 Jahre nach der Diagnosestellung konvergieren die Spätresultate der operativ wie konservativ behandelten Patienten (WEBER 1983). Reoperationen sind je nach Autor in 5–15% notwendig (VAUGHAN u. Mitarb. 1988). Nach diesen Autoren ist das Segment L4/L5 am stärksten mit ungünstigen postoperativen Ergebnissen belastet. Es wird vermutet, daß die „totale Diskektomie", d. h. die vollständige Bandscheibenausräumung, Anlaß zu einer segmentalen Instabilität gibt. In einem Vergleichskollektiv von nur auf dem Niveau L4/L5 diskektomierten Patienten mit solchen, die anschließend auf dieser Etage spondylodesiert wurden, schnitten die fusionierten Patienten günstiger ab. VAUGHAN u. Mitarb. (1988) empfehlen deshalb, der vollständigen Ausräumung des Bandscheibenraumes L4/L5 eine Fusion unmittelbar anzuschließen. INOUE u. Mitarb. (1984) führen Bandscheibenausräumung und interkorporelle Spondylodese auf dem Niveau L4/L5 von ventral aus. Das Vorgehen wird besonders für jüngere Patienten bzw. Schwerarbeiter empfohlen.

In einer großen Studie über eine Verlaufszeit von 6 Jahren haben SALENIUS u. LAURENT (1977) die Resultate von 886 wegen lumbaler Diskushernie operierten Patienten dargestellt. Die Wahrscheinlichkeit für ein gutes Endresultat war hoch, wenn verschiedene Faktoren zusammenkamen. So sieht der „Idealpatient" für eine lumbale Diskektomie wie folgt aus: Er hatte keine früheren Rückenoperationen (virgin back) und eine nur kurze präoperative Phase mit heftigen Ischiasbeschwerden, er arbeitet körperlich eher leicht, ist jung und hat eine gute Schulausbildung. Die Meinung der Autoren klingt zurückhaltend, wenn sie von 56% guter Resultate mehrere Jahre nach dem Eingriff sprechen, ein Prozentsatz, der tiefer liegt als unmittelbar nach der Operation.

Postdiskotomiesyndrom

In einer weit gefaßten Definition des Postdiskotomie- oder Postnukleotomiesyndroms (Failed back syndrome = FBS) können diejenigen Krankheitsbilder zusammengefaßt werden, bei denen nach einer Bandscheibenoperation Beschwerden persistieren oder neu auftreten. Das Failed back surgery syndrome gehört inzwischen zu den kostenintensivsten Krankheitsbildern, die es überhaupt gibt, und zwar sowohl bezüglich der direkten Heilungskosten als auch in bezug auf den Verlust der Arbeitsfähigkeit (MORSCHER 1987).

Das klinische Bild wird von Schmerzen dominiert, die meist einen gemischt polyradikulären/pseudoradikulären Charakter haben und oft mit Symptomen einer Claudicatio spinalis einhergehen. Der Rückenschmerz ist meist kombiniert mit einem bis in die Füße oder Zehen ausstrahlenden Schmerz, und die Druckpunkte des N. ischiadicus sind dolent. Gewöhnlich ist auch das Lasègue-Zeichen positiv.

Ein Postdiskotomiesyndrom ist entsprechend OPPEL u. Mitarb. (1989) in 10–30% der Eingriffe zu beklagen. Einzig die Spondylodiszitis ist im Rahmen eines Postdiskotomiesyndroms klar definiert. Ursachen der chronischen, nicht selten invalidisierenden Schmerzzustände kann ein Rezidivprolaps sein. Weiter werden epidurale Verwachsungen, eine segmentale Instabilität und Facettensyndrome dafür angeschuldigt. Schließlich kann bei einer inadäquaten Operationstechnik eine Wurzelverletzung aufgetreten sein. Beim älteren Patienten muß an eine bislang nicht diagnostizierte Spinalkanalstenose gedacht werden. BURTON u. Mitarb. (1981) geben als häufigste Ursache unbefriedigender Ergebnisse (57%) einen unzureichend dekomprimierten Recessus lateralis an. Auch empfehlen sie als Prophylaxe postoperativer Narbenbildungen das Einlegen großvolumiger autologer Fettgewebslappen (BURTON 1983). KUHLENDAHL (1951) empfiehlt die Erhaltung des Lig. flavum als Schutz vor Vernarbungen. Diese an sich alte Idee wird von KREMPEN u. KREMPEN (1991) wieder aufgegriffen, die detaillierte Anweisungen für das nur temporäre türflügelartige Aufklappen des Lig. flavum geben.

Wenn sich durch eine der Untersuchungen, zusammen mit entsprechenden neurologischen Ausfällen, eine persistierende Wurzelkompression auch nach vorausgegangenem operativen Eingriff zeigt, kann eine Reintervention unumgänglich werden (BRUSSATIS 1978, ROY-CAMILLE u. MAMOUDY 1982). HARMS u. Mitarb. (1980) haben bei 75% der reoperierten Patienten eine deutliche Beschwerdeminderung erzielen können! LESTINI u. WIESEL (1991) haben in einer detaillierten Zusammenstellung die operative Technik zur Therapie einer Rezidivhernie angegeben. Nach ihnen ist in 5–20% mit einem Rezidivprolaps zu rechnen. Nach ihrer Einschätzung neigt auch der mikrochirurgisch durchgeführte Eingriff eher zum Rezidiv. Je nachdem, wieviel Knochenmaterial bei der vorausgegangenen Operation entfernt wurde (Laminotomie oder Laminektomie), ist bei der Zweitoperation mit einem erhöhten Risiko akzidenteller Nervenwurzelverletzungen zu rechnen. Es ist deshalb nicht überraschend, wenn die Heilungschancen beim Zweiteingriff weniger günstig sind als bei der initialen Diskushernienoperation.

In einer Sammelstudie stellte SCHÖLLNER (1980) Ursachen, Diagnostik und Behandlung der Rezidive nach lumbalen Bandscheibenoperationen vor. Die breitgefächerte Problematik wird inzwischen durch neue diagnostische Mittel und Therapieverfahren anders zu lösen sein. Zum Beispiel ist bei der Analyse operativer bzw. postoperativer Zustände in der Nachbarschaft des Spinalkanals das CT außerordentlich hilfreich und dem konventionellen Röntgenverfahren einschließlich Myelographie überlegen (HEITHOFF 1983). Mit der MRT können neuerdings Informationen nicht nur über anatomische, sondern auch über biochemische Veränderungen gewonnen werden.

Bislang fehlte eine zuverlässige Methode, um postoperative Narbenbildungen mit Sicherheit von einem Rezidivprolaps zu unterscheiden. Die MRT mit Gd-DTPA führt zu kontrastverstärkten Bildern, mit welchen eine sichere Differenzierung der postoperativen epiduralen Narbe von einem Rezidiv des Bandscheibenvorfalls möglich sein soll. Dies ist besonders deshalb von Bedeutung, da Patienten mit ausgedehnten postoperativen Fibrosen von einer Reoperation meist nicht profitieren (MAJEWSKI u. Mitarb. 1989).

Ein Untersuchungsschema für die Analyse bei fehlgeschlagener Diskushernienoperation ist in Abb. **107** vorgestellt (nach MORSCHER 1987).

Chemonukleolyse

Prinzip der Enzymwirkung

Die American Academy of Orthopaedic Surgeons (AAOS) schlägt den Begriff Chemonukleolyse seit 1980 generell für die intradiskale Injektion von Enzymen bei lumbalen Bandscheibenproblemen vor. Es handelt sich dabei um eine nichtoperative enzymatische Andauung von Nucleus-pulposus-Material. Als erster setzte SMITH (1964) das Enzym Chymopapain bei Bandscheiben von Hunden ein. Nachdem das Enzym in den USA von der FDA 1981 freigegeben worden war, ist es ab 1982 auch in Deutschland im Einsatz. Die enzymatische Andauung der Bandscheibe und Volumenverkleinerung wird durch direktes Einspritzen in den Intervertebralraum erreicht. Als proteolytisches Ferment kommt entweder das aus der Papayafrucht gewonnene Chymopapain oder das Nucleolysein (eine Kollagenase) zum Einsatz. Letzteres greift das kollagene Gewebe der gesamten Bandscheibe an.

Indikationen

Nicht alle degenerativen LWS-Probleme sind für die Chymopapainbehandlung geeignet: In den Spinalkanal luxiertes Prolapsmaterial wird vom Enzym nicht erreicht, im ossär engen Spinalkanal kann es seine Wirkung nicht entfalten und vorausgegangene chirurgische Eingriffe haben narbige Veränderungen im Wurzelbereich hinterlassen, die vom Enzym nicht angegriffen werden können. KONINGS u. Mitarb. (1986) sehen eine Kontraindikation für Chymopapain, wenn der Anulus fibrosus ein „bulging" aufweist, d. h. wenn eine protrusionsartige Vorwölbung des schlaffen äußeren Anulusbezirkes vorliegt, da die Protrusion durch enzymatische Prozesse im Bandscheibeninneren nicht verringert wird, sondern eher noch zunimmt. MCCULLOCH (1987) schließt von der Indikation zur Chemonukleolyse auch solche Patienten aus, bei denen der Verdacht besteht, daß außer Nucleus-pulposus-Material auch andere,

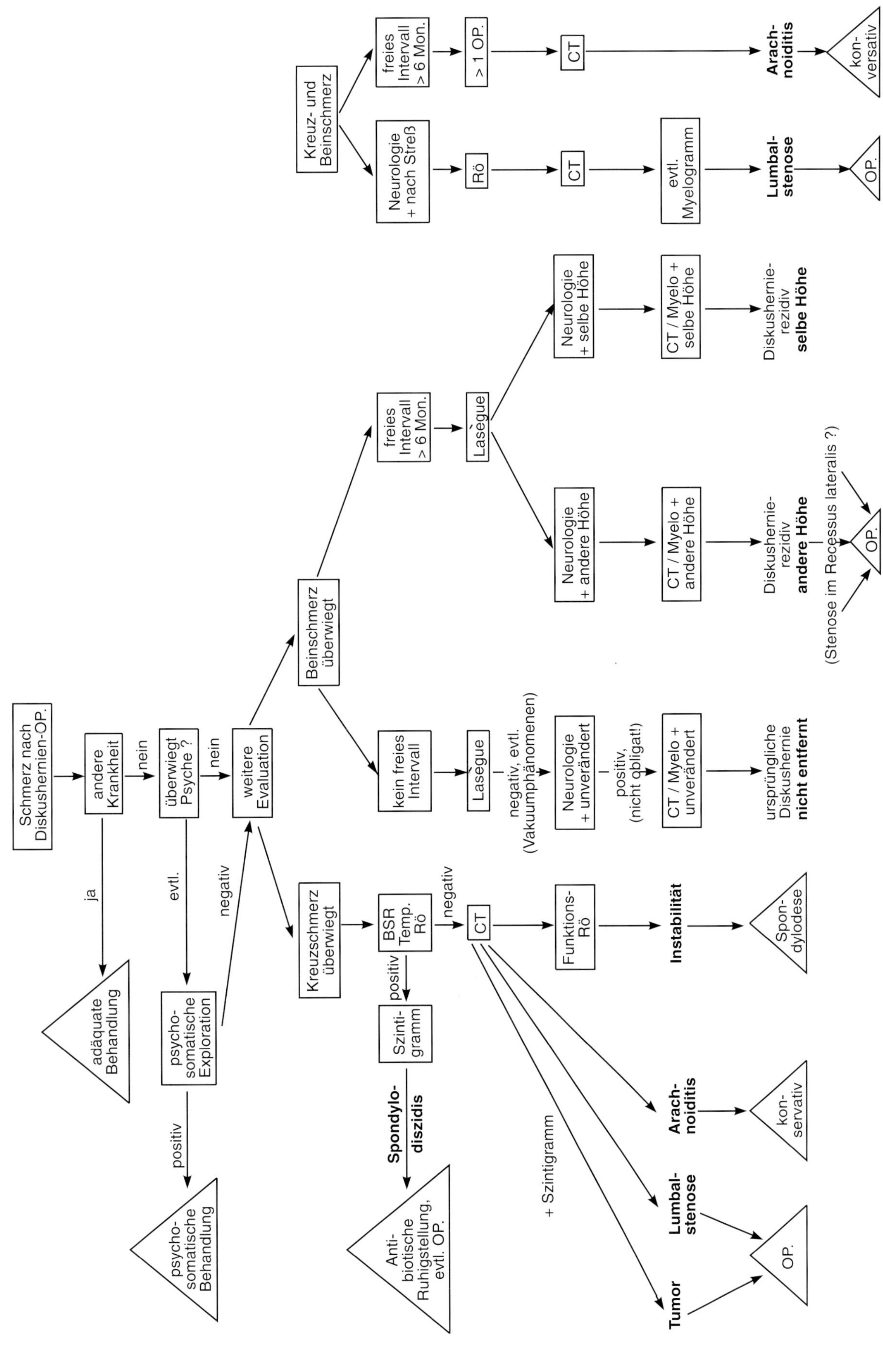

Lendenwirbelsäule **1**.131

Abb. **107** Untersuchungsschema bei fehlgeschlagener Diskushernienoperation (Orthopäd. Univ.-Klinik Basel)

1 Degenerative Erkrankungen der Wirbelsäule

Tabelle 23 Indikationen zur intradiskalen Injektion

Ischialgie mehr als 6 Wochen.
Wurzelzeichen.
Lasègue unter 60 Grad.
Positives Myelogramm oder CT.
Leidensdruck.

Tabelle 24 Kontraindikationen zur intradiskalen Injektion

Kaudasymptome.
Fortschreitende Fußheberparese.
Extradiskale Sequester im Myelogramm oder CT.
Ossäre Wurzelkompression.
Bekannte Unverträglichkeit gegenüber dem Injektionsmittel.
Gravidität, Allgemeinerkrankungen.

Abb. 108 Positionierung der Nadelspitze bei der Chemonukleolyse möglichst in der Nähe des Diskusprolapses (hier linksseitiger mediolateraler Vorfall)

nicht aus Proteoglykanen bestehende Anteile im Prolaps vorhanden sind, da diese nicht vom Chymopapain aufgelöst werden können. Im Arbeitskreis „Degenerative Wirbelsäulenerkrankungen der DGOT" wurden Richtlinien für die Durchführung von intradiskalen Injektionen erarbeitet (KRÄMER 1985), die sowohl die Indikationen (Tab. 23) wie auch die Kontraindikationen (Tab. 24) zur intradiskalen Injektion beinhalten. Ein Sammelband faßt schließlich den Wissensstand von 1986 zusammen (SCHLEBERGER u. KRÄMER 1986).

Technik der Chemonukleolyse

Unmittelbar vor Einbringen des Agens wird die korrekte Lage der Kanüle mittels Diskographie überprüft. SCHLEBERGER u. Mitarb. (1986) und TROISIER u. CYPEL (1987) fordern vor der Chemonukleolyse generell eine Diskographie, um aufgrund der Penetration von Kontrastmittel in den Bandscheibenraum Folgerungen im Hinblick auf Eindringen des Enzyms in den verlagerten Bandscheibenabschnitt zu ziehen, bzw. die benachbarten Bandscheiben diagnostisch mit beurteilen zu können. Ein vollständig mit Kontrastmittel imbibierter Protrusionsbezirk ist nach TROISIER u. Mitarb. (1989) besonders günstig für das Einbringen des Agens.

In einer Sitzung können auch Bandscheiben auf verschiedenem Niveau behandelt werden. Bei tiefer Einpassung des Segmentes L5/S1 in den Beckenring kann die 5. Lendenbandscheibe nur zentral punktiert werden oder muß mit einer leicht flexiblen Kanüle angezielt werden. Die Injektion des Enzyms erfolgt über mehrere Minuten, um bei lädiertem Anulus fibrosus den epiduralen Abfluß so gering wie möglich zu halten.

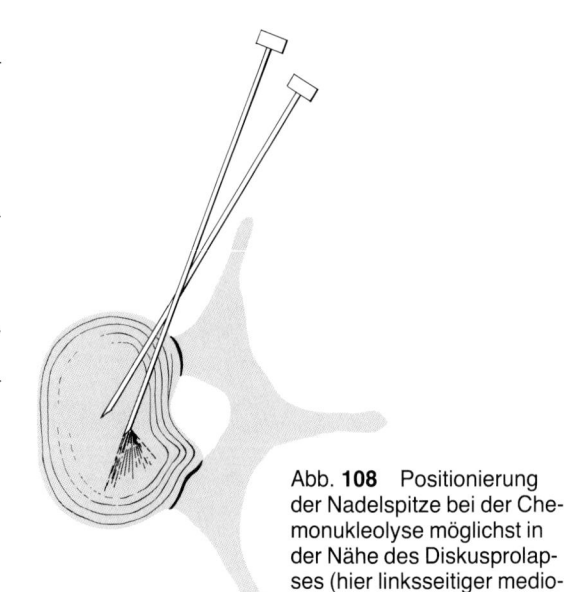

Durch geschickte Positionierung der Injektionskanüle im Intervertebralraum kann der Ort der präoperativ identifizierten Hernie gezielt angegangen werden (Abb. 108).

Komplikationen

Nach LENZ u. SCHULITZ (1985) treten in ca. 30% postinjektionelle Schmerzen als enzymatische Nebenwirkung auf. In einigen Fällen war wegen Progredienz der neurologischen Ausfälle eine chirurgische Exploration des lumbalen Segmentes notwendig. Von DEEB u. Mitarb. (1985) wird als Komplikation eine Diszitis in 4 Fällen beschrieben, die mit Antibiotikagabe zum Ausheilen gebracht werden konnte.

Mit anaphylaktischen Reaktionen ist in 1% der Anwendungen zu rechnen, weshalb die Methode nur unter Klinikbedingungen und Narkosebereitschaft durchgeführt werden soll (KRÄMER 1985). SUTTON (1986) empfiehlt die Gabe von Histaminblockern zur Eliminierung anaphylaktischer Reaktionen. NITZSCHKE u. Mitarb. (1986) gehen weiter und empfehlen zusätzlich Kortisonmedikation. Patienten mit spezifischen IgE-Antikörpern stellen nach diesen Autoren ein Risikokollektiv dar, welches von der Injektion ausgeschlossen werden sollte.

Resultate

Direkt nach der Injektion werden von den meisten Patienten Sofortschmerzen verspürt, die besonders ausgeprägt beim Chymopapain sind und mehrere Tage anhalten. Bei Nucleolysin treten diese Schmerzen erst 2–3 Tage postinjektionell auf. Die klinische Besserung der Ischiasschmerzen verläuft meistens protrahiert und nimmt einige Tage, oft aber Wochen in Anspruch. Meist werden eine Zeitlang Kreuzschmerzen verspürt, ehe sich eine nachhaltige Besserung bemerkbar macht.

1985 wurden die Resultate der sog. Illinois-Studie veröffentlicht, in welcher 1498 mit Chemonukleolyse (Chymopapain) behandelte Patienten nach subjektiven und objektiven Kriterien untersucht wurden. Die Gesamterfolgsrate betrug 90%. Vier anaphylaktische Schockreaktionen wurden beobachtet, 2 davon mit tödlichem Ausgang. Die in Abständen von 3 bis 6 Wochen bzw. 3 und 6 Monaten nachuntersuchten Fälle zeigten bemerkenswerte Besserungen im Längsschnitt. Während nach 3 Wochen nur 7,2% als ausgezeichnet eingeschätzt wurden, waren es nach 6 Monaten 48,7% (McDermott 1985).

Bei computertomographischen Verlaufskontrollen zeigte sich eine wesentliche flächenmäßige Reduktion des Bandscheibenvorfalls erst nach mehreren Monaten. Laturnus u. Mitarb. (1986) sehen die CT als Verlaufskontrolle nach Chemonukleolyse als nur bedingt geeignet an. Röntgenologische Äquivalente der Enzymwirkung sind nachweisbare Sinterung des Zwischenwirbelraumes sowie Veränderungen in Form des Vakuumphänomens und von Dichteminderung. Wegen der großen Latenz zwischen der häufig klinisch eintretenden Besserung und den objektiv nachweisbaren Veränderungen am vorgefallenen Bandscheibengewebe ist der Wirkungsmechanismus letztlich noch nicht geklärt. Lenz u. Mitarb. (1987) fanden bei der histologischen Untersuchung in früher mit Chymopapain behandelten Bandscheiben eine Erniedrigung der kollagenen Fasern und Mikrosequestrierungen.

Bei einer den Ausschlußkriterien entsprechenden Patientenselektion werden mit der Chemonukleolyse in 60–80% gute Resultate erzielt (Flanagan u. Smith 1986, Jabaay 1986, Nordby 1986). Lavignolle u. Mitarb. (1987) fanden zwischen 1973 und 1985 elf Vergleichsstudien zwischen herkömmlich operativ behandelten Hernien und enzymatisch behandelten Patienten. Eine aus der Literatur sich ergebende Empfehlung für die eine oder andere Therapieart konnte nicht gegeben werden. Weinstein u. Mitarb. (1986) verglichen 10-Jahres-Resultate von einer in klassischer Weise diskektomierten Patientengruppe mit einer in ihrer Struktur ähnlichen Gruppe, bei der die Chemonukleolyse gleich lang zurücklag. Im Hinblick auf langanhaltende Schmerzbefreiung unterschieden sich die beiden Gruppen nicht. Rezidive, obwohl insgesamt selten, die einen erneuten Eingriff notwendig machten, waren in der offen chirurgisch behandelten Gruppe geringfügig höher. Das im Langzeitverhalten ähnliche Ergebnis erinnert an eine 1983 von Weber publizierte prospektive Studie über eine Verlaufszeit von 10 Jahren konservativ versus operativ behandelter Diskushernien: auch hier war kein signifikanter Unterschied im Endergebnis zwischen den beiden Gruppen erkennbar.

Nordby (1985) sieht den Trend zur Chemonukleolyse in den USA stärker ausgeprägt als auf dem europäischen Kontinent. Speziell in den deutschsprachigen Ländern hat die mikrochirurgische Technik der Hernientherapie eine größere Anhängerschaft (Caspar 1985) als die Chemonukleolyse.

Perkutane Diskektomie

Entwicklung

Mit der perkutanen Diskektomie ist Mitte der 70er Jahre ein Verfahren für die Therapie von Bandscheibenleiden eingeführt worden, an das seither große Erwartungen geknüpft werden. Ähnlich wie bei der Arthroskopie hat die Methode der perkutanen Nukleotomie von den Verbesserungen im Instrumentenbau profitiert. Vom Prinzip her wird bei der perkutanen Diskektomie der Bandscheibenraum über einen dorsolateralen Zugang mit einer Sonde erreicht, durch welche verschiedene Arbeitsinstrumente eingeführt und störendes Diskusmaterial entfernt werden kann. In den frei werdenden Bandscheibenbinnenraum können sich Protrusionen und kleine Sequester zurückziehen. Der Spinalkanal wird dabei nicht tangiert.

Erste Berichte über diese Methode lagen aus Japan vor (Hijikata 1975), später kamen weitere von Suezawa (1983) und anderen hinzu. Tatsächlich hatten bereits 1973 Kambin u. Gellmann den Intervertebralraum mittels einer von dorsolateral eingebrachten Kanüle ausgeräumt, allerdings hatten sie auf die konventionelle Laminektomie dabei noch nicht verzichtet (Kambin u. Gellmann 1983). Mit der technischen Vervollkommnung des Instrumentariums durch Onik u. Mitarb. (1985) in Form eines motorischen Shavers sind weitere Verbesserungen realisiert worden. Einen markanten Fortschritt stellt die Kombination der Diskektomie mit der Diskoskopie in Form eines bilateralen Vorgehens dar, wodurch einzelne Bandscheibenabschnitte gezielt untersucht und je nach Befund extrahiert werden können (Suezawa 1982, Suezawa u. Mitarb. 1983, Schreiber u. Mitarb. 1987).

Die Vorteile der perkutanen Diskektomie sind minimale Invasivität, Erhaltung der muskulären Integrität, kein knöcherner Substanzverlust, Vermeiden von Narbenbildung und die Möglichkeit der ambulanten Anwendung. Da der Eingriff beim wachen Patienten in Lokalanästhesie vorgenommen wird, sind Komplikationen äußerst selten. Die Gefahr der akzidentellen Verletzung einer Nervenwurzel wird durch Schmerzäußerungen des wachen Patienten rechtzeitig erkennbar. Schließlich wird die Wirtschaftlichkeit beim in den USA häufig praktizierten ambulanten Vorgehen besonders hervorgehoben (Davis 1989).

Indikationen

Die perkutane Diskektomie ist keinesfalls ein therapeutisches Verfahren, das unbedenklich in einem frühen Stadium von diskogenen Beschwerden eingesetzt werden sollte. Ebenso wie für alle invasiven Verfahren bei der Behandlung des lumbalen Bandscheibenleidens gilt die indikatorische Regel einer lege artis erfolglos konservativ vorbehandelten Wirbelsäule, ehe die perkutane Diskektomie zur Disposition steht. Die Indikationen für diese Art des gedeckten Vorgehens sind Bandscheibenprotrusionen, subligamentäre Hernien und Aufpropfsituationen wie kleine Diskushernien bei grenzwertig weitem (bzw. engem) Spinalkanal. Das Verfahren eignet sich weniger gut für diskotische Bandscheiben im Spätstadium, wenn der Gallertkern schon weitgehend in Bindegewebe oder Knorpel umgebaut worden ist. Diese Situation wird häufiger auf dem Niveau L5/S1 angetroffen, da hier der sagittale Durchmesser des Spinalkanals bereits wieder weiter ist als ein Segment darüber. Vorzugsweise wird die perkutane Diskektomie deshalb für den Intervertebralraum L4/L5 zum Einsatz kommen, dessen topographische Lage für das Verfahren besonders günstig ist.

Keine Indikation für das perkutane Vorgehen sind sequestrierte Vorfälle, Massenprolaps, schwere degenerative Instabilitäten und Gerinnungsstörungen. Auch sind erhebliche Verschmälerungen der Bandscheibenhöhe bei der Osteochondrose von der perkutanen Vorgehensweise auszuschließen. Blindes „Fischen" nach Sequestern in der Nähe des Spinalkanals verbietet sich wegen der möglichen Verletzung intraspinaler Strukturen. Auch können große Sequester nicht in den intervertebralen Raum zurückbefördert werden, um sie von dort mit dem Instrumentarium zu extrahieren.

Vorteile der perkutanen Diskektomie sind der kurze Krankenhausaufenthalt, die niedrige Komplikationsrate zusammen mit der geringen postoperativen Morbidität (MAYER u. BOCK 1989). Obwohl die Vorteile des Verfahrens bestechend sind, sollte die Indikation zu diesem gleichwohl invasiven Eingriff nicht deshalb leichtfertig gestellt werden (MAROON u. ONIK 1987).

Technik der perkutanen Diskektomie

Als diagnostische Maßnahme ist die Punktion des Intervertebralraumes lange Zeit bekannt und 1956 von CRAIG ausführlich beschrieben worden. Zuerst von HIJIKATA (1975) publiziert, wurde die Methode von SUEZAWA u. SCHREIBER (1979) ausgebaut, zunächst in Form voluminöser Instrumente, um den größeren anatomischen Verhältnissen der Mitteleuropäer Rechnung zu tragen. Heute werden teleskopartig aufeinanderschiebbare Kanülen verwendet, wobei die außen liegende einen Durchmesser von 7 mm aufweist (Abb. **109**). Durch deren Lumen können Arbeitsinstrumente in das Bandscheibeninnere eingebracht werden (Abb. **110**).

Als am Diskus intervertebralis ansetzende Maßnahme wird der Diskektomie eine Diskographie vorgeschaltet, seit neuestem auch die Diskomanometrie (LAVIGNOLLE u. Mitarb. 1989, LEU u. SCHREIBER 1989). Gleichzeitig mit der Installation des Kontrastmittels ist ein Schmerzprovokationstest im Sinne der Memory pains verbunden, d. h. der wache Patient kann den iatrogen gesetzten Schmerz mit den normalerweise vorhandenen Schmerzen vergleichen. Die visuelle Darstellung des Bandscheibenraumes durch ein Diskoskop erlaubt eine topographische Zuordnung der pathologischen Veränderungen innerhalb der Bandscheibe, was in der Nähe des Spinalkanals von Vorteil ist (Abb. **111**).

Die Höhe und der Abstand von der Mittellinie der Führungskanüle sind aufgrund der präoperativen Ausmessung bekannt. Zusätzlich erfolgt die

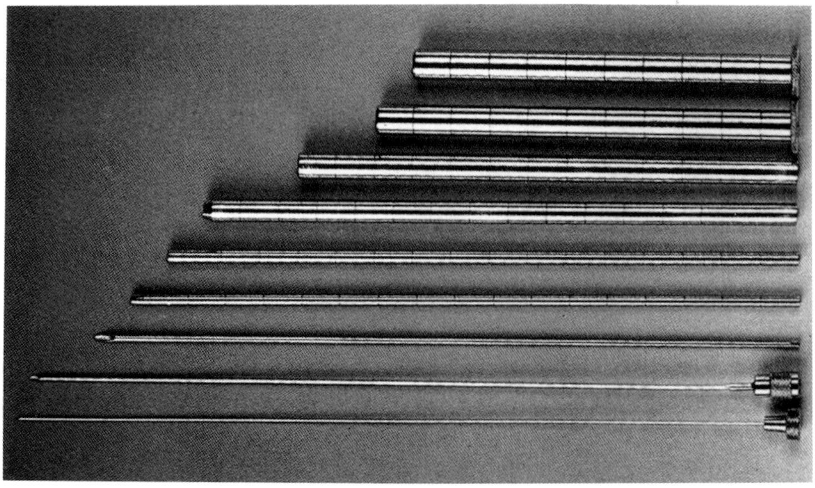

Abb. **109** Set von Kanülen des Typs „Balgrist" zur perkutanen Nukleotomie mit Diskoskopie. Die kalibrierten Kanülen weisen eine Weite bis 7 mm auf (oben), in welche das Diskoskop eingeführt wird. Die Arbeitskanülen weisen unterschiedliche Länge auf, je nach Körpergröße des Patienten (Aufnahme Dr. H. J. Leu, Orthop. Univ.-Klinik Balgrist, Zürich)

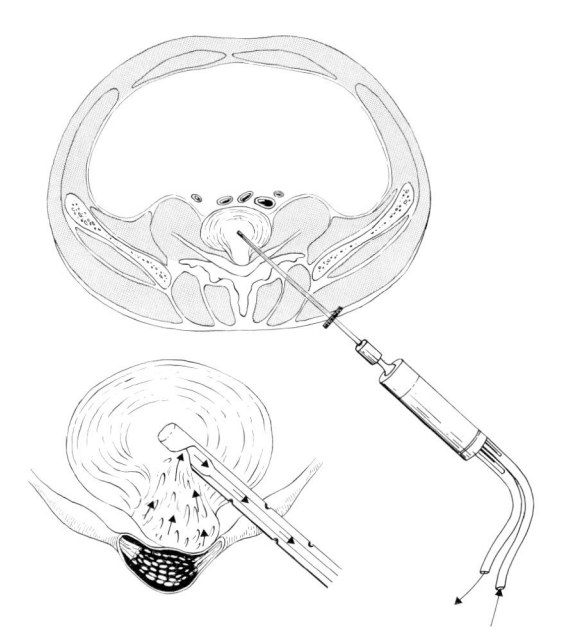

Abb. 110 Schematische Darstellung des Spülsaug-Vorganges bei der perkutanen Diskektomie. Speziell für vorgefallenes Gewebe des Gallertkernes eignet sich diese Technik, bei welcher durch ein doppelläufiges Lumen Spülflüssigkeit in den Bandscheibenraum eingebracht und gleichzeitig wieder abgesaugt wird

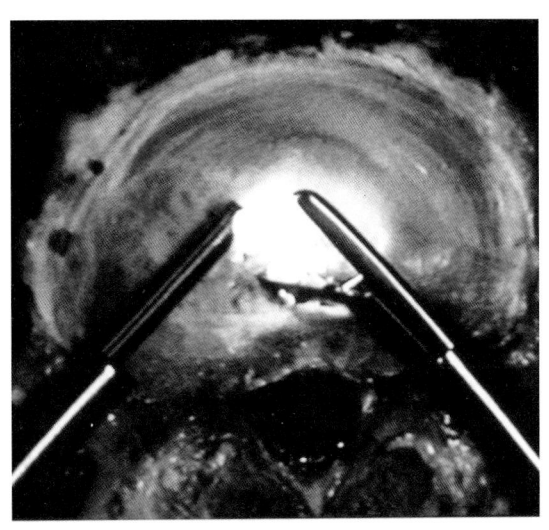

Abb. 111 Bilaterales Vorgehen bei der perkutanen Diskektomie und Diskoskopie im Zentrum der Bandscheibe (Aufnahme Dr. H. J. Leu, Orthop. Univ.-Klinik Balgrist, Zürich)

Orientierung im Röntgenbildverstärker. Meistens wird von beiden Seiten das Bandscheibengewebe extrahiert. Bei Verwendung des Diskoskops kann besonders gut das sequestrierte Material unter dem hinteren Längsband aufgesucht werden. Sofern das Diskusmaterial viskös ist, d. h. hauptsächlich Nucleusmaterial wie beim jüngeren Patienten enthält, ist die Aspiration mit einer Saug-Spül-Kanüle vorteilhaft. Von SCHREIBER u. LEU (1989) werden nur unmittelbar unter dem hinteren Längsband liegende Gewebsteile entfernt, um dem Kollaps des Bandscheibenraumes entgegenzuwirken. Nach der Spülung des Operationsgebietes erfolgt die Instillation eines Antibiotikums zur Prophylaxe einer Diszitis.

Resultate

In 72,5% der in den letzten 10 Jahren behandelten Fälle konnte die Züricher Schule gute bis sehr gute Resultate erzielen (SCHREIBER u. LEU 1989). Von MAYER u. BROCK (1988), die dieses Verfahren in der Bundesrepublik propagieren, werden vorläufig günstige Ergebnisse in den ersten Wochen und Monaten nach dem Eingriff berichtet. Bestechend ist, daß der schmerzlindernde Effekt mit einer gewissen Sicherheit bereits kurze Zeit nach dem Eingriff eintritt. In einer vergleichenden Studie von perkutaner Diskektomie mit Chemonukleolyse liegt bei LAVIGNOLLE u. Mitarb. (1989) die Erfolgsquote durchschnittlich 6 Monate nach dem Eingriff bei beiden Verfahren zwischen 70 und 80%. Den Autoren zufolge ist die Chemonukleolyse ein leistungsfähigeres Verfahren, wenn das Niveau L5/S1 dekomprimiert werden soll, da die Instrumentenkanüle bei der Diskektomie diesen Ort nur sehr schwer erreichen kann.

Die Entwicklung der perkutanen Wirbelsäulenchirurgie geht rasant weiter. Nachdem sich der perkutane Zugang zum Intervertebralraum als wenig invasiver Weg im klinischen Alltag als gültiges Verfahren etabliert hat, stellt sich die Frage, ob sich neben der reinen Bandscheibenchirurgie weitere Eingriffe perkutan realisieren lassen. Neue Wege werden von SCHREIBER u. Mitarb. (1989) beschritten, wenn in einem kombinierten Verfahren erst die Bandscheibe perkutan extrahiert wird, durch den gleichen perkutanen Zugang die Wirbelkörperabschlußplatten angefrischt werden und schließlich autologes Spongiosamaterial eingebracht wird, um das Segment zu fusionieren. Zusammen mit dem Fixateur externe von MAGERL (1985) ist ohne größere Exploration vertebraler oder paravertebraler Strukturen eine sichere Fixation des betreffenden Abschnittes möglich (Abb. **112**).

Bei Manuskriptabschluß sind bereits erste, noch nicht publizierte Erfahrungen mit dem EXCIMER-Laser zur Photoablation von Gewebeteilen im Intervertebralraum vorhanden.

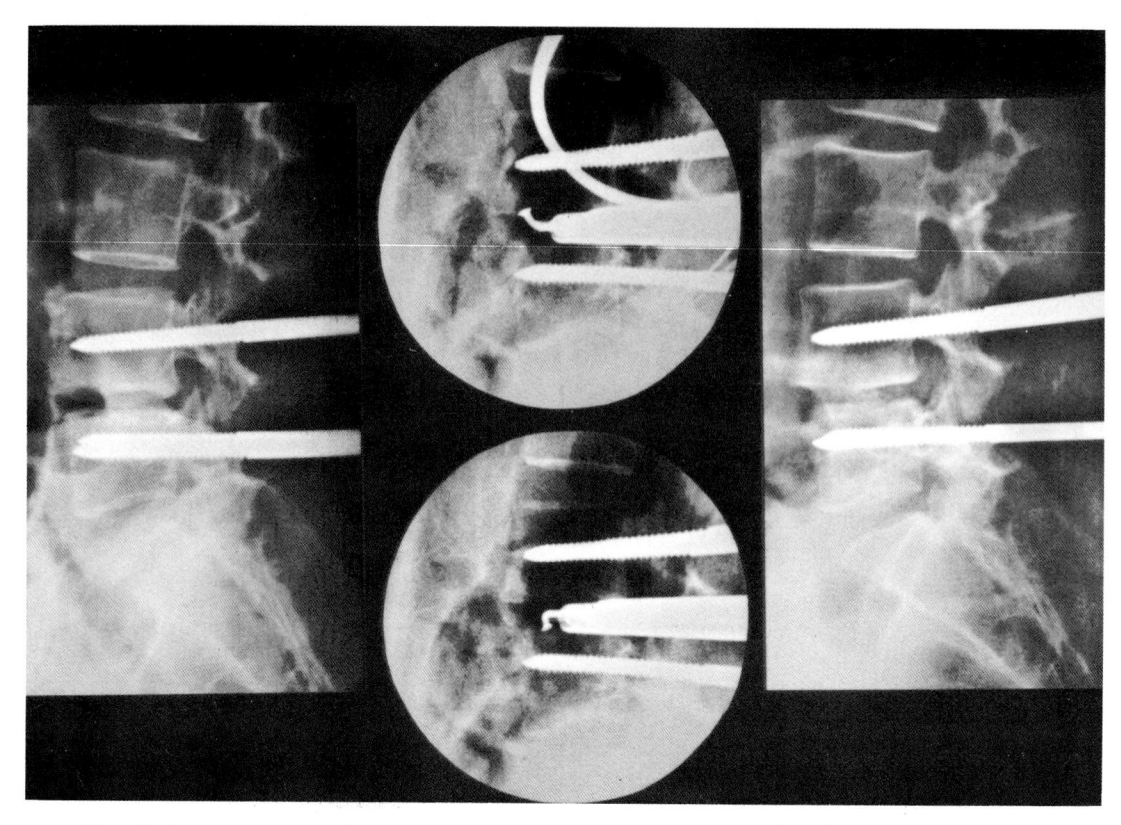

Abb. 112 Möglichkeiten des perkutanen Vorgehens bei Spondylodese L4/L5. Geringfügige Spreizung des Intervertebralraumes über den perkutan eingebrachten Fixateur externe. Mit einem speziellen Rongeur werden die angrenzende Deck- bzw. Bodenplatten bis zur Spongiosa angefrischt. Die Spondylodese wird vervollständigt durch spongiöses Knochenmaterial, das ebenfalls perkutan in den Intervertebralraum appliziert wird. Der Fixateur externe wird unter Kompression gesetzt (Aufnahme von Dr. H. J. Leu, Orthop. Univ.-Klinik Balgrist, Zürich)

Spondylosis deformans

Epidemiologie

Die Spondylosis deformans ist die auffälligste degenerative Veränderung an der Wirbelsäule. Die an den Wirbelkörpern auftretenden knöchernen Anlagerungen in Form von Zacken, Wülsten und Lippen sind makroskopisch den Osteophyten an den Körpergelenken vergleichbar. Da sie nicht auf eine entzündliche Genese zurückgeführt werden können, sind ältere Bezeichnungen wie Spondylitis deformans unrichtig und durch Spondylose zu ersetzen. Die große Regelmäßigkeit, mit der Spondylophyten bereits im mittleren Lebensalter auftreten, berechtigt nicht zu der Annahme, daß der Nachweis von Osteophyten per se einen pathologischen Zustand darstellt (NATHAN 1962).

JUNGHANNS (1968) untersuchte 4253 Sektionspräparate von Brust- und Lendenwirbelsäulen und fand dabei eine Häufigkeitszunahme der Spondylophyten mit dem Lebensalter. Im Alter von 49 Jahren weisen 49% der Frauen und 80% der Männer an ihren Wirbelsäulen eine Spondylosis deformans auf. Spondylosis deformans und Bandscheibendegeneration laufen dabei als Alterungsprozesse parallel. Beide Vorgänge können aber auch unabhängig voneinander auftreten. NATHAN (1962) fand den Beginn der Spondylophytenbildung bereits im 3. Lebensjahrzehnt. Obwohl generell alle Wirbelsäulenabschnitte mehr oder weniger intensiv befallen werden, sind erste Manifestationen an der BWS und LWS, noch vor der HWS, nachweisbar. Im Untersuchungsgut von NATHAN (1962) fand sich eine gewisse Bevorzugung der weißen Rasse gegenüber der schwarzen Bevölkerung (von Nordamerika), auch waren Männer häufiger betroffen als Frauen.

Ätiologie

Ätiologisch wird die Spondylophytenbildung unterschiedlich eingeschätzt. Auffallend ist eine gewisse Dominanz im Bereich der unteren BWS und der oberen LWS. Die Häufigkeit, bezogen auf die einzelnen Wirbel bei einem Untersuchungsgut von 400 Wirbelsäulen, zeigt Abb. **113**. Generell sind die Spondylophyten in der Konkavität von Wirbelsäulenverkrümmungen angesiedelt, seien es nun Kyphosen oder Skoliosen (Abb. **117, 118**).

In der Vorstellung von NATHAN (1962) bilden sich die Spondylophyten an Stellen vermehrten Druckes auf der Ventralseite der Wirbel aus ge-

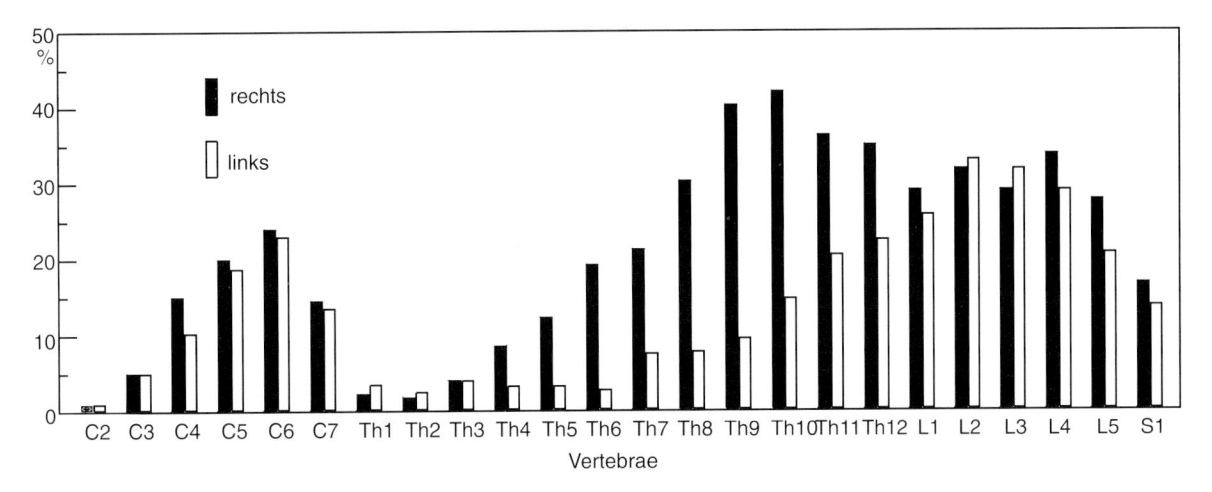

Abb. 113 Prozentuale Verteilung von Spondylophyten am Achsenskelett (nach *Nathan* 1962). Es fällt die Bevorzugung der rechten Seite im Thorakalbereich auf. An der Lendenwirbelsäule ist das Verhältnis von Spondylophyten an der rechten zur linken Seite ausgeglichen

sundem Knochengewebe der Wirbelkörper heraus. Sie erscheinen knochendichter und dadurch kräftiger als der dazugehörende Wirbelkörper. Da Spondylophyten erst nach Fusion der Randleistenapophyse mit dem Wirbel entstehen, also erst nach dem 20. Lebensjahr, liegt die Vermutung nahe, daß im Jugendalter die Bandscheiben die auftretenden Kräfte noch voll auffangen können, was anschließend infolge Zermürbung nicht mehr möglich ist.

MACNAB (1971) unterscheidet zwischen Traktionszacken (traction spurs) und gewöhnlichen Spondylophyten. Die Traktionszacken nehmen ihren Ursprung nicht von der Wirbelkörperkante, sondern 1–2 mm davon entfernt, dort wo die äußeren Anulusfasern am Wirbel inserieren. MACNAB (1977) sieht Spondylophyten als Indikatoren einer degenerativ bedingten Instabilität des entsprechenden Bewegungssegmentes an (Abb. 114). Unphysiologische Beanspruchung soll nach seiner Meinung die Entstehung der Zacken begünstigen. Kürzlich fand JOHNSON (1989), daß typische Traktionszacken radiologisch nachweisbar waren bei normaler Diskographie und MRT. Der Autor zieht deshalb die instabilitätsbedingte Genese der Spondylophyten in Zweifel.

Die Vorstellung einer mechanischen Genese der Spondylophyten ist keineswegs neu und nicht erst von MACNAB diskutiert worden. BENEKE (1897) nahm an, daß im Zusammenhang mit dem Untergang von Bandscheiben die abnorme Beweglichkeit einen Zug am vorderen Längsband erzeugt, wodurch eine periostale Knochenneubildung stimuliert wird. In leichter Abwandlung dieser Hypothese postulierte SCHMORL (nach SCHMORL u. JUNGHANNS 1968), daß der Anulus fibrosus von der Wirbelkante abgehoben wird und daß in diese Spalte Nukleusmaterial eintritt, was wiederum einen Zug auf das vordere Längsband ausübt. Diese Auffassung wird bestärkt

Abb. 114 Entstehung eines Spondylophyten in der Vorstellung von *Macnab* (1977). Die auf dem Boden der Diskose entstandene Instabilität führt zu pathologischer Beweglichkeit mit dem Entstehen spondylotischer Zacken am Wirbelkörper. Im Zeitraum zwischen 1972 und 1989 (17 Jahre) sind die Bandscheiben vollständig aufgebraucht, die kaum sichtbaren Spondylophyten im Jahre 1972 sind zu großen Vorsprüngen herangewachsen.

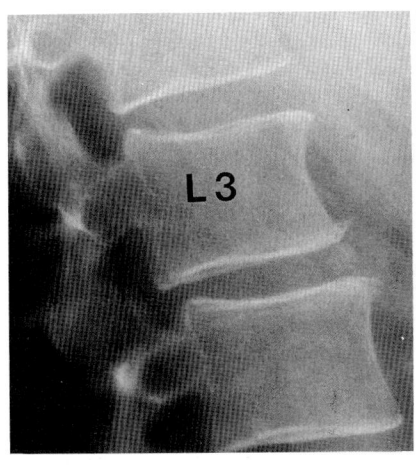

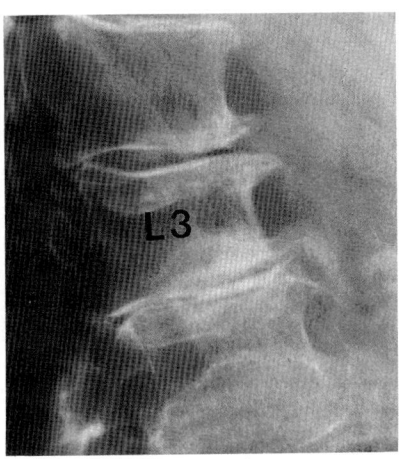

durch den Nachweis von Diskusgewebe zwischen Spondylophyten (LIPSON u. MUIR 1980). In einem Tiermodell haben diese Autoren die zwangsläufige Verknüpfung von Spondylophytenbildung mit prolabiertem Nukleusgewebe nachweisen können.

Die Lokalisation der Spondylophyten stimmt häufig mit der Verbindungsstelle der knorpeligen Wirbelkörperrandleiste und dem Wirbelkörper während des Wachstumsalters überein. Da die Spondylophyten aber erst nach Wachstumsabschluß entstehen, können sie nicht als versprengte Inseln der enchondralen Ossifikation angesehen werden (Abb. **115**).

Bei juveniler Kyphose treten im Scheitel der Krümmung an den Wirbelkörperkanten knöcherne Vorsprünge auf, wie sie nicht typisch für die Spondylosis deformans sind. Nach NIEDNER (1932) handelt es sich um eine Vergrößerung des eigentlichen Randleistenanulus. Das röntgenmorphologische Bild entspricht der von EDGREN u. VAINIO (1957) beschriebenen Osteochondrosis juvenilis lumbalis (Abb. **80**).

Pathomorphologie

Histologisch finden sich Partien in den Spondylophyten mit enchondraler und desmaler Ossifikation nebeneinander. Während der Phase des Knochenaufbaus ist der Spondylophyt kompakt gebaut, später formt er sich zu trabekulärem Knochengewebe um. Die Grenze zwischen Spondylophyt und Wirbelkörper wird verwischt (Abb. **116**).

Die Form der Spondylophyten weist neben charakteristischen wiederkehrenden Merkmalen eine hohe Variabilität auf. Als submarginaler Spondylophyt wird von DIHLMANN (1977) die Spondylophytenbildung an einem nicht in der Höhe verminderten Intervertebralraum bezeichnet. Er beginnt dicht unterhalb des Wirbelkörperrandes, deshalb submarginal. Durch zunehmenden osteophytären Anbau kann er sich später bis zur Wirbelkante ausdehnen. Dabei dient ihm als Leitschiene das vordere Längsband. Bei der Diskusdegeneration entstehen nach DIHLMANN (1982) Spondylophyten, die direkt von der Wirbelkante

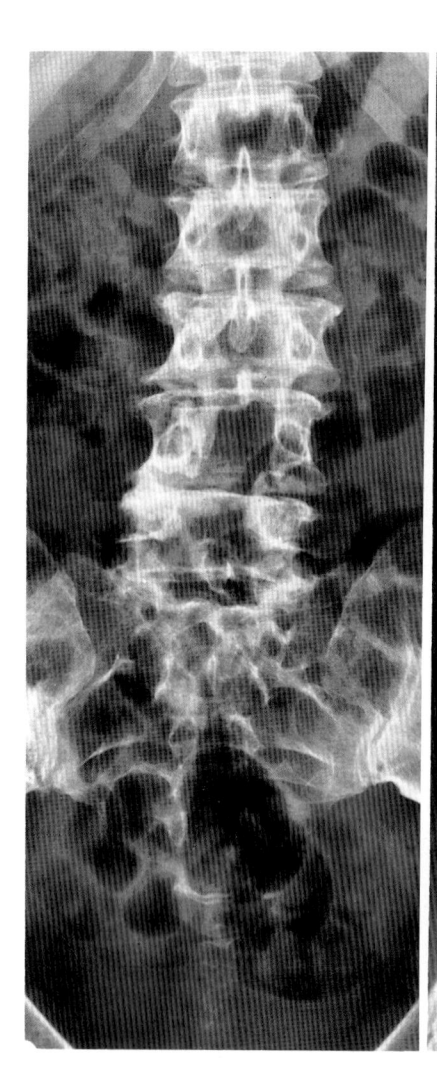

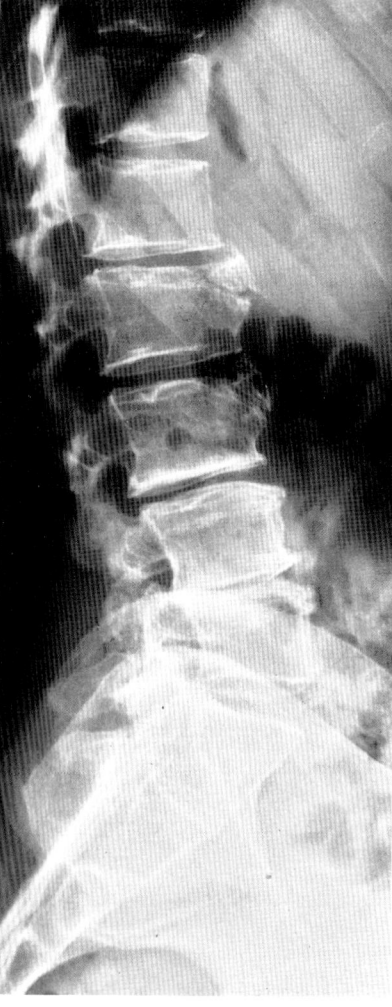

Abb. **115** Aufbaustörung der Lendenwirbelsäule mit persistierenden Apophysenkernen und gleichzeitigem Vorliegen einer Spondylosis deformans (47jähriger Mann)

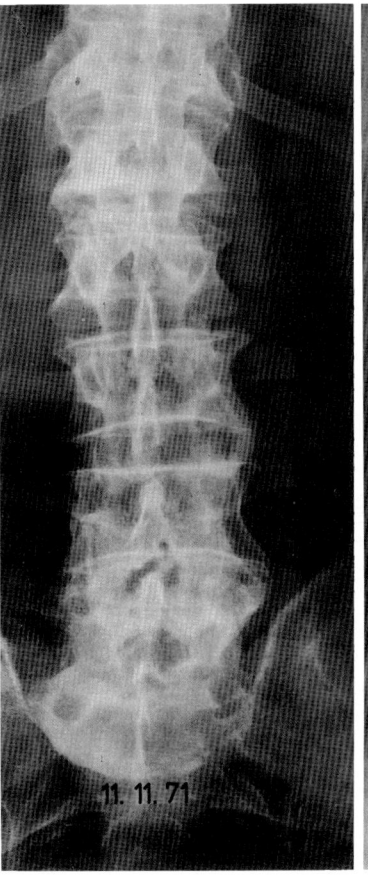

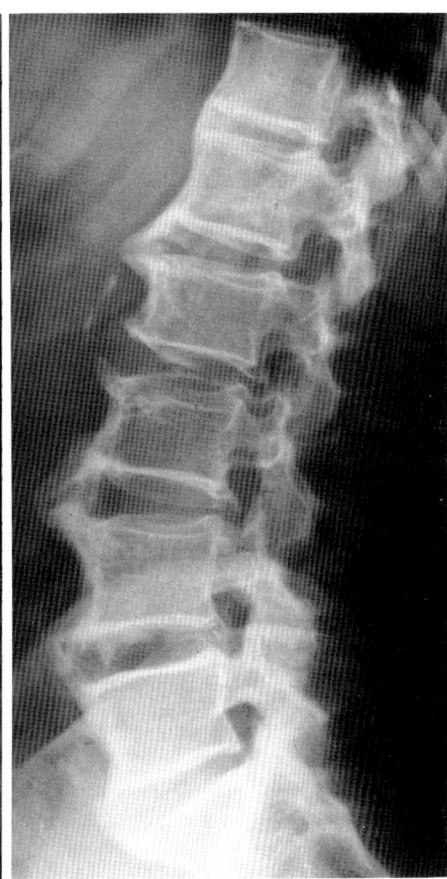

Abb. 116 Ungewöhnlich ausgeprägte Spondylosis deformans an der Lendenwirbelsäule im Sinne der Spondylosis hyperostatotica. Vollständige und unvollständige Brückenbildungen von ventral liegenden Spondylophyten. Die Höhe des Intervertebralraumes ist erhalten geblieben (74jähriger Mann, Zufallsbefund)

abgehen und damit marginal genannt werden. Die Größe der Spondylophyten schwankt erheblich und kann 1 cm überschreiten. Kontakt oder Fusion zweier angrenzender Spondylophyten ist selten, wird aber hin und wieder beobachtet (Abb. **117, 118**).

Ausgeprägte Spondylophytenbildung mit Überbrückung eines Wirbelsegmentes wird regelmäßig im Bereich der Konkavität einer Skoliose gefunden (Abb. **118**). Dabei soll eine Korrelation zwischen dem Ausmaß der Verkrümmung und der Spondylophytenbildung bestehen (COLLINS 1949). Überbrückung des Segmentes L5/S1 fand NATHAN (1962) in keinem Fall. Bisweilen bilden sich kleine Schaltknochen zwischen zwei Spondylophyten aus.

Die Lokalisation der Zacken und Vorsprünge ist vorzugsweise die Vorder- und Seitenfläche der Wirbelkörper, meistens anterolateral am Rande des vorderen Längsbandes (AUFDERMAUR 1984). Bei dorsaler Lokalisation kann der Spondylophyt den Wirbelkanal bzw. das Foramen intervertebrale verengen und zum klinischen Bild des engen Spinalkanals Anlaß geben (Abb. **119**). Generell sind dorsal lokalisierte Spondylophyten weniger voluminös und auch weniger zahlreich als die ventral liegenden (NATHAN 1962). Hauptlokalisation dorsaler Spondylophyten sind die Halswirbelkörper und der 5. Lendenwirbel.

Spondylotische Zacken finden sich in der Regel an mehreren benachbarten Wirbelkörpern. Sind sie nur an einem Bewegungssegment nachzuweisen, ist an die Möglichkeit eines unfallbedingten Bandscheibenrisses zu denken (zirkumskripte posttraumatische Spondylose).

Von NATHAN (1962) u.a. wurde die geringe Ausprägung von Spondylophyten an der linksseitigen BWS beschrieben. Der enge Kontakt der Aorta mit der Wirbelsäule scheint eine Hemmfunktion auf ihre Bildung auszuüben.

Klinik

Die klinische Bedeutung von Spondylophyten ist gering, sofern sie nicht dorsal lokalisiert sind und zur Einengung des Duralsacks oder der Nervenwurzeln führen. Röntgenbefunde lassen deshalb Rückschlüsse auf klinische Beschwerden nur in beschränktem Maße zu (BROCHER u. WILLERT 1980). Es muß wiederholt werden, was GÜNTZ 1958 formuliert hat: „Die anatomischen Veränderungen sind noch keine Krankheit." Es versteht sich von selbst, daß bei serienweisen spondylophytären Anlagerungen die Beweglichkeit in die-

1 Degenerative Erkrankungen der Wirbelsäule

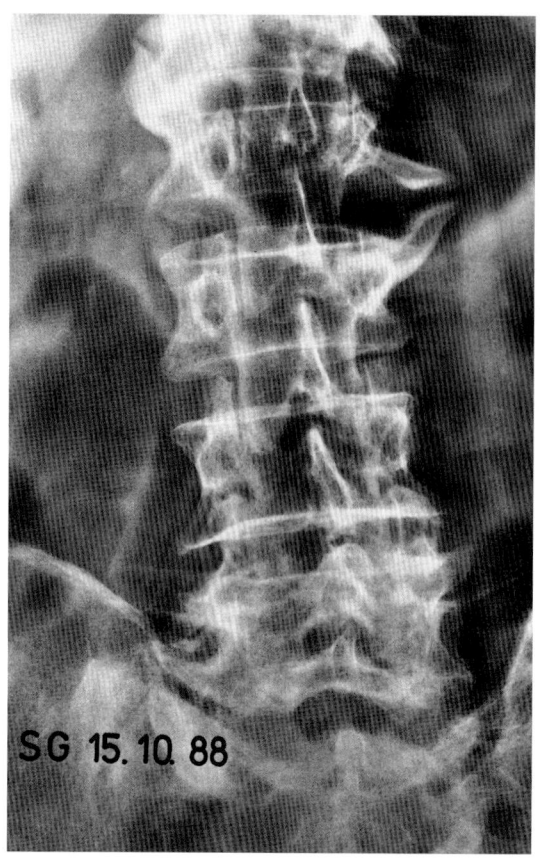

Abb. 117 Zwei anterolaterale submarginale Spondylophyten, die in Kontakt getreten sind (73jähriger Mann)

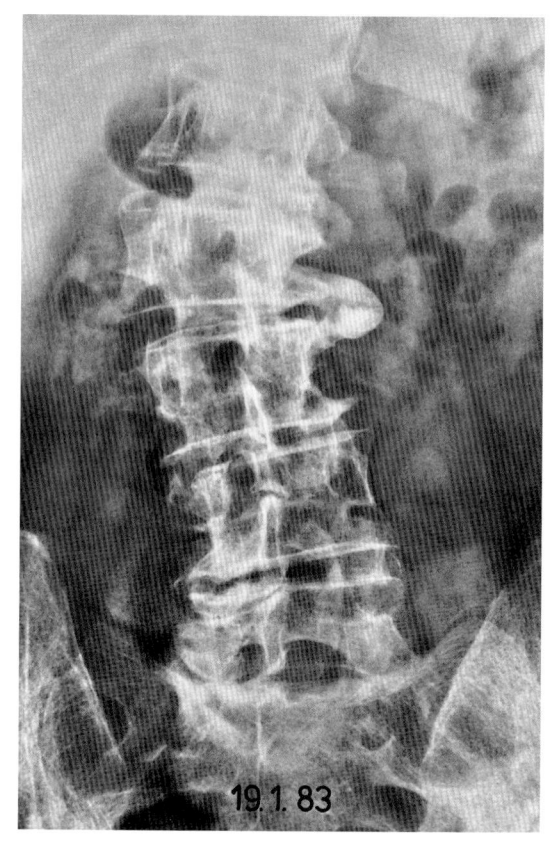

Abb. 118 Konkavseitiger Spondylophyt bei Lumbalskoliose (66jährige Patientin)

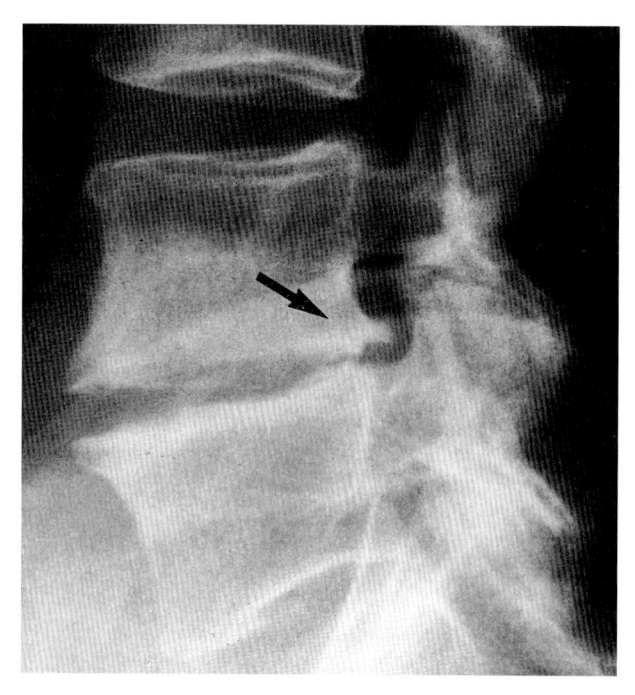

Abb. 119 Dorsaler Spondylophyt an der Bodenplatte von L4 (66jähriger Patient mit Claudicatio spinalis)

sem WS-Abschnitt eingeschränkt und bei knöcherner Überbrückung im Sinne der Ankylose ganz aufgehoben ist. Große Spondylophyten wurden von NATHAN (1968) im Abdominalraum gefunden, die auf den Sympathikus Druckerscheinungen ausübten und im Bereiche des Thorax auf den N. splanchnicus drückten (NATHAN 1987).

Spondylosis hyperostotica

Nosologie

Sie wird als eine hyperostotische Variante der Spondylosis deformans aufgefaßt (MOHR 1982). Dagegen steht die Hypothese, daß es sich um ein eigenständiges Krankheitsbild einer „vertebralen ankylosierenden Hyperostose" handelt (FORESTIER 1950). Die Anfänge der nosologischen Abgrenzung reichen zurück bis in das 19. Jahrhundert. CARL ROKITANSKY (1804–1878) hat die verschiedenen Wirbelankylosen systematisch geordnet und dabei die Osteophyten an der Vorderseite der Wirbelsäule bildhaft beschrieben: „Osteophyten sind eine auf die Vorderseite gleichsam hingegossene und gleich wieder erstarrte Knochenmasse..." BENEKE (1897) bezog erstmals das neue Röntgenverfahren in die pathologisch-anatomische Wirbelsäulenforschung ein. Einzelne Fälle von „Spondylitis deformans" dürften dabei wohl bereits der Spondylosis hyperostotica entsprechen (Abb. **120**). Seit der Monographie von SCHMORL u. JUNGHANNS (1932) wird diese besondere Form

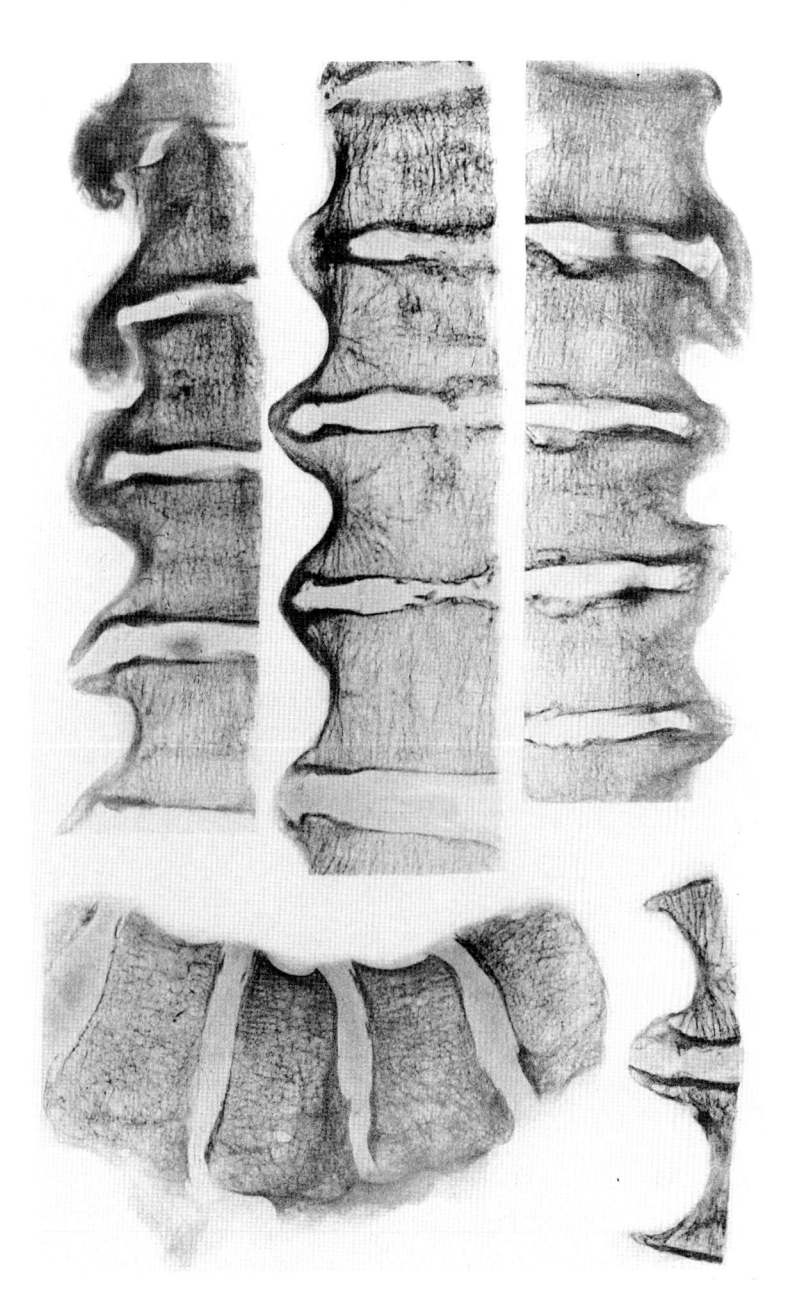

Abb. **120** Hyperostotische Form der Spondylosis deformans (Morbus Forestier) mit Spangen- und Brückenbildungen zwischen benachbarten Wirbelkörpern (aus *Beneke, R.:* Zur Lehre von der Spondylitis deformans, 1897)

des „degenerativen Wirbelsäulenrheumatismus" morphologisch auch „Zuckergußwirbelsäule" genannt: nach WEISKE u. MUNDING (1987) hat ROKITANSKY (1856) diesen Ausdruck zuerst geprägt.

Terminologische Uneinigkeiten gegenüber dem französischsprachigen Raum, wo diese Veränderungen an der Wirbelsäule als „Entesiopathie" angesprochen werden, sind nicht zuletzt wegen ihrer statistischen Häufung im Zusammenhang mit dem Diabetes mellitus zu erklären. Wegen der röntgenmorphologischen Ähnlichkeit mit der ankylosierenden Spondylitis werden naheliegenderweise Parallelen gesucht. Eine Beziehung zwischen dem HLA-B 27-Antigen und der Spondylosis hyperostotica hat sich bislang nicht herstellen lassen (MOHR 1972).

Die Bildung der Spangen verläuft gleich wie bei der Spondylophytenbildung im Rahmen der Spondylosis deformans. Die Wirkung des vorderen Längsbandes scheint sich dabei besonders auf die Formgebung und Lokalisation der Osteophyten zu beschränken.

LAGIER (1982) fand in Verbindung mit der Spondylosis hyperostotica vermehrt eine Verknöcherung von Sehnenansätzen, weshalb er eine differenzierte Betrachtung der „vertebralen Arthrosen" fordert. Nach WEISKE u. MUNDING (1987) besteht jedoch keine osteoplastische Diathese des Organismus, bei der generell straffes fibröses Bindegewebe (Bänder, Gelenkkapseln und Sehnen) überschießend verknöchert.

Im Manifestationsalter unterscheidet sich die Spondylosis hyperostotica, die vor dem 40. Lebensjahr selten auftritt, von der Spondylitis ankylosans (Morbus Bechterew), die ihren Erkrankungsgipfel im 2.–3. Lebensjahrzehnt hat (Tab. **25**). Im Laborbefund fehlt eine Erhöhung der entzündlichen Parameter. Die hyperostotische Spondylose ist bei Diabetikern mindestens 10mal häufiger nachzuweisen als in der Normalpopulation (WEISKE u. MUNDING 1987). Nach OTT (1989) sind im Gegensatz zur Spondylitis ankylosans bei der hyperostotischen Spondylosis die Serumlipoproteine (Triglyzeride) und die Serumharnsäure oft erhöht.

Pathogenese

Über die Pathogenese dieser meistens asymptomatisch verlaufenden Erkrankung liegen bislang kaum gesicherte Erkenntnisse vor. Die Häufung hyperostotischer Spondylosen bei der Akromegalie weist auf einen Einfluß des somatotropen Hormones (STH) hin. Vermutlich ist die Kombination einer Vielzahl von stoffwechselbedingten, evtl. auch hereditärer Faktoren beim Entstehen der Wirbelsäulenveränderungen beteiligt (WEISKE u. MUNDING 1987).

Von den spondylotischen Veränderungen werden in erster Linie die Brustwirbelsäule und in zweiter Linie die Lenden- und Halswirbelsäule befallen. Die Knochenanlagerungen finden nur ventral und seitlich an den Wirbelkörpern statt, nicht aber dorsal oder an den kleinen Wirbelgelenken oder -bögen. Die Spondylosis hyperostotica ist deshalb meistens ein Zufallsbefund, da sie im BWS-Bereich kaum funktionelle Störungen verursacht. Nach DIHLMANN (1982) sind bei mehr kaudalem Befallsmuster die Iliosakralgelenke häufig mitbetroffen, wobei die iliosakralen Bänder verknöchern, der Gelenkknorpel im Unterschied zum Morbus Bechterew aber nicht angegriffen wird.

Radiologisches Erscheinungsbild

Der Röntgenbefund ist beim Vollbild der Spondylosis hyperostotica besonders im Bereich der Brustwirbelsäule charakteristisch: Im seitlichen Bild ist die „zuckergußartige" Knochenmasse der Osteophyten in einer Dicke von wenigen Millimetern bis zu 1 cm der Ventralseite der Wirbelkörper aufliegend und zieht in praktisch gleicher Dicke geschlossen über die Bandscheibenräume hinweg (Abb. **116**). Die Bandscheibenräume sind in ihrer Höhe nicht reduziert. Wenn wenigstens 3 Wirbelkörper miteinander durch Spondylophyten verschmolzen sind, liegt der Verdacht einer Spondylosis hyperostotica nahe (OTT 1989). An der LWS sind die Veränderungen nicht so ausgeprägt wie an der BWS, auch die HWS zeigt wenig charakteristische Befunde. Generell ist die rechte

Tabelle **25** Allgemeine klinische Unterschiede zwischen Spondylosis hyperostotica und Spondylitis ankylosans (nach *Ott* 1989)

	Spondylosis hyperostotica	Spondylitis ankylosans
Geschlecht	♂ : ♀ = 6 : 4.	♂ : ♀ = 9 : 4.
Körpertyp, Erscheinungsbild	Pykniker, Mischtypen häufig adipös.	Astheniker, Athletiker normal, häufig mager.
Manifestationsalter	6.–7. Dezennium.	2.–3. Dezennium.
Dauer	Um 10 Jahre (0–50).	Um 8 Jahre (1–30).
Initialsymptome (Stamm)	Schleichend, thorakolumbal.	Schleichend oder akut (LWS, Hüfte).
Initialsymptome (Extremitäten)	Stumm oder mild, Periarthropathien.	Remittierende Arthritiden (Kniegelenksergüsse).

Seite im a.-p. Bild stärker betroffen (OTT 1989) und gleicht damit dem Befallsmuster der Wirbelsäule bei der genuinen Spondylosis deformans (NATHAN 1962).

Klinik

Die Klinik ist viel weniger charakteristisch als bei der Spondylitis ankylosans. Häufig handelt es sich um einen Zufallsbefund, z. B. bei der Übersichtsaufnahme der Brustorgane. Es fehlt insbesondere die Versteifung weiter Wirbelsäulenabschnitte, die Lendenwirbelsäule ist ohnehin nicht so stark befallen wie die Brustwirbelsäule. Extremitätensymptome sind eher die Folge der Grunderkrankung (Diabetes) als vertebragen bedingt. Da die Spondylosis hyperostotica praktisch ausschließlich die ventralen Partien der Wirbelsäule befällt, sind neurologische Störungen im Sinne des engen Spinalkanals nicht zu erwarten.

Therapie

Therapeutisch wird man sich bei der Spondylosis hyperostotica auf allgemeine schmerzlindernde Maßnahmen beschränken können. Die richtige nosologische Einordnung kann in Fällen wo der Verdacht einer Spondylitis ankylosans bestand, erleichternd für den Betroffenen sein.

Prognose

Die Prognose der Spondylosis hyperostotica ist günstig, da sie nicht zur Frühinvalidität führt und überhaupt in einem Alter auftritt, wo andere Leiden mehr Aufmerksamkeit erheischen.

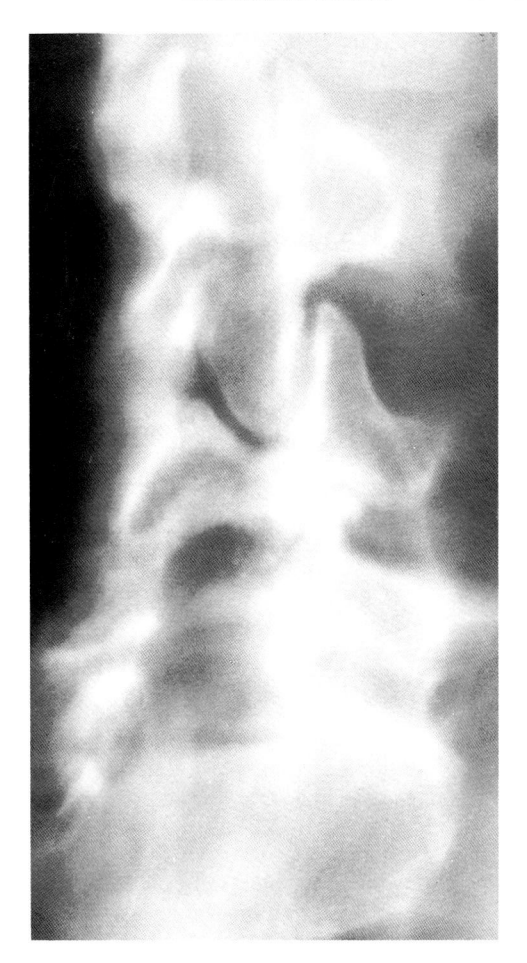

Abb. 121 Spondylarthrose im mittleren LWS-Bereich (halbschräge Tomographien). Die Gelenkfortsatzspitzen treten in Kontakt zur Interartikularportion: der zuunterst abgebildete Fortsatz ist kranial abgebogen

Spondylarthrosis deformans

Vorbemerkung: Der Terminus Spondylarthrose wird von JUNGHANNS (1977) in der Nomenclatura Columnae Vertebralis abgelehnt, da er uneinheitlich sowohl für Bandscheiben- als auch Wirbelgelenkveränderungen gebraucht wird. Ebenso wie Spondylosis deformans wird der Begriff im klinischen Alltag weiterhin für die Arthrose der kleinen Wirbelgelenke verwendet. Dabei ist die Herauslösung einer Spondylarthrose aus dem degenerativen Geschehen an der Wirbelsäule willkürlich, da die pathologischen Prozesse an den verschiedenen Strukturen mehr oder weniger parallel laufen.

Pathomorphologie

Die mit dem Verschleißprozeß an den Bandscheiben einhergehende Höhenminderung des Intervertebralraumes läßt ungewöhnliche Bewegungen zwischen den Wirbelkörpern zu und muß sich daher im gesamten Bewegungsapparat auswirken, d. h. es werden sekundär die kleinen Wirbelgelenke mitbetroffen (Abb. 121). Die Sinterung des Bandscheibengewebes führt neben der Lageabweichung im ventralen Segmentbereich zwangsläufig zu einer Fehlstellung der kleinen Wirbelgelenke. Dabei ist zu beachten, daß physiologischerweise die Orientierung der kleinen Wirbelgelenke im Bereiche der 3 präsakralen Bewegungssegmente verschieden ist. Auf dem Niveau L3/L4 ist die Gelenkspalte mehr zur Sagittalebene hin orientiert, auf dem Niveau L5/S1 mehr frontal eingestellt. Das Niveau L4/L5 nimmt eine mittlere Position ein (SCHAIK u. Mitarb. 1985). Das Prinzip der Inkongruenzarthrose der kleinen Wirbelgelenke dürfte somit der Arthrose an den übrigen Körpergelenken ähneln.

Über Knorpelulzerierung und Faserdemaskierung wird die Dicke des Gelenkknorpels aufgebracht. Reparative Veränderungen führen zu knöchernen Randlippen an den Gelenkrändern. Die Reaktion der Synovia auf diese Vorgänge besteht in einer hypertrophischen Proliferation unter Einschluß kleiner Knorpel- und Knochenherde (FARFAN 1979). Diese Absprengungen werden von ZUKSCHWERDT u. Mitarb. (1955) als freie Gelenkkörper angesehen, die für eine schmerzhafte Einklemmungssymptomatik verantwortlich gemacht werden. BENINI (1979) fand meniskoide Einschlüsse in den kleinen Wirbelgelenken bei 35% der untersuchten Lendenwirbelsäulen. Die Frage ist noch offen, ob damit Lumbagobeschwerden erklärt werden können. GILES u. TAYLOR (1987) haben Nervenendigungen in den Synovialfalten der kleinen Wirbelgelenke nachgewiesen, die Schmerzzustände in dieser Region erklären könnten.

Spondylarthrotische Veränderungen engen aufgrund ihrer nachbarschaftlichen Beziehung zum Spinalkanal und Recessus lateralis den Reserveraum für die neuralen Strukturen ein, mit möglicher Stenoseerscheinung und neurologischen Symptomen (enger Spinalkanal s. u.). Bei Sinterung der Bandscheibe können schließlich die Gelenkfacetten auf dem benachbarten Wirbelbogen aufreiten und zu periostotischen Schmerzsymptomen Anlaß geben (Abb. **121**) (NIETHARD 1980). FARFAN (1979) postuliert Bogenfrakturen an der Kontaktstelle Wirbelbogen/Gelenkfortsatz bei ausgeprägt degenerativen Veränderungen. Im fortgeschrittenen Stadium der Spondylarthrosis deformans kann ein Gelenkfortsatz zermürbt werden und somit eine zusätzliche Schwächung der mechanischen Stabilität des Segmentes eintreten. Die Folge davon ist die **Pseudospondylolisthesis** (s. u.).

Assimilationsstörungen im Bereich des präsakralen Bewegungssegmentes sind in der Lage, Überlastungsprobleme an den nächsthöher gelegenen Bandscheiben und Wirbelgelenken auszulösen. RETTIG (1959) hat dies durch Kontrastmitteldarstellung der kranialen Bandscheibe nachweisen können. KRÄMER (1986) überträgt den Begriff der präarthrotischen Deformität auf Assimilationsstörungen am lumbosakralen Übergang und spricht von einer „prädiskotischen Deformität" bei asymmetrischem Aufbau, der zu einer Überlastung des angrenzenden lumbalen Bewegungssegmentes führt. Zu diesen Asymmetrien zählt auch die nearthrotische Verbindung eines Übergangswirbels zum Sakrum in Höhe seines Querfortsatzes, wie NIETHARD (1980) feststellt.

Diagnose

Die Diagnose der Spondylarthrose ist häufig schon auf den Röntgenübersichtsaufnahmen möglich. Besseren Einblick geben Schrägaufnahmen oder die funktionelle Schrägaufnahme nach ZSERNAVICZKY u. Mitarb. (1980). Computertomographisch ist die Sklerose im Bereich der Wirbelbogengelenke und der raumfordernde Effekt der Knochenapposition mit Einengung des Recessus lateralis und des Foramen intervertebrale sicherer nachweisbar als mit konventionellen Röntgenverfahren (LACKNER u. SCHRÖDER 1980).

Klinik

Die klinischen Symptome bei Spondylarthrosen sind schlecht lokalisierbare Schmerzen. Sie werden im Bereich der Lendenregion, im Gesäß und an der Hinterseite der Oberschenkel empfunden, selten mit Ausstrahlungen weiter in die Peripherie. Es bestehen morgens nach dem Aufstehen Anlaufschwierigkeiten („steifes Kreuz"), die sich im Laufe des Tages unter Bewegung bessern. Die Schmerzen verstärken sich bei einförmiger Haltung über längere Zeit sowie bei Reklination. Im Gegensatz zu diskogenen Schmerzen verschwinden sie nicht beim Liegen. Bei der körperlichen Untersuchung findet man eine eingeschränkte Beweglichkeit des lumbosakralen Überganges, Schmerzen bei Reklination und beim aktiven Anheben der Beine in Rückenlage, verbunden mit einem reflektorischen Hartspann der Rückenmuskulatur und Druckschmerz. Die Ausbreitung bzw. Projektion der Schmerzen ist nicht radikulär und folgt deshalb eher Myotomen oder Sklerotomen und nicht Dermatomen.

Therapie

Die Therapie der Rückenschmerzen auf der Grundlage einer Spondylarthrose ist üblicherweise konservativ und umfaßt physikalische, krankengymnastische oder manualtherapeutische Maßnahmen. Zur Schmerzlinderung können milde Wärmeanwendungen, Elektrotherapie und Massage nützlich sein. Unter den Heilbädern stehen einfache Therme und Schwefelbäder an erster Stelle. Schmerzen bei Tendinosen sprechen manchmal gut auf Histaminiontophorese und Ultraschalldurchflutung an; die Umspritzung schmerzhafter Muskelansätze mit kleinen Glukokortikoidmengen oder die Infiltration mit einer 2%igen Procainlösung wirkt oft gut. GERBER (1987) empfiehlt ebenfalls diese Maßnahme in therapieresistenten Fällen, vermißt jedoch beweiskräftige Studien in der Literatur.

Durch Applikation anästhesierender, entzündungshemmender oder entquellender Mittel an den Ort des Geschehens im lumbalen Bewegungssegment, kann man einen direkten Einfluß auf die Schmerzen gewinnen. Die lokale Injektionsbehandlung der Spondylarthrose zielt auf die lumbalen Wirbelgelenke, die mit oder ohne Kontrolle im Röntgenbildverstärker erreicht werden können.

Es genügt, daß die Gelenkkapsel infiltriert wird, die aufgrund ihrer reichlichen Versorgung mit Nozizeptoren selbst Ausgangsort der Beschwerden ist. Meistens ist das Vorschieben der Nadel in den Gelenkspalt durch Osteophytenbildung erschwert oder unmöglich. Die lumbalen Wirbelgelenke sind mit einer langen dünnen Kanüle einen Querfinger paraspinal genau in der Mitte zwischen zwei Dornfortsätzen zu erreichen. 2–3 ccm eines Lokalanästhetikums, vermischt evtl. mit einem Depotkortikoid, sind pro Gelenk ausreichend. Die Technik ist bei SCHLEBERGER u. KRÄMER (1982) beschrieben. Die Facetteninfiltration kann auch in der Evaluation eines Lumbagopatienten für eine Fusionsoperation eingesetzt werden.

Die Ausschaltung der Nozizeptoren der Wirbelgelenke hat die *Facettendenervation* zum Ziel. Mittels Hochfrequenz wird ein gewisses Gewebsvolumen im Bereiche der Wirbelgelenke durch Thermokoagulation denerviert. Im Patientenkollektiv von HILDEBRANDT u. WEYLAND (1987) sind die kurz- bis mittelfristigen Erfolge mit Schmerzfreiheit bei 45% der Patienten innerhalb des ersten Jahres und langfristig mit über einem Jahr Schmerzfreiheit bei 24% nur als mäßig zu bezeichnen. Bei STAUDTE u. Mitarb. (1984) und SCHULTIZ u. LENZ (1984) werden die Kriterien des Behandlungserfolges ebenso wie bei vielen anderen Autoren nicht genannt; als positives Ergebnis wurde in diesen Untersuchungen lediglich eine Schmerzreduktion um 50% angegeben.

Eine Reihe entlordosierender Mieder und Korsette dient der Belastungsminderung der kleinen Wirbelgelenke. Die sicherste Wirkung erreicht man durch ein Mieder mit Überbrückungspeloten, z. B. das Hohmannsche Überbrückungsmieder. Es unterstützt die Bauchpresse und stellt die schmerzhaften Gelenke ruhig. Die nachteilige Wirkung akzentuierter Lordose der LWS auf die kleinen Wirbelgelenke und damit der günstige Effekt einer kyphosierenden Haltung werden von BECKERS u. BEKAERT (1991) herausgestellt.

Lumbale Spinalkanalstenose

Geschichtlicher Überblick

Der Beschreibung des lumbalen Bandscheibenvorfalls als eigenständigem Krankheitsbild durch MIXTER u. BARR (1934) folgend, ist das lumbale Bandscheibenleiden lange Zeit verallgemeinernd als einzige Ursache für das Ischiasleiden angesehen worden. Im Verlauf der letzten beiden Jahrzehnte ist zunehmend deutlicher geworden, daß die lumbale Diskushernie nur eine Form der Nervenwurzelkompression darstellt. Die ossäre Einengung des lumbalen Spinalkanals als zweite Form erlangt zunehmend mehr klinische Relevanz.

Die Symptome des engen Spinalkanals sind allerdings schon früher beschrieben worden. SACHS u. FRAENKEL (1900), OPPENHEIM u. KRAUSE (1909) und BLAILY u. CASAMAJOR (1911) kannten bereits die Klinik der Claudicatio intermittens und ihre Behebung durch eine Laminektomie. VAN GELDEREN (1948) schilderte die typischen Lähmungszustände an den Beinen eines Mannes in vorgerücktem Alter, die als neurogen angesehen werden und von ihm ein „orthotisches (lordotisches) Kaudasyndrom" benannt wurde, da es vornehmlich in Lordose der LWS auftrat. Bis zur eingehenden Neubeschreibung durch VERBIEST (1949, 1954) erschienen nur wenige Publikationen zu diesem Thema.

Nachhaltig wurde die pathomorphologische Erforschung des Syndroms des engen Spinalkanals durch die routinemäßige Anwendung der axialen Computertomographie an der Wirbelsäule gefördert (SCHELDON u. Mitarb. 1977). Die bisherige radiologische Technik inkl. Myelographie hat nur die sagittale Ebene bzw. die Interpedunkulardistanz des Spinalkanals darstellen können. Die Stenose des Wurzelkanals (Recessus lateralis) entgeht jedoch dabei der bildlichen Darstellung (NAYLOR 1979). Die Computertomographie ergibt exakte Messungen aller Durchmesser in der Transversalebene, wobei die laterale Verengung sowie symmetrische und asymmetrische Stenosen gut erkennbar sind (Abb. **122**).

Definition

Obgleich auch die Protrusion bzw. der Prolaps von Bandscheibengewebe in den Wirbelkanal zu einer Lumenverengung führen, wird unter dem Begriff des engen Spinalkanals nur die ossäre Einengung verstanden (POSTACCHINI 1989). Nicht selten liegen aber beide Störungen gleichzeitig vor, d. h. auf dem Boden einer Spinalkanalstenose führt ein vergleichsweise kleiner Diskusprolaps zu ernsteren Folgen als ein viel größerer Prolaps in einem breiten Recessus lateralis. Das gemeinsame Vorkommen einer ossären mit einer Weichteilkomponente wird von KIRKALDY-WILLIS (1974) kombinierte Stenose genannt. Die Aufpropfsituation dürfte überhaupt einen Großteil der klinische Symptome verursachenden Diskusprolapse ausmachen, wie PORTER (1978) anhand von Ultraschalluntersuchungen nachwies.

VERBIEST (1949) hat das Krankheitsbild des engen Spinalkanals quantitativ zu erfassen gesucht. Bei einer Reduktion des sagittalen Kanaldurchmesser im Lumbalbereich auf 12–10 mm spricht er von einer relativen, bei einer Reduktion unter 10 mm von einer absoluten Wirbelkanalstenose. Die Festlegung einer Grenze ist im internationalen Schrifttum uneinheitlich und widersprüchlich. BENINI (1986) lehnt eine starre Eintei-

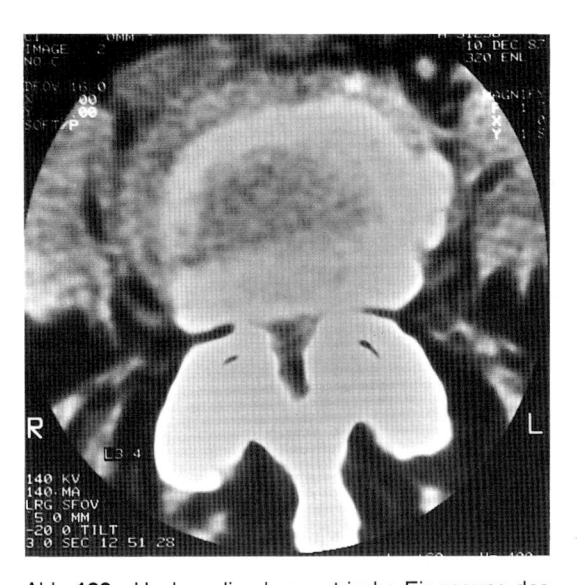

Abb. **122** Hochgradige konzentrische Einengung des Spinalkanals durch Vergrößerung der Wirbelbogen und der Gelenkfortsätze auf dem Niveau L3/L4. Ein Recessus lateralis ist nicht mehr erkennbar (85jährige Patientin)

lung ab. EISENSTEIN (1977) sieht schon Weiten unter 15 mm als stenotisch an. DORWART (1983) kam aufgrund von CT-Studien zu einer kritischen Grenze von 12 mm des sagittalen Durchmessers. Wir wissen allerdings auch, daß eine Einengung der Spinalkanalweite im Alter physiologisch ist (UDEN u. Mitarb. 1985). Generell wird die Auffassung vertreten, daß der sagittale Durchmesser mehr klinische Relevanz hat als der Interpedunkularabstand (VERBIEST 1954, SCHATZKER u. PENNAL 1968, EISENSTEIN 1977). In einer weit gefaßten Definition von EPSTEIN u. EPSTEIN (1987) ist die Stenose des Spinalkanals definiert als Diskrepanz zwischen der Weite des Kanals und seinem Inhalt, d. h. den neuralen Strukturen. Ätiologische Momente werden dabei zunächst nicht berücksichtigt.

Ätiologie

ARNOLDI u. Mitarb. (1976) haben die möglichen ätiologischen Ursachen der Spinalkanalstenose in einer allgemein akzeptierten Weise systematisiert. Der primär enge Spinalkanal umfaßt angeborene Knochenaufbaustörungen, kongenitale Mißbildungen und idiopathische Formen: auf sie wird hier nicht eingegangen. Der sekundär enge Spinalkanal entsteht meist auf dem Boden degenerativer Veränderungen der Wirbelsäule (Tab. **26**).

Die Ätiologie der für die Claudicatio intermittens nervosa typischen klinischen Symptome ist noch unklar. Es werden sowohl eine mechanische Beeinträchtigung neuraler Strukturen (JOFFE u. Mitarb. 1966, TILE u. Mitarb. 1976) als auch eine Ischämie der Nervenwurzeln des Rückenmarks (EVANS 1964, RAU 1973) diskutiert.

Pathogenese

Die Entwicklung des degenerativ engen Spinalkanals geht nach KIRKALDY-WILLIS (1974) stufenweise vor sich (Abb. **123**). Im Zusammenhang mit der Bandscheibendegeneration kommt es zu einer Fehlstellung und Überlastung der kleinen Wirbelgelenke, wodurch ein typischer Arthroseprozeß eingeleitet wird. Die Spondylarthrose führt über Knorpelschwund und Kapsellockerung zur Instabilität des betreffenden Bewegungssegmentes. Die daraus resultierende Fehlstellung der kleinen Wirbelgelenke zieht wiederum deren Überlastung nach sich, was zur Hypertrophie der Gelenkfortsätze und Wirbelbögen führt; schließlich kann auch das Lig. flavum an Volumen zunehmen (VAN GELDEREN 1948, EPSTEIN u. EPSTEIN 1984).

Verständlicherweise ist der degenerative Prozeß an den mechanisch stärker belasteten kaudalen Wirbeln ausgeprägter als kranialwärts. Spondylophytenbildungen an der Wirbelkörperrandleiste zusammen mit der Verplumpung der dorsalen Wirbelpartien führen zu einer ringförmigen Stenosierung des betroffenen Wirbelsegmentes. Einengungen sind von allen Seiten des normalerweise kleeblattförmig gestalteten Spinalkanals möglich (Abb. **124 a, b**).

Bei Befall mehrerer Segmente entsteht bei der Myelographie das Bild der multisegmentalen Stenose mit mehreren sanduhrförmigen Einengungen (Abb. **125**). Entsprechend dem Fortschreiten der degenerativen Veränderungen kann zuerst nur der Recessus lateralis mit der darin liegenden Wurzel betroffen sein. Später, wenn das gesamte Lumen eingeengt ist, kann sich eine Querschnittssymptomatik ähnlich dem Cauda-equina-Syndrom entwickeln (WALKER 1974). In jedem Fall hat die ursprüngliche Weite des Spinalkanals eine determinierende Funktion, ab welchem Ausmaß der Um- und Anbauten mit einer klinisch relevanten Einengung gerechnet werden muß.

Die Kombination aus lumbaler und zervikaler spinaler Stenose ist nach EDWARDS u. LAROCCA (1985) gehäuft, nach EPSTEIN u. EPSTEIN (1987) eher selten. EPSTEIN (1989) fand bei 100 operativ angegangenen lumbalen Spinalkanalstenosen das gleichzeitige Vorliegen einer zervikalen Spinalkanalstenose in 15 Fällen.

Pathomorphologie

Der lumbale Spinalkanal hat eine genetisch determinierte Weite. Individuell unabhängig hat er seine geringste Ausdehnung in Höhe L3/L4. Die Meßpunkte gehen aus Tab. **27** hervor.

GOUZIEN u. Mitarb. (1990) analysierten die verschiedenen Spinalkanaldurchmesser, abhängig von der Größe der untersuchten Person. Sie fanden dabei keine Korrelation mit dem sagittalen Durchmesser, wohl aber einen Zusammenhang mit der Interpedunkulardistanz. Je nach Bereich innerhalb des Spinalkanals können die begrenzenden Strukturen eine Lumeneinengung bewirken. Die Weitenminderung ist Folge stenosierender Prozesse wie Hypertrophie der Gelenkfortsätze, arthrotische Randzackenbildungen an den kleinen Wirbelgelenken, Verdickung des Lig. flavum, Vergrößerung der Wirbelhinterkanten durch dorsale Spondylophyten sowie der Verschiebung zweier Wirbel gegeneinander. Um eine dynamische Stenose handelt es sich, wenn auf-

Tabelle 26 Klassifikation der lumbalen Spinalkanalstenose

Primär:	Sekundär:
– angeborene Knochenaufbaustörungen,	– degenerativ,
– kongenitale Mißbildungen (Chondrodysplasie u. a.),	– Spondylolisthesis (degenerativ oder bei Spondylolyse),
– idiopathisch.	– postoperativ (nach Laminektomie bzw. Spondylodese),
	– posttraumatisch,
	– bei Morbus Paget.

Lendenwirbelsäule 1.147

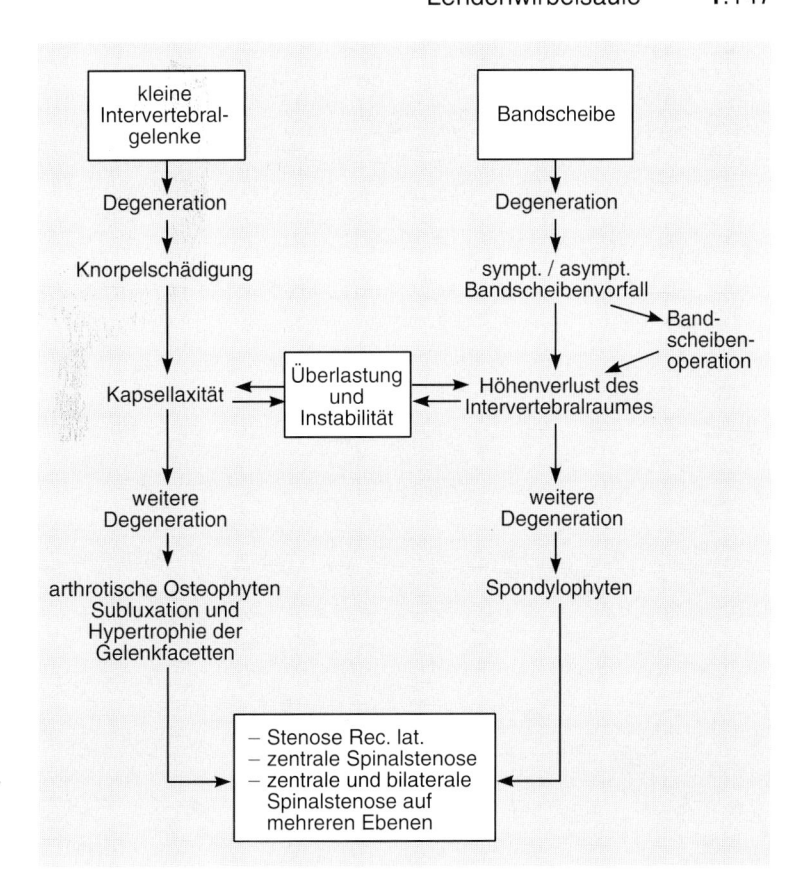

Abb. 123 Pathogenese der Spinalkanalstenose (nach *Keim* u. *Kirkaldy-Willis* [1980], modifiziert von *Kaisser* [1982])

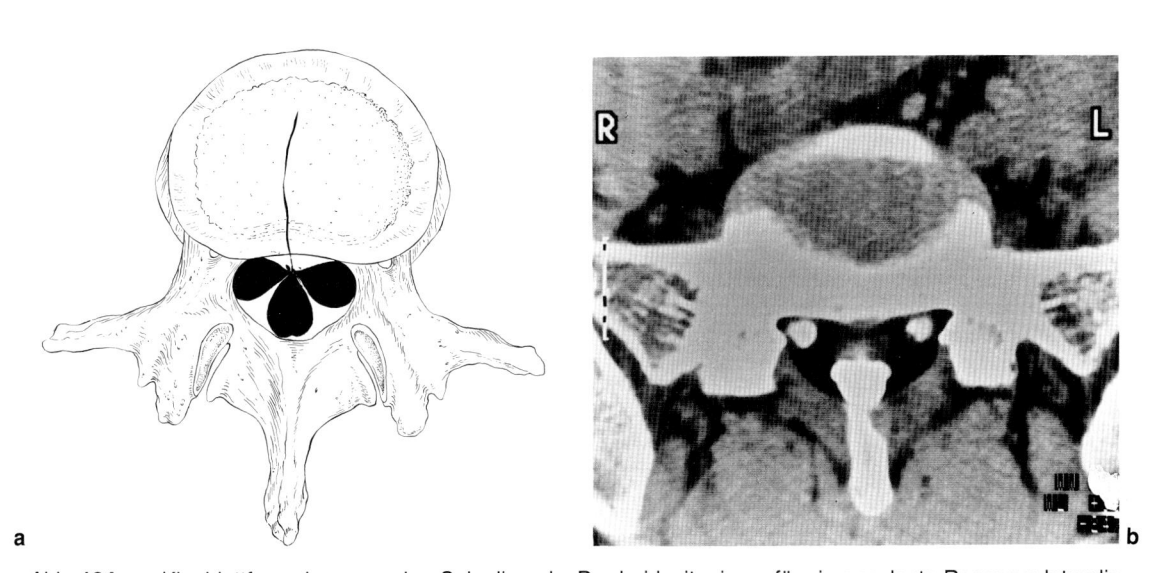

Abb. 124 **a** Kleeblattform des normalen Spinalkanals. Der beidseits rinnenförmig angelegte Recessus lateralis entspricht den beiden seitlichen Blättern. **b** Normale Form und Weite des lumbalen Spinalkanals in Höhe S1. Die beiden Wurzeln liegen seitlich in den Nischen des Spinalkanals (Recessus lateralis) (CT-Myelographie)

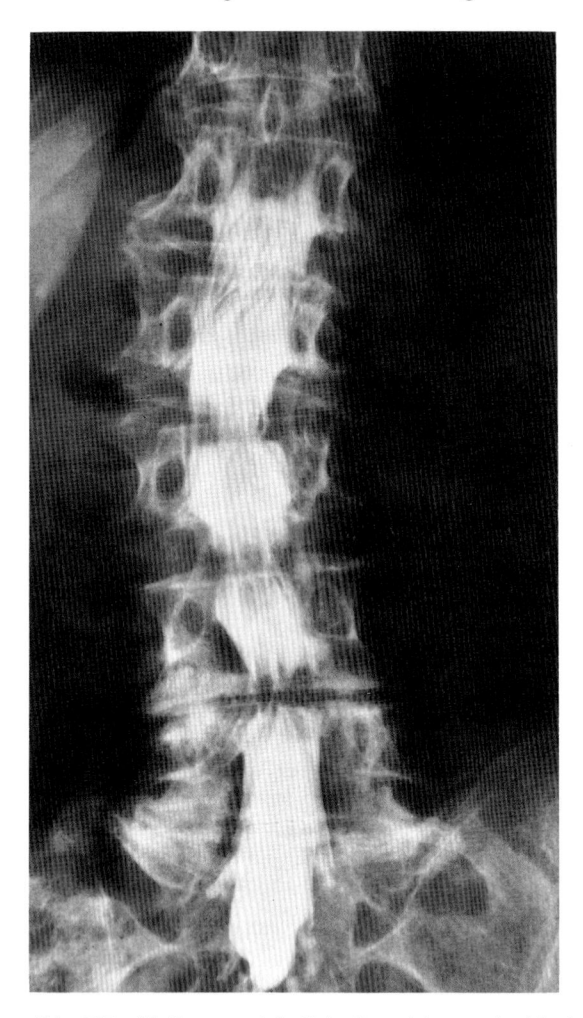

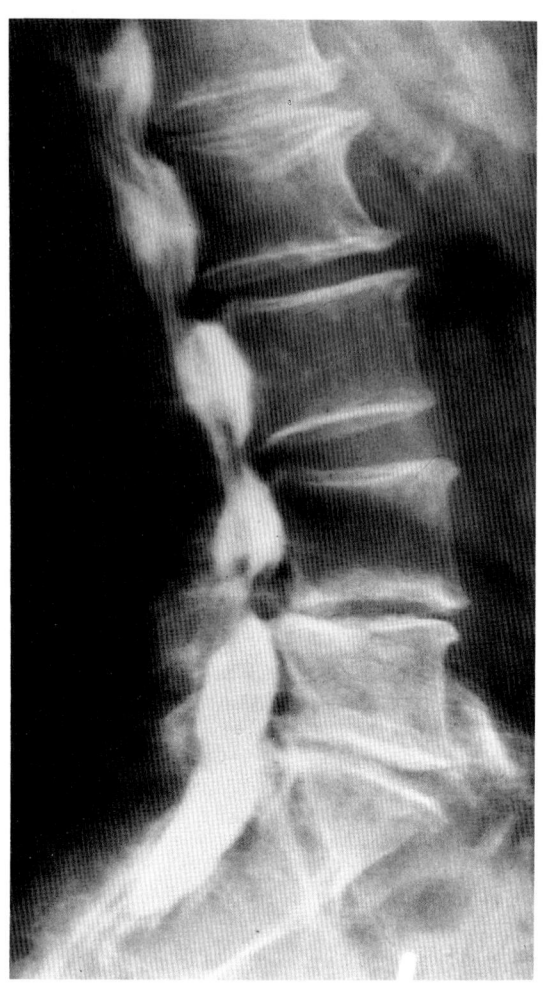

Abb. 125 Multisegmentale Spinalkanalstenose im Myelogramm bei einer 79jährigen Patientin. Typische Claudicatio-spinalis-Beschwerden

Tabelle 27 Höchste und tiefste Meßwerte für den sagittalen Spinalkanaldurchmesser im Zentrum (aus *Postacchini, F.:* Lumbar Spinal Stenosis. Springer, Berlin 1989)

	Kranial (mm)	Kaudal (mm)
L1	15,2–18,2 (1,5)	14,7–18,1 (1,7)
L2	14,7–18,1 (1,7)	14,8–18,2 (1,7)
L3	14,0–17,6 (1,8)	14,1–17,7 (1,8)
L4	12,6–17,6 (2,5)	12,6–17,4 (2,4)
L5	13,6–18,6 (2,5)	13,8–20,0 (3,1)

(in Klammern Standardabweichung)

grund pathologisch vermehrter Beweglichkeit innerhalb eines Bewegungssegmentes bei Reklination ein leichtes Zurückgleiten des kranialwärts liegenden Wirbels (Retorlisthesis) auftritt und dabei den Spinalkanal einengt (Abb. 89).

Die Stenosierung des Wirbelkanals kann in verschiedenen pathomorphologischen Bildern auftreten. Von KIRKALDY-WILLIS u. YONGHING (1983) wird eine zentrale Stenosierung von einer fixierten bzw. dynamischen lateralen Einengung abgetrennt. Die zentrale Einengung nimmt ihren Ausgang hauptsächlich von den kaudalen Gelenkfortsätzen, die sich durch osteophytäre Anbauten medialwärts vergrößern. Die laterale fixierte Einengung hat dagegen die kranialen Gelenkfortsätze als Stenoseursache. Bei der dynamischen lateralen Stenosierung sind die anatomischen Veränderungen noch gering. Infolge Laxität der Gelenkkapsel bei gleichzeitiger Bandscheibendegeneration kann bei rotatorischen Bewegungen bzw. bei Wirbelsäulenreklination einer der seitlichen Wurzelkanäle okkludiert werden. Die kritische Weite des Recessus lateralis mit normalerweise 3 mm ist rasch unterschritten. In der Regel erfährt ein subkritisch enger Spinalkanal durch Spondylolisthesis, Osteophyten oder Ligamenthypertrophie als neuem Element erst die kritische Einengung, die zu Symptomen führt (VERBIEST 1984).

Zentrale Wirbelkanalstenose

Degenerative Veränderungen an den Bandscheiben ziehen früher oder später Reaktionen an den benachbarten Wirbelkörpern nach sich. Obschon Spondylophyten vorwiegend an den ventralen Wirbelabschnitten gebildet werden, sind sie auch an der Wirbelhinterkante bekannt. Dorsale Spondylophyten (Abb. **119**) engen entweder im zentralen oder im lateralen Kanalbereich das Lumen ein. Ihre Entstehung bedarf eines längerdauernden Prozesses, weshalb sie andere Symptome hervorrufen als diskogene Kompressionen. Im zentralen Bereich des Wirbelkanals ist die Raumreserve größer als in den seitlich gelegenen Partien, weshalb das Volumen eines medianen Spondylophyten größer sein muß als in den seitlichen Nischen, um klinisch symptomatisch zu werden.

Recessus lateralis

Die Lokalisation stenosierender Prozesse betrifft häufiger die lateralen Partien des Wirbelkanals (Recessus lateralis) (Abb. **126**).

Der Recessus lateralis ist ein beidseits angelegter Teil des ossären Spinalkanals. Der Kanal hat die Form eines osteofibrösen Halbzylinders, der zur Medianen hin geöffnet ist. Sein Inhalt sind die Duralsacktaschen und die darin enthaltenen Spinalnervenwurzeln. Die Nischen des Recessus lateralis werden durch verschiedene Strukturen begrenzt, weshalb sein Verlauf zweckmäßigerweise in drei Abschnitte unterteilt wird, den retrodiskalen, parapedikulären und foraminalen (VITAL u. Mitarb. 1983). Die ventrale Wand wird vom lateralen, mehr oder weniger konkaven Teil des Wirbelkörpers und vom lateralen Teil der Bandscheibenrückfläche gebildet, seine laterale Wand bildet der konkave Teil der Bogenwurzel, nach dorsal schließen ihn der kraniale Gelenkfortsatz, der Bogen und das Lig. flavum ab. In Beziehung zum Recessus lateralis steht auch der untere Gelenkfortsatz (Abb. **127**). Die gesamte Länge des Wurzelkanals entspricht somit dem Austritt der Spinalnervenwurzeln aus dem Duralsack bis zum Eintritt in das Foramen intervertebrale.

Wurzeln in einem breiten Recessus lateralis können einer Raumforderung besser ausweichen als in einem engen Rezessus. Die Kombination aus kurzer Wurzeltasche und engem Rezessus kann leichter zu Wurzelkompressionen führen (BENINI 1986). Eine lateral gelegene Bandscheibenprotrusion oder ein Prolaps wird im retrodiskalen Raum die Wurzel einengen, da sie im Recessus lateralis zu liegen kommt. Bei Inklination/Reklination verändert sich der sagittale Durchmesser des Rezessus geringfügig, wodurch die darin enthaltene Wurzel eine andere Position einnimmt; bei Reklination kommt sie mehr dorsal zu liegen. Verdickungen des Lig. flavum (RAMSEY 1966) haben Konsequenzen auf das Lumen des Wurzelkanals. Besonders engen arthrotische Veränderungen an den kleinen Wirbelgelenken den Recessus lateralis ein und üben stenosierende Wirkung auf die Nervenwurzeln (Abb. **122**) aus. CIRIC u. Mitarb.

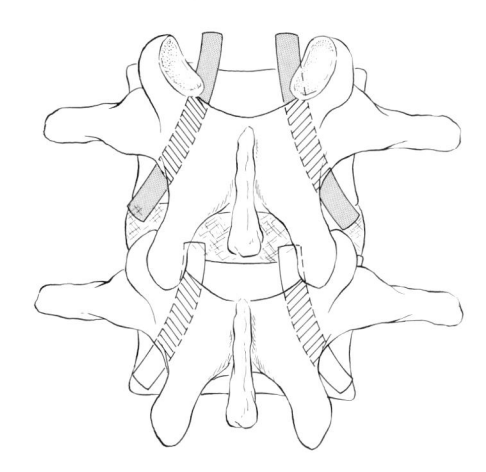

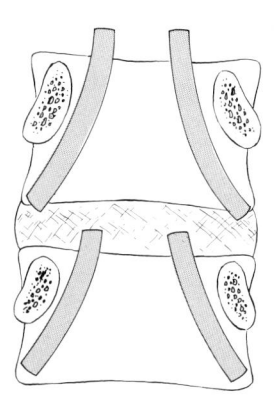

Abb. **126** Verlauf des Recessus lateralis als gedachte Röhre im seitlichen Abschnitt des Wirbelkanals. Oben mit intakten dorsalen Strukturen, unten nach Wegnahme der dorsalen Wirbelbogenanteile

(1980) haben bei Patienten mit dem Symptom des engen Recessus lateralis in 50% eine Verringerung seiner Weite unter 3 mm gemessen. Reduktion seines Durchmesser auf 2 mm und darunter wird als sicher pathologisch angesehen.

Degenerative Wirbelverschiebungen

Die Olisthesis zweier benachbarter Wirbel ohne Spondylolyse ist nur bei stark degenerativ veränderten Bandscheiben möglich. Der damit einhergehende Verlust an intrinsischem Halt der Wirbelsegmente führt entweder zur Retrolisthesis (Abb. **89**) (DIHLMANN 1966) oder Pseudospondylolisthesis (JUNGHANNS 1931) (Abb. **128a, b**). Das Drehgleiten ist eine Kombination aus beidem.

Am häufigsten wird die Pseudospondylolisthesis auf dem Niveau L4/L5 und die Retrolisthesis zwischen L5/S1 beobachtet. Die Verschmälerung der letzten präsakralen Bandscheibe führt aufgrund der schiefen Ebene der in die Frontalebene eingestellten kleinen Wirbelgelenke zwangsläufig zu einer nach dorsal gerichteten Gleitkomponen-

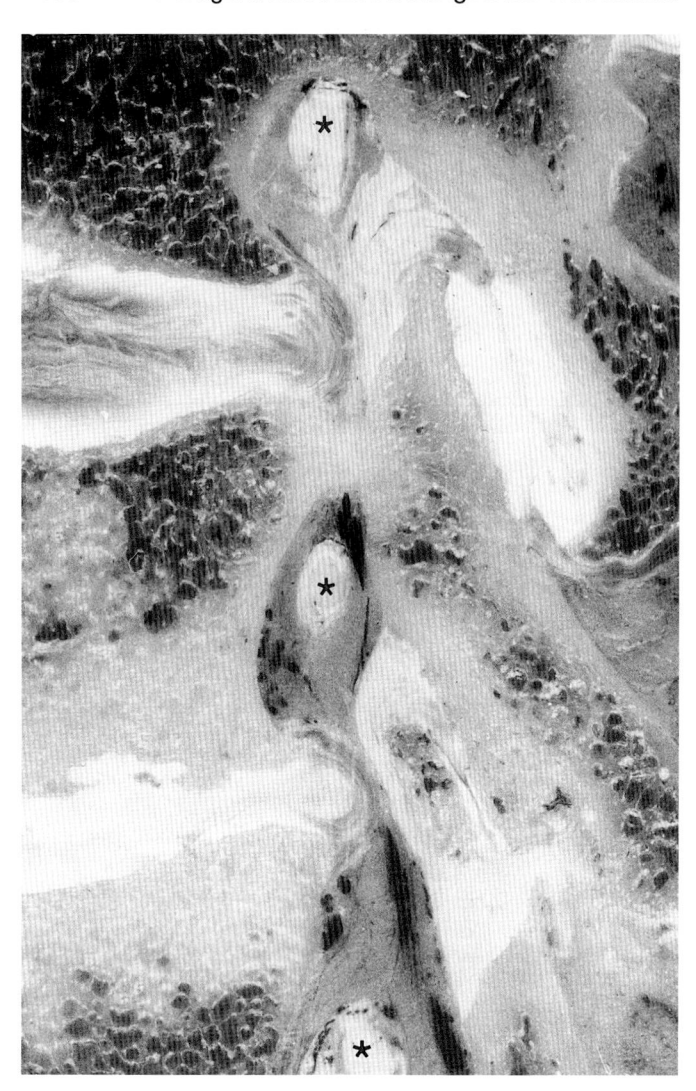

Abb. 127 Paramedianer Sagittalschnitt durch die Lendenwirbelsäule in Höhe des Foramen intervertebrale. Erkennbar sind 3 Spinalnervenwurzeln (★). In enger räumlicher Beziehung stehen der obere und untere Gelenkfortsatz sowie bei Protrusion Teile der Bandscheibe.
(Die Abb. wurde freundlicherweise von W. Rauschning, Uppsala, zur Verfügung gestellt)

te des darüber liegenden Wirbels, treffend Retrolisthesis (DIHLMANN 1966) genannt. Das Dorsalgleiten des höher liegenden Wirbels hat wiederum eine Annäherung seiner Hinterfläche an den kranialen Gelenkfortsatz des darunter liegenden Wirbels, also in der Regel des 1. Sakralwirbels, zur Folge. Die veränderte Lagebeziehung der beiden Wirbel zieht in der Folge wiederum eine Einengung des Foramen intervertebrale nach sich, mit evtl. klinischen Ausfallerscheinungen.

Lockerung oder Verlust der Verklammerung zweier Wirbel infolge degenerativer Veränderungen an Bandscheibe und kleinen Wirbelgelenken führt zur segmentalen Instabilität und der Tendenz, daß der kranial liegende Wirbel nach vorne gleitet. Bei der Pseudospondylolisthesis (im engl. Sprachraum meist degenerative Spondylolisthesis genannt) sind immer die kleinen Wirbelgelenke arthrotisch verändert bzw. zerstört. Am häufigsten sind die kranialen Gelenkfortsätze von L5 davon betroffen.

SCHMITZ u. ANTONIADIS (1986) fanden mit maximal 10 mm keine extremen Gleitwege wie bei der Spondylolisthesis vera. EPSTEIN u. EPSTEIN (1987) führen die Begrenzung der Gleitstrecke auf 10 mm auf ein Anschlagen der kaudalen Gelenkfortsätze an den Körper des darunter liegenden Wirbels zurück. Damit ist dem Gleitprozeß ein natürlicher Halt gesetzt. WILTSE (1976) stellt dann auch fest, daß der Gleitweg nicht größer als 30% des sagittalen Wirbelkörperdurchmessers sein kann. Von ihm ist eine Vergrößerung des unteren Gelenkfortsatzes des 4. Lendenwirbels beschrieben worden (WILTSE 1984).

Die pathologischen Veränderungen sind nur ausnahmsweise symmetrisch. In der Regel findet sich eine rotatorische Komponente mit kurzer skoliotischer Ausbiegung in Höhe des betroffenen Segmentes. Degenerative Spondylolisthesen werden nach WILTSE (1976) 10mal häufiger in Höhe des 4. Lendenwirbels gefunden als in benachbarten Niveaus. Das degenerative Wirbelgleiten tritt häufiger bei Frauen auf. Vor dem Manifestwerden altersbedingter Abnützungserscheinungen, d. h.

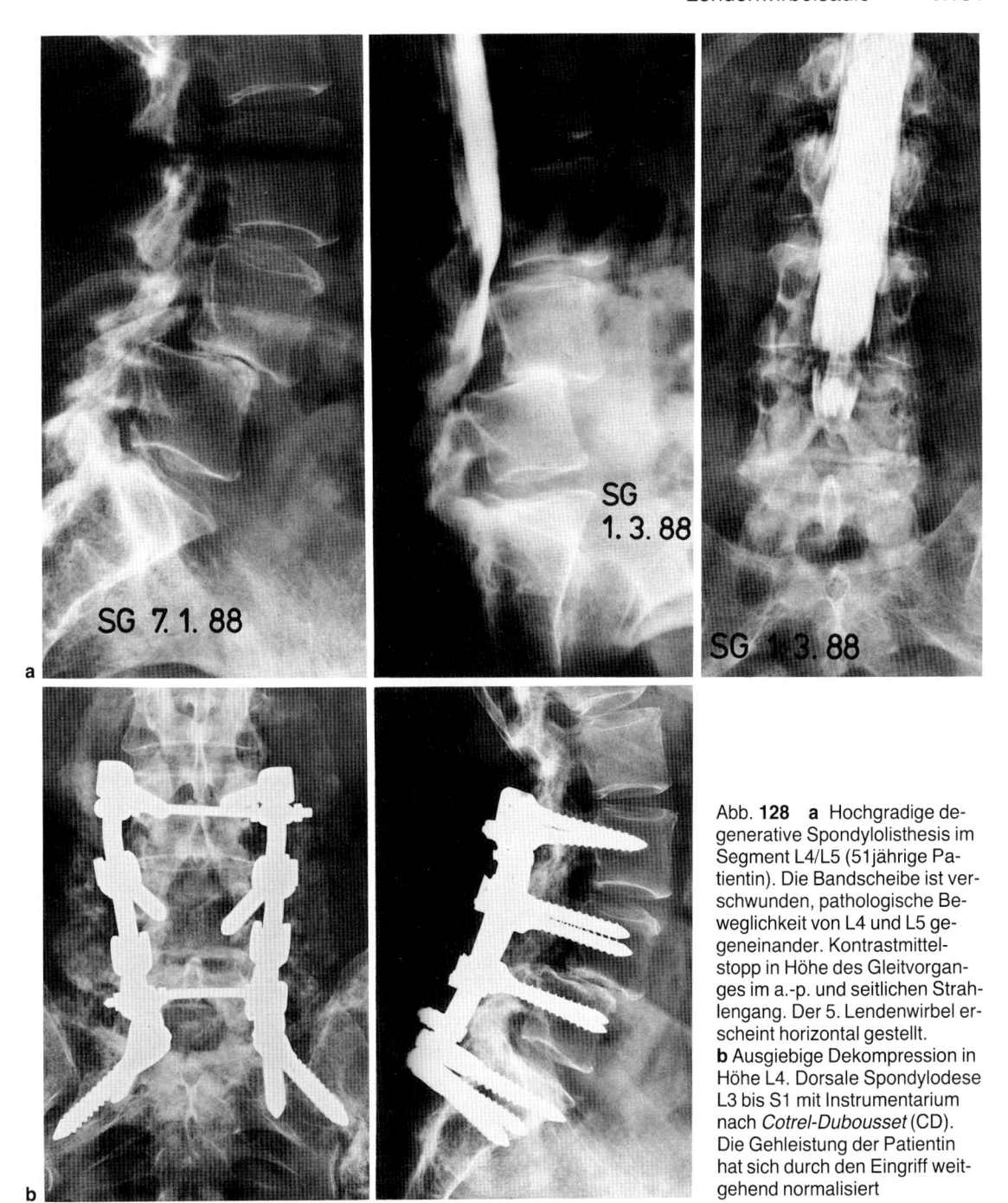

Abb. 128 a Hochgradige degenerative Spondylolisthesis im Segment L4/L5 (51jährige Patientin). Die Bandscheibe ist verschwunden, pathologische Beweglichkeit von L4 und L5 gegeneinander. Kontrastmittelstopp in Höhe des Gleitvorganges im a.-p. und seitlichen Strahlengang. Der 5. Lendenwirbel erscheint horizontal gestellt.
b Ausgiebige Dekompression in Höhe L4. Dorsale Spondylodese L3 bis S1 mit Instrumentarium nach *Cotrel-Dubousset* (CD). Die Gehleistung der Patientin hat sich durch den Eingriff weitgehend normalisiert

vor dem 40. Lebensjahr, ist das degenerative Wirbelgleiten unbekannt (WILTSE 1976, EPSTEIN u. EPSTEIN 1987).

Bei der überwiegenden Lokalisation der Pseudospondylolisthesis zwischen L4/L5 sind gehäuft morphologische Abweichungen in diesem Bewegungssegment gefunden worden. WILTSE (1976) beobachtet vermehrt quadratisch geformte präsakrale Wirbel. Bei der Spondylolisthesis vera liegt sonst eine Keilform des präsakralen Wirbels vor. Die Abwinklung zwischen unterer Lendenwirbelsäule und dem Sakralplateau ist vermindert, wodurch die Wirbelsäule steil gestellt erscheint (Abb. **128a**).

Vergleicht man den Gleitprozeß bei der Spondylolisthesis vera mit der Pseudospondylolisthesis, so fällt die größere Schmerzhaftigkeit der degenerativen Form auf. Klinische Bedeutung erlangt sie in erster Linie durch ihre stenosierende Eigenschaft. Auf zwei Wegen verengt sie das Lumen des Spinalkanals. Erstens führt die ventrale Gleitkomponente zu einer Reduktion des zentralen Kanalabschnittes, indem der mit nach vorne gleitende Bogen von hinten den Duralsack mitnimmt. Im myelographischen Bild imponiert zuweilen eine abgescherte Kontrastmittelsäule (Abb. **128a**).

Eine Etage tiefer, am lumbosakralen Übergang, nimmt die Ausdehnung des Spinalkanals wieder zu (Tab. **27**). Zusammen mit der Verjüngung des Duralsackes vergrößert sich der epidurale Raum. Damit wird die geringere Anfälligkeit des unmittelbar präsakral liegenden Segmentes bzw. der neuralen Strukturen für klinisch relevante Symptome erklärt.

Klinik des engen Spinalkanals

Die Symptomatik des engen lumbalen Spinalkanals äußert sich in einem wechselhaften klinischen Bild in Form der Claudicatio intermittens spinalis. VAN GELDEREN (1948) hat sie als ein orthotisches (lordotisches) Kaudasyndrom beschrieben: „... nach etwa viertelstündigem Gehen oder Stehen wird besonders an der Vorderseite der Beine eine ansteigende Taubheit verspürt. Gehen oder Stehen wird unsicher, später gesellt sich Muskelschwäche hinzu."

In der Vorgeschichte sind immer langjährige Episoden von lumbalen Schmerzen bekannt, gelegentlich kombiniert mit radikulären Symptomen. Typischerweise verspürt der Patient mit neurogener Claudicatio nach dem Zurücklegen kurzer Wegstrecken in einem oder beiden Beinen Schmerzen und/oder neurologische Störungen wie Taubheitsgefühl und Schwäche bis zur vorübergehenden Lähmung, die das Weitergehen verhindern. Nach einer kurzen Ruhepause, am besten bei gleichzeitiger Kyphosierung der LWS, verschwinden die Beschwerden wieder: Symptome, auf die VAN GELDEREN (1948) schon aufmerksam gemacht hat. Charakteristischerweise treten sie bilateral auf. Die Symptomatik ist der bekannten gefäßbedingten Claudicatio intermittens ähnlich, bei der starke Schmerzen in den Beinen zum Stehenbleiben zwingen und die Fußpulse abgeschwächt oder nicht mehr tastbar sind.

Morgendliche Steifigkeit, verbunden mit Rückenschmerzen und dem Gefühl der eingeschlafenen Beine, Kältegefühl, Parästhesien usw. sollten an das Vorliegen eines engen Spinalkanals denken lassen. Ruhe und Liegen mit angewinkelten Beinen vermindern die Beschwerden. Da die lumbale Spinalkanalstenose vornehmlich Patienten jenseits der 5. Lebensdekade betrifft (KIRKALDY-WILLIS 1974, MACNAB 1977), können gleichzeitig vorliegende Arthrosen der großen Körpergelenke über Beugekontrakturen und Verkippung des Beckens einen lordosierenden Effekt ausüben. Die verstärkte Einengung des lumbalen Spinalkanals in Form der dynamischen Stenosierung bei Reklination kann als Provokationstest benutzt werden.

Diagnostik

Bei den Stenosen des Wirbelkanals finden sich diffuse neurologische Abweichungen: Es besteht ein Mischbild mit Ausfällen der Motorik und Sensibilität. Reflexabschwächung und EMG sind nur schwer einzelnen Nervenwurzeln zuzuordnen. Die Sensibilitätsstörungen halten sich häufig nicht an Dermatomgrenzen. Das Lasègue-Zeichen ist meist negativ, ein „gekreuzter Lasègue" ist niemals zu finden. Ohne zusätzliche invasive Diagnostik ist die Diagnosesicherung erschwert. Diagnostisch hinweisend ist allerdings oft schon das Übersichtsröntgenbild der Wirbelsäule, das aufgrund ausgeprägter Erniedrigung des Intervertebralraumes und Spondylarthrose den Verdacht auf eine spinale Stenosierung aufkommen läßt. Baastrup-Zeichen an den Dornfortsätzen und Verringerung des interlaminären Abstandes im a.-p. Röntgenbild sind Verdachtsmomente für einen engen Spinalkanal.

Von BENINI (1986), AEBI (1987) und EPSTEIN u. EPSTEIN (1987) wird der myelographischen Untersuchung nach wie vor eine entscheidende Bedeutung beigemessen. Es gibt zwar keine Korrelation zwischen myelographischem Befund und Beschwerden, ebenso wie ein verringerter Spinalkanaldurchmesser über 40 Altersjahren ein häufiger CT-Befund ist, ohne daß Beschwerden vorhanden sind (AEBI 1987). Die Punktion des Spinalkanals anläßlich der Myelographie ist infolge des Baastrup-Phänomens im Bereiche der Dornfortsätze häufig erschwert. Typisch sind eingeschnürte, sanduhrförmige Duralsackabschnitte (Abb. **125**), die bis zum Stop der Kontrastmittelsäule reichen (Abb. **128a**), sowie schlechte Füllung der Wurzeltaschen.

Die CT-Untersuchung macht Veränderungen besonders gut im Recessus lateralis sichtbar (Abb. **122**). Der sagittale Durchmesser läßt sich ebenso beurteilen wie der transversale. ULLRICH (1980) mißt nicht die Distanzen, sondern berechnet den Flächeninhalt. DORWART (1983) und LARSEN (1985) weisen auf das Fehlen des epiduralen Fettgewebes hin, ein sonst im Lumen des Spinalkanals ubiquitär anzutreffendes Gewebe.

Differentialdiagnose

Schmerzhafte Symptome an den unteren Extremitäten, verbunden mit Kraftschwund, können vielerlei Ursachen haben. Arthrosen sind bei der Erhebung des körperlichen Befundes zu berücksichtigen, und der Gefäßstatus ist zu überprüfen. Eine Diskushernie führt zu Ausfällen am gleichen Erfolgsorgan, doch läßt sie sich aufgrund verschiedener Eigenschaften von der neurogenen Claudicatio abgrenzen (Tab. **28**).

Tabelle **28** Differentialdiagnose der Diskushernie bzw. Spinalkanalstenose

	Diskushernie	Spinalkanalstenose
Alter	unter 50	über 50
Dauer der Symptome	kurz	lang
Spontane Besserung	ja	nein
Lumbagobeschwerden	ja	gering oder fehlend
Claudicatio	nein	ja
Beiderseits neurologische Ausfälle	nein	ja
Segmentzuordnung möglich	ja	nein
Sensible Ausfälle	+	++
Lasègue	++	–

Therapie der lumbalen Spinalkanalstenose

Eine wirksame medikamentöse Therapie besteht bei Spinalkanalstenose nicht. Physiotherapie kann wohl die lumbalen Beschwerden beeinflussen, nicht aber die radikulären. Bei den Fällen dynamischer Stenosierung in Wirbelsäulenreklination wird von den Patienten häufig spontan eine Komfortposition gesucht. Diese entlordosierte Haltung kann durch ein entsprechendes Lendenmieder unterstützt werden.

Die unterschiedliche Intensität der Beschwerden macht es verständlich, daß nicht alle Patienten mit einer gesicherten Spinalkanalstenose und mit Rücken- und Beinbeschwerden in fortgeschrittenem Alter einem operativen Eingriff zugeführt werden müssen (UDEN u. Mitarb. 1985). Bei progressiven Beschwerden und neurologischen Ausfällen verspricht allerdings nur die ausgiebige ossäre Dekompression des Spinalkanalinhaltes Erfolg (EPSTEIN u. EPSTEIN 1987). Die vollständige Kaudolyse und Neurolyse haben dabei Vorrang vor dem Bestreben, die Stabilität zu erhalten. Gleichwohl sollte der Schonung der Wirbelgelenke bei der chirurgischen Exploration größte Aufmerksamkeit gewidmet werden.

In der Literatur wird zwischen stabiler und instabiler lumbaler Spinalkanalstenose unterschieden (SCHRÖDER u. Mitarb. 1982, KIRKALDY-WILLIS u. YONG-HING 1983). Stenosen mit degenerativem Wirbelgleiten, meistens zwischen L4/L5, werden zu den instabilen Stenosen gezählt. Operative Maßnahmen, besonders die Facettektomie, können zu einer weiteren Destabilisierung mit Zunahme des Wirbelgleitens führen. WILTSE u. Mitarb. (1976) fanden in 70% ihres Patientengutes mit Pseudospondylolisthesis nach ausgedehnter Dekompression eine Zunahme des Wirbelgleitens. Aus diesem Grunde soll bei ausgiebiger lateraler Dekompression eine Fusionsoperation angeschlossen werden (Abb. **128b**) (FEFFER u. Mitarb. 1985).

Häufig sind die Gelenkfortsätze durch den arthrotischen Prozeß hypertrophiert, so daß eine Resektion von Teilen derselben eine Zurückführung auf die Normalgröße bedeutet (Abb. **129**).

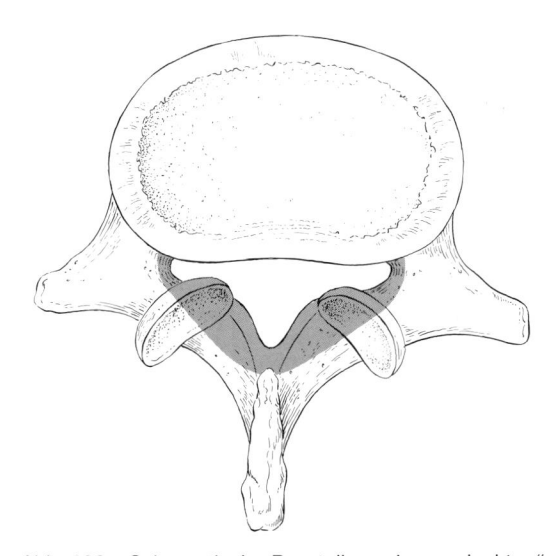

Abb. **129** Schematische Darstellung der „gedeckten" Dekompression nach *Benini* (1986) oder "undercutting facettectomy". Nur die den Spinalkanal begrenzenden Strukturen werden von innen entfernt (Teile der kleinen Wirbelgelenke, zentraler Teil der Bogenwurzel). Ein wesentlicher Stabilitätsverlust kommt durch diesen strukturenerhaltenden Eingriff nicht zustande

Gewöhnlich läßt sich durch partielle Facettektomie im Sinne einer medianen Arthrotomie eine ausreichende Kanalerweiterung erreichen (KIRKALDY-WILLIS u. Mitarb. 1974, SCHRÖDER u. Mitarb. 1982, BENINI 1986). WILTSE (1976) erzielte damit in 70% der Fälle eine deutliche Besserung des Beschwerdebildes.

In den letzten Jahren ist das Verfahren der selektiven Wurzeldekompression ohne Laminektomie und nur gezielter medianer Arthrotomie entwickelt worden (BENINI 1986).

Er empfiehlt folgendes operatives Vorgehen: vom kaudalen Teil des kranialen Wirbelbogens braucht in der Regel nur soviel entfernt zu werden, daß die Spitze des Gelenkes des nächsttieferen Wirbels sichtbar wird. Der Recessus lateralis sollte bis zum Foramen intervertebrale überblickt werden können. Die Dekompression ist erst dann ausreichend, wenn die Wurzeltasche ins Foramen übergeht, ohne die laterale knöcherne Wand des

Recessus und die kraniale Begrenzung des Foramens zu berühren. Die Bandscheibe sollte nur entfernt werden, wenn ein Teil der Beschwerden eine diskogene Ursache hat.

Immer ist zu klären, ob der Eingriff ein- oder beidseitig im Sinne einer Laminotomie oder Laminektomie durchzuführen ist. Die bilaterale Laminektomie verringert wohl die segmentale Stabilität, führt aber nach POSTACCHINI (1989) nicht zur Instabilität, wenn die übrigen Strukturen des Segmentes intakt sind. Erst wenn zusätzlich die Bandscheibe ausgeräumt wird, ist bei bilateraler Laminektomie eine Gefügelockerung anzunehmen und eine Spondylodese notwendig.

Mikrochirurgisches Vorgehen allein im Sinne eines möglichst kleinen Zuganges trägt der ausgedehnten und häufig deformierenden Pathologie im engen Spinalkanal nicht genügend Rechnung. Ein Zugang zu den intraspinalen Strukturen ist bei Verringerung des intralaminären Raumes infolge Verknöcherung des Lig. flavum erst durch Laminektomie möglich (HOSKI u. BROWN 1991). Für eine bessere Visualisierung einzelner verdeckter Strukturen kann das Operationsmikroskop zusammen mit einem entsprechenden Instrumentarium mit Erfolg eingesetzt werden.

Bei der präoperativen Planung des Eingriffs stellt sich neben der eben besprochenen Frage der transversalen Ausdehnung der Dekompression eine weitere Frage: Wie viele Segmente weisen eine klinisch relevante Stenosierung auf, die einer chirurgischen Entlastung durch Laminotomie oder Laminektomie bedürfen? In welchen Fällen ist eine prophylaktische Erweiterung des Spinalkanals indiziert? POSTACCHINI (1989) beantwortet diese Fragen in Abhängigkeit vom Alter des Patienten und danach, ob die Stenosierung mehr vom zentralen oder mehr vom lateralen Typ ist. Beginnende Einengungen im Recessus lateralis tendieren mit fortschreitendem Alter eher zuzunehmen, zentrale Verschmälerungen haben weniger Tendenz zur Progression. Erhebliche Bandscheibenprotrusionen oder bereits sichtbare dorsale Spondylophyten neigen zur Vergrößerung und sollten in die therapeutischen Überlegungen mit einbezogen werden. Da die stenosierenden Prozesse langsam über viele Jahre verlaufen, sind prophylaktische Dekompressionen im Bereiche milder Spinalkanaleinengungen bei älteren Patienten über 70 Jahre weniger indiziert (POSTACCHINI 1989).

Ausgiebige Dekompressionen über mehrere Segmente hinweg erfordern einen stabilisierenden Zusatzeingriff. Implantate zur internen Fixation führen auch beim älteren Patienten zur sicheren Fusionierung bei rein dorsalem Vorgehen (RUFLIN 1991). Mit einer Rumpforthese kann die allgemeine Mobilisierung bereits wenige Tage nach dem Eingriff erfolgen (Abb. **130a, b**).

Die nicht seltene Kombination von Spinalkanalstenose mit lumbaler Skoliose erfordert in der Regel eine korrigierende Spondylodese mit Ausgleich der Krümmung, besonders beim jüngeren Patienten (MORIN u. DEBURGE 1984).

Resultate nach operativer Behandlung der Spinalkanalstenose

Die dekomprimierenden operativen Techniken werden zur Zeit unterschiedlich gehandhabt. Zusammen mit den geringen Fallzahlen und der unterschiedlichen Erfolgsbeurteilung sind Vergleiche in der Literatur schwierig. Da der Patient mit neurogener Claudicatio gewissermaßen per definitionem einer höheren Alterskategorie angehört, sind aufgrund des polymorbiden orthopädischen Krankheitsbildes infolge weiterer degenerativ-arthrotischer Veränderungen präzise Angaben kaum erhältlich.

Grundsätzlich gehört zur Nosologie einer Krankheit auch die Kenntnis über ihren Spontanverlauf (ENGELHARDT 1990). POSTACCHINI (1989) beklagt das nur geringe Wissen über den „natural course" der lumbalen Spinalkanalstenose. Da degenerative Veränderungen die Tendenz zur Zunahme haben, ist es unwahrscheinlich, daß mit einem nennenswerten Selbstheilungsvermögen zu rechnen ist.

14 Patienten, die von TILE u. Mitarb. (1976) nach konservativer Therapie gesehen wurden, sprachen auf die symptomatische Behandlung nur ungenügend an. Am ehesten werden die Lumbagobeschwerden beeinflußt. Das therapierefraktäre Verhalten des engen Spinalkanals erklärt sich zwanglos aus der ossären Enge, die nur chirurgisch erweitert werden kann, da keine spontane Besserung durch Schrumpfung oder Resorption zu erwarten ist. Dagegen sind bei operativer Erweiterung stenotischer Bezirke die Erfahrungen von TILE u. Mitarb. (1976) mit ca. ⅘ günstiger Resultate vielversprechend. Probleme der durch ausgiebige Dekompressionen zunehmenden Instabilität werden in der Literatur unterschiedlich angegangen. FEFFER u. Mitarb. (1985) empfehlen grundsätzlich die posterolaterale Spondylodese als Zusatzeingriff. POSTACCHINI (1989) konnte keine Korrelation zwischen postoperativer Instabilität und evtl. persistierenden Beschwerden finden. Gute Resultate sind mit größerer Wahrscheinlichkeit zu erzielen, wenn die präoperative Einengung erheblich gewesen ist. Subkritische Stenosen sind im Hinblick auf postoperative Symptomenabnahme prognostisch weniger sicher beurteilbar. POSTACCHINI (1989) empfiehlt besonders, den engen Recessus lateralis chirurgisch zu erweitern, da hier die besten Resultate erwartet werden können.

Morbus Baastrup

Die nach dem Erstbeschreiber BAASTRUP (1933) bezeichnete Veränderung an der Lendenwirbelsäule tritt bei Sinterung der Wirbelsäule auf. Der enge Kontakt der Dornfortsätze kann zur Bildung einer Nearthrose führen, so daß im englischen Sprachraum von einer „kissing spine" gesprochen wird (Abb. **131**). Ein Synonym des Morbus

Lendenwirbelsäule

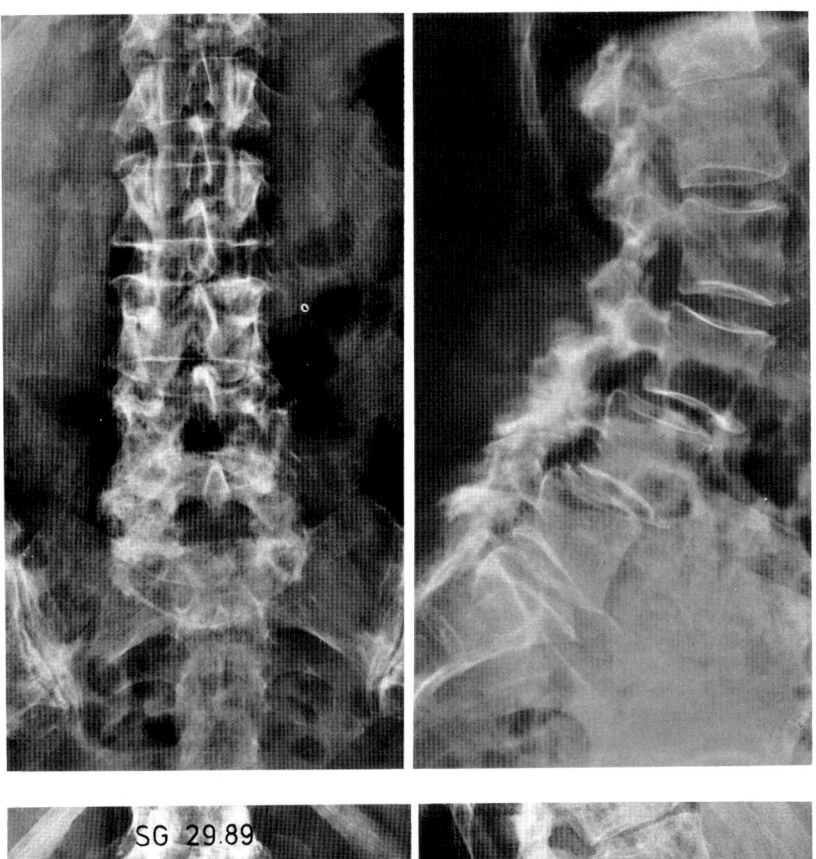

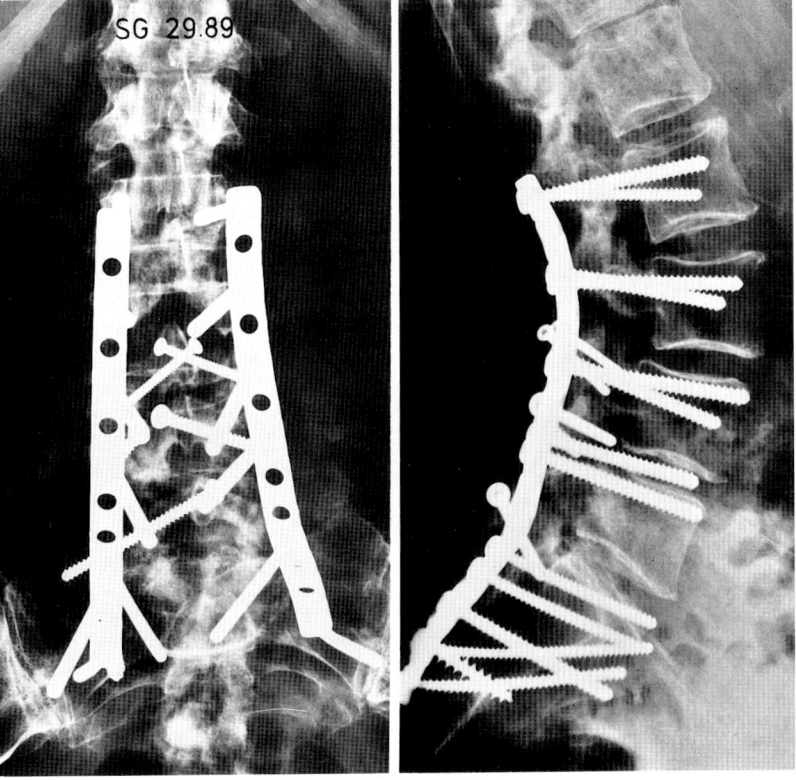

Abb. 130 a Degenerative Spondylolisthesis auf mehreren Niveaus (77jährige Patientin). Die Patientin war kaum noch gehfähig. b Nach dorsaler Spondylodese von L2 bis S1 und ausgiebiger Erweiterung des Spinalkanals auf dem Niveau L3/L4 Rehabilitation der Patientin erfolgreich

1 Degenerative Erkrankungen der Wirbelsäule

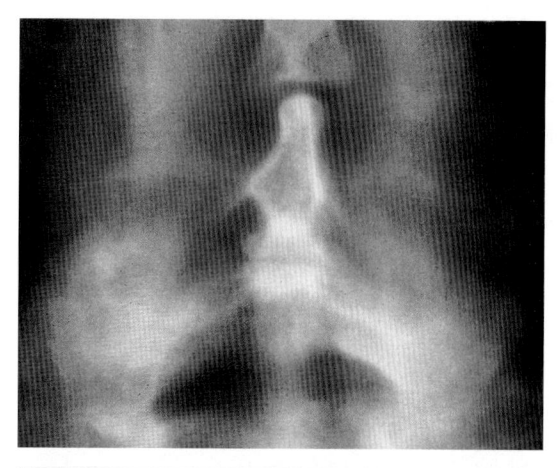

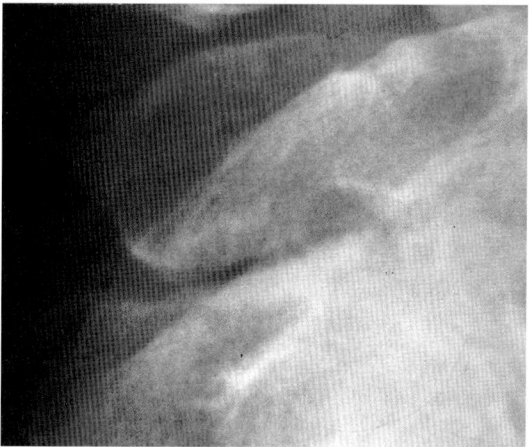

Abb. 131 Morbus Baastrup bei einem 50jährigen Patienten in der a.-p. und seitlichen Röntgenprojektion. Die Dornfortsätze zwischen L4 und L5 haben einen Nearthros gebildet

Baastrup ist die Osteoarthrosis interspinosa. ZSERNAVIZKY u. HORST (1985) unterscheiden zwischen einem primären und sekundären Baastrup-Syndrom (Tab. 29).

In einem großen Sektionsgut fand RISSANEN (1962) bei 114 Autopsien von Kindern in keinem Fall eine Berührung der Dornfortsätze. Der Morbus Baastrup ist demnach im Zusammenhang mit (degenerativen) Umbauten zu sehen. Eine Schlüsselrolle spielt dabei das Lig. interspinosum, das bereits im 20. Lebensjahr erste Anzeichen von Degeneration aufweist (RISSANEN 1964). Über einen zunehmenden Abbau der Bandsubstanz verliert dieses seine Struktur. Die Dornfortsätze können sich durch appositionellen Anbau vergrößern und schließlich in Kontakt miteinander treten. Die degenerativen Veränderungen des Lig. interspinosum finden ihre Entsprechung in den degenerativen Veränderungen der Bandscheibe, die praktisch parallel ablaufen (RISSANEN 1964). Bei nearthrotischer Berührung der Dornfortsätze fand RISSANEN (1962) sogar hyalines Knorpelgewebe an der Kontaktstelle.

Der Morbus Baastrup tritt vielfach asymptomatisch bei älteren Menschen auf, wobei nach IDELBERGER (1978) eine Erniedrigung der Bandscheibe als Ursache anzunehmen ist. COTTA (1978) sieht die kompensatorische Lendenlordose bei osteoporotischem Rundrücken als bedeutsamen Faktor an. Offenbar kommt der Lordose eine wichtige Rolle zu (FRANCK 1943), wobei die Patienten nicht unbedingt eine Lordose aufweisen müssen, denn diese Haltung wird beim schmerzhaften Berühren der Dornfortsätze eher vermieden und eine kyphotische Haltung eingenommen (ZSERNAVIZKY u. HORST 1985).

ZSERNAVIZKY u. HORST (1985) beschreiben bei der primären Form Abweichungen im Größenverhältnis von Wirbelkörper zum Dornfortsatz als pathogenetischen Teilfaktor. So soll das Verhältnis Wirbelkörperhöhe zu Dornfortsatzhöhe bei gesunden Probanden einen Quotienten von 1,4 und darüber haben. Die Autoren fanden gehäuft Quotienten unter 1,15 bei Patienten, die an einem Morbus Baastrup litten.

FRANCK (1943) hat von 54 Fällen mit Morbus Baastrup 12 mit Teilerfolg operiert. ZSERNAVIZKY u. HORST (1985) empfehlen die operative Verkleinerung der Dornfortsätze nur beim primären Baastrup-Syndrom. Beim sekundären Krankheitsbild, dem degenerative Veränderungen der Wirbelsäule zugrunde liegen, könnte eine Stabili-

Tabelle 29 Charakteristika des primären und sekundären Baastrup-Syndroms

Primär	Sekundär
Flache Lordose oder Kyphose.	Hyperlordose.
Bandscheibenräume normal.	Bandscheiben verschmälert.
Dornfortsätze quadratisch. Dornfortsätze hoch.	Dornfortsätze klein, niedrig.
Große durchgehende Kontaktfläche.	Kleine Kontaktfläche.
Wirbelkörper-/Dornfortsatzhöhe 1,1.	Wirbelkörper-/Dornfortsatzhöhe 1,2.
Lordosierung kaum oder nicht möglich.	Lordosierung schmerzhaft.

tätsverminderung der Wirbelsäule durch den Eingriff die Folge sein, weshalb eher abzuraten ist.

Eine ähnliche Symptomatik wie der Morbus Baastrup verursacht die **Ligamentosis interspinosa.** Das Lig. interspinosum zieht als einheitliche sehnige Mittelleiste vom Kreuzbein bis zum Okziput. Zahlreiche kräftige Muskeln setzen an dieser Struktur an. Umfangreiche Untersuchungen über den degenerativen Umbau dieses Bandes liegen von RISSANEN (1964) vor. Unter Zug gesetzt oder zwischen Dornfortsätze eingeklemmt zu sein, kann die Ursache von Kreuzschmerzen sein. Im lumbalen Bereich findet sich diese Art der Kreuzschmerzen besonders nahe dem Sakrum. MOSER (1966) wies histologisch perivaskuläre Infiltrate und granulomatöse Gewebsreaktionen nach, die an rheumatische Zustände erinnern.

Therapeutisch sind entlordosierende Maßnahmen geeignet, eine Schmerzlinderung herbeizuführen (BECKERS u. BEKAERT 1991). Besonders hat sich die Injektion von anästhesierenden, entzündungshemmenden oder entquellenden Mitteln in das Lig. interspinosum bewährt (FRANCK 1943, SCHLEBERGER u. KRÄMER 1982).

Degenerative Veränderungen bei Lumbalskoliose

Die idiopathische Lumbalskoliose führt über kurz oder lang zu ausgeprägten degenerativen Veränderungen an den kleinen Wirbelgelenken. Nur bei Probanden unter 25 Altersjahren fand HEINE (1980) noch keine Überlastungszeichen in Form der Spondylarthrose. Eine hochsignifikante statistische Beziehung besteht zwischen dem Grad der Wirbelrotation in Höhe des Scheitelwirbels und den degenerativen Veränderungen. Die Beziehung zwischen Skoliosewinkel und Spondylarthrose ist nach HEINE (1980) weniger eng.

MORIN u. DEBURGE (1984) fanden unter 202 spinalen Stenosen der Lendenwirbelsäule 39mal eine Lumbalskoliose. Die gleichen Autoren sowie BENNER u. EHNI (1979) stellen fest, daß Seitabweichungen der Wirbelsäule eine Folge von degenerativen Veränderungen der Lendenwirbelsäule sein können, bei vorbestehend gerader Wirbelsäule. Die bei diesen Skoliosen auftretenden Wirbelrotationen bzw. -translationen führen über Zugspannungen im Bereich der Sehnen- und Bandansätze der Wirbelsäule zu den bekannten spondylophytären Reaktionen (Abb. **132**).

GRUBB u. Mitarb. (1988) verfolgten die Entstehung von degenerativen Lumbalskoliosen bei 21 Patienten in der 6. Lebensdekade. Neben der skoliotischen Komponente war die Abflachung der Lendenlordose ein hervorstechendes Merkmal. Radiologisch fällt die sehr kurzbogige Skoliose auf. Die Symptome stimmen nicht immer mit denen des lumbal engen Spinalkanals überein, sondern sind stärker durch Lumbago geprägt, eine Feststellung, der sich auch AEBI (1988) anschließt.

Therapeutisch stellt die Kombination von Lumbalskoliose und degenerativer Spinalkanalstenose den Orthopäden vor große Aufgaben. Konservativ kann eine Schuhabsatzerhöhung auf der einen oder anderen Seite versucht werden; in Kombination mit einem entlordosierenden Lendenmieder

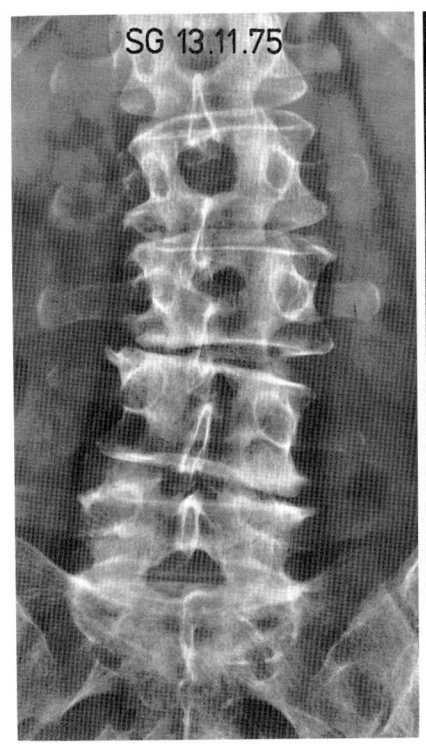

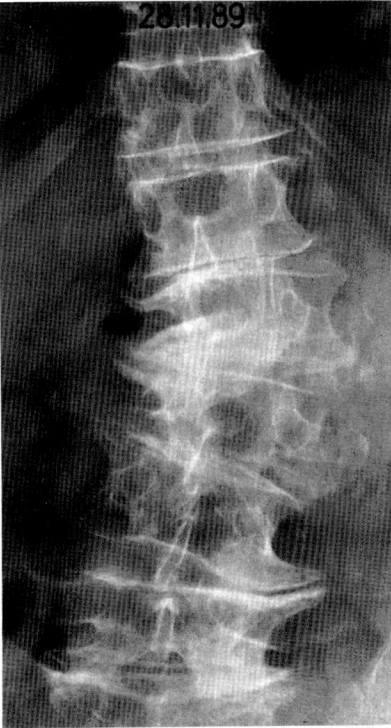

Abb. **132** Verstärkung einer degenerativen Lumbalskoliose innerhalb von 14 Jahren (im Alter von 53 und von 67 Jahren, weiblich). Typisches Drehgleiten der Wirbel im Skoliosescheitel

sind Therapieerfolge zu erzielen. Der operative Eingriff mit Distraktionsspondylodese über einem Sakralstab sowie ausgiebiger Dekompression durch Serienlaminektomie ist technisch anspruchsvoll und für den Patienten belastend. Fehlschläge aufgrund ungenügenden Implantatmaterials mit Ausreißen der Haken sind nicht selten. Die Osteoporose, die in dieser Altersgruppe vorherrschend ist, stellt ein großes Problem für die sichere interne Fixation dar.

Die Instrumentierung durch Implantate ist in ständigem Fluß. Das CD-Instrumentarium (COTREL-DUBOUUSET) stellt z. Z. ein wirksames Mittel dar, multisegmentale Eingriffe zuverlässig zu stabilisieren (ROYE u. FARCY 1987) (Abb. **128b**). Von AEBI (1988) wird der Fixateur interne von DICK propagiert, mit welchem Stellungskorrekturen der skoliotischen Wirbelsäule möglich sind.

Beinlängendifferenz und Wirbelsäule

Die Wirbelsäule wird bei Beinlängendifferenz durch den Beckenschiefstand zu kompensatorischen Krümmungen gezwungen. Nach BOPP u. GOYMANN (1971) sollten auch geringfügige Beinlängendifferenzen von 5 mm ausgeglichen werden, wenn Kreuzschmerzen auftreten. Bei Beinlängendifferenzen stellen sich nicht nur statisch bedingte Seitverbiegungen der Lendenwirbelsäule ein, sondern auch strukturelle Anpassungen im Sinne einer Torsionsdeformität. GILES u. TAYLOR (1981) betrachten Beinlängenunterschiede von über 9 mm als in hohem Maße anfällig für Lumbagobeschwerden. Bei einem Fünftel von über 1000 Probanden mit Lumbago waren erhebliche Beinlängendifferenzen nachweisbar, die günstig auf Absatzerhöhung ansprachen. Ab dem Alter von 40 Lebensjahren stellten die Autoren GILES u. TAYLOR (1982) auch vermehrt Spondylophyten bei haltungsbedingten Skoliosen (durch Beinlängenunterschiede) fest. Dabei sind die konkavseitigen Osteochondrosen und Spondylosen wie auch Spondylarthrosen gut bekannt (LEGER 1959). FRIBERG (1983) fand ebenfalls eine ausgeprägte Korrelation von Lumbalgien mit und ohne radikulärer Symptomatik beim Vorliegen einer Beinlängendifferenz: dabei waren die Beschwerden in ca. 80% der Fälle auf der Seite des längeren Beines verspürt worden. In den meisten Fällen erwies sich der Beinlängenausgleich durch Schuherhöhung als sehr wirksam.

PEIC (1977) berichtet, daß Kreuzschmerzen bei Beinlängendifferenzen weniger mechanisch durch Fehlstellung in der unteren LWS verursacht werden, sondern durch Anspannung der Muskulatur. FROH u. Mitarb. (1988) fanden allerdings keine Korrelation zwischen der Beinlängendifferenz und der Orientierung der kleinen Wirbelgelenke an der Lendenwirbelsäule.

Degenerative LWS-Veränderungen verschiedener Ursachen

Amputation und Prothesentragen können sich auf die Lendenwirbelsäule ungünstig auswirken. MAYER (1971) lehnt die Gleichsetzung von Prothesentragen und früher verstärkter Spondylosis und Spondylarthrosis deformans ab. Er führt Wirbelsäulenprobleme bei Prothesenträgern in erster Linie auf eine fehlerhafte Prothesenlänge zurück. Auch können Kontrakturen im Bereich der Restextremität zu Ausgleichsbewegungen der Wirbelsäule Anlaß geben, wodurch vorzeitiger Verschleiß auftreten könnte.

Das Schrifttum zum Thema Hüftarthrodese ist klein. BREITENFELDER (1977) bringt eine Aufstellung von 4 Literaturnachweisen. Bei 85 von ihm nachuntersuchten Patienten mit Hüftarthrodesen waren mehr Kreuzschmerzen zu verzeichnen, wenn die Stellung der Arthrodese mehr als 10 Grad Abduktion oder Adduktion betrug. Die günstigste Flexion war 20−30 Grad. Grundsätzlich klagten 10 Jahre nach Arthrodesierung zwei Drittel der Patienten über Kreuzschmerzen.

Literatur

Adams, M. A., W. C. Hutton: The effect of posture on the role of the apophysial joints in resisting intervertebral compressive forces. J. Bone Jt. Surg. 62B (1980) 358−362

Adams, M. A., W. C. Hutton: The effect of posture on the lumbar spine. J. Bone Jt. Surg. 67B (1985) 625−629

Aebi, M.: Correction of degenerative scoliosis of the lumbar spine. Clin. Orthop. 232 (1988) 80−86

Aebi, M.: Die spinale Stenose. Ther. Umsch. 44 (1987) 810−816

Akeson, W. H., S. L. Woo, T. K. Taylor, P. Ghosh, G. R. Bushell: Biomechanics and biochemistry of the intervertebral disks. Clin. Orthop. 129 (1977) 133−140

Andersson, B. J., R. Örtengren, A. Nachemson: Intradiscal pressure, intra-abdominal pressure and myoelectric back muscle activity related to posture and loading. Clin. Orthop. 129 (1977) 156−164

Andersson, G., A. Schultz, A. Nathan, L. Irstam: Roentgenographic measurement of lumbar intervertebral disc height. Spine 6 (1981) 154−158

Armstrong, J. R.: Lumbar Disc Lesions. Livingstone, Edinburgh 1965

Arnoldi, C. C., A. E. Brodsky, J. Cauchoix: Lumbar spinal stenosis and nerve entrapment syndromes. Definition and classification. Clin. Orthop. 115 (1976) 4−5

Aufdermaur, M.: Bandscheibendegenerationen und ihre Folgen. In Doerr, W., G. Seifert: Spezielle Pathologische Anatomie, Band 18. Pathologie der Gelenk- und Weichteiltumoren. Springer, Berlin 1984 (S. 1051−1139)

Balderston, R. A., G. G. Gilyard, A. A. Jones, S. W. Wiesel, D. M. Spengler, S. J. Bigos, R. H. Rothman: The treatment of lumbar disc herniation: simple fragment excision versus disc space curettage. J. spin. disord. 4 (1991) 22−25

Bailey, P., L. Casamajor: Osteoarthritis of the spine as a cause of compression of the spinal cord and its roots. J. nerv. ment. Dis. 38 (1911) 588−609

Beckers, L., J. Beckaert: The role of lordosis. Acta orthop. belg. 57 (Suppl.) (1991) 198−292

Behrsin, J. F., C. A. Briggs: Ligaments of the lumbar spine: a review. Surg. radiol. Anat. 10 (1988) 211−219

Beneke, R.: Zur Lehre von der Spondylitis deformans. Beiträge zur wissenschaftlichen Medizin, Festschrift 69. Vers. Dtsch. Naturforsch. und Ärzte, Braunschweig (1897) 109–131

Benini, A.: Das kleine Gelenk der Lendenwirbelsäule. Fortschr. Med. 97 (1979) 2103–2106

Benini, A.: Ischias ohne Bandscheibenvorfall. Die Stenose des lumbalen Wirbelkanals. Huber, Bern 1986

Beyer, H. K., D. Uhlenbrock, G. Steiner: Die Diskushernie im LWS-Bereich. Radiologische Untersuchungsverfahren mit besonderer Berücksichtigung der Technik und Wertigkeit der Kernspintomographie. Röntgen-Bl. 39 (1986) 47–51

Biehl, G., G. Peters: Orthopädische Krankheitsbefunde bei Invaliditätsbegutachtung für die Sozialgerichte. Z. Orthop. 108 (1971) 277–286

Bieler, E. U., K. Fox, E. Rummeny, P. Pfannenstiel: Die Einzelphotonen-Emissions-Computertomographie (SPECT) bei Patienten mit benignen und malignen Erkrankungen der Wirbelsäule. Fortschr. Röntgenstr. 145 (1986) 182–188

Bland, J.: Spinal osteoarthritis: disease or ancient repair mechanism? J. Rheumatol. (Suppl. 9) 10 (1983) 92–94

Blumenthal, S. L., J. Roach, J. A. Herring: Lumbar Scheuermann's. A clinical series and classification. Spine 12 (1987) 929–932

Bogduk, B., L. T. Twomey: Clinical Anatomy of the Lumbar Spine. Churchill Livingstone, Edinburgh 1987

Brand, F., H. Kretschmer: Der Einfluß von Dexamethason auf die Schmerzsituation nach lumbalen Bandscheibenoperationen. Schmerz 2 (1980) 33–37

Breitenfelder, J.: Zum Problem des Kreuzschmerzes nach Hüftarthrodese. In Junghanns, H.: Lumbalgie und Ischialgie. Die Wirbelsäule in Forschung und Praxis, Bd. 71. Enke, Stuttgart 1977 (S. 45–48)

Brocher, J. E., H. G. Willert: Differentialdiagnose der Wirbelsäulenerkrankungen, 6. Aufl. Thieme, Stuttgart 1980

Brussatis, F.: Indikationen zur Reoperation bei radikulären Syndromen nach operativer lumbaler Diskushernienentfernung. Z. Orthop. 116 (1978) 254–258

Brussatis, F., D. Steeger: Besonderheiten bei der Myelographie des lumbalen Bandscheibenvorfalls. Z. Orthop. 112 (1974) 807–811

Buckwalter, J., K. Smith, L. Kazarien, L. Rosenberg, R. Ungar: Articular cartilage and intervertebral disc proteoglycans differ in structure: an electron microscopic study. J. orthop. Res. 7 (1989) 146–151

Buess, H.: Zur Geschichte des Wirbelsäulen-Rheumatismus. Die Wirbelsäule in Forschung und Praxis, Bd. 34. Hippokrates, Stuttgart 1966

Büttner-Janz, K., K. Schellnack, H. Zippel: Biomechanics of the SB Charite lumbar intervertebral disc endoprothesis. Int. Orthop. 13 (1989) 173–176

Burton, C. V.: Diagnosis and treatment of lateral spinal stenosis: implications regarding the „failed back surgery syndrome". In Genant, H. K.: Spine Update 1984. Radiol. Res. Educ. Foundation, San Francisco 1983 (p. 235–242)

Burton, C. V., W. H. Kirkaldy-Willis, K. Yong-Hing: Causes of failure of surgery on the lumbar spine. Clin. Orthop. 157 (1981) 191–199

Bushell, G. R., P. Ghosh, T. F. Taylor, W. H. Akeson: Proteoglykan chemistry of the intervertebral disks. Clin. Orthop. 129 (1977) 115–123

Carrera, G. F., A. L. Williams, V. H. Haughton: Computed tomography in sciatica. Radiology 137 (1980) 433–437

Caspar, W.: Die mikrochirurgische Operationstechnik des lumbalen Bandscheibenvorfalls nach Caspar. Prospekt der Fa. Aesculap, Tuttlingen 1986

Cassidy, J. D., K. Yong-Hing, W. H. Kirkaldy-Willis, A. Wilkinson: A study of the effects of bipedism and upright posture on the lumbosacral spine and paravertebral muscles of the wistar rat. Spine 13 (1988) 301–308

Chowdhary, U., S. Greenavar: Intradural lumbar disc protrusion. Acta orthop. scand. 58 (1987) 431–433

Ciric, I., M. A. Mikhael, J. A. Tarkington, N. A. Vick: The lateral recess syndrome. J. Neurosurg. 53 (1980) 433–443

Claussen, C., Th. Grumme, J. Treisch, B. Lochner, E. Kazner: Die Diagnostik des lumbalen Bandscheibenvorfalls. Fortschr. Röntgenstr. 136 (1982) 1–8

Cohen, M. S., E. J. Wall, C. W. Kerber, J. J. Abitbol, S. R. Garfin: The anatomy of the cauda equina on CT scans and MRI. J. Bone Jt. Surg. 73B (1991) 381–384

Collins, D. H.: The Pathology of Articular and Spinal Diseases. Arnold, London 1949

Cotugno, D.: De ischiade nervosa commentarius. Gräffer, Wien 1770

Coventry, M., R. K. Chormley, J. W. Kerrohan: Intervertebral disk: Its anatomy and pathology. J. Bone Jt. Surg. 27 (1945) 233

Dahmen, G.: Submikroskopische Untersuchungen an Wirbelbandscheiben. Z. Rheumaforsch. 22 (1963) 192–213

Dandy, W. E.: Ventriculography following injection of air into cerebral ventricles. Ann. Surg. 68 (1918) 5

Davis, G. W.: Die automatisierte perkutane lumbale Nukleotomie. Operat. Orthop. Traumatol. 1 (1989) 123–133

Deburge, A., M. Benoist, D. Boyer: The diagnosis of disc sequestration. Spine 9 (1984) 496–499

Deburge, A., M. Benoist, J. Rocolle: La chirurgie dans les echecs de la nucleolyse des hernies discales lombaires. Rev. Chir. Orthop. 70 (1984) 637–641

Deeb, Z. L., Schimel, S., R. Daffner, A. Lupetin, F. Hryshko, J. Blakley: Intervertebral disk-space infection after chymopapain injection. Amer. J. Roentgenol. 144 (1985) 671–674

De Pukey, P.: The physiological oscillation of the length of the body. Acta orthop. scand. 6 (1936) 338

Dexler, H.: Zit. nach Buess (1966)

Dietz, G. W., E. E. Christensen: Normal „cupid's bow". Contour of the lower lumbar vertebrae. Radiology 121 (1976) 577–579

Dihlmann, W.: Die lumbosakrale Retrolisthesis und Pseudoretrolisthesis. Fortschr. Röntgenstr. 104 (1966) 264–265

Dihlmann, W.: Röntgendiagnostische Basisinformation: Vertebralosteophyten. Akt. Rheumatol. 2 (1977) 139–142

Dihlmann, W.: Gelenke-Wirbelverbindungen, Bd. III. Thieme, Stuttgart 1982

Dorwart, R. H.: Fundamentals of the computed tomographic assessment of spinal stenosis. In Genant, H. K.: Spine Update 1984. Radiol. Res. Educat. Foundation, San Francisco 1983 (p. 181–189)

Dunlop, R. B., M. A. Adams, W. C. Hutton: Disc space narrowing and the lumbar facet joints. J. Bone Jt. Surg. 66B (1984) 706–710

Ebeling, U., H. J. Reulen, P. Stoeter: Zur Diagnostik und Therapie lateraler Bandscheibenvorfälle. Neurochirurgia 26 (1983) 80–85

Edwards, W. C., S. H. Larocca: The developmental segmental sagittal diameter in combined cervical and lumbar spondylosis. Spine 10 (1985) 42–49

Eichler, J.: Welche Orthese für chronische Schmerzzustände im Gebiet der Lenden-Kreuz-Region? Orthopäde 8 (1979) 356–365

Eisenstein, S.: The morphometry and pathological anatomy of the lumbar spine in South African negroes and caucasoids with specific reference to spinal stenosis. J. Bone Jt. Surg. 59B (1977) 173–180

Elsberg, C. A.: Diagnosis and Treatment of Surgical Disease of the Spinal Cord and its Membranes. Saunders, Philadelphia 1916

Engelhardt, P.: Zeitfaktor und Risikofaktor: Das wesentliche Begriffspaar in der Langzeitforschung. In Debrunner, H.: Langzeitresultate in der Orthopädie. Enke, Stuttgart 1990 (S. 21–24)

Epstein, B. S.: The Spine. Lea & Febiger, Philadelphia 1976 (pp. 377–418)

Epstein, B. S.: Persönl. Mitteilung, 6th Annual Meeting Cervical Spine Research Society, St. Gallen 28. 6.–1. 7. 1989

Epstein, J., N. Epstein, J. Marc, A. Rosenthal, L. Lavine: Lumbar intervertebral disk herniation in teenage children: recognition and management of associated anomalies. Spine 9 (1984) 427–432

Epstein, N. E., J. A. Epstein: Lumbar spinal stenosis. In Camins, M., P. O'Leary: The Lumbar Spine. Raven Press, New York 1987 (pp. 149–161)

Estridge, M. N., S. A. Rouhe, N. G. Johnson: The femoral stretching test. J. Neurosurg. 57 (1982) 813–817

Evans, J. G.: Neurogenic intermittent claudication. Brit. med. J. 2 (1964) 985–987

Falconer, M. A., M. McGeorge, A. C. Begg: Observations on cause and mechanism of symptomproduction in sciatica and low-back pain. J. Neurol. Neurosurg. Psychiat. 11 (1948) 13–26

Fardon, D. F.: The name of the ring. The spelling of anulus fibrosus. Spine 13 (1988) 71–73

Farfan, H. F.: Mechanical Disorders of the Low Back. Lea & Febiger, Philadelphia 1973

Farfan, H. F.: Biomechanik der Lendenwirbelsäule. Die Wirbelsäule in Forschung und Praxis, Bd. 80. Hippokrates, Stuttgart 1979

Fasske, E.: Der Strukturwandel der menschlichen Zwischenwirbelscheibe. Z. mikr.-anat. Forsch. 66 (1959) 1–18

Franck, S.: Surgical treatment of interspinal osteoarthrosis („kissing spine"). Acta orthop. scand. 14 (1943) 127–135

Feffer, H. L., S. W. Wiesel, J. M. Cuckler, R. H. Rothman: Degenerative spondylolisthesis. To fuse or not to fuse. Spine 10 (1985) 287–289

Finkenrath, T.: Anamnestische Angaben der Patienten beim lumbalen Bandscheibenvorfall. Diss., Düsseldorf 1977

Fischer, R., M. Schuhmacher, U. Thoden: Verlauf nicht operierter lumbaler Bandscheibenvorfälle. Radikuläre Störungen und computertomographische Befunde. Der Schmerz 2 (1988) 26–32

Flanagan, N., L. Smith: Clinical studies of chemonucleolysis patients with ten- to twenty-year follow-up evaluation. Clin. Orthop. 206 (1986) 15–17

Floyd, W. F., P. H. Silver: The function of the erectores spinae muscles in certain movements and postures in man. J. Physiol. 129 (1955) 184–203

Foerster, O.: Symptomatologie der Erkrankungen des Rückenmarks und seiner Wurzeln. In Bunke, O., O. Foerster: Handbuch der Neurologie. Springer, Berlin 1936 (S. 1–403)

Forestier, J., J. Rotes-Querol: Hyperostose ankylosante vertebrale senile. Rev. Rhum. 17 (1950) 525

Friberg, S.: Low back and sciatic pain caused by intervertebral disc herniation. Acta chir. scand. Suppl. 64 (1941) 1–114

Froh, R., K. Yong-Hing, J. D. Cassidy, C. S. Houston: The relationship between leg length discrepancya and lumbar facet orientation. Spine 13 (1988) 325–327

Gerber, N. J.: Nichtoperative Behandlungsmöglichkeiten bei degenerativer Wirbelsäulenerkrankung. Ther. Umsch. 44 (1987) 794–803

Gertzbein, S. D., J. Seligman, R. Holtby, K. H. Chan, A. Kapasouri, M. Tile, B. Cruickshank: Centrode pattern and segmental instability in degenerative disc disease. Spine 9 (1984) 257–261

Ghabrial, A., M. Tarrant: Adolescent lumbar disc prolapse. Acta orthop. scand. 60 (1989) 174–176

Giles, L. G., J. R. Taylor: Innervation of lumbar zygapophyseal joint synovial folds. Acta orthop. scand. 58 (1987) 43–46

Gill, G.: Facetectomy for the relief of intraforaminal compression of the fifth lumbar root at the collapsed disk. Clin. Orthop. 119 (1976) 159–165

Gillepsie, H. W.: Radiological diagnosis of lumbar intervertebral disc lesions: report on 160 cases. Brit. J. Radiol. 19 (1946) 420–429

Goldthwait, J. E.: The lumbo-sacral articulation. An explanation of many cases of lumbago, sciatica and paraplegia. Boston med. surg. J. 164 (1911) 365–372

Gouzien, P., C. Cazalbou, B. Boyer, P. Darodes de Tailly, Y. Guenec, B. Senecail: Measurements of the normal lumbar spinal canal by computed tomography. Surg. radiol. Anat. 12 (1990) 143–148

Granhed, H., B. Morelli: Low back pain among retired wrestlers and heavyweight lifters. Amer. J. Sports Med. 16 (1988) 530–533

Gregersen, G. G., D. B. Lucas: An in vivo study of the axial rotation of the human thoraco-lumbar spine. J. Bone Jt. Surg. 49A (1967) 247–262

Gross, D.: Epidemiologie der rheumatischen Wirbelsäulenerkrankungen. Die Wirbelsäule in Forschung und Praxis, Bd. 34. Hippokrates, Stuttgart 1966

Grubb, S. A., H. J. Lipscomb, R. W. Coonrad: Degenerative adult onset scoliosis. Spine 13 (1988) 241–245

Güntz, E.: Nichtentzündliche Wirbelsäulenerkrankungen. In Hohmann, G., M. Hackenbroch, K. Lindemann: Handbuch der Orthopädie, Bd. II. Thieme, Stuttgart 1958 (S. 537–631)

Handel, S. F., T. W. Twiford, D. H. Reigel, H. H. Kaufman: Posterior lumbar apophyseal fractures. Radiology 130 (1979) 629–633

Harms, J., M. Maue, G. Biehl: Indikationen zur und Ergebnisse nach Renukleotomie. In Schöllner, D.: Rezidive nach lumbalen Bandscheibenoperationen. Med. Lit. Verl. Ges., Uelzen 1980 (S. 73–75)

Hausmann, B., R. Forst: Planimetrische Untersuchungen des lumbalen Bandscheibenzwischenraumes nach Nucleotomien durch gerade und abgewinkelte Rongeure. Z. Orthop. 124 (1986) 119–122

Hedtmann, A., J. Krämer: Prophylaxe von Wirbelsäulenschäden am Arbeitsplatz. Orthopäde 19 (1990) 150–157

Heine, J.: Die Lumbalskoliose. Bücherei des Orthopäden, Bd. 26. Enke, Stuttgart 1980

Heithoff, K. B., C. D. Ray: Principles of the computed tomographic assessment of lateral spinal stenosis. In Genant, H. K.: Spine Update 1984. Radiology Res. and Educat. Foundation, San Francisco 1983 (p. 191–233)

Herron, L., J. Turner: Patient selection for lumbar laminectomy and discectomy with a revised objective rating system. Clin. Orthop. 199 (1985) 145–151

Hesse, H.: Kurgast. Suhrkamp, Frankfurt 1953

Heuman, G.: Muskelreumatism. Svenska Läk.-Tidn. 17 (1920) 457–460

Hijikata, S., M. Yamagishi, T. Nakayama: Percutaneous discectomy: a new treatment method for lumbar disc herniation. J. Toden Hosp. 5 (1975) 5–13 (Japanisch)

Hildebrandt, J., A. Weyland: Die perkutane lumbale Facettdenervation. Z. Orthop. 125 (1987) 154–159

Hilton, R. C., J. Ball, T. Benn: Annular tears in the dorsolumbar spine. Ann. rheum. Dis. 39 (1980) 533–538

Hoof, van den A.: Histological age changes in the annulus fibrosus of the human intervertebral disc. Gerontologia 9 (1964) 136–149

Hoski, J. J., M. D. Brown: Decompression for central lumbar spinal canal stenosis. Op. Tech. Orthopaed. 1 (1991) 46–53

Horst, M.: Mechanische Beanspruchung der Wirbelkörperdeckplatte. Hippokrates, Stuttgart 1982

Hult, L.: The Munkfors investigation. Acta orthop. scand. Suppl. 16 (1954)

Illko, E., S. Lähde: Computed tomography as the primary radiological examination of lumbar spine. Röntgen-Bl. 41 (1988) 414–416

Inoue, S., T. Watanabe, A. Hirose, T. Tanaka, N. Matsui, O. Saegusa, E. Sho: Anterior discectomy and interbody fusion for lumbar disc herniation. Clin. Orthop. 183 (1984) 22–31

Jabaay, G.: Chemonucleolysis. Eight-to ten-year follow-up evaluation. Clin. Orthop. 206 (1986) 24–31

Jackson, R., J. Glah: Foraminal and extraforaminal lumbar disc herniation: diagnosis and treatment. Spine 12 (1987) 577–585

Jäger, M., A. Luttmann, W. Laurig: Die Belastung der Wirbelsäule beim Handhaben von Lasten. Orthopäde 19 (1990) 132–139

Jaeger, F.: Der Bandscheibenvorfall. Gruyter, Berlin 1951

Janda, V.: Gestörte Bewegungsabläufe und Rückenschmerzen. Man. Med. 22 (1984) 74–78

Jawish, R., P. Rigault, J. Padovani, P. Mouterde, P. Touzet, J. Chaumien: Calcifications discales inter-vertebrales chez l'enfant. Rev. Chir. orthop. 75 (1989) 308–317

Jeanneret, B., F. Magerl: Die ventrale interkorporelle Spondylodese bei den primär degenerativen Leiden der Lendenwirbelsäule. In Benini, A., F. Magerl: Die degenerative Instabilität der Lendenwirbelsäule. Huber, Bern 1991 (S. 138–146)

Joffe, R., A. Appleby, V. Arjona: „Intermittent ischaemia" of the cauda equina due to stenosis of the lumbar canal. J. Neurol Neurosurg. Psychiat. 29 (1966) 315–318

Johnson, R. G.: MacNab's traction spur revisited. Neuro-Orthopedics 7 (1989) 92–93

Junghanns, H.: Spondylolisthesis ohne Spalt im Zwischengelenkstück (Pseudospondylolisthesis). Arch. orthop. Unfall-Chir. 29 (1931) 118–127

Junghanns, H.: Die funktionelle Pathologie der Zwischenwirbelscheiben als Grundlage für klinische Betrachtungen. Langenbecks Arch. klin. Chir. 267 (1951) 393–417

Junghanns, H.: Die Insufficientia intervertebralis und ihre Behandlungsmöglichkeiten. In Junghanns, H.: Die Wirbelsäule in Forschung und Praxis, Bd. 13. Hippokrates, Stuttgart 1959 (S. 18–38)

Junghanns, H.: Nomenclatura Columnae Vertebralis. In Junghanns, H.: Die Wirbelsäule in Forschung und Praxis, Bd. 75. Hippokrates, Stuttgart 1977

Kaisser, P., H. Keim: Differentialdiagnose: Bandscheibenvorfall-Spinalstenose. Orthop. Praxis 2 (1982) 155–159

Kambin, P., J. E. Nixon, A. Chait, J. L. Schaffer: Annular protrusion: pathophysiology and roentgenographic appearance. Spine 13 (1988) 671–675

Kambin, P., H. Gellman: Percutaneous lateral discectomy of the lumbar spine. A preliminary report. Clin. Orthop. 174 (1983) 127–132

Kazarian, L.: Injuries to the human spinal column: biomechanics and injury classification. Exerc. Sport Sci. Rev. 9 (1987) 297–352

Keel, P.: Chronifizierung von lumbalen Rückenschmerzen. Schweiz. Ärzteztg. 71 (1990) 303–305

Kirkaldy-Willis, W. H., K. W. Paine, J. Cauchoix, G. McIvor: Lumbar spinal stenosis. Clin. Orthop. 99 (1974) 30–50

Kirkaldy-Willis, W. H., K. Yong-Hing: Pathology and pathogenesis of lumbar spondylosis and stenosis. In Genant, H. K.: Spine Update 1984. Radiology Res. and Educ. Foundation, San Francisco 1983 (p. 169–180)

Koeller, W., W. Meier, F. Hartmann: Biomechanical properties of human intervertebral discs subjected to axial dynamic compression. Spine 9 (1984) 725–733

Kolditz, D., J. Krämer, R. Godwin: Wasser- und Elektrolytgehalt der Bandscheiben des Menschen unter wechselnder Belastung. Z. Orthop. 123 (1985) 235–238

Konings, J. G., F. J. Williams, R. Deutman: Computed tomography (CT) analysis of the effects of chemonucleolysis. Clin. Orthop. 206 (1986) 32–36

Kopp, J., A. Alexander, R. Turocy, M. Levrini, D. Lichtman: The use of lumbar extension in the evaluation and treatment of patients with acute herniated nucleus pulposus. Clin. Orthop. 202 (1986) 211–218

Kornberg, M.: Extreme lateral lumbar disc herniations. Spine 12 (1987) 586–589

Kostuik, J., I. Harrington, D. Alexander, W. Rand, D. Evans: Cauda equina syndrome and lumbar disc herniation. J. Bone Jt. Surg. 68 A (1986) 386–391

Kowarschik, J.: Physikalische Therapie, 2. Aufl. Springer, Berlin 1957

Krämer, J.: Öffentliche Sitzung des Arbeitskreises „Degenerative Wirbelsäulenerkrankungen". Z. Orthop. 123 (1985) 778–780

Krämer, J.: Bandscheibenbedingte Erkrankungen, 2. Aufl. Thieme, Stuttgart 1986

Krayenbühl, H., E. Zander: Über lumbale und zervikale Diskushernien. Acta rheumatol. Geigy 1, Basel 1953

Krempen, J. F., K. Y. Krempen: Saving the ligamentum flavum - utilizing microscopic repair and reconstruction as a barrier to cicatrix formation in laminectomies. A new technique. J. Neurol. Orthop. Med. Surg. 12 (1991) 2–5

Kuhlendahl, H.: Die operative Behandlung der Wurzelkompressionssyndrome. Langenbecks Arch. 267 (1951) 438–462

Kummer, B.: Funktionelle und pathologische Anatomie der Lendenwirbelsäule. Orthop. Prax. 2 (1982) 84–90

Lackner, K., S. Schroeder: Computertomographie der Lendenwirbelsäule. Fortschr. Röntgenstr. 133 (1980) 124–131

Lafuente, D., J. Andrew, A. Joy: Sacral sparing with cauda equina compression from central lumbar intervertebral disc prolaps. J. Neurol. Neurosurg. Psychiat. 48 (1985) 579–581

Lagier, R.: Spinal osteoarthritis: an anatomico-pathological approach. J. Rheumatol. (Suppl. 9) 10 (1983) 97–98

Langlotz, M.: Lumbale Myelographie mit wasserlöslichen Kontrastmitteln. Thieme, Stuttgart 1981

Larsen, J. L.: The posterior surface of the lumbar vertebral bodies, Part I. Spine 10 (1985) 50–58

Lasègue, C.: Considerations sur la sciatique. Arch. gen. Méd. 24 (1864) 558

Lavignolle, B., J. Vital, D. Baulny, F. Grenier, L. Castagnera: Etudes comparées de la chirurgie et de la chimonucleolyse dans le traitement de la sciatique par hernie discale. Acta orthop. belg. 53 (1987) 244–249

Lazarevic, L. K.: Ischias postica Cotunnii. Ein Beitrag zu deren Differentialdiagnose. Allg. Wien. med. Z. 29 (1884) 425–429

Lenz, G., K. Schulitz: Behandlungsergebnisse der intradiskalen Therapie mit Kollagenase bei lumbalen Bandscheibenvorfällen. Orthopäde 14 (1985) 133–142

Lenz, W., G. Lenz, G. Roggenland: Histological and ultrastructural findings in failed chemonucleolysis patients. Acta orthop. belg. 53 (1987) 318

Lestini, W. F., S. W. Wiesel: Recurrent lumbar disc herniation. Op. Tech. Orthopaed. 1 (1991) 35–45

Lewin, T.: Osteoarthritis in lumbar synovial joints: a morphological study. Acta orthop. scand. Suppl. 73 (1964)

Leyden, E.: Die Klinik der Rückenmarkskrankheiten. 1874 (zit. nach H. Buess 1966)

Lindblom, K.: Eine anatomische Studie über lumbale Zwischenwirbelscheibenprotrusionen und Zwischenwirbelscheibenbrüche in die Foramina intervertebralia hinein. Acta radiol. 22 (1941) 711–721

Lindblom, K., G. Hultqvist: Absorption of protruded disc tissue. J. Bone Jt. Surg. 32 A (1950) 557–560

Lipson, S. J., H. Muir: Vertebral osteophyte formation in experimental disc degeneration. Arthr. and Rheum. 23 (1980) 319–324

Love, J. G.: Recurrent protrusion of an intervertebral disc. Proc. Mayo Clin. 13 (1938) 404–408

Love, J. G., M. N. Walsh: Intraspinal protrusion of intervertebral discs. Arch. Surg. 40 (1940) 454–484

Luschka, H.: Die Halbgelenke des menschlichen Körpers. Remer, Berlin 1858

Macnab, I.: The traction spur: an indication of segmental instability. J. Bone Jt. Surg. 53 A (1971) 663–670

Macnab, I.: Backache. Williams & Wilkins, Baltimore 1977 (p. 1–6)

Magerl, F.: External spinal skeletal fixation. In Weber, B. G., F. Magerl: The External Fixation. Springer, Berlin 1985 (S. 290–365)

Maistrelli, G., P. Vaughan, D. Evans, T. Barrington: Lumbar disc herniation in the elderly. Spine 12 (1987) 63–66

Majewski, A., P. Pedrosa, M. Schuth, H. P. Higer: Die Kernspintomographie mit Gadolinium-DTPA beim Diskektomie-Syndrom – eine zuverlässige Methode zur Identifizierung eines Rezidivprolapses im Narbengewebe. Röntgen-Bl. 42 (1989) 499–504

Markolf, K. L., J. M. Morris: The structural components of the intervertebral discs. J. Bone Jt. Surg. 56 A (1974) 675–687

Maroon, J. C., G. Onik: Percutaneous automated discectomy. A new method for lumbar disc removal. J. Neurosurg. 66 (1987) 143–146

Mauric, G.: Le disque intervértebral. Masson, Paris 1933

Mayer, H., M. Bock: Die perkutane Diskektomie. Dtsch. Ärztebl. 85 (1988) 550–554

Mayer, H.: Perkutane lumbale Diskektomie. Prospekt Fa. Aesculap, Tuttlingen 1989

Mayoux-Benhamou, M. A., M. Revel, C. Aaron, G. Chomette, B. Amor: A morphometric study of the lumbar foramen. Surg. radiol. Anat. 11 (1988) 97–102

McCall, I. W., W. Park, J. P. O'Brien, V. Seal: Acute traumatic intraosseous disc herniation. Spine 10 (1985) 134–137

McCulloch, J. A.: Chemonucleolysis, indications and technique. Acta orthop. belg. 53 (1987) 178–183

McDermott, D. J.: Clinical trial results. In Brown, J. E., E. J. Nordby, L. Smith: Chemonucleolysis. Slack, Thorofare, New Jersey (pp. 61–70)

Mixter, W. J., J. S. Barr: Rupture of the intervertebral disc with involvement of the spinal canal. New Engl. J. Med. 211 (1934) 210–215

Mohr, W.: Morphologie und Pathogenese der spondylosis hyperostotica. In Ott, V. R.: Spondylosis hyperostotica. Enke, Stuttgart 1982 (S. 17–34)

Moon, K., H. Helms, C. Chafetz, N. Crooks, L. Kaufman: Musculoskeletal applications of nuclear magnetic resonance. Radiology 147 (1983) 161–171

Morelle, P., H. Hoogmartens: Epidural injection in the treatment of chronic sciatica. Acta orthop. belg. 53 (1987) 170–172

Morin, C., A. Deburge: Les stenoses lombaires avec scoliose. Rev. Chir. orthop. 70 (1984) 561–566

Morris, J. M., K. L. Markolf: The structural components of the intervertebral disc. J. Bone Jt. Surg. 56 A (1974) 675–687

Morscher, E.: Der rückenoperierte Problempatient. Swiss Med. 9 (1987) 20–26

Nachemson, A.: Lumbar intradiscal pressure. Acta orthop. scand. Suppl. 43 (1960)

Nachemson, A.: Towards a better understanding of low-back pain. A review of the mechanics of the lumbar disc. Rheumat. and Rehab. 14 (1975) 129–143

Nachemson, A.: The lumbar spine – an orthopaedic challenge. Spine 1 (1976) 59–71

Nachemson, A.: Advances in low-back pain. Clin. Orthop. 200 (1985) 266–278

Nachemson, A., J. M. Morris: In vivo measurements of intradiscal pressure. J. Bone Jt. Surg. 46 A (1964) 1077–1092

Nachemson, A., J. Evans: Some mechanical properties of the third lumbar interlaminar ligament (ligamentum flavum). J. Biochem. 1 (1968) 211–220

Nathan, H.: Osteophytes of the vertebral column. J. Bone J. Surg. 44 A (1962) 243–268

Nathan, H.: Compression of the sympathetic trunk by osteophytes of the vertebral column in the abdomen: an anatomical study with pathological and clinical considerations. Surgery 63 (1968) 609–625

Nathan, H.: Osteophytes of the spine compressing the sympathetic trunk and splanchnic nerves in the thorax. Spine 12 (1987) 527–532

Naylor, A.: Factors in the development of the spinal stenosis syndrome. J. Bone Jt. Surg. 61 B (1979) 306–309

Niedner, F.: Zur Kenntnis der normalen und pathologischen Anatomie der Wirbelkörperrandleiste. Fortschr. Röntgenstr. 46 (1932) 6

Niethard, F.: Der Kreuzschmerz. Documenta Geigy, Basel 1980

Nordby, E. J.: A comparison of discectomy and chemonucleolysis. Clin. Orthop. 200 (1985) 279–283

Nordby, E. J.: Eight-to 13-year follow-up evaluation of chemonucleolysis patients. Clin. Orthop. 206 (1986) 19–23

Onik, G., C. A. Helms, L. Ginsberg: Percutaneous lumbar diskectomy using a new aspiration probe: porcine and cadaver model. Radiology 155 (1985) 251–252

Oppel, U., H. Beyer, H. Fett, A. Hedtmann: Kernspintomographische Untersuchungen mit Kontrastmitteln beim Postdiskotomie-Syndrom. Orthopäde 18 (1989) 41–52

Oppenheim, H., F. Krause: Über Einklemmung und Strangulation der Cauda equina. Dtsch. med. Wschr. 35 (1909) 697–700

Ott, V. R.: Spondylosis hyperostotica. In Fehr, K., W. Miehle, M. Schattenkirchner, K. Tillmann: Rheumatologie in Praxis und Klinik. Thieme, Stuttgart 1989

Paajanen, H., M. Erkintalo, T. Kuusela, S. Dahlstrom, M. Kormano: Magnetic resonance study of disc degeneration in young low-back pain patients. Spine 14 (1989) 982–985

Panagiotacopulos, N. D., M. H. Pope, M. H. Krag, R. Bloch: Water content in human intervertebral discs, Part I. Measurement by magnetic resonance imaging. Spine 12 (1987) 912–917

Panagiotacopulos, N. D., M. H. Pope, R. Bloch, M. H. Krag: Water content in human intervertebral discs. Spine 12 (1987) 918–924

Pearce, R. H., N. J. Grimmer, M. E. Adams: Degeneration and the chemical composition of the human lumbar intervertebral disc. J. orthop. Res. 5 (1987) 198–205

Peic, S.: Der Beinlängenunterschied und der Kreuzschmerz. In Junghanns, H.: Lumbalgie und Ischialgie. Die Wirbelsäule in Forschung und Praxis, Bd. 71. Hippokrates, Stuttgart 1977 (S. 58–62)

Pooni, J. S., D. W. Hukins, P. F. Harris, R. C. Hilton, K. E. Davies: Comparison of the structure of human intervertebral discs in the cervical, thoracic and lumbar region of the spine. SRA 8 (1986) 175–182

Porter, R. W., M. Wicks, D. Ottewell: Measurement of the spinal canal by diagnostic ultrasound. J. Bone Jt. Surg. 60 B (1978) 481–484

Postacchini, F.: Lumbar Spinal Stenosis. Springer, Berlin 1989

Püschel, J.: Der Wassergehalt normaler und degenerierter Zwischenwirbelscheiben. Beitr. pathol. Anat. 84 (1930) 123

Putti, V.: New conceptions in the pathogenesis of sciatic pain. Lancet 9 (1927) 53

Radin, E. L.: Reasons for failure of L5–S1 intervertebral disc excision. Int. Orthop. (SICOT) 11 (1987) 255–259

Ramirez, H., J. E. Navarro, W. F. Bennett: „Cupid's bow" contour of the lumbar vertebral endplates detected by computed tomography. J. comput. Tomogr. 8 (1984) 121–124

Ramsey, R. H.: The anatomy of the ligamenta flava. Clin. Orthop. 44 (1966) 129–140

Rau, H., E. Esslen: Die neurogene Claudicatio intermittens. Dtsch. med. Wschr. 98 (1973) 2057–2060

Rauschning, W.: Normal and pathological anatomy of the lumbar root canals. Spine 12 (1987) 1008–1019

Reischauer, F.: Untersuchungen über den lumbalen und cervicalen Wirbelbandscheibenvorfall. Thieme, Stuttgart 1949

Rettig, H.: Pathophysiologie angeborener Fehlbildungen der Lendenwirbelsäule und des Lendenwirbelsäulen-Kreuzbein-Überganges. Enke, Stuttgart 1959

Rico, R., E. Jonkman: Measurement of the Achilles tendon reflex for the diagnosis of lumbosacral root compression syndromes. J. Neurol. Neurosurg. Psychiat. 45 (1982) 791–795

Rissanen, P. M.: „Kissing-spine" syndrome in the light of autopsy findings. Acta orthop. scand. 32 (1962) 132–139

Rissanen, P. M.: Comparison of pathologic changes in intervertebral disc and interspinous ligament of the lower part of the lumbar spine in the light and autopsy findings. Acta orthop. scand. 34 (1964) 54–65

Rokitansky, C.: Lehrbuch der Pathologischen Anatomie, Bd. 2. Braumüller, Wien 1856

Roy-Camille, R., P. Mamoudy: Les echecs du traitement chirurgical des sciatiques discales communes non paralysantes. Traitement des echecs. Rev. Chir. orthop. 68 (1982) 241–242

Roye, D. P., J. P. Farcy: Lumbosacral fusion. In Camins, M., P. O'Leary: The Lumbar Spine. Raven Press, New York 1987 (p. 309–340)

Ruflin, G.: Dorsale Spondylodese der Lendenwirbelsäule bei degenerativer Instabilität. In Benini, A., F. Magerl: Die degenerative Instabilität der Lendenwirbelsäule. Huber, Bern 1991 (S. 147–156)

Rydevik, B., M. Brown, G. Lundberg: Pathoanatomy and pathophysiology of nerve root compression. Spine 9 (1984) 7–15

Sachs, B., J. Fraenkel: Progressiv ankylotic rigidity of the spine (Spondylose rhizomelique). J. nerv. ment. Dis. 27 (1900) 1–15

Salenius, P., L. E. Laurent: Results of operative treatment of lumbar disc herniation. Acta orthop. scand. 48 (1977) 630–634

Schaik van, J. J., H. Verbiest, F. D. van Schaik: Morphometry of lower lumbar vertebrae as seen on CT scans: newly recognized characteristics. Amer. J. Roentgenol. 145 (1985) 327–335

Schatzker, J., G. F. Pennal: Spinal stenosis, a cause of equina compression. J. Bone Jt. Surg. 50 B (1968) 606

Schiebler, M. L., V. J. Camerino, M. D. Fallon, M. B. Zlatkin, N. Grenier, H. Y. Kressel: In vivo and ex vivo magnetic resonance imaging evaluation of early disc degeneration with histopathologic correlation. Spine 16 (1991) 635–640

Schleberger, R., J. Krämer: Die Injektionsbehandlung der Lumbalgie in der Praxis. Orthop. Prax. 2 (1982) 138–140

Schmitz, B., A. Antoniadis: Das degenerative Wirbelgleiten der LWS. Z. Orthop. 124 (1986) 452–453

Schmorl, G.: Über Verlagerung von Bandscheibengewebe und ihre Folgen. Arch. klin. Chir. 172 (1932) 240–276

Schmorl, G.: Zur pathologischen Anatomie der Lendenbandscheiben. Klin. Wschr. 2 (1932a) 1369–1371

Schmorl, G., H. Junghanns: Die gesunde und kranke Wirbelsäule in Röntgenbild und Klinik, 5. Aufl. Thieme, Stuttgart 1968

Schneiderman, G., B. Flannigan, S. Kingston, J. Thomas, W. H. Dillin, R. G. Watkins: Magnetic resonance imaging in the diagnosis of disc degeneration: correlation with discography. Spine 12 (1987) 276–281

Schöllner, D.: Rezidive nach lumbalen Bandscheibenoperationen. Med. Lit. Verl.-Ges., Uelzen 1989 (S. 73–75)

Schrader, E.: Der Bau der Zwischenwirbelscheibe in seinen Beziehungen zur Beanspruchung. Z. Orthop. Chir. 53 (1931) 6–42

Schreiber, A., Y. Suezawa, H. A. Jacob: Indications et techniques de la nucleotomie percutanee et de la chimionucleolyse. Rev. Chir. orthop. 2 (1987) 9

Schreiber, A., Y. Suezawa, H. Leu: Does percutaneous nucleotomy with discoscopy replace conventional discectomy? Clin. Orthop. 238 (1989) 35–42

Schröder, S., K. Lackner, G. Anders, B. Vogeler: Die lumbale Spinalstenose. Z. Orthop. 120 (1982) 134–145

Schubiger, O.: Die Computertomographie der Wirbelsäule. Hippokrates, Stuttgart 1984

Schultiz, K. P., G. Lenz: Das Facettensyndrom – Klinik und Therapie. In Hohmann, D., B. Kügelgen, K. Liebig, M. Schirmer: Neuroorthopädie 2. Springer, Berlin 1984 (S. 543–550)

Seroussi, R., M. Krag, D. Muller, M. Pope: Internal deformations of intact and denucleated human lumbar discs subjected to compression, flexion, and extension loads. J. orthop. Res. 7 (1989) 122–131

Severin, E.: Degeneration of the intervertebral discs in the lumbar region. Acta chir. scand. 89 (1943) 353

Shah, J. S., W. G. Hampson, M. I. Jayson: The distribution of surface strains in the cadaveric lumbar spine. J. Bone Jt. Surg. 60 B (1978) 246–251

Sheldon, J. J., J. Sersland, J. Leborgne: Computed tomography of the lower lumbar vertebral column: normal anatomy and the stenotic canal. Radiology 124 (1977) 113–118

Sicard, J. A.: Les lumbagos. Progres méd. 49 (1922) 624

Sicard, J. A., J. E. Forestier: Methode radiographique d'exploration de la cavite epidurale par le lipidol. Rev. neurol. 28 (1921) 1264–1266

Smith, L. W.: Enzyme dissolution of the nucleus pulposus in humans. J. Amer. med. Ass. 187 (1964) 137

Stambough, J. L.: Pathological variations in lumbar disc disease. Op. Techn. Orthopaed. 1 (1991) 1–22

Staudte, H. W., A. Hild, P. Niehaus: Klinische Ergebnisse mit der Facettenkoagulation des Ramus articularis der unteren Lendenwirbelsäule. In Hohmann, D., B. Kügelgen, K. Liebig, M. Schirmer: Neuroorthopädie 2. Springer, Berlin 1984 (S. 551–555)

Stöhr, M., B. Riffel: Diagnostik der „Ischialgie". Dtsch. Ärztebl. 86 (1988) 999–1002

Stoeter, P., U. Ebeling, H. Reulen: Zur Diagnostik und Therapie lateraler Bandscheibenvorfälle. Neurochirurgia 26 (1983) 31–35

Strub, B.: Die erosive Osteochondrose im Lumbalbereich. Diss., Zürich 1984

Suezawa, Y.: Kreuzschmerzen in der Orthopädie – heutiger Stand ihrer Therapien. Schweiz. Rdsch. Med. Prax. 71 (1982) 783–788

Suezawa, Y., B. Rüttimann: Indikation, Methodik und Ergebnisse der perkutanen Nucleotomie bei lumbaler Diskushernie. Z. Orthop. 212 (1983) 25–29

Sutton, J. C.: Chemonucleolysis in the management of lumbar disc disease. Clin. Orthop. 206 (1986) 56–60

Svensson, H. O.: Low back pain in forty to forty-seven year old men: a retrospective cross-sectional study (thesis). Univ. of Göteborg, 1981

Sylvest, J., B. Hentzer, T. Kobayashi: Ultrastructure of prolapsed disc. Acta orthop. scand. 48 (1977) 32–40

Tallroth, K., D. Schlenzka: Spinal stenosis subsequent to juvenile lumbar osteochondrosis. Skelet. Radiol. 19 (1990) 203–205

Tervonen, O., J. Koivukangas, J. Ylitalo, S. Nyström: Ultrasound velocity and attenuation studies in human intervertebral disc. Neuro-Orthopedics 5 (1988) 67–73

Tibrewal, S. B., M. J. Pearcy: Lumbar intervertebral disc heights in normal subjects and patients with disc herniation. Spine 10 (1985) 452–454

Tile, M., S. R. McNeil, R. K. Zarins, G. F. Pennal, S. H. Garside: Spinal stenosis. Results of treatment. Clin. Orthop. 115 (1976) 104–108

Töndury, G.: Der Wirbelsäulenrheumatismus. In Belart, W.: Rheumatismus in Forschung und Praxis, Bd. IV. Huber, Bern 1968 (S. 115)

Torgerson, W. R., W. E. Dotter: Comparative roentgenographic study of the asymptomatic and symptomatic lumbar spine. J. Bone Jt. Surg. 58 A (1971) 850–853

Troisier, O., D. Cypel: Chirurgie ou nucleolyse. La discographic est-elle un facteur de decision? Acta orthop. belg. 53 (1987) 195–203

Zwomey, L., J. Taylor: Age changes in lumbar intervertebral discs. Acta orthop. scand. 56 (1985) 496–499

Uden, A., K. E. Johnsson, K. Johnsson, H. Pettersson: Myelography in the elderly and the diagnosis of spinal stenosis. Spine 10 (1985) 171–174

Ullrich, C.: Quantitative assessment of the lumbar spinal canal by computed tomography. Radiology 134 (1980) 137–145

Urban, J., A. Maroudas: The chemistry of the intervertebral disc in relation to its physiological function. Clin. Rheum. Dis. 6 (1980) 51–76

Urban, J., S. Holm, A. Marouda, A. Nachemson: Nutrition of the intervertebral disk. Clin. Orthop. 129 (1977) 101–114

Valkenburg, H., H. C. Haanen: The epidemiology of low back pain. In White, A. A., S. L. Gordon: Symposium on Idiopathic Low Back Pain. Mosby, St. Louis 1982 (p. 9–22)

Van Gelderen, C.: Ein orthotisches (lordotisches) Kaudasyndrom. Psychiat. Neurol. 23 (1948) 57–68

Vaughan, P. A., B. W. Malcom, G. L. Maistrelli: Results of L4–L5 disc excision alone versus disc excision and fusion. Spine 13 (1988) 690–695

Verbiest, H.: Einführung in das Thema der degenerativen lumbalen vertebralen Instabilität. In Benini, A., F. Magerl: Die degenerativen Instabilitäten der Lendenwirbelsäule. Huber, Bern 1991 (S. 10–23)

Verbiest, H.: Sur certaines formes rares de compression de la queue de cheval. Homage a Clovis Vincent. Maloine, Paris 1949 (p. 161–174)

Verbiest, H.: A radicular syndrome from developmental narrowing of the lumbar vertebral canal. J. Bone Jt. Surg. 36B (1954) 230–237

Verbiest, H.: Neurogenic Intermittent Claudication. North Holl. Publ. Elsevier, Amsterdam 1976

Verbiest, H.: Stenose des knöchernen lumbalen Wirbelkanals. In Hohmann, D., B. Kügelgen, K. Lübig, M. Schirmer: Neuroorthopädie 2. Springer, Berlin 1984 (S. 231–270)

Vital, J. M., B. Lavignolle, N. Grenier, F. Rouais, R. Malgat, J. Senegas: Anatomy of the lumbar radicular canals. Anat. clin. 5 (1983) 141–151

Vogel, P.: Klinik des engen Spinalkanals. Orthopäde 14 (1985) 118–121

Wagenhäuser, F. J.: Die Rheumamorbidität. Huber, Bern 1969

Walk, L.: Calcified nucleus pulposus visualizing disk rupture in plain roentgenogram. Fortschr. Röntgenstr. 124 (1976) 90–91

Walker, N.: Cauda-equina-Querschnittslähmung nach Hüftalloarthroplastik. Z. Orthop. 112 (1974) 1327–1333

Wassermann, S.: Über ein neues Schenkelnervsymptom nebst Bemerkungen zur Diagnostik der Schenkelnervenerkrankung. Dtsch. Z. Nervenheilk. 43 (1918/1919) 140–143

Weber, H.: Lumbar disc herniation. A controlled, prospective study with ten years of observation. Spine 8 (1983) 131–140

Weber, M.: Die septischen Bandscheibenschäden – vor und nach Diskotomie. Z. Orthop. 126 (1988) 555–562

Weinstein, J. N., T. R. Lehmann, W. Hejna, T. McNeill, K. Spratt: Chemonucleolysis versus open discectomy. A ten-year follow-up study. Clin. Orthop. 206 (1986) 50–55

Weintraub, A.: Psychorheumatologie. Karger, Basel 1983

Weiske, R., M. Munding: Hyperostotische Knochenveränderungen an der Wirbelsäule bei Diabetes mellitus. Röntgen-Bl. 40 (1987) 342–347

Weiske, R., M. Munding, H. W. Schneider: Destruierende, nicht-infektiöse Spondylarthropathie bei chronischer Niereninsuffizienz. Fortschr. Röntgenstr. 149 (1988) 129–135

White, A. A., M. M. Panjabi: Clinical Biomechanics of the Spine. Lipincott, Philadelphia 1978

White, A. H., P. von Rogov, J. Zucherman, D. Heiden: Lumbar laminectomy for herniated disc: a prospective controlled comparison with internal fixation fusion. Spine 12 (1987) 305–307

White, A. W., S. L. Gordon: Synopsis workshop on idiopathic low-back pain. Spine 7 (1982) 141–149

Williams, A. L., V. M. Haughton, G. A. Meyer, K. C. Ho: Computed tomographic appearance of bulging annulus. Radiology 142 (1982) 403–408

Wiltse, L. L.: Degenerative Spondylolisthesis. 51st AAOS Instructional Course Lecture. Atlanta, Georgia 1984

Wiltse, L. L., P. H. Newman, I. Macnab: Classification of spondylosis and spondylolisthesis. Clin. Orthop. 117 (1976) 23–29

Wiltse, L. L., R. Guyer, C. Spencer, W. Glenn, I. Porter: Alar transverse process impingement of the L5 spinal nerve: the far-out-syndrome. Spine 9 (1984) 38–41

Yagan, R.: CT diagnosis of limbus vertebra. J. Comput. assist. Tomogr. 8 (1984) 149–151

Yahia, L., G. Drouin, G. Maurais, C.-H. Rivard: Etude de la structure microscopique des ligaments posterieurs du rachis lombaire. Int. Orthop. 13 (1989) 207–216

Yasuma, T., R. Ohno, Y. Yamauchi: False-negative lumbar discograms. J. Bone Jt. Surg. 70A (1988) 1279–1290

Zsernaviczky, J., K. Weichel, T. Lorant: Die funktionelle Schrägaufnahme der Lendenwirbelsäule. Fortschr. Röntgenstr. 132 (1980) 398–403

Zukschwerdt, L., E. Emminger, F. Biedermann, H. Zettel: Wirbelgelenk und Bandscheibe. Hippokrates, Stuttgart 1955

2 Geschwülste der Wirbelsäule

Knochentumoren

Von M. IMMENKAMP und A. HÄRLE

Einleitung

Spinale Tumoren werden nach ihrer topischen Beziehung zum Rückenmark und seinen Hüllen gegliedert. Demgemäß stehen den intraduralen Tumoren – mit intramedullärer oder auch juxtamedullärer Herkunft – alle Formen extramedullärer Tumoren des Achsenskeletts gegenüber. Den intraduralen Tumoren des ZNS wird nur ein kurzes Kapitel gewidmet, da diese Geschwulstformen in der Orthopädie nur differentialdiagnostisch bedeutend sind. Von den Wirbelsäulentumoren sollen an dieser Stelle, nach striktem Wortverständnis, nur die (extraduralen) Knochentumoren dargestellt werden. Im weitesten Sinn zählen hierzu alle der Substantia ossea oder dem Knochenmark entstammenden Geschwülste, seien es benigne oder maligne Primärtumoren, die disseminierten Tumorformen, die sich, unter Ausbreitung ohne Mittelpunkt, des Knochenmarks bemächtigen, auch die geschwulstartigen, tumorsimulierenden Knochenerkrankungen und die Knochenmetastasen.

Grundsätzlich erfährt das biologische Verhalten der Knochentumoren, wenn sie von der Wirbelsäule ihren Ursprung nehmen, keine bedeutende Abwandlung. Im Brennpunkt der Wirbelsäulentumoren hingegen steht ihre ganz enge Beziehung zum Rückenmark und seinen langen Nervenbahnen. Der Wirbelsäule obliegt es nicht nur, den Körper zu stützen, den Rumpf zu bewegen und fortwährend Blutbestandteile zu bilden. In den Vordergrund tritt ihre schützende Funktion für das Rückenmark und die paarigen Nervenwurzeln. Die Gefährdung des Rückenmarks durch Tumordruck oder Wirbelsäuleninstabilität – vom Patienten bewußt oder unbewußt stets als immanente Bedrohung der Existenz empfunden – bedingt eine perspektivische Verschiebung, die eine gesonderte Betrachtung der Wirbelsäulengeschwülste rechtfertigt.

Kaum eine Skelettregion bietet so große Probleme in der Erkennung und artspezifischen Zuordnung von Knochentumoren wie die Wirbelsäule. Angesichts der Häufigkeit banaler Rückenschmerzen, basierend auf degenerativen oder statisch-funktionellen Störungen, werden primäre und sekundäre Wirbelsäulentumoren nicht selten erst spät erkannt. Zur artspezifischen Zuordnung fehlen dem Röntgenbild auch typische Lokalisationsmuster und zumeist auch röntgenmorphologische Eigenarten, wie sie von seiten der Extremitätentumoren bekannt sind.

In den letzten Jahren ist eine starke Zunahme der unter dem Begriff „Tumoren der Wirbelsäule" firmierenden Literatur zu verzeichnen. Dieses kennzeichnet das gegenwärtige Anliegen, sich diesem Problemkreis intensiv zu widmen. Alle grundlegenden Fortschritte basieren dabei auf verbesserten bildgebenden Verfahren (CT, MRT, selektiver spinaler Angiographie, Isotopenszintigraphie mit monoklonalen Antikörpern usw.), auf verfeinerten Diagnostikverfahren (Immunhistologie, Immunhistochemie) und, damit verbunden, auch auf Fortschritten in der Interpretation von Stanzbiopsien.

Es ist die klar erfaßte Wirklichkeit, die Möglichkeiten weckt. So haben moderne bildgebende Verfahren (CT, MRT) – mit einer unleugbaren Wiedergabe und Abschätzbarkeit des realen Zustands – entscheidend zum radiologischen Staging und damit zur Therapieplanung beigetragen. Neuerungen in der chirurgischen Technik, mit vorderen und hinteren Zugängen zur Wirbelsäule und ausgefeilter Wirbelsäuleninstrumentation, fußen auf der verbesserten Darstellung der Tumoren.

Doch onkologische Radikalität bleibt trotz der Fortschritte in der Wirbelsäulenchirurgie zumeist nicht erzielbar. Ein Zusammenwirken im interdisziplinären onkologischen Team, mit Einsatz der Chemotherapie, Strahlentherapie oder auch selektiven Tumorembolisation, ist entscheidende Voraussetzung für eine erfolgversprechende Behandlung. Die Wiederherstellung der Wirbelsäulenstabilität und die Abwendung von Rückenmarkschäden sind vorrangige Ziele einer palliativen oder kurativen Behandlung von Wirbelsäulentumoren.

Häufigkeit und Spektrum extraduraler Wirbelsäulentumoren

Primäre Wirbelsäulengeschwülste, insbesondere ihre malignen Formen, sind selten, obwohl die Wirbelsäule etwa 9 % der Gesamtmasse des Körperskeletts ausmacht (BROCHER u. WILLERT 1980). Im Vergleich mit anderen Regionen sind Osteosarkome zu 50 % knienah lokalisiert (DAHLIN u. UNNI 1986); 82 % der Osteosarkome gehen von einem Röhrenknochen aus. Gerade 1,6 % der Osteosarkome entfallen auf die Wirbelsäule. Diese Relation wird noch eindrucksvoller, wenn man berücksichtigt, daß die Gruppe der Osteosarkome der Wirbelsäule noch zur Hälfte die sekundären Sarkome enthält, somit Sarkome nach Radiatio oder auf dem Boden eines Morbus Paget.

Die Verteilung der Knochentumoren im Skelett ist eng verknüpft mit der Wachstumsintensität des jeweiligen Skelettabschnitts. Auch die Gewebedifferenzierung in chondro-, osteo- oder fibroblastische Tumoren ist offensichtlich nicht primär determiniert, sondern scheint von lokalen Faktoren abzuhängen. Diesem originellen Konzept von JOHNSON (1953) folgend, muß man feststellen, daß das Wachstum der Wirbelsäule, verglichen mit dem enchondralen Wachstum der Knieregion, eher gering ist. Es verteilt sich auf eine Vielzahl von Ossifikationszentren. Neben einem knorpeligen Wachstum von Deck- und Grundplatten vergrößert sich der Wirbelkörper in seinem sagittalen Durchmesser zudem noch durch ein periostales Wachstum (KNUTSSON 1961).

Für die Lokalisation der Tumoren innerhalb der Wirbelsäule mag es eine Rolle spielen, daß die 3 Wirbelsäulenregionen sich im Hinblick auf ihre Längenrelation verschieben und somit auch ein unterschiedliches Wachstum leisten. Während noch beim Neugeborenen auf die BWS 50 % und auf HWS und LWS jeweils 25 % der Gesamtlänge entfallen, ist im Erwachsenenalter eine Längenrelation von HWS 16 %, BWS 51 % und LWS 33 % eingetreten (ENDERLE u. WILLERT 1990).

Zu berücksichtigen ist ferner, daß zwischen dem Knochenkern des Wirbelkörpers und den paarigen Bogenkernen im Kindesalter längere Zeit eine Knorpelplatte als sogenannte Wirbelbogenepiphyse erhalten bleibt, die sich erst zwischen dem 5. und 9. Lebensjahr schließt. Alle sekundären Epiphysen der Wirbelfortsätze – auch Spätapophysen genannt – treten als Nebenknochenkerne erst im Schul- oder Adoleszentenalter auf. Diese multiplen sekundären Epiphysen mögen eine Bedeutung für die hier relativ häufig entstehenden aneurysmatischen Knochenzysten haben; ist doch gerade für die AKZ die Nähe zu solchen Wachstumszonen typisch.

Zu einem Überblick über die Häufigkeit primärer Knochentumoren mit Sitz in Wirbelsäule und Sakrum sei das Krankengut von SCHAJOWICZ (1981) und DAHLIN u. UNNI (1986) betrachtet. Die Grundgesamtheit beträgt 9871 Tumoren (Tab. 1). In diese Statistik aufgenommen wurde die aneurysmatische Knochenzyste – wenn man ihre Einreihung nicht zu strikt nehmen will – denn als häufige tumorartige Solitärläsion wird man sie stets in die Differentialdiagnose einbeziehen müssen. Verfälschend im Hinblick auf den Vergleich mit anderen Skelettlokalisationen wirkt sich die Auflistung der Chordome aus, da sie ohnehin, gemäß ihrer chordalen Herkunft, nur im Achsenskelett vorkommen. Als problematisch erweist sich auch, wenn Plasmazellneoplasien und maligne Lymphome in einer Knochentumorstatistik aufgeführt werden. Als Tumoren des hämopoetischen Systems werden Myelome nur in markhaltigen Knochen beobachtet und treten selten als solitärer Tumor in Erscheinung. Maligne Lymphome bilden eine heterogene Gruppe, aus der sich nur vereinzelt ein Tumor ausschließlich im Knochen – somit extranodal – manifestiert.

Hämangiome sind überwiegend nichtneoplastischer Natur; sie werden an der Wirbelsäule röntgenologisch in einer Vielzahl nachgewiesen und sind unterrepräsentiert, wenn nur die histologisch bestätigten Läsionen aufgeführt werden. Das benigne fibröse Histiozytom – wenn auch histologisch mit dem fibrösen metaphysären Defekt identisch – erweist sich nur bei DAHLIN u. UNNI (1986) als eigenständige Entität. Beide sind sehr selten und werden das Bild nicht verfälschen.

In Tab. **1** sind 9871 primäre Knochentumoren aufgeführt, davon 4539 benigne und 5332 maligne. Von der Gesamtheit der benignen Tumoren verteilen sich 205 auf die Wirbelsäule (4,5 %) und 76 sind im Sakrum (1,7 %) gelegen. An malignen Tumoren finden sich 395 an der Wirbelsäule (7,4 %) und 263 im Sakrum (4,9 %). Entnimmt man jedoch den Anteil der Plasmozytome, malignen Lymphome und auch alle Chordome, somit 1373 Tumoren, so verbleiben zum Vergleich mit anderen Skelettabschnitten nur noch 3,0 % an malignen Tumoren, welche die Wirbelsäule betreffen und 1,7 %, die im Sakrum auftreten. Von allen Knochentumoren – maligne und benigne Tumoren zusammengefaßt betrachtet und dieselben Ausschlußkriterien beibehaltend – finden sich dann 3,8 % an der Wirbelsäule und 1,7 % im Sakrum.

Auch die übermittelten Zahlen des japanischen Knochengeschwulstregisters (1970) verdeutlichen den geringen Anteil – etwa 3 % – primärer Knochengeschwülste an der Wirbelsäule (208/6700). In gleicher Höhe (65/2174) rangieren auch die Angaben des holländischen Knochentumorregisters (NCBT 1973). Im Knochengeschwulst-Register Westfalen (ROESSNER u. Mitarb. 1987) werden von 7400 Skelettumoren und tumorähnlichen Läsionen 135 primäre Wirbelsäulenläsionen (1,8 %), 196 Metastasen, 98 Plasmozytome und 4 extranodale Manifestationen von Hodgkin- und Non-Hodgkin-Lymphomen der Wirbelsäule registriert. DREGHORN u. Mitarb. (1990) berichten über die Inzidenz von 2,8 % Primärtumoren im Achsenskelett, die im regionalen Knochentumorregister von Leeds erfaßt wurden (55/1950). DELAMARTER u. Mitarb. (1990) aus Cleveland fanden schließlich nur 2 % an Primärtumoren an der Wirbelsäule (41/1917). Doch die Statistik von DOMINOK u. KNOCH (1977) zeigt einen höheren Anteil der Tumoren im Achsenskelett. Unter den 15000 primären Knochentumoren, die diese Autoren aus der Weltlite-

Knochentumoren 2.3

Tabelle 1 Häufigkeit primärer Knochengeschwülste an der Wirbelsäule und im Sakrum, zusammengestellt nach dem Krankengut von *Schajowicz* (1981) sowie *Dahlin* u. *Unni* (1986)

Tumorentität	Gesamtzahl	Wirbelsäule		Sakrum	
		Anzahl der Fälle	relative Häufigkeit %	Anzahl der Fälle	relative Häufigkeit %
Osteoidosteom	459	37	8,0	4	0,9
Osteoblastom	114	28	24,6	8	7,0
Chondrom (solitär)	658	8	1,2	3	0,5
Osteochondrom	1392	25	1,8	5	0,4
Chondroblastom	193	3	1,6	1	0,5
Chondromyxoidfibrom	83	3	3,6	1	1,2
Riesenzelltumor	779	23	2,9	39	5,0
Hämangiom	116	25	21,5	–	–
Neurilemmom	18	2	11,1	2	11,1
Benign. fibr. Histiozytom	8	1	12,5	1	12,5
Metaphys. fibr. Defekt	239	–	–	–	–
Aneurysmat. Knochenzyste*	368	50	13,6	11	3,0
Benign. Tumoren total	4539	205	4,5	75	1,7
Osteosarkom	1776	29	1,6	13	0,7
Parossales Osteosarkom	106	–	–	–	–
Chondrosarkom	985	41	4,1	18	1,8
Ewing-Sarkom	612	25	4,8	21	3,4
Fibrosarkom	340	14	4,1	14	4,1
Angiosarkom	70	10	14,3	–	–
Malign. fibrös. Histiozytom	70	2	2,8	3	4,3
Malign. Lymphom	532	53	10,0	22	4,1
Myelom**	556	181	32,5	24	4,3
Chordom	285	40	14,0	148	51,9
Maligne Tumoren total	5332	395	7,4	263	4,9
Alle Knochentumoren	9871	600	5,7	338	3,4

* als tumorartige Läsion mit in die Statistik aufgenommen, da häufig an der Wirbelsäule vorkommend;
** Myelomfälle von Dahlin und Unni (1986), die operativ angegangen wurden

ratur sammelten, fanden sich 1725 an der Wirbelsäule; dieses entspricht einem Anteil von 11,5%. Schließt man jedoch die unverhältnismäßig große Zahl an Chordomen und Hämangiomen aus, so ergeben sich auch hier nur noch 5% an primären Knochengeschwülsten an der Wirbelsäule. Eine solche Synopse der Weltliteratur wird immer ein scheinbares Überwiegen der ungewöhnlichen Diagnosen ergeben, da Außergewöhnliches auch häufig veröffentlicht wird.

Primäre Knochentumoren, die von der Wirbelsäule und vom Sakrum ausgehen, müssen als Rarität angesehen werden. Jedoch sind die dem Rückenmark, den Spinalnerven und der Dura mater spinalis entstammenden Tumoren des Nervensystem ungleich häufiger.

An diesen spinalen Tumoren (Tab. **15**) erkranken 0,9–2,5 Patienten von 100000 Einwohnern pro Jahr (KURLAND 1958). Bezogen auf die Einwohnerzahl der Bundesrepublik Deutschland wird man demnach jährlich mit 1000–2000 Neuerkrankungen an spinalen Tumoren des Nervensystems rechnen müssen. Diesen Tumoren wiederum stehen pro Jahr nur 50–100 primär maligne Knochentumoren der Wirbelsäule gegenüber (WEIDNER 1981).

Für den Einzelfall ist es wichtig zu wissen, mit welchem Spektrum der Geschwulstentitäten an diesem Skelettabschnitt zu rechnen ist. Im Krankengut einer Orthopädischen Universitätsklinik wurden in einem Zeitraum von etwa 20 Jahren 405 extradurale Wirbeltumoren beobachtet (Tab. **2**).

Diese Zahlen mögen insoweit eingeschränkt repräsentativ sein, als Metastasen an der Wirbelsäule in der Vergangenheit nur selten einer orthopädischen – und im besonderen einer operativen – Behandlung zugeführt wurden. Betrachtet man benigne Tumoren und geschwulstartige Knochenerkrankungen zusammen, so sind sie mit 24% am gesamten Tumorspektrum der Wirbelsäule vertreten. Etwa 50% der Tumorinzidenz in diesem Krankengut entfällt auf Knochenmetastasen, 25% der Tumoren schließlich machen maligne Primärtumoren des Knochens aus.

Als Ergebnis einer Gemeinschaftsstudie von 12 orthopädischen Kliniken konnten IMMENKAMP u. Mitarb. (1981) für die Halswirbelsäule folgende Tumorinzidenz feststellen: Unter einer Gesamtzahl von 167 Tumoren sind 19% benigne Tu-

Tabelle 2 Spektrum der Geschwulstentitäten extraduraler Wirbeltumoren (n = 405) (nach *Immenkamp* 1985)

n		%
65	benigne Tumoren	16
34	geschwulstartige Knochenerkrankungen	8
56	maligne Tumoren (eingeschlossen 20 Fälle mit solitärem Plasmazytom)	14
44	multiples Myelom	11
10	extranodale Hodgkin-Lymphome, Leukämie	3
196	Wirbelmetastasen	48

moren und geschwulstartige Knochenläsionen vertreten. Metastasen machen 61% aus, primär maligne Tumoren 20%; darin enthalten sind zu 14% Plasmozytome.

Die Erfahrung mit primären Knochentumoren an der Wirbelsäule ist gering, wenn man die Angaben einzelner Zentren berücksichtigt: PAILLAS u. Mitarb. (1983) berichten aus Marseille über 36 benigne Knochentumoren und tumorartige Knochenerkrankungen und 34 maligne Tumoren. DEPOTTER u. Mitarb. (1984) machen Angaben zu 60 benignen und 6 malignen Wirbeltumoren des Kindesalters, die in 4 orthopädischen Zentren in Paris beobachtet wurden. UEHLINGER (1973) überschaut 15 benigne und 2 maligne Knochengeschwülste der Wirbelsäule. CSERHATI (1973) berichtet über 11 maligne und 14 benigne bzw. tumorartige Knochenläsionen. THOMMESEN u. POULSEN (1976) registrierten 11 benigne und 5 maligne Wirbelsäulentumoren in Dänemark. WILLERT u. ENDERLE (1981) führen 13 benigne sowie 22 maligne Tumoren auf, darunter 17 Tumoren des hämatopoetischen und lymphatischen Systems. BOHLMAN u. Mitarb. (1986) überschauen 23 Tumoren der Halswirbelsäule. WEINSTEIN u. MCLAIN (1987) stellen 31 benigne und 51 maligne Wirbelsäulentumoren und Tumoren des Sakrums zusammen.

Häufigkeit der einzelnen Tumorentitäten

Wenn man benigne Tumoren und geschwulstartige Erkrankungen des Knochens zusammen betrachtet und Zahlenangaben von SCHAJOWICZ (1981), IMMENKAMP (1985), DAHLIN u. UNNI (1986) sowie WEINSTEIN u. MCLAIN (1987) überblickt, dann steht aus der Grundgesamtheit von 334 Läsionen an erster Stelle die aneurysmatische Knochenzyste (69), gefolgt von Hämangiom (51), Osteoblastom (48), Osteoidosteom (45), Osteochondrom (42) und Riesenzelltumor (34). Osteoblastome und Hämangiome zeigen, wenn man ihre Häufigkeit in anderen Skelettregionen berücksichtigt, eine Prädilektion zur Wirbelsäule (s. relative Häufigkeit, Tab. 1). Unter den malignen Tumoren mit einer Grundgesamtheit von 502 Tumoren, entsprechend den vorerwähnten Autoren, ist das Plasmozytom (216) am häufigsten vertreten. Es folgen malignes Lymphom (67) und Chordom (63); erst dann kommen Chondrosarkom (49), Osteosarkom und Ewing-Sarkom (jeweils 36), schließlich Fibrosarkom (18) und Angiosarkom (12).

Metastasen im Achsenskelett sind äußerst häufig. Nach Lunge und Leber, den primären Filtern, ist der Knochen, bezeichnenderweise an Orten der Hämatopoese, dritthäufigste Stelle von Fernmetastasen. Die überwiegende Zahl aller Skelettmetastasen geht von Karzinomen der Brust, der Prostata, der Lunge, der Niere und des Magen-Darm-Trakts aus (Tab. 3).

Untersucht man, wie häufig die einzelnen Wirbelsäulenregionen von primären und sekundären Tumoren befallen werden, so begegnet man sehr unterschiedlichen Zahlenangaben.

Folgen wir zunächst der Statistik von DAHLIN u. UNNI (1986):

benigne Wirbelsäulentumoren (141): HWS – 30%, BWS – 40%, LWS – 30%;

primär maligne Tumoren (359) hingegen bevorzugen die Brustwirbelsäule stärker: HWS – 17%, BWS – 53%, LWS – 30%;

Tabelle 3 Häufigkeit von Skelettmetastasen durch Karzinome (nach *Harrington* 1988 und *Wong* u. Mitarb. 1990)

Ursprung	Skelettmetastasen	Grundform
Brust	sehr häufig (74%)	osteolytisch, gemischt
Lunge	sehr häufig (45%)	osteolytisch
Prostata	sehr häufig (90,5%)	osteoblastisch
Nieren	sehr häufig (29%)	osteolytisch, expansiv
Morbus Hodgkin, Lymphome	sehr häufig (28%)	osteolytisch, gemischt, osteoblastisch
Schilddrüse	häufig (40%)	osteolytisch, expansiv
Harnblase	selten (20%)	osteolytisch
Melanom	selten (27%)	osteolytisch, expansiv

benigne und maligne Tumoren zusammengefaßt ergeben folgenden Spiegel: HWS – 21%, BWS – 49%, LWS – 30%.

Nach IMMENKAMP (1985) läßt sich nachfolgende regionäre Verteilung erkennen:
benigne Läsionen: HWS – 20%, BWS – 30%, LWS – 50%;
maligne Tumoren: HWS – 18%, BWS – 33%, LWS – 49%;
Metastasen: HWS – 14%, BWS – 34%, LWS – 52%;
Metastasen der WS jedoch, die zu operativen Maßnahmen Anlaß geben, entstehen ganz überwiegend in der Brustwirbelsäule: HWS – 6%, BWS – 81%, LWS – 13%.

FREYSCHMIDT (1986) sieht eine enge Verknüpfung der Tumorinzidenz in den 3 Regionen mit der Knochenmasse dieser Abschnitte. An der Gesamtmasse der Wirbelsäule nimmt die HWS zu 8%, die BWS zu 57% und die LWS zu 35% teil.

Altersverteilung

Den allgemeinen Erfahrungen über das Vorkommen der einzelnen Tumorentitäten in bestimmten Lebensstufen wird auch an der Wirbelsäule entsprochen.

Als Leitlinie kann gelten (FREYSCHMIDT 1986): Primär benigne Knochentumoren – einschließlich aneurysmatischer Knochenzyste – haben ihren Manifestationsgipfel in der 2. Lebensdekade, gefolgt von der 1. und 3. Dekade. Jedoch Riesenzelltumor oder benignes fibröses Histiozytom folgen dieser Richtschnur nicht. Das Manifestationsalter primär maligner Wirbelsäulentumoren verschiebt sich in die 5. und 6. Lebensdekade; auch hier sind Ewing-Sarkom und Osteosarkom eine Ausnahme, machen sie doch in der 2. Lebensdekade 85% aller malignen Entitäten aus (DAHLIN u. UNNI 1986). Die übrigen malignen Knochentumoren (vor allem fibrohistiozytäre Tumoren, Plasmozytom, malignes Lymphom, Chondrosarkom) entsprechen dieser Leitlinie. Ihr Altersgipfel liegt im 6. Dezennium. In Stufen von 5–10% verringert sich ihr Vorkommen dann entweder zu früheren oder späteren Dekaden, so daß die Inzidenzkurve, in der 2. Dekade beginnend, stetig ansteigend verläuft, um in der 7. Dekade wieder abzufallen (DAHLIN u. UNNI 1986). Sekundäre Tumoren der Wirbelsäule – die Vielzahl der Knochenmetastasen – kommen gehäuft in der 5., 6. und 7. Lebensdekade vor.

Im Neugeborenen- und Säuglingsalter (<1 Jahr), im Kleinkindalter (1–3 Jahre) und im Kindesalter (3–11 Jahre) ist das Tumorspektrum an der Wirbelsäule besonders mannigfaltig (EWERBECK u. Mitarb. 1985, LEESON u. Mitarb. 1985, PIZZO u. Mitarb. 1989) (Tab. 4). In der ersten Lebensdekade können verschiedene fakultativ-

Tabelle 4 Inzidenz der Tumoren des Kindesalters (nach *Pizzo* u. Mitarb. 1989)

	Rate (pro Million/ p.a.)	Altersgipfel (Jahre)	im Skelett	Tumormarker
Leukämie				
– ALL	24,7	2–5	++	Non-T, Non-B
– ANLL	5,0	<2	++	
Lymphome				
– Non-Hodgkin-Lymphom	9,3	6–16	++	LDH
– Hodgkin-Lymphom	7,5	>10	+(+)	
ZNS-Tumoren				
– Gliom	13,4	konstant	–	
– Medulloblastom	4,9	5–10	–	NSE, Polyamin
– Ependymom	2,1	<5	–	
Solide Tumoren				
– Neuroblastom	8,0	<3	++	NSE, LDH, CEA, Cystathionin, Ferritin, Katecholamin
– Wilms-Tumor	6,9	<5	+(*)	–
– Retinoblastom	3,0	<3	(+)	–
– Rhabdomyosarkom	3,7	binär: 2–6/14–18	+	–
– Ewing-Sarkom	2,1	10–18	++	LDH
– Osteosarkom	3,1	10–18	++	LDH, alk. Phosphat.
– Leberzellenkarzinom	1,6	binär: <2/>14	–	AFP, HCG, CEA, Cystathionin
– Keimzellentumoren Teratom (65% benigne)	0,4	binär: <2/>14 (= 75%)	++ sakrokokzygeal	AFP, HCG, LDH, CEA

* Klarzellenvariante des Wilms-Tumors. APF = α1-Fetoprotein; HCG = human chorionic gonadotropin; NSE = Neuron-specific Enolase; LDH = Lactat-Dehydrogenase; CEA = Carcinoembryonic antigen

ossäre Malignome (Leukämie, Non-Hodgkin-Lymphom) oder Knochenmetastasen von extraossären Malignomen (des Neuroblastoms, seltener der Klarzellenvariante des Wilms-Tumors, noch seltener des Retinoblastoms oder Rhabdomyosarkoms) vielgestaltige Knochenveränderungen hervorrufen. In der ersten Hälfte des 1. Dezenniums wird vor allem das eosinophile Granulom als tumorartige Knochenerkrankung, vereinzelt auch ein Ewing-Sarkom oder ein Osteoidosteom an der Wirbelsäule angetroffen; in der zweiten Hälfte des 1. Dezenniums treten vorrangig aneurysmatische Knochenzyste, eosinophiles Granulom, Ewing-Sarkom, gelegentlich auch Osteosarkom, vor allem aber Osteoidosteom oder Osteoblastom auf.

Leitsymptome der Tumoren der Wirbelsäule

Das klinische Bild extraduraler Tumoren der Wirbelsäule wird in vielfältigen Graden der Ausprägung durch Schmerzen, neurologische Störungen, Haltungsabweichung oder Fehlform und auch durch eine umschriebene Schwellung geprägt. Keineswegs sind es pathognomonische, direkt auf die bestimmte Gesundheitsstörung hinweisende Zeichen; ihre Synopsis mit anderen Parametern ist richtungsweisend für die Diagnose.

Angesichts der überaus großen Zahl bandscheibenbedingter Rückenschmerzen, erwächst für den Untersucher stets eine schwierige Entscheidung. Denn 60–90% aller Menschen werden irgendwann im Laufe ihres Lebens an Wirbelsäulenbeschwerden leiden und 93% aller Wirbelsäulenerkrankungen beruhen auf degenerativen Bandscheibenschäden (KRÄMER 1978). Damit erfordern die allermeisten Wirbelsäulenschäden keine aufwendige, unnötig beängstigende und kostenintensive Diagnostik, da es gutartige Störungen sind, die zur Selbstheilung tendieren und auf symptomatische Maßnahmen gut ansprechen. Hingegen bringen eine versäumte Diagnostik und verspätete Behandlung für die sehr seltenen primären Tumoren und die häufigeren Wirbelsäulenmetastasen schwerwiegende Nachteile. Bei 20% der Wirbelsäulentumoren werden die Symptome zunächst als Bandscheibenvorfall fehlgedeutet (SIM u. Mitarb. 1977).

Die örtlich begrenzte Manifestation einer Tumorerkrankung an der Wirbelsäule stört – wie auch eine Vielzahl anderweitiger Erkrankungen – zuallererst die Leistung eines Bewegungssegments. Die *vertebrale Störung* ist gekennzeichnet durch eine segmentale Haltungsveränderung, segmentale Funktionsstörung und reaktive Weichteilveränderungen. Hinzu kommen, bedingt durch die unmittelbare Beziehung des Bewegungssegments zum Nervensystem (namentlich zu Rückenmark, Nervenwurzeln und vegetativem System) sowie auch zu den Gefäßen (vor allem Aa. vertebrales) zahlreiche sekundäre Irritationserscheinungen – sog. *spondylogene Reizsyndrome* –, die in der Körperperipherie pseudoradikuläre Mischbilder sensibler, motorischer, vaskulärer oder auch vegetativer Art, oft in Form des Projektionsschmerzes oder der Tendomyosen, auslösen.

Während die vertebralen und spondylogenen Symptomkomplexe und Störbilder typische Durchlaufstadien benigner Wirbeltumoren oder tumorartiger Knochenerkrankungen darstellen, dominieren im Verlaufsbild maligner Geschwülste oder Metastasen, u. U. auf wenige Wochen oder Tage zusammengedrängt, die Kompressionssyndrome radikulärer, medullärer oder auch vaskulärer Art bis hin zur paraplegischen Schlußphase.

Pathologisch-anatomisch betrachtet, was für die fast ausschließlich im Wirbelkörper wachsenden Metastasen und auch viele Primärtumoren zutrifft, wird die Symptomatik durch folgende Noxen hervorgerufen (HARRINGTON 1988): Tumormassen, die den Wirbelkörper zerstören, durchbrechen die Kompakta und greifen auf das paravertebrale Gewebe über. Dabei können nahegelegene spinale Nervenwurzeln früh umwachsen und komprimiert werden. Radikuläre Prodromalschmerzen und andere höhenlokalisatorisch wichtige Wurzelsymptome werden hierdurch ausgelöst. Ist der Wirbelkörper in seiner Substanz nachhaltig zerstört, entsteht eine spinale Instabilität, die um so ausgeprägter ist, wenn auch dorsale Wirbelanteile destruiert sind. Bei fortschreitender Instabilität kommt es zur Wirbelkompression oder pathologischen Fraktur. Tumormassen oder restliche Knochenfragmente werden dann deichbruchartig zum Spinalkanal vorgepreßt und führen innerhalb kurzer Zeit zur Kompression der Medulla spinalis oder der Cauda equina (Abb. **1**). Seltener wird die intraspinale Raumforderung durch ein direktes Einwachsen des Tumors in den Spinalkanal ohne gleichzeitigen Wirbelkörperkollaps ausgelöst. Noch seltener wird man beobachten können, daß der Tumor über die Foramina intervertebralia in den Spinalkanal einwächst. Ein intradurales Einwachsen des Tumors oder gar eine Meningitis carcinomatosa oder sarcomatosa ist höchst selten, da die Dura mater spinalis als natürliche Barriere wirkt. Sie ist als äußere Rückenmarkshülle oft derb-fibrös verdickt und erlaubt zumeist eine peridurale Präparation der Geschwülste.

Schmerzen

Der Schmerz ist das Leitsymptom der Wirbelsäulentumoren. Er ist bei primären extraduralen Tumoren in 80–100% (zuweilen nur als einziges faßbares Symptom) zur Zeit der Feststellung der Läsion vorhanden. Manche Knochenmetastasen hingegen können auch asymptomatisch verlaufen. Nur etwa die Hälfte der szintigraphisch nachgewiesenen Skelettmetastasen bedingen in der weiteren Lebensspanne Krankheitszeichen (HARRINGTON 1988). Eine Rückenmarkkompression durch Wirbelsäulenmetastasen werden etwa 5–20% aller Krebskranken erleiden (SCHABERG u. GAINOR 1986, MACDONALD 1990); der Schmerz ist dann jedoch in 95% der Fälle Vorbote einer solchen Komplikation (GILBERT u. Mitarb. 1978, WEIDNER 1988). Er mag 1–2 Monate vorbestehen, aber auch längere Intervalle bis zu 2 Jahren werden beobachtet (Mittelwert 7 Wochen) (GILBERT u. Mitarb. 1978, BLACK 1979, GREENBERG u. Mitarb. 1980).

Es sind in der Regel tiefe, konstante Schmerzen von dumpfem, rheumatoidem Charakter mit

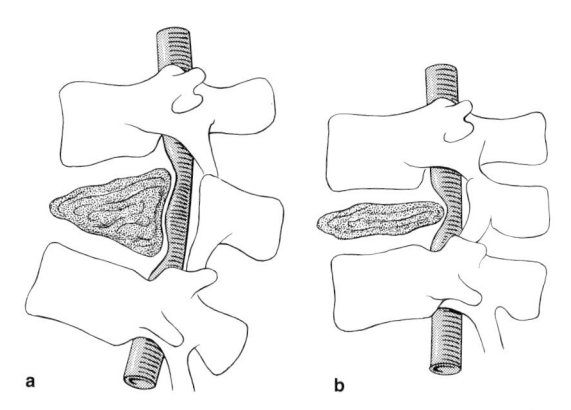

Abb. 1 Schematische Darstellung der Formen der Rückenmarkbeteiligung durch pathologische Frakturen. **a** Keilförmiger Wirbelkörpereinbruch. **b** Gleichmäßige Sinterung des Wirbelkörpers (Vertebra plana)

Lokalisation in Höhe des Prozesses, wo auch eine Perkussion ihn akut zu einem spitzen Stechen steigert. Der schleichend beginnende, sich stetig steigernde, zu immer größerem Analgetikabedarf führende Schmerz wird durch abrupte Bewegungen verstärkt, bis schließlich eine Kompression des Wirbels, eine pathologische Fraktur oder eine zunehmende Instabilität so qualvoll sind, daß der Patient sich nicht mehr aufrichten kann.

Eine Raumbeengung im Spinalkanal mit Rückenmarkkompression läßt Schmerzen entstehen, die unter Valsalva-Manöver und anderen Preßmechanismen, die den intraspinalen Druck erhöhen, exazerbieren. Im Gegensatz zum Schmerz, der durch einen Bandscheibenvorfall ausgelöst wird, führt Bettruhe zu keiner Linderung; auch nachts persistiert der Schmerz. Als Folge einer Schädigung sensibler medullärer Bahnen kommen funikuläre Schmerzen in fortgeschrittenen Stadien der Rückenmarkkompression hinzu, die, in die Peripherie der unteren Extremitäten fortgeleitet, als ein heftiges Brennen oder Stechen, zuweilen auch als Gürtelschmerz, empfunden werden und dann von radikulären Schmerzen kaum abzugrenzen sind. Bestehen gleichzeitig Empfindungs- und Motilitätsstörungen, spricht man von Anaesthesia oder Paraplegia dolorosa. Die durch Störung der langen Bahnen auftretenden lanzinierenden Schmerzen oder Hyperpathien erfahren keine segmentale Ausprägung. Sie sind daher wenig wegweisend.

Neuralgiforme Schmerzen, die zumeist erst halbseitig auftreten, entstehen durch Druck oder Infiltration an Nervenwurzeln, Plexus brachialis oder lumbosacralis. Für sie sind ein schmerzhaftes Brennen und Parästhesien entlang des radikulären Ausbreitungsgebiets typisch, denen sich scharfe, lanzinierende Schmerzen aufpfropfen können.

Neurologische Symptome

Neurologische Störungen resultieren aus tumorbedingter Kompression oder Infiltration des Rückenmarks, der Nervenwurzeln oder der wirbelsäulennahen Nervenplexus; diesen Störungen gehen in der Regel um Wochen oder Monate segmentale spondylogene und radikuläre Schmerzen voraus. Eine äußerst langsam einsetzende spinale Raumforderung, z. B. im Rahmen eines Osteoblastoms, erlaubt dem Rückenmark, sich an erhebliche Grade der Kompression anzupassen, ohne daß zunächst axonale Schäden entstehen. Eine Dekompression vermag dann zur Erholung der neuralen Störungen zu führen. Eine subakut einsetzende Rückenmarkkompression leichten Grades und von kurzer Dauer kann bereits zu Demyelinisierung und Ödem führen, welche dann noch reversibel sind, falls rechtzeitig dekomprimiert wird. Eine akut, ohne Prodromi einsetzende Rückenmarkkompression verursacht stets axonale Schäden, die dann – offensichtlich durch eine Ischämie bedingt – keine Regenerationstendenz zeigen.

Die Primärtumoren der Wirbelsäule weisen zur Zeit der Erstuntersuchung bis zu 40% bereits motorische Störungen auf; Sensibilitätsverlust oder vegetative Störungen mit Verlust der Blasen-, Mastdarm- und Sexualfunktion sind anfangs, außer bei Tumoren des Sakrums, eher selten. Zur Zeit der Diagnosefindung sind bereits in 55% der malignen Primärtumoren und in 35% der benignen Primärtumoren neurologische Störungen vorhanden (MACDONALD 1990).

Wirbelsäulenmetastasen haben nur in 5% Störungen der Motorik als Initialsymptom. Zur Zeit der Diagnosefindung bestehen aber bereits in 75% Störungen der Motilität, in 50% Sensibilitätsverlust, in 60% Blasen-, Darm- und Geschlechtsfunktionsstörungen. Es sei darauf hingewiesen, daß 50% der Patienten mit fortgeschrittener Kompression des Rückenmarks schlußendlich eine komplette Querschnittslähmung entwickeln. Bei 28% der Patienten mit fortgeschrittener Paraparese tritt das Stadium einer Paraplegie innerhalb von 24 Stunden ein (BARCENTA u. Mitarb. 1984).

Die neurologischen Symptome eines raumbeengenden spinalen Prozesses erlauben wichtige diagnostische und prognostische Folgerungen. Das klinische Erscheinungbild wird durch die unterschiedliche Vulnerabilität einzelner Funktionssysteme bestimmt, so wie es auch von der Art des komprimierenden Prozesses, der Geschwindigkeit seiner Entwicklung und der Einwirkrichtung abhängt.

Für die topische Diagnostik hat die Prüfung der Reflexe, der Motorik und der Sensibilität großes Gewicht. Diese Befunde erlauben es, den betroffenen Rückenmarkabschnitt und die Höhe des Querschnittniveaus einzukreisen, wenn auch

Verwischungen durch Ödem und Zirkulationsstörungen infra- oder supraläsionell einkalkuliert werden müssen.

Wurzelsymptome

Höhenlokalisatorisch besonders aufschlußreich treten Wurzelsymptome als segmentale Reiz- oder Ausfallserscheinungen im abhängigen Innervationsfeld auf. Eine **sensible Wurzelschädigung,** somit eine Schädigung der hinteren Wurzel der spinalen Nerven, hat als erstes Kennzeichen den neuralgiformen Schmerz oder Sensibilitätsstörungen in Form von Parästhesien, Schmerzen und Sensibilitätsstörungen unterliegen einer subjektiven und damit oft unbestimmten Bewertung des Patienten. Die Schmerzen können durch Körperhaltung und Körperlage provoziert oder durch Preßmechanismen verstärkt werden. Ihre Intensität nimmt insbesondere nachts zu. Ein Sistieren des initialen Wurzelschmerzes, mit gleichzeitigem Auftreten einer Analgesie und Anästhesie im Dermatom, spricht für eine Leitungsunterbrechung einer spinalen Nervenwurzel.

Die Analyse **motorischer Ausfälle** liefert objektivierbare und eindeutig faßbare Befunde. Die Mehrzahl aller Noxen, die eine spinale Nervenwurzel betreffen, schädigen in gleichem Maße ihre sensible und motorische Komponente. Nur selten werden Reizerscheinungen an einer vorderen Wurzel in Form faszikulärer Zuckungen erfaßt. Sie treten bei sehr langsam wachsenden extramedullären Tumoren auf und sind Ausdruck einer sich äußerst schleichend entwickelnden Raumforderung. Paresen und Atrophie der Segmentmuskeln sind Kennzeichen einer fortgeschrittenen, oft bereits irreversiblen radikulären Schädigung.

Reflexstörungen. Die Kenntnis des Reflexbogens eines einfachen monosynaptischen Muskeldehnungsreflexes erlaubt eine segmentale Zuordnung und somit die Höhe einer Wurzelläsion bzw. eines Querschnittsniveaus festzulegen. Im Gegensatz zu den Fremdreflexen, von denen wir nur Ausfall und Abschwächung kennen, können Muskeleigenreflexe fehlen, abgeschwächt oder auch gesteigert sein. Eine einseitige Eigenreflexabschwächung muß an eine Läsion der betroffenen Spinalwurzel denken lassen, während eine einseitige Verstärkung eines oder mehrerer Eigenreflexe in der Regel auf zerebrale Schäden bzw. eine Störung des zentralen Neurons (der Pyramidenbahnen) hinweist. Eine Spastik, kombiniert mit Kloni und einer Reflexsteigerung, wobei die reflexogene Zone verbreitert ist, kann als sicheres Zeichen einer nicht ganz frischen Schädigung des zentralen Neurons angesehen werden. Die Schädigung kann sowohl zerebral als auch spinal in den Pyramidenbahnen lokalisiert sein.

Rückenmarkkompression

Für eine exakte Höhendiagnose einer Querschnittsläsion sind radikuläre Reiz- bzw. Ausfallserscheinungen nur im Initialstadium bedeutend. Eine akut, ohne Prodromi einsetzende komplette Querschnittsläsion - zumeist ausgelöst durch maligne Tumoren oder Metastasen, weniger häufig auch durch einen komprimierenden entzündlichen Prozeß, seltener durch intraspinale Blutungen – gehört zu der seltenen spinalen Notfallsituationen. Rasch wachsende Tumoren innerhalb des Spinalkanals, die in kürzester Zeit eine Kompression entwickeln und akut zum Querschnitt führen, zeigen eine komplette schlaffe Lähmung mit Areflexie und Verlust der Sensibilität kaudal der Läsion – somit stets prognostisch ungünstige Zeichen. Dabei fallen sowohl die Fremdreflexe als auch die Muskeldehnungsreflexe aus. Auch Blasen- und Mastdarmtätigkeit sind gelähmt. Der Bulbokavernosusreflex bleibt erhalten, soweit die Schädigung nicht direkt den Conus medullaris (S3, S4) betroffen hat und kein spinaler Schock vorliegt (BENSON u. KEENEN 1990). Die obere Grenze des Querschnittniveaus stimmt nicht unbedingt mit dem Segment der Rückenmarkkompression überein, da Ödem und Zirkulationsstörungen die Grenze supraläsional verwischen können.

Wesentlich häufiger und mehrdeutiger sind die vielfältigen Vorzeichen der spinalen Raumforderung, die als **inkomplette Rückenmarkkompression** schließlich zur Querschnittlähmung führen können. Eine subakut eintretende Rückenmarkkompression führt zur Myelopathie. Hierbei werden vor allem die Leitungsbahnen des Rückenmarks in unterschiedlichen Graden, je nach Vulnerabilität des Funktionssystems und je nach Druckrichtung des komprimierenden Prozesses, geschädigt. Die Symptome einer Schädigung der langen Rückenmarkbahnen können den Wurzelsymptomen vorangehen, sie überlagern oder sie schließlich ablösen, soweit eine Leitungsunterbrechung der Spinalwurzel eingetreten ist. Eine Schädigung der Pyramidenbahnen – somit eine Läsion des zentralen Neurons innerhalb des Rückenmarks – bewirkt initial, vom Patienten fast unbemerkt, ein vorzeitiges Ermüden, eine langsam zunehmende Schwäche oder auch passagere Paresen. Fortgeschrittene Schäden der Pyramidenbahnen führen zu spastischen, beiderseitigen Lähmungserscheinungen mit Reflexsteigerung, Vergrößerung der reflexogenen Zone, erhöhtem Muskeltonus und pathologischen Reflexen (positives Babinski-Zeichen).

Somatosensible Informationen, die dem Großhirn über den Hinterstrang und Vorderseitenstrang zugeführt werden, entstammen einerseits den Rezeptoren der Haut und werden – in ihrer Gesamtheit als **Oberflächensensibilität** für Berührung, Druck, Wärme, Kälte und Schmerz bezeichnet – über die hinteren spinalen Nervenwurzeln dem Rückenmark zugeleitet. Die Rezeptoren der Muskeln, Faszien, Sehnen und Gelenke auf der anderen Seite, als Tiefensensibilität zusammengefaßt, erreichen das Rückenmark ebenfalls über die hinteren spinalen Nervenwurzeln. Während Berührungsempfinden (epikritisches taktiles Wahrnehmens) und alle Qualitäten der Tiefensensibilität über den Hinterstrang derselben Seite geleitet werden, gelangen Temperatur- und Schmerzempfinden, nach Kreuzung in der vorderen Kommissur, über den Vorderseitenstrang der Gegenseite zur Großhirnrinde.

Diese anatomische Aufgliederung in zwei sensible Hauptbahnen bedingt, daß Schädigungen der Empfindung dissoziiert auftreten können, je nachdem, ob Hinterstrang oder Vorderseitenstrang betroffen ist. Bei fortschreitender Querschnittsläsion werden zuerst die Hinterstränge unterbrochen. Die hierdurch bedingten Störungen der Tiefensensibilität führen zur spinalen Ataxie mit Gangstörungen. Ebenso kann es zu einem Verlust der epikritischen Sensibilität für Berührung und Vibration auf der betroffenen Seite kommen. Erst später zeigen sich Vorderseitenstrangsymptome mit Störung der Temperatur- und Schmerzempfindung auf der Gegenseite. Erfolgt intensiver Tumordruck von der dorsalen Seite des Rückenmarks, so sind zumeist alle Qualitäten der Oberflächensensibilität sowie des Lagesinns gleichermaßen betroffen. Verallgemeinernd kann gesagt werden, daß solche Läsionen typisch für juxtamedulläre Tumoren sind. Durch Contrecoup-Wirkung können auch primär sich im Wirbelkörper entwickelnde Tumoren solche Ausfallserscheinungen erzeugen. Äußerst selten wird das Vollbild einer Brown-Séquard-Halbseitenläsion durch Druck vornehmlich auf eine Rückenmarkhälfte von extraduralen Tumoren ausgelöst.

Blasen- und Mastdarmstörungen stellen ein weiteres Kardinalsymptom spinaler raumfordernder Prozesse dar. **Störungen der Blasen-, Darm- und Sexualfunktion** sind Zeichen einer fortgeschrittenen extraduralen spinalen Raumforderung, so daß zumeist schon doppelseitige motorische Störungen bestehen, wenn sie offenkundig werden. Im Endstadium einer Rückenmarkkompression werden sie nie vermißt.

Prognostisch bedeutend ist die Untersuchung der perianalen Sensibilität (S3–S5), des Analsphinktertonus und der Großzehenflexion (BENSON u. KEENEN 1990). Sind im Rahmen einer inkompletten Rückenmarkkompression diese zu einer Triade zusammengefaßten Zeichen nicht gestört, so läßt sich daraus eine zumindest partielle Bewahrung der ventral gelegenen absteigenden Leitungsbahnen der weißen Substanz (des Tractus corticospinalis und spinothalamicus) ableiten. Dieses als sakrale Aussparung (sacral sparing) bezeichnete Symptomenmuster zeigt auf der einen Seite an, daß nur eine inkomplette Rückenmarkkompression vorliegt und beinhaltet andererseits eine größere Wahrscheinlichkeit der Funktionsrückbildung nach abklingendem spinalen Schock.

Konusläsion. Eine intraspinale Raumforderung in Höhe L1 kann isoliert den Conus medullaris schädigen. Typische Zeichen sind: Störung der Miktion (autonome, denervierte Blase), Störung der Defäkation durch Sphinkterparese, Störung der Sexualfunktion, Verlust der Sensibilität im 3. und 4. Sakralsegment, Fehlen des Bulbokavernosusreflexes!

Kaudaläsion. Eine extradurale Raumforderung unterhalb von L1/L2 kann durch unterschiedlich ausgeprägte Noxen die Cauda equina in ihrer Gesamtheit oder in einzelnen Segmenten schädigen. Typische Zeichen des Vollbildes einer Kaudaläsion sind: schlaffe Lähmung der unteren Extremitäten, Verlust sämtlicher sensibler Qualitäten, Arreflexie, Sphinkterlähmung, keine Pyramidenbahnzeichen.

Diagnostik der Wirbeltumoren

Bildgebende Verfahren

Zur Diagnostik primärer und sekundärer Wirbeltumoren stehen als nichtinvasive Verfahren heute neben der konventionellen Röntgendiagnostik, Tomographie und Isotopenszintigraphie, die Computertomographie (CT) und die Magnetresonanztomographie (MRT) zur Verfügung. In speziellen Fragen sind nach wie vor die invasiven Methoden, wie Myelographie und Angiographie, indiziert. So können gefäßreiche Tumoren besonders vorteilhaft anläßlich einer Angiographie embolisiert werden.

Die verschiedenen bildgebenden Techniken werden genutzt, um

1. einen pathologischen Prozeß zu ermitteln,
2. seine Lage und Ausdehnung zu bestimmen,
3. seine Beschaffenheit und Wachstumseigenschaften zu charakterisieren,
4. seine Rückwirkung auf die Stabilität des Knochens zu bemessen,
5. um den Behandlungsweg festzulegen und um
6. die Wirksamkeit einer Therapie zu kontrollieren.

Ad 1. Während exakte Anamnese und programmierte Untersuchung ganz allgemein die Wirbelsäulendiagnostik unterbauen, tritt für die Erkennung von Knochentumoren die radiologische Untersuchung weit in den Vordergrund. Das konventionelle Röntgenbild in 2 Ebenen soll technisch vollendet und möglichst überlagerungsfrei sein; eine Forderung, die wir am zervikothorakalen oder am thorakolumbalen Übergang aufgrund der großen Dichteunterschiede schwerlich erfüllen können. Daher werden Tomographie oder gezielte Aufnahmen unter Durchleuchtung, heute jedoch eher CT und MRT, zur Informationserweiterung hinzugezogen.

Der begrenzten Aussagekraft einer Röntgenaufnahme müssen wir uns jedoch bewußt sein. Denn die Summationsaufnahme stellt eine veränderte Dichte der Wirbelspongiosa nur in engen Grenzen dar. Ein Wirbelkörper, der zu 95% aus trabekulärem und nur zu 5% aus kortikalem Knochen besteht, läßt lediglich einen Spongiosaverlust von 40% innerhalb eines umschriebenen Areals von 10−15 mm – gute Röntgenbildtechnik vorausgesetzt – erkennen (FREYSCHMIDT 1986). Entnimmt man schrittweise Spongiosa aus einem Wirbelkörperpräparat, so müssen 30% der Spongiosamasse entfernt worden sein, um im Röntgenbild einen Defekt entstehen zu lassen (ARDRAN 1951). Beläßt man jedoch den Weichteilmantel am Präparat, so müssen 50−70% der Wirbelkörperspongiosa ersetzt sein, bis sich im Röntgenbild eine Veränderung ergibt (EDELSTYN u. Mitarb. 1967). Die Defekte an der Kompakta, so an der Bogenwurzel oder den Wirbelkörperkanten, werden bereits mit einem Durchmesser von 7−8 mm darstellbar (FREYSCHMIDT 1986). Demgegenüber löst die Tomographie Spongiosadefekte mit nur einem Herddurchmesser von 5 mm auf. Noch günstiger ist das Auflösungsverhältnis der CT. Hier werden Spongiosadefekte von 2−3 mm und Kompaktadefekte von 1−2 mm Durchmesser abgebildet (Abb. 2).

Richtungsweisend in der Tumorsuche ist die Szintigraphie, die sich durch höchste Reaktionsfähigkeit auszeichnet (MORISHITA u. Mitarb. 1989). Falsch negativ kann die Szintigraphie verlaufen, wenn ein Plasmozytom, ein eosinophiles Granulom, teils auch ein Neuroblastom oder eine Metastase vorliegen. Obendrein können CT und MRT zur Tumorermittlung eingesetzt werden. So berichten SOLOMON u. Mitarb. (1984) über Patienten mit multiplem Myelom, die in 66% weitere Osteolysen an der Wirbelsäule im CT aufweisen, die in Summationsaufnahmen nicht sichtbar waren.

Ad 2. Bisweilen werden auf Summationsaufnahmen paravertebrale Weichteilschatten, besonders an HWS und BWS, unzweideutig erkennbar, nicht jedoch an LWS, Sakrum und den dorsalen Wirbelpartien. Am günstigsten werden Lage und Ausdehnung eines Tumors mit der Computertomographie und Kernspintomographie erfaßt. Dabei zeigt sich das MRT besonders geeignet, um feinste Änderungen im Knochenmark aufzulösen und extraossäre Tumoranteile darzustellen.

Ad 3. Eine erfolgreiche Diagnostik der Wirbelsäulentumoren ist an zwei Voraussetzungen geknüpft:

An die röntgenmorphologische Abstraktion. Zu erfassen sind Veränderungen der Form, Größe, Struktur und Kontur; konkret festzulegen sind Röntgenphänomene, die die Aggressivität und Malignitätsstufe eines Geschwulstprozesses charakterisieren. Ein Wirbel kann verändert sein hinsichtlich der allgemeinen Form, einzelner Konturdetails, der Struktur seiner Substantia compacta und spongiosa sowie der Beschaffenheit seiner Dichte, die vom verringerten oder vermehrten Kalkgehalt abhängt. Da Form, Kontur, Struktur und Dichte des Wirbels vielfältig abweichen können, entsteht eine reiche Palette an Kombinationen. Wirbelkörpereinbrüche jedoch können die artdiagnostische Aussage überlagern, erschweren oder gänzlich unmöglich machen. Wichtig ist für die Abgrenzung von entzündlichen Prozessen, daß die Bandscheibe nur ausnahmsweise von Tumoren infiltriert wird (YASUMA u. Mitarb. 1989).

Eine Diagnose ist ferner gebunden an die nosologische Interpretation und an eine möglichst wahrscheinlichkeitsgetreue Zuordnung zu einer bekannten Tumorart. An der Wirbelsäule müssen jedoch die für eine der bekannten Tumorentitäten typischen Röntgenzeichen zurückhaltend gewichtet werden.

Erschwerend erweist sich, daß die an den Gliedmaßen gebräuchlichen Lokalisationsmuster einzelner Tumorarten in Bezug auf ihre topographische Lage an Epi-, Meta- oder Diaphyse am Wirbel nicht anwendbar sind. Da die Wirbelsäule sich aus schmalen Knochen zusammensetzt, erreichen selbst nicht zwangsläufig maligne Prozesse sehr früh die Knochengrenzen.

Zu den typischen Eigenschaften der einzelnen Entitäten zählt auch ihre **Lokalisation** innerhalb der Wirbelsäulenetagen und innerhalb eines einzelnen Wirbels. Ein Tumor im Sakrum ist überwiegend ein Primärtumor. Hier sind vor allem Chordom, Riesenzelltumor, aneurysmatische Knochenzyste, Ewing-Sarkom oder Fibrosarkom,

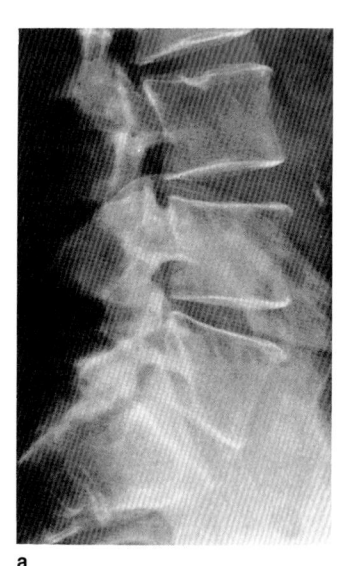

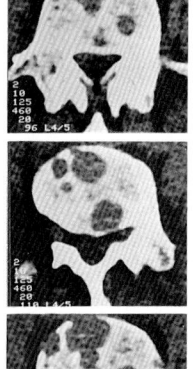

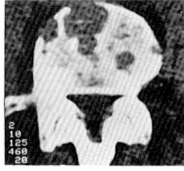

Abb. 2 Chronisches Lumbalsyndrom mit radikulären Reizerscheinungen; 51jähriger Mann. **a** Die seitliche Summationsaufnahme ergibt keinen Hinweis auf eine Knochendestruktion. **b** Zum Ausschluß eines Bandscheibenvorfalls wird ein CT angefertigt; hierbei werden multiple osteolytische Herde nachgewiesen; die Immunelektrophorese bestätigt die Verdachtsdiagnose: Plasmozytom. Beispiel einer weit fortgeschrittenen Knochendestruktion, die auf der Summationsaufnahme nicht erkennbar ist

schließlich auch Myelom und malignes Lymphom zu berücksichtigen.

Bezogen auf die Lage innerhalb eines Wirbels, lassen sich nur Prädilektionen herausstellen: Osteoblastome, noch häufiger Osteoidosteome und Osteochondrome liegen überwiegend an den dorsalen Wirbelabschnitten; die aneurysmatische Knochenzyste wächst in den Wirbelbögen und Wirbelfortsätzen, tangiert aber oft die Hinterkante des Wirbelkörpers.

Alle Tumoren, die sich in Abschnitten der aktiven Hämatopoese bilden oder absiedeln, liegen bevorzugt im Wirbelkörper. Hierzu zählen Metastasen, maligne Lymphome, Plasmazellneoplasien, eosinophiles Granulom und Ewing-Sarkom. Auch Hämangiom, Riesenzelltumor, Osteosarkom und Chondrosarkom sind nahezu ausschließlich primär im Wirbelkörper gelegen. Gemäß ihrer chordalen Herkunft, entstammen auch alle Chordome dem Wirbelkörper.

Nach den Destruktionsmustern an Kompakta und Spongiosa, mit geographischer, mottenfraßartiger oder permeativer Destruktion als den drei Grundmustern, verknüpft mit dem Demarkationsgrad des Tumors und seiner Weichteilpenetration, läßt sich die **Wachstumseigenschaft** charakterisieren und der Lodwick-Skala zuordnen (FREYSCHMIDT u. OSTERTAG 1988). Eine Beurteilung der Periostreaktion ist in der Regel nicht möglich.

Die Tumormatrix kann verknöchern (Osteoidosteom, Osteoblastom, Osteosarkom, Prostatakarzinom) oder verkalken (Osteochondrom, Chondrosarkom). Eine elfenbeinartige Knochensklerose (Morbus Hodgkin) ist wahrscheinlich nur eine überschießende Reaktion der ortständigen Knochensubstanz. Inhomogene Knochenverdichtungen kommen durch einen Wirbelkörpereinbruch oder auch durch Osteonekrosen, wie beim Ewing-Sarkom, zustande.

Ad 4. Während aggressiv wachsende Tumoren in der Regel neurologische Komplikationen dadurch auslösen, daß sie direkt in den Spinalkanal einwachsen, neigen andere Läsionen ausgesprochen zum Wirbelkörpereinbruch (Vertebra plana durch eosinophiles Granulom). Sobald die Wirbelkörperstabilität durch einen osteolytisch wachsenden Tumor gefährdet ist, droht eine plötzlich einsetzende spinale Kompression immer dann, wenn restierende Knochenfragmente von der Wirbelkörperhinterkante und Tumormassen deichbruchartig im Rahmen eines Wirbelkörpereinbruchs nach dorsal verlagert werden.

Ad 5. Erst die neuen bildgebenden Verfahren (CT, MRT) haben es ermöglicht, präoperativ das Ausmaß des Tumorwachstums festzulegen und den günstigen Operationsweg oder die Bestrahlungsfelder zu bestimmen. Die CT-gesteuerte Stanzbiopsie oder die präoperative Embolisation im Rahmen einer selektiven spinalen Angiographie sind Techniken, die erst durch die Fortschritte in den bildgebenden Verfahren möglich wurden.

Ad 6. Um die Wirksamkeit einer Strahlen- oder Chemotherapie zu kontrollieren, wird man besonders vorteilhaft Szintigraphie und MRT einsetzen. In ihrer Nachweisempfindlichkeit für Knochenmarkveränderungen ist die MRT allen übrigen bildgebenden Verfahren überlegen.

Knochenszintigraphie. Die Skelettszintigraphie mit osteotropen Substanzen (^{99m}Tc-Diphosphonat) wird zur Erkennung und Verlaufskontrolle von Knochentumoren eingesetzt. Sie ist wichtig, um die lokale Ausdehnung einer Geschwulst zu bestimmen, ihre metabolische Aktivität zu erfassen und um zu prüfen, ob ein solitärer oder polyostotischer Prozeß vorliegt. Ein Knochenscan wird als empfindlichster Indikator der Wirksamkeit einer Zytostatikabehandlung angesehen (EXNER u. Mitarb. 1990). Ihr diagnostischer Wert für primäre Knochentumoren ist begrenzt, da diese bereits auf Summationsaufnahmen erkennbar sind, sobald sie Symptome verursachen. Nur kleine Osteoidosteome oder frühe Osteoblastome der Wirbelsäule werden szintigraphisch als umschriebene Areale mit erhöhter Speicheraktivität weit vor ihrer röntgenologischen Darstellbarkeit bestimmbar. Ihre durchschnittliche Symptomdauer wurde von 35 auf 12 Monate verringert, seitdem szintigraphische Untersuchungen eingesetzt werden (PETTINE u. KLASSEN 1986).

Hauptanwendungsbereich der Szintigraphie ist die Früherfassung von Knochenmetastasen all jener potentiell in den Knochen metastasierenden Krebserkrankungen. Der szintigraphische Nachweis von Knochenmetastasen kann die Wahl der Behandlung des Primärtumors und damit die Gesamtprognose ganz wesentlich beeinflussen. So weisen Mammakarzinome, in deren Verlauf es fast ausnahmslos zu Absiedlungen in den Knochen kommt, solche Metastasen in 50% bereits 12 Monate nach Feststellung des Primärtumors und zu 74% innerhalb von 18 Monaten auf (MCNEIL 1978). Damit hat die Ganzkörperszintigraphie in der Tumornachsorge jener vorrangig in den Knochen metastasierenden Karzinome einen hohen Stellenwert. Mammakarzinome im mutmaßlichen Stadium I der Erkrankung haben bereits szintigraphisch nachweisbare Knochenmetastasen in 3% und im Stadium II in 7%; liegt jedoch bereits zur Zeit der Feststellung ein Stadium III vor, sind initial Knochenmetastasen immerhin schon in 25% der Fälle vorhanden (BAKER 1977, HARBERT 1982).

Auch für das Prostatakarzinom sind szintigraphische Basisuntersuchungen zur Erfassung des klinischen Stadiums wünschenswert, sind doch Skelettmetastasen bereits initial in 35% der Fälle nachweisbar (HARBERT 1982). Metastasierende Bronchialkarzinome machen sich in 62% zuerst als Knochenmetastase bemerkbar, noch bevor der Primärtumor bekannt ist (IMMENKAMP 1985); sie ergeben die häufigsten Skelettmetastasen mit noch unbekanntem Primärtumor. Wie oft initial beim festgestellten Bronchialkarzinom bereits Knochenmetastasen vorliegen, wurde von SHIRAZI u. Mitarb. (1974) ausgewertet. In Stadium I weisen 32%, in Stadium II 50% und in Stadium III 64% der Patienten einen Knochenbefall auf. Die in der verbleibenden kurzen Lebensspanne szintigraphisch nachgewiesenen Wirbelsäulenmetastasen werden für diesen Tumor unterschiedlich hoch angegeben (16,4−65%; MORISHITA u. Mitarb. 1989); autoptisch festgestellt werden sie in 45% der Fälle (WONG 1990).

Nach GOLD u. BASSET (1986) ist für Karzinome, die häufig mit einer Skelettabsiedlung einhergehen, die Indikation zur Ganzkörperszintigraphie gegeben:
- zur Erfassung des klinischen Stadiums bei symptomfreien Patienten,
- zur Feststellung der Ursache anhaltender, skelettbezogener Schmerzen bei negativem oder suspektem Röntgenbefund,
- zur Bestimmung der Anzahl und Ausdehnung weiterer Skelettmetastasen bei schon röntgenologisch sichtbaren Veränderungen,
- zur Untersuchung der Skelettabschnitte bei schwierigen röntgenologischen Aufnahmebedingungen (Sternum, Skapula, Brustwirbelsäule),
- zur Differenzierung zwischen pathologischen und traumatischen Frakturen durch den Nachweis multipler Knochenherde, die röntgenologisch möglicherweise noch nicht feststellbar sind,
- zur Festlegung der Tumorausdehnung bei geplanter Strahlentherapie,
- zur Bemessung der Wirksamkeit einer Strahlen-, Chemo- und/oder Hormontherapie,
- zur wiederholten Überprüfung eines symptomfreien Patienten nach vorausgegangener Krebserkrankung.

Patienten mit Knochenmetastasen weisen in 36% szintigraphisch bereits positive Befunde auf, die sich im Röntgensummationsbild noch nicht nachweisen lassen. Die Röntgenbildbefunde können bis zu 18 Monate hinter dem ersten szintigraphischen Nachweis zurückbleiben (GALASKO 1969). Die hohe Empfindlichkeit der Szintigraphie gestattet es, auch kleinste Nuancen von nur 5−10% des Knochenumbaus oder der Knochendurchblutung festzuhalten.

Eine erhöhte Radioaktivität über einem Knochenabschnitt ist unspezifisch; sie wird entweder durch einen gesteigerten Knochenumbau oder durch eine vermehrte Vaskularisation ausgelöst. Metabolismus und Durchblutung sind in der Regel so eng miteinander verknüpft, daß artspezifische Aussagen nicht zu erhalten sind. Während die frühen Messungen der Strahlung etwas über den Grad der Hyperämie aussagen und damit zumeist die Aktivität eines entzündlichen Prozesses dokumentieren, zeigen uns die Spätaufnahmen, wie intensiv und wie ausgedehnt der Knochen umstrukturiert wird. Selbst mittels der Mehrphasenszintigraphie ist es nicht immer möglich, zwischen erhöhter Speicheraktivität von degenerativen, traumatischen, entzündlichen und tumorbedingten Knochenprozessen zu unterscheiden. Die Interpretation der szintigraphischen Befunde an der Wirbelsäule von Kindern und Jugendlichen ist erschwert durch das reichhaltige Vorkommen von kleinen Wachstumszonen. Die Technetium-markierten Phosphorbindungen ergeben eine vertretbare Strahlenbelastung, so daß auch wertvolle Informationen in dieser Altersstufe zu erzielen sind (MURRAY 1980a, b).

Wenn aus der Anamnese eines Patienten eine frühere Krebserkrankung hervorgeht, ist eine erhöhte Speicheraktivität über mehreren Knochenabschnitten stets einer Skelettmetastasierung zuzuschreiben, solange nicht andere Ursachen, sei es eine gutartige Knochenalteration oder eine Normvariante, aus dem Röntgenbild abgeleitet werden können. Falls die röntgenologische Interpretation unbestimmt bleibt, erscheint es notwendig zu sein, MRT oder CT einzusetzen. Eine irreführend positive Speicheraktivität im Skelett zeigen Patienten mit degenerativen Veränderungen besonders häufig, so daß hier auch der Verlaufsbeobachtung eine wichtige Rolle zufällt (SCHÜTTE u. PARK 1983).

Ein negatives szintigraphisches Bild, trotz manifester Skelettmetastasen, ist selten. Eine normale oder sogar verminderte Isotopenaufnahme kann jedoch einzelne, extrem aggressiv wachsende Metastasen aufweisen. Solche nicht speichernden Metastasen werden durch Bronchialkarzinom, Mammakarzinom und auch durch einzelne Weichteiltumoren hervorgerufen. Als besonders trügerisch − und gerade für die Wirbelsäule von Bedeutung − erweist sich die oft fehlende Speicheraktivität eines multiplen Myeloms. Auch eine vorausgegangene Strahlentherapie kann die Isotopenaufnahme über einem Knochenabschnitt so verringern, daß hier selbst ausgedehnte Metastasen als nicht speichernd wiedergegeben werden (KAGAN u. Mitarb. 1981).

Die Erfassung und anatomische Zuordnung einzelner, zumal kleiner pathologischer Anreicherungen im planaren Skelettszintigramm kann recht schwierig sein. Dieses gilt für den Bereich der kleinen Wirbelgelenke, den lumbosakralen Übergang und den gesamten Thorakalabschnitt. Die anatomische Lage von fokalen Mehranreicherungen wird mit der Skelett-SPECT günstiger aufgelöst.

Computertomographie. Die CT hat in der Darstellung von Wirbeltumoren eine neue Dimension eröffnet. Überlagerungsfrei und ohne Verwischungseffekt bildet sie, dank ihrer axialen

Schnittführung, nicht nur Größe, Form und Kontur eines Tumors als optimale Annäherung an die makroskopisch-pathologische Anatomie ab und ermöglicht damit eine Beurteilung der Lagebeziehung des Tumors zu umgebenden Strukturen, mittels ihrer ausgezeichneten Auflösung der Dichte gewährleistet sie ebenso einen differenzierten Einblick in das Tumorinnere.

Mit sog. Knochenfenstern, die eine Varianz von 1024 Graustufen umfassen, können bereits Spongiosadefekte mit einem Durchmesser von 1,5–2 mm bei minimaler Schichtdicke präzise erkannt werden (Freyschmidt u. Ostertag 1988). Dabei wird für jedes abgetastete Volumenelement ein Zahlenwert der Radiodensität bestimmt. Dieser kennzeichnet die durchschnittliche Röntgenstrahlenabsorption des Gewebes, sei es flüssig, solide, ossifizierend oder verkalkend. Die Dichtemessung, deren Skala Hounsfield-Einheiten (HU) in Relation zum Wasserwert (= O HU) umspannt, ist differentialdiagnostisch bedeutend, da der gewebespezifische Dichtewert nur in begrenztem Umfang, je nach verwendeter effektiver Strahlenenergie, variiert. Für den diagnostischen Zusammenhang ist nicht nur der absolute Zahlenwert, sondern auch die relative Gewebedichte zum umgebenden Gewebe bedeutend.

Der Schwächungswert für solide Tumoren beträgt durchschnittlich 45 HU. Hingegen zeigen osteoidbildende Tumoren, wie Osteoblastom oder Osteosarkom, Dichtewerte, die weit über 100 HU liegen. Die aneurysmatische Knochenzyste ergibt Dichtewerte zwischen 20 und 50 HU und erreicht damit Werte von Blutplasma und venösem Blut. Der Riesenzelltumor in seinen soliden Anteilen ist im Gegensatz zur aneurysmatischen Knochenzyste von höherer Dichte (110–150 HU). Somit können Dichtewerte für die Differentialdiagnose bedeutend werden.

Die Transversalschnitte durch den Tumor gewähren Einblick in seine räumliche Ausdehnung innerhalb und außerhalb des Knochens. Deutlich werden Septen, verdrängte oder infiltrierte Muskulatur, deutlich auch angrenzende Organe, große Gefäße und Nerven, deutlich schließlich auch Rückenmark, seine Hüllen und Zwischenräume. Das Destruktionsmuster erlaubt Rückschlüsse auf die Aggressivität des Tumorwachstums und somit auch eine artspezifische Wahrscheinlichkeitszuordnung. Die Bildanalyse verbessert die Beurteilung der Operabilität; sie ermöglicht, den Operationsweg oder die Bestrahlungsfelder festzulegen und den weiteren Verlauf des Tumors zu kontrollieren. Diese maßstabgetreue, topographisch exakte Wiedergabe einer Läsion wird ferner genutzt, um eine gezielte Gewebeentnahme durchzuführen (s. Biopsie). Aus axialen Schichten errechnete Bilder, bis hin zur dreidimensionalen Bildrekonstruktion, bieten ergänzende Möglichkeiten, Tumoren in ihrer räumlichen Ausdehnung anschaulich wiederzugeben (Lang u. Mitarb. 1987).

Eine intravasale Kontrastmittelapplikation kann den Tumor, abhängig von seiner Vaskularisation, stärker kontrastieren und erlaubt dann eine verbesserte Abgrenzung des Tumorgewebes von der Umgebung. Eine CT-Myelographie, die im Rahmen einer konventionellen Myelographie maximal 1–4 Stunden nach der intrathekalen Kontrastmittelgabe erfolgen sollte, gibt eine zusätzliche Information über die Ausdehnung einer intraspinalen Raumforderung; insbesondere dann, wenn durch einen nahezu kompletten Stopp des Kontrastmittelflusses die punktionsferne Tumorbegrenzung nicht dargestellt wird. Sobald auch nur sehr wenig Kontrastmittel den Engpaß passiert hat, kann im CT, infolge höherer Kontrastauflösung, die punktionsferne Tumorgrenze markiert werden. Die MRT hat jedoch in zunehmendem Maße die Bestimmung der Längsausdehnung eines Tumors im Spinalkanal übernommen. Der Einsatz der CT wird eingeschränkt, wenn sich im Meßfeld Metallteile von Implantaten befinden. Diese absorbieren die Röntgenstrahlen nahezu vollständig. Diese typischen sternförmigen Metallartefakte können jedoch durch geeignete Software reduziert werden, so daß Wirbeltumoren, die intern stabilisiert wurden, im Verlauf besser kontrolliert werden können (Felsenberg u. Mitarb. 1988).

An der Wirbelsäule ist die CT als Suchmethode von multiplen Läsionen unbekannter Lokalisation nicht geeignet, da sie als Schichtverfahren nur einen begrenzten Abschnitt darstellt. Zur Lokalisationsdiagnostik kommen konventionelle Übersichtsaufnahmen und Szintigraphie, bei neurologischer Symptomatik auch eine Myelographie in Betracht (Galanski u. Mitarb. 1986). Eine MRT ist aufgrund ihrer Nachweisempfindlichkeit für Knochenmarkveränderungen zweckdienlicher, um okkulte Wirbelsäulenläsionen zu lokalisieren.

Kernspintomographie. Die magnetische Resonanztomographie (MRT) ist eine äußerst wertvolle Ergänzung zu den übrigen bildgebenden Verfahren in der Wirbelsäulendiagnostik. Ohne Strahlenexposition werden Schnittbilder in beliebigen Raumebenen auf der Grundlage der Kernspinresonanz erstellt. In der praktischen Anwendung wird nur die von Gewebe zu Gewebe unterschiedliche Verteilung der Wasserstoffkerne (Protonen) im Körper dargestellt.

Mit einem senkrecht zum statischen Magnetfeld, dem Grundfeld, gerichteten magnetischen Wechselfeld (Hochfrequenzfeld) kann, abhängig von Zeitdauer bzw. Stärke des eingestrahlten hochfrequenten Wechselimpulses, die makroskopische Magnetisierung mehr oder weniger stark ausgelenkt werden. Durch das Resonanzverhalten der Protonen kann ihre Auslenkung meßtechnisch erfaßt werden.

Die Zeitkonstante, mit der die Magnetisierung von Protonen zwischen der Auslenkung durch Hochfrequenzimpulse in ihre Ausgangslage parallel zum Magnetfeld zurückkehrt, wird Spin-Gitter-Relaxationszeit (T1) bezeichnet. Sie beschreibt die Bewegung der Magnetisierung parallel zum angelegten Feld. Zusätzlich beeinflussen sich aber mit einer Auslenkung die einzelnen magnetischen Kerndipole gegenseitig. Die Zeitkonstante dieser gegenseitigen Beeinflussung zueinander, die sich senkrecht zum angelegten statischen Magnetfeld auswirkt, wird mit T2 (Spin-Spin-Relaxationszeit) bezeichnet. Sie ist kleiner oder gleich T1. Neben der Wasserstoffprotonendichte (P) beeinflussen damit auch die medizinisch interessanten T1- und T2-Werte das abgegebene Signal.

Einzelne wichtige Definitionen:
P = Kernspindichte, Protonendichte (TR 1,5–2,0 s; TE 20–40 ms).
TE= Echozeit – Zeit zwischen Anregung und Auslenkung des Signals.
T1 = Längsrelaxationszeit – auch longitudinale Relaxationszeit; die charakteristische Zeitkonstante für die Spins, um sich nach dem äußeren Magnetfeld auszurichten.
T2 = Querrelaxationszeit (TR 2,5–3 s; TE 75 bis 120 ms).
TR= Repetitionszeit; die Zeitspanne zwischen dem Beginn einer Pulssequenz und dem Beginn der darauffolgenden Pulssequenz.
TI = Inversionszeit; die Zeit zwischen Inversion (180-Grad-Impuls) und anschließendem 90-Grad-Impuls in der Inversions-Recovery-Sequenz.

Durch verschiedene Anregungsverfahren mit entsprechenden Impulsfolgen und deren Änderungen ergeben sich viele Möglichkeiten, Meßwerte zu erstellen. Als Standardimpulsfolgen haben sich generell Meßsequenzen mit Spin-Echo (SE) und Inversion-Recovery (IR) durchgesetzt. Um Knochentumoren aussagekräftig darzustellen, sind prinzipielle T1-, Protonen- als auch T2-gewichtete Untersuchungssequenzen wünschenswert.

Durch i. v. Applikation von Gadolinium-DTPA, einer paramagnetischen Substanz, kann an der Wirbelsäule der Kontrast im MRT verstärkt werden (SZE u. Mitarb. 1988, BERGER u. Mitarb. 1989, KAISER u. RAMOS 1990).

Die T1-gewichteten, sagitalen Bilder geben eine gute anatomische Übersicht. Dabei wird das im Wirbelkörper enthaltene Knochenmark signalintensiv wiedergegeben. Der kortikale Rahmen ist signalarm. Das Rückenmark wird in einer tieferen Graustufe als der Wirbelkörper abgebildet. Auf T2-gewichteten Bildern erscheint der Liquorraum als helles, signalintensives, myelographieähnliches Band. Auch Bandscheibenräume sind hierbei von hoher Signalintensität, Tumormassen sind, verglichen mit Knochenmark oder umgebender Muskulatur, im T1-gewichteten Bild zumeist hypo- oder isodens. Nur Fett (Lipom) oder Blut (Hämangiom) zeigen hohe Signalintensität. Im T2-gewichteten Bild erbringen die meisten Tumoren eine Signalzunahme, die mit Verlängerung von T2 graduell zunimmt.

Die mehrdimensionalen, großflächigen Bilder erlauben eine exakte Beurteilung des Spinalkanals (Abb. 3). So erübrigt sich in der Regel eine Myelographie, um die kaudale oder kraniale Grenze eines im Spinalkanal wachsenden Tumors bemessen zu können. Aufgrund des hohen Weichteilkontrasts ist es möglich, die Tumorausdehnung im Wirbel, im Spinalkanal und im paravertebralen Gewebe anatomisch getreu zu erkennen. Nicht nur die hohe Nachweisempfindlichkeit der Lage und Ausdehnung von Tumoren ist vorteilhaft (EXNER u. Mitarb. 1990), der herausragende Vorteil dieser Methode besteht in ihrem großen Objektumfang, der mit einem CT, wenn überhaupt nur mit erheblicher Strahlenbelastung erreicht werden kann. So ist es möglich, multiple Läsionen in verschiedenen Etagen der Wirbelsäule ausfindig zu machen (COLMAN u. Mitarb. 1983, BALE u. Mitarb. 1986, GODERSKY u. Mitarb. 1987, SARPEL u. Mitarb. 1987, GOLDBERG u. Mitarb. 1988, KARNAZE u. Mitarb. 1988, AVRAHAMI u. Mitarb. 1989, GRECO u. PALMER 1989, WILLIAMS u. Mitarb. 1989, KATTAPURAM u. Mitarb. 1990). Zahlreiche Autoren verweisen darauf, daß, noch bevor Szintigraphie, Computertomographie und

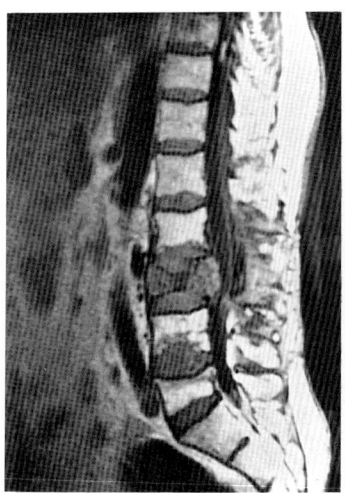

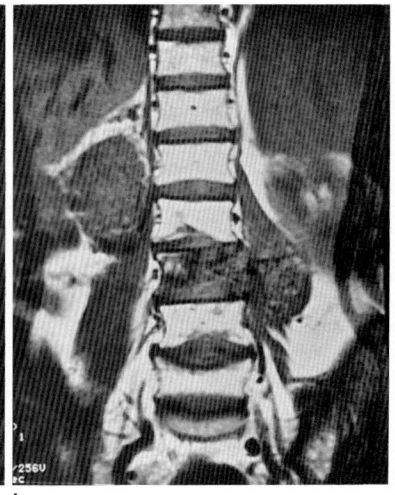

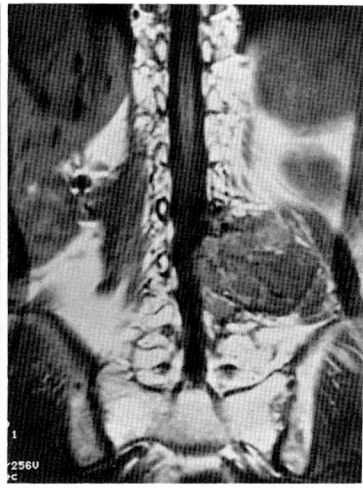

a b c
Abb. 3a–c MRT der Lumbalregion. Hypernephrommetastase L3, beginnende Destruktion an der Grundplatte LWK4. Exakte Darstellung der Kompression im Wirbelkanal durch dorsale Tumorausdehnung im T1-gewichteten MRT. Der Liquorraum erscheint als myelographieähnliches Band

konventionelle Röntgenaufnahmen Veränderungen zeigen, diese bereits im MRT aufgrund der überlegenen Nachweisempfindlichkeit für Knochenmarkveränderungen sichtbar werden.

Kalk und kompakter Knochen führen im MRT zu keiner Signalgebung. Nachteilig erweist sich dieses, wenn es gilt, Destruktionen an kortikalen Wirbelstrukturen zu beurteilen. Diese mangelnde Signalgebung der Kompakta erweist sich aber als vorteilhaft zur Diagnose all jener Prozesse, die sich durch einen breiten Sklerosesaum mit zentralem Weichteilgewebeanteil, wie z. B. das Osteoidosteom, auszeichnen. Hierbei wird innerhalb der signallosen Kompakta ein umschriebener signalintensiver Nidus dargestellt.

CT und MRT haben breite Überlappungen in ihrem Aussagebereich und in ihrer klinischen Effektivität. Ihre Verfügbarkeit in Akutsituationen und ihre Invasivität, wozu auch klaustrophobe Reaktionen und eine für den Schwerkranken oft nicht zumutbare lange Untersuchungszeit zu rechnen wären, sind im konkreten Fall Entscheidungskriterien. Zahlreiche Autoren erörtern die Wertigkeit und den Indikationsbereich der MRT an der Wirbelsäule (ZIMMER u. Mitarb. 1985, BIEHL u. Mitarb. 1986, BOHNDORF u. Mitarb. 1986, GALANSKI u. Mitarb. 1986, HUK u. SCHNIERER 1987, WEIGERT u. Mitarb. 1987, SUNDARAM u. MCGUIRE 1988, GLÜCKERT u. KLADNY 1989, KRÖDEL u. Mitarb. 1990).

Bezüglich der Artdiagnose von Knochentumoren besitzen die Befunde nach heutiger Kenntnis keine Beweiskraft. Wirbeleinbrüche erschweren die Bildinterpretation, so daß pathologische Frakturen von osteoporosebedingten Sinterungen im MRT nicht zu trennen sind (FRAGER u. Mitarb. 1988). Besonders vorteilhaft kann die Untersuchungsmethode zur Verlaufskontrolle nach Radiotherapie und zytostatischer Therapie eingesetzt werden (REMEDIOS u. Mitarb. 1988, MARTIN u. Mitarb. 1990, REUTHER u. MUTSCHLER 1990).

Die Bildgebung basiert auf dem Verhalten von Elementarteilchen in einem magnetischen Feld. Somit können wir nicht nur Aufschluß über die anatomischen Gegebenheiten erhalten, sondern erfahren auch etwas über den physikalischen und biochemischen Zustand der Gewebe auf der Ebene von Molekularteilchen. Wir dürfen erwarten, daß auf diesem Feld der Untersuchungsmethode noch weitere Aussagen möglich werden (FITZGERALD u. BERQUIST 1986). Herzschrittmacher, Gefäßclips an großen Arterien und Neurostimulatoren stellen eine Kontraindikation zur MRT dar. Ferromagnetische Implantate vermögen zu viel Energie zu absorbieren, so daß in ihrem Bereich keine exakte Bildgebung erfolgt.

Myelographie. Röntgenkontrastmittel werden entweder durch eine Lumbal-, Subokzipitalpunktion oder unter Durchleuchtung durch eine laterale Punktion C1/C2 in den spinalen Subarachnoidalraum appliziert. Die Lumbalpunktion – als übliches Verfahren – erlaubt die Beurteilung der Liquordynamik im Queckenstedt-Versuch und eine Liquordiagnostik. Durch zu ausgiebige Liquorentnahme ist eine spinale Einklemmung bei Tumoren möglich. Trotz geringer Entnahme kann Liquor durch Punktionslöcher ausfließen, so daß eine rasche Verschlechterung neurologischer Störungen auch dann noch droht. Nach HOLLIS u. Mitarb. (1986) ist nach lumbaler Myelographie eine Zunahme neurologischer Störungen in 14% zu erwarten. Ein Sperrliquor (Froin-Syndrom) hat hohe Eiweißwerte (Globuline) und neigt zur Gerinnung; die Zellzahl ist nur gering erhöht. Koagulopathie, erhöhter Hirndruck und Kontrastmittelallergie sind Kontraindikationen.

Hauptindikation der Myelographie sind alle raumfordernden Prozesse im Spinalkanal. Die CT-Myelographie verbessert die Lokalisationsdiagnostik, insbesondere wenn nur minimale Kontrastmittelmengen das Hindernis passieren. Der Oberrand der Läsion wird dann in der CT-Myelographie sichtbar. Zusätzlich zu dem symptomeverursachenden Prozeß werden myelographisch in 10% aller multiplen spinalen Tumoren noch „stumme" epidurale Raumforderungen dargestellt (GRAUS u. Mitarb. 1985, PORTENOY u. Mitarb. 1987). Aus Form und Verhalten des Stopps ergeben sich Rückschlüsse auf die Art und topische Beziehung des Prozesses und auf die Dringlichkeit der Beseitigung einer Raumbeschränkung.

Extradurale raumbeengende Läsionen führen zu einem partiellen oder kompletten Stopp. Die Kontrastmittelsäule endet pinselartig oder spitzzipfelig. Geringe Kompression führt zu pelottenförmigem Füllungsdefekt (Abb. **4**).

Juxtamedulläre Tumoren zeigen überwiegend einen kompletten Stopp. Haubenförmig wird die Läsion umspült, wenn der Stopp partiell ist. Säulenförmig bleibt Kontrastmittel zu beiden Seiten der Aussparung längere Zeit bestehen.

Intramedulläre Tumoren verbreitern das Rückenmark, so daß ein seitliches Kontrastband immer dünner wird, um schließlich nur noch aus 2 gewundenen Seitensträngen zu bestehen. Eine komplette Passageunterbrechung führt zu einer schalenförmigen Aussparung.

Angesichts multipler Wirbelsäulenläsionen ist die Myelographie im spinalen Notfall zur Lokalisationsdiagnostik unentbehrlich. Die CT ist als Suchmethode ungeeignet, wenn die Höhe der Raumbeengung nicht bekannt ist. Zusätzlich zur Lokalisationsdiagnostik einer spinalen Raumbeengung liefert eine MRT wichtige Aufschlüsse über die intraossäre Lage des Tumors und die weitere paravertebrale Ausdehnung.

Angiographie und Tumorembolisation. Die selektive spinale Angiographie liefert für die Wirbelsäulentumoren wichtige Aufschlüsse. Ein pathologisches Gefäßmuster erlaubt zumeist eine Differenzierung stark vaskularisierter maligner

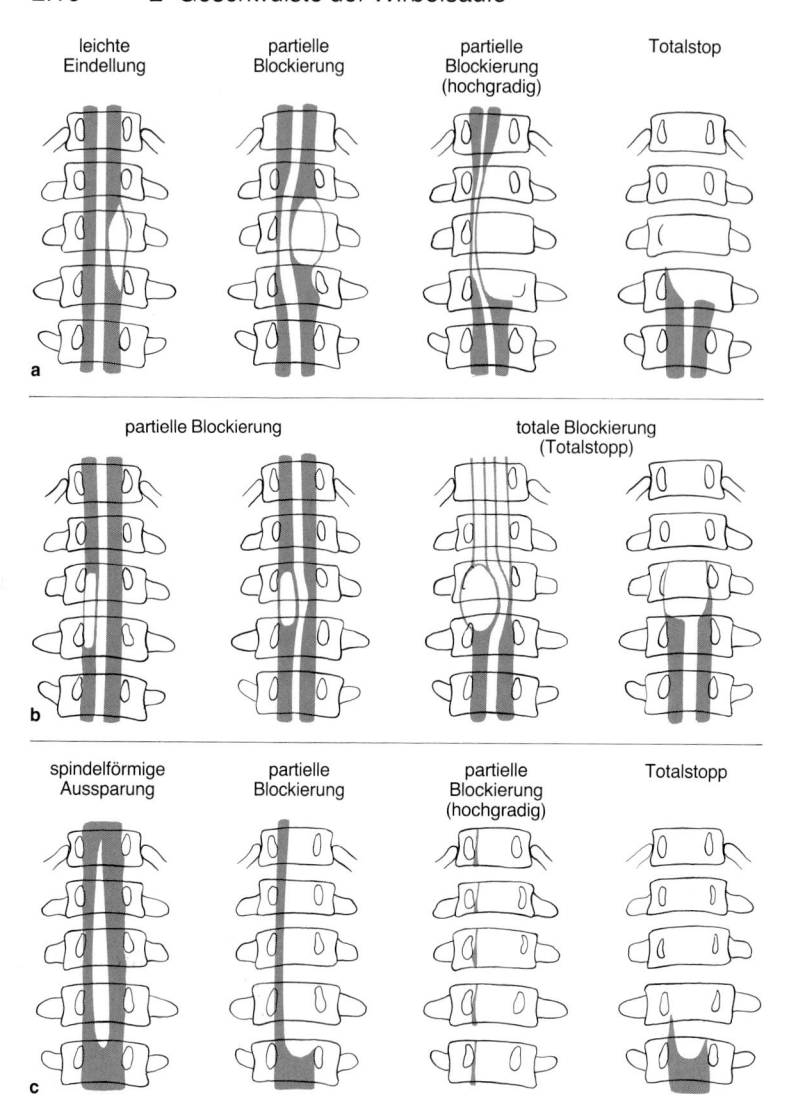

Abb. 4 Schematische Darstellung typischer myelographischer Befunde durch Raumforderungen im Spinalkanal. **a** extradural, **b** intradural-extramedullär, **c** intradural-intramedullär (nach *Wellauer*)

Tumoren von gefäßarmen benignen Tumoren. Das typische „maligne" Gefäßbild ist gekennzeichnet peritumoral durch dilatierte arterielle Zuflüsse in großer Anzahl mit geschlängeltem Verlauf, mit Kalibersprüngen und bizarren Abknickungen und endotumoral durch eine äußerst frühe Tumoranfärbung und unregelmäßige Blutseen und schließlich in der venösen Phase durch sehr frühe venöse Füllung über AV-Kurzschlüsse sowie vorzeitige Drainage über epidurale oder paravertebrale, z. T. dilatierte Venen. Dieses Gefäßmuster stark vaskularisierter Tumoren ist nicht pathognomonisch und erlaubt keine artspezifische Aussage. Für einzelne benigne Tumoren (Osteoidosteom, Hämangiom) wird angiographisch ein sehr typisches Bild wiedergegeben, während Riesenzelltumoren, gelegentlich auch aneurysmatische Knochenzysten, oft nur schwer von stark vaskularisierten malignen Tumoren zu trennen sind.

Ein sehr gefäßreicher Tumor erfährt im CT durch Kontrastmittelapplikation eine stärkere Kontrastierung. Im MRT erweist sich eine Hypervaskularisation als signalarm oder signalfrei. Die selektive spinale Angiographie gibt letztlich den sichersten Aufschluß über den Gefäßreichtum eines Knochenprozesses. Unerwartet exzessive Blutungen anläßlich einer Tumorresektion, die ein weiteres Operieren vereiteln können, lassen sich angiographisch vorausbestimmen und durch präoperative Embolisation verhindern. Durch eine endovasale Okklusion können als nicht resezierbar erachtete Wirbelsäulentumoren so verkleinert werden, daß sie einer operativen Behandlung zugänglich gemacht werden können (ROSSI u. Mitarb. 1990). Eine solche Tumorembolisation kann auch als Vorbereitung zur Strahlentherapie oder als Palliativmaßnahme bei nicht beherrschbaren Schmerzen von multiplen Metastasen in Frage kommen. CHOI u. BEREN-

STEIN (1990) empfehlen die Ableitung somatosensorischer evozierter Potentiale anläßlich der Embolisation von Tumoren der Wirbelsäule.

Gezielte Wirbelstanzbiopsie

Um tumorspezifisch behandeln zu können, muß ein Geschwulstprozeß zunächst histologisch bestätigt, differenziert und bakteriologisch abgegrenzt werden. Angemessenes Gewebe läßt sich durch eine Probevertebrotomie oder Wirbelstanzbiopsie gewinnen; zwei Verfahren, die in der Regel nicht konkurrieren, sondern sich in unterschiedlichen Gegebenheiten anbieten. Die Gewebeentnahme und Schnellschnittdiagnose anläßlich einer Probevertebrotomie begleitet den ohnehin notwendigen operativen Eingriff, sei es, daß dieser zur Beseitigung einer spinalen Raumforderung indiziert ist oder sich zur Verfestigung einer instabilen Wirbelsäule anbietet. Mit einer Wirbelstanzbiopsie hingegen wird ein größerer operativer Eingriff eventuell vermeidbar, wenn sich am kleinen Stanzzylinder die Diagnose hinreichend sichern läßt. Diese Methode der geschlossenen Biopsie erfordert ein spezielles Instrumentarium, wie Punktionsnadeln und Stanzen, wovon einige gebräuchliche genannt seien: Takemitsu (Fu-undo Co. Ltd., Tokyo), Iamshida (Kormed Co., Minniapolis, MN), Craig (Becton-Dickinson, Rutherford, NJ), Turkel (Instruments INC, Southfield, MI), Harlow Wood Spinal Biopsy Set (MacLarnon 1982).

Stanzzylinder wird man an der LWS unter Verwendung von zwei Bildverstärkern wirksam und wenig aufwendig gewinnen können (KATTAPURAM u. ROSENTHAL 1990). Zervikale und thorakale Segmente perkutan zu erreichen, ist schwieriger und risikoreicher; hier bietet die CT-gelenkte Punktion, wie sie von vielen Autoren befürwortet wird, größere Sicherheit, um Gefäße und Organe zu schonen (HARDY u. Mitarb. 1980, GATENBY u. Mitarb. 1984, FRAGER u. Mitarb. 1987, COOMBS u. Mitarb. 1988, KATTAPURAM u. ROSENTHAL 1990, GHELMAN u. Mitarb. 1992). Vor allem kleine und schlecht auszumachende Knochenläsionen sollten CT-gesteuert punktiert werden.

Hinsichtlich der Zugänge sei folgendes angemerkt: An der LWS wird 8 cm lateral des Dornfortsatzes in einem Winkel von etwa 45 Grad eingegangen. Um die Pleura zu schonen, muß man an der BWS den Winkel verkleinern und in einem Abstand von nur 5 cm seitlich des Dornfortsatzes eingehen. Die obere HWS (C1–C3) sollte transoral punktiert werden, keinesfalls jedoch von lateral. Der anterolaterale Zugang, am Vorderrand des M. sternocleidomastoideus vorbei, ist für die untere HWS, herabreichend bis Th1 zu empfehlen. Hierbei ist das Gefäßbündel nach lateral hin abzudrängen, während die Schilddrüse von der Punktionsnadel durchstoßen werden darf. Auch ein lateraler Zugang ist an der unteren HWS möglich. Um dorsale HWS-Partien zu erreichen, kann ein hinterer Zugang gewählt werden; jedoch immer CT-unterstützt, um zu vermeiden, daß die Nadel in den Spinalkanal gelangt oder über den Querfortsatz hinaus nach ventral durchstößt.

Die Punktion wird üblicherweise, insbesondere wenn sie CT-kontrolliert erfolgt, in Lokalanästhesie vorgenommen. Dabei erweist es sich als vorteilhaft, daß der wache Patient radikuläre Reizungen angeben kann, sobald eine sensible Nervenwurzel tangiert wird (KATTAPURAM u. ROSENTHAL 1990). Jedoch wird es ein von Schmerzen äußerst geplagter Patient dankend entgegennehmen, wenn die Lagerung zur Untersuchung in Allgemeinnarkose vorgenommen wird.

Am gewonnenen Biopsiematerial läßt sich eine histologische, zytologische und bakteriologische Untersuchung durchführen. Abklatschpräparate auf Objektträgern werden in 90% Alkohol fixiert, die Gewebezylinder sollten in Kochsalzlösung – nicht in Formalin – eingelegt werden und unmittelbar zur histologischen Aufbereitung gelangen.

Die perkutane Stanzbiopsie gilt als sichere, einfache und schnelle Methode; sie bietet wesentliche Vorteile gegenüber der offenen Biopsie an chirurgisch schwer zugänglichen Knochen wie der Wirbelsäule (OTTOLENGHI u. Mitarb. 1964, OTTOLENGHI 1969, JAPAS u. DE SCHANT 1970, LEGAL u. Mitarb. 1974, McCOLLISTER 1975, DE SANTOS u. Mitarb. 1979, POLSTER 1979, AYALA u. ZORNOSA 1983, ENDERLE 1984, CSERHATI 1986, ERNST u. WEBER 1986, DOLLAHITE u. Mitarb. 1989, KATTAPURAM u. ROSENTHAL 1990).

Zusammenfassend können folgende Vorzüge herausgestellt werden:

– keine Wundheilungsprobleme, auch nicht während oder nach einer Radiatio,
– minimale Schädigung normalen Gewebes, keine Gefahr für die Knochenstabilität, da nur kleinster Defekt,
– Vermeidung einer chirurgischen Intervention, wenn die nachfolgende Therapie nicht operativ ist,
– schnell entkalkter kleiner Zylinder, daher frühe Diagnose.

Als nachteilig erweist sich jedoch, daß der Zugang an BWS und LWS keineswegs zu allen Partien des Wirbelkörpers gewährt wird. Wenn man von rechts oder auch links punktiert, gelangt man am Wirbelkörper immer nur zu einem insgesamt V-förmigen Bezirk, während der innere, mediodorsale Abschnitt des Wirbelkörpers, somit zwischen den Schenkeln des V mit einer Stanze gar nicht erreichbar ist. Auch der äußere halbmondförmige Abschnitt sollte tunlichst gemieden werden, um nicht akzidentell, am Wirbelkörper vorbei, in ventrale Organe vorzustoßen (POLSTER 1979). Stark sklerosierte Herde werden von Nadel und Stanze nur schwer durchdrungen. Für diese Fälle wird ein Vorbohren der Kortikalis von KATTAPURAM u. ROSENTHAL (1990) empfohlen. Eine makroskopische Begutachtung der Läsion ist an einem kleinen Stanzzylinder nicht möglich. Eine Tumorverschleppung entlang des Punktionskanales kann eine radikale Tumorresektion vereiteln. Um eine Kontamination der Gewebeschichten zu vermeiden, befürworten FIDLER u. NIERS (1990) einen transpedunkulären Weg zum Wirbelkörper, wobei die dorsale Lamina operativ freizulegen ist. Für die HWS empfehlen BOHLMAN u. Mitarb. (1986) ausschließlich die offene Biopsie.

Die Hauptindikation zur geschlossenen Biopsie ist immer dann gegeben, wenn röntgenologisch ein Wirbelherd bei einem Patienten mit bekannter Karzinomanamnese entdeckt wird. Besondere Vorsicht ist jedoch für Metastasen eines Hypernephroms oder eines Schilddrüsenkarzinoms geboten, da diese in der Regel eine stärkere Blutung verursachen. Durch die geschlossene Biopsie einer Wirbelsäulenläsion, die sich histologisch als Metastase erweist, kann gleichermaßen ein bislang unbekanntes Karzinom aufgedeckt werden. Für eine Punktions- und Stanzbiopsie eignet sich ein kleines Spektrum von primären Knochentumoren (Ewing-Sarkom, malignes Lymphom, Myelom), somit alle rundzelligen Malignome, ebenfalls auch das eosinophile Granulom. Wenig sinnvoll erscheint die geschlossene Biopsie beim Riesenzelltumor, der aneurysmatischen Knochenzyste und dem Osteoblastom. Diese, bereits durch bildgebende Verfahren wahrscheinlich gemacht, sollten einer offenen Biopsie mit Schnellschnittdiagnose und gleichzeitiger therapeutischer Intervention zugeführt werden. Ungenügend repräsentativ ist der kleine Gewebezylinder auch immer dann, wenn Bindegewebs- und Knorpeltumoren vorliegen.

Die Treffsicherheit und die Akkuratesse der Diagnose sind für die offene Biopsie sicherlich höher anzusetzen, was gleichermaßen auch für die Abklärung entzündlicher Prozesse gilt. Aus einer Ergebnisübersicht von verschiedenen Autoren, zusammengestellt von ENDERLE (1984) und KATTAPURAM u. ROSENTHAL (1990), ist zu entnehmen, daß mittels einer geschlossenen Biopsie nur in etwa 68–90% eine zweifelsfreie Diagnose zu sichern ist. Ein positives Ergebnis einer geschlossenen Biopsie ist jedoch effizient angesichts einer vertretbaren Komplikationsrate, die von den angeführten Autoren von 0–10% reicht. Blutung und Paraplegie, Pneumothorax und Pneumonie, Meningitis mit tödlichem Ausgang sind seltene, dann aber immer erschreckende Folgen der geschlossenen Biopsie.

Folgerichtig verbieten bestimmte Risikofaktoren eine Stanzbiopsie: Thrombopenie (unter 50 000), hämorrhagische Diathese bei Koagulopathie und verlängerte Blutungs- und Gerinnungszeit.

Laboruntersuchung

In das diagnostische Programm der Wirbelsäulentumoren reihen sich einige biochemische Bestimmungen ein (BSG, großes Blutbild, Thrombozyten, Retikulozyten, Harnstoff, Kreatinin, GOT, GPT, γ-GT, CRP, alkalische und saure Phosphatase, Elektrophorese, Serumelektrolyte). Dysproteinämien erfordern die Immunelektrophorese und die Bestimmung der Urinproteine. Dient eine Myelographie oder Stanzbiopsie zur Diagnostik, müssen auch die Blutgerinnungsfaktoren bestimmt werden.

Die BSG ist beschleunigt bei Para- oder Dysproteinämien. Sie ist beschleunigt durch eine entzündlich bedingte Zunahme der grobdispersen Globuline einerseits, durch quantitativ oder qualitativ veränderte Erythrozyten auf der anderen Seite und schließlich durch sog. Akute-Phase-Proteine und relativ verminderte feindisperse Albumine. Als Akute-Phase-Proteine sind solche Proteine und Glykoproteine zu verstehen, die durch akut entzündliche Prozesse, durch traumatische Gewebeschädigung, durch Operationen oder Tumoren vermehrt sind. Für das multiple Myelom erweist sich eine extrem hohe BSG-Beschleunigung als pathognomonisch. Das solitäre, nicht sezernierende Plasmozytom jedoch, welches gerade an der Wirbelsäule nicht selten vorkommt, zeigt keine oder allenfalls eine sehr geringe BSG-Beschleunigung. Große maligne Knochentumoren, wie das Osteo- oder Ewing-Sarkom, lassen mittlere bis hohe Werte der BSG-Beschleunigung kaum vermissen. Auch multiple Skelettmetastasen gehen in der Regel mit einer BSG-Beschleunigung einher, nicht jedoch spätmanifeste, solitäre Metastasen eines Mammakarzinoms.

Obligat ist eine Paraproteinämie bei bestimmten immunproliferativen Erkrankungen. Diese werden aufgrund extremer BSG-Beschleunigung bereits vermutet, durch die Serumelektrophorese wahrscheinlich gemacht und schließlich mittels der Immunelektrophorese gesichert. Knochenmarkpunktion oder Bence-Jones-Eiweißbestimmung müssen in Einzelfällen die Diagnose verifizieren. Der Nachweis monoklonaler Immunglobuline ist jedoch nicht gleichbedeutend mit Plasmazellneoplasie.

Symptomatische Paraproteinämien werden bei Non-B-lymphozytären Neoplasien beobachtet; in Einzelfällen auch als Symptom nichtneoplastischer Erkrankungen eines weiten Spektrums. Das solitäre, nicht oder noch nicht sezernierende Plasmozytom entzieht sich oft der immunchemischen Diagnostik durch fehlende Nachweisbarkeit von Paraproteinen.

Zahlreiche Tumormarker tragen zur Diagnostik maligner Tumoren bei und sind hilfreich bei der Verlaufsbeobachtung. So nehmen diese im Serum zirkulierenden Tumormarker vor allem in der Verlaufskontrolle nach „erfolgreicher Tumortherapie" – in der Kontrolle der Metastasenentstehung oder Rezidivgefährdung – eine Schlüsselrolle ein. Zur differentialdiagnostischen Zuordnung eines destruierenden Wirbelsäulenprozesses, angesichts eines noch unbekannten Primärtumors, haben diese Tumormarker jedoch noch keine Beweiskraft. Allerdings können einzelne Tumormarker in dieser als CUP-Syndrom (carcinoma of unknown primary) bezeichneten Situation entscheidende Hinweise auf den Sitz des Primärtumors geben (FRIEDRICH 1990, CHIGIRA u. SHINOZAKI 1990). Zu den für ossäre Metastasen etablierten Tumormarkern zählen:

saure Prostataphosphatase (PAP) und das prostataspezifische Antigen (PSA) beim Prostatakarzinom; das Kalzitonin und Thyreoglobulin, welche auf medulläre bzw. metastasierende Schilddrüsenkarzinome hinweisen; neuronenspezifische Enolase (NSE), die in Verbindung mit einer Vanillinmandelsäurebestimmung einen wichtigen Indikator für Neuroblastommetastasen abgibt. Die NSE wird jedoch auch beim metastasierenden Seminom oder vor allem beim kleinzelligen Bronchialkarzinom erhöht gefunden (LAMERZ 1989). Die Bestimmung karzinofetaler Antigene, wie α-Fetoproteine (AFP) und karzinoembryonales Antigen (CEA) sowie des hochsensitiven Tissuepolypeptide antigen (TPA) ermöglicht vor allem Verlaufsbeobachtungen nach Primärtumor- oder Metastasenresektion.

Mittels radioaktiv markierter monoklonaler Antikörper (CA 19-9, CA 15-3, CA 125) können nach CHIGIRA u. SHINOZAKI (1990) wichtige Hinweise auf Skelettmetastasen gewonnen werden, insbesondere des Gastrointestinaltraktes, der Brustdrüsen und der Ovarien.

Im Zusammenhang mit den im Serum zirkulierenden Tumormarkern sei an dieser Stelle auf die Fortschritte der Immunhistologie hingewiesen. Es lassen sich bioptisch gewonnene Tumorzellen einem speziellen Ursprungsgewebe zuordnen. Während gebräuchliche lichtmikroskopische Methoden oft nur eine grobe Orientierung von Wirbelsäulenmetastasen gewährleisten, können immunhistochemische Verfahren einen entscheidenden diagnostischen Beitrag liefern, insbesondere wenn es um die Abklärung von Metastasen unbekannter Primärtumoren geht (ROESSNER u. Mitarb. 1987).

Therapie der Tumoren in Wirbelsäule und Sakrum

Behandlungsprinzipien

Im letzten Jahrzehnt erfuhr die Behandlung der Knochentumoren, vor allem der des Achsenskeletts, einen tiefgreifenden Wandel. Während palliative Schmerztherapie und Bewahrung neurologischer Funktionen vorrangiges Ziel der Therapie spinaler Tumoren blieben, haben bemerkenswerte Fortschritte in der Wirbelsäulenchirurgie und Weiterentwicklungen auf dem instrumentellen Sektor die Operation im Management dieser Tumoren mehr und mehr in den Mittelpunkt der Überlegungen rücken lassen. Neue Perspektiven, was die Planung und Durchführung der operativen Behandlung betrifft, eröffneten sich durch Errungenschaften auf dem Gebiet der bildgebenden Verfahren (CT, MRT). Erst hierdurch wurde es präoperativ möglich, Gestalt und Gehalt eines Tumors, somit seine Lage, seine Ausdehnung sowie seine biologische Natur exakter zu erfassen (REISER u. Mitarb. 1988, HÄRLE 1989).

Die Leitsätze der operativen Tumortherapie müssen als Prinzip einer allgemeinen Gesetzmäßigkeit gelten können. Doch gerade an der Wirbelsäule hat sich die Behandlung ganz wesentlich an der individuellen Situation des Tumorpatienten zu orientieren. Hier sind vor allem der Allgemeinzustand und die Überlebensprognose zu nennen; somit Gegebenheiten, die der Wachstumsnatur des Tumors unterliegen und durch sein morphologisches Bild und durch sein Ausdehnungsverhalten abschätzbar werden. Auch das Ausmaß und Tempo der neurologischen Funktionsstörungen sowie die Beeinträchtigung der Stabilität und Tragfunktion der Wirbelsäule beeinflussen im Einzelfall Auswahl und Erfolg der Behandlung. Wie sehr diese prognostischen Faktoren, jeder für sich gesehen, auf das Behandlungsergebnis einwirken, wurde von zahlreichen Autoren herausgestellt (TANG u. Mitarb. 1981, BARCENTA u. Mitarb. 1984, SIEGAL u. SIEGAL 1990).

Ein kurzer Überblick zeigt, wie unterschiedlich die diversen Tumoren zu bewerten sind: so haben Patienten mit Knochenmetastasen nach Brust- und Prostatakarzinomen im allgemeinen eine weit bessere Prognose als bei Bronchialkarzinom (MILLER u. WHITEHILL 1984). Schilddrüsenkarzinome, Karzinoide und Tumoren der Speicheldrüsen verlaufen oft so indolent, daß, selbst wenn multiple Knochenmetastasen vorliegen, ein mehrjähriges Überleben angenommen werden kann (GOLDBERG u. DITCHEK 1981). Metastasen von Adenokarzinomen mit unbekanntem Primärtumor wiederum sprechen durchweg schlecht auf eine Chemotherapie oder Bestrahlung an (FER u. Mitarb. 1987, SAENGNIPANTHUL u. Mitarb. 1992), so daß hier der Operation die Aufgabe der lokalen Tumorkontrolle zukommt. Auch osteoblastische Tumoren erfordern nicht selten eine operative Dekompression der Medulla spinalis. Selbst wenn durch eine Strahlentherapie ihre weitere Expansion zu stoppen ist, wird eine Reduktion komprimierender Knochenformationen dadurch nicht erzielt. Indes sollte man angesichts eines Patienten mit fortgeschrittenem Tumorleiden und reduziertem Allgemeinzustand mit invasiven Therapiemaßnahmen zurückhaltend sein, da sie oft keine Verbesserung der Prognose und Lebensqualität zeitigen, andererseits den Patienten in seinen letzten Lebenstagen unnötig belasten können.

War früher die Tumortherapie im dualen Spannungsfeld zwischen Chirurgie und Strahlentherapie angesiedelt, gleichsam zwischen Stahl und Strahl, so hat sich im letzten Jahrzehnt die Chemotherapie zur dritten Therapiesäule entwickelt. Aus einer alternativen Betrachtungsweise und auch gelegentlichen Konkurrenzhaltung sollte ein gut abgestimmtes Miteinander werden. Dieses bezieht sich insbesondere auf die zeitliche Abstimmung, wann welche dieser drei Behandlungsoptionen einzusetzen ist.

Staging

Um über das Einmalige, Verschiedenartige und Schwankende hinaus zu einer Norm und Ordnung zu gelangen und die Therapie nach festen Gesetzlichkeiten zu planen, sollten auch Tumoren des Achsenskeletts dem Surgical Staging System (SSS) von ENNEKING (1980, 1986, 1990) unterworfen werden. Am Achsenskelett indessen können nicht alle Definitionen oder Empfehlungen befolgt werden. Die dieser Systematik zugrundeliegende Ordnung kann jedoch als Richtschnur dienen, um auch an der Wirbelsäule das angemessene Operationsverfahren für benigne oder maligne Tumorentitäten festzulegen. (Tab. 5).

Für benigne Tumoren gelten 3 Stadien (S 1, S 2 und S 3). Diesen Stadien ist gleichzeitig eine Therapieempfehlung zugeordnet. Inaktive oder statische Tumoren (S 1) bedürfen eigentlich keiner Therapie; es sei denn, daß hierdurch die Tragfähigkeit des Wirbels vermindert wird und die Medulla spinalis unter Druck gerät. Für solche Läsionen ist die intrakapsuläre Kürettage mit nachfolgender Spongiosaauffüllung als angemessen zu erachten. Typische Beispiele dieser Kategorie sind am Achsenskelett Knochenhämangiome, fibröse Dysplasie, eosinophiles Granulom und juvenile Knochenzyste. Zur Behandlung der beiden letzten geschwulstartigen Knochenerkrankungen wird auch die intraläsionale Kortisoninstillation befürwortet (SCAGLIETTI u. Mitarb. 1979). Wegen der Besonderheiten der Ausbreitung und der Blutungsproblematik ist vor einer operativen Behandlung der Wirbelhämangiome eine Embolisation zu empfehlen (ESPARZA u. Mitarb. 1978, S. 248).

Zur zweiten Gruppe gehören die sog. aktiven Läsionen (S 2), die, autonom wachsend, sich spontan vergrößern und dadurch benachbarte Organe und Strukturen in Mitleidenschaft ziehen können. Auch führen sie in der Regel zu einem schnell zunehmenden Stabilitätsverlust. Wenn sie unvollständig reseziert werden, entstehen häufig Rezidive. Als adäquate Therapie wird für diese Kategorie eine marginale Exstirpation gefordert; das bedeutet, daß hierbei der Tumor selbst nicht eröffnet werden darf. An der Wirbelsäule jedoch ist schon diese Resektionsart aufgrund der anatomischen Besonderheiten in vielen Fällen kaum oder nur schwer erzielbar. Hier ist dann der im SSS vorgesehenen Alternative der Vorzug zu geben, die in der intrakapsulären Resektion in Kombination mit einem lokal wirksamen Adjuvans, wie z. B. dem Knochenzement, besteht (HÄRLE u. WUISMAN 1988). Typische S2-Läsionen des Achsenorgans sind Osteoblastom und aneurysmatische Knochenzyste, Chondromyxoidfibrom und Chondroblastom, cum grano salis im Jugendalter auch Osteochondrome.

Die dritte Gruppe bilden die lokal aggressiven Tumoren (S3). Histologisch handelt es sich um benigne Tumoren; ihr lokal infiltratives und destruierendes Wachstum läßt sie jedoch oft kaum von malignen Tumoren unterscheiden. Hierzu zählen vor allem der Riesenzelltumor, wie auch einige aneurysmatische Knochenzysten. Diese geschwulstartige Knochenerkrankung kann eine sehr unterschiedliche lokale Aggressivität aufweisen und ist daher im Einzelfall teils dem Stadium 2, teils dem Stadium 3 zuzuordnen. Das ENNEKING-Schema empfiehlt hierfür eine weite Resektion oder aber den Einsatz eines lokal wirksamen Adjuvans, wenn ein weniger radikales Resektionsverfahren angewandt wird. Diese Alternati-

Tabelle 5 Surgical Staging System (nach *Enneking* 1980, 1986, 1990)

Stadium	Dignität	Ausdehnung	Metastasen	Operation
S1	benigne	intrakomp.	nein	intrakapsulär
S2	benigne	intrakomp.	nein	marginal/intrakaps. + adjuvant
S3	benigne	intrakomp./extrakomp.	nein/ja	weit/marginal + adjuvant
SIA	niedrigmaligne	intrakomp.	nein	weit
SIB	niedrigmaligne	extrakomp.	nein	weit/Amputation
SIIA	hochmaligne	intrakomp.	nein	radikal/weit + adjuvant
SIIB	hochmaligne	extrakomp.	nein	radikal/weit + adjuvant
SIII	niedrig-/hochmaligne	intrakomp./extrakomp.	ja	radikal/palliativ

ve hat sich für extravertrebral gelegene Tumoren bereits als sehr wirksam erwiesen (WILLERT u. ENDERLE 1979, PERSSON u. Mitarb. 1984, HÄRLE u. Mitarb. 1989). An der Wirbelsäule indessen wurden diese günstigen Erfahrungen bisher kaum berücksichtigt.

Maligne Tumoren werden im SSS in niedrigmaligne (low grade, SI) und hochmaligne (high grade, SII) unterteilt. Als Kriterium der Zuordnung werden sowohl die Tumorart als auch die individuelle Ausprägung im Einzelfall, somit Gehalt und Gestalt des Tumors, herangezogen. So sind die klassischen Osteosarkome als High-grade-, die sekundären Chondrosarkome als Low-grade-Tumoren einzustufen. Während nach dem SSS für Low-grade-Tumoren der Resektionstyp „weit im Gesunden" als angemessen angesehen wird, schlägt ENNEKING für High-grade-Tumoren die „radikale" Exstirpation vor, d. h. die Exstirpation des gesamten Kompartiments, in dem der Tumor liegt.

Die anatomischen Gegebenheiten an der Wirbelsäule bedingen, daß die Tumoren, die paravertebrale Weichteile erreichen, stets als extrakompartimental wachsende Tumoren zu betrachten sind, da sie ausnahmslos vaskuläre und neurale Strukturen, zumindest mit ihrer reaktiven Zone, tangieren. Auch Muskeln und Faszien setzen hier der Tumorausbreitung keine natürlichen longitudinalen Barrieren entgegen. Läsionen jedoch, die lediglich in den Wirbelkanal einbrechen und hier ihr extradurales Wachstum beibehalten, gelten als intrakompartimentelle Tumoren, auch wenn sie den Knochen bereits überschritten haben. Denn die Dura ist als eine ausgesprochen gute Tumorbarriere anzusehen.

Durch die anatomischen Gegebenheiten bedingt, ist an der Wirbelsäule eine „radikale" Resektion keineswegs durchführbar, ohne gleichzeitig den Inhalt des Wirbelkanals zu opfern (ENNEKING 1990). Das verwickelte Wachstum maligner Tumoren am Achsenskelett stellt in den meisten Fällen ein unüberwindliches Hindernis dar, wenn es heißt, die Richtlinien des SSS in unveränderter Form zu verwirklichen. Galten nach strengen onkologischen Kriterien an der Wirbelsäule bis vor kurzem „weite" Resektionen als nur selten möglich, so sind auch heute noch onkologisch „radikale" Resektionen nur in Ausnahmefällen zu erreichen. Die Erfahrung zeigt, daß eine operative Behandlung nur bei Low-grade-Tumoren, für die eine „weite" Resektion als ausreichend erachtet wird, kurativ sein kann. In der überwiegenden Zahl von Tumorleiden am Achsenskelett hat die Operation nur palliativen Charakter und richtet sich gegen Schmerzen, neurologische Defizite und Stabilitätsverlust. Dieses gilt in gleichem Maße für Primärtumoren vom High-grade-Typ (SII), wie auch für Metastasen. Dieser Tatsache eingedenk, wird man von chirurgischen Parforceunternehmen, die dem Patienten letztlich wenig nützen, Abstand nehmen.

Präoperative Beurteilung

Viele Patienten mit Primärtumoren und vor allem mit Metastasen der Wirbelsäule werden sozusagen als spinaler Notfall wegen drohender oder bereits schwerwiegender Rückenmarkschädigung zur operativen Behandlung vorgestellt. Der dann durch die Myelographie nachgewiesene Kontrastmittelstopp war in der Vergangenheit nur zu oft Anlaß zur notfallmäßigen, dekomprimierenden Laminektomie. Retrospektive Studien führten jedoch zu der Erkenntnis, daß die Patienten davon oft keinen Nutzen hatten (GILBERT u. Mitarb. 1978, DUNN u. Mitarb. 1980). Der Laminektomie werden nicht unwesentliche negative Folgen angelastet (FINDLAY 1984). Obwohl derartige Maßnahmen nicht immer zu vermeiden sind, sollten Notfallaminektomien Einzelfällen vorbehalten bleiben. So kann auch mittels einer hochdosierten Kortikoidmedikation eine akute Verschlechterung neurologischer Störungen verhindert werden, um Zeit für eine umfassende Diagnostik zu gewinnen. Geringfügige oder nur langsam voranschreitende neurologische Ausfälle können ebenfalls günstig durch eine Strahlenbehandlung beeinflußt werden.

Für die schlechten Ergebnisse der Notfalllaminektomie gibt es mehrere Gründe. In der Regel gerät die Medulla spinalis durch ventrale Tumormassen unter Kompression, die durch eine ausschließlich dorsale Operation nur ungenügend zu entfernen sind. Auch bedingen Wirbelkörperherde per se eine gewisse Instabilität, die dann durch eine dorsale Entdachung nicht unwesentlich verstärkt wird. Schließlich hat die Studie von YOUNG u. Mitarb. (1980) auch gezeigt, daß die als technisch einfach angesehene Laminektomie vielen Patienten nicht nur wenig geholfen hat, sondern auch mit einer Mortalität von 9% belastet ist. Die alleinige Laminektomie kann daher nicht weiterhin als der Routineeingriff in der operativen Behandlung der Wirbelsäulentumoren angesehen werden. Sie darf vor allem nicht anderen Resektionsverfahren den Weg verbauen oder zu einer Verstärkung der Instabilität führen.

Vor einer operativen Intervention sollte möglichst immer eine detaillierte Diagnostik mit CT-Aufnahmen (DOUBILET u. Mitarb. 1984) und T1- und T2-gewichteten Sequenzen der MRT (GODERSKY u. Mitarb. 1987, ERLEMANN u. Mitarb. 1990) vorliegen. Sie liefern, zusammen mit der Skelettszintigraphie, die grundlegenden Informationen über die Tumorgröße und seine kompartimentelle Ausdehnung sowie über die aktuellen Stabilitätsverhältnisse. Sie gelten heute als unverzichtbare Hilfsmittel für das Staging und somit für die Behandlungsplanung. Eine individuelle Therapieentscheidung hat den Allgemeinzustand des Patienten zu berücksichtigen und muß auf die Inhalte und Ziele der Behandlung ausgerichtet sein, um sie mit dem geringsten Risiko für den Patienten zu erreichen.

Wirbelsäuleninstabilität

Instabilität wurde zum Inbegriff segmentaler vertebraler Störungen der Tragfähigkeit. Von DENIS (1984) wurde Instabilität als das Schlagwort bezeichnet, das im vergangenen Jahrzehnt die Wirbelsäulenchirurgie am stärksten beeinflußte und häufig mit der Notwendigkeit zur internen Stabilisierung gleichgesetzt wird. Mit dem Instabilitätsbegriff gekoppelt, fand in der Traumatologie in den letzten Jahren das Drei-Säulen-Konzept für die Wirbelsäule breite Zustimmung. Diese Systematik kann auch für die praktischen Belange bei den Tumoren der Wirbelsäule herangezogen werden.

Die vordere Säule besteht aus dem ventralen und mittleren Anteil des Wirbelkörpers und Anulus fibrosus sowie dem vorderen Längsband. Die mittlere Säule umfaßt das hintere Drittel des Wirbelkörpers und den dazugehörenden Abschnitt des Anulus fibrosus sowie das hintere Längsband. Die hintere Säule wird durch Pedikel, Lamina, Processus spinosus und den Bandapparat gebildet. Wirbelfrakturen werden so nach dem Verletzungsmechanismus und dem Betroffensein der einzelnen Säulen klassifiziert. Wenn auch das Konzept der 3 osteoligamentären Säulen nicht in allen Punkten auf Tumorleiden der Wirbelsäule zu übertragen ist, so lassen sich auf dieser Basis stabilisierende Behandlungsverfahren rational begründen und Ergebnisse besser vergleichen. Der grundlegende Begriff der Instabilität entbehrt einer exakten Definition und wird zumeist empirisch verwandt (FLATLEY u. Mitarb. 1984, SUNDARESAN u. Mitarb. 1990). Von einer Instabilität der Wirbelsäule ist auszugehen, wenn

- eine Verschiebung von Wirbelkörpern gegeneinander eingetreten,
- die Wirbelkörperhöhe um 50% gemindert,
- das Drei-Säulen-System zerstört,
- mehr als ein Wirbelkörper befallen ist.

Hinweise auf eine segmentale Instabilität ergeben sich immer dann, wenn Bewegungen zu einer erheblichen Schmerzverstärkung führen, vorausgesetzt, daß diese Symptome nicht unmittelbar durch eine Druckschädigung der Medulla spinalis hervorgerufen werden. Begleitet werden solche Symptome zumeist von einem progredienten Höhenverlust des Wirbelkörpers oder einer lokalisierten Kyphose.

In den letzten Jahren hat sich ein breiter Konsens darüber ausgebildet, daß die Stabilisierung tumorbedingter Wirbeldestruktionen eine bedeutende Rolle im Behandlungskonzept spielt (KOSTUIK u. Mitarb. 1988, SUNDARESAN u. Mitarb. 1990), die weder von der Chemotherapie noch von einer Strahlentherapie übernommen werden kann. Eine Stabilisierung muß sich aber an Lage und Ausmaß der Destruktion des Individualfalls orientieren, wobei häufig ventrale und dorsale Defizite in gleichem Maße zu kompensieren sind.

Operative Behandlungsverfahren

Trotz aller operationstechnischen und instrumentellen Fortschritte, die das Spektrum der in Betracht kommenden Eingriffe erweitern, darf die Belastung des Tumorpatienten durch eine Operation nicht unberücksichtigt bleiben. Eine Operation sollte demnach gegenüber anderen Behandlungsverfahren, wie Chemotherapie und Bestrahlung, einen zusätzlichen Vorteil bieten, der durch diese nicht erreichbar ist. Die Indikation zur Operation kann sich verschiedenartig begründen:

- Probeentnahme zur histologischen Diagnose,
- Schmerztherapie,
- Druckentlastung des Rückenmarks,
- Stabilisierung von Wirbelsäulenabschnitten,
- Tumortherapie durch Resektion oder Exstirpation.

Eine Gewebeentnahme zur histologischen Diagnosesicherung hat so zu erfolgen, daß das Resektionsverfahren nicht negativ präjudiziert wird. Es müssen schon während der Probeentnahme die in Betracht kommenden, späteren Eingriffe berücksichtigt werden. Ob die Gewebeentnahme durch einen offenen Eingriff oder eine Feinnadelpunktion durchgeführt wird, hängt auch davon ab, welche Anforderungen der Pathologe an die Gewebeprobe stellt und welche Untersuchungen er durchführen will. Zwar ist aus operationsökonomischen Überlegungen der Feinnadelpunktion der Vorzug zu geben; die größere Zuverlässigkeit hinsichtlich der Gewinnung von ausreichendem und repräsentativem Gewebe spricht aber für die offene Entnahme.

Schmerzbehandlung und Druckentlastung des Rückenmarks sind grundlegender Bestandteil jeder operativen Tumorresektion; sie können in Einzelfällen auch alleiniges Operationsziel sein. Dabei muß man sich aber der fraglichen Erfolgssicherheit derartiger Eingriffe bewußt sein. Chemotherapie und Bestrahlung vermögen hier oft ebensoviel wie eine palliative Operation zu leisten. Die Restabilisierung stellt dagegen ein Behandlungsziel dar, das durch die alternativen Behandlungsverfahren kaum, zumindest nicht in kurzer Zeit, erreichbar ist. Die Wiederherstellung der Stabilität sollte daher – wenn immer möglich – mit Eingriffen der Schmerztherapie und Druckentlastung kombiniert werden. Stabilisierung und operative Elimination des Tumors stellen grundsätzlich die Hauptziele der Behandlung von Wirbelsäulentumoren dar, wobei letzteres aber doch oft mehr Intention bleibt, denn in die Wirklichkeit umgesetzt werden kann.

Die einzelnen Operationsverfahren können nach dem chirurgischen Zugang (Tab. 6 A), dem Typ der Tumorresektion gemäß ENNEKING (Tab. 6 B) oder nach der Art der Stabilisierung gliedert werden. Auch die zu erwartende Überlebenszeit (Tab. 7) gewährleistet eine Orientierung, da sie ja mit den Anforderungen korreliert, wel-

Tabelle 6 Einteilung der Operationsverfahren

A. Nach dem Zugang:	ventral, anterolateral, posterolateral, hinterer, z. B. Laminektomie.
B. nach Radikalität:	intrakapsulär, z. B. Kürettage, marginal, weite Resektion, radikal, z. B. Exartikulation, palliativ.

Tabelle 7 Operationsindikation und Prognose

A. Neurologischer Notfall bzw. akute Instabilität bei schlechter Prognose (kurze Überlebenszeit).
B. Neurologischer Notfall bzw. akute Instabilität bei guter Prognose (lange Überlebenszeit).
C. Wirbelsäulentumor ohne Notfallsymptomatik.

che wir an die Solidität und Dauerhaftigkeit der stabilisierenden Operation stellen.

Kürettage und temporäre Zementierung

Die lokal-aggressiven, benignen Tumoren (S3) erfordern zur onkologisch radikalen Exstirpation grundsätzlich eine weite Resektion. An der Wirbelsäule jedoch, an der die Tumoren den Spinalkanal häufig ganz oder teilweise umwachsen und somit die Medulla spinalis geradezu umklammern, ist die Geschwulstentfernung in einem Stück dann oft ausgeschlossen oder zumindest operationstechnisch höchst aufwendig. Die dann meist nur erzielbare marginale Exzision – denn zu einem Zeitpunkt der Operation wird man den Tumor eröffnen müssen – macht den Einsatz eines lokal wirksamen Adjuvans, z. B. in Form von Knochenzement, erforderlich. Dieses Verfahren birgt mehrere Vorteile in sich. Der destruierende Wirbelabschnitt kann maßvoller entfernt werden als mit einer Resektion „weit im Gesunden". Die ursprüngliche Anatomie läßt sich umfassender und sorgfältiger nachbilden, wenn die Knochentransplantation erst dann erfolgt, sobald sicher ein persistierendes Tumorwachstum auszuschließen ist. Auch ist die Erstoperation weniger eingreifend, die Stabilität durch Zement temporär genügend gesichert und die Behandlungszeit insgesamt verkürzt. Ferner läßt sich durch MRT und Szintigraphie an der Grenzzone zwischen Knochenzement und randständigem Knochen ein Rezidiv nach einem 3-Monate-Intervall sicherer ausschließen als in dem Narbenfeld, welches nach primärer Rekonstruktion zu erwarten ist. All diesen Vorteilen steht jedoch der notwendig werdende Zweiteingriff entgegen. Wenn immer der Tumor von dorsal angegangen werden kann, ist aber eine erneute Operation durchaus vertretbar.

Als Beispiel können für dieses Prinzip die aneurysmatischen Knochenzysten dienen. Ihre Prädilektionsstelle ist die Wirbellamina. In 40% wachsen sie indes durch die Bogenwurzel in die dorsalen Wirbelkörperanteile ein (HAY u. Mitarb. 1978), wodurch sie die Medulla spinalis klammerartig umfassen. Eine weite Resektion in einem Stück ist dann zumeist ausgeschlossen. Die somit nur noch erzielbare marginale Exzision wäre aber immerhin mit einer Rezidivrate von 20% belastet (CAMPANACCI u. Mitarb. 1986). So spricht vieles dafür, daß durch die temporäre Zementierung sich die lokale Tumorkontrolle verbessern läßt (Abb. 5).

Auch im Wirbelkörper selbst kann man benigne Tumoren mit Kürettage und temporärer Zementierung angehen. Die ventrale Lage des Tumors stellt keineswegs per se die Indikation zur Spondylotomie dar. Vielmehr ist eine Kürettage mit temporärer Zementierung insbesondere dann vorteilhaft, wenn die Destruktion isoliert im Wirbelkörper liegt oder die Wirbelkortikalis noch größtenteils erhalten blieb. In derartigen Fällen gewährleistet das Verfahren neben der Tumorkontrolle auch eine gute Primärstabilität. Diese günstige Ausgangssituation nutzend, wird man dann in einem zweiten Eingriff die ursprüngliche Anatomie durch die Knochentransplantation am ehesten wiederherstellen können. An der HWS und LWS steht einem zweizeitigen, ventralen Vorgehen aus operationstechnischer Sicht kein unüberwindliches Hindernis entgegen. Ob jedoch eine Thorakotomie nach einem 3-Monate-Intervall erneut vorgenommen werden darf, muß zunächst unbeantwortet bleiben.

Tumorresektion

Vorbedingung für eine lokale Kontrolle eines malignen Tumors an der Wirbelsäule ist die Resektion des gesamten Tumors in einem Stück. Eine totale (weite) Resektion setzt aber eine günstige Tumorlokalisation und das Fehlen einer wesentlichen extraossären Infiltration voraus. Günstige Lage bedeutet, daß der Tumor entweder ventral, dorsal oder lateral vom Spinalkanal liegt (Abb. 6). Wird der Spinalkanal vom Tumor auch nur teilweise umfaßt, läßt sich eine „weite" Resektion entweder gar nicht oder nur äußerst schwer erreichen. Solange kein absolutes Resektionshindernis durch Infiltration anderer Organe besteht, ist die paravertebrale Tumorausdehnung nach ventral oder lateral günstiger. Einzelne Spinalwurzeln, die den Tumor durchziehen mögen, schließen eine Resektion nicht aus; sie sollten, um des höheren Zieles willen, nämlich das Tumorleiden erfolgreich zu behandeln, geopfert werden.

Weniger problematisch ist auch die Lokalisation der Tumoren in der dorsalen Lamina, im Processus spinosus oder in den dorsalen Weichteilen. Sie seien aber insoweit erwähnt, als ihre Resektion zu einem Verlust der hinteren Säule

2 Geschwülste der Wirbelsäule

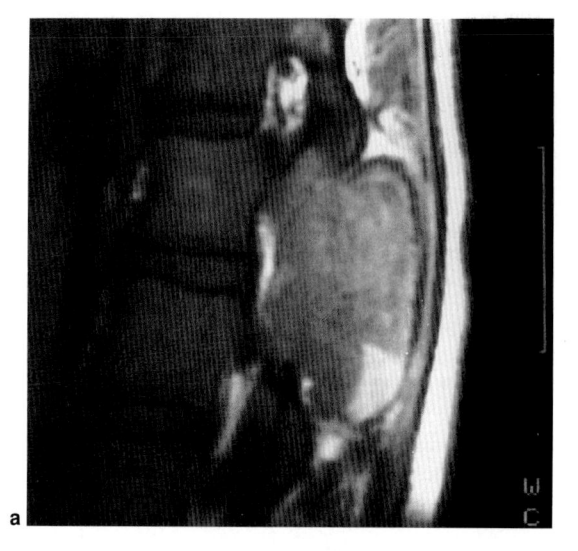

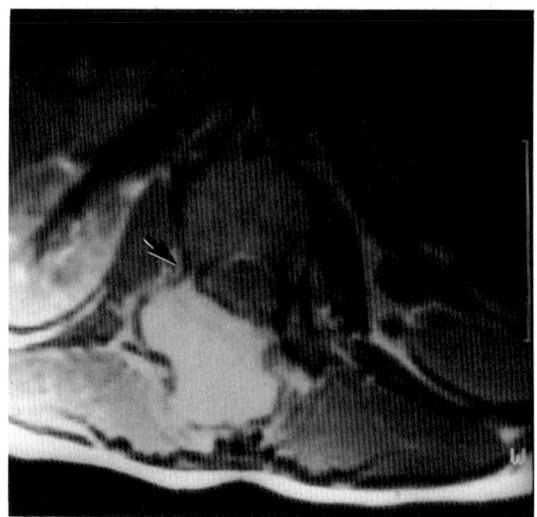

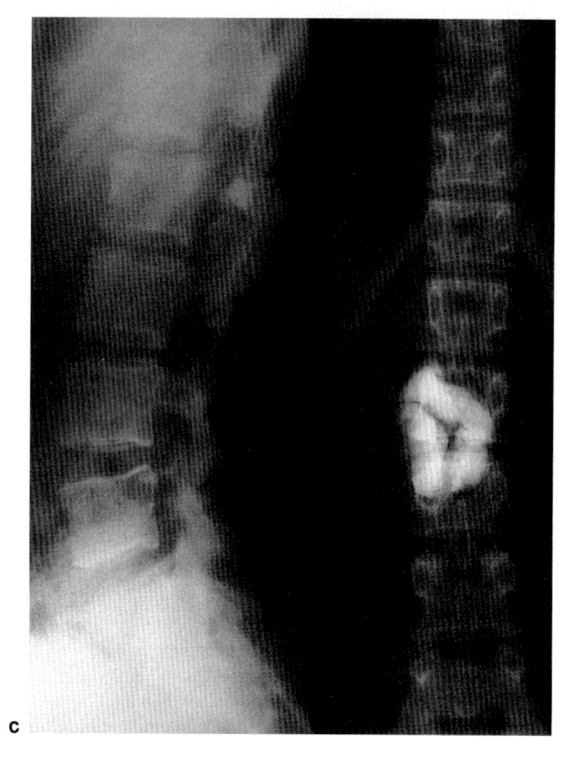

Abb. 5 **a** MRT einer aneurysmatischen Knochenzyste, die dorsale Wirbelanteile und die rechte Bogenwurzel destruiert. **b** Im MRT-Sagittalschnittbild ist die erhebliche dorsale Destruktion und das Vordringen bis in den Wirbelkörper erkennbar (Pfeil). **c** Nach dorsaler Resektion und Kürettage der Bogenwurzel wurde die Grenzzone mit Knochenzement abgedeckt und der Gewebedefekt aufgefüllt

führt, die angemessen rekonstruiert bzw. stabilisiert werden muß. Sonst drohen Instabilität und Kyphosierung, bei Jugendlichen gar eine schnell progrediente Kyphose (Abb. 7).

Ein Tumor, der isoliert im Wirbelkörper liegt und aufgrund seiner biologischen Wertigkeit ein Resektionsverfahren erfordert, sollte in der Regel vom ventralen Zugang angegangen werden. Dieser Zugang gewährleistet einen direkten Überblick und ermöglicht ein breitflächiges Angehen. Daß eine Wirbelkörperresektion auch von dorsal möglich ist, haben STENER u. GUNTERBERG (1976) unter Beweis gestellt; es bleibt jedoch die Frage, ob dabei die operative Ökonomie besser gewahrt ist als mit einem ventralen Zugang. Wird ein dorsaler Zugang gewählt, ist immer die hintere Säule zu opfern, was zwangsläufig die Instabilität verstärkt.

Zur Rekonstruktion der ventralen Säule ist eine Knochentransplantation, somit ein biologisches Lösungsverfahren zu wählen, wenn sich durch die „weite" Resektion eine lokale Kontrolle des Tumors erreichen läßt. Von einer Knochentransplantation sollte man jedoch in der Re-

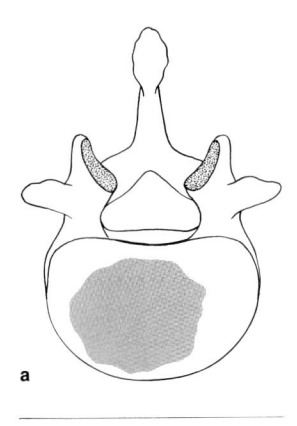

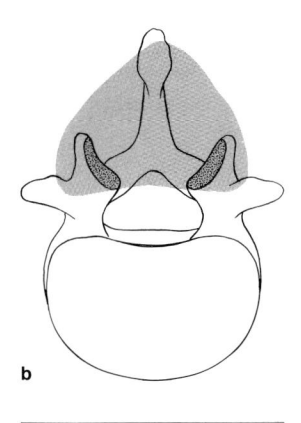

Abb. 6a–c Resektable Tumorausdehnung. **a** Hier empfiehlt sich eine ventrale Exposition; bei Tumorlokalisation nach **b** ist ein dorsales Resektionsverfahren naheliegend; **c** wird das Myelom durch den Tumor unvollständig umklammert, kann eine posterolaterale Resektion erfolgen

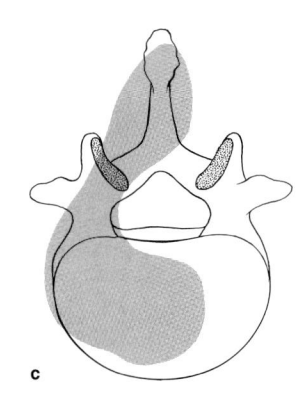

gel absehen, falls der Tumor sich nicht vollständig entfernen ließ. Dieses gilt insbesondere, wenn zu befürchten ist, daß das Transplantat durch fortgesetztes Tumorwachstum wieder aufgelöst wird. Gewährleisten jedoch Strahlentherapie und Zytostatika eine weitere Tumoreindämmung, kann auch in Einzelfällen, insbesondere beim Plasmozytom, ein Knochentransplantat erwogen werden.

Die Größe des Knochendefekts und die durch Knochentransplantation erreichte Stabilität entscheiden darüber, ob eine zusätzliche dorsale instrumentelle Fixation sinnvoll oder unverzichtbar ist. Wenn die lateralen Kanten der ventralen Säule erhalten bleiben und der Defekt durch Fibulasegmente stabil überbrückt wird, mag dies in Einzelfällen genügen; in der Regel sollte man aber mit einer dorsalen Stabilisierung nicht zurückhaltend sein.

Lateral gelegene Tumoren, die die Medulla spinalis und wichtige Nachbarorgane nicht infiltrieren, können vom posterolateralen Zugang reseziert werden, selbst wenn sie den Spinalkanal bis zu zwei Drittel umfassen (Abb. **8**). Empfehlenswert ist dann die Operation in Seitenlage. Durch Hochlagerung des Patienten mit untergelegten Kissen lassen sich beide Laminae angehen und auch eine bilaterale Instrumentation durchführen. Zur Osteotomie des Wirbelkörpers eignet sich entweder eine Gigli-Säge oder ein gebogener Meißel; mit besonderer Sorgfalt ist dabei die Dura mater zu schonen. Die Tumoranteile, die in die lateralen paravertebralen Weichteile vorwachsen, können dann zusammen mit dem Wirbelkörperresektat en bloc entfernt werden. „Weite" Resektionen an der Wirbelsäule kommen nur für wenige Low-grade-Tumoren in Betracht, wie günstig gelegene Chondrosarkome oder Fibrosarkome von hohem Differenzierungsgrad.

Anatomische Besonderheiten

Die zuvor dargelegten operativen Leitsätze gelten mit Angleichung an die jeweilige Anatomie für alle Wirbelsäulenetagen. Bei kritischer Wertung muß man feststellen, daß Tumorresektionen in den einzelnen Wirbelsäulenetagen kaudalwärts besser möglich werden. Eine ablative Operation kommt indessen nur am distalen Ende des Achsenskeletts in Betracht. Je weiter kranial ein Tumor liegt, um so tiefgreifender werden neurologische Defizite und um so geringer wird die Aussicht auf eine radikale Tumorresektion. Unterschiede ergeben sich auch hinsichtlich der Solidität, mit der Implantate im Knochen verankert werden können und in ihrer technischen Durchführung. Neue Wege der chirurgischen Exposition mit standardisierten Zugängen wurden in jüngster Zeit detailliert dargestellt (BAUER u. Mitarb. 1986, 1991, LOUIS 1983).

Während die dorsalen Zugänge zur HWS, BWS und LWS sich nur unwesentlich unterscheiden, gestalten sich die ventralen Expositionen, wegen der hier liegenden Organe, verschieden und zum Teil sehr komplex. Von den gebräuchlichen ventralen Zugängen sind nicht alle zu den orthopädischen Routineeingriffen zu zählen (Tab. **8**).

Für die schwer zugänglichen oberen HWS-Segmente kommen zwei Operationsverfahren in Betracht. Der anterolaterale Zugang, von STEVENSON u. Mitarb. (1966), DE ANDRADE u. MACNAB (1969) sowie MCAFEE u. Mitarb. (1987) propagiert, beinhaltet zwar ein geringeres Infektionsrisiko, da keine Schleimhäute des Pharynx eröffnet

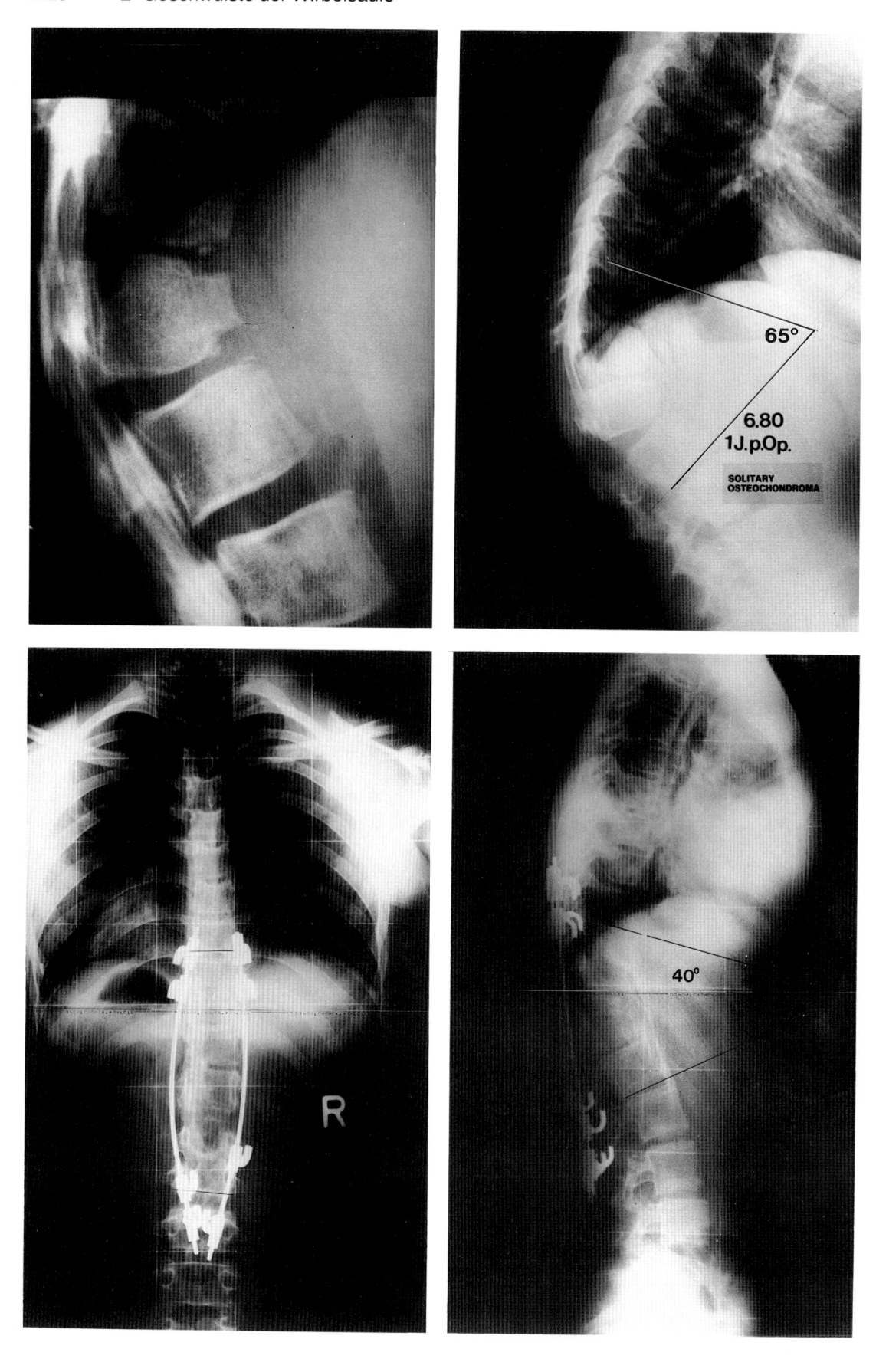

2.26   2 Geschwülste der Wirbelsäule

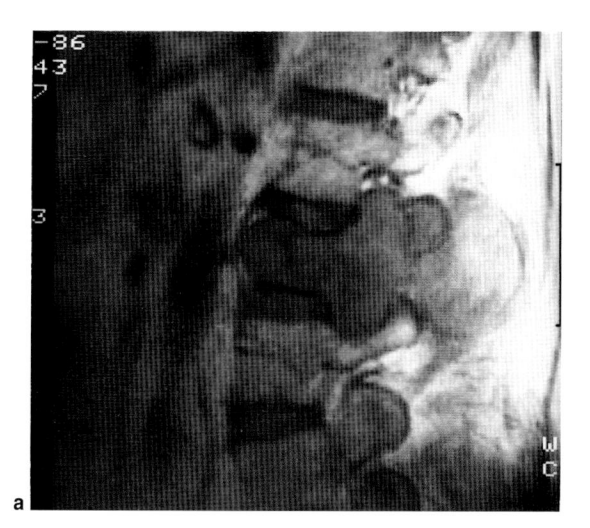

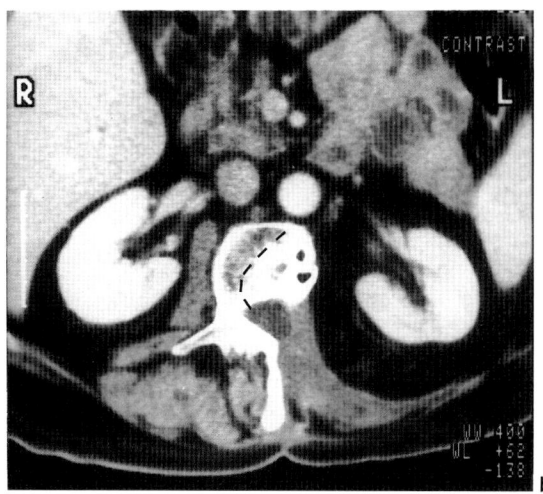

Abb. 8 a u. b Posterolaterale Tumorresektion. **a** Sagittale MRT-Darstellung einer Angiofibromatose des 3. LWK mit großer lateraler Tumorausdehnung in die Weichteile und hemizirkulärer Destruktion des Wirbelkörpers. **b** Völliger Einbau von 3 Fibulasegmenten, deren Markhöhle noch erkennbar ist. Zugang zum 3. LWK von dorsolateral und 2/3-Resektion (unterbrochene Linie)

Tabelle 8 Zugänge zur ventralen Wirbelsäule

Region	Segment	Zugang
Zervikal	C1–C2	transoral, transmandibulär
	C3–C7	anterolateral
Zervikothorakal	C7–T2	transsternal, transthorakal, transaxillär
	Th2–Th10	transthorakal, Kostotransversektomie
Thorakolumbal	Th11–L1	transthorakal, thorakoabdominal, retroperitoneal
Lumbal	L2–L4	retroperitoneal
Lumbosakral	L4–S1	pararektal-retroperitoneal, transabdominal
Sakrum	S2–S5	pararektal-retroperitoneal, transabdominal

werden; die obere HWS ist jedoch nur von kaudal einsehbar und dies auch nur durch forcierte Lagerung in Überstreckung und Rotation. Angesichts von Knochendestruktionen können daraus weitere neurologische Komplikationen und Knocheninfraktionen erwachsen. Der transorale, pharyngeale Zugang zur oberen HWS hat, gefördert durch die Arbeiten von SOUTHWICK u. ROBINSON (1957 sowie FANG u. ONG (1962), in der orthopädischen Tumorchirurgie Akzeptanz gefunden. Zur erweiterten Exposition dieser Segmente wurde von HALL u. Mitarb. (1977), HAKUBA u. NISHIMURA (1980) sowie HONNA u. Mitarb. (1988) der ursprüngliche Kocher-Zugang, mit Spaltung der Zunge und des Unterkiefers, vorgeschlagen.

Der Brustkorb und die in ihm verlaufenden großen Gefäße erschweren die ventrale Exposition der BWS. Transthorakale Zugänge sind aber die einzigen, über die große Tumorexstirpationen an der BWS möglich sind. Lateral liegende Läsionen können zwar auch über eine Kostotransversektomie erreicht werden; allerdings mangelt es meist an einer ausreichenden Übersicht. Die hierzu notwendige Resektion mehrerer Rippenabschnitte kann wiederum zu einer Thoraxwandinstabilität führen. STENER u. MARKHEDE (1971 u.

◄ Abb. 7 Postlaminektomiekyphose 1 Jahr nach Resektion eines Osteochondroms im Spinalkanal mit Laminektomie und unilateraler Gelenkfortsatzresektion D12 und L1. Rasch progrediente Kyphose mit progredienter neurologischer Symptomatik, die eine langstreckige, ventrale und dorsale, aufrichtende Spondylodese erfordert (vgl. Abb. 24)

1977) haben für den unteren BWS-Abschnitt dorsale Verfahren zur kompletten Spondylektomie von Riesenzelltumoren und Chondrosarkomen beschrieben, bei denen der Zugang durch Resektion der unteren Rippen seitlich erweitert wurde.

Lumbale Wirbelkörperdestruktionen werden in der Regel durch einen ventralen, retroperitonealen Eingriff angegangen. Reicht der Tumor indes auch in die dorsalen Abschnitte, so ist die ventrale Resektion mit einer dorsalen zu kombinieren. Das bedeutet allerdings, daß eine „weite" Resektion wegen der notwendigerweise eintretenden Tumoreröffnung nicht mehr erreichbar ist. Posterolaterale und dorsale Zugänge können hier eher eine „weite" Resektion ermöglichen, haben jedoch eine schlechtere Übersicht als Nachteil. Im allgemeinen kommen aber an der Wirbelsäule „weite" Resektionen kaum in Betracht, so daß ein Zugang gewählt werden sollte, der mit geringstem Operationsrisiko und minimaler operationsbedingter Instabilität eine optimale Exposition gewährleistet.

Sakrumresektion

Viele Jahre hindurch vertrat man mit MABREY (1935) die Ansicht, daß die Anatomie des Kreuzbeins eine radikale Exstirpation nicht zulasse. Erst MACCARTY u. Mitarb. (1952) beschrieben für Tumoren der unteren Sakralsegmente ein dorsales Resektionsverfahren, welches sich für Tumorlokalisationen unterhalb von S2 als sehr erfolgreich erwies; jedoch 12 der 18 Patienten erlitten ein Rezidiv.

Für tiefsitzende Tumoren des Sakrums ist auch aus heutiger Sicht ein ausschließlich dorsaler Zugang als ausreichend zu erachten. HAYS (1953) gab ein Resektionsverfahren der unteren 4 Sakralsegmente und der dorsalen Abschnitte von S1 an, wobei die Operation mit einer Laparotomie und einer Kolostomie begonnen und anschließend das Rektum, zusammen mit dem Tumor im Sakrum, entfernt wurde. Ebenso führten LOCALIO u. Mitarb. (1980) Sakrumresektionen bis S1 über ein ventrodorsales Verfahren durch; vom transabdominalen Zugang wurde zunächst in Seitenlage das Rektum vom Tumor gelöst, die Vv. iliacae internae unterbunden und dann die Resektion von dorsal vollendet. Die Gegebenheiten der Anatomie und Stabilität unter dem Blickwinkel der Sakrumresektion wurden von STENER u. GUNTERBERG (1978) eingehend untersucht; sie schlugen einen bogenförmigen Hautschnitt von ventral vor, über den retroperitoneal zu beiden Seiten die V. iliaca interna unterbunden und das Sakrum ventral gezielt osteotomiert wurde. Nach Umlagerung des Patienten wurde dann der untere Sakrumanteil, zusammen mit dem Tumor, von dorsal entfernt. Dieses Konzept gilt auch heute noch als das erfolgreichste Verfahren, um Sakrumtumoren und auch präsakral liegende Tumoren, die mit dem Sakrum unmittelbar in Verbindung stehen, zu resezieren. Der ventrale Eingriff wurde von HÄRLE (1988, 1991) auf der Basis anatomischer Studien verfeinert; anstelle des bogenförmigen Hautschnitts wird ein beidseitiger pararektaler Zugang vorgeschlagen. Detailliert herausgearbeitet wurde auch die Lagebeziehung der Gefäße und Nervengeflechte am lumbosakralen Übergang sowie eine spezielle Sakrumosteotomie, die es ermöglicht, den Plexus hypogastricus zu schonen. Der zweite Eingriff zur definitiven Sakrumresektion wird, in Anlehnung an übrige Autoren, von dorsal vorgenommen (Abb. **9a, b**).

Mit dieser Technik können präsakral gelegene und jene Sakrumtumoren, die bis zur Höhe von S1 heraufreichen, im Sinne der Definition „weit" nach ENNEKING reseziert werden. Bei Low-grade-Tumoren, wie dem Chordom, und einigen neuralen Tumoren, wie z. B. dem malignen Schwannom, sowie lokal aggressiven benignen Tumoren des Grades S3, können so Lokalrezidive weitestgehend vermieden werden.

Eine Sakrumresektion mit Unterbindung der Cauda equina bedingt stets ein mehr oder weniger ausgedehntes neurologisches Defizit. Der Patient ist darüber zu informieren, daß die normalen urogenitalen und anorektalen Funktionen gestört sein werden (GUNTERBERG u. Mitarb. 1975). Zu berücksichtigen ist jedoch, daß auch ein fortschreitendes Tumorwachstum auf kurz oder lang einen Verlust dieser Funktionen nach sich zieht. Die Kontinenz von Blase und Mastdarm wird kaum beeinträchtigt, soweit die Sakralwurzeln S2 erhalten bleiben. Auch wenn zunächst unmittelbar postoperativ Kontinenzprobleme auftreten mögen, so lernen die Patienten meist nach kurzer Zeit wieder, Blase und Mastdarm zu kontrollieren. Können die Sakralwurzeln wenigstens einseitig erhalten werden, ist die Kontinenz kaum betroffen. Die Genitalfunktion wird immer geschwächt, wenn die Resektion in Höhe von S2 oder darüber erfolgt. An den äußeren Geschlechtsorganen geht die Sensibilität verloren, doch Erektion und Sexualverkehr bleiben durch mentale Stimulation möglich (GUNTERBERG u. PETERSEN 1986).

Auch an den unteren Extremitäten treten entsprechend der Resektionshöhe muskuläre Defizite auf, die aber durch Übung kompensierbar sind und zu keiner echten klinischen Problematik führen, soweit die S-2-Wurzeln erhalten bleiben. Müssen auch S-2-Wurzeln reseziert werden, resultiert eine deutliche Schwäche in den Unterschenkeln und Füßen; doch eine Orthesenversorgung oder sekundäre Sprunggelenksarthrodesen werden nur selten erforderlich.

GUNTERBERG u. Mitarb. (1976) konnten auch zeigen, daß die verschiedenen Sakrumresektionen sehr wohl mit der Steh- und Gehfähigkeit vereinbar sind und nur Resektionen in Höhe von S1 eine klinisch relevante Minderung der Beckenstabilität nach sich ziehen. Totale Sakrumresektionen oberhalb S1 sind von SHIKATA u. Mitarb. 1988) und TOMITA u. TSUCHIYA (1990) berichtet worden, die in einer Kombination eines posterioren und ventralen Eingriffs durchgeführt wurden. Hier wird dann allerdings eine instrumentelle Stabilisierung mit ausgedehnter Knochentransplantation unverzichtbar, um eine Lastübertragung

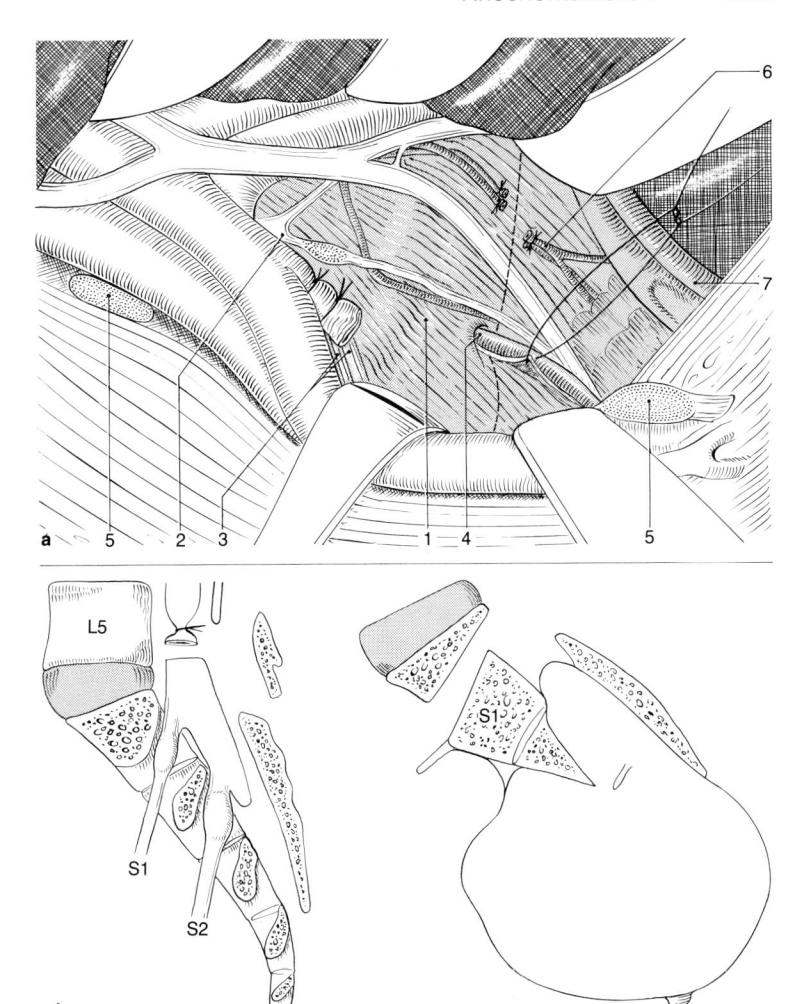

Abb. 9 a Darstellung der Ventralseite des Kreuzbeins zur Sakralosteotomie in Höhe des Foramen sacrale I. 1 = Promontorium, 2 = Truncus sympathicus mit Ganglion, 3 = Rr. ventrales der Spinalnerven L4, L5, 4 = Foramen sacrale anterius I mit R. ventralis, 5 = Lymphknoten, 6 = A. und V. sacralis mediana, unterbunden, 7 = Ureter.
b Schematische Darstellung der Sakrumresektion in Höhe von S1 mit Unterbindung des Duralsacks nach *Stener*

zwischen Lendenwirbelsäule und den Darmbeinschaufeln zu ermöglichen. Ein kaudales Einsinken der Lendenwirbelsäule ist meist nicht zu verhindern und führt zu einem zusätzlichen Stabilitätsgewinn, da nun die iliolumbalen Bandverbindungen zum Tragen kommen.

Totalresektionen in der Lumbalregion im Sinne der Hemikorporektomie stellen sicher die Grenze der onkologischen Chirurgie dar und sind nur in extremen Situationen gerechtfertigt (STENER u. Mitarb. 1973).

Besonderheiten in der Behandlung kindlicher Tumoren

Eine Strahlentherapie im frühen Kindesalter, z. B. wegen eines Wilms-Tumors oder Neuroblastoms, verursacht nicht selten Wirbelsäulendeformitäten in Form von Kyphosen und Skoliosen. Diese Deformitäten sind in der Regel von nur geringer Ausprägung (NEUHAUSER u. Mitarb. 1952, KATZMAN u. Mitarb. 1969, RISEBOROUGH u. Mitarb. 1976, CSERHATI 1981, MAYFIELD u. Mitarb. 1981).

Neuroepitheliale Tumoren neigen im Spinalkanal zur Längsausdehnung und erfordern oft multiple Laminektomien. Daraus können sich während des weiteren Wachstums Instabilitäten entwickeln, die zumeist Ausgangspunkt für progrediente Deformitäten sind (BETTE u. ENGELHARDT 1955, TACHDJIAN u. MATSON 1965, CATTELL u. CLARK 1967, ROY u. GIBSON 1970, BAILEY 1974, FRASER u. Mitarb. 1977, MALIK u. Mitarb. 1979, WINTER u. MCBRIDE 1984, IMMENKAMP u. Mitarb. 1984, KATSUMI u. Mitarb. 1989). Grundsätzlich gilt, je höher die Laminektomie, desto schwerer die wahrscheinliche sekundäre Deformität. Im Kindesalter entstehen an der HWS nach Laminektomien mit nahezu 100%iger Wahrscheinlichkeit Deformitäten, zumeist unter dem Bild der Schwanenhalsdeformität. Kyphosen und Skoliosen sind an der BWS in 36%, an der LWS in 8% zu erwarten (YASUOKA u. Mitarb. 1981, 1982). Diese Sekundärdeformitäten treten selbst dann auf, wenn die Gelenkfortsätze erhalten blieben

(TOMITA 1990). Begleitende Lähmungen der paravertebralen Muskulatur vermögen diese Sekundärleiden noch zu verstärken. Durch eine Laminotomie, d. h. temporäre Entfernung der hinteren Bogenabschnitte und Replantation bei Operationsabschluß (RAYMONDI u. Mitarb. 1986), bzw. sekundäre Rekonstruktion der dorsalen Zuggurtung in einem Zweiteingriff mittels Knochentransplantation (HÄRLE 1989) können derartige Postlaminektomiedeformitäten vermieden werden. Für die Zeit der knöchernen Heilung sollte eine dorsale Stabilisierung, wenn möglich als winkelstabile, transpedikuläre Fixation erfolgen, um die ursprüngliche Körperform zu erhalten. Eine langfristige Orthesenversorgung ist immer dann erforderlich, wenn es nicht gelingt, eine dorsale stabile Zuggurtung zu erreichen.

Im Kindes- und Jugendalter ist die Wirbelsäule äußerst instabil, wenn ein Tumor den Wirbelkörper destruiert hat. Durch eine zusätzliche Laminektomie erfährt das Segment eine so tiefgreifende Instabilität, daß schwerste progrediente Deformitäten resultieren können, bis hin zur sekundären Spondyloptose und konsekutiven Querschnittslähmung (Abb. **10**). Daraus läßt sich ableiten, daß kindliche Wirbelkörpertumoren stets einer ventralen Tumorresektion und einer exakten Wiederherstellung der axialen Tragfunktion bedürfen. Eine dorsale Spondylodese ist im Kindesalter zur Norm zu erheben, sobald größere dorsale Wirbelelemente, abgesehen von isolierten Dorn- und Querfortsatzresektionen, zur Tumorentfernung notwendigerweise entnommen werden. Umfaßt die Resektion obere und untere Gelenkfacetten, wird man die dorsale Spondylodese auf zwei Segmente ausdehnen müssen.

Stabilisierende Instrumentationen

Die meisten Tumoraffektionen der Wirbelsäule bedingen neben der neurologischen Problematik auch eine verminderte Tragfähigkeit der beiden ventralen Säulen. Wird zusätzlich noch eine Laminektomie durchgeführt, die auch den Verlust der dorsalen Ligamente beinhaltet, so wird die axiale Tragfunktion durch die dann fehlende dynamische Verspannung noch weiter geschwächt. Tumorbedingte Substanzdefekte stellen hohe Anforderungen an eine stabilisierende Instrumentation. Im Gegensatz zu den traumatischen Läsionen kann keine Eigenstabilisierung, wie sie die Knochenbruchheilung darstellt, erwartet werden. Dorsale und ventrale Kraftträger müssen sich sowohl ausreichend sicher verankern lassen, als auch den sehr unterschiedlichen Belastungsanforderungen gewachsen sein. Zu fordern ist neben der axialen Belastbarkeit der Kraftträger ihre sichere Verankerung und ihre Beanspruchbarkeit auf Biegung und Rotation.

An der Halswirbelsäule haben zwar ventrale Stabilisierungen weite Verbreitung gefunden, da

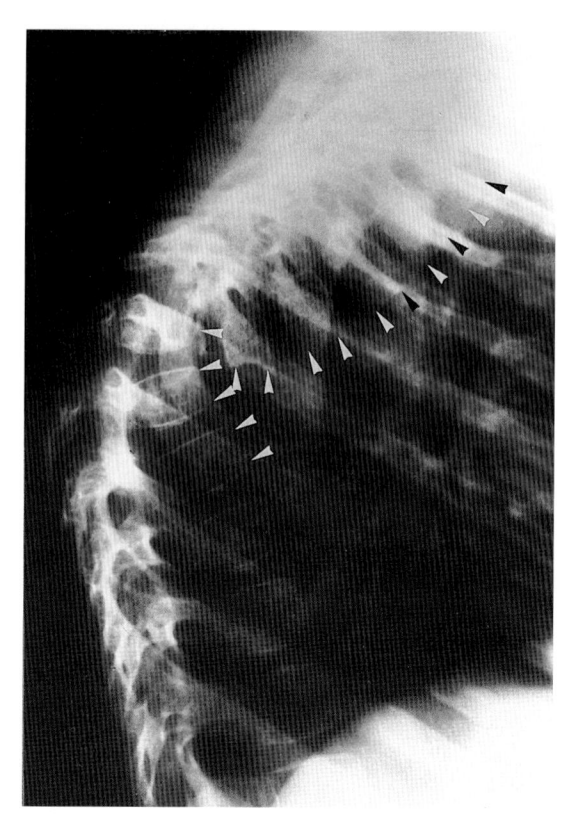

Abb. **10** Eosinophiles Granulom BWK 5; 2jähriger Junge. Laminektomie D5/D6 (1959); Radiatio; 1961 schwerste Postlaminektomiekyphose; komplette Querschnittlähmung D6; Exitus letalis mit 16 Jahren an Niereninsuffizienz

sich hier Platten und Schrauben leichter verankern lassen (BÖHLER u. GAUDERNAK 1980, CASPAR 1984). Die alleinige ventrale Fixation indes ist, wie biomechanische Untersuchungen von SUTTERLIN u. Mitarb. (1988) zeigten, weniger stabil als dorsale Verfahren. Enge Bogenwurzeln und der Verlauf der A. vertebralis indes lassen dorsale Plattenfixationen an der Halswirbelsäule technisch schwierig werden, so daß sie noch wenig verbreitet sind (ULRICH u. Mitarb. 1987, GILL 1988). Auch an anderen Wirbelsäulenabschnitten werden viele der früher und auch heute noch üblichen Stabilisierungsverfahren und Instrumentationen den an sie gestellten Anforderungen nur ungenügend gerecht. Sie bedürfen noch weiterer experimenteller Untersuchungen ihrer mechanischen Leistungsfähigkeit (KOSTUIK 1988, ABUMI u. Mitarb. 1989).

Ventrale Stabilisierung

Ventrale Tumorresektionen ziehen immer eine verminderte axiale Belastbarkeit nach sich, die der operativen Kompensation bedarf. Zu unterscheiden ist zwischen biologischen Lösungen und der Verwendung von Alloimplantaten. Eine biologische Lösung ist durch Knochentransplantation immer dann anzustreben, wenn gutartige Tumoren vorliegen, maligne Tumoren eine lange Lebenserwartung aufweisen und sie sich lokal durch radikale Resektion bzw. adjuvante Maßnahmen kontrollieren lassen. Abhängig vom Ausmaß des knöchernen Substanzdefekts kommen dabei Rippenspäne, Beckenkammspäne, Fibulasegmente und auch Allografts in Betracht. Von der anatomischen Form her eignen sich für den Wirbelkörperersatz z. B. Hüftkopfblöcke (GRISS 1987). Wenn nur ein partieller lateraler oder zentraler Defekt entstanden ist, kann die Knochentransplantation allein ausreichend sein. Meist wird aber eine zusätzliche instrumentelle Stabilisierung erforderlich, einmal um die Knochentransplantate an der gewünschten Stelle zu fixieren und/oder temporär eine Überlastung zu vermeiden.

Diese Instrumentationen können von dorsal oder ventral durchgeführt werden. Ihre Eigenstabilität hat sich an der individuellen Situation auszurichten. Geht es nur um die Rentention der Transplantate, reichen z. B. Schrauben und Cerclagen aus; ist zusätzlich eine mechanische Funktion erforderlich, müssen die Implantate den Belastungs- und Biegemomenten gewachsen sein. Abhängig vom Defektausmaß am Wirbelkörper, kann dies durch dünnere Stabsysteme oder voluminöse Implantate erfolgen (Abb. 11), die dann auch eine axiale Tragfunktion übernehmen können (BLACK 1988, KANEDA 1984).

Wird eine lokale Tumorkontrolle nicht erzielt, ist eine knöcherne Rekonstruktion in der Regel nicht indiziert; der transplantierte Knochen wird im Geschwulstlager nicht anheilen und zumeist sekundär einer Destruktion anheimfallen. Dies gilt in gleichem Maße für Patienten, deren Lebenserwartung so eingeschränkt ist, daß sie die stabile Einheilung eventuell gar nicht mehr erleben. Auch aus heutiger Sicht ist in diesen Fällen

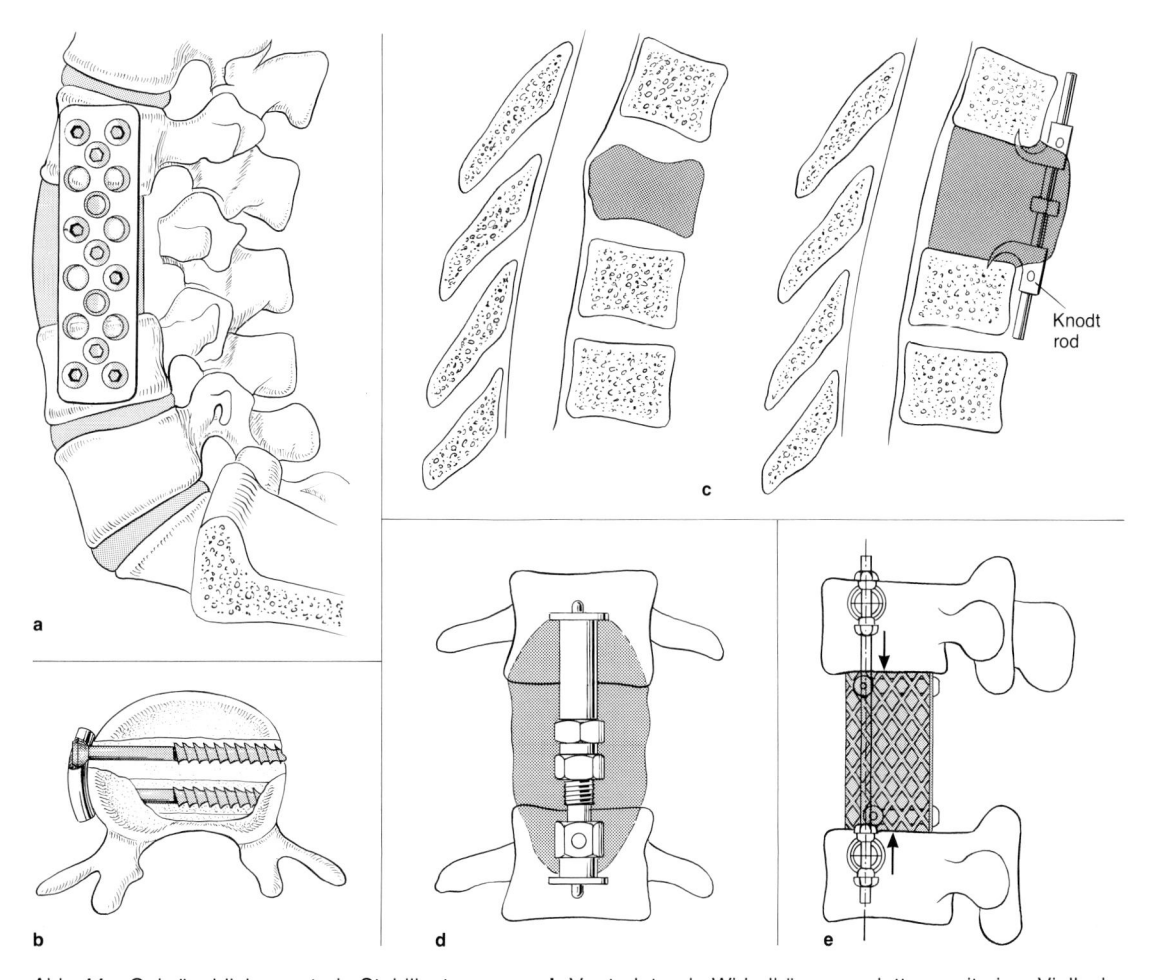

Abb. 11 Gebräuchliche ventrale Stabilisatoren. **a** u. **b** Ventrolaterale Wirbelkörperverplattung mit einer Viellochplatte, die eine Schraubenplazierung entsprechend den anatomischen Gegebenheiten erlaubt. **c** Ventrale Knochenzementstabilisierung nach Tumorausräumung und Retention des Knochenzements mit einem Knodt-rod. **d** Wirbelkörperimplantat nach *Polster* zur Überbrückung eines Defektes nach ein- oder mehrsegmentaler Spondylektomie. **e** Wirbelkörperersatz nach *Harms* mit Hilfe eines knochenzementaufnehmenden Titankorbes und einer zusätzlichen ventralen Verklammerung

die Defektüberbrückung mit Knochenzement die Methode der Wahl (HARRINGTON 1972, CLARK u. Mitarb. 1984). Die Ergebnisse mit Wirbelkörperprothesen (ONO u. Mitarb. 1988) und Alloimplantaten haben die in sie gesetzten Hoffnungen bisher nicht erfüllt (KAWAHATA u. Mitarb. 1980, KOBAYASHI u. Mitarb. 1987), während die Verbundkonstruktionen zwischen einem metallischen Träger und Knochenzement (HARRINGTON 1981, SUNDARESAN u. Mitarb. 1990) dieser Aufgabe am besten gerecht werden.

Zwei Imponderabilien sind zu berücksichtigen, wenn Knochenzement verwandt wird. Die durch die Polymerisation entstehende Wärme gefährdet die Medulla spinalis. Untersuchungen von UCHIYAMA u. Mitarb. (1989) konnten zeigen, daß die kritische Temperatur 44 °C beträgt, die durch eine entsprechende Abschirmung nicht überschritten werden sollte. Problematisch ist ferner, daß große Zementblöcke sich an der knöchernen Kontaktzone nicht solide verankern lassen. Durch fortschreitende Tumordestruktion kann diese Abstützzone wieder aufgebraucht werden. Hier hat sich die zusätzliche Verwendung von Metallimplantaten als sinnvoll erwiesen, die sich der individuellen Defektausdehnung anpassen und auch bereits eingetretene kyphotische Verbiegungen aufzurichten vermögen. Solche Metallimplantate müssen indes eine feste Fixation im benachbarten Wirbelkörper finden, sich im Knochen dauerhaft verankern lassen und zur Verankerung des Knochenzementes dienen können (SIEGAL u. Mitarb. 1985, SUNDARESAN u. Mitarb. 1990). Als primäre Stabilisatoren kommen Distraktionssysteme, wie der Knodt rod, Harrington-Distraktionsstäbe mit umgekehrt aufgesetztem Haken u. a. in Betracht. POLSTER (1977) hat ein distraktionsfähiges Wirbelkörperimplantat vorgestellt, das nach einem ähnlichen Prinzip arbeitet und in die Grund- und Deckplatten der benachbarten Wirbel eingedreht wird (Abb. **11**).

Im Falle eines kombinierten dorsoventralen Zugangs, wenn transpedikulär stabilisiert wird, vermögen Schrauben, die von dorsal in den Knochenzement hineinreichen, dessen Dislokation zu verhindern.

Von einer Verankerung von Metallimplantaten in benachbarten Wirbelkörpern darf nicht zu viel erwartet werden, da die Wirbelkörperspongiosa zumeist keine solide Fixation ermöglicht und gerade hier erhebliche Hebelkräfte angreifen. So berichten POLSTER u. Mitarb. 1989 über 10% Implantatlockerungen, die z. T. auch auf primär instabile Implantationen zurückzuführen waren. Solche ventralen Verbundrekonstruktionen sollten primär oder zumindest frühzeitig mit einer dorsalen Stabilisierung kombiniert werden, um einer Dislokation der ventralen Implantate vorzubeugen.

Dorsale Instrumentation

Vormals wurden tumorbedingte Instabilitäten der Wirbelsäule mit Harrington-Distraktionsstäben, gelegentlich auch mit Kompressionsstäben versorgt. Heute wissen wir aber, daß es dieser Instrumentation vor allem an einer ausreichenden Winkelstabilität mangelt, um kyphotische Abknickungen und sagittale oder laterale Dislokationen zu verhindern. Eine Tumordestruktion führt ja nicht nur zu einer herabgesetzten Belastungsfähigkeit, sie ist eben auch durch eine Schwächung des ligamentären Funktionssystems charakterisiert. Daher müssen Implantate nicht nur solide im angrenzenden Knochen verankert werden, sie müssen vor allem Kipp- sowie Biegebeanspruchungen gewachsen sein. Wenn winkelstabile Stab-Haken-Systeme verwendet werden, sollten mindestens zwei benachbarte Wirbelbögen kranial und kaudal der Instabilität verklammert werden. Nur so kann man einer kyphotischen Abknickung entgegenwirken (Abb. **13**). Der tragende Stab wird unter winkelstabiler Konstruktion enormen Biegekräften ausgesetzt; herkömmliche Gewindestäbe sind, aufgrund der oberflächlichen Kerbwirkung, einer Biegebelastung kaum längere Zeit gewachsen (GEIGER u. Mitarb. 1989). Von den derzeit gebräuchlichen Implantaten werden das CD-Stabsystem und die VOT-VSP-Platten diesen Anforderungen am besten gerecht. Das transpedikulär fixierte VOT-VSP-System hat den Vorteil, daß es in hohem Maße stabil ist und eine kurzstreckige Instrumentation erlaubt; es ragt nur wenig nach dorsal vor und zeichnet sich gegenüber dem CD-System durch eine bessere Winkelstabilität aus.

Biomechanische Untersuchungen unterstützen die Auffassung, daß die transpedikuläre Fixation die stabilste Form der Wirbelsäulenfixation ist, da sie an allen drei Stabilitätselementen der Wirbelsäule angreift. Die in die Fixation einzuschließenden Bewegungssegmente können damit auf ein Minimum begrenzt werden (GURR u. Mitarb. 1988). Langstreckige Stabilisierungen bedingen nicht nur eine größere operative Freilegung und konsekutive Narbenbildung, in den ruhiggestellten kleinen Wirbelgelenken kommt es darüber hinaus auch zu erheblichen degenerativen Knorpelveränderungen, wenn nicht gleichzeitig eine langstreckige Spondylodese vorgenommen wird (KAHANOVITZ u. Mitarb. 1984). Wenn eine kurzstreckige Stabilisierung die gleiche Solidität gewährleistet, sollte diese Alternative, insbesondere für benigne Tumorleiden und jüngere Patienten, beschritten werden.

Behandlungsmaxime bei malignen Primärtumoren und Metastasen

Begünstigt durch eine systemische Chemotherapie und eine lokal kurative Strahlenbehandlung, sehen wir uns einer wesentlich verlängerten Überlebenszeit der Tumorpatienten gegenüber, auch wenn schlußendlich die Krebsmortalität unverändert blieb. Hierdurch erleben Tumorpatienten immer häufiger die Generalisation des Tumorleidens im Achsenskelett. Mit der zeitlichen Kontrolle des Tumorleidens sind auch die Anforderungen an die operative Behandlung im Hinblick auf eine langfristige Stabilitätssicherung gewachsen und werden wohl künftig zunehmen. Eine operative Stabilisierung muß unter diesem Gesichtspunkt in der Regel auf Jahre hin ausgelegt werden. In anderen Fällen tritt hingegen die Skelettmetastasierung relativ spät auf, wenn die Patienten nur noch eine sehr begrenzte Überlebenszeit vor sich haben. Deshalb ist es sehr wichtig, das anliegende Tumorproblem sehr differenziert zu analysieren und eine adäquate Therapie auszuwählen. So kann man zwischen drei verschiedenen Behandlungsgruppen unterscheiden (Tab. 7).

Dorsale Dekompression und Stabilisierung

In einer neurologischen Notfallsituation mit akuter Instabilität der Wirbelsäule (Gruppe A der Tab. 7) muß erwogen werden, ob überhaupt noch ein operativer Eingriff indiziert ist. Wenn dieses bejaht werden kann, sollte das operative Verfahren mit dem geringsten Belastungsrisiko und der größten Therapiesicherheit ausgewählt werden. Die angestrebte Stabilitätssicherung muß sich am wahrscheinlichen Überlebenszeitraum orientieren. Falls ein transthorakales Verfahren den Patienten zu sehr gefährden würde, kann die dorsale Dekompression angesichts einer akuten Querschnittssymptomatik, die von einer Wirbelkörperdestruktion ihren Ausgang genommen hat, sehr wohl der adäquate Eingriff sein. Allerdings sollte, von extremen Einzelfällen abgesehen, die instabilitätsvermehrende Wirkung der Laminektomie durch eine dorsale Instrumentation in gleicher Sitzung kompensiert werden.

Die Behandlungsmaximen in fortgeschrittenem Tumorstadium seien exemplarisch an einem Patienten verdeutlicht:

Ein 69jähriger Mann, der wegen multipler Hypernephrommetastasen bereits auswärtig eine Verbundosteosynthese des Oberschenkels und eine Humerusprothese nach pathologischen Frakturen erhielt, wurde notfallmäßig zugewiesen, als sich unter der Chemotherapie in Höhe von D3 eine subtotale und ab D9 eine komplette Querschnittlähmung ausbildete. Das aktuelle MRT offenbarte eine Wirbelkörperdestruktion in Höhe D3 und D9 mit Einengung des Spinalkanals. Zusätzlich waren kontralateraler Femur und Humerus und mehrere Rippensegmente ausgedehnt osteolytisch destruiert. Der nahezu bewegungsunfähige Mann, der 2 Tage zuvor noch mit Unterarmgehstützen einige Schritte hatte gehen können, klagte über stärkste Rückenschmerzen im oberen BWS-Abschnitt. Die linke Pleura zeigte einen Erguß, die linke Lunge ausgedehnte Verschattungen. Das Ausmaß der Metastasierung ließ ein längeres Überleben nicht vermuten. Wegen der Lungenbeteiligung erschien ein transthorakaler Eingriff nicht zumutbar. Notfallmäßig wurde die Medulla spinalis von dorsal dekomprimiert, die rechtsseitig umklammernden Tumormassen wurden in beiden Etagen exzidiert. Eine querstabilisierte Fixation mit VOT-VSP-Platten wurde unmittelbar angeschlossen (Abb. 12). Der Patient überstand diesen Eingriff gut und war sofort schmerzfrei, auch bei der täglichen Pflege. Im weiteren Verlauf mußten Pleuraergüsse drainiert werden. Die motorische und sensible Lähmung bildete sich innerhalb von 3 Tagen größtenteils zurück. In den 6 verbleibenden Wochen bis zu seinem Ableben blieb der Patient von seiten des Rückens schmerzfrei, die neurologische Situation stabil.

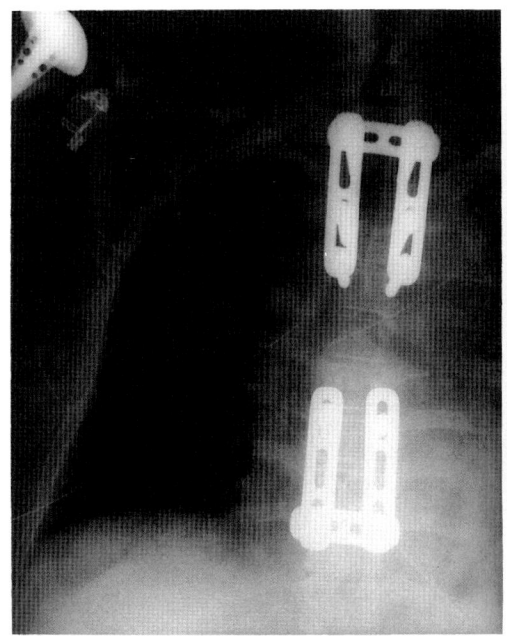

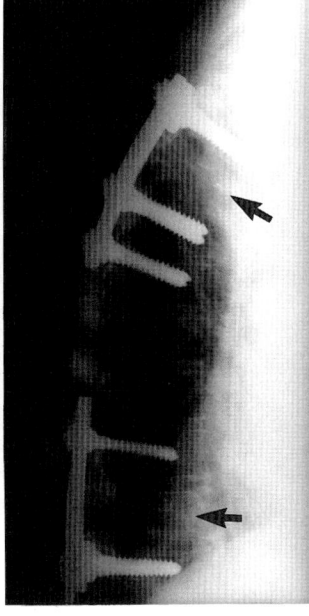

Abb. 12 Stabilisierung der Brustwirbelsäule in 2 Etagen mit dem VOT-VSP-System, das durch Querplatten in sich verstärkt wurde. Überbrückt wurden Wirbelkörperdestruktionen durch Hypernephrommetastasen in D3 und D9 (Pfeile)

Kombinierte ventrale und dorsale Stabilisierung

Mit einem operativen Eingriff muß eine langfristig wirksame Restabilisierung dann angestrebt werden, wenn die weiteren Behandlungsmaßnahmen aussichtsreich sind, das Tumorleiden nachhaltig einzudämmen. Die Wiederherstellung der ventralen axialen Belastbarkeit kann in diesen Fällen einerseits über die oben im Abschnitt Ventrale Stabilisierung (S. 194) erwähnten Techniken erfolgen. Um aber einen größeren ventralen Eingriff zu umgehen, kann der Wirbelkörper anläßlich der dorsal vorgenommenen Dekompression und Fixation auch über die Pedikel mit Knochenzement aufgefüllt werden. Diese einfache Wiederherstellung der ventralen Belastbarkeit setzt aber voraus, daß der Knochenzement noch durch die Wirbelkörperkortikalis umschlossen wird, um so seine Dislokation auszuschließen. Eine Zementierung in dieser Form kann in Frage kommen, wenn isolierte Metastasen in einem Wirbelkörper vorliegen.

Ist indessen ein größerer Defekt zu überbrücken, so ergeben sich erhebliche Stabilitätsprobleme. Die ventrale axiale Belastbarkeit kann leicht durch inkompressible, dem tragenden Wirbelkörper breit aufliegende Implantate, so z. B. durch einen Knochenzementblock, abgefangen werden. Schwieriger zu beherrschen sind aber Rotationsbeanspruchungen und transversale Kippmomente; die Verankerung von Implantaten am Wirbelkörper ist in der Regel zu instabil, um diesen Krafteinwirkungen widerstehen können. Zudem wird eine ventrale Implantatinterposition insbesondere auch durch Hyperflexions- und Extensionsbelastungen gefährdet. Daraus ergibt sich zwingend, daß an der Wirbelsäule eine kombinierte Instrumentation notwendig ist, die gleichsam arbeitsteilig wirksam wird (Abb. **13**).

Die ventrale Instrumentation hat die axiale Tragfunktion zu sichern und den Wirbel vor sagittaler oder lateraler Dislokation zu schützen; dorsale Fixationselemente müssen Rotationskräfte sowie Flexions- und Extensionskräfte neutralisieren. Die winkelstabilen Instrumentationen können zwar einige dieser Aufgaben in sich vereinigen. Doch wird durch die kombinierte ventrale und dorsale Fixation eine leistungsfähigere Stabilisierung erreicht, die besonders für Tumorleiden mit guter Prognose angestrebt werden muß.

Die Instrumentation sollte nur so viele Segmente umfassen, wie es eine sichere Fixation erfordert. Langstreckige Implantate stehen unter der Einwirkung des „langen Hebels". So können insbesondere am Ende einer langen Verankerungsstrecke Sekundärprobleme, wie Lockerung und neurologische Irritation, auftreten; auch ist eine Tumorverschleppung nicht auszuschließen.

Während somit ventrale Instrumentationen hauptsächlich zu einen axialen Wiederbelastbarkeit beisteuern, sichern dorsale Fixationen die Winkelstabilität in allen Ebenen des Raums. Am günstigsten erweist sich hier die transpedikuläre Instrumentation, die außerdem die kürzeste Fixationsstrecke gewährleistet.

Chemotherapie

Allgemein anerkannt wird die günstige Wirkung einer Kortisontherapie auf eine Rückenmarkkompression (SIEGAL u. SIEGAL 1990). GREENBERG u. Mitarb. (1980) verabreichten initial sehr hohe Dosen von bis zu 100 mg Dexamethason als Bolus

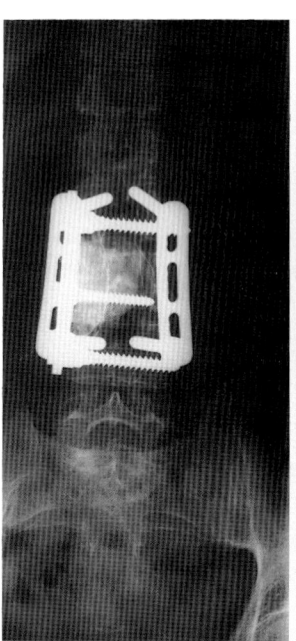

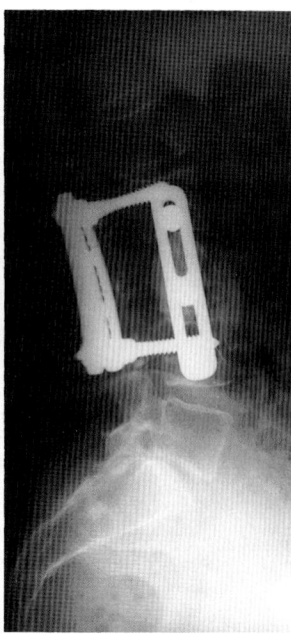

Abb. **13** Kombinierte ventrale und dorsale Stabilisierung unter Verwendung von Knochenzement und Platten bei Mammakarzinommetastase des 3. LWK

intravenös, die dann auf 3 bis 4 Tagesdosen verteilt wurden. Die Wirkung der Kortikoide beruht nicht nur auf einer Verringerung des vasogenen Ödems, es liegt für Lymphome, Neuroblastome und andere Rundzellsarkome vielmehr ein echter antitumoröser Effekt vor (POSNER u. Mitarb. 1977, DELATTRE u. Mitarb. 1988). Eine solche Kortikoidtherapie eines Tumorpatienten hat aber auch die allgemein bekannten Nebenwirkungen, die man nicht außer acht lassen darf. WEISSMAN u. Mitarb. (1985) und MARTENSEN u. Mitarb. (1985) haben über sehr häufige Nebenwirkungen berichtet, die bis zu 51% ihrer Patienten betrafen, insbesondere, wenn die Kortikoide länger als 4 Wochen in hohen Dosen verabreicht wurden. Die Indikation zur Kortikoidgabe sollte daher kritisch gestellt und die Medikation so früh wie möglich wieder abgesetzt oder auf eine niedrige Dosis zurückgeführt werden (SUNDARESAN u. Mitarb. 1990).

Ein anderes Problem der Knochenmetastasen stellt die sie begleitende Hyperkalzämie dar, die lebensbedrohliche Ausmaße annehmen kann. Zu ihrer Behandlung kommen Glukokortikoide, Calcitonin und Indomethacin in Betracht (BOCKMAN 1980; BODY u. Mitarb. 1986; MUNDY u. Mitarb. 1983; RALSTON u. Mitarb. 1985). In den letzten Jahren konnte auch für verschiedene Diphosphonate eine Senkung des Kalziumspiegels im Serum nachgewiesen werden.

Die Polychemotherapie der Primärtumoren und Metastasen der Wirbelsäule mit verschiedenen Zytostatika ist dann indiziert, wenn ein wirksames Behandlungsprotokoll zur Verfügung steht, wie z. B. für Osteosarkome und Rundzellsarkome. Dies gilt auch für die meisten systemischen Tumorleiden, wie Lymphom, Plasmozytom und Leukämie. Hier hat die Chemotherapie Vorrang vor der operativen Behandlung, die sich allenfalls auf Stabilitätsdefizite zu konzentrieren hat. Die verschiedenen Behandlungsprotokolle sind hier nicht zu erörtern; schließlich befindet sich die wissenschaftliche Meinung im Fluß, und neue Medikamente erfordern Veränderungen der gültigen Behandlungsregime. Wegen der erheblichen Nebenwirkungen sollte die Polychemotherapie von einem pädiatrischen oder internistischen Onkologen durchgeführt werden.

Eine Polychemotherapie ist gerade bei älteren Patienten mit fortgeschrittenem Tumorleiden besonders kritisch zu indizieren, selbst wenn es sich um Tumoren wie Osteosarkome oder maligne fibröse Histiozytome handelt, die üblicherweise als behandelbar gelten. Die nicht unerheblichen Nebenwirkungen können gerade für ältere Patienten negative Folgen haben und anstelle der Verbesserung eine Verschlechterung der Lebensqualität nach sich ziehen. Die Entscheidung über die zu wählende Behandlung (Chemotherapie, Operation oder Bestrahlung bzw. eine Kombination) sollte in einer interdisziplinären Konferenz erarbeitet werden, um dabei vor allem dem betroffenen Patienten in seiner aktuellen Situation gerecht zu werden.

Strahlenbehandlung

Werden Operation und Strahlentherapie allgemein als Alternativen in der Behandlung von Krebserkrankungen angesehen, so trifft dieses in besonderem Maße zu, wenn die Wirbelsäule betroffen ist, da ja ohnehin onkologisch radikale Resektionen am Achsenskelett primär schwer oder oft gar nicht erreichbar sind. Ob im Einzelfall für nicht operable Tumoren eine Bestrahlung in Betracht kommt, liegt im Entscheidungsbereich des mit der Materie vertrauten Radiologen. In gleichem Maße, wie es für die Polychemotherapie gilt, sollte die Behandlung eines Tumors, der sowohl operativ als auch radiotherapeutisch angegangen werden kann, gemeinsam abgestimmt werden, um die Reihenfolge der einzelnen Schritte festzulegen. Wenn auch die Erfolge der herkömmlichen Strahlenbehandlung insgesamt wenig befriedigen, so versprechen neue Dosisüberlegungen und Anwendungsverfahren weitere Fortschritte. Hier sind höhere Dosisfraktionierungen (GREENBERG 1980) und der Einsatz von Radiosensitizern, wie Mizonidazol (OBBENS u. Mitarb. 1984), zu nennen. Vor dem Einsatz neuerer radiotherapeutischer Behandlungsverfahren mit Neutronen und Photonen ist präoperativ zu klären, ob mit vorgesehenen Implantaten Interaktionen und Sekundärwirkungen auftreten können. Implantate selbst könnten zur Strahlenquelle werden. Durch die Auswahl anderer Metallegierungen ließe sich jedoch diese Gefährdung vermeiden.

Die neueren radiotherapeutischen Methoden haben auch Tumoren wie das Chrondrosarkom und Chordom, die bisher als strahlenresistent galten, wieder als behandelbar erscheinen lassen. Die Vorteile von Teilchenstrahlen liegen dabei in der leichteren Dosierbarkeit und der verbesserten Möglichkeit, benachbartes Nervengewebe auszusparen. Außerdem entfalten die schwereren Partikel wie Helium eine erhöhte radiobiologische Wirkung. Bisher ist jedoch diese radiotherapeutische Behandlungsmöglichkeit nur auf wenige Zentren beschränkt.

Primäre Knochentumoren

Knochenbildende Tumoren

Osteom

Definition. Eine gutartige Läsion, die aus ordnungsgemäß differenziertem, reifem Knochen besteht mit unterschiedlich kompaktem, lamellärem Gefüge. Ob Osteome als echte Geschwülste zu werten sind, wird vielfach bestritten. AEGERTER u. KIRKPATRICK (1968) sowie SCHAJOWICZ (1981) halten sie eher für Hamartome, während SPJUT u. Mitarb. (1971), DOMINOK u. KNOCH (1971) sowie DAHLIN u. UNNI (1986) sie, zwar nicht ohne Vorbehalt, den benignen, knochenformenden Geschwülsten zuordnen.

In Einklang mit SCHAJOWICZ (1981) und FREYSCHMIDT u. OSTERTAG (1988) unterscheiden wir 3 Gruppen:

1. Das klassische Osteom des Schädeldachs, im besonderen der Nasennebenhöhlen und der Kieferknochen.
2. Das parossale (juxtakortikale) Osteom, welches zum ganz überwiegenden Teil an den langen Röhrenknochen angetroffen wird.
3. Das Enostom, vielfältig synonym bezeichnet als kompakter Knochenkern (STIEDA 1905), Kompaktainsel, Bone island, Enostose oder auch medulläres Osteom, welches an der Wirbelsäule zu berücksichtigen ist.

Das Enostom wird ausschließlich in spongiösen Knochen (Becken, proximaler Femur, Rippen, Wirbelkörper) angetroffen und ist in typischer Ausprägung eine unveränderliche, ruhende Läsion. Nur einzelne Enostome (etwa 13% von 138 Fällen) vergrößern sich, wenn man sie über Jahrzehnte beobachtet (BLANK u. LIEBER 1965; HOFFMAN u. CAMPBELL 1972; ONITSUKA 1977), andere bilden sich vollständig zurück (RESNICK u. NIWAYAMA 1981, RESNICK u. Mitarb. 1983). Werden sie ausnahmsweise im Jugendalter entdeckt, so können sie sich proportional zum Wachstum des Knochens vergrößern.

Dieser intraossär gelegene, kleine, gewöhnlich 1 × 1 mm bis 30 × 30 mm messende, sklerosierte Knochenkern verläuft asymptomatisch und wird in der Regel im Erwachsenenalter nur als Zufallsbefund entdeckt. Das Röntgenbild zeigt einen homogenen, runden oder ovalen, selten unregelmäßig-knotigen oder triangulären Verdichtungsherd, der die nahe Kortikalisoberfläche nicht vorwölbt und kleinste dornen- oder zahnradartige Ausläufer bildet, die mit der umgebenden Spongiosa verschmelzen (Abb. 14).

Der asymptomatische Verlauf der Enostome und ihre zumeist fehlende Speicheraktivität im Szintigramm (BRODERICK u. Mitarb. 1978, Go u. Mitarb. 1980, PILZ u. Mitarb. 1986) erlauben eine recht sichere Zuordnung. Mehrere Autoren jedoch (SICKLES u. Mitarb. 1976, DAVIS u. Mitarb. 1979, ROBACK 1980, HALL u. Mitarb. 1980, GOLD u. Mitarb. 1989) berichten über eine intensive Aktivität solcher homogenen, kompaktadichten Sklerosezonen im Szintigramm, woraus sich dann zumeist die Notwendigkeit zur bioptischen Klärung ergibt.

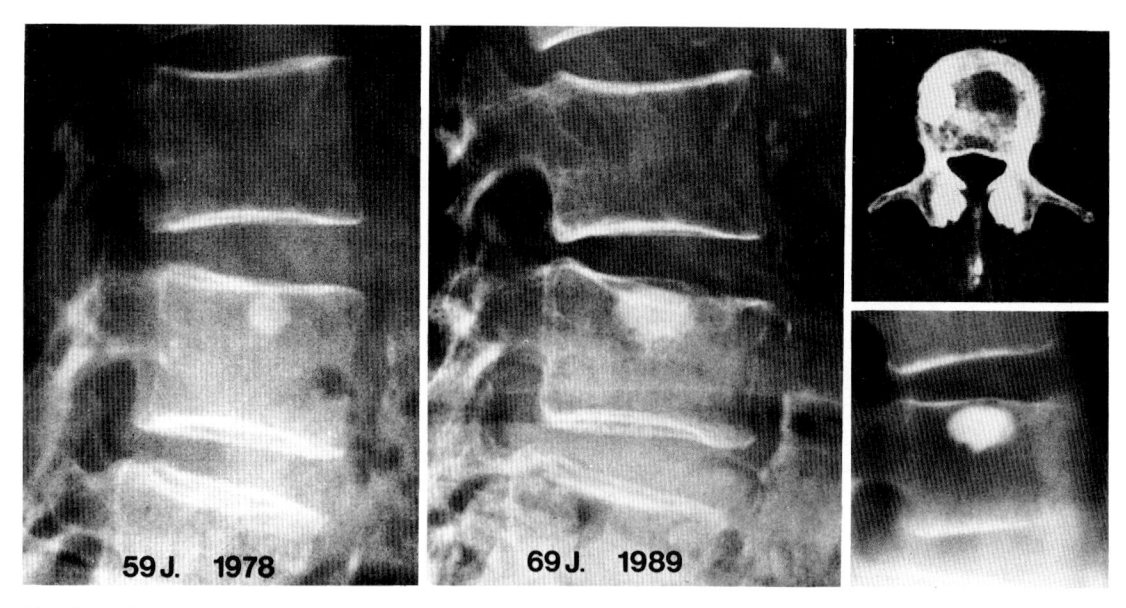

Abb. 14 Enostom LWK3; 69jährige Frau. Langsame Vergrößerung im 10-Jahres-Verlauf. Isolierte ovaläre Verdichtung; scharfe Grenze mit feinsten, dornenartigen Ausläufern, die Kompakta ist nicht vorgewölbt. Szintigraphisch inaktiv. CT: kompaktadichter, exzentrischer Herd mit scharfer Kontur

Lokalisation an der Wirbelsäule. Die Enostome der Wirbelsäule, von FERGUSON (1947) auch als Calcified medullary defects bezeichnet, sind vor allem bei älteren Patienten bedeutend. Sie sollen nach SCHMORL u. JUNGHANNS (1968) in 1% aller Untersuchungen auszumachen sein. RESNICK u. Mitarb. (1983) berichten über spinale Enostome mit einer Größe von 2 mm bis 1 cm, die in 4% aller postmortal untersuchten Wirbelsäulen anzutreffen sind, wovon sich jedoch nur 29% intra vitam röntgenologisch darstellen ließen. Postmortale, röntgenologische und pathologischanatomische Auswertungen von mehr als 300 Wirbelsäulenpräparaten erbrachten nach BRODERICK u. Mitarb. (1978) keinen Fall eines Enostoms. In seiner Monographie über das Röntgenbild der Wirbelsäule erwähnt EPSTEIN (1976) 15 eigene Beobachtungen, BRODERICK u. Mitarb. (1978) beschreiben 5 Fälle. Unter 45 Fällen, die DOMINOK u. KNOCH (1971) aufführen, ist 12mal die Wirbelsäule Sitz dieser Enostome. Medulläre Osteome werden nach FREYSCHMNIDT u. OSTERTAG (1988) auffälligerweise bei Frauen in der 3. bis 5. Lebensdekade gehäuft als Zufallsbefund entdeckt.

Differentialdiagnose. Enostome gilt es vor allem von osteoblastischen Metastasen abzugrenzen. Dieses kann auf einem konventionellen Röntgenbild außerordentlich schwierig sein, insbesondere wenn es sich um Patienten handelt, aus deren Anamnese sich Hinweise auf einen früheren malignen Tumor ergeben oder die einen prostatakarzinomverdächtigen Lokalbefund aufweisen. Anhand von 7 Merkmalen läßt sich im Einzelfall eine entsprechende Läsion einordnen (Tab. 9).

Solitäre oder multiple Areale von verdichteter Knochensubstanz werden röntgenologisch nicht selten angetroffen. Sie treten entweder als diskrete Herde innerhalb der Spongiosa (Enostome) oder an der kortikalen Oberfläche des Knochens (Osteome) auf, schließlich auch als kortikale Hyperostosen mit ausgedehnter Ausbreitung. Unter dem Eponym „dense bone – too much bone" stellt JACOBSEN (1985) diese sklerosierenden Knochenerkrankungen umfassend dar. So werden Enostome, die in der Regel solitär vorkommen, bei zahlreichen angeborenen Fehlbildungen auch in multipler Form beobachtet (Osteopoikilie, Melorheostose, Stippled epiphysis), ferner auch im Rahmen des Gardner-Syndroms, einer mesenchymalen Dysplasie mit Fehlbildung des Bindegewebes, gekennzeichnet durch multiple Kolonpolypen, Weichteiltumoren und Zahnanlagestörungen. Als äußerst seltene Differentialdiagnose wird man an der Wirbelsäule die diffusen sklerosierenden Herde im Rahmen einer generalisierten Mastozytose berücksichtigen müssen (SCHWEITZER u. IRWIN 1989).

Unter der Bezeichnung „Spondylosclerosis hemisphaerica" fassen DIHLMANN (1981) und DIHLMANN u. DELLING (1983) ein polyätiologisches Syndrom zusammen, das durch bakterielle Erreger, durch Fehlstatik, durch die ankylosierende Spondylitis und durch eine Diskusdegeneration hervorgerufen, zu einer kuppel- oder helmförmigen Wirbelkörpersklerose, unmittelbar angrenzend an eine Zwischenwirbelscheibe, der unteren LWS führt. Eine solche segmentale Sklerose des Wirbelkörpers (MCCARTHY u. DORFMAN 1982) unterscheidet sich von der kompletten Sklerose des Wirbelkörpers, wie sie als „Elfenbeinwirbel" durch osteoblastische Metastasen, einen Morbus Paget, ein malignes Lymphom, insbesondere durch einen Morbus Hodgkin hervorgerufen werden kann.

Multiple osteosklerotische Veränderungen, vor allem der dorsalen Wirbelpartien, werden im Rahmen einer tuberösen Hirnsklerose (Bourneville-Syndrom) angetroffen, die als einzige röntgenologisch faßbare Störungen dieses neurokutanen Syndroms vorhanden sein können (ASHBY u. RAMAGE 1957, FELDMAN 1981, YOCHUM u. Mitarb. 1990).

Über zahlreiche Ursachen, die zu einer einseitigen Sklerose der Bogenwurzel führen, berichten YOCHUM u. Mitarb. (1990) (Tab. 10).

Tabelle 9 Differentialdiagnose Enostom vs. osteoblastische Metastase

Enostom	Osteoblastische Metastase
Solitär	zumeist multipel
Scharfe Grenze	oft verschwommener Rand
Feinste Ausläufer	oft osteolytischer Hof
Asymptomatisch	diffuser, zunehmender Schmerz
Szintigraphisch inaktiv (selten aktiv)	hohe Speicheraktivität
Keine Größenzunahme im 8-Wochen-Verlauf	sich stetig vergrößernd
Kortikalis nicht vorgewölbt	Kortikalis miteinbezogen

Tabelle 10 Ursachen der Bogenwurzelsklerose (nach *Yochum* u. Mitarb. 1990)

Bei angeborener Hypo-/Aplasie streßbedingte Sklerose der Gegenseite.

Streßbedingte Sklerose bei unilateraler Spondylolyse.

Tumoren:
benigne: Enostom, Osteoidosteom, Osteoblastom,
maligne: Metastase, Lymphom, Ewing-Sarkom.

Tumorsimulierende Erkrankungen: Morbus Paget, Sarkoidose, tuberöse Sklerose.

Infektion.

Iatrogen: Laminektomie.

Osteoidosteom

Definition. Es handelt sich um eine gutartige, Osteoid und unreifen Knochen bildende, stark vaskularisierte Läsion des Knochens, die nur selten größer als 1 cm wird und deren Umgebung zu intensiver reaktiver Knochenneubildung gereizt wird. In einer solchen perifokalen Sklerose kann der normalerweise scharf begrenzte, kugelige oder mandelförmige, im Röntgenbild feinfleckig verdichtete, überwiegend aber osteolytische Nidus verdeckt werden (Abb. 15). Der neoplastische Charakter dieser osteoidbildenden Knochenläsion ist umstritten.

Lokalisation an der Wirbelsäule. An der Grundgesamtheit der benignen Knochentumoren ist das Osteoidosteom mit 10–12% beteiligt. Folgt man den Statistiken von SCHAJOWICZ (1981) und DAHLIN u. UNNI (1986), so ist der Anteil der Osteoidosteome, die davon auf die Wirbelsäule entfallen, mit 5–6% anzunehmen. Andere Autoren geben eine prozentuale Häufigkeit des Osteoidosteoms an der Wirbelsäule von 10–19% an (DOMINOK u. KNOCH 1977, JACKSON u. Mitarb. 1977, MULDER u. Mitarb. 1981). Dabei sind die dorsalen Wirbelpartien bevorzugt betroffen.

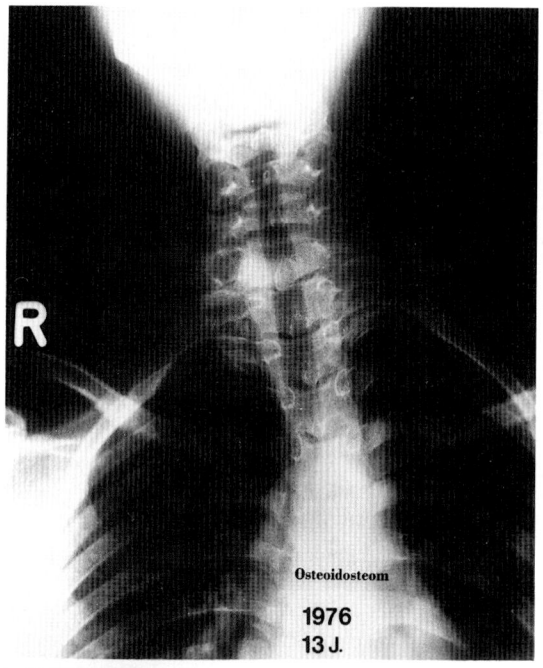

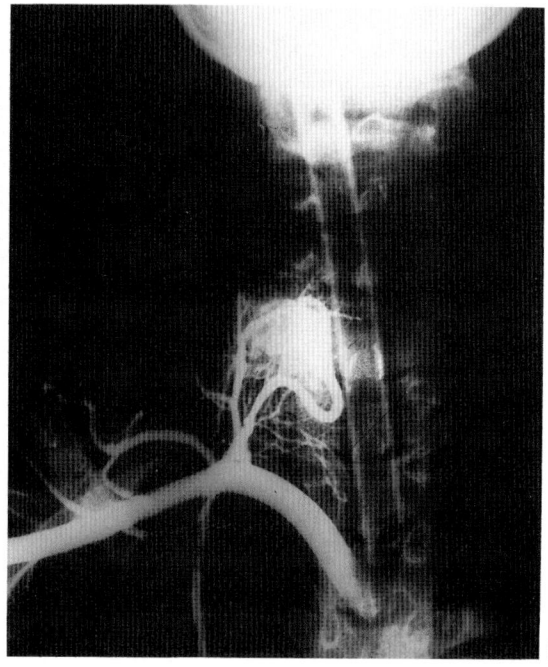

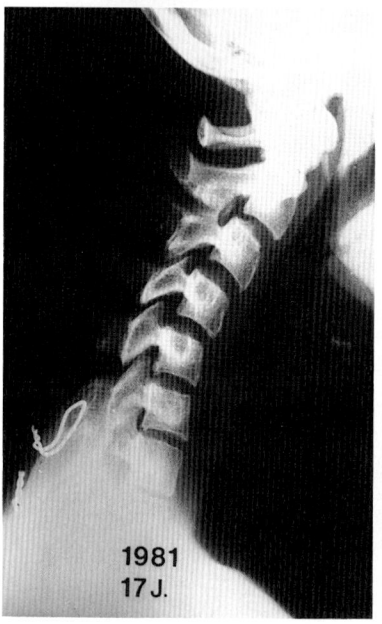

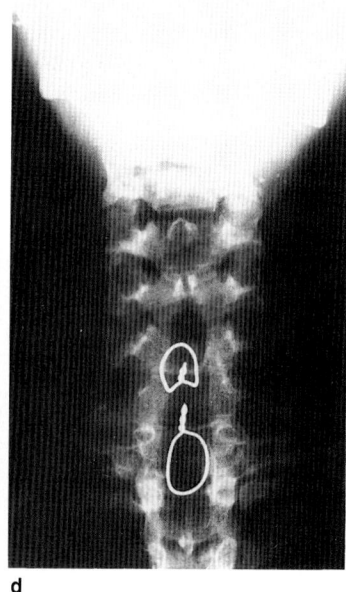

Abb. 15 Osteoidosteom im rechten Bogenabschnitt von C7; 13jähriges Mädchen. Seit 2 Jahren unter Belastung zunehmende Nackenschmerzen und Kopfschiefhaltung. **a** Linkskonvexe, großbogige zervikothorakale Skoliose, rundliche Osteolyse mit zarter Randschale und sklerosierter Umgebung; im Tomogramm Strukturauslöschung und körnige Eigenstruktur, starke Randsklerosierung. **b** Kontrastmittelretention im Nidus; perifokale Hypervaskularisation. **c, d** Nach Resektion des oberen und unteren Gelenkfortsatzes sowie der gesamten rechten Bogenhälfte dorsale Spondylodese C6/D1 mit H-Span. Ausgleich der Skoliose, feste Verblockung auf der seitlichen Funktionsaufnahme

Betrachtet man aus einzelnen Tumorzentren 110 Osteoidosteome mit bekannter Lokalisation innerhalb der Wirbelsäulenetagen (MULDER u. Mitarb. 1981, KIRWAN u. Mitarb. 1984, IMMENKAMP u. WEIDNER 1984, DEPOTTER u. Mitarb. 1984, MAIURI u. Mitarb. 1986), so zeichnet sich ab, daß in der HWS 22%, in der BWS 15% und in der LWS 63% der Osteoidosteome auftreten. DOMINOK u. KNOCH (1977) hingegen, die eine große Literatursammlung zusammenfügen, gehen von einer Etagenverteilung von 61% HWS, 8% BWS und 31% LWS aus. Dieses mag damit zusammenhängen, daß Osteoidosteome der HWS bevorzugt veröffentlicht werden.

Als grundlegend ist festzuhalten, daß 90% der Patienten mit einem Osteoidosteom sich in der Altersklasse zwischen 5 und 24 Jahren befinden (MULDER u. Mitarb. 1981). Das Durchschnittsalter ist mit 14,5 Jahren niedriger als das des Osteoblastoms der Wirbelsäule, das bei 23 Jahren liegt (PETTINE u. KLASSEN 1986).

Wertet man die Schmerzanamnese vom Auftreten erster Zeichen bis zur Diagnosestellung aus, so werden Verläufe von Monaten und Jahren deutlich. Im Durchschnitt verstreichen 26 Monate, mit einer Streuung von 4 Monaten bis 5,1 Jahren, bis ein Osteoidosteom der Wirbelsäule diagnostiziert wird (PETTINE u. KLASSEN 1986). Der in die Extremitäten fortgeleitete Schmerz oder eine schmerzbedingte, skoliotische Zwangshaltung lenken nicht selten den Verdacht auf einen intraduralen Prozeß. Wichtig erscheint der Hinweis von MACLELLAN u. WILLSON (1967), KEIM u. REINA (1975) sowie MAU (1982), daß ein zunehmender Rückenschmerz im Wachstumsalter, begleitet von einseitiger paravertebraler Muskelanspannung oder einer skoliotischen Zwangshaltung, ein Osteoidosteom der Wirbelsäule vermuten lassen sollte (Abb. **16**). Diesem diagnostischen Leitsymptom gesellt sich ein charakteristischer Schmerz hinzu: Es besteht ein kontinuierlich vorhandener, sich langsam steigernder Schmerz, der unter Körperaktivität zunimmt und besonders nachts quälend empfunden wird und oft gut auf Aspirin anspricht. Das Ansprechen auf eine Salizylattherapie – keineswegs ein konstantes Zeichen – kann artdiagnostische Bedeutung erlangen. Der ausstrahlende Schmerz in die Extremitäten verläuft nicht zwangsläufig radikulär; es ist zumeist ein fortgeleiteter Schmerz ohne neurologische Ausfälle, der als Ausdruck einer Nervenreizung, möglicherweise chemischer Natur, bei fehlender Kompression zu werten ist. Dieses steht im Gegensatz zum Osteoblastom, dessen Symptome nicht selten durch eine Raumbeengung des Spinalkanals und damit durch eine Kompression des Nervensystems geprägt werden.

Die schmerzreflektorisch ausgelöste skoliotische Zwangshaltung, mit ihrer Konvexität zur Herdseite hin, besteht nicht nur in einer langen C-Form; auch kompensatorische S-Krümmungen bei mehr kaudaler Lage mit oder ohne Überhang werden beobachtet. Mit dem Problem der fixierten seitlichen Fehlstellung und der reaktiven strukturellen Skoliose haben sich vor allem KEIM u. REINA (1975), KIRWAN u. Mitarb. (1984), RANSFORD u. Mitarb. (1984), PETTINE u. KLASSEN (1986) sowie MAU (1990) auseinandergesetzt. Nach einer operativen Entfernung des Nidus verschwindet in der Regel die fixierte seitliche Fehlstellung. Nur ausnahmsweise verbleibt infolge einer Schrumpfungskontraktur oder einer strukturellen Wirbelveränderung nach langem Krankheitsverlauf eine symptomatische Skoliose.

Röntgenbild. Die anfänglich negative Röntgenaufnahme schließt die Diagnose Osteoidosteom keineswegs aus. Erst eine hinzukommende perifokale Sklerose mag den Blick auf den zentralen, strahlendurchlässigen Nidus lenken, der je nach Grad der Verkalkung des Osteoids eine unterschiedlich intensive, feinfleckige Tüpfelung erhalten kann. Ohne Tomographie und Szintigraphie, Computertomographie oder Kernspintomographie läßt sich die exakte Lage am Wirbel zumeist nur sehr schwer vorausbestimmen.

Szintigraphie. Im Szintigramm verursacht das Osteoidosteom stets eine massive Aktivitätsanreicherung (GILDAY 1975, WINTER u. Mitarb. 1977, SMITH u. GILDAY 1980, HELMS u. Mitarb. 1984). Der in hohem Grad radioaktive Substanzen speichernde umschriebene Herd erlaubt es, die Schnittebene der nachfolgenden CT exakt einzustellen. Diese hohe Speicherfähigkeit wurde auch genutzt, um intraoperativ die genaue Lage des Nidus mittels einer transportablen Gammakamera zu bestimmen und die komplette Entfernung des Nidus zu garantieren (RINSKY u. Mitarb. 1980, ISRAELI u. Mitarb. 1983, HARKE u. Mitarb. 1985, LEE u. MALAWER 1992).

Computertomographie. In Verbindung mit der Szintigraphie ist die CT die sicherste Methode, um ein Osteoidosteom der Wirbelsäule zu lokalisieren. Je nach Ausmaß der Ossifikation ist der Nidus feinfleckig oder homogen verdichtet. Dieser wird umgeben von einem hypodensen Ring, der wiederum eingelassen ist in eine reaktive Verdichtungszone von unterschiedlicher Dicke. Die hohe Vaskularisation des Nidus erlaubt mittels einer intravasalen Kontrastmittelapplikation eine stärkere Kontrastierung (enhancement) des Tumors (LEVINE u. NEFF (1983). Charakteristisch soll eine ödematöse Aufquellung der umgebenden Weichteile oder eine lokale Atrophie der Muskulatur mit fettiger Degeneration sein (MCCONNELL u. DANEMAN 1984). Diese Deutung wurde allerdings histologisch bislang nicht belegt.

Angiographie. Im Angiogramm stellt sich der Nidus als umschriebener, hoch vaskularisierter Prozeß dar. Das Kontrastmittel flutet verzögert ab und wird auch noch in der venösen Phase deutlich sichtbar. Diese Kontrastmittelanschoppung im Nidus läßt sich auf digitalen Subtraktionsaufnahmen besonders gut verdeutlichen. Ausgesprochen

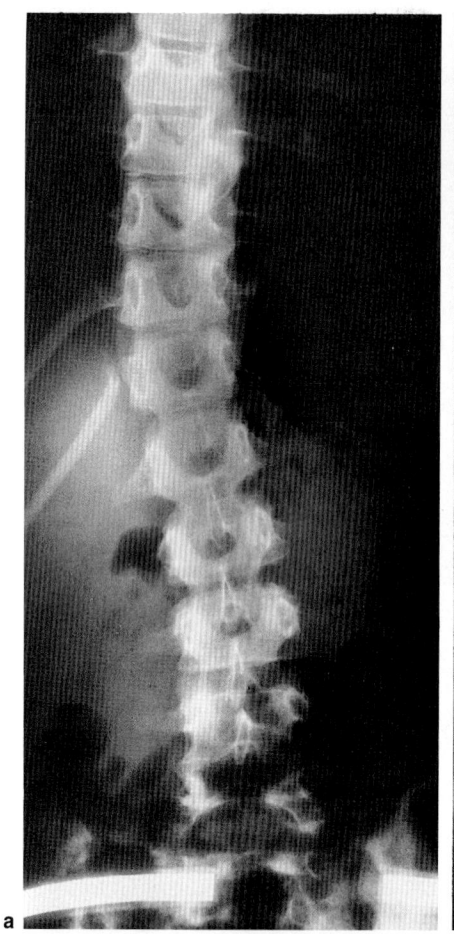

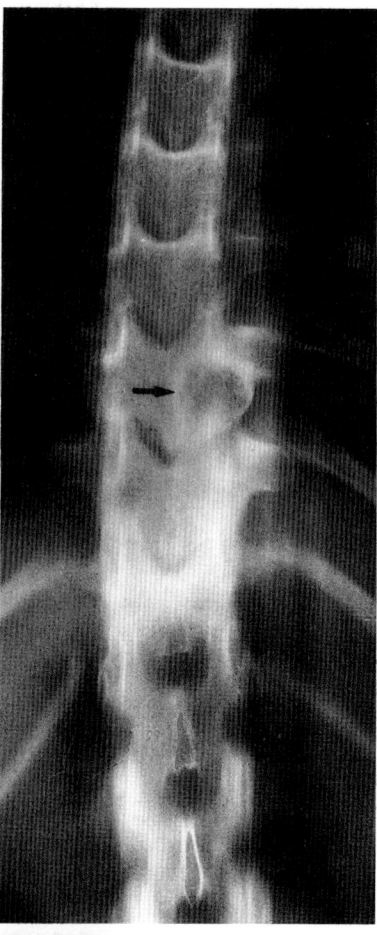

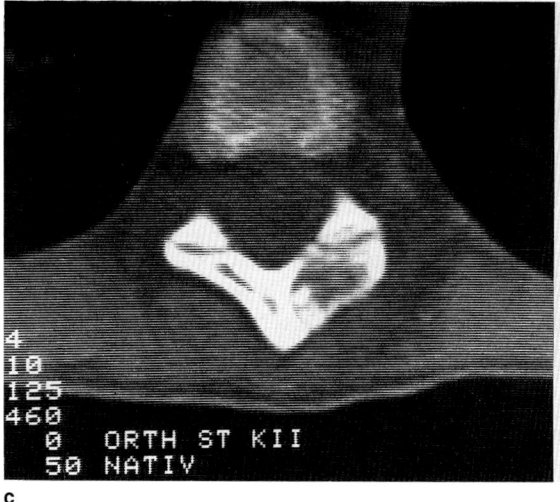

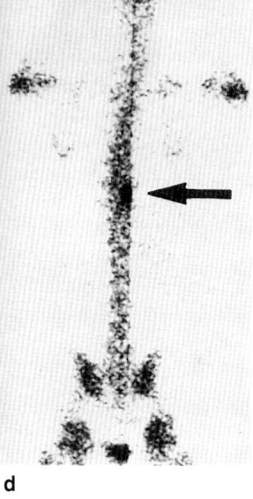

2.40 2 Geschwülste der Wirbelsäule

Abb. 16 Osteoidosteom D9; 7jähriges Mädchen. 6 Monate Rückenschmerzen und Schiefhaltung. Feststellung einer rechtskonvexen, großbogigen Skoliose – Korsettversorgung. Zuweisung zur Korsettänderung wegen anhaltender Schmerzen im Korsett. Aspirin löste hartnäckigen Nachtschmerz.
a 1. Röntgenuntersuchung, die zur Feststellung der Skoliose führte; im Krümmungsscheitel D9 bereits retrospektiv osteolytischer Herd mit Randsklerose sichtbar. **b** Auf weiteren Aufnahmen Feststellung der Osteolyse, auch im Tomogramm. **c** Umschriebene Mehrbelegung in Höhe D9. **d** Rundlicher osteolytischer Herd an der Lamina dorsalis links, bis an das Wirbelgelenk heranreichend; flockige Binnenstruktur, schalige Umschließung. Nach Wirbelbogenteilresektion Aufhebung der Skoliose

intensiv ist auch der Gefäßreichtum in der perifokalen Zone (KAMANO u. FUKUSHIMA 1976, GOLDSTEIN u. Mitarb. 1977, STOJANOVIC u. Mitarb. 1982). Angesichts der CT und der MRT erscheint die Angiographie heute entbehrlich.

Kernspintomographie. Kompakter oder reaktiv sklerosierter Knochen hinterläßt eine herabgesetzte Signalintensität. Die nicht ossäre Komponente des Nidus wird innerhalb der Abschwächung als signalintensiver Fleck dargestellt. Für ausgesprochen sklerosierende Knochenveränderungen gilt, daß mit Hilfe der MRT die in der Sklerosezone befindliche Weichteilkomponente bildlich erfaßt werden kann (FREYSCHMIDT u.

OSTERTAG 1988). Die beliebigen räumlichen Schnittführungen ermöglichen eine umfassende Information über die Lage und Ausbreitung des Tumors.

Differentialdiagnose. Die einseitige Spondylolyse kann auf der kontralateralen Seite eine Sklerose und eine Hypertrophie der Bogenwurzel und des angrenzenden Wirbels bedingen. Solche Verdichtungsherde sind gegen ein Osteoidosteom abzugrenzen (SHERMAN u. Mitarb. 1977, MAU 1977). Umschriebene Verdichtungen können auch im Rahmen einer chronisch sklerosierenden Osteomyelitis auftreten (MAU 1967).

Kleine, rundliche Verdichtungsherde im Wirbelkörper sind charakteristisch für Enostome. Auch osteoblastische Metastasen müssen differentialdiagnostisch in Betracht gezogen werden. Eine Arthrose kleiner Wirbelgelenke kann durch eine starke Randsklerose ein Osteoidosteom vortäuschen. Schließlich kann eine reaktive Sklerose der Bogenwurzel und der Interartikularportion als Folge einer Fraktur mit einem Osteoidosteom Ähnlichkeit haben (WILKINSON 1977).

Erst wenn alle organischen Ursachen ausgeschlossen wurden, darf man an das Vorliegen einer sogenannten psychogenen Skoliose des Adoleszenten denken (MAU 1982). PETTINE u. KLASSEN führen an, daß 12% ihrer Patienten mit einem Osteoidosteom oder Osteoblastom der Wirbelsäule zuvor psychiatrisch untersucht wurden.

Therapie. Wenn unmittelbar nach einer Operation Schmerzfreiheit eintritt, so läßt sich keineswegs sicher daraus schließen, daß der Nidus vollständig exzidiert wurde. Auch wenn nur die Schale um den Nidus eröffnet oder der Herd nur partiell ausgeräumt wurde, kann der Patient vorübergehend schmerzfrei sein. Verbleiben jedoch nach einer Operation Symptome, verstärkt sich die perifokale Sklerose im weiteren Verlauf noch, so ist über eine Szintigraphie zu klären, ob noch Restgewebe des Nidus vorhanden ist. Ein en bloc abgetragener Knochen sollte noch während der Operation zerlegt werden, um durch den Nachweis des braunroten Kerns innerhalb des sklerosierten Knochens die Radikalität der Operation zu sichern. Es empfiehlt sich, vom exzidierten Knochen vorangehend ein Röntgenbild anzufertigen, um den Nidus darin besser auffinden zu können.

Sobald eine Gelenkportion zusammen mit dorsalen Wirbelabschnitten abgetragen wird, ist im Wachstumsalter die Indikation zur dorsalen Spondylodese gegeben, welche entweder intratransversal oder, unter Anlagerung eines H-förmigen Spans, interspinös erfolgen kann.

Prognose. Die Exzision eines Osteoidosteom bringt sofort und dauerhaft Beschwerdefreiheit. Längere symptomfreie Intervalle kann selbst eine inkomplette exzidierte Läsion bewirken. In der Zeit vor Einsatz der CT war es nicht selten, daß Rezidive und fortbestehende Beschwerden zwei oder gar drei Operationen erforderlich machten (HERRMANN u. BLOUNT 1961). Unter 73 Fällen verschiedener Lokalisationen im Skelett waren allein 9 Fälle, die erneut operiert werden mußten, da ein Nidusanteil belassen wurde (NORMAN 1978).

MEHTA u. MURRAY (1977) weisen darauf hin, daß die Persistenz einer Skoliose im wesentlichen abhängt vom Patientenalter und der Dauer der Symptome. Die kritische Zeit, während der eine schmerzreflektorische Seitverkrümmung behoben sein muß, um sich noch spontan zu korrigieren, beträgt 15 Monate (PETTINE u. KLASSEN 1986).

Osteoblastom

Definition. Es handelt sich um einen benignen gefäßreichen, osteoid- und knochenbildenden Tumor, der sich im Gegensatz zum Osteoidosteom langsam, aber stetig vergrößert, jedoch nur geringe Beschwerden verursacht und eine reaktive perifokale Knochenformation stärkeren Ausmaßes vermissen läßt. Tumorgröße, klinische Manifestation sowie Röntgenbild sind beim Osteoblastom so offenkundig anders als beim Osteoidosteom, daß man, selbst bei histologisch gleichartigen Zügen, von keiner identischen Geschwulst ausgehen darf. Auch die Verlaufsform des aggressiven Osteoblastoms unterstreicht, daß es sich um einen eigenständigen Tumor handelt.

Lokalisation an der Wirbelsäule. Obwohl Osteoblastome insgesamt betrachtet sehr selten sind und kaum 1% aller Primärtumoren des Knochens ausmachen, kommt ihnen an der Wirbelsäule und im Sakrum größere Bedeutung zu, denn hier prädominieren sie und nehmen, wenn man ihre Verteilung im gesamten Knochengerüst betrachtet, mit 30–40% ihre weitaus häufigste Lokalisation ein (MARSH u. Mitarb. 1975, HUVOS 1979, MIRRA 1980; Tab. 1). Warum das Achsenskelett diese Geschwulst so oft beherbergt, ist bislang ohne Erklärung. Unter allen benignen Tumoren dieser Region nimmt das Osteoblastom den Anteil von 13% ein; es ist somit nach der aneurysmatischen Knochenzyste und dem Osteoidosteom die dritthäufigste benigne Läsion der Wirbelsäule.

Betroffen werden überwiegend Jugendliche und junge Erwachsene. Der Altersgipfel liegt in der 2. Lebensdekade, fast 90% sind jünger als 30 Jahre (McLEOD u. Mitarb. 1976, FREYSCHMIDT 1986). Eine Prädominanz des männlichen Geschlechts in einer Verhältniszahl von 2:1 wird ganz allgemein bestätigt (MARSH u. Mitarb. 1975, DAHLIN u. UNNI 1986).

Nach Wirbelsäulenregionen aufgeschlüsselt, zeigen 103 Osteoblastome (HUVOS 1979) folgende Verteilung: HWS 21%, BWS 32%, LWS 46%.

Bezieht man das Sakrum mit ein, so ergeben 66 Osteoblastome nach CAPANNA u. Mitarb. (1986) nachfolgendes Verteilungsmuster: HWS 23%, BWS 16%,

LWS 41%, Sakrum 20%. Vorherrschend ist somit der Befall der Lendenwirbelsäule; dies wird auch von zahlreichen weiteren Autoren bestätigt (DE SOUZA DIAS u. FROST 1973, MCLEOD 1976, JACKSON u. Mitarb. 1977, AKBARNIA u. ROOHOLAMINI 1981, TONAI u. Mitarb. 1982, KIRWAN u. Mitarb. 1984, LEPAGE u. Mitarb. 1984, FLOMAN u. Mitarb. 1985, IMMENKAMP 1985). Innerhalb eines Wirbelsegments werden vorwiegend die dorsalen Partien befallen. Nach MCLEOD u. Mitarb. (1976) breitet sich der Tumor dorsal in 62%, im Wirbelkörper in 14% und ventrodorsal in 24% aus.

Klinik. Im Gegensatz zum Osteoidosteom der Wirbelsäule, welches radikuläre Schmerzen, Bewegungsstörungen und schmerzreflektorische Skoliosen auszulösen vermag, jedoch stets ohne neurologische Ausfälle einhergeht, verursacht das langsam progrediente Wachstum eines Osteoblastoms nicht selten eine Enge im Spinalkanal. Demzufolge können auch Rückenmark, Spinalnerven und Nervenwurzeln in Mitleidenschaft gezogen werden. In 50–60% der Osteoblastome an der Wirbelsäule ist mit einer solchen spinalen Kompression zu rechnen (MARSH u. Mitarb. 1975, JANIN u. Mitarb. 1981, FLOMAN u. Mitarb. 1985). Keineswegs typisch ist aber eine rasch progrediente Querschnittslähmung, da der Tumor sich nur langsam vergrößert, vielmehr sind es Prodrome wie Muskelatrophie, Schonhaltung, Ganganomalien, Sensibilitätsstörungen, Reflexveränderungen oder Hüftlendenstreckstreifen (IMMENKAMP 1971). Diese eindrucksvollen Symptome können oft viele Monate vorbestehen, bis die Läsion schließlich aufgedeckt wird.

Osteoblastome sind aktive Tumoren des Stadium 2, sie vergrößern sich stetig, wenn auch sehr langsam. So sind die Beschwerden nur mäßig. Dementsprechend wird auch eine durchschnittliche Symptomdauer von 35 Monaten (Streubreite 2 Monate bis 8 Jahre) vorgefunden (PETTINE u. KLASSEN 1986). Wenn allerdings eine Szintigraphie eingesetzt wird, verstreichen durchschnittlich nur noch 12 Monate bis zur endgültigen Dia-

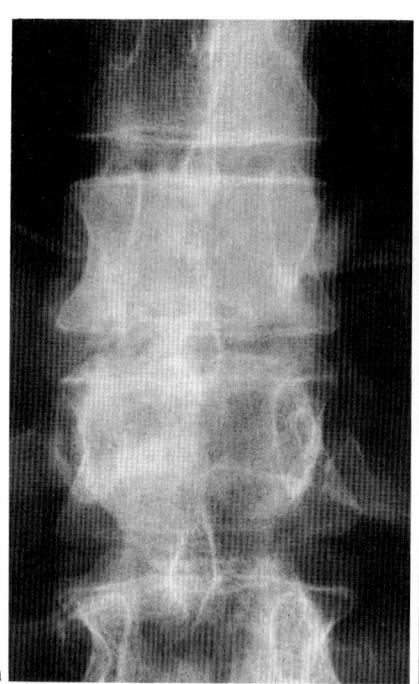

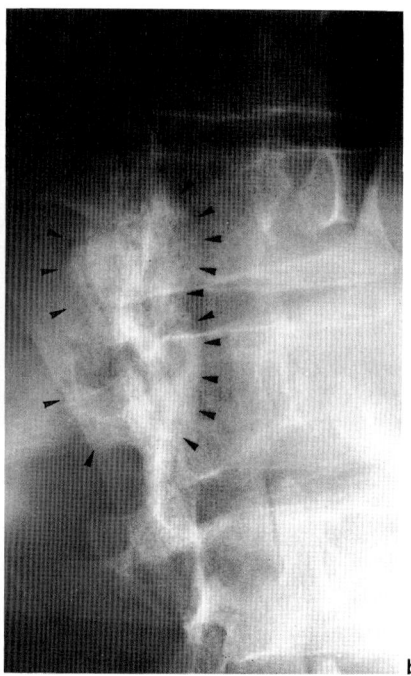

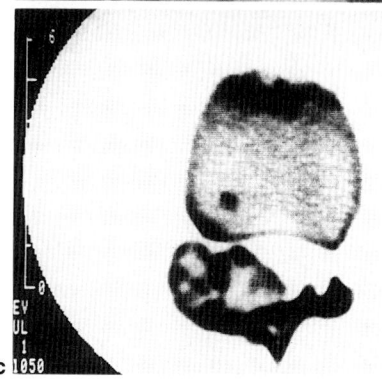

Abb. 17 Osteoblastom D11; 25jähriger Mann. Schmerzen seit 1/78, vorwiegend nächtlicher Schmerz. 1. PE 12/78 – unspezifische Entzündung. 2. PE 4/82 – Osteoblastom. Nach 4½jähriger Anamnese Zuweisung zur Resektion des Tumors. **a** u. **b** Zwischen D10–D12 sind die Wirbelbögen zugeschichtet mit flockigem, osteoblastischem Tumormaterial. **c** CT: Auftreibung der Lamina durch kleinen rundlichen Tumor, der dem Knochen „nachwächst". Kleine dichtere Knoten neben hypodensen Arealen. Glatte Ränder, Einengung des Spinalkanals

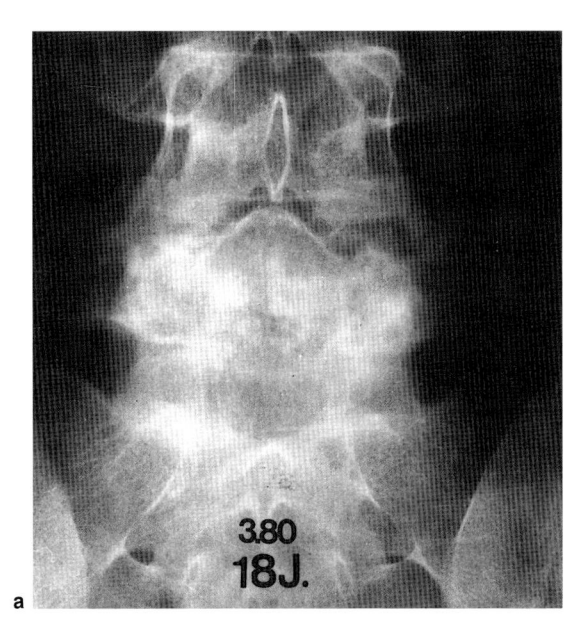

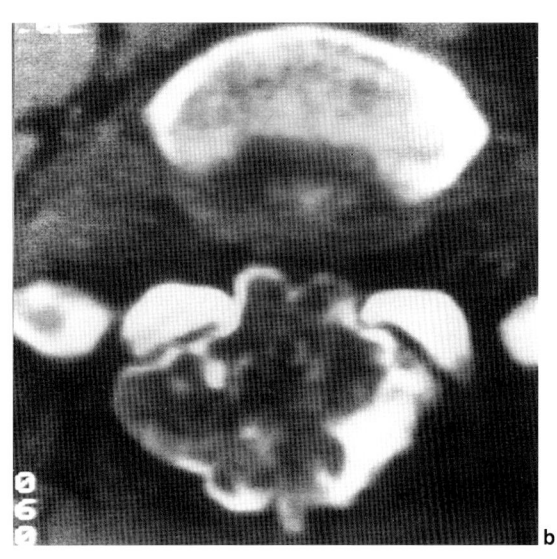

Abb. 18 Osteoblastom L5 dorsal; 18jähriger Mann. Lumbalgie beginnend mit 15 Jahren. **a** Mit 18 Jahren Zuschichtung von Lamina zu Lamina mit flockigen Tumoranteilen zwischen L4 und S1. **b** CT: von einer feinen Knochenschale begrenzter Tumor mit fleckförmigen Verknöcherungen und überwiegend hypodensen Arealen. Einengung des Spinalkanals, dorsale Spondylodese nach Tumorresektion L4/S1

gnose. Korrigierbare seitliche Fehlhaltungen bis hin zur reaktiv-strukturellen Skoliose werden von zahlreichen Autoren beschrieben (MARSH u. Mitarb. 1975, LINDHOLM u. Mitarb. 1977, AKBARNIA u. ROOHOLAMINI 1981, KIRWAN u. Mitarb. 1984, RANSFORD u. Mitarb. 1984, FAKHARANI-HEIN u. Mitarb. 1988). Die symptomatischen Skoliosen des Osteoblastoms – mit ihrer Konvexität zur Herdseite hin – sind keineswegs konstant vorhanden und zumeist geringer ausgeprägt als die schmerzreflektorisch fixierte Fehlstellung beim Osteoidosteom.

Röntgenbild. Die Läsion wird röntgenologisch im Anfangsstadium nur schwer auffindbar. Ihr Hauptmerkmal ist – wie auch an den übrigen Skelettabschnitten – der expansive, osteolytische Tumor (Abb. **17**), dessen Ausdehnung von 1,4–10 cm (im Mittel 3,4 cm) erreichen kann (MCLEOD u. Mitarb. 1976). Die Tumorgrenze wird in der Regel von einer dünnen Knochenschale markiert. In mehr als der Hälfte der Fälle ist der angrenzende Knochen gänzlich ohne reaktive Sklerose, nur etwa 20% erwirken eine beachtliche Umgebungsverdichtung (FREYSCHMIDT 1986). Dieses ist ein wesentliches unterscheidendes Kriterium gegenüber dem Osteoidosteom. Als ein wichtiges Merkmal ist hervorzuheben, daß sich innerhalb der Spongiosa- und Kortikalisauslöschung eine unterschiedlich dichte und ungeordnete, zumeist feinfleckige Ossifikation bemerkbar macht (Abb. **18**). An den dorsalen Wirbelpartien kann ein ganzes Bewegungssegment von Lamina zu Lamina von ossifizierendem Tumorgewebe zugeschichtet werden (IMMENKAMP u. WEIDNER 1984). Somit sind es Mischbilder von Osteolyse, Umgebungssklerose, Knochenauftreibung und feinfleckiger Ossifikation, die das typische Röntgenbild des Osteoblastoms an der Wirbelsäule ausmachen.

Die **Computertomographie** verdeutlicht in transversaler Ebene eine dichte Knochenauftreibung, in der hypodense unregelmäßige Zonen enthalten sind. Der Tumor wächst, sich expandierend, zunächst den Knochengrenzen nach; später wird der ursprüngliche Knochen überschritten, wobei eine scharfe Grenze durch die unterschiedliche knöcherne Schale zu den Weichteilen hin faßbar wird (Abb. **19**). Die **Szintigraphie** läßt, entsprechend der Knochenbildung im Tumor, eine intensive Speicherung erkennen. Von hier aus ist es nicht erstaunlich, daß gerade sie zur früheren Diagnosestellung des Osteoblastoms beiträgt (ohne Szintigramm 35 Monate, mit Szintigramm 12 Monate gemäß PETTINE u. KLASSEN 1986). Dieser stets sehr gefäßreiche Tumor, der die intraoperative Blutstillung gelegentlich äußerst erschwert, zeigt eine ausgeprägte Tumoranfärbung und peritumorale Hypervaskularisation. Bei der **Angiographie** werden im hypervaskularisierten Tumorinneren pathologische Gefäße dargestellt. In der venösen Phase kommen zahlreiche großlumige Venen peritumoral zur Darstellung (VOGELSANG u. WIEDEMANN 1989). Da die erforderliche Radikalität einer Operation durch massive Blutungen erschwert wird, empfehlen CAPANNA u. Mitarb. (1986), CHIRAS u. Mitarb. (1987) und HOHMANN

2.44 2 Geschwülste der Wirbelsäule

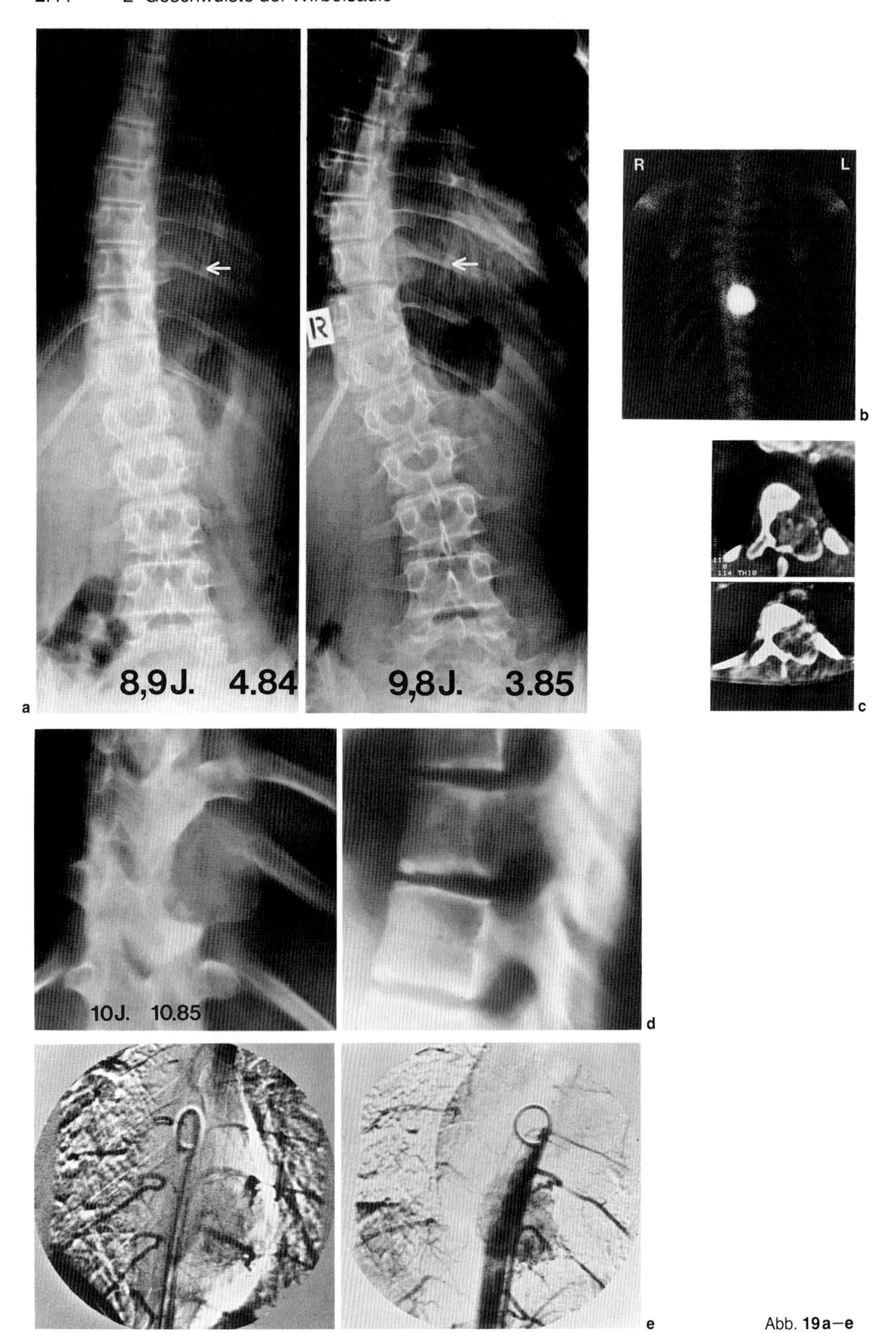

Abb. 19a–e

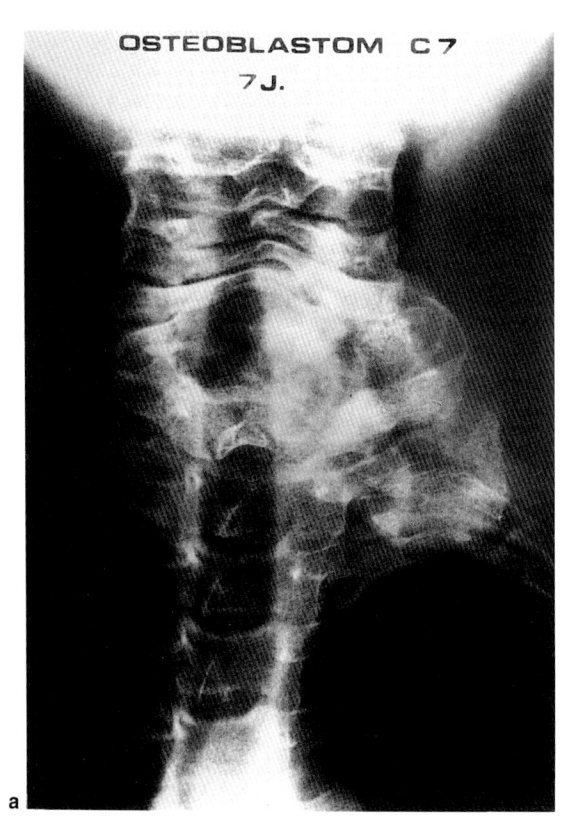

Knochentumoren 2.45

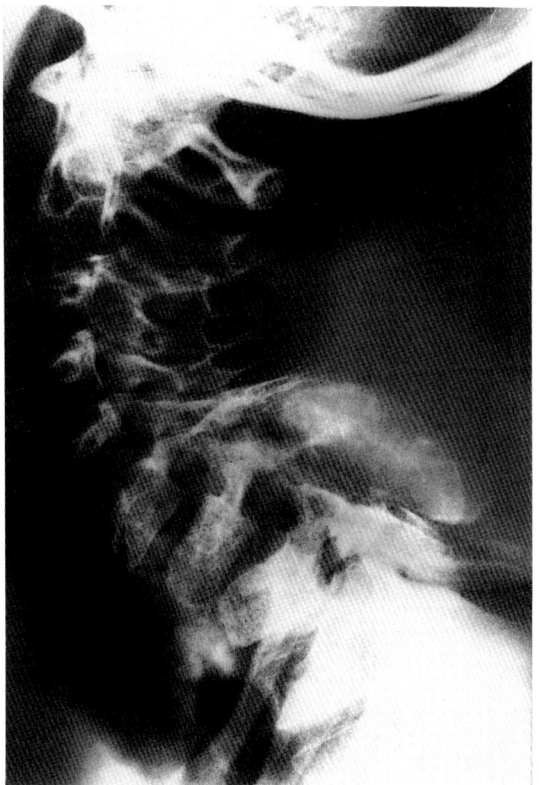

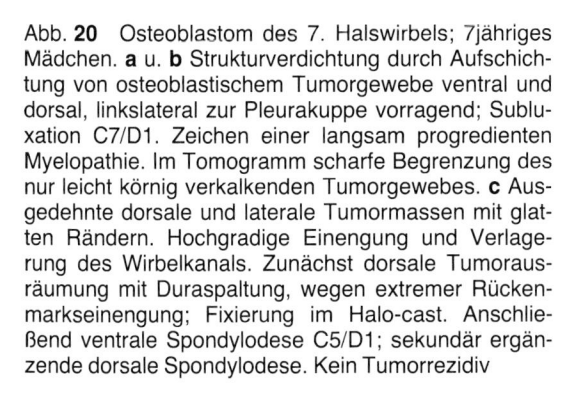

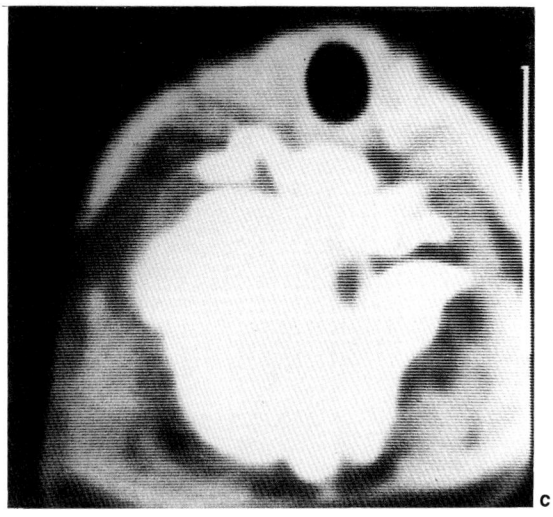

Abb. 20 Osteoblastom des 7. Halswirbels; 7jähriges Mädchen. a u. b Strukturverdichtung durch Aufschichtung von osteoblastischem Tumorgewebe ventral und dorsal, linkslateral zur Pleurakuppe vorragend; Subluxation C7/D1. Zeichen einer langsam progredienten Myelopathie. Im Tomogramm scharfe Begrenzung des nur leicht körnig verkalkenden Tumorgewebes. c Ausgedehnte dorsale und laterale Tumormassen mit glatten Rändern. Hochgradige Einengung und Verlagerung des Wirbelkanals. Zunächst dorsale Tumorausräumung mit Duraspaltung, wegen extremer Rückenmarkseinengung; Fixierung im Halo-cast. Anschließend ventrale Spondylodese C5/D1; sekundär ergänzende dorsale Spondylodese. Kein Tumorrezidiv

◄ Abb. 19 Osteoblastom D9/D10; 10jähriges Mädchen. a Progrediente rechtskonvexe Skoliose, die sich trotz Chêneau-Korsett verschlechtert; nur geringe, aber zunehmende Schmerzen. b Im Szintigramm massive Anreicherung auch in der Frühphase. c CT: expansiver Tumor, schalig begrenzt, den Wirbelkanal einengend. Hypodense Areale im Tumor; z.T. fleckförmige Verdichtungen. d Zuschichtung des Zwischenraums von Lamina zu Lamina mit fleckförmig ossifizierendem Tumorgewebe; Einbuchtung in die dorsolaterale Partie des Wirbelkörpers (Tomographie). e Gefäßreicher Tumor; Versorgung durch 9. und 10. Interkostalarterie. Frühe Tumorfärbung und unregelmäßige Blutseen, vorzeitige Abflutung über dilatierte Venen (Abb.: Prof. Dr. N. Walker, Orthop. II, Markgröningen)

u. Mitarb. (1987) eine präoperative Embolisation der Tumorgefäße.

Differentialdiagnose. Abgesehen von der unterschiedlichen klinischen und röntgenologischen Präsentation wird das Osteoidosteom vom Osteoblastom im wesentlichen aufgrund seiner Größe abgegrenzt, da sie, histologisch betrachtet, nicht eindeutig zu trennen sind. Nach ENNEKING (1983) ist das Osteoblastom häufig mit einer sekundären aneurysmatischen Knochenzyste vergesellschaftet. TONAI u. Mitarb. (1982) sowie ROTHSCHILD u. Mitarb. (1984) bestätigen solche Befunde, deren ballonniertes Erscheinen den Eindruck einer aggressiven Verlaufsform des Osteoblastoms erwecken kann. In etwa 20% der Osteoblastome ist infolge des aggressiven Tumorwachstums mit unscharfen Grenzen (Abb. 20) ein Osteosarkom nicht sicher auszuschließen (SALZER u. SALZER-KUNTSCHIK 1963, MCLEOD u. Mitarb. 1976). Besonders schwierig wird in diesen Fällen die histologische Interpretation. Wenn durch eine destruktionsbedingte Instabilität Frakturkallus und somit auch Knorpelgewebe im Tumor entstehen, kann dieses als knorpelige Differenzierung eines Osteosarkoms fehlgedeutet werden.

Therapie. Die Therapie eines Osteoblastoms sollte der eines benignen Tumors des Stadium 2 entsprechen; somit ist eine sorgfältige Exzision der gesamten Geschwulst anzustreben, der Defekt ist zu überbrücken. Ein Tumor, der sich lediglich im Wirbelkörper ausdehnt, kann in aller Regel sorgfältig exzidiert werden mit anschließender interkorporeller Fusion (Abb. 21). Auch die Resektion dorsaler Wirbelpartien mit Segmentfusionen, entsprechend der verursachten Instabili-

Abb. 21 Osteoblastom BWK 9; 14jähriger Junge. **a, b** u. **c** Höhengeminderter BWK 9 mit Keilverformung, knochendichte Struktur rechtslateral mit randständiger Auflockerung; zur ursprünglichen Spongiosa zarter Verdichtungssaum.
d, e 6 Monate nach transthorakaler Wirbelkörperausräumung und Spanüberbrückung sowie dorsaler Spondylodese (Harrington-System)

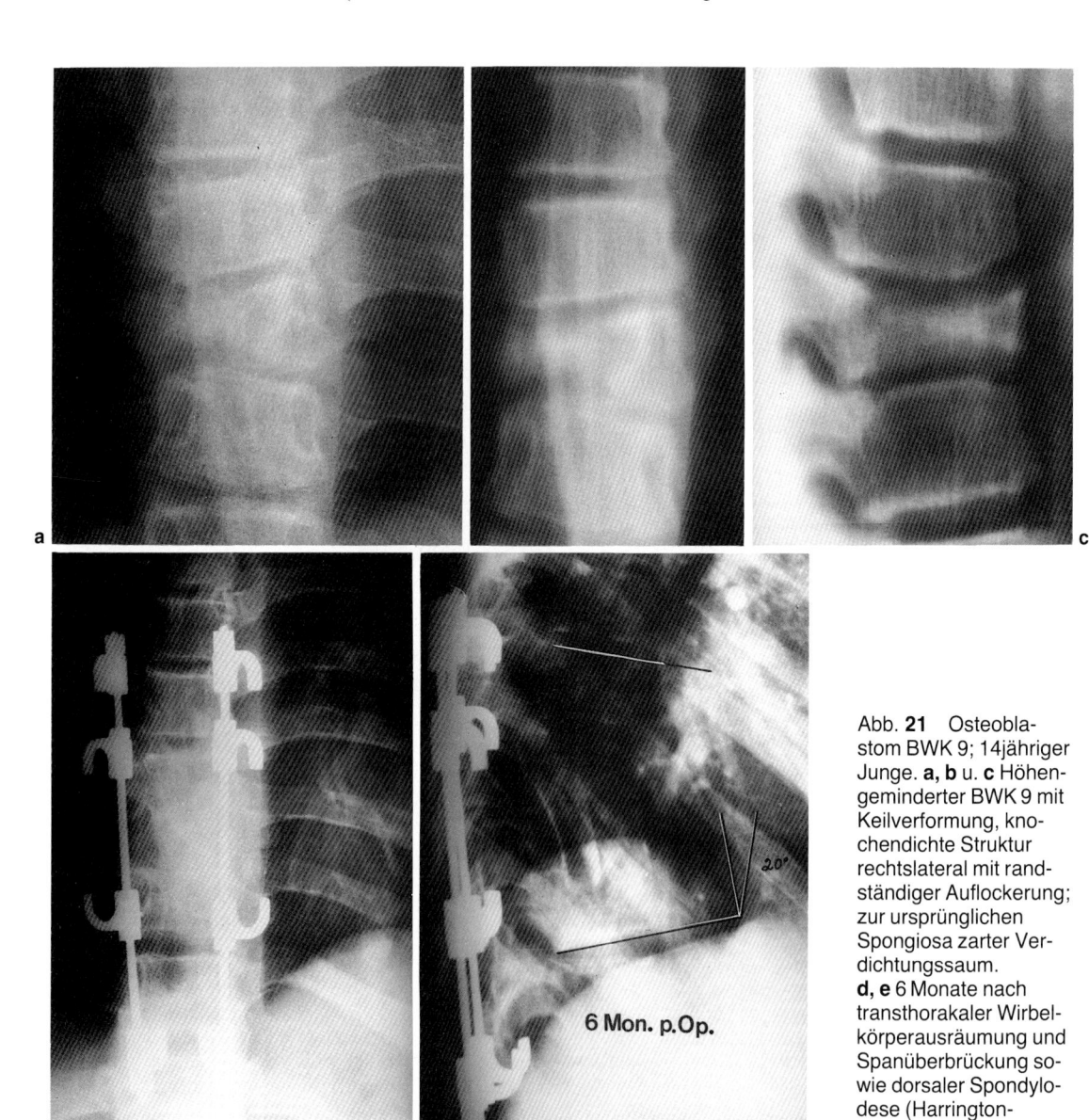

tät, läßt sich in den meisten Fällen ermöglichen. Durch massive Blutungen aus dem Tumor wird die Exkochleation erschwert, so daß immerhin eine Rezidivrate von 10–15% zu befürchten ist (Marsh u. Mitarb. 1975, Jackson u. Mitarb. 1977). Besonders schwierig gestaltet sich die Tumorexzision, sobald dorsale und ventrale Wirbelpartien befallen sind und der Spinakanal bereits weitgehend eingeengt ist. Mehrfache Eingriffe von ventral und dorsal, Tumorembolisation sowie Mehrsegmentspondylodesen erweisen sich als erforderlich, um die vollständige Tumorentfernung zu garantieren (Hohmann u. Mitarb. 1987). Selbst wenn der Tumor inkomplett entfernt wird, scheint eine Heilung möglich zu sein. So berichten Aegerter u. Kirkpatrick (1975) und Dahlin u. Unni (1986) über einen symptomfreien spontanen Verlauf von 15 Jahren eines nicht therapierten Osteoblastoms. Das Hauptziel der operativen Behandlung eines Osteoblastoms richtet sich auf die Erhaltung der Integrität von Rückenmark und Spinalnerven. Querschnittslähmungen und selbst Todesfälle an den Folgen dieses klinisch gutartigen Tumors sind zu befürchten, wenn das lokale Wachstum zu Störungen vitaler Funktionen führt (Marsh u. Mitarb. 1975, Mayer 1967, Salzer u. Salzer-Kuntschik 1963).

Biologisches Verhalten und Prognose. In den letzten Jahren mehren sich Beobachtungen, die das übliche gutartige biologische Verhalten mancher Osteoblastome in Zweifel ziehen. Solche Osteoblastome nehmen nach einer gründlichen Exkochleation keineswegs den zu erwartenden benignen Verlauf, sondern rezidivieren explosionsartig und setzen ihr lokal aggressives Wachstum fort (Gertzbein u. Mitarb. 1973, Schajowicz u. Lemos 1976, McLeod u. Mitarb. 1976, Jackson u. Bell 1977, Roessner u. Mitarb. 1985, Abdelwahab u. Mitarb. 1986, Lingg u. Mitarb. 1986). Im amerikanischen Schrifttum werden diese seltenen Tumoren treffend als „borderline lesions" bezeichnet. Noch seltener wird es vorkommen, daß eine maligne Entartung und Metastasierung eines Osteoblastoms eintritt (Seki u. Mitarb. 1975, Merryweather u. Mitarb. 1980, Mitchell u. Mitarb. 1986). So sind Osteoblastome, die rezidivieren und lokal invasiv wachsen, als aggressive Tumoren des Stadium 3 zu definieren.

Von Dorfman u. Weiss (1984) werden solche Tumoren im Grenzgebiet zwischen Osteoblastom und Osteosarkom in 4 Gruppen unterteilt:

1. Das Osteosarkom mit niedrigem Malignitätsgrad, dessen hochdifferenzierte Areale nach dem histologischen Bild weitgehend einem Osteoblastom entsprechen können.
2. Osteoblastome, deren Osteoblasten degenerativ verändert sind und somit ein pseudosarkomatöses feingewebliches Bild vortäuschen (Mirra 1980).
3. Die maligne Transformation eines benignen Osteoblastom zum metastasierenden, hochmalignen Osteosarkom.
4. Das **aggressive Osteoblastom** – ein Tumor mit hoher Rezidivrate, der aber nicht metastasiert. Das vorherrschende histologische Bild entspricht dem eines herkömmlichen benignen Osteoblastoms; der harmonische trabekuläre Aufbau mag aber stellenweise fehlen. Epitheloider Osteoblastenbesatz, Zellreichtum und erhöhte mitotische Aktivität sind dann typische Merkmale solcher schnell und aggressiv wachsenden osteoblastischen Tumoren. Bertoni u. Mitarb. (1985) vertreten die Auffassung, daß es sich angesichts dieser Atypien stets um osteoblastische Osteosarkome handelt. Wahrscheinlich ist jedoch, daß osteoblastische Tumoren, vergleichbar mit den chondromatösen Tumoren, auch Übergangsformen aufweisen, deren Dignität nur bestimmt werden kann, wenn es gelingt, Klinik, Röntgenbild und Pathologie in Einklang zu bringen.

Osteosarkom

Definition und Spektrum. Es ist das häufigste primäre Sarkom der Substantia ossea, dessen offenkundig malignes Zellstroma direkt – ohne knorpelige Zwischenstufe – neoplastische Knochensubstanzen bildet. Je nach dem vorherrschenden feingeweblichen Bild werden osteoblastische (50%), chondroblastische (25%) und fibroblastische (25%) Varianten des Osteosarkoms sowie sehr seltene anaplastische, undifferenzierte Tumoren unterschieden (Aegerter u. Kirkpatrick 1968, Dahlin u. Unni 1986). Selten treten Osteosarkome als sekundäres Sarkom auf dem Boden eines Morbus Paget, einer fibrösen Dysplasie oder strahleninduziert auf. Wichtig ist, daß Osteosarkome sich prognostisch unterteilen lassen: So haben Tumoren mit niedrigem Malignitätsgrad, wie das parossale Osteosarkom, auch viele periostale und die überwiegend multizentrisch-sklerosierend wachsenden und manche hochdifferenzierte, intramedulläre Osteosarkome eine weitaus bessere Prognose als das konventionelle Osteosarkom, die teleangiektatische Form oder gar die kleinzellige Variante.

Es sind die Metaphysen schnell wachsender Knochen, derer sich Osteosarkome als Prädilektionsstellen bemächtigten. Nach Dahlin u. Unni (1986) erstrecken sich 82% dieser Tumoren auf einen langen Röhrenknochen, dabei vor allem auf die knienahe Region. Dieses gilt insbesondere, wenn auch das typische Manifestationsalter in der 2. Lebensdekade vorliegt. Patienten, die älter als 25 Jahre sind, werden häufiger einen Befall platter und kleiner Knochen, so auch der Wirbelsäule, aufweisen.

Nach dem klinischen Bild beurteilt, wachsen Osteosarkome rasch und ohne Therapie unaufhaltsam zu größten Tumoren heran. Die Tumorverdopplungszeit beträgt 30 Tage (SPJUT u. Mitarb. 1971). Osteosarkome bemächtigen sich früh der extraossären Weichteile und sind geneigt, sprunghaft, vor allem in die Lunge, zu metastasieren. Erst die radikal-chirurgische Entfernung, zusammen mit einer aggressiven Chemotherapie, hat die verzweifelnd düstere Prognose dieser Sarkome deutlich besser werden lassen, da durch die neoadjuvante, reduktive Chemotherapie auch etwa bestehende Mikrometastasen mitgetroffen werden.

Lokalisation an der Wirbelsäule. Osteosarkome erstrecken sich sehr selten auf die Wirbelsäule. So wie es im Skelett Stellen der Prädilektion gibt, widerfährt anderen Abschnitten eine ausgesprochene Schonung. In der Statistik von DAHLIN u. UNNI (1986) finden sich unter 1274 Osteosarkomen 7 an der HWS, 10 an der BWS, 8 an der LWS und 12 im Sarkum. Die Statistik von SCHAJOWICZ (1981) weist unter 502 Osteosarkomen 4 an der Wirbelsäule und 1 im Sakrum aus. Zusammengefaßt betrachtet, errechnet sich der Anteil von Osteosarkomen an der Wirbelsäule auf 1,6% und im Sakrum auf 0,7%. Folgt man diesen Statistiken, so ist das Achsenskelett nur in etwas mehr als 2% aller Osteosarkome in Mitleidenschaft gezogen. Reduziert man jedoch die Daten von DAHLIN u. UNNI (1986) um den Anteil der sekundären Sarkome, um alle Sarkome, die sich auf dem Boden eines Morbus Paget (43) oder im Gefolge einer Bestrahlung (52) entwickelten, so verbleiben 13 de novo entstandene Osteosarkome der Wirbelsäule (1,1%).

Aus der Literatur lassen sich 29 Osteosarkome der Wirbelsäule zusammentragen, deren Entstehung ohne vorbestehende Erkrankung belegt wurde (MARSH u. CHOI 1970, FIELDING u. Mitarb. 1986, MNAYMNEH u. Mitarb. 1979, BARWICK u. Mitarb. 1980, GANDOLFI u. BORDI 1984 OGIHARA u. Mitarb. 1984, PATEL u. Mitarb. 1984, SHIVES u. Mitarb. 1986, zusammen mit 4 eigenen Beobachtungen). Das Durchschnittsalter dieser Fälle liegt mit 25 Jahren (Streubreite 3–55 Jahre) höher als das der konventionellen Osteosarkome der Röhrenknochen. Die Tumoren betrafen 19 Männer und 11 Frauen, was die bekannte Androtrophie des Osteosarkoms unterstreicht. Die Verteilung innerhalb der Wirbelsäule ergab folgenden Spiegel: HWS 21%, BWS 36% und LWS 43%. Die Verteilung auf die Regionen folgt damit dem schon erwähnten (S. 168) Muster der Verteilung maligner Wirbelsäulentumoren.

Das Vorkommen der Osteosarkome – v.a. auch an der Wirbelsäule – nach einer Radiatio wird in zahlreichen Veröffentlichungen belegt (CRUZ u. Mitarb. 1957, IMMENKAMP 1976, DOWDEL u. Mitarb. 1977, BARWICK u. Mitarb. 1980, SUNDARESAN u. Mitarb. 1986, SHIVES u. Mitarb. 1986). Die Bestrahlung erfolgte oft wegen frühkindlicher intraduraler Tumoren oder wegen einer aneurysmatischen Knochenzyste. Ebenso bekannt ist das Auftreten von Osteosarkomen in Kombination mit einem Morbus Paget; hier ist das hohe Manifestationsalter (6.–7. Lebensdekade) typisch. Sekundäre Sarkome auf dem Boden eines Morbus Paget an der Wirbelsäule sind eher selten, wenn wir davon ausgehen, daß im Rahmen eines Morbus Paget in 44% die Wirbelsäule mitbefallen ist (DICKSON u. Mitarb. 1945). MCKENNA u. Mitarb. (1964) berichten über 170 Osteosarkome auf dem Boden eines Morbus Paget, jedoch nur in 3,5% der Fälle trat die maligne Entartung in der Wirbelsäule ein. Ähnliche Beobachtungen machten auch SPJUT u. Mitarb. (1971): In einer Serie von 250 Fällen war die Wirbelsäule nur in 4% anteilig betroffen.

Es häufen sich Berichte, die einerseits den aggressiven, pseudomalignen Charakter einzelner Osteoblastome belegen und eine Abgrenzung gegenüber Osteosarkomen mit niedrigem Malignitätsgrad erschweren. Andererseits werden Osteosarkome dargestellt, die primär als Osteoblastom eingestuft wurden, sich dann aber schließlich als metastasierendes Osteosarkom mit vermeintlicher maligner Entartung herausstellen (SEKI u. Mitarb. 1975, SCHAJOWICZ u. LEMOS 1976, MARSH u. Mitarb. 1975, MERRYWEATHER u. Mitarb. 1980, ROESSNER u. Mitarb. 1985, MITCHELL u. Mitarb. 1986, ABDELWAHAB u. Mitarb. 1986). In diesem Grenzland, ohne histologisch scharfe Demarkationslinien, bedarf es klinisch-radiologischer Parameter – analog zu der Abgrenzung des Chondroms vom Chondrosarkom. Diese Verläufe von Osteosarkomen mit niedrigem Malignitätsgrad – die gerade in der Wirbelsäule aufzutreten scheinen – erstrecken sich nicht selten über mehrere Jahre (ROESSNER u. Mitarb. 1985, MERRYWEATHER u. Mitarb. 1980, eigene Beobachtung in Abb. **22**) bis schlußendlich der sarkomatöse Charakter der Geschwulst offenkundig wird. Osteoblastische Tumoren am Wirbel, so läßt sich folgern, die sich in Kürze der paravertebralen Abschnitte bemächtigen, den eigentlichen Ursprungswirbel nicht mehr erkennen lassen und dabei 2, 3 und mehr Wirbel mit Tumormassen belegen, gemahnen an höchste Sorgfalt, um ihre ursprüngliche Eigenart bereits in den Anfängen zu erfassen. Osteosarkome der Wirbelsäule weisen stets eine Ausdehnung in die Weichteile auf, sobald sie diagnostiziert werden (SHIVES u. Mitarb. 1986).

Nach dem **Röntgenbild** beurteilt, entwickeln sich nur wenige osteolytische, andere vorrangig sklerosierend, die Mehrzahl jedoch zeigt Mischbilder mit einem Überwiegen der einen oder der anderen Komponente (Abb. **23**). Infolge ihrer Neigung zur extraossären Ausbreitung errichtet auch der Spinalkanal keine „natürliche" Schranke, so daß neurologische Symptome schon früh im Vordergrund stehen. Die Mehrzahl der Osteosarkome geht vom Wirbelkörper aus und nur ausnahmsweise von dorsalen Wirbelpartien (FIELDING u. Mitarb. 1976).

Kalzifiziertes oder ossifiziertes Tumorosteoid läßt sich im **Computertomogramm** durch fleckige oder amorph-konfluierende Verdichtungen im Tu-

Knochentumoren 2.49

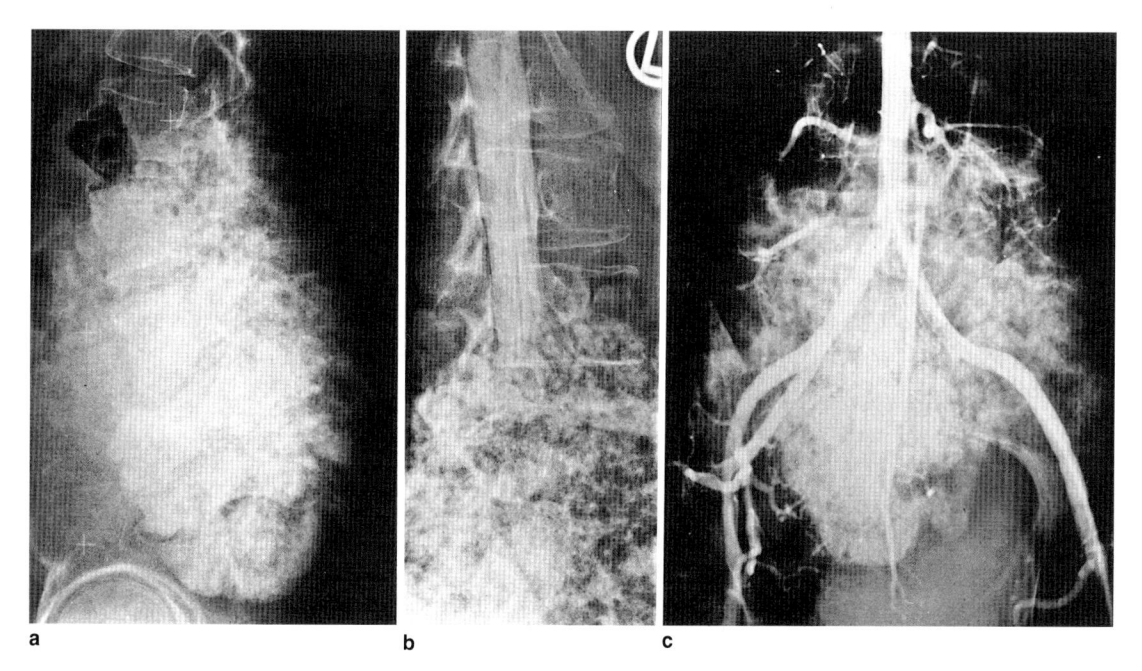

Abb. 22 Osteosarkom der LWS. a Zustand mit 26 Jahren: weit in das kleine Becken vorragender Tumor, fleckförmig verkalkend, zur Peripherie hin abnehmende Dichte. Im Alter von 20 Jahren Feststellung eines „Osteoblastoms" LWK 5. Mit 25 Jahren Übergreifen des Tumors auf das Kreuzbein, mehrfache Operationen, zunehmendes Kaudasyndrom. **b** Kompletter Kontrastmittelstopp in Höhe von L3/L4 im Myelogramm. **c** Die Angiographie zeigt große arterielle Zuflüsse zum Tumor, jedoch kein Nachweis eines pathologischen Gefäßbildes im Tumor. Exitus letalis im Alter von 27 Jahren infolge Tumorkachexie. Keine Lungenmetastasen

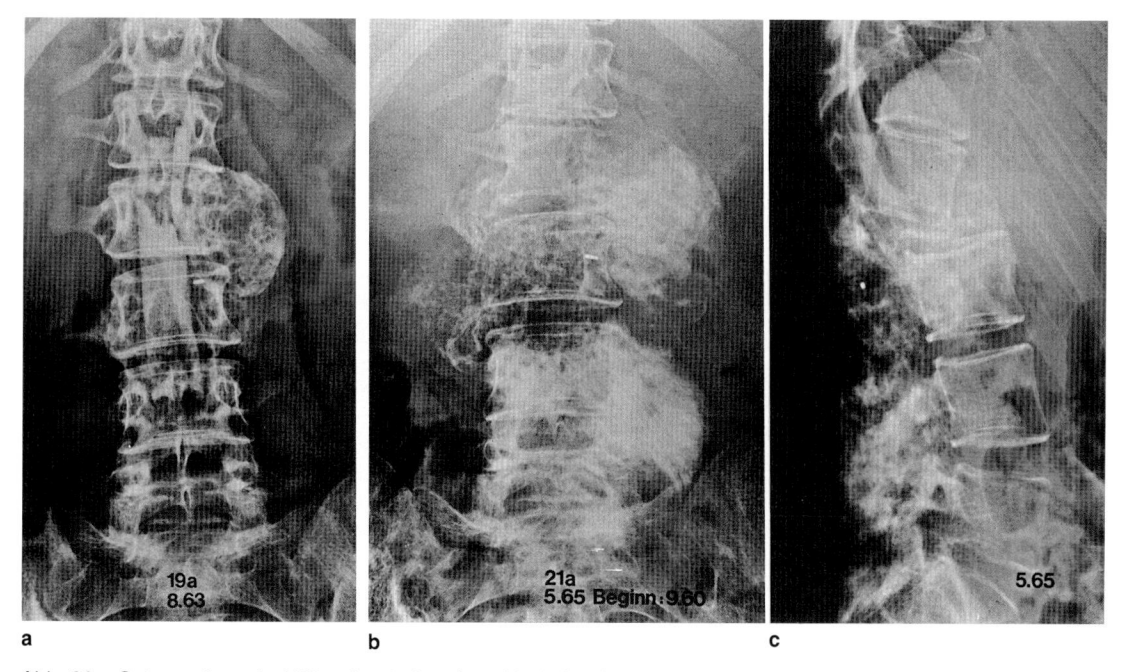

Abb. 23 Osteosarkom, in Höhe des 2. Lendenwirbels beginnend, mit überwiegend dorsolateraler Ausbreitung. **a** 2 Jahre nach Krankheitsbeginn: dorsale Spondylodese mit Kieler-Knochenspan L1–L4 (1961). Keine exakte histologische Zuordnung. Links paravertebraler osteoblastischer Tumor. **b** Fortgeschrittenes Tumorwachstum 5 Jahre nach Krankheitsbeginn. Osteoblastische Tumormassen, die gesamte dorsal- und linkslaterale Wirbelsäulenpartie herunterreichend, komplette Sinterung des 2. Lendenwirbelkörpers. Exitus letalis im 21. Lebensjahr

morinnern sowie innerhalb der extraossären Weichteilkomponente erkennen, was oft unzweideutig auf das Vorliegen eines Osteosarkoms hinweist (FREYSCHMIDT 1986). Wirbelkörpereinbrüche, extraossäres Tumorwachstum, Kortikaliszerstörung und unscharfe Tumorbegrenzung mit einem Verdämmern der Verdichtung in der Peripherie, geben oft prima vista den Eindruck eines malignen Tumors wieder.

Die wichtigste **Differentialdiagnose** richtet sich auf das Osteoblastom: Hohe Wachstumsgeschwindigkeit, schrankenlose Ausdehnung in die Weichteile und rasche Einbeziehung zugleich mehrerer Segmente sprechen für ein Osteosarkom. Osteoblastische Metastasen, mit denen am Wirbelkörper mit viel größerer Wahrscheinlichkeit zu rechnen ist, lassen sich oft nur histologisch differenzieren. Die vorwiegend osteolytischen Osteosarkome gilt es von der aneurysmatischen Knochenzyste, vom Riesenzelltumor, von solitären Metastasen oder vom Plasmozytom, jeweils in Abhängigkeit vom Patientenalter, abzugrenzen (FREYSCHMIDT 1986).

Die **Prognose** des Osteosarkoms an der Wirbelsäule ist nach heutigem Wissensstand infaust. Alle von BARWICK u. Mitarb. (1980) aufgeführten Fälle verstarben innerhalb von 2 Jahren, die meisten bereits im 1. Jahr nach der Diagnosestellung. Operative Maßnahmen richten sich auf die Wiederherstellung der Wirbelsäulenstabilität und auf eine Dekompression der Nervenstrukturen. Infolge der bereits ausgedehnten Weichteilkomponente ist eine radikale Resektion für das Osteosarkom der Wirbelsäule bislang nicht erzielt worden. OGIHARA u. Mitarb. (1984) berichten über eine 6 Jahre tumorfreie Überlebenszeit bei einem 15jährigen Jungen nach alleiniger intraarterieller und systemischer Applikation von Zytostatika. Von 11 Fällen, die einer intensiven Chemotherapie unterzogen wurden und mehrfache Tumorresektionen erhielten, überlebten 5 länger als 5 Jahre, darunter 3 ohne Anzeichen einer fortbestehenden Erkrankung (SUNDARESAN u. Mitarb. 1990).

Knorpelbildende Tumoren

Osteochondrom (kartilaginäre Exostose)

Definition. Das Osteochondrom wird als knöcherner Auswuchs sichtbar, der kappenartig mit hyalinem Knorpel überzogen ist. Überall dort, wo Knochen über eine enchondrale Ossifikation gebildet wird, sind die Entstehungsorte solcher Osteochondrome, bevorzugt liegen sie in den Metaphysen langer Röhrenknochen. Die solitären Osteochondrome sind als eine lokale Wachstums- und Entwicklungsstörung aufzufassen, wenn sie auch von den meisten Autoren bei den Knochentumoren aufgeführt werden. Diese insgesamt sehr häufigen solitären Knochenveränderungen sind morphologisch und röntgenologisch identisch mit dem Krankheitsbild der multiplen kartilaginären Exostosen, einer autosomal-dominanten Erbkrankheit.

Lokalisation an der Wirbelsäule. In 1,8% der insgesamt 1392 Beobachtungen ist mit einem Wirbelsäulenbefall zu rechnen (Tab. 1). MULDER u. Mitarb. (1981) registrierten 2011 Erkrankungsfälle, wovon sich 2,6% auf die Wirbelsäule erstreckten. Diese Angaben stimmen überein mit HUVOS (1979), der unter 323 Fällen mit solitärem Osteochondrom in 3% einen Wirbelbefall sah. Im Sakrum liegen weniger als 0,5% aller Osteochondrome vor.

Sämtliche von ROBLOT u. Mitarb. (1990) angeführten Fälle, gepaart mit dem Patientengut von DAHLIN u. UNNI (1986), ergänzt durch die Veröffentlichungen von ZIEGERT (1983), KOZLOWSKI u. Mitarb. (1987), FANNEY u. Mitarb. 1987, SCHER u. PANJE (1988) sowie TAJIMA u. Mitarb. (1989) und die dort tabellarisch festgehaltenen zusätzlichen Daten, ergeben insgesamt 88 Einzelbeobachtungen mit solitärem Osteochondrom der Wirbelsäule. Aufgeführt werden allerdings überwiegend intraspinal sich entwickelnde Läsionen, die neurologische Komplikationen verursachen. Von Klinik und Röntgenbildinterpretation her wenig beindruckende, periphere, von den Dornfortsätzen ausgehende Osteochondrome, die sicher in einer Vielzahl vorkommen, finden selten Berücksichtigung.

Folgende Informationen können gewonnen werden: Solitäre Osteochondrome entspringen zu 40% der zervikalen, zu 21% der dorsalen, zu 34% der lumbalen Wirbelsäule und zu 5% dem Sakrum. In 75% betrifft die Erkrankung das männliche, in 25% das weibliche Geschlecht. Das durchschnittliche Manifestationsalter liegt entgegen üblichen Erfahrungen anderer Lokalisationen bei 31 Jahren.

Im Rahmen multipler kartilaginärer Exostosen wird die Wirbelsäule von Symptome verursachenden Läsionen selten betroffen. Insgesamt lassen sich 34 Fälle zusammenstellen, worunter sich alle von ROBLOT u. Mitarb. (1990), RAMADIER u. LECESTRE (1976), BLERY u. Mitarb. (1981) sowie die von ROMAN (1978) zitierten Fälle zusammenfinden. Es handelt sich um 12 zervikale, 10 dorsale und 2 lumbale Manifestationen. Auch in diesen Fällen ist das männliche Geschlecht (76%) häufiger als das weibliche (24%) betroffen. Hier liegt das durchschnittliche Manifestationsalter bei 25 Jahren. SHAPIRO u. Mitarb. (1990) konnten in 6 Fällen, die zur Rückenmarkkompression führten, den Befall der C1-/C2-Region belegen.

An der Wirbelsäule sind Osteochondrome nahe den Zentren der sekundären Ossifikation lokalisiert. Ihre Entwicklung an den dorsalen Wirbelpartien ist die Regel (Abb. 24). Nur ausnahmsweise nehmen sie ihren Ursprung am ventralen Umfang des Wirbelkörpers: SCHMITT u. LÖHR beschreiben ein ventral gelegenes Osteochondrom C1/C2, das die hintere Rachenwand vorwölbte;

Knochentumoren 2.51

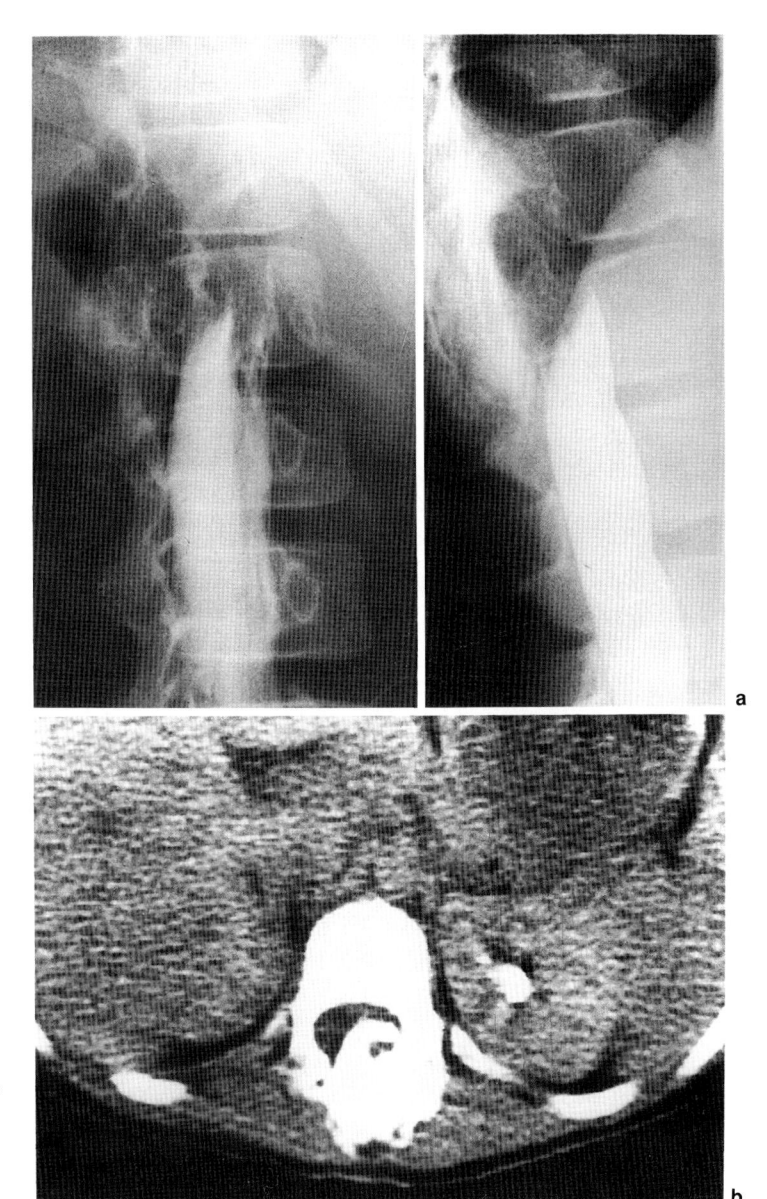

Abb. 24 Osteochondrom D12 im Spinalkanal; 11jähriges Mädchen. Schmerzlose Atrophie und Paresen an Oberschenkel und Unterschenkel links. Knochendichte Masse im Spinalkanal. **a** Im Myelogramm kompletter Kontrastmittelstopp vom Typ der extraduralen Raumforderung. **b** Im CT knotige, knochendichte Verdickung im Wirbelkanal, kein Hinweis auf Knorpelkappe. Therapie: Laminektomie ohne Spondylodese mit einseitiger Gelenkfortsatzresektion von D12 und L1 (vgl. Abb. 7)

eine gleichartige Beobachtung machten SCHER u. PANJE (1988). BROCHER u. WILLERT (1980) liefern eine Abbildung eines Osteochondroms am 4. Lendenwirbelkörper mit ventraler Ausdehnung.

Das Wachstum der Osteochondrome – in solitärer Form oder im Rahmen multipler kartilaginärer Exostosen – kann sich, von der Spitze der Dornfortsätze, der Lamina oder der Bogenwurzel, schließlich auch von den Rippen-Wirbel-Gelenken ausgehend, in periphere Richtung erstrecken, wo sie dann Plexus, Nervenwurzel und Symphatikus (Horner-Syndrom) komprimieren können. In der Hälfte aller Fälle mit solitärem Osteochondrom und fast ausnahmslos in den Fällen mit multipler Erkrankung kommt es zu Kompressionserscheinungen des Rückenmarks oder der Cauda equina und der spinalen Nerven (ROBLOT u. Mitarb. 1990). Unter 10 eigenen Fällen mit solitärem Osteochondrom der Wirbelsäule trat eine solche Komplikation lediglich zweimal auf (IMMENKAMP 1984). Unglücklicherweise kann sich nämlich ein Osteochondrom zum Spinalkanal gerichtet entwickeln und hier langsam progredient alle Stadien der Rückenmarkskompression auslösen (Abb. 25). Als weitere klinische Zeichen, die Osteochondrome je nach ihrem zufälligen Sitz auslösen können, werden von ROBLOT u. Mitarb. (1990) zusammengefaßt: Gefäßkompression (A. carotis), Dysphagie, Schwellung, schmerzhafte Bewegungsblockierung, Wirbelkörperblockbildung, Hustenreiz, plötzlicher Tod (C1-Lokalisation).

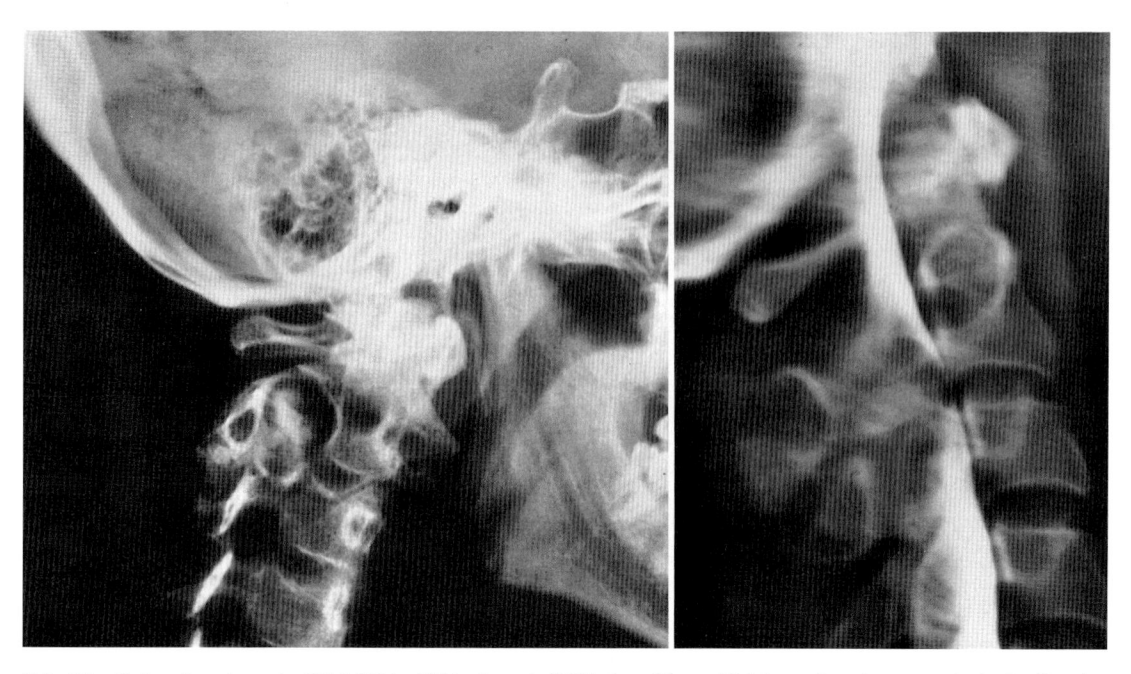

Abb. 25 Osteochondrom (solitär) C3 im Wirbelkanal; 28jähriger Mann. Zeichen einer langsam fortschreitenden Rückenmarkkompression. Knöcherner Prozeß im stark ausgeweiteten Foramen intervertebrale C2/C3. Druckusur mit Randsklerose am Bogen C2. In der Myelographie partieller Block vom Typ der extraduralen Raumforderung (Abb.: Westf. Knochengeschwulst-Reg., Münster)

Röntgenbild. Die gewohnten röntgenologischen Kriterien eines Osteochondroms sind immer dort leicht nachzuvollziehen, wo der Tumor, von den Dorn- und Querfortsätzen ausgehend, sich breit- oder schmalbasig in die Weichteile entwickelt und ungleichmäßig strukturierten Knochen formt oder mehr oder weniger stark ausgeprägte Verkalkungen in der Knorpelkappe hinterläßt. Ein Wachstum im Spinalkanal erschwert die Erkennung dieser typischen Zeichen. Der röntgenologisch nicht dargestellte Knorpelanteil vermag den Epiduralraum noch zusätzlich einzuengen.

Sobald sich Zeichen einer spinalen Kompression im Verlauf von multiplen kartilaginären Exostosen entwickeln, wird man zumeist frühzeitig auf die Wirbelkanalmanifestation aufmerksam. Die solitären Osteochondrome im Spinalkanal hingegen werden oft erst durch **Myelographie, CT oder MRT** aufgedeckt.

Während Szintigraphie und Angiographie nur eine untergeordnete Bedeutung in der **Diagnostik** der spinalen Knorpelerkrankungen haben, kommt der CT, neuerdings auch der MRT (FANNEY u. Mitarb. 1987) eine überragende Rolle zu. Die Erkennungsmerkmale im CT werden von LORD u. Mitarb. (1978), MACGEE (1979), NUBOURGH u. Mitarb. (1979), LOFTUS u. Mitarb. (1980) sowie SPALLONE u. Mitarb. (1981) herausgestellt. Die Osteochondrome der Wirbelsäule werden als kleine, rundlich oder oval konfigurierte Tumoren, mit zumeist irregulärer Oberfläche, in intra- oder paraspinaler Lage beschrieben. Die knöcherne Basis zeigt ein überwiegend knochenähnliches Dichteverhalten. Die üblicherweise nichtkontrastmittelaufnehmende hypodense Knorpelkappe kann in 50% der Fälle, stippchenförmig oder scholllig, intratumorale Verkalkungen aufweisen. Die mit einer Myelographie kombinierte CT liefert den Nachweis, in welchem Maße die Dura mater spinalis verlagert und das Myelon komprimiert wird. Hieraus läßt sich auch indirekt die Dicke der begleitenden Knorpelkappe ableiten. Die wichtige Abgrenzung vom Chondrosarkom erfolgt über die Darstellung der Tumorausdehnung und die Bemessung seiner knorpeligen Anteile. Ferner gilt es, eine Myositis ossificans oder eine heterotope Knochenbildung, im Einzelfall auch ein Meningeom abzugrenzen.

Therapie. An der Wirbelsäule ist die Exzision der Osteochondrome immer dann indiziert, wenn sich Kompressionserscheinungen einstellen oder ein Fehlwachstum der Wirbelsäule ausgelöst wird. Große Osteochondrome, die sich noch im Erwachsenenalter aus einer persistierenden Knorpelkappe weiterentwickeln oder auch Osteochondrome, die sich nachweislich erst nach abgeschlossenem Skelettwachstum bilden (ROBLOT u. Mitarb. 1990), sollten stets exzidiert werden, um eine maligne Entartung auszuschließen.

Prognose. Die Prognose der Osteochondrome an der Wirbelsäule, bezogen auf das Tumorwachstum, ist als gut zu bezeichnen. Die neurologischen Komplikationen haben üblicherweise eine günstige Rückbildungstendenz nach operativer Dekompression und Tumorentfernung. Eine maligne Entartung eines solitären Osteochondroms tritt ganz allgemein in weniger als 1% der Fälle auf. Allerdings sollen Tumoren des Achsenskeletts eine höhere Wahrscheinlichkeit zur sekundären Malignität besitzen. Möglicherweise haben solche Tumoren lange Entwicklungszeiten, während Tumoren, die der Palpation zugänglich sind, bereits bei geringer Größenzunahme therapeutische Konsequenzen auslösen.

Eine maligne Entartung des Osteochondroms der Wirbelsäule wird lediglich von DAHLIN u. UNNI (1986) in 5 Fällen angeführt. Hiervon lagen in 3 Fällen multiple kartilaginäre Exostosen an der Wirbelsäule vor, in 2 Fällen ging das Sarkom vom Sakrum aus. Die maligne Entartung multipler kartilaginärer Exostosen – alle Lokalisationen umfassend – wird auf 5–25% veranschlagt (DAHLIN u. UNNI 1986, FREYSCHMIDT u. OSTERTAG 1988). Ein Übergang zur Malignität wird besonders vorteilhaft durch die MRT nachgewiesen, da das Signalverhalten des Knorpels eines Chondrosarkoms stärkere Inhomogenitäten aufweist als ein ruhendes Osteochondrom.

Chondrom

Definition. Das solitäre Chondrom, dieser vom Periost oder von liegengebliebenen Knorpelresten ausgehende Tumor sui generis, wird aus einem reifen hyalinen Knorpel aufgebaut und tritt überwiegend zentral im Knochen (als Enchondrom) oder auch peripher (als juxtakortikales oder periostales Chondrom) in Erscheinung. Die bevorzugten Lokalisationen sind die Phalangen von Hand und Fuß; seltener kommt es in langen Röhrenknochen oder im Stammskelett vor, wo es vom malignen Gegenpart, dem Chondrosarkom, histomorphologisch äußerst schwer abzugrenzen ist. Auch eine maligne Entartung soll vorkommen, wenn sich diese auch nur selten belegen läßt. Das solitäre Chondrom wächst äußerst langsam. Es ist deshalb nicht verwunderlich, daß dieser Tumor überwiegend erst im 3.–5. Lebensjahrzehnt manifest wird.

Die Dignität eines chondroblastischen Tumors zu bestimmen, wenn nur zytologische und histomorphologische Kriterien zugrundegelegt werden, ist außerordentlich verwickelt, ja zumeist gar nicht möglich. Alle stammnah gelegenen Knorpeltumoren an Becken, Femur, Rippen, Sternum und Wirbelsäule, welche lokal aggressiv wachsen und somit Schmerzen auslösen, sich in fortgeschrittenem Erwachsenenalter darstellen, bereits eine Ausdehnung von 4 cm erreicht haben und dabei die angrenzende Kortikalis zerstört haben, sind auf Malignität verdächtig, selbst wenn die histomorphologischen Merkmale eindeutige Zeichen eines Chondrosarkoms vermissen lassen. So sind es vor allem klinische und röntgenologische Parameter, die auf den benignen oder malignen Charakter einer Knorpelgeschwulst hindeuten. Im Röntgenbild schafft sich das Chondrom scharf konturierte, zentral oder exzentrisch liegende Knochenaussparungen, in denen, mehr oder weniger ausgeprägt, feinfleckige Verkalkungen der Grundsubstanz vorkommen, die in ihrer stärksten Ausprägung als kalzifizierendes Chondrom bezeichnet werden. In exzentrischer, juxtakortikaler Lage buchtet das Chondrom die Kortikalis schüsselförmig aus, läßt sie druckatrophisch schwinden und bildet zumeist eine Neokortikalis. Der gelappte Bau dieser Knorpelgeschwulst hinterläßt mehrbuchtige Aussparungen zum Knocheninneren hin, deren Begrenzung zart sklerosiert ist.

Lokalisation an der Wirbelsäule. Solitäre Chondrome der Wirbelsäule sind extrem selten. Nach DAHLIN u. UNNI (1986) und SCHAJOWICZ (1981) entfallen unter 658 Chondromen 8 (1,2%) auf die Wirbelsäule und 3 (0,5%) auf das Sakrum.

Von BELL (1971) werden aus dem älteren Schrifttum 34 Chondrome der Wirbelsäule zusammengestellt, deren treffende Zuordnung wegen ungenügender Daten nicht immer als erwiesen angesehen werden kann. Der von BELL stammende Fallbericht, entsprechend der von SCHIRMER (1974), wird heute als Low-grade-Chondrosarkom und nicht als Chondrom einzustufen sein. Weitere Berichte über solitäre Chondrome der Wirbelsäule geben: RAND (1963), NAG u. FALCONER (1966), SLOWIK u. Mitarb. (1968), HERNDON u. COHEN (1970), HARDY u. Mitarb. (1978), WAGA u. Mitarb. (1979), MAINRI u. Mitarb. (1980), BLERY u. Mitarb. (1981), CALDERONE u. Mitarb. (1982), FORTUNA u. Mitarb. (1983), HOLLMAN u. VALAVANIS (1983), BAUDRILLARD u. Mitarb. (1987), LOZES u. Mitarb. (1987).

Folgt man diesen Darstellungen aus jüngster Zeit, so ist das Chondrom der Wirbelsäule ausnahmslos ein kleiner Tumor, der extrem langsam wächst. Ein bioptisch gesichertes Chondrom, das erst 17 Jahre später zu neurologischen Störungen führte, geben PAILLAS u. Mitarb. (1963) an. Jede Altersstufe (10- bis 76jährige) ist von diesen Tumoren betroffen (HERNDON u. COHEN 1970, LOZES u. Mitarb. 1987), selbst bei Neugeborenen treten sie auf (WAGA u. Mitarb. 1979). Überwiegend werden sie jedoch erst im 3.–5. Lebensjahrzehnt manifest.

Die Wirbelsäulenchondrome sind stets juxtakortikal gelegen. Sie nehmen vorrangig ihren Ursprung an der Hinterwand des Wirbelkörpers, der Lamina dorsalis und an den Wirbelfortsätzen. Während einzelne an den Fortsätzen gelegene Chondrome in die Peripherie vorwachsen und die Muskulatur verdrängen (CALDERONE u. Mitarb. 1982), wird überwiegend eine intraspinale Ausdehnung angetroffen, die dann zwangsläufig, wenn auch langsam progredient, neurologische Störungen bewirkt. Vereinzelt lassen sich solche Chondrome im Spinalkanal erst durch einen kompletten Kontrastmittelstopp anläßlich einer Myelographie darstellen (NAG u FALCONER 1966, HERNDON u. COHEN 1970, BLERY u. Mitarb. 1981, BAUDRILLARD u. Mitarb. 1987). Andere Chondrome führen zu einer druckatrophischen Ausweitung der Foramina intervertebralia, wobei der angrenzende Knochen mit einer zarten reaktiven Randsklerose versehen ist (SLOWIK u. Mitarb. 1968, HOLLMANN u. VALAVANIS 1983, LOZES u. Mitarb. 1987). Im CT werden die charakteristischen fleckförmigen Verkalkungen der Tumormatrix innerhalb einer keineswegs ausgedehnten Weichgewebsmasse sichtbar (CALDERONE u. Mitarb. 1982, HOLLMANN u. VALAVANIS 1983, LOZES u. Mitarb. 1987).

Der Ausgangspunkt solitärer Chondrome wird in liegengebliebenen Knorpelresten gesehen. SLOWIK u. Mitarb. (1968) diskutieren einen möglichen Ursprung im Anulus fibrosus oder in der Dura mater spinalis. Eine solche metaplastische Chondromentstehung wäre dann vergleichbar mit der Chondrombildung in den Weichteilen und in Gelenknähe, wie sie von STRONG (1975), CHUNG u. ENZINGER (1978) und MILGRAM u. JASTY (1983) angegeben wird.

Die Differentialdiagnose solcher spinaler Chondrome umfaßt das Osteochondrom, welches in früheren Altersstufen manifest wird und eine knöcherne Basis aufzuweisen pflegt, v. a. aber das Chondrosarkom, insbesondere in seinem niedrigmalignen Ausprägungsgrad. Das typische Chondrom der Wirbelsäule heilt nach lokaler Exzision. Selbst inkomplette Entfernungen führen zu langer symptomfreier Zeit (FORTUNA u. Mitarb. 1983). Zwei Rezidive eines anfangs 3 cm messenden Chondroms innerhalb eines 24jährigen Verlaufes werden lediglich von BLERY u. Mitarb. (1981) angegeben.

Eine Beteiligung der Wirbelsäule wird im Rahmen einer Enchondromatose (Morbus Ollier) und eines Maffucci-Syndroms zumeist nicht angetroffen. In den letzten Jahren wurden mehrere Fälle veröffentlicht, bei denen die Wirbelsäule jedoch in stärkstem Maße mitverändert war. Eine sorgfältige Literaturübersicht stammt hierzu von AZOUZ (1987).

Chondroblastom und Chondromyxoidfibrom

Chondroblastome und Chondromyxoidfibrome – zwei differente Tumoren – zählen zu der Rubrik der benignen chondroblastischen Tumoren, deren Vorkommen ganz allgemein äußerst selten ist. Bezogen auf das gesamte Skelett machen sie nicht mehr als 4% bzw. 1% unter den benignen Knochentumoren aus (Tab. **1**). An der Wirbelsäule und im Sakrum sind sie so selten anzutreffen, daß ihnen hier keine nennenswerte Bedeutung zukommt und sie allenfalls differentialdiagnostisch zu erwägen wären.

Die Durchsicht der Literatur über das **Chondroblastom** ergibt lediglich 5 Einzeldarstellungen dieses Tumors am Achsenskelett (BURACZEWSKI u. Mitarb. 1957, EHALT u. RATZENHOFER 1967, PRÖMPER u FRIEDMANN 1983, HÖFFEL u. Mitarb. 1987, HOWE u. Mitarb. 1988). Im Krankengut von SCHAJOWICZ (1981) wird ein Chondroblastom der Halswirbelsäule und ein weiteres mit Befall des Sakrums aufgeführt. DAHLIN u. UNNI (1986) beobachteten zwei Fälle, die nicht näher spezifiziert werden. Das Niederländische Knochentumorregister (NCBT 1973) und SPRINGFIELD u. Mitarb. (1985) geben jeweils eine weitere Beobachtung an. Demnach wird man, den Fallbericht von EDEL u. Mitarb. (1992) einbezogen, allenfalls von 12 veröffentlichten Fällen eines Chondroblastoms der Wirbelsäule ausgehen dürfen.

Über **Chondromyxoidfibrome**, diese eigenartig aus chondromatösen und myxomatösen Anteilen bestehenden seltenen benignen Geschwülste, berichten PROVELEGIOS u. Mitarb. (1988), die alle bis heute veröffentlichten Fälle an der Wirbelsäule zusammenstellten. Sie geben insgesamt 16 ausreichend dokumentierte Fälle an. Ergänzend sei die Beobachtung von SHULMAN u. Mitarb. (1985) angeführt, die ein vom Sakrum ausgehendes Chondromyxoidfibrom fanden, dessen ausgedehnte extraossäre Ausbreitung hervorgehoben wird. Mehrere Tumoren führten zur Rückenmarkkompression als Folge ihrer Ausdehnung im Spinalkanal (BENSON u. Mitarb. 1955, GUSDCHA 1968, RAHIMI u. Mitarb. 1972, RAMANI 1974, MERLI u. Mitarb. 1978, NUNEZ 1980, TSUCHIYA u. Mitarb. 1992).

Das typische Röntgenbild, wie es an den Metaphysen langer Röhrenknochen angetroffen wird, mit exzentrischer Lage der kompletten Knochenauflösung, mit Pseudotrabekelbildung, mit sklerosierten ballonierten Rändern nach innen, mit Arrosion der randständigen Kortikalis sowie Demarkation durch eine feine neugebildete Knochenschale nach außen, läßt sich an der Wirbelsäule kaum nachvollziehen.

Die Differentialdiagnose dieser beiden Tumorentitäten umfaßt an der Wirbelsäule die aneurysmatische Knochenzyste, das Osteoblastom und eosinophile Granulom, das Chordom und den Riesenzelltumor als Primärtumoren sowie die osteolytisch wachsenden Metastasen (Niere, Schilddrüse).

Wegen der außerordentlichen Seltenheit dieser Knochengeschwülste im allgemeinen und ganz speziell an der Wirbelsäule sollen sie an dieser Stelle nicht weiter erörtert werden; es sei auf die umfassende Darstellung in Band III, T. 2 verwiesen.

Chondrosarkom

Definition. Es handelt sich dabei um einen höchst formenreichen und schwer zu ergründenden malignen Tumor, der sich vom Knorpelgewebe herleitet. Seine Zellen produzieren ausschließlich knorpelige Grundsubstanz, jedoch niemals direkt Knochen oder osteoidale Vorstufen. Charakteristischerweise bergen Chondrosarkome, je nach dem Grad ihrer Differenzierung, ein recht unterschiedliches biologisches Verhalten in sich. Wohldifferenzierte Tumoren (low grade chondrosarcomas) wachsen langsam und metastasieren zumeist erst spät; hingegen können ihre undifferenzierten Formen rasch mit Metastasen zum Tode führen. Nach ihrer Herkunft werden primäre, d. h. de novo im Knochen entstehende Tumoren, von sekundären Chondrosarkomen unterschieden. Diese sekundären Geschwülste, die anteilig 21% ausmachen (DAHLIN u. UNNI 1986), entstehen durch maligne Entartung von präexistenten gutartigen Prozessen wie Osteochondromen oder Chondromen. Bezüglich ihrer Lage lassen sich zentrale sowie äußerst seltene juxtakortikale (periostale) von peripheren Chondrosarkomen abgrenzen. Auch seltene, hochmaligne Sonderformen müssen berücksichtigt werden, wie das mesenchymale (1%), das dedifferenzierte (11%) und das hellzellige Chondrosarkom (2%).

Die chondroblastischen Tumoren in ihrer hochdifferenzierten, wenig malignen Form können sowohl lichtmikroskopisch als auch histochemisch und elektronenmikroskopisch dem normalen Knorpelgewebe entsprechen und allenfalls nur herdförmig Zellatypien aufweisen (ROESSNER 1984). Noch im Grenzland zwischen gutartig und bösartig verleihen diese sog. Borderline-chondrosarcomas dem Geschwulstprozeß etwas Unabwägbares und Unvorhersehbares.

Im Rezidiv, nach nicht adäquater Tumortherapie, wird in der Regel dann eine Entdifferenzierung stattfinden. Maßgeblich für die Gesamtbeurteilung, v. a. im Hinblick auf die notwendige Radikalität des chirurgischen Eingriffs, sind oft die klinischen Parameter. Zentrale Knorpeltumoren von 3–5 cm Größe sind bereits verdächtig auf Malignität (DAHLIN u. UNNI 1986). Für peripher wachsende Tumoren muß eine Knorpelkappe von 3–4 cm als Hinweis auf ein Chondrosarkom gedeutet werden. Stammnahe Lokalisation, zunehmende Schmerzen sowie Ausmaß der Knochendestruktion und Infiltration in die Nachbarschaft sind wichtige Malignitätshinweise. Im Gegensatz zu einem benignen Knorpeltumor, vermag sich ein Chondrosarkom im Maschenwerk des spongiösen Knochens infiltrativ fortzusetzen.

Häufigkeit, Alters- und Geschlechtsverteilung. Das Chondrosarkom ganz allgemein ist nach dem Osteosarkom der zweithäufigste maligne Knochentumor (Myelome ausgeschlossen). Periphere Chondrosarkome sind seltener als zentrale (1:5); in fortgeschrittenem Stadium ist diese Unterscheidung oft nicht mehr zweifelsfrei zu treffen. Ein sekundäres Chondrosarkom entstammt in 54% einem solitären Osteochondrom; in 31% sind multiple kartilaginäre Exostosen und in 15% Enchondrome der benigne Vorläufer (DAHLIN u. UNNI 1986). Während primäre Chondrosarkome überwiegend im Erwachsenenalter (4.–6. Dekade) auftreten, wird das sekundäre Sarkom früher manifest. Hier liegt der Altersgipfel in der 3. Lebensdekade. Mit 60–70% überwiegt das männliche Geschlecht.

Lokalisation an der Wirbelsäule. Zu 75% treten Chondrosarkome im Stammskelett auf (Becken, Schultergürtel, Rippen, proximaler Abschnitt von Femur und Humerus). Von 985 Chondrosarkomen, zusammmengestellt nach DAHLIN u. UNNI (1986) und SCHAJOWICZ (1981), sind 41 an der Wirbelsäule (4%) und 18 (1,8%) im Sakrum anzutreffen (Abb. **26a**). Folgt man diesen Autoren, so sind chondroblastische Sarkome nach dem Myelom und dem malignen Lymphom die häufigsten malignen Primärtumoren im Achsenskelett. Auf maligne Wirbelsäulentumoren bezogen beträgt ihr Anteil 10%; werden auch die benignen Tumoren hinzugenommen, machen sie anteilig 6,8% aus. Untersucht man, wie häufig die einzelnen Etagen im Achsenskelett betroffen sind, so können unter 107 Chondrosarkomen 20 zervikale, 40 thorakale, 19 lumbale und 28 im Sakrum ausgemacht werden (TÖRMÄ 1957, LINDBOM u. Mitarb. 1961, WRONSKI u. Mitarb. 1964, RENGACHARY u. KEPES 1969, STENER 1971, CROWELL u. WEPSIC 1972, BLAYLOCK u. KEMPE 1976, SAMII u. FAUPEL 1977, CAMINS u. Mitarb. 1978, GITELIS u. Mitarb. 1981, HIRSCH u. Mitarb. 1984, HERMANN u. Mitarb. 1985, DAHLIN u. UNNI 1986, HUSAG 1990, VANDERHOOFT u. Mitarb. 1993).

Im Vordergrund der **Symptomatik** stehen Zeichen eines langsam wachsenden Tumors, der durchschnittlich 2 Jahre benötigt, bis er durch offenkundige Erscheinungen diagnostiziert wird (SHIVES u. Mitarb. 1989). Die Mehrzahl entspricht einem hochdifferenzierten Chondrosarkom (79%), das sich aber bereits extrakompartimental ausgebreitet hat (Stadium I B); 21% sind dem Grad II B zuzuordnen, dieses entspricht einem mäßiggradig differenzierten Tumor, der extrakompartimental wächst (Abb. **26b**) (CAMMISA u. Mitarb. 1990). In der Hälfte der Chondrosarkome bestehen bereits sensible und motorische Ausfälle zum Zeitpunkt ihrer Feststellung. Ganz im Vordergrund stehen jedoch Schmerzen, die das Tumorwachstum zumeist 1–2 Jahre begleiten.

Eine umfassende **Diagnostik** ist erforderlich, wenn das Röntgenbild ein Chondrosarkom der Wirbelsäule vermuten läßt.

Eine Szintigraphie wird empfohlen, um weitere Läsionen festzustellen (CAMMISA u. Mitarb. 1990). MRT und CT sind heute unerläßlich, um die Tumorausdehnung auch in den Weichteilen, die Beeinträchtigung der Wirbelsäulenstabilität und eine Stadieneinteilung des Tumors festlegen

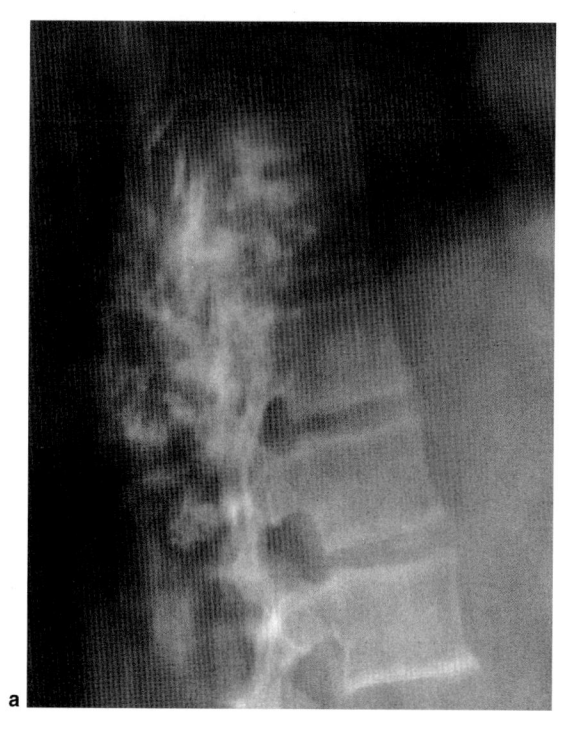

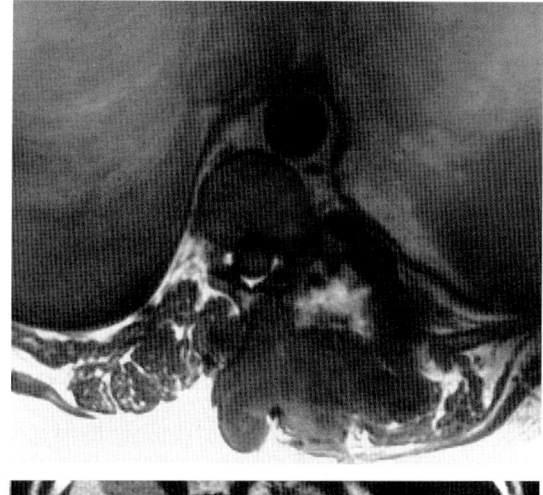

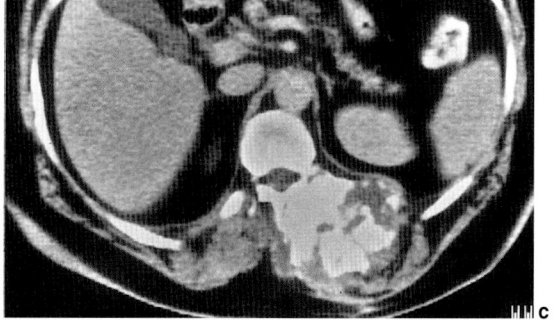

Abb. 26 a Ausgedehntes dorsolateral gelegenes Chondrosarkom von D10 bis L1 bei einer 52jährigen Frau. **b** Im MRT erkennt man die Tumordurchsetzung des rechten Wirbelbogens, wobei die kortikale Abgrenzung zum Wirbelkanal noch intakt bleibt. Der Tumor reicht aber bis an die laterale Wirbelkörperbegrenzung heran und hat die Kortikalis arrodiert. In dorsolateraler Richtung hat der Tumor die Weichteile tief infiltriert und verdrängt. **c** Im CT ist die an der Lamina liegende Basis des Chondrosarkoms durch eine ausgeprägte Verkalkung erkennbar; nach lateral-dorsal schließen sich zerklüftete und irregulär geformte Kalzifikationen an

zu können. Harnableitende Wege, Enddarm, Ösophagus, die Arterien der HWS oder auch der Subarachnoidalraum müssen in speziellen Fällen durch Kontrastmittel dargestellt werden.

Röntgenbild. An Wirbelsäule und Sakrum führen zentrale Chondrosarkome zu osteolytischen Destruktionen, die den Wirbelkörper, dorsale Partien oder auch beide Abschnitte umfassen können. Die Ränder des Tumors sind unscharf. Überaus charakteristisch sind feinfleckige Verdichtungen, Verkalkungen oder Verknöcherungen, die zwei Drittel aller spinalen Chondrosarkome aufweisen (Abb. **26 a**) (Simm u. Mitarb. 1990). Rein osteolytisch wachsende Chondrosarkome weisen zumeist einen niedrigen Grad der Differenzierung auf (Rosenthal u. Mitarb. 1984, Hermann u. Mitarb. 1985). Sie sind artspezifisch wenig hinweisend. Am befallenen Wirbelsäulenabschnitt wird die Kortikalis früh aufgetrieben, arrodiert und schließlich destruiert. Eine Kortikalisdestruktion wird dann in der Regel von einem ausgedehnten parossalen Tumor begleitet.

Sekundäre Chondrosarkome liegen peripher, da sie vorrangig von solitären oder multiplen kartilaginären Exostosen abstammen. Sie werden erkannt durch eine größere, in die abgrenzenden Weichteile vordrängende Tumormasse mit mehr oder weniger ausgeprägter Kalzifikation. Die oft weitgehend zerklüftete knöcherne Basis läßt sich im CT gut darstellen (Abb. **26 c**).

Differentialdiagnose. Es sind vor allem die Osteochondrome, diese am häufigsten an der Wirbelsäule vorkommenden benignen Knorpeltumoren, die es gilt, sorgfältigst auf ihre maligne Entartung zu untersuchen. Im Fall eines sekundären Sarkoms wird die Dicke der Knorpelkappe, zumindest umschrieben, 1 cm übersteigen und in der Regel 3–4 cm betragen (Sim u. Mitarb. 1990). Für ein dedifferenziertes Chondrosarkom ist histologisch die spindelige Entdifferenzierung oder „osteosarkomatöse" Umdifferenzierung typisch, so daß sich diese hochmalignen, vorwiegend osteolytischen Tumoren, die jedoch in Arealen stets noch chondromatös differenziert sind, dem Fibrosarkom, malignen fibrösen Histiozytom oder Osteosarkom annähern. Äußerst schwierig kann die Unterscheidung zwischen Chordom und Chondrosarkom sein, wenn charakteristische physaliforme Zellen mit reichlich hellem, vakuolisiertem Zytoplasma und runden Kernen im Chordom fehlen oder ein Chondrosarkom einer Matrixverkalkung entbehrt. Beiden Tumoren gemeinsam ist ein lobulärer Aufbau und zuweilen ein myxomatöses Stroma. Doch ausgesprochen starke Kernpolymorphie, hoher Glykogengehalt, Zellreichtum und spindelzellige Transformation sind die unterscheidenden Charakteristika des Chordoms.

Therapie. Chondrosarkome an Wirbelsäule und Sakrum bedürfen der chirurgischen Behandlung, da Chemotherapie oder Strahlentherapie aufgrund der geringen Proliferationsrate und niedrigen DNA-Synthese nicht wirksam werden. In inoperablen Fällen jedoch oder nach inkompletter Resektion kann eine Strahlentherapie erwogen werden, weniger im Hinblick auf eine Lebensverlängerung, sondern als Palliativmaßnahme (HARWOOD u. Mitarb. 1980, McNANEY u. Mitarb. 1982, SUIT u. Mitarb. 1982, KIM u. Mitarb. 1983, SAUNDERS u. Mitarb. 1985).

Chondrosarkome verursachen anfangs nur geringe Schmerzen. Infolge ihrer versteckten Lage an der Wirbelsäule weisen sie nur zu oft bereits eine enorme Größe auf. Die anatomischen Grenzen des Kompartiments sind somit ausnahmslos bereits überschritten, bevor der Patient ärztliche Hilfe sucht (CAMMISA u. Mitarb. 1990). Damit läßt sich an Wirbelsäule und Sakrum nur eine intraläsionale oder allenfalls marginale Tumorentfernung erzielen. Eine weite oder radikale Resektion kann für die nach dorsal von der Lamina oder den Fortsätzen ausgehenden sekundären Sarkome nur in Einzelfällen ermöglicht werden.

Die intraläsionale oder marginale Resektion muß als nichtadäquate chirurgische Maßnahme für Chondrosarkome angesehen werden. Das Lokalrezidiv führt zumeist zu einer lebensbedrohenden, nicht mehr beherrschbaren Tumorausbreitung. CAMMISA u. Mitarb. (1990) berichten über 14 Chondrosarkome des Achsenskeletts, deren 5-Jahres-Überlebensrate 67% beträgt. Jedoch wird man für das Chondrosarkom eine Überlebensrate von 10 Jahren zugrundelegen müssen, da diese um die Hälfte niedriger anzusetzen ist als nach einem 5-Jahres-Intervall. Von SHIVES u. Mitarb. (1989) wurde für 20 Chondrosarkome des Achsenskeletts in 55% eine 5-Jahres-Überlebensrate erzielt. Doch verstarben 14 der 20 Patienten nach durchschnittlich 6 Jahren. Nur 5 Patienten überlebten ohne Tumornachweis im Durchschnitt 15 Jahre.

Fibrohistiozytäre Tumoren

Riesenzelltumor

Definition. Es handelt sich hierbei um eine sehr komplexe Knochengeschwulst, die in mehrfacher Hinsicht problematisch ist. Sie wächst lokal aggressiv und löst dabei den Knochen reaktionslos auf. Sie rezidiviert in vielen Fällen und erreicht unbehandelt eine beträchtliche Größe. Ihre Zellformationen können, oft kombiniert mit einem Einbruch in Venen, in die Lunge verschleppt werden, wo sie Metastasen setzen, ohne dort die histomorphologischen Merkmale einer benignen Geschwulst einzubüßen. Die Geschwulst neigt zur maglinen Entartung (10%) oder erweist sich auch primär bereits als bösartige Neubildung, woraus in bemerkenswerter Weise hervorgeht, daß dieser Tumor doch von zweifelhafter Dignität ist.

Die Histogenese dieser blutreichen, schwammartig gebauten Neubildung ist seit jeher Gegenstand heftiger Diskussionen. Das Stroma der mononukleären Zellen besteht im wesentlichen aus fibroblastenähnlichen Zellen, heute als Träger der biologischen Natur und damit als die essentielle Tumorzelle angesehen; hinzu tritt ein zweiter Zelltyp, der mit den Makrophagen des mononukleären Phagozytensystems identisch ist. Über die Natur der Riesenzelle indessen, dieser konstanten und markantesten Zellformation im Riesenzelltumor, herrschte lange Zeit keine einheitliche Meinung. So wurde sie als Fusions- oder Teilungsprodukt der einkernigen Zellen, als Osteoklast oder als Agglomerat der Zellen des mononukleären Phagozytensystems gedeutet. Die enge Verwandtschaft dieser Riesenzellen mit Makrophagen konnte mittels Antikörper gegen Oberflächenantigene von Zellen nachgewiesen werden (ATHANASOU u. Mitarb. 1988, ROESSNER u. Mitarb. 1989). In klassischen Arbeiten haben JAFFE u. LICHTENSTEIN (1940) den Riesenzelltumor von den anderen so unterschiedlichen riesenzellhaltigen Entitäten klarer abgegrenzt; er hat ein markantes Erscheinungsbild:

– Altersprädilektion: Weitaus am häufigsten betroffen ist das 3. und 4. Lebensjahrzehnt.
– Geschlechtsprädilektion: Es überwiegt das weibliche Geschlecht im Verhältnis von 1,5:1, dieses steht im Gegensatz zu den meisten Knochentumoren, die ja üblicherweise das männliche Geschlecht bevorzugen.
– Lokalisationsprädilektion: Ihre häufigste Lage ist epimetaphysär in den langen Röhrenknochen der Knieregion (52%), am distalen Radius (10%) und am proximalen Humerus (5%). Aber auch kurze und platte Knochen werden nicht verschont.

Das Röntgenbild des Riesenzelltumors ist kennzeichnend: Es kombinieren sich reaktionslose Osteolyse und Knochenauftreibung. Zum angrenzenden endostalen Knochen fehlt ein sklerotischer Randsaum; eine Periostreaktion ist atypisch (Abb. **27**). Gemäß der Stadieneinteilung von ENNEKING (1986) sind Riesenzelltumoren in 39% der Fälle dem Stadium 2 und zu 61% der Fälle dem Stadium 3 zuzuordnen (WUISMANN u. Mitarb. 1989a).

Der Riesenzelltumor ist durchaus nicht selten. An den benignen Knochentumoren nimmt er mit 17% teil; in der Gesamtheit aller primären Knochentumoren ist er mit 8% vertreten.

Lokalisation an der Wirbelsäule. Der Riesenzelltumor entsteht selten an der Wirbelsäule. Folgen wir der Literaturzusammenstellung von NITTNER (1972) aus den Jahren 1925 bis 1960, so beträgt der relative Anteil der Riesenzelltumoren, die die

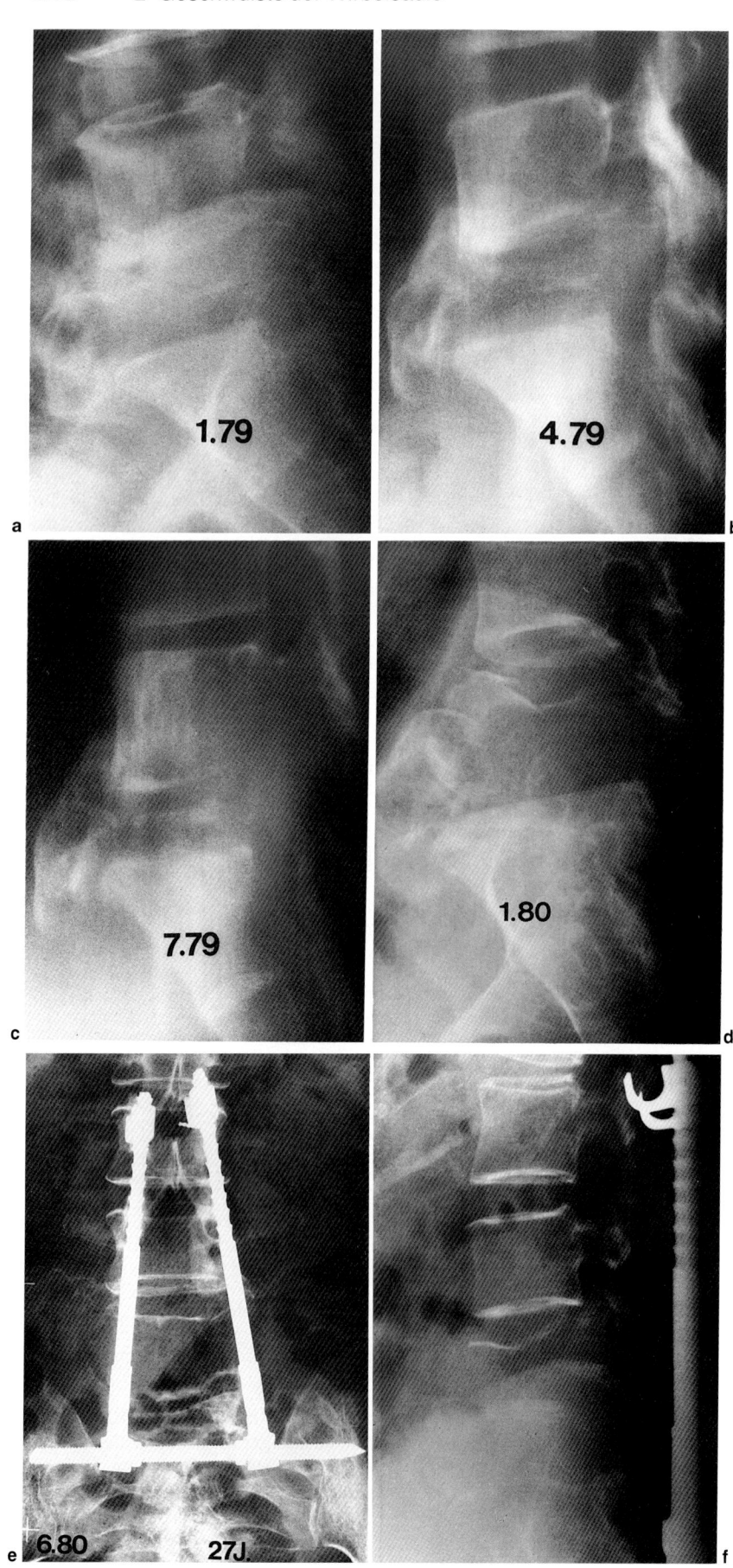

Abb. 27 Riesenzelltumor L5 mit Übergriff auf L4; 28jährige Frau. Erste Beschwerden 5/77. Stationäre Behandlung seit 10/77 unter der Diagnose Spondylitis-Tbc. Verlegung mit Kaudasyndrom 2/80. Notfallmäßige Laminektomie L4-S1, Harrington-Stäbe.
a–d Glatte Osteolyse zunächst des gesamten LWK5, später (7/79) Übergreifen aus LWK4, komplette Sinterung L4 und L5 (1/80) – der Knochen wie wegradiert. Extrudierte schalige Knochenreste ventral und lateral.
e u. **f** Zustand nach Laminektomie L4/L5. Fixation mit Harrington-Stäben. Nur noch schleierartige Knochenreste der Deck- und Grundplatten von L4.
g Im CT ausgedehnter Tumor retroperitoneal (überstrahlt durch Metallstäbe).
h Ausgedehnte arterielle Zuflüsse mit geschlängeltem Verlauf, Kalibersprüngen und bizarren Abknikkungen; im Tumor unregelmäßige Blutseen, Speisung des Tumors durch mehrere Segmentarterien. Embolisation der Tumorgefäße; Radiatio (3000 rd)

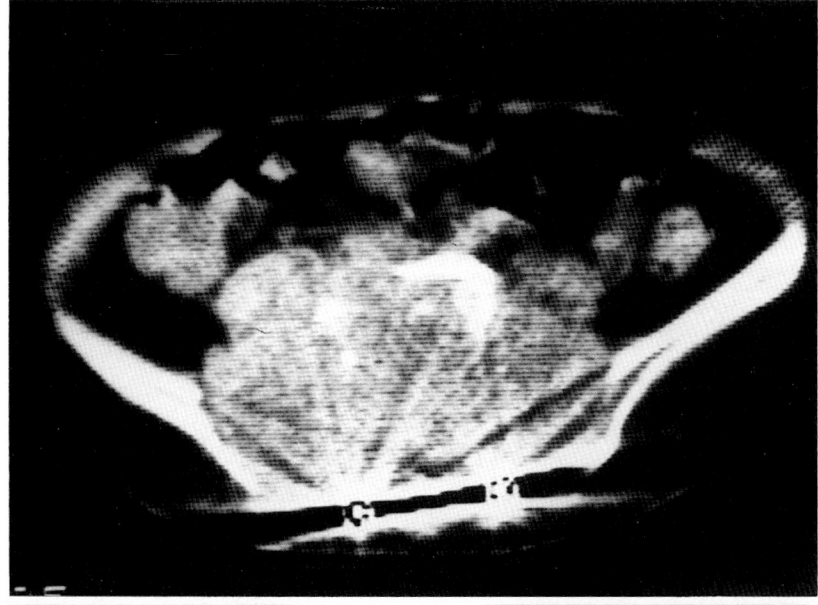

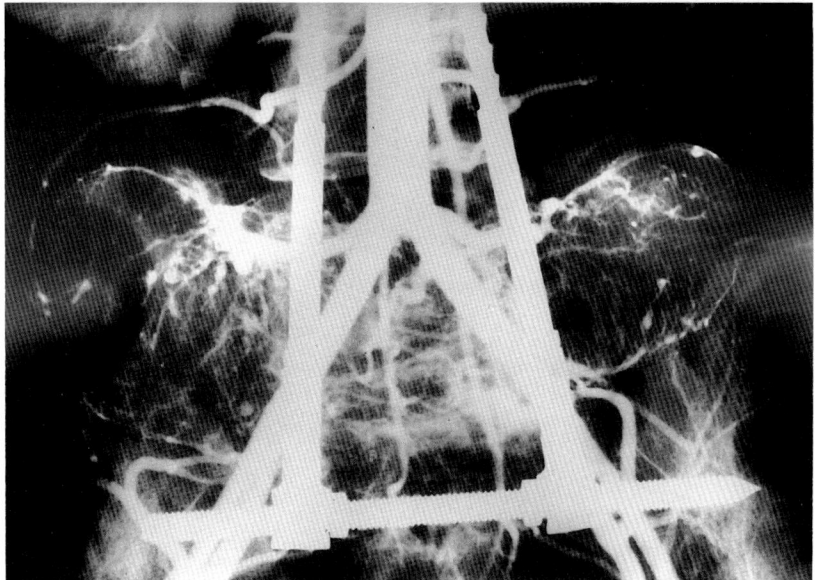

Abb. 27g—h

Wirbelsäule befallen, nur 2,6%. In gleicher Größenordnung (2,9%) rangieren die Fallzahlen bei DAHLIN u. UNNI (1986) sowie SCHAJOWICZ (1981). Bemerkenswert ist gemäß diesen Autoren der ansehnliche Anteil der Riesenzelltumoren im Sakrum (5%). Den Mitteilungen einiger großer Behandlungszentren folgend, können 2350 Riesenzelltumoren zusammengefaßt werden (Tab. 11). Es resultiert aus diesen Angaben – wiederum relativ konstant – ein Wirbelsäulenbefall von 2,9% und ein Befall des Sakrums von 3,8%.

An kasuistischen Beobachtungen aus jüngster Zeit lassen sich 77 Fälle anführen, deren Zuordnung zu den genuinen Riesenzelltumoren an der Wirbelsäule belegt und deren Abgrenzung von anderen riesenzellhaltigen Knochenerkrankungen zweifelsfrei getroffen wurde. Diese Fallzusammenstellung aus dem Schrifttum enthält nicht die von NITTNER (1972) zitierten Beobachtungen: PICARD u. Mitarb. (1957), REGEN u. HABER (1957), HESS (1960), FORS u. STENKVIST (1966), KAMBIN (1966), STENER u. JOHNSEN (1971), LIEVRE u. Mitarb. (1972), LARSSON u. Mitarb. (1975), CHOW u. Mitarb. (1977), DAHLIN (1977), HEUCK (1977), SCHNITZLER u. Mitarb. (1978), LARSSON (1979), MIRRA u. Mitarb. (1981), REICHELT (1982), LUBICKY u. Mitarb. (1983), SAVINI u. Mitarb. (1983), IMMENKAMP u. WEIDNER (1984), HILDEBRANDT u. Mitarb. (1988). Diese Fälle ergeben höchst eindrücklich Einblick in das Spektrum der Riesenzelltumoren an der Wirbelsäule.

– Hinsichtlich der Geschlechtsprädilektion wird eine Verschiebung auffällig. 20 männlichen stehen 57 weibliche Erkrankungsfälle gegenüber. Dieses Verhältnis von 1:2,85 steht im Kontrast zu der Relation von 1:1,5 der Riesenzelltumoren übriger Lokalisationen.

– Auch das Erkrankungsalter zeigt Unterschiede. An

2 Geschwülste der Wirbelsäule

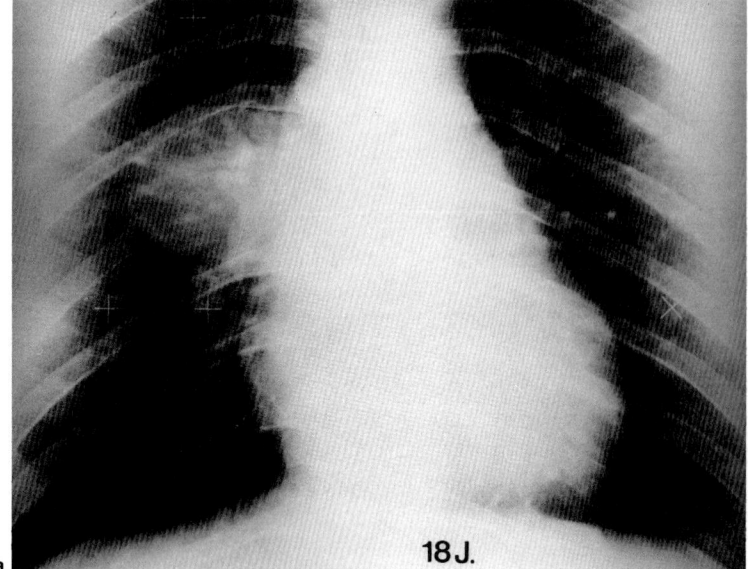

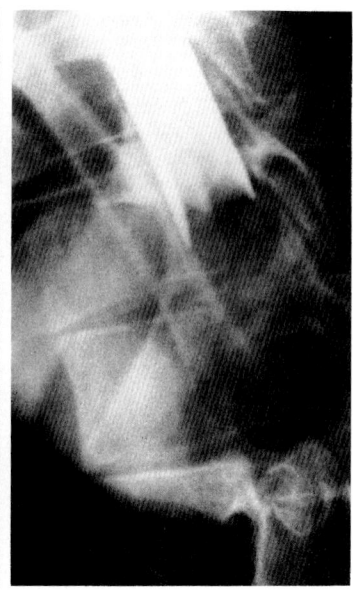

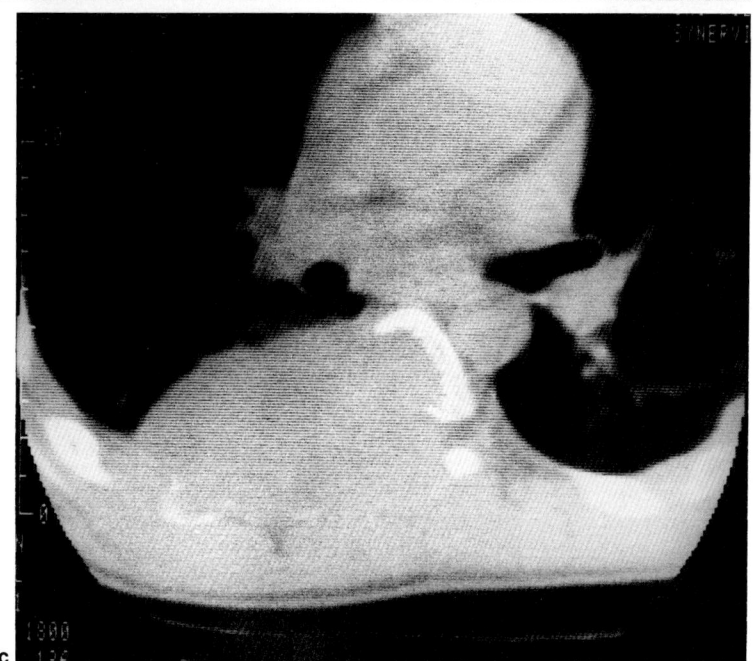

Abb. 28 Riesenzelltumor D6, D7; 17jähriger Mann. Nach Prellung anhaltende Schmerzen. 10 Monate danach erstes Röntgenbild. 1 Jahr nach Symptombeginn partielles Querschnittsyndrom D7. Laminektomie; dann Verlegung zur ventralen Wirbelkörperexzision D6/D7; anschließend dorsale Spondylodese D4–D9. **a** Großer paravertebraler Tumor. **b** Im deszendierenden Myelogramm, vor Durchführung der Laminektomie, kompletter Kontrastmittelstopp durch ausgedehnte, extradurale Tumorausbreitung im Wirbelkanal. **c** CT: glatte Osteolyse BWK6 und angrenzender Rippen; gut begrenzter Tumor mit einem Dichtewert, der der Muskulatur entspricht, an den Rändern schalige Knochenreste; Ausfüllung des Spinalkanals. **d** 2 Jahre nach kompletter Wirbelexzision D6 und D7 kein Hinweis auf Rezidiv

Tabelle 11 Riesenzelltumoren

Autoren			Gesamtzahl	Männer	Frauen	WS	Sakrum
Goldenberg u. Mitarb.	1970	New York	218	93	125	3	11
NCTB	1973	Holland	161	76	85	8	5
Méary u. Mitarb.	1975	Paris	85	41	44	2	4
McInerney u. Middlemiss	1978	Bristol	135	68	67	2	3
Huvos	1979	New York	265	118	147	10	12
Schajowicz	1981	Buenos Aires	350	138	212	7	4
Sung u. Mitarb.	1982	Peking	208	116	92	5	4
Westf. KGR	1984	Münster	176	80	96	6	4
Dahlin u. Unni	1986	Rochester	425	185	240	16	35
Campanacci u. Mitarb.	1987	Bologna	327	158	169	9	7
Gesamt			2350	1073	1277	68	89

Knochentumoren 2.61

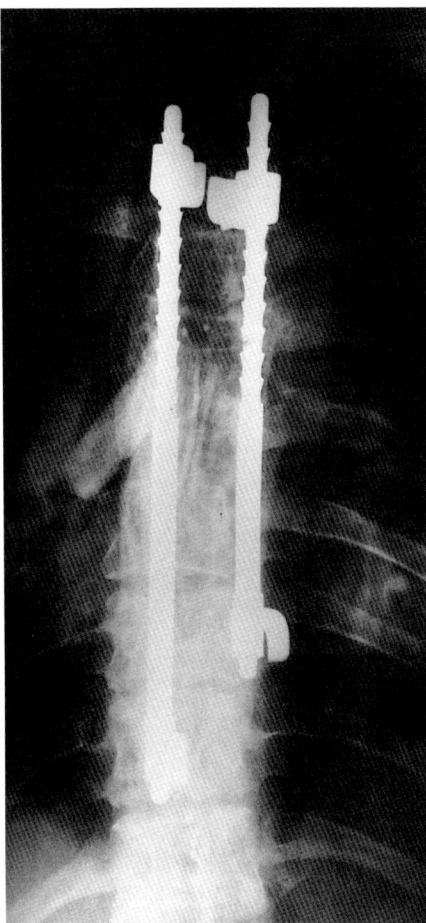

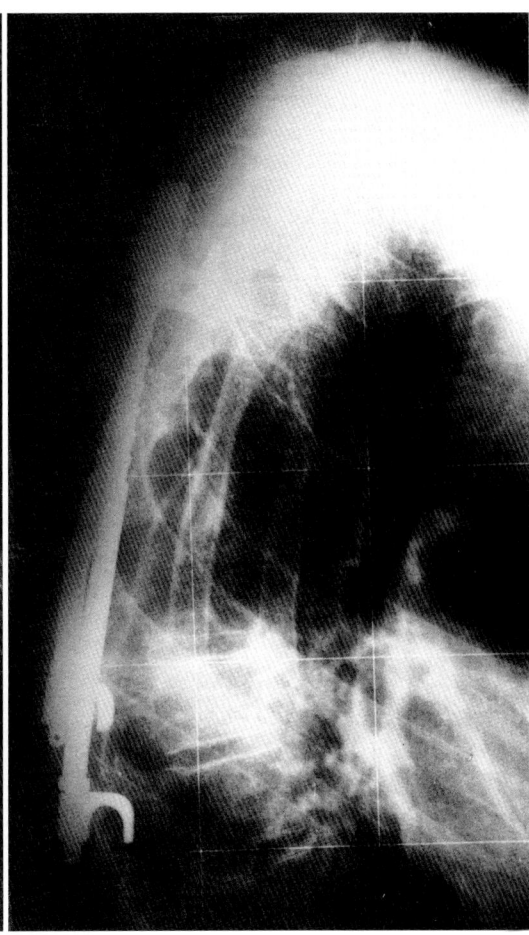

Abb. 28d

der Wirbelsäule neigen Riesenzelltumoren dazu, in früheren Altersstufen vorzukommen. Auf die einzelnen Lebensdekaden verteilen sich die 77 Fälle folgendermaßen (Fallzahl in Klammern): 1. (2), 2. (18), 3. (27), 4. (15), 5. (7), 6. (4), 7. (4).
– Betrachten wir, wie sich die Tumoren auf die einzelnen Wirbelsäulenabschnitte verteilen, so findet man: HWS : 23, BWS : 29, LWS : 25. Auffällig ist hier die Häufung in den Segmenten D11–L1; in 28 Fällen (36%) waren diese Segmente in Mitleidenschaft gezogen.
– In 36 Fällen (47%) bestanden bereits zur Zeit der Feststellung des Tumors schwere bis schwerste neurologische Störungen infolge der in den Spinalkanal einwachsenden Tumoranteile.

Die Geschwulst nimmt fast ausnahmslos ihren Ursprung im Wirbelkörper und unterscheidet sich damit in auffälliger Weise von ihrer zystischen Variante, der aneurysmatischen Knochenzyste. Hier am Wirbelkörper unterstreicht der Riesenzelltumor seine hartnäckige, aggressive Natur, namentlich seine hohe Wachstumsgeschwindigkeit und sein frühes Durchbrechen anatomischer Grenzen (Abb. **28**). So ist es durchaus charakteristisch, daß nach längerem Krankheitsverlauf der Tumor auf benachbarte Wirbel übergreift, ohne dabei die zwischengelagerte Bandscheibe zu zerstören. Weiträumig penetriert er in paravertebrale Weichteile, so wie er sich zapfenförmig im epiduralen Raum auszubreiten pflegt. Damit vermag diese schwammartige, blutreiche Neubildung, wenn auch langsam progredient, alle Stadien der Rückenmark- und Spinalnervenkompression auszulösen. Wirbeleinbrüche können die neurologische Symptomatik auch akut heraufbeschwören.

Das klinische Erscheinungsbild wird im Frühstadium durch Symptome von seiten der stabilitätsgeminderten Wirbelsäule (Klopfschmerzen, Belastungsschmerzen) und durch wechselvolle, anfangs wenig charakteristische Beschwerden von seiten der Nervenwurzeln, Meningen sowie des Rückenmarks geprägt. Eindringlich sei hervorgehoben, daß zur Zeit der Diagnosestellung in der Hälfte der Fälle, die unter den kasuistischen Beobachtungen aufgeführt sind, bereits motorische, sensible und vegetative Störungen mit beeinträchtigter Blasen-, Darm- und Sexualfunktion bestanden.

Röntgenbild. Die für den Riesenzelltumor der Röhrenknochen so typische epimetaphysäre Lage und seine bis an die Gelenkgrenzlinie heranreichende großflächige Destruktion werden durch den beschränkten Raum am Wirbel modifiziert. Als anschauliches Merkmal steht auch hier die flächenhafte osteolytische Destruktion, oft mit beträchtlichem expansiven Charakter, im Vordergrund. Der sich schnell vergrößernde, in Buchten vorwachsende Tumor löscht die Wirbelkörperstruktur komplett aus und hinterläßt innerhalb des weichteildichten Tumorschattens keine nennenswerte Osteogenese; der Knochen erscheint wie ausradiert. Die angrenzenden Deck- und Grundplatten sind zumeist noch als verdichtete Linie erhalten, wenn auch ihr Verlauf schon verformt, muldenförmig eingesenkt oder auch stufig unterbrochen sein mag. Als Ausdruck der ausgesprochen expansiven Natur des Tumors wird die Kortikalis zuweilen zystisch kugelig vorgebuchtet, oft ist sie hochgradig verdünnt, an vielen Stellen aufgebrochen; die begrenzende Knochenschale wird dann von einer neugebildeten, meist verdünnten, periostalen Kortex formiert. Periostale Auflagerungen bleiben zumeist selbst nach Infraktionen aus. In die glatte Osteolyse können Bogenwurzel und dorsale Wirbelanteile miteinbezogen werden. In fortgeschrittenem Tumorstadium kann der Wirbelkörper soweit resorbiert sein, daß zwischen zwei erhaltenen Bandscheiben nur noch schleierartige Fragmente des Knochens erhalten bleiben.

Computertomographie. Sie liefert an der Wirbelsäule ein sehr exaktes Bild darüber, wie weit der Tumor den Knochen resorbiert und angrenzende paravertebrale Weichteile penetriert hat (DE SANTOS u. MURRAY 1978, HUDSON u. Mitarb. 1984, LEVINE u. Mitarb. 1984). Das nicht kalzifizierende Tumorgewebe ist von homogener Dichte, dessen Dichtewert der angrenzenden Muskulatur gleichkommt. Eine ballonierte Kortikalisschale mag an einzelnen Stellen den Tumor noch umschließen, in der Regel aber ist die Kortikalis exzentrisch destruiert, schuppige Knochenfragmente von neugebildeter periostaler Kortex verbleiben an den Rändern.

Die **Kernspintomographie** erweist sich dem CT überlegen, wenn es gilt, die endostale Tumorgrenze festzulegen; so wird die marginale reaktive Übergangszone zwischen Tumor und gesunder Spongiosa besonders deutlich aufgelöst (BOHNDORF u. Mitarb. 1986, HERMAN u. Mitarb. 1987). Vorteilhafter als im CT werden auch Inhomogenitäten des Tumorgewebes, die Ausdehnung des Tumors in den Weichteilen, allem voran aber auch seine Ausbreitung im Spinalkanal dokumentiert. Ebenso befähigt die MRT in der Verlaufskontrolle, soweit nicht Metallimplantate die Aussage beeinträchtigen, sehr früh ein sich anbahnendes Rezidiv zu erkennen.

An der Wirbelsäule ist es von ausschlaggebender Bedeutung, abschätzen zu können, wie ausgedehnt ein Tumor, der weit in die Umgebung vorzudringen neigt, sich des Epiduralraums des Spinalkanals bemächtigt hat. Eindrücklich zeigt hier die **Myelographie**, wie der Tumor zapfenförmig im Spinalraum vorwachsen kann und zumeist einen kompletten Kontrastmittelstopp hervorruft.

Szintigraphie. Auch an der Wirbelsäule führen Riesenzelltumoren zu hoher Speicheraktivität. Die erhöhte Aufnahme knochenaffiner Nuklide in der Peripherie des Tumors mit relativ geringer Speicherung im Destruktionszentrum haben HUDSON u. Mitarb. (1984) dazu veranlaßt, dieses Phänomen mit einem „doughnut" zu vergleichen. Die Speicheraktivität übersteigt die Tumorgrenzen, da reparative Umbauvorgänge über die tatsächlichen Tumorränder hinaus wiedergegeben werden. Das Szintigramm erlaubt keine artspezifische Aussage, es belegt die Tumorausdehnung innerhalb der Wirbelsäule und erfaßt sehr früh das Übergreifen auf benachbarte Wirbelkörper. Ein Ganzkörperszintigramm vermag das solitäre Vorkommen der osteolytischen Destruktion nachzuweisen und gewährleistet damit eine Abgrenzung von multiplen osteolytischen Metastasen.

Angiographie. Mitteilungen über angiographische Untersuchungen bei Riesenzelltumoren der Wirbelsäule liegen nur in kleiner Fallzahl vor (STENER u. JOHNSEN 1971, IMMENKAMP u. WEIDNER 1984, SHIRAKUNI u. Mitarb. 1985, HILDEBRANDT u. Mitarb. 1985). Typisch, aber keineswegs artspezifisch ist eine ausgeprägte Hypervaskularisation. Zuleitende Arterien bilden ein weitverzweigtes Netz aus umhüllenden, erweiterten Gefäßen. Endotumoral überwiegen pathologische Gefäße und vorzeitige venöse Füllung.

Die Angiographie mag bedeutend sein, um die wichtigsten zuführenden Gefäße darzustellen, um den Weichteilmantel besser abzugrenzen und vor allem, um an der Halswirbelsäule die Durchgängigkeit der A. vertebralis zu belegen. Eine selektive Angiographie (DJINDJIAN u. Mitarb. 1973, EFTEKHART u. Mitarb. 1982, IMMENKAMP u. WEIDNER 1984, SHIRAKUNI u. Mitarb. 1985, HOHMAN u. Mitarb. 1987, BIAGINI u. Mitarb. 1990) kann besonders vorteilhaft zur Embolisation zuführender Hauptgefäße genutzt werden. Die Gefäßokklusion dient dann entweder als Vorbereitung zur Operation oder als Unterstützung einer Radiatio.

Differentialdiagnose. Die Differentialdiagnose des Riesenzelltumors der Wirbelsäule sollte nach HEUCK (1977) massive Osteolyse (Gorham-Syndrom), aneurysmatische Knochenzyste, Osteoblastom, maligne und benigne Gefäßtumoren, Plasmozytom, Chordom und osteolytische Metastasen umfassen. Abzugrenzen gilt es vor allen Dingen die aneurysmatische Knochenzyste des Wirbels, die aber eher dorsale Wirbelabschnitte befällt. Wesentliche unterscheidende Merkmale finden sich im CT: Während der Riesenzelltumor

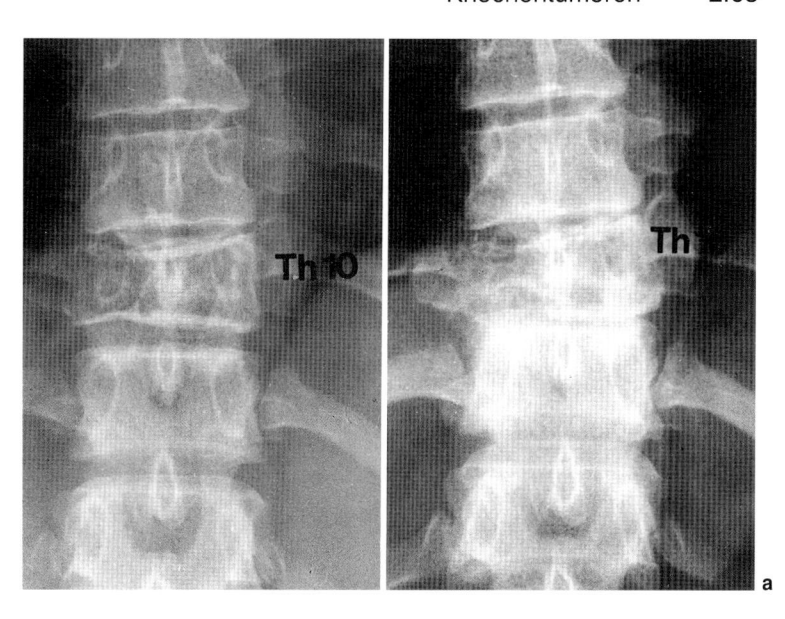

Abb. 29 Riesenzelltumor BWK10; 31jährige Frau. Seit einem Jahr Schmerzen BWS/LWS-Übergang. **a** Rascher Wirbelkörpereinbruch, Auspressen von Tumorgewebe nach rechtslateral. Glatte Osteolyse des Wirbelkörpers. Tumor ohne Eigenstruktur. Deck- und Grundplatten noch weitgehend erhalten. **b** Komplette Wirbelkörperexzision, interkorporelle Spondylodese D9/D11. Fester Einbau der kortikospongiösen Späne nach 6 Monaten. Kein Hinweis auf Tumorrezidiv 2,5 Jahre postoperativ

eine dem Muskel entsprechende Dichte aufweist, zeigt die aneurysmatische Knochenzyste Dichtewerte eines flüssigkeitsgefüllten Hohlraumes. Auf das unterschiedliche Manifestationsalter beider Knochenläsionen sei hingewiesen. Plasmozytome führen ebenfalls zur glatten Osteolyse des Knochens; allerdings wird man in der Regel keine kugeligen Ausbuchtungen der Kortikalis nachweisen können. Semimaligne und maligne Gefäßgeschwülste sowie einzelne Metastasen (Schilddrüse, Niere) wachsen überwiegend osteolytisch. Auf das gleichartige Erscheinungsbild eines ausgedehnten Ganglioneuroms mit überwiegend extraossärer Ausbreitung und Destruktion des 4. und 5. Lendenwirbelkörpers verweisen IMMENKAMP u. WEIDNER (1984). Die röntgenologischen und computertomographischen Kriterien entsprachen hier einem Riesenzelltumor (Abb. **57**).

Nicht unerwähnt dürfen die braunen Tumoren bleiben, die der primäre Hyperparathyreoidismus hervorruft. Eine solche Ostitis fibrosa cystica vermag am Achsenskelett den Knochen expansiv auszuhöhlen, welches dann, ganz nach Art eines Riesenzelltumors, zuweilen den Wirbelkörper kollabieren läßt, subperiostale Erosionen an den Bogenwurzeln hervorruft und zuweilen dem Rückenmark eine tiefgehende Kompression auferlegt. Alle vier von DARAS u. Mitarb. (1990) zusammengestellten Fälle verursachten Paraparesen mit inkompletter Rückbildung nach Entlastungslaminektomien.

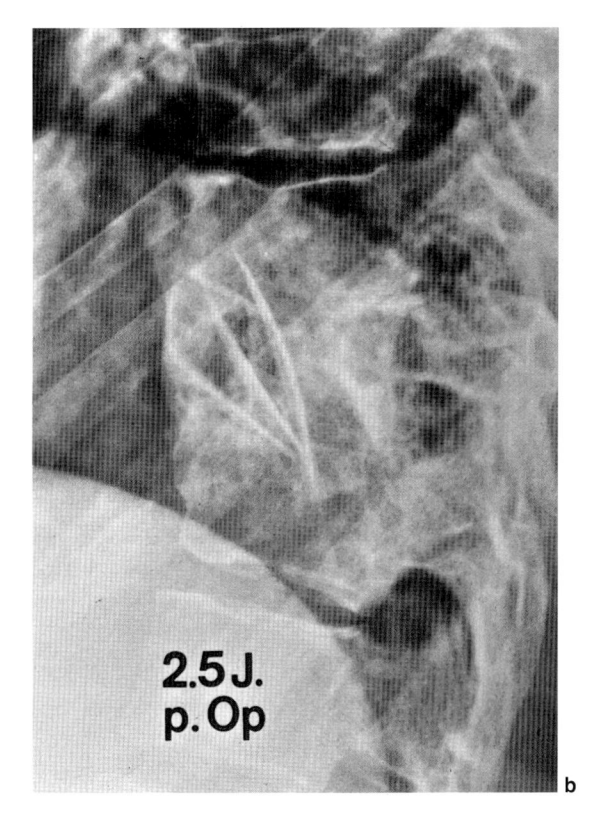

Therapie. Da der Riesenzelltumor lokal aggressiv wächst, zu Rezidiven neigt und Metastasierung sowie maligne Entartung nicht ungewöhnlich sind, ist es ausschlaggebend, primär eine adäquate Behandlung zu wählen. Diese besteht, als fester Besitz der allgemeinen Anschauung, in der operativen Entfernung des Tumors, die so radikal wie möglich unter Vermeidung verstümmelnder Eingriffe erfolgen sollte. Nur wenn die wirklich totale Exzision des Tumors, wobei ein 1–2 cm breiter Sicherheitsabstand zu fordern ist, „sicher" im Gesunden gelingt, ist genügende Gewähr auf Rezidivfreiheit gegeben (Abb. **29**). Das Periost und ein ausreichend großer Weichteilmantel sind mitzuentfernen, sobald die Kortikalisgrenze vom Tumor überschritten wird.

Durch eine marginale Resektion des den Tumor beherbergenden Knochens werden Rezidive und damit auch die Gefahr einer malignen Entartung der Riesenzelltumoren am sichersten vermieden, geht doch die Exkochleation des Tumors mit einer beträchtlich hohen Rezidivrate einher. Nach einer lokalen intraläsionalen Tumorentfernung, gebräuchlicherweise durch Exkochleation des Tumors und Ausfräsen der Wandung, wird heute vielfach angestrebt, mittels einer chemischen (Phenol) oder thermischen (PMMA, Stickstoff) Kauterisation der Kavität die noch in den Schlupfwinkeln verbleibenden Tumorreste zu veröden (MARCOVE u. Mitarb. 1978, WILLERT u. ENDERLE 1983, PERSSON u. Mitarb. 1984, JACOBS u. CLMENCY 1985, RITSCHL u. Mitarb. 1989, WUISMAN u. Mitarb. 1989). Die temporäre PMMA-Füllung des Defektes bietet darüber hinaus den Vorteil einer sparsamen Nachresektion anläßlich der „Second-look"-Operation, die sich zur endgültigen Spanauffüllung noch als notwendig erweist.

Eine Strahlenbehandlung sollte den Tumoren vorbehalten bleiben, die operativ nicht ausreichend sicher entfernt werden können, sowie allen inoperablen Tumoren als Palliativmaßnahme, denn die genuinen Riesenzelltumoren sind zumeist wenig strahlensensibel, auch ist die Induktion einer malignen Entartung zu befürchten.

Der Wirkungskreis dieser angeführten Maßnahmen wird an der Wirbelsäule durch mehrere Faktoren begrenzt. Die komplette operative Entfernung stößt wegen der frühen extraossären Ausbreitung der Geschwulst auf große Schwierigkeiten. Nur in den seltensten Fällen wird der Tumor so früh diagnostiziert, daß sich durch die Wirbelkörperexzision noch eine marginale Resektion realisieren läßt. Hat der Tumor die Knochengrenzen jedoch überschritten, so steht in der Regel kein resezierbarer Weichteilmantel zu Gebote. Die Ausdehnung des Tumors im Spinalkanal bietet Schlupfwinkel, die auch der Kauterisation nicht zugänglich sind. Eine temporäre PMMA-Defektfüllung mit „Second-look"-Intervention verbietet sich in der Regel wegen des doch sehr aufwendigen Zugangsweges (vgl. jedoch Abb. **5**).

Wenn immer technisch möglich (LIEVRE u. Mitarb. 1968, 1972, STENER 1971, 1977, SAVINI u. Mitarb. 1983, IMMENKAMP u. WEIDNER 1984), sollte der operativen Tumorausräumung und Restabilisierung der Vorzug gegeben werden; oft wird man bei fraglicher Radikalität noch auf eine Strahlentherapie zurückgreifen müssen (SCHWIMER u. Mitarb. 1981, HONMA u. Mitarb. 1989, DE GROOF u. Mitarb. 1990).

Bei großer Tumorausdehnung sollte, wie bereits zuvor erwähnt, stets eine Embolisation erwogen werden, sei es vorbereitend zur Operation, sei es für inoperabel erachtete Befunde als Ergänzung zur Strahlentherapie.

Da nur zu oft eine neurologische Notsituation zunächst zur dorsalen Entdachung des Spinalkanals zwingt, kommt eine ventrale Tumorentfernung zumeist erst danach – in einer zweiten Intervention – in Betracht. Den Stabilitätsverlust nach einer Laminektomie gilt es durch eine interne Instrumentation abzufangen, diese kombiniert entweder mit sofortiger oder aufgeschobener dorsaler Spondylodese. Nicht selten sind mehrschrittige Tumorresektionen nach wohlerwogener Strategie (von ventral und dorsal) an der Wirbelsäule zu fordern, um bei großer Tumorausdehnung einigermaßen sicher die vollständige Entfernung zu gewährleisten. Zur Überbrückung der Wirbelkörperdefekte sollten dann autologe Späne bevorzugt werden, da die Therapie mit dem Ziel einer endgültigen Heilung erfolgt. Verbleiben aber Zweifel an einer sicheren operativen Sanierung, so wird man doch noch auf eine adjuvante Radiatio zurückgreifen müssen. Die oben angeführten Kasuistikfälle belegen, daß, ergänzend zur Operation, immerhin in einem Drittel der Fälle noch eine adjuvante Strahlentherapie als angemessen erschien.

Prognose. Im Gegensatz zur sonst vertretenen Auffassung in der Literatur (DAHLIN 1977, SAVINI u. Mitarb. 1983) hat ein Riesenzelltumor der Wirbelsäule u. E. keine gute Prognose. Denn selbst an besser zugängigen Skelettabschnitten geht die lokale intraläsionale Entfernung des Tumors, ohne weitere Kauterisation der Kavität, mit einer Rezidivrate bis zu 40% einher. Eine marginale Resektion ist an der Wirbelsäule oft nur für die sehr früh erkannten Tumoren, die noch auf den Wirbelkörper begrenzt sind oder eine gut umschließende Pseudokapsel aufweisen, durchführbar.

Auch an der Wirbelsäule lassen sich – gemäß der Einteilung von ENNEKING (1986) – aktive (Grad 2) und aggressive (Grad 3) Riesenzelltumoren voneinander abgrenzen (CAMPANACCI u. Mitarb. 1990). Einschränkend muß jedoch angeführt werden, daß die unterschiedlich lange Entwicklungszeit eines Tumors in einer solchen Stadieneinteilung ungenügend berücksichtigt wird, so daß ein aktiv wachsender Tumor sich nach langer Entwicklungszeit durchaus, wenn man nur den momentanen Zustand betrachtet, als aggressiver Tumor darstellen kann. Eine sichere En-bloc-Exzision, wie sie für aggressive Riesenzelltumoren zu fordern wäre, ließe sich, so kommentieren die Autoren, allenfalls am Sakrum distal von S2 bei Halbseitenbefall erreichen. Ihrer Meinung nach sollten Grad-3-Riesenzelltumoren, die nicht en bloc resezierbar sind, keiner intraläsionalen Exzision zugeführt werden, da das Risiko eines Rezidivs für diese Tumoren mit 80% zu veranschlagen sei. Hier sollten Radiatio und Embolisation greifen. Es wird weiterhin ausgeführt, daß unvermeidbare neurologische Defizite, die anläßlich einer En-bloc-Resektion gesetzt werden müßten, bereits mit der ersten Operation hinzunehmen seien, denn das Rezidiv eines Riesenzelltumors an Wirbelsäule oder Sakrum würde in der Regel zu so tiefgreifenden neurologischen Störungen führen, daß à la longue daraus eine Lebensgefährdung erwachse. Eine Strahlentherapie, so wird angeführt, sollte mit der eben wirksamen Dosis (30 Gy) vorgenommen werden, um die Gefahr einer Sarkominduzierung gering zu halten.

SIM u. Mitarb. (1990) hingegen empfehlen den operativen Weg, selbst wenn der Tumor nur subtotal exzidiert werden kann. Anzuschließen sei dann eine Strahlentherapie, wobei die Dosis 40–50 Gy betragen sollte. Die Rate der hiermit erfolgreich eingedämmten Tumoren wird für 13 Wirbelsäulentumoren mit 85%, für 12 Tumoren des Sakrums mit 86% angegeben. Hierunter sind auch 5- bis 10-Jahres-Ergebnisse vertreten. Unter 27 Patienten traten Rezidive in 5 Fällen auf, zweimal ausgehend von der Wirbelsäule, dreimal vom Sakrum.

Benignes fibröses Histiozytom

Die Läsion ist histologisch gekennzeichnet durch eine Proliferation von 2 Zelltypen: einerseits von Zellen, die Kollagenfibrillen formen und somit als Fibroblasten anzusprechen sind, andererseits von histiozytären Zellen, die elektronenmikroskopisch mit den Makrophagen des mononukleären Phagozytensystems identisch sind. Xanthomatöse Zellen mit großen Lipoidvakuolen, die zu den früher gebräuchlichen synonymen Begriffen wie Xanthom, Xanthofibrom oder Xanthogranulom führten, und einzelne Riesenzellen vom Touton-Typ – Derivate der Histiozyten – kennzeichnen das histologische Bild.

Lichtmikroskopisch sind diese Tumoren identisch mit dem nicht ossifizierenden Fibrom oder dem fibrösen metaphysären Defekt. Unterscheidende Merkmale beider Entitäten sind 1. das Manifestationsalter, 2. die Lokalisation und 3. die röntgenologische Ausprägung. Alle unter dem Begriff des benignen Histiozytoms beschriebenen Läsionen treten, im Gegensatz zum nicht ossifizierenden Fibrom, im Erwachsenenalter auf. Sie rufen Schmerzen hervor, während das nicht ossifizierende Fibrom in der Regel als Zufallsbefund im Rahmen einer radiologischen Untersuchung in Erscheinung tritt. Auch lokalisatorisch ergeben sich wesentliche Unterschiede: Vom benignen Histiozytom sind Rippen, Sakrum, Ilium und Wirbelsäule betroffen, Regionen, die nach heutiger Kenntnis vom nicht ossifizierenden Fibrom ausgespart werden. Die Lokalisation innerhalb eines Röhrenknochens und ihre röntgenologische Ausprägung bringen das benigne Histiozytom in die Nähe der Riesenzelltumoren: Reaktionslose Osteolyse, Knochenauftreibung, begrenztes weiteres Wachstum in den Weichteilen sind Charakteristika der wenigen bis heute in der Literatur verankerten Fälle (DOMINOK und EISENGARTEN 1980, DESTOUET u. Mitarb. 1980, ROESSNER u. Mitarb. 1981, BERTONI u. Mitarb. 1983, CLARK u. Mitarb. 1985, FECHNER 1985, BERTONI u. Mitarb. 1986, DAHLIN u. UNNI 1986, EXNER u. Mitarb. 1990, MATSUNO 1990).

Fibroblasten, histiozytäre Zellen, Schaumzellen und Riesenzellen vom Touton-Typ sind auch die Kriterien des histologisch identischen benignen fibrösen Histiozytoms der Weichteile (STOUT u. LATTES 1967, SPJUT u. Mitarb. 1981). Der fibrohistiozytäre Tumor des Knochens kann in seinem biologischen Verhalten noch nicht genügend abgeschätzt werden. In Einzelfällen erweist sich der Tumor als lokal aggressiv und führt zu Rezidiven. Unter 8 Fällen, die BERTONI u. Mitarb. (1986) beschreiben, führte die Kürettage allein in 6 Fällen zu einem Rezidiv. Aufgrund der histologischen und radiologischen Befunde ist es nicht abwegig anzunehmen, daß das benigne fibröse Histiozytom keine autochthone Geschwulst, sondern ein sekundäres Regressionsphänomen, z. B. eines Riesenzelltumors darstellt (FREYSCHMIDT u. OSTERTAG 1988). DAHLIN u. UNNI (1986) sind der Auffassung, daß dieser Tumor durch Proliferation von Zellen entsteht, die teils Kollagenfibrillen formen, teils auch die Eigenart einer histiozytären Zelle annehmen können. Unter 10 eigenen Beobachtungen fanden die Autoren 2 Fälle mit einem atypischen aggressiven Verlauf.

Lokalisation an der Wirbelsäule. In der Literatur werden nur wenige Fälle eines benignen fibrösen Histiozytoms der Wirbelsäule angegeben (Abb. 30) (DESTOUET u. Mitarb. 1980, ROESSNER u. Mitarb. 1985).

Im ersten Fall handelt es sich um eine 21jährige Frau, die einen expansiv-osteolytisch wachsenden Tumor C2 aufwies. Dornfortsatz, die gesamte Lamina dorsalis, die rechte Bogenwurzel und der angrenzende Gelenkfortsatz waren betroffen. Nach einer unvollständigen Exzision kam es zu einer weiteren Knochendestruktion, so daß ein Zweiteingriff erforderlich wurde.

Die eigene Beobachtung betrifft einen 41jährigen Mann, dessen 3. und 4. Halswirbelkörper osteolytisch destruiert waren. Zunächst erfolgte eine Wirbelkörperexision C3, C4 mit intrakorporeller Spondylodese C2–C5; ein fortgesetztes Tumorwachstum dorsal-lateral mit breitflächigem Vordrängen der Läsion in die dorsalen Weichteile erforderte einen erneuten operativen Eingriff, wobei die dorsalen und rechtslateralen Tumormassen exzidiert wurden.

DAHLIN u. UNNI beschreiben eine 23jährige Frau, die eine scharf umschriebene Knochendestruktion des rechten Sakrums und des angrenzenden Darmbeines aufwies. Nach einer Kürettage verblieb die Patientin 35 Jahre tumorfrei.

PAILLAS u. Mitarb. (1984) machten eine Beobachtung, die den vorerwähnten Fällen entspricht: Ein 39jähriger Mann zeigte einen expansiven osteolytischen Tumor C5 mit multiplen geodenförmigen Ausbuchtungen des Wirbelkörpers und des rechten Processus transversus. Die einmalige Exzision des sog. „solitären Retikuloxanthoms" erwies sich hier als ausreichend.

PERE u. Mitarb. (1984) beschreiben ein kleines, symptomverursachendes nicht ossifizierendes Fibrom der Bogenwurzel D12 links, welches mit starker Randsklerosierung einherging. Diese Autoren zitieren ZARKI u. Mitarb. (1980), die ein nicht ossifizierendes Fibrom der Halswirbelsäule beschreiben.

Die wenigen in der Literatur verankerten Fälle erlauben keine sichere Aussage zur Prognose. DAHLIN u. UNNI (1986) führen an, daß nach kom-

2.66   2 Geschwülste der Wirbelsäule

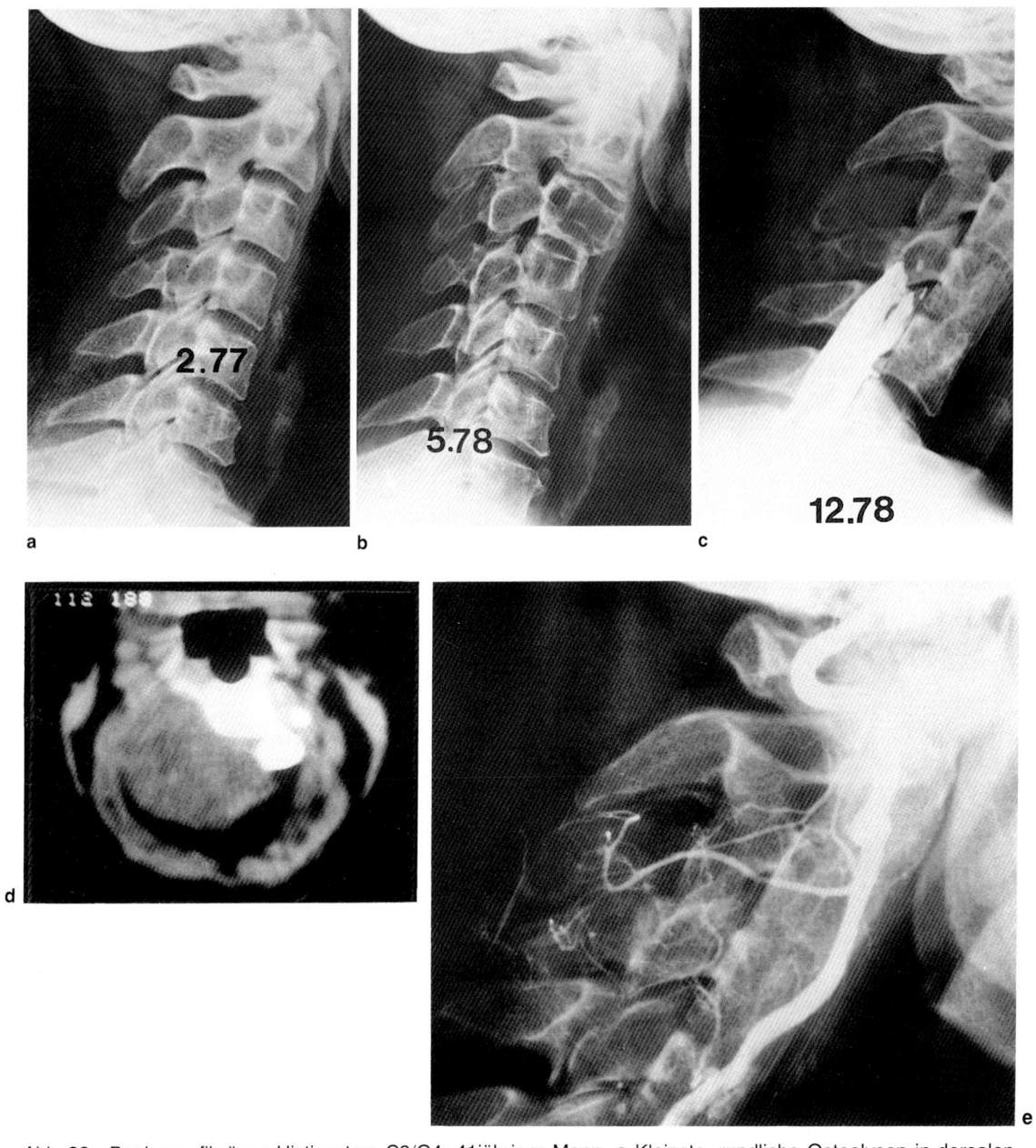

Abb. 30 Benignes fibröses Histiozytom C3/C4; 41jähriger Mann. **a** Kleinste, rundliche Osteolysen in dorsalen Partien von C4. Nackensteife und Schmerzen. Keine Erkennung des Prozesses (2/77). **b** 1,5 Jahre später: zystisch-expansive Destruktion C3/C4. Palpable Schwellung, keine neurologischen Störungen. **c** Ventrale Tumorexzision und Spondylodese C2–C5; Progression mit glatter Osteolyse Dornfortsatz C3 (wie wegradiert). Myelographie: kompletter, extraduraler Stopp. **d** CT: dorsolaterale expansive Weichteilausbreitung, auch im Wirbelkanal (fortschreitende motorische und sensible Defizite). **e** A. vertebralis dextra verlagert; kleine Äste zum Tumor, ohne pathologisches Muster. Nach dorsaler Tumorexzision bei ventral fester Fusion seit Jahren ohne Rezidiv

pletter Entfernung des Tumors und sicherem Malignitätsausschluß gute Resultate zu erwarten sind. In 2 Fällen, so erwähnen die Autoren, erforderte das Rezidiv eine Amputation, wobei es in einem Fall zu Metastasen kam. Somit ist es dringend geboten, solche Prozesse histologisch sehr sorgfältig zu interpretieren.

Desmoplastisches Fibrom

Es handelt sich hierbei um einen äußerst seltenen, benignen Knochentumor, dessen verschwindende Zahl kleiner, spindelförmiger Fibroblasten überaus reichlich Kollagenfasern bilden. Dieser Tumor trägt histologisch die gleichen Merkmale wie

Desmoidtumoren in den Weichteilen. Im Gegensatz zum Fibrosarkom fehlen mitotische Aktivität, Pleomorphie und Zellreichtum. Es ist ein weißlicher, derb-elastischer Tumor, der sich im Knochen scharf abgrenzt und zumeist eine kräftige Randsklerose auslöst. Wenn man das Röntgenbild zugrunde legt, so ist es oft schwer, diesen Tumor vom Riesenzelltumor und Chondromyxoidfibrom, vom Fibrosarkom oder der fibrösen Dysplasie abzugrenzen. Histologisch gilt es, den Tumor vor allen Dingen vom gering malignen Fibrosarkom, Chondromyxoidfibrom und nicht ossifizierenden Fibrom zu unterscheiden.

In der Literatur gibt es nach SCHAJOWICZ (1981) nur 40 Fallberichte. Von GEBHARDT u. Mitarb. (1985) werden 85 Beobachtungen mit Lokalisation im Knochen überblickt, worin die 50 von SIGIURA (1976) zusammengestellten Fälle enthalten sind. Auch an der Wirbelsäule und im Sakrum – wenn auch als ausgesprochene Rarität – werden desmoplastische Fibrome beobachtet: RABHAN u. ROSAI (1968) stellen 10 Fälle zusammen, von denen 2 die Wirbelsäule betreffen. Über ein desmoplastisches Fibrom der Wirbelsäule, welches zur Kompression der Cauda equina führte, berichten SCHEER u. KUHLMAN (1963). Die beschriebene Läsion betraf den 3. Lendenwirbel und hatte zu einem osteolytischen Defekt des Wirbelkörpers, der Bogenwurzel, der angrenzenden Lamina und eines Querfortsatzes geführt. Ein nahezu gleichartiges desmoplastisches Fibrom beobachteten wir am 2. Lendenwirbel einer 47jährigen Patientin, die über ein Schweregefühl der unteren Extremitäten klagte; neurologische Ausfälle konnten jedoch nicht objektiviert werden. Weitere Fallberichte stammen von ZSERNAVICZKY u. DELLING (1977), CHIROSSEL u. Mitarb. (1983), FUJI u. Mitarb. (1988) und SAVY u. Mitarb. (1992).

Im Röntgenbild läßt sich eine glatte Osteolyse ohne Matrixossifikation feststellen, die sich nach innen durch einen Sklerosesaum abgrenzt, in dessen Wandung grobe Trabekel verbleiben. Nach außen wird die Kortikalis exzentrisch expandiert,

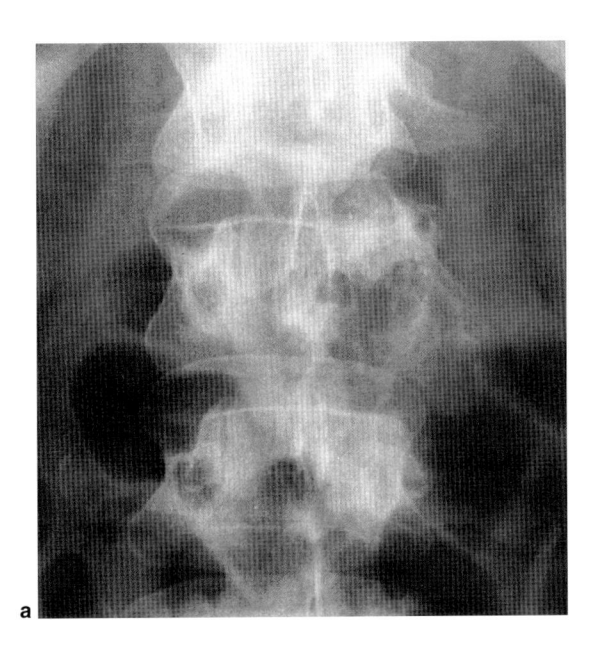

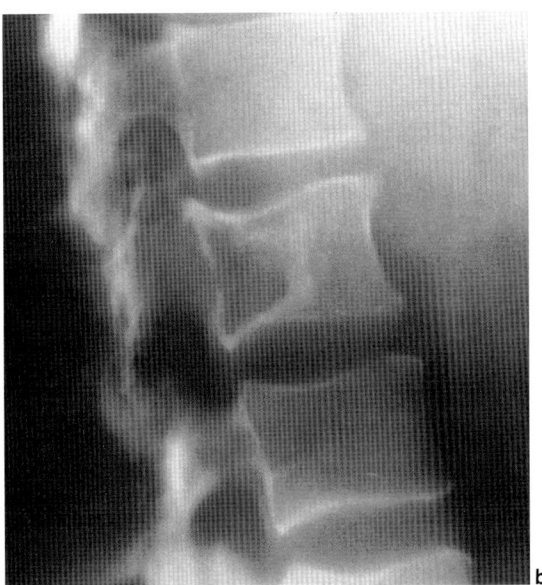

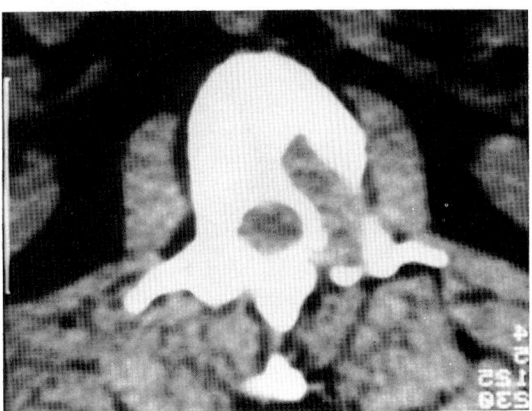

Abb. 31a–c Desmoplastisches Fibrom L2; 47jährige Frau. Glatte, in Buchten vorwachsende Osteolyse ohne Matrixverkalkung im dorsolateralen Wirbelkörper, der Bogenwurzel und der Gelenkfortsätze; nur gering expansiv; breiter Skleroseraum. Lokale Entfernung (ventraler Zugang, Spongiosaplastik)

oft hochgradig verdünnt; eine Periostreaktion fehlt (Abb. 31). Im CT (FUJI u. Mitarb. 1988, YOUNG u. Mitarb. 1988) werden scharfe, verdichtete Ränder mit groben Leisten und seifenblasenartigen Buchten dargestellt; die Kortikalis wird ausgedehnt zerstört, die Weichteilkomponente bleibt scharf begrenzt. Der enukleierte Tumor erweist sich als prall-elastisch mit grau-weißer Schnittfläche. Die Differentialdiagnose umfaßt die aneurysmatische Knochenzyste, die fibröse Dysplasie und das Chondromyxoidfibrom, ferner auch Karzinommetastasen (Schilddrüse, Niere). Doch ohne Biopsie läßt sich an der Wirbelsäule kaum eine sichere Zuordnung ermöglichen.

Desmoplastische Fibrome neigen zum Rezidiv nach Kürretage oder inkompletter Exzision. Aufgrund eines lokal-infiltrativen Wachstums ordnet DAHLIN u. UNNI (1986) sie den Tumoren mit unbestimmter Dignität zu (borderline-lesions).

Knochenmarktumoren

Ewing-Sarkom

Seit EWING (1921) dieses nach ihm benannte kleinzellige Rundzellsarkom als eine eigenständige Tumorentität klassifizierte, ist zwar das klinisch-morphologische Erscheinungsbild eines äußerst malignen, vorwiegend infiltrativ und gering destruierend wachsenden, früh in Lunge und Knochen disseminierenden Tumors fest umrissen, seine zytogenetische Zuordnung jedoch keineswegs endgültig bestimmt. Während noch EWING diesen seltenen, zu Einblutungen und zentralen Nekrosen neigenden Tumor als diffuses Endotheliom einstufte, wird heute die Auffassung vertreten, daß die anaplastischen Zellen den urständlichen Stromazellen des Knochens entstammen (ROESNER 1984).

Dieses die Knochengrenzen wenig berücksichtigende und zu großen extraossären Massen führende Sarkom, welches sich an der Gesamtheit aller malignen Knochentumoren nur zu 6% beteiligt, zeigt eine eindeutige Bevorzugung männlicher Patienten und eine typische Altersprädilektion für die ersten zwei Lebensdekaden. 94% sind jünger als 20 Jahre alt. Nicht ungewöhnlich ist ihr Vorkommen selbst im Kleinkindesalter (8,6%). In der zweiten Hälfte der 1. Lebensdekade treten 21,5% auf, bei 10- bis 15jährigen 38,6%, bei 15- bis 20jährigen 25,4% (KISSANE u. Mitarb. 1983). Das Ewing-Sarkom der Wirbelsäule, als eine Untergruppe in der Gesamtheit der Tumorentität, hat wenig Aufmerksamkeit erlangt, wenn auch in großen Serien diese Lokalisation miterwähnt wird (Macintosh u. Mitarb. 1975, ROSEN u. Mitarb. 1978, CHAN u. Mitarb. 1979, GLAUBIGER u. Mitarb. 1980, TREPPER u. Mitarb. 1980, BACCI u. Mitarb. 1982, KISSANE u. Mitarb. 1983, WILKINS u. Mitarb. 1986).

Lokalisation an der Wirbelsäule. Als Primärlokalisation wird die Wirbelsäule selten betroffen. Nach DAHLIN u. UNNI (1986) sowie SCHAJOWICZ (1981) entfallen von 612 Ewing-Sarkomen 4,8% auf die Wirbelsäule und 3,4% auf das Sakrum (Tab. 1, Abb. 32). Von der Intergroup Ewing's Sarcoma Study, die 303 Patienten umfaßt, wird für die Wirbelsäule eine Häufigkeit von 4,9% und für das Sakrum von 3,3% erhoben (KISSANE u. Mitarb. 1983). Im Spektrum maligner Primärtumoren der Wirbelsäule ist das Ewing-Sarkom, ebenso wie im übrigen Skelett, nur mit 6% vertreten (Tab. 1; IMMENKAMP 1985).

Im Schrifttum finden sich nur 20 Einzeldarstellungen (ILMER u. Mitarb. 1946, FLEISCHLI 1967, EDLAND 1968, POULSEN u. Mitarb. 1975, SCHEITHAUER u. EGBERT 1978, FINK u. MERIWETHER 1979, VACHER u. Mitarb. 1981, IMMENKAMP 1982, RUSSIN u. Mitarb. 1982, SPAZIANTE u. Mitarb. 1983, WEINSTEIN u. Mitarb. 1984, KORNBERG 1986, KLAASSEN u. HOFFMAN 1987). Das Durchschnittsalter dieser 20 Patienten beträgt 12 Jahre. Ihr jüngster Patient ist 2 Jahre, ihr ältester 27 Jahre alt. Den 5 weiblichen stehen 15 männliche Patienten gegenüber. Betroffen sind 2mal die HWS, 6mal die BWS und 12mal die LWS. Die vom Tumor herbeigeführten Symptome weisen eine mittlere Dauer von 4 Monaten auf. Kompressionserscheinungen an Rückenmark und Nervenwurzeln ließen nur 4 Fälle vermissen. Weitere 4 Tumoren präsentieren sich als extradurale Tumoren im Spinalkanal, ohne sicheren Knochenbefall (SCHEITHAUER u. EGBERT 1978, FINK u. MERIWETHER 1979, SPAZIANTE u. Mitarb. 1983). Als Hinweis auf eine frühe Ausbreitung im Spinalkanal zeigte die Myelographie in

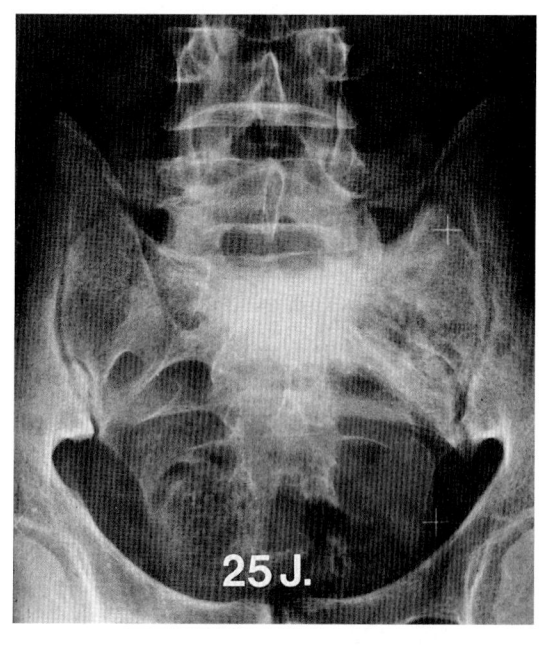

Abb. 32 Ewing-Sarkom des Os sacrum; 25jähriger Mann. Im Zentrum zeigt der Tumor eine starke homogene Knochenverdichtung, die zur Peripherie verdämmert. Nach linkslateral wird der Knochen durch fleckige Osteolysen aufgesplittert. Typisches Röntgenbild eines Ewing-Sarkoms an platten Knochen

nahezu allen Fällen einen kompletten Kontrastmittelstopp.

Eine längere Entwicklungszeit dieser Tumoren im Achsenskelett gegenüber solchen in den Extremitätenknochen, wo die Symptomdauer 2–3 Monate beträgt, wird von BRADWAY u. PRITCHARD (1990) angegeben. Ausgehend von 35 Patienten mit einem Wirbelsäulenbefall, konnten sie eine mittlere Symptomdauer von 8 Monaten feststellen. Weichteilmassen und permeative Wirbelkörperdurchsetzung, so argumentieren die Autoren, werden an der Wirbelsäule oft verspätet erkannt. Diese Fälle weisen als erstes Symptom zu 97% lokale Schmerzen auf, zu 78% in die unteren Extremitäten fortgeleitete Schmerzen. 52% entwickelten motorische, 33% sensible, 30% Sphinkterstörungen; in 23% war ein extraossärer Tumoranteil palpabel.

Eine intraläsionale Blutung und ausgedehnte Nekrosen können örtliche Entzündungszeichen erwirken. Fieber, Gewichtverlust und Abgeschlagenheit, BSG-Beschleunigung, Anämie, Ferritin- und LDH-Erhöhung sind oft vorhanden und deuten auf eine Dissemination des Tumors hin. Diese besteht nach PIZZO u. Mitarb. (1989) in Lunge oder Knochen zur Zeit der Feststellung des Tumors bereits in 14–50% – je nach Sorgfalt der Untersuchung.

Diagnostik. Die verwirrende Tatsache, daß ein hochmaligner Tumor, der keine erkennbare Eigenstruktur aufweist, den Wirbelknochen permeativ durchsetzt, in ihm nur geringfügig ausgeprägte, feine, mottenfraßähnliche Osteolysen erzeugt und die befallene Kompakta dabei unscharf faserig aufsplittert, mag dafür auslösend sein, daß die erste Röntgenuntersuchung nicht immer zur Festlegung des Tumors führt. Denn zwiebelschalenartige Periostverknöcherungen, scharf oder unterbrochen, lamellär geschichtet, lassen sich an den Wirbelkörperkanten nicht ausmachen. Ein paravertebraler Weichteilschatten, oft beträchtlich größer als der betroffene Wirbel, ist jedoch ein konstanter Befund. Häufiger als an den Extremitätenknochen (30%) gehen Ewing-Sarkome an der Wirbelsäule (in 69%) und am Sakrum mit einer diffusen, jedoch nicht das Ausmaß eines Elfenbeinwirbels erreichenden Osteosklerose einher (SHIRLEY u. Mitarb. 1984), ein Befund, der weniger einer Knochenneubildung als vielmehr einer Osteonekrose zugeschrieben wird. POULSEN u. Mitarb. (1975) beobachteten eine Vertebra plana auf dem Boden eines Ewing-Sarkoms.

Abb. 33 Ewing-Sarkom D12; 15jähriger Junge. Seit 3 Monaten Schmerzen, zunehmendes Querschnittsyndrom seit 3 Tagen. **a** Fleckige Verdichtung und Auflockerung des Wirbelkörpers D12, verwaschene Bogenwurzelzeichnung; breiter paravertebraler Begleitschatten. **b** u. **c** Kompletter Kontrastmittelstopp im lumbalen Myelogramm L1 als Hinweis auf zapfenförmige Ausbreitung des Tumors im Spinalkanal. Wirbelkörper im Seitenbild grobwabig aufgelockert. **d** Laminektomie D11–L2 und dorsale Spondylodese sowie anschließende Wirbelkörperexzision und Spanüberbrückung, Chemotherapie und Radiatio. Exitus letalis nach dreijährigem Verlauf an Lungenmetastasen

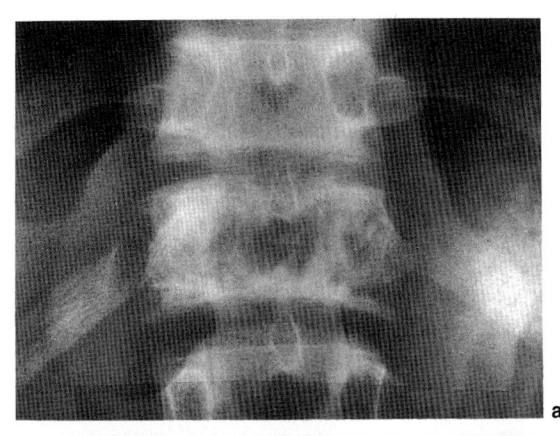

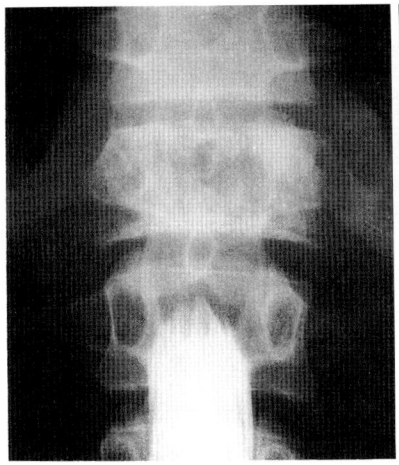

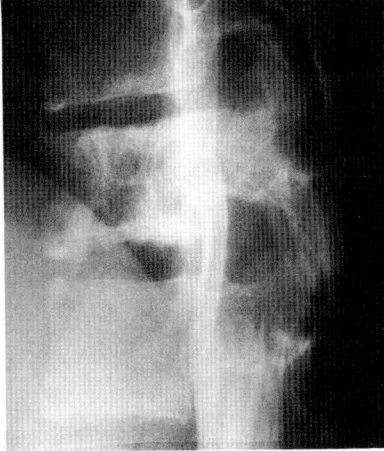

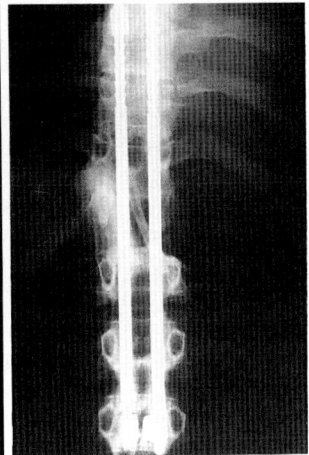

Im **CT** wird, stärker kontrastiert als im Nativröntgenbild, die knochenauflösende Komponente des Tumors deutlicher dargestellt; vorrangig aber wird, durch Kontrastmittel gesteigert, die extraossäre homogene Tumormasse sichtbar (VANEL u. Mitarb. 1982). Eine **Myelographie** bleibt weiterhin wesentliche Informationsquelle, sobald neurologische Ausfälle begleitend vorliegen. Einer zapfenförmigen Ausdehnung im Spinalkanal sollte man Rechnung tragen, wenn der Liquorraum punktiert wird (Abb. **33**). Die **MRT-Untersuchung** wird weitere Vorteile bringen, um festzustellen, wie ausgiebig der Knochen infiltriert wird und wie weit sich der Tumor im Spinalkanal ausbreitet. Ihr wird auch eine große Rolle in der Kontrolle der Wirksamkeit therapeutischer Maßnahmen zukommen. Eine **Skelettszintigraphie** ist wichtiger Bestandteil der Diagnostik, da sich die Wirbelsäulenmanifestation auch als Metastase eines Ewing-Sarkoms anderer Lokalisation herausstellen kann. Die unverkennbare Neigung zu früher Tumordissemination erfordert ein CT der Lunge sowie eine Knochenmarkaspiration bzw. Knochenbiopsie (PIZZO u. Mitarb. 1989). Die bioptische Sicherung der Diagnose ist unabdingbar; gewonnenes Material sollte zur Routinehistologie in Formalin und zum Glykogennachweis in Alkohol fixiert werden.

Die Diagnose Ewing-Sarkom wird histologisch per exclusionem gestellt: intraplasmatisches Glykogen, keine Retikulinfasern, Reichtum an Kapillaren mit schlitzförmigen und nur schmalen Lumina, anaplastische, dicht aneinanderliegende Tumorzellen mit verhältnismäßig kleinen, rundlichen, mäßig chromatindichten Zellen, als Variante auch großzellige Ewing-Sarkome. Sobald Elektronenmikroskopie und Immunhistochemie eingesetzt werden, kommt unter den Rundzellsarkomen die Diagnose Ewing-Sarkom seltener vor (PIZZO u. Mitarb. 1989).

Differentialdiagnose. Die subakute bis chronische plasmazelluläre Osteomyelitis hat eine wichtige differentialdiagnostische Bedeutung. Nach Röntgenbild und histologischem Befund kann die Abgrenzung vom Ewing-Sarkom schwierig sein (CSERHATI 1978), diese gelingt jedoch eindeutig, wenn mit neuzeitlichen bildgebenden Verfahren die extraossäre Ausbreitung des Ewing-Sarkoms nachweisbar ist. Ein Ewing-Sarkom muß vor allen Dingen vom malignen Lymphom des Knochens nach morphologischen Kriterien differenziert werden. Auch Metastasen eines Neuroblastoms und kleinzelligen Bronchialkarzinoms oder Infiltrate einer Leukämie sind auszuschließen.

Therapie. Die Behandlung des Ewing-Sarkoms zielt auf eine endgültige oder zumindest langjährige Heilung, selbst wenn bereits disseminierte Tumoren vorliegen. Die operative Behandlung allein hatte zu schlechten Langzeitergebnissen geführt, da 90% aller Patienten an Metastasen verstarben. Auch die Bestrahlung verbessert die Gesamtprognose nicht wesentlich (16–25% langjährige Überlebenszeit). Abhängig von der Lokalisation und Ausdehnung des Tumors sowie vom Tumorverhalten unter initialer aggressiver Polychemotherapie, sind zur Lokalbehandlung 3 Alternativen möglich:

- Bestrahlung (ca. 50–60 Gy),
- Operation unter vollständiger Entfernung des befallenen Knochens und der Weichteile,
- Tumorresektion und Nachbestrahlung.

Die Rolle der operativen Behandlung mit Resektion eines Ewing-Sarkoms zur Beherrschung des lokalen Tumorwachstums ist nicht endgültig festgelegt, auch wenn WINKELMANN u. JÜRGENS (1989) die Lokalkontrolle durch alleinige Bestrahlung als unzureichend erachten und eine Tumorresektion für erfolgreicher halten. An der Wirbelsäule wurden nur vereinzelt Tumorresektionen unternommen (IMMENKAMP 1982, BRADWAY u. PRITCHARD 1990) (Abb. **34**). In der Mehrzahl der angeführten Einzeldarstellungen bedurfte es einer Laminektomie aufgrund der zapfenförmigen Ausdehnung des Tumors im Spinalkanal.

Prognose. Vor 1970 betrug die durchschnittliche Überlebenszeit von 16 Patienten mit einem Ewing-Sarkom der Wirbelsäule 15 Monate (BRADWAY u. PRITCHARD 1990). Von 19 danach behandelten Patienten verstarben 13 durchschnittlich nach 33 Monaten, 5 Jahre überleben 2 weitere Patienten. Obwohl sich bereits zahlreiche Behandlungsformen als wirksam im Hinblick auf eine Eindämmung des Tumors erwiesen haben, fallen doch die Überlebenskurven nach 3- bis 4jähriger Überlebenszeit stark ab. Patienten, die länger als 5 Jahre überleben, entwickeln in einem hohen Prozentsatz sekundäre Osteosarkome (CHAN u. Mitarb. 1979, PIZZO u. Mitarb. 1979). Als prognostisch ungünstige Zeichen werden gewertet (PIZZO u. Mitarb. 1989): LDH-Erhöhung, Größe des extraossären Tumors über 8 cm, Knochenmarkdissemination, Lage des Tumors an Becken und Sakrum und geringes Ansprechen auf eine Polychemotherapie. Vergleichbar mit den Tumoren im Becken verläuft nach heutiger Erfahrung die Wirbelsäulenmanifestation eines Ewing-Sarkoms letal, wenn auch durch die Polychemotherapie eine erhebliche Verlängerung der Lebenszeit erzielt werden konnte.

Maligne Systemerkrankungen

Maligne Lymphome

Nicht-Hodgkin-Lymphom (NHL)

Im Skelettsystem treten 3 Formen des NHL auf:
1. Die umschriebene Knochenmanifestation, – ein unizentrischer Krankheitsbeginn ohne Hin-

Knochentumoren 2.71

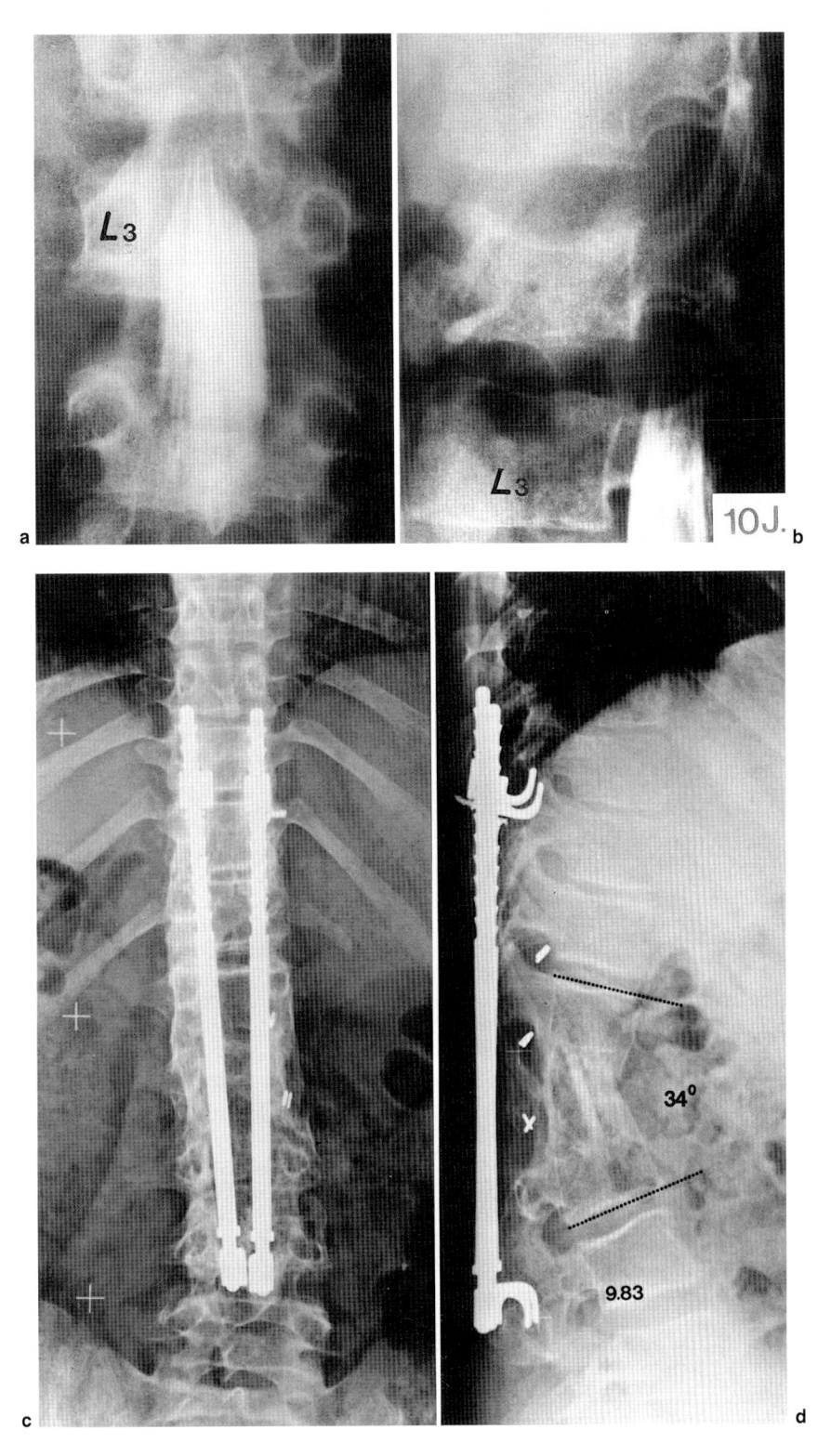

Abb. 34 Ewing-Sarkom L2 mit zapfenförmiger Ausbreitung im Spinalkanal; 10jähriger Junge. Rückenschmerzen seit 3 Monaten, Kaudaläsion. **a** Höhenminderung LWK2 mit Deckplatteneinmuldung; permeative Auflockerung der Struktur. **b** Lumbale Myelographie: kompletter Stopp L2/L3; pinselartige Zuspitzung der Kontrastmittelsäule – extradurale Kompression. **c** Laminektomie D12–L1; Harrington-Distraktionsstäbe D10–L4 und dorsale Spondylodese. **d** Im Seitenbild feste knöcherne Überbrückung nach sekundärer Spondylektomie L2 und Spaninterposition. Zytostatika, Radiotherapie. Bis heute anhaltende Erstremission seit Diagnosestellung (10/78)

weis auf einen generalisierten Prozeß, – früher als Retikulumzellsarkom bezeichnet (45%).
2. Sekundärer Knochenbefall, ohne erkennbare extraossäre Manifestation (41%).
3. Primär nodale oder extranodale Manifestation mit Metastasen im Knochen (14%) (Dahlin u. Unni 1986).

Die Nomenklatur der malignen Lymphome ist uneinheitlich (Rosenberg u. Mitarb. 1982). Auch wird in dieser heterogenen Gruppe nicht immer erkennbar, ob trotz umschriebener Knochenmanifestation ein generalisiertes Krankheitsgeschehen vorliegt. Vasallo u. Mitarb. (1986) konnten zeigen, daß die Kiel-Klassifikation von Lehnert für maligne Lymphome im Skelett anwendbar ist.

Von einem unizentrischen Nicht-Hodgkin-Lymphom im Knochen darf man ausgehen, wenn eingehende Untersuchungen den Primärcharakter des Tumors belegen. Früher wurde dieser Tumor als Retikulumzellsarkom bezeichnet. Nach der WHO-Definition handelt es sich um einen malignen lymphoiden Tumor mit sehr unterschiedlicher histologischer Struktur. Die Tumorzellen sind gewöhnlich rund und eher pleomorph, mit überwiegend scharfer Begrenzung des Zytoplasmas. Viele Kerne weisen Einkerbungen oder eine Hufeisenform und prominente Nukleoli auf. In den meisten Fällen sind Retikulinfasern vorhanden, die gleichmäßig zwischen den Tumorzellen verteilt sind.

Immunhistologische Methoden können eine sichere diagnostische Zuordnung gewähren (Vasallo u. Mitarb. 1986). Wichtig ist es, den Tumor vom Ewing-Sarkom zu trennen.

Dieses erfolgt über Glykogenfärbungen, Bemessungen der Zellkernform und des Gehalts an Retikulinfasern. Beim Ewing-Sarkom ist das Manifestationsalter in der Regel früher als beim NHL. Dieses weist eine ziemlich gleichmäßige Häufigkeitsverteilung im 2.–7. Dezennium auf, mit einem deutlichen Anstieg im 5.–7. Lebensjahrzehnt. Männliche Personen erkranken 2mal häufiger als Frauen.

Wie häufig sich der Tumor unizentrisch im Achsenskelett manifestiert, lassen die übermittelten Daten nur unvollständig erkennen. Während Dosoretz u. Mitarb. (1982) in keinem von insgesamt 33 Fällen die Wirbelsäule als Tumorsitz registrierten, wird im zusammengefaßten Krankengut von Dahlin u. Unni (1986) sowie Schajowicz (1981) ein hoher Anteil der NHL im Achsenskelett ausgewiesen. Diesen Autoren folgend, entfallen 10% der Skelettmanifestationen auf die Wirbelsäule und 4,1% auf das Sakrum. Nach den Plasmazellneoplasien rangieren Tumoren dieser inhomogenen Entität an der Wirbelsäule in der Skala der Häufigkeit an 2. Stelle. Sie sind weit häufiger als alle übrigen typischen Knochentumoren (Tab. 1).

Krankheitsbild. Der Krankheitsbeginn ist schleichend. Das Allgemeinbefinden der Patienten ist kaum beeinträchtigt. Die Ausdehnung im Knochen steht in auffälligem Gegensatz zum anfangs geringen Knochenschmerz. Die Anamnesedauer beträgt oft mehr als 1 Jahr (Epelbaum u. Mitarb. 1986). Der fortgeschrittene, teils osteolytische, teils osteosklerotische Knochenumbau erklärt die Neigung zu Spontanfrakturen. So wird nach Epelbaum u. Mitarb. (1986) das Behandlungsstadium in 2,2% (10/453) der Fälle aufgrund einer Rückenmarkkompression eingeleitet. Anzumerken ist, daß 5 der angeführten Fälle lediglich eine epidurale Ausbreitung des Tumors im Spinalkanal aufwiesen. Auch Margulies u. Mitarb. (1987) berichten über 6 Fälle, die sich primär unter den Zeichen der Rückenmarkkompression manifestierten.

Röntgenbild. Die Röntgenbildveränderungen des NHL sind eindrucksvoll, da der Tumor verhältnismäßig langsam wächst und erst in fortgeschrittenem Stadium Schmerzen verursacht. So ist in der Regel bereits der gesamte Wirbelkörper betroffen. Wie an den Röhrenknochen, ist das Hauptmerkmal des NHL an der Wirbelsäule die permeative osteolytische Knochendestruktion mit mottenfraßartiger Aufhebung der Kompakta. Die spongiöse Binnenstruktur ist fleckig-irregulär aufgelöst. Ein grobsträhniges, wabiges Trabekelwerk mag verbleiben. Neben osteolytischen Veränderungen, in denen auch die Bogenwurzelzeichnung untergeht, werden dichte, fleckig-irreguläre Sklerosierungen beobachtet. Der Wechsel zwischen Osteolyse und Osteosklerose mit verwaschenen Rändern, läßt prima vista einen malignen Tumor vermuten (Abb. 35). Die reaktive Sklerosierung an den Rändern kann pagetartig den Wirbelkörper vergrößern. Ein paravertebraler Geschwulstausbruch wird kaum vermißt. Der überwiegend osteolytisch umgestaltete Wirbelkörper neigt zum Einbruch. Dann wird die fleckige, irreguläre Knochenverdichtung ausgeprägter. Der Bandscheibenraum weitet sich aus, sobald segmental Deck- oder Grundplatten sintern.

Die röntgenologische Differentialdiagnose umfaßt alle malignen Rundzellsarkome und anaplastischen Metastasen. Ohne histologische Zuordnung wird man über die Feststellung einer malignen Geschwulst primärer oder sekundärer Art nicht hinauskommen (Freyschmidt 1986).

Behandlung. Einheitlich wird die Auffassung vertreten, daß die Radiotherapie zu einer raschen Einschmelzung des primären NHL des Knochens führt (Reimer u. Mitarb. 1977). Um eine Kompressionsfraktur zu vermeiden, wird man bis zur Reossifikation eine Orthese empfehlen müssen. Wenn nur geringfügige Zeichen der Rückenmarkkompression bestehen, wird eine Radiotherapie, kombiniert mit Dexamethason, empfohlen (Margulies u. Mitarb. 1987). Ganz allgemein neigen

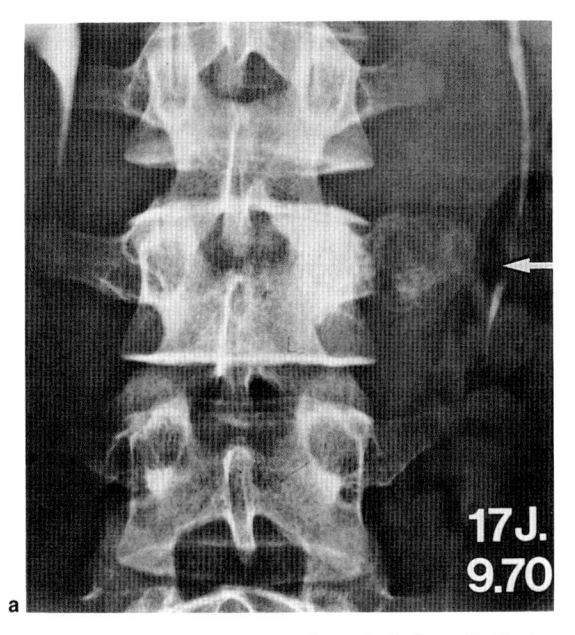

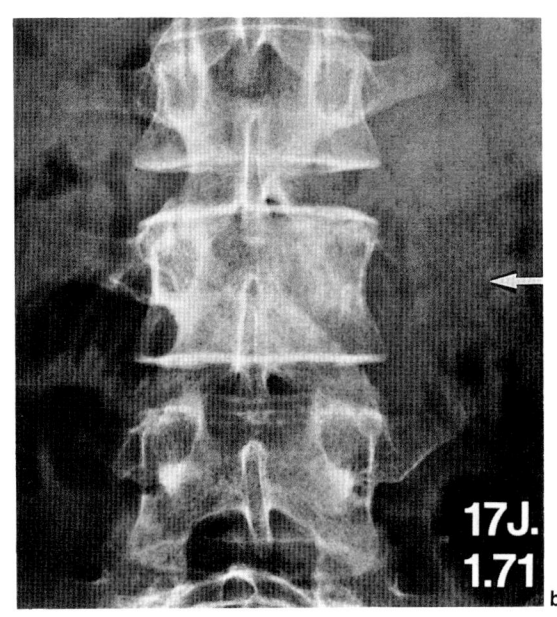

Abb. 35 Non-Hodgkin-Lymphom (primäres Retikulumzellsarkom) L3; 17jähriger Mann. Faustgroßer Tumor in der Rückenmuskulatur. **a** Knochenverdichtung in Höhe der Bogenwurzel links und des oberen Gelenkfortsatzes L3, blasige Auftreibung des Querfortsatzes; Verlagerung des Ureters. **b** 4 Monate später Übergang der inhomogenen Verdichtung in komplette Osteolyse. Radiotherapie. Multiple ossäre Manifestation und Lungenmetastasen im Jahresverlauf

die befallenen Knochen zur pathologischen Fraktur. So kann auch ein Wirbelkörpereinbruch, der zu einer tiefgreifenden Rückenmarkkompression führt, eine ventrale Dekompression und Restabilisierung erfordern. Ob eine adjuvante Chemotherapie für das primäre NHL des Knochens eingesetzt werden sollte, kann zur Zeit noch nicht mit genügender Sicherheit ausgesagt werden. Heute mehren sich jedoch die Befunde, nach denen es sich bei dem NHL, trotz umschriebener Manifestation, um ein generalisiertes Krankheitsgeschehen handelt. Demnach müßte die Therapie um so effizienter sein, je weitgreifender sie über Stadiengrenzen hinaus, ohne Häufung von Nebenwirkungen, geführt werden kann.

Prognose. Ein nur auf den Knochen begrenztes unizentrisches NHL hat von allen primär malignen Knochentumoren die beste Prognose (DAHLIN u. UNNI 1986). Von diesem Entstehungsort kann erst später, manchmal nach vielen Jahren, eine Generalisation innerhalb des lymphatischen Systems auftreten (FREYSCHMIDT u. OSTERTAG 1988). Eine sorgfältige Stadienuntersuchung ist erforderlich, um den solitären Charakter zu belegen. Hierzu gehören laborchemische Untersuchungen (BSG, gesamtes Blutbild, Leberwerte – wobei die alkalische Phosphatase oft nicht ossärbedingt erhöht ist), die röntgenologische und computertomographische Abklärung retroperitonealer oder mediastinaler Lymphknoten, eine Skelettszintigraphie und auch eine Knochenmarkbiopsie. Denn im Stadium der Generalisation des NHL wird, je nach Untergruppe, eine Knochenmarkbeteiligung in 40–100% bestehen (CHABNER u. Mitarb. 1976, 1980). Die 5-Jahres-Überlebensrate von Fällen mit einem unizentrischen Krankheitsbeginn im Knochen wird mit 58%, die 10-Jahres-Überlebensrate mit 53% angegeben (OSTROWSKI u. Mitarb. 1986). Nach diesen Autoren ist die Lokalisation an Wirbelsäule und Becken ungünstiger als an den Extremitätenknochen.

Nicht-Hodgkin-Lymphom mit Knochenbeteiligung

Die Knochenabschnitte, die zur Hämopoese beitragen, sind die bevorzugten Lokalisationen des generalisierten NHL. Wirbelsäule und Sakrum sind in 30–50% im fortgeschrittenen Stadium der Erkrankung mitbeteiligt (FREYSCHMIDT u. OSTERTAG 1988). Andere Autoren sehen eine geringere Skelettbeteiligung von nur 5–38% (BRAUNSTEIN u. WHITE 1980, SPAGNOLI u. Mitarb. 1982, OSTROWSKI u. Mitarb. 1986). Das Röntgenbild zeigt viele Wirbel umfassende, multizentrische, konfluierende Osteolysen mit unscharfer Grenze. Die Kompakta wird mottenfraßartig arrodiert. Neben ausgedehnten Osteolysen stellen sich auch fleckige, verwaschene, osteosklerotische Herde dar. Ein Wirbelkörpereinbruch ist im fortgeschrittenen Stadium zu erwarten.

Hodgkin-Lymphom mit Knochenbfall

Ein Morbus Hodgkin manifestiert sich in der Regel nodal. Das Skelettsystem wird entweder durch eine Ausbreitung von benachbarten Lymphknoten oder durch hämatogene Streuung erreicht. Extrem selten ist die primäre Manifestation im Knochen (GOLD u. MIRRA 1979, COHEN u. Mitarb. 1984, CASTELLINO 1986).

Der im Röntgenbild nachgewiesene Knochenbefall liegt bei 13%, die Hälfte davon ist multizentrisch (UEHLINGER 1932, FUCILLA u. HAMMAN 1961, MUSSHOFF u. Mitarb. 1964, GRANGER u. WHITACKER 1967, BEACHLY u. Mitarb. 1972, NOVAK u. PROBST 1973). Lediglich BRAUNSTEIN (1980) fand in 21% von 175 Patienten eine Skelettbeteiligung. Die relative Häufigkeit des Knochenbefalls obduzierter Fälle lag früher bei 31% (MUSSHOFF u. Mitarb. 1964). Die Knochenbeteiligung bewegt sich seit Einführung der Chemotherapie zwischen 60 und 100% (FERRANT u. Mitarb. 1975, PIRSCHEL u. OZDOBA 1987).

In einem frühen Erkrankungsstadium ist das Skelettsystem nur selten betroffen. KAPLAN u. Mitarb. (1980) fanden zum Zeitpunkt der Primärdiagnose unter 340 nicht vorbehandelten Patienten einen Knochenbefall nur in 4 Fällen.

Betrachtet man die Lokalisation der Herde im Skelett, so sind die Wirbelkörper besonders in der Thorakal- und Lumbalregion bevorzugt befallen (NEWCOMER u. Mitarb. 1983). Eine Skelettbeteiligung führt in 60% den Wirbelsäulenbefall mit sich (BRAUNSTEIN 1980).

Während die konventionelle Röntgendiagnostik längere Zeit negativ verlaufen kann, wird im Skelettszintigramm früh eine erhöhte Anreicherung nachweisbar (SCHECHTER u. Mitarb. 1976, KAMPAMM u. BUCHTELT 1983). Wird bereits röntgenologisch ein Skelettbefall gesichert, werden durch die Szintigraphie in 33% weitere, röntgenologisch noch stumme Läsionen aufgedeckt (NEWCOMER u. Mitarb. 1982). Die alkalische Phosphatase ist nicht hinweisend auf einen Knochenbefall, da ihre Erhöhung in der Regel hepatischen Ursprungs ist. Die CT hat den Vorteil, daß neben der Bemessung des ossären Defektes auch eine Beurteilung angrenzender Lymphknoten möglich wird.

Röntgensymptomatik. Die Skelettveränderungen im Rahmen eines Morbus Hodgkin im Stadium IV können lytisch oder sklerosierend sein. Der sog. „Elfenbeinwirbel" (Abb. 36), als umschriebene Maximalverdichtung, ist für die Lymphogranulomatose typisch (KESSLER u. Mitarb. 1980). Abgesehen von dieser sklerosierenden Manifestation sind die röntgenologischen Skelettveränderungen eher uncharakteristisch. Unabhängig von der histologischen Subklassifikation sind die Knochenherde entweder osteolytisch, osteoblastisch oder gemischt osteolytisch-osteoblastisch. Bei allen drei Formen kann zusätzlich eine periostale Begleitreaktion hinzutreten. Die Osteolyse mit feinfleckigen, sklerosierenden Abschnitten ist insgesamt häufiger anzutreffen (Abb. 37). GRANGER u. WHITAKER (1967) fanden unter 108 Patienten überwiegend lytische Läsionen in 75,4%, eine sklerotische Läsion zeigten 13,6%, gemischtförmige Läsionen stellten sich in 5,2% der Fälle dar. Das Erscheinungsbild der Knochenläsionen kann sich offensichtlich im Verlauf der Erkrankung ändern, so daß ein primär osteosklerotischer Herd den Knochen schließlich osteolytisch destruiert.

Differentialdiagnose. Knochenläsionen eines Morbus Hodgkin müssen, wenn sie nach langem Krankheitsverlauf festgestellt werden, von Metastasen anderer Tumoren abgegrenzt werden. Gleichartige Veränderungen können leukämische Infiltrate, Nicht-Hodgkin-Lymphome und Ewing-Sarkome hervorrufen. Auch die Verwechselung mit einer Osteomyelitis ist möglich (APPEL u. Mitarb. 1981).

Ob der Knochenbefall prognostisch bedeutend ist, wird unterschiedlich angegeben. Für GRANGER u. WHITAKER (1967) ist das Auftreten von Skelettherden ein Signum mali ominis, da 60% dieser Patienten innerhalb von 2 Jahren starben. BEACHLEY u. Mitarb. (1972) konnten diesen Einfluß auf die Überlebensrate nicht feststellen. Ein isolierter Knochenbefall ist kein sicherer Hinweis auf eine Generalisation der Erkrankung, er darf nicht ohne weiteres mit einem disseminierten Knochenmarkbefall gleichgesetzt werden. Demnach ist auch unter adäquater Therapie der Knochenbefall, außer bei disseminierter Form, nicht a priori als prognostisch ungünstiges Zeichen zu bewerten (KAPLAN 1980).

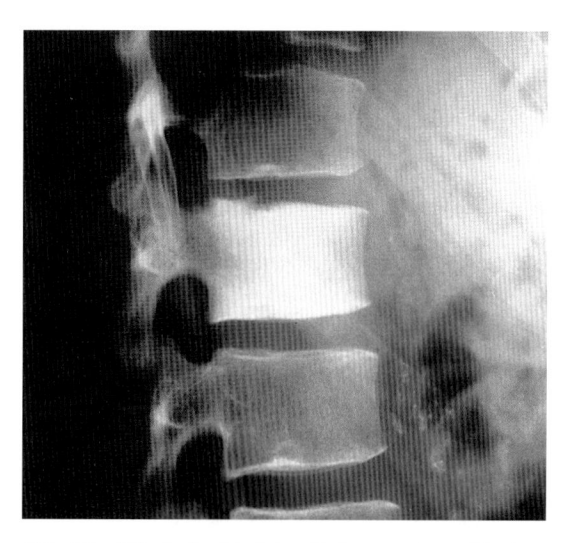

Abb. 36 Elfenbeinwirbel im Rahmen eines Morbus Hodgkin LWK2. Homogene Maximalverdichtung des Wirbelkörpers; später übergehend in mehr osteolytische Destruktion

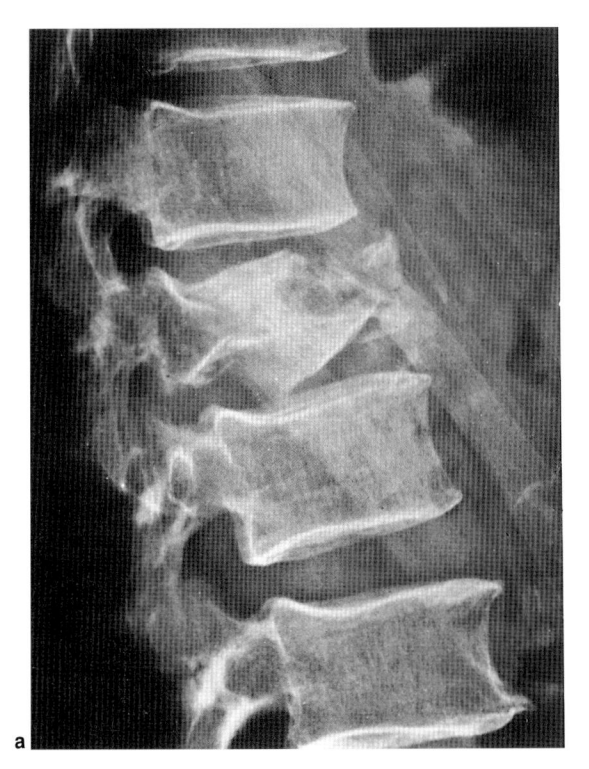

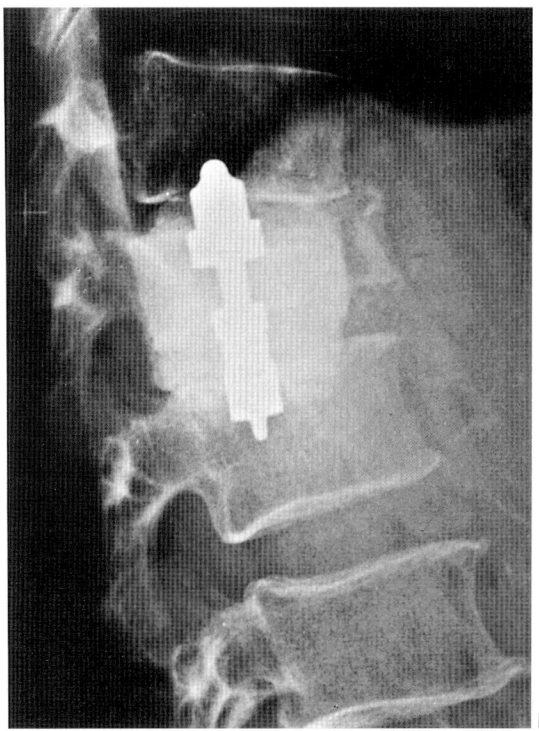

Abb. 37 Morbus Hodgkin mit isoliertem Knochenbefall LWK1; 69jähriger Mann. Rasch progredienter Wirbelkörpereinbruch, mit Zeichen der spinalen Raumforderung einhergehend. **a** Überwiegend osteolytische Destruktion des Wirbels, keine Tumoreigenstruktur. Deutliche Passagebehinderung des Kontrastmittels im deszendierenden Myelogramm. Im Szintigramm: isolierte Knochenmanifestation mit stark vermehrter Speicherung. **b** Wirbelkörperexzision, interne Stabilisierung mit Polster-Stempel, Defektüberbrückung mit Knochenzement

Plasmazellneoplasien

Definition. Eine neoplastische Wucherung atypischer Immunozyten aus der B-Zellreihe, die unproportional im Überschuß Paraproteine, d. h. Immunglobuline (Ig) eines einzelnen Klons bilden, dabei das Skelettsystem lokal oder disseminiert destruieren, Parenchymorgane, wie v. a. die Nieren, schädigen sowie durch Dyskrasie die Infektabwehr schwächen und die Blutviskosität erhöhen.

Zur Klassifizierung der Plasmazellneoplasien werden Kriterien wie Lokalisation, Morphologie oder Immunglobulin-Klassen-Zugehörigkeit zugrundegelegt (MOHR u. GROSS 1980). Auch wenn die Einteilung nach der Lokalisation mehr deskriptiven Charakter hat und zu einer Stadieneinteilung wenig beiträgt, so leiten sich doch hieraus wichtige Rückschlüsse auf die Dynamik des Krankheitsbildes ab, vor allem aber auch Entscheidungshilfen für die Therapiewahl.

Dem solitären Plasmozytom des Knochens kann die diffuse Knochenmarkinfiltration durch Plasmazellen in Form der multiplen Myelomatose (des multiplen Myeloms) gegenübergestellt werden (KEMPIN u. SUNDARESAN 1990), woraus sich nicht nur für die Therapie, sondern auch für die Prognose wesentliche Unterschiede ergeben.

Unter den so vielfältigen lymphozytären Neoplasien, die wechselnd häufig wohl auch den Knochen befallen können, ragen Plasmazellen durch ihre Neigung hervor, sich fast ausschließlich im Knochen zu manifestieren. Andere verwandte Syndrome, die mit einer Produktion von monoklonalen Immunglobulinen einhergehen, wie die Makroglobulinämie Waldenström, die primäre Amyloidose, die benigne Gammopathie und die Schwerkettenerkrankung, treten nicht oder äußerst selten in Knochen auf.

Plasmazellneoplasien werden üblicherweise nach ihrer Proteinanomalie eingeteilt, deren Gradient in Serum und Urin durch Papier- und Immunelektrophorese bestimmt wird. Die Zellen bilden im Überschuß monoklonales (M) Immunglobulin der Klasse IgG (ca. 55–70%), IgA (ca. 20–29%), IgD (ca. 1–2%) und IgE (extrem selten). Mehrfachproteinämien (Di-, Tri-, Tetraimmunglobulinämien) machen 1% der Paraproteinämien aus. Das multiple Myelom manifestiert sich als Makroglobulinämie oder als H-Kettenerkrankung. Bei 20% der Patienten werden ausschließlich monoklonale L-Ketten sezerniert. Für Schwerkettenerkrankungen gilt, daß nur das Fc-Fragment des Immunglobulins sezerniert wird. Seltener (1–4% nach MOEHRING 1987) haben Patienten eine Plasmazellenneoplasie, ohne daß ein monoklonales Immunglobulin im Serum und Urin nachgewiesen werden kann. Diesen Zellen fehlt offensichtlich die Fähigkeit, ihr synthetisiertes Protein abzugeben. Auch die Qualität der Immunglobulinsynthese kann defekt sein. Während die autonom proliferieren-

2 Geschwülste der Wirbelsäule

den Zellen überwiegend strukturell normale Immunglobuline produzieren, denen selbst die immunologische Reaktionsfähigkeit verbleibt, wird in anderen Fällen ein verzerrtes Verhältnis von H- und L-Ketten oder eine überschüssige Menge eines defekten Globulins hergestellt.

Jährlich erkranken neu am multiplen Myelom jeweils 4,3 auf 100 000 Männer und 3,0 auf 100 000 Frauen (SALMON u. CASSADY 1989). Es ist damit eine häufige Geschwulstform, bei der das männliche Geschlecht deutlich überwiegt. Nach DAHLIN u. UNNI (1986) ist das Myelom mit einem Anteil von 45% der am häufigsten auftretende maligne Knochentumor. Das multiple Myelom ist eine typische Alterserkrankung. Weniger als 2% sind jünger als 40 Jahre alt. Das Durchschnittsalter zu Beginn der Erkrankung beträgt 68 Jahre.

Solitäres Plasmozytom des Knochens

Wenn Plasmazellen sich solitär, nach Art eines Tumors vermehren und primär nicht Bestandteil einer disseminierten Myelomatose sind, sprechen wir vom solitären Plasmozytom. Es macht etwa 3–5% aller malignen Plasmazellendyskrasien aus (LUDWIG 1982, CROWLING u. Mitarb. 1983, DAHLIN u. UNNI 1986). Obgleich es sich im Grunde nur um eine mögliche, zur Dissemination neigende Verlaufsform der Plasmazellneoplasien handelt, kommt dieser unizentrischen Knochenläsion an der Wirbelsäule große Bedeutung zu.

Ihre Diagnose basiert auf dem Nachweis eines isolierten Plasmazelltumors, der sich oft nur bioptisch ergibt, denn Anämie, Hyperkalzämie, Niereninsuffizienz und Knochenmarkplasmozytose schließen die Diagnose eines solitären Plasmozytoms aus. Auch Paraproteine werden initial nur in 16–47% der Fälle nachweisbar (WOODRUFF u. Mitarb. 1979, BATAILLE u. Mitarb. 1981, LUDWIG 1982, Meis u. Mitarb. 1987). Dementsprechend fehlt auch eine starke BSG-Beschleunigung. Nach erfolgreicher Tumorexzision ist ein Rückgang bereits sezernierter Paraproteine im Serum oder Urin zu beobachten (RESNICK 1981). Läßt sich aber nach längerer Latenzphase neuerlich Paraprotein nachweisen, so wird angezeigt, daß entweder ein lokales Rezidiv oder häufiger eine Dissemination mit Übergang zum multiplen Myelom eingetreten ist.

Viele Fälle eines anfänglich solitären Plasmozytoms entwickeln, wenn sie über mehrere Jahre verfolgt werden, dann doch multiple Läsionen (CARSON u. Mitarb. 1955, VALDERRAMA u. BULLOUGH 1968, CORWIN u. LINDBERG 1979, RESNICK 1981). Die Umwandlung in eine multiple Systemerkrankung erfolgt in der Regel innerhalb von 5 Jahren, in Einzelfällen auch noch nach 20jährigem Intervall (CARSON u. Mitarb. 1955, WOODRUFF u. Mitarb. 1979).

Die Histologie angehend, weisen solitäre Plasmozytome, ohne Unterschied zum multiplen Myelom, die Skala von reifzelligen bis unreifzelligen, anaplastischen Plasmazellen auf (KEMPIN u. SUNDARESAN 1990). Nahe verwandte Arten sind auch Amyloidtumoren (HORN u. Mitarb. 1983, MULDER u. RIJSSEL 1983, LEESON u. Mitarb. 1985) und das isoliert auftretende extraossäre Plasmozytom in der Submukosa des oberen Respirationstrakts, des Magen-Darm-Trakts oder der Lymphknoten.

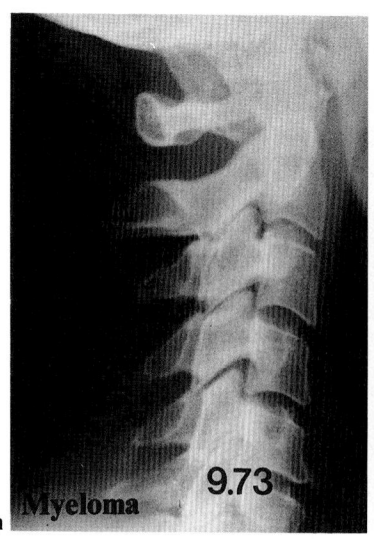

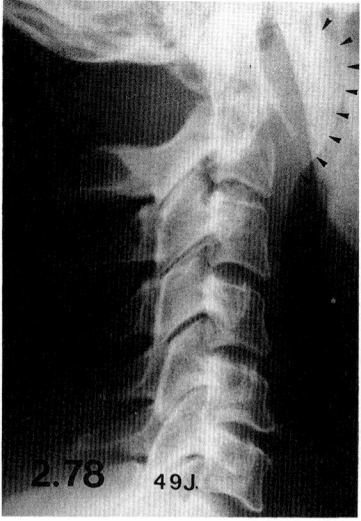

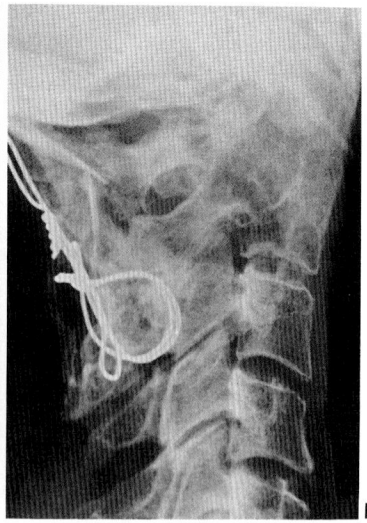

Abb. 38 Solitäres, nichtsezernierendes Plasmozytom C1; 50jähriger Mann. **a** Komplette Auflösung von C1, großer prävertebraler Weichteilschatten. **b** Zunächst ventrale, transorale Tumorausräumung und Eigenspanstabilisierung; externe Stabilitätssicherung durch Halo-cast: in zweiter Sitzung zervikookzipitale Fusion von dorsal. Radiatio. 5 Jahre nach der Operation keine Dissemination; volle Stabilität

Knochentumoren

Lokalisation an der Wirbelsäule. Solitäre Plasmozytome manifestieren sich bevorzugt an Wirbelsäule und Sakrum sowie an den übrigen Orten mit aktiver Hämopoese (KRICUN 1985). Dieser Tumor sollte immer dann erwogen werden, wenn im mittleren oder fortgeschrittenen Lebensalter eine einzelne Osteolyse im Wirbelkörper auftritt (Abb. 38). Er ist nach den Skelettmetastasen hier die häufigste Ursache für umschriebene osteolytische Destruktionen der Patienten im Alter von 40–70 Jahren.

Von 102 Fällen der Autoren CARSON u. Mitarb. (1955), CORWIN u. Mitarb. (1979), WOODRUFF u. Mitarb. (1979), BATAILLE u. Mitarb. (1981), CHAK u. Mitarb. (1987), MEIS u. Mitarb. (1987) sind 63% in Wirbelsäule und Becken gelegen. Zahlreiche weitere Autoren befassen sich mit dem solitären Plasmozytom ausschließlich der Wirbelsäule: VALDERRAMA u. BULLOUGH (1968), TOMORY u. Mitarb. (1969), WILTSHAW (1976), TONG u. Mitarb. (1980), BACCI u. Mitarb. (1982), AIMARD u. Mitarb. (1983), CAVALLI u. Mitarb. (1983), CUSMANO u. Mitarb. (1983), LOFTUS u. Mitarb. (1983), FELDMAN u. Mitarb. (1984), LANZIERI u. Mitarb. (1987), LECESTRE u. Mitarb. (1987), DELAUCHE-CAVALLIER u. Mitarb. (1988), GEBES u. WINKING (1989).

Solitäre Plasmozytome an der Wirbelsäule werden vorrangig in der BWS (50%) (Abb. 39), nur gering seltener in der LWS angetroffen: aber auch die HWS wird keineswegs ausgespart (RESNICK 1981, IMMENKAMP 1985, DELAUCHE-CAVALLIER u. Mitarb. 1988, GEBES u. WINKING 1989, KEMPIN u. SUNDARESAN 1990). In bemerkenswerter Weise ist das Manifestationsalter solitärer Plasmozytome etwa ein Jahrzehnt niedriger als das des multiplen Myeloms (LUDWIG 1982), somit handelt es sich um eine Erkrankung des mittleren Erwachsenenalters. Das häufigste Symptom sind Knochenschmerzen, die zumeist 6 Monate vor Feststellung der Läsion beginnen und sich infolge pathologischer Frakturen rasch verstärken. Der Schmerz ist umschrieben, gelegentlich radikulär, er verstärkt sich gewöhnlich durch Bewegung. Während im Verlauf eines multiplen Myeloms nur in etwa 5–10% der Fälle Zeichen der Rückenmarkkompression entstehen (BRENNER u. Mitarb.

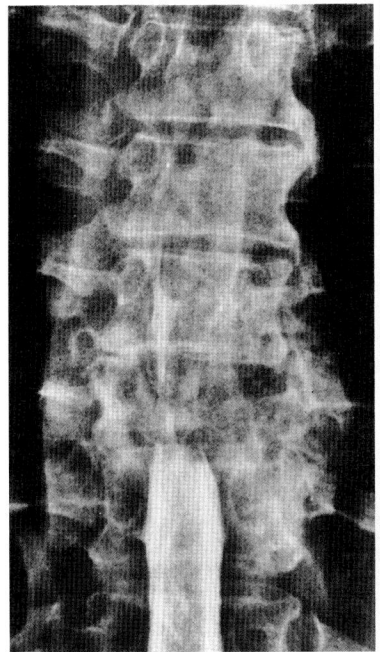

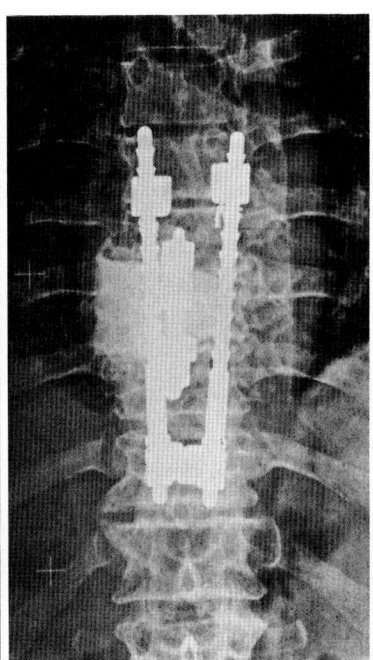

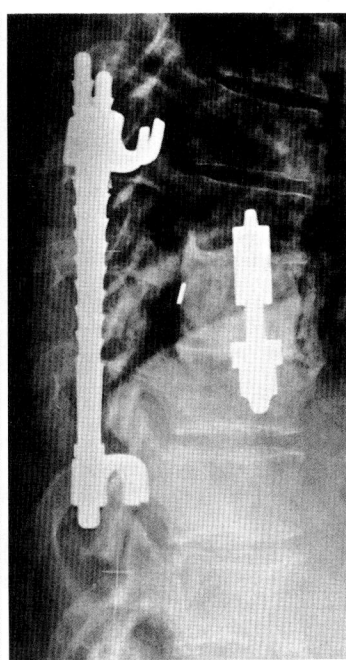

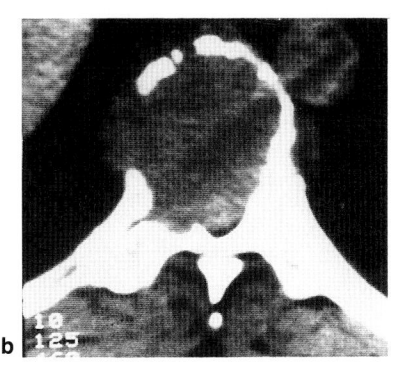

Abb. 39 Plasmozytom D9; 51jähriger Mann. Rasch progrediente Zeichen der Rückenmarkkompression. **a** Destruktion des 9. BWK, Aufhebung der Bogenwurzelzeichen rechts. Die Myelographie ergibt einen nahezu kompletten Kontrastmittelstopp in Höhe BWK9/10. **b** CT: durch Tumormassen ausgehöhlter Wirbelkörper, Auflösung auch der rechten Bogenwurzel, an den Rändern nur noch schalige Knochenreste. Der Spinalkanal ist hochgradig eingeengt. **c, d** Transthorakale Wirbelkörperexzision D9. Die Schnellschnittuntersuchung ergibt keine sichere Diagnose, deshalb ventrale Stabilisierung mit Polster-Stempel. Defektüberbrückung mit Knochenzement, anschließend dorsale Spondylodese D7–D11, Stabilitätssicherung mit Harrington-Distraktionsstäben

1982, CARMACHO u. Mitarb. 1985), ist das solitäre Plasmozytom – durch Wirbeleinbruch, extraossäre, epidurale Ausbreitung und durch komplette Auflösung des Wirbelkörpers – häufiger geneigt (42–71%), rasch progrediente Querschnittszeichen auszulösen (VALDERRAMA u. BULLOUGH 1968, KYLE u. GARTON 1987, DELAUCHE-CAVALLIER u. Mitarb. 1988).

Röntgenbild. Das vorherrschende röntgenologische Zeichen dieses, den Knochen reaktionslos auflösenden Tumors ist die Knochendestruktion im Wirbelkörper mit expansivem Charakter (Abb. 40). Eine Kortikalisfragmentierung und Ausbildung eines Weichteiltumors sowie blasige Trabekulierung sind häufige Merkmale, die von dem folgenden Wirbeleinbruch abgelöst werden, der dann schalige Kompaktareste zum Spinalkanal und nach ventral hin vorpressen kann. In der Altersgruppe, die solitäre Plasmozytome betrifft, sind röntgenologisch Riesenzelltumoren und osteolytische Metastasen in die Differentialdiagnose einzubeziehen. Ähnlich wie beim multiplen Myleom, welches gelegentlich eine fleckige Verdichtung zeigt (SARTORIS u. Mitarb. 1986, HALL u. GORE 1988, McCOLLUM u. Mitarb. 1988, BRANDON u. Mitarb. 1989), kann auch der Wirbelkörper eines solitären Plasmozytoms zum „Elfenbeinwirbel" umgestaltet werden (ROBERTS u. Mitarb. 1979, BATAILLE u. Mitarb. 1981, RESNICK 1981).

Die **Szintigraphie** bietet keine verläßliche Anzeige, wird sie doch, trotz ausgedehnter Knochendestruktion, eine vermehrte Speicheraktivität zu-

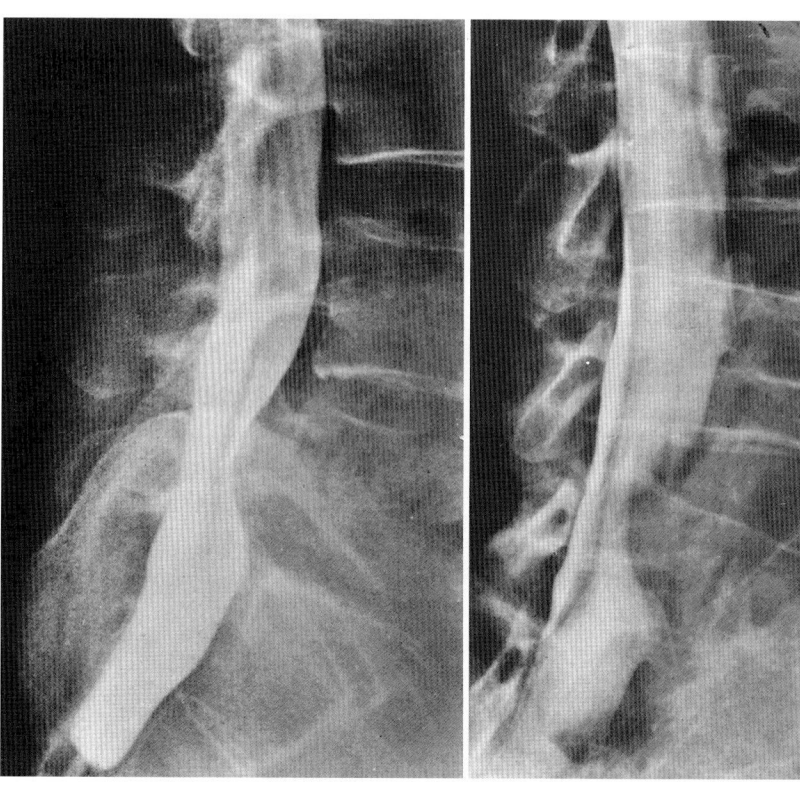

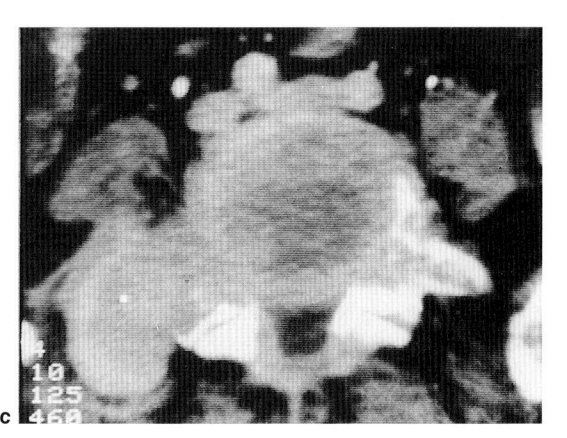

Abb. 40 Solitäres Plasmozytom L5; 57jährige Frau. Die Myleographie verleitet zur Annahme eines ausgedehnten Bandscheibensequesters, der bei der Bandscheibenrevision nicht gefunden wird. Die Alteration des Wirbelkörpers mit Aufhebung der Spongiosazeichnung und muldenförmiger Grundplatteneinsenkung wird nicht erkannt. Die Bogenwurzelzeichnung ist vor allem links aufgehoben. **a, b** Myelographie in mehreren Ebenen: pelottenförmige Eindellung der Kontrastmittelsäule. **c** Die negative Bandscheibenrevision in 2 Etagen gab zwei Monate später Anlaß zur CT-Untersuchung: ausgedehnter osteolytischer Tumor von homogener Dichte; LWK5 weitgehend aufgelöst, keine Tumoreigenstruktur. Die Immunelektrophorese ergibt keinen Hinweis auf Paraproteine. Durch Wirbelkörperstanzung wird ein Plasmozytom diagnostiziert. Wirbelkörperexzision und Stabilisierung mit Polster-Stempel. Defektüberbrückung mit Knochenzement

meist vermissen lassen. Im **CT** wird überwiegend ein gleichmäßig dichter, rundlicher Tumor dargestellt, der die Wirbelkörpergrenze schon überschritten hat, in dem blasig expandierte, schalenartige Knochenfragmente verbleiben (IMMENKAMP u. MÜLLER 1984, LINGG u. Mitarb. 1985). Die CT-gesteuerte Stanzbiopsie kann besonders vorteilhaft für die histologische Klärung des solitären Plasmozytoms angewandt werden.

Durch ihre Nachweisempfindlichkeit für Knochenmarkveränderungen bietet die **Kernspintomographie** eine hohe Aussagekraft, um solitäre Plasmozytome von multiplen Herden abzugrenzen. So lassen sich im T1-gewichteten MRT Knochenmarkherde eines Myeloms darstellen, die sich weder röntgenologisch noch szintigraphisch manifestieren (WEIGERT u. Mitarb. 1987). Angesichts des stark vaskularisierten Tumors mit pathologischen Gefäßen, a.-v. Shunts und intensiver Tumoranfärbung, dessen angiographisches Bild mit dem des Hypernephroms vergleichbar ist, bietet sich, vorbereitend zu einer Operation, eine Embolisation an (KEMPIN u. SUNDARESAN 1990). Eine **Myelographie** wird immer dann empfohlen, wenn kompressionsbedingte Ausfallerscheinungen eintreten.

Behandlung. Da solitäre Plasmozytome isolierte Tumoren ohne nachgewiesene Dissemination darstellen, muß sich ihr Therapieziel auf eine Heilung richten. Die Strahlentherapie von mindestens 35 Gy wird als Behandlung der Wahl angesehen, die mit oder ohne vorhergehende Exzision des Tumors erfolgt (MILL u. GRIFFITH 1980, DAHLIN u. UNNI 1986, DELAUCHE-CAVALLIER u. Mitarb. 1988).

Wenn Instabilität und Querschnittsymptome zur schnellen Druckentlastung zwingen, wird ein primär chirurgisches Vorgehen angezeigt sein. Wegen der zu erwartenden langen Überlebenszeit sind interkorporelle Fusionen und dorsale Spondylodesen mit Eigenspänen vorzunehmen (IMMENKAMP 1985). Verglichen mit solitären Plasmozytomen im peripheren Skelett und den extraossären Plasmozytomen, weisen Patienten mit einem Wirbelsäulenbefall eine ungleich schlechtere Prognose auf. Dieses wird von BATAILLE u. Mitarb. (1981) auf eine ungenügend radikale Therapie zurückgeführt. Somit sollte die komplette chirurgische Tumorentfernung mit nachfolgender Radiotherapie angestrebt werden, um ein Rezidiv und einen Übergang in eine disseminierte Form zu verhindern. Für die lokale Behandlung des solitären Plasmozytoms gilt es somit nicht nur, die Rückenmarkkompression zu beseitigen, die Restabilisierung der Wirbelsäule zu erzielen, sondern sie ist ebenso auf eine möglichst komplette Tumorexstirpation gerichtet.

Alle dorsalen Eingriffe können bei ventral wachsendem Tumor nur palliativen Charakter haben. So werden nach rein dorsaler Stabilisierung innerhalb von 2 Jahren sehr häufig erneute Querschnittszeichen zu beobachten sein. Nur die kombinierte (ventrale und dorsale) Tumorexstirpation bzw. Stabilisierung kann sowohl weiteren neurologischen Komplikationen vorbeugen, als auch eine komplette Tumorentfernung ermöglichen (Abb. **41**). Welche Bedeutung einer Chemotherapie zur Vermeidung einer Dissemination zukommt, läßt sich derzeit noch nicht abschätzen; immerhin wird eine systemische adjuvante Chemotherapie in den Fällen empfohlen, deren Tumorwachstum eine große Weichteilkomponente aufweist, die sich durch unreifzellige Ausprägung auszeichnen und sich in fortgeschrittenem Alter manifestieren (KEMPIN u. SUNDARESAN 1990).

Prognose. BATAILLE u. Mitarb. (1981) konnten feststellen, daß fortgeschrittenes Patientenalter, Lokalisation an der Wirbelsäule und Persistenz einer Proteinämie mit einem erhöhten Risiko auf frühe Dissemination verbunden sind. Auch eine Ausdehnung in die paravertebralen Weichteile wird als prognostisch ungünstiges Zeichen gewertet (VALDERRAMA u. BULLOUGH 1968). Das Hinzutreten eines zweiten isolierten Plasmozytomherdes ist nicht gleichbedeutend mit einer multiplen Systemerkrankung, sondern auch hier sind noch Langzeitheilungen zu erwarten (KEMPIN u. SUNDARESAN 1990). Die Überlebensrate von 10 Jahren nach Tumorfeststellung wird von DELAUCHE-CAVALLIER u. Mitarb. (1988) mit 85% angegeben. FELDMAN u. Mitarb. (1984) berichten über eine Dissemination noch nach 20jährigem Intervall. Die meisten solitär beginnenden Plasmazellneoplasien werden doch in einer multiplen Systemerkrankung enden, wenn auch ihr ganz auffälliges Erscheinungsbild sie primär vom multiplen Myelom unterscheidet.

Multiples Myelom

Ein multiples Myelom spart das Knochenmark der Wirbelsäule nicht aus. Immer häufiger lassen sich durch CT- und MRT-Untersuchungen, vor allem aber durch biochemische Routineuntersuchungen, asymptomatische Patienten ausmachen, die ein „indolentes" multiples Myelom aufweisen. Solche Myelome haben zunächst nur eine geringe Tumormasse im Knochenmark. Dementsprechend sind Anämie, Dyskrasie und Beeinträchtigung des Allgemeinbefindens nur geringfügig ausgeprägt. So wird man ohne Laborparameter eine diffuse Knochenentkalkung der Osteoporose zuschreiben können, und selbst ein Wirbelkörpereinbruch mag die Grunderkrankung noch nicht offenkundig werden lassen.

Der weitere Verlauf hängt ganz wesentlich davon ab, wie groß die Tumormasse ist und wie nachhaltig der Zellpool durch Zytostatika reduziert werden kann. Die Schwere der Erkrankung wird dann durch das Ausmaß der Knochenzerstörung und durch den Grad der Anämie,

2 Geschwülste der Wirbelsäule

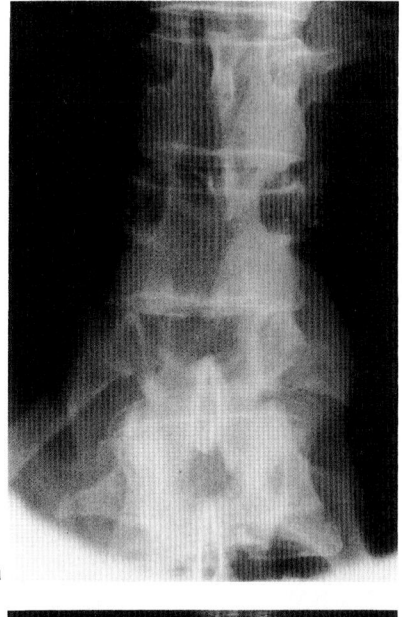

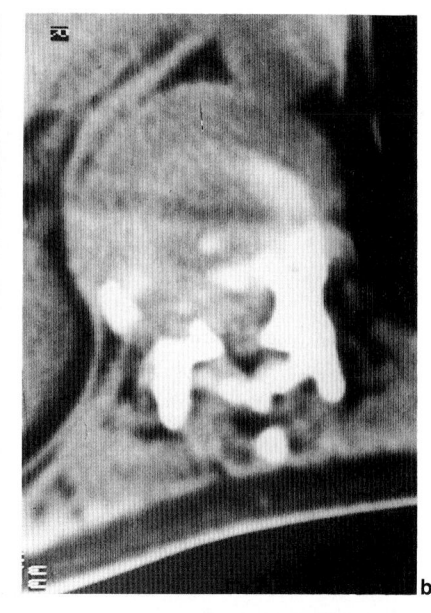

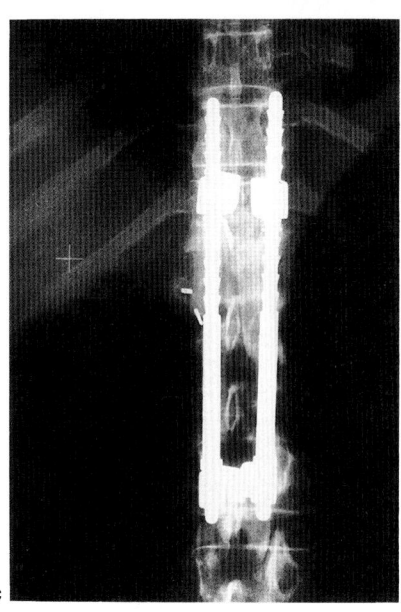

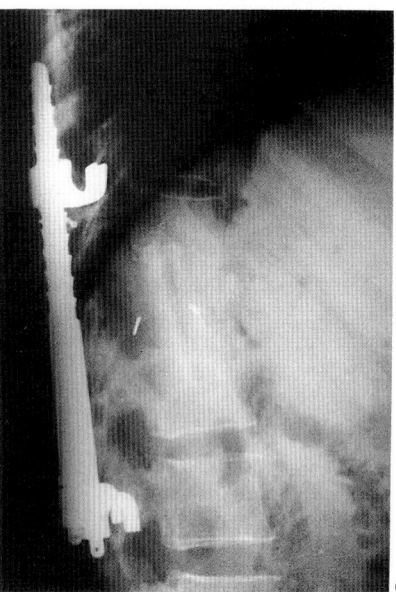

Abb. 41 Solitäres Plasmozytom BWK 12; 45jährige Frau. Seit 2 Jahren Rückenschmerzen, seit 3 Monaten nicht mehr gehfähig. Zunehmende Zeichen der spinalen Kompression. **a** Reaktionslose Osteolyse des 12. BWK; kugeliger Weichteilschatten. **b** CT: Tumor von homogener Dichte, der den Knochen kugelig überragt und zu einer großflächigen glatten Osteolyse geführt hat. Einengung des Spinalkanals. Keine Aktivitätsanreicherung im Szintigramm; vielmehr deutliche Aussparung der Belegung in Höhe BWK 12. **c, d** Extrapleurale Ausräumung des 12. BWK; Schnellschnittuntersuchung mit Sicherung der Diagnose. Interkorporelle Fusion D 11/L1 mit Tibiaspänen; anschließend dorsale Spondylodese D 10–L2 mit Beckenkammspänen; Stabilitätssicherung durch Harrington-Distraktionsstäbe. Postoperative Strahlenbehandlung

Hyperkalzämie oder Nierenschädigung bestimmt. Man vergegenwärtige sich, daß die mittlere Überlebenszeit 30 Monate beträgt. Große Zellmassen und geringes Ansprechen auf Zytostatika gewähren ein Überleben von nur einem Jahr. Noch relativ kleine Tumormassen und gutes Ansprechen auf die Therapie ermöglichen eine Lebensverlängerung auf 4 Jahre. Dieser ungünstige Ausblick und auch der oft schon erheblich geminderte Allgemeinzustand, die Neigung zu Infektion, Niereninsuffizienz, Hyperkalzämie und Störung der Blutviskosität lassen invasive Eingriffe als äußerst komplikationsreich erscheinen.

Im Gegensatz zum solitären Plasmozytom, bei dem ja die komplette Tumorentfernung angestrebt wird, besteht das Behandlungsziel beim multiplen Myelom darin, die Anzahl maligner Plasmazellen möglichst gründlich zu verringern und Komplikationen zu verhüten. Einer herabgesetzten Wirbelsäulenstabilität wird man im Stadium III der Erkrankung, gemäß der von MOHR u. GROSS (1980) vorgeschlagenen Stadieneinteilung, in der Regel durch Orthesen begegnen müssen. Eine lokale Destruktion, eine sog. stabile Osteolyse, die die Festigkeit der Wirbelsäule auf Dauer gefährdet, sollte einer Radiotherapie zugeführt werden, auch dann, wenn nur geringe Tumormassen epidural angetroffen werden. Hier bieten CT und Myelographie, v. a. auch MRT, falls mehrere Etagen betroffen sind, wichtige Entscheidungshilfen. Ein Wirbelkörpereinbruch, der mit Knochen- und Tumorverlagerung in Richtung

Spinalkanal einhergeht, der dann auch zumeist eine rasch progrediente Verschlechterung neurologischer Störungen bedingt, bedarf des dekomprimierenden Eingriffs und der Restabilisierung des Wirbelkörpers.

In einer spinalen Notfallsituation, mit akut auftretenden Zeichen der Querschnittsläsion, wird man nach CT und Myelogramm unmittelbar eine Dekompression herbeiführen müssen und die Diagnose intraoperativ über eine Schnellschnittuntersuchung klären. Wenn auch der dorsale operative Eingriff zur Durckentlastung und Restabilisierung unmittelbar postoperativ durchaus günstige Ergebnisse liefern kann, so ist doch ein Wiedereintreten von lokalen Schmerzen und neurologischen Ausfällen nach Monaten zu beobachten. Eigene Untersuchungen anhand von 21 Fällen ließen erkennen, daß Schmerzfreiheit und langfristiger Schutz vor erneuten neurologischen Ausfällen nur durch die Wirbelkörperausräumung und ventrale Stabilisierung erreicht werden. Die günstigsten Ergebnisse werden durch den kombinierten (ventralen und dorsalen) Eingriff erzielt.

Knochenhämangiom

Definition. Es handelt sich dabei um eine seltene, gutartige Geschwulst. Aus kavernösen oder kapillären Blutgefäßen aufgebaut, weist sie histologisch alle Merkmale auf, die auch für die Angiome in den Weichteilen und inneren Organen gelten. Es sind umschriebene, blutreiche, schwammartige Herde, die den Knochen zerstören und ihn reaktiv zur Bälkchenbildung anregen. Diese sind wabenartig, oft auch gitterähnlich oder strahlig ausgerichet (Abb. 42). In platten Knochen und an den Metaphysen langer Röhrenknochen entstehen bevorzugt kapilläre Hämangiome; die kavernöse Form – ausgekleidet nur von einer Endothelzellage, die der Proliferationstendenz entbehrt – überwiegt an Wirbelsäule und Schädeldach. In der Regel treten Angiome solitär auf. Multiple angiomatöse Knochenherde, zumeist kombiniert mit analogen Veränderungen in den Weichteilen oder inneren Organen, zählen zu den Angiomatosen.

Im Gegensatz zum häufigen Vorkommen in den Weichteilen, sind echte Angiome im Knochen eher selten. Die autoptisch in 11,9% bzw. 10,7% (TÖPFER 1928, JUNGHANNS 1932) im Institut von Schmorl als Nebenbefund nachgewiesenen Wirbelhämangiome werden heute überwiegend als Gefäßektasien oder Fehlbildungen und nicht als genuine Tumoren aufgefaßt. Die Pathogenese der Angiome bleibt umstritten. Ihre Zuordnung erfolgt teils zu den echten Gefäßtumoren, teils zu den dysontogenetisch entstehenden Geschwülsten, da ihnen eine primäre Wachstumsautonomie fehlt (DOMINOK u. KNOCH 1971).

Lokalisation an der Wirbelsäule. Am häufigsten werden Hämangiome des Knochens an Wirbelsäule und Schädeldach angetroffen. Von 116 Hämangiomen im Krankengut von DAHLIN u. UNNI (1986) und SCHAJOWICZ (1981) sind 25 (22%) in der Wirbelsäule gelegen. Insgesamt machen Hämangiome, folgt man diesen Autoren, 2,6% der benignen und 1% aller im Knochen vorkommenden Primärtumoren aus. Ihre Lokalisationspräferenz in der Wirbelsäule läßt das Hämangiom mit 12% unter den benignen Wirbelsäulentumoren zu einer der hier häufig vorkommenden Tumorentitäten werden. Sie müssen somit stets in differentialdiagnostische Erwägungen einbezogen werden. Frauen werden häufiger betroffen als Männer (Verhältnis 3 : 2).

Die meisten Hämangiome der Wirbelsäule bleiben asymptomatisch; oft werden sie nur als Zufallsbefund anläßlich einer Röntgenuntersuchung festgestellt. Solche Hämangiome, die auf 1% aller Röntgenaufnahmen der Wirbelsäule feststellbar sein sollen (MULDER u. Mitarb. 1981), verteilen sich nach JUNGHANNS (1932) unter Berücksichtigung von 579 autoptisch nachgewiesenen Wirbelhämangiomen auf zervikal 6%, thorakal 60%, lumbal 29% und sakral 5%. Die überwiegende Zahl der Hämangiome umfaßt nur den Wirbelkörper. Eine begleitende Ausdehnung in die Bogenwurzel, den Processus transversus oder spinosus oder in die Lamina dorsalis wird selten beobachtet (SCHLEZINGER u. UNGER 1939, GA-

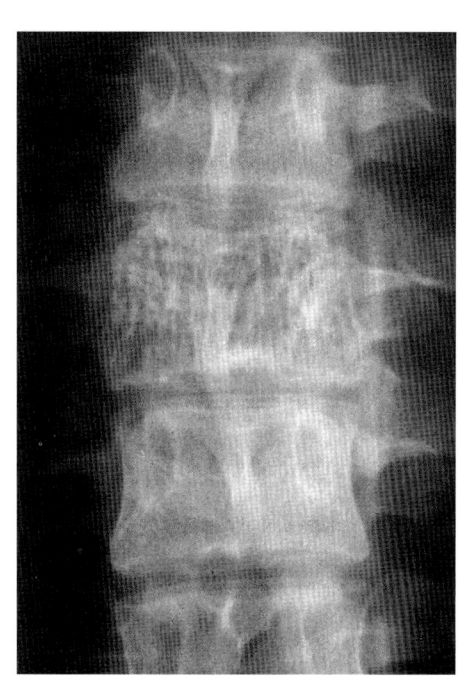

Abb. 42 Hämangiom D8; 21jähriger Mann. Verdichtete, vertikal orientierte Knochentrabekel in gleichmäßigen Abständen voneinander. Abzweigende horizontale Bälkchen rufen Knotenpunkte hervor; Deck- und Grundplatteneinbuchtung. Kein paravertebraler Begleitschatten

STON u. Mitarb. 1985, LOREDO u. Mitarb. 1986, SCHNYDER u. Mitarb. 1986).

Nahezu alle Hämangiome, die zu schweren neurologischen Komplikationen Anlaß geben, sind in der BWS zwischen D3 und D9 lokalisiert (LOREDO u. Mitarb. 1986). Unter 27 Einzeldarstellungen mit Kompressionserscheinungen der Medulla spinalis finden sich nur 2 Fälle, die nicht die BWS betreffen (KRUEGER u. Mitarb. 1961, REEVES 1964, HEKSTER u. Mitarb. 1972, HARANDI u. Mitarb. 1975, MCALLISTER u. Mitarb. 1975, GREENSPAN u. Mitarb. 1983, HEALY u. Mitarb. 1983, WENZ u. Mitarb. 1984, BAKER u. Mitarb. 1986, EISENSTEIN u. Mitarb. 1986, SCHNYDER u. Mitarb. 1986, SCHWARTZ u. Mitarb. 1989). Lediglich MCALLISTER u. Mitarb. (1975) führen je einen Fall bei L1 und C4 an. GOULON u. Mitarb. (1972) beschreiben ein Hämangiom des Sakrums, das zu Paresen des N. ischiadicus führte.

Eine Rückenmarkkompression im Gefolge eines Hämangioms ist sicherlich eine seltene Komplikation. Nach SCHNYDER u. Mitarb. (1986) wird sie hervorgerufen durch:

1. Eine extradurale Ausbreitung des Hämangioms im Spinalkanal (SEILER 1971, HEKSTER u. Mitarb. 1972, MCALLISTER u. Mitarb. 1975, HEALY u. Mitarb. 1983, CIAPETTA u. Mitarb. 1985, BAKER u. Mitarb. 1986, LOREDO u. Mitarb. 1986).
2. Eine Hypertrophie oder Ausbuchtung der den Spinalkanal bildenden Knochenabschnitte (LEEHEY u. Mitarb. 1985).
3. Eine Kompressionsfraktur mit Knochenimpression zum Spinalkanal (MCALLISTER u. Mitarb. 1975, LEEHEY u. Mitarb. 1985).
4. Chronisch rezidivierende Blutungen oder eine massive epidurale Blutung mit apoplektiformer Exazerbation (LANG u. PESERICO 1960, BERGSTRAND u. Mitarb. 1963, KOSARY u. Mitarb. 1977, SCHNYDER u. Mitarb. 1986).

Der Angiomwirbel hat zumeist eine unverminderte Festigkeit, weshalb auch Kompressionsfrakturen eher selten sind. Im Rahmen einer Altersatrophie wird jedoch die Festigkeit gemindert, so daß ein partieller oder kompletter Zusammenbruch eines Wirbelkörpers eintreten kann. Muldenförmige Deck- und Grundplatteneinsenkungen, interspongiöse Hernien der Bandscheibe bis hin zu ausgeprägter Keilverformung sind Abstufungen einer solchen Resistenzminderung.

Oft werden hartnäckige, durch Blutstase (Menstruation) verstärkte Wurzelschmerzen ausgelöst. Von besonderer Bedeutung sind die Hämangiome der Wirbelsäule während einer **Schwangerschaft.** Zunächst asymptomatisch verlaufende Wirbelhämangiome können vor allem im 3. Trimester der Schwangerschaft eine Rückenmarkkompression auslösen (BOUCHEZ u. Mitarb. 1984, Liu u. YANG 1988, SCHWARTZ u. Mitarb. 1989). Ein erhöhter intraabdomineller Druck in der Schwangerschaft, nicht etwa ein expandierendes Tumorwachstum, wird als wesentliche Ursache der Myelopathie angesehen. Bei weiteren Schwangerschaften können sich die Zeichen verstärken. Ausgedehnte Kompressionszeichen bedürfen einer Behandlung noch vor Geburtseintritt (LAVI u. Mitarb. 1986), wobei zur Höhenlokalisation die MRT einen sicheren diagnostischen Weg bietet. Behandlungsmaßnahmen sollten aufgeschoben werden – falls es die Rückenmarkkompression erlaubt – bis der Fetus lebensfähig ist. Als Standardverfahren, auch in der Schwangerschaft, werden die vorbereitende Embolisation, eine Wirbelkörperresektion und Stabilisierung empfohlen (SCHWARTZ u. Mitarb. 1989).

Röntgenbild. Oft ist das Röntgenbild so kennzeichnend, daß es prima vista eine Diagnose erlaubt. Die reaktiv verdichteten, vertikal orientierten Knochentrabekel ersetzen, in gleichmäßigen Abständen voneinander, die ursprüngliche Spongiosa und entwerfen so dicke schnurartige Rippen, die mit Honigwaben oder Kordstoff verglichen werden. In Schichtaufnahmen rufen abzweigende, horizontale Trabekel kleine Knotenpunkte hervor. Oft sind Abschlußplatten und Seitenkanten verdichtet. Überwiegt jedoch die Knochenatrophie gegenüber der reaktiven Trabekelbildung, so resultieren weitmaschige blasige Kammern. In diesen Fällen ist auch die begrenzende Kompakta vorgebuchtet. Ein paravertebraler Weichteilschatten kann sich als Hinweis auf eine extraossäre Ausdehnung des Hämangioms darstellen. Bemächtigt sich das Hämangiom der Bogenwurzel, wie es ZITO u. KADIS (1980) und BROOKS u. Mitarb. (1982) beschreiben, erschwert ihre Osteolyse gelegentlich die Abgrenzung von Metastasen oder anderen destruierenden Tumoren.

Computertomographie. Das CT vermag die veränderte Knochenstruktur des Hämangioms besonders vorteilhaft darzustellen (YU u. Mitarb. 1984, GASTON u. Mitarb. 1985, WILLIAMS u. METTLER 1985, LOREDO u. Mitarb. 1986, SCHNYDER u. Mitarb. 1986). Die hypertrophierten Knochentrabekel lassen Bilder entstehen, die mit einem grobmaschigen Sieb vergleichbar sind (Abb. **43**). Wichtig ist die Information, wie weit das Hämangiom sich über den Wirbelkörper hinaus in den Wirbelbogen fortsetzt. Durch i. v. Kontrastmittelgabe kann ein extraduraler oder paravertebraler Hämangiomanteil verstärkt dargestellt werden. SCHNYDER u. Mitarb. (1986) empfehlen die CT-Myelographie, um v. a. die epidurale Komponente des Tumors abgrenzen zu können.

Die **Myelographie** zeigt, wenn es sich um Hämangiome handelt, die sich über die Knochengrenze hinaus in dem Spinalkanal ausdehnen, zumeist einen kompletten Kontrastmittelstopp vom Typ der extraduralen Markkompression.

Angiographie. Nach Loredo u. Mitarb. (1986), Reizine u. Mitarb. (1986, 1987) wird eine spinale Angiographie immer dann erforderlich, wenn das Hämangiom zwischen D3 und D9 gelegen ist, sich des gesamten Wirbelkörpers bemächtigt hat, sich in Richtung Wirbelbogen ausdehnt und v. a. bereits die Bogenwurzel überschritten hat, auch dann, wenn die Wirbelkörperkortex sich verbreiternd ausbuchtet, Abschlußplatteneinbrüche eine partielle Wirbelkompression vermuten lassen und sich ein paravertebraler Weichteilschatten abzeichnet. Hämangiome, die die Knochengrenze überschreiten und sich weiterentwickeln, führen in der Regel zur medullären oder radikulären Kompression.

Während asymptomatische Wirbelhämangiome im selektiven Angiogramm nur eine minimal vermehrte Durchblutung aufweisen, kennzeichnet die „komprimierenden" Hämangiome eine sehr dichte, gleichmäßge Hypervaskularisation. Das zuführende Gefäß aus der Interkostalarterie ist üblicherweise nicht verdickt. Die Gefäße im Wirbel zeigen einen geschlängelten Verlauf. Das Kontrastmittel tritt früh in unregelmäßig begrenzte Blutseen ein und bleibt in ihnen bis in die venöse Phase erhalten. Es entsteht keine vorzeitige venöse Drainage über AV-Kurzschlüsse. Auch die ableitenden Venen sind üblicherweise nicht verdickt. Nicht nur pathologische Gefäße werden mit der selektiven Angiographie dargestellt. Sie gibt vor allem Aufschluß über das Ausmaß der vermehrten Vaskularisation in den Weichteilen (Benati u. Mitarb. 1974, Esparza u. Mitarb. 1978, Djindjian u. Merland 1981).

Kernspintomographie. Die MRT-Veränderungen des Knochenhämangioms werden von Ross u. Mitarb. (1987), Braitinger u. Mitarb. (1989) sowie Kaiser u. Ramos (1990) charakterisiert: hohe Signalintensität sowohl auf T1- als auch T2-gewichteten Bildern, verbunden mit einer fleckigen Zeichnung des Wirbelkörpers. Je nach Fettgehalt der Läsion wird T1 verkürzt (heller) ausfallen. Hohe Signalintensität im T2-Gradienten – ein inkonstantes Phänomen – wird mit vermehrter Blutdurchströmung und partieller Gefäßthrombosierung erklärt. Als besonders vorteilhaft erweist sich die exakte Bestimmbarkeit der epiduralen und paravertebralen Hämangiomausbreitung.

Differentialdiagnose. Abzugrenzen gilt es das expansive osteolytische Wirbelhämangiom – wenn die vertikale Trabekulierung unvollständig ist, extraossäre Anteile bestehen und Zeichen der herabgesetzten Knochenstabilität (Kompressionsfraktur, Kortexausbuchtung) erscheinen – vom Riesenzelltumor, Osteoblastom und von der aneurysmatischen Knochenzyste, von einer Histiocytosis X (auch wenn ungewöhnlich in der Altersstufe), auch von osteolytischen Metastasen und malignen Lymphomen und schließlich vom Plasmozytom und Chordom.

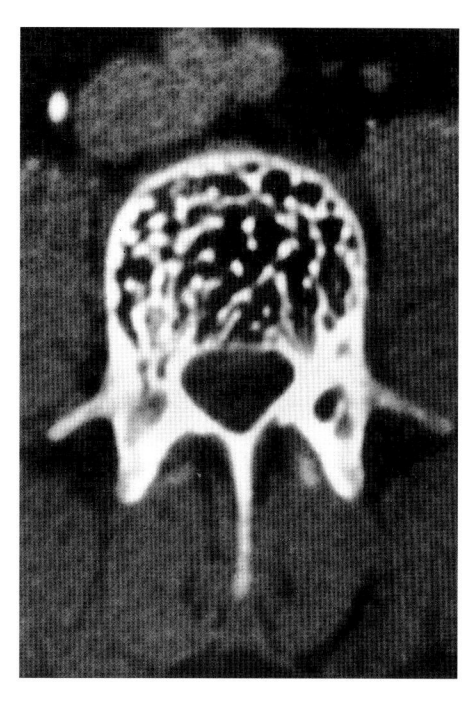

Abb. 43 Hämangiom L4 im CT. Rückenschmerzen. Hüft-Lenden-Strecksteife. Verdickte Knochentrabekel im Wirbelkörper; flaue Verschattung auch an der Hinterkante des Wirbelkörpers als Hinweis auf eine extradurale Hämangiomausbreitung im ventralen Abschnitt des Wirbelkanals

Abzugrenzen gilt es nach morphologischen Kriterien alle angiogenen Geschwülste des Knochens wie Hämangioendotheliom, Angiosarkom, Hämangioperizytom. Die im Spinalkanal liegenden Angiolipome mit epiduraler Lage und gelegentlicher Knochenbeteiligung (Gonzales-Crussi u. Mitarb. 1966, Pearson u. Mitarb. 1970, Rivkind u. Mitarb. 1986) oder auch Sanduhrgeschwülste von epiduralen Hämangiomen (Franz u. Mitarb. 1987, Fukushima u. Mitarb. 1987) und alle intraduralen Gefäßmißbildungen, die überwiegend dorsal des Rückenmarks gelegen sind, die Dura mater überschreiten können und sich bis in die Rückenweichteile auszudehnen neigen, seien abgrenzend angeführt.

Therapie. Wirbelhämangiome sind in der überwiegenden Zahl nicht behandlungsbedürftig. Falls klinische Symptome bestehen und keine unmittelbare Entlastung einer Rückenmarkkompression nötig ist, wird von Goulon u. Mitarb. (1972), Glanzmann u. Mitab. (1977), Faria u. Mitarb. (1985), Yang u. Mitarb. (1985), Eisenstein u. Mitarb. (1986) eine Radiotherapie empfohlen. Als strahlensensible Tumoren lassen sich Hämangiome durch eine Dosis von 30–40 Gy beeinflussen. Durch eine Strahlenbehandlung können die Symptome nachlassen, der betroffene Wirbel verändert jedoch nicht seine Struktur (Faria u. Mitab. 1985).

Die therapeutische Embolisation ist in den letzten Jahren als alleinige Maßnahme oder vorbereitend präoperativ, um die oft profuse intraoperative Blutung zu vermindern, oder auch als Vorläufer einer Strahlenbehandlung eingesetzt worden (HEKSTER u. Mitarb. 1972, GROSS u. Mitarb. 1976, HEMMY u. Mitarb. 1977, VOGELSANG u. SCHMIDT 1980, BERENSTEIN u. RUSSEL 1981, BOUCHEZ u. Mitarb. 1984, GRAHAM u. YANG 1984, FEUERMAN u. Mitarb. 1986, LOREDO u. Mitarb. 1986, REIZINE u. Mitarb. 1986, METHA u. Mitarb. 1986, HEKSTER u. ENDTZ 1987, NOCOLA u. LINS 1987, REIZINE u. Mitarb. 1987, RACO u. Mitarb. 1990). Die heutigen Erfahrungen reichen jedoch nicht aus, um sicher festlegen zu können, ob die Embolisation dauerhaft die Läsion verödet oder ob nicht doch eine Rekanalisation zu erwarten ist. Eine kontrollierte Embolisation kann die Tumorresektion wesentlich erleichtern. Eine Laminektomie, früher das allgemein übliche operative Verfahren, sollte nur in den Fällen zur Anwendung kommen, wo die hinteren Wirbelpartien betroffen sind und der Wirbelkörper ausgespart wird. Ventrale Zugänge sind in der Regel erforderlich, um eine Wirbelkörperresektion und anschließende Spanstabilisierung erzielen zu können und um eine extradurale Hämangiomausbreitung im ventralen Abschnitt des Spinalkanals erreichen zu können (HEMMY u. Mitarb. 1977, GRAHAM u. YANG 1984, FEUERMAN u. Mitarb. 1986).

Prognose. Das Wachstum von Knochenhämangiomen soll mit dem allgemeinen Skelettwachstum korrelieren und sich nicht mehr weiterentwickeln, wenn das Wachstum abgeschlossen ist (MULDER u. Mitarb. 1981). Hämangiome werden in der Regel erst nach dem 4. Dezennium manifest. Die sich früher manifestierenden, in der Brustwirbelsäule gelegenen, eine extraossäre zumeist auch epidurale Ausbreitung aufweisenden Hämangiome führen nicht selten zu neurologischen Komplikationen, die eine gute Rückbildungstendenz aufweisen, sobald dekomprimiert wird. Langsames Wachstum, frühzeitiger Wachstumsstillstand und zumeist fehlende extraossäre Ausbreitung erklären, daß viele Wirbelhämangiome zeitlebens in einem latenten Stadium verbleiben.

Angiomatose

Das Krankheitsbild ist gekennzeichnet durch multiple, zystische, angiomatöse Herde, die sich teils auf den Knochen beschränken, teils kombiniert mit analogen Veränderungen in den Weichteilen oder inneren Organen vorkommen. Diese polyostotische Angiodysplasie kann sowohl eine Blut- als auch Lymphgefäßkomponente aufweisen, weshalb GUTIERREZ u. SPJUT (1972) auf das Präfix „häm" oder „lymph" verzichten und sie unter dem Eponym Angiomatose zusammenfassen.

In einer Übersicht stellen diese Autoren 33 Fälle zusammen, denen sich die Arbeiten von SECKLER u. Mitarb. (1964), HAAS u. REICHELT (1966), NEHRKORN u. WOLFERT (1966), NIXON (1970), BOYLE (1972), HAFNER u. Mitarb. (1972), REILLY u. Mitarb. (1972), WINTERBERGER (1972), BROWER u.Mitarb. (1973), SINGH u. Mitab. (1974), VAN DEN BOSCH u. Mitarb. (1975), GORDIN u. Mitarb. (1975), GRAHAM u. Mitarb. (1978), KÖSTER u. JANSEN (1981), ZENNY u. Mitarb. (1981), BLANKENSTEIN u. Mitarb. (1988) hinzufügen lassen.

Angiomatosen, die ausschließlich den Knochen betreffen, machen 25% aller Fälle aus. Ihre Prognose ist gut, da sie zu spontanem Stillstand oder gar zur Rückbildung neigen (FEYSCHMIDT u. OSTERTAG 1988). Ganz im Gegensatz hierzu endet die fortschreitende systematisierte Angiomatose durch Funktionsausfall der inneren Organe in zwei Drittel der Fälle im Jugend- oder frühen Erwachsenenalter letal.

Röntgenologisch stellen sich die ruhenden Skelettherde als rundliche oder ovale, stecknadelkopf- bis eigroße, „zystische" Osteolysen dar, die zumeist scharf begrenzt und mit einem sklerotischen Randsaum versehen sind. Die Kortikalis kann verdünnt und leicht vorgebuchtet werden. Feinste Septierungen können gelegentlich ein flammenartiges, feinwabiges Destruktionsmuster entwerfen. Andere Fälle zeigen unscharfe Osteolysen, zum Teil wolkig verdichtete Herde ohne Randsaum (KÖSTER u. JANSEN 1981). Die Wirbelsäule ist unter 46 Fällen insgesamt 22mal beteiligt (GRAHAM u. Mitarb. 1978). Stark befallene Wirbel können bis zur Vertebra plana komprimiert werden (BOYLE 1972) und dann, wenn im übrigen Skelett weitere Osteolysen vorliegen, ein eosinophiles Granulom, einen Hyperparathyreoidismus oder ein Plasmozytom vortäuschen. Dominieren hingegen sklerosierende Veränderungen, müssen in die differentialdiagnostischen Erwägungen maligne Lymphome, osteoblastische Metastasen, eine Skelettsarkoidose oder die seltene Mastozytose einbezogen werden (KÖSTER u. JANSEN 1981). Nur NEHRKORN u. WOLFERT (1966) erwähnen schwerste neurologische Smyptome infolge einer starken Deformierung der von der Angiomatose betroffenen Halswirbelsäule bei einem 33jährigen Mann; in anderen Fällen wird die Symptomatik von seiten der Wirbelsäule durch die mangelhafte Tragfähigkeit des Knochengerüsts oder durch Kompressionsfrakturen bestimmt. So berichten LOZMAN u. HOLMBLAD (1986) über einen 13jährigen Jungen, der durch angiomatöse Veränderungen an Rippen und Wirbelsäule eine schwere thorakolumbale Skoliose entwickelte. Gleichzeitig lag eine Verbrauchskoagulopathie (Kasabach-Merritt-Syndrom) vor, das auch SCHMIDT u. LENTLE (1984) in Verbindung mit multiplen Hämangiomen beobachten konnten.

Nach COHEN u. CRAIG (1955) und EDWARDS u. Mitarb. (1983) können ausgedehnte Destruktionen an der Wirbelsäule auch im Rahmen einer

Lymphangiomatose eintreten, die einen langsam progredienten Verlauf nehmen können. Eine spezifische Behandlung der polyostotischen Angiodysplasie ist nicht gegeben. Zur Stabilitätssicherung und zur Vermeidung neurologischer Komplikationen oder zur Behandlung pathologischer Frakturen können im Einzelfall operative Interventionen erwogen werden (s. Abb. 8a, b). Überwiegend wird für Beschwerden verursachende Angiomatosen der Wirbelsäule eine Radiotherapie angeraten; das epiphysäre Wachstum sollte jeoch abgeschlossen sein. Der langsam progrediente Verlauf der Erkrankung wird jedoch hierdurch nicht wesentlich beeinflußt (GUTIERREZ u. SPJUT 1972). Die Knochenschmerzen können unter einer Radiotherapie nachlassen. Die Veränderungen des Knochens bilden sich jedoch zumeist nicht zurück.

Der Verlauf der Erkrankung ist zumeist langsam progredient. Die Prognose der Angiodysplasie wird nicht so sehr durch die Ausbreitung im Skelett als vielmehr durch den Funktionsausfall innerer Organe bestimmt.

Chordom

Definition. Die Chordome, deren Dignität man früher sehr unterschiedlich beurteilte, werden heute einheitlich zu den malignen Tumoren gerechnet, da ihr invasives Wachstum zwar langsam, aber zumeist unvermeidlich verhängnisvoll voranschreitet. Bereits 1 Jahr nach ihrer Erstbeschreibung durch VIRCHOW (1857) wurden aufgrund der histologischen Affinität Chordome mit der Chorda dorsalis in Zusammenhang gebracht (MÜLLER 1858). Diese Annahme fand ihre Bestätigung: In experimentellen Studien (RIBBERT 1894, CONGDON 1952) gelang es, aus Punktaten des Discus intervertebralis chordomähnliche Gewebsmassen anzuzüchten. Auch haben immunhistologische Untersuchungen gezeigt, daß Chordomzellen der gleichen primordialen Zellinie entstammen, die auch Bestandteil der embryonalen Chorda dorsalis ist (BANNASCH u. Mitarb. 1982, COINDRE u. Mitarb. 1986, BOUROPOULOU u. Mitarb. 1989). Während im Rumpf und Schwanz von Fischen Reste der Chorda dorsalis persistieren, bleibt den Säugern nur noch im Nucleus pulposus der Bandscheibe diese Chordagewebsanlage erhalten.

Angesichts der gesicherten geweblichen Abstammung verwundert es allerdings, daß Chordome fast nur im Wirbelkörper selbst und hier vor allem im Sakrum auftreten, nie aber in direktem Zusammenhang mit dem Nucleus pulposus. Diese Gesetzmäßigkeit und auch der histologische Nachweis von aberrierenden Chordaresten im Wirbelkörper (ULICH u. MIRRA 1982) sprechen für die These, daß dieses ektopische Chordagewebe für die Tumorentstehung verantwortlich ist.

Die Chordome gelten mit einer Häufigkeit von 1–4% der malignen Knochentumoren als seltene Tumoren (DAHLIN u. UNNI 1986, SUNDARESAN 1986), wobei nach DAHLINS eigener Auffassung die 4% auf die große Zahl von Konsiliarfällen zurückzuführen sind. Im eigenen Kollektiv originärer maligner Knochentumoren machen Chordome rund 3% aus. Im schwedischen Tumorregister (ERIKSON u. Mitarb. 1981) sind Chordome mit 5,2% vertreten; für Finnland berichten PAAVOLAINEN u. TEPPO (1976) eine Inzidenz von 1,5%.

Im zusammengefaßten Krankengut von SCHAJOWICZ (1981) sowie DAHLIN u. UNNI (1986) rangieren die 40 Chordome der Wirbelsäule nach den Chondrosarkomen an 2. Stelle, die 148 Chordome im Sakrum jedoch weit voran an 1. Stelle in der Häufigkeitsskala maligner Primärtumoren, wenn Plasmozytom und maligne Lymphome unberücksichtigt bleiben.

Lokalisation. Chordome können im Achsenskelett von der Schädelbasis bis zum Steißbein auftreten; sie entsprechen damit der Ausdehnung des embryonalen, großzelligen Chorda-dorsalis-Stranges, der ventral zum Neuralrohr als primäre axiale Struktur den Körper durchzieht. Auffällig ist das bevorzugte Vorkommen der Chordome an den beiden Polen des Achsenskeletts, wobei Chordome der Sakrokokzygealregion häufiger als die Klivuschordome sind. Gemäß ihrer Lokalisation teilt man Chordome ein in kraniale, vertebrale und sakrokokzygeale, die sich auch hinsichtlich ihrer Prognose unterscheiden. Aus größeren Zusammenstellungen ist zu entnehmen, daß die Lokalisation im Sakrum in rund 50% gegeben ist; in etwa 35% ist die Schädelbasis betroffen, die restlichen 15% verteilen sich auf die Wirbelsäule, hier v. a. auf die Halswirbelsäule (WELLINGER 1975, SUNDARESAN u. Mitarb. 1990). Im aktuellen Patientenkollektiv des Tumorregisters Westfalen war von 32 Chordomen fast die Hälfte, d. h. 14, im Sakrum lokalisiert, darunter ein Patient mit mehreren Läsionen (Tab. 12). Da Chordome der Schädelbasis nicht dem orthopädischen Fachgebiet zuzurechnen sind, werden sie hier nicht näher behandelt. Vertebrale Chordome entstehen primär im Wirbelkörper; bei ventraler Ausbreitung können sich im Retroperitonealraum oder hinte-

Tabelle 12 Chordome im Tumorregister Westfalen (1974–1986)

	Frauen	Männer	Gesamt
Vertebral			
– HWS	5	1	6
– BWS	1	4	5
– LWS	6	1	7
Sakral	6	8	14

ren Mediastinum große Tumoren entwickeln, bevor sie sich durch Symptome bemerkbar machen. Eine überwiegend dorsale Wachstumsrichtung führt früher zu Symptomen infolge der Einengung des Wirbelkanals. Ein sakrokokzygeales Chordom nimmt seinen Ursprung vom ventralen Sakrumkörper; von hier aus dringt es zumeist in den Präsakralraum vor, wo es die Organe des kleinen Beckens verdrängt, jedoch lange nicht infiltriert. Im Kreuzbein selbst findet dieser knollige, derbe Tumor, dessen Konsistenz schwammig-sulzig bis derb-elastisch sein kann, keine klare Abgrenzung. Während der extraossäre Tumoranteil von einer unterschiedlich dicken Kapsel umgeben wird, wächst der Tumor im Knochen unregelmäßig vor, weitet den Knochen aus und kann dabei seitliche und dorsale Weichteile infiltrieren.

Klinik. Chordome treten meist jenseits des 40. Lebensjahres auf, wenn auch die Altersverteilung von 2½ Jahren bis ins Senium reicht. Das mittlere Erkrankungsalter liegt bei etwa 50 Jahren. Die vertebralen Chordome treten mit 47 Jahren etwas früher auf als die sakrokokzygealen Tumoren mit 56 Jahren (SUNDARESAN u. Mitarb. 1990). Auch hinsichtlich der Geschlechtsverteilung scheint die anatomische Lokalisation bedeutungsvoll zu sein; während bei den sakrokokzygealen Tumoren Männer doppelt so häufig betroffen sind, befallen vertebrale Tumoren beide Geschlechter etwa gleich häufig (DAHLIN u. UNNI 1986).

Die Dauer der Symtpome, bevor der Patient zur Untersuchung gelangt, variiert von mehreren Monaten bis zu einigen Jahren. Der Schmerz ist das führende Symptom, das zur Dignosestellung führt. Störungen der Darmfunktion sind das nächsthäufigste Symptom kaudaler Chordome, gefolgt von neurologischen Defiziten an den Extremitäten bzw. an den Schließmuskeln von Blase und Mastdarm. Die oft uncharakteristischen Symptome werden vom erstkonsultierten Arzt nicht selten fehlinterpretiert und als Ausdruck degenerativer Wirbelsäulenleiden angesehen. So wurde bei einem unserer Patienten erst nach einer längeren, erfolglosen Ischiasbehandlung eine Myelo-CT durchgeführt, das dann den Oberrand eines sakralen Chordoms darstellte. Die vertebralen Chordome haben auch deshalb eine etwas kürzere Symptomdauer, da sie in der Regel früher zu einem palpablen Tumor führen. Hingegen können sich selbst größte Tumoren in der Präsakralhöhle lange Zeit einer Entdeckung entziehen.

Röntgen. Vertebrale Chordome zeigen oft eine asymmetrische Unschärfe der Wirbelkörpergrenzen, kombiniert mit einem Auslöschphänomen einer oder beider Bogenwurzeln. Je nach Ausbreitung in ventraler, dorsaler oder ventrolateraler Richtung können auf den einzelnen Projektionen unscharf begrenzte osteolytische Bezirke am Wirbelkörper und den Bogenanteilen auffällig werden. Aus der Röntgenaufnahme läßt sich jedoch die Ausdehnung der Knochendestruktion nicht exakt ableiten, da sich die Tumorgrenze nur selten durch einen Sklerosesaum zu erkennen gibt. Gelegentlich findet sich anfangs nur eine Knochenexpansion nach einer oder mehreren Seiten mit restierenden gröberen Leisten. Besonders typisch ist das Übergreifen auf benachbarte Wirbel, wobei die dazwischenliegende Bandscheibe ausgespart bleibt. Der oft beträchtliche extravertebrale Weichteiltumor läßt sich auf der Nativaufnahme, ebenso wie die Einengung des Wirbelkanals, nur ungenügend ableiten. Die Art der Knochendestruktion eines Chordoms ist ohne typisches Gepräge, so daß über die Ursache der röntgenologisch dargestellten Veränderungen keine sichere Aussage gemacht werden kann. Hinweisendes Merkmal für ein Chordom sind periphere Verkalkungen, die jedoch nur in der Hälfte der Fälle beobachtet werden können. Die Verkalkungen sind krümelig, feinkörnig, jedoch ohne gerichtete Struktur und erreichen nicht die Dichte eines Chondrosarkoms.

Sakrokokzyeale Chordome sind auf a.p. Aufnahmen äußerst schwer zu entdecken, insbesondere wenn die kaudalen Sakrumanteile ausgespart bleiben. Hier sind es die unscharfen oder ausgelöschten seitlichen Sakrumkonturen sowie der milchige und amorphe Sakrumkörper, die wichtige Verdachtsmomente liefern. Auf der seitlichen Projektion kann der lytische Charakter des Tumors deutlicher nachvollzogen werden, ebenso auch ein Strukturverlust des Sakrumkörpers bzw. die Unterbrechung der Knochenkontur. Aber auch hier läßt sich die tatsächliche Ausdehnung des Tumors in den Weichteilen nicht ausreichend ableiten. Die nur wenig auffallenden röntgenologischen Veränderungen und die uncharakteristische Ausprägung sind daher häufige Ursache für die späte Diagnosestellung.

Angiographie. Das angiographische Bild der Chordome wurde nur selten beschrieben (DECKER 1960, FIROOSNIA u. Mitarb. 1976). Erkenntnisse auf die Tumorart können nicht erwartet werden. Eine gewisse Bedeutung kommt der Angiographie im Zusammenhang mit der präoperativen Embolisation der nutritiven Tumorgefäße zu, wenn nicht durch einen ventralen Eingriff die Gefäße gezielt unterbunden werden.

Szintigraphie. Radionuklide werden von den Chordomen nur begrenzt aufgenommen, so daß daraus weder eine artspezifische Zuordnung noch eine Größenbestimmung mit hinreichender Genauigkeit möglich ist. Bei den sakrokokzygealen Tumoren werden die Befunde durch Blasenüberlagerung noch weiter in ihrer Aussagekraft gemindert.

Myelographie. Nach dorsal verdrängte Wirbelkörperhinterkanten oder auch Tumormassen können den Spinalkanal einengen. Aus der Lagebeziehung von Kontrastmittelband und Knochenkontur kann aus dem Myelogramm abgeleitet werden, wohin sich der Tumor ausbreitet. Wesentlich aufschlußreicher ist jedoch ein Myelo-CT, das die knöchernen Konturen besser erkennen läßt. Für sakrokokzygeale Tumoren ist das Myelogramm von untergeordneter Bedeutung, solange der Tumor nicht die Oberkante von S1 erreicht.

Computertomographie. Auf den Querschnittbildern werden Größe und Ausdehnung des Tumors erkennbar, insbesondere ein ventral liegender Anteil in der Präsakralhöhle bzw. im Retroperitonealraum oder im hinteren Mediastinum. Zu den seitlichen Weichteilen werden allerdings die Tumorgrenzen nach i. v. Kontrastmittelgabe nur unwesentlich besser erkennbar. Die gleichartige Röntgendichte von Chordomgewebe und Muskulatur läßt keine scharfen Grenzen ziehen, wenn die Muskulatur vom Tumor infiltriert wird. Intraossäre Tumoranteile und Ausmaß der knöchernen Destruktion werden im CT gut dargestellt. Oft ist man vom Umfang der osteolytischen Destruktion beeindruckt, die die Nativaufnahme nicht hätte vermuten lassen.

Kernspintomographie. Sie stellt für die präoperative Diagnostik und Planung das wichtigste Untersuchungsverfahren dar, da mit ihrer Hilfe die Ausdehnung des Tumors im Knochen in axialer, sagittaler und koronarer Ebene beurteilbar wird. Der Kontrsat zum umgebenden Weichteilgewebe gelingt bei der MRT noch besser als mit der CT, da die Chordome durch die verlängerten Echozeiten eine hohe Signalintensität bei T2-gewichteten Aufnahmen aufweisen (ROSENTHAL u. Mitarb. 1985). Hiermit können insbesondere die extraossären Tumoranteile gut bemessen sowie auch das Ausmaß der Weichteilinfiltration dargestellt werden. Obendrein läßt sich so die Nachbarschaft zum Rektum bewerten und gegebenenfalls seine Einbeziehung beurteilen. Allerdings kann auch die MRT die kleinen, die Pseudokapsel durchsetzenden Tumorpolypen nicht nachweisen, und auch für die Beurteilung des Therapieerfolgs nach Bestrahlung kann diese Untersuchungsmethode nicht herangezogen werden (HUDSON u. GALCERAAN 1983).

Differentialdiagnose. Vertebrale Chordome gilt es auf Nativröntgenaufnahmen insbesondere vom solitären Plasmozytom oder von Metastasen differentialdiagnostisch abzugrenzen. Auch an nur wenig verkalkende Chondrosarkome oder an Tumoren neuroepithelialer Abstammung ist zu denken. CT und MRT sind jedoch zumeist so typisch, daß schon vor der Probeentnahme die endgültige Diagnose mit großer Wahrscheinlichkeit gestellt werden kann.

Sakrokokzygeale Chordome müssen von den übrigen Kreuzbeintumoren und den Tumoren des präsakralen Raums abgegrenzt werden. Hier werden drei Gruppen unterschieden: Tumoren, die sich innerhalb des Sakralkanals entwickeln (vor allem Ependymom und Neurofibrom), Geschwüste, die von den Weichteilen der Umgebung ausgehen (Teratom) und schließlich Tumoren, die dem Kreuzbein selbst entstammen. POST u. MCCORMICK (1990) steuern anhand von 328 Fällen präsakraler und sakraler Tumoren folgende Differentialdiagnose bei:

1. Kongenital:
   – Chordom,
   – Teratom,
   – Dermoide.
2. Neurogen:
   – Ependymom,
   – Schwannom, Neurofibrom,
   – Ganglioneurom,
   – Neuroblastom.
3. Ossär:
   – Riesenzelltumor,
   – aneurysmatische Knochenzyste,
   – Osteoblastom,
   – Ewing-Sarkom,
   – Osteosarkom.
4. Metastatische und übrige Tumoren:
   – Plasmozytom,
   – maligne Lymphome.

Die sakrokokzygealen Chordome gilt es vor allem von Riesenzelltumoren abzugrenzen, die jedoch meist bei jüngeren Patienten auftreten. Vorrangig sind Metastasen und neurogene Tumoren in Betracht zu ziehen.

Therapie. Für vertebrale Chordome kommt eine operative Entfernung nur vom ventralen Zugang in Betracht; eine radikale Resektion setzt allerdings eine asymmetrische Lokalisation und ein noch kleines Tumorvolumen im Wirbelkörper voraus. Ist eine solche Tumorresektion möglich, so wird in der Regel eine kombinierte, ventrale und dorsale Stabilisierung erforderlich, auf die im Abschnitt Therapie der Wirbelsäulentumoren (S. 198) näher eingegangen wird.

Bis vor wenigen Jahren war eine onkologisch radikale Exstirpation der Sakrumchordome nur unterhalb von S3 für möglich und angemessen erachtet worden, weil nur dann eine ausreichende Beckenstabilität und Erhaltung der Blasen- und Mastdarmfunktion gewährleistet bleiben. Subtotale Ausräumungen führten jedoch regelmäßig zum Rezidiv, wenn auch längere Remissionszeiten erreicht werden konnten. Als besonders nachteilig erweist sich jedoch, daß eine nichtradikale Exstirpation immer einen Tumorprogreß nach sich zieht, der schlußendlich doch die Beckenstabilität beeinträchtigt und zu neuromuskulären Defiziten führt. Da die Chordome das ventrale Sakrumperiost praktisch nie durchbrechen, sind sie gegenüber den Organen des kleinen Beckens meist gut abgrenzbar und aus dieser Sicht auch resezierbar.

2 Geschwülste der Wirbelsäule

Die Arbeiten von STENER u. GUNTERBERG (1978) und STENER (1990) haben mit der kombinierten ventralen und dorsalen Operationstechnik einen Weg für die radikale Resektion der meisten Sakrumchordome eröffnet. So blieben aus der ersten Serie von STENER von 8 Patienten 5 mehr als 5 Jahre rezidivfrei. Auf die von HÄRLE (1991) weiterentwickelte Resektionstechnik wird im Abschnitt Therapie der Wirbelsäulentumoren (S. 192) eingegangen. Alle anderen Resektionsverfahren sind nach Angaben der Literatur mit einer hohen lokalen Rezidivquote von 50% und mehr behaftet (LOCALIO u. Mitarb. 1980, KAISER u. Mitarb. 1984), die bei Tumorlokalisation in Höhe

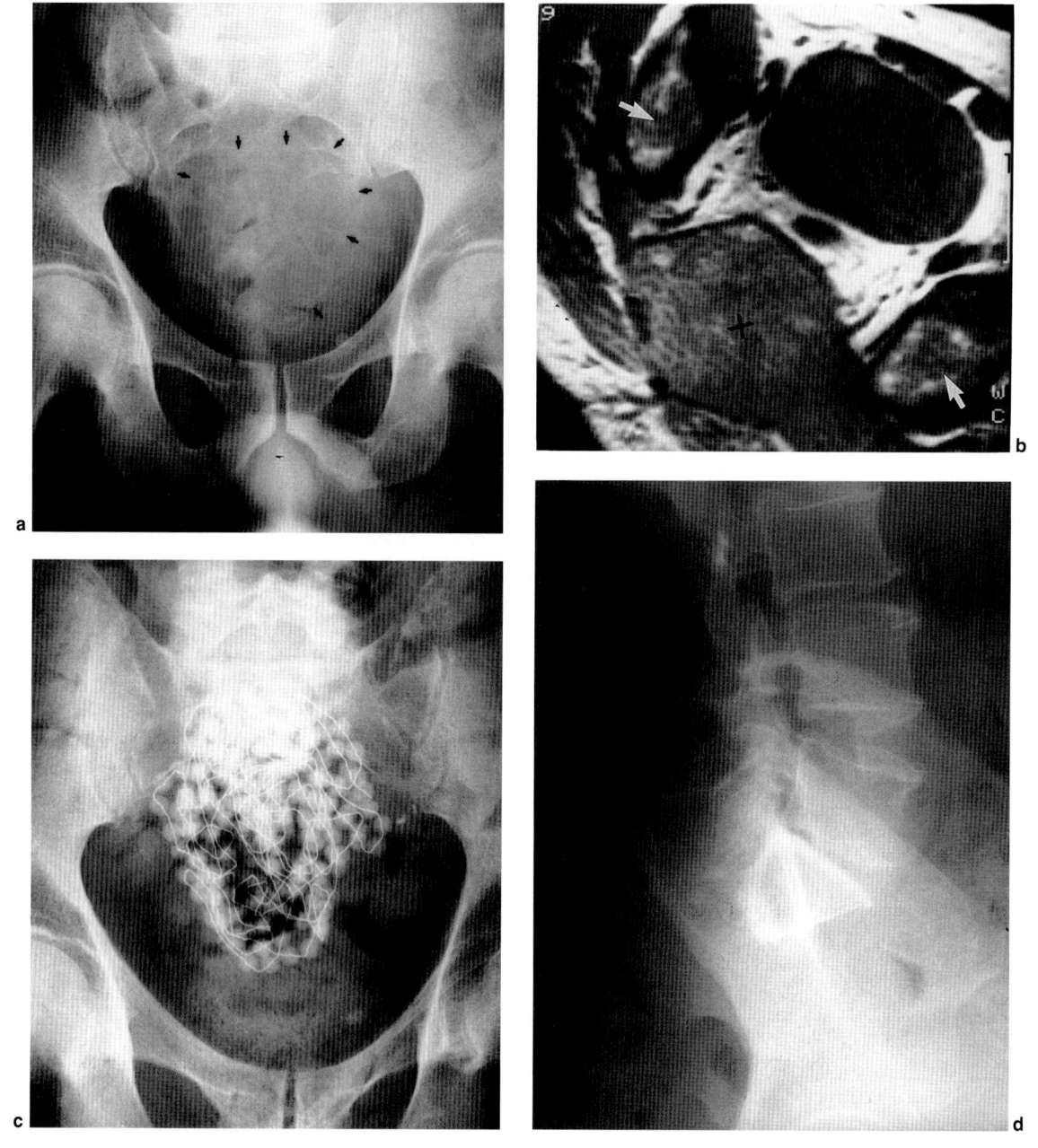

Abb. 44 **a** Sakrokokzygeales Chordom mit Auflösung der Kreuzbeinzeichnung und teilweise Auflösung der linken Sakrumkontur. **b** MRT-Transversalschnitt in Höhe des Hüftgelenks (weiße Pfeile); das Kreuzbein ist vom Tumor (Stern) völlig aufgelöst, der auch ventral an das Kolon heranreicht und die linksseitigen retroazetabulären Weichteile infiltriert. **c** Zur Vermeidung von infizierten Wundseromhöhlen ist der Hohlraum nach Sakrumresektion mit in einen perforierten Lyodurasack eingelegten Gentamycin-PMMA-Ketten aufgefüllt. **d** Seitliche Darstellung nach Sakrumresektion in Höhe von S1 unter Erhaltung der Wurzel S1 beiderseits

von S1/2 bis an 100% reicht. Mittels der kombinierten retroperitoneal-sakralen Sakrumexstirpation (Abb. 44) kann eine gezielte Resektion durchgeführt werden, die z. B. die Erhaltung der Sakralwurzeln S1 oder S2, eventuell auch nur einseitig, erlaubt. Dadurch wird das funktionelle Defizit günstig beeinflußt. Kann auch nur eine S2-Wurzel erhalten werden, ist meist auch die Blasen- und Stuhlkontinenz gesichert.

Da heute eine radikale Resektion vieler Chordome möglich ist und sie nur unzureichend auf Chemotherapie (Sundaresan u. Mitarb. 1990) und konventionelle Radiotherapie (Cummings u. Mitarb. 1983) ansprechen, gilt die operative Behandlung als das Verfahren der Wahl. Bei nicht operablen Patienten ist eine hochenergetische Photonenbestrahlung in Erwägung zu ziehen (Suit u. Mitarb. 1982).

Prognose. Metastasen eines Chordoms waren nach älteren Literaturangaben (Dahlin u. McCarty 1952, Chambers u. Schwinn 1973, Mindell 1981) nur in etwa 10% zu beobachten; hierbei lassen sich allerdings größere Unterschiede in den Häufigkeitsangaben feststellen. Während Utne u. Pugh (1955) unter 71 Patienten nur 3 mit Metastasen fanden, hatten nach Sundaresan u. Mitarb. (1979) von 54 Chordompatienten 21 (39%) Metastasen. Bei sorgfältiger und genügend langer Nachkontrolle ist die Metastaseninzidenz immerhin auf 30% anzusetzen (Chambers u. Schwinn 1979, Sundaresan u. Mitarb. 1987). Da Metastasen auch noch nach langem Zeitintervall – 1–10 Jahren – auftreten können (Sundaresan u. Mitarb. 1990), hängt ihre Häufigkeit naturgemäß von der Überlebensdauer ab. Sundaresan u. Mitarb. (1979) konnten zeigen, daß statistische Unterschiede in der Metastaseninzidenz für Wirbelchordome (28%) und Sakrumchordome (61%) bestehen, die wiederum mit der Überlebenszeit korreliert. Die häufigsten Absiedlungsorte sind Lunge, Leber, Lymphknoten und Skelett, gelegentlich werden auch Haut, Muskulatur, Herz und Abdominalorgane betroffen. Chambers u. Schwinn (1979) fanden überwiegend Hautmetastasen, wobei in 2 Fällen die Metastasen früher als der Primärtumor entdeckt wurden. Die Metastasierung übt im Falle eines Chordoms keinen signifikanten Einfluß auf die Überlebensrate aus, da das Patientenschicksal vornehmlich von Komplikationen entschieden wird, die in Zusammenhang mit dem lokalen Therapieversagen stehen. Durchschnittlich überleben Patienten mit einem Sakrumchordom 5 Jahre (Kamrin u. Mitarb. 1964); nach 10jähriger Beobachtungszeit überleben nur noch 20–40%, jedoch hiervon weniger als 10% ohne Zeichen des Tumorleidens (Sundaresan u. Mitarb. 1990). Die vertebralen Chordome haben eine etwas günstigere Prognose, hier darf mit einer durchschnittlichen Überlebensdauer von 6 Jahren gerechnet werden (Baker u. Coley 1953). Durch frühe Diagnose und versiertes Operieren sollten weitere Fortschritte zu erzielen sein. Allerdings wäre dafür Voraussetzung, daß schon der Ersteingriff eine onkologisch radikale Resektion erbringt. Dieses ist aber, die Komplexität des Eingriffs berücksichtigend, nur dann gewährleistet, wenn Chordompatienten frühzeitig an Institutionen transferiert werden, die nicht nur über die nötigen diagnostischen Einrichtungen verfügen, sondern auch über die operativen Voraussetzungen für eine optimale Therapie (Sundaresan u. Mitarb. 1990).

Seltene Wirbelsäulentumoren

Folgt man der gebräuchlichen Einteilung von Knochengeschwülsten, so müssen auch maligne Gefäßtumoren, Fibrosarkome ebenso wie maligne fibröse Histiozytome aufgeführt werden. An der Wirbelsäule sind diese Tumoren zwar sehr selten, sie werden aber bedeutend, wenn es gilt, sie nach dem morphologischen Bild voneinander zu trennen und vor allem, wenn es darum geht, sie von Karzinommetastasen abzugrenzen.

Nach der WHO-Klassifikation (Schajowicz u. Mitarb. 1972) wird zwischen einem offenkundig benignen Hämangiom und einem hochmalignen Gefäßtumor (Angiosarkom) eine Zwischengruppe eingerichtet, bestehend aus **Hämangioendotheliom** und **Hämangioperizytom,** und damit ihre unbestimmte Dignität und undeterminierte Prognose berücksichtigt. Dahlin und Unni (1986) verzichten auf eine solche Intermediärgruppe und unterscheiden lediglich zwischen gut differenzierten, prognostisch günstigen und anaplastischen, prognostisch ungünstigen Angiosarkomtypen, wobei sie das histologische Erscheinungsbild in 3 Malignitätsgrade aufteilen. Hämangioendotheliome, deren Endothelzellen ein epitheloides Gepräge annehmen – sie wurden 1982 bereits von Weiss u. Enzinger als Weichteiltumoren beschrieben – werden auch im Knochen als Rarität angetroffen (Abrahams u. Mitarb. 1992, Carmody u. Mitarb. 1992). Solche epitheloiden Hämangioendotheliome, v. a. aber auch jene überwiegend anaplastisch wachsenden Angiosarkome, werden immer wieder, so der Literaturhinweis, mit gefäßreichen entdifferenzierten Spindelzellsarkomen und gefäßreichen Karzinommetastasen verwechselt. Eine Besonderheit, was die Geschwulstausbreitung betrifft, ist für Hämangiosarkome hervorzuheben: Überwiegend treten sie solitär auf, dann aber auch multifokal innerhalb eines Knochens oder sie erstrecken sich gar auf mehrere Knochen. Nach Freyschmidt u. Mulder (1989) nehmen 10% der malignen Gefäßtumoren ihren Ursprung in der Wirbelsäule. In manchen Statistiken rangiert ihr Anteil in der Wirbelsäule sogar bei 30%.

Nach dem Röntgenbild gelingt es zumeist nicht, zwischen gut differenzierten und wenig differenzierten Angiosarkomen zu unterscheiden. Die neoplastische Gefäßsprossung hinterläßt an der Wirbelsäule das Bild eines aggressiv-destruktiven Prozesses, wobei die Osteolysen überwiegend unscharf und ungleichmäßig berandet sind (WOLD u. Mitarb. 1982). Der Tumor breitet sich oft diskontinuierlich aus, indem er im Knochen mehrere oväläre Osteolysen schafft; nicht selten wird ein Überspringen auf angrenzende Wirbel beobachtet. Eine septenartige Binnenstruktur, eine Randsklerose oder gar eine Periostreaktion werden an der Wirbelsäule zumeist vermißt. Das CT läßt in der Regel sehr gut überblicken, wie ausgedehnt die Knochendestruktion ist. Eine hohe Signalintensität auf T1-gewichteten MR-Bildern ist immer dann zu erwarten, wenn im Tumor ein langsamer Blutdurchfluß stattfindet, wenn Blutanschoppungen in kavernösen Gefäßräumen vorliegen, größere Areale thrombosiert sind oder solide Tumoranteile aus Fettgewebe bestehen. Anaplastische Tumorabschnitte mit überwiegend solider Gefäßsprossung werden eine so hohe Signalintensität vermissen lassen. Andererseits beeinflussen gefäßreiche Karzinommetastasen oder anaplastisch gefäßreiche Spindelzellsarkome aufgrund ihres Gefäßreichtums und ihres hohen Blutdurchflusses das MR-Erscheinungsbild derart, daß man sie nicht von Angiosarkomen abgrenzen kann.

Die radikale Resektion der Hämangiosarkome wird allgemein als die angemessene Therapie erachtet (DAHLIN u. UNNI 1986). Die diskontinuierliche Ausbreitung des Tumors vereitelt aber zumeist an der Wirbelsäule, ihn selbst lokal ausreichend sicher zu entfernen, so daß in der Regel nachfolgend eine Strahlentherapie erforderlich wird. Für multifokale, maligne Gefäßtumoren hat sich auch die Strahlentherapie allein als wirksam erwiesen. Berücksichtigt man allerdings die geringen Fallzahlen und die uneinheitliche Nomenklatur, so fällt es schwer, diese Tumoren prognostisch sicher zu bewerten und die angemessene Therapie zu wählen. Aufgrund der Seltenheit dieser Tumorart konnte bisher nicht festgelegt werden, ob eine Chemotherapie wirksam ist. Nach WOLD u. Mitarb. (1982) haben Patienten mit einem Grad-I-Tumor eine 95%ige, mit einem Grad-III-Tumor nur eine 20%ige Überlebenschance.

Fibrosarkom und malignes fibröses Histiozytom (MFH)

Sowohl das maligne fibröse Histiozytom als auch das Fibrosarkom sind von Grund auf fibroblastische Tumoren. In den reifen Formen des Fibrosarkoms liegen spindelförmige Zellen, in Zügen ausgerichtet, dicht aneinander, eingebettet in kollagene Grundsubstanz. Auch in ihrer unreifen anaplastischen Form bewahren die Mesenchymzellen die Fähigkeit, kollagene Fasern und Retikulinfasern zu bilden. Osteoid kommt nicht vor und gilt als Determinativ für ein Osteosarkom. Der Anaplasiegrad schwankt von Fall zu Fall; ein abgestufter Differenzierungsgrad korreliert sehr wohl mit dem biologischen Verhalten.

Maligne fibröse Histiozytome bestehen neben einer fibroblastischen Differenzierung noch in unterschiedlichen Anteilen aus histiozytären Zellelementen. Diese zunächst als Weichteilsarkom beschriebene Geschwulst führt fibroblastenförmige Zellen mit kollagenfaserreicher Grundsubstanz, die im Lichtmikroskop charakteristische wirbelige (storiforme) Muster bilden. Früher wurde das MFH entweder einem Fibrosarkom oder einem fibroblastischen Osteosarkom zugeordnet. Das zelluläre Mischbild von Fibroblasten und Histiozyten wird durchaus uneinheitlich interpretiert. ROESSNER (1984) und TACONIS u. VAN RIJSSEL (1985) deuten die histiozytären Zellelemente als Reaktionen des Organismus auf die Geschwulstproliferation. Das MFH – als eigenständige Entität anerkannt – erlangte Anfang der 70er Jahre großes Interesse. Die Diagnose Fibrosarkom des Knochens wurde zur Rarität und doch – vom klinischen und röntgenologischen Bild, vom Wachstumsverhalten und von der Prognose her – sind so viele Übereinstimmungen zwischen Fibrosarkom und malignem fibrösen Histiozytom vorhanden, daß es leichter fällt, die Übereinstimmung dieser Tumoren darzustellen als das, was sie wirklich trennt.

Das Fibrosarkom und das maligne fibröse Histiozytom sind in hohem Grade maligne Knochentumoren. Man könnte sie als Ausbrechertumoren bezeichnen, da sie extraossär zumeist schon großflächig die Weichteile infiltrieren, den Knochen zerstören und weit in der Markhöhle vordringen, noch bevor sie manifest werden. Hämatogene Metastasen, besonders in die Lunge, sind typisch. Es sind Tumoren des Erwachsenenalters, ohne einen besonderen Altersgipfel treten sie zwischen dem 2. und 7. Lebensjahrzehnt auf. Am häufigsten sind die Metaphysen langer Röhrenknochen betroffen, insbesondere in Knienähe. Beide Tumorentitäten entstehen an Skelettabschnitten, die präexistent Knochenerkrankungen (Knocheninfarkt, fibröse Dysplasie, Morbus Paget, Ostitis nach Bestrahlungsbehandlung im Verlauf einer chronischen Osteomyelitis) aufweisen.

Maligne fibroblastische Tumoren, mit oder ohne histiozytäre Komponente, verursachen am Knochen großflächige osteolytische Veränderungen mit Kortikalisdestruktion, ähnlich einem osteolytischen Osteosarkom. Das Röntgenbild spiegelt das biologische Verhalten des Tumors wieder, der den Knochen reaktionslos zerstört, die Kortikalis durchbricht und in das umgebende Bindegewebe infiltriert. Die Tumormatrix zeigt keine Hinweise auf eine neoplastische Knochenneubildung. Auch fehlen Verkalkungen; die Periostreaktion ist unbedeutend, insbesondere werden Spikulae nicht beobachtet. Innerhalb der unscharf begrenzten osteolytischen Destruktion verbleibt eine permeative Durchsetzung der angrenzenden Kortikalis, zum Teil mit dem Bild der mottenfraßartigen Destruktion. Im Gegensatz zum Wachstumsverhalten der meisten Knochenmetastasen durchbrechen fibroblastische osteolytische Tumoren frühzeitig die Knochengrenzen und bilden, durch CT oder MRT nachweisbar, große extraossäre Tumoranteile.

Einzeldarstellungen, die die Problematik der fibroblastären Tumoren an der Wirbelsäule im speziellen darstellen, fehlen. LECONTE-HOUCKE u. PARENT (1987) konnten nach Literaturangaben 403 maligne fibröse Histiozytome des Knochens zusammenstellen, nur in 3 Fällen war die Wirbelsäule Primärsitz dieses Tumors. In Tab. 1 sind 340 Fibrosarkome aufgeführt, davon nehmen 14 ihren Ursprung in der Wirbelsäule; von 70 malignen fibrösen Histiozytomen sind 2 in der Wirbelsäule gelegen.

Die therapeutischen Empfehlungen entsprechen für das Fibrosarkom und MFH denen der Osteosarkome. Die wenig differenzierten Fibrosarkome und malignen fibrösen Histiozytome dürften durch eine Chemotherapie wirksam beeinflußt werden (BACCI u. Mitarb. 1985, HEETEN u. Mitarb. 1985). Angesichts der außerordentlich schlechten Prognose und des frühen Auftretens von Lungenmetastasen ist eine Chemotherapie für diese fibroblastischen Tumoren gerechtfertigt; sie gelten als wenig strahlensensibel.

Nicht geklärt ist die Frage, ob das maligne fibröse Histiozytom und das Fibrosarkom des Knochens unterschiedlich in ihrer Prognose sind. Die 5-Jahres-Überlebensrate wird für das Fibrosarkom mit 26–34% angegeben, für das MFH mit 25–33% (TACONIS u. VAN RIJSSEL 1985). Die meisten Fibrosarkome und malignen fibrösen Histiozytome sind mäßig oder mittelgradig differenziert, nur sehr wenige sind ausgesprochen hochdifferenzierte Tumoren. Die Abstufung des Differenzierungsgrades ist von prognostischer Bedeutung. Die 5-Jahres-Überlebensrate beträgt 65% bei Grad-I-Tumoren und 23% bei Grad-III-Tumoren (TACONIS u. VAN RIJSSEL 1985).

Tumorsimulierende Knochenerkrankungen

Aneurysmatische Knochenzyste (AKZ)

Definition. Ein gutartiger, solitärer, wohl nichtneoplastischer Knochenprozeß, der exzentrischblasig – daher auch aneurysmatisch – den Knochen auftreibt. Mit Blut gefüllte Hohlräume entstehen zwischen Septen aus kollagenem Bindegewebe, hierin eingestreut sind Riesenzellen, unreifer Knochen, selten außerdem Knorpel. Die Ätiologie ist ungeklärt, auch offensichtlich nicht einheitlich. Neben den primären oder einfachen aneurysmatischen Knochenzysten wird neuerdings die Existenz einer örtlichen Zirkulationsstörung in präexistenten benignen und selbst malignen Knochentumoren diskutiert, sozusagen als aufgepfropfte aneurysmatische Reaktion.

In Riesenzelltumoren, Chondroblastomen, Chondromyxoidfibromen und der fibrösen Dysplasie werden gelegentlich Abschnitte angetroffen, die einer AKZ entsprechen (BURACZEWSKI u. DABSKA 1971, STEINER u. KANTOR 1977, BONAKDARPOUR u. Mitarb. 1978, MARTINEZ u. SISSONS 1988). Selbst maligne Tumoren können, wenn auch äußerst selten, solche dann „benigne" Areale vorweisen, worunter sich der eigentliche Tumor verbergen kann und sich erst durch den weiteren Verlauf zu erkennen gibt (MATSUMO u. Mitarb. 1976, RUITER u. Mitarb. 1977, ADLER 1980, CREMER u. MÜNZENBERGER 1980, KAUFMANN u. TOWBIN 1981). Unter 75 Fällen fanden BONAKDARPOUR u. Mitarb. (1978) allein 26 Fälle (35%) einer sekundären AKZ; in 20% dominierte das Röntgenbild der AKZ, während in 80% die röntgenologischen Charakteristika des zugrundeliegenden Tumors vorherrschten. Nach BIESECKER u. Mitarb. (1970) werden in 32% sekundäre Zysten angetroffen.

Kennzeichnend ist die Präferenz des Jugendalters. Aus einer Literaturzusammenstellung von 851 aneurysmatischen Knochenzysten geht hervor, daß die Betroffenen allein zu 75% den ersten beiden Lebensdekaden entstammen (BRAUN u. HELMICH 1988). 21% aller aneurysmatischer Knochenzysten entfallen auf 20- bis 40jährige. Diese Angaben bestätigen auch DAHLIN u. UNNI (1986), die in 77% diese Läsion bei Jugendlichen bis zum 20. Lebensjahr beobachteten. Dieses steht im Gegensatz zum Riesenzelltumor. Hier sind es 85% der Fälle, die älter als 20 Jahre sind. Beiden Entitäten gemeinsam ist aber die Prädilektion weiblicher Patienten; so sind 56% der Fälle mit einer AKZ Frauen. Der Riesenzelltumor ist insgesamt gesehen zweimal so häufig wie die AKZ, wenn man vergleichend ihre Inzidenz in großen Serien verfolgt (DAHLIN u. UNNI 1986).

Überaus charakteristisch für die AKZ ist, sieht man von der seltenen Zyste vom periostalen Typ der Schaftdiaphyse ab, daß sie ihre osteolytisch-expansive Eigenart in unmittelbarer Nachbarschaft zu einer Wachstumsfuge entwickelt und diese erst dann überschreitet, wenn das Epiphysenwachstum sistiert. Die Läsion kommt in beinahe jedem Knochen vor; als häufigste Lokalisation sind die Metaphysen langer Röhrenknochen (54%), die Wirbelsäule und das Becken mit Sakrum zu nennen.

Lokalisation an der Wirbelsäule. In nicht ganz 20% erstreckt sich die AKZ auf Wirbelsäule und Sakrum.

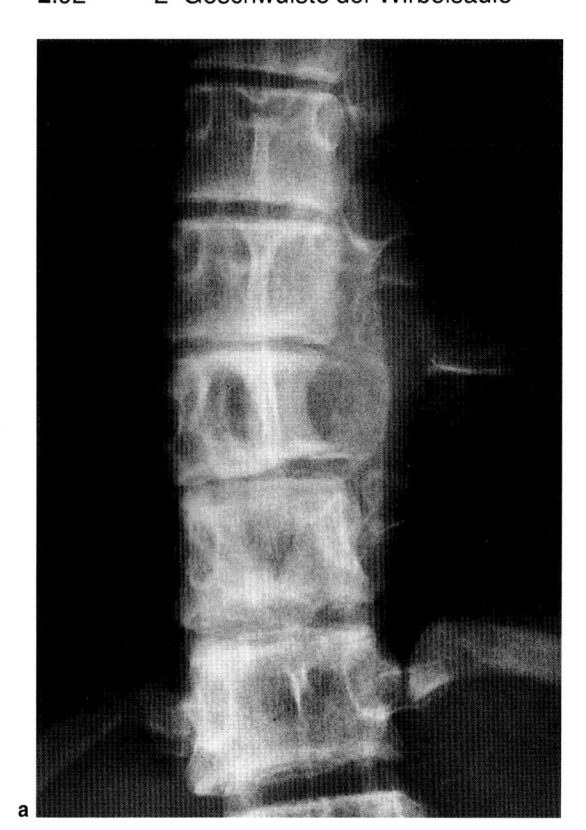

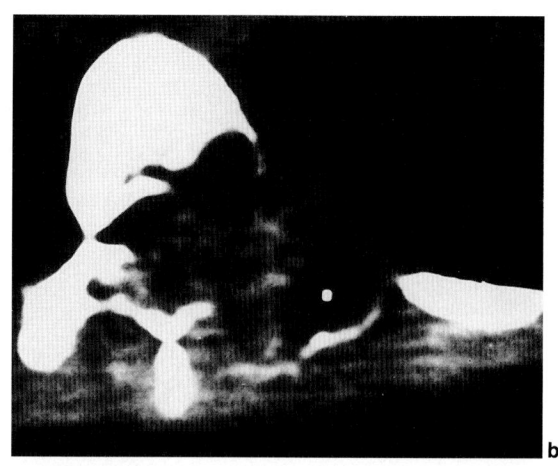

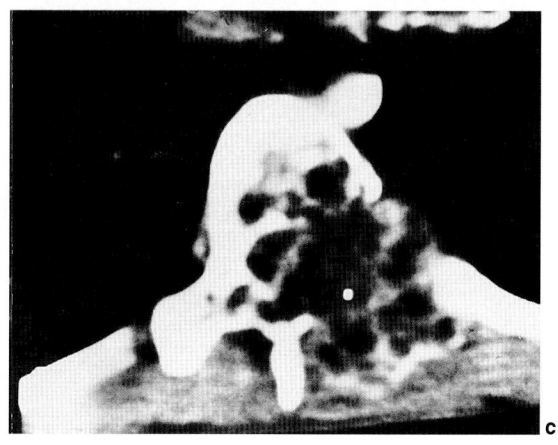

Abb. 45 Aneurysmatische Knochenzyste D9 mit Beteiligung der Bogenwurzel, der Lamina von D8–D10 und dorsolateraler Wirbelkörperanteile; 19jähriger Mann. Seit 2 Jahren Dorsalgie; im Rahmen der Musterung wurde eine Skoliose festgestellt; daraufhin röntgenologische Abklärung. **a** Exzentrische, dorsolateral gelegene Auftreibung und Auslöschung der Knochenstruktur, paravertebraler Begleitschatten links. **b, c** CT: exzentrisch gelegene, gekammerte, schalig berandete Knochendestruktion mit flüssigkeitsdichtem Inhalt; die Dichtemessung ergibt Werte zwischen 20 und 50 HU. Kurzes Enhancement nach i.v. Kontrastmittelgabe. Therapie: transthorakale partielle Ausräumung BWK8, Tibiaspan, dorsale Spondylodese mit Beckenkammspan und Stabilisierung durch Harrington-Stäbe

Nach Daska u. Buraczewski (1969) ist unter 193 Fällen 53mal (27%) die Wirbelsäule und Sakrum Sitz dieser Läsion. Ruiter u. Mitarb. (1977), Campanacci u. Mitarb. (1986) und Dahlin u. Unni (1986) gehen für diese Skelettregion von einem Befall von 13%, 12% bzw. 19% aus. In einer umfassenden Übersicht von 851 Fällen führen Braun u. Helmich (1988) eine Beteiligung ausschließlich der Wirbelsäule von 15% an. Aus Tab. **1**, in der die Zahlenangaben von Dahlin u. Unni (1986) sowie Schajowicz (1981) zusammengefaßt werden, geht hervor, daß die Läsion an Wirbelsäule und Sakrum zu 16,6% in Erscheinung tritt.

Der expansive osteolytische Prozeß ist oft nicht nur auf einzelne Wirbel begrenzt, sondern umfaßt zwei oder mehr angrenzende Segmente. 252 aneurysmatische Knochenzysten an Wirbelsäule und Sakrum (92 Fälle zusammengestellt von Hay u. Mitarb. 1978, 79 Fälle von Mulder u. Mitarb. 1981, 17 Fälle von Immenkamp u. Weidner 1984, 24 Fälle von Campanacci u. Mitarb. 1986 sowie 40 Fälle von Dahlin u. Unni 1986) verteilen sich auf folgende Abschnitte: zervikal 24%, thorakal 32%, lumbal 30%, sakral 14%.

Aus dem umfangreichen Schrifttum können 58 Einzeldarstellungen dieses Krankheitsbildes gewonnen werden, die in ihrer zufälligen Zusammenstellung einen Verteilungsspiegel ergaben von: zervikal 16%, thorakal 55%, lumbal 24%, sakral 5%. Berücksichtigt wurden die Arbeiten von Beeler u. Mitarb. 1957, Winter u. Firtel 1961, Roukkula u. Salovaara 1962, Burmeister 1964, Verbiest 1965, Parrish u. Pevey 1967, Buck u. Mitarb. 1970, Risko u. Mitarb. 1970, Billings u. Werner 1972, Prakash u. Mitarb. 1973, Locke u. Mitarb. 1973, Karpov u. Kitov 1977, Faure u. Mitarb. 1981, Gruszkiewicz u. Mitarb. 1982, Nicastro u. Leatherman 1983, Onimus u. Mitarb. 1984, Schaffer u. Mitarb. 1985, Griss 1986, Daffner u. Mitarb. 1987, Seifert u. Mitarb. 1987, Hildebrandt u. Mitarb. 1988, Mohan u. Mitarb. 1989, DeRosa u. Mitarb. 1990.

Die AKZ bemächtigt sich bevorzugt der dorsalen Abschnitte des Wirbels. In 40% ist jedoch auch der Wirbelkörper – entweder ausschließlich oder kombiniert – mit dorsalen Partien befallen (Abb. 45) (Hay u. Mitarb. 1978).

Die Skala neurologischer Symptome reicht von radikulären Schmerzen bis zur Paraparese oder kompletten Querschnittsymptomatik. Diese schwerwiegenden Komplikationen treten teils als erstes Krankheitszeichen auf (Shacked u. Mitarb. 1981, Stillwell u. Fielding 1984), zumeist aber nach nicht adäquater Primärbehandlung. Örtliche Schmerzen, eine Schwellung und eine Zwangshaltung führen, in der Regel noch vor Eintreten einer neurologischen Symptomatik, heute mit Hilfe der CT oder der MRT zur Feststellung der Läsion. Aus den oben angeführten kasuistischen Beobachtungen geht hervor, daß die Hälfte aller Patienten schwerwiegende neurologische Komplikationen bereits zur Zeit der Feststellung der Läsion aufweist. Allgemein reicht die Dauer der Symptomatik von einer Woche bis zu vier Jahren, mit einem Durchschnitt von 6–7 Monaten. Hierin macht auch die AKZ der Wirbelsäule keine Ausnahme. Die Durchsicht der kasuistischen Fälle ergibt in 38 Fällen verwertbare Angaben zu Dauer der Symptomatik: In 50% der Fälle war die Anamnese kürzer als 3 Monate. An LWS und Sakrum ist die Entwicklungszeit üblicherweise länger. Akute Querschnittszeichen löst insbesondere eine AKZ der Brustwirbelsäule aus.

Röntgenbild. An der Wirbelsäule sind die röntgenologischen Charakteristika der expansiven osteolytischen Knochenzyste oft sehr schwer auszumachen. Eine exzentrische Lage, mit blasiger Auftreibung des Knochens zu den Weichteilen hin, septenartige Knochenformationen und schalige periostale Knochenschichten lassen sich bei guter Röntgenbildtechnik auch hier darstellen. Wenn eine Zyste vom Wirbelbogen ausgeht, können die Fortsätze bienenkorbartig aufgetrieben werden. Den Wirbelkörper selbst höhlt die Zyste zumeist einseitig aus, dabei geht auch oft die Bogenwurzel in der septierenden Osteolyse unter. Ein destruierter Wirbelkörper kann im Verlaufe sintern und dabei eine anguläre Deformierung erfahren. So beschrieben Bonakdarpour u. Mitarb. (1978) eine Vertebra plana am 5. Lendenwirbel infolge eines kompletten Wirbelkörperkollapses. Röntgenologisches Leitsymptom jedoch ist die wie aufgeblasen wirkende Wirbelkontur unter Verlust von Kortikalis und Spongiosa. Die AKZ kann die Bandscheibe überspringen und, hierin dem Riesenzelltumor ähnlich, sich in angrenzenden Wirbeln ausbreiten. Durch ihre exzentrische Lage im Wirbel wird die innere Wandung des Spinalkanals oft osteolytisch aufgebraucht, so daß der Prozeß sich dorthin expandieren und dann Kompressionszeichen auslösen kann (Beeler u. Mitarb. 1957, Winter u. Firtel 1961, Binswanger 1963, Burmeister 1964, Shacked u. Mitarb. 1981, Zimmerer u. Mitarb. 1981, Capanna u. Mitarb. 1985).

Die Diagnose einer AKZ im „reifen" Stadium kann in mehr als zwei Drittel der Fälle gestellt werden durch den Nachweis der exzentrischen Lage des osteolytischen Defektes, dessen extraossärer Anteil durch einen eierschalenartigen subperiostalen Randsaum demarkiert wird, und dessen Binnenraum feine bis grobe Septierungen und Leisten aufweist (Kaernbach u. Mitarb. 1987). Die AKZ hat aber, ihre anfängliche Eigenart, ein rein osteolytisches Stadium, worin sie sich auf den ersten Blick von ausschließlich osteolytischen Tumoren nicht unterscheiden läßt. Binnenstruktur und ossäre Demarkierung gegen die Weichteile werden dann auch auf Schichtaufnahmen vermißt.

Angiographie. Das angiographische Bild mit ungeordnetem Gefäßverlauf, Kaliberschwankungen und Lakunen kann Sarkome vortäuschen. Koskinen u. Mitarb. (1976) fanden bei 11 von 20 angiographisch untersuchten aneurysmatischen Knochenzysten pathologische Gefäßverläufe und verschiedene Kaliberweiten der Gefäße. Daneben werden aber auch Fälle beobachtet, die ganz ohne einen pathologischen Angiographiebefund sind und allenfalls während der venösen Phase kleine Kontrastmittelseen in den blutgefüllten Hohlräumen hinterlassen (De Santos u. Murray 1978).

Computertomogramm. Das CT ist zur Erkennung gerade der AKZ außerordentlich hilfreich. Eine sich in den Wirbelkörper blasig vorbuchtende, scharf begrenzte Strukturauslöschung, die sich in den paraossalen Raum exzentrisch ausbreitet und dabei von einem schaligen, oft auch fragmentierten Knochenmantel demarkiert wird, in der Bogenwurzel, Lamina, Querfortsatz oder Dornfortsatz osteolytisch untergehen und in dessen Innenraum Septen und kleine Knochenleisten entstehen, ist überaus charakteristisch. Die blutgefüllten Hohlräume innerhalb der aneurysmatischen Knochenzyste ergeben Dichtewerte zwischen 20 und 50 HE und erreichen damit Werte von Blutplasma oder venösem Blut (Immenkamp u. Müller 1984, Houdson 1984). Der Riesenzelltumor hingegen zeigt eine hohe Gewebsdichte (110–150 HE). Somit kann über die Bestimmung der Radiodensität ein wichtiger Aufschluß über die Gewebezusammensetzung erbracht werden. Mit der intravasalen Kontrastmittelapplikation kann eine stärkere Kontrastierung erzielt werden, wodurch die Kontur der Läsion deutlicher wird. Häufiger wird man eine CT-Myelographie nutzen, um die Ausdehnung des Prozesses im Spinalkanal zu bestimmen.

Kernspintomographie. Die MRT und die CT liefern die wichtigsten differentialdiagnostischen Informationen. Die MRT bietet in der Beurteilung der Zystenlokalisation und -ausdehnung gewisse

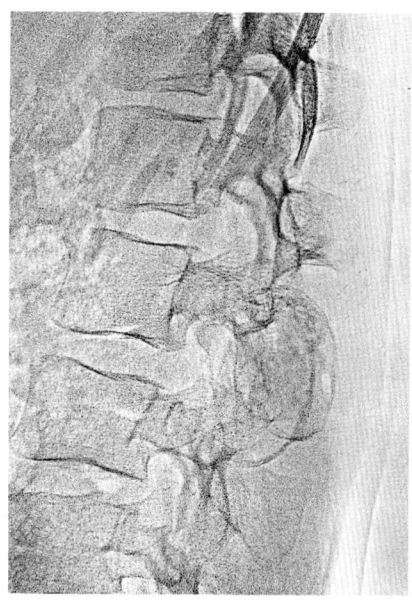

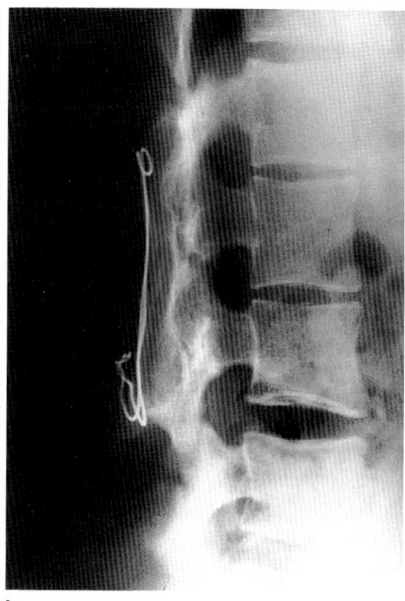

Abb. 46 Aneurysmatische Knochenzyste L2, Dornfortsatz und Lamina rechtslateral. Mit 7 Jahren Feststellung einer großbogigen lumbalen Skoliose. Nur geringe Beschwerden. Zunahme der Rückenschmerzen mit 10 Jahren beim Bücken und beim Schulsport. **a** Röntgenologische Feststellung einer blasigen Auftreibung, die schalig umschlossen ist. **b** Dorsale Spondylodese mit H-Span L1–L3 nach Resektion der rechtslateralen Gelenkfortsätze, der Lamina und des Dornfortsatzes L2

Vorteile gegenüber dem CT. Diese Überlegenheit beruht einerseits auf dem höheren Bildkontrast zwischen Zyste und normalem Gewebe, andererseits auf der Möglichkeit, neben axialen auch koronare, sagittale und beliebige schräge Bildebenen zu gewinnen. Die MRT zeigt üblicherweise auf T2-gewichteten Bildern ein ziemlich homogenes, hellgraues intraläsionales Signal (CAPANNA u. Mitarb. 1989, HUDSON u. Mitarb. 1985). Andere Autoren (ZIMMER u. Mitarb. 1985, BELTRAN u. Mitarb. 1986) beobachteten ein unterschiedlich hohes Signalverhalten, abhängig von der Verschiedenartigkeit des Gewebes innerhalb der Läsion. Für die AKZ gilt, daß der angrenzende, noch erhaltene Knochen signalfrei ist und damit sicher eine permeative Infiltration ausgeschlossen werden kann. Die diskreten periostalen Verknöcherungen sind – ebenso wie übrige Knochenstrukturen und Verkalkungen – ohne Signale. Durch die hohe Signalintensität der Zyste wird aber zu den Weichteilen hin (Spinalkanal, paravertebral) ein guter Bildkontrast gewährleistet, so daß oberes und unteres Ende einer Rückenmarkkompression sicher beurteilt werden können.

Differentialdiagnose. Die differentialdiagnostisch wichtigste Knochenläsion an der Wirbelsäule ist der gutartige Riesenzelltumor. Er tritt selten unter 20 Jahren auf und führt überwiegend zu einer großflächigen glatten Osteolyse ohne periostale Randreaktion. Auch das Chondromyxoidfibrom kann gemeinsame Merkmale aufweisen, wie exzentrische Lage, Trabekulierung und Knochenauftreibung. Es wird jedoch an der Wirbelsäule extrem selten vorgefunden. Nach dem Röntgenbild müssen ferner Hämangiom, Osteoblastom, fibröse Dysplasie und neurogene Tumoren abgegrenzt werden. Myelome und einzelne osteolytische Metastasen können insbesondere die hinteren Wirbelpartien zystisch auftreiben. Ihr hohes Manifestationsalter ist jedoch atypisch für eine AKZ.

Therapie. Trotz ihrer Neigung zum Rezidiv und zu massiver Knochendestruktion ist das biologische Verhalten einer AKZ durchweg benigne. Statik und Funktion müssen wiederhergestellt werden durch schonende operative Verfahren (Abb. 46). Die sicherste Therapie ist die Marginalexzision der Läsion mit anschließender Knochenverpflanzung und Stabilisierung (NICASTRO u. LEATHERMAN 1983, CAMPANACCI u. Mitarb. 1986, GRISS 1986, SIEFERT u. Mitarb. 1987, HILDEBRANDT u. Mitarb. 1988). Oft läßt sich an Wirbelsäule und Sakrum nur eine lokale Entfernung mittels der Kürettage ermöglichen. Aber auch eine inkomplette Exzision einer AKZ kann Heilung gewährleisten. Alle Therapieverfahren können zu einem lokalen Rezidiv führen. Ganz allgemein muß in 21% der Fälle mit einem Rezidiv gerechnet werden, wenn eine aggressive Zyste (ohne Knochenschale) oder eine aktive Zyste (mit unvollständiger Knochenschale) vorliegt (CAMPANACCI u. Mitarb. 1986). Aus früheren Veröffentlichungen geht hervor, daß in etwa der Hälfte aller Fälle, entweder ausschließlich oder adjuvant, eine Bestrahlung der Zyste an der Wirbelsäule erfolgte. Eine Strahlentherapie kommt jedoch nur in Betracht, wenn an der Wirbelsäule nicht operiert werden kann. Trotz niedriger Dosis (6–20 Gy) ist die Radiatio bei dieser gutartigen Knochenerkrankung problematisch. Allein DAHLIN u. UNNI (1986) verweisen auf 3 spätere strahleninduzierte Sarkome.

Während der Kürettage einer aktiven AKZ können massive Blutungen auftreten. Erst wenn die Auskleidung der Knochenschale beseitigt ist, läßt die Blutung in der Regel rasch nach. Mehrere Autoren (Dick u. Mitarb. 1979, Chung u. Mitarb. 1981, Misasi u. Mitarb. 1982, Murphy u. Mitarb. 1982, Dish u. Mitarb. 1986, DeRosa u. Mitarb. 1990) berichten über eine arterielle Embolisation der AKZ, entweder als Vorbereitung zur Operation oder als alleinige therapeutische Maßnahme (De Cristofaro u. Mitarb. 1992). Die beiden von DeRosa u. Mitarb. (1990) dargestellten aggressiven aneurysmatischen Knochenzysten der Lendenwirbelsäule konnten durch die Embolisation in ein inaktives Stadium überführt werden. Die Ausdehnung einer AKZ kann derart groß sein, daß sie nicht komplett exzidiert werden kann und eine lokale Entfernung mittels einer Kürettage ein zu großes Risiko darstellt. In diesen Fällen sehen die Autoren einen besonderen Vorteil in der selektiven Embolisation.

Prognose. Sehr selten kann sich eine AKZ spontan zurückbilden, wenn lediglich eine Biopsie durchgeführt wird (Campanacci u. Mitarb. 1986). Aggressive und aktive Zysten haben eine weit höhere Rezidivrate als inaktive Zysten, deren periostale Knochenschale die Läsion voll umschließt und bei denen der angrenzende Knochen sklerosiert ist. Angesichts eines vermuteten Rezidivs kann es schwierig sein zu unterscheiden, ob noch weitere therapeutische Maßnahmen erforderlich sind. Im Falle eines offenkundigen Rezidivs wird dann an der Wirbelsäule häufiger auf eine Strahlentherapie zurückgegriffen (Loebe u. Brodkorb 1985). Eine maligne Entartung ist nicht sicher bewiesen. Solchen Berichten liegen vermutlich verkannte zystische, riesenzellhaltige Osteosarkome zugrunde. Strahleninduzierte Sarkome jedoch werden auch bei der AKZ nach längerem Intervall beobachtet.

Addendum. Während sich die AKZ häufig an Wirbelsäule und Sakrum manifestiert, sind solitäre (juvenile) Knochenzysten hier extrem selten (Dawson u. Mitarb. 1976, Wu u. Mitarb. 1981, Brodsky u. Mitarb. 1986, Matsumoto u. Mitarb. 1990). Nur 5 Fälle (HWK5, LWK2, LWK5, Dornfortsatz L2, Dornfortsatz L3) wurden beschrieben.

Die Läsionen werden im Erwachsenenalter festgestellt (Durchschnittsalter 29 Jahre). Im Röntgenbild bestehen zystische Knochendefekte mit zart sklerosiertem Rand. An den Fortsätzen führen sie zur scharf umschriebenen Knochenausweitung, die dem ebenso seltenen intraossären Lipom (Matsubayashi u. Mitab. 1980) ähnlich ist.

Fibröse Dysplasie

Definition. Es handelt sich dabei um eine nicht ganz seltene Fehldifferenzierung des knochenbildenden Mesenchyms. Ein fibröses Bindegewebe, welches zwischen ungeordneten Faserknochenbälkchen wächst, ersetzt – unterschiedlich ausgeprägt und zumeist örtlich begrenzt – die normale Substantia ossea. Da dieses osteofibrotische Gewebe mechanisch insuffizient ist, wird der ausgeweitete Knochen deformiert oder erfährt Spontanfrakturen. Klinisch und röntgenologisch lassen sich, je nach dem Gepräge der Erkrankung, 3 Formen unterscheiden:

1. Die monostotische fibröse Dysplasie (relativ häufig),
2. die oligoostotische fibröse Dysplasie (mit zwei oder drei umschriebenen Herden in kettenartiger Anordnung, z.B. proximales Femur und Darmbein oder Rippen und Wirbel),
3. die polyostotische fibröse Dysplasie mit oder ohne Endokrinopathie und Pigmentflecken (selten).

Die ausgedehnte polyostotische Form manifestiert sich in der Regel in früher Kindheit, sie kann sich aber im Erwachsenenalter noch schubweise verschlimmern (Uehlinger 1940). Monostotische oder oligoostotische Herde hingegen verlaufen infolge ihrer Symptomarmut zumeist latent und werden oft auch nur zufällig bei Röntgenreihenuntersuchungen aufgedeckt. Ihre Wachstumsaktivität persistiert nicht selten noch im Erwachsenenalter. In jüngster Zeit wurde diese komplexe, tumorartige Knochenerkrankung von Resnick u. Niwayama (1981), Endler u. Mitarb. (1984) sowie Immenkamp u. Mitarb. (1984) umfassend dargestellt.

Lokalisation an der Wirbelsäule. Die *monostotische fibröse Dysplasie* an der Wirbelsäule wurde nur vereinzelt beobachtet. Ihr äußerst seltenes Vorkommen an diesem Skelettabschnitt – wie auch an den kurzen Röhrenknochen von Händen und Füßen – kann als typisches Merkmal dieser Erkrankung herausgestellt werden. In einer Übersicht von 288 Fällen führen Dominok u. Knoch (1971) nur 3 Fälle auf, die an der Wirbelsäule lokalisiert waren. Nach Angaben mehrerer Autoren, zusammengestellt von Endler u. Mitarb. (1984), ist unter 527 Fällen nur 5mal die Wirbelsäule betroffen, während auf Femur, Tibia, Maxilla und Rippen allein zwei Drittel aller Beobachtungen entfallen.

Die in der Literatur verankerten Fälle sollen kurz dargestellt werden (Tab. **13**). Schlumberger (1946) führt in seiner Darstellung von 67 monostotischen fibrösen Dysplasien nur eine Wirbelmanifestation auf (HWK 4, 20jähriger Mann). Am Querfortsatz des 4. Lendenwirbels einer 46jährigen Frau stellten Harris u. Mitarb. (1962) eine expansive Läsion fest, die sich erst bioptisch als fibröse Dysplasie erwies. Eine gleichartige Beobachtung entstammt dem eigenen Krankengut (Tab. **13**, Fall 8) (Abb. **47**). Über einen weiteren Fall berichten Ledou-Lebard u. Soulquin (1953): Behandelt wurde eine 58jährige Frau wegen einer monostotischen fibrösen Dysplasie des 1. Lendenwirbels, welche innerhalb von 6 Jahren eine progrediente Paraplegie ausgelöst hatte. Daniluk u. Witcki (1979) steuern eine weitere Beob-

2 Geschwülste der Wirbelsäule

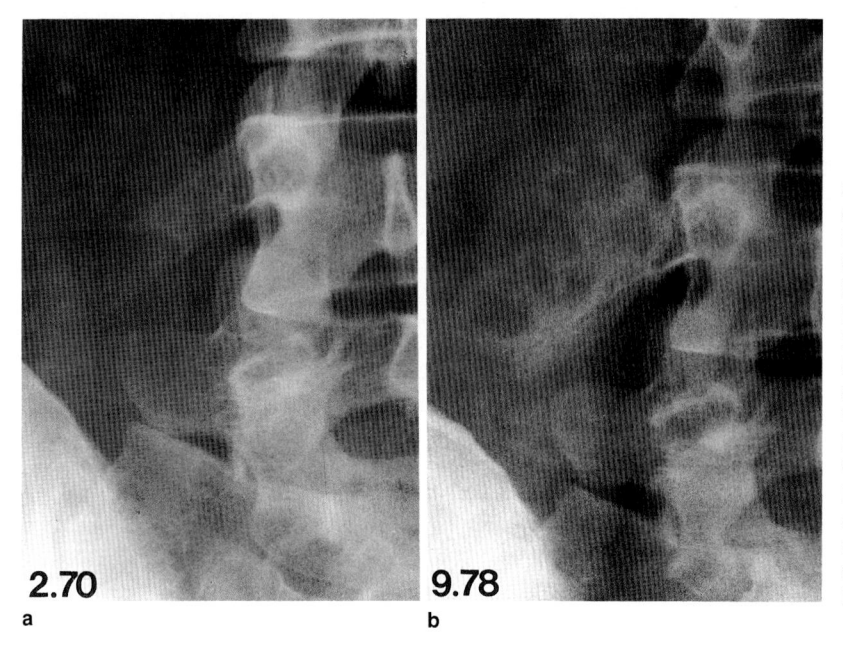

Abb. 47 Fibröse Dysplasie (monostotisch) am Querfortsatz L4. **a** Mit 38 Jahren erstes Röntgenbild, Prozeß wurde nicht erkannt: zystenartige Aufhellungen mit verwaschener Struktur; unscharfe Kontur des nach kaudal hin abgewichenen Dornfortsatzes. Nur schemenhaft große, wabige Auftreibung.
b Grobblasige Auftreibung des Querfortsatzes L4; unscharfe Kontur, milchglasartig verwaschene Struktur, keine Randsklerose

Tabelle 13 Fibröse Dysplasie der Wirbelsäule – monostotische u. oligoostotische Form

Fall	Autoren		Lokalisation	Alter/ Geschlecht	Symptom-Dauer
1	Schlumberger	1946	C4	20 J. m.	11 Mon.
2	Ledoux-Lebard	1953	L1	58 J. w.	6 J.
3	Harris	1962	L4 proc. transv.	46 J. w.	4 J.
4	Daniluk	1979	L4 proc. transv.	28 J. w.	10 J.
5	Resnik	1984	C6	27 J. w.	akut
6	Kahn	1988	L3	27 J. m.	4 J.
7	Hu	1990	C2	41 J. m.	akut
8	Eigene Sammlung		L4 proc. transv.	47 J. w.	9 J. (1. Rö.-Bild)
9	Teng	1951	D6/D8, Rippen 7/8	37 J. w.	13 J.
10	Rosendahl-Jensen	1956	C4/C5	35 J. w.	>1 J.
11	Louyot	1973	D9/Rippe 9	39 J. m.	>1 J.
12	Garfin	1986	C6/C7, Rippe 9	23 J. m.	>1 J.
13	Freyschmidt	1986	Sacrum, Os ilium	50 J. w.	?
14	Eigene Sammlung		C2–C5	47 J. w.	5 J. (1. Rö.-Bild)
15	Eigene Sammlung		C3/C4	40 J. w.	4 J. (1. Rö.-Bild)
16	Eigene Sammlung		D12/Rippe 10	41 J. w.	8 J. (1. Rö.-Bild)

achtung bei: Hierbei handelt es sich um eine 28jährige Frau, die 10 Jahre lang über Lumbalgien und Störungen der Harnpassage klagte, Röntgenaufnahmen ergaben eine ballonierte Ausweitung des Querfortsatzes und der Gelenkfortsätze des 4. Lendenwirbels. RESNICK u. LININGER (1984) kommentieren einen weiteren Fall: Eine 27ährige Frau, bei der nach einem Autounfall akut Nackenschmerzen auftraten, zeigte röntgenologisch eine scharf umrissene, lytische Läsion des 6. HWK, die sich über die Bogenwurzel nach dorsal zur Lamina fortsetzte. KAHN u. ROSENBERG (1988) veranschaulichen eine monostotische fibröse Dysplasie des 3. Lendenwirbels eines 27jährigen Mannes. Diese umfaßte sowohl ventrale als auch dorsale Wirbelpartien. Eine dorsale und spätere ventrale operative Intervention erwies sich als notwendig. Unlängst wurde von HU u. Mitarb. (1990) ein weiterer einschlägiger Fall veröffentlicht: Anläßlich einer Knochenszintigraphie, die aufgrund von Schmerzen in den unteren Extremitäten induziert wurde, zeigte ein 41jähriger Mann eine hohe Speicheraktivität über C2. Im daraufhin angefertigten Röntgenbild und CT ließ sich ein osteolytischer, expansiver Knochenprozeß ausmachen, der den gesamten Wirbel umfaßte.

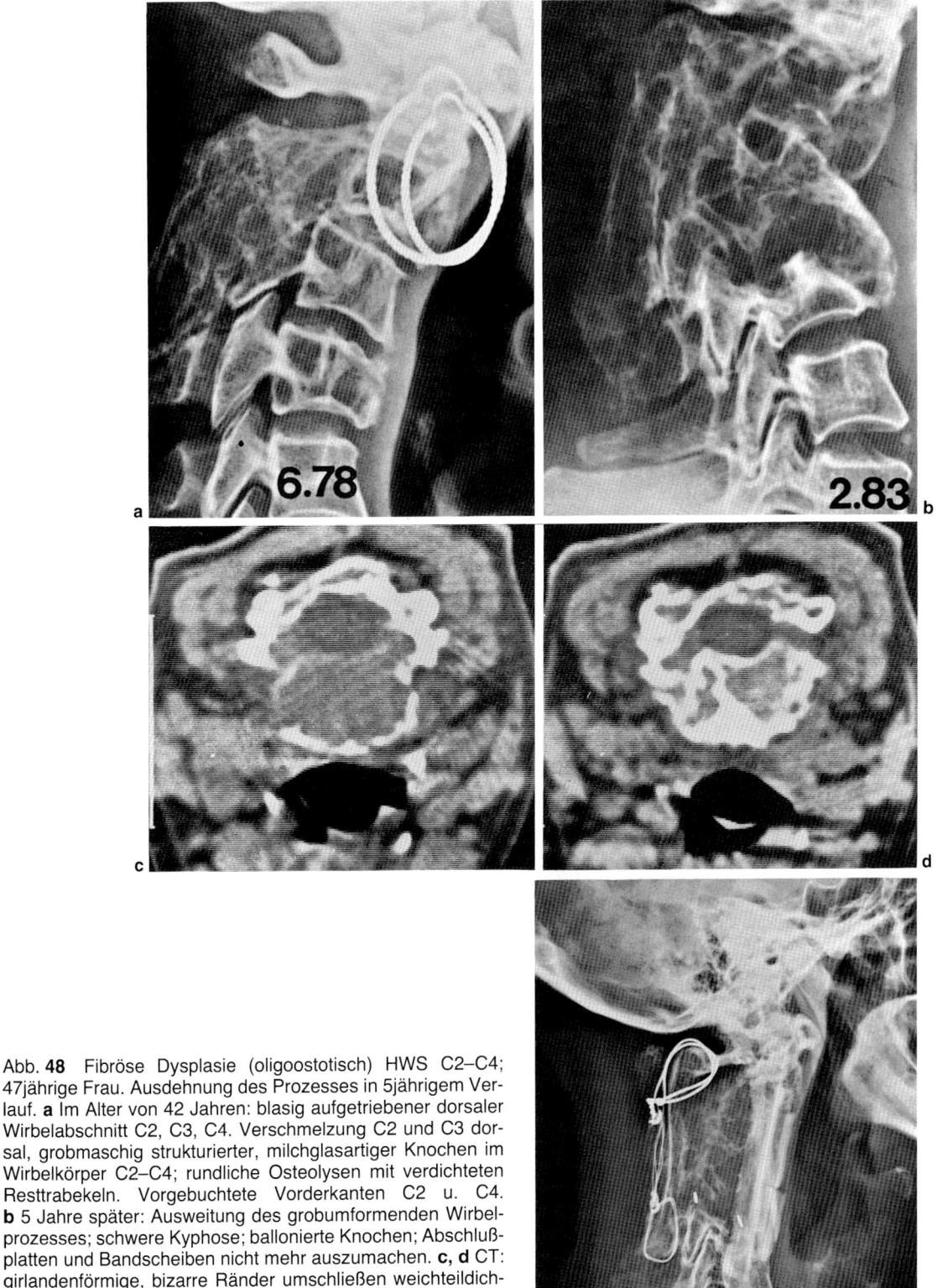

Abb. 48 Fibröse Dysplasie (oligoostotisch) HWS C2–C4; 47jährige Frau. Ausdehnung des Prozesses in 5jährigem Verlauf. **a** Im Alter von 42 Jahren: blasig aufgetriebener dorsaler Wirbelabschnitt C2, C3, C4. Verschmelzung C2 und C3 dorsal, grobmaschig strukturierter, milchglasartiger Knochen im Wirbelkörper C2–C4; rundliche Osteolysen mit verdichteten Resttrabekeln. Vorgebuchtete Vorderkanten C2 u. C4.
b 5 Jahre später: Ausweitung des grobumformenden Wirbelprozesses; schwere Kyphose; ballonierte Knochen; Abschlußplatten und Bandscheiben nicht mehr auszumachen. **c, d** CT: girlandenförmige, bizarre Ränder umschließen weichteildichtes Gewebe; der Spinalkanal ist nicht eingeengt; kein Weichteilbefall. **e** Ventrale Spondylodese vom Dens axis bis C5 durch Wadenbeinspan; in zweiter Sitzung dorsale Spondylodese mittels Beckenkammspan; Fixierung im Halo-cast. Fester Einbau der Späne

Oligoostotische Formen, die sich in zwei oder drei benachbarten Wirbeln manifestieren (ROSENDAHL-JENSEN 1956; Tab. **13**, Fall 14 u. 15) (Abb. **48** u. **49**) oder oligoostotische Formen mit Befall eines Wirbels und angrenzender Rippen (TENG u. Mitarb. 1951, LOUYOT u. Mitarb. 1973, GARFIN u. ROTHMAN 1986, sowie Tab. **13**, Fall 16), schließlich auch mit Befall von Sakrum und Os ilium (FREYSCHMIDT 1986) oder von Okziput und C1–C3 (NISHIURA u. Mitarb. 1992), sind erwähnenswerte Einzelbeobachtungen. Sie verdeutlichen einerseits, daß der osteofibrotische Prozeß möglicherweise auf mehrere benachbarte Wirbel „überspringen" kann, wie es aneurysmatische Knochenzysten oder auch Riesenzelltumoren häufig darbieten. Auf der anderen Seite unterstreichen die Fälle, daß sich solche Läsionen kettenartig anzuordnen vermögen.

Alle angeführten Einzelbeobachtungen manifestieren sich im Erwachsenenalter um das 40. Lebensjahr, überwiegend beim weiblichen Geschlecht. Und es ist nicht verwunderlich, daß die Anamnese extrem lang ist, angesichts der weitgehenden Schmerzfreiheit oder nur geringer funktioneller Beschwerden als Folge der veränderten Anatomie. Als besonders typisch ist hervorzuheben, daß die Erkrankung im Erwachsenenalter eine über mehrere Jahre gehende, langsame Progredienz aufweist.

Im Krankheitsverlauf der *polyostotischen fibrösen Dysplasie* (mit oder ohne Endokrinopathie) ist die Wirbelsäule keineswegs regelmäßig mitbetroffen (Abb. **50**). Nach HARRIS u. Mitarb. (1962) kommt eine Wirbelmanifestation in 14% der Fälle vor, VAN HORN u. Mitarb. (1963) berichten über 57 Fälle, von denen 7 (12%) einen Befall

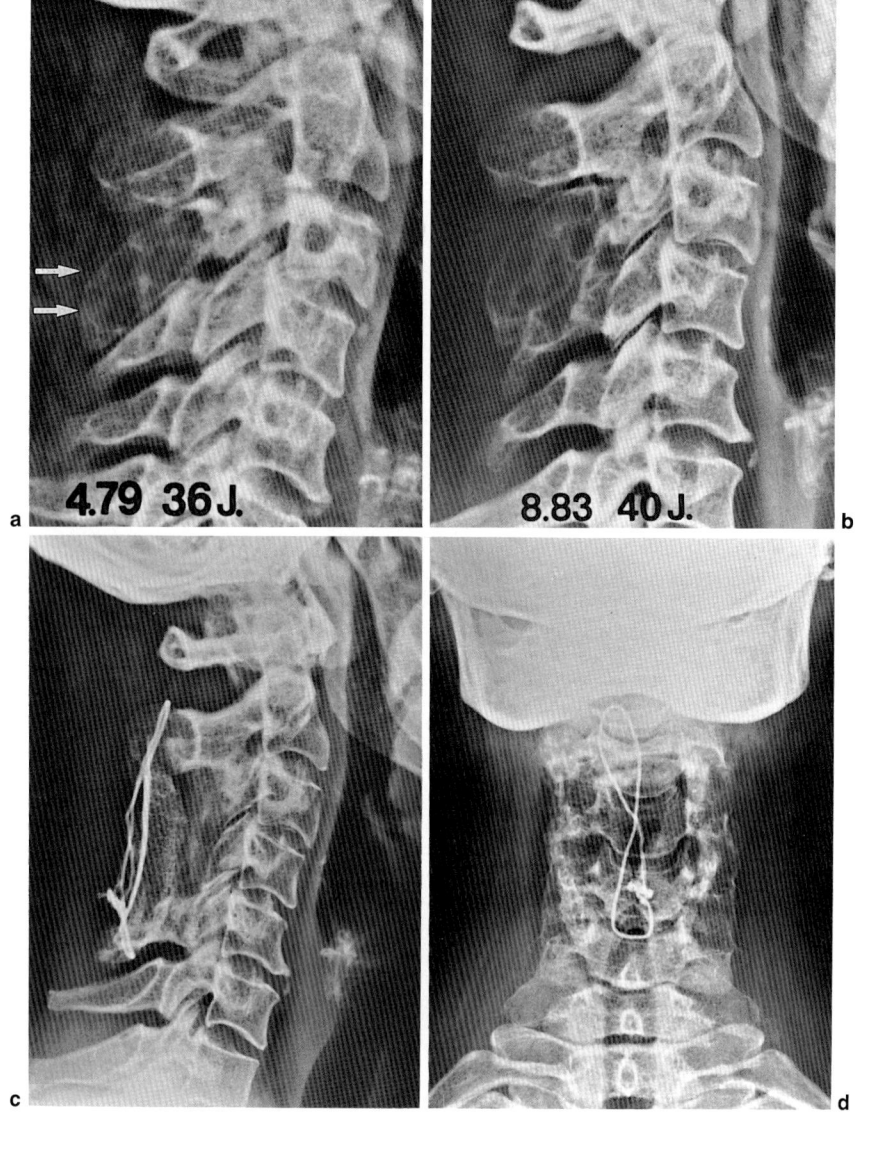

Abb. 49 Fibröse Dysplasie (oligoostotisch) Dornfortsatz C3/C4; 40jährige Frau. **a** Blasig aufgetriebener Dornfortsatz C3; keine Konturunterbrechung; wolkige, verwaschene Struktur. **b** Verschmelzung der Fortsätze C3 und C4; zart berandet; milchglasartig, blasig strukturierter Knochen. **c, d** Dorsale Spondylodese (C2–C4) mit kortikospongiösen Spänen, Stillstand der Erkrankung

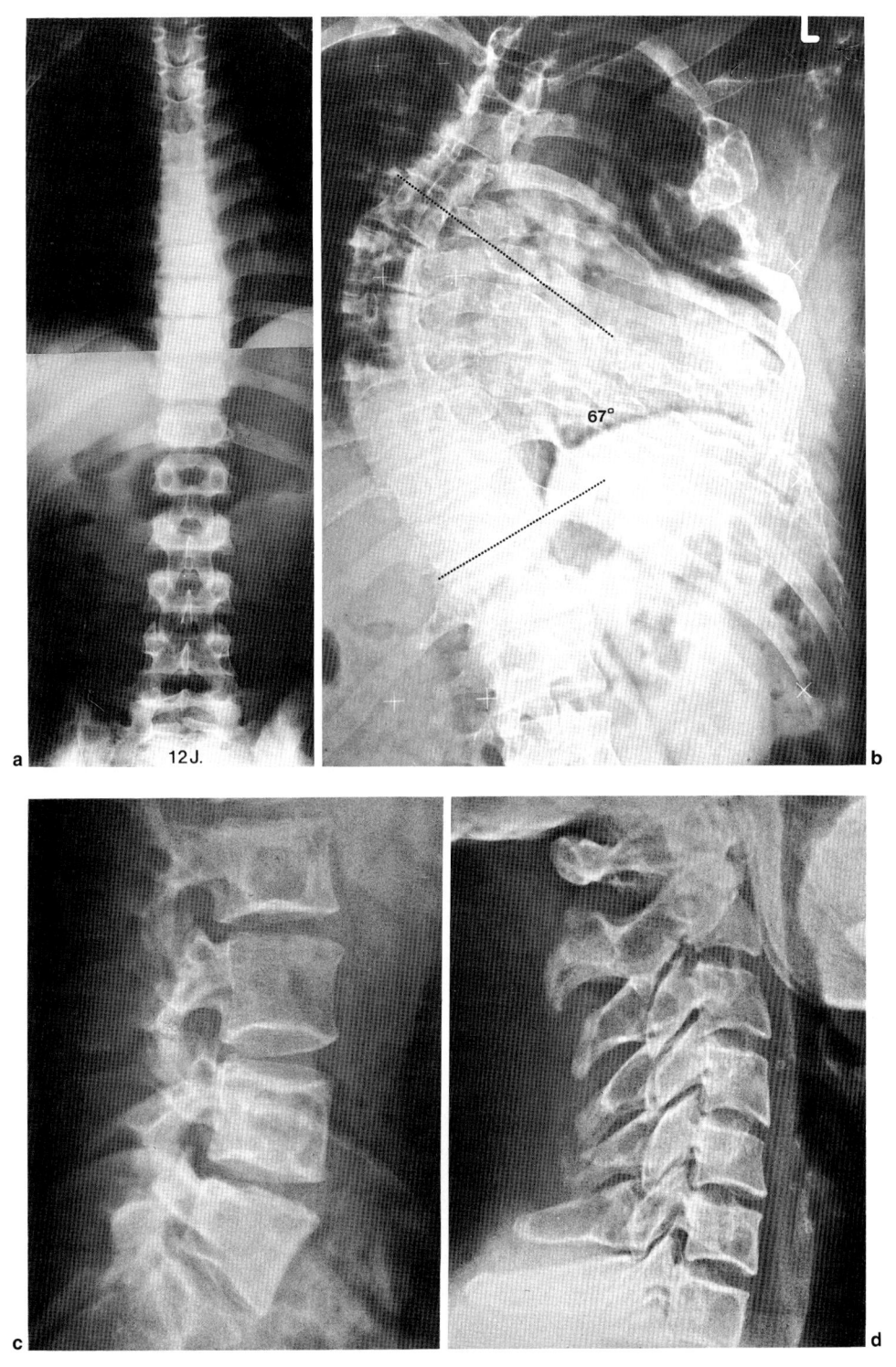

Abb. 50 **a** Fibröse Dysplasie (polyostotisch). **b** Rechtskonvexe Skoliose mit ausgedehnten osteofibrotischen Rippenveränderungen im Krümmungsscheitel. Seit dem 12. Lebensjahr progredient. Mit 35 Jahren Cobb-Winkel 67 Grad. **c, d** Ballonierte, scharf begrenzte Osteolysen mit Milchglasstruktur am Dornfortsatz und Wirbelkörper C6/C7. Rundliche, seifenblasenartige Strukturveränderungen mit scharfer Kontur in LWK2, 4 und 5. Mit 35 Jahren maligne Entartung (Fibrosarkom), ausgehend von der rechten Ulna (aus *Immenkamp, M.:* Z. Orthop. 113 [1975] 331)

der Wirbelsäule aufwiesen, WARRICK (1974) fand unter 25 Fällen Wirbelsäulenläsionen in 6 Fällen (24%). Weitere Einzelbeobachtungen mit Wirbelsäulenbefall stammen von SAEMUNDSSON (1955), NITZ (1961), EPSTEIN (1962), STIRRAT u. Mitarb. (1989). Die Wirbelmanifestation verlief in diesen Fällen asymptomatisch. Neurologische Symptome – die immer zu befürchten sind, sobald der Schädel befallen ist – werden bei Läsionen der Wirbelsäule nur ausnahmsweise beobachtet. Kompressionserscheinungen an spinalen Nerven und am Rückenmark resultieren seltener aus der expansiven Ausbreitung des Knochenprozesses (FURST u. SHAPIRO 1943, DOCKERTY u. Mitarb. 1945, MONTAYA u. Mitarb. 1968, GUIBERT u. Mitarb. 1974) als vielmehr aus einer Spontanfraktur (TENG u. Mitarb. 1951, SKANSE u. Mitarb. 1956, JIROUT u. LEWITT 1957, ROSENCRANTZ 1956, MATHEW u. Mitarb. 1971, NYUL-TOTH u. JOOS 1974). Eine maligne Transformation der fibrösen Dysplasie am Wirbel wurde bislang nicht beobachtet.

Röntgenbild. Das röntgenologische Bild der fibrösen Dysplasie am Wirbel ist vielgestaltig. Es wird bestimmt durch die Zusammensetzung des osteofibrotischen Gewebes, durch die Expansionstendenz mit Knochenausweitung und Deformierung sowie durch die Reaktion an der umgebenden Substantia ossea. Vorwiegend fibröse Areale führen innerhalb des Wirbels zu polyzystischen, rundlichen oder ovalen Aufhellungen. Neben homogenen milchglasartigen Strukturveränderungen in mehreren, ineinander übergehenden Herden mit begrenzenden sklerotischen Randpartien finden sich gelegentlich auch fleckförmige Verdichtungen bis hin zur feinflockigen inhomogenen Verschattung. Gering ausgeprägte dysplastische Veränderungen, mit Aufhellungszonen in wolkig verwaschener Struktur, können auf die Wirbelspongiosa beschränkt sein. Die Rahmenstruktur des Wirbelkörpers ist in diesen Fällen sklerotisch akzentuiert. Die platten Knochen der Quer- und Dornfortsätze sind, zumeist ohne periostale Aufschichtung, intensiv blasig ausgeweitet. Ein betroffener Wirbelkörper neigt zur angulären Verformung mit gleichzeitiger Vorderkantenauswulstung. Durch intensivere, vertikal orientierte Leisten und Pseudotrabekel kann ein gekammerter Prozeß mit seifenblasenartiger Knochenausweitung entstehen, der aber einen aggressiven, osteolytischen Charakter vermissen läßt. Noch im Erwachsenenalter können an den Wirbeln über Jahre protrahiert verlaufende, stete Ausweitungen dieses pathologischen Prozesses beobachtet werden. Gelenkabschnitte, Grund- und Deckplatten ebenso wie Bandscheiben vermögen in diesem osteofibrotischen Knochenumbau unterzugehen.

Die röntgenologische **Differentialdiagnose** der monostotischen Form umfaßt am Wirbel in erster Linie die aneurysmatische Knochenzyste. Oligoostotische und polyostotische fibröse Dysplasien erfordern eine Abgrenzung von der Osteodystrophia fibrosa generalisata sowie von den seltenen Beobachtungen eines multilokulären eosinophilen Granuloms. Zur Differenzierung von malignen Prozessen (Osteosarkomen, Fibrosarkomen oder zystoiden Formen des Myeloms) erweist sich die CT als hilfreich.

Szintigraphie. Die Skelettszintigraphie kann zur Aktivitätsbestimmung der fibrösen Dysplasie Bedeutung erlangen (ENDLER u. Mitarb. 1984). Es ist eine Suchmethode, um die Ausbreitung der polyostotischen Form festzulegen und auch um den Aktivitätsgrad einzelner Herde über das Wachstumsalter hinaus zu bestimmen. UMEG u. Mitarb. (1971), STUHLER u. Mitarb. (1979), STIRRAT u. Mitarb. (1989) und HU u. Mitarb. (1990) konnten eine hohe Speicheraktivität in isolierten Herden der fibrösen Dysplasie nachweisen.

Computertomographie. Über das computertomographische Erscheinungsbild der fibrösen Dysplasie am Wirbel liegen nur einzelne Berichte vor (STIRRAT u. Mitarb. 1989). Auf den Transversalschnitten wird vor allem die Umgestaltung der normalen Anatomie deutlich: Polyzystisch wird der Knochen ausgeweitet. Eine unregelmäßig gewellte, teils auch rosettenartig gezackte Randsklerose umschließt die exzentrisch alterierten Knochen. Die Kontur zu den Weichteilen hin bleibt scharf, wenn auch stellenweise die äußere Knochenschale fehlt. Ebenso bleibt auch der Spinalkanal frei von osteofibrotischem Gewebe. Messungen der Radiodensität des fibrodysplastischen Gewebes ergeben Werte eines abgeschwächten osteoidbildenden Tumors von 70–130 HE (STUHLER u. Mitarb. 1979, DAFFNER u. Mitarb. 1982).

Therapie. Monostotische oder oligoostotische Wirbelherde erfordern in der Regel eine bioptische Klärung. Generell gültige therapeutische Richtlinien lassen sich angesichts der Varianz der Ausprägung kaum aufstellen. Kleine Läsionen kann man kürettieren und mit autologer Spongiosa auffüllen. Ausgedehnte Prozesse innerhalb eines einzelnen Wirbels bedürfen einer internen Stabilisierung. Fibula und Tibia sind als feste Spanstreben zu verwenden. Nur zu oft kann das osteofibrotische Gewebe am Wirbel nicht komplett entfernt werden; damit ist die Rezidivquote groß. Schwere Deformitäten und bereits eingetretene Spontanfrakturen sind durch dorsale, segmentale Instrumentationen, kombiniert mit einer Spananlagerung, zu sichern. Durch eine angemessene Ausdehnung der Spondylodese ist der Schwierigkeit zu begegnen, eine interne Fixation am fibrodysplastischen Gewebe zu erzielen. Die Sicherung oder Wiederherstellung der Stabilität soll neurologischen Komplikationen vorbeugen. Wenn polyostotische Formen die statische Leistung der Wirbelsäule beeinträchtigen, ist je nach

Ausdehnung und Lokalisation nicht selten eine abstützende Orthese geboten. Kyphosen und Skoliosen, die insbesondere dann zu befürchten sind, wenn die Rippen begleitend dysplastisch verändert sind (GRABIAS u. CAMPBEL 1977, IMMENKAMP 1975) erfordern über viele Jahre eine Korsettversorgung. Auch für polyostotische fibröse Dysplasien der Wirbelsäule werden in Einzelfällen operative Maßnahmen empfohlen (DAHMEN u. BERNBECK 1987).

Prognose. Da das osteofibrotische Gewebe der Belastung nicht standhält, sind Spontanfrakturen und progrediente Verformungen, die am Wirbel zu weiteren Nebenkomplikationen führen können, nicht ungewöhnlich. Unberechenbar ist die Neigung dieses Leidens zur Progredienz. Monostotische und oligoostotische fibröse Dysplasien scheinen am Wirbel noch im Erwachsenenalter eine stete Progression aufzuweisen. Eine maligne Entartung am Wirbel wurde bis heute nicht beschrieben.

Eosinophiles Granulom

Definition. Das eosinophile Knochengranulom ist eine geschwulstsimulierende Wucherung monozytoider Knochenmarkretikulumzellen (UEHLINGER 1981). Solche osteolytischen Granulome treten monostotisch, oligo- oder polyostotisch auf. Nicht ohne Widerspruch wird das eosinophile Granulom, dessen Ätiologie ungeklärt ist, mit der Hand-Schüller-Christianschen Lipoidgranulomatose und der Letterer-Sieweschen Retikulose – der malignen Variante – zu einer nosologischen Einheit unter der Bezeichnung Histiocytosis X zusammengefaßt (LICHTENSTEIN 1953, 1964). Das Manifestationsalter, der Verlauf und vor allem die Prognose unterscheiden alle 3 Krankheitsbilder. Zwischenstufen und übergehende Weiterentwicklungen erschweren eine exakte Zuordnung, da auch morphologische Merkmale fehlen, um sie immer zweifelsfrei zu differenzieren.

Proliferierende, nichtneoplastische Histiozyten formen dabei Granulome. Darin sind – unterschiedlich zahlreich – eosinophile Granulozyten, lipoidspeichernde Schaumzellen und mehrkernige Riesenzellen eingestreut; ferner treten auch andere Entzündungselemente, wie Lymphozyten und Plasmazellen, auf. Immunhistochemisch können die Histiozyten des eosinophilen Granuloms durch die Peroxidasereaktion mit einem Antikörper gegen das von ihnen produzierte S-100-Protein markiert werden (MARKLEY u. CARTER 1986, FREYSCHMIDT u. OSTERTAG 1988). Eine solche immunenzymatische Farbreaktion unterscheidet sie von anderen histiozytären Zellen, die im Rahmen einer akuten Osteomyelitis oder gar des Morbus Hodgkin vorzukommen pflegen. Ultrastrukturell zeigen die histiozytären Zellen charakteristische Einschlüsse, sog. Birbeck-Granula, die in normalen Histiozyten nicht vorkommen. Sie sind identisch mit den Granula, wie sie in den epidermalen Langerhans-Zellen gefunden werden (FRIEDMAN u. HANAOKA 1969). Deshalb wird neuerdings von einigen Autoren auch der Begriff „Langerhans-Zellen-Granulomatose" verwendet (NEZELOF u. Mitarb. 1979, BÖKKERINK u. DE VAAN 1980).

Grundsätzlich können eosinophile Granulome in jedem Organ entstehen, das Zellen des retikulohistiozytären Systems enthält (UEHLINGER 1981). Gleichwohl bleiben sie üblicherweise auf ein Organsystem beschränkt. Das osteokutaneohypophysäre Syndrom ist eine besondere Manifestation des eosinophilen Granuloms, wobei Haut, Schleimhaut, Hypophyse, Knochen und auch innere Organe betroffen sind. Hier werden die Übergänge zur chronischen disseminierten Lipoidgranulomatose (Hand-Schüller-Christian) fließen. BERGHOLZ u. Mitarb. (1979) befürworten eine Unterteilung des Symptomenkomplexes in eine chronisch fokale Histiozytose, die lokal und multizentrisch verläuft, und eine akut disseminierte Histiozytose. Solange die Faktoren der Auslösung und Gestaltung noch ungeklärt sind, muß man die Ordnungssysteme als vorläufig und provisorisch begreifen. Nach heutiger Auffassung liegt dem eosinophilen Granulom eine immunallergische, postinfektiöse Reaktion zugrunde.

Nach histologischen Merkmalen werden 4 Phasen des eosinophilen Granuloms unterschieden (ENGELBERTH-HOLM u. Mitarb. 1944, UEHLINGER 1981); diese sind von Bedeutung, wenn es gilt, Biopsiematerial zu gewinnen. In rascher zyklischer Folge durchlaufen die einzelnen Läsionen bestimmte Stadien, wobei die in Mehrzahl auftretenden Granulome in unterschiedlichen Transformationsstadien angetroffen werden können.

1. Proliferative Phase,
2. granulomatöse Phase, die mit dem Auftreten von Riesenzellen, Blutungen und vor allem Nekrosen einhergeht,
3. xanthomatöse Phase, gekennzeichnet durch intensive Lipoidspeicherung und Rückbildung der Infiltratzellen und
4. fibröse oder Narbenphase, die ein dichtes faseriges Netzwerk hinterläßt, das sich dann morphologisch schwer zuordnen läßt.

Bezeichnend ist, daß sich Herde binnen weniger Wochen bilden und rasch zur Osteolyse führen. Selten treten eosinophile Granulome akut zur gleichen Zeit an verschiedenen Knochen auf; sie keimen zeitlich versetzt, so daß ältere Herde sich bereits im Stadium der fibrösen Rückbildung befinden können, wenn anderenorts eine neue Osteolyse entsteht. Schubweise, innerhalb von wenigen Monaten, können neue Läsionen hinzukommen. Falls es zu einer weiteren Skelettmanifestation kommt, tritt sie in der Regel innerhalb von 6 Monaten auf. Nach Ablauf eines Jahres ist es unwahrscheinlich, daß sich noch neue Herde entwickeln. Für die histologische Interpretation ist es wichtig, Probegewebe von einer Läsion zu gewinnen, die sich noch nicht narbig umgewandelt hat.

Häufigkeit. Das eosinophile Knochengranulom ist selten. In Dänemark treten auf 4,5 Millionen Einwohner jährlich 3 neue Erkrankungsfälle auf (NYHOLM 1971). Auf 2 Millionen Einwohner der Region um Bristol kommt jährlich 1 Fall zur Beobachtung (CHEYNE 1971). SCHAJOWICZ (1981), der 179 Fälle mit Histiocytosis X aufschlüsselte, fand in 79% ein solitäres eosinophiles Granulom vertreten. Multiple eosinophile Granulome machten 7% aus, während 14% auf die übrigen akuten oder chronischen disseminierten Typen des Symptomenkomplexes entfielen; als Übergangsformen wurden 4 Fälle eingestuft. Da disseminierte Formen in pädiatrischen Kliniken seltener einer histologischen Abklärung zugeführt werden, ist das Überwiegen solitärer Herde wahrscheinlich auf eine Selektion des Krankengutes zurückzuführen.

Vorkommen. Das eosinophile Granulom des Knochens kommt solitär, seltener mit wenigen oder gar zahlreichen Herden vor (MICKELSON u. BONFIGLIO 1977, NAUERT u. Mitarb. 1983, GREIS u. HANKIN 1990). Bei multipler Form werden durchschnittlich 7 Herde, gelegentlich aber auch 40 Herde angetroffen (UEHLINGER 1963). Die Prädilektionsstellen im Skelett entsprechen der Verteilung des roten Knochenmarks im Kindesalter: Schädeldach, proximaler Femur, Rippen, Becken, Wirbel sind häufige Lokalisationen. Rippen und Kieferknochen werden bei über 20jährigen vorzugsweise befallen, während in früheren Altersstufen alle langen Röhrenknochen und das Schädeldach typische Lokalisationen sind. Der Schädel ist in 50%, das Achsenskelett in 25%, die proximalen Extremitätenknochen in 15% befallen (MICKELSON u. BONFIGLIO 1977).

Alter und Geschlecht. Am eosinophilen Granulom erkranken Klein- und Schulkinder. Solitäre Herde treten zu 60% zwischen dem 1. und 15. Lebensjahr auf, mit einem Altersgipfel zwischen dem 5. und 10. Lebensjahr (SCHAJOWICZ u. SLULITTEL 1973). Bei disseminierter Form beginnt die Erkrankung oft besonders früh, zumeist schon im Vorschulalter. Ausgebrannten Herden in narbiger Umwandlung begegnen wir im Erwachsenenalter; aber auch proliferierende eosinophile Granulome können ältere Menschen aufweisen. Eine solche Diagnose ist indes in diesem Alter stets mit Skepsis zu betrachten. Das männliche Geschlecht wird wesentlich häufiger betroffen als das weibliche. Die Angaben schwanken zwischen 3:1 und 5:1 (UEHLINGER 1981).

Das **Allgemeinbefinden** ist selbst bei polyostotischen Herden auffällig wenig gestört. Eine nennenswerte Hyperämie oder Überwärmung fehlen im Gegensatz zur Osteomyelitis oder dem Ewing-Sarkom. Nicht etwa verdrängendes Wachstum, sondern die herabgesetzte Knochenstabilität verursachen Schmerzen. Spontanfrakturen sind eher selten. Zahnausfall, Otitis media, Exophthalmus und Diabetes insipidus sind typische Komplikationen, je nach Sitz der Läsion. Unkomplizierte Fälle sind fieberfrei. Die Laborbefunde sind uneinheitlich. Anämie, BSG-Erhöhung und Leukozytose mit relativer Lymphopenie bedeuten bei frühem Manifestationsalter in der Regel: viele Herde und viele Schübe der Erkrankung (VON KOPPENFELS 1972). In 50% der Patienten ist die BSG in der 1. Stunde bis zu 50 mm n.W. beschleunigt. Eine Leukozytose mit passagerer Eosinophilie zeigt solitäre Herde nur äußerst selten (ROBERT u. Mitarb. 1987).

Lokalisation an der Wirbelsäule. Das eosinophile Granulom ist an der Schädelkalotte und am Femur weitaus häufiger als an der Wirbelsäule anzutreffen. Unter 142 Fällen mit solitärer Skelettmanifestation zeigen 11 Fälle einen Befall der Wirbelsäule (SCHAJOWICZ 1981). 300 Kinder mit einer Histiocytosis X, die ROBERT u. Mitarb. (1987) beisteuern, wiesen in 28 Fällen eine oder mehrere Wirbelsäulenläsionen auf. Multiple Granulome sparen die Wirbelsäule kaum aus. Der osteolytische Prozeß durchsetzt vorrangig den Wirbelkörper; aber auch dorsale Wirbelpartien werden gleichzeitig in Mitleidenschaft gezogen oder isoliert belegt (SHERK u. Mitarb. 1978, BONAKDARPOUR u. Mitarb. 1982, IMMENKAMP 1985). Von 54 Läsionen ist nach ROBERT u. Mitarb. (1987) 46mal der Wirbelkörper und 7mal der dorsale Bogen involviert. Eine polyostotische Form kann sich an der Wirbelsäule auf mehrere Etagen erstrecken. Nur ausnahmsweise verursacht das eosinophile Granulom ausgedehnte, tumorartige Knochenzerstörungen: ein 2jähriger Junge wies am zervikothorakalen Übergang allein 5 betroffene Wirbel auf, wobei auch die angrenzenden Rippen in den Prozeß einbezogen waren (IMMENKAMP 1985).

Das klinische Erscheinungsbild ist zumeist ohne Dramatik. So können Wirbelsäulenherde, die im Rahmen einer polyostotischen Manifestation röntgenologisch aufgedeckt werden, ohne Symptome bleiben. Das Allgemeinbefinden ist kaum gestört. In einigen Fällen begleiten Fehlhaltung und Schonung milde Schmerzen. Kleinkinder klagen oft über Bauch- statt Rückenschmerzen. Die herabgesetzte Knochenstabilität prägt die Symptome, nicht etwa ein verdrängendes Wachstum der Läsion. Selbst wenn der osteolytische Prozeß den Wirbelkörper weitgehend aushöhlt und ihn komprimieren läßt, entspringen hieraus nur selten neurologische Störungen (GREINACHER u. GUTJAHR 1978, SEIMON 1981, NESBIT u. Mitarb. 1969). Es fehlt jedoch nicht an Darstellungen, die solche Komplikationen beisteuern (YABSLEY u. HARRIS 1966, FOWLES u. BOBECHKO 1970, LINDENBAUM u. GETTES 1970, CHACHA u. KHONG 1971, CHEYNE 1971, SHERK u. Mitarb. 1978, McCULLOUGH 1980, GREEN u. Mitarb. 1980, GANDOLFI 1983, ROBERT u. Mitarb. 1987, KERR 1989). Dabei engt den Spinalkanal nicht etwa ein epidurales, tumorartiges Ausbreiten des Prozesses ein, vielmehr sind neurologische Störungen duch die instabile Wirbelsäule bedingt. Wird durch eine Laminektomie eine solche Instabilität noch zusätzlich verstärkt, können daraus Wirbelverschiebungen und schwerste Kyphosen mit bleibenden Schäden des Rückenmarks resultieren (IMMENKAMP 1985).

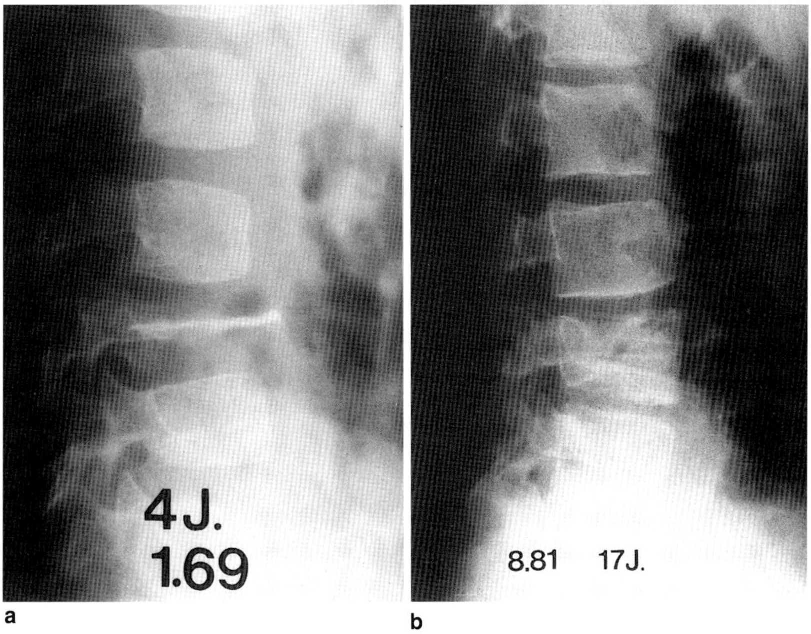

Abb. 51 Eosinophiles Granulom mit Vertebra plana L4. **a** 4jähriger Junge. Weites Vorragen der Vorderkante. Radiatio (1200 rad). **b** Inkompletter Wiederaufbau, muldenförmige Einsenkung der Grund- und Deckplatten. Reste der Vertebra plana als Verdichtungsband im Alter von 17 Jahren am Wirbelkörper noch sichtbar

Röntgenbild. Das klassische Bild eines eosinophilen Granuloms am Wirbelkörper bietet die Vertebra plana (COMPERE u. Mitarb. 1954). Hierbei sinkt der Wirbelkörper zu einer schmalen, dichten Knochenscheibe zusammen und ragt oft weit über die Vorderkantenreihe übriger Wirbel hinaus. In einem sehr frühen Stadium, das zumeist noch asymptomatisch verläuft, kann sich am Wirbelkörper innerhalb weniger Wochen eine rasch progrediente geradezu aggressive Osteolyse ausbilden (ROBERT u. Mitarb. 1987). Diese Entstehungsphase, die nur selten röntgenologisch erfaßt wird, zeigt eine unscharf begrenzte Knochenauflösung, welche eine abgrenzende Reaktion des Knochens zunächst vermissen läßt. Eine partielle Sinterung kann eine zentrale Eindellung oder auch eine ventrale oder unilaterale Keilverformung hinterlassen. Die angrenzende Bandscheibe bewahrt im Gegensatz zur Spondylitis ihre ursprüngliche Höhe; oft wirkt sie wie aufgetrieben. Später – im Stadium der Restitution – wird neuer Knochen, von den knorpligen Deck- und Grundplatten ausgehend, aufgeschichtet, der den Wirbel komplett oder inkomplett wiederaufbaut. Über Jahre kann der zusammengesunkene Knochen als rahmenartig verdichtete Narbe verbleiben und so das Bild „eines Knochens im Knochen" entwerfen (Abb. **51**). Leichte Kyphosen oder Skoliosen resultieren, wenn der Wirbel asymmetrisch oder inkomplett wiederaufgebaut wird (NESBIT u. Mitarb. 1960).

Ein Befall der hinteren Wirbelpartien führt zur reaktionslosen Knochenresorption ohne Weichteilschatten. Schleierartige Knochenreste mögen verbleiben. Fehlformen der Wirbelsäule resultieren in der Regel hieraus nicht (IMMENKAMP 1985, ROBERT u. Mitarb. 1987).

Szintigraphie. Nach PARKER u. Mitarb. (1990) sind nur 35% der Einzelläsionen, die röntgenologisch sehr wohl erkennbar sind, auch szintigraphisch aktiv. Die Autoren verdeutlichen, daß die röntgenologische Untersuchung oft aussagekräftiger ist als die Szintigraphie. Im Kindesalter treten geringe Mehrbelegungen nur ungenügend hervor, da die Wachstumsfugen ohnehin vermehrt speichern. Eine einmalige szintigraphische Abklärung muß man jedoch befürworten, um bei einem mutmaßlichen Solitärherd andere Läsionen in statu nascendi aufdecken zu können. Die konventionelle Röntgendiagnostik ist für die Verlaufsbeobachtung die ausreichend zuverlässige Suchmethode (CRONE-MÜNZEBROCK u. HELLER 1983).

Computertomographie. Nur in wenigen Fällen liegen hierzu Befunde vor. Im Stadium I nach GREENFIELD (1980) wird innerhalb des betroffenen Wirbels eine lakunäre Osteolyse auszumachen sein, worin kleine randständige Kortikalisfragmente oder auch sequesterähnliche, knochendichte Partikel verbleiben können (IMMENKAMP 1985, FREYSCHMIDT u. OSTERTAG 1988). Das Stadium II entspricht dem Wirbelkollaps in Form der Vertebra plana. Ein CT bietet sich hier an, teils um die Lichtung des Spinalkanals bemessen zu können, sobald neurologische Komplikationen entstehen, teils um eine parossale Tumorausbreitung, gegebenenfalls auch eine Entzündungsinfiltration auszuschließen.

Gelegentlich kann das eosinophile Granulom einen entzündlichen Prozeß vortäuschen, wenn Granulomgewebe aus dem Wirbelkörper herausgepreßt wird oder begleitende Blutungen einen Weichteilschatten hervorrufen (FREYSCHMIDT und OSTERTAG 1988). Im Stadium III, das dem Wiederaufbau einer Vertebra plana gleichkommt, wird ein CT selten erforderlich.

Kernspintomographie. BELTRAN u. Mitarb. (1993) sowie DE SCHEPPER u. Mitarb. (1993) berichten über die MRT-Veränderungen des eosinophylen Granuloms. Die örtlich begrenzte Knochenläsion wird von einer ausgeprägten Knochenmark- und Weichteilreaktion umgeben. Diese ergibt eine geringe Signalintensität auf T1-gewichteten Bildern, jedoch eine hohe Intensität der Signale auf T2-gewichteten Bildern, entsprechend einem Leuchtphänomen eines perifokalen Ödems. Insbesondere in der Frühphase werden die Veränderungen als unspezifisch angesehen. Sie lassen eher eine Osteomyelitis oder einen aggressiv wachsenden Tumor, wie ein Ewing-Sarkom, vermuten. Mit Gadolinium-DTPA kommt es zu einer hohen Kontrastverstärkung.

Differentialdiagnose. Die sich rasch entwickelnde Osteolysezone eines eosinophilen Granuloms – noch ohne Sinterung des Wirbelkörpers, wie sie ältere Kinder und Jugendliche aufzuweisen vermögen – gilt es v. a. von einer akuten Spondylitis abzugrenzen. Diese zerstört die Bandscheibe und läßt sie schmaler werden, infiltriert die Weichteile und ruft eine lebhafte Entzündungssymptomatik hervor. Im Gegensatz zur Spondylitis bewahren die angrenzenden Bandscheiben beim eosinophilen Granulom ihre gewohnte Höhe, oft erscheinen sie sogar wie aufgetrieben.

Eine partielle oder komplette Sinterung eines Wirbelkörpers ist allemal nur Ausdruck der herabgesetzten Knochenfestigkeit. Wenn auch einer Vertebra plana im Kindesalter in der Regel ein eosinophiles Granulom zugrunde liegt, so werden weitere osteolytische Prozesse durchaus einen Wirbelkörperkollaps hervorrufen können. Es sind v. a. Metastasen maligner Tumoren des Kindes- und Jugendalters (Neuroblastom, Osteosarkom, Ewing-Sarkom) oder auch primär sich im Wirbelkörper entwickelnde Tumoren (malignes Lymphom, Leukämie, Morbus Hodgkin, Ewing-Sarkom), ferner eine Knochenerweichung beim Morbus Gaucher oder der Osteogenesis imperfecta, die für einen Plattwirbel verantwortlich sein können (MCGAVERN u. SPADY 1960, JOHNSON 1964, NESBIT u. Mitarb. 1969, JAFFE 1972, KOSENOW u. NIEDERLE 1972, POULSEN u. Mitarb. 1975, JACOBS 1978, GREENFIELD 1980, JANI u. Mitarb. 1981, SEIMON 1981, ROBERT u. Mitarb. 1987).

Seitdem vom Wirbelkörper in vielen Fällen Biopsiematerial entnommen wird, gilt es als umstritten, ob eine Vertebra plana auf dem Boden einer Osteonekrose (Calvé) entstehen kann.

Therapie. Im Gegensatz zu einem Tumor, dessen Wachstum einer andauernden Autonomie unterliegt, entfaltet das eosinophile Granulom ein sich selbst limitierendes Gepräge und neigt zur spontanen Rückbildung. Zahlreiche Arbeiten belegen die spontane Regression und narbige Umwandlung der Einzelläsion, unabhängig von der eingeschlagenen Therapie (JAFFE u. LICHTENSTEIN 1944, MCGAVERN u. SPADY 1960, NESBIT u. Mitarb. 1969, WINKELMANN u. BURGERT 1970, CHEYNE 1971, STARLING 1977, BÖKKERINK u. DE VAAN 1980, GREENFIELD 1980, SEIMON 1981). Auch wissen wir nichts Genaues darüber, ob die Entstehung weiterer Herde verhindert wird, wenn man einen Solitärfokus ausschaltet. BÖKKERINK u. DE VAAN (1980) sind der Auffassung, daß die Art der Lokalbehandlung auf den weiteren Krankheitsverlauf keinen Einfluß nimmt.

Als besonders schwierig erscheint es uns, für das eosinophile Granulom an der Wirbelsäule den eben ausreichenden therapeutischen Schritt zu wählen. Zahlreiche Autoren sind der Auffassung, daß eine typische solitäre Manifestation eines eosinophilen Granuloms in Form der Vertebra plana keine **Biopsie** erfordert; hier wird eine Überwachung als ausreichend angesehen (GREEN u. Mitarb. 1980, GREENFIELD 1980, SEIMON 1981, ROBERT u. Mitarb. 1987). Wenn multiple Herde vorliegen, wird man die histologische Diagnose an einem floriden, noch nicht narbig umgewandelten Prozeß eines leicht zugängigen Knochens (Rippen, Schädel) sicherstellen, um vornehmlich Neuroblastommetastasen, Leukämie, Morbus Hodgkin und Septikämie auszuschließen. Unterschiedlich wird jedoch beurteilt, in welcher Form bioptisches Material zu gewinnen ist. Nur einzelne Autoren befürworten eine Stanzbiopsie (KATZ u. Mitarb. 1980, NAUERT u. Mitarb. 1983, TOMITA 1990); überwiegend wird eine offene Gewebeentnahme für notwendig erachtet. Eine Biopsie von einem solitären eosinophilen Granulom an der Wirbelsäule wird immer dann erforderlich, wenn der Röntgenbefund nicht der klassischen Vertebra plana entspricht. Dieses trifft zu für eine lakunäre Osteolyse ohne Wirbelkörpersinterung, für Weichteilinfiltrate, die eine Vertebra plana begleiten, ebenso für eine Osteolyse am dorsalen Wirbelabschnitt. Wenn Instabilität und neurologische Komplikationen zum operativen Vorgehen zwingen, wird man zwangsläufig bioptisches Material untersuchen.

Äußerst divergent wird beurteilt, welche Form der Behandlung für ein typisches eosinophiles Granulom der Wirbelsäule angemessen ist. Vieles spricht für die Richtigkeit der Annahme von SEIMON (1981) und ROBERT u. Mitarb. (1987), daß ein zweifelsfrei diagnostizierbares eosinophiles Granulom der Wirbelsäule wie eine Kompressionsfraktur mit anfänglicher Bettruhe und anschließender Mieder- oder Gipsversorgung zu behandeln ist.

Eine besondere Behandlungsform wird von COHEN u. Mitarb. (1980), NAUERT u. Mitarb. (1983) sowie CAPANNA u. Mitarb. (1985) empfoh-

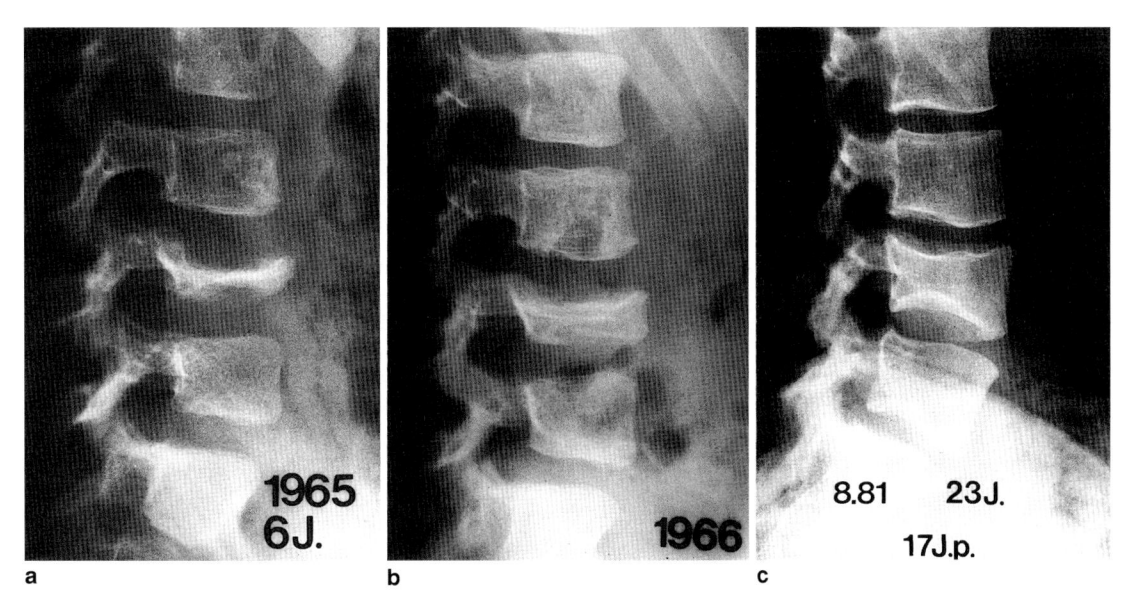

Abb. 52 a–c Eosinophiles Granulom (polyostotisch). **a** 6jähriges Mädchen. Betroffen sind Humerus, Os ilium, Dens axis und L4. Radiatio, Zytostatika. Inkompletter Wiederaufbau LWK4. Kompensatorisches Mehrwachstum L3 und L5. **b** Verdichtungsplatte nach Vertebra plana noch 4 Jahre nach der Sinterung als „Wirbel im Wirbel" sichtbar. **c** Residuen der Vertebra plana im Erwachsenenalter, kompensatorisches Mehrwachstum angrenzender Deck- und Grundplatten

len. Sie injizieren 50–150 mg Methylprednisolon in den osteolytischen Herd. Der Vorteil dieses Verfahrens ist darin zu sehen, daß es mit einer perkutanen Biopsie kombiniert werden kann.

GREEN u. Mitarb. (1980) befürworten eine Strahlenbehandlung (6–10 Gy), insbesondere wenn neurologische Störungen ein eosinophiles Granulom der Wirbelsäule begleiten. Eine niedrig dosierte Strahlenbehandlung soll die Schmerzen rasch beseitigen und eine Heilung fördern. Spekulativ ist die Annahme, daß eine niedrig dosierte Bestrahlung die echondrale Ossifikation der Deck- und Grundplatten stört und somit den Wiederaufbau eines Wirbelkörpers beeinträchtigt. Nach GREIS u. HANKIN (1990) ist diese Strahlentherapie im Kindesalter nicht ohne Risiko. FOWLES u. BOBECHKO (1970) und GREENBERGER u. Mitarb. (1979) berichten über strahleninduzierte Sarkome im Rahmen der Behandlung eines eosinophilen Granuloms.

Wenn eine bioptische Klärung erfolgen muß, kann an die offene Biopsie und Schnellschnittuntersuchung eine Exkochleation angeschlossen werden. Dabei sind zumeist ventrale Wirbelzugänge zu wählen. Sorgfältig ist darauf zu achten, daß die Randleisten und der Knorpel der Deck- und Grundplatte geschont werden. Der Defekt am Wirbelkörper läßt sich durch einen kortikospongiösen Span vom Beckenkamm ausfüllen. Hierbei sollte man anstreben, die Wirbelkörperhöhe wiederherzustellen. Eine Exkochleation eines Wirbels mit Spanauffüllung, wobei die Zonen der enchondralen Ossifikation geschont werden,

führt zur raschen Wiederherstellung der Stabilität der Wirbelsäule und zu einem beschleunigten Aufbau des Wirbelkörperdefektes.

Eine chronische multifokale oder disseminierte Erkrankungsform mit oder ohne Organmanifestation bedarf im Gegensatz zum solitären oder multifokalen eosinophilen Knochengranulom einer zytostatischen Behandlung, oft kombiniert mit Kortikosteroiden (BÖKKERINK u. DE VAAN 1980, LIEBERMAN 1979).

Biologisches Verhalten und Prognose. Das solitäre eosinophile Granulom der Wirbelsäule hat sowohl nach konservativer Behandlung, Kortisoninjektion, Operation oder Bestrahlung eine gute Prognose, da es sich oft innerhalb von Monaten spontan zurückbildet (NESBIT u. Mitarb. 1969, NYHOLM 1971, SEIMON 1981, UEHLINGER 1981). Die Wirbelsäulenherde haben ein Krankheitspotential in bezug auf bleibende Deformität und neurologische Begleitstörungen. Neurologische Störungen im Rahmen einer Wirbelkörpersinterung sind jedoch die Ausnahme. Sehr unterschiedlich kann allerdings die Wiederherstellung des Wirbelkörpers in Höhe und Form im Gefolge einer Vertebra plana sein. Da ein eosinophiles Granulom das enchondrale Wachstum nicht nachteilig stört, kann eine zweckmäßige Rekonstruktion insbesondere in jüngeren Patientengruppen unbeeinträchtigt voranschreiten. Auch ein kompensatorisches Mehrwachstum angrenzender Deck- und Grundplatten wird beobachtet (Abb. **52**). Ältere Kinder mit nur noch herabgesetzter

Wachstumsleistung können bleibende Deformitäten in Form von Skoliosen und Kyphosen erleiden.

Die Histiocytosis X hat ein breites Spektrum klinischer Erscheinungsformen. Eine schlechte Prognose haben die von Anfang an disseminierten Prozesse, die sich mit multiplen Skelettherden, Organ- und Weichteilbefall manifestieren. Polyostotische Läsionen ohne Beteiligung der Viszera und Weichteile führen nicht zwangsläufig zu einer schlechten Prognose (MARKLEY u. CARTER 1968). Dem histologischen Bild eines Solitärherdes ist nicht zu entnehmen, ob sich ein polyostotischer oder gar ein disseminierter Prozeß im weiteren entwickeln wird. Ob eine Progression zu einem ausgeprägten, generalisierten Krankheitsbild eintritt, kann in der Regel innerhalb von 3 Monaten abgeschätzt werden. Zusätzliche Herde eines anfänglich solitären eosinophilen Granuloms entwickeln sich in der Regel innerhalb von 6 Monaten.

Bei einer disseminierten Form beträgt die Mortalität 4–59%, bei alleiniger ossärer Manifestation 3,5% (NYHOLM 1971, NEZELHOF u. Mitarb. 1979, BÖKKERINK u. DE VAAN 1980).

Metastasen an der Wirbelsäule

Die häufigsten Geschwülste im Skelett sind Metastasen. Ihr Vorkommen an der Wirbelsäule übertrifft bei weitem die Zahl der primären Wirbelsäulentumoren (S. 166). Nach Lunge und Leber, den primären Filtern, ist der Knochen dritthäufigste Stelle einer metastatischen Ausbreitung einer Geschwulst. Einzelne Karzinome, wie das Mammakarzinom, zeichnen sich durch eine so hohe Knochenaffinität aus, daß sie vorrangig Skelettmetastasen (51%) bilden und ihre Metastasenhäufigkeit in Lunge (17%), Gehirn (16%) oder Leber (6%) dahinter deutlich zurücktritt (PATANAPHAN u. Mitarb. 1988). So sind es im Erwachsenenalter bestimmte Karzinome, denen diese ossären Fernmetastasen entstammen, im Kindesalter gehen sie zumeist vom Neuroblastom, im Kindes- und Adoleszentenalter vom Osteosarkom oder Ewing-Sarkom aus (SALZER-KUNTSCHIK 1984).

Kein anderer Skelettabschnitt birgt so häufig Metastasen wie die Wirbelsäule. Der vertebrale Ausbreitungsweg – eine Sonderform der hämatogenen Zellverschleppung (MESSMER u. SINNER 1966, BATSON 1940, 1942) – läßt im Achsenskelett sekundäre Geschwülste entstehen, die auf direktem Weg über klappenlose präsakrale und prävertebrale Venenplexus – den Lungenkreislauf umgehend – in die Strombahn des Wirbelkörpers gelangen. MESSMER u. SINNER (1966) berichten eine oft nachzuweisende höhenlokalisatorische Übereinstimmung zwischen Primärtumor und Wirbelsäulenmetastase, wodurch die Bedeutung dieses vertebralen Metastasierungstyps unterstrichen wird. So metastasieren Prostatakarzinome vorrangig in LWS, Becken und Sakrum, Brust- und Lungengeschwülste in die BWS. Nierentumoren bevorzugen den Brustlendenübergang, Schilddrüsenkarzinome schlußendlich werden häufig in der HWS angetroffen. Doch neben diesen zirkulatorischen Faktoren des Zellzuflusses müssen noch weitere – weitgehend unbekannte – Bedingungen eine Rolle spielen, die im hämopoetischen Knochenmark des Achsenskeletts die Zellhaftung und damit die Penetration der Endothelwand und schließlich die Entstehung von Metastasen in so hohem Maße fördern.

Abweichend von dieser hämatogenen Zellverschleppung gibt es weitere Formen der Aussaat von Tumorzellen an der Wirbelsäule. Die diffuse Knochendurchsetzung, ausgehend von einem einzelnen Zellklon im Rahmen des multiplen Myeloms oder von der ossären Manifestation übriger maligner Lymphome, ist Beispiel der systemhaften Tumordissemination im Kochenmark. Aber auch ein direktes Einwachsen des Tumors in den Wirbelkörper über Gefäßlücken, von paraaortalen lymphogenen Absiedlungen herrührend, muß in Einzelfällen diskutiert werden (Abb. **53**). Ein typisches Beispiel der Wirbelsäuleninvasion per continuitatem stellen sog. Pancoast-Tumoren (obere Lungensulkus) dar. Sie stammen vom rasch fortschreitenden peripheren Bronchialkarzinom der oberen Lungenfurche oder -spitze und greifen früh auf Rippen, Halsweichteile, Armplexus (C8/D1) und Wirbel über. In einer exzellenten Darstellung liefern SUNDARESAN u. Mitarb. (1990) chirurgische Behandlungsrichtlinien dieser „Ausbrechergeschwülste". In 90% begleitet das Wachstum dieser Tumoren ein Horner-Syndrom. Etwa 20–50% dieser Tumoren führen über eine Wirbelkörperdestruktion zur Rückenmarkkompression. Nicht unerwähnt sollen paraspinale Tumoren bleiben, die, perineural vorwachsend, über das Foramen intervertebrale den Wirbelkanal erreichen und hier ohne Knochendestruktion eine Rückenmarkkompression hervorrufen können.

Häufigkeit. Nach DOMINOK u. KNOCH (1977) liegt in 62% aller Fälle mit Skelettmetastasen eine Beteiligung der Wirbelsäule vor. Andere Statistiken zeigen, daß die ossäre Metastasierung in 80–90% die Wirbelsäule entweder ausschließlich oder kombiniert mit anderen Knochenabschnitten betrifft (WALTHER 1948, SCHINZ u. Mitarb. 1952). Die Häufigkeit von Skelettmetastasen, insbesondere der Wirbelsäulenmetastasen, hängt von der Art des Primärtumors ab. Die Knochenaffinität einzelner Karzinomformen ist besonders augenfällig. Karzinome der Brust und Prostata zeigen eine so bemerkenswerte Neigung, in den Knochen zu metastasieren, daß zur Zeit der Feststellung dieser Tumoren bereits in einem hohen Prozentsatz Wirbelsäulenmetastasen vorliegen (s.

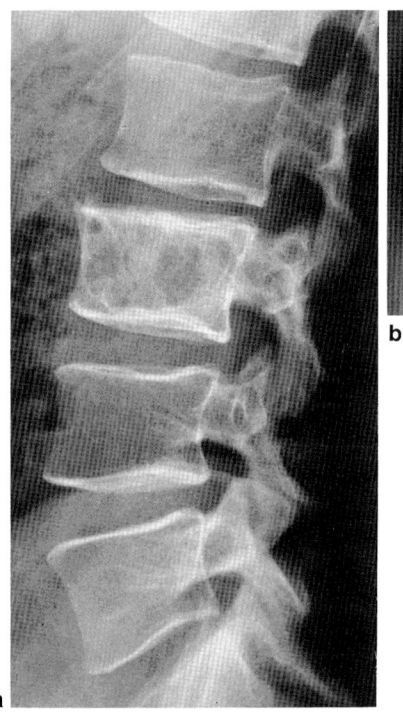

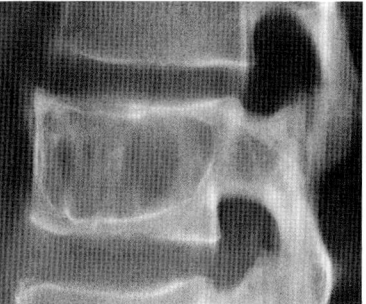

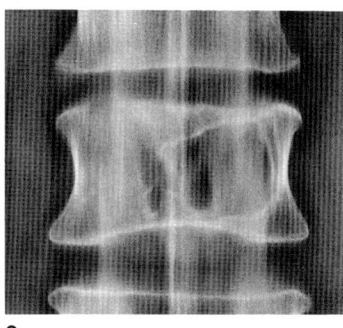

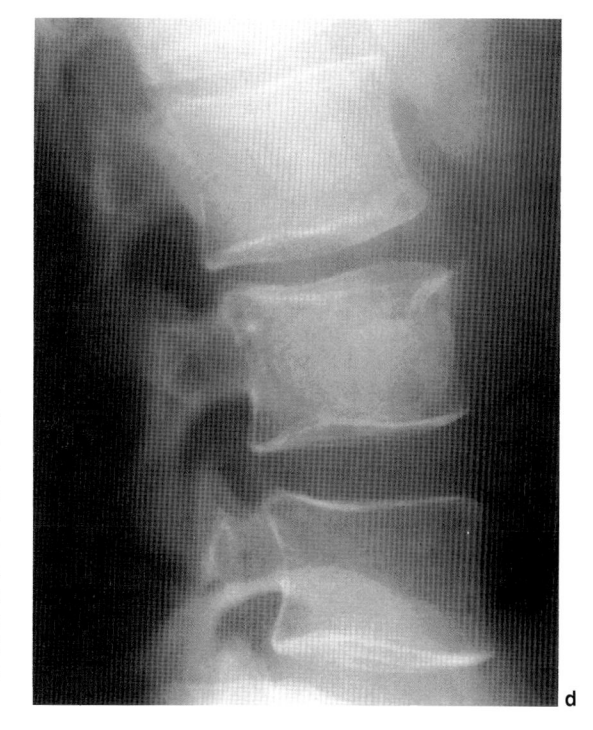

Abb. 53 Embryonales Hodenkarzinom mit Teratomanteilen LWK3. Im Alter von 27 Jahren Orchiektomie rechts. 8 Monate danach Lokalrezidiv und retroperitonealer Lymphknotenbefall. Trotz radikaler Lymphadenektomie erhöhte α-Fetoprotein-Werte: Chemotherapie (Einhorn-Schema). **a** 8 Jahre nach Tumordiagnose erneuter AFP-Anstieg und zystisch-expansive „Metastase" LWK3. Szintigraphie ohne Speicheraktivität. (CT: Abdomen und Thorax ohne Hinweis auf positiven Lymphknotenbefall.) **b, c** Tumorinvasion LKW3 per continuitatem. **d** Intraläsionale Tumorentfernung und Fremdspanauffüllung. 6 Monate danach homogene Wirbelkörperstruktur, Fortsetzung der Chemotherapie

S. 175). Mit größeren Abständen folgen dann Karzinome der Bronchien, Schilddrüse, Niere, Corpus und Cervix uteri und Harnblase. Übrige Karzinome weisen eine Metastasenfrequenz im Knochen von weniger als 10% auf (HARRINGTON 1988, Tab. 14). Da Sarkome gegenüber epithelialen Geschwülsten weitaus seltener sind (Verhältnis 1:9), erweisen sie sich trotz ihrer hohen Metastasenfrequenz als zweitrangig.

Metastatische Geschwülste treten im Skelett meist multipel auf. Man muß davon ausgehen, daß angesichts einer symptomeverursachenden Skelettmetastase bereits in 85% der Fälle von Karzinomen und in 91% der Fälle von Sarkomen weitere Knochenherde vorliegen (JOHNSTON 1970, DOMINOK u. KNOCH 1977, HARRINGTON 1988). Das multiple Vorkommen der Wirbelsäulenmetastasen bedeutet, daß eine Raumforderung im Wirbelkanal in mehreren Etagen stattfinden kann. GILBERT u. Mitarb. (1978), BLACK (1979), GREENBERG u. Mitarb. (1980), BERNAT u. Mitarb. (1983)

Tabelle 14 Häufigkeit von Skelettmetastasen (nach *Harrington* 1988)

Tumor	Häufigkeit (%)	Phänotypus im Rö.-Bild
Mamma	47–85	L, auch M, zeitw. auch B
Prostata	33–85	üblich B, ausnahmsweise L
Schilddrüse	28–60	stets L, zystisch-expansiv
Niere	33–40	stets L, zystisch-expansiv
Bronchus	30–60	L, auch M, ausnahmsweise L
Weibl. Genitale	50	L, auch M
Harnblase	42	L, ungewöhnlich B
Rektum	8–13	L oder M, ungewöhnlich B
Magen	3–11	L oder M, zeitweise B
Ösophagus	5–7	L oder M

L = osteolytisch, M = gemischtförmig, B = osteoblastisch

fanden etwa in 10–17% der Fälle epidurale Raumforderungen in mehreren Etagen. Hieraus läßt sich ableiten, daß durch MRT oder Myelographie angesichts einer vermeintlichen solitären Rückenmarkkompression die gesamte Wirbelsäule abzuklären ist. Spätmetastasen, die auch noch nach 15jährigem Intervall auftreten und dann zumeist durch Mammakarzinome hervorgerufen werden, die sich histologisch in der Regel als szirrhöse Adenokarzinome erweisen, sind mit großer Wahrscheinlichkeit Solitärmetastasen. Auch Schilddrüsen- und Nierenkarzinommetastasen können als Solitärmetastase auftreten (HARRINGTON 1988).

Lokalisation an der Wirbelsäule. Am häufigsten werden LWS und untere BWS von Metastasen besiedelt. In einer ordnungsgemäßen Aufschlüsselung verteilen sich 14% auf die HWS, 34% auf die BWS und 51% auf die LWS, im Sakrum sind Metastasen eher selten. Metastasen jedoch, die aufgrund einer spinalen Raumforderung und Instabilität zu operativen Maßnahmen Anlaß geben, sind zu 6% in der HWS, zu 81% in der BWS und zu 13% in der LWS lokalisiert. Die Lichtung des Wirbelkanals im Verhältnis zum Durchmesser der Medulla spinalis ist in den Segmenten D4–D11 besonders eng. Auch scheinen die arteriellen Längsterritorien am Rückenmark (die hämodynamischen Grenzzonen) an der BWS störungsanfälliger zu sein (DAMISSE 1980).

Innerhalb eines Wirbels wird der Wirbelkörper bevorzugt betroffen, auch wenn röntgenologisch die Destruktion der Bogenwurzel sich sehr früh erkennen läßt und im Vordergrund zu stehen scheint. Metastasen, die sich des Epiduralraums bemächtigen, entstammen zu 85% dem Wirbelkörper, so daß in der Regel der Wirbelkanal von ventral her eingeengt wird (SIEGAL u. SIEGAL 1990). Contrecoupphänomen und unterschiedliche Vulnerabilität der Leitungsbahnen erklären, daß motorische Ausfallserscheinungen früher auftreten und zumeist tiefgreifender sind als sensible Störungen. ONIMUS u. Mitarb. (1986) unterscheiden, die Lokalisation im Wirbelabschnitt betreffend, zwei Typen der Ausbreitung, welche nicht nur die Symptomatik beeinflussen, sondern auch Unterschiede in der Therapie bedingen. So werden sog. „corporal metastases", die durch die Wirbelkörperdestruktion insbesondere mit einer statischen Wirbelsäuleninsuffizienz einhergehen, den sog. „pericordal metastases" gegenübergestellt. Diese vorwiegend peridurale Ausbreitung der Metastase führt oft direkt zur Einengung des Spinalkanals und bedingt damit vorwiegend neurologische Symptome.

Krankheitsverlauf. Wenn eine Metastase im Achsenskelett festgestellt wird, ist die Krebserkrankung in den allermeisten Fällen bereits bekannt. Szintigraphisch sind oft schon zur Zeit der Feststellung des Primärtumors Skelettmetastasen zu erfassen (s. S. 175). In 8% der Fälle geben Zeichen der Rückenmarkkompression den ersten Hinweis auf das bereits metastasierende Krebsleiden, dessen Ursprungsorgan dann anhand der Metastase bestimmt wird (GILBERT u. Mitarb. 1978, BLACK 1979). Die Herkunft der Wirbelmetastase bleibt in 9% unbekannt. Einem solchen CUP-Syndrom (carcinoma of unknown primary) liegen zumeist schnell wachsende Bronchialkarzinome zugrunde, die sich sehr früh als Metastase mit neurologischen und statischen Wirbelsäulenstörungen manifestieren können, noch bevor der sehr kleine Primärtumor feststellbar wird.

Eine Rückenmarkkompression durch Wirbelsäulenmetastasen werden 5–20% aller Krebskranken erleiden (BARRON u. Mitarb. 1959, SCHABERG u. GAINOR 1985, MAC DONALD 1990). Ob sich nach einer Dekompression die neurologischen Störungen zurückbilden, ist nicht so sehr abhängig von der zeitlichen Entwicklung der Ausfälle; das Ausmaß der Funktionsausfälle, somit die Schwere der neurologischen Schäden und die Art der Dekompression bestimmen die zu erwartende Rückbildungstendenz (SIEGAL u. SIEGAL 1980). Patienten, deren Parese bereits ein fortgeschrittenes Stadium erreicht hat, gelangen in 28% der Fälle in das Stadium der kompletten Paraplegie innerhalb einer Spanne von 24 Stunden (BARCENA u. Mitarb. 1984).

Die Leitsymptome (s. S. 170) der Wirbelmetastasen werden geprägt durch unterschiedliche Grade der Wirbelkörperdestruktion und paravertebralen Tumorausbreitung, durch Stabilitätsverlust mit Wirbelkörpereinbruch und fortschreitender Instabilität, sobald auch die dorsalen Pfeiler aufgebraucht werden. Somit sind es einerseits Beeinträchtigungen des ossären Gerüsts, die sich akut verschlechtern können, wenn deichbruchartig Tumorgewebe und Knochenfragmente in den Wirbelkanal vorgepreßt werden. Vorrangig werden die Krankheitszeichen geprägt durch Kompression und Infiltration von Nervenwurzeln und Plexus, schlußendlich durch die Raumforderung im Wirbelkanal.

Bildgebende Diagnostik. Nicht nur der Diagnostik, sondern auch der Verlaufsbeobachtung von Skelettmetastasen kommen in der orthopädischen Praxis ein großes Gewicht zu. Zahlreiche diagnostische Schritte sind verfügbar, um eine mutmaßliche Knochenmetastase zu belegen oder eine noch klinisch stumme Metastase im Knochen aufzudecken. Auch bedürfen Patienten mit behandelten Karzinomen, in deren Verlauf es häufig zu Skelettmetastasen kommt, einer Nachuntersuchung in regelmäßigen Intervallen. Denn bereits zu Beginn einer Metastasierung sollte nachbehandelt werden, um den deletären Verlauf durch Operation, Chemotherapie oder Radiatio frühzeitig einzudämmen. So empfiehlt es sich, Patienten mit einem Mamma-, Prostata- oder Bronchialkarzinom in regelmäßigen Abständen nach der Primärbehandlung zu überwachen. Die Untersuchungsintervalle richten sich dabei nach der Ausdehnung des Primärtumors und liegen in den ersten 2–3 Jahren nach der ersten therapeutischen Intervention zwischen 5 und 8 Monaten (FREYSCHMIDT 1989).

Der Umfang der bildgebenden Diagnostik wird ganz wesentlich von der Schwere der neurologischen Störungen bestimmt. In einem spinalen Notfall wird man üblicherweise der Szintigraphie eine MRT oder CT-Myelographie voranstellen. Besteht berechtigter Verdacht auf eine sich diskontinuierlich ausbreitende epidurale Raumforderung, empfiehlt es sich, angesichts eines kompletten kaudalen Kontrastmittelstopps auch die kraniale Tumorgrenze entweder durch C1/C2-Punktion oder durch die CT-Myelographie zu bestimmen. Die Myelographie wird heute weitgehend von der Kernspintomographie verdrängt, die in zunehmendem Maße auch in Akutsituationen verfügbar ist.

Die Auseinandersetzung zwischen Substantia ossea und metastatischem Fremdgewebe führt röntgenologisch zu osteolytischen (71%), osteoblastischen (8%) oder gemischtförmigen (21%) Prozessen (WILNER 1982, CONSTANS u. Mitarb. 1983). Osteolytische Formen zeigen 3 Destruktionsmuster:

- mottenfraßartige Destruktion (multiple, kleine bis mittlere Osteolysen, die verschmelzen, um große Knochendefekte zu hinterlassen, wie sie beim Mammakarzinom häufig auftreten),
- permeativ-infiltrative Destruktionen (charakteristisch für Rundzelltumoren, wie Ewing-Sarkom, Neuroblastom oder malignes Lymphom),
- zystisch-expansive Metastasen (typisch für Schilddrüsenkarzinom und Hypernephrom).

BURKHARDT u. Mitarb. (1982) sehen eine enge Korrelation zwischen verschiedenartigen morphologischen Veränderungen des Knochens und ihrem Niederschlag im Röntgenbild. So hinterlassen uniforme Knochenrarefizierung, lakunäre Osteolyse oder Knochenfragmentation im Röntgenbild entweder eine Osteoporose, eine mottenfraßartige oder permeative Destruktion, vergleichbar mit dem hyperparatoidismusähnlichen Bild oder schließlich einen vollständigen Strukturverlust mit den Zeichen der kompletten Osteolyse.

Osteoblastische Metastasen – insgesamt seltener – bleiben in der Regel kleiner als die osteolytischen destruktiven Veränderungen. Sie entstammen zumeist einem Prostata- oder Mammakarzinom. Auch hier werden 3 Typen gesehen:

- Gleichförmige Verdichtungen. Rundliche, voneinander getrennte, gut begrenzte sklerotische Herde.
- Fleckige Areale unterschiedlicher Dichte. Gesprenkelte, flockige, ungleichförmige Verdichtungen.
- Diffuse, großflächige Sklerosierungen.

Da die Verknöcherungsaktivität reaktivem und nicht etwa dem vom Tumor gebildeten Osteoid entspricht, spiegelt der sklerosierende Prozeß die Wachstumsrate des Tumors wider; je dichter das Muster, um so langsamer die Wachstumstendenz. Was sich im Röntgenbild als Verdichtung niederschlägt, entspricht morphologisch einer geschichteten, sproßartigen oder netzartigen Osteosklerose (BURKHARDT u. Mitarb. 1982).

Der Übergang zu einer gemischtförmigen Metastase (teils osteolytische, teils osteosklerotische Muster) zeigt eine Beschleunigung oder Ausweitung der karzinomatösen Osteodysplasie an. Wenn im Verlauf einer Chemo- oder Strahlentherapie die Metastase zunehmend sklerosiert, setzen reparative Vorgänge ein (filling-in metastases).

Bronchialkarzinome unter einer solchen palliativen Chemo- oder Strahlentherapie lassen oft diese reparativen Vorgänge vermissen, da röntgenologisch erst nach einem größeren Intervall von 2–3 Monaten die Reaktion faßbar wird.

Am kompakten Knochen rufen Metastasen selten reaktive Periostveränderungen hervor. Nur ausnahmsweise sind sie durch Prostata- oder Bronchialkarzinome bedingt. Metastasen der Wirbelsäule lassen sich nach den Erscheinungsformen im Röntgenbild nicht mit genügender Sicherheit einem bestimmten Ursprungsorgan zuordnen. Wohl aber ist es zulässig, aufgrund des Destruktionsmusters und der Altersklasse – denn jeder destruierende Wirbelprozeß jenseits des 40. Lebensjahres ist zu allererst metastasenverdächtig – das Vorliegen einer Skelettmetastase anzunehmen, insbesondere wenn multiple Herde vorliegen. Die großflächige, osteolytische Metastase oder auch die zystisch-expansive Metastase ist nach dem Röntgenbild vom Fibrosarkom, MFH oder Chordom nicht zu unterscheiden. Während die rein osteolytische Skelettmetastase gerade an der Wirbelsäule dem Nachweis durch konventionelle Röntgenaufnahmemethoden oft zunächst noch entgeht, haben maligne Primärtumoren bereits zur Zeit ihrer Feststellung großflächige Osteolysen und ausgedehnte extraossäre Geschwulstanteile hinterlassen.

Therapie. Im fortgeschrittenen Stadium einer Krebserkrankung bedarf der Patient, auf dessen Heilung keine Hoffnung mehr besteht, besonders intensiver ärztlicher Hilfe. Angesichts von Leid und Tod muß der Patient komplexe körperliche, seelische und soziale Vorgänge meistern. In dieser Grenzsituation wird ärztliche Zuwendung, im Gespräch getragene persönliche Wärme sowie Vertrauensbildung gefordert. Durch offene Information – gepaart mit dem Ausdruck der Achtung

2.110   2 Geschwülste der Wirbelsäule

vor dem Patient – gilt es, das Verstehen für die unabwendbar inkurable Krankheit zu wecken, ohne dem Patienten die letzte Hoffnung zu nehmen und seine Kooperation für eine angemessene, oft schwierige und nebenwirkungsreiche Therapie zu erreichen. In der hippokratischen Tradition war die Erkenntnis fest verwurzelt, daß die Mittel des Arztes nur zu oft begrenzt sind und

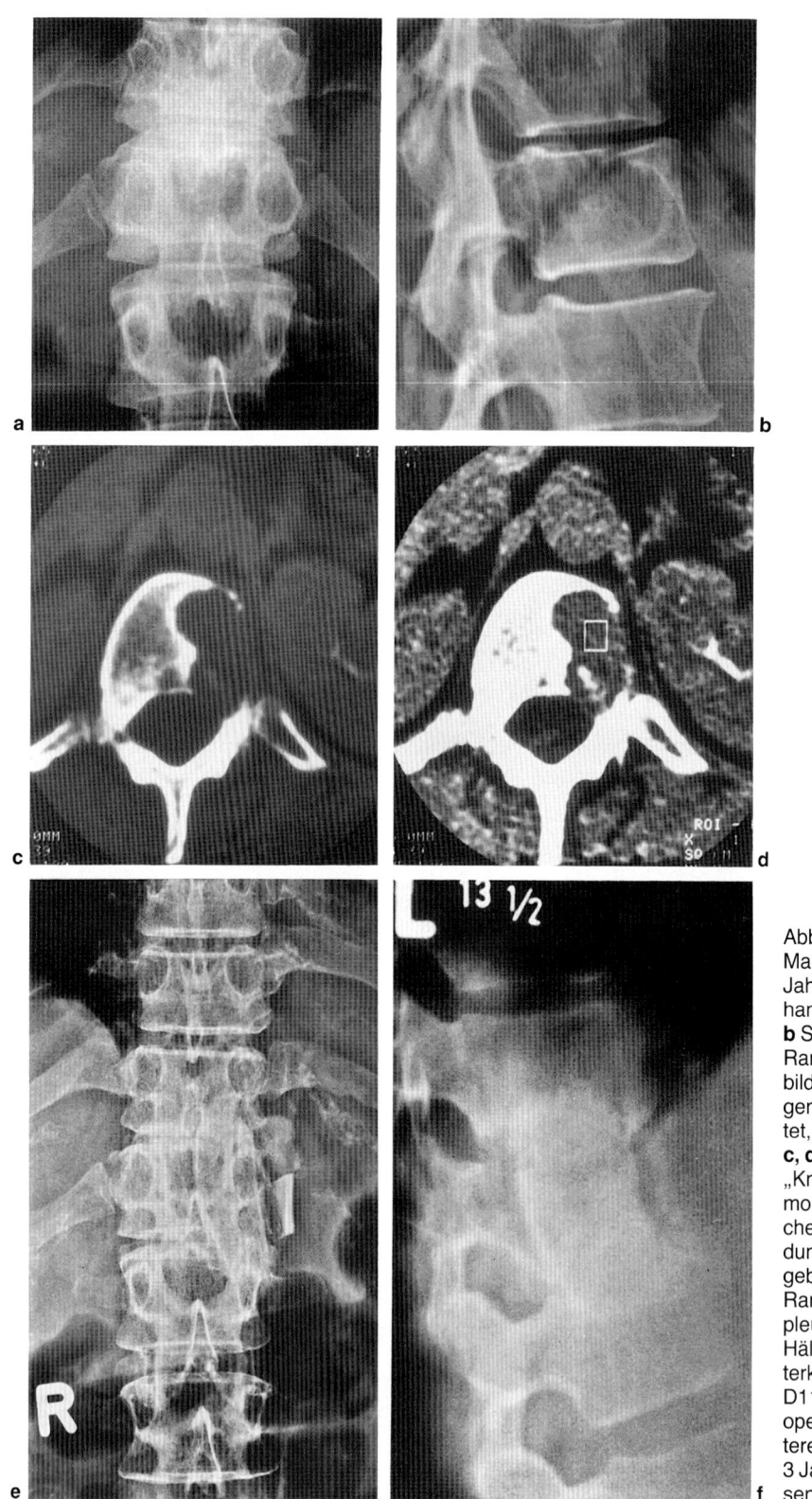

Abb. 54 Metastase eines Mammakarzinoms D12 zehn Jahre nach Primärtumorbehandlung; 43jährige Frau. **a** u. **b** Solitärmetastase BWK12 mit Randsaum wachsend; Stufenbildung in der Deckplatte. Bogenwurzeloval links ausgeweitet, aber noch erhalten.
c, d CT mit unterschiedlichen „Knochenfenstern". Der Tumor überschreitet die Knochengrenze nicht. Die Wandung des Spinalkanals ist aufgebraucht. Im Wirbelkörper Randverdichtung. **e, f** Extrapleurale Resektion der linken Hälfte des Wirbelkörpers. Interkorporelle Spondylodese D11–L1 mit Eigenspan. Postoperative Radiotherapie. Weitere Tumordissemination erst 3 Jahre nach Wirbelmetastasenbehandlung

man verzichtete angesichts einer unheilbaren Erkrankung auf medizinischen Beistand. Merkmal unserer technisierten, modernen Heilkunde ist es, durch Hemmung des neoplastischen Wachstums palliativ zu behandeln, um so die verbleibende Lebenszeit zu verbessern. Mit dem Wissen um die Grenzen der palliativen Therapie sollte das angemessene Behandlungsverfahren bestimmt werden. Palliation beinhaltet im Gegensatz zur supportiven Tumortherapie, die Lebensspanne zu verlängern und das Befinden des Patienten ganz allgemein zu verbessern.

In vielen Fällen durchlaufen Krebserkrankungen eine Reihe von Stadien, in denen sich die Ziele und damit auch die Formen der Therapie wandeln. Solange nicht das Gegenteil sich offen darlegt, gilt ein maligner Primärtumor als potentiell heilbar. Die Therapie ist mit kurativer Intention auf die komplette Tumorentfernung gerichtet.

Selbst in einem fortgeschrittenen Tumorstadium dürfen akute Leukämie, maligne Lymphome, Hodentumoren und auch einzelne Knochensarkome als potentiel heilbar eingestuft werden, wenn man sie einer hochdifferenzierten, aggressiven, multimodalen Therapie unterzieht.

Mit kurativem Ziel sollten auch jene spätmanifesten, eindeutig solitären Metastasen behandelt werden. So erscheint es angemessen, diesen Tumor extraläsional zu resezieren und die Restabilisierung langfristig durch autologes Knochenmaterial zu sichern, wenn eine Mammakarzinommetastase erst nach vielen Jahren in der Wirbelsäule erscheint (Abb. **54 a–f**).

Sobald mit dem Eintritt der systemischen Metastatsierung offenkundig wird, daß Hoffnung auf Heilung nicht mehr gegeben ist, somit auch das nächste Tumorstadium eingeleitet wird, drängt sich die Frage auf, ob es noch erstrebenswert ist, durch eine aggressive, tumororientierte Therapie mit Hemmung des neoplastischen Wachstums eine Verlängerung der Lebensspanne anzustreben. Eine Reihe von epithelialen Tumoren gewährleisten selbst unter eingehender, nebenwirkungsreicher Chemotherapie keine wirksame Lebensverlängerung (Hossfeld 1992). Eine objektive Remission, was einer meßbar vollständigen oder zumindest 50%igen Gesamttumorreduktion entspräche, schafft eine aussichtsreiche Palliation mit Verlängerung oder zumindest Verbesserung der Qualität der Lebensspanne. Im Stadium der Metastasierung ist in der Regel die Strahlentherapie das Verfahren der Wahl, um asymptomatische Läsionen oder inkomplette Osteolysen des Wirbelkörpers, noch ohne Gefährdung der mechanischen Stabilität, auch angesichts einer diskreten neurologischen Symptomatik, anzugehen. In Kombination mit einer zytostatischen Therapie (und auch Hormontherapie) bietet die Radiatio einen wesentlichen Faktor der Tumorunterdrückung.

Im onkologischen Arbeitskreis sollte für den Einzelfall die prospektive Lebenszeit bemessen werden, bevor ausgiebige, komplikationsreiche Operationen zur Palliation der Wirbelsäulenmetastase eingesetzt werden. Hier werden auch fachübergreifende Kenntnisse (in Pathologie, Gefäß-Thorax-Chirurgie, Neurochirurgie) von dem in der Onkologie tätigen orthopädischen Chirurgen gefordert (Griss 1987). Wie umfassend die Radikalität einer operativen Sanierung der Wirbelsäulemetastase angestrebt werden sollte, bemessen Tokuhashi u. Mitarb. (1990) anhand einer Werteskala. Der extraläsionalen Exzision wird die rein palliative Operation entgegengestellt, wobei als wesentliche prognostische Faktoren Allgemeinzustand, Zahl der Skelettmetastasen, Zahl der in der Wirbelsäule befindlichen Metastasen, Metastasen in wichtigen Organen, Primärtumorbiologie und Maß und Dauer der neurologischen Defizite herausgestellt werden. Auch die Erfordernis an Langlebigkeit der Osteosynthese und des Wirbelersatzes wird durch diese prognostischen Faktoren festgelegt.

Die operative Palliativbehandlung an der Wirbelsäule ist auf die lokale Stabilisierung zur Schmerzlinderung und Druckentlastung von Rückenmark und Nervenwurzeln gerichtet. Die Ausschaltung des lokalen neoplastischen Wachstums durch möglichst komplette Tumorexstirpation bietet die günstigste Voraussetzung, um lokal den Tumor langfristig kontrollieren zu können (Weinstein 1992), insbesondere wenn der Tumor strahlenresistent ist oder sich bereits durch ein Nichtansprechen auf eine Radiatio ausgewiesen hat (Abb. **55 a–d**). Für Patienten, die langfristig überleben, muß in 20% der Fälle ein progredientes Versagen der operativen Stabilisierung befürchtet werden (Clark u. Mitarb. 1984, Sundaresan u. Mitarb. 1990). Angesichts einer lokal wachsenden Metastase können viele Patienten 2–5 Jahre überleben, selbst wenn mehrfach operative Interventionen bis hin zur Spondylektomie erforderlich werden (Sundaresan u. Mitarb. 1990).

Metastasen der Wirbelsäule beeinträchtigen nicht nur die Tragfunktion des Knochens, sondern verdrängen insbesondere im Stadium der fortgeschrittenen Dissemination das blutbildende Knochenmark. Eine begleitende Strahlen- oder Chemotherapie kann die Störung im hämopoetischen System vertiefen. Wenn starke Blutungen zu befürchten sind, sollte präoperativ durch Transfusionen ein Hämatokrit zumindest von 30% erreicht werden (Frassica u. Mitarb. 1992). Zunehmend wird die selektive Tumorembolisation zur Eindämmung der intraoperativen Blutung gefordert. Operative Maßnahmen sind nicht geboten, sobald eine Leukopenie unter 500 Zellen/mm^3 besteht oder die Thrombozyten unter 50 000 Zellen/mm^3 abgesunken sind. Die metastasierende Krebserkrankung wird von zahlreichen

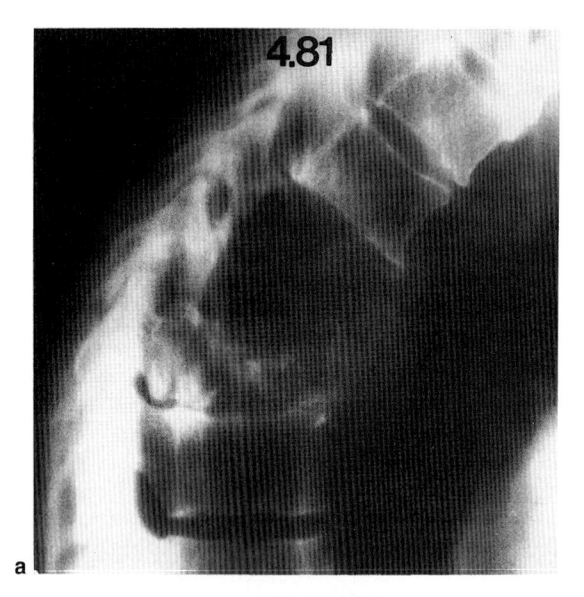

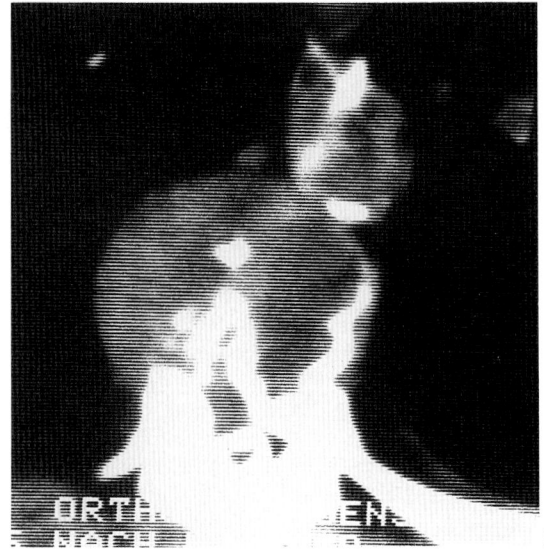

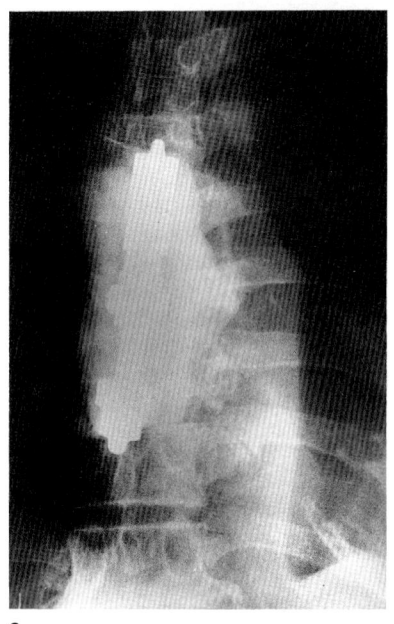

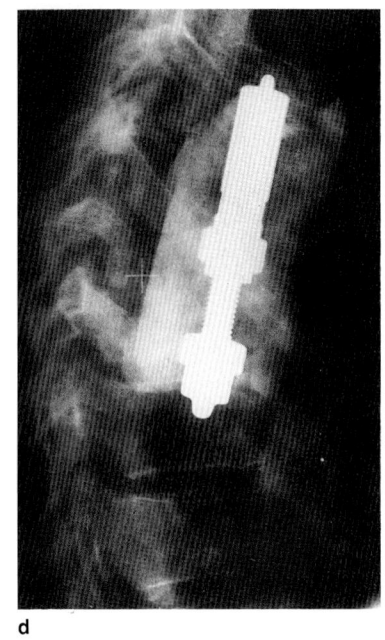

Abb. 55 Metastase D7/D8 eines Mammakarzinoms. Primärtumorbehandlung (Operation und Bestrahlung 1966). 1981 – im Alter von 72 Jahren – weiteres Wachstum einer solitären Metastase, trotz Bestrahlung. **a** Komplette Destruktion BWK7, partielle Destruktion BWK8. **b** CT, Myelographie ohne Hinweis auf Einengung des Epiduralraums. **c, d** Überbrückung mit Polster-Stempel und Knochenzement

Risikofaktoren begleitet, wovon Lungenfunktionsstörung, Anämie, Thrombozytopenie, Störung des Wasserhaushalts und Neigung zur Thrombophlebitis und zur Lungenembolie hervorgehoben seien. Auch ein Hyperkalzämiesyndrom droht v. a. in der perioperativen Immobilisationsphase. Diese Risikofaktoren können die Operation an der Wirbelsäule wesentlich beeinträchtigen. Als mögliche Komplikationen sind zu nennen: eine Zunahme der neurologischen Defizite oder das Ausbleiben der Rückgewinnung nervaler Funktionen, eine Instabilitätsverstärkung durch Knochenresektion mit ungenügender Restabilisierung und auch eine ausgeprägte intraoperative Blutung sowie eine lange Erholphase nach der Operation. Nahezu jeder Patient mit einer Krebserkrankung, die zu Wirbelsäulenmetastasen geführt hat, der noch eine eben erhaltene neurologische Funktion aufweist und noch über ausreichende physische Reserven verfügt, um die Operation zu überstehen, wird von einer internen Wirbelsäulenstabilisierung, einer Schmerzbefreiung und Dekompression der Nervenstrukturen profitieren können (WEINSTEIN 1992).

Die Betreuung des Patienten in der Terminalphase, in der das Leben unwiderruflich zu Ende geht, in der auch der Begriff „Lebensqualität" seine Bedeutung verliert, umfaßt die Krebsbegleittherapie. In dieser Phase stehen die Eindämmung gravierender Symptome, insbesondere des Schmerzes, die psychosoziale Betreuung und die Einbindung in die Familie im Vordergrund. Als supportive Therapie kommen in Betracht: eine pharmakologische Osteolysehemmung (Kalzitonin, Biphosphonate), Verbesserung des Ernährungszustandes bei Tumorkachexie oder zytostatikainduzierter Anorexie, neuzeitliche Analgetikastufentherapie, Psychopharmaka und Kortikosteroide.

Tumoren im Spinalkanal

Neben epiduralen Tumoren, die ihren Ursprung im Knochen oder Knochenmark nehmen und oft in den Wirbelkanal einwachsen, entstammen intradurale Tumoren den Rückenmarkhäuten, den langen Nervenwurzeln der Cauda equina oder auch dem Rückenmark selbst, nebst Filum terminale. Diese intra- oder extramedullären Tumoren des zentralen Nervensystems seien kurz charakterisiert, da sie abgrenzende Bedeutung zu primären Tumoren und Metastasen des Knochengerüsts erlangen können (Onofrio 1957, Nittner 1984). Eine Vermengung der intraduralen Tumoren mit den extraduralen Geschwülsten der Wirbelsäule – wie es oft in neurochirurgischen Abhandlungen geschieht – soll bewußt vermieden werden.

Intradurale Tumoren werden röntgenologisch nur selten durch direkte Tumorzeichen (Verkalkungen im Ependymom, Neurinom, Meningiom, Teratom) erkannt, häufiger jedoch durch indirekte Tumorzeichen: Vergrößerung der Bogenwurzeldistanz, Resorption der Bogenwurzeln, Exkavation der Wirbelkörper, Verbiegung der Wirbelsäule in Form von Kyphosen oder Skoliosen. Zu den indirekten Tumorzeichen zählen auch eindrucksvolle Ausweitungen der Foramina intervertebralia durch sog. Sanduhrgeschwülste: Tumoren der Nervenhüllen, zumeist Neurinome oder Neurofibrome, die juxtamedullär entstehen und durch einzelne Zwischenwirbellöcher extravertebral vorwachsen. Nur ausnahmsweise gelangen retroperitoneale oder mediastinale Tumoren aus primär paraspinaler Lokalisation, unter sanduhrförmiger Einschnürung im Foramen intervertebrale, in den Spinalkanal (Barber u. Mitarb. 1957).

Die häufigsten vom neuroepithelialen Gewebe ausgehenden, **intramedullären Tumoren** sind astrozytische Tumoren (30% aller Gliome), Spongioblastome und Ependymome. Alle intramedullären Neubildungen treiben mehr oder weniger das Rückenmark spindelförmig auf. Im Gegensatz zu den juxtamedullären Tumoren, denen ein Dickenwachstum zu eigen ist, die infolgedessen auch früher oder später zur kompletten Rückenmarkkompression neigen, herrscht bei intramedullären Tumoren das Längswachstum vor. Stift- oder röhrenförmig wachsende neuroepitheliale Tumoren dehnen sich über viele Wirbelsäulensegmente aus. Astrozytome werden gehäuft in Höhe der Intumeszenzen des Rückenmarks angetroffen. Ependymome hingegen, als typische Tumoren des Konus-Kauda-Bereichs, treten in der unteren BWS und, dann vom Filum terminale ausgehend, in der gesamten LWS auf. Myxopapilläre Ependymome, eine Variante des Ependymoms, aus dem Filum terminale hervorgehend, können im Sakrum zu massiver Knochendestruktion Anlaß geben und dann die Differenzierung gegen Chordome, Kreuzbeinzysten, Riesenzelltumoren oder aneurysmatische Knochenzysten erschweren (Matsuno u. Mitarb. 1987). Seltene andere sekundärintramedulläre Läsionen sind Lipome, Keimzellentumoren, Gefäßtumoren oder vaskuläre Mißbildungen, sonstige Fehlbildungstumoren (Dermoide, Epidermoide), maligne Lymphome und Metastasen.

Die sich aus arachnoidalen Zellen entwickelnden Meningiome sind typische **juxtamedulläre** (intradurale-extramedulläre) **Tumoren** des mittleren Lebensalters (4. und 5. Lebensjahrzehnt). Bevorzugt werden Frauen befallen (Von Lanz u. Wachsmuth 1982, Namer u. Mitarb. 1987). Meningiome werden fast ausnahmslos in HWS und BWS angetroffen. Eine extradurale Ausdehnung erfährt nur jeder vierte Tumor. Medulläre Kompressionszeichen sind aufgrund des verdrängenden Wachstums in über der Hälfte der Fälle komplett. Das Psammom, eine Untergruppe dieser meningealen Geschwulstform, hinterläßt im Röntgenbild sichtbare Matrixverkalkungen (Abb. **56**).

Tumoren von Schwannschen Zellen der Nervenhülle werden im Spinalkanal angetroffen als

– Neurilemmom (früher Neurinom oder Schwannom bezeichnet),

– Neurofibrom (zumeist multiple, im Rahmen der von Recklinghausenschen Erkrankung),

– Neurofibrosarkom (durch maligne Entartung eines Neurofibroms – in 3–30% aller Neurofibrome) (Smith u. Schmider 1990) oder primär entstehend (Krüger 1988, Cybulski u. Mitarb. 1989, Sharma u. Mitarb. 1989).

Tabelle **15** Zusammenstellung von 4885 Tumoren des Rückenmarks und anderer raumbeengender spinaler Prozesse (nach *Nittner* 1984)

Gliome oder intramedulläre Tumoren	644	13,2%
Ependymome	126	2,5%
Neurinome, Neurofibrome	1129	23,1%
Meningiome	1088	22,4%
Angiome	318	6,5%
Metastasen	294	6,0%
Sarkome	399	8,2%
Übrige Tumoren	887	18,1%
Gesamtzahl	4885	100,0%

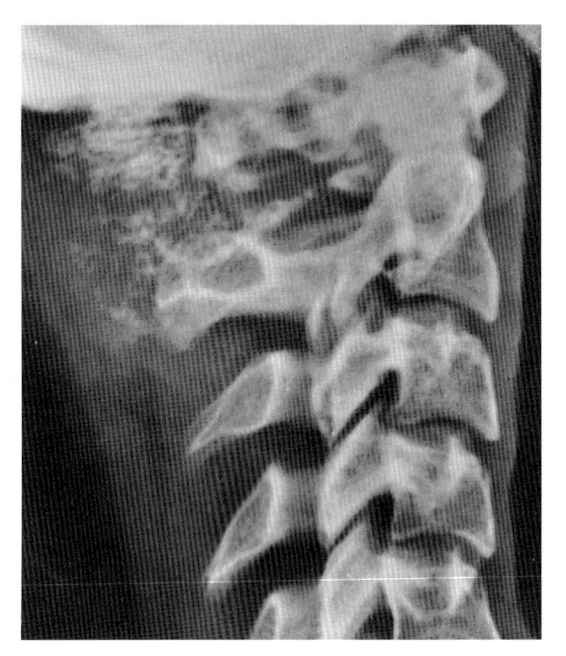

Abb. 56 Meningeom dorsal von C1; 20jährige Patientin. Ausgeprägte Matrixverkalkung, die einen extraduralen Tumor vortäuschen; nicht verkalkter Tumoranteil über den Dornfortsatz C2 vorreichend

All diese Tumoren entstammen vorwiegend der sensiblen Wurzel der spinalen Nerven (SMITH u. SCHMIDER 1990). Als Sanduhrgeschwülste führen sie zu ovalärer Ausweitung der Foramina intervertebralia (BROCHER u. WILLERT 1980). Über einschlägige Fälle mit intraossärer Lage der Neurilemmome an der Wirbelsäule berichten DICKSON u. Mitarb. (1971) und HIBRI u. EL-KOURY (1908). Als große retroperitoneale oder mediastinale Tumoren können diese Sanduhrgeschwülste in Erscheinung treten.

Eine vom Sympathikus ausgehende Geschwulst – das Ganglioneurom, das ein benignes Pendant zum Neuroblastom darstellt – enthält neben Schwannschen Zellen und Fibroblasten zahlreiche, oft mehrkernige Ganglienzellen (SCOVILLE u. Mitarb. 1956, SHEPHARD u. SUTTON 1958, LJUNG u. Mitarb. 1984, RICHARDSON u. Mitarb. 1986, BAUER u. Mitarb. 1989). Diese zunächst paravertebralen Ganglioneurome bilden bei älteren Patienten große, eingekapselte, weiche, auf der Schnittfläche gelbliche, mit Zysten durchsetzte Tumoren. Sie tendieren zum Einwachsen in den Spinalkanal, indem sie das Foramen intervertebrale ausweiten; sie können auch eine überwiegend intraspinale Lokalisation einnehmen und eine Knochendestruktion auslösen (Abb. 57). Die operative Entfernung solcher Ganglioneurome ist anzuraten. Oft ist ein kombiniertes (vorderes und hinteres) Vorgehen an der Wirbelsäule erforderlich. Im Kindesalter gibt es Übergänge zum hochmalignen Neuroblastom.

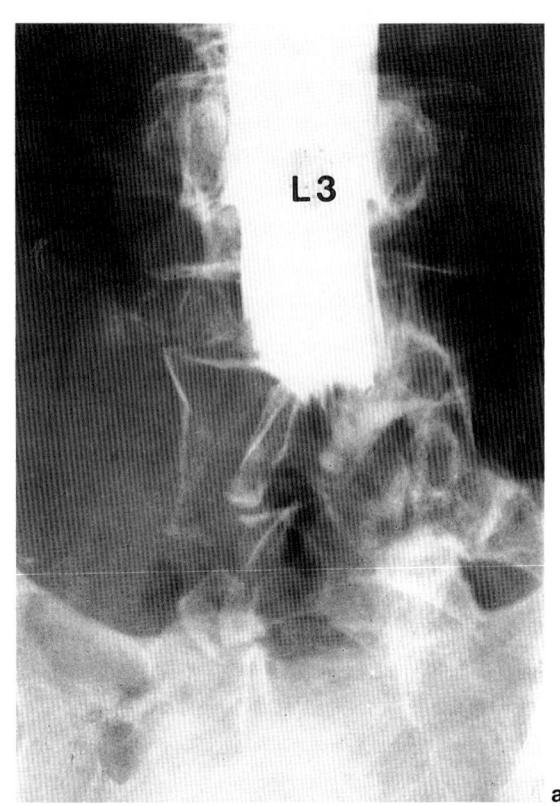

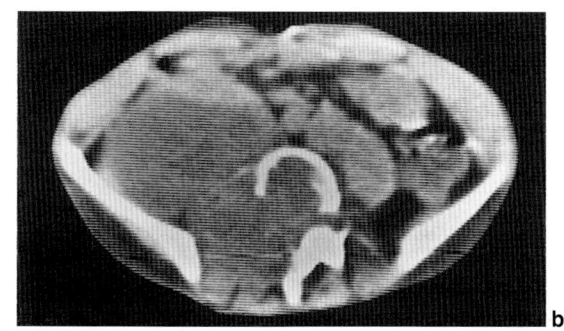

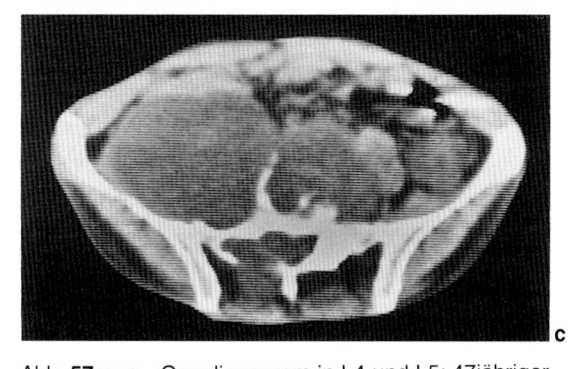

Abb. 57a–c Ganglioneurom in L4 und L5; 47jähriger Mann. Seit 10 Jahren Rückenschmerzen. Seit 2 Jahren Wurzelsymptome mit motorischen Ausfällen. Großer prävertebraler Tumor (CT); aushöhlende Destruktion von L4 und L5; Wirbelkanaleinbruch. Initial erfolgte eine dorsale Tumorentfernung und Stabilisierung mit 2 Harrington-Stäben L3–S1. In zweiter Sitzung Exstirpation LWK4 und LWK5 und Entfernung des großen intrapelvinen Tumors, der gut abgekapselt ist. Polster-Stempel, Palacos-Überbrückung

Aus dem Krankheitskomplex der von Recklinghausenschen Erkrankung seien in diesem Zusammenhang nur die neurofibrombedingten, vertebralen Störungen angeführt. Eine umfassende Darstellung des Krankheitsbildes stammt von VON GUMPPENBERG u. Mitarb. (1978), WINTER u. Mitarb. (1979), GIEDION (1981), SARTORIS u. JONES (1986) und DISIMONE u. Mitarb. (1988). Kyphosen und Skoliosen im Rahmen dieser Erkrankung werden in Band III, Teil 2 dargestellt. Neben den neurogenen Tumoren der Nervenwurzeln, die sich als typische Sanduhrgeschwülste manifestieren, kommen intrathekale Meningozelen (Duraektasien) an BWS und LWS vor, die auch eine Exkavation der Wirbelkörper, Bogenwurzelarrosion und Ausweitung der Foramina intervertebralia bedingen. Zystische Knochenveränderungen können Subluxation oder Luxation hervorrufen. Schwere neurologische Störungen resultieren in der Regel aus Wirbelkörperzerstörung, großen Neurofibromen, begleitenden Meningeomen oder den zum Neurofibrosarkom entarteten Läsionen, schließlich fibrolipomartiger Gewebereaktion, Kyphoskoliosen oder Wirbelkörperverschiebungen. Im Jugendalter sind es vor allen Dingen anguläre Skelettveränderungen, im Erwachsenenalter Geschwulstdruck, die zur Entstehung der neurologischen Störungen beitragen.

Literatur

Abdelwahab, I. F., V. H. Frankel, M. J. Klein: Aggressive osteoblastoma of the third lumbar vertebra. Case report 351. Skelet. Radiol. 15 (1986) 164

Abrahams, T. G., W. Bula, M. Jones: Epithelioid hemangioendothelioma of bone. Skelet. Radiol. 21 (1992) 509

Abumi, K., M. M. Panjabi, J. Duranceau: Biomechanical evaluation of spinal fixation devices. Part III. Stability provided by six spinal fixation devices and interbody graft. Spine 14 (1989) 1249

Adler, C. P.: Teleangiectatic Osteosarcoma of the femur with features of an aggressive aneurysmal bone cyst. Case report 111. Skelet. Radiol. 5 (1980) 56

Aegerter, E., J. A. Kirkpatrick: Orthopedic Diseases, Physiology, Pathology, Radiology, 3rd ed. Saunders, Philadelphia 1968

Aimard, G., D. Boisson, N. Kopp, M. Devic: Neuropathie avec contractures évoquant le stiff-man syndrom. Rev. neurol. 140 (1984) 510

Akbarnia, B. A., S. A. Rooholamini: Scoliosis caused by benign osteoblastoma of the thoracic or lumbar spine. J. Bone Jt Surg. A 63 (1981) 1146

Appel, R. G., H. C. Oppermann, W. E. Brandeis: Skeletal lesions in Hodgkin's disease. Pediat. Radiol. 11 (1981) 61

Ardran, G. M.: Bone destruction not demonstrable by radiography. Brit. J. Radiol. 24 (1951) 107

Arlet, V., P. Rigault, J. P. Padovani, J. F. Mallet, G. Finidori, P. Touzet: Le kyste anévrysmal des os chez l'enfant. Étude de 28 cas. Rev. Chir. orthop. 73 (1987) 337

Ashby, D. W., D. Ramage: Lesions of the vertebrae and innominate bones in tuberose sclerosis. Brit. J. Radiol. 30 (1957) 274

Avrahami, E., R. Tadmor, O. Dally, H. Hadar: Early MR demonstration of spinal metastases in patients with normal radiographs and CT and radionuclide bone scans. J. Comput. assist. Tomogr. 13 (1989) 598

Ayala, A. G., J. Zornosa: Primary bone tumors: Percutaneous needle biopsy. Radiology 149 (1983) 675

Azouz, E. M.: Multiple enchondromatosis (Ollier disease) with severe vertebral changes. Case report 418. Skelet. Radiol. 16 (1987) 236

Bacci, G., D. Springfield, P. Picci: Adjuvant chemotherapy for malignant fibrous histiocytoma in the femur and tibia. J. Bone Jt Surg. A 67 (1985) 620

Bacci, G., P. Picci, S. Gitelis, A Borghi, M. Campanacci: The treatment of localized Ewing's sarcoma. Cancer 49 (1982) 1561

Bacci, G., R. Savini, P. Calderoni: Solitary plasmacytoma of the vertebral column. A report of 15 cases. Tumori 68 (1982) 271

Bailey, R. W.: The Cervical Spine. Lea & Febiger, Philadelphia 1974

Baitz, T., R. A. Kyle: Solitary myeloma in chronic osteomyelitis. Arch. intern. Med. 113 (1964) 872

Baker, H. W., B. L. Coley: Chordoma of lumbar vertebra. J. Bone Jt Surg. A 35 (1953) 403

Baker, E. R.: The indications for bone scans in the preoperative assessment of patients with operable breast cancer. Breast 3 (1977) 43

Baker, N. D., A. Greenspan, M. Neuwirth: Symptomatic vertebral hemangiomas: A report of four cases. Skelet. Radiol. 15 (1986) 458

Bale, J. F., W. E. Bell, V. Dunn: Magnetic resonance imaging of the spine in children. Arch. Neurol. 43 (1986) 1253

Bannasch, P., H. Zerban, D. Mayer: The cytoskeleton in tumor cells. Pathol. Res. Pract. 175 (1982) 196

Barber, J. R., M. B. Coventry, J. R. McDonald: The spread of soft-tissue sarcomata of the etremities along peripheral-nerve trunks. J. Bone Jt Surg. A 39 (1957) 5324

Barcenta, A., R. D. Lohato, J. J. Rivas et al.: Spinal metastatic disease: Analysis of factors determining functional prognosis and choice of treatment. Neurosurgery 15 (1984) 820

Barron, K. D., A. Hisano, S. Araki, R. D. Terry: Experiences with metastatic neoplasms involving the spinal cord. Neurology 9 (1959) 91

Barwick, K. W., A. F. Huvos, J. Smith: Primary osteogenic sarcoma of the vertebral column. Cancer 46 (1980) 595

Bataille, R., J. Sany: Solitary myeloma. Clinical and prognostic features of a review of 114 cases. Cancer 48 (1981) 845

Batson, O. V.: The function of the vertebral veins and their role in the spread of metastasis. Ann. Surg. 112 (1940) 138

Batson, O. V.: The role of vertebral veins in metastatic processes. Ann. intern. Med. 16 (1942) 38

Baudrillard, J. C., J. M. Lerais, P. Rousseaux, B. Scherpereel, Dorwling-Carter, M. Pluot, J. F. Durot, F. Auquier, B. Mandouze: Compression médullaire dorsale par chondrome sous-périosté vertébral. A propos de 2 observations. J. Radiol. 68 (1987) 527

Bauer, B. L., H. Bauer, P. Griss, A. Lütcke, D. Maroske, H. D. Mennel, K. Unsicker: Dumb-bell ganglioneuroma of the spine misinterpreted as progressive idiopathic scoliosis. Case report. Arch. orthop. traum. Surg. 108 (1989) 189

Beachley, M. C., B. P. Lau, E. R. King: Bone involvement in Hodgkin's disease. Amer. J. Roentgenol. 114 (1972) 559

Beeler, J. W., C. H. Helman, J. A. Campbell: Aneurysmal bone cyst of spine. J. Amer. med. Ass. 16 (1957) 914

Bell, M. S.: Benign cartilagineous tumours of the spine. Brit. J. Surg. 58 (1971) 707

Beltran, J., F. Aparisi, L. Marti Bonmati, Z. S. Rosenberg, D. Present, G. C. Steiner: Eosinophilic granuloma: MRI manifestations. Skelet. Radiol. 22 (1993) 157–161

Beltran, J., D. C. Simon, M. Levy, L. Herman, L. Weis, C. T. Mueller: Aneurysmal bone cyst: MR image at 1.5 T. Radiology 158 (1986) 689

Benati, A., R. da Pian, C. Mazza: Preoperative embolization of a vertebral hemangioma compressing the spinal cord. Neuroradiology 7 (1974) 181

Benson, D. R., T. L. Keenen: Evaluation and treatment of trauma to the vertebral column. Amer. Acad. Orthop. Surg. 49 (1990) 577

Benson, W. R., S. Bass: Chondromyxoid fibroma. J. clin. Pathol. 25 (1955) 1290

Berenstein, A., E. Russel: Gelatine sponge in therapeutic neuroradiology: A subject review. Radiology 141 (1981) 105

Berger, R. K., A. L. Williams, D. L. Daniels, L. F. Czervionke, L. P. Mark, V. M. Haughton, R. A. Papke, M. Coffer: Contrast enhancement in spinal MR imaging. Amer. J. Radiol. 153 (1989) 387

Bergholz, M., A. Schauer, H. Poppe: Diagnostic and differential diagnostic aspects in Histiocytosis X disease. Pathol. Res. Pract. 166 (1979) 59

Bergstrand, A., O. Hook, H. Lidvall: Vertebral haemangiomas compressing the spinal cord. Acta neurol. scand. 39 (1963) 59

Bertoni, F., K. K. Unni, R. A. McLeod, D. C. Dahlin: Osteosarcoma resembling osteoblastoma. Cancer 55 (1985) 416

Bertoni, F., Capanna, R., P. Calderoni, P. Bacchini: Benign fibrous histiocytoma. Case report 223. Skelet. Radiol. 9 (1983) 215

Bertoni, F., P. Calderoni, P. Bacchini, A. Sudanese, N. Baldini D. Present, M. Campanacci: Benign fibrous histiocytoma of bone. J. Bone Jt Surg. A 68 (1986) 1225−1230

Bette, H., H. Engelhardt: Folgezustände von Laminektomien an der Halswirbelsäule. Z. Orthop. 85 (1955) 564

Beyer, W. F., H. Kühn: Can an osteoblastoma become malignant? Virchows Arch. 408 (1985) 297

Biagini, R., R. De Cristofaro, P. Ruggieri, S. Boriani: Giant-cell tumor of the spine. J. Bone Jt Surg. A 72 (1990) 1102

Biehl, T., M. Reiser, M. Kratzer: Der Einsatz der Kernspintomographie für die Diagnostik von Tumoren an der Wirbelsäule. Orthop. Prax. 22 (1986) 816

Biesecker, J. L., R. C. Marcove, A. G. Huvos, V. Miké: Aneurysmal bone cyst. Cancer 26 (1970) 615

Billings, K. J., L. G. Werner: Aneurysmal bone cyst of the first lumbar vertebra. Radiology 104 (1972)

Binswanger, U.: Zur Klinik der aneurysmatischen Knochenzyste der Wirbelsäule. Schweiz. Arch. Neurol. Neurochir. Psychiat. 92 (1963) 44

Bisset, G. S., R. A. Kaufman, R. Towbin, K. E. Bove: Recurrent sacral osteoblastoma. Case report 452. Skelet. Radiol. 16 (1987) 666

Black, P.: Spinal metastases: Current status and recommended guidelines for management. Neurosurgery 5 (1979) 726

Black, R. C., V. O. Gardner, G. W. D. Armstrong: A contoured anterior spinal fixation plate. Clin. Orthop. 227 (1988) 135

Blank, N., A. Lieber: The significance of growing bone islands. Radiology 85 (1965) 508

Blankenstein, A., R. Spiegelmann, I. Shacked, E. Schinder, A. Chechick: Hemangioma of the thoracic spine involving multiple adjacent levels: Case report. Paraplegia 26 (1988) 186

Blaylock, R., L. Kempe: Chondrosarcoma of the cervical spine. J. Neurosurg. 44 (1976) 500

Bléry, M., Chagnon, S., M. Chanzy, L. Turmel: Tumeurs cartilagineuses axiales. A propos de 3 cas avec symptomatologie neurologique. J. Radiol. 62 (1981) 31

Bockman, R. S.: Hypercalcemia in malignancy. Clin. Endocrinol. Metabol. 9 (1980) 317

Body, J. J., A. Borkowski, A. Cleeren, O. L. M. Bijvoet: Treatment of malignancy associated hypercalcemia with intravenous amino hydroxy propylidene diphosphonate. J. clin. Oncol. 4 (1986) 1177

Böhler, G., T. Gaudernak: Anterior plate stabilization for fracture dislocation of the lower cervical spine. J. Trauma 20 (1980) 203

Bökkering, J. P., G. A. de Vaan: Histiocytosis X. Europ. J. Pediat. 135 (1980) 129

Bohlman, H. H., B. L. Sachs. J. R. Carter, L. Riley, R. A. Robinson: Primary neoplasms of the cervical spine. J. Bone Jt Surg. A 68 (1986) 483

Bohndorf, K., M. Reiser, B. Lochner, W. Féaux de Lacroix, W. Steinbrich: Magnetic resonance imaging of primary tumors and tumour-like lesions of bone. Skelet. Radiol. 15 (1986) 511

Bonakdarpour, A. W. M. Levy, E. Aegerter: Primary and secondary aneurysmal bone cyst. A radiological study of 75 cases. Radiology 126 (1978) 75

Bonakdarpour, A., D. P. Mayer, M. Clancy, H. Steel, R. O. Petersen: Eosinophilic granuloma of T 11. Case report 208. Skelet. Radiol. 8 (1982) 319

Bouchez, B., G. Gozet, X. Le Coutour, P. Kassiotis, F. Piech, J. L. Leroy, G. Arnott, M. Delecour: Compression medullaire par angiome vertébral au cours de la grossesse: un cas traité par embolisation. J. Gynécol. Obstét. Biol. Réprod. 13 (1984) 885

Bouropoulou, V., A. Bosse, A. Roessner, E. Vollmer, G. Edel, P. Wuisman, A. Härle: Immunohistological investigation of chordomas: Histogenetic and differential diagnostic aspects. In Roessner, A.: Biological Characterization of Bone Tumors. Springer, Berlin 1989 (p. 183)

Boyle, T. M., H. G. Frank: The management of nasopharyngeal chordoma by repeated radiation. J. Laryngol. 80 (1966) 533

Boyle, W. J.: Cystic angiomatosis of bone. J. Bone Jt Surg. B 54 (1972) 626

Bradway, J. K., D. J. Pritchard: Ewing's tumor of the spine. In Sundaresan N. et al.: Tumors of the Spine. Diagnosis and Clinical Management. Saunders, Philadelphia 1990

Braitinger, S., F. Weigert, P. Held, N. Obletter, A. Breit: CT und MRT von Wirbelhämangiomen. Fortschr. Röntgenstr. 151 (1989) 399

Brandon, C., W. Martel, L. Weatherbee, P. Capek: Osteosklerotic myeloma (Poems syndrom). Case report 572. Skelet. Radiol. 18 (1989) 542

Braun, A., A. Helmich: Klinische Propädeutik aneurysmatischer Knochenzysten. Z. Orthop. 126 (1988) 448

Braunstein, E. M.: Hodgkin disease of bone: Radiographic correlation with the histological classification. Radiology 137 (1980) 643

Braunstein, E. M., S. J. White: Non-Hodgkin lymphoma of bone. Radiology 135 (1980) 59

Brenner, B., A. Carter, I. Tatarsky: Incedence, prognostic significance and therapeutic modalities of central nervous system involvement in multiple myeloma. Acta haematol. 68 (1982) 77

Brocher, J. E. W., H.-G. Willert: Differentialdiagnose der Wirbelsäulenerkrankungen, 6. Aufl. Thieme, Stuttgart 1980

Broderick, T. W., D. Resnick, T. G. Goergen, N. Alazraki: Enostosis of the spine. Spine 3 (1978) 167−170

Brodsky, A. E., M. Khalil, L. van Deventer: Unicameral bone cyst of a lumbar spine. J. Bone Jt Surg. A 68 (1986) 1283

Brooks, B. S., T. Gammal, W. D. Beveridge: Erosion of vertebral pedicles by unusual vascular cause. Report of three cases. Neuroradiology 23 (1982) 107

Brower, A. C., J. E. Culver, T. E. Keats: Diffue cystic angiomatosis of bone. Report of two cases. Amer. J. Roentgenol. 118 (1973) 456

Buck, R. E., R. W. Bailey, A. Arbor: Replacement of a cervical vertebral body for aneurysmal cyst. J. Bone Jt Surg. A 51 (1969) 1656

Buckler, R. A., D. A. Chad, T. W. Smith, R. I. Davidson: Sciatica: An early manifestation of thoracic vertebral osteochondroma. Neurosurgery 21 (1987) 98

Buraczewski, J., J. Dabska: Pathogenesis of aneurysmal bone cyst. Cancer 28 (1971) 597

Buraczewski, J., J. Lysakowska, W. Rudowski: Chondroblastoma (Codman's Tumour) of the thoracic spine. J. Bone Jt Surg. B 39 (1957) 705

Burkhardt, R., B. Frisch, R. Schlag, W. Sommerfeld: Carcinomatous osteodysplasia. Skelet. Radiol. 8 (1982) 169

Burmeister, H.: Zur Kenntnis aneurysmatischer Knochenzysten der Wirbelsäule. Chirurg 35 (1964) 420

Byers, P. D.: Solitary benign osteoblastic lesions of bone. Osteoid osteoma and benign osteoblastoma. Cancer 22 (1968) 43

Calderone, A., A. Naimark, A. L. Schiller: Juxtacortical chondroma of C2. Case report 196. Skelet. Radiol. 8 (1982) 160

Camins, M. B., A. W. Duncan, J. Smith, R. C. Marcove: Chondrosarcoma of the spine. Spine 3 (1978) 202

Cammisa, F. P., D. B. Glasser, J. M. Lane: Chondrosarcoma of the spine: Memorial sloan-kettering cancer center experience. In Sundaresan N. et al.: Tumors of the Spine. Diagnosis and Clinical Management. Saunders, Philadelphia 1990

Campanacci, M., S. Boriani, A. Giunti: Giant cell tumors of the spine. In Sundaresan, N. et al.: Tumors of the Spine. Diagnosis and Clinical Management. Saunders, Philadelphia 1990

Campanacci, M., N. Baldini, S. Boriani, A. Sudanese: Giant-cell tumor of bone. J. Bone Jt Surg. A 69 (1987) 106

Campanacci, M., R. Capanna, P. Picci: Unicameral and aneurysmal bone cyst. Clin. Orthop. 204 (1986) 25

Capanna, R., A. Ayala, F. Bertoni, P. Picci, P. Calderoni, F. Gherlinzoni, G. Bettelli, M. Campanacci: Sacral osteoid osteoma and osteoblastoma: Report of 13 cases. Arch. orthop. traum. Surg. 105 (1986) 205

Capanna, R., U. Albisinni, P. Picci, P. Calderoni, M. Campanacci: Aneurysmal bone cyst of the spine. J. Bone Jt Surg. A 67 (1985) 527

Capanna, R., J. R. Van Horn, R. Biagini, P. Ruggieri: Aneurysmal bone cyst of the sacrum. Skelet. Radiol. 18 (1989) 109

Capanna, R., U. Albisinni, G. C. Caroli, M. Campanacci: Contrast examination as a prognostic factor in the treatment of solitary bone cyst by cortisone injection. Skelet. Radiol. 12 (1984) 97

Capanna, R., D. S. Springfield, P. Ruggieri, R. Biagini, P. Picci, G. Bacci, A. Giunti, E. G. Lorenzi, M. Campanacci: Direct cortisone injection in eosinophilic granuloma of bone. A preliminary report on 11 cases. J. pediatr. Orthop. 5 (1985) 339

Carmacho, J. F. Arnalich, B. Anciones: The spectrum of neurological manifestations in myeloma. Medicine 16 (1985) 597

Carmel, P. W., F. J. Cramer: Cervical cord compression due to exostosis in a patient with hereditary multiple exostoses. J. Neurosurg. 28 (1968) 500

Carmody, E., B. Loftus, J. Corrigan, T. O'Sullivan, M. Leader, F. Keeling: Malignant epithelioid haemangioendothelioma of bone. Case report 759. Skelet. Radiol. 21 (1992) 538

Carson, C. P., L. V. Ackerman, J. D. Maltby: Plasma cell myeloma. A clinical, pathologic and roentgenologic review of 90 cases. Amer. J. clin. Pathol. 25 (1955) 849

Caspar, W.: Die ventrale interkorporelle Stabilisierung mit der HWS-Trapez-Osteosyntheseplatte. Indikation, Technik, Ergebnisse. Z. Orthop. 122 (1984) 601

Castellino, R. A.: Hodgkin disease: Practical concepts for the diagnostic radiologist. Radiology 159 (1986) 305

Cattell, H. S., G. L. Clark: Cervical kyphosis and instability following multiple laminectomies in children. J. Bone Jt Surg. A 49 (1967) 713

Cavalli, F., D. Gasparini, N. Berti, G. Carretta: Il plasmocitoma solitario extra-osseo: un caso di localizzazione extra-durale al rachide dorsale. Radiol. med. 69 (1983) 672

Chabner, B. A., R. E. Johnson, R. C. Young: Sequential nonsurgical and surgical staging of non-Hodgkin's lymphoma. Ann. intern. Med. 85 (1976) 149

Chabner, B. A., R. I. Fisher, R. C. Young: Staging of non-Hodgkin lymphoma. Semin. Oncol. 7 (1980) 285

Chacha, P. B., B. T. Khong: Eosinophilic granuloma of bone. A diagnostic problem. Clin. Orthop. 80 (1971) 79

Chak, L. Y., R. S. Cox, D. G. Bostwick, R. T. Hoppe: Solitary plasmacytoma of bone. Treatment, progression and survival. J. clin. Oncol. 5 (1987) 1811

Chambers, P. W., C. P. Schwinn: Chordoma: A clinicopathologic study of metastases. Amer. J. clin. Pathol. 72 (1979) 765

Chan, R. C., W. W. Sutow, R. D. Lindberg, M. L. Samuels, J. A. Murray, D. J. Johnston: Management and results of localized ewings's sarcoma. Cancer 43 (1979) 1001

Cheyne, C.: Histiocytosis X. J. Bone Jt Surg. B 53 (1971) 366

Chigira, M., T. Shinozaki: Diagnostic value of serum tumor markers in skeletal metastasis of carcinoma. Arch. orthop. traum. Surg. 109 (1990) 247

Chiras, J., G. Gagna, M. Rose, G. Saillant, J. Bories, R. Roy-Camille: Artériographie et embolisation des tumeurs du sacrum. Rev. Chir. orthop. 73 (1987) 99

Chirossel, J. P., M. Aubert, P. Y. Brichon, B. Pasquier, H. Chouteau: Fibrome desmoide à localisation vertebrale. Chirurgie 109 (1983) 135

Choi, I. S., A. Berenstein: Spinal Angiography and Embolization of Tumors. In Sundaresan, N., H. H. Schmidek, A. L. Schiller, D. I. Rosenthal: Tumors of the Spine. Diagnosis and Clinical Management. Saunders, Philadelphia 1990

Chow, S. P., J. C. Leong, A. C. Yau: Osteoclastoma of the axis. J. Bone Jt Surg. A 59 (1977) 550

Chung, E. B., F. M. Enzinger: Chondroma of soft parts. Cancer 41 (1978) 1414

Chung, V. P., C. S. Soo, S. Wallace, R. S. Benjamin: Arterial occlusion: Management of giant cell tumor and aneurysmal bone cyst. Amer. J. Roentgenol. 136 (1981) 1127

Ciappette, P., P. Celli, L. Palma, A. Mariotini: Intraspinal hemangiopericytomas. Report of two cases and review of the literature. Spine 10 (1985) 27

Clark, C. R., K. J. Keggi, M. M. Panjabi: Methyl metacrylate stabilization of the cervical spine. J. Bone Jt Surg. A 66 (1984) 40

Clark, T. D., C. B. Stelling, R. E. Fechner: Case report 328. Skelet. Radiol. 14Jt Surg. (1985) 149

Cohen, J., J. M. Craig: Multiple lymphangiectases of bone. J. Bone Jt Surg. A 37 (1955) 585

Cohen, M. A., S. Bender, P. J. Struthers: Hodgkin's disease of the jaws. Oral. Surg. 4 (1984) 413

Cohen, M., Zornoza, J., A. Cangir, J. A. Murray, S. Wallace: Direct injection of methylprednisolone sodium succinate in the treatment of solitary eosinophilic granuloma of bone. Radiology 136 (1980) 156

Coindre, J. M., J. Rivell, M. Trojani: Immunohistological study of chordomas. J. Pathol. 150 (1986) 61

Colman, L. K., B. A. Porter, J. Redmond: Early diagnosis of spinal metastases by CT and MR studies. J. Comput. assist. Tomogr. 12 (1983) 423

Compère, E. L., W. E. Johnson, M. V. Coventry: Vertebra plana (Calvé's Disease) due to eosinophilic granuloma. J. Bone Jt Surg. A 36 (1954) 969

Congdon, C. C.: Proliferative lesions resembling chordoma following puncture of the nucleus pulposus in rabbits. J. nat. Cancer Inst. 12 (1952) 893

Conley, J. J., A. A. Clairmont: Some aspects of cervical chordoma. Trans. Amer. Acad. Opthalmol. Otolaryngol. 84 (1977) 145

Constans, J. P., E. de Divitiis, R. Donzelli: Spinal metastases with neurological manifestations. J. Neurosurg. 59 (1983) 111

Coombs, R. J., L. H. Denman, N. A. Ebraheim, S. R. Conover: CT-guided biopsy of sacral metastatic carcinoma not visible on CT scan. Spine 13 (1988) 588

Coombs, R. J., J. Zeiss, K. McCann, E. Phillips: Multifocal Ewing tumor of the skeletal system. Case report 360. Skelet. Radiol. 15 (1986) 254

Corwin, J., R. D. Lindberg: Solitary plasmocytoma of bone vs. extramedullary plasmacytoma and their relationship to multiple myeloma. Cancer 43 (1979) 1007

Cremer, H., K. J. Münzenberg: Aneurysmatische Knochenzyste mit malignem Verlauf. Z. Orthop. 118 (1980) 225

Crone-Münzebrock, W., M. Heller: Ungewöhnliche Röntgen-, CT- und Szintigraphiebefunde bei einem eosinophilen Granulom. Fortschr. Röntgenstr. 138 (1983) 633

Crowell, R. M., J. G. Wepsic: Thoracic cord compression due to chondrosarcoma in two cousins with hereditary multiple exostoses. J. Neurosurg. 36 (1972) 86

Cruz, M., B. L. Coley, F. W. Stewart: Postradiation bone sarcoma. Cancer 10 (1957) 72

Cserhati, M. D.: Strahlenbedingte Knochen- und Knorpelnekrosen der Epiphysenfugen. Orthopäde 10 (1981) 9

Cserhati, M. D.: Primäre Wirbelsäulentumoren. Helv. chir. Acta 40 (1973) 193

Cserhati, M. D.: Die Wertigkeit der Stanz- und Punktionsbohrbiopsie in der Diagnostik der Spondylitis-Tbc. Z. Orthop. 124 (1986) 79

Cserhati, M. D.: Zur Differentialdiagnose von Geschwulstkrankheiten: Plasmazelluläre Osteomyelitis – Ewing-Sarkom. Z. Orthop. 116 (1978) 749

Cummings, B. J., D. I. Hodson. R. S. Bush: The results of megavolte radiation therapy. Int. J. Radiat. Oncol. Biol. Phys. 9 (1983) 633

Cusmano, F., A. Gandolfi, L. Bettoni: Solitary plasmacytoma of the vertebra. Neuroradiological findings. Acta neurol. 5 (1983) 138

Cybulski, G. R., J. A. Greager, T. Gleason, M. G. Reyes, M. F. Homsi: Malignant schwannoma (Neurofibrosarcoma) metastatic to spine. Spine 14 (1989) 549

Dabska, M., J. M. Burczewski: Aneurysmal bone cyst. Cancer 23 (1969) 371

Daffner, R. H., D. R. Kirks, J. A. Gehweiler, D. K. Heaston: Computed tomography of fibrous dysplasia. Amer. J. Radiol. 139 (1982) 943

Daffner, R. H., L. Linetsky, J. H. Zabkar: Aneurysmal bone cyst of T8. Case report 433. Skelet. Radiol. 16 (1987) 428

Dahlin, D. C.: Bone Tumors, 3rd ed. Thomas, Springfield 1978

Dahlin, D. C.: Giant-cell tumor of vertebrae above the sacum. Cancer 39 (1977) 1350

Dahlin, D. C., C. S. McCarty: Chordoma: A study of fifty-nine cases. Cancer 5 (1952) 1170

Dahmen, G., R. Bernbeck: Entzündungen und Tumoren der Wirbelsäule. Thieme, Stuttgart 1987

Daras, M., T. Georgakopoulos, D. Avdelidis, A. Gravani, A. J. Tuchman: Spinal cord compression in primary hyperparathyroidism. Spine 15 (1990) 238

Davies, J. A., F. M. Hall, R. P. Goldberg, E. J. Kasdon: Positive bone scan in a bone island. Case report. J. Bone Jt Surg. A 61 (1979) 943

Dawson, E. G., J. M. Mirra, E. T. Yuhl, K. Lasser: Solitary bone cyst of the cervical spine. Clin. Orthop. 119 (1976) 142

De Andrade, J. B., I. MacNab: Anterior occipito-cervical fusion using an extrapharyngeal exposure. J. Bone Jt Surg. A 51 (1969) 1621

De Cristofaro, R., C. Biagini, S. Boriani, S. Ricci, P. Ruggieri, G. Rossi, N. Fabbri, R. Roversi: Selective arterial embolization in the treatment of aneurysmal bone cyst and angioma of bone. Skelet. Radiol. 21 (1992) 523

De Groof, E., R. Verdonk, M. Vercauteren, K. Schelstraete, H. Roels, H. Claessens: Giant-cell tumor involving a lumbar vertebra. Spine 15 (1990) 835

de Santos, L. A., B. S. Edeiken: Subtle early osteosarcoma. Skelet. Radiol. 13 (1985) 44

de Santos, L. A., J. A. Murray: Evaluation of giant-cell tumor by computerized tomography. Skelet. Radiol. 2 (1978) 205

de Santos, L. A., J. A. Murray: The value of arteriography in the management of aneurysmal bone cyst. Skelet. Radiol. 2 (1978) 137

De Souza Dias, L., H. M. Frost: Osteoblastoma of the spine. Clin. Orthop. 91 (1973) 141

Decker, K.: Klinische Neuroradiologie. Thieme, Stuttgart 1960

Decker, R. E., W. C. Wei: Thoracic cord compression from multiple hereditary exostoses associated with cerebellar astrocytoma. J. Neurosurg. 30 (1969) 310

Delamarter, R. B., B. L. Sachs, G. H. Thompson, H. H. Bohlman, J. T. Makley, J. R. Carter: Primary neoplasms of the thoracic and lumbar spine. Clin. Orthop. 256 (1990) 87

Delattre, J. V., E. Arbit, M. K. Rosenblum: High dose versus low dose dexamethasone in experimental epidural spinal cord compression. Neurosurgery 22 (1988) 1005

Delauche-Cavallier, M. C., J. D. Loredo, M. Wybier, M. Bard, A. Mazabraud: Solitary plasmacytoma of the spine. Long-term clinical course. Cancer 61 (1988) 1707

Denis, F.: Spinal instability as defined by the three column spine concept in acute trauma. Clin. Orthop. 189 (1984) 65

Depotter, J., P. Rigault, J. P. Padovani, J. F. Hirsch, J. C. Pouliquen, D. Renier, J. F. Mallet, G. Guyonvarch: Tumeurs osseuses primitives du rachis chez l'enfant. A propos de 66 cas. Rev. Chir. orthop. 70 (1984) 429

DeRosa, G. P., G. P. Graziano, J. Scott: Arterial embolization of aneurysmal bone cyst of the lumbar spine. J. Bone Jt Surg. A 72 (1990) 777

DeSantos, L. A., J. A. Murray, A. G. Ayala: The value of percutaneous needle biopsy in the management of primary bone tumors. Cancer 43 (1979) 735

De Schepper, A. M. A., F. Ramon, E. Van Marck: MR imaging of eosinophilic granuloma: report of 11 cases. Skelet. Radiol. 22 (1993) 163–165

Destouet, J. M., M. Kyriakos, L. A. Gilula: Fibrous histiocytoma (fibroxanthoma) of a cervical vertebra. Skelet. Radiol. 5 (1980) 241–246

Di Simone, R. E., A. T. Berman, E. P. Schwentker: The orthopedic manifestation of neurofibromatosis. A clinical experience and review of the literature. Clin. Orthop. 230 (1988) 277

Dick, H. M., L. U. Bigliani, W. J. Michelsen, A. D. Johnston, F. E. Stinchfield: Adjuvant arterial embolization in the treatment of benign primary tumors in children. Clin. Orthop. 139 (1979) 133

Dickson, D. D., J. D. Camp, R. R. Ghormley: Osteitis deformans: Paget's disease of bone. Radiology 44 (1965) 449

Dickson, J. H., T. A. Waltz, R. E. Fechner: Intraosseous neurilemoma of the third lumbar vertebra. J. Bone Jt Surg. A 53 (1971) 349

Dihlmann, W.: Hemispherical spondylosclerosis – A polyetiologic syndrome. Skelet. Radiol. 7 (1981) 99

Dihlmann, W., G. Delling: Spondylosclerosis hemispherica. Fortschr. Röntgenstr. 138 (1983) 592

Disch, S. P., R. L. Grabb, M. H. Gado, W. B. Strecker, J. P. Marbarger: Aneurysmal bone cyst of the cervicothoracic spine: CT evaluation of the value of preoperative embolizatio. S. Afr. med. J. 58 (1980) 211

Djindjian, R., J. J. Merland: Angiography of Spinal Column and Spinal Cord Tumors. Thieme, Stuttgart 1981

Djindjian, R., J. Cophignon, A. Rey: Superselective arteriographic embolizations by the femoral route in neuroradiology, study of 50 cases: Embolization in vertebro medullary pathology. Neuroradiology 6 (1973) 132

Dockerty, M. B., R. K. Ghormley, R. L. J. Kennedy, D. G. Pugh: Albright's syndrome (Polyostotic fibrous dysplasia with cutaneous pigmentation in both sexes and gonadal dysfunction in females). Arch. intern. Med. 75 (1949) 357–375

Dollahite, H. A., L. Tatum, S. M. Moinuddin, P. G. Carnesale: Aspiration biopsy of primary neoplasms of bone. J. Bone Jt Surg. A 71 (1989) 1166

Dominok, G. W., H.-G. Koch: Knochengeschwülste und geschwulstähnliche Knochenerkrankungen. Fischer, Jena 1977

Dominok, G. W., W. Eisengarten: Benignes fibröses Histiozytom des Knochens. Zbl. allg. Pathol. pathol. Anat. 124 (1980) 77

Domisse, G. F.: The arteries, arterioles and capillaries of the spinal cord. Surgical guidelines in the prevention of postoperative paraplegia. Ann. roy. Coll. Surgns Engl. 62 (1980) 369

Dorfman, H. D., S. W. Weiss: Borderline osteoblastic tumors: Problems in the differential diagnosis of aggressive osteoblastoma and low-grade osteosarcoma. Semin. Diagn. Pathol. 1 (1984) 215

Dosoretz, D. E., A. K. Raymond, G. F. Murphy, K. P. Doppke, A. L. Schiller, C. C. Wang, H. D. Suit: Primary lymphoma of bone – The relationship of morphologic diversity to clinical behavior. Cancer 50 (1982) 1009

Doubilet, P. M., S. F. Seltzer, S. J. Hessel: Computed tomography in the diagnosis and management of paravertebral masses. Comput. Radiol. 81 (1984) 101

Dowdle, J. A., R. B. Winter, L. P. Dehner: Postradiation osteosarcoma of the cervical spine in childhood. A case report. J. Bone Jt Surg. A 59 (1977) 969

Dreghorn, C. R., R. J. Newman, G. J. Hardy. R. A. Dickson: Primary tumors of the axial skeleton. Experience of the leeds regional bone tumor registry. Spine 15 (1990) 137

Dunn, R. C., W. A. Kelly, R. N. W. Whons, J. F. Howe: Spinal epidural neoplasia. A 15 year review of the results of surgical therapy. J. Neurosrg. 52 (1980) 47

Edel, G., Y. Ueda, A. Roessner, S. Blasius, H. Müller-Miny, R. Erlemann: Chondroblastome des Kopfes und der Wirbelsäule. Zwei Fallberichte und Literaturübersicht. Osteologie 1 (1992) 81

Edelstyn, G. A., P. J. Gillepsie, F. S. Grebell: The radiological demonstration of osseous metastases: Experimental observations. Clin. Radiol. 18 (1967) 158

Edland, R. W.: Ewing's sarcoma of the spine. Radiol. clin. biol. 37 (1968) 162

Edwards, W. H., R. C. Thompson, E. W. Varsa: Lymphangiomatosis and massive osteolysis of the cervical spine. Clin. Orthop. 177 (1983) 222

Eftekhari, F., S. Wallace, V. P. Chuang, A. Cangir, A. S. Benjamin, J. A. Murray: Intraarterial management of giant-cell tumors of the spine in children. Pediat. Radiol. 12 (1982) 289

Ehalt, W., M. Ratzenhofer: Zur Kasuistik des gutartigen Chondroblastoms. Z. Orthop. 102 (1967) 625

Eisenstein, S., F. Spiro, S. Browde, C. M. Lewer Allen, L. Grobler: The treatment of a symptomatic vertebral hemangioma by radiotherapy. Spine 11 (1986) 640

Enderle, A.: Nadelbiopsie und Probeexzision. Wirbels. Forsch. Praxis 103 (1984) 41

Enderle, A., H.-G. Willert: Systemerkrankungen der Wirbelsäule. In Witt, A. N., H. Rettig, K. F. Schlegel: Orthopädie in Praxis und Klinik. Bd. V/1: Wirbelsäule-Thorax-Becken. Thieme, Stuttgart 1990

Endeler, A., H.-G. Willert, L. Zichner: Angeborene und erworbene Skeletterkrankungen. In Witt, A. N., H. Rettig, K. F. Schlegel: Orthopädie in Praxis und Klinik, Bd. III/1. Thieme, Stuttgart 1984

Engelbreth-Holm, J., G. Teilum, E. Christensen: Eosinophilic granuloma of bone: Schüller-Christian's disease. Acta med. scand. 118 (1944) 292

Enneking, W. F.: A system of staging musculoskeletal neoplasms. Clin. Orthop. 204 (1986) 9

Enneking, W. F.: Musculoskeletal Tumor Surgery. Churchill Livingstone, New York 1983

Epelbaum, R., N. Haim, M. Ben-Shahar, Y. Ben-Arie, M. Feinsod, Y. Cohen: Non-Hodgkin's lymphoma presenting with spinal epidural involvement. Cancer 58 (1986) 2120

Epstein, B. S.: The Spine: a Radiological Text and Atlas, 2nd ed. Lea & Febiger, Philadelphia 1962 (pp. 269)

Erikson, B., B. Gunterberg, L. G. Kindblom: Chordoma. A clinicopathologic and prognostic study of a Swedish national series. Acta orthop. scand. 52 (1981) 49

Erlemann, R., P. Wuisman: Knochen- und Weichteiltumoren. In Peters, P. E., H. H. Matthiaß, M. Reiser: Magnetresonanztomographie in der Orthopädie. Enke, Stuttgart 1990

Ernst, H. U., M. Weber: Die Wirbelkörperpunktion als diagnostische Maßnahme bei Wirbelsäulentumoren. Orthop. Praxis 11 (1986) 850

Esparza, J., S. Castro, J. Portiloo: Vertebral hemangiomas: Spinal angiography and preoperative embolization. Surg. Neurol. 10 (1978) 171

Espinosa, G. A., H. Platt: Two cases of osteosarcoma of the spine arising from pagetic bone. Appl. Radiol. 12 (1983) 59

Ewing, J.: Diffuse endothelioma of bone. Proc. N.Y. pathol. Soc. 21 (1921) 1

Exner, G. U., A. R. von Hochstetter, N. Augustiny, G. von Schulthess: Magnetic resonance imaging in malignant bone tumours. Int. Orthop. 14 (1990) 49

Exner, G. U., A. R. von Hochstetter, K. Uehlinger: „Benignes fibröses Histiozytom" der distalen Femurmetaphyse. Z. Orthop. 128 (1990) 308

Fakharani-Hein, M., P. Griss, A. Lüdke, A. Bittinger: Rapidly developping scoliosis in an adolescent due to spinal osteoblastoma. Arch. orthop. traum. Surg. 107 (1988) 259

Falconer, M. A., C. L. Cope, A. H. T. Robb-Smith: Fibrous dysplasia of bone with endocrine disorders and cutaneous pigmentation (Albright's Disease). Quart. J. Med. 11 (1942) 121–154

Fang, H. S. J., G. B. Ong: Direct anterior approach to the upper cervical spine. J. Bone Jt Surg. A 44 (1962) 1589

Fanney, D., J. Tehranzadeh, R. M. Quencer: Osteochondroma of the cervical spine. Case report 415. Skelet. Radiol. 16 (1987) 170

Faria, S. L., W. R. Schlupp, H. Chiminazzo: Radiotherapy in the treatment of vertebral hemangiomas. Int. J. Radiat. Oncol. Biol. Phys. 11 (1985) 387

Fauré, C., L. Boccon-Gibot, J. Herve, P. Permin: Aneurysmal bone cyst of L2. Case report 154. Skelet. Radiol. 6 (1981) 229

Fechner, R. E.: Benign fibrous histiocytoma of bone. Lab. Invest. 52 (1985) 21A

Feldman, F.: Tuberous sclerosis, neurofibromatosis and fibrous dysplasia. In Resnick, D., G. Niwayama: Diagnosis of Bone and Joint Disorders. Saunders, Philadelphia 1981

Feldman, J. L., M. Guedri, N. Ohana, C. J. Menkes, B. Amor: Le plasmocytome solitaire vertébral. Ann. Méd. interne 135 (1984) 259

Felsenberg, D., R. Krämer, R. Sokiranski, J. Ebersberg, W. Kalender: Reduktion von Metallartefakten in der Computertomographie: klinische Erfahrungen und Ergebnisse. Electromedica 56 (1988) 97

Fer, M. F., F. A. Greco, R. K. Oldham: Poorly differentiated Neoplasms and Tumors of Unknown Origin. Grune & Stratton, Orlando 1987

Ferguson, G. H.: Roentgen Diagnosis of the Extremities and Spine. Annals of Roentgenology 17, 2nd ed. Hoeber, New York 1949

Ferrant, A., J. Rodhain, J. L. Michaux, B. Maldague, L. Piret, G. Sokal: Detection of skeletal involvement in Hodgkin's disease: A comparison of radiography, bone scaning and bone marrow biopsy in 38 patients. Cancer 35 (1975) 1346

Feuerman, T., P. S. Dwan, R. F. Young: Vertebrectomy for treatment of vertebral hemangioma without preoperative embolization. J. Neurosurg. 65 (1986) 404

Fidler, M. W., B. B. Niers: Open transpedicular biopsy of the vertebral body. J. Bone Jt Surg. B 72 (1990) 884

Fielding, J. W., S. Ratzan: Osteochondroma of the Cervical Spine. J. Bone Jt Surg. A 55 (1973) 640

Fielding, J. W., V. G. Fiette, H. E. Hughes, J. Z. Gabrielian: Primary osteogenic sarcoma of the cervical spine. J. Bone Jt Surg. B 56 (1976) 534

Findlay, G. F. G.: Adverse effects of the management of malignant spinal cord compression. J. Neurol. Neurosurg. Psychiat. 47 (1984) 761

Fink, L. H., M. W. Meriwether: Primary epidural Ewing's sarcoma presenting as a lumbar disc protusion. J. Neurosurg. 51 (1979) 120

Firooznia, I. L., R. S. Pinto, J. P. Lin, H. H. Baruch, J. Zwasner: Chordoma: Radiologic evaluation of twenty cases. Amer. J. Radiol. 127 (1976) 97

Fitzgerald, R. H., T. H. Berquist: Editorial: Magnetic resonance imaging. J. Bone Jt Surg. A 68 (1986) 799

Flatley, J. J., M. H. Anderson, G. T. Anast: Spinal instability due to metastatic disease; treatment by segmental spinal stabilization. J. Bone Jt Surg. A 66 (1984) 47

Fleischli, D. J.: Lytic lesion in a cervical vertebra. J. Amer. med. Ass. 201 (1967) 191

Floman, Y., C. Milgrom, S. Kenan, S. Sabato, G. C. Robin: Spongious and cortical osteoblastoma of the axial skeleton. Orthopedics 8 (1985) 1478

Fors, B., B. Stenkvist: Giant-cell tumor of thoracic vertebra. Acta orthop. scand. 37 (1966) 191

Fortuna, A., N. Di Lorenzo, A. Nolletti, P. Nardi: Chondromes et ostéochondromes solitaires du rachis entraînant une compression myélo-radiculaire. Neurochirurgia 29 (1983) 271

Fowles, J. V., W. P. Bobechko: Solitary eosinophilic granuloma in bone. J. Bone Jt Surg. B 52 (1970) 238

Frager, D., C. Elin, M. Swerdlow, S. Bloch: Subacute osteoporotic compression fracture: misleading magnetic resonance appearance. Skelet. Radiol. 17 (1988) 123

Frager, D. H., M. J. Goldman, L. P. Seimon, C. M. Elkin, J. Cynamon, K. Schreiber, E. T. Habermann, L. M. Freeman, N. E. Leeds: Computed tomography guidance for skeletal biopsy. Skelet. Radiol. 16 (1987) 644

Franz, K., F. Lesoin, D. Leys, I. Krivosic, M. Jomin: Angiome caverneux epidural rachidien en sablier. Rev. neurol. 143 (1987) 298

Fraser, R. D., D. C. Paterson, D. A. Simpson: Orthopaedic aspects of spinal tumors in children. J. Bone Jt Surg. B 59 (1977) 143

Frassica, F. J., S. G. Gitelis, F. H. Sim: Metastatic bone disease: General principles, pathophysiology, evaluation, and biopsy. Instructional Course Lectures 41 (1992) 293

Freyschmidt, J.: Tumoren der Wirbelsäule und des Sacrums. In Schinz, H. R.: Radiologische Diagnostik in Klinik und Praxis, Bd. V/2: Wirbelsäule – Rückenmark. Thieme, Stuttgart 1986

Freyschmidt, J., J. D. Mulder: Primäre Knochengeschwülste und geschwulstähnliche Läsionen des Skeletts. In Schinz, H. R.: Radiologische Diagnostik in Klinik und Praxis, 7. Aufl., Bd. VI/1. Thieme, Stuttgart 1989

Freyschmidt, J., H. Ostertag: Knochentumoren – Klinik, Radiologie, Pathologie. Springer, Berlin 1988

Friedman, B., H. Hanaoka: Langerhans cell granules in eosinophilic granuloma of bone. J. Bone Jt Surg. A 51ll (1969) 367

Friedrich, M.: Untersuchungsstrategien beim unbekannten Primärtumor. Dtsch. Ärztebl. 87 (1990) 870

Fucilla, J. S., A. Hamman: Hodgkin's disease in bone. Radiology 77 (1961) 53

Fuji, T., H. Hamada. T. Masuda, K. Fujiwara, K. Yamashita, K. Ono: Desmoplastic fibroma of the axis. Clin. Orthop. 234 (1988) 16

Fukushima, M., Y. Nabeshima, K. Shimazaki, K. Hirohata: Dumbbell-shaped spinal extradural hemangioma. Arch. orthop. traum. Surg. 106 (1987) 349

Furst, N. J., R. Shapiro: Polyostotic fibrous dysplasia: Review of the literature with two additional cases. Radiology 40 (1943) 501–515

Fyfe, I., A. P. J. Henry, R. C. Mulholland: Closed vertebral biopsy. J. Bone Jt Surg. B 65 (1983) 140

Galanski, M., G. Lingg, D. Uhlenbrock, A. Roessner, A. Karbowski: Die Wertigkeit bildgebender Verfahren bei vertebralen und paravertebralen Geschwülsten. Orthop. Prax. 22 (1986) 809

Galasko, C. S.: The detection of skeletal metastases from mammary cancer by gamma camera scintigraphy. Brit. J. Surg. 56 (1969) 757

Gandolfi, A.: Vertebral histiocytosis X causing spinal cord compression. Surg. Neurol. 19 (1983) 369

Gandolfi, A., C. Bordi: Primary osteosarcoma of the cervical spine causing neurological symptoms. Surg. Neurol. 21 (1984) 441

Garfin, S. R., R. H. Rothman: Case report 346 (Fibrous Dysplasia polyostotic). Skelet. Radiol. 15 (1986) 72–76

Gaston, A., J. P. Nguyen, M. Djindjian, F. Le Bras, R. therardi, N. Benhaiem, C. Marsault: Vertebral haemangioma: CT and angiographic features in three cases. J. Neuroradiol. 12 (1985) 21

Gatenby, R. A., C. B. Mulhern, P. J. Moldofsky: Computed tomography guided thin needle biopsy of small lytic bone lesions. Skelet. Radiol. 11 (1984) 289

Gebes, S., M. Winking: Plasmozytombefall von Atlas und Axis. Neurochirurgica 32 (1989) 187

Gebhardt, M. C., C. J. Campbell, A. L. Schiller, H. J. Mankin: Desmoplastic fibroma of bone. J. Bone Jt Surg. A 67 (1985) 732

Gehan, E. A., M. E. Nesbit, E. O. Burgert, T. J. Vietti, M. Tefft, C. A. Perez, J. Kissane, C. Hempel: Prognostic factors in children with ewing's sarcoma. Nat. Cancer Inst. Monogr. 56 (1981) 273

Gelberman, R. H., C. O. Olson: Benign osteoblastoma of the atlas. J. Bone Jt Surg. A 56 (1974) 808

Gertzbein, S. D., B. Cruickshank, H. Hoffman, G. A. Taylor, P. W. Cooper: Recurrent benign osteoblastoma of the second thoracic vertebra. J. Bone Jt Surg. B 55 (1973) 841

Ghelman, B., M. F. Lospinuso, D. B. Levine, P. F. O'Leary, S. W. Burke: Percutaneous computed-tomography-guided biopsy of the thoracic and lumbar spine. Spine 16 (1992) 736

Giedion, A.: Skelettveränderungen bei Neurofibromatose. Kap. I, Konstitutionelle Skeletterkrankungen. In Schinz, H. R.: Lehrbuch der Röntgendiagnostik, Bd. II/2: Weichteile und Gefäße. Thieme, Stuttgart 1981

Gilbert, R. W., J. H. Kim, J. B. Posner: Epidural spinal cord compression from metastatic tumor; diagnosis and treatment. Ann. Neurol. 3 (1978) 40

Gilday, D. L.: Diagnosis of obscure childhood osteoidosteoma with the bone scan. J. nucl. Med. 15 (1975) 494

Gill, K., S. Paschal, J. Corin, R. Ashman, R. W. Bucholz: Posterior plating of the cervical spine. A biomechanical comparison of different posterior fusion techniques. Spine 13 (1988) 813

Gitelis, S., F. Bertoni, P. Picci, M. Campanacci: Chondrosarcoma of bone. J. Bone Jt Surg. A 63 (1981) 1248

Glanzmann, C., M. Rust, W. Horst: Radiotherapie bei Angiomen der Wirbelsäule: Ergebnisse bei 62 Patienten aus dem Zeitraum 1939–1975. Strahlentherapie 153 (1977) 522

Glaubiger, D. L., R. Makuch, J. Schwarz, A. S. Levine, R. E. Johnson: Determination of prognostic factors and their influence on therapeutic results in patients with Ewing's sarcoma. Cancer 45 (1980) 2213

Glückert, K., B. Kladny: Magnetresonanztomographie des Bewegungsapparates mit schnellen Bildsequenzen. Orthopäde 18 (1989) 53

Go, R. T., G. Y. El-Khoury, M. A. Wehbe: Radionuclide bone image in growing and stable bone island. Skelet. Radiol. 5 (1980) 15

Godersky, J. C., W. R. K. Smoker, R. Knutzon: Use of magnetic resonance imaging in the evaluation of metastatic spinal disease. Neurosurgery 21 (1987) 676

Gold, R. H., L. W. Basset: Radionuclide evaluation of skeletal metastases: Practical considerations. Skelet. Radiol. 15 (1986) 1

Gold, R. H., J. M. Mirra: Case report 101. Skelet. Radiol. 4 (1979) 233

Gold, R. H., J. M. Mirra, F. Remotti, G. Pignatti: Giant bone island of tibia. Case report 527. Skelet. Radiol. 18 (1989) 129–132

Goldberg, A. L., W. E. Rothfuß, Z. L. Deeb, M. B. Khoury, R. H. Daffner: Thoracic disc herniation versus spinal metastases: optimizing diagnosis with magnetic resonance imaging. Skelet. Radiol. 17 (1988) 423

Goldberg, L. D., N. T. Ditchek: Thyroid carcinoma with spinal cord compression. J. Amer. med. Ass. 245 (1981) 953

Goldenberg, R. R., C. J. Campbell, M. Bonfiglio: Giant-cell tumor of bone. J. Bone Jt Surg. A 52 (1970) 619

Goldstein, G. S., E. G. Dawson, U. Batzdorf: Cervical Osteoid-Osteoma. Clin. Orthop. 129 (1977) 177

Gonzales-Crussi, F., W. F. Enneking, V. M. Areau: Infiltrating angiolipoma. J. Bone Jt Surg. A 48 (1966) 1111

Goodman, M. A.: Plasma cell tumors. Clin. Orthop. 204 (1986) 86

Gordin, A., J. Edgren, C. Friman, T. Holmström: A Case of disseminated hemangiomatosis with cutaneous, hepatic and skeletal manifestations and increased urinary excretion of glycosaminglycans. Acta med. scand. 198 (1975) 425

Goulon, M., Y. Lefebvre, P. Gajdos, P. Bakinet, P. Jaillon: Sciatique paralysante par angiome du sacrum traité avec succès par cobaltothérapie. Ann. Méd. interne 123 (1972) 631

Grabias, St. L., C. J. Campbell: Fibrous dysplasia. Orthop. clin. N. Amer. 8 (1977) 771–783

Graham, D. Y., J. Gonzales, S. M. Kothari: Diffuse skeletal angiomatosis. Skelet. Radiol. 2 (1978) 131

Graham, J. J., W. C. Yang: Vertebral hemangioma with compression fracture and paraparesis treated with preoperative ambolization and vertebral resection. Spine 9 (1984) 97

Granger, W., R. Whitaker: Hodgkin's disease in bone, with special reference to periostal reaction. Brit. J. Radiol. 40 (1967) 939

Graus, F., G. Krol. K. M. Foley: Early diagnosis of spinal epidural metastasis (SEM): Correlation with clinical and radiological findings. Proc. Amer. Soc. clin. Oncol. 4 (1985) 269

Greco, A., N. Palmer: MR assessment of spinal metastases using the late 26 sequence. Magn. Reson. Imag. 7 (1989) 351

Green, N. E., W. W. Robertson, A. W. Kilroy: Eosinophilic granuloma of the spine with associated neural deficit. J. Bone Jt Surg. A 62 (1980) 1198

Greenberg, H. S., J. H. Kim, J. B. Posner: Epidural spinal cord compression from metastatic tumor: Results with a new treatment protocol. Ann. Neurol. 8 (1980) 361

Greenberger, J. S., J. R. Cassady, N. Jaffe, G. Vawter, A. C. Crocker: Radiation therapy in patients with histiocytosis. Int. J. Radiat. Oncol. Biol. Phys. 5 (1979) 1749

Greenfield, G. B.: Radiology of Bone Diseases. Lippincott, Philadelphia, 1980

Greenspan, A., M. J. Klein, A. J. Bennett, M. M. Lewis, M. Neuwirth, M. B. Camins: Hemangioma of T6 vertebra with compression fracture, extradural block and spinal cord compression. Case report 242. Skelet. Radiol. 10 (1983) 183

Greinacher, I., P. Gutjahr: Histiocytosis X. Röntgenbefunde an der Wirbelsäule des Kindes. Radiologe 18 (1978) 228

Greis, P. E., F. M. Hankin: Eosinophilic granuloma. The management of solitary lesions of bone. Clin. Orthop. 257 (1990) 204

Griffin, J. B.: Benign osteoblastoma of the thoracic spine. J. Bone Jt Surg. A 60 (1978) 833

Griss, P.: Die aneurysmatische Knochenzyste (AKZ) der Hals-, Brust- und Lendenwirbelsäule – operative Technik – Ergebnisse. Orthop. Prax. 11 (1986) 856

Griss, P.: Osteosynthesen und Wirbelkörperersatz bei Wirbelsäulentumoren. Orthopäde 16 (1987) 415

Grob, D., J. Loehr: Osteoblastoma of the cervical spine. Arch. orthop. traum. Surg. 108 (1989) 179

Gross, C. E., C. J. Hodge, E. F. Bionet, I. I. Krichff: Relief of spinal block during embolization of a vertebral body hemangioma. Case report. J. Neurosurg. 45 (1976) 327

Gruszkiewicz, J., Y. Doron, E. Peyser, J. Folman, B. Borovich: Aneurysmal bone cyst of spine. Acta neurochir. 66 (1982) 109

Guibert, C., J. Prevot, J. Lepoire: Syndrome d'Albright et compression medullaire suivi depuis 20 ans Nouv. Presse med. 3 (1974) 185–188

v. Gumppenberg, S., P. M. Karpf, G. W. Karpf, G. W. Prokscha, B. Kramann, G. Neher: Neurofibrom und Neurofibrosarkom bei der Neurofibromatose von Recklinghausen. Fortschr. Med. 96 (1978) 1563

Gunterberg, B., I. Petersen: Sexual function after major resections of the sacrum with bilateral or unilateral sacrifice of sacral nerves. Fertil. Steril. 27 (1976) 1146

Gunterberg, B., L. Norlen, B. Stener, T. Sundin: Neurologic evaluation after resection of the sacrum. Invest. Urol. 13 (1975) 183

Gunterberg, B., J. Kewenter, I. Petersen, B. Stener: Anorectal function after major resections of the sacrum with bilateral or unilateral sacrifice of sacral nerves. Brit. J. Surg. 63 (1976) 546

Gunterberg, B., B. Romanus, B. Stener: Pelvic strength after major amputation of the sacrum. Acta orthop. scand. 47 (1976) 635

Gunterberg, B., L. G. Kindblom, S. Laurin: Giant-cell tumor of bone and aneurysmal bone cyst. Skelet. Radiol. 2 (1977) 65

Gusdcha, A. L.: A case of chondromyxoma of the spine. Ortop. Travmatol. Protez. 29 (1968) 50

Gutierrez, R. M., H. J. Spjut: Skeletal angiomatosis. Clin. Orthop. 85 (1972) 82

Haas, J. P., A. Reichelt: Die isolierte Knochenlymphangiomatose – eine Familiäre Erkrankung? Fortschr. Röntgenstr. 105 (1966) 733

Hafner, E., W. A. Fuchs, F. Kupfer: Lymphangiography in lymphangiomatosis of bone. Lymphology 5 (1972) 129

Hagenlocher, H. U., K. Ciba: Radiologische Aspekte des zervikalen Chordoms. Fortschr. Röntgenstr. 125 (1976) 228

Hakuba, A., S. Nishimura: A mandible and tongue-splitting approach for an anterior decompression at C1–2 level for irreducible atlanto-axial dislocation due to multiple congenital anomalies of the craniovertebral junction. Neurol. Surg. 8 (1980) 23

Hall, F. M., S. M. Gore: Osteosclerotic myeloma variants. Skelet. Radiol. 17 (1988) 101

Hall, F. M., R. T. Goldberg, J. A. Davies, M. H. Fainsinger: Scintigraphic assessment of bone islands. Radiology 135 (1980) 737

Hanakita, J., T. Suzuki: Solitary sacral osteochondroma compressing the cauda equina. Neurol. med.-chir. 28 (1988) 1010

Harandi, A. B., M. Abazari, A. Zahir: Vertebral hemangiomatosis causing paraplegia. Paraplegia 13 (1975) 89

Harbert, J. C.: Efficacy of bone and liver scanning in malignant disease: Facts and opinions. In Freeman, L. M., H. S. Weissmann. Nuclear Medicine Annual. Raven, New York 1982

Harcke, H. T., J. J. Conway, M. O. Tachdjian, L. S. Dias, H. B. Noble, G. D. MacEwen, S. Weiss: Scintigraphic localisation of bone lesions during surgery. Skelet. Radiol. 13 (1985) 211

Hardy, D. C., W. A. Murphy, L. A. Gilula: Computed tomography in planning percutaneous bone biopsy. Radiology 134 (1980) 447

Hardy, R. W., S. P. Benjamin, W. J. Gardner: Prolonged survival following excision of dural chondroma. Case report. J. Neurosurg. 48 (1978) 125

Harrington, K. D.: The use of methylmethacrylate for vertebral-body replacement and anterior stabilization of pathological fracture-dislocations of the spine due to metastatic malignant disease. J. Bone Jt Surg. 63 (1981) 36

Harrington, K. D.: Orthopaedic Management of Metastatic Bone Disease. Mosby, St. Louis 1988

Harrington, K. D., J. O. Johnston, R. H. Turner, D. L. Green: The use of methylmetacrylate as an adjunct in the internal fixation of malignant neoplastic fractures. J. Bone Jt Surg. A 54 (1972) 1665

Harris, W. H., R. Dudley jr., R. J. Barry: The natural history of fibrous dysplasia. J. Bone Jt Surg. A 44 (1962) 207–233

Harwood, A. R., J. I. Krajbich, V. L. Fornasier: Radiotherapy of chondrosarcoma of bone. Cancer 45 (1980) 2769

Hay, M. C., D. Paterson, T. K. Taylor: Aneurysmal bone cyst of the spine. J. Bone Jt Surg. B 60 (1978) 406

Hays, R. P.: Resection of the sacrum for benign giant cell tumor: A case report. Ann. Surg. 138 (1953) 115

Härle, A.: Pararektaler Zugang zum lumbosakralen Übergang. In Bauer R., F. Kerschbaumer, S. Poisel: Orthopädische Operationslehre, Bd. I. Thieme, Stuttgart 1991

Härle, A., P. Wuisman: Die optisch kontrollierte intraläsionale Exzision von aneurysmatischen Knochenzysten und Riesenzelltumoren mit temporärer Implantation von Knochenzement. In Heuck, H. H., F. Keck: Fortschritte der Osteologie in Diagnostik und Therapie. Springer, Berlin 1988

Härle, A., P. Wuisman: Die Kürettage von Riesenzelltumoren mit temporärer Implantation von Knochenzement. Z. Orthop. 127 (1989) 382

Härle, A., M. Reiser, R. Erlemann, P. Wuisman: Der Stellenwert der Kernspintomographie im Staging von Knochen- und Weichteilsarkomen. Orthopädie 18 (1989) 34

Härle, A., P. Wuisman, H. H. Matthiaß, R. Erlemann: Die operative Behandlung von Tumoren des Beckengürtels. In Heuck, H. H., F. Keck: Fortschritte der Osteologie in Diagnostik und Therapie. Springer, Berlin 1988

Healy, M., D. A. Herz, L. Pearl: Spinal hemangiomas. Neurosurgery 13 (1983) 689

Heeten, G. J., H. S. Koops, W. A. Kamps: Treatment of fibrous histiocytoma of bone. A plea for primary chemotherapy. Cancer 56 (1985) 37

Hekster, R. E., L. J. Endtz: Spinal-cord compression caused by vertebral haemangioma relieved by percutaneous catheter embolization: 15 years later. Neuroradiology 29 (1987) 101

Hekster, R. E., W. Luyendijk, T. I. Tan: Spinal-cord compression caused by vertebral hemangioma relieved by percutaneous catheter embolization. Neuroradiology 3 (1972) 160

Helms, C. A., R. S. Hattner, J. B. Vogler: Osteoid osteoma: Radionuclide diagnosis. Radiology 151 (1984) 779

Hemmy, D. C., D. M. McGeem, F. H. Amburst, S. J. Larson: Resection of a vertebral hemangioma after preoperative embolization. Case report. J. Neurosurg. 47 (1977) 282

Hermann, G., M. Sacher, C. F. Lanzieri, P. J. Anderson, J. G. Rabinowitz: Chondrosarcoma of the spine: An unusual radiographic presentation. Skelet. Radiol. 14 (1985) 178

Hermann, G., I. F. Abdelwahab, B. D. Berson, M. L. Greenberg, C. J. Palestro: Multiple myeloma (IgD) in a 28-year-old woman. Case report 621. Skelet. Radiol. 19 (1990) 379

Herman, S. D., M. Mesgarzadeh, A. Bonakdarpour, M. K. Dalinka: The role of magnetic resonance imaging in giant cell tumor of bone. Skelet. Radiol. 16 (1987) 635

Herndon, J. H., J. Cohen: Chondroma of a lumbar vertebral body in a child. J. Bone Jt Surg. A 52 (1970) 1241

Herrmann, R. M., W. P. Blount: Osteoid-osteoma of the lumbar spine. J. Bone Jt Surg. A 43 (1961) 568

Hess, W. E.: Giant-cell tumor of the cervical spine. J. Bone Jt Surg. A 42 (1960) 480

Heuck, F.: Giant cell tumor of the second and third cervical vertebrae. Case report 43. Skelet. Radiol. 1 (1977) 121

Hibri, N. S., G. Y. El-Koury: Intraosseous neurilemmoma of vertebral body of T 6. Case report 113. Skelet. Radiol. 5 (1980) 112

Hildebrandt, G., J. Zierski, P. Christophis, N. Klug, A. L. Agnoli: Riesenzelltumoren, aneurysmatische Knochenzysten und osteoid Osteome der Wirbelsäule: Neurochirurgia 31 (1988) 107

Hirsh, L. F., A. Thanki, H. B. Spector: Primary spinal chondrosarcoma with eighteen-year follow-up: Case report and literature review. Neurosurgery 14 (1984) 747

Höffel, J. C., F. Brasse, M. Schmitt, F. Plenat, J. M. Vignaud, A. Czorny: About one case of vertebral chondroblastoma. Pediat. Radiol. 17 (1987) 392

Hoffman, R. R., R. E. Campbell: Roentgenologic bone island instability in hyperparathyroidism. Case report. Radiology 103 (172) 307

Hohmann, D., K. J. Liebig, W. Beyer: Gutartige Tumoren der Wirbelsäule. Orthopäde 16 (1987) 402

Hollis, P. H., L. I. Malis, R. A. Zappulla: Neurological deterioration after lumbar puncture below complete spinal subarachnoid block. J. Neurosurg. 64 (1986) 253

Hollmann, J., A. Valavanis: Beitrag der Computertomographie zur radiologischen Abklärung eines Chondroms der zervikothorakalen Wirbelsäule. Fortschr. Röntgenstr. 138 (1983) 440

Honma, G., K. Murota, R. Shiba, H. Kondo: Mandible and tongue-splitting approach for giant cell tumor of axis. Spine 14 (1989) 1204

Horn, V., D. Spohrová, Z. Bozděch, M. Macek, T. Foukal: Primäres Tumoramyloid im Knochen. Z. Orthop. 121 (1983) 137

Hossfeld, D. K.: Was leistet die zytostatische Therapie bei Patienten mit epithelialen Tumoren? Dt. Ärztebl. 89 (1992) 1128

Howe, J. W., S. Baumgard, T. R. Yochum, M. A. Sladich: Chondroblastoma involving C5 and C6. Case report 449. Skelet. Radiol. 16 (1987) 604

Hu, S. S., J. H. Healey, A. G. Huvos: Fibrous dysplasia of the second cervical vertebra. J. Bone Jt Surg. A 72 (1990) 781

Hudson, T. M.: Fluid levels in aneurysmal bone cysts. A CT feature. Amer. J. Roentgenol. 141 (1984) 1001

Hudson, T. M. M. Galceraan: Radiology of sacrococcygeal chordoma: Difficulties in detecting soft tissue extension. Clin. Orthop. 175 (1983) 237

Hudson, T. M., M. Schiebler, D. S. Springfield, W. F. Enneking, J. F. Hawkens, S. S. Spannier: Radiology of giant cell tumors of bone. Computed tomography and scintigraphy. Skelet. Radiol. 11 (1984) 85

Hudson, T. M., D. J. Hamlin, J. R. Fitzimmons: Magnetic resonance imaging of fluid levels in an aneurysmal bone cyst and in anticoagulated humen blood. Skelet. Radiol. 13 (1985) 267

Huk, W. J., G. Schuierer: Bildgebende Diagnostik bei Wirbelsäulentumoren. Orthopäde 16 (1987) 371

Husag, L.: Chondrosarcoma of the lateral mass of the atlas. Neuro-Orthopedics 8 (1990) 111

Huvos, A. G.: Bone Tumors. Diagnosis, Treatment and Prognosis. Saunders, Philadelphia 1979

Imler, A. E., D. B. Meilstrup, F. B. Bogart: Primary Ewing's sarcoma of the spine. Radiology 46 (1946)

Immenkamp, M.: Ein benignes Osteoblastom des 4. Lendenwirbels als Ursache einer Hüftlendenstrecksteife. Z. Orthop. 109 (1971) 616

Immenkamp, M.: Die maligne Entartung bei fibröser Dysplasie. Z. Orthop. 113 (1975) 331–343

Immenkamp, M.: Primäre Knochentumoren und tumorartige Knochenerkrankungen der Halswirbelsäule. Eine Gemeinschaftsstudie von 12 Kliniken. Z. Orthop. 119 (1981) 646

Immenkamp, M.: The role of treatment for primary Ewing's sarcoma of the spine. Chir. Orthop. 5 (1982) 192

Immenkamp, M.: Therapiekonzepte und Erfolgsaussichten in der Behandlung der BWS-Tumoren. In Hohmann, D.: Neuroorthopädie 3, Brustwirbelsäulenerkrankungen. Springer, Berlin 1985a

Immenkamp, M.: Das eosinophile Granulom der Wirbelsäule. Z. Orthop. 123 (1985b) 121

Immenkamp, M., R. P. Müller: Die Bedeutung der Computertomographie für die Differenzierung von Wirbeltumoren. Z. Orthop. 122 (1984) 877

Immenkamp, M., A. Weidner: Gutartige Wirbeltumoren. In Schmitt, E.: Tumoren der Wirbelsäule. Die Wirbel-

säule in Forschung und Praxis, Bd. 103. Hippokrates, Stuttgart 1984 (S. 111)
Immenkamp, M., H. H. Matthiaß, J. Heine, A. Roessner: Der vordere Zugang zur Wirbelsäule bei Wirbeltumoren. In Bauer, R.: Der vordere Zugang zur Wirbelsäule. Indikation, Ergebnisse, Komplikationen. Thieme, Stuttgart 1983
Immenkamp, M., M. Salzer, M. Salzer-Kuntschik, R. Kotz: Tumoren und tumorähnliche Erkrankungen. In Witt, A. N., H. Rettig, K. F. Schlegel: Orthopädie in Praxis und Klinik, Bd. III/2. Thieme, Stuttgart 1984
Israeli, A., S. T. Zwas, H. Horoszowki, I. Farne: Use of radionuclide method in preoperative and intraoperative diagnosis of osteoid-osteoma of the spine. Clin. Orthop. 175 (1983) 194
Jackson, J. R., E. A. Bell: Spurious „Benign Ostoeblastoma". J. Bone Jt Surg. A 59 (1977) 397
Jackson, R. P.: Recurrent osteoblastoma. Clin. Orthop. 131 (1978) 229
Jackson, R. P., F. W. Reckling, F. A. Mantz: Osteoid osteoma and osteoblastoma. Clin. Orthop. 128 (1977) 303
Jacobs, B.: Epidemiology of traumatic and nontraumatic diseases of necrosis. Clin. Orthop. 130 (1978) 51
Jacobs, P. A., R. E. Clemency: The closed cryosurgical treatment of ciant cell tumors. Clin. Orthop. 192 (1985) 149
Jacobson, H. G.: Dense bone – too much bone: Radiological considerations and differential diagnosis. Part. 1, 2. Skelet. Radiol. 13 (1985) 1–20, 97–113
Jaeger, F., J. Kaster: Chirurgie der Wirbelsäule und des Rückenmarks. Thieme, Stuttgart 1959
Jaffe, H. L.: Fibrous dysplasia of bone: Bull. N.Y. Acad. Med. 22 (1946) 588
Jaffé, H. L.: Metabolic degenerative and inflammatory diseases of bones and joints. Urban & Schwarzenberg, München 1972
Jaffe, H. L., L. Lichtenstein: Eosinophilic granuloma of bone. Arch. pathol. 37 (1944) 99
Jaffray, D., M. Hoyle, J. P. O'Brien: Anterior decompression of vertebral osteosarcomas to relieve paraparesis. Clin. Orthop. 214 (1987) 210
Jani, L., Y. Suezawa, L. Kaufmann: Aseptische Nekrosen der Wirbelsäule, Differentialdiagnose und Behandlung der Vertebra plana. Orthopäde 10 (1981) 40
Janin, Y., J. A. Epstein, R. Carras, A. Khan: Osteoid osteoma and osteoblastoma of the spine. Neurosurgery 8 (1981) 31
Japas, L. M., F. de Schant: La biopsie par ponction et aspiration du corps vertébral dorsal. Rev. Chir. orthop. 56 (1970) 763
Jirout, J., K. Lewitt: Cases of fibrous dysplasia with disturbances of nervous system. Zbl. ges. Radiol. 54 (1957) 161
Johnson, L. C.: A general theory of bone tumors. Bull. N.Y. Pathol. Soc. (1953) 164
Johnson, L. C.: Histogenesis of avascular necrosis. NIH, USPH, St. Louis 1964
Johnston, A. D.: Pathology of metastatic tumors in bone. Clin. Orthop. 73 (1970) 8
Junghanns, H.: Über die Häufigkeit gutartiger Geschwülste in den Wirbelkörpern (Angiome, Lipome, Osteome). Arch. klin. Chir 169 (1932) 204
Jürgens, H.: Ewing-Sarkom bei Kindern und Jugendlichen. Dtsch. Ärztebl. 82 (1985) 3268
Kaernbach, A., E. P. Strecker, J. H. Schäfer: Aggressive aneurysmale Knochenzyste der Wirbelsäule im Kindesalter. Radiologe 18 (1978) 279
Kagan, A. R., R. J. Stekel, L. W. Basset: Lytic spine lesion and cold bone scan. Amer. J. Radiol. 136 (1981) 129
Kahanovitz, N., P. Bullough, R. J. Jacobs: The effect of internal fixation without arthrodesis on human facet joint cartilage. Clin. Orthop. 189 (1984a) 204
Kahanovitz, N., S. P. Arnoczky, D. B. Levine, J. P. Otis: The effects of internal fixation on the articular cartilage of unfused canine facet joints. Spine 9 (1984b) 268

Kaiser, M. C., L. Ramos: MRI of the Spine. A Guide to Clinical Applications. Thieme, Stuttgart 1990
Kaiser, T. E., D. J. Prichard, K. K. Unni: Clinico-pathologic study of sacro-coccygeal chordoma. Cancer 54 (1984) 2574
Kak, V. K., S. Prabhakar, V. K. Khosla, A. K. Benerjee: Solitary osteochondroma of the spine causing spinal cord compression. Clin. Neurol. Neurosurg. 87 (1985) 135
Kamano, S., T. Fukushima: Angiographic demonstration of vertebral-osteoid-osteoma. Surg. Neurol. 6 (1976) 167
Kambin, P.: Giant-cell tumor of the thoracic spine with pathological fracture and paraparesis. J. Bone Jt Surg. A 48 (1966) 779
Kampamm, H., L. Buchelt: Bedeutung der Skelettzintigraphie für onkologische Praxis. Röntgen-Bl. 36 (1983) 342
Kamrin, R. P., J. N. Potanos, J. L. Pool: An evaluation of the diagnosis and treatment of chordoma. J. Neurol. Neurosurg. Psychiat. 27 (1964) 257
Kaneda, K., K. Abumi, M. Fujiya: Burst fractures with neurologic deficits of the thoracolumbar-lumbar spine. Results of anterior decompression and stabilization with anterior instrumentation. Spine 9 (1984) 788
Kaplan, H. S.: Hodgkin's disease, 2nd ed. Harvard University, Cambridge 1980
Karakoussis, C. P., J. J. Park, R. Fleminger, M. Friedman: Chordomas: diagnosis and management. Amer. Surgn 47 (1981) 497
Karian, J. M., G. DeFilipp, W. A. Buchheit, A. Bonakdarpour, W. Eckhardt: Vertebral osteochondroma causing spinal cord compression. Neurosurgery 14 (1984) 483
Karnaze, M. G., M. H. Gado, K. J. Sartor, F. J. Hodges: Comparison of MR and CT myelography in imaging the cervical and thoracic spine. Amer. J. Radiol. 150 (1988) 397
Karparov, M., D. Kitov: Aneurysmal bone cyst of the spine. Acta neurochir. 39 (1977) 101
Kasper, H.: Die Ernährung von tumorkranken Patienten. Dt. Ärztebl. 87 (1990) 1925
Katsumi, Y., T. Honna, T. Nakamura: Analysis of cervical instability resulting from laminectomies for removal of spinal cord tumor. Spine 14 (1989) 1171
Kattapuram, S. V., D. I. Rosenthal: Percutaneous needle biopsy of the spine. In Sundaresan, N., et al.: Tumors of the Spine. Diagnosis and Clinical Management. Saunders, Philadelphia 1990
Kattapuram, S. V., J. S. Khurana, J. A. Scott, G. Y. El-Khoury: Negative scintigraphy with positive magnetic resonance in bone metastases. Skelet. Radiol. 19 (1990) 113
Katz, R. L., E. G. Silva, L. A. deSantos, J. M. Lukeman: Diagnosis of eosinophilic granuloma of bone by catology, histology, and electron microscopy of transcutaneous bone-aspiration biopsy. J. Bone Jt Surg. A 62 (1980) 1284
Katzman, H., T. Waugh, W. Berdon: Skeletal changes following irradiation of childhood tumors. J. Bone Jt Surg. A 51 (1969) 825
Kaufmann, R. A., R. B. Towbin: Teleangiectatic osteosarcoma simulating the appearance of an aneurysmal bone cyst. Pediat. Radiol. 11 (1981) 102
Kawahata, M., M. Sugiyama, T. Suzuki, K. Kumano: The role of metal and bone cement fixation in the management of malignant lesions of the vertebral column. Int. Orthop. 4 (1980) 177
Keim, H. A., E. G. Reina: Osteoid-osteoma as a cause of scoliosis. J. Bone Jt Surg. A 57 (1975) 159
Kempin, S., N. Sundaresan: Disorders of the spine related to plasma cell dyscrasias. In Sundaresan N. et al.: Tumors of the Spine, diagnostic and Clinical Management. Saunders, Philadelphia 1990 (pp. 22–214)
Kerr, R.: Eosinophilic granuloma of the spine causing neurologic deficit. Orthopedics 12 (1989) 312
Kessler, M., R. Bard, G. Küffer: Röntgenologische und bioptische Veränderungen des Skeletts bei hämatologischen Systemerkrankungen. Fortschr. Röntgenstr. 132 (1980) 301

Kim, R. Y., M. M. Salter, D. J. Brascho: High-energy irradiation in the management of chondrosarcoma. Sth med. J. 76 (1983) 729

Kirwan, E. O., P. A. Hutton, J. L. Pozo, A. O. Ransford: Osteoid-osteoma and benign osteoblastoma of the spine. J. Bone Jt Surg. B 66 (1984) 21–26

Kissane, J. M., F. B. Askin, M. Foulkes, L. B. Stratton, S. Faulkner Shirley: Ewing's sarcoma of bone clinicopathologic aspects of 303 cases from the intergroup Ewing's sarcoma study. Hum. Pathol. 14 (1983) 773

Klaassen, M. A., G. Hoffman: Ewing's sarcoma presenting as spondylolisthesis. J. Bone Jt Surg. A 69 (1987) 1089

Knowling, M. A., A. R. Harwood, D. E. Bergsagel: Comparison of extramedullary plamacytomas with solitary an multiple plasma cell tumors of bone. J. Clin. Oncol. 1 (1983) 255

Knutsson, F.: Growth and differentiation of the postnatal vertebra. Acta radiol. 55 (1961) 401

Kobayashi, S., H. Hara, H. Okudera: Usefulness of ceramic implants in neurosurgery. Neurosurgery 21 (1987) 751

v. Koppenfels, R.: Zur Einordnung und Prognose des eosinophilen Knochengranuloms. Med. Welt 39 (1972) 1341

Kornberg, M.: Primary Ewing's sarcoma of the spine. Spine 11 (1986) 54

Kosary. I. Z., J. Braham, I. Shacked: Spinal epidural hematoma due to hemangioma of vertebra. Surg. Neurol. 7 (1977) 61

Kosenow, W., J. Niederle: Wirbelsäulenveränderungen im Röntgenbild bei malignen Geschwulsterkrankungen des Kindesalters. Mschr. Kinderheilk. 120, 1 (1972)

Koskinen, E. V., T. I. Visuri, T. Hohnström, M. A. Rouckkula: Aneurysmal bone cyst: Evaluation of resection and of curettage in 20 cases. Clin. Orthop. 118 (1976) 136

Kostuik, J. O.: Anterior fixation for burstfractures of the thoracic and lumbar spine with or without neurological involvement. Spine 13 (1988) 286

Kostuik, J. O., T. J. Errico, T. F. Gleason, C. C. Errico: Spinal stabilization of vertebral column tumors. Spine 13 (1988) 250

Kozlowski, K., J. Scougall, M. Stevens: Solitary osteochondroma of the spine. Fortschr. Röntgenstr. 146 (1987) 462

Köster, R., H. Jansen: Generalisierte Hämangiomatose des Skeletts mit Organbefall. Fortschr. Röntgenstr. 134 (1981) 69

Krämer, J.: Bandscheibenbedingte Erkrankungen, 2. Aufl. Thieme, Stuttgart 1986

Krempien, B., C. Manegold: Zur Indikation einer frühen Bisphosphonat-Therapie bei Patienten mit soliden Tumoren. Dt. Ärztebl. 89 (1992) 1414

Kricun, M. E.: Red-yellow marrow conversion. Its effect on the location of some solitary bone lesions. Skelet. Radiol. 14 (1985) 10

Krödel, A., B. Krauss, H. J. Refior, C. H. Siebert: Destructive changes of the spine in magnetic resonance imaging. Arch. orthop. traum. Surg. 109 (1990) 133

Krödel, A., Krauss, B., H. J. Refior, A. v. Strempel: Die Kernspintomographie bei destruktiven Veränderungen der Wirbelsäule. Z. Orthop. 128 (1990) 183

Krueger, E. G., G. L. Sobel, C. Weinstein: Vertebral hemangioma with compression of spinal cord. J. Neurosurg. 18 (1961) 331

Krüger, E.: Persistierende Nervenwurzelkompressionssymptomatik nach lumbaler Bandscheibenoperation durch spinales Neurofibrosarkom. Neurochirurgia 31 (1988) 78

Kurland, L. T.: The frequency of intracranial and intraspinal neoplasms in the resident population of Rochester. J. Neurosurg. 15 (1958) 627

Kyle, R. A., L. R. Elveback: Management and prognosis in multiple myeloma. Mayo Clin. Proc. 51 (1976) 751

Kyle, R. A., J. P. Garton: The spectrum of IgM monoclonal gammopathy in 430 cases. Mayo Clin. proc. 62 (1987) 719

Lamerz, R.: Tumormarker. Prinzipien und Klinik. Dtsch. Ärztebl. 86 (1989) 771

Lang, E. F., I. L. Peserico: Neurologic and surgical aspects of vertebral hemangiomas. Surg. Clin. N. Amer. 40 (1960) 817

Lang, P., A. Hedtmann, P. Steiger, H. K. Genant, J. Krämer, D. Stoller: Dreidimensionale Computertomographie bei Erkrankungen der Knochen und Gelenke. Z. Orthop. 125 (1987) 418

Lange, T. A., D. Zoltan, G. R. Hafez: Simultaneous occurrence in the spine of osteoblastoma and hemangioendothelioma. Spine 11 (1986) 92

Lanz, T., W. Wachsmuth: Praktische Anatomie, Bd. II/7: Rücken. Springer, Berlin 1982

Lanzieri, C. F., M. Sacher, P. Solodnik, G. Hermann, B. A. Cohen, J. G. Rabinowitz: Unusual patterns of solitary sacral plasmacytoma. Amer. J. Neuroradiol. 8 (1987) 566

Laredo, J. D., D. Reizine, M. Bard, J. J. Meerland: Vertebral hemangiomas: Radiologic evaluation. Radiology 161 (1986) 183

Larsson, S. E.: Removal of the third thoracic vertebra and partial lung resection for an radioresistant giant-cell tumour of the spine. J. Bone Jt Surg. B 61 (1979) 489

Larsson, S. E., R. Lorentzon, L. Boquist: Giant-cell tumors of the spine and sacrum causing neurological symptoms. Clin. Orthop. 111 (1975) 201

Lavi, E., D. G. Jamieson, M. Granat: Epidural hemangiomas during pregnancy. J. Neurol. Neurosurg. Psychiat. 49 (1986) 709

Lecestre, P., A. Basile, M. J. Lecestre, C. Blancahrd: A propos d'un cas atypique de plamocytome solitaire vertébral. Ann. Chir. 41 (1987) 290

Lecomte-Houcke, M., M. Parent: L'histiocytofibrome malin osseux. Rev. Orthop. 19 (1987) 81

Ledoux-Lebard, G., C. Soulquin: Les localisations vertébrales de la dysplasie fibreuse des os oú maladie de Jaffé-Lichtenstein. Presse méd. 61 (1953) 272–273

Lee, D. H., M. M. Malawer: Staging and treatment of primary and persistent (recurrent) osteoid osteoma. Clin. Orthop. 281 (1992) 229

Leeson, M. C., G. R. Rechtine, J. T. Makley, J. R. Carter: Primary amyloidoma of the spine. A case report and review of the literature. Spine 10 (1985) 303

Legal, H. R., R. Luther, D. Hohmann: Möglichkeiten und Grenzen der Wirbelpunktion und Probevertebrotomie. Z. Orthop. 112 (1974) 197

Lehmann, R., W.-D. Siedschlag, F. Wendt: Primäres osteoplastisches Sarkom eines Wirbelkörpers. Fortschr. Röntgenstr. 108 (1943) 801

Lepage, J., P. Rigault, C. Nezelof, J. P. Padovani, A. Pierre-Kahn, G. Guyonvarc'h: Ostéoblastoma bénin chez l'enfant. Rev. Chir. orthop. 70 (1984) 117

Levine, E., A. A. DeSmet, J. R. Neff: Role of radiologic imaging in management planning of giant cell tumor of bone. Skelet. Radiol. 12 (1984) 79

Lichtenstein, L.: Aneurysmal bone cyst. J. bone Jt Surg. A39 (1957) 873

Lichtenstein, L.: Histiocytosis X (eosinophilic granuloma of bone, Letterer-Siwe disease and Schüller-Christian disease). Further observations of pathological and clinical importance. J. Bone Jt Surg. A 46 (1964) 76

Lièvre, J. A., H. Bloch-Michel, G. Guiot, J.-A. Lièvre, J. Michel: Un type particulier de sarcoma ostéogénique vertèbre opaque et squelette grossier. Rev. Rhum. 24 (1957) 58

Lièvre, J. A., M. Darcy, P., Pradat, J. P. Camus, C. Bénicou, P. Attali, M. Joublin: Tumeur à cellules géantes du rachis lombaire, spondylectomie totale en deux temps. Rev. Rhum. 35 (1968) 125

Lièvre, J. A., J. P. Camus, M. Darcy, P. Pradat: Spondylectomie totale. Ann. Méd. interne 123 (1972) 887

Lindbom, A., G. Sederberg, H. J. Spjut: Primary chondrosarcoma of bone. Acta Radiol. 55 (1961) 81

Lindenbaum, B., N. I. Gettes: Solitary eosinophilic granuloma of the cervical region. Clin. Orthop. 68 (1970) 112

Lindholm, T. S., O. Snellman, K. Österman: Scoliosis caused by benign osteoblastoma of the lumbar spine. Spine 2 (1977) 276

Lingg, G., R. P. Miller, A. R. Fischedick: Diagnostic possibilities of computer tomography in spinal and paraspinal space occupying lesions. Röntgen-Bl. 38 (1985) 207

Lingg, G., A. Roessner, C. L. Tengelmann, A. Karbowski, P. E. Peters, E. Grundmann: Zur Röntgenmorphologie und pathologischen Anatomie des Osteoblastoms. Fortschr. Röntgenstr. 145 (1986) 49

Linkowski, G. D., F. Y. Tsai, L. Recher, M. Pritz, H. F. Pribram: Solitary osteochondroma with spinal cord compression. Surg. Neurol. 23 (1985) 388

Liu, C. L., D. J. Yang: Paraplegia due to vertebral hemangioma during pregnancy. Spine 13 (1988) 107

Ljung, F., I. Helin, L. G. Stromblad: Ganglioneuroma with an uncommon location in a six-year-old girl. Acta paediat. scand. 73 (1984) 411

Localio, S. A., K. Eng, J. H. Ranson: Abdomino-sacral appoach for retrorectal tumors. Ann. Surg. 191 (1980) 555

Localio, S. A., K. C. Francis, P. G. Rossano: Abdominal resection of sacrococcygeal chordoma. Ann. Surg. 166 (1967) 394

Locke, G. E., D. Yashon, W. E. Hunt: Aneurysmal bone cyst of the spinal column: Diagnostic and therapeutic considerations. J. nat. med. Ass. 68 (1976) 303

Loebe, F. M., W. Brodkorb: Die rezidivierende aneurysmatische Knochenzyste der Wirbelsäule. Psychiat. Neurol. Med. Psychol. 37 (1985) 643

Loftus, C. M., R. A. Rotario, R. Prager, M. Scott: Solitary osteochondroma of T4 with thoracic cord compression. Surg. Neurol. 13 (1980) 355

Loftus, C. M., C. B. Michelsen, F. Rapoport, J. L. Antunes: Management of plasmacytomas of the spine. Neurosurgery 13 (1983) 30

Lord, G., C. Massare, J. L. Guillamon, M. Bard: Intérêt de la tomodesitométrie axiale transverse dans le diagnostic et le traitemen d'algies vertébrales inexpliquées (à propos d'un cas d'ostéochondrome pédiculaire dorsal). Chirurgie 104 (1978) 360

Louyot, P., J. Pourel, J. N. Ramisier, P. Netter: Dysplasie fibreuse de Jaffé-Lichtenstein à localisation costale et vertébrale. J. Radiol. Électrol. 54 (1973) 191–192

Lozes, G., A. Fawaz, H. Perper, P. Devos, P. Benoit, I. Krivosic, M. Jomin: Chondroma of the cervical spine. Case report. J. Neurosurg. 66 (1987) 128

Lozman, J., J. Holmblad: Cavernous hemangiomas associated with scoliosis and a localized consumptive coagulopathy. J. Bone Jt Surg. A 58 (1976) 1021

Lubicky, J. P., Patel, N. S., R. L. Dewald: Two-stage spondylectomy for giant cell tumor of L4. Spine 8 (1983) 112

Ludwig, H.: Multiples Myelom. Diagnose, Klinik und Therapie. Springer, Berlin 1982

Mabrey, R. E.: Chordoma: A study of 150 cases. Amer. J. Cancer 25 (1935) 501

MacCarty, C. S., J. M. Waugh, C. W. Mayo, M. B. Coventry: The surgical treatment of presacral tumors: A combined problem. Proc. Mayo Clin. 27 (1952) 73

Macdonald, D. R.: Clinical Manifestations. In Sundaresan, N., H. H. Schmidek, A. L. Schiller, D. I. Rosenthal: Tumors of the Spine. Diagnosis and Clinical Management. Saunders, Philadelphia 1990

MacGee, E. E.: Osteochondroma of the cervical spine. A cause of transient quadriplegia. Neurosurgery 4 (1979) 259

Macintosh, D. J., C. H. Price, G. M. Jefree: Ewing's tumour. A study of behaviour and treatment in forty-seven cases. J. Bone Jt Surg. B 57 (1975) 331

MacLellan, D. I., F. C. Wilson: Osteoid-osteoma of the spine. J. Bone Jt Surg. A 49 (1967) 111

Madigan, R., T. Worrall, E. McClain: Cervical cord compression in hereditary multiple exostosis. J. Bone Jt Surg. A 56 (1974) 401

Mainri, F., A. Giamundo, G. Coriero, D. Renvenuti, A. De Chiara, M. Gangemi: Chondroma of the cervical spine. Acta neurol. 35 (1980) 204

Maiuri, F., C. Signorelli, A. Lavano, A. Gambardella, R. Simari, F. D'Andrea: Osteoid osteoma of the spine. Surg. Neurol. 25 (1986) 375–380

Makhija, M., E. R. Bofill: Hemangioma, a rare cause of photopenic lesion on skeletal imaging. Clin. nucl. Med. 13 (1988) 661

Malik, G. M., A. H. Crawford, R. Halter: Swan-neck deformity secondary to osteomyelitis of the posterior elements of the cervical spine. J. Neurosurg. 50 (1979) 388

Makley, J. T., J. R. Carter: Eosinophilic granuloma of bone. Clin. Orthop. 204 (1986) 37

Marcove, R. C., L. D. Weis, M. R. Vagihaiwalla, R. Pearson, A. G. Huvos: Cryosurgery in the treatment of giant cell tumors of bone. Cancer 41 (1978) 957

Margulies, J. Y., S. Kenan, S. D. Michowitz, E. Okon, T. Peretz, Y. Matzner, Y. Floman: Cord compression as the presenting symptom of extradural malignant lymphoma. Arch. orthop. traum. Surg. 106 (1987) 291

Marks, R. D., H. J. Scruggs, K. M. Wallace, J. O. Fenn: Megavoltage therapy in patients with aneurysmal bone cyst. Radiology 118 (1976) 421

Marsh, B. W., M. Bonfiglio, L. P. Brady, W. F. Enneking: Benign osteoblastoma: Range of manifestations. J. Bone Jt Surg A 57 (1975) 1

Marsh, H. O., C. B. Choi: Primary osteogenic sarcoma of the cervical spine originally mistaken for benign osteoblastoma. J. Bone Jt Surg. A 52 (1970) 1467

Martenson, J. A., R. L. Evans, M. R. Lie: Treatment outcome and complications in patients treated for malignant cord compression. J. Neuro-Oncol. 3 (1985) 77

Martin, D. S., E. E. Anwad, M. Sundaram: The magnetic resonance appearance of spinal radiation: The convers of spinal metastases. Orthopedics 13 (1990) 378

Martinez, V., H. A. Sissons: Aneurysmal bone cyst. A review of 123 cases including primary lesions and those secondary to other bone pathology. Cancer 61 (1988) 2291

Mathew, N. T., A. Bhaktaviziam, J. Abraham: Spinal cord compression in polyostotic fibrous dysplasia. Canad. Jt Surg. 14 (1971) 228–230

Matsubayashi, T., M. Nakajiama, M. Tsukada: Intraosseous lipoma involving the spinous process of 4th lumbar vertebra. Case report 118. Skelet. Radiol. 5 (1980) 131

Matsumo, T., K. K. Unni, R. A. McLeod, D. C. Dahlin: Teleangiectatic ostosarcoma. Cancer 38 (1976) 2538

Matsumoto, K., S. Fujii, T. Mochizuki, S. Hukuda: Solitary bone cyst of a lumbar vertebra. Spine 15 (1990) 605

Matsuno, T.: Benign fibrous histiocytoma involving the ends of long bone. Skelet. Radiol. 19 (1990) 561

Matsuno, T., K. Kaneda, T. Nojima: Myxopapillary ependymoma of filum terminale with massive bone destruction of sacrum. Case report 435. Skelet. Radiol. 16 (1987) 485

Mau, H.: Die Hüftlendenstreckseife als Wurzelirritationssyndrom bei Kindern und Jugendlichen. Z. Kinderchir. 4 (1967) 211

Mau, H.: Skoliose und Spondylolyse-Spondylolisthese. Z. Orthop. 115 (1977) 803

Mau, H.: Das Osteoid-Osteom der Wirbelsäule. Z. Orthop. 120 (1982) 761–766

Mau, H.: Ätiopathogenese der Skoliose. In Witt, A. N., H. Rettig, K. F. Schlegel: Orthopädie in Praxis und Klinik, Bd. V/1. Wirbelsäule-Thorax-Becken. Thieme. Stuttgart 1990

Mayer, L.: Malignant degeneration of so-called benign osteoblastoma. Bull. Hosp. Jt Dis. 28 (1967) 4

Mayfield, J. K., E. J. Riseborough, N. Jaffe, A. M. Nehme: Spinal deformity in children treated for neuroblastoma. J. Bone Jt Surg. A 63 (1981) 183

McAfee, P. C., H. H. Bohlman, L. H. Riley, R. A. Robinson, W. O. Southwick, N. E. Nachlas: The anterior retropharyngeal approach to the upper part of the cervical spine. J. Bone Jt Surg A 69 (1987) 1371

McAllister, V. L., B. E. Kendall, J. W. Bull: Symptomatic vertebral haemangiomas. Brain 98 (1975) 71

McCallum, P. K., A. J. Freemont, C. G. Geary, J. A. Liu Yin: A case of IgD myeloma presenting a diffuse osteosclerosis. J. clin. Pathol. 41 (1988) 486

McCarthy, E. F., H. D. Dorfman: Idiopathic segmental sclerosis of vertebral bodies. Skelet. Radiol. 9 (1982) 88

McCollister, E. C.: Diagnostic techniques: Closed biopsy of bone. Clin. Orthop. 107 (1975) 101

McConnell, J. R., A. Daneman: Fatty replacement of muscles adjacent to spinal osteoid osteoma. J. Comput. assist. Tomogr. 8 (1984) 147–148

McCullough, C. J.: Eosinophilic granuloma of bone. Acta orthop. scand. 51 (1980) 389

McGavran, M. H., H. A. Spady: Eosinophilic granuloma of bone. J. Bone Jt Surg. A 42 (1960) 979

McInerney, D. P., J. H. Middlemiss: Giant-cell tumor of bone. Skelet. Radiol. 2 (1978) 195

McKenna, R. J., C. P. Schwinn, K. Y. Soong, N. L. Higinbotham: Osteogenic sarcoma arising in Paget's disease. Cancer 17 (1964) 42

McLarnon, J. C.: Biopsy of the spine using a needle with a rigid guide wire. Clin. Radiol. 33 (1982) 187

McLeod, R. A., C. D. Dahlin, J. W. Beabout: The spectrum of osteoblastoma. Amer. J. Roentgenol. 126 (1976) 321

McNaney, D., R. D. Lindberg, A. G. Ayala: Fifteen year radiotherapy experience with condrosarcoma of bone. Int. J. Radiat. Oncol. Biol. Phys. 8 (1982) 187

McNeil, B. J.: Rational for the use of bone scans in selected metastatic primary bone tumors. Semin. nucl. Med. 8 (1978) 336

Méary, R., R. Merle d'Aubigné, B. Tomeno, L. Sedel: Tumerus à cellules géantes. 85 observations suivies. Rev. Chir. orthop. 61 (1975) 391

Meis, J. M., J. J. Butler, B. M. Osborne, N. G. Ordonez: Solitary plasmacytomas of bone and extramedullary plasmacytomas. A clinicopathologic and immunhistochemical study. Cancer 59 (1987) 1474

Merli, G. A., P. Angiari, A. Botticelli: Chondromyxoid fibroma with spinal cord compression. Surg. Neurol. 10 (1978) 123

Merryweather, R., J. H. Middlemiss, N. G. Sanerkin: Malignant transformation of osteoblastoma. J. Bone Jt Surg B 62 (1980) 381

Messmer, B., W. Sinner: Der vertebrale Metastasierungstyp. Dtsch. med. Wschr. 91 (1966) 2061

Metha, B. A., C. R. Jack, R. S. Boulos, S. C. Patel, J. I. Ausman, G. M. Malik: Interventional neuroradiology. Henry Ford Hosp. med. J. 34 (1986) 19

Metha, M. H., R. O. Murray: Scoliosis provoked by painful vertebral lesions. Skelet. Radiol. 1 (1977) 223

Mickelson, M. R., M. Bonfiglio: Eosinophilic granulom and its variations. Orthop. Clin. N. Amer. 8 (1977) 933

Milgram, J. W., M. Jasty: Para-articular osteochondroma of the knee. Case report 238. Skelet. Radiol. 10 (1983) 121

Mill, B., R. Griffith: The role of radiation therapy in the management of plasma cell tumors. Cancer 45 (1980) 647

Miller, F., R. Whitehill: Carcinoma of the breast metastatic to the skeleton. Clin. Orthop. 184 (1984) 121

Mindell, E. R.: Chordoma. J. Bone Jt Surg. A 63 (1981) 501

Mirra, J. M., F. Rand, R. Rang, T. Calcaterra, E. Dawson: Giant-cell tumor of the second cervical vertebra treated by cryosurgery and irradiatio. Clin. Orthop. 154 (1981) 228

Misasi, N., F. Cigala, V. Iaccarino, E. Marasco: Selective arterial embolisation in aneurysmal bone cyst. Int. Orthop. 6 (1982) 123

Mitchell, M. L., V. Lauren, V. Ackerman: Metastatic and pseudomalignant osteoblastoma. Skelet. Radiol. 15 (1986) 213

Mnaymneh, W., M. Brown, F. Tejada, G. Morrison: Primary osteogenic sarcoma of the second cervical vertebra. J. Bone Jt Surg. A 61 (1979) 460

Moehring, H. D.: Nonsecretory myeloma. A case report. Clin. Orthop. 171 (1987) 196

Mohan, V., M. M. Arora, R. P. Gupta, F. Izzat: Aneurysmal bone cyst of the dorsal spine. Arch. orthop. traum. Surg. 108 (1989) 390

Mohr, R., R. Gross: Das Plasmozytom. Dtsch. Ärztebl. 46 (1980) 2721

Montoya, G., C. M. Evarts, D. F. Dohn: Polyostotic fibrous dysplasia and spinal cord compression. Case reprot. J. Neurosrug. 29 (1968) 102–105

Morishita, S., T. Onomura, T. Inoue, H, Maeda, H. Akagi: Bone scintigraphy in patients with breast cancer, pulmonary cancer, uterine cervic cancer, and prostatic cancer. Spine 14 (1989) 748

Mulder, J. D., T. G. van Rijssel: Amyloid tumor of the sternum as part of a solitary plasmacytoma. Skelet. Radiol. 10 (1983) 53

Mulder, J. D., H. Poppe, J. R. van Ronnen: Primäre Knochengeschwülste. In Schinz, H. R.: Lehrbuch der Röntgendiagnostik Bd. II/2: Skelett, Weichteile und Gefäße. Thieme, Stuttgart 1981

Mundy, G. R., K. J. Ibbotson, S. M. K'DSouza: Comaprative study of available medical therapy for hypercalcemia of malignancy. Amer. J. Med. 74 (1983) 421

Murphy, W. A., W. B. Strecker, P. L. Schoenecker: Transcatheter embolisation therapy of an ischial aneurysmal bone cyst. J. Bone Jt Surg. B 64 (1982) 166

Murray, I. P.: Bone Scanning in the child and young adult. Skelet. Radiol. 5 (1980) 1, 65

Musshoff, K., M. Busch, H. Kaminski: Lymphogranulomatose (M. Hodgkin) mit Knochenbefall. Symptomatologie mit besonderer Berücksichtigung des Röntgenbildes. Therapie und Prognose. Fortschr. Röntgenstr. 101 (1964) 117

Müller, H.: Über das Vorkommen von Resten der Chorda dorsalis bei Menschen nach der Geburt und über ihr Verhältnis zu den Gallertgeschwülsten am Clivus. Z. Rat. Med 2 (1858) 202

Nag, T. K., M. A. Falconer: Enchondroma of the vertebral body. Report of a case causing bilateral sciatica. Brit. J. Surg. 53 (1966) 1067

Namer, I. J., M. N. Pamir, K. Benli, S. Saglam, A. Erbengi: Spinal meningiomas. Neurochirurgia 30 (1987) 11

Nauert, C., J. Zornosa, A. Ayala, T. S. Harle: Eosinophilic granuloma of bone: Diagnosis and management. Skelet. Radiol. 10 (1983) 227

NCBT (The Netherlands Commetee on Bone Tumours): Radiological Atlas of Bone Tumours, Vol. I, II. Mouton, Den Haag 1973

Nézelof, C. Frileux-Herbert, F., J. Cronier-Sachot: Disseminated histioctytosis X: Analysis of prognostic factors based on a retrospective study of 50 cases. Cancer 44 (1979) 1824

Nehrkorn, O., E. Wolfert: Generalisierte Knochenhämangiomatose mit Lungenbeteiligung. Fortschr. Röntgenstr. 104 (1966) 107

Nesbit, M. E., S. Kieffer, G. J. D'Angio: Reconstruction of vertebral height in histiocytosis X. A long-term follow-up. J. Bone Jt Surg. A 1 (1969) 1360

Neuhauser, E. B., M. H. Wittenborg, C. Z. Berman, J. Cohen: Irradiation effects of roentgentherapy on the growing spine. Radiology 59 (1952) 637

Newcomer, L. N., M. B. Silverstein, E. C. Cadman, L. R. Farber, J. R. Bertino, L. R. Prosnitz: Bone involvement in Hodgkin's disease. Cancer 49 (1982) 338

Nicastro, J. F., K. D. Leatherman: Two-stage resection and spinal stabilisation for aneurysmal bone cyst. Clin. Orthop. 180 (1983) 173

Nicola, N., E. Lins: Vertebral hemangioma: Retrograde embolization – stabilization with methylmethacrylate. Surg. Neurol. 27 (1987) 481

Nilz, I.: Verlauf einer fibrösen Dysplasie Jaffé-Lichtenstein im Bereich der Brustwirbelsäule. Radiol. diagn. 4 (1961) 503–510

Nishiura, I., T. Koyama, S. Takayama: Fibrous dysplasia of the cervical spine with atlanto-axial dislocation. Neurochirurgia 35 (1992) 123

Nittner, K.: Raumbeengende Prozesse im Spinal-Kanal. Riesenzelltumoren. In: Handbuch der Neurochirurgie, Bd. VII/2: Wirbelsäule und Rückenmark. Springer, Berlin 1972

Nittner, K.: Tumoren des Rückenmarks und der Wirbelsäule. In Dietz, H., W. Umbach, R. Wüllenweber: Thieme, Stuttgart 1984 (S. 165)

Nixon, G. W.: Lymphangiomatosis of bone demonstrated by lymphography. Amer. J. Roentgenol. 110 (1970) 582

Norman, A.: Persistence or recurrence of pain: A sign of surgical failure in osteoid-osteoma. Clin. Orthop. 130 (1978) 263

Novak, D., P. Probst: Morbus Hodkin: Häufigkeit und Lokalisation der Lungen-, Knochen- und Magen-Darm-Manifestation. Strahlentherapie 146 (1973) 403

Novick, G. S., H. Pavlov, P. G. Bullough: Osteochondroma of the cervical spine. Skelet. Radiol. 8 (1982) 13

Nubourgh, Y., J. Noterman, D. Baleriaux-Waha, G. Erzinger, J. Flament-Durand: Ostéochondrome vertébrale solitaire avec syndrom de compression médullaire. Neurochirurgie 25 (1979) 134

Nunez, C., T. Bennet, H. H. Bohlman: Chondromyxoid fibroma of the thoracic spine. Spine 7 (1982) 436

Nyholm, K.: Eosinophilic xanthomatous granulomatosis and Letterer-Siwe's disease. Acta pathol. microbiol. scand., Sect. A., Suppl. 216 (1971)

Nyul-Tóth, P., M. Joós: Über die Wirbelmanifestation der fibrösen Dysplasie. Fortschr. Röntgenstr. 120 (1974) 744–747

O'Conner, G. A., T. S. Roberts: Spinal cord compression by an osteochondroma in a patient with multiple osteochondromatosis. Case report. J. Neurosurg. 60 (1984) 420

Obbens F. A. M. T., J. H. Kim, H. Thaler: Metronidazole as a radiation enhancer in the treatment of metastatic epidural spinal cord compression. J. Neuro-Oncol. 2 (1984) 99

Oberlin, O.: The response to initial chemotherapy as a prognostic factor in localized Ewing'sarcoma. Europ. J. Cancer clin. Oncol. 21 (1985) 463

Ogihara, V., K. Sekiguchi, T. Tsuruta: Osteogenic sarcoma of the fourth thoracic vertebra. Cancer 53 (1984) 2615

Onimus, M., G. Gelot, J. L. Vauzelle: A propos d'un cas de kyste anévrysmal du rachis. Rev. Chir. orthop. 70 (1984) 335

Onimus, M., S. Schraub, D. Bertin, J. F. Bosset, M. Guidet: Surgical treatment of vertebral metastasis. Spine 11 (1986) 883

Onitsuka, H.: Roentgenologic aspects of bone islands. Radiology 123 (1977) 607

Ono, K., K. Yonenobu, S. Ebara, K. Fujiwara, K. Yamashita, K. Fuji, E. J. Dunn: Prosthetic replacement surgery for cervical spine metastasis. Spine 13 (1988) 817

Onofrio, B. M.: Intradural extramedullary spinal cord tumors. Neurosurgery 25 (1978) 540

Ostrowski, M. L., K. K. Unni, P. M. Banks: Malignant lymphoma of bone. Cancer 58 (1986) 2646

Otis, R. D., W. B. Scoville: Benign osteoblastoma of the vertebra. J. Neurosurg. 18 (1961) 700

Ottolenghi, C. E.: Aspiration biopsy of the spine. J. Bone Jt Surg. A 51 (1969) 1531

Ottolenghi, C. E., F. Schajowicz, F. A. DeSchant: Aspiration biopsy of the cervical spine. J. Bone Jt Surg. A 46 (1964) 715

Paavolainen, P., L. Teppo: Chordoma in Finland. Acta orthop. scand. 47 (1976) 46

Paillas, J. E., G. Serratrice, J. Legré: Les tumeurs primitives du rachis. Masson, Paris 1964

Parker, B. R., L. Pinckney, E. Etcubanas: Relative efficacy of radiographic and radionuclide bone surveys in the detection of the skeletal lesions of histiocytosis X. Pediat. Radiol. 134 (1980) 377

Parrish, F. F., J. K. Pevey: Surgical management of aneurysmal bone cyst of the vertebral column. J. Bone Jt Surg. A 49 (1967) 1597

Patel, D. V., R. A. Hammer, R. Levin, M. A. Fisher: Primary osteogenic sarcoma of the spine. Skelet. Radiol. 12 (1984) 276

Pearson, J., S. Stella, I. Feigin: Angiolipoma. Long term cure following radical approach to malignant appearing benign intraspinal tumor. Report of 3 cases. J. Neurosurg. 33 (1970) 466

Penzin, K. H., N. Pushparaj: Non-epithelial tumors of the nasal cavity, paranasal sinuses, and nasopharynx chordomas. Cancer 57 (1986) 784

Pere, P., J. Adolphe, P. Raul, C. Delgoffe, A. Gaucher: Fibrom non ossificant à localisation vertébrale. Rev. Rhum. 51 (1984) 58

Persson, B. M., L. Ekelund, R. Lövdahl, B. Gunterberg: Favourable results of acrylic cementation for giant cell tumor. Acta orthop. scand. 55 (1984) 208

Pettine, K. A., R. A. Klassen: Osteoid-Osteoma and osteoblastoma of the spine. J. Bone Jt Surg. A 68 (1986) 354–361

Picard, J. J., G. Vallat, R. Paleirac: Tumeur à myéloplaxes du rachis lombaire traité par abord direct. Rev. Orthop. 43 (1957) 179

Pilepich, M. V., T. J. Vietti, M. E. Nesbit: Ewing's sarcoma of the vertebral column. Int. J. Radiat. Oncol. Biol. Phys. 7 (1981) 27

Pilz, J., H. Fischer-Düsterhoff, H. Vogel: Wachsender Wirbelkörperprozeß bei negativem Knochenszintigramm. Z. Orthop. 124 (1986) 77–78

Pirschel, J., C. Ozdoba: Der Skelettbefall bei malignen Lymphomen. Fortschr. Röntgenstr. 146 (1987) 635

Polster, J.: Die Probevertebrotomie. Wirbels. Forsch. Prax. 83 (1979) 119

Polster, J., P. Brinkmann: Ein Wirbelkörperimplantat zur Verwendung bei Palliarivoperationen an der Wirbelsäule. Z. Orthop. 115 (1977) 118

Polster, J., P. Wuisman, A. Härle, H. H. Matthiaß, P. Brinkmann: Die ventrale Stabilisierung von primären Tumoren und Metastasen der Wirbelsäule mit dem Wirbelkörperimplantat und Palacos. Z. Orthop. 127 (1989) 414

Portenoy, R. K., R. B. Lipton, K. M. Foley: Back pain in the cancer patient: An algorithm for evaluation and management. Neurology 37 (1987) 134

Posner, J. B., J. Howieson, E. Cvitkovic: „Disappearing" spinal cord compression: Oncologic effects of glucocorticoids (and other chemotherapeutic agents) on spinal metastases. Ann. Neurol. 2 (1977) 409

Post, K. D., P. C. McCormick: Surgical considerations in pelvic tumors with intraspinal extension. In Sundaresan, N., H. H. Schmidek, A. L. Schiller, D. I. Rosenthal: Tumors of the Spine. Diagnosis and Clinical Management. Saunders, Philadelphia 1990

Poulsen, J. O., J. T. Jensen, P. Thommesen: Ewing's sarcoma simulating vertebra plana. Acta orthop. scand. 46 (1975) 211

Prakash, B., A. K. Banerji, P. N. Tandon: Aneurysmal bone cyst of the spine. J. Neurol. Neurosurg. Psychiat. 36 (1973) 112

Pritchard, D. J.: Surgical experience in the management of Ewing's sarcoma of bone. Nat. Cancer Inst. Monogr. 56 (1981) 169

Provelegios, S., P. Markakis. S. Markaki: Chondromyxoid fibroma of the cervical spine. Neuro-Orthopedics 6 (1988) 49

Prömper, C., G. Friedmann: Computertomographie von raumfordernden intraspinalen Prozessen. Röntgen-Bl. 36 (1983) 56

Rabhan, W. N., J. Rosai: Desmoplastic fibroma. Report of ten cases and review of the literature. J. Bone Jt Surg. A 50 (1968) 487

Raco, A., P. Ciappetta, M. Artico, M. Salvati, G. Guidetti, G. Guglielmi: Vertebral hemangiomas with cord compression: The role of embolization in five cases. Surg. Neurol. 34 (1990) 164

Rahimi, A., J. W. Beabout, J. C. Ivins, D. C. Dahlin: Chrondromyxoid fibroma. Cancer 30 (1972) 726

Raimondi, A., F. A. Gutierrez, C. Di Rocco: Laminotomy and total reconstruction of the posterior spinal arch for spinal canal surgery. J. Neurosurg. 45 (1976) 555

Ralston, S. H., M. D. Gardner, F. J. Dryburgh: Comparison of aminohydroxy propylidene diphosphonate, mithramycin and corticosteroids, and calcitonin in treatment of cancer associated hypercalcemia. Lancet 1985/II, 907

Ramadier, J. O., P. Lecestre: Maladie exostosante avec compression médullaire. Rev. Chir. orthop. 62 (1976) 643

Ramani, P. S.: Chondromyxoid fibroma. A rare case of spinal compression. J. Neurosurg. 40 (1974) 107

Rand, G. W.: Surgical experiences with spinal cord tumours. Bull. Los Angeles neurol. Soc. 28 (1963) 260

Ransford, A. O., J. L. Pozo, P. A. Hutton, E. O. Kirwan: The behavior pattern of the scoliosis associated with osteoid-osteoma or osteoblastoma of the spine. J. Bone Jt Surg. B 66 (1984) 16–20

Razis, D. V., A. Tsatsaronis, I. Kyriazides, D. Triantafyllou: Chordoma of the cervical spine treated with vincristine sulfate. J. Med. 5 (1974) 274

Reeves, D. L.: Vertebral hemangioma with compression of the spinal cord. J. Neurosurg. 21 (1964) 710

Regen, E. M., A. Haber: Giant-cell tumor of cervical vertebra with unusual symptoms. J. Bone Jt Surg. A 39 (1957) 196

Reichelt, A.: Operative Behandlungsergebnisse von Riesenzelltumoren der Wirbelsäule. Orthop. Prax. 3 (1982) 206

Reilly, B. J., J. W. Davidson, H. Bain: Lymphangiectasis of the skeleton. Radiology 103 (1972) 385

Reimer, R. R., B. A. Chabner, R. C. Young, R. Reddick, R. E. Johnson: Lymphoma presenting in bone. Ann. intern. Med. 87 (1977) 50

Reiser, M., R. Erlemann, A. Härle, A. Roessner, P. Wuisman, V. Kunze, P. E. Peters: Radiologische Diagnostik der Knochentumoren – Aussagekraft von konventioneller Röntgendiagnostik, Computertomographie und magnetischer Resonanztomographie. In Heuck, H. H., F. Keck: Fortschritte der Osteologie in Diagnostik und Therapie. Springer, Berlin 1988

Reiser, M., N. Rupp, T. Bichl, B. Allgauer, H. J. Heller, P. Lukus, U. Fink: MR in the diagnosis of bone tumors. Europ. J. Radiol. 5 (1985) 1

Reizine, D., J. D. Laredo, M. C. Riche, J. J. Merland, M. Bard: Vertebral hemangiomas. In Jeanmart, L.: Tumors. Radiology of the Spine. Springer, Berlin 1986

Reizine, D., E. Assouline, J. D. Laredo, J. J. Merland, A. Aymard, F. Gelbert, J. Chiras: Embolisation d'un hemangioma vertébral dorsal symptomatique avec artère d'Adamkiewicz naissant au même étage. Ann. Radiol. 30 (1987) 261

Remedios, P. A., P. M. Colletti, J. K. Raval, R. C. Benson, L. Y. Chak, W. D. Boswell, J. M. Halls: Magnetic resonance imaging of bone after radiation. Magn. Reson. Imag. 6 (1988) 301

Rengachary, S., J. J. Kepes: Spinal epidural metastatic „mesenchymal" chondrosarcomas. J. Neurosurg. 30 (1969) 71

Resnick, C. S., J. R. Lininger: Monostotic fibrous dysplasia of the cervical spine. Radiology 151 (1984) 49

Resnick, D.: Plasma cell dyscrasias and gamma-globulinemias. In Resnick, D., G. Niwayama: Diagnosis of Bone and Joint Disorders, Vol. II. Saunders, Philadelphia 1981 (pp. 1914–1947)

Resnick, D., G. Niwayama: Diagnosis of Bone and Joint Disorders, Vol. I–III. Saunders, Philadelphia 1981a

Resnick, D., G. Niwayama: Enostosis, hyperostosis, and periostitis. In Resnick, D., G. Niwayama: Diagnosis of Bone and Joint Disorders. Saunders, Philadelphia 1981b

Resnick, D., A. A. Nemcek, P. Haghighi: Spinal enostosis (bone islands). Radiology 147 (1983) 373

Reuther, G., W. Mutschler: Detection of local recurrent disease in musculoskeletal tumors: Magnetic resonance imaging versus computed tomography. Skelet. Radiol. 19 (1990) 85

Ribbert, H.: Über die Ecchondrosis physalifora sphenooccipitalis. Zbl. allg. Pathol. 5 (1984) 457

Richardson, R. R., M. Reyes, R. A. Sanchez, H. Rorres, S. Vela: Ganglioneuroma of the sacrum. Spine 11 (1986) 87

Rinsky, L. A., M. Goris, E. E. Bleak, A. Halpern, P. Hirschmann: Intraoperative skeletal scintigraphy for localisation of osteoid-osteoma of the spine. J. Bone Jt Surg. A 62 (1980) 476

Riseborough, E. J., S. L. Grabias, R. I. Burton, N. Jaffe: Skeletal alterations following irradiation for Wilms' tumor. J. Bone Jt Surg. A 58 (1976) 526

Riskó, T., I. Udvarhelyi, I. Tomory: Unsere Erfahrungen bei der chirurgischen Behandlung der aneurysmatischen Knochenzyste der Wirbelsäule. Z. Orthop. 108 (1970) 468

Ritschl, R. M. Salzer-Kuntschik, A. Giurea, E. Fellinger, D. Kropej: Die Ergebnise nach Spongiosaplastik bei Riesenzelltumoren des Knochens. Z. Orthop. 127 (1989) 387

Rivkind, A., J. Y. Margulies, P. Lebensart: Anterior approach for removal of spinal angiolipoma. Spine 11 (1986) 623

Roback, D. L.: Tc-99m-MDP bone scintigraphy and „growing" bone islands. A report of two cases. Clin. nucl. Med. 5 (1980) 98

Robert, H., J. Dubousset, L. Miladi: Histiocytosis X in the juvenile spine. Spine 12 (1987) 167

Roberts, M., P. A. Rinaudo, J. Vilinskas, G. Owens: Solitary sclerosing plasma cell myeloma of the spine. Case report. J. Neurosurg. 40 (1974) 125

Roblot, P., M. Alcalay, F. Cazenave-Roblot, P. Levy, D. Bontoux: Osteochondroma of the thoracic spine. Spine 15 (1990) 240

Roessner, A.: Zur Zyto- und Histogenese der malignen und semimalignen Knochentumoren. G. Fischer, Stuttgart 1984

Roessner, A., A. Bosse, P. Wuisman, R. Erlemann, E. Grundmann: Zur Pathologie der Wirbeltumoren. Orthopäde 16 (1987) 358

Roessner, A., M. Immenkamp, A. Weidner, H. P. Hobik, E. Grundmann: Benign fibrous histiocytoma of bone. J. Cancer Res. clin. oncol. 101 (1981) 191–202

Roessner, A., M. Immenkamp, W. Hiddemann, J. Althoff, Th. Miebs, E. Grundmann: Small cell osteosarcoma of the tibia with diffuse metastatic disease. Case report 331. Skelet. Radiol. 14 (1985b) 216

Roessner, A., K. Metze, B. Heymer: Aggressive Osteoblastoma. Pathol. Res. Pract. 179 (1985a) 433

Román, G.: Hereditary multiple exostoses. A rare cause of spinal cord compression. Spine 3 (1978) 230

Rosen, G., B. Caparros, C. Mosende, B. McCormick, A. G. Huvos, R. C. Marcove: Curabilty of Ewing's Sarcoma and considerations for future therapeutic trials. Cancer 41 (1978) 888

Rosenberg, S. A.: National Cancer Institute sponsered study of classifications of non-Hodgkin's lymphomas. Cancer 49 (1982) 2112

Rosencrantz, M.: A case of fibrous dysplasia (Jaffé-Lichtensein) with vertebral fracture and compression of the spinal cord. Acta orthop. scand. 36 (1965) 435–440

Rosendahl-Jensen, S.: Fibrous dysplasia of the vertebral column. Acta chir. scand. 111 (1956) 490–494

Rosenthal, D. I., J. A. Scott, H. J. Mankin: Sacrococcygeal chordomas: Magnetic resonance imaging and computed tomography. Amer. J. Radiol. 145 (1985) 143

Rosenthal, D. I., A. L. Schiller, H. J. Mankin: Chondrosarcoma: Correlation of radiological and histological grade. Radiology 150 (1984) 21

Rossi, J. F., R. Battaille, D. Chappard, C. Alexandre, C. Janbon: B cell malignancies presenting with unusual bone involvement and mimicking multiple myeloma. Study of nine cases. Amer. J. Med. 83 (1987) 10

Rossi, C., S. Ricci, S. Boriani, R. Biagini, P. Ruggieri, R. De Christofaro, R. A. Roversi, I. Khalkhali: Percutaneous transcatheter arterial embolization of bone and soft tissue tumors. Skelet. Radiol. 19 (1990) 555

Rothschild, E. J., M. H. Savitz, T. Chang. D. Worcester, H. M. Peck: Primary vertebral tumor in an adoleslcent girl. Spine 9 (1984) 695

Roukkula, M., E. Salovaara: Aneurysmal bone cyst of the fourth thoracic vertebra with compression of the cord. Acta radiol. 57 (1962) 373

Roussouly, P., C. H. Rivard, B. Poitras, M. Duhaime, D. Marton: Intérêt des différents moyens d'investigation radiologique pour l'exploration des ostéoblastomes bénins et des ostéomes ostéoïdes du rachis. Rev. Chir. orthop. 17 (1988) 316

Roy, L., D. A. Gibson: Cervical spine fusions in children. Clin. Orthop. 73 (1970) 146

Ruiter, D. J., C. J. Cornelisse, T. G. van Rijssel, E. A. van der Velde: Aneurysmal bone cyst and teleangiectatic osteosarcoma. Virchows Arch. pathol. Anat. 373 (1977a) 311

Ruiter, D. J., T. G. van Rijssel, E. A. van der Velde: Aneurysmal bone cyst. A clinicopathological study of 105 cases. Cancer 39 (1977b) 2231

Russin, L. A., M. J. Robinson, H. A. Engle, A. Sonni: Ewing's sarcoma of the lumbar spine. Clin. Orthop. 164 (1982) 126

Saemudsson, J.: Dysplasia fibrosa ossium. With special reference to lesions of the skull and the vertebral column. Acta psychiat. neurol. Scand 30 (1955) 351–363

Saengnipanthkul, S., K. Jirarattanaphochai, S. Rojviroj, W. Sirichativapee, C. Mahakkanukrauh: Metastatic adenocarcinoma of the spine. Spine 17 (1992) 427

Salmon, S. E., J. R. Cassady: Plasma cell neoplasms. In: DeVita V. T. et al.: Cancer, Principles & Practice of Oncology, 3rd ed. Lippincott, Philadelphia 1989 (p. 1853)

Salzer-Kuntschik, M.: Tumoren der Wirbelsäulenpathologie. In: Schmitt, E.: Die Wirbelsäule in Forschung und Praxis. Tumoren der Wirbelsäule, Bd. 103. Hippokrates, Stuttgart 1984 (S. 9)

Salzer, M., M. Salzer-Kuntschik: Das benigne Osteoblastom. Langenbecks Arch. klin. Chir. 302 (1963) 755

Salzer, M., M. Salzer-Kuntschik: Das benigne Chondroblastom. Arch. orthop. Unfall-Chir. 64 (1968) 229

Samii, M., G. Faupel: Chondrosarkom mit intraspinaler intra- und extrathorakaler Ausdehnung. Acta Neurochir. 39 (1977) 71

Sarpel, S., Sarpel, G., E. Yu et al.: Early diagnosis of spinal-epidural metastases by magnetic resonance imaging. Cancer 59 (1987) 1112

Sartoris, D. J., H. Jones: Neurofibroma arising in sympathetic ganglion. Case report 343. Skelet. Radiol. 15 (1986a) 60

Sartoris, D. J., D. Pate, P. Haghighi: Plasma cell sclerosis of bone. A spectrum of disease. J. Canad. Ass. Radiol. 37 (1986b) 25

Saunders, W. M., G. T. Ghen, M. Austin-Seymour: Precision high dose radiotherapy. Int. J. Radiat. Oncol. Biol. Phys. 11 (1985) 1339

Savini, R., F. Gherlinzoni, M. Morandi, J. R. Neff, P. Picci: Surgical treatment of giant-cell tumor of the spine. J. Bone Jt Surg. A 65 (1983) 1283

Savy, J M., J.-D. Laredo, A. Prier, M. Jagueux, A. Apoil, G. Kaplan: Desmoplastic fibroma. Case report 728. Skelet. Radiol. 21 (1992) 388

Scaglietti, O., P. G. Marchetti, P. Bartolozzi: The effects of methylprednisolone acetate in the treatment of bone cysts: Results of three years follow-up. o. J.

Schaberg, J., B. J. Gainor: A profile of metastatic carcinoma of the spine. Spine 10 (1985) 19

Schaffer, L., L. I. Kranzler, E. B. Siqueira: Aneurysmal bone cyst of the spine. Spine 10 (1985) 390

Schajowicz, F.: Tumors and Tumorlike Lesions of Bone and Joints. Springer, Berlin 1981

Schajowicz, F., M. H. McGuire: Diagnostic difficulties in skeletal pathology. Clin. Orthop. 240 (1989) 281

Schajowicz, F., L. V. Ackerman, H. A. Sissons: Histological Typing of Bone Tumours. Intern. Classification of Tumours. Vol. VI. WHO, Geneva 1972

Schajowicz, F., C. Lemos: Malignant osteoblastoma. J. Bone Jt Surg. B 58 (1976) 202

Schajowicz, F., J. Slullitel: Eosinophilic granuloma of bone and its relationship to Hand-Schüller-Christian and Letterer-Siwe Syndromes. J. Bone Jt Surg. B 55 (1973) 545

Schechter, J. P., S. E. Jones, J. M. Wolfenden, D. L. Lilien, R. E. O'Mara: Bone scanning in lymphoma. Cancer 38 (1976) 1142

Scheer, G. E., R. E. Kuhlman: Vertebral Involvement by Desmoplastic Fibroma. J. Amer. med. Ass. 185 (1963) 669

Scheithauer, B. W., B. M. Egbert: Ewing's sarcoma of the spinal epidural space: Report of two cases. J. Neurol. Neurosurg. Psychiat. 41 (1978) 1031

Scher, N., W. R. Panje: Osteochondroma presenting as a neck mass. Laryngoscope 98 (1988) 550

Schinz, H. R., W. E. Baensch, E. Friedl, E. Uehlinger: Lehrbuch der Röntgendiagnostik, 6. Aufl. Thieme, Stuttgart 1965–81

Schirmer, W.: Ischialgie durch Wirbelchondrom. Münch. med. Wschr. 116 (1974) 105

Schlesinger, A. E., R. B. Glass, S. Young, S. K. Fernbach: Eosinophilic granuloma of the rith iliac wing. Case report 342. Skelet. Radiol. 15 (1986) 57

Schlezinger, N. S., H. Unger: Hemangioma of the vertebra with compression Myelopathy. Amer. J. Roentgenol. 42 (1939) 192

Schlumberger, H. G.: Fibrous dysplasia of single bones. (Monostotic fibrous dysplasia). Milit. Surgn. 99 (1947) 504–527

Schmidt, R. P., B. C. Lentle: Hemangioma with consumptive coagulopathy (Kasabach-Merrit Syndrome) detection by iodium 111 oxine – labeled platelets. Clin. nucl. Med. 9 (1984) 389

Schmorl, G., H. Junghanns: Die gesunde und die kranke Wirbelsäule in Röntgenbild und Klinik, 5. Aufl. Thieme, Stuttgart 1968

Schnitzler, M. G. Neher, K. H. Marquart: Beitrag zur Dignität der Riesenzelltumoren. Fortschr. Med. 96 (1978) 1550

Schnyder, P., H. Fankhauser, B. Mansouri: Computed tomography in spinal hemangioma with cord compression. Skelet. Radiol. 15 (1986) 372

Schütte, H. E., W. M. Park: The diagnostic value of bone scintigraphy in patients with low back pain. Skelet. Radiol. 10 (1983) 1

Schwartz, D. A., S. Nair, B. Hershey, A. C. Winkelman, S. D. Finkelstein: Vertebral arch hemangioma producing spinal cord compression in pregnancy. Spine 8 (1989) 888

Schweitzer, M. E., G. A. Irwin: Systemic mastocytosis. Case report 561. Skelet. Radiol. 18 (1989) 411

Schwimer, S. R., L. W. Bassett, A. A. Mancuso, E. G. Dawson: Giant cell tumor of the cervicothoracic spine. Amer. J. Roentgenol. 138 (1981) 63

Scoville, W. B., J. L. Poleyn, R. H. Dunsmore: Spinal ganglioneuroma: End results and differential diagnosis. J. Neuropathol. exp. Neurol. 15 (1956) 85

Sebes, J. I., H. B. Niell, G. M. Palmieri, T. J. Reidy: Skeletal surveys in multiple myeloma. Radiologic-clinical correlation. Skelet. Radiol. 15 (1986) 354

Seckler, S. G., H. Rubin, J. G. Rabinowitz: Systemic cystic angiomatosis. Amer. J. Med. 37 (1964) 976

Seifert, V., H. Friedrich, R. Oestern, H. Becker: Radikaloperation und Wirbelkörperersatz bei aneurysmatischer Knochenzyste der Wirbelsäule. Z. Orthop. 125 (1987) 149

Seiler, R.: Rückenmarkkompression durch Wirbelhämangiome. Schweiz. Arch. Neurol. Neurochir. Psychiat. 108 (1971)

Seimon, L. P.: Eosinophil granuloma of the spine. J. pediat. Orthop. 1 (1981) 371

Seki, T., H. Fakuda, Y. Ishii, H. Hanoaka, S. Yatabe, M. Takano, O. Koide: Malignant transformation of benign osteoblastoma. A case report. J. Bone Jt Surg. A 57 (1975) 424

Shacked, I., R. Tadmor, G. Wolpin, A. Ohey: Aneurysmal bone cyst of a vertebral body with acute paraplegia. Paraplegia 19 (1981) 294

Shapiro, S. A., T. Javid, T. Putty: Osteochondroma with cervical cord compression in hereditary multiple exostoses. Spine 15 (1990) 600

Sharma, B. S., A. K. Banerjee, V. K. Kak: Malignant schwannoma of brachial plexus presenting as spinal cord compression. Neurochirurgia 32 (1989) 189

Shephard, R. H., D. Sutton: Dumb-bell ganglioneuromata of the spine with report of four cases. Brit. J. Surg. 45 (1958) 305

Sherk, H. H., J. T. Nicholson, J. E. Nixon: Vertebra plana and eosinophilic granuloma of the cervical pine in children. Spine 3 (1978) 116

Sherman, F. C., R. H. Wilkinson, J. E. Hall: Reactive sclerosis of a pedicle and spondylolysis in the lumbar spine. J. Bone Jt Surg. A 59 (1977) 49

Shirakuni, T., N. Tamaki, S. Matsumoto, M. Fujiwara: Giant cell tumor in cervical spine. Surg. Neurol. 23 (1985) 148

Shirazi, P. H., G. V. Rayudu, E. W. Fordham: 18F bone scanning: Review of indications and results of 1500 bone scans. Radiology 112 (1974) 361

Shirley, S. K., L. A. Gilula, G. P. Siegal, M. A. Foulkes, J. M. Kissane, F. B. Askin: Roentgenographic-pathologic correlation of diffuse sclerosis in Ewing sarcoma of Bone. Skelet. Radiol. 12 (1984) 69

Shives, T. C., D. C. Dahlin, F. H. Sim, D. J. Pritchard, J. D. Earle: Osteosarcoma of the spine. J. Bone Jt Surg. A 68 (1986) 660

Shives, T. C., R. A. McLeod, K. K. Unni, M. F. Schray: Chondrosarcoma of the spine. J. Bone Jt Surg. A 71 (1989) 1158

Shulman, L., P. Bale, M. de Silva: Sacral chondromyxoid fibroma. Pediat. Radiol. 15 (1985) 138

Sickles, E. A., H. K. Genant, P. B. Hoffer: Increased localization of 99mTc-pyrophosphate in a bone island. Case report. J. nucl. Med. 17 (1976) 113

Siegal, T., T. Siegal: Neurologic compromise due to spinal tumors. In Sundaresan, N. et al.: Tumors of the Spine. Diagnosis and Clinical Management. Saunders, Philadelphia 1990

Siegal, T., P. Tiqva, T. Siegal: Vertebral body resection for epidural compression by malignant tumors. Results of forty-seven consequitive operative procedures. J. Bone Jt Surg. A 67 (1985) 375

Sim, F. H., D. C. Dahlin, R. N. Stauffer, E. R. Laws: Primary bone tumors simulating lumbar disc syndrome. Spine 2 (1977) 65

Sim, F. H., F. J. Frassica, L. E. Wold, R. A. McLeod: Chondrosarcoma of the spine. Mayo clinic experience. In Sundaresan, N. et al.: Tumors of the Spine. Diagnosis and Clinical Management. Saunders, Philadelphia 1990

Sim, F. H., D. J. McDonald, R. A. McLeod, K. K. Unni: Giant cell tumors of the spine and sacrum. Maxo clinic experience. In Sundaresan N.: Tumors of the Spine. Diagnosis and Clinical Management. Saunders, Philadelphia 1990

Singh, R., D. S. Grewal, A. K. Bannerjee, V. P. Bansal: Haemangiomatosis of the skeleton. Report of a case. J. Bone Jt Surg. B 56 (1974) 136

Skanse, B., P. Langeland, S. von Rosen: Polyostotisk fibros dysplasi – Albrights syndrom. Nord. Med. 55 (1956) 833–836

Slowik, T., M. Bittner-Manioka, W. Grochowski: Chondroma of the cervical spine. J. Neurosurg. 29 (1968) 276

Smith, D., H. H. Schmider: Tumors of the nerve sheath involving the spine. In Sundaresan, N. et al.: Tumors of the Spine. Diagnosis and Clinical Management. Saunders, Philadelphia 1990

Smith, F. W., D. L. Gilday: Scintigraphic appearance of osteoid-osteoma. Radiology 137 (1980) 191–195

Smith, H.: A case of chordoma involving the body and pedicles of the third cervical vertebra. J. Bone Jt Surg. B 59 (1977) 515

Solomon, A., R. Rahamani, U. Seligsohn, F. Ben-Artzi: Multiple myeloma: Early vertebral involvement assessed by computerised tomography. Skelet. Radiol. 11 (1984) 258

Southwick, W. O., R. A. Robinson: Surgical approaches to the vertebral bodies in the cervical and lumbar regions. J. Bone Jt Surg. A 39 (1957) 631

Spagnoli, M. D., M. D. Gattoni, G. Viganotti: Roentgenographic aspects of non-Hodgkin's lymphoma presenting with osseous lesions. Skelet. Radiol. 8 (1982) 39

Spallone, A., N. di Lorenzo, A. Nollerti: Spinal osteochondroma diagnosed by computed tomography. Acta neurochir. 58 (1981) 105

Spaziante, R., E. de Divitiis, A. Giamundo, A. Gambardella, B. Di Prisco: Ewing's sarcoma arising primarily in the spinal epidural space: Fifth case report. Neurosurgery 12 (1983) 337

Spjut, H. J., H. D. Dorfman, R. E. Fechner, L. V. Ackerman: Tumors of Bone and Cartilage. Atlas of Tumor Pathology, Fasc. 5. Armed Forces Institute of Pathology, Washington, D.C. 1971

Spjut, H. J., R. E. Fechner, L. V. Ackerman: Tumors of Bone and Cartilage. Atlas of Tumor Pathology, 2nd Series, Fasc. 5 (Suppl.). Armed Forces Institute of Pathology, Washington, D.C. 1981

Springfield, D. S., R. Capanna, F. Gherlinzoni, P. Picci, M. Campanacci: Chondroblastoma. J. Bone Jt Surg. A 67 (1985) 748

Stargardter, F. L., L. R. Cooperman: Giant-cell tumour of sacrum with pulmonary metastases. Brit. J. Radiol. 44 (1971) 976

Starling, K. A.: Histiocytosis X. In Sutow, W. W., T. J. Vietti, D. J. Fernbach: Clinical Pediatric Oncology. Mosby, St. Louis 1977

Steiner, G. C., E. B. Kantor: Ultrastructure of aneurysmal bone cyst. Cancer 40 (1977) 2967

Stener, B.: Total spondylectomy in chondrosarcoma arising from the seventh thoracic vertebra. J. Bone Jt Surg. B 53 (1971) 288

Stener, B: Total spondylectomy for removal of a giant-cell tumor in the eleventh thoracid vertebra. Spine 2 (1977) 197

Stener, B.: Technique of high sacral amputation. In Sundaresan, N., H. H. Schmidek, A. L. Schiller, D. I. Rosenthal: Tumors of the Spine. Diagnosis and Clinical Management. Saunders, Philadelphia 1990

Stener, B., B. Gunterberg: High amputation of the sacrum for extirpation of tumors. Principles and techniques. Spine 3 (1978) 351

Stener, B., O. E. Johnsen: Complete removal of three vertebrae for giant-cell tumour. J Bone Jt Surg. B 53 (1971) 278

Stener, B., G. Markhede: Extirpation of tumors located near the thoracic cage. A method for increasing the margin of healthy tissue on the deep side of the tumor. Acta orthop. scand. 48 (1977) 612

Stevenson, G., R. J. Stoney, R. K. Perkins, J. E. Adams: A transcervical approach to the ventral surface of the brain for removal of a clivus chordoma. Neurosurgery 24 (1966) 544

Stieda, A.: Über umschriebene Knochenverdichtungen der Substantia spongiosa im Röntgenbild. Brun's Beitr. klin. Chir. 45 (1905) 700

Stillwell, W. T., J. W. Fielding: Aneurysmal bone cyst of the cervicodorsal spine. Clin. Orthop. 187 (1984) 145

Stirrat, A. N., I. S. Fyfe, C. J. Fisher: Fibrous Dysplasia of the Axis. Spine 14 (1989) 243

Stocker, D. J., J. Pringle: Chordoma of mid-cervical spine. Case report 205. Skelet. Radiol. 8 (1982) 306

Stojanović, J., J. Papa, T. Bajraktarević Ciĉin-Sain: Das computertomographische und angiographische Bild eines Osteoid-Osteoms der Wirbelsäule. Fortschr. Röntgenstr. 137 (1982) 226–229

Stout, A. P., R. Lattes: Tumors of the Soft Tissues. Atlas of Tumor Pathology, 2nd Series, Fasc. 1. Armed Forces Institute of Pathology, Washington, D.C. 1967

Strong, M. L.: Chondromas of the tendon sheath of the hand. J. Bone Jt Surg. A 57 (1975) 1164

Stuhler, Th., W. Bröcker, G. Kaiser, H. Poppe: Fibrous dysplasia in the light of new diagnostic methods. Arch. orthop. traum. Surg. 94 (1979) 255–263

Sugiura, I.: Desmoplastic Fibroma. J. Bone Jt Surg. A 58 (1976) 126

Suit, H. D., M. Austin-Seymour: The role of radiation therapy. In Sundaresan, N.: Tumors of the Spine. Diagnosis and Clinical Management. Saunders, Philadelphia 1990

Suit, H. D., M. Goitin, J. Munzenrider: Definitive radiation therapy for chordoma and chondrosarcoma of the base of the scull and cervical spine. J. Neurosurg. 50 (1982) 377

Sundaram, M., M. H. McGuire: Computed tomography or magnetic resonance for elvaluating the solitary tumor or tumor-like lesion of bone. Skelet. Radiol. 17 (1988) 393

Sundaram, M., M. H. McGuire, D. R. Herbold, S. E. Beshany, J. W. Fletcher: High signal intensity soft tissue masses on T1 weighted pulsing sequences. Skelet. Radiol. 16 (1987) 30

Sundaresan, N.: Chordomas. Clin. Orthop. 204 (1986) 135

Sundaresan, N., J. H. Galicich, F. C. H. Chu, A. G. Huvos: Spinal chordomas. J. Neurosurg. 50 (1979) 312

Sundaresan, N., A. G. Huvos, G. Rosen, J. M. Lame: Postradiation osteosarcoma of the spine following treatment of Hodgkin's disease. Spine 11 (1986) 90

Sundaresan, N., A. G. Huvos, G. Krol, M. B. Brennan: Spinal chordoma: results of surgical treatment. Arch. Surg. 122 (1987) 1478

Sundaresan, N., G. Krol, G. V. Digiacinto, J. E. O. Hughes: Metastatic tumors of the spine. In Sundaresan, N., H. H. Schmidek, A. L. Schiller, D. I. Rosenthal: Tumors of the Spine. Saunders, Philadelphia 1990)

Sundaresan, N., D. I. Rosenthal, A. L. Schiller, G. Krol: Chordomas. In Sundaresan, N., H. H. Schmidek, A. L. Schiller, D. I. Rosenthal: Tumors of the Spine. Saunders, Philadelphia 1990

Sundaresan, N., A. L. Schiller, D. I. Rosenthal: Osteosarcoma of the spine. In Sundaresan, N., H. H. Schmidek, A. L. Schiller, D. I. Rosenthal: Tumors of the Spine. Diagnosis and Clinical Management. Saunders, Philadelphia 1990

Sung, H. W., D. P. Kuo, W. P. Shu, Y. B. Chai, C. C. Liu, S. M. Li: Giant-cell tumor of bone: Analysis of two hundred and eight cases in chinese patients. J. Bone Jt Surg. A 64 (1982) 755

Sze, G., G. Krol, R. D. Zimmerman, M. D. Deck: Malignant extradural spinal tumors: MR imaging with Gd-DTPA. Radiology 167 (1988) 217

Tachdjian, M. O., D. D. Matson: Orthopaedic aspects of intraspinal tumors in infants and children. J. Bone Jt Surg. A 47 (1965) 223

Taconis, W. K., J. D. Mulder: Fibrosarcoma and malignant fibrous histiocytoma of long bones: Radiographic features and grading. Skelet. Radiol. 11 (1984) 237

Taconis, W. K., T. G. van Rijssel: Fibrosarcoma of long bones. J. Bone Jt Surg B 67 (1985) 111

Tajima, K., J. Nishida, K. Yamazaki, T. Shimamura, M. Abe: Osteochondroma of the cervical spine with spinal cord compression. Case report 545. Skelet. Radiol. 18 (1989) 306

Tang, S. G., J. F. Byfield, T. R. Sharp, A. Utley, J. F. Quinol, S. Seagren: Prognostic factors in the management of metastatic epidural cord compression. J. Neuro-Oncol. 1 (1981) 21

Teng, P., S. W. Gross, Ch. M. Newmann: Compression of spinal cord by Osteitis deformans (Pagt's disease), giant cell tumor and polyostotic fibrous dysplasia (Albright's syndrome) of vertebrae. J. Neurosurg. 8 (1951) 482–493

Tepper, J., D. Glaubiger, A. Lichter, J. Wackenhut, E. Glatstein: Local control of Ewing's sarcoma of bone with radiotherapy and combination chemotherapy. Cancer 46 (1980) 1969

Thomas, R. T.: The management of Ewing's sarcoma. Role of radiotherapy in local tumor control. Cancer Treatm. Rep. 68 (1984) 703

Thommesen, P., J. O. Poulsen: Primary tumours in the spine and the pelvis in adolescents. Clinical and radiological features. Acta orthop. scand. 47 (1976) 170

Töpfer, D.: Zur Kenntnis der Wirbelhämangiome. Frankfurt. Z. Pathol. 36 (1928) 337

Tokuhashi, Y., H. Matsuzaki, S. Toriyama, H. Kawano, S. Ohsaka: Scoring system for the preoperative evaluation of metastatic spine tumor prognosis. Spine 15 (1990) 1110

Tomita, K., H. Tsuchiya: Total sacrectomy and reconstruction for huge sacral tumors. Spine 15 (1990) 1223

Tomita, K., H. Tschuchiya, S. Morikawa, H. Shimizu, H. Yasutake, H. Morishita, M. Ohno, M. Sugihara: En bloc sacral resection and total sacrectomy. Abstracts of 5th ISOLS, Saint Malo 1989

Tomita, T.: Special considerations in surgery of pediatric spine tumors. In Sundaresan, N., H. H. Schmidek, A. L. Schiller, D. I. Rosenthal: Tumors of the Spine. Diagnosis and Clinical Management. Saunders, Philadelphia 1990

Tomory, I., Riskó, T., L. Kovács, P. Nyúl-Tóth: Die operative Behandlung des Wirbelsäulenplasmozytoms. Z. Orthop. 107 (1969) 519

Tonai, M., C. J. Campbell, G. Hwan Ahn, A. L. Schiller, H. J. Mankin: Osteoblastoma: Classification and report of 16 cases. Clin. Orthop. 167 (1982) 222

Tong, D., T. W. Griffin, G. E. Laramore: Solitary plasmacytoma of bone and soft tissues. Radiology 135 (1980) 195

Tormä, T.: Malignant tumours of the spine and the spinal extradural space. Acta chir. scand., Suppl. 225 (1957) 1

Troop, J. K., J. A. Herring: Monostotic fibrous dysplasia of the lumbar spine. Case report and review of the literature. J. pediat. Orthop. 8 (1988) 599

Tsuchiya, H., K. Tomita, T. Tsuchida, Y. Ueda. A. Roessner, M. Suzuki: Chondromyxoid fibroma of T2. Case report 741. Skelet. Radiol. 21 (1992) 339

Twersky, J., G. Kassner, M. S. Tenner, A. Camera: Vertebral and costal osteochondroma causing spinal cord compression. Amer. J. Roentgenol. 124 (1975) 124

Uchiyama, S., K. Yashiro, H. Takahashi, T. Homma: An experimental study of spinal cord evoked potentials and histologic changes following spinal cord heating. Spine 14 (1989) 1215

Uehlinger, E.: Über Knochen Lymphogranulomatose. Virchows Arch. pathol. Anat. 288 (1932) 36

Uehlinger, E.: Osteofibrosis deformans juvenilis. (Polyostotische fibröse Dysplasie Jaffé-Lichtenstein.) Virchows. Arch. path. Anat. 306 (1940) 255–299

Uehlinger, E.: Das eosinophile Knochengranulom. In: Handb. Ges. haemat. 2. Aufl. Bd. IV. Urban u. Schwarzenberg, München 1963 (S. 56)

Uehlinger, E.: Eosinophiles Knochengranulom. In Schinz, H. R.: Lehrbuch der Röntgendiagnostik, Bd. II/2: Skelett, Weichteile und Gefäße. Thieme, Stuttgart 1981

Ulich, T. R., J. M. Mirra: Ecchondrosis physalifora vertebralis. Clin Orthop. 163 (1982) 282

Ulrich, G., O. Wörsdorfer, L. Claes, F. Magerl: Comparative study of stability of anterior and posterior cervical spine fixation procedures. Arch. orthop. traum. Surg. 106 (1987) 226

Utne, J. R., D. G. Pugh: The roentgenologic aspects of chordoma. Amer. J. Roentgenol. 74 (1955) 593

Vacher, H., M. C. Vacher-Lavenu, J. Sauvegrain: Etude anatomo-radio-clinique des sarcomes d' Ewing du rachis lombaire. Radiologie 62 (1981) 425

Valderrama, J. A., P. G. Bullough: Solitary myeloma of the spine. J. Bone Jt Surg. B 50 (1968) 82

van den Bosch, J., B. van Damme, A. Baert, R. L. Verwilghen: Diffuse skelethemangiomatose met viscerale hemangiome. Ned. T. Geneesk. 119 (1975) 1669

van Horn, P. E., D. C. Dahlin, W. H. Bickel: Fibrous dysplasia: A clinical pathologic study of orthopaedic surgical cases. Proc. Mayo Clin. 38 (1963a) 175–189

Vanel, D., G. Contesso, D. Couanet, J. D. Piekarski, D. Sarrazin, J. Masselot: Computed tomography in the evaluation of 41 cases of Ewing's sarcoma. Skelet. Radiol. 9 (1982) 8

Vasallo, J., A. Roessner, E. Vollmer, E. Grundmann: Malignant lymphomas with primary bone manifestation. Pathol. Res. Pract. 182 (1987) 381

Vieregge, P., R. Schwachenwald, E. Reusche, M. Pressler: Wirbelhaemangiom mit extraduraler Rückenmarkskompression. Klinisch-radiologische und NMR-Befunde. Nervenarzt 58 (1987) 705

Virchow, R.: Untersuchungen über die Entwicklung des Schädelgrundes im gesunden und krankhaften Zustande und über den Einfluß desselben auf Schädelform, Gesichtsbildung und Gehirnbau. Reimer, Berlin (S. 128)

Vogelsang, H., R. C. Schmidt: Therapeutische Embolisation von kraniofazialen und spinalen Gefäßfehlbildungen sowie von Gefäßtumoren. Dtsch. Ärztebl. 14 (1980) 881

Vogelsang, H., O. Wiedemann: Angiographische Befunde bei einem Riesenzelltumor und einem benignen Osteoblastom der Halswirbelsäule. Fortschr. Röntgenstr. 110 (1989) 843

Waga, S., H. Tochio, M. Sakakura: Chondroma of the spine in a newborn infant. Case report. Neurosurgery 4 (1979) 181

Walther, H. E.: Krebsmetastasen. Schwabe, Basel 1948

Wang, A. M., C. L. Joachim., J. Shillito, J. H. Morris, A. A. Zamani, C. L. Rumbaugh: Cervical chordoma presenting with intravertebral foramen enlargement mimikking neurofibroma. CT findings. J. Comput. Assist. Tomgr. 8 (1984) 529

Warrik, C. K.: Some aspects of polyostotic fibrous dysplasia possible hypothesis to account for the associated endocrinological changes. Clin. Radiol. 24 (1973) 125–138

Weatherley, C. R., D. Jaffray, J. P. O'Brien: Radical excision of an osteoblastoma of the cervical spine. J. Bone Jt Surg. B 68 (1986) 325

Weidner, A.: Wirbelsäulentumoren. Klinik, Diagnostik, operative Therapie. Habil., Hannover 1981

Weidner, A.: Extradural tumors of the spine. Advanc. Neurosurg. 14 (1986) 10

Weigert, F., M. Reiser, K. Pfänder: Die Darstellung neoplastischer Veränderungen durch die MR-Tomographie. Fortschr. Röntgenstr. 146 (1987) 123

Weinstein, J. N. Differential diagnosis and surgical treatment of pathologic spine fractures. Instructional Course Lectures 41 (1992) 301

Weinstein, J. N., R. F. McLain: Primary tumors of the spine. Spine 12 (1987) 843

Weinstein, J. B., M. J. Siegel, R. C. Griffith: Spinal Ewing sarcoma: Misleading appearances. Skelet. Radiol. 11 (1984) 262

Weiss, S. W., F. M. Enzinger: Epithelioid hemangioendothelioma. A vascular tumour often mistaken for a carcinoma. Cancer 50 (1982) 970

Weissman, D. E., M. Gilbert, H. Wang, S. A. Grossman: The use of compound tomography of the spine to identify patients at high risk for epidural metastases. J. clin. Oncol. 3 (1985) 1541

Wellauer, J.: Die Myelographie mit positiven Kontrastmitteln. Thieme, Stuttgart 1961

Wellinger, C.: Le chordome rachidien. Revue de la littérature depuis 1960, Vol. I–III. Rev. Rhum. 42 (109–116, 195–205, 287–295

Wells, P. O.: Fibrous dysplasia of bone (monostotic). Radiology 52 (1949) 642

Wenz, W., A. Reichelt, W. S. Rau, C. P. Adler: Lymphographischer Nachweis eines Wirbellymphangioms. Radiologe 24 (1984) 381

White, A. H., G. Wynne, L. W. Taylor: Knodt rod distraction lumbar fusion. Spine 8 (1983) 434

Whitehouse, G. H., G. H. Griffith: Roentgenologic aspects of spinal involvement by primary and metastatic Ewing's tumor. J. Canad. Ass. Radiol. 27 (1976) 290

Wilkins, R. M., D. J. Pritchard, E. O. Burgert, K. K. Unni: Ewing's sarcoma of bone. Experience with 140 patients. Cancer 58 (1986) 2551

Wilkinson, R. H.: Reaktive sclerosis of the left pedicle of L 5 secondary to fracture. Case report 42. Skelet. Radiol. 2 (1977) 119–120

Willert, G.-G., A. Enderle: Temporäre Zementplombe bei Knochentumoren fraglicher Dignität. Z. Orthop. 117 (1979) 224

Willert, H.-G., A. Enderle: Tumoren der Wirbelbogengelenke. Wirbels. Forsch. Prax. 87 (1981) 115

Willert, H. G., A. Enderle: Temporary cone cement plug. An alternative treatment of large cystic tumorous lesions near the joint. In Kotz, R.: 2nd International Workshop on the Design and Application of Tumor Prostheses for Bone and Joint Reconstruction. Egerman, Vienna 1988

Williams, A. G., F. A. Mettler: Vertebral hemangioma. Radionuclide, radiographic, and CT correlation. Clin. nucl. Med. 10 (1985) 598

Williams, M. P., G. R. Cherryman, J. E. Husband: Magnetic resonance imaging in suspected metastatic spinal cord compression. Clin. Radiol. 40 (1989) 286

Wilner, D.: Cancer metastasis to bone. In Wilner, D.: Radiology of Bone Tumors and Allied Disorders. Saunders, Philadelphia 1982

Wiltshaw, E.: The natural history of extramedullary plamacytome and its relation to solitary myeloma of bone and myelomatosis. Medicine 55 (1976) 217

Windle-Taylor, P. C.: Cervical chordoma: Report of a case and a technique of transoral removal. Brit. J. Surg. 64 (1977) 438

Winkelmann, R. K., E. O. Burgert: Therapy of histiocytosis X. Brit. J. Dermatol. 82 (1970) 169

Winkelmann, W., H. Jürgens: Lokalkontrolle beim Ewing-Sarkom. Vergleichende Ergebnisse nach intraläsionaler, marginaler bzw. Tumorresektion im Gesunden. Z. Orthop. 127 (1989) 424

Winter, R. B., G. G. McBride: Severe postlaminectomy kyphosis treatment by total vertebrectomy. Spine 9 (1984) 690

Winter, A., S. Firtel: Aneurysmal bone cyst of vertebra with compression symptoms. J. Amer. med. Ass. 177 (1961) 870

Winter, P. F., P. P. Johnson, K. H. Sadek, F. Feldman: Scintigraphic detection of osteoid-osteoma. Radiology 122 (1977) 177–178

Winter, R. B., J. H. Moe, D. S. Bradford, C. V. Pedras, A. H. Weber: Spine Deformity in Neurofibromatosis. J. Bone Jt Surg. A 61 (1979) 677

Winterberger, A. R.: Radiographic diagnosis of lymphangiomatosis of bone. Radiology 102 (1972) 321

Wold, L. E., K. K. Unni, J. W. Beabout, J. C. Ivins, J. E. Bruckman, D. C. Dahlin: Hemangioendothelial sarcoma of bone. Amer. J. surg. Pathol. 6 (1982) 59

Wong, D. A., V. L. Fornasier, I. MacNab: Spinal metastases: The obvious, the occult, and the impostors. Spine 15 (1990) 1

Woodruff, R. K., J. S. Malpas, F. E. White: Solitary plasmacytoma. solitary plasmacytoma of bone. Cancer 43 (1979) 2344

Wronsky, J., S. Bryc, J. Kaminski, D. Chibowski: Chondrosarcoma of cervical spine causing compression of the cord. J. Neurosurg. 21 (1964) 419

Wu, K. K., E. R. Guise: Unicameral bone cyst of the spine. J. Bone Jt Surg. A 63 (1981) 324

Wu, K. K., D. C. Mitchell, E. R. Guise: Chordoma of the Atlas. J. Bone Jt Surg. A 61 (1979) 140

Wuisman, P., A. Härle, B. Nommensen, M. Reiser, R. Erlemann, A. Roessner: Der Riesenzelltumor des Knochens. Z. Orthop. 127 (1989) 89

Yabsley, R. H., W. R. Harris: Solitary eosinophilic granuloma of a vertebral body causing paraplegia. J. Bone Jt Surg. A 48 (1966) 1570

Yang, Z. Y. L. J. Zhang, Z. X. Chen, H. Y. Hu: Hemangioma of the vertebral column. A report on twenty-three patients with special reference to functional recovery after radiation therapy. Acta radiol., Oncol. 24 (1985) 129

Yasuoka, S., H. A. Peterson, E. R. Laws, C. S. MacCarty: Pathogenesis and prophylaxis of postlaminectomy deformity of the spine after multiple level laminectomy: Difference between children and adults. Neurosurgery 9 (1981) 145

Yasuoka, S., H. A. Peterson, C. S. MacCarty: Incidence of spinal column deformity after multilevel laminectomy in children and adults. J. Neurosurg. 57 (1982) 441

Yochum, T. R., L. T. Sellers, D. A. Oppenheimer, C. K. Peterson, C. W. Kirton, E. C. Dal Mas, A. L. Anderson: The sclerotic pedicle – how many causes are there. Skelet. Radiol. 19 (1990) 411

Young, J. W., S. C. Aisner, A. M. Levine, C. S. Resnik, H. D. Dorfman: Computed tomography of desmoid tumors of bone: Desmoplastic fibroma. Skelet. Radiol. 17 (1988) 333

Young, R. E., E. M. Post, G. A. King: Treatment of spinal epidural metastases. Randomized prospective comparison of laminectomy and radiotherapy. J. Neurosurg. 53 (1980) 74

Yu, R., D. R. Brunner, K. C. Rao: Role of computed tomography in symptomatic vertebral hemangiomas. J. comput. Tomogr. 8 (1984) 311

Zarski, S., W. Kozina, T. Wagner: Case of non-ossifying fibroma in the cervical spine. Neurol. Neurochir. pol. 14 (1980) 685

Zenny, J. C., J. Leclère, L. Boccon-Gibod, C. Fauré: L'angiomatose kystique diffuse des os ou ectrasies capillaires intra-osseuses. J. Radiol. 62 (1981) 43

Ziegert, D.: Syndrom des engen lumbalen Spinalkanals bei benignem Osteochondrom. Beitr. Orthop. Traumatol. 30 (1983) 97

Zimmer, W. D., Berquist, T. H., R. A. McLeod et al.: Bone tumors: Magnetic resonance imaging versus computed tomography. Radiology 155 (1985) 709

Zimmerer, U., O. Dresbach, H. D. Mennel, G. Orf, W. D. Hess: Aneurysmatische Knochenzyste der Wirbelsäule mit intraspinaler Ausdehnung. Klinische und computertomographische Befunde. Nervenarzt 52 (1981) 468

Zito, G., G. N. Kadis: Multiple vertebral hemangiomas resembling metastases with spinal cord compression. Arch. Neurol. 37 (1980) 247

Zsernavczki, J., G. Delling: Desmoplastisches Fibrom des Kreuzbeins. Z. Orthop. 115 (1977) 962

Weichteiltumoren an Hals und Stamm

Von U. WEBER und K. MÜLLER

Allgemeines

Nach allgemeiner Übereinkunft werden als Weichteile die Gewebe zusammengefaßt, die nichtepithelialen und nichtskelettalen Ursprungs sind. Dabei bleiben das retikuloendotheliale System, die Glia sowie das Stützgewebe parenchymatöser Organe des Gastrointestinaltraktes und des Urogenitaltraktes ausgenommen. Damit sind Weichteiltumoren überwiegend mesenchymaler Herkunft; zusätzlich werden noch die peripheren neurogenen Geschwülste hinzugerechnet.

An Kopf, Hals und Stamm finden sich einerseits Tumoren der zentralen (inneren) Weichteile – Geschwülste der Orbita, des Mediastinums, des Retroperitoneums und des Mesenteriums – und Tumoren der peripheren Weichteile.

Die Mehrzahl der Weichteilgeschwülste tritt in allen peripheren Weichteilen auf. Die topographische Verteilung der Weichteilsarkome entspricht der volumenmäßigen Verteilung der Weichteile: etwa 15% der Weichteilsarkome entstammen den zentralen inneren, etwa 85% den peripheren Weichteilen. Bei peripherer Lokalisation werden dann wieder die Oberschenkel am häufigsten, die Hände und Füße nur selten betroffen. Bei den Weichteilsarkomen, besonders aber bei den gutartigen Weichteilgeschwülsten, weisen einige ein spezielles Verteilungsmuster mit eindeutig bevorzugter Körperregion auf (Tab. **16, 17**). Andere Weichteilgeschwülste betreffen (z. B. definitionsgemäß) sogar nur spezielle Körperabschnitte.

Systematik und Klassifikation, Pathologie, Klinik, Diagnostik und Therapie sind in Band III/2 ausführlich abgehandelt. Einzeldarstellungen, die auch für die Tumoren an Hals und Stamm gültig sind, müssen diesen Ausführungen entnommen werden. Darüber hinaus zeigen die peripheren Weichteiltumoren von Hals und Stamm gegenüber den peripheren Weichteiltumoren der Extremitäten einige Besonderheiten.

Besonderheiten hinsichtlich der topographischen Verteilung (periphere Weichteiltumoren mit ausschließlicher Lokalisation an Hals und Stamm)

Chemodektom (parasympathisches Paragangliom)

Parasympathische Ganglien (nicht chromaffine Paraganglien) sind neuroepitheliale Gebilde, die als Chemorezeptoren regulierend auf Änderun-

---

Tabelle **16** Gutartige Weichteiltumoren mit häufiger oder bevorzugter Lokalisation an Hals und Stamm

Hals:
– Rhabdomyom,
– Lymphangiom,
– Chemodektom,
– aggressive Fibromatose (extraabdominales Desmoid),
– noduläre Fasziitis,
– Hibernom.

Thoraxwand:
– noduläre Fasziitis,
– Neurilemmom.

Rücken:
– Elastofibroma dorsi,
– Hibernom.

Bauchwand:
– abdominale Fibromatose (Desmoid).

Gesäß:
– aggressive Fibromatose (extraabdominales Desmoid),
– Lipoblastomatose.

Tabelle **17** Maligne Weichteiltumoren mit häufiger oder bevorzugter Lokalisation an Hals und Stamm

Hals:
– embryonales Rhabdomyosarkom,
– neurogenes Sarkom,
– malignes Chemodektom.

Thoraxwand:
– Liposarkom,
– alveoläres Rhabdomyosarkom,
– neurogenes Sarkom,
– malignes fibröses Histiozytom.

Rücken:
– pleomorphes Rhabdomyosarkom.

Bauchwand:
– alveoläres Weichteilsarkom,
– Dermatofibrosarcoma protuberans,
– malignes fibröses Histiozytom.

Gesäß:
– neurogenes Sarkom,
– Fibrosarkom,
– Liposarkom,
– alveoläres Weichteilsarkom,
– Leiomysarkom.

gen des pH-Wertes des Blutes, des Blutdruckes und der O_2- und CO_2-Spannung des Blutes einwirken. Die sich aus ihnen ableitenden Geschwülste werden deshalb auch als Chemodektome bezeichnet (MULLIGAN 1950). Parasympathische Paragangliome können seltener in den zentralen inneren Weichteilen entstehen, im Mediastinum (Ganglion nodosum nervi vagi) oder an den Paraganglien des Retroperitoneums; Hauptlokalisation der Chemodektome ist der Hals. Zwischen Tumoren, die sich vom Glomus caroticum und anderen Glomuskörperchen und denjenigen, die sich vom Glomus jugulare ableiten, bestehen klinische Unterschiede. Bei ersteren handelt es sich um gut abgegrenzte Tumoren mit glatter Oberfläche und Tumorkapsel. Die Geschwülste des Glomus jugulare sind dagegen schlecht abgegrenzt, ohne Tumorkapsel, mit lokal destruierendem und infiltrierendem Wachstum.

Chemodektome können sich gutartig, oder seltener bösartig verhalten. Eine Aussage über die Fähigkeit der Metastasierung aufgrund klinischer oder histologischer Kriterien ist nicht möglich. Darüber hinaus weisen Chemodektome, insbesondere die, die vom Ganglion jugulare ausgehen, eine ausgesprochene Rezidivneigung auf (RUSH 1962, MÖLLMANN u. Mitarb. 1971). Chemodektome werden deswegen sowohl der Gruppe der semimalignen Weichteiltumoren wie der Gruppe der potentiell malignen Weichteiltumoren zugeordnet. Die Behandlung der Wahl ist die operative Entfernung; sie erfolgt nach den allgemeinen Kriterien bei semimalignen Weichteilgeschwülsten: lokale Exzision mit Sicherheitsabstand unter intraoperativer histologischer Kontrolle der Resektionsränder. Dabei sind gleichzeitige Eingriffe an den großen Halsgefäßen (V. jugularis, A. carotis) häufig.

Elastofibroma dorsi

Das Elastofibroma dorsi ist eine seltene Veränderung mit typischer Lokalisation am unteren Schulterblattwinkel. Seit dem Erstbericht dieser Veränderung vor etwa 25 Jahren (JÄRVI u. Mitarb. 1961) sind etwa 100 Fälle in der Literatur beschrieben worden (Abb. **58**). Das Elastofibroma dorsi weist eine ausgesprochene Bevorzugung des weiblichen Geschlechts in einem Geschlechtsverhältnis von 4:1 auf. Meist sind ältere Menschen betroffen; der Altersgipfel findet sich in der 6. und 7. Lebensdekade.

Klinisch handelt es sich um weiche, flache, unscharf begrenzte und gegenüber der Umgebung schlecht verschiebliche, bis zu apfelgroße Geschwülste in der unteren Schulterblattregion, bei etwa einem Drittel der Patienten doppelseitig. Die Knoten wachsen langsam und sind wenig oder nicht schmerzhaft. Differentialdiagnostische Abgrenzungsschwierigkeiten entstehen vor allem gegenüber Lipomen. Makroskopisch besitzen die Knoten keine Kapsel, sind schlecht abgegrenzt und können sogar Verwachsungen mit der knöchernen Thoraxwand und dem Schulterblatt aufweisen. Histologisch findet sich ein durch kollagene und fragmentierte elastische Fasern mit starker Eosinophilie gekennzeichnetes Gewebe ohne Kapselbildung (ENZINGER 1983).

Die Behandlung des Elastofibroma dorsi besteht in der chirurgischen Entfernung. Die Veränderung ist immer gutartig; maligne Entartung ist nicht beschrieben. Trotz des infiltrativen Wachstums ist die Prognose gut, Rezidive kommen praktisch nicht vor.

Abdominale Fibromatose

Die abdominale Fibromatose (abdominales Desmoid) wird häufig mit der aggressiven Fibromatose (extraabdominales Desmoid) zusammengefaßt und als gleiche Erkrankung unterschiedlicher Lokalisation gedeutet. Histologisch ist eine Unterscheidung nicht möglich; es finden sich aber charakteristische klinische Besonderheiten. Beim abdominalen Desmoid handelt es sich um eine fibromatöse Geschwulst der Bauchwand, die nahezu ausschließlich bei jüngeren Frauen auftritt; häufig wird eine Entbindung in der unmittelbaren Vorgeschichte angegeben. Wie das extraabdominale Desmoid auch ist die abdominale Fibromatose durch eine ausgesprochene lokale Aggressivität mit infiltrativem, langsam progredientem, schmerzlosem Wachstum gekennzeichnet. Beide Veränderungen werden deswegen den semimalignen Weichteilgeschwülsten zugeordnet. Die abdominale Fibromatose hat ihren Ursprung in den Muskelaponeurosen der Bauchwand; sie infiltriert breitflächig die Bauchwandmuskulatur, ist gegen der Umgebung nicht verschieblich, schmerzlos und kann erhebliche Größe erreichen. Auch eine Infiltration intraabdomineller Organe ist berichtet (PACK u. Mitarb. 1944, GLÄSER 1974). Eine Metastasierung wurde bisher nicht beobachtet.

Histologisch bestehen die Geschwülste aus kollagenen Faserbündeln mit zahlreichen kleinen spindeligen Fibroblasten ohne Atypien, sie sind mitosearm und strahlen in angrenzendes Fett- und Muskelgewebe ein (ENZINGER u. Mitarb. 1983).

Therapie der Wahl ist – den Behandlungsrichtlinien für semimaligne Weichteilgeschwülste entsprechend – die Geschwulstexzision mit Sicherheitsabstand. Dabei sind wegen der fehlenden Tumorabgrenzung makroskopische Fehleinschätzungen häufig. Um so wichtiger ist die intraoperative histologische Kontrolle der sicheren Resektion im Gesunden. Prognoseentscheidend ist die tumoradäquate chirurgische Primärtherapie. Die Rezidivquoten nach Zweit- und Mehrfachoperationen sind noch wesentlich größer als nach Primäreingriffen; die Prognose wird mit jedem neuen Rezidiv ungünstiger (ENZINGER u. SHIRAKI

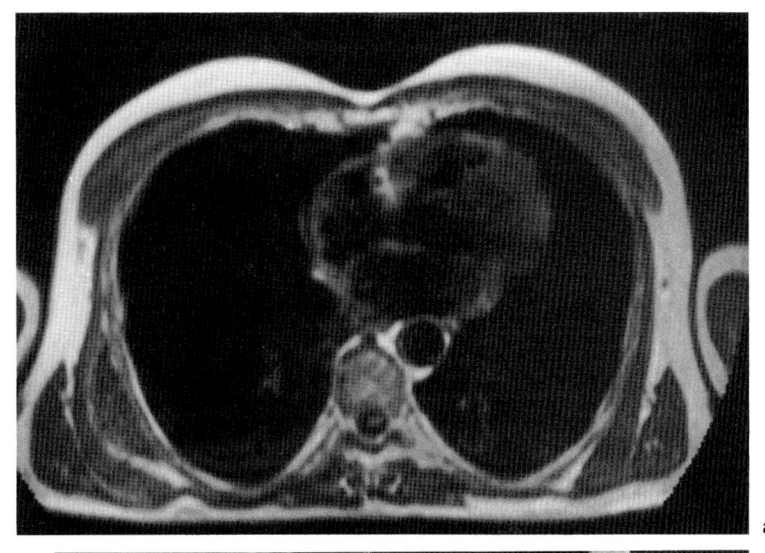

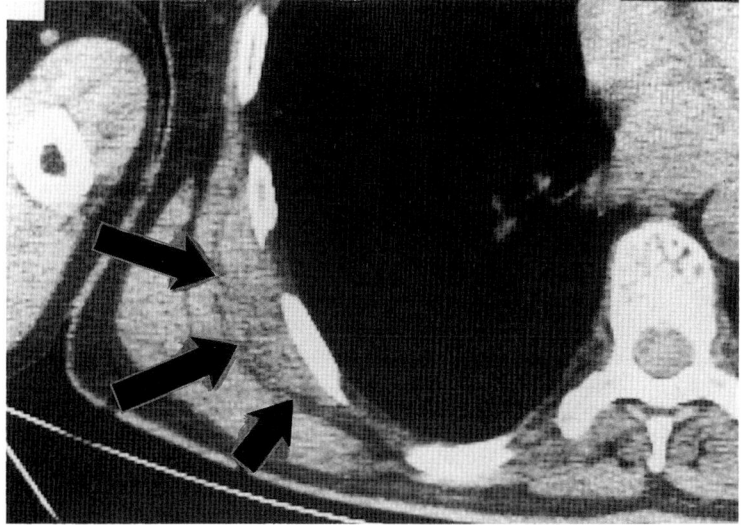

Abb. 58 a, b Elastofibroma dorsi. CT-Darstellung. Typische Lokalisation am unteren Schulterblattwinkel (hier rechts) mit typischer enger Beziehung zur knöchernen Thoraxwand

1967). Fibromatosen der Bauchwand können bei wiederholten Rezidiven völlig inkurabel werden.

In Abhängigkeit von Lokalisation und Ausdehnung der Geschwülste können bei tumoradäquater chirurgischer Therapie große Bauchwanddefekte entstehen, mit der Notwendigkeit zu plastisch-rekonstruierenden Maßnahmen. Das therapeutische Vorgehen zur Defektdeckung entspricht demjenigen nach operativer Entfernung maligner Weichteilgeschwülste gleicher Lokalisation (s. dort).

Dermatofibrosarcoma protuberans

Das Dermatofibrosarcoma protuberans ist als eigene Geschwulstentität seit 1924/25 (DARRIER u. FERRAND 1924, HOFFMANN 1925) abgegrenzt. Wenn das Dermatofibrosarcoma protuberans auch in selteneren Fällen an den Extremitäten auftritt, so ist doch, neben Kopf und Hals, der Stamm mit einem Anteil von über 50% die typische Lokalisation. Das Dermatofibrosarcoma protuberans ist darüber hinaus das mit Abstand häufigste oberflächennahe Weichteilmalignom; sein Anteil an den kutanen/subkutanen Sarkomen beträgt ca. 50% (HUNDEICKER 1980).

Das Dermatofibrosarcoma protuberans befällt vorzugsweise jüngere Erwachsene; aber auch früheres Auftreten im Kindesalter und angeborenes Vorkommen ist beschrieben (VERRET u. Mitarb. 1981). Eine Geschlechtsbevorzugung ist nicht bekannt.

Klinisch handelt es sich um eine langsam innerhalb von Jahren progrediente kutane/subkutane Infiltration in Form derber Knoten und Knötchen, die sich zum Teil nach außen vorwölben. Die Veränderung ist von braun- bis blaurötlicher Farbe (Abb. **59**). Die bedeckende Epidermis ist dünn, unverschieblich und wenig widerstandsfähig. Blutungen nach Bagatellverletzungen sind häufig. Das Tumorwachstum bleibt zunächst auf Korium und Subkutis beschränkt; Faszien werden erst spät mit einbezogen. Beschwerden werden von der Veränderung kaum je verursacht.

Histologisch ist die Geschwulst unscharf begrenzt, ohne Tumorkapsel, und infiltriert das umgebende Gewebe. Die Geschwulst ist sehr zellreich, mit fibroblastenähnlichen, großen, überwiegend spindeligen Tumorzellen, gewundenen und wirbeligen Zellzügen und teilweise segmentierten Zellkernen. Die Zellmassen enthalten dünne Kollagenbündel und perivaskuläre Rundzellinfiltrate (ENZINGER u. Mitarb. 1983). Das Dermatofibrosarcoma protuberans zählt zu den Low-grade-Sarkomen und metastasiert spät. Bei der Erstbehandlung werden in etwa 2% Lymphknotenmetastasen gefunden; hämatogene Metastasierung ist noch seltener.

Als Behandlung der Wahl gilt die Exzision in toto mit makroskopischem Sicherheitsabstand von 3 cm und intraoperativer histologischer Resektionsrandkontrolle. Bei adäquater Erstbehandlung wird eine Heilungsquote von ca. 90% angegeben (SHAPIRO u. Mitarb. 1976).

Wurzelneurinom

Neurinome (Neurilemmone, Schwannome) sind gutartige Geschwülste der Nervenscheide, die sich von den Schwannschen Zellen ableiten. Sie werden gelegentlich mit den Neurofibromen als Nervenscheidengeschwülste zusammengefaßt, obwohl es eindeutige klinische, histologische und ultrastrukturelle Unterscheidungskriterien gibt. Die Mehrzahl der Neurinome findet sich, unabhängig von größeren Nervenstämmen, vor allem in der Haut und der Subkutis. Bei den Neurinomen mit Verbindung zu funktionell wichtigen neurogenen Strukturen erscheint unter klinischen Gesichtspunkten eine Unterscheidung in Neurinome peripherer Nervenstämme, Neurinome im Bereich von Hirnnerven und Neurinome im Bereich von Nervenwurzeln sinnvoll. Das Auftreten letzterer ist definitionsgemäß topographisch auf Hals und Rumpf mit Beziehung zum Achsskelett beschränkt.

Neurinome der Spinalnervenwurzeln können als solitäre oder multiple Neurinome auftreten. Das einfache Auftreten mehrerer Neurinome beim gleichen Patienten außerhalb einer Neurofibromatose ist extrem selten; das Auftreten multipler Neurinome gehört aber neben dem Nachweis von Neurofibromen bei der Neurofibromatose Recklinghausen zum typischen Bild. So wird für Hirnnervenneurinome das doppelseitige Akustikusneurinom als pathognomonisch für die Neurofibromatose Recklinghausen angesehen.

Neurinome der Spinalnervenwurzeln machen unter den Neurinomen mit Beziehungen zu funktionell wichtigen neurogenen Strukturen ca. 30% aus. Sie sind damit doppelt so häufig wie Neurinome peripherer Nervenstämme, aber nur halb so häufig wie Neurinome im Bereich von Hirnnerven (KRÜCKE 1974).

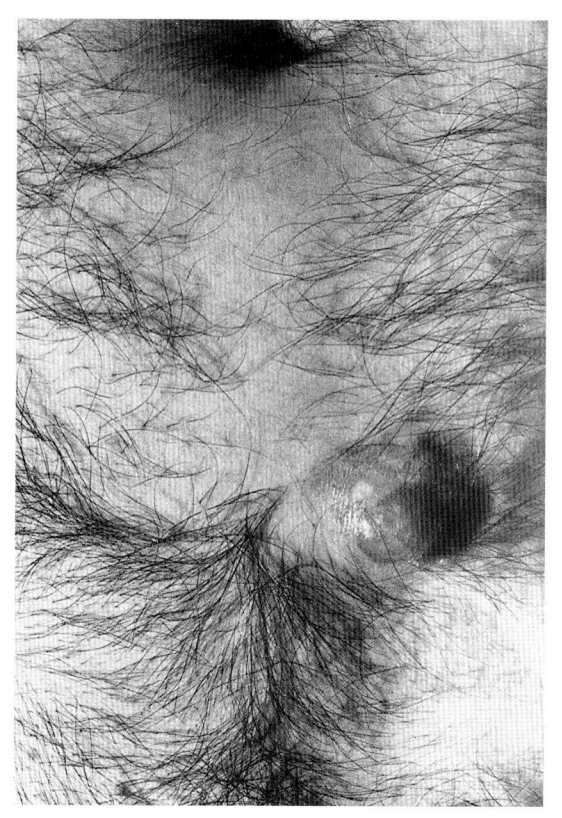

Abb. 59 Dermatofibrosarcoma protuberans am Unterbauch; typischer klinischer Befund

Neurinome der Spinalnervenwurzeln haben definitionsgemäß ihren Ursprung intradural. Dabei kann sich die gesamte Tumormasse ausschließlich intradural befinden oder auch extradurale Anteile aufweisen. Die Wurzelneurinome werden in der Regel mit den Neurinomen der zentralen Abschnitte von Spinalnerven (rein extradurale Geschwülste) als spinale Neurinome zusammengefaßt.

Unter klinischen Gesichtspunkten können sinnvollerweise nur die spinalen Neurinome den Weichteilgeschwülsten zugeordnet werden, die extradurale Anteile besitzen. Etwa 70% aller Neurinome des Spinalkanals sind intradural gelegen (extramedullär). Extradurale und kombinierte extra- und intradurale Geschwülste sind mit jeweils 15% etwa gleich häufig (RASMUSSEN u. Mitarb. 1940, BREKER 1966). Typischer Vertreter ist das sog. Sanduhrneurinom. Die histologische Klassifikation von Sanduhrgeschwülsten umfaßt neben den Neurinomen, deren Anteil mehr als 50% ausmacht, noch Meningiome, maligne Blastome und tumorartige Mißbildungen (NITTNER 1976).

Die ganz überwiegende Mehrzahl aller Sanduhrneurinome findet sich mit etwa 60% im thorakalen Bereich, gefolgt von den zervikalen Abschnitten. Sanduhrneurinome im lumbalen Be-

spinalen Anteilen lange Zeit unbemerkt. Vor allem Geschwülste mit tiefer Lage im Retroperitoneum und im hinteren Mediastinum können eine lange Entwicklungszeit aufweisen. In derartigen Fällen ist eine Verwechslung mit primär extraspinalen Geschwülsten häufig. Bei nichttumoradäquatem operativen Vorgehen besteht die Gefahr des unbeabsichtigten Wurzelausrisses mit nachfolgenden neurologischen Störungen und Liquorfistelung.

Die Diagnose Sanduhrneurinom wird durch Anwendung geeigneter bildgebender Untersuchungsverfahren mit Darstellung des extra- und intraspinalen Tumoranteiles (CT, MRT) eindeutig; gegebenenfalls ist bereits die röntgenologische Darstellung des erweiterten knöchernen Foramen intervertebrale nahezu beweisend (Abb. **60**).

Die Indikation zur Behandlung ergibt sich bei den Sanduhrneurinomen aus der eingetretenen bzw. drohenden neurologischen Störung. Therapie der Wahl ist die chirurgische komplette Tumorentfernung. Der Zugangsweg ist von der Höhenlokalisation und vom Größenverhältnis des intra- zum extraspinalen Anteil abhängig. Bei zervikalen Neurinomen werden dorsale Zugangswege bevorzugt, bei thorakalen Sanduhrneurinomen dorsolaterale Zugangswege. Bei lumbalen und thorakalen Sanduhrneurinomen mit größeren ventralen Abschnitten sind häufig kombinierte vordere (posterolateral-transthorakal bzw. lumbal-retroperitoneal) und hintere Zugänge (Laminektomie) erforderlich. Der extraspinale Anteil besitzt in der Regel nur eine mittelbare Beziehung zum spinalen Nerv. Zur Entfernung des intraspinalen Anteiles ist die Dura stets zu eröffnen (Abb. **61**). Bei funktionell weniger bedeutsamen Nervenwurzeln (z. B. mittlerer thorakaler Abschnitt) erfolgt die Tumorentfernung sinnvollerweise gemeinsam mit der tumortragenden Nervenwurzel. Allerdings ist eine Wurzelresektion auch bei funktionell wichtigen Nervenwurzeln gelegentlich nicht zu umgehen. Bei einer geringen Rezidivquote und einer als sehr klein angesehenen Gefahr der malignen Transformation von Neurinomen ist der Versuch zur Erhaltung funktionell wichtiger Spinalnervenwurzeln immer gerechtfertigt.

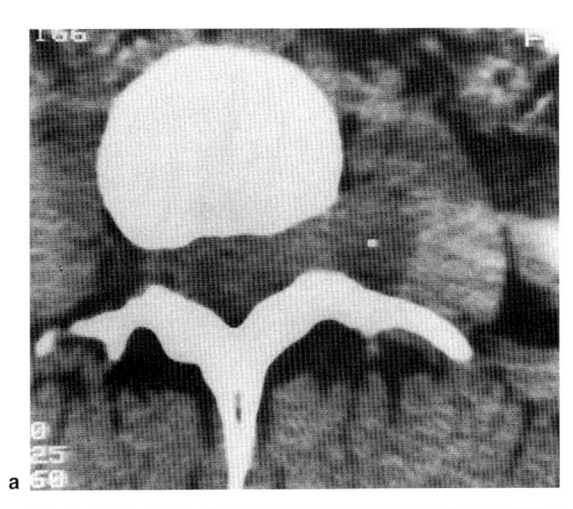

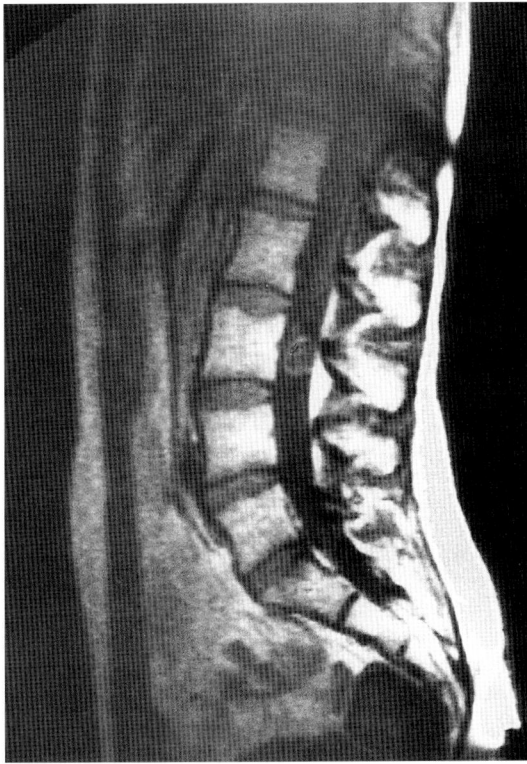

Abb. 60 Darstellung eines lumbalen Sanduhrneurinoms in CT (**a**) und MRT (**b**)

reich (Konus Kauda) sind vergleichsweise selten; die Mehrzahl der Sanduhrgeschwülste dieses Abschnittes sind Fehlbildungen (TÖNNIS u. Mitarb. 1968).

Die Klinik der Wurzelneurinome ist unterschiedlich. Sie ist in erster Linie vom Schweregrad und der Höhenlokalisation der neurologischen Störung (Rückenmark/Nervenwurzel) geprägt. Bei fehlender oder uncharakteristischer (Thorakalwurzeln) neurologischer Symptomatik bleiben selbst Sanduhrneurinome mit großen extra-

Diagnostische Besonderheiten

Aus der im allgemeinen uncharakteristischen Symptomatik von Weichteiltumoren wird die Forderung abgeleitet, jede tumorverdächtige Weichteilveränderung – mit Ausnahme eindeutig charakterisierter kutaner und subkutaner Veränderungen – nach bestimmten Regeln weiter diagnostisch abzuklären (WEBER u. Mitarb. 1983, 1988). Das diagnostische Vorgehen bei Weichteiltumoren an Hals und Stamm entspricht dabei den allgemein gültigen Richtlinien und gliedert sich in

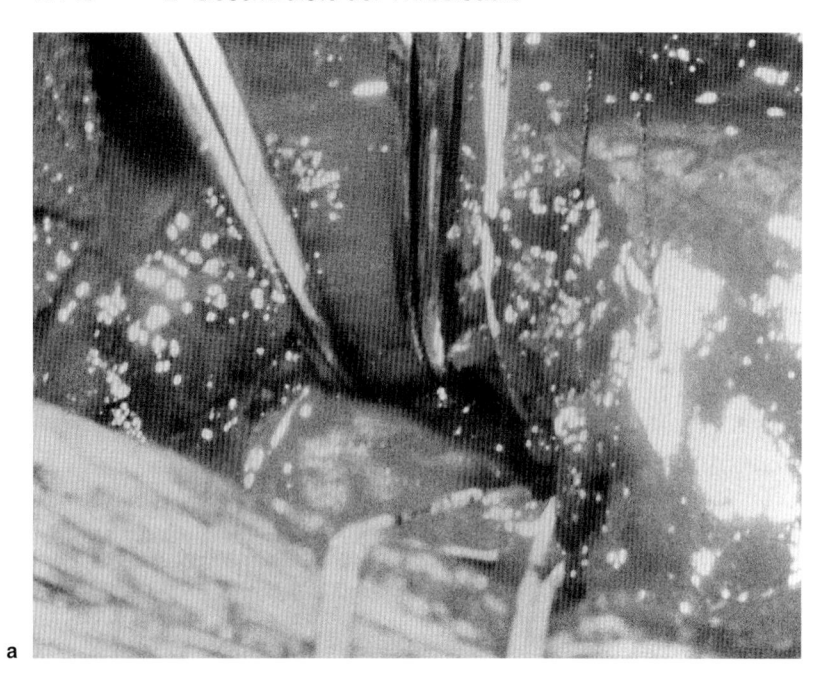

2.140 2 Geschwülste der Wirbelsäule

Abb. 61 a, b Extraspinaler und intraspinaler (intraduraler) Tumoranteil eines Sanduhrneurinoms (Operationssitus)

Tabelle 18 Regionale Lymphknotenmetastasen bei Weichteilsarkomen (nach *Mazeron* u. *Suit* 1987)

Klarzellsarkom	28%
Epitheloidzelliges Sarkom	20%
Rhabdomyosarkom	15%
Synovialsarkom	14%
Alveoläres Weichteilsarkom	13%
Angiosarkom	12%
Malignes fibröses Histiozytom	10%
Fibrosarkom	5%
Leiomysarkom	4%
Liposarkom	3%
Neurogenes Sarkom	1%

der besonderen anatomischen Verhältnisse kommt Schnittbildverfahren zur Beurteilung und Größe, Ausdehnung und topographischer Zuordnung zu benachbarten Strukturen eine noch größere Bedeutung als im Extremitätenbereich zu. Wie bei Weichteiltumoren im Extremitätenbereich stellt die histologische Diagnostik den letztendlich entscheidenden Schritt in der Weichteiltumordiagnostik, der Artdiagnostik und Dignitätsbeurteilung dar.

Spezielle diagnostische Aspekte ergeben sich bei Weichteilsarkomen des Rumpfes, wenn aufgrund der Tumorart eine lymphogene Metastasierung in Betracht kommt (Tab. **18**). Im Gegensatz zu den Lymphabflußwegen am Kopf und an den Extremitäten ist der Lymphabfluß im Stammbereich inkonstant und nicht ohne weiteres vorhersehbar (MUNZ u. Mitarb. 1982, MEYER u. Mitarb. 1979, ALTMEYER u. Mitarb. 1981, SULLIVAN u. Mitarb. 1981). Um eine präoperative oder intraoperative Suche nach lymphogener Metastasierung an der richtigen Stelle zu ermöglichen, sowie

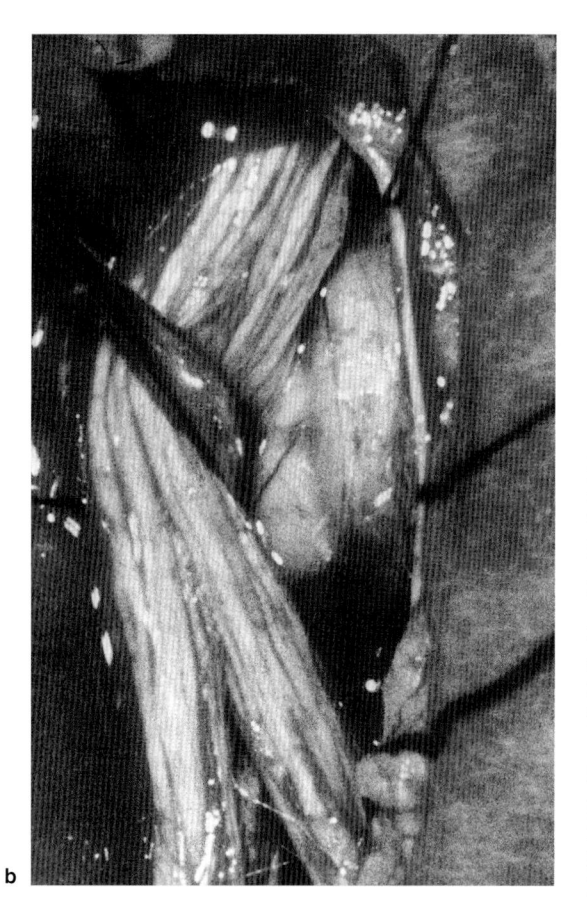

unterschiedliche Schritte: bei Tumorverdacht, zur Erstellung der Tumordiagnose, der Artdiagnose, der Dignität, der Größe, Ausdehnung und Lagebeziehung zu benachbarten Strukturen. Wegen

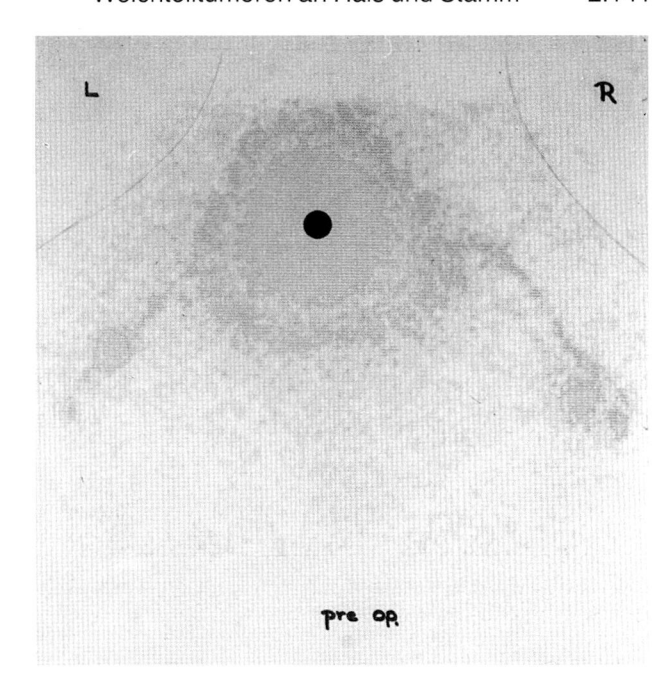

Abb. 62 Lymphoszintigraphie mit
^{99}Tc-Schwefelkolloid mit Darstellung des
Lymphabflußgebietes bei Weichteiltumor am
Rücken

zur topographischen Beschreibung einer sinnvollen regionalen Lymphknotenausräumung oder postoperativen Nachbestrahlung, ist die Identifizierung der individuellen Lymphdrainage von potentiell lymphogen metastasierenden Weichteilsarkomen am Stamm wünschenswert. Größere Erfahrungen bei dieser Fragestellung liegen für Melanome vor (MUNZ u. Mitarb. 1982, FEE u. Mitarb. 1978, ROBINSON u. Mitarb. 1977, STRAND u. Mitarb. 1981); hier hat sich die Lymphoszintigraphie bewährt. Dieses Verfahren, das als Lymphknotendarstellung nach interstitieller Radiogoldapplikation erstmals von SHERMAN u. Mitarb. 1953 beschrieben wurde, wurde zunächst als Suchtest für lymphogene Metastasen verwendet (ZUM WINKEL u. Mitarb. 1972, PRIWITZER 1969). Spätere Untersuchungen haben gezeigt, daß die Szintigraphie die Voraussetzungen als Suchmethode nach Lymphknotenmetastasen nicht erfüllt, aber zur Identifizierung der Lymphabflußwege mit Erfassung nachgeschalteter Lymphknotenstationen gut geeignet ist. Die Injektion des Radionuklids wird dabei an den Ort des Tumors verlegt. Die Röntgenlymphographie (endolymphatische Kontrastmittelapplikation) ist für die gleiche Fragestellung aus technischen und anatomischen Gründen nicht geeignet.

Die Methode der Lymphknotenszintigraphie beruht auf der Undurchlässigkeit der Kapillarschenkel für großmolekulare Substanzen. Das heißt, die verwendeten Radiopharmaka müssen obligat lymphpflichtig sein. Geeignet sind deswegen Kolloidkomplexe, die aufgrund ihrer Teilchengröße nicht in das kapillare Gefäßnetz aufgenommen werden, z. B. ^{198}Au-Kolloid oder ^{99m}TC-markierte Kolloide (TIETJEN 1986).

Aufgrund der einfachen Handhabung und der allgemeinen verfügbaren apparativen Voraussetzungen ist die Isotopenlymphographie bei geeigneter Fragestellung als Suchtest anwendbar. Die bisherigen Ergebnisse, insbesondere bei Melanomen des Körperstammes, haben gezeigt, daß eine schematisierte Voraussage über die Lokalisation regionärer Lymphknoten bei Tumoren am Stamm nicht möglich ist, weil die Lymphabflußverhältnisse individuell sehr stark variieren und topographisch nicht vorhersehbar sind.

Die Lymphoszintigraphie ergibt individuell eindeutige Resultate bezüglich der Lymphdrainage. Dabei muß bei Lokalisation der Primärerkrankung am Stamm häufig mit multidirektionalem Abfluß, Cross over zur Gegenseite und, bei tiefsitzenden Tumoren (unterhalb der Sappeyschen Linie), mit einer auffallenden Bevorzugung der Achsellymphknoten gerechnet werden (Abb. **62**).

Therapeutische Besonderheiten

Ebenso wie bei den Weichteilsarkomen der sog. inneren Weichteile (Mediastinum, Retroperitoneum, Mesenterium, Orbita) überschreiten die Forderungen nach onkologischer Radikalität bei Weichteilsarkomen am Stamm schneller die operativ-technischen Möglichkeiten als bei entsprechenden Geschwülsten im Extremitätenbereich.

Radikalität im onkologischen Sinne liegt vor, wenn die Primärgeschwulst vollständig im Gesunden entfernt wird. Dies ist im Einzelfall nur an langfristigen Nachkontrollen durch Ausbleiben des lokoregionalen Rezidivs nachzuweisen.

2 Geschwülste der Wirbelsäule

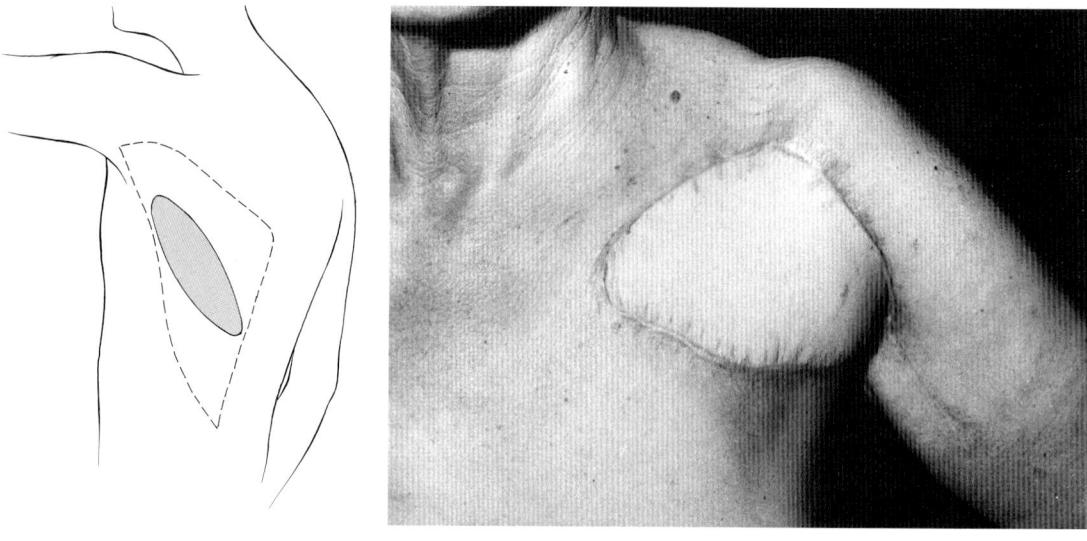

Abb. 63 **a** Myokutaner Latissimus-dorsi-Lappen; Haut- und Muskelentnahmeareal. **b** Defektdeckung nach Exzision eines Weichteilchondrosarkoms mit Latissimus-dorsi-Lappen

Weichteilsarkome weisen ein besonderes Ausbreitungsverhalten auf. Typisch ist zunächst ihr lokalverdrängendes Wachstum, wodurch das umgebende Gewebe zu einer Pseudokapsel verändert wird. Diese Pseudokapsel ist jedoch immer tumorinfiltriert. Zudem wächst der Tumor mikroskopisch über diese Pseudokapsel hinaus. Dabei werden allerdings transversale Strukturgrenzen lange Zeit respektiert. Demgegenüber ist eine ausgeprägte Neigung zu longitudinalem Wachstum, z. B. entlang intramuskulärer Septen, Faszienflächen und dem epineuralem Bindegewebe üblich. Auch diskontinuierliches Wachstum (Skiplesion) wird angenommen.

Wegen dieses besonderen Ausbreitungsverhaltens von malignen Weichteiltumoren ist unter klinischen Gesichtspunkten Ende der 70er Jahre von mehreren Autoren (ENNEKING u. Mitarb. 1980, FORTNER u. Mitarb. 1977) für Weichteilsarkome onkologische Radikalität bei operativen Behandlungsmaßnahmen besonders definiert worden: Der Begriff sollte denjenigen Behandlungsverfahren vorbehalten bleiben, die in transversaler Richtung alle Strukturen miterfassen, die von der Geschwulst berührt werden und die in longitudinaler Richtung die komplette Strukturentfernung nach proximal und distal einschließen. Dies bezog sich sowohl auf ablative Maßnahmen wie auf Resektionsverfahren (Kompartmentresektion). Aufgrund späterer Untersuchungen zur Tumorbiologie und zu den klinischen Behandlungsergebnissen sind diese Vorstellungen nicht unwidersprochen geblieben; insbesondere die Annahme einer ungehemmten intrakompartimentalen Ausbreitung der Geschwülste in Längsrichtung hat sich bei späteren Nachuntersuchungen in diesem Umfang nicht bestätigt. Mehrheitlich wird heute die Radikalität des Eingriffes durch das Ausmaß und die Art der Tumorentfernung in Abhängigkeit vom umgebenden gesun-

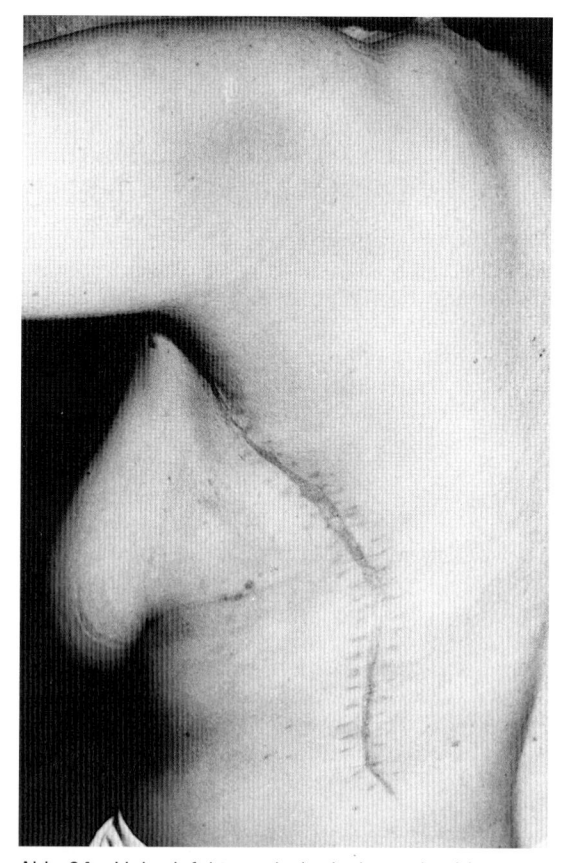

Abb. **64** Hebedefekt nach Latissimus-dorsi-Lappen-Transfer

den Gewebe festgelegt. Dadurch definiert eine Amputation per se noch nicht den radikal-therapeutischen Anspruch dieses Verfahrens; vielmehr unterliegt sie den gleichen Beurteilungskriterien wie die Resektion.

Bei vorhandener Kompartmentbegrenzung (z. B. im Extremitätenbereich) wird eine Tumorentfernung als radikal betrachtet (R-0-Resektion), wenn sie als Monoblockresektion in transversaler Richtung die benachbarten Grenzschichten komplett mitentfernt und wenn in der Hauptrichtung des Tumorwachstums eine Sicherheitszone von 5 cm eingehalten wird.

Als R-1-Resektionen gelten marginale Tumorentfernungen, wenn der Resektionsgrad makroskopisch unmittelbar bis an die Pseudokapsel des Tumors heranreicht; eine R-1-Entfernung stellt im Regelfall keine adäquate chirurgische Therapie dar, da mikroskopisch mit einer Tumorausbreitung über die Pseudokapsel hinaus gerechnet werden muß. Eine R-1-Tumorentfernung kann nur dann akzeptiert werden, wenn bei einer Tumorentfernung weit im Gesunden ausschließlich im Bereich vitaler Strukturen marginale Resektionsverhältnisse in Kauf genommen werden; insbesondere zusammen mit geeigneten adjuvanten Verfahren (Strahlentherapie) scheint in diesen Fällen die Prognose nicht negativ beeinträchtigt (AVIZONIS u. Mitarb. 1990).

R-2-Resektionen stellen intraläsionale Tumorentfernungen dar, bei denen auch makroskopisch Tumorreste belassen werden.

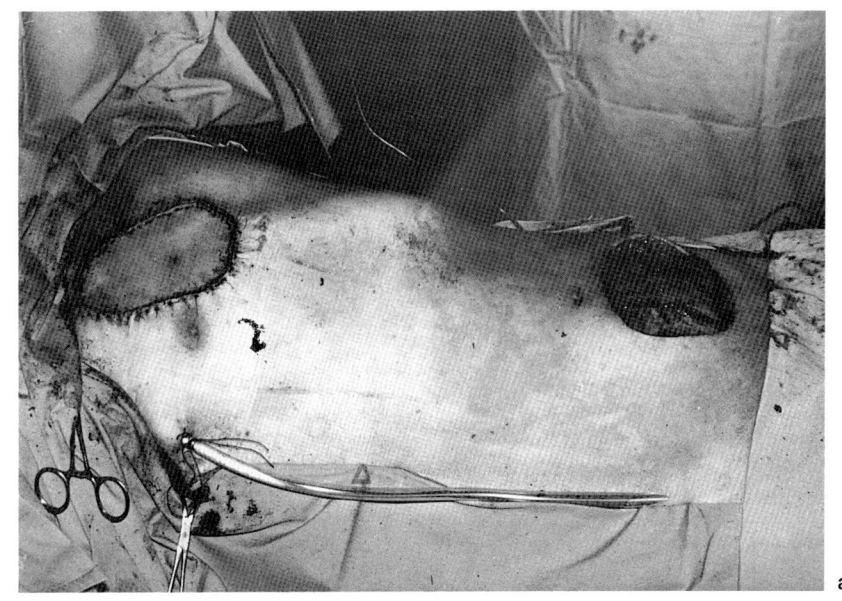

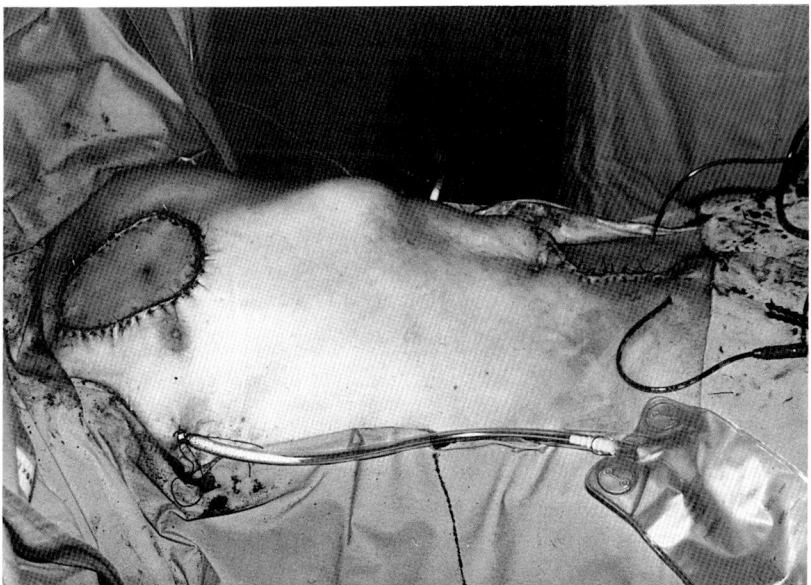

Abb. 65 a, b Defektdeckung und Hebedefekt nach lokaler Exzision eines malignen fibrösen Histiozytoms der vorderen Brustwand

Weil am Stamm nur wenige Strukturgrenzen vorgegeben sind, die eine Kompartmentbegrenzung in transversaler Richtung in aller Regel nicht zulassen, wird für eine R-0-Resektion ein Mindestsicherheitsabstand von 5–6 cm (FINE u. Mitarb. 1982) gefordert; dies macht bei Tumoren der Thoraxwand, der Bauchwand oder des Rückens die Entfernung der kompletten Schicht einschließlich benachbarter Strukturen (Beckenknochen, Rippenbogen u. ä.) erforderlich. Zudem gilt vor allem bei den Stammtumoren die intraoperative Schnellschnittuntersuchung der Resektionsränder (MANDARD u. Mitarb. 1981) als wünschenswert.

Die Möglichkeit der Deckung ausgedehnter Defekte am Stamm, wie sie durch die operative Behandlung von Weichteilsarkomen entstehen, ist durch die Entwicklung der gestielten und der freien, mikrovaskulär anastomosierten, myokutanen Lappenplastiken erheblich erweitert worden (LAWRENCE u. Mitarb. 1983, McCORMACK u. Mitarb. 1981).

Unter der Vielzahl der mittlerweile zur Verfügung stehenden Lappenplastiken bei insgesamt etwa 25 anatomisch geeigneten Spenderarealen haben sich zur Deckung größerer Weichteildefekte am Stamm einige Verfahren besonders bewährt:

An der Brustwand der Latissimus-dorsi-Lappen (Abb. **63**). Gehoben wird der M. latissimus dorsi mit seinem axillären Gefäßstiel (A. thoracodorsalis) und einem maximal 30 × 40 cm großen Hautareal (HARII u. Mitarb. 1976, RAMMING u. Mitarb. 1982, MATHES u. Mitarb. 1982, SPILKER 1986, SCHUMPELICK u. Mitarb. 1987). Die Versorgung des Hebedefektes erfolgt durch primären Verschluß (Abb. **64**).

Rücken: Je nach Größe und Lokalisation im oberen, mittleren oder unteren Drittel als Trapeziuslappen, Latissimuslappen oder Glutaeus-maximus-Lappen, seltener durch freien Gewebetransfer (MATHES u. Mitarb. 1982).

Im unteren thorakalen und oberen abdominalen Bereich: Rectus-abdominis-Lappen (Abb. **65**). Gehoben wird der M. rectus abdominis mit seinem proximalen Gefäßstiel (A. epigastrica superior) und einem maximal 20 × 10 cm großen Hautareal. Der Entnahmedefekt wird unmittelbar geschlossen (KARAKOUSIS 1982).

Unterbauch: Tensor-fasciae-latae-Lappen (oder Gracilislappen) (Abb. **66**). Beim Tensorlappen wird der M. tensor fasciae latae und der Tractus iliotibialis an seinem vorderen Gefäßstiel (A. circumflexa femoris lateralis) mit einem maximalen Hautareal von 10 × 40 cm gehoben. Der Hebedefekt wird durch Spalthaut gedeckt (SHIU u. Mitarb. 1980).

Beim Gracilislappen wird der M. gracilis an seinem dominanten (proximalen) Gefäßstiel aus der A. obturatoria mit einem mittelständigen Hautareal bei maximaler Ausdehnung von 8 × 15 cm gehoben. Der Hebedefekt wird direkt verschlossen. Vorteil des Gracilislappens ist, daß der Ausfall des Muskels keinerlei Funktionsbehinderung hervorruft (HILL u. Mitarb. 1982, McGREGOR 1987); entscheidender Nachteil ist die Inkonstanz der Blutversorgung des Hautareals.

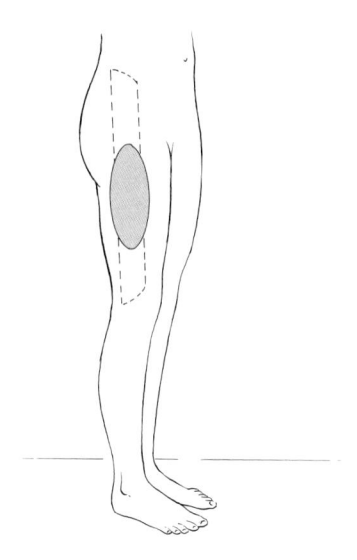

Abb. **66**   Haut- und Weichteilareal des Tensorlappens

Literatur

Altmeyer, P.: Maligne Melanoma am Kopf, Hals und Rumpf: Stellenwert der Lymphoszintigraphie. Hautarzt 33 (1982) 467

Avizonis, V. N., W. T. Sause, R. L. Menlove: Utility of surgical margins in the radiotherapeutic management of soft tissue sarcomas. J. surg. Oncol. 45 (1990) 85

Breker, H.: Die Neurinome des Spinalkanals, Klinik und Differentialdiagnose. Diss. Köln 1966

Darrier, J., M. Ferrand: Dermatofibroms progressifs et recidivants ou fibrosarcomas de la peau. Ann. Dermatol. Suppl. 5 (1924) 545

Enneking, W. F., S. S. Spanier, M. A. Goodman: The surgical staging of muskuloskeletal sarcoma. J. Bone J. Surg 62A (1980) 1027

Enzinger, F. M., M. Shiraki: Musculo aponeurotic fibromatosis of the shoulder girdle. Cancer (Philad.) 20 (1967) 1131

Enzinger, F. M., S. W. Weiss: Soft Tissue Tumors. Mosby, St. Louis 1983

Fee, H. J., D. S. Robinson, W. F. Sample, L. S. Graham, C. E. Holmes, D. L. Morton: The determination of lymph shed by colloidal gold scanning in patients with malignant melanoma. A preliminary study. Surgery 84 (1978) 626

Fine, G., St. I. Hajdu, D. L. Morton, F. R. Eilber, H. D. Suit, Sh. W. Weiss: Soft tissue sarcomas. Classification and treatment. (A symposium.) Pathol. Ann. 17 (1982) 155

Fortner, J. G., D. K. Kim, M. H. Shiu: Limb-preserving vascular surgery for malignant tumors of the lower extremity. Arch. Surg. 112 (1977) 394

Gläser, A.: Klinische Pathologie der Geschwülste. Fischer, Stuttgart 1974

Harii, K., K. Ohmori, J. Sehiguchi: The free musculocutaneous flap. Plast. reconstr. Surg. 57 (1976) 294

Hill, H. L., T. R. Hester, F. Nahai: Reconstruction in Mathes, S. J., F. Nahai: Clinical Applications for Muscle and Musculocutaneous Flaps. Mosby, St. Louis 1982

Hoffmann, E.: Über das knollentreibende Fibrosarkom der Haut (Dermatofibrosarcoma protuberans). Dermatol. Z. 43 (1925) 1

Hundeiker, M.: Sarkome der Haut. Mitt. d. Ges. z. Bekämpfung der Krebskrankheiten Nordrhein-Westfalen 8 (1980) 12

Järvi, O., E. Saxen: Elastofibroma dorsi. Acta pathol. microbiol. scand. 51 (supl. 144) (1961) 83

Karakousis, C. P.: Exposure and reconstruction in the lower portion of the retroperitoneum and abdominal wall. Arch. Surg. 117 (1982) 840

Krücke, W.: Pathologie der peripheren Nerven. Krücke, W., D. A. Loose, K. E. Loose, K. Piscol, P. Röttgen, O. Stochdorph, R. Wüllenweber: Handbuch der Neurochirurgie, Bd. 7, T. 3. Peripheres und sympathisches Nervensystem. Springer, Berlin 1974

Lawrence, W., J. P. Neifeld, J. J. Terz: Manual of Soft-tissue Tumor Surgery. Springer, Berlin 1983

McCormack, P., M. S. Bains, E. J. Beattie, N. Martini: New trends of skeletal reconstruction after resection of chest wall tumors. Ann. thorac. Surg. 32 (1981) 202

McGregor, I. A.: Plastische Chirurgie. Springer, Berlin 1987

Mandard, A. M., J. Chasle, J. C. Mandard, P. Rousselot, N. Boulier, J. C. Vernhes, J. Wyplosz, S. Alperine, A. Tanguy, J. S. Abbatucci: The pathologist's role in a multidisciplinary approach for soft part tissue sarcoma: a reappraisal (39 cases). J. surg. Oncol. 17 (1981) 69

Mathes, S. J., F. Nahai: Clinical Applications for Muscle and Musculocutaneous Flaps. Mosby, St. Louis 1982

Meyer, C.-M., M.-L. Lecklinger, J.-R. Logic, Ch.-E. Balch, P.-Q. Bessey, W.-N. Tauxe: Technetium-99^m Sulforcolloid cutaneous lymphoscintigraphy in the management of truncal melanoma. Radiology 131 (1979) 205

Möllmann, H., H. Knoche, W. Sasse, P. Sunder-Plassmann: Klinischer und morphologischer Beitrag zur Kenntnis der Tumoren von Chemoreceptorenfeldern. Langenbecks Arch. klin. Chir. 328 (1971) 201

Mulligan, R. M.: Chemodectomas in the dog. Amer. J. Pathol. 26 (1950) 680

Munz, D. L., P. Altmeyer, H. Holzmann, A. Encke, G. Hör: Der Stellenwert der Lymphoszintigraphie in der Behandlung maligner Melanome der Haut. Dtsch. med. Wschr. 107 (1982) 86

Nittner, K.: Spinal neurinomas and neurofibromas. In Vinken, P. J., G. W. Bruyn: Handbook of Clinical Neurology. Vol. 20. North-Holland Publ., Amsterdam 1976 (p. 238)

Pack, G. T., H. E. Ehrlich: Neoplasms of the anterior abdominal wall with special consideration of desmoid tumors. Int. Abstr. Surg. 79 (1944) 197

Priwitzer, U.: Eignung der Lymphoszintigraphie zur Metastasensuche beim malignen Melanom. Diss. Heidelberg 1969

Ramming, K. P., E. C. Holmes, H. A. Zarem, M. A. Lesavoy, D. L. Morton: Surgical management and reconstruction of extensive chest wall malignancies. Amer. J. Surg. 144 (1982) 146

Rasmussen, T. B., J. W. Kernohan, A. W. Adson: Pathologic classification, with surgical consideration, of intraspinal tumors. Ann. Surg. 111 (1940) 513

Robinson, D. S., W. F. Sample, J. J. Fee, E. C. Holmes, D. L. Morton: Regional lymphatic drainage in primary in malignant melanoma of the trunk determined by colloidal gold scanning. Surg. Forum 28 (1977) 147

Rush, B. F.: Current concepts in the treatment of carotid body tumors. Surgery 52 (1962) 679

Schumpelick, V., G. Winkeltau, G. Thoma, R. Rüther, D. Kupczyk-Joeris: Operationstechnik bei Weichgewebssarkomen am Rumpf. Chirurg 58 (1987) 463

Shapiro, L., M. H. Brownstein: Dermatofibrosarcoma protuberans. In Andrade, R., S. L. Gumport, G. L. Pokin, Th. D. Rees: Cancer of the Skin, Vol. II. Saunders, Philadelphia 1976 (p. 1069)

Sherman, A. L., M. Ter-Pogossian: Lymph node concentration of radioactive colloidal gold following interstitial injection. Cancer 6 (1953) 1238

Shiu, M. H., L. Flancbaum, S. I. Hajdu, J. G. Fortner: Malignant soft-tissue tumors of the anterior abdominal wall. Arch. Surg. 115 (1980) 152

Spilker, G.: Hebetechniken zum freien Gewebetransfer an der unteren Extremität. Chirurg 57 (1986) 121

Strand, S. E., P.E. Jönsson, L. Bergqvist, S. Dawiskiba, L. O. Hafström, B. Persson: Preoperative 99^{m}Tc-antimony sulphide colloid scintigraphy for identification of the lymph drainage in patients with malignant melanoma. In Cox, P.-H.: Progess in Radiopharmacology, Vol. 2. Elsevier, Amsterdam 1981 (p. 293)

Sullivan, D. C., B. P. Croker, C. C. Harris, P. Deery, H. F. Seigler: Lymphoscintigraphie in malignant melanoma: 99^{m}Tc-antimony sulfor colloid. Amer. J. Roentgenol. 137 (1981) 847

Tiedjen, K. U.: Isotopenlymphographie. Therapiewoche 36 (1986) 887

Tönnis, W., K. Nittner: Diagnostische Probleme bei Sanduhrgeschwülsten des Spinalkanals. Dtsch. Z. Nervenheilk. 194 (1968) 219

Verret, J. L., J. P. Brunet, F. Eon, J. L. Pailheret, H. Schnitzler: Dermatofibrosarcome de Darier-Ferrand congenital. Ann. Dermatol. Venereol. 108 (1981) 85

Weber, U., K. Müller: Periphere Weichteiltumoren. Thieme, Stuttgart 1983

Weber, U., A. Schulz: Klassifikation, klinische Aspekte und diagnostische Pathologie der Weichteiltumoren. Orthopäde 17 (1988) 143

zum Winkel, K., U. Priwitzer, T. Jancke, U.-W. Schnyder: Lymphoszintigraphie beim malignen Melanom. Hautarzt 23 (1972) 394

3 Verletzungen der Wirbelsäule

Obere Halswirbelsäule

Von B. Jeanneret

Verlaufsformen und Therapie

Einleitung

Rund ein Drittel aller Verletzungen der Halswirbelsäule ist im Bereich der oberen Halswirbelsäule (C0 bis C2) lokalisiert. Sie entstehen in der Regel durch heftige Traumen wie Verkehrsunfälle oder Sturz aus großer Höhe. Diese zum Teil wenig bekannten Verletzungen sollen im folgenden dargestellt werden.

Eine allgemeine und mechanistische, für die ganze obere Halswirbelsäule gültige Klassifikation, wie sie im Bereich der unteren Halswirbelsäule oder der Brust- und Lendenwirbelsäule angewendet wird, ist nicht möglich: Jedes Bewegungssegment der oberen Halswirbelsäule weist andere anatomische Gegebenheiten auf und muß deshalb im Hinblick auf Verletzungsformen, Entstehungsmechanismus und Behandlung gesondert betrachtet werden. Das vorliegende Kapitel ist entsprechend gegliedert.

Frakturen der Okzipitalkondylen

Häufigkeit

Die Fraktur der Okzipitalkondylen ist im klinischen Krankengut eine seltene Verletzung, wird aber in der Gerichtsmedizin relativ häufig gefunden. Alker u. Mitarb. (1975) fanden eine Verletzungsfrequenz von 0,6% bei tödlich verunfallten Verkehrsteilnehmern. Demgegenüber wurden in der angelsächsischen Literatur bis 1990 lediglich 29 Fälle mit Überleben publiziert (Anderson u. Montesano 1988, Bolender u. Mitarb. 1978, Höllerhage u. Mitarb. 1986, Jakoby 1979, Jevtich 1989, Mariani 1990, Sanjay u. Mitarb. 1990, Von Ahlgren 1964). Da die klinische Diagnose dieser Verletzung schwierig ist, wird die Häufigkeit dieser Fraktur bei Überlebenden wahrscheinlich unterschätzt.

Frakturtypen und Entstehungsmechanismus

Die Fraktur der Okzipitalkondylen wurde erstmals im Jahre 1817 von Bell beschrieben. Diese Verletzung entsteht in der Regel im Rahmen eines heftigen Traumas mit Beteiligung des Halses und Kopfes, fast ausschließlich anläßlich eines Verkehrsunfalls (Miltner u. Mitarb. 1990). Sie wird heute nach Anderson u. Montesano (1988) in 3 und nach Saturnus (1987) in 6 Gruppen unterteilt. Eine Einteilung in 4 Gruppen scheint uns sinnvoll (Abb. 1).

Typ I (Abb. 1a): Dieser Typ entsteht im Rahmen einer Schädelbasisfraktur (Wessels 1990). Die Schädelfraktur erstreckt sich dabei von parietal nach medial zum Foramen magnum hin, läuft durch einen Condylus occipitalis in das Foramen magnum aus und verursacht die Fraktur. Diese Kondylusfraktur ist stabil. Beide Ligg. alaria und die Membrana tectoria sind intakt, eine okzipitozervikale Instabilität besteht nicht. Saturnus hat 1987 einen solchen typischen Fall publiziert, er beschreibt als Frakturmechanismus eine seitliche Kompression des Schädels.

Typ II (Abb. 1b): Beim Typ II handelt es sich um eine eigentliche Schädelbasisringfraktur, bei welcher ein oder beide Okzipitalkondylen mit einem Teil der Schädelbasis ringförmig abgerissen wurden. Eine eigentliche basiläre Impression kann vorliegen, falls die Kondylen in den Schädel disloziert sind. Solche Frakturen wurden von Alker u. Mitarb. (1975) im Rahmen ihrer Untersuchungen bei Verkehrstoten gefunden und wurden auf eine axiale Krafteinwirkung zurückgeführt.

Typ III (Abb. 1c): Dies sind isolierte Kompressionsfrakturen der Okzipitalkondylen. Sie entstehen anläßlich eines axialen Stauchungstraumas des Achsenskelettes. In Anbetracht des Entstehungsmechanismus können Trümmerfrakturen beobachtet werden. Die Fragmente sind in der Regel wenig disloziert. Obwohl das ipsilaterale Lig. alare funktionell insuffizient sein kann, ist die Fraktur stabil, da das kontralaterale Lig. alare sowie die Membrana tectoria intakt sind. Spencer u. Mitarb. (1984) haben eine solche Verletzung mit gleichzeitiger ipsilateraler Fraktur einer Massa lateralis atlantis beschrieben. Bei dieser Verletzung war allerdings der Okzipitalkondylus in das Foramen magnum disloziert.

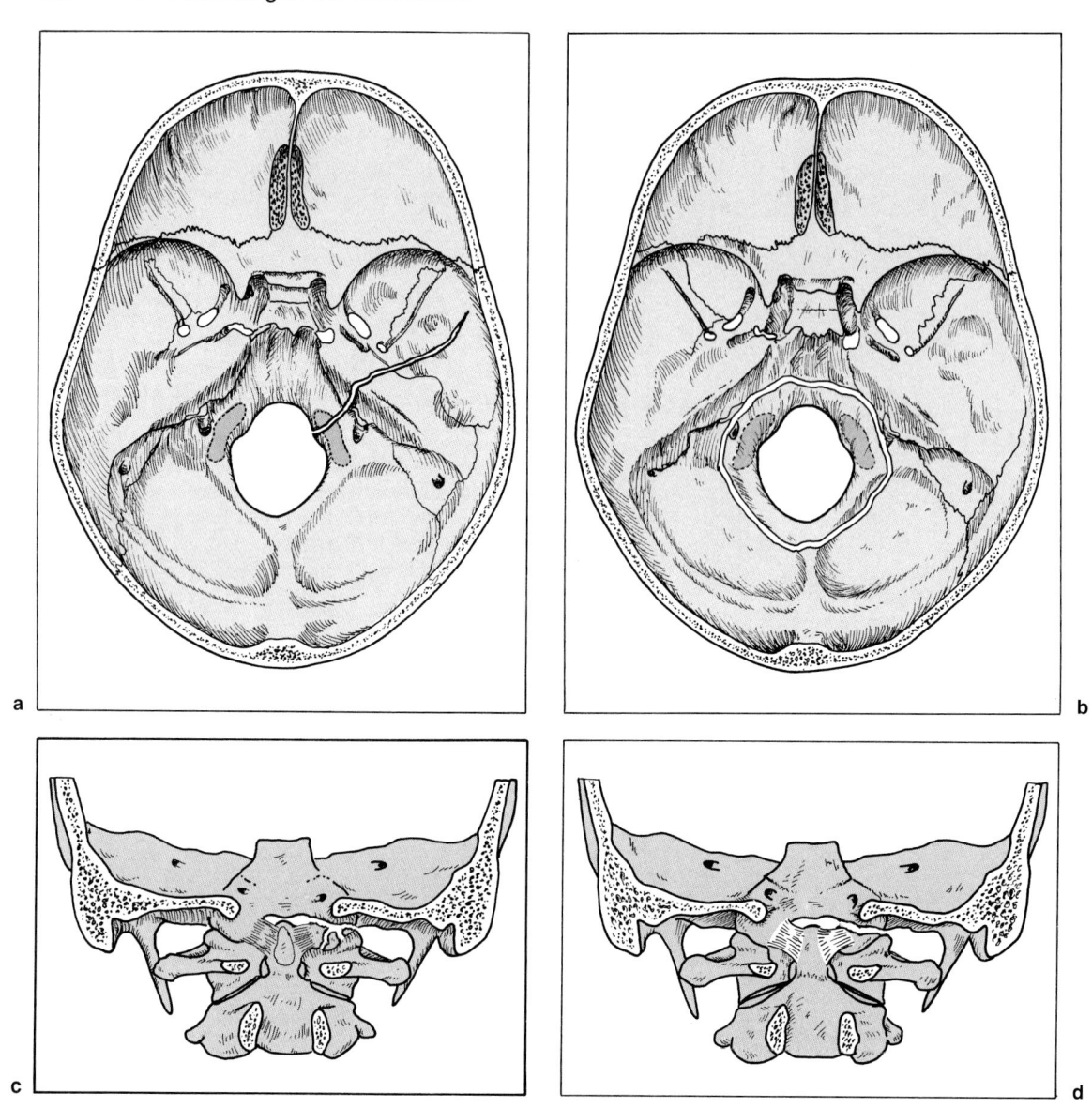

Abb. 1 Frakturen der Okzipitalkondylen: **a** Typ I, **b** Typ II, **c** Typ III, **d** Typ IV

Typ IV (Abb. **1d, 2**): Dies sind Abscher- oder Avulsionsfrakturen eines oder beider Okzipitalkondylen durch die Ligg. alaria. Das knöcherne Fragment kann radiologisch nach medial zur Spitze des Processus odontoideus disloziert sein. Diese Verletzung kann im Rahmen einer atlantookzipitalen Dislokation gesehen werden (Abb. **4a**). Sie kommt durch Rotation, Seitswärtsneigung oder beides zustande (SATURNUS 1987). Ein reiner Distraktionsmechanismus kommt ebenfalls in Frage (BUCHOLZ u. BURKHEAD 1979, JONES u. Mitarb. 1990). Bei diesen Mechanismen werden die Ligg. alaria angespannt und können eine Avulsionsfraktur des Condylus occipitalis bewirken. Diese Verletzung ist potentiell instabil, weil das am frakturierten Condylus occipitalis haftende Lig. alare funktionell insuffizient ist und die Membrana tectoria sowie das gegenüberliegende Lig. alare gerissen sein können. JEVTICH beobachtete (1989) eine solche Fraktur im Rahmen einer lateralen atlantookzipitalen Dislokation, und BUCHOLZ u. BURKHERD (1979) berichteten über eine solche Fraktur im Rahmen einer tödlichen atlantookzipitalen Dislokation mit Ruptur sämtlicher anderer Strukturen. JONES u. Mitarb. (1990) berichten zudem über eine beidseitige Avulsionsfraktur der Okzipitalkondylen mit Einbezug des ventralen Randes des Foramen magnum im Rahmen einer atlantookzipitalen Dislokation. Über eine Kombination einer Typ-IV-Fraktur mit einer

Obere Halswirbelsäule 3.3

Flexionsverletzung C6/7 berichten GOLDSTEIN u. Mitarb. (1982). Sie nehmen einen Flexionsmechanismus als Ursache der Abrißfraktur des Okzipitalkondylus an.

Klinik

Außer mehr oder weniger starken Nackenschmerzen können, je nach Frakturtyp, verschiedene neurologische Ausfallserscheinungen beobachtet werden.

Bei Typ-I-Frakturen können Hirnnervenausfälle auftreten, welche auf eine Extension der Frakturlinie in die Foramina nervi hypoglossi und jugulare zurückgeführt werden, d. h. also Ausfälle bei den Hirnnerven IX—XII (DESAI u. Mitarb. 1990, SCHLIACK u. SCHAEFER 1965, WESSELS 1990). Wenn sich die Fraktur in die Pyramiden erstreckt, können ferner auch die Hirnnerven VII und VIII beteiligt sein (WESSELS 1990). Auch eine sich erst im Verlaufe von Wochen entwickelnde Hypoglossusparese wurde beobachtet (ORBAY u. Mitarb. 1989).

Beim Typ II erwarten wir eine ausgedehnte Ausfallsymptomatik als Folge einer Hirnkontusion. Es verwundert nicht, daß solche Verletzungen bei Verkehrstoten beobachtet wurden (ALKER u. Mitarb. 1975).

Beim Typ III sind in der Regel keine neurologischen Ausfälle nachweisbar.

Da sich der Typ IV im Rahmen einer atlantookzipitalen Dislokation ereignet, können bei diesem Frakturtyp auch sämtliche neurologischen

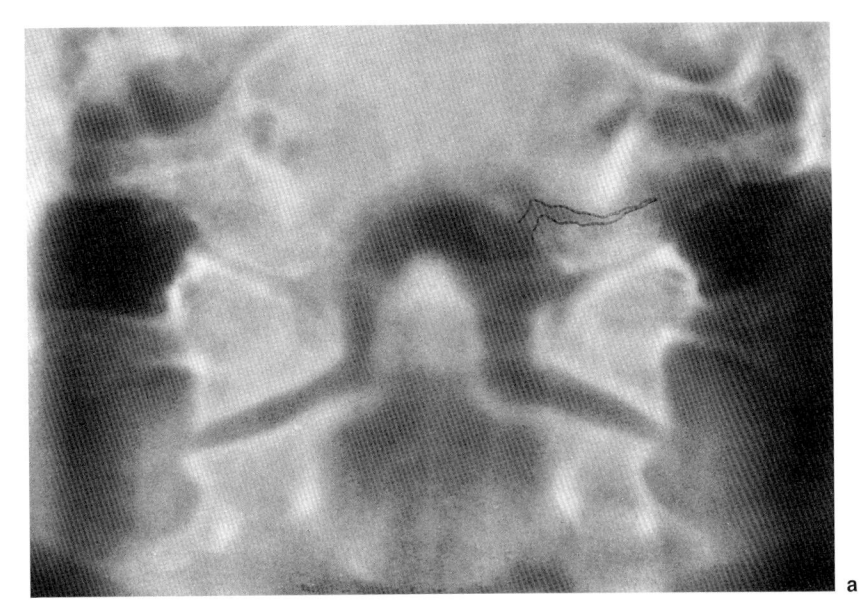

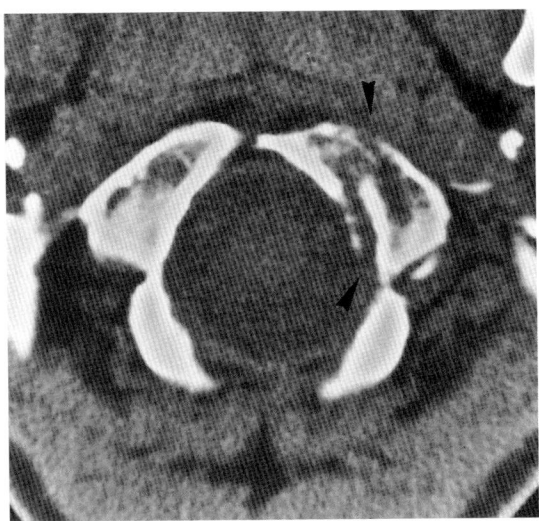

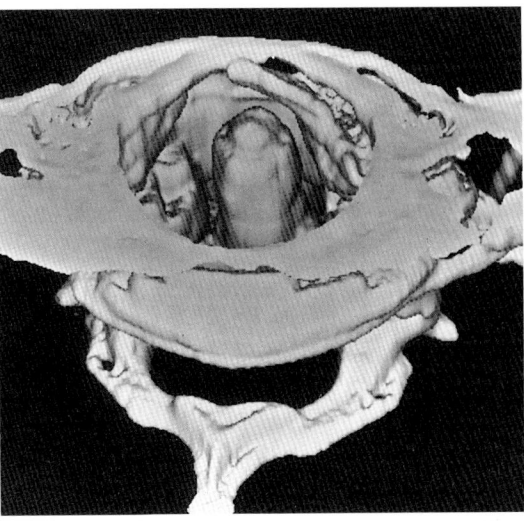

Abb. 2 Typ IV: Condylus-occipitalis-Fraktur. Diese Fraktur kann mit dem konventionellen a.-p. Tomogramm (**a**) diagnostiziert werden. Besser ist sie aber im CT (**b**) und besonders gut auf 3D-Rekonstruktionen (**c**) sichtbar

Ausfälle beobachtet werden, welche bei der atlantookzipitalen Dislokation gesehen werden (s. dort).

Diagnose

Da diese Frakturen im Routineröntgenbild in der Regel nicht sichtbar sind, werden solche Verletzungen nicht selten übersehen. Grundsätzlich verdächtig auf solche Verletzungen sind Patienten nach Verkehrsunfall mit Nackenschmerzen, prävertebralem Hämatom ungeklärter Genese und/oder neurologischen Ausfällen im Bereich der Hirnnerven VI—XII. Um eine mögliche Okzipitalkondylenfraktur nicht zu übersehen, sollte bei der computertomographischen Abklärung eines unklaren prävertebralen Weichteilschattens immer auch die Schädelbasis abgeklärt werden (MARIANI 1990). KIRSHENBAUM u. Mitarb. (1990) empfehlen sogar bei jeder computertomographischen Abklärung eines Schädel-Hirn-Traumas gleichzeitig einige Schnitte durch die obere HWS zu legen, um solche Verletzungen nicht zu übersehen. Die ideale Abklärung besteht entweder in einem konventionellen a.-p. Tomogramm (Abb. **2a**) oder in einem CT (Abb. **2b**), eventuell mit koronarer oder 3-D-Rekonstruktion (Abb. **2c**) (ANDERSON u. MONTESANO 1988, BOLENDER u. Mitarb. 1978, DESAI u. Mitarb. 1990, MARIANI 1990, SAVOLAINE u. Mitarb. 1989, SPENCER u. Mitarb. 1984, SPIRIG 1985).

Die Differenzierung in Typ-III- und Typ-IV-Frakturen wird in der Regel bei nichtdislozierten Frakturen, d.h. ohne gleichzeitige atlantookzipitale Dislokation, sehr schwierig sein. Eine Möglichkeit, diese Frakturtypen zu identifizieren, bestünde theoretisch in einer sorgfältigen Distraktion des okzipitozervikalen Überganges mit einer Glisson-Schlinge am wachen Patienten und unter ständiger Bildverstärkerkontrolle. Da dies aber gefährlich ist, wird man wohl beim Vorliegen einer solchen Fraktur an den Typ IV denken, die Fraktur als potentiell instabil betrachten und entsprechend behandeln.

Differentialdiagnose

Alte, in den Spinalkanal dislozierte Okzipitalkondylenfragmente können einen Tumor vortäuschen (DEEB u. Mitarb. 1988).

Therapie

Die in der Literatur beschriebenen Verletzungen wurden konservativ mit Ruhigstellung des Kopfes in einem Philadelphia-Kragen (CURRI u. Mitarb. 1988, HARDING-SMITH u. Mitarb. 1981, HÖLLERHAGE u. Mitarb. 1986, PEETERS u. VERBEETEN 1983, VALASKATZIS u. HAMMER 1990) oder in einem harten Kragen (MARIANI 1990) für 8 Wochen behandelt. Vor einer Distraktion wird gewarnt, da einige dieser Frakturen im Rahmen einer atlantookzipitalen Dislokation gesehen werden

müssen (SPENCER u. Mitarb. 1984). Die Behandlungsresultate scheinen im Hinblick auf Spätfolgen wie Nackenschmerzen befriedigend zu sein (Valaskatzis u. Hammer 1990).

Wir schlagen folgendes Behandlungsschema vor:

Der Typ I wird konservativ mit Ruhigstellung im Philadelphia-Kragen während 6 Wochen behandelt.

Typ-II, -III- und -IV-Frakturen werden, falls keine atlantookzipitale Dislokation vorliegt, konservativ im Minerva-Gipsverband oder Halokorsett für 8—10 Wochen ruhiggestellt.

Eine Kondylusfraktur im Rahmen einer atlantookzipitalen Dislokation sollte operativ mit einer dorsalen Spondylodese C0-C2 stabilisiert werden (s. unter atlantookzipitale Dislokation).

Atlantookzipitale Dislokation

Häufigkeit

Die traumatische atlantookzipitale Dislokation (Abb. **3**) ist eine seltene Läsion mit meist sofortigem letalen Ausgang (ALKER u. Mitarb. 1978, BUCHOLZ u. BURKHEAD 1979, DAVIS u. Mitarb. 1971, DIBENEDETTO u. LEE 1990, GEORGOPOULOS u. Mitarb. 1987, KISSINGER 1900, MALGAIGNE 1850, WERNE 1957. Diese Verletzung kommt in allen Altersklassen vor (BUCHOLZ u. BURKHEAD 1979). Kinder u. Jugendliche sind aber auffällig häufiger betroffen oder überleben diese Verletzung eher. Der jüngste Patient, der diese Verletzung überlebte, war 3 Jahre alt (COLLALTO u. Mitarb. 1986). Von Autos angefahrene Fußgänger sind für diese Verletzung besonders gefährdet (ALKER u. Mitarb. 1975). BUCHOLZ u. BURKHEAD berichten 1979 über eine Inzidenz von 8% bei 112 untersuchten Todesopfern des Straßenverkehrs, wobei von Autos angefahrene Fußgänger überdurchschnittlich vertreten waren.

Dislokationstypen und Entstehungsmechanismus

TRAYNELIS u. Mitarb. (1986) unterscheiden aufgrund ihrer Literaturdurchsicht 3 Typen: ventrale, longitudinale und dorsale Dislokationen. Aufgrund des Literaturstudiums unterscheiden wir eine vierte Form, die laterale Dislokation. Die Verletzungen können rein ligamentärer Natur sein (Abb. **3**), können aber auch mit einer Abrißfraktur eines oder beider Okzipitalkondylen (Abb. **4a**) (JONES u. Mitarb. 1990) oder mit einem Ausriß der Densspitze (sog. Typ-I-Densfraktur) einhergehen (Abb. **4b**) (RASOOL u. GOVENDER 1987, SCOTT u. Mitarb. 1990). Die Kombination mit anderen Läsionen des HWS wurde beobachtet (KAUFMANN 1982, VAN DEN BOUT u. DOMISSE 1986, ZILCH 1977).

Obere Halswirbelsäule 3.5

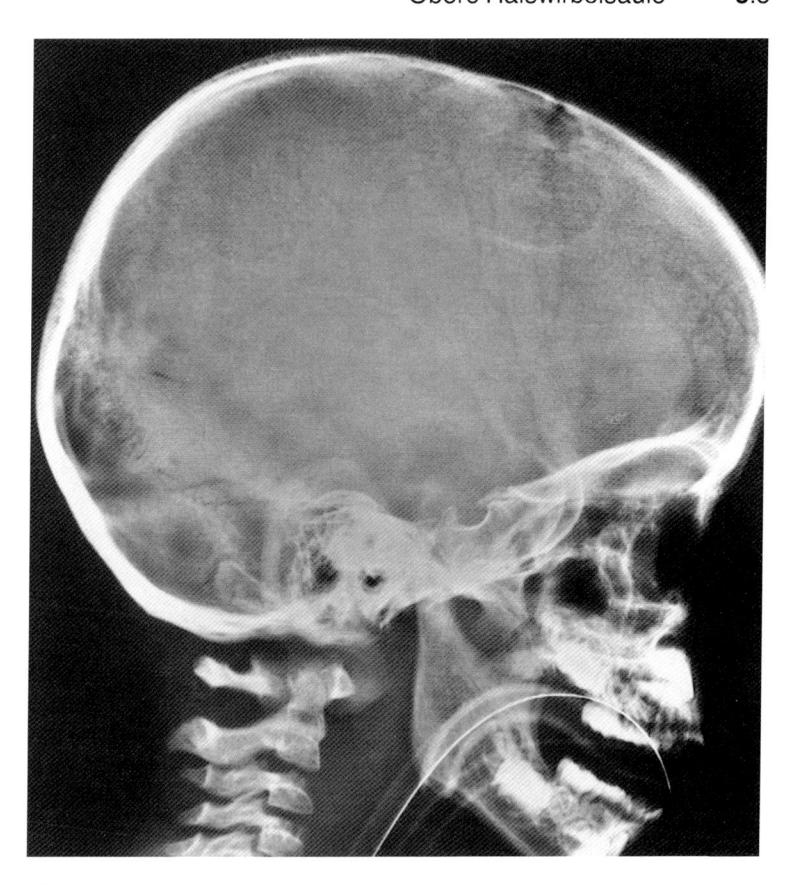

Abb. 3 Ventrale atlantookzipitale Dislokation. (Das Röntgenbild wurde mir freundlicherweise von Herrn Prof. Dr. M. Haertel, Chefarzt des Inst. für diagn. Radiologie des Kantonsspitals St.Gallen zur Verfügung gestellt)

Typ I: Die ventrale Dislokation (Abb. 3) ist die häufigste Verletzungsform (DIBENEDETTO u. LEE 1990, DUBLIN u. Mitarb. 1980, EVARTS 1970, GABRIELSEN u. MAXWELL 1966, GEHWEILER u. Mitarb. 1980, GEORGOPOULOS u. Mitarb. 1987, GÖGLER u. ATHANASIADIS 1978, GROBOVSCHEK u. SCHEIBELBRANDNER 1983, KÖHLER u. Mitarb. 1987, LESOIN u. Mitarb. 1982, MONTANE u. Mitarb. 1991, POWERS u. Mitarb. 1979, RAMSAY u. Mitarb. 1986, ZIGLER u. Mitarb. 1986, ZILCH 1977). Das Zusammentreffen mit einer lateralen Verschiebung des Schädels ist möglich (GÖGLER u. ATHANASIADIS 1978). Eine unilaterale ventrale Dislokation wurde ferner von BANNA u. Mitarb. 1983 in Kombination mit einer Atlasmißbildung beobachtet.

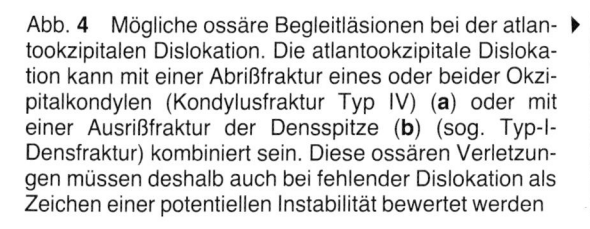

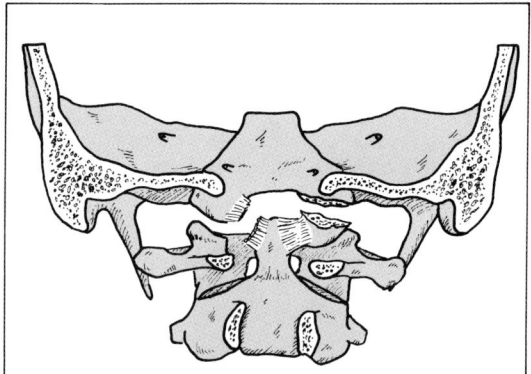

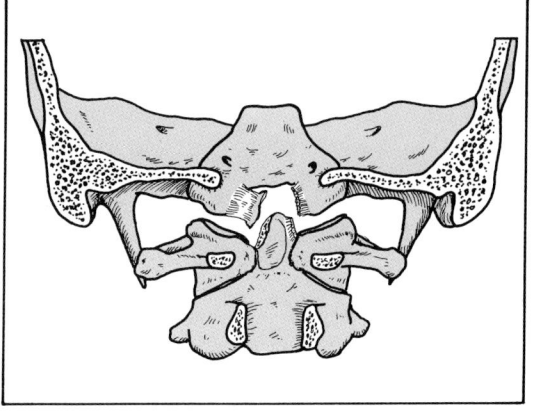

Abb. 4 Mögliche ossäre Begleitläsionen bei der atlantookzipitalen Dislokation. Die atlantookzipitale Dislokation kann mit einer Abrißfraktur eines oder beider Okzipitalkondylen (Kondylusfraktur Typ IV) (**a**) oder mit einer Ausrißfraktur der Densspitze (**b**) (sog. Typ-I-Densfraktur) kombiniert sein. Diese ossären Verletzungen müssen deshalb auch bei fehlender Dislokation als Zeichen einer potentiellen Instabilität bewertet werden

Typ II: Die longitudinale Form mit Distraktion zwischen Okziput und Atlas ohne ventrale und dorsale Komponente ist selten (KAUFMANN u. Mitarb. 1982, ROCKSWOLD u. Mitarb. 1979, TRAYNELIS u. Mitarb. 1986).

Typ III: Die dorsale Dislokation ist ebenfalls sehr selten (FARTHING 1948, RASOOL u. GOVENDER 1987, VAN DEN BOUT u. DOMISSE 1986). EISMONT u. BOHLMANN haben 1978 über eine dorsale Dislokation mit gleichzeitiger Fraktur des hinteren Atlasbogens berichtet, die ihrer Meinung nach das Überleben des Patienten ermöglichte. Der frakturierte hintere Atlasbogen hatte ein Ausweichen des Rückenmarkes nach dorsal erlaubt und somit eine Einklemmung desselben zwischen hinterem Atlasbogen und Vorderrand des Foramen magnum verhindert (EISMONT u. BOHLMAN 1978). Über eine einseitige hintere atlantookzipitale Dislokation haben SLASKY u. Mitarb. (1981) berichtet.

Typ IV: Eine laterale Dislokation wurde von COLLALTO u. Mitarb. (1986) und von JEVTICH (1989) beobachtet.

Wie schon oben erwähnt, scheinen von Autos angefahrene Fußgänger für diese Verletzung besonders gefährdet zu sein. Andere Verletzungsursachen sind Fahrrad-, Motorrad-, und Autounfälle, also Unfälle mit großer Energieeinwirkung. BLACKWOOD (1908) berichtete als einziger über eine ventrale Dislokation nach Sturz aus nur 1 Meter Höhe.

Der Entstehungsmechanismus wird in Anlehnung an die Untersuchungen von WERNE (1957) auf eine Hyperextension der HWS mit Ruptur der Membrana tectoria sowie der Ligg. alaria zurückgeführt (BUCHOLZ u. BURKHEAD 1979, EISMONT u. BOHLMAN 1978, EVARTS 1970, JONES u. Mitarb. 1990). Auf eine zusätzliche Distraktionskomponente weisen die nicht selten beobachteten gleichzeitigen submentalen Verletzungen hin (BUCHHOLZ u. BURKHEAD 1979, FRUIN u. PIROTTE 1977, GABRIELSEN u. MAXWELL 1966, PAGE u. Mitarb. 1973). Eine Seitwärtsneigungskomponente (GAA u. DEININGER 1989, GABRIELSEN u. MAXWELL 1966, JEVTICH 1989, PANG u. WILBERGER 1980, WOODRING u. Mitarb. 1981) und ventral gerichtete Scherkräfte kombiniert mit einer Flexion und Distraktion, werden ebenfalls diskutiert (GÖGLER u. ATHANASIADIS 1978).

Klinik

Die Klinik ist bunt. Sie reicht vom sofortigen letalen Ausgang über neurologische Ausfälle verschiedenen Ausmaßes bis zu reinen Nackenschmerzen (EISMONT u. BOHLMAN 1978, FARTHING 1948). Als Todesursachen finden sich direkte Schädigungen des Rückenmarkes oder des Hirnstammes sowie komplette Rückenmarksdurchtrennungen nahe des Hirnstammes, Rückenmarkskontusionen oder -risse (BUCHOLZ u. BURKHEAD 1979, LEE u. Mitarb. 1991). Unterbrechungen der A. vertebralis können vorkommen (BELL 1969, KÖHLER u. Mitarb. 1987) und werden von LEE u. Mitarb. (1991), zusammen mit Läsionen der A. carotis interna, für den akuten Exitus letalis verantwortlich gemacht.

Bei Überlebenden wird sehr häufig eine akute respiratorische Insuffizienz (mit oder ohne Herzstillstand) beobachtet, welche eine assistierte Beatmung notwendig macht. Falls sofortige künstliche Beatmung am Unfallplatz eingesetzt wird, können auch Tetraplegiker mit Verletzungen in Höhe C1 überleben (ZIGLER u. Mitarb. 1986). Hirnnervenausfälle bis hinauf zum VI. Hirnnerven werden beobachtet und als Traktionsverletzungen durch Zug auf die Hirnnerven anläßlich der Überdistraktion CO-C1 interpretiert (FRUIN u. PIROTTE 1977). Besonders häufig kommt dabei die Verletzung des VI. Hirnnerven vor. Als Folge der Schädigung der Medulla oblongata werden passagere hypertensive Krisen, respiratorische Depressionen und Arrhythmien gesehen (WOODRING u. Mitarb. 1981), ferner Hemiparesen, Tetraparesen und Plegien mit positiven Pyramidenzeichen. Die Patienten sind oft bei Bewußtsein und klagen über Nackenschmerzen. Letztere sind aber keineswegs obligat. Akute Verschlechterungen des neurologischen Bildes bei unterbliebener Ruhigstellung der Verletzung werden ebenso beschrieben wie sekundäre Verschlechterungen innerhalb von Tagen (EISMONT u. BOHLMAN 1978, FRUIN u. PIROTTE 1977, VAN DEN BOUT u. DOMISSE 1986). Auch eine Verschlechterung des neurologischen Zustandsbildes nach 3 Monaten infolge Entwicklung einer Syringomyelie und eines Hydrozephalus ist möglich (COLLALTO u. Mitarb. 1986).

Diagnose

Die Diagnose ist meistens schwierig und wird häufig zu Beginn der Behandlung nicht gestellt (EISMONT u. BOHLMAN 1978, JEVTICH 1989), in einigen Fällen sogar monatelang nicht (COLLALTO u. Mitarb. 1986, DIBENEDETTO u. LEE 1990, PIERCE u. BARR 1983). Wie bei den Frakturen der Okzipitalkondylen kann auch hier ein prävertebrales Weichteilhämatom wegweisend sein. Bei gleichzeitiger Pharynxverletzung kann sogar prävertebral Luft vorliegen (WOODRING u. Mitarb. 1981). Die Diagnose der atlantookzipitalen Dislokation kann anhand von konventionellen Tomogrammen oder im CT gestellt werden (GERLOCK u. Mitarb. 1983, JEVTICH 1989). DIBENEDETTO u. LEE haben 1990 eine einfache computertomographische diagnostische Technik publiziert. Dabei werden die CT-Schichten des Condylus occipitalis und des Atlas übereinander gehalten. Eine Dislo-

Abb. 5 Methode von Powers u. Mitarb. (1979) zur Diagnose einer ventralen atlantookzipitalen Dislokation. Bei dieser Methode wird der Koeffizient (BC/OA) errechnet. BC bezeichnet die Distanz zwischen vorderer Begrenzung des Foramen magnum und hinterem Atlasbogen, OA diejenige zwischen hinterer Begrenzung des Foramen magnum und vorderem Atlasbogen. Ist dieser Koeffizient kleiner als 0,9, so ist keine ventrale Dislokation vorhanden, ist er größer als 1, so liegt eine ventrale atlantookzipitale Dislokation vor. Zwischen 0,9 und 1 besteht eine Grauzone. Bei posteriorer Dislokation kann dieser Koeffizient nicht verwertet werden.
a Normaler Befund, **b** ventrale atlantookzipitale Dislokation

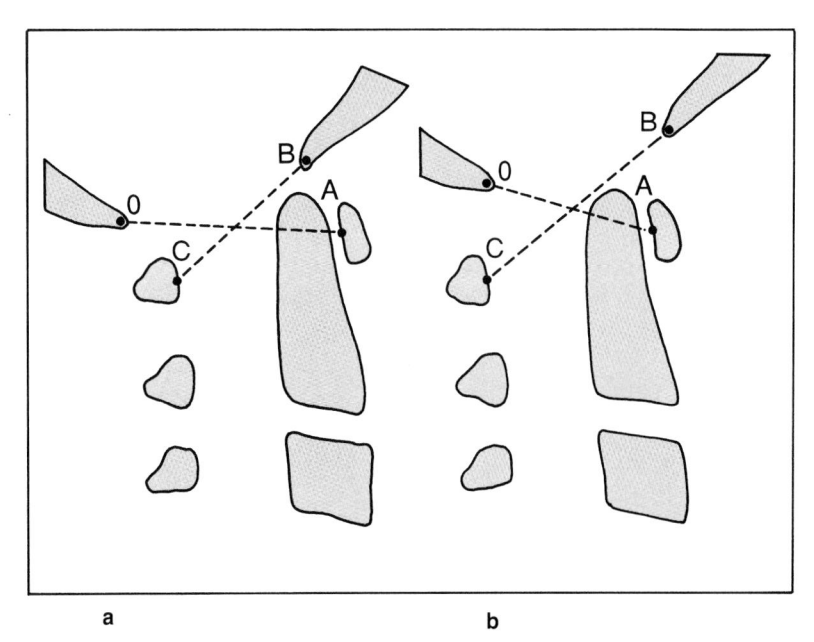

kation wird auf diese Weise sofort sichtbar. Die von BUNDSCHUH u. Mitarb. (1992) angesprochene MRT-Untersuchung kann heute sicher noch nicht als Routineuntersuchung empfohlen werden.

Hilfreich sind im konventionellen Röntgenbild folgende Landmarken: Der Klivus ist normalerweise auf die Spitze des Processsus odontoideus gerichtet (VAN DEN BOUT u. DOMISSE 1986) und das Basion nicht weiter als 15 mm von der Densspitze entfernt (LEE u. Mitarb. 1987). Eine Vergrößerung dieser Distanz zeigt eine atlantookzipitale Dislokation an. Als hilfreich erweist sich zudem die Methode von POWERS u. Mitarb. (1979), bei der ein Koeffizient (BC/OA) errechnet wird (Abb. 5). Bei posteriorer Dislokation kann dieser Koeffizient allerdings nicht verwendet werden. Die Methode von POWERS u. Mitarb. wird zudem von KAUFMANN u. Mitarb. (1981) sowie von WOODRING u. Mitarb. (1982) als nicht sensitiv genug angesehen.

Differentialdiagnose

Differentialdiagnostisch muß, besonders beim Vorliegen einer dorsalen Dislokation, eine nicht traumatische Form der atlantookzipitalen Dislokation ausgeschlossen werden. Eine solche wurde bei kongenitalen Anomalien, beim Down-Syndrom (HUNGERFORD u. Mitarb. 1981), in Spätstadien der rheumatoiden Arthritis mit Befall multipler Gelenke der HWS (REDLUND-JOHNELL 1984) und beim Morbus Bechterew (MARTEL 1961) beobachtet.

Therapie

Primär müssen die vitalen Funktionen (Atmung, Kreislauf) aufrecht erhalten werden. Dann kann, durch vorsichtige Halo-Extension unter Bildverstärkerkontrolle eine Reposition der ventralen, seitlichen oder dorsalen Dislokation versucht werden. Im Anschluß an die Repositon, so berichten mehrere Autoren, kann eine schlagartige Erholung der neurologischen Ausfälle eintreten. Vor einer Überdistraktion durch die Extension wird allerdins gewarnt (EVARTS 1970, FRUIN u. PIROTTE 1977, KAUFMANN u. Mitarb. 1982, MONTANE u. Mitarb. 1991, SCOTT u. Mitarb. 1990, WOODRING u. Mitarb. 1981). Es soll mit nicht mehr als 2–3 kg gezogen werden. Eine Haloextension ist bei rein longitudinaler Dislokation nicht indiziert (KAUFMANN u. Mitarb. 1982, SCOTT u. Mitarb. 1990). Nach erfolgter Repositon besteht die Behandlung in einer Ruhigstellung des kraniozervikalen Überganges mit Bettruhe (KAUFMANN 1982), Halokorsett oder Minerva-Gipsverband für die Dauer von 2 Monaten (JEVTICH 1989) oder mit einer dorsalen Spondylodese CO-C2(C3) (COLLALTO u. Mitarb. 1986, EVARTS 1970, FRUIN u. PIROTTE 1977, GEORGOPOULOS u. Mitarb. 1987, PAGE u. Mitarb. 1973, PANG u. WILBERGER 1980, TRAYNELIS u. Mitarb. 1986, WOODRING u. Mitarb.1981, ZILCH 1977). Falls durchführbar, ist auch eine dorsale Spondylodese CO-C1 möglich (DIBENEDETTO u. LEE 1990). Prä- und intraoperativ wird der kraniozervikale Übergang mit einem Halo ruhiggestellt (MONTANE u. Mitarb. 1991).

Falls Tetraplegiker mit einer Verletzung auf sehr hohem Niveau überleben, wird bei dauerbeatmeten Patienten später eine okzipitozervikothorakale Fusion zu diskutieren sein. Bei diesen Patienten ist die ganze Halsmuskulatur denerviert und die Nackenkontrolle fehlt demzufolge (ZIGLER u. Mitarb. 1986).

Erstaunlich sind die in der Literatur publizierten Langzeitergebnisse. Mehrere Autoren berichten über einen fast vollständigen Rückgang der neurologischen Ausfälle innerhalb von Monaten (EVARTS 1970, FRUIN u. PIROTTE 1977, PAGE u. Mitarb. 1973, WOODRING u. Mitarb. 1981). Eine knöcherne Fusion C0-C1 wurde nicht nur nach operativer Stabilisierung, sondern (ausnahmsweise?) auch nach konservativer Behandlung mit Ruhigstellung im Minerva-Gipsverband gesehen (JEVTICH 1989). Bei einigen Kindern ist eine spontane fibröse Ankylose nach konservativer Behandlung festgestellt worden (FARTHING 1948, WOODRING u. Mitarb. 1981).

Atlasfrakturen

Allgemeines

Atlasfrakturen machen in größeren Serien zwischen 2 und 13% aller HWS-Verletzungen aus (SHERK u. NICHOLSON 1970). Männer sind etwa doppelt so häufig betroffen wie Frauen. Während Frakturen des hinteren Atlasbogens eine Verletzung des ältern Patienten zu sein scheinen, sind Jefferson-Frakturen eher bei jüngeren Patienten anzutreffen (FOWLER u. Mitarb. 1990). In 30–50% der Fälle gehen die Atlasfrakturen mit einer Densfraktur einher (JEFFERSON 1920, LIPSON 1977, SHERK 1978). Verkehrsunfälle und Stürze sind die häufigsten Ursachen (KORRES u. Mitarb. 1985, LEVINE u. EDWARDS 1991, PLAUT 1938, SHERK u. NICHOLSON 1970, SONNTAG u. Mitarb. 1988). Fast immer sind indirekte Mechanismen für die Fraktur verantwortlich, nur sehr selten sind es direkte Gewalteinwirkungen (Durchspießung, Geschosse). Neurologische Ausfälle aufgrund der Atlasfraktur selbst werden nicht beobachtet, es sei denn, es läge eine Vertebralisthrombose oder -läsion vor. In der Literatur werden die neurologischen Ausfälle in der Regel anderen Verletzungen zugeschrieben, z.B. einer gleichzeitig vorliegenden Densfraktur, einer Fraktur oder Dislokation im unteren HWS-Bereich oder einer Schädel-Hirn-Verletzung.

Frakturtypen

In Anlehnung an GEHWEILER u. Mitarb. (1976, 1980) unterscheiden wir 5 Frakturarten:

Typ I: Fraktur des vorderen Atlasbogens.
Typ II: Fraktur des hinteren Atlasbogens.
Typ III: Kombinierte Frakturen des vorderen und hinteren Atlasbogens (sog. Jefferson-Frakturen).
Typ IV: Fraktur der Massa lateralis.
Typ V: Fraktur des Processus transversus.

Isolierte Fraktur des vorderen Atlasbogens

Häufigkeit

Die Häufigkeit dieser Fraktur wird von STEWARD u. Mitarb. (1977) mit 1,75% aller HWS-Verletzungen angegeben. Sie soll nach GEHWEILER u. Mitarb. (1980) gleich häufig sein wie die Fraktur des hinteren Atlasbogens oder wie die Jefferson-Frakturen. SHERK u. NICHOLSON (1978) sind dagegen der Meinung, diese isolierten Frakturen des vorderen Atlasbogens seien wesentlich seltener als die anderen Atlasfrakturen. Dies entspricht auch unserer Erfahrung. Bis heute wurden weniger als 30 solcher Frakturen publiziert (BELIS u. MANOLESCU 1965, BETTINI u. Mitarb. 1990, BONI 1957, FOWLER u. Mitarb. 1990, JAKIM u. Mitarb. 1989, JEVTICH 1986, KATTAN 1975, LUTMAN u. Mitarb. 1985, MENDELSOHN u. Mitarb. 1983, PROUSBATA u. Mitarb. 1987, RAMON-SOLER 1970, ROUSH u. SALCICCIOLI 1982, SCHILD u. Mitarb. 1982, STEWARD u. Mitarb. 1977, VON TORKLUS u. GEHLE 1975).

Frakturverlauf und Entstehungsmechanismus

Die isolierte Fraktur des vorderen Atlasbogen ist eine Abrißfraktur seiner kaudalen Hälfte (Abb. 6). Die Fraktur verläuft radiologisch horizontal durch den vorderen Atlasbogen. Der untere Teil kann nach kaudal disloziert und rotiert sein. Diese Verletzung wird auf einen Hyperextensionsmechanismus anläßlich einer massiven Extension des HWS zurückgeführt, z.B. anläßlich eines Verkehrsunfalles oder eines heftigen Aufpralles, z.B. beim Rugbyspielen. Dabei kommt es zum Anspannen des M. longus colli und zur Abrißfraktur des Tuberculum anterior atlantis (Insertionsstelle des M. longus colli). In drei Fällen wurde diese Fraktur im Zusammenhang mit einer offenen Pharynxhinterwandverletzung beobachtet (MEN-

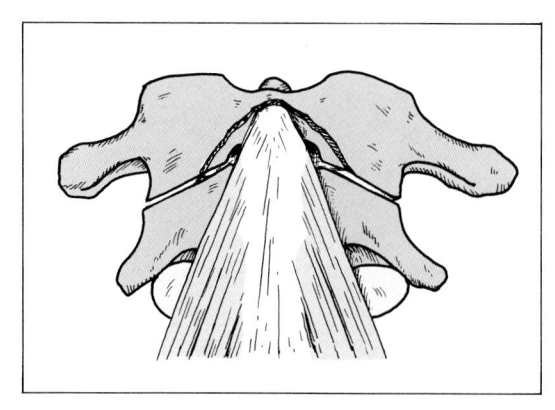

Abb. 6 Isolierte vordere Atlasbogenfraktur. Anläßlich eines Hyperextensionstraumas wir die kaudale Hälfte des vorderen Atlasbogens durch den Zug des M. longus colli abgerissen

DELSOHN u. Mitarb. 1983, TOLO u. WEILAND 1979). Auch in diesen Fällen wurde eine Hyperextension, eventuell zusammen mit der direkten Kontusion, als Frakturursache diskutiert.

Es wurden 3 weitere Formen der vorderen Atlasbogenfraktur gesehen:

Von BROOM u. Mitarb. (1986) wurde folgende Beobachtung gemacht: Anläßlich eines Hyperextensionstraumas wurde der ganze vordere Atlasbogen ventral ausgebrochen und blieb vor dem Dens stehen, der Atlas war zusammen mit den Densspitze und dem dorsalen Anteil des Denskörpers nach dorsal disloziert. Es lag also eine hintere atlantoaxiale Dislokation mit einer Typ-II-Densfraktur vor mit Frakturlinie von ventral/kranial nach dorsal/kaudal.

Eine multifragmentäre Fraktur des vorderen Atlasbogens wurde nach direkter und offener Verletzung durch ein Stahlrohr eines gasgefederten Stuhles beobachtet (ILLGNER u. Mitarb. 1986). Hier handelte es sich aber nicht um eine Hyperextensionsverletzung, sondern um die Folge eines direkten Aufpralles.

Eine isolierte, vertikal verlaufende Fraktur des vorderen Atlasbogens wurde von ROYSTER u. Mitarb. (1987) beobachtet. Sie war mit einem ossären Ausriß des Lig. transversum atlantis verbunden. Die Verletzung entstand anläßlich eines Autounfalls, der Frakturmechanismus ist unklar.

Begleitverletzungen

Diese Verletzung ist häufig mit anderen Hyperextensionsverletzungen der HWS vergesellschaftet, z. B. mit einer Densfraktur, einer Ausrißfraktur der Vorderkante von C2 oder einer Bogenfraktur im unteren HWS-Bereich (GEHWEILER u. Mitarb. 1980, SCHILD u. Mitarb. 1982, STEWARD u. Mitarb. 1977). Bei den von STEWARD u. Mitarb. (1977) publizierten Fällen wiesen 3 von 7 Patienten gleichzeitig eine Densfraktur, ein Patient eine Ausrißfraktur der Vorderkante von C2 sowie eine Fraktur einer Massa lateralis atlantis und ein Patient multiple Bogenfrakturen im unteren HWS-Bereich auf.

Klinik

Die Patienten klagen über Nackenschmerzen und Schluckbeschwerden. Neurologische Ausfälle als direkte Folge der Fraktur bestehen nicht, können aber aufgrund einer auf einer anderen Höhe lokalisierten Läsion auftreten (FOWLER u. Mitarb. 1990).

Diagnose

Diese wird anhand des seitlichen Röntgenbildes der HWS gestellt. In unklaren Fällen kann eine seitliche Tomographie erforderlich sein, um die Fraktur klar darzustellen. Ein CT sollte durchgeführt werden, um weitere Frakturen im Atlasbereich auszuschließen.

Differentialdiagnose

Differentialdiagnostisch muß die horizontale Fraktur des vorderen Atlasbogens von Entwicklungsanomalien unterschieden werden, z. B. von Zusatzknöchelchen oder einem dritten Okzipitalkondylus. In diesen Fällen ist eine dünne Kortikalis um die Gebilde sichtbar (GEHWEILER u. Mitarb. 1980, STEWARD u. Mitarb. 1977).

Therapie

Die Behandlung der isolierten vorderen Atlasbogenfraktur ist konservativ. Da die horizontal verlaufende Fraktur als stabil betrachtet werden darf, genügt eine Ruhigstellung in einem weichen Kragen während 8−10 Wochen (JAKOM u. Mitarb. 1989, LEVINE u. EDWARDS 1991, PROUSBATA u. Mitarb. 1987, RAMON-SOLER 1970).

Isolierte Frakturen des hinteren Atlasbogens

Häufigkeit

GEHWEILER u. Mitarb. (1980) fanden diese Verletzung in 2% ihres Krankengutes.

Frakturverlauf und Entstehungsmechanismus

Die Fraktur ist in der Regel bilateral im Bereich der schwächsten Stelle des hinteren Atlasbogens lokalisiert, d. h. im Bereich des Sulkus der A. vertebralis (Abb. 7). Der hintere Atlasbogen kann, wegen des Zuges des M. rectus capitis, nach kranial abgewinkelt disloziert sein. Ob eine reine einseitige Fraktur des hinteren Atlasbogens existiert, ist fraglich. SUSS u. BUNDY (1984) haben zwar im Laboratorium eine einseitige hintere Atlasbogenfraktur produzieren können, in der Regel aber wird die einseitige hintere Atlasbogenfraktur mit einer Fraktur des vorderen Bogens kombiniert sein, die eventuell erst im CT oder sogar erst post-mortem nachzuweisen ist. SHERK (1978) hat einen solchen Fall publiziert.

Die hintere Atlasbogenfraktur kommt wahrscheinlich durch eine Kombination von Hyperextension und axialer Stauchung zustande (JEFFERSON 1920, SHERK u. NICHOLSON 1970, WHITE u. PANJABI 1978), ein Flexionstrauma wird von TORKLUS u. GEHLE (1975) diskutiert. Bei der Hyperextenison wird der hintere Atlasbogen zwischen Okziput und Dornfortsatz C2 eingeklemmt und frakturiert.

Begleitverletzungen

Gleichzeitig können zusätzliche, auf eine Hyperextension zurückzuführende Frakturen vorkommen: traumatische Spondylolysen C2, Vorderkantenabriß C2, Densfrakturen (BRAAKMAN u. PENNING 1971, GEHWEILER u. Mitarb. 1980, ROY-

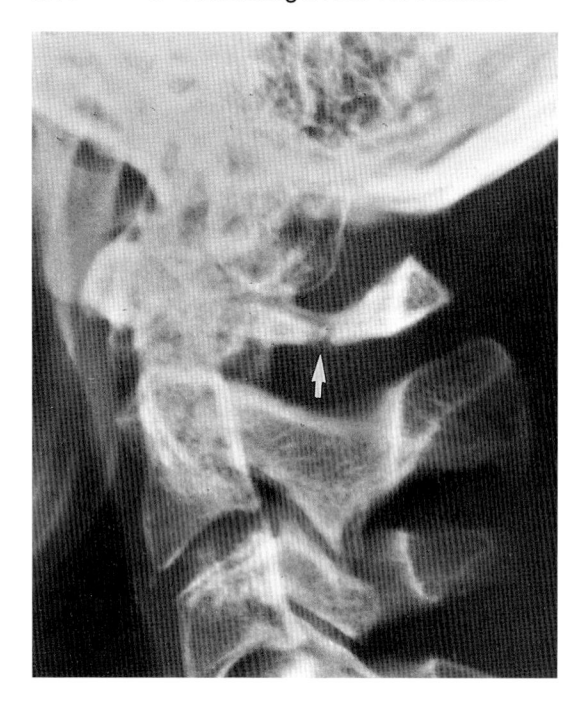

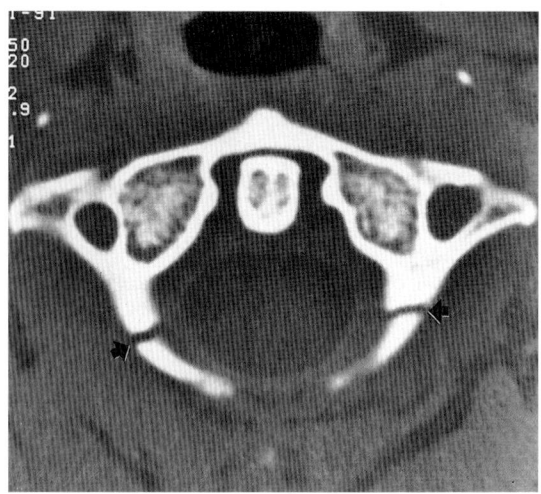

Abb. 7 Isolierte hintere Atlasbogenfraktur. Die isolierte Fraktur des hinteren Atlasbogens ist immer doppelseitig. Bei einseitiger Fraktur des hinteren Atlasbogens muß eine zweite Fraktur im Bereich des vorderen Atlasbogens gesucht werden; es handelt sich dann um eine sog. Jefferson-Fraktur

CAMILLE u. Mitarb. 1973, SHERK 1978, SONNTAG u. Mitarb. 1988). Als Folge der Atlasfraktur selbst wurde von SHERK u. NICHOLSON (1970) eine arteriovenöse Fistel der A. vertebralis gesehen.

Klinik

Patienten mit isloierten hinteren Atlasbogenfrakturen weisen mehr oder weniger starke Nackenschmerzen auf, nie aber neurologische Ausfälle aufgrund der Atlasfraktur selbst (JEVTICH 1986, STEWARD u. Mitarb. 1977). Diese Fraktur kann aber mit einer Verletzung auf einer anderen Höhe kombiniert sein, welche ihrerseits für neurologische Komplikationen verantwortlich sein kann (FOWLER u. Mitarb. 1990).

Diagnose

Die hintere Atlasbogenfraktur ist in der Regel gut auf einer seitlichen HWS-Aufnahme sichtbar. Gelegentlich kommt aber vorerst nur eine einseitige Fraktur zum Vorschein: Eine etwas kaudokranial gekippte Aufnahme kann die zweite Fraktur aufdecken. Falls dies nicht der Fall ist, so muß computertomographisch eine zweite Fraktur im Bereich des vorderen Atlasbogens gesucht werden. Es handelt sich dann nicht mehr um eine stabile hintere Atlasbogenfraktur, sondern um eine potentiell instabile Verletzung im Sinne einer Jefferson-Fraktur (s. dort).

Differentialdiagnose

Differentialdiagnostisch muß an eine kongenitale Anomalie im Sinne einer Spina bifida gedacht werden, welche in 3% der Gesamtbevölkerung nachgewiesen werden kann (von TORKLUS u. GEHLE 1975). 97% dieser Mißbildungen finden sich dorsal im Bereich der Mittellinie, 3% gehen durch den Sulkus der A. vertebralis (GEHWEILER u. Mitarb. 1980, 1983). Im Gegensatz zu Frakturen haben diese Mißbildungen abgerundete Kanten.

Therapie

Da diese Frakturen stabil sind, können sie mit Ruhigstellung in einem Camp-Kragen für 2 bis 3 Monate behandelt werden. Obwohl die Fraktur in der Regel komplikationslos ausheilt, können Nackenschmerzen persistieren (LANDELLS u. VAN PETEGHEM 1988). Als eine Rarität fanden KAHANOVITZ u. Mitarb. (1981) eine posttraumatische Dislokation des hinteren Atlasbogens in das Foramen magnum, ohne neurologische Komplikation.

Kombinierte Fraktur des vorderen und hinteren Atlasbogens (sog. Jefferson-Fraktur)

Häufigkeit

GEHWEILER u. Mitarb. (1980) fanden diese Verletzung bei 2% ihres Krankengutes.

Frakturverlauf und Entstehungsmechanismus

Kombinierte Frakturen des vorderen und hinteren Atlasbogens (Abb. 8) werden nach Jefferson benannt. Dieser hat als erster diese Frakturen anhand der Literatur zusammengestellt und dazu eine eigene Kasuistik publiziert (JEFFERSON 1920, 1927). Währenddem er die 4-Part-Fraktur (Abb. 9) als klassische Läsion darstellte, werden heute immer häufiger 2- (Abb. 10) und 3-Part-Frakturen diagnostiziert (JEANNERET 1987, KERSHNER u. Mitarb. 1977, KORNBERG 1986, LEVINE u. EDWARDS 1991, SCOTT u. CANTAB 1904). Diese Frakturen können ipsilateral oder kontralateral verlaufen und sogar eine Massa lateralis aussprengen (Abb. 11) (FOWLER u. Mitarb. 1990). Auch kann die Fraktur durch die Massa lateralis selbst verlaufen und somit intraartikulär sein (FOWLER u. Mitarb. 1990, LEVINE u. EDWARDS 1991, YOGANANDAN u. Mitarb. 1986). SCHMITT u. GLADISCH (1977) publizierten eine solche Fraktur mit einseitiger Fraktur des hinteren Atlasbogens direkt hinter dem Sulkus der A. vertebralis, kombiniert mit einer gegenüberliegenden Fraktur des vorderen Atlasbogens. Diese war direkt am Übergang zur Massa lateralis lokalisiert, die Massa lateralis selbst wies mehrere Frakturlinien auf, und das Lig. transversum atlantis war ausgerissen Bei den 2-Part-Frakturen verläuft die eine Fraktur oft gerade vor und die andere gerade hinter einer und derselben Massa lateralis atlantis und trennt sie

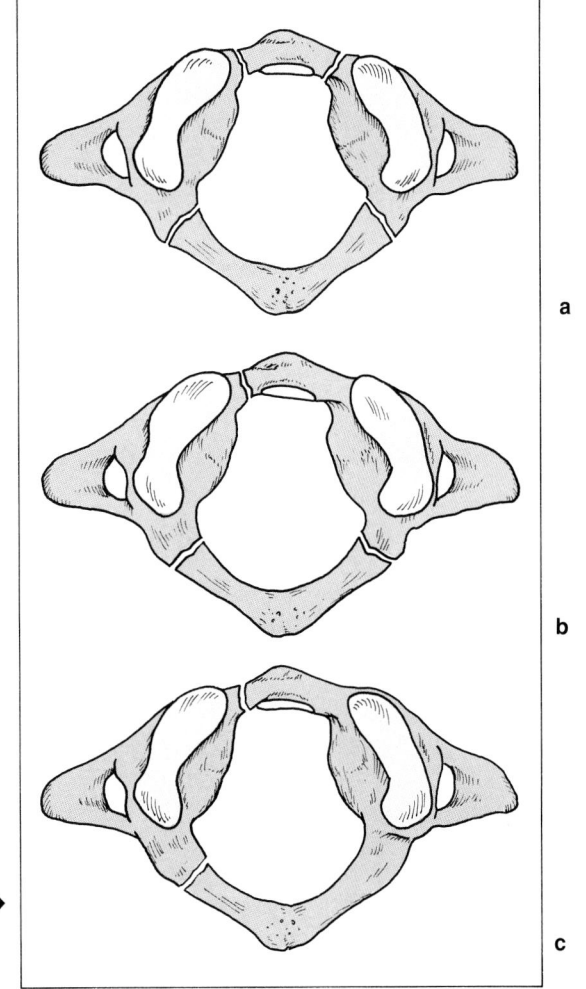

Abb. 8 Kombinierte Frakturen des vorderen und hinteren Atlasbogens (sog. Jefferson-Frakturen). Verschiedene Frakturverläufe sind möglich (a 4-Part-, b 3-Part- und c 2-Part-Frakturen)

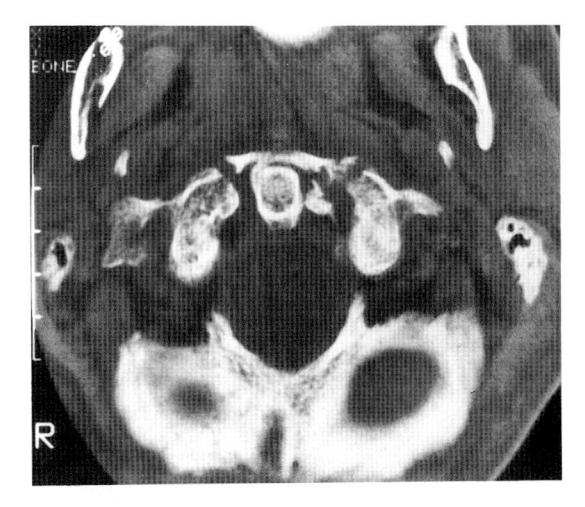

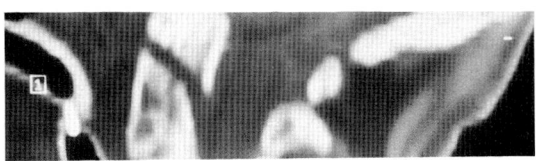

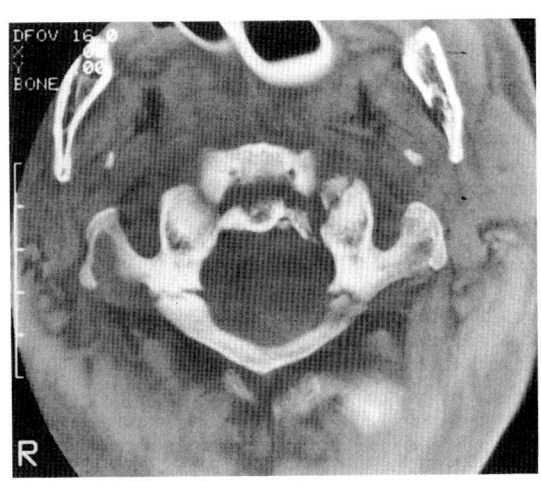

Abb. 9 Klinisches Beispiel einer 4-Part-Jefferson-Fraktur. Der vordere und hintere Atlasbogen sind doppelseitig frakturiert. Der Atlasring ist ventral gesprengt, das Lig. transversum atlantis ossär ausgerissen. Die Läsion ist instabil. Diese Jefferson-Fraktur ist zudem mit einer Densfraktur vom Typ II kombiniert

3.12   3 Verletzungen der Wirbelsäule

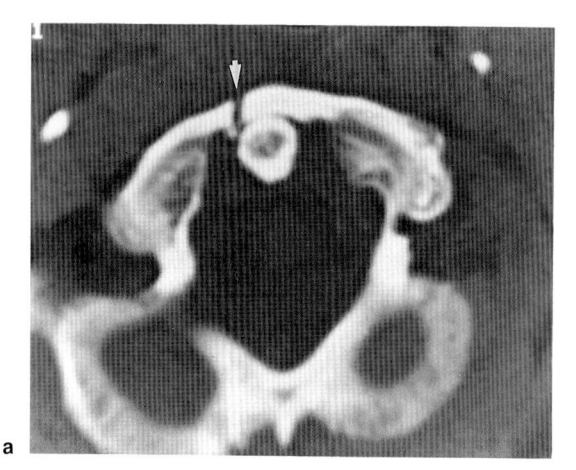

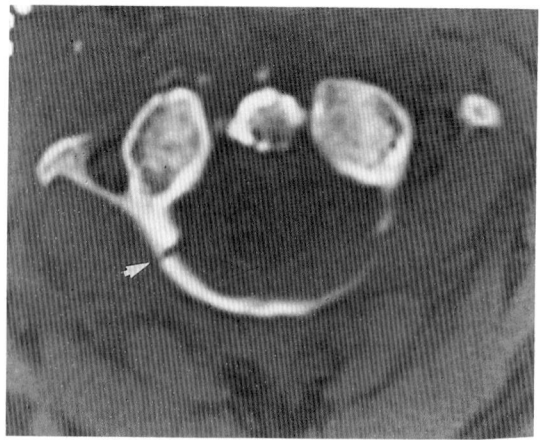

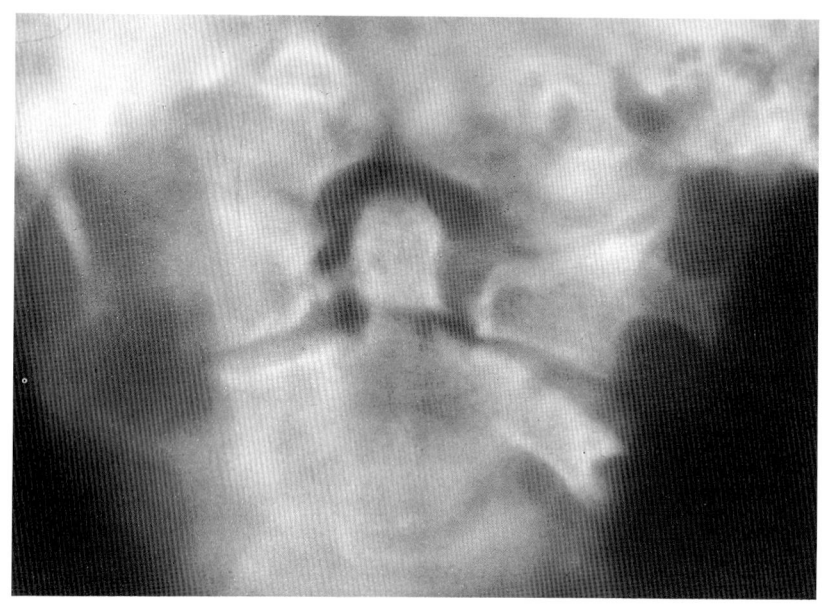

Abb. 10   Klinisches Beispiel einer 2-Part-Jefferson-Fraktur. **a** Der vordere und hintere Atlasbogen sind einfach frakturiert. Der Atlasring ist nicht gesprengt. Die Läsion kann als stabil betrachtet werden. **b** In diesem Fall war die Atlasfraktur mit einer Densfraktur vom Typ II und einer Impressionsfraktur des oberen Gelenkfortsatzes C2 kombiniert

vom übrigen Atlasring (Abb. **11**). Die hintere Bogenfraktur wurde aber auch praktisch in der Mittellinie verlaufend beobachtet (Scott u. Cantab 1904).

Die Kombination einer vorderen Atlasbogenfraktur mit einer hinteren Spina bifida wurde von Le Minor u. Mitarb. (1988) gesehen. Die Fraktur wurde als stabil betrachtet.

Die Jefferson-Fraktur kann auch bei Kindern vorkommen. Über eine Fraktur durch die Synchondrose des vorderen Atlasbogens berichten Mikawa u. Mitarb. (1987).

Anläßlich der Sprengung des Atlasringes kann es zur Ruptur des Lig. transversum (oder zu seinem ossären Ausriß) kommen (Abb. **9, 11, 12c**), wodurch eine instabile Verletzung entsteht. Aufgrund der Untersuchungen von Spence u. Mitarb. (1970) muß eine Ruptur dann angenommen werden, wenn die Massae laterales die Axis um mehr als 6,9 mm überragen (Abb. **12b**). (Normalerweise bilden der laterale Rand der Massa lateralis atlantis und der laterale Rand der Massa lateralis von C2 eine gerade Linie.)

Der Entstehungsmechanismus der Jefferson-Frakturen ist in Abb. **12** dargestellt. Es handelt sich fast immer um eine indirekte Kafteinwirkung. Der Sturz auf den Kopf ist ein typisches Beispiel. Als häufigste Frakturursache haben Fowler u. Mitarb. (1990) den Verkehrsunfall gesehen, bei dem sich das Auto überschlug und eine axiale Kraft auf den Schädel einwirkte. Als Ausdruck einer axialen Kompressionskrafteinwirkung wird häufig eine Verletzung der Kopfhaut oder sogar eine Schädelkalottenfraktur gefunden (Sicard u. Mitarb. 1958). Althoff (1979) konnte solche Jefferson-Frakturen mit einer leicht von ventral auf den Schädel einwirkenden axialen Kraft, kombiniert mit einer gleichzeitigen Extension der HWS, experimentell erzeugen. 2-Part-Frakturen werden meistens ebenfalls auf ein axiales Trauma zurückgeführt. Hays u. Alker (1988) haben experimentell nur solche 2-Part-Frakturen

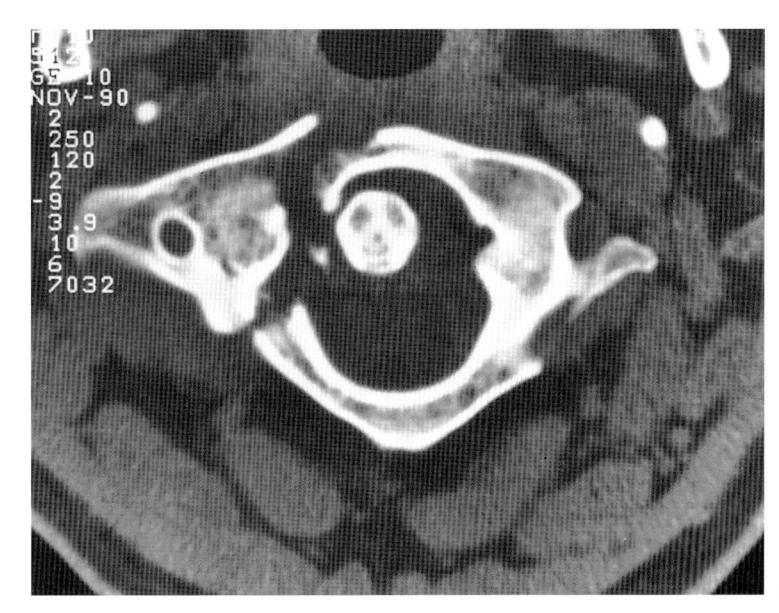

Abb. 11 Aussprengung einer Massa lateralis atlantis. **a** Die rechte Massa lateralis atlantis ist vom Atlasring abgesprengt, das Lig. transversum atlantis ossär ausgerissen. **b** im a.-p. Bild ist das Auseinanderweichen der Massae laterales sichtbar

herstellen können und bezweifeln sogar die Existenz der 4-Part-Fraktur (welche wir selbst aber zweimal in der Klinik gesehen haben, s. auch Abb. **9**). Aufgrund der Beobachtung von JEANNERET (1987) scheint zumindest ein Teil der 2-Part-Frakturen nicht auf eine axiale Kompression, sondern auf eine Seitwärtsneigung der HWS zurückzuführen sein.

Über eine durch direkte Gewalteinwirkung verursachte Trümmerfraktur des vorderen und hinteren Atlasbogens berichten AYRAL u. Mitarb. (1965). In ihrer Beobachtung war ein metallisches Stück mit großer Geschwindigkeit durch die rechte Backe bis zum vorderen Atlasbogen vorgedrungen, hatte hier eine Fraktur des vorderen Atlasbogens mit Gegenfraktur im hinteren Atlasbogen und durch Quetschung des Rückenmarkes den sofortigen Tod bewirkt.

Begleitverletzungen

Bereits aus der ursprünglichen Publikation von JEFFERSON geht hervor, daß die Kombination dieser Fraktur mit einer Densfraktur (Abb. **9** u. **10**) keinesfalls eine Seltenheit ist, wie dies fälschlicherweise von einzelnen Autoren hervorgehoben wird (BERNHANG u. FIELDING 1986, ESSES u. Mitarb. 1981). Von seinen fünf kombinierten vorderen und hinteren Atlasbogenfrakturen zeigen vier gleichzeitig eine Densfraktur! Die Häufigkeit der Kombination von Jefferson- und Densfraktur wird auch durch die Untersuchungen von KEENE u. Mitarb. (1978) bestätigt. Anläßlich einer Jefferson-Fraktur kann eine Vertebralisthrombose beobachtet werden (SCHMITT u. Gladish 1977).

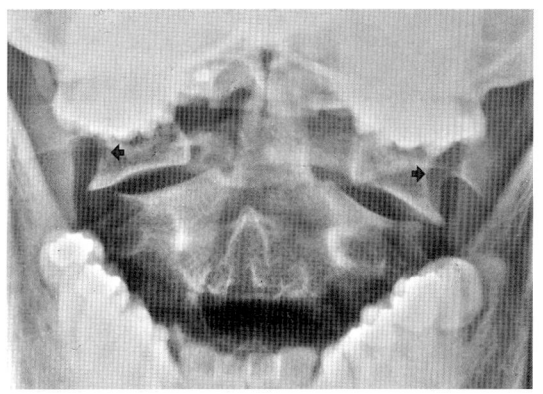

Klinik

Die Symtpome sind unspezifisch: Nacken- und Kopfschmerzen, Schmerzen oder Hyposensibilitäten im Ausbreitungsgebiet des N. occipitalis major sowie Schluckstörungen infolge prävertebralem Hämatom prägen das Bild. Das Vorliegen einer Skalpwunde oder einer Schädelfraktur muß an diese Verletzung denken lassen (O'BRIEN u. Mitarb. 1977).

Bei der Jefferson-Fraktur werden selten neurologische Ausfälle aufgrund der Fraktur selbst nachgewiesen. Es werden leichte Dysästhesien in Händen oder Füßen sowie eine vorübergehende Paratetraparese beobachtet. ZIELINSKI u. Mitarb. (1982) berichten über einen interessanten Fall einer massiven Dislokation einer Massa lateralis von 11 mm nach lateral mit Läsion der Hirnnerven IX, X und XII bei ihrem Austritt aus dem Schädel. Sie postulieren eine Einklemmung dieser Nerven zwischen Massa lateralis atlantis und dem Styloid.

Hinweis auf eine Fraktur des vorderen Atlasbogens kann ein verbreiteter prävertebraler Weichteilschatten geben (SCHER 1980). Auf eine instabile Jefferson-Fraktur deutet ferner das Auseinanderweichen der Massae laterales auf der transoralen Densaufnahme hin (Abb. **11, 12**). Die genaue Diagnose wird am besten mit der CT gestellt (DORNE u. LANDER 1986, KERSHNER u. Mitarb. 1977, KEENE u. Mitarb. 1978, SUSS u. Mitarb. 1983). Diese erlaubt eine genaue Darstellung von sonst nicht einsehbaren Frakturen, insbesondere der Massae laterales und des vorderen Atlasbogens. Mit dieser Untersuchung werden auch die nicht selten knöchernen Ausrisse des Lig. transversum nachgewiesen (Abb. **9, 11**). Im a.-p. Tomogramm kann dagegen, wegen der speziellen anatomischen Verhältnisse, eine normale Insertionsstelle fälschlicherweise als Fraktur mißinterpretiert werden (KATTAN 1979).

Differentialdiagnose

Bei Nachweis von Bogenunterbrüchen muß auch eine partielle oder totale Bogenaplasie in Betracht gezogen werden, ferner ebenso ein unvollständiger Bogenschluß. Der ventrale unvollständige Bogenschluß ist sehr selten, er wird in 0,1% der Fälle gefunden (GEIPEL 1955). Hintere Bogenschlußanomalien finden sich in 2−4% der Bevölkerung (DORNE u. LANDER 1986). Solche Anomalien haben eine runden Rand und können so meistens von Frakturen unterschieden werden. Bei Vorliegen solcher Aplasien können die Massae laterales atlantis die Massae laterales von C2 um 1−2 mm überragen, dies auch ohne Vorliegen einer Jefferson-Fraktur (BUDIN u. SONDHEIMER 1966, GEHWEILER u. Mitarb. 1983). Bei Kindern im Alter von 3 Monaten bis 4 Jahre besteht zudem ein Mißverhältnis zwischen Wachstum von C1 und C2, so daß ein physiologischer Überhang von C1 über C2 vorliegt.

Therapie

Die Behandlung der kombinierten vorderen und hinteren Atlasbogenfrakturen hängt davon ab, ob die Massae laterales auseinandergewichen sind oder nicht, d. h. ob eine stabile oder instabile Fraktur vorliegt. Für die Behandlung der stabilen Frakturen empfehlen SCHLICKE u. Mitarb. (1981) eine Ruhigstellung von 3−4 Monaten mit Minerva-Gipsverband oder im Halokorsett. Falls nach dieser Zeit die Frakturen nicht konsolidiert sind, kann, falls notwendig, eine C1/2-Spondylodese angeschlossen werden.

Falls ein Auseinanderweichen beider Massae laterales nachgewiesen ist, empfehlen manche Autoren eine Extensionsbehandlung von 6 Wochen, um eine Reposition der Fragmente zu erzielen, gefolgt von einer Ruhigstellung in einer Orthese (LEVINE u. EDWARDS 1991). Die Reposition wird

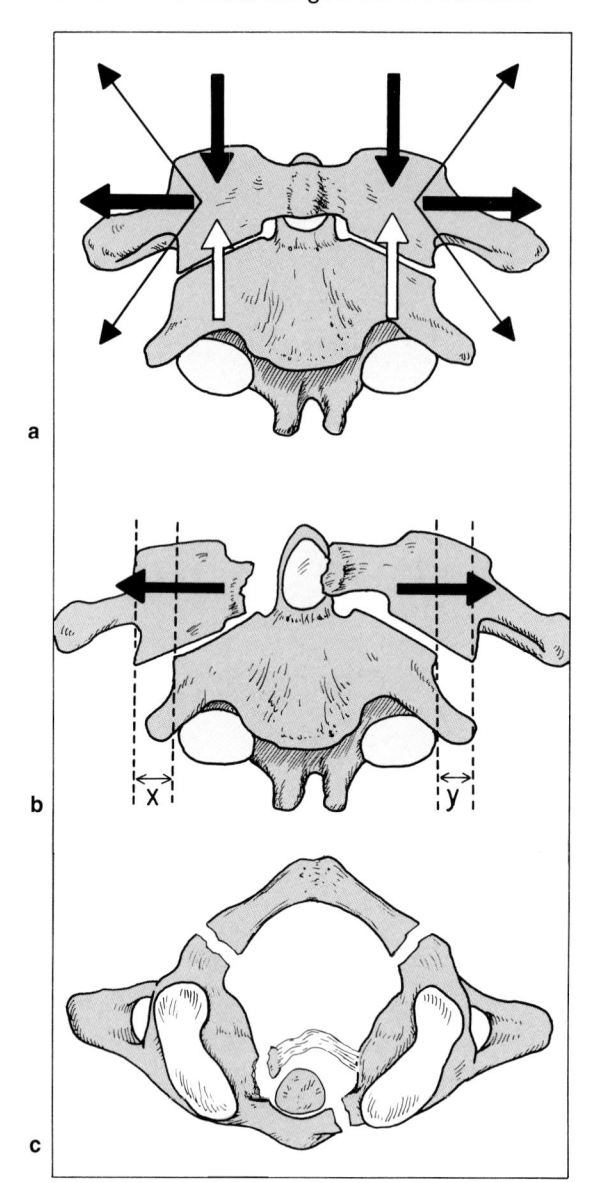

Abb. **12** Entstehungsmechanismus und Folgen der Jefferson-Fraktur. **a** Anläßlich einer axialen Krafteinwirkung entstehen aufgrund der Neigung der Gelenkflächen C0/C1 und C1/C2 nach lateral gerichtete Kräfte, welche die Massae laterales auseinanderdrängen. **b** Anläßlich der Sprengung des Atlasringes kann es zur Ruptur des Lig. transversum atlantis kommen (s. u.). Eine Ruptur dieses Ligamentes muß dann angenommen werden, wenn die Massae laterales die Axis um mehr als 6,9 mm überragen (x+y). **c** Das Lig. transversum atlantis kann interligamentär reißen oder ossär ausreißen

Diagnose

Die Jefferson-Fraktur wird nicht selten übersehen. Auf dem Seitenbild ist zwar meistens die hintere Atlasbogenfraktur erkennbar, die Fraktur des vorderen Atlasbogens ist aber weder im a.-p. noch auf dem Seitenbild sichtbar. Radiologischen

allerdings nur selten (in 3 von 13 Fällen) erreicht (FOWLER u. Mitarb. 1990, KEENE u. Mitarb. 1978). Um eine bessere Reposition zu erzielen, schlagen diese Autoren eine Traktion von bis zu 10 kg vor. In einer Nachkontrolle von 30 Jefferson-Frakturen haben FOWLER u. Mitarb. (1990) gefunden, daß nicht oder wenig dislozierte Jefferson-Frakturen eine bessere Prognose haben als in dislozierter Stellung geheilte Frakturen. Eine residuelle C1/2-Instabilität infolge Insuffizienz des rupturierten oder ausgerissenen Lig. transversum haben diese Autoren zwar nicht gesehen, eine solche wurde aber von anderen nachgewiesen (HIGHLAND u. SALCICCIOLI 1985, LANDELLS u. VAN PETEGHEM 1988). Der ossäre Ausriß heilt in der Regel wieder ossär an (SEGAL u. Mitarb. 1987). Dies ist aber nicht obligat, wie dies HIGHLAND u. SALCICCIOLI (1985) zeigen konnten.

Wegen der Möglichkeit einer residuellen, potentiell lebensgefährlichen C1/2-Instabilität, empfehlen andere Autoren eine primäre okzipitozervikale Fusion (SCHLICKE u. Mitarb. 1981). Als Alternative sehen sie, wie auch O'BRIAN u. Mitarb. (1977), die Möglichkeit, zunächst die Ringfrakturen konservativ heilen zu lassen und nachträglich eine C1/2-Spondylodese durchzuführen. Dasselbe Vorgehen wird auch beim gleichzeitigen Vorliegen einer Densfraktur empfohlen (LIPSON 1977).

Bei instabilen Frakturen empfehlen wir die offene Reposition der Fraktur, gefolgt von der primären Spondylodese C1/2 mit transartikulärer Verschraubung nach Magerl (MAGERL u. SEEMANN 1987, JEANNERET 1992). Diese ist sowohl beim Vorliegen einer Jefferson- als auch einer Densfraktur möglich.

Isolierte Fraktur der Massa lateralis atlantis

Die isolierte Fraktur der Massa lateralis atlantis kommt sehr selten vor (Abb. **13**). So konnten GEHWEILER u. Mitarb.(1980) in ihrer Serie von 400 Wirbelverletzungen keine einzige solche Fraktur finden. Ein Fall wurde von JEFFERSON (1920) beschrieben und SHERK u. Mitarb. (1974) berichten über eine Schußverletzung einer Massa lateralis atlantis, kombiniert mit einer arteriovenösen Fistel der A. vertebralis. Die Fistel wurde ligiert und eine dorsale Spondylodese C0/C3 durchgeführt.

Fraktur des Processus transversus

Diese Fraktur (Abb. **14**) ist ebenfalls selten. Unter den oben erwähnten 400 Verletzungen der HWS konnten GEHWEILER u. Mitarb. (1980) keine Fraktur des Processus transversus dokumentieren. In der Literatur sind nur wenige Fälle beschrieben (ABEL 1971, CLYBURN u. Mitarb. 1982, CONTOSTAVLOS 1971, JEFFERSON 1920). Diese Frakturen entstehen in der Regel durch Faustschläge. CLYBURN u. Mitarb. (1982) berichten über eine bilaterale Fraktur durch Prügel. Die geschlagene Frau klagte über Schmerzen unterhalb des Mastoids beidseits. Die Frakturen wurden in der transoralen Aufnahme diagnostiziert. Nach 4 Wochen Ruhigstellung mit einem Camp-Kragen war die Patientin beschwerdefrei. CONTOSTAVLOS (1971) berichtet über drei letal verlaufene Fälle mit Fraktur der Processus transversi atlantis und Läsion der A. vertebralis vor ihrem Durchtritt durch die Membrana atlantooccipitalis. 2 dieser 3 Patienten hatten Faustschläge erhalten und wiesen eine ipsilaterale Mandibulafraktur auf. Diese Fraktur wird auch in Kombination mit einer Fraktur des hinteren Atlasbogens oder einer Jefferson-Fraktur beschrieben (JEFFERSON 1920).

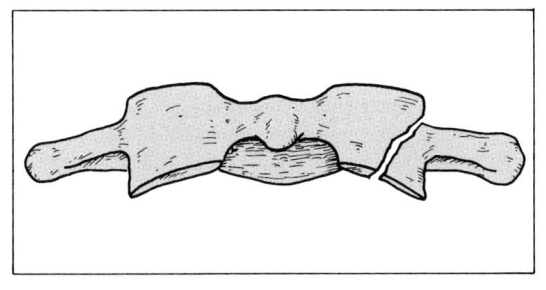

Abb. **13** Isolierte intraartikuläre Fraktur einer Massa lateralis

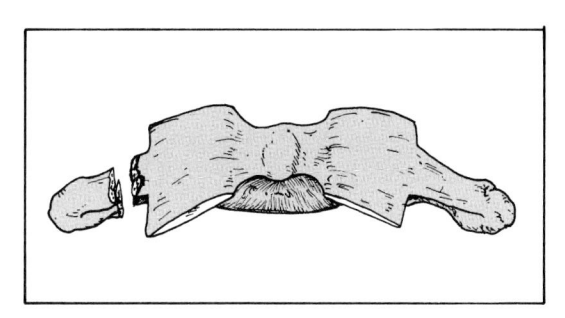

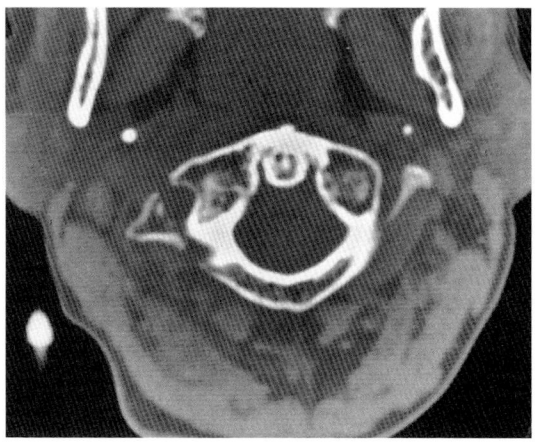

Abb. **14** Isolierte Fraktur des Processus transversus. Schematische Darstellung und klinisches Beispiel.

Atlantoaxiale Instabilität

Häufigkeit

Die traumatisch bedingte ligamentäre Instabilität C1/2 ist selten. In ihrer Serie von 400 Verletzungen der Wirbelsäule geben GEHWEILER u. Mitarb. (1980) eine Häufigkeit von 2,5% an.

Instabilitätstypen

Es werden 3 Haupttypen unterschieden.
Typ I: Ventrale atlantoaxiale Instabilität.
Typ II: Rotatorische atlantoaxiale Instabilität.
Typ III: Dorale atlantoaxiale Dislokation.

Anatomische Bemerkungen

Die Stabilität des atlantoaxialen Gelenkes hängt im wesentlichen vom Lig. transversum atlantis ab (Abb. **15**). Dieses verhindert ein Ventralgleiten von C1 über C2 (DE LA CAFFINIÈRE u. Mitarb. 1972, FIELDING u. Mitarb. 1974). Auch die Ligg. alaria tragen zu dieser Stabilität bei, allerdings nur in geringerem Ausmaß. Liegt eine Ruptur des Lig. transversum vor, so kann C1 ungehindert bis zu einer atlantodentalen Distanz von 5 mm nach vorne rutschen. Bei zusätzlicher Krafteinwirkung leisten die übrigen Bandelemente (Ligg. alaria und die Y-förmigen Ligamente) nur einen geringen Widerstand und können leicht gedehnt werden (FIELDING u. Mitarb. 1974). DE LA CAFFINIÈRE u. Mitarb. haben 1972 gezeigt, daß bei zusätzlicher Läsion der Y-förmigen Ligamente eine Ventralverschiebung von maximal 7 mm möglich ist. Bei einer kombinierten Verletzung des Lig. transversum, der Y-förmigen Ligamente und der Ligg. alaria ist dagegen ein Ventralgleiten von 10 mm und mehr möglich.

Ventrale Dislokation

Ligamentäre Läsion und Verletzungsmechanismus

Die ventrale Form der atlantoaxialen Instabilität bedingt mindestens eine Ruptur des Lig. transversum atlantis (s. o.). Diese Verletzung entsteht durch einen Flexionsmechanismus, z. B. anläßlich eines Sturzes auf den Hinterkopf oder während eines Schleudertraumas.

Klinik

Außer Nackenschmerzen können, je nach stattgefundener Dislokation, mehr oder weniger ausge-

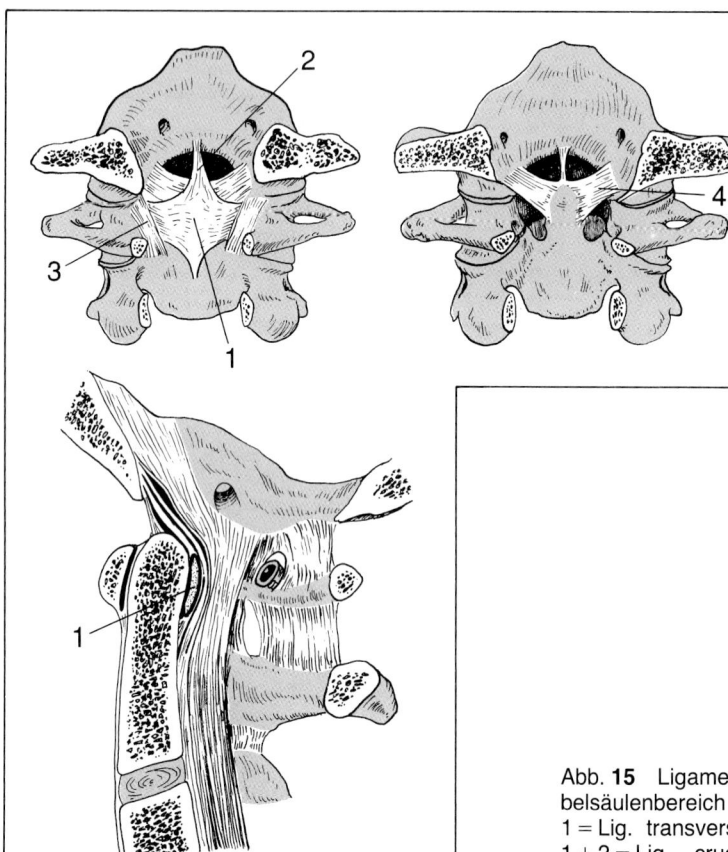

Abb. **15** Ligamentäre Strukturen im oberen Halswirbelsäulenbereich
1 = Lig. transversum atlantis, 2 = Lig. apicis dentis, 1 + 2 = Lig. cruciforme, 3 = Y-förmiges Ligament, 4 = Lig. alare

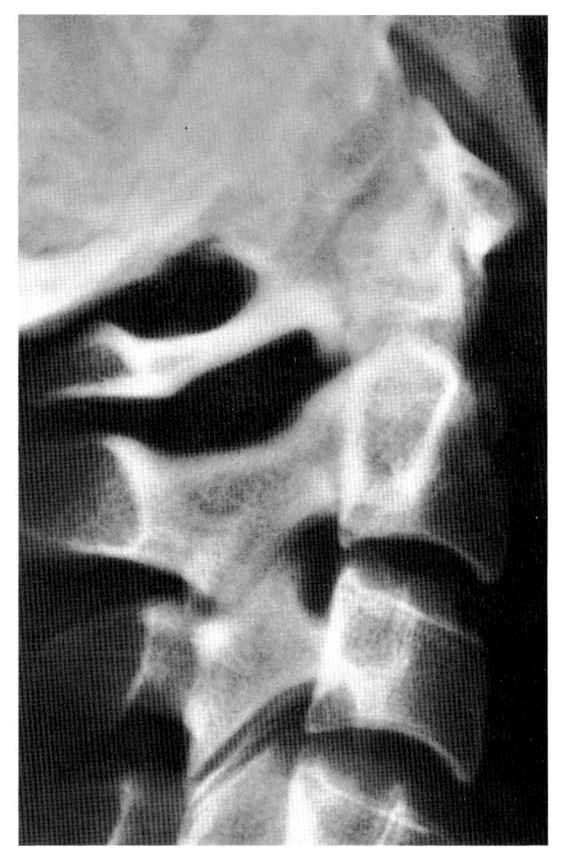

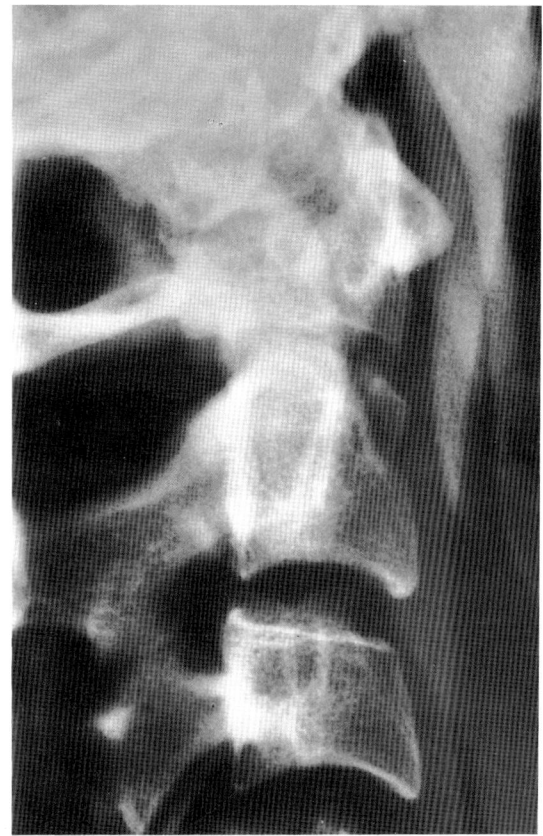

Abb. 16 Ventrale atlantoaxiale Instabilität. Bei diesem Erwachsenen ist die atlantodentale Distanz in Flexionsstellung des Kopfes (rechts) vergrößert und beträgt 6 mm. Es liegt somit mindestens eine Läsion des Lig. transversum atlantis vor. In Neutralstellung (links) ist die Distanz dagegen normal. Funktionsaufnahmen sind zum Ausschluß bzw. zur Diagnose einer Läsion des Lig. transversum atlantis unerläßlich

dehnte neurologische Ausfälle beobachtet werden. Sie reichen von nur knapp nachweisbaren positiven Pyramidenzeichen bis hin zur ausgeprägten Tetraparese mit Hirnnervenbefall IX–XI (FILIPE u. Mitarb. 1982, HIGHLAND u. ARONSON 1986). Ein sofortiger Tod durch Kontusion der Medulla oblongata ist ebenfalls möglich.

Diagnose

Diese wird anhand des seitlichen Röntgenbildes zusammen mit Funktionsaufnahmen der Halswirbelsäule in Flexion und Extension gestellt (Abb. **16**). Beträgt die atlantodentale Distanz (Abb. **17**) mehr als 3 mm beim Erwachsenen oder mehr als 5 mm beim Kind, muß eine Ruptur des Lig. transversum angenommen werden (GROGONO 1954, JACKSON 1950, MARTEL 1961, PENNECOT u. Mitarb. 1984). Bei Unklarheiten ist eine Untersuchung der HWS unter Durchleuchtung ratsam. Diese Untersuchung mit Flexions- und Extensionsbewegungen gibt häufig eine bessere Auskunft über die Stabilität der Wirbelsäule.

Eine Laxität des Lig. transversum atlantis ist bei Kindern physiologisch und macht sich durch eine verschieden große atlantodentale Distanz in Flexion und Extension bemerkbar (WACKENHEIM 1974). Bei einer atlantodentalen Distanz unter 3 mm in Neutralstellung ist allerdings auch beim Kind keine ligamentäre Laxität zu erwarten. Bei einer atlantodentalen Distanz in Neutralstellung über 3 mm hingegen ist ein Unterschied in Flexion und Extension von bis zu 2,5 mm physiologisch (PENNECOT u. Mitarb. 1984). Ein kraniales V-förmiges Klaffen zwischen vorderem Atlasbogen und Dens in Flexion soll in allen Altersklassen physiologisch sein (MONU u. Mitarb. 1987, WACKENHEIM 1974). Andere Autoren allerdings interpretieren dieses Zeichen als partielle Ruptur des Lig. transversum atlantis in seinem kranialen Anteil (VON TORKLUS u. GEHLE 1975).

Differentialdiagnose

Differentialdiagnostisch kommen atlantoaxiale Instabilitäten bei Down-Syndrom, bei Systemerkrankungen (rheumatoide Arthritis oder Psoriasis) oder bei Mißbildungen (Atlassimilation, Densaplasie usw.) in Frage (WACKENHEIM 1974).

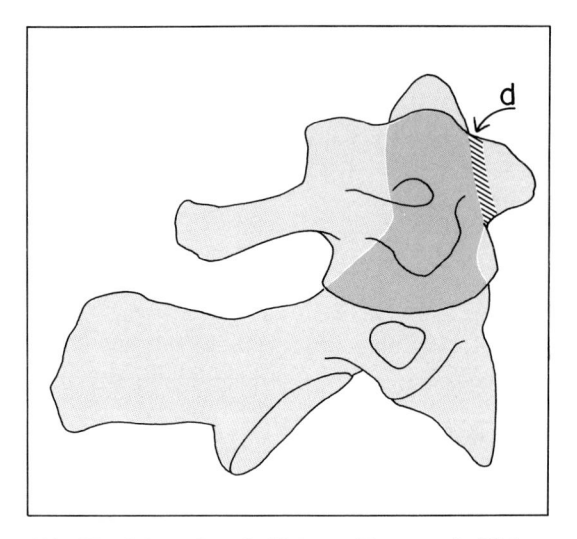

Abb. 17 Atlantodentale Distanz. Die normale Distanz zwischen Hinterrand des vorderen Atlasbogens und Densvorderfläche beträgt beim Erwachsenen maximal 3 mm und beim Kind maximal 5 mm. Bei Vergrößerung dieser Distanz muß mindestens eine Läsion des Lig. transversum atlantis angenommen werden (s. Text)

Therapie

Die Therapie der Wahl liegt in der primären dorsalen Spondylodese C1/2. Dazu benützen wir vorzugsweise die transartikuläre Verschraubung C1/2 (MAGERL u. Seemann 1987).

Bei geringer Dislokation und normalem Neurostatus kann theoretisch eine konservative Ruhigstellung für 12 Wochen im Minerva-Gipsverband versucht werden. Eine sichere Heilung des Lig. transversum kann man aber so nicht erwarten. Sogar bei Kindern wurde eine persistierende Instabilität trotz adäquater Ruhigstellung im Halokorsett oder Minerva-Gipsverband festgestellt (HIGHLAND u. ARONSON 1986, PENNECOT u. Mitarb. 1984). Beim konservativen Vorgehen muß die atlantoaxiale Dislokation im Gips reponiert bleiben und das Segment C1/2 nach Entfernung des Gipses stabil sein. Ist dies nicht der Fall, empfiehlt sich unbedingt eine sekundäre atlantoaxiale Fusion, andernfalls kann durch chronische Traumatisierung des Rückenmarkes eine sekundäre Myelopathie auftreten. Die chronische Instabilität C1/2 ist zudem potentiell lebensgefährlich (FIELDING u. Mitarb. 1976, PENNECOT u. Mitarb. 1984). Auch später erkannte Instabilitäten sollen deshalb operativ mit einer dorsalen Spondylodese behandelt werden (FIELDING u. Mitarb. 1976).

Rotatorische Dislokation

Instabilitätstypen

In Anlehnung an FIELDING (1977, 1987) unterscheiden wir 3 Typen (Abb. **18**). FIELDING hat einen vierten Typ genannt, welcher eine Densaplasie bedingt und deshalb nicht hierher gehört.

Typ I (Abb. **18a**): Reine rotatorische Dislokation ohne Ventralgleiten von C1 über C2. Das Lig. transversum atlantis ist intakt.

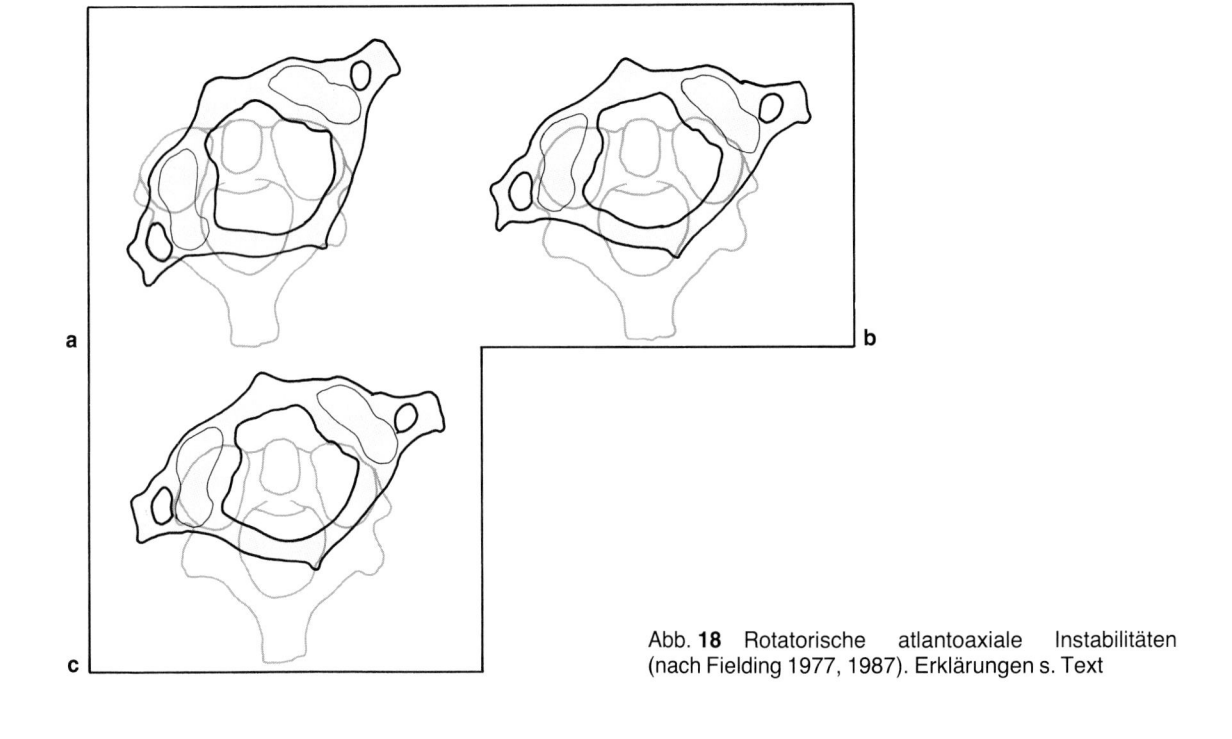

Abb. **18** Rotatorische atlantoaxiale Instabilitäten (nach Fielding 1977, 1987). Erklärungen s. Text

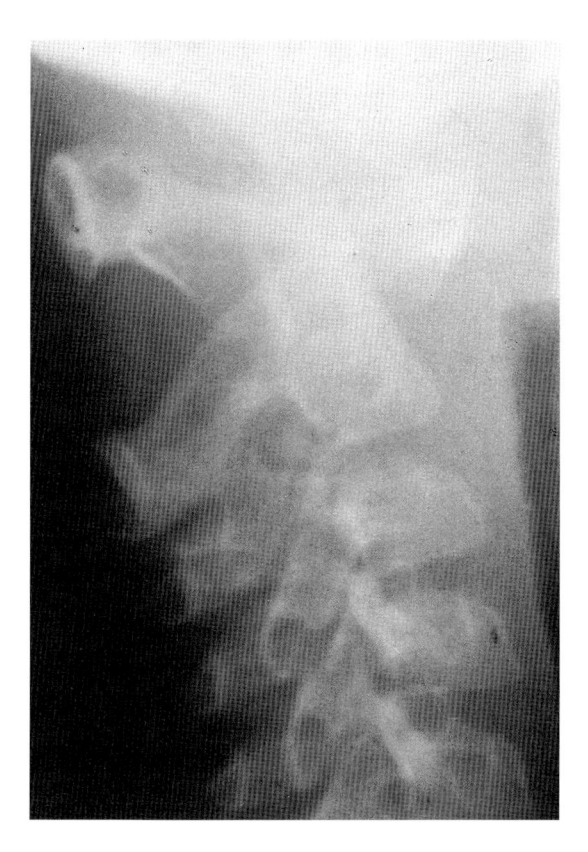

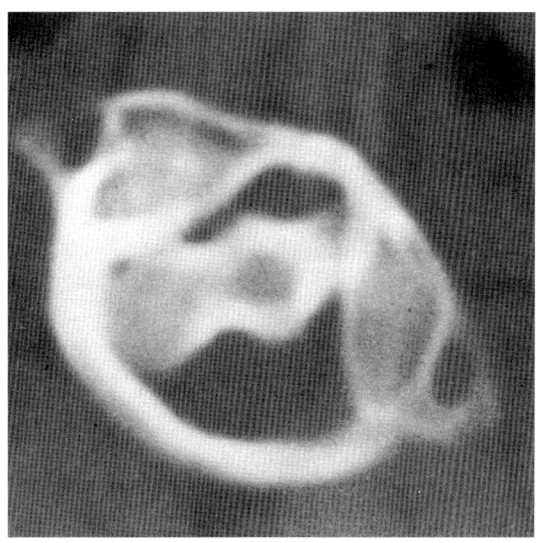

Abb. 19 Rotatorische Instabilität vom Typ III. Vergrößerung der atlantodentalen Distanz (6 mm) im Seitenbild (links). Der hintere Atlasbogen ist nach kranial gekippt. Das CT (rechts) zeigt die ventrale Dislokation sowie eine massive rotatorische Fehlstellung

Typ II (Abb. **18b**): Rotatorische Dislokation mit Vergrößerung der atlantodentalen Distanz bis zu 5 mm. Beim Erwachsenen kann das Lig. transversum rupturiert sein.

Typ III (Abb. **18c**): Rotatorische Dislokation mit Vergrößerung der atlantodentalen Distanz von mehr als 5 mm (Abb. **19**). Das Lig. transversum atlantis ist immer insuffizient. Dabei kann wie bei der reinen ventralen Dislokation das Lig. transversum rupturiert oder knöchern ausgerissen sein (Turoczy u. Mitarb. 1991).

Verletzungsmechanismus

Bereits kleine Traumata wie z. B. chiropraktische Maßnahmen (Kehr u. Mitarb. 1989) können zum Typ I führen (Akbarnia u. Vafaie 1983, Hardy u. Mitarb. 1990). Ono u. Mitarb. (1985) führen diese Form der rotatorischen Fehlstellung auf eine Kombination von Muskelhartspann und Laxität des Bandapparates C1/C2 und C0/C1 zurück, die zu einem Einklemmen des Atlas zwischen Okziput und Axis führt.

Typ II und III kommen dagegen fast nur durch größere Traumata zustande. Goddard u. Mitarb. haben 1990 diese Formen der Instabilität auch in Kombination mit Klavikulafrakturen nach Sturz auf die Schulter bei 5 Kindern nachweisen können und erklären die Rotationsinstabilität mit einer ventralen und rotatorischen Dislokation anläßlich des Sturzes.

Klinik

Das klinische Bild ist typisch. Die Patienten haben Nackenschmerzen und weisen einen Kopfschiefstand wie bei einem Tortikollis auf. Der Kopf ist dabei aber nicht auf die ipsilaterale, sondern auf die Gegenseite gedreht.

Diagnose

Die Diagnose wird mit dem Seitenbild und der transoralen Aufnahme gestellt. Die Untersuchung unter Bildverstärker kann zudem die eingeschränkte Beweglichkeit zwischen C1 und C2 aufdecken.

Beim Typ I ist die nach ventral rotierte Massa lateralis atlantis größer und näher am Dens als auf der Gegenseite. Zudem ist der entsprechende Gelenkspalt C1/2 größer als auf der Gegenseite.

Beim Typ II ist die nach ventral rotierte Massa lateralis atlantis ebenfalls größer als auf der Gegenseite, der Gelenkspalt C1/2 ist aber verdeckt und der hintere Atlasbogen nach kaudal gekippt (Goddard u. Mitarb. 1990). Die atlantodentale Distanz mißt zwischen 3 und 5 mm.

Beim Typ III ist die nach ventral rotierte Massa lateralis atlantis größer als auf der Gegenseite, der Gelenkspalt C1/2 ist verdeckt und der hintere Atlasbogen nach kranial gekippt (Goddard u. Mitarb. 1990).

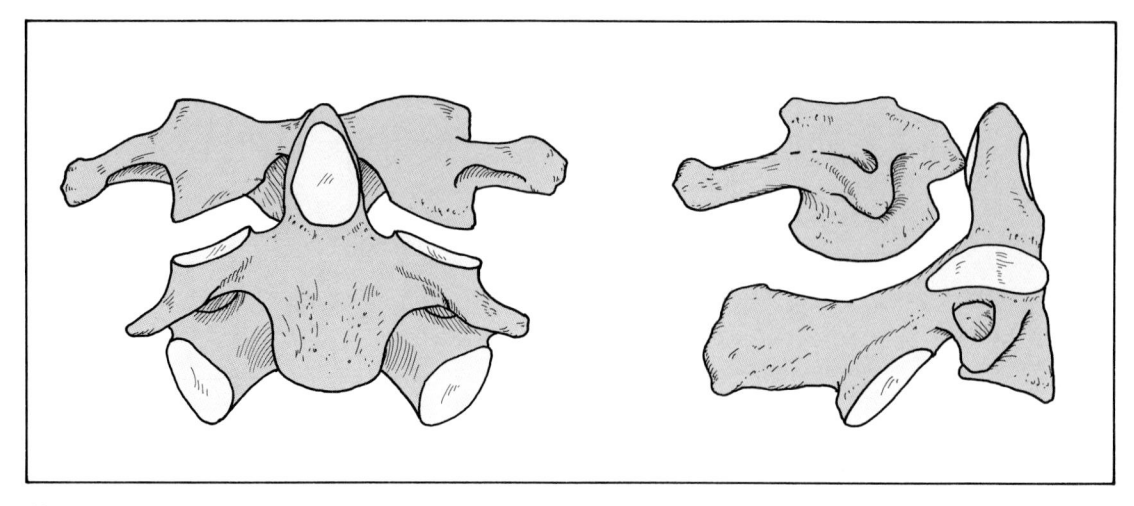

Abb. 20   Dorsale atlantoaxiale Dislokation

Therapie

Die Behandlung der Typen I und II besteht in einer frühzeitigen Ruhestellung der HWS mit einer Extension während einiger Tage zur Lösung der schmerzhaften Muskelspasmen und zur Reposition der rotatorischen Dislokation. Nach erfolgter Reposition (Röntgenkontrolle!) folgt eine Ruhigstellung im Minerva-Gipsverband für 4–6 Wochen (HARDY u. Mitarb. 1990). Eine inkonsequente Behandlung kann zu Rezidiven führen.

Die Behandlung des Typs III ist wegen der gesicherten Läsion des Lig. transversum primär operativ. Die Therapie der Wahl besteht in einer dorsalen Spondylodese C1/2 (FILIPE u. Mitarb. 1982, HARDY u. Mitarb. 1990). Die Reposition kann u. U. nicht gelingen: TUROCZY u. Mitarb. (1991) berichten über ein zwischen Dens und vorderem Atlasbogen eingeklemmtes Knochenfragment, welches durch einen transoralen Zugang zunächst reseziert werden mußte; erst dann konnten die Reposition und die dorsale Spondylodese C1/2 durchgeführt werden.

Wenn eine primär konservative Behandlung gewählt wird, muß beim Abschluß der Behandlung die Stabilität C1/2 sehr genau untersucht und bei persistierender Instabilität doch noch eine dorsale Spondylodese durchgeführt werden. Auch eine später erkannte Instabilität sollte operativ mit einer dorsalen Spondylodese behandelt werden, da sie einen lebensgefährlichen Zustand darstellt (FIELDING u. Mitarb. 1976).

Dorsale Dislokation

Häufigkeit

Die dorsale Dislokation bei intaktem Dens (Abb. 20) ist eine extrem seltene Verletzung. Bis 1991 wurden 4 solche Fälle mit Überlebenden beobachtet (HARALSON u. BOYD 1969, PATZAKIS u. Mitarb. 1974, SASSARD u. Mitarb. 1974, WONG u. Mitarb. 1991).

Entstehungsmechanismus

In allen 4 publizierten Fällen mit dorsaler Dislokation C1/2 bei intaktem Dens war ein Verkehrsunfall für die Verletzung verantwortlich. Als Verletzungsmechanismus wird ein Hyperextensionstrauma angenommen. HARALSON u. BOYD (1969) postulieren einen massiven Schlag von dorsal auf den nach vorne geschleuderten Oberkörper, währenddem der Kopf infolge der Massenträgheit zurückbleibt. Dies führt zu einer massiven Hyperextension im Halswirbelsäulenbereich mit nachfolgendem Riß der Membrana tectoria und Ligg. alaria sowie daraus resultierender Luxation des Atlas nach dorsal.

Diagnose

Das radiologische Bild der dorsalen atlantoaxialen Dislokation ist typisch: der vordere Atlasbogen und die Massa lateralis atlantis sind nach dorsal disloziert und befinden sich hinter dem Dens axis. Die Diagnose war in allen vier publizierten Fällen anhand der seitlichen Bilder der Halswirbelsäule möglich.

Klinik

Die Patienten beklagten sich über Nackenschmerzen. Neurologisch wiesen die vier Patienten folgende Befunde auf: ein Patient hatte lediglich ein leichtes Kribbeln und eine Hyposensibilität von Th7–8 kaudalwärts, bei einem Patienten bestand eine diskrete linksseitige Hemiparese sowie eine Parese des VI. Hirnnerven rechts, ein Patient zeigte eine Parese des Schluck- und Stimmbandapparates sowie ein Horner-Syndrom und bei einem Patienten war die neurologische Untersuchung normal. Einzig beim Versuch aufzusitzen hatte er vorübergehend Atmungsschwierigkeiten, welche sich beim Liegen sofort normalisierten.

Die nur relativ geringfügigen neurologischen Ausfälle sind wohl mit den speziellen anatomischen Verhältnissen in Höhe C1/2 zu erklären. Das Rückenmark hat hier relativ große Ausweichmöglichkeiten, nimmt es doch nur etwa ein Drittel der Weite des Atlasringes ein, die anderen zwei Drittel entfallen je zur Hälfte auf den Dens und auf den Epiduralraum. Bei der dorsalen Dislokation des Atlas wird der Spinalkanal zwar um die Dicke des vorderen Atlasbogens eingeengt, es verbleibt aber immer noch genügend Raum für das Rückenmark.

Therapie

In den vier beschriebenen Fällen wurde die Dislokation mit einer Haloextension reponiert. In zwei Fällen wurde die Reposition manuell unter Bildverstärkerkontrolle durchgeführt (HARALSON u. BOYD 1969, PATZAKIS u. Mitarb. 1974), in den anderen zwei Fällen war eine kontinuierliche Traktion mit 7 bzw. 4,5 kg über Tage notwendig. Wichtig erscheint die Technik der Reposition (HARALSON u. BOYD 1969): 1. Zug in Längsrichtung, bis der vordere Atlasbogen in Höhe der Densspitze liegt, 2. leichte Extension des Kopfes unter gleichzeitigem Vorwärtsschieben des Kopfes und 3. leichte Flexion des Kopfes. Das Einschnappen des Atlas soll sogar hörbar sein.

Nach der Reposition konnten WONG u. Mitarb. (1991) unter Bildverstärkerkontrolle eine residuelle Instabilität und Inkongruenz C1/2 feststellen. Sie führten deshalb eine dorsale Spondylodese C1/2 nach Gallie durch. Auch HARALSON u. BOYD (1969) führten sekundär nach 6 Wochen eine dorsale Spondylodese C1/2 durch, allerdings ohne eine Instabilität festgestellt zu haben. SASSARD u. Mitarb. (1974) behandelten ihren Patienten mit Minerva-Gipsverband für 10 Wochen. Nach Entfernung des Gipses war die obere HWS (mit Funktionsaufnahmen geprüft) stabil. Dieser Patient wies 10 Jahre nach Unfall eine normale Beweglichkeit und Stabilität C1/2 sowie einen normalen Neurostatus auf. Der vierte Patient (PATZAKIS u. Mitarb. 1974) wurde eine Woche nach Reposition funktionell behandelt, da er immer den ihm angelegten Kragen entfernte. Drei Jahre nach dem Unfall beklagte er sich lediglich über leichte Nackenschmerzen sowie über eine etwas eingeschränkte HWS-Rotation. Der Neurostatus normalisierte sich bei allen vier Patienten innerhalb von Monaten.

Axisfrakturen

Der zweite Halswirbel weist aufgrund seiner besonderen anatomischen Struktur zwei für diesen Wirbel typische Frakturen auf: Die Densfraktur und die traumatische Spondylolisthesis C2. Da dieser Wirbel in seinem kaudalen Anteil anatomische Eigenschaften der unteren HWS aufweist, können hier auch entsprechende charakteristische Verletzungen der unteren HWS beobachtet werden (Luxationen und Luxationsfrakturen C2/3). Letztere sollen im Beitrag über die Verletzungen der unteren HWS behandelt werden. Im vorliegenden Kapitel werden nur die für den Wirbel C2 spezifischen Frakturen besprochen.

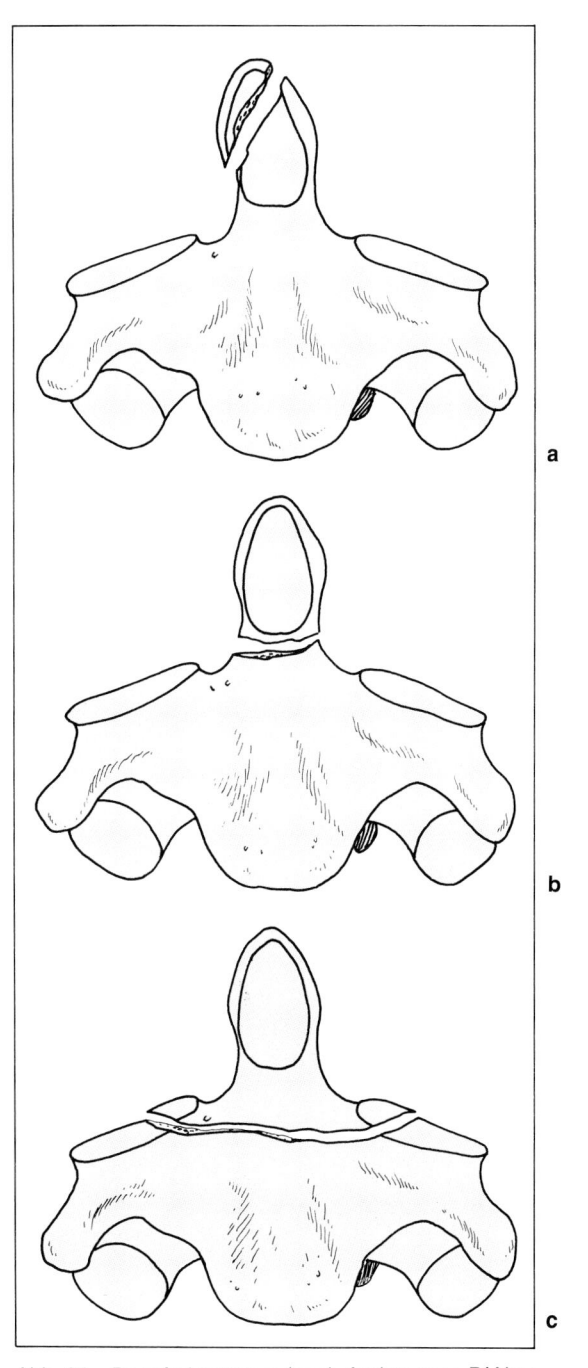

Abb. 21 Densfrakturtypen (nach Anderson u. D'Alonzo 1974): **a** Typ I, **b** Typ II, **c** Typ III

Häufigkeit

Die Häufigkeit der Axisfrakturen wird von HADLEY u. Mitarb. (1985) mit 17% und von GEHWEILER u. Mitarb. (1980) mit 27% aller HWS-Verletzungen angegeben. Davon entfallen nach HADLEY u. Mitarb. (1985) 23% auf die traumatische Spondylolisthesis C2 und 55% auf die Densfrakturen.

Densfrakturen

Häufigkeit

Bei Kindern unter 7 Jahren macht die Densfraktur 75% aller HWS-Verletzungen aus, bei den Erwachsenen 10–15% (SHERK 1978). Sie ist häufiger bei Männern als bei Frauen. Typ-I-Frakturen werden nur ausnahmsweise beobachtet. Typ-II-Frakturen stellen 67% und Typ-III-Frakturen 33% aller Densfrakturen dar (HADLEY u. Mitarb. 1985).

Frakturtypen

Nach ANDERSON u. D'ALONZO (1974) teilen wir die Densfrakturen in 3 Typen ein (Abb. 21):

Typ I (Abb. 21a): Fraktur der Densspitze.

Typ II (Abb. 21b, 22): Fraktur des Processus odontoideus oberhalb seines Sockels.

Typ III (Abb. 21c, 23): Fraktur in den Sockel bzw. in den Axiskörper hineinreichend.

Frakturverlauf und Verletzungsmechanismus

Typ I: Beim Typ I ist die Densspitze schräg und einseitig frakturiert. Von einzelnen Autoren wurde sie als eine Abscherfraktur durch Kontakt mit dem Rand des Foramen magnum angesehen und als stabil beurteilt. Sie wurde aber auch im Rahmen einer atlantookzipitalen Dislokation als Ausrißfraktur des Lig. alare gefunden (Abb. **4b**) und muß deshalb als Hinweis auf eine potentiell gefährliche atlantookzipitale Dislokation gewertet werden (RASOOL u. GOVENDER 1987, SCOTT u. Mitarb. 1990).

Typ II: Die Fraktur vom Typ II ist im Processus odontoideus selbst lokalisiert und verläuft oberhalb des Überganges des Dens in den Axiskörper. Die Frakturoberfläche ist klein, die Pseudarthroserate bei dieser Fraktur entsprechend hoch. Nach HADLEY u. Mitarb. (1988, 1989) soll die Densfraktur vom Typ II mit einer Trümmerzone an der Basis eine besonders schlechte Heilungstendenz haben. Die Densfraktur vom Typ II kann horizontal, schräg in der Frontalebene oder schräg in der Sagittalebene verlaufen. Von kranial/ventral nach kaudal/dorsal verlaufende Frakturen werden auf ein Hyperextensionstrauma und umgekehrt verlaufende Frakturen auf ein Flexionstrauma zurückgeführt. Entsprechend dem Entstehungsmechanismus ist auch die Dislokationsrichtung verschieden: nach dorsal bei den

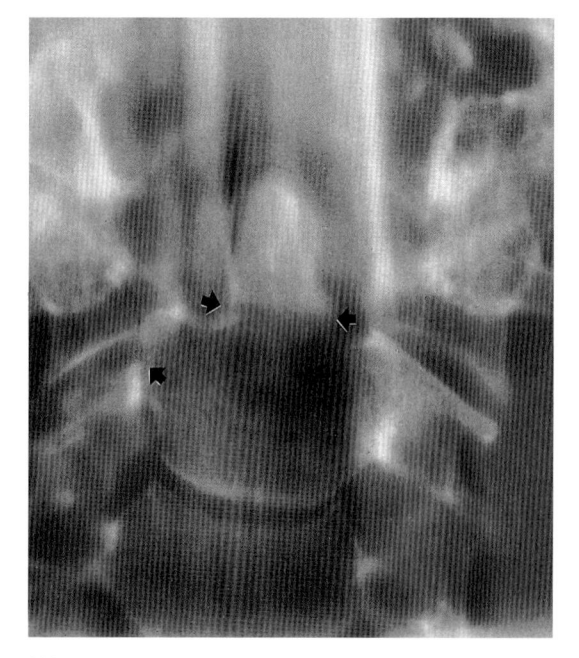

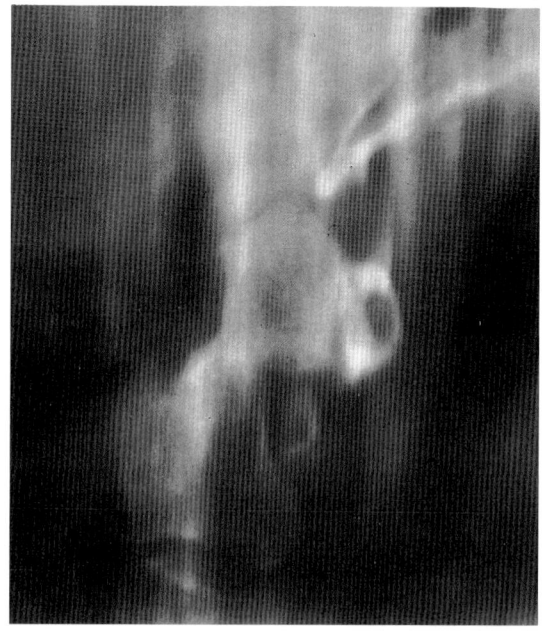

Abb. **22** Klinisches Beispiel einer Densfraktur vom Typ II. Die Fraktur ist im Processus odontoideus selbst lokalisiert. Es liegt eine Dislokation nach ventral und gleichzeitig eine einseitige Impressionsfraktur der kranialen Gelenkfläche C2 vor

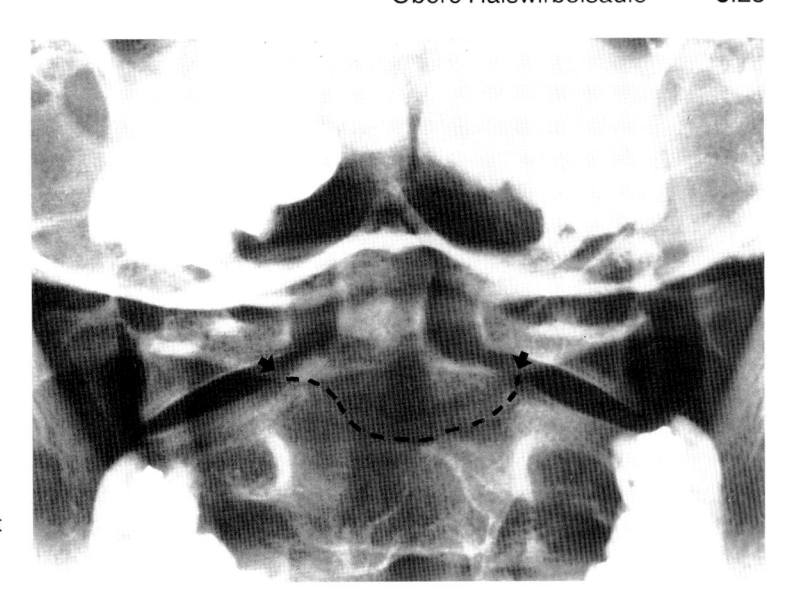

Abb. 23 Klinisches Beispiel einer Densfraktur vom Typ III. Die Fraktur ist im Axiskörper lokalisiert und strahlt beidseits in das atlantoaxiale Gelenk ein

ersteren, nach ventral bei den letzteren. Die Dislokation nach dorsal ist besonders gefährlich, da dabei der Spinalkanal früher eingeengt wird als bei der ventralen Dislokation (Abb. **24**). Die seitliche Dislokation wird selten beachtet, ist aber sehr schwierig zu reponieren (AUTRICQUE u. Mitarb. 1986). ALTHOFF (1979) konnte diese Frakturen mit einer axialen Kompression und gleichzeitiger Krafteinwirkung von der Seite her experimentell erzeugen. Dies entsprach also einer Krafteinwirkung auf den Schädel von der Seite.

Typ III: Beim Typ III verläuft die Fraktur im Sockel des Dens, d. h. im Axiskörper. Der Frakturverlauf im spongiösen Knochen erklärt die bessere Heilungstendenz dieser Fraktur mit einer Pseudarthroserate von 7% nach konservativer Behandlung (ANDERSON u. D'ALONZO 1974). Die Fraktur reicht nicht selten nach lateral bis in die Facies articularis superior der Axis (Abb. **23**). Es liegt dann also eine intraartikuläre Fraktur vor mit der Möglichkeit von Gelenkstufen und posttraumatischen Arthrosen. Auch der Abriß eines ganzen Gelenkfortsatzes von C2 zusammen mit dem Dens ist möglich, die Fraktur verläuft dann im Axiskörper schräg von proximal/dorsal nach ventral/kaudal und kann sogar den Intervertebralraum C2/3 tangieren. MAKI (1985) berichtet über eine Fraktur, welche beidseits unmittelbar dorsal der Facies articularis superior beginnt und dann schräg nach ventral und kaudal in den Wirbelkörper einstrahlt und diesen zweiteilt. Dieselbe Fraktur wurde von RENWICK (1990) bei einem Patienten nach versuchtem Erhängen gefunden. Beide Autoren führen diese Fraktur auf ein Flexionstrauma zurück. ALTHOFF (1979) konnte die oberflächliche Typ-III-Fraktur mittels einer axialen Kompression mit gleichzeitiger Krafteinwirkung von 45 Grad sagittal experimentell erzeugen. Dies entsprach also einer Krafteinwirkung auf den Schädel von anterolateral her.

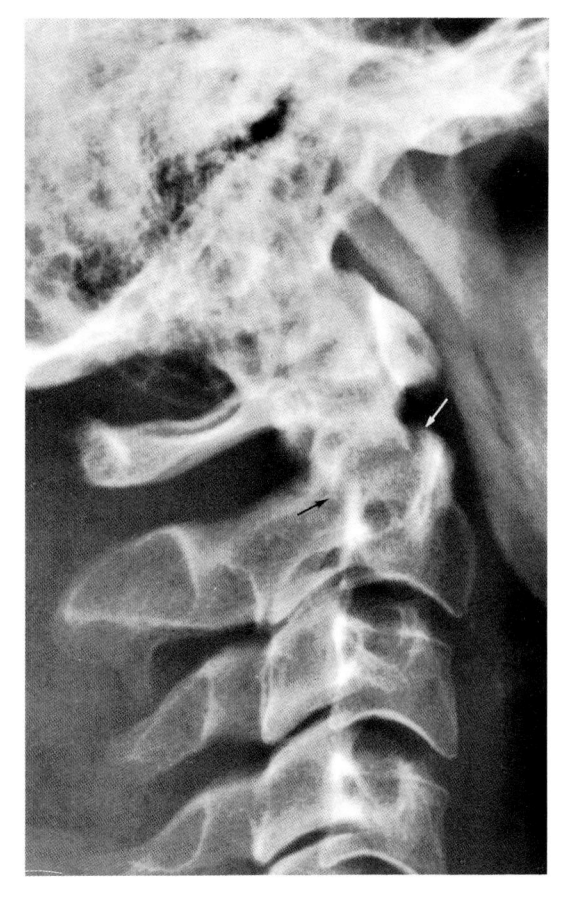

Zusammen mit Typ-II (oder auch Typ-III)-Frakturen können einseitige Kompressionsfrakturen der Massa lateralis der Axis mit Impression und/oder Zertrümmerung der Gelenkfläche beobachtet werden (Abb. **10, 22**) (ABEL u. TEAGUE 1979,

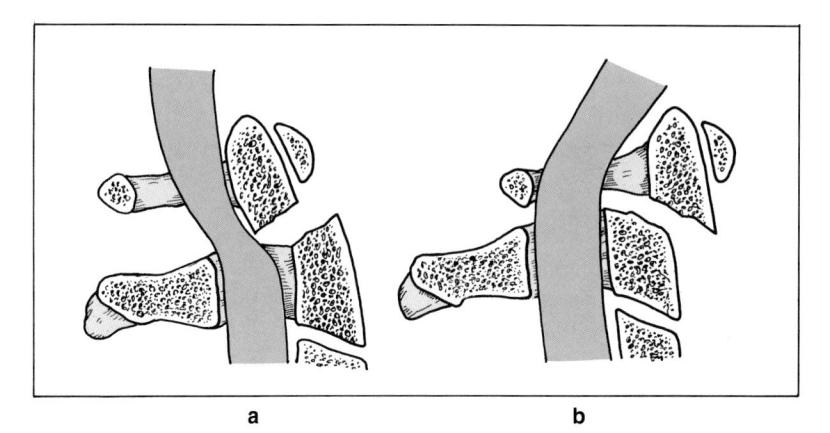

Abb. 24 Gefährdung des Rückenmarks in Abhängigkeit der Dislokationsrichtung einer Densfraktur. **a** Bei der Dislokation nach dorsal ist das Rückenmark besonders stark gefährdet, da der Spinalkanal sofort eingeengt wird. **b** Bei der Dislokation nach ventral wird der Spinalkanal erst spät eingeengt

SIGNORET u. Mitarb. 1986). Diese Verletzungen werden auf eine seitliche Krafteinwirkung zurückgeführt.

Begleitverletzungen

Begleitverletzungen sind sehr häufig. DE MOURGUES u. Mitarb. (1981) sahen bei 102 Densfrakturen folgende Begleitverletzungen: 20 Atlasfrakturen, 12 andere Axisfrakturen und 13 Verletzungen im unteren HWS-Bereich. Selten ist die Densfraktur mit einer traumatischen Spondylolisthesis C2 kombiniert (DAUM u. ARCHER 1977, HADLEY u. Mitarb. 1986, SCHER 1983). ROY-CAMILLE u. Mitarb. (1979) haben aber doch über eine Serie von 11 solchen Fällen berichtet (s. unter traumatischer Spondylolisthesis C2). Im oberen HWS-Bereich werden oft hintere Atlasbogenfrakturen oder sogar Jefferson-Frakturen zusammen mit Densfrakturen beobachtet (DICKMANN u. Mitarb. 1989, SHERK 1978). Kopfverletzungen und Gesichtsfrakturen sind ebenfalls als Begleitverletzungen beobachtet worden (ROBERTS u. WICKSTROM 1972). Eine Kombination einer Typ-I, Typ-II- und einer Hangman-Fraktur wurde von MEYER u. VILLARREAL (1986) bei einer Osteogenesis imperfecta beschrieben.

Klinik

Das Spektrum reicht von geringen Nackenschmerzen und Schluckbeschwerden bis hin zum akuten Tod. Neurologische Ausfälle aufgrund einer Rückenmarkbeteiligung werden in 12–33% der Fälle nachgewiesen (DUNN u. SELJESKOG 1986, JAHNA 1971, MARAR u. Mitarb. 1976, RAMADIER u. Mitarb. 1976). Das Auftreten derselben korreliert nicht unbedingt mit dem Ausmaß der Dislokation (ROBERTS u. WICKSTROM 1972, SYMEONIDIS u. Mitarb. 1972). Die dorsale Dislokation scheint gefährlicher zu sein als die ventrale (DUNN u. SELJESKOG 1986) und von kranial/ventral nach kaudal/dorsal verlaufende Frakturen sollen die höchste Rate neurologischer Komplikationen haben (DUNN u. SELJESKOG 1986, HANSSEN u. CABANELA 1987, ROY-CAMILLE u. Mitarb. 1980).

Diagnose

Die Diagnosestellung der Densfraktur kann schwierig sein! Die Überlagerung mit den Schneidezähnen und mit dem hinteren Atlasbogen erschwert die Diagnostik. Zudem können Mißbildungen wie ein unvollständiger Bogenabschluß im Bereich des vorderen Atlasbogens verwirrend sein (KOCKS u. Mitarb. 1986, PICK 1981, POLGA u. CRAMER 1974).

Die Diagnose der Densfraktur wird in der Regel anhand des seitlichen Röntgenbildes der HWS sowie der transoralen Densaufnahme gestellt. Densfrakturen können aber, besonders wenn nicht disloziert, leicht übersehen werden. Ein verbreiterter prävertebraler Weichteilschatten kann ein Hinweis auf eine sonst nicht sichtbare Densfraktur sein (ANDREW u. WILKINSON 1978). Die normale Breite des retropharyngealen Weichteilschattens mißt bei Erwachsenen in Höhe von C2 3,4 mm (1–7 mm). Ein weiteres radiologisches Zeichen für eine Densfraktur ist ein (wenn auch nur minimal) zur Seite hin gekippter Dens (THOMEIER u. Mitarb. 1990). Eine leichte Dorsalkippung des Dens kann dagegen physiologisch sein (SWISCHUK u. Mitarb. 1979). Auch die unterbrochene spinolaminäre Linie (SCHER 1979) muß an eine Densfraktur denken lassen. Normalerweise bilden die vorderen Begrenzungen der Laminae untereinander eine schön regelmäßige Linie. Bei ventraler oder dorsaler Dislokation von C1 über C2 ist diese Höhe C1/2 unterbrochen.

Bei geringstem Verdacht auf eine Densfraktur sollte ein seitliches konventionelles Tomogramm durchgeführt werden. Das CT ist weniger aufschlußreich, horizontal verlaufende Frakturen können verpaßt werden. Zudem lassen sagittale CT-Rekonstruktionen sogar fälschlicherweise eine Fraktur vermuten, wenn der Patient sich zwischen zwei CT-Schichten etwas bewegt (SUTTERLIN u. Mitarb. 1989).

Differentialdiagnose

Differentialdiagnostisch muß an eine pathologische Fraktur im Rahmen einer Allgemeinerkrankung gedacht werden. Densfrakturen können bei rheumatoider Arthritis, Psoriasis, Morbus Bechterew und bei Tumoren gesehen werden (Govender u. Charles 1987, Kaplan u. Mitarb. 1990, Wackenheim 1974). Über eine pathologische Fraktur bei Amyloidose berichten Manz u. Bauer (1981).

Anomalien wie das Os odontoideum müssen abgeschlossen werden (Müller u. Billow 1985). Ein hilfreiches Zeichen kann die beim Os odontoideum nachweisbare Hypertrophie des vorderen Atlasbogens sein (Holt u. Mitarb. 1989).

Therapie

Typ I: Eine Behandlung mit Ruhigstellung im Camp-Kragen wurde propagiert. Da diese Verletzung aber potentiell instabil ist, sollte sie unseres Erachtens mit Minerva-Gipsverband oder Halokorsett für 8 Wochen behandelt werden.

Typ II: Die Behandlung dieser Verletzungen, insbesondere der instabilen Typ-II-Fraktur, ist heute vorwiegend operativ. Zwei Stabilisationsmethoden sind möglich: die ventrale Zugschraubenfixation (Aebi u. Mitarb. 1989, Autricque u. Mitarb. 1987, Böhler 1981, 1982, Böhler u. Mitarb.1990, Borne u. Mitarb. 1988, Etter u. Mitarb. 1989, Fujii u. Mitarb. 1988, Jeanneret u. Mitarb. 1991, Knopf u. Mitarb. 1983, Knöringer 1984, Lesoin u. Mitarb. 1987, Nakanishi u. Mitarb. 1982, Steimle u. Mitarb. 1988, Vichard u. Mitarb. 1987) und die dorsale Spondylodese C1/2 (Anderson u. d'Alonso 1974, Clark u. White 1985, Dunn u. Seljeskog 1986, Husby u. Sorensen 1974, Jeanneret u. Magerl 1992, Sherk 1978, Sicard u. Mitarb. 1972, Sotgiu u. Mitarb. 1985). Bei der dorsalen Spondylodese C1/2 verlieren die Patienten immer mindestens 30 Grad Kopfrotation nach beiden Seiten wegen der Versteifung des für die Rotation wichtigen atlantoaxialen Gelenkes (Jeanneret 1987). Die Patienten nach ventraler Zugschraubenosteosynthese hingegen haben in 40% eine normale Beweglichkeit. Bei den restlichen 60% ist die Rotation C1/2 zwar eingeschränkt, aber zu einem großen Teil erhalten (Jeanneret u. Mitarb. 1991). Wann immer möglich, ist deshalb die ventrale Zugschraubenosteosynthese der dorsalen Fusion vorzuziehen.

Bei stabilen Frakturen ist eine konservative Behandlung mit Ruhigstellung im Minerva-Gipsverband oder im Halokorsett möglich. Eine Extensionsbehandlung sollte unterlassen werden, da es dabei zu einer Distraktion im Frakturbereich kommen kann. Die Haloextension kann dagegen zur Reposition von dislozierten Frakturen benützt werden. Im Anschluß an die stattgefundene Reposition soll sie im Minerva-Gipsverband für 3-4 Monate ruhiggestellt werden (Jahna 1974, Ryan u. Taylor 1982).

Die Resultate der konservativen Behandlung sind bei den nichtdislozierten Typ-II-Frakturen gut. Bei der konservativen Behandlung von dislozierten Frakturen werden dagegen bis zu 82% Pseudarthrosen beobachtet (Clark u. White 1985: 32% de Mourgues u. Mitarb. 1972: 35%, de Mourgues u. Mitarb. 1981: 43%, Pouyanne u. Mitarb. 1969: 55%, Schatzker u. Mitarb. 1971: 63%, Stöwsand u. Mitarb. 1974: 82%). Die konservative Behandlung der Densfrakturen ist zudem nicht ungefährlich. De Mourgues u. Mitarb. (1981) berichten über 5 tödliche Verläufe bei insgesamt 102 behandelten Patienten. Der Tod trat bei allen kurz nach Beginn der Behandlung wegen Redislokation der Fraktur ein!

Typ III: Die Behandlung der Typ-III-Frakturen ist in der Regel konservativ mit Ruhigstellung im Minerva-Gipsverband oder Halokorsett für 12 Wochen (Hadley u. Mitarb. 1985, Hannsen u. Cabanela 1987, Maki 1985). Da die Frakturfläche größer ist als beim Typ II und die Fraktur im spongiösen Knochen verläuft, ist die Heilungstendenz diese Frakturtyps viel besser. Dennoch werden Pseudarthrosen beobachtet, nach Anderson u. d'Alonzo (1974) in 7%.

Dislozierte Typ-III-Frakturen sollten mit Extension reponiert werden. Falls sie instabil sind und erneut zu dislozieren drohen, kann eine Ruhigstellung mit Haloextension für 3–4 Wochen notwendig sein. Eine Überdistraktion muß aber unbedingt vermieden werden. Eine Behandlungsalternative stellt die primäre dorsale Spondylodese C1/2 dar (Husby u. Sorensen 1974, Jeanneret u. Magerl 1992).

Eine Indikation zur ventralen Zugschraubenosteosynthese besteht höchstens bei sehr oberflächlichen und instabilen Typ-III-Frakturen, wenn eine Ruhigstellung im Minerva-Gipsverband nicht möglich oder nicht wünschenswert ist (Polytraumatiker, alter Mensch). Bei tief im Wirbelkörper verlaufender Fraktur ist eine ventrale Verschraubung wegen des mangelhaften Schraubenhaltes im Wirbelkörper kontraindiziert.

Densfraktur bei Kindern

Die Ursachen für Densfrakturen sind auch im Kindesalter hauptsächlich Stürze und Autounfälle. Kleinere Traumen können aber ebenfalls zu dieser Verletzung führen: Beim jüngsten, von Sherk (1978) beobachteten Kind wurde die Fraktur durch die Manipulation anläßlich einer Zangengeburt hervorgerufen. Anders als beim Erwachsenen ist die Densfraktur beim bis zu 10 Jahre alten Kind immer an derselben Stelle lokalisiert und zwar im Bereich der Synchondrose zwischen Ossifikationszentrum des Dens und Axiskörper (Abb. **25**). Nach dem 10. Lebensjahr ist die Synchondrose teilweise oder ganz geschlossen, danach werden die typischen Frakturen des Erwachsenen beobachtet.

In der Regel ist der Dens nach ventral gekippt und kann in Narkose oder durch Haloextension

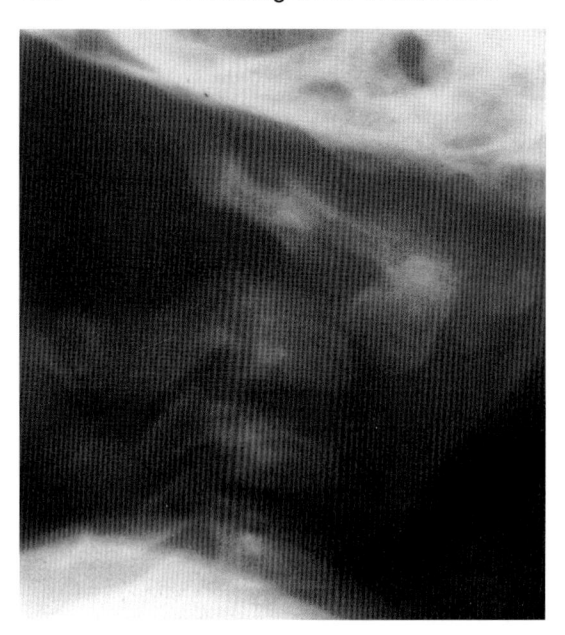

Abb. 25 Densfraktur beim Kind. (13 Monate altes Kleinkind). Die Fraktur ist typischerweise im Bereich der Synchondrose lokalisiert

reponiert werden. Die Fraktur heilt komplikationslos im Minerva-Gipsverband innerhalb 8–12 Wochen (BHATTACHARYYA 1974, BLOCKEY u. PURSER 1956, EWALD 1971, FUJII u. Mitarb. 1988), GRIFFITH 1972, SEIMON 1977, SHERK 1978).

Denspseudarthrose

Häufigkeit

Die Pseudarthroserate nach Densfrakturen wird sehr unterschiedlich angegeben und schwankt zwischen 0% und 82% (SCHWEIGEL 1977: 0%, JAHNA 1977: 2,6%, AMYES u. ANDERSON 1956: 4,7% BÖHLER 1979: 5,4%, APUZZO u. Mitarb. 1978: 32,5%, SCHATZKER u. Mitarb. 1971: 63,6%, STÖWSAND u. Mitarb. 1974: 82%). Es ist nicht klar, ob das Ausmaß der primären Frakturverschiebung eine Einwirkung auf die Pseudarthroserate hat oder nicht. In den Serien mit hoher Heilungsrate wurde die Heilung unabhängig von Art und Ausmaß der Verschiebung erreicht (BÖHLER 1980).

Gefahren der Denspseudarthrose

Die Denspseudarthrose birgt zwei Gefahren in sich: die akute Tetraparese mit Lähmung des Atemzentrums sowie die sekundäre Myelopathie.

Die Denspseudarthrose ist ein akut lebensbedrohender Zustand. KLOSS (1966) berichtet über eine 50jährige Frau, welche 35 Jahre nach einem Unfall innerhalb von 2 Monaten tetraparetisch wurde infolge einer nach ventral dislozierten Denspseudarthrose. Einen ähnlichen Fall schildern HENTZER u. SCHALIMTZEK 1971. DE MOURGUES u. Mitarb. (1981) berichten über einen Mann, der im Anschluß an eine Inklination des Kopfes gestorben ist. JELLINGER u. Mitarb. (1967) beschreiben einen 61jährigen Mann, der 48 Jahre nach einer Densfraktur progredient tetraplegisch wurde, unter Extensionsbehandlung eine Atemstörung entwickelte und kurz darauf verstarb. Auch bei straffen Pseudarthrosen kann ein relativ geringfügiges Trauma zu einer Lockerung der fibrösen Verbindung und zu einer akuten Verschiebung des Dens führen, mit u. U. tödlichem Ausgang.

Schlaffe Pseudarthrosen verursachen häufig sekundäre Myelopathien (KAMMAN 1939, MOSKOVICH u. CROCKARD 1990, SCHWARZ u. WIGTON 1937). Nach PARADIS u. JANES (1973) weisen bis zu 76% der Patienten mit Denspseudarthrosen neurologische Ausfälle auf.

Diagnose

Die Diagnose wird anhand der transoralen Denssowie der seitlichen HWS-Aufnahme gestellt. Seitliche Tomographien sowie Funktionsaufnahmen können bei Unklarheiten hilfreich sein (Abb. **26**). Differentialdiagnostisch muß das Os odontoideum in Betracht gezogen werden.

Die Stabilität einer Pseudarthrose wird anhand von seitlichen Funktionsaufnahmen der HWS beurteilt (Abb. **26c**). Besteht eine ausgeprägte Verschiebung in Inklination und Reklination, liegt eine instabile Pseudarthrose vor. Ist die Beweglichkeit praktisch null, besteht eine straffe Pseudarthrose. Eine Gasansammlung im alten Frakturbereich wird als Zeichen einer Instabilität gewertet (WILLIAMS u. Mitarb. 1987).

Therapie

Wegen der Gefahr der sekundären Myelopathie sowie der akuten Atemdepression sollte die Denspseudarthrose operativ stabilisiert werden. Die dorsale Spondylodese C1/2 ist die Therapie der Wahl (ALEXANDER u. DAVIS 1969, STÖWSAND u. Mitarb.1974, BÖHLER 1980, DE MOURGUES u. Mitarb. 1981). Falls die Reposition einer massiven ventralen atlantoaxialen Dislokation nicht möglich ist, kann eine transorale Densresektion zur Dekompression des ventral komprimierten Rückenmarkes notwendig sein (MOSKOVITCH u. CROCKARD 1990).

Traumatische Spondylolisthesis C2

Häufigkeit

Obwohl die erste Beschreibung der traumatischen Spondylolyse C2 bereits aus dem Jahre 1843 stammt (BOUVIER 1843) wurde diese Verletzung in der Literatur bis zu den 50er Jahren nur wenig

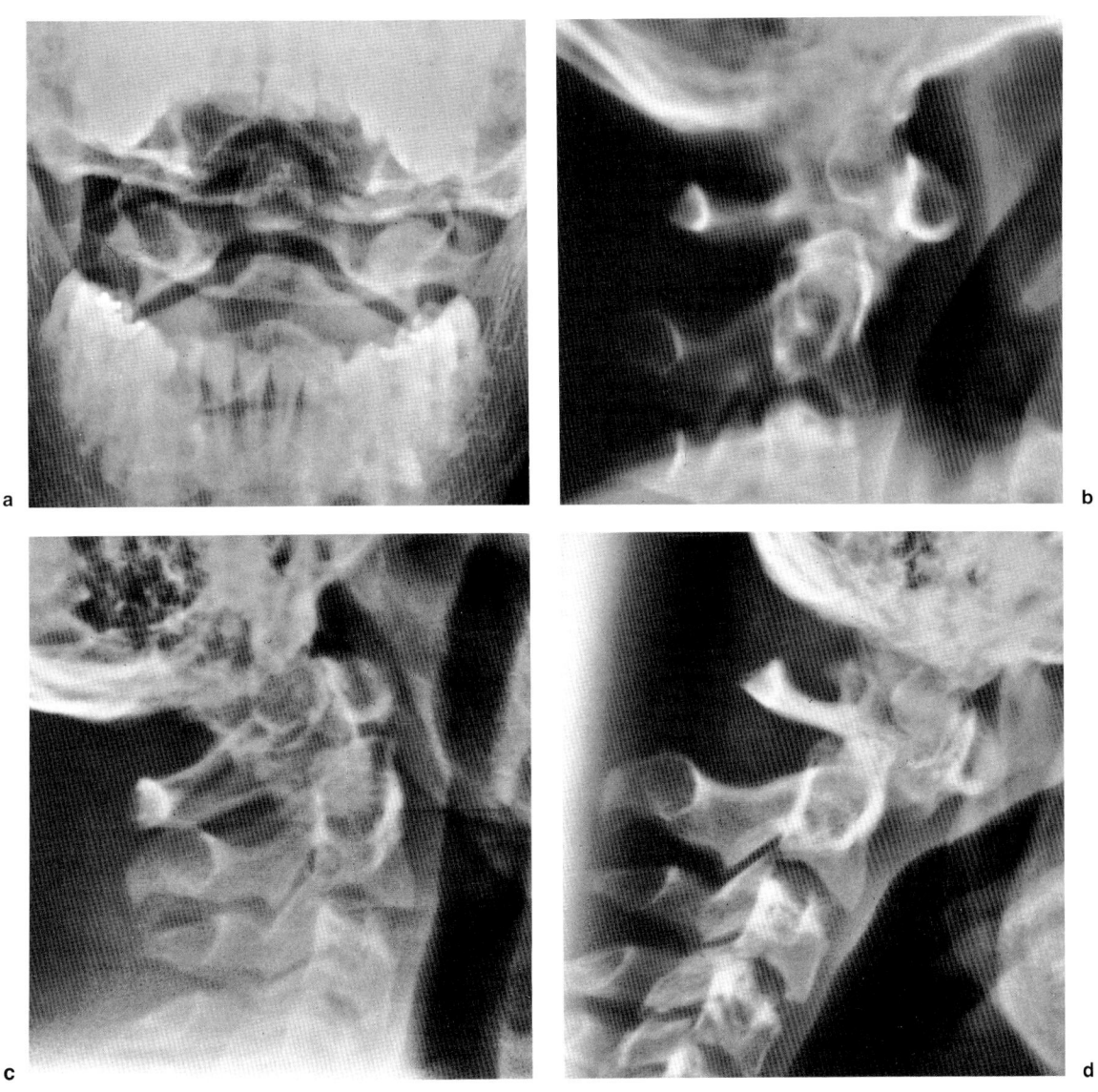

Abb. 26 Pseudarthrose nach Densfraktur vom Typ II. **a** Transorale Densaufnahme. **b** Seitliches Tomogramm. **c** Funktionsaufnahmen: In unserem Beispiel liegt eine ausgeprägte atlanto-axiale Instabilität vor mit massiver Verschiebung von Dens und Atlas nach dorsal in Reklination und ventral in Inklination

beachtet (GIMENO-VIDAL 1942, LUCCHESE 1931). Sie macht 7% aller HWS-Verletzungen aus (GEHWEILER u. Mitarb. 1980) und kommt in allen Altersklassen vor; der jüngste Patient war 5 Monate alt (EFFENDI u. Mitarb. 1981). GILLE u. Mitarb. berichten (1980) ferner über ein 11 Monate altes Kind mit traumatischer Spondylolisthesis C2 bei einem Battered child syndrome.

Frakturtypen

Die traumatische Spondylolisthesis C2, auch Hangman's fracture genannt, ist eine bilaterale Fraktur der Interartikularportion C2. In Anlehnung an EFFENDI u. Mitarb. (1981) unterscheiden wir 3 Frakturtypen (Abb. 27):

Typ I (Abb. **27a, 28**): Stabile, nicht dislozierte Fraktur. Die Bandscheibe C2/3 ist intakt und die Verletzung stabil. Dieser Frakturtyp wird in 65% der Fälle nachgewiesen (EFFENDI u. Mitarb. 1981).

Typ II (Abb. **27b, 29**): Nach ventral dislozierter Wirbelkörper C2 mit Läsion der Bandscheibe C2/3. Die Verletzung ist instabil. Dieser Frakturtyp wird in 28% der Fälle nachgewiesen (EFFENDI u. Mitarb. 1981).

Typ III (Abb. **27c, 30**): Typ-II-Verletzung mit zusätzlich einseitig verhakter Luxation C2/3. Der Köper C2 ist dabei nach ventral flektiert. Dieser Frakturtyp wird in 7% der Fälle nachgewiesen (EFFENDI u. Mitarb. 1981).

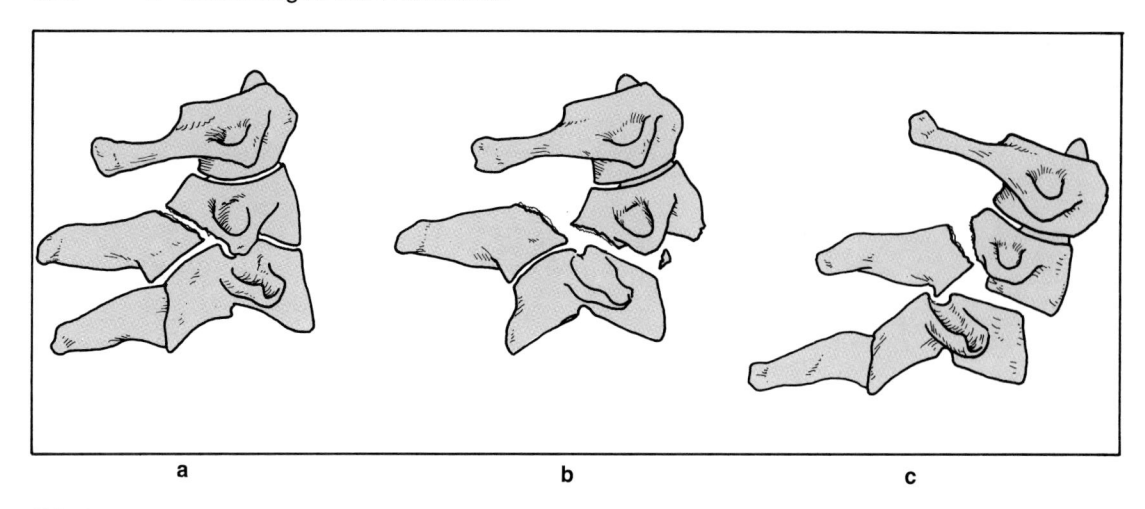

Abb. 27 a–c Traumatische Spondylolyse C2, Verletzungstypen (nach Effendi u. Mitarb. 1981)

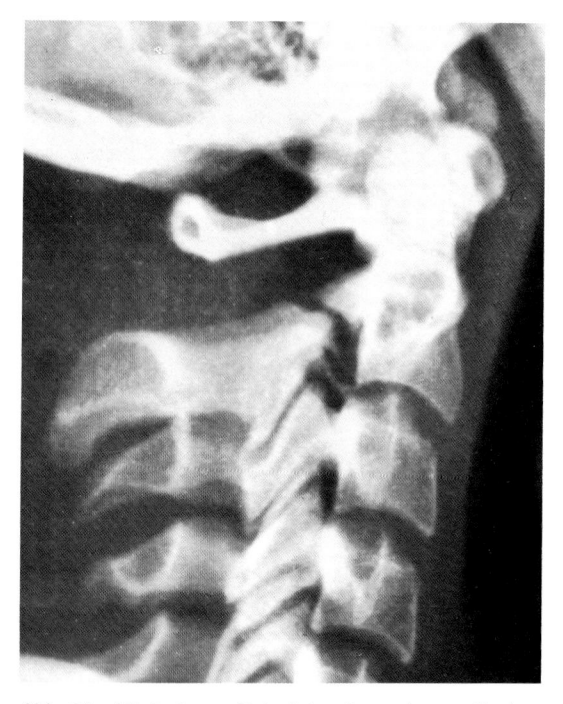

Abb. 28 Klinisches Beispiel einer traumatischen Spondylolyse C2 vom Typ I. Die Fraktur ist wenig disloziert, der Wirbelkörper C2 nicht nach ventral verschoben. Die Bandscheibe C2/3 ist intakt, die Verletzung stabil

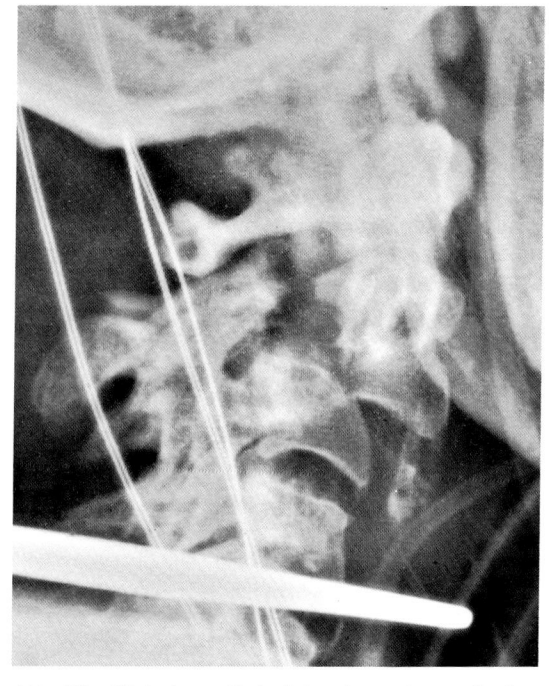

Abb. 29 Klinisches Beispiel einer traumatischen Spondylolyse C2 vom Typ II. Massiv dislozierte Fraktur der Interartikularportion C2 mit Ventralverschiebung von C2 über C3 um Wirbelkörperbreite. Sämtliche diskoligamentäre Läsionen C2/3 sind rupturiert, die Verletzung ist instabil. Diese Patientin verstarb an den Folgen einer einseitigen Vertebralisthrombose

Frakturverlauf (Abb. 31)

Wie dies mehrmals gezeigt wurde (BRASHEAR 1975, EFFENDI u. Mitarb. 1981, JEANNERET 1983, DE MOURGUES u. Mitarb. 1973, ROY-CAMILLE u. Mitarb. 1973), sind die Frakturen nicht immer im Isthmusbereich lokalisiert. Sie können weit dorsal in der Lamina C2 angesiedelt sein und weisen dann einen sehr schrägen Verlauf auf oder können sich ventral des Isthmus durch die Facies articularis superior C2 hindurch in den Wirbelkörper erstrecken. In unserem Krankengut waren intraartikuläre Verläufe bei 50% unserer Patienten nachzuweisen (JEANNERET 1983). Mitunter können die Frakturen einseitig direkt neben dem Dens verlaufen, während die kontralaterale Fraktur im dorsalen Bereich hinter dem Isthmus lokalisiert ist (Abb. 32). Auch Ausbruchfrakturen einer Massa lateralis in Kombination mit einer kontralateral durch die Interartikularportion verlaufenden Fraktur sind möglich (Abb. 33).

Verletzungsmechanismus

Währenddem diese Fraktur früher hauptsächlich durch Erhängen zustandekam, daher auch der Name Hangman's fracture, wird sie heutzutage hauptsächlich durch Verkehrsunfälle verursacht wie Autokollisionen, seltener Motorrad- oder Fahrradunfälle. Auch andere Unfälle wie Sturz aus dem Bett oder aus großer Höhe, Sportunfälle (Sturz vom Pferd, Sprung in seichtes Wasser) können die Fraktur verursachen (BRASHEAR u. Mitarb. 1975, CORNISH 1968, EFFENDI u. Mitarb. 1981, ELLIOT u. Mitarb. 1972, FRANCIS u. FIELDING 1978, FRANCIS u. Mitarb. 1981, HADLEY u. Mitarb. 1986, LEVINE u. EDWARDS 1985, MARAR 1975, DE MOURGUES u. Mitarb. 1973, SCHNEIDER u. Mitarb. 1965, SHERK 1975, TERMANSEN 1974, WHITE u. PANJABI 1978, WILLIAMS 1975).

Drei Verletzungsmechanismen müssen je nach Unfallhergang angenommen werden:

Hyperextension/Distraktion. Dieser Mechanismus lag vor, wenn die Verurteilten nach der „Long-drop"-Methode der Engländer gehängt wurden. Der Henkersknoten wurde genau in die Mitte submental umgelegt und der Verurteilte aus genügender Höhe in den Knoten fallengelassen. Die obere HWS wurde massiv hyperextendiert und distrahiert, was zur beidseitigen Fraktur von C2 durch den Isthmus, zur Ruptur der Bandscheibe C2/3 sowie sämtlicher Bandläsionen in dieser Höhe mit Elongation oder sogar Durchtrennung des Rückenmarkes führte (HAUGHTON 1866, PATERSON 1890, WOOD JONES 1913, VERMOOTEN 1921, ROBERTSON 1935, WHITE u. PANJABI 1978).

Hyperextension/Kompression. Heutzutage werden die meisten Verletzungen auf diesen Mechanismus zurückgeführt (BRAAKMANN u. PENNING

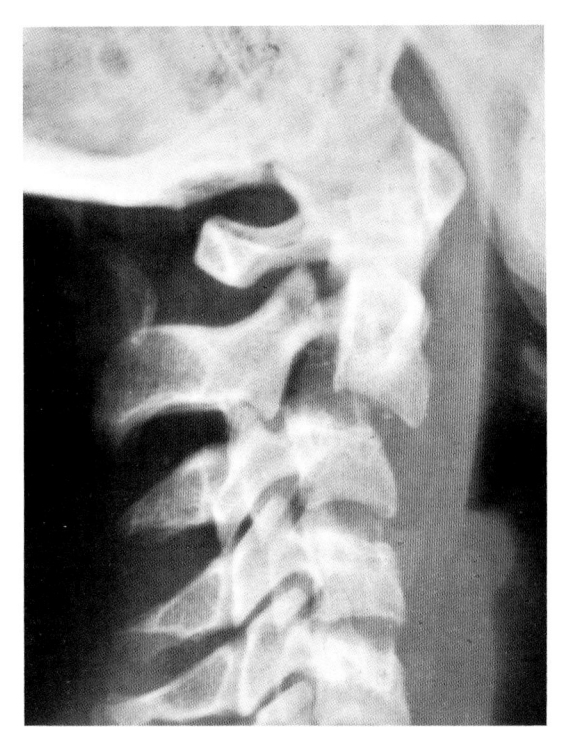

Abb. 30 Klinisches Beispiel einer traumatischen Spondylolyse C2 vom Typ III. Instabile Verletzung vom Typ II, kombiniert mit einer einseitigen Luxation C2/3

1971, BRASHEAR u. Mitarb. 1975, CORNISH 1968, EFFENDI u. Mitarb. 1981, FRANCIS u. FIELDING 1978, SHERK 1975, WILLIAMS 1975). Den klassischen Fall dieses Mechanismus findet man nach PENNING (1968) beim nicht angegurteten Automobilisten, der bei einer Frontalkollision mit extendierter HWS an die Windschutzscheibe prallt. Die Hyperextension bewirkt die Fraktur im Isthmusbereich; je nach Krafteinwirkung kommt es auch zur Ruptur des Lig. longitudinale anterior, zu einer Deformierung und Ruptur der Bandscheibe C2/3 und schließlich zur Ruptur des Lig.

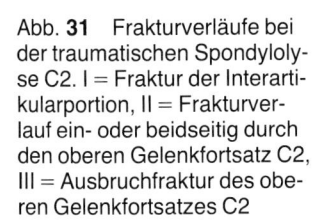

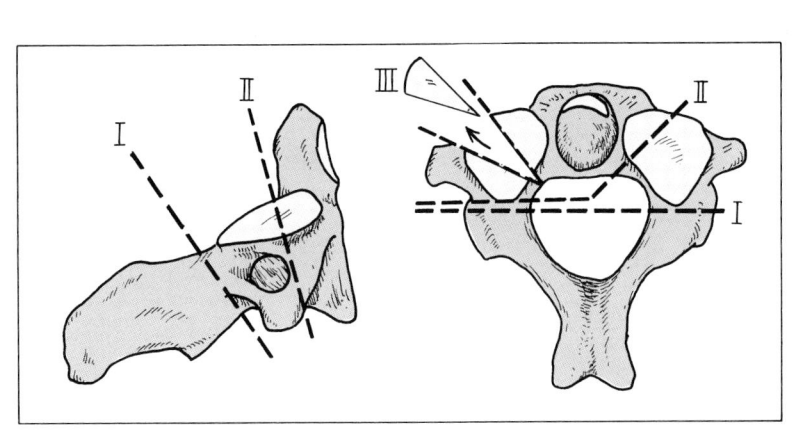

Abb. 31 Frakturverläufe bei der traumatischen Spondylolyse C2. I = Fraktur der Interartikularportion, II = Frakturverlauf ein- oder beidseitig durch den oberen Gelenkfortsatz C2, III = Ausbruchfraktur des oberen Gelenkfortsatzes C2

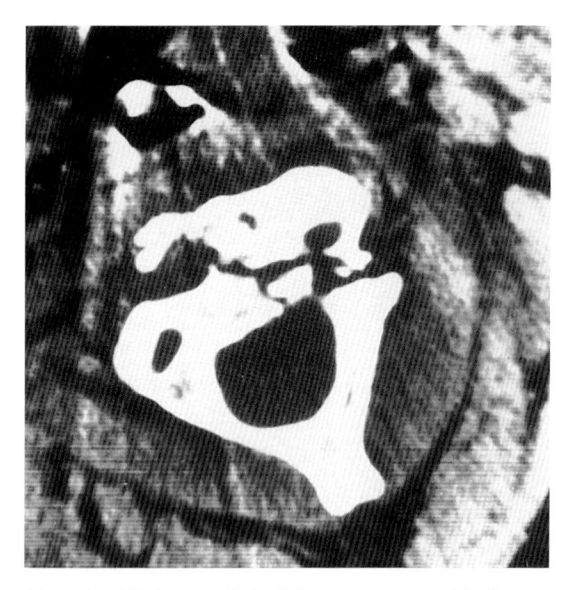

Abb. 32 Klinisches Beispiel einer asymmetrisch verlaufenden intraartikulären Fraktur. Einseitig verläuft die Fraktur sehr ventral unmittelbar neben dem Processus odontoideus durch den Axiskörper und den oberen Gelenkfortsatz C2. Auf der Gegenseite verläuft sie durch die Interartikularportion

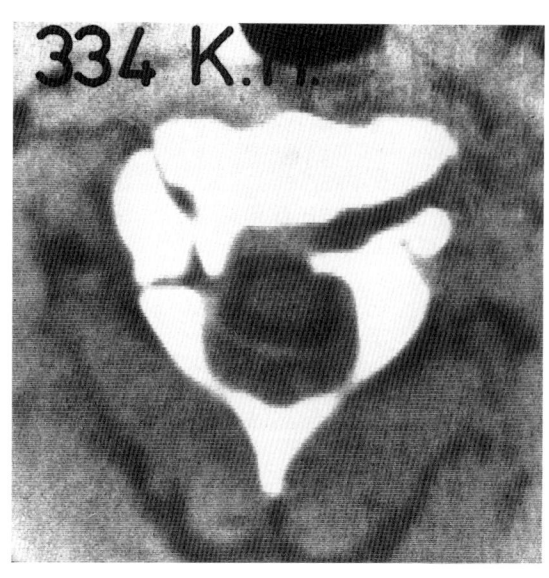

Abb. 33 Klinisches Beispiel einer traumatischen Spondylolyse mit einseitiger Ausbruchfraktur des oberen Gelenkfortsatzes C2. Auf der Gegenseite verläuft die Fraktur ventral der Interartikularportion

longitudinale posterior. Infolge der Hyperextension können zudem Ausrißfrakturen des Lig. longitudinale anterior an der ventralen Kante von C2 oder C3 beobachtet werden. Je nach Ausmaß der diskoligamentären Läsion kommt es zu einer zunehmenden Instabilität im Frakturbereich mit mehr oder weniger ausgeprägtem Ventralgleiten von C2 über C3.

Flexion/Kompression. Dieser Mechanismus wird selten beobachtet (GIMENO-VIDAL 1942, DELORME 1967, BRASHEAR u. Mitarb. 1975, SKÖLD 1978). Er muß dann als Frakturursache angenommen werden, wenn gleichzeitig eine Kompressionsfraktur von C3 vorliegt.

Begleitverletzungen

Begleitende Verletzungen sind häufig, insbesondere hintere Atlasbogenfrakturen. Die Kombination mit einer Densfraktur dagegen ist selten (DAUM u. ARCHER 1977, HADLEY u. Mitarb. 1986). ROY-CAMILLE u. Mitarb. (1979) konnten aber doch über eine Serie von 11 Fällen berichten. Eine Kombination einer Typ-I- und -II-Densfraktur mit einer Hangmanfraktur wurde zudem von MEYER und VILLARREAL (1986) bei einer Osteogenesis imperfecta beobachtet.

Klinik

Die Patienten klagen über Nackenschmerzen, Schluckstörungen oder Dyspnoe infolge massivem prävertebralem Hämatom. Abgesehen von wenigen Ausnahmen sind die Frakturen bei zivilen Unfällen auf eine Hyperextension/Kompression zurückzuführen. Dies erklärt, warum es bei diesen Unfällen sehr viel seltener zu neurologischen Komplikationen kommt als beim Erhängen. Der Spinalkanal wird so nicht eingeengt, sondern eher erweitert (CORNISH 1968, SCHNEIDER u. Mitarb. 1965). Von den 29 Patienten von BRASHEAR u. Mitarb. (1975) hatten z. B. nur 4 neurologische Ausfälle. MARAR (1975) dagegen fand neurologische Ausfälle bei 11 von 15 Patienten. EFFENDI u. Mitarb. (1981) beobachteten assoziierte Hirnkontusionen bei 22% der Patienten. Auf die Fraktur selbst zurückzuführende neurologische Ausfälle fanden sie bei 10% bei Typ-I-Frakturen, bei 19% bei Typ-II- und bei 11% bei Typ-III-Frakturen. Die neurologischen Ausfälle reichten von Hyposensibilität C2 über motorische oder sensorische Paresen der oberen Extremitäten (BRASHEAR u. Mitarb. 1975) bis hin zur Hemi- bzw. Tetraplegie (CORNISH 1968, EDGAR u. Mitarb. 1972, ELLIOT u. Mitarb. 1972, SCHNEIDER u. Mitarb. 1965, TERMANSEN 1974, WILLIAMS 1975). Auch können vorübergehende Symptome einer Insuffizienz der A. vertebralis wie bilateraler Nystagmus, Diplopie, Sehverlust, Schluckbeschwerden und leichte Hypoglossusparesen beobachtet werden (SCHNEIDER u. Mitarb. 1965). JEANNERET u. MAGERL (1986) berichten über eine einseitige thrombosierte Vertebralarterie bei massiv dislozierter Hangmanfraktur mit letalem Ausgang und EFFENDI u. Mitarb. (1981) über drei Hemiparesen im Anschluß an eine Vertebralisthrombose. PEL-

KER u. DORFMAN (1986) beschreiben zudem eine einseitige Intimaläsion einer A. vertebralis kombiniert mit Einengungen der kontralateralen Arterie und Paresen der Hirnnerven VI, VII und XII, die sich bis auf eine residuelle Diplopie zurückbildeten. DELORME (1967) fand bleibende Ausfälle in 30% seiner Fälle.

Diagnose

Die Diagnose dieser Fraktur wird auf dem seitlichen Röntgenbild HWS gestellt. Auf den Dens zentrierte Schrägaufnahmen mit einem Winkel von 60 Grad zeigen einen möglichen intraartikulären Verlauf besonders gut. Die Frakturlokalisation und -verlauf sind im CT bestens zu beurteilen. Die Stabilität der Verletzung wird bei nicht vorhandener oder nur geringer Dislokation von C2 über C3 am sichersten unter Bildverstärkerkontrolle und bei wachem Patienten beurteilt (NORELL u. WILSON 1970). Eine instabile Läsion liegt vor bei Ventralgleiten von C2 in Flexion von 3,5 mm oder mehr (WHITE u. Mitarb. 1975).

Differentialdiagnose

Beim Kind muß an die physiologische Dens-Bogen-Synchondrose gedacht werden (SWISCHUK u. Mitarb. 1979). Sie ist auf Schrägaufnahmen, dagegen nie auf der seitlichen Aufnahme zu sehen.

Therapie

Typ-I-Frakturen sind stabil und können mit einem Camp-Kragen (CORNISH 1968, EFFENDI u. Mitarb. 1981, MARAR 1975, WILLIAMS 1975) oder Minerva-Gipsverband während 3 Monaten konservativ behandelt werden (FRANCIS u. FIELDING 1978, NORRELL u. Wilson 1970, SCHNEIDER u. Mitarb. 1976, TERMANSEN 1974). Eine instabile Läsion muß man trotzdem vorher ausschließen, da eine reponierte Typ-II-Fraktur eine Typ-I-Fraktur vortäuschen kann.

Typ-II-Frakturen sind instabil. Falls die Fraktur in reponierter Stellung gehalten werden kann, ist eine konservative Behandlung im Minerva-Gipsverband oder Halokorsett für 12 Wochen möglich (EFFENDI u. Mitarb. 1981, DE MOURGUES u. Mitarb. 1973, PEPIN u. HAWKINS 1981). Die primäre Extensionsbehandlung während einiger Wochen mit nachträglicher Ruhigstellung im Minerva-Gipsverband oder Halokorsett wird zwar von einzelnen Autoren empfohlen (JEFFREYS 1980, MARAR 1975), ist aber einerseits meistens nicht notwendig und andererseits aus folgendem Grund gefährlich: Wenn alle Bandstrukturen C2/3 rupturiert sind, kann die Überdistraktion zu neurologischen Komplikationen führen (CORNISH 1978, EDGAR u. Mitarb. 1972, JEANNERET 1991, SHERK 1975). Die zur Reposition benötigte Extension muß unter Bildverstärkerkontrolle angelegt werden, wobei das Mindestmaß an Gewicht benützt werden soll. In der Regel genügen zur Erhaltung der Repositionsstellung bereits 2 kg. Bei nicht in Reposition zu haltender Fraktur oder bei neurologischen Ausfällen, die durch die Fraktur selbst verursacht wurden, ist eine operative Stabilisation mittels einer ventralen Spondylodese C2/3 angezeigt (VICHARD u. Mitarb. 1981). Alle anderen Verfahren sind problematischer. Die direkte Schraubenosteosynthese der Pedikelfraktur (ROY-CAMILLE u. Mitarb. 1973, BORNE u. Mitarb. 194) hat zwar den Vorteil, daß kein Segment fusioniert wird, die Nähe der A. vertebralis sowie ihrer Variationen (besonders im Alter) machen jedoch diesen Eingriff gefährlich. Die dorsale Spondylodese mit Drahtcerclagen C1-C3 (BRASHEAR u. Mitarb. 1975, GARBER 1964, PEDERSEN u. Mitarb. 1967) bewirkt zwar eine gute Stabilisation der Fraktur selbst, blockiert aber unnötigerweise das für die Kopfrotation so wichtige Gelenk C1/2.

Typ-III-Frakturen. Die Luxation C2/3 muß in der Regel operativ von dorsal angegangen und reponiert werden (DUSSAULT u. Mitarb. 1983, LEVINE u. EDWARDS 1985). Nach der offenen Reposition der Luxation entspricht diese Verletzung einer Typ-II-Fraktur und kann von dorsal oder ventral (ventrale Spondylodese C2/3) stabilisiert werden. Von dorsal ist die Stabilisation mit einer Cerclage C1-C3 möglich. Bei dieser Stabilisation C1/3 wird aber das für die Rotation wichtige Gelenk C1/2 unnötig blockiert. Eine elegante (aber nicht unproblematische) Alternative ist die transpedikuläre Schraubenosteosynthese der Fraktur selbst, kombiniert mit einer Cerclage oder Hakenplattenspondylodese C2/3 (JEANNERET u. Mitarb. 1991).

Die Kombination der Densfraktur mit einer T.S.C2 ist gesondert zu betrachten. ROY-CAMILLE u. Mitarb. (1979) haben mit 11 Fällen die größte Erfahrung. Sie schlagen bei nicht dislozierten Frakturen eine konservative Behandlung im Minerva-Gipsverband vor. Andernfalls empfehlen sie die transpedikuläre Verschraubung der Spondylolyse nach Judet, gefolgt von einer dorsalen Spondylodese C1/2 nach Gallie.

Die Behandlungsergebnisse sind in der Regel gut. Wir fanden in der Literatur nur wenige Berichte von Pseudarthrosen nach konservativer Behandlung, in einem Fall verbunden mit konsekutiver Myelopathie (BRASHEAR u. Mitarb. 1975, ROY-CAMILLE u. Mitarb. 1973, WHITE u. MOSS 1978). Infolge der meistens nicht ganz anatomischen Reposition kommt es zur Frakturheilung mit leicht verlängerter Interartikularportion, was zu einer diskreten Instabilität C2/3 ohne klinisches Korrelat führt. Sehr oft wird eine knöcherne Überbrückung der Bandscheibe C2/3 ventral gesehen, ebenfalls ohne klinisches Korrelat. Intraartikuläre, in verhakter Stellung geheilte Frakturen können allerdings zu schmerzhaften Einschränkungen des Kopfes führen.

Axiskörperfrakturen

Eigentliche Axiskörperfrakturen, welche nicht im Rahmen einer Densfraktur oder einer Hangmanfraktur zu sehen sind, sind extrem selten. JAKIM u. SWEET haben (1988) über eine solche Fraktur berichtet, welche praktisch horizontal den Körper separierte. Sie wurde konservativ behandelt.

Literatur

Abel, M.: Occult Traumatic Lesions of the Cervical Vertebrae. Green, St. Louis 1971
Abel, M. S., J. H. Teague: Unilateral lateral mass compression fractures of the axis. Skelet. Radiol. 4 (1979) 92–98
Aebi, M., C. Etter, M. Coscia: Fractures of the odontoid process. Treatment with anterior screw fixation. Spine 14 (1989) 1065–1070
Akbarnia, B. A., M. Vafaie: Atlantoaxial rotary fixation. Report of a case with massive displacement. Spine 8 (1983) 907–910
Alexander, E. jr., C. H. Davis jr.: Reduction and fusion of fracture of the odontoid process. J. Neurosurg. 31 (1969) 580–582
Alker, G. J. jr., Y. S. Oh, E. V. Leslie et al: Postmortem radiology of head and neck injuries in fatal traffic accidents. Radiology 114 (1975) 611–617
Alker, G. J., Y. S. Oh, E. V. Leslie: High cervical spine and craniocervical junction injuries in fatal traffic accident. A radiological study. Orthop. Clin. N. Amer. 9 (1978) 1003–1010
Althoff, B.: Fracture of the odontoid process. An experimental and clinical study. Acta orthop. scand. Suppl. 177 (1979) 1–95
Amyes, E. W., F. M. Anderson: Fracture of the odontoid process. Report of sixty-three cases. Arch. Surg. 72 (1956) 377–393
Anderson, L. D., R. T. D'Alonzo: Fractures of the odontoid process of the axis. J. Bone Jt Surg. 56 A (1974) 1663–1674
Anderson, P. A., P. X. Montesano: Morphology and treatment of occipital condyle fractures. Spine 13 (1988) 731–736
Andrew, W. K., A. E. Wilkinson: Prevertebral soft-tissue swelling as a sign of undisplaced fracture of the odontoid process. S. Afr. med. J. 53 (1978) 672–673
Apuzzo, M. L. J., J. S. Heiden, M. H. Weiss, T. T. Ackerson, J. P. Harvey, T. Kurze: Acute fractures of the odontoid process. J. Neurosurg. 48 (1978) 85–91
Autricque, A., F. Lesoin, L. Vilette, K. Franz, J. P. Pruvo, M. Jomin: Fracture de l'odontoide et luxation latérale C1-2. Ann. Chir. 40 (1986) 397–400
Autricque, A., F. Lesoin, L. Vilette, K. Franz, M. Jomin: Vissage de l'odontoide par abord antérieur intermaxillo-hyoidien rétropharyngé. Neuro-chirurgie 33 (1987) 156–160
Ayral, G., R. Bourq, J. Caroff, F. Détré et al: Fracture directe isolée de l'atlas. Ann Méd. lég. 45 (1965) 536–539
Banna, M., G. W. Stevenson, A. Tumielt: Unilateral atlanto-occipital dislocation complicating and anomaly of the atlas. A case report. J Bone Jt Surg. 65 A (1983) 685–687
Belis, V., A. Manolescu: Isolated direct fracture of the atlas. Ann. Méd. lég. 45 (1965) 536–539
Bell, C.: Surgical observations, Middlesex Hosp. J. 4 (1817) 469
Bell, H. S.: Basilar artery insufficiency due to atlanto-occipital instability. Amer. Surg. 35 (1969) 695–700
Bernhang, A. M., J. W. Fielding: Combined atlas and axis fractures visualized by computerized tomography. Clin. Orthop. 212 (1986) 255–259
Bettini, N., M. Di Silvestri, M. Maggi, R. Savini: Horizontal fracture of the anterior arch of the atlas: a case report. Chir. Organi Mov. 75 (1990) 185–187
Bhattacharyya, S. K.: Fracture and displacement of the odontoid process in a child. J. Bone Jt Surg. 56 A (1974) 1071–1072
Blackwood, N. J.: Atlo-occipital dislocation. Ann. Surg. 47 (1908) 654–658
Blockey, N. J., D. W. Purser: Fractures of the odontoid process of the axis. J. Bone Jt Surg. 38 B (1956) 749–817
Böhler, J., J. Poigenfürst, T. Gaudernak, W. Hintringer: Die Schraubenosteosynthese des Dens axis. Operat. orthop. Traumatol. 2 (1990) 75–83
Böhler, J.: Frakturen und Pseudarthrosen des Dens axis. H. Unfallh. 149 (1980) 97–114
Böhler, J.: Anterior stabilization for acute fractures and non-unions of the dens. J. Bone Jt Surg. 64 A (1982) 18–27.
Böhler, J.: Schraubenosteosynthese von Frakturen des Dens axis. Unfallheilkunde 84 (1981) 221–223
Böhler, J.: Nonunion of the dens axis. In Chapchal, G.: Pseudarthrosis and their Treatment. Stuttgart, Thieme 1979 (p. 196)
Bolender, N., L. D. Cromwell, L. Wendling: Fracture of the occipital condyle. Amer. J. Roentgenol. 131 (1978) 729–731
Boni, R.: Rare case of fracture of the anterior tubercle of the atlas. Radiol. med. 43 (1957) 455–462
Borne, G. M., G. L. Bedou, M. Pinaudeau: Treatment of pedicular fractures of the axis. A clinical study and screw fixation technique. J. Neurosurg. 60 (1984) 88–93
Borne, G. M., G. L. Bedou, M. Pinaudeau, G. Cristino: Odontoid process fracture osteosynthesis with a direct screw fixation technique in nine consecutive cases. J. Neursurg. 68 (1988) 223–226
Bouvier, M.: Fracture de l'axis. Bull. Acad. méd. Paris 9 (1843–44) 344–3477
Braakman, R., L. Penning: Injuries of the Cervical Spine. Excerpta Medica, Amsterdam 1971
Brashear, H. R., C. G. Venters, E. T. Preston: Fractures of the neural arch of the axis. J. Bone Jt Surg. 57 A (1975) 879–887
Broom, M. J., W. J. Krompinger, S. D. Bond: Fracture of the atlantal arch causing atlanto-axial instability. Report of a case. J. Bone Jt Surg. 68 A (1986) 1289–1291
Bucholz, R. W., W. Z. Burkhead: The pathological anatomy of fatal atlanto-occipital dislocations. J. Bone Jt Surg. 61 A (1979) 248–250
Budin, E., F. Sondheimer: Lateral spread of the atlas without fracture. Radiology 87 (1966) 1095–1098
Bundschuh, C. V., J. B. Alley, M. Ross, I. S. Porter, S. K. Gudeman: Magnetic resonance imaging of suspected atlanto-occipital dislocation. Spine 17 (1992) 245–248
Clark, C. R., A. A. White: Fractures fo the Dens. J. Bone Jt Surg 67 A (1985) 1340–1348
Clyburn, T. A., D. R. Lionberger, H. S. Tullos: Bilateral fracture of the transverse process of the atlas. J. Bone Jt Surg. 64 A (1982) 948
Collalto, P. M., W. W. DeMuth, E. P. Schwentker, D. K. Boal: Traumatic atlanto-occipital dislocation. J. Bone Jt Surg. 68 A (1986) 1106–1109
Contostavlos, D. L.: Massive subarachnoid hemorrhage due to laceration of the vertebral artery associated with fracture of the transverse process of the atlas. J. forens. Sci. 16 (1971) 40–56
Cornish, B. L.: Traumatic spondylolisthesis of the axis. J. Bone Jt Surg. 50 B (1968) 31–43
Curri, D., P. Cervellini, M. Zanusso, A. Benedetti: Isolated fracture of occipital condyle. Case report. J. neurosurg. Sci. 32 (1988) 157–159
Daum, W., C. R. Archer: Fracture of the odontoid associated with pedicle fracture of the axis: a previously undescribed entity. J. Trauma 17 (1977) 381–386
Davis, D., H. Bohlmann, A. E. Walker, R. Fisher, R. Robinson: The pathological findings in fatal craniospinal injuries. J. Neurosurg. 34 (1971) 603–613

Deeb, Z. L., W. E. Rothfus, A. L. Goldberg, R. H. Daffner: Occult occipital condyle fractures presenting as tumors. J. comput. Tomogr. 12 (1988) 261–263

De La Caffinière, J. Y., R. Seringe, R. Roy-Camille, G. Saillant: Étude physio-pathologique des lésions ligamentaires graves dans les traumatismes de la charnière occipito-rachidienne. Rev. Chir. orthop. 58 (1972) 11-19

Delorme, T. L.: Axis-pedicle fractures. J. Bone Jt Surg. 49 A (1967) 1472

De Mourgues, G., L. Fischer, J. J. Comtet, J. Schnepp, M. Caltran: Fractures de l'apophyse odontoide de l'axis. A propos d'une série de 80 fractures. Acta orthop. belg 38 (1972) 137–146

De Mourgues, G., L. Fischer, B. Jarsaillon, A. Machenaud: Fractures de l'arc postérieur de l'axis. Fracture des pédicules, fracture des isthmes, fracture des lames à propos de 21 observation. Rev. Chir. orthop. 59 (1973) 549–564

De Mourgues, G., L. P. Fischer, J. Bejui, J. P.Carret, G. P. Gonon, H. Subasi, J. Amoa, G. Herzberg, J. Massardier: Fractures de l'apophyse odontoide (dens) de l'axis. 102 cas dont 73 fractures récentes. Rev. Chir. orthop. 67 (1981) 783–790

Desai, S. S., J. M. Coumas, A. Danylevich, E. Hayes, E. J. Dunn: Fracture of the occipital condyle: case report and review of the literature. J. Trauma 30 (1990) 240–241

Dibenedetto, T., C.K. Lee: Traumatic atlanto-occipital instability. A case report with follow-up and a new diagnostic technique. Spine 15 (1990) 595–597

Dickman, C. A., M. N. Hadley, C. Browner, V. K. Sonntag: Neurosurgical management of acute atlas-axis combination fractures. A review of 25 cases. J. Neurosurg. 70 (1989) 45–49

Dorne, H. L., N. Just, P. H. Lander: CT recognition of anomalies of the posterior arch of the atlas vertebra: differentiation from fracture. Amer. J. Neuroradiol. 7 (1986) 176–177

Dublin, A. B., W. M. Marks, D. Weinstock, T. H. Newton: Traumatic dislocation of the atlanto-occipital articulation (AOA) with short-term survival. J Neurosurg. 52 (1980) 541–546

Dunn, M. E., E. L. Seljeskog: Experience in the management of odontoid process injuries: an analysis of 128 cases. Neurosurgery 18 (1986) 306–310

Dussault, R. G., B. Effendi, D. Roy, B. Cornish, C. A. Laurin: Locked facets with fracture of the neural arch of the axis. Spine 8 (1983) 365–367

Dvorak, J., L. Penning, J. Hayek, M. M. Panjabi, D. Grob, R. Zehnder: Functional diagnostics of the cervical spine using computer tomography. Neuroradiology 30 (1988) 132–137

Edgar, M. A., T. R. Fisher, T. McSweeney, W. M. Park: Tetraplegia from hangman's fracture: report of a case with recovery. Injury 3 (1972) 199–202

Effendi, B., D. Roy, B. Cornish, R. G. Dussault, C. A. Lauring: Fractures of the ring of the axis: a classification based on the analysis of 131 cases. J. Bone Jt Surg. 63 B (1981) 319–327

Eismont, F. J., H. H. Bohlman: Posterior atlanto-occipital dislocation with fractures of the atlas and odontoid process: report of a case with survival. J. Bone Jt Surg. 60 A (1978) 397–399

Elliott, J. M., L. F. Rogers, J. P. Wissinger, J. F. Lee: The hangman's fracture. Radiology 104 (1972) 303–307

Ersmark, H., R. Kalen: Injuries of the atlas and axis. A follow-up study of 85 axis and 10 atlas fractures. Clin. Orthop. 217 (1987) 257–260

Esses, S., F. Langer, A. Gross: Fracture of the atlas associated with fracture of the odontoid process. Injury 12 (1981) 310–312

Etter, C., M. Coscia, R. Ganz, M. Aebi: Die Schraubenosteosynthese von Densfrakturen. Operationstechnische Aspekte und Ergebnisse. Unfallchirurg 92 (1989) 220–226

Evarts, C. M.: Traumatic occipito-atlantal dislocation: report of a case with survival. J. Bone Jt Surg. 52 A (1970) 1653–1660

Ewald, F. C.: Fracture of the odontoid process in a seventeen-month-old-infant treated with a halo. A case report and discussion of the injury under the age of three. J. Bone Jt Surg. 53 A (1971) 1636–1640

Farthing, J. W.: Atlantocranial dislocation with survival. A case report. N. C. med. J. 9 (1948) 34–36

Fielding, J. W.: Injuries to the upper cervical spine. Instruct. Course Lect. 36 (1987) 483–494

Fielding, J. W., R. J. Hawkins: Atlanto-axial rotatory fixation. J. Bone Jt Surg. 59 A (1977) 37–44

Fielding, J. W., G. V. B. Cochran, J. F. Lansing: Tear of the transverse ligament of the Atlas. A clinical and biomechanical study. J. Bone Jt Surg 56 A (1974) 1683–1691

Fielding, J. W., R. J. Hawkins, S. A. Ratzan: Spine fusion for atlanto-axial instability. J. Bone Jt Surg 58 A (1976) 400–407

Filipe, G., O. Berges, J. P. Lebard, H. Carlioz: Instabilités post-traumatiques entre l'atlas et l'axis chez l'enfant. A propos de cinq observations. Rev. Chir. orthop. 68 (1982) 461–469

Fowler, J. L., A. Sandhu, R. D. Fraser: A review of fracture of the atlas vertebra. J. spin. Disord. 3 (1990) 19–24

Francis, W. R., J. W. Fielding, R. J. Hawkins, J. Pepin, R. Hensinger: Traumatic spondylolisthesis of the axis. J. Bone Jt Surg. 63 B (1981) 313–318

Francis, W. R., J. W. Fielding: Traumatic spondylolisthesis of the axis. Orthop. Clin. N. Amer. 9 (1978) 1011–1027

Fruin, A. H., T. P. Pirotte: Traumatic atlantooccipital dislocation. J. Neurosurg. 46 (1977) 663–666

Fujii, E., K. Kobayashi, K. Hirabayashi: Treatment in fractures of the odontoid process. Spine 13 (1988) 604–609

Gaa, J., H. K. Deininger: Die traumatische atlanto-occipitale Dislokation in der konventionellen Röntgendiagnostik. Radiologe 29 (1989) 354–358

Gabrielsen, T. O., J. A. Maxwell: Traumatic atlantooccipital dislocation with case report of a patient who survived. Amer. J. Roentgenol. 97 (1966) 624–629

Garber, J. N.: Abnormalities of the atlas and the axis vertebrae. Congenital and traumatic. J. Bone Jt Surg. 46 A (1964) 1782–1791

Gehweiler, J. A., D. E. Duff, S. Martinez, M. D. Miller, W. M. Clark: Fractures of the atlas vertebra. Skelet. Radiol. 1 (1976) 97–102

Gehweiler, J. A. jr., R. H. Daffner, L. Roberts jr.: Malformations of the atlas vertebra simulating the Jefferson fracture. Amer. J. Roentgenol. 140 (1983) 1083–1086

Gehweiler, J. A., R. L. Osborne, R. F. Becker: The radiology of vertebral trauma. Saunders, Philadelphia (1980)

Geipel, P.: Zur Kenntnis der Spaltbildungen des Atlas und Epistropheus. Zbl. allg Pathol. 94 (1955) 19–84

Georgopoulos, G., P. D. Pizzutillo, M. S. Lee: Occipito-atlantal instability in children. J. Bone Jt Surg. 69 A (1987) 429–436

Gerlock, A. J., M. Mirfakhraee, E. C. Benzel: Computed tomography of traumatic atlantooccipital dislocation. Neurosurgery 13 (1983) 316–319

Gille, P., J. F. Bonneville, J. Y François, D. Aubert, G. Peltre, J. P. P. Canal: Fracture des pédicules de l'axis chez un nourisson battu. Chir. pediat. 21 (1980) 343–344

Gimeno-Vidal, F.: Die Bogenbrüche des zweiten Halswirbels. Arch. klin. Chir. 203 (1942) 291–303

Goddard, N. J., J. Stabler, J. S. Albert: Atlanto-axial rotatory fixation and fracture of the clavicle. J. Bone Jt Surg. 72 B (1990) 72–75

Gögler, H. S., S. Athanasiadis: Fatal cervical dislocation related to wearing a seat belt: a case report. Injury 10 (1978) 196–200

Goldstein, S. J., J. H. Woodring, A. B. Young: Occipital condyle fracture associated with cervical spine injury. Surg. Neurol. 17 (1982) 350–352

Govender, S., R. W. Charles: Fracture of the dens in ankylosing spondylitis. Injury 18 (1987) 213−214

Griffiths, S. C: Fracture of odontoid process in children. J. pediat. Surg. 7 (1972) 680−683

Grisel, P.: Enucléation de l'atlas et torticolis naso-pharyngien. Presse méd. 4 (1930) 50−53

Grobovschek, M., W. Scheibelbrandner: Atlanto-occipital dislocation. Neuroradiology 25 (1983) 173−174

Grogono, B. J. S.: Injuries of the atlas and axis. J. Bone Jt Surg. 36 B (1954) 397−410

Hadley, M. N., C. Browner, V. K. Sonntag: Axis fractures: a comprehensive review of management and treatment in 107 cases. Neurosurgery 17 (1985) 281−290

Hadley, M. N., C. M. Browner, S. S. Liu, V. K. Sonntag: New subtype of acute odontoid fractures (type IIA). Neurosurgery 22 (1988) 67−71

Hadley, M. N., C. A. Dickman, C. M. Browner, V. K. Sonntag: Acute axis fractures: a review fo 229 cases. J. Neurosurg. 71 (1989) 642−647

Hadley, M. N., V. K. H. Sonntag, R. W. Grahm, R. Masferrer, C. Browner: Axis fractures resulting from motor vehicle accidents. The need for occupant restraints. Spine 11 (1986) 861−864

Hanssen, A. D., M. E. Cabanela: Fractures of the dens in adult patients. J. Trauma 27 (1987) 928−934

Haralson, R. H., H. B. Boyd: Posterior dislocation of the atlas on the axis without fracture. Report of a case. J. Bone Jt Surg. 51 A (1969) 561−566

Harding-Smith, J., P. K. Mac Intosh, K. J. Sherbon: Fracture of the occipital condyle. A case report and review of the literaure. J. Bone Jt Surg. 63 A (1981) 1170−1171

Hardy, J., J. C. Pouliquen, P. Livernaux: Luxation traumatique C1-C2 chez l'enfant. Rev. Chir. orthop. 76 (1990) 17−22

Haughton, S.: On hanging, considered from a mechanical and physiological point of view. Phil. Mag. J. Sci. 32 (1866) 23−34

Hays, M. B., G. J. Alker jr.: Fractures of the atlas vertebra. The two-part burst fracture of Jefferson. Spine 13 (1988) 601−603

Hentzer, L., M. Schalimtzek: Fractures and subluxations of the atlas and axis. A follow-up study of 20 patients. Acta orthop. scand. 42 (1971) 251−258

Highland, T. R., D. D. Aronson: Traumatic rupture of the cervical transverse ligament in a child with a normal odontoid process. A case report. Spine 11 (1986) 73−75

Highland, T. R., G. G. Salcioccioli: Is immobilization adequate treatment of unstable burst fractures of the atlas? A case report with long-term follow-up evaluation. Clin. Orthop. 201 (1985) 196−200

Höllerhage, H. G., R. R. Renella, H. Becker: Fraktur des Condylus occipitalis. Fallbeschreibung und Literaturübersicht. Zbl. Neurochir. 47 (1986) 250−258

Holt, R. G., C. A. Helms, P. L. Munk, T. Gillespy: Hypertrophy of C-1 anterior arch: useful sign to distinguish os odontoideum from acute dens fracture. Radiology 173 (1989) 207−209

Hungerford, G. D., V. Akkaraju, S. E. Rawe, G. F. Young: Atlanto-occipital and atlanto-axial dislocations with spinal cord compression in Down's syndrome: a case report and review of the literature. Brit. J. Radiol. 54 (1981) 758−761

Husby, J., K. H. Sorensen: Fracture of the odontoid process of the axis Acta orthop. scand. 45 (1974) 182−192

Illgner, A., H. Reilmann, T. Pohlemann, R. Grote, G. Rossbach: Ein Fall einer offenen vorderen Atlasbogenfraktur durch einen gasgefederten Bürodrehstuhl. Unfallchirurg 89 (1986) 138−141

Jackson, H.: The diagnosis of minimal atlanto-axial subluxation. Brit. J. Radiol. 23 (1950) 672−674

Jacoby, C. G.: Fracture of the occipital condyle. Amer. J. Roentgenol. 132 (1979) 500

Jahna, H.: Behandlung und Behandlungsergebnisse von 90 Densfrakturen und Luxationsfrakturen. H. Unfallh. 108 (1971) 72−76

Jahna, H.: Vorschläge zur Vermeidung von Pseudarthrosen nach Frakturen des Dens axis. Unfallchirurgie 3 (1977) 19

Jakim, I., M. B. Sweet: Transverse fracture through the body of the axis. J. Bone Jt Surg. 70 B (1988) 728−729

Jakim, I., M. B. E. Sweet, T. Wisniewski, E. D. Gantz: Isolated avulsion fracture of the anterior tubercle of the atlas. Arch. orthop. traum. Surg. 108 (1989) 377−379

Jeanneret, B.: Die traumatische Spondylolisthesis C2 (hangman's fracture). Eine klinische Untersuchung. Diss. Bern 1983

Jeanneret, B.: A Combined Fracture of the Anterior and Posterior Arch of the Atlas Due to Extreme Lateral Bending: Case Report. In Kehr, P., A. Weidner: Cervical Spine I. Springer, Berlin 1987a

Jeanneret, B.: Simultane Rotation und Seitwärtsneigung des Kopfes: ein klinisches Zeichen der Rotationseinschränkung im Bewegungssegment C1/2. Z. Orthop. 125 (1987b) 10−13

Jeanneret, B., F. Magerl: Thrombosis of the vertebral artery. A rare complication following traumatic spondylolisthesis of the second cervical vertebra. Spine 11 (1986) 179−182

Jeanneret, B., F. Magerl: Primary posterior fusion C1/2 in odontoid fractures: indications, technique and results of transarticular screw fixation. J. spin. Disord. 5 (1992) 464−475

Jeanneret, B., F. Magerl, J. C. Ward: Overdistraction: a hazard of skull traction in the management of acute injuries of the cervical spine. Arch. orthop. traum. Surg. 110 (1991a) 242−245

Jeanneret, B., F. Magerl, E. Halter Ward, J.-Ch. Ward: Posterior stabilization of the cervical spine with hook plates. Spine 16 (1991b) 56−63

Jeanneret, B., O. Vernet, S. Frei, F. Magerl: Atlanto-axial mobility after screw fixation of the odontoid: computed tomography study. J. spin. Disord. 4 (1991c) 203−211

Jefferson, G.: Fracture of the atlas vertebra. Report of four cases, and a review of those previously recorded. Brit. J. Surg. (1920) 407−422

Jefferson, G.: Remarks on fractures of the first cervical vertebra. Brit. med. J. 2(1927) 153−157

Jeffrey, E.: Disorders of the cervical spine. Butterworths, London 1980

Jellinger, K., G. Lunglmayer, K. Vass: Progressive Spätmyelopathie nach Luxationsfraktur des Dens epistrophei. Dtsch. Z. Nervenheilk. 190 (1967) 107−135

Jevtich, V.: Horizontal fracture of the anterior arch of the atlas. Case report. J. Bone Jt Surg. 68 A (1986) 1094−1095

Jevtich, V.: Traumatic lateral atlanto-occipital dislocation with spontaneous bony fusion. A case report. Spine 14 (1989) 123−124

Jones, D. N., A. M. Knox, M. R. Sage: Traumatic avulsion fracture of the occipital condyles and clivus with associated unilateral atlantooccipital distraction. Amer. J. Neuroradiol. 11 (1990) 1181−1183

Kahanovitz, N., M. C. Mehringer, P. H. Johanson: Intracranial entrapment of the atlas complicating and untreated fracture of the posterior arch of the atlas. A case report. J. Bone Jt Surg. 63 A (1981) 831−832

Kamman, G. R.: Recurring atlo-axial dislocation with repeated involvement of the cord and recovery. J. Amer. med. Ass. 112 (1939) 2018−2020

Kaplan, S. L., C. G. Tun, M. Sarkarati: Odontoid fracture complicating ankylosing spondylitis. Spine 15 (1990) 607−610

Kattan, K. R.: Two features of the atlas vertebra simulating fractures by tomography. Amer. J. Roentgenol. 132 (1979) 963−965

Kattan, K. R.: „Trauma" and „No-Trauma" of the Cervical Spine. Thomas, Springfield 1975 (p. 117)

Kaufmann, R. A., J. C. Dunbar, J. A. Botsford, R. L. McLaurin: Traumatic longitudinal atlanto-occipital distraction injuries in children. J. Amer. med. Ass. (1982) 415−419

Keene, G. C. R., M. R. Hone, M. R. Sage: Atlas fracture: demonstration using computerized tomography. A case report. J. Bone Jt Surg. 60 A (1978) 1106–1107

Kehr, P., M. Mitteau, I. P. Steib, J. Sengler: Rotationsluxation C1/C2 nach chiropraktischer Manipulation bei einer jungen Patientin. Manu. Med. 27 (1989) 11–13

Kershner, M. S., G. A. Goodman, G. S. Perlmutter: Computed tomography in the diagnosis of an atlas fracture. Amer. J. Roentgenol. 128 (1977) 688–689

Kirshenbaum, K. J., S. R. Nadimpalli, R. Fantus, R. P. Cavallino: Unsuspected upper cervical spine fractures associated with significant head trauma: role of CT. J. Emerg. Med. 8 (1991) 183–198

Kissinger, P.: Luxationsfraktur im Atlantooccipitalgelenke. Zbl. Chir. 37 (1900) 933–934

Kloss, K.: Spätbeschwerden 35 Jahre nach Fraktur des Dens epistophei. Wien. med. Wschr. 116 (1966) 1050–1052

Knopf, W., I. Grossmann, G. Klages: Intraossäre Kompressionsosteosynthese der Dens-axis-Fraktur – Ein alternatives Therapiekonzept? Beitr. Orthop. Traumatol. 30 (1983) 318–323

Knöringer, P.: Zur Behandlung frischer Frakturen des Dens axis durch Kompressions-Schraubenosteosynthese. Neurochirurgia 27 (1984) 68–72

Kocks, W., R. Kalff, K. Roosen, W. Grote: Spina bifida anterior atlantis-Fehlinterpretation einer angeborenen Missbildung als Dens-Fraktur. Unfallchir. 89 (1986) 142–144

Köhler, T., T. Pauly, E. Ludolph: Geschlossene atlantookzipitale Luxation (Dekapitation) nach Motorradunfall. Unfallchirurgie 13 (1987) 278–280

Kornberg, M.: Atypical unstable burst fracture of the atlas. Treated by primary atlantoaxial fusion. Orthop. Rev. 15 (1986) 727–729

Koress, D. S., J. Kouvaras, G. Hartofilakides: Les fracture de l'atlas. Int. Orthop. 9 (1985) 231–234

Landells, C. D., P. K. Van Peteghem: Fractures of the atlas: classification, treatment and morbidity. Spine 13 (1988) 450–452

Lee, C., J. H. Woodring, J. W. Walsh: Carotid and vertebral artery injury in survivors of atlanto-occipital dislocation: case reports and literature review. J. Trauma 31 (19917 401–407

Lee, C., J. H. Woodring, S. J. Goldstein, T. L. Daniel, A. B. Young, P. A. Tibbs: Evaluation of traumatic atlantooccipital dislocations. Amer. J. Neuroradiol. 8 (1987) 19–26

Le Minor, J. M., P. Rosset, L. Favard, P. Burdin: Fracture of the anterior arch of the atlas associated with a congenital cleft of the posterior arch. Demonstration by CT. Neuroradiology 30 (1988) 444–446

Lesoin, F., A. Autricque, K. Franz, L. Villette, M. Jomin: Transcervical approach and screw fixation for upper cervical spine pathology. Surg. Neurol. 27 (1987) 459–465

Lesoin, F., M. Blondel, P. Dhellemmes, C. E. Thomas, C. Viaud, M. Jomin: Post-traumatic atlanto-occipital dislocation revealed by sudden cardiorespiratory arrest (letter). Lancet 2 (1984) 447–448

Levine, A. M., C. C. Edwards: The management of traumatic spondylolisthesis of the axis. J. Bone Jt Surg. 67 A (1985) 217–225

Levine, A. M., C. C. Edwards: Fractures of the atlas. J. Bone Jt Surg. 73 A (1991) 680–691

Lipson, S. J.: Fractures of the atlas associated with fractures of the odontoid process and transverse ligament ruptures. J. Bone Jt Surg. 59 A (1977) 940–943

Lucchese, G.: Due casi di frattura dell'espistropheo senza sintomie nervosi. Chir. Org. Mov. 15 (1931) 481–496

Lutman, M., G. Girelli, G. Galassio: La frattura orizzontale dell'arco anteriore dell'atlante; presentazione di un caso. Radiol. med. 71 (1985) 538–540

Magerl, F., P.-S. Seemann: Stable posterior fusion of the atlas and axis by transarticular screw fixation. In Kehr, P., A. Weidner: Cervical Spine I. Springer, Berlin 1987 (pp. 322–327)

Maki, N. J.: A transverse fracture through the body of the axis. Spine 10 (1985) 857–859

Malgaigne, J. F.: Traité des fractures et des luxations. Paris, Baillière 1850 (pp. 320–322)

Manz, H. J., H. Bauer: Pathologic fracture of odontoid process secondary to amyloid desposition. J. Neurol. 225 (1981) 277–282

Marar, B. C.: Fractures of the axis: „hangman's fracture" of the cervical spine. Clin. Orthop. 106 (1975) 155–165

Marar, B. C., C. K. Tay: Fracture of the odontoid process. Aust. N. Z. J. Surg. 46 (1976) 231–236

Mariani, P. J.: Occipital condyle fracture presenting as retropharyngeal hematoma. Ann. Emerg. Med. 19 (1990) 1447–1449

Martel, W.: The occiptio-atlanto-axial joints in rheumatoid arthritis and ankylosing spondylitis. Am. J. Roentgenol. 86 (1961) 223–240

Mendelsohn, D. B., M. Meyerson, R. Friedman: Fracture of the anterior arch of the atlas: the result of direct oropharyngeal trauma. Clin. Radiol. 34 (1983) 157–160

Meyer, S., M. Villarreal: A three-level fracture of the axis in a patient with osteogenesis imperfecta. Spine 11 (1986) 505–506

Mikawa, Y., R. Watanabe, Y. Yamano, K. Ishii: Fracture through a synchrondrosis of the anterior arch of the atlas. J. Bone Jt Surg. 69 B (1987) 483

Miltner, E., D. Kallieris, G. Schmid, M. Müller: Verletzungen der Schädelbasiskondylen bei tödlichen Straßenverkehrsunfällen. Z. Rechtsmed. 103 (1990) 523–528

Montante, I., F. J. Esimont, B. A. Green: Traumatic occipitoatlantal dislocation. Spine 16 (1991) 112–116

Monu, J., S. P. Bohrer, G. Howard: Some upper cervical spine norms. Spine 12 (1987) 515–519

Moskovich, R., H. A. Crockard: Posttraumatic atlantoaxial subluxation and myelopathy. Efficacy of anterior decompression. Spine 15 (1990) 442–447

Müller, J. H. Bilow: Frische Fraktur des Dens epistropheus oder Os odontoideum als Skelettanomalie? Akt. Traumatol. 15 (1985) 280–281

Nakanishi, T., T. Sasaki, N. Tokita, K. Hirabayashi: Internal fixation for the odontoid fracture. Orthop. Transactions 6 (1982) 176

Norrell, H., C. B. Wilson: Early anterior fusion for injuries of the cervical spine. J. Amer. med. Ass. 3 (1970) 525–530

Ono, K., K. Yonenobu, T. Fuji, K. Okada: Altantoaxial rotatory fixation. Radiographic study of its mechanism. Spine 10 (1985) 602–607

Orbay, T., S. Aykol, Z. Seçkin, R. Ergün: Late hypoglossal nerve palsy following fracture of the occipital condyle. Surg. Neurol. 31 (1989) 402–404

O'Brien, J. J., W. L. Butterfield, H. R. Grossling: Jefferson fracture with disruption of the transverse ligament. A case report. Clin. Orthop. 126 (1977) 135–138

Page, C. P., J. L. Story, J. L Wissinger, C. L. Branch: Traumatic atlantooccipital dislocation: case report. J. Neurosurg. 39 (1973) 394–397

Pang, D., J. E. Wilberger jr.: Traumatic atlanto-occipital dislocation with survival: case report and review. Neurosurgery 7 (1980) 503–508

Paradis, G. R. J. M. Janes: Posttraumatic atlantoaxial instability: the fate of the odontoid process fracture in 46 cases. J. Trauma 13 (1973) 359–367

Paterson, A. M.: A case of fracture of cervical vertebrae. J. Anat. London 24 (1890)

Patzakis, M. J., A. Knopf, M. Elfering et al: Posterior dislocation of the atlas on the axis. J. Bone Jt Surg. 56 A (1974) 1260–1262

Pedersen, H. E., L. J. Roy, G. G. Salciccioli: Fractures of cervical 2. J. Bone Jt Surg. 49 A (1967) 1472

Peeters, F., B. Verbeeten: Evaluation of occipital condyle fracture and atlantic fracture, two uncommon complications of cranio-vertebral trauma. Fortschr. Röntgenstr. 138 (1983) 631–633

Pelker, R. R., G. S. Dorfman: Fracture of the axis associated with vertebral artery injury. A case report. Spine 11 (1986) 621–623

Pennecot, G. F., P. Leonard, S. P. Des Gachons, J. R. Hardy, J. C. Pouliquen: Traumatic ligamentous instability of the cervical spine in children. J. Pediat. Orthop. 4 (1984) 339–345

Penning, L.: Functional Pathology of the Cervical Spine. Excerpta Med. Foundation, Amsterdam 1968

Pepin, J. W., R. J. Hawkins: Traumatic spondylolisthesis of the axis: hangman's fracture. Clin. Orthop. 157 (1981) 133–138

Pick, R. Y.: Cleft arch of atlas simulating fracture of the odontoid process. Spine 6 (1981) 419–422

Pierce, D. S., J. S. Barr: Fractures at dislocations and the base of the skull and upper cervical spine. In: Cervical Spine Research Society: The Cervical Spine Lippincott, Philadelphia 1983 (pp. 201–203)

Plaut, H. F.: Fracture of the atlas in automobile accidents. J. Amer. med. Ass. 110 (1938) 1892–1894

Polga, J. P., G. G. Cramer: Cleft anterior arch of atlas simulating odontoid fracture. Radiology 113 (1974) 341

Pouyanne, L., M. Bombart, J. Senegas, L. Barouk: Les fractures de l'axis. J. Chir. 98 (1969) 7–17

Powers, B., M. D. Miller, R. S. Kramer, S. Martinez, J. A. Gehweiler jr.: Traumatic anterior atlanto-occipital dislocation. Neurosurgery 4 (1979) 12–17

Proubasta, I. R., R. N. Sancho, J. R. Alonso, A. H. Palacio: Horizontal fracture of the anterior arch of the atlas. Report of two cases and review of the literature. Spine 12 (1987) 615–618

Ramadier, J. O., J. F. Aleon, J. Servant: Les fractures de l'apophyse odontoide. 94 cas dont 61 traités par arthrodèse. Rev. Chir. Orthop. 62 (1976) 171–189

Ramon-Soler, R.: Traumatisme insolite de l'atlas: fracture transversale de son arc antérieur. Rev. Chir. Orthop. 56 (1970) 488–490

Ramsay, A. H., B. P. Waxman, J. F. O Brien: A case of traumatic atlanto-occipital dislocation with survival. Injury 17 (1986) 412–413

Rasool, M. N., S. Govender: Traumatic dislocation of the atlanto-occipital joint (letter). S. Afr. med. J. 72 (1987) 295

Redlund-Johnell, I.: Atlanto-occipital dislocation in rheumatoid arthritis. Acta radiol., Diagn. 25 (1984) 165–168

Renwick, I. G.: The type III dens fracture and its associated soft-tissue injuries: a different form of hangman's fracture. Brit. J. Radiol. 63 (1990) 495–496

Roberts, A., J. Wickstrom: Prognosis of odontoid fractures. J. Bone Jt Surg. 54 A (1972) 1353

Robertson, W. G. A.: Recovery after judicial hanging. Brit. med. J. 1 (1935), 121–122

Rockswold, G. L., E. L. Seljeskog: Traumatic atlantocranial dislocation with survival. Minn. Med. 62 (1979) 151–152

Roush, R. D., G. G. Salciccioli: Fracture of the anterior tubercle of the atlas. Case report. J. Bone Jt Surg. 64 A (1982) 626–627

Roy-Camille, R., J. F. Blenyie, G. Saillant, T. Judet: Fracture de l'odontoide associée à une fracture des pédicules de l'axis. Rev. Chir. orthop. 65 (1979) 387–391

Roy-Camille, R., J.-Y. De la Caffinière, G. Saillant: Traumatisme du rachis cervical supérieur C1-C2. Masson, Paris 1973

Roy-Camille, R., G. Saillant, T. Judet, G. de Botton, G. Michel: Eléments de prognostic de fractures de l'odontoide. Rev. Chir. orthop. 66 (1980) 183–186

Royster, R. M., R. F. Dryer, V. X. Deeney: Traumatic atlantal anterior arch fracture with associated avulsion fracture of the transverse ligament attachment: a previously undescribed combined entity. Spine 12 (1987) 1058–1068

Ryan, M. D., T. K. F. Taylor: Odontoid fractures. A rational approach to treatment. J. Bone Jt Surg. 64 B (1982) 416–421

Sanjay, D. S., J. M. Coumas, A. Danylevich et al: Fracture of the ocipital condyle: case report and review of the literature. J. Trauma 30 (1990) 240–241

Sassard, W. R., C. F. Heinig, W. R. Pitts: Posterior atlanto-axial dislocation without fracture. J. Bone Jt Surg. 56 A (1974) 625–628

Saternus, K. S.: Bruchformen des Condylus occipitalis. Z. Rechtsmed. 99 (1987) 95–108

Savolaine, E. R., N. A. Ebrahaim, W. T. Jackson, J. J. Rusin: Three-dimensional computed tomography in evaluation occipital condyle fracture. J. Orthop. Trauma 3 (1989) 71–75

Schatzker, J., C. H. Rorabeck, J. P. Waddell: Fractures of the dens (odontoid process). An analysis of thirty-seven cases. J. Bone Jt Surg. 53 B (1971) 392–405

Scher, A. T.: Displacement of the spinolaminar line – a sign of value in fractures of the upper cervical spine. A report of 2 cases. S. Afr. med. J. 56 (1979) 58–61

Scher, A. T.: The value of retropharyngeal swelling in the diagnosis of fractures of the atlas. S. Afr. med. J. 58 (1980) 451–452

Scher, A. T.: Rugby injuries ot the upper cervical spine. S. Afr. med. J. 64 (1983) 456–458

Schild, H., F. Schweden, H. Weigand: Horizontalfraktur des ventralen Atlasbogens. Fortschr. Röntgenstr. 136 (1982) 485–486

Schliack, H., P. Schaefer: Hypoglossus- und Acessoriuslähmung bei einer Fraktur des Condylus occipitalis. Nervenarzt 36 (1965) 362–364

Schlicke, L. H., R. A. Callahan: A rational approach to burst fractures of the atlas. Clin. Orthop. 154 (1981) 18–21

Schmitt, H. P., R. Gladisch: Multiple Frakturen des Atlas mit zweizeitiger tödlicher Vertebralisthrombose nach Schleudertraume der Halswirbelsäule. Arch. Orthop. Unfallchir. 87 (1977) 235–244

Schneider, R. C., K. E. Livingson, A. J. E. Cave, G. Hamilton: Hangman's fracture of the cervical spine. J. Neurosurg. 22 (1965) 141–154

Schwarz, G. A., R. S. Wigton: Fracture-dislocations in the region of the atlas and axis, with consideration of delayed neurological manifestations and some roentgenographic features. Radiology 28 (1937) 601–607

Schweigel, J. F.: Treatment of odontoid fractures by the halo-thoracic brace technique. J. Bone Jt Surg. 59 B (1977) 509

Scott, L. B., M. B. Cantab: Reports on medical and surgical practice in the hospitals and asylium of the British Empire. Brit. med. J. 1 (1904) 247–248

Scott, E. W., R. W. Haid jr., D. Peace: Type I fractures of the odontoid process: implications for atlanto-occipital instability. Case report J. Neurosurg. 72 (1990) 488–492

Segal, L. S., J. O. Grimm, E. S. Stauffer: Non-union of fractures of the atlas. J. Bone Jt Surg. 69 A (1987) 1423–143

Seimon, L. P.: Fracture of the odontoid process in young children. J. Bone Jt Surg 59 A (1977) 943–948

Sherk, H. H.: Lesions of the atlas and axis. Clin. Orthop. 109 (1975) 33–41

Sherk, H. H.: Fractures of the atlas and odontoid process. Orthop. Nlin. N. Amer. 9 (1978) 973–984

Sherk, H. H., H. T. Nicholson: Fractures of the atlas. J. Bone Jt Surg. 52 A (1970) 1017–1024

Sherk, H. H., N. Giri, J. T. Nicholson: Gunshot wound with fracture of the atlas and arteriovenous fistula of the vertebral artery. Case report. J. Bone Jt Surg. 56 A (1974) 1738–1740

Sherk, H. H., J. T. Nicholson, S. M. Chung: Fractures of the odontoid process in young children. J. Bone Jt Surg. 60 A (1978) 921–924

Sicard, A., J. Picard, H. Martin: Les fractures isoleés de l'atlas. J. Chir. (Paris) 75 (1958) 521–538

Sicard, A., R. Touzard, G. A. Assa: Résultats de l'arthrodèse mixte atloido-axoidienne dans les fractures de l'apophyse odontoide. J. Chir. (Paris) 103 (1972) 21–21

Signoret, F., J. M. Feron, H. Bonfait, A. Patel: Fractured odontoid with fractured superior articular process of the axis. J. Bone Jt Surg. 68 (1986) 182–184

Sköld, G.: Fractures of the neural arch and odontoid process of the axis: a study of their causation. Z. Rechtsmed. 82 (1978) 89–103

Slasky, B. S., P. Nelson, D. L. Herbert: Complex atlas fracture with posterior dislocation of one lateral mass. Neurosurgery 8 (1981) 604–607

Sonntag, V. K., M. N. Hadley, C. A. Dickman, C. M. Browner: Atlas fractures: treatment and long-term results. Acta neurochir. Suppl. 43 (1988) 63–68

Sotgiu, F. P. Guido, G. C. Melis: A new concept in the treatment of fractures of the dens of the axis in view of the high indicence of non-union. Ital. J. Orthop. Traumatol. 11 (1985) 323–329

Spence, K. R., S. Decker, K. W. Sell: Bursting atlantal fracture associated with rupture of the transverse ligament. J. Bone Jt Surg. 52 A (1970) 543–549

Spencer, J. A., J. W. Yeakley, H. H. Kaufman: Fracture of the occipital condyle. Neurosurgery 15 (1984) 101–103

Spirig, P.: Ein Fall einer Condylus-Occipitalis-Fraktur. Z. Unfallchir. Versicherungsmed. Berufskr. 78 (1985) 119–122

Steimle, R., J. Godard, G. Jacquet, M. Zaitouni, F. Chico, M. Orabi, O. Farhat: Fracture récente de l'odontoide. Vissage par voir antérieure. A propos de 9 cas. Chirurgie 114 (1988) 585–591

Stewart, G. C. jr., J. A. Gehweiler jr., R. H. Laib, S. Martinez: Horizontal fracture of the anterior arch of the atlas. Radiology 122 (1977) 349–352

Stowsand, D., J. Salam, W. Müller: Frakturen im Dens axis. Z. Orthop. 112 (1974) 875

Sullivan, A. W., N.Y. Rochester: Subluxation of the atlanto-axial joint: sequel to inflammatory processes of the neck. J. Pediat. 35 (1949) 451

Suss, R. A., K. J. Bundy: Unilateral posterior arch fractures of the atlas. Amer. J. Neuroradiol. 5 (1984) 783–786

Suss, R. A., R. D. Zimmermann, N. E. Leeds: Pseudospread of the atlas: false sign of Jefferson fracture in young children. Amer. J. Roentgenol. 140 (1983) 1079–1082

Sutterlin, C. E., I. Gutentag, C. R. Martinez, G. Rechtine: False-positive diagnosis fo an odontoid fracture by CT scan. J. Orthop. Trauma 3 (1989) 349–351

Swischuk, L. E., C. K. Hayden jr., M. Sarwar: The dens-arch synchondrosis versus the hangman's fracture. Pediat. Radiol. 8 (1979) 100–102

Swischuk, L. E., C. K. Hayden jr., M. Sarwar: The posteriorly tilted dens. A normal variation mimicking a fractured dens. Pediat. Radiol. 8 (1979) 27–28

Symeonidis, P., M. Caracostas, E. Vayanos, O. Capetsis, C. Economou: Fractures de l'apophyse odontoide de l'axis. Rev. Chir. orthop. 62 (1972) 405–412

Termansen, N. B.: Hangman's fracture. Acta orthop. scand. 45 (1974) 529–539

Thomeier, W.C., D. C. Brown, S. E. Mirvis: The laterally tilted dens: a sign of subtle odontoid fracture on plain radiography. Amer. J. Neuroradiol. 11 (1990) 605–608

Tolo, V. T., A. J. Weiland: Unsuspected atlas fracture and instability associated with orpharyngeal injury: case report. J. Trauma 19 (1979) 278–290

Traynelis, V. C., G. D. Marano, R. O. Dunker, H. H. Kaufmann: Traumatic atlanto-occipital dislocation. Case report. J. Neurosurg. 65 (1986) 863–870

Turoczy, L., J. Kenz, R. Veres: Fixed traumatic rotatory atlantic dislocation through interposed bony fragment. Reduction after transoral removal of bony fragment and posterior occipitocervical stabilization. Neuro-Orthopedics 11 (1991) 125–131

Valaskatzis, E. P., A. J. Hammer: Fracture of the occipital condyle. A case report. S. Afr. med. J. 77 (1990) 47–48

Van Den Bout, A. H., G. F. Domisse: Traumatic atlantooccipital dislocation. Spine 11 (1986) 174–176

Vermooten, V: A study of the fracture of the epistropheus due to hanging with a note on the possible causes of death. Anat. Rec. 20 (1921) 305–311

Vichard, P., G. Dreyfus-Schmidt, A. Zeil: Réflections à propos d'une série continue de 66 observations de fracture de l'apophyse odontoide de l'axis. L'intérêt d'une ostéosynthèse stable sans arthrodèse C1-C2 associée. Chirurgie 113 (1987) 427–432

Vichard, P., J. Mirbey, P. Pinon: Intérêt de l'arthrodèse antérieure dana le traitement de l fracture des pédicules de l'axis. J. Chir. (Paris) 118 (1981) 565–572

Von Ahlgren, P., J. V. Dahlerup: Fractura condylus occipitalis. Festschr. Röntgenstr. 101 (1964) 202–204

Von Torklus, D., W. Gehle: Die obere Halswirbelsäule. Thieme, Stuttgart 1975

Wackenheim, A.: Roentgen diagnosis of the craniovertebral region. Springer, Berlin 1974

Werne, S.: Spontaneous atlas dislocation. Acta orthop. scand. 25 (1955/56) 32–43

Werne, S.: Studies in spontaneous atlas dislocation. Acta orthop. scand. Suppl. 23 (1957) 1–150

Wessels, L. S.: Fracture of the occipital condyle. A report of 3 cases. S. Afr. J. Surg. 28 (1990) 155–156

White, A. A., H. L. Moss: Hangman's fracture with nonunion and late cord compression. J. Bone Surg. 60 A (1978a) 839–940

White, A. A., M. M. Panjabi: Clinical biomechanics of the spine. Lippincot, Philadelphia (1978b)

White, A. A., R. M. Johnson, M. M. Panjabi, W. O. Southwick: Biomechanical analysis of clinical stability in the cervical spine. Clin. Orthop. 109 (1975) 85–95

Williams, A. L., G. F. Carrera, J. P. Grogan, D. P. Ullrich: Vacuum phenomenon as a sign of an ununited, unstable dens fracture. Amer. J. Neuroradiol. 8 (1987) 1144–1145

Williams, T. G.: Hangman's fracture. J. Bone Jt Surg. 57 B (1975) 82–88

Wong, D. A., R. P. Mack, T. K. Craigmile: Traumatic atlatoaxial dislocation without fracture of the odontoid. Spine 16 (1991) 587–589

Wood, Jones, F.: The ideal lesion produced by judicial hanging. Lancet 1 (1913) 53

Woodring, J. H., A. C. Selke, D. E. Duff: Traumtic atlantooccipital dislocation with survival. Amer. J. Roentgenol. 137 (1981) 21–24

Yoganandan, N., A. Sances jr., D. J. Maiman, J. B. Myklebust, P. Pech, S. J. Larson: Experimental spinal injuries with vertical impact. Spine 11 (1986) 855–860

Zielinski, C., S. Gunther, Z. Deeb: Cranial nerve palsies complicating Jefferson fractures. J. Bone Jt Surg. 64 B (1982) 1382–1384

Zigler, J. E., R. L. Waters, R. W. Nelson, D. A. Capen, J. Perry: Occipito-cervico-thoracic spine fusion in a patient with occipito-cervical dislocation and survival. Spine 11 (1986) 645–646

Zilch, H.: Traumatische atlantooccipitale Verrenkung. Chirurg 48 (1977) 417–421.

Untere Halswirbelsäule

Von M. Aebi

Verlaufsformen und Therapie

Einleitung: Besonderheiten der Anatomie

Die Verletzungen der unteren Halswirbelsäule betreffen die Wirbelsegmente C2/3 bis C7/Th1. Ungefähr 80% der HWS-Verletzungen lokalisieren sich in diesem Abschnitt (AEBI 1986, BEDBROOK 1979, BOHLMAN 1979, MEYER 1989). Nur 27% der HWS-Verletzungen sind ohne neurologische Ausfälle, 32% sind mit kompletten und 41% mit inkompletten und radikulären neurologischen Defiziten vergesellschaftet. Diese Zahlen entstammen den größten traumatologischen Wirbelsäulenzentren der USA (MEYER 1989) und treffen nur für nachweisbare osteoligamentäre Verletzungen und Verletzungen mit neurologischen Defiziten nach Trauma zu. Sie sind auch nicht identisch mit den Zahlen, die einer durchschnittlichen orthopädischen Universitätsklinik in Mitteleuropa entstammen, wo Patienten mit neurologischen Defiziten oft direkt an Paraplegikerzentren überwiesen werden, die sich vornehmlich mit der langfristigen Behandlung und der Rehabilitation dieser Patienten beschäftigen.

Verletzungen der HWS mit neurologischen Defiziten machen etwa 55% aller Verletzungen der Wirbelsäule aus. Bei ca. 11% aller Verletzungen mit neurologischen Defiziten sind die osteoligamentären Verletzungen der Wirbelsäule nicht eruierbar (BOHLMAN 1979, HARDY 1977, MEYER 1989). 34% der Verletzungen betreffen die thorakolumbale Wirbelsäule: 14% liegen im Bereich von Th1–Th10, 17% im Bereich von Th11–L2 und 3% im Bereich der unteren Lendenwirbelsäule und des Sakrums (L3–S5).

Die HWS-Verletzungen stellen somit das Hauptkontingent der Wirbelsäulenverletzungen mit neurologischen Defiziten dar. Dies trifft nicht zu für die Gesamtheit der Wirbelsäulenverletzungen ohne neurologische Symptome. Diese Tatsache ergibt sich aus den besonderen anatomischen und funktionellen Gegebenheiten der Halswirbelsäule. Sie ist ungeschützt eingespannt zwischen Kopf und Thorax, wobei der Kopf, 4 bis 5 kg wiegend, als Hebelarm wirkt. Die Halswirbelsäule zeichnet sich aus durch ihre große Beweglichkeit und die Verletzbarkeit des Rückenmarks, das sehr zentral in der Halswirbelsäule eingebettet ist und einen relativ großen Raum einnimmt im Vergleich zum ossären Teil. Die HWS-Segmente erlauben Bewegungen im Sinne von Flexion, Extension, Seitneigung und Rotation (WHITE u. PANJABI 1990). Die häufigste übermäßige Bewegung, welche eine Verletzung mit neurologischem Defizit bewirkt, ist die Flexion, sehr oft kombiniert mit einer gewissen Distraktion oder Kompression (ALLEN u. Mitarb. 1982). Die osteoligamentären Verletzungen bestehen im wesentlichen aus Subluxationen, einseitig oder beidseitig, sowie Volluxationen, ebenfalls ein- oder beidseitig (BEDBROOK 1979, BOHLMAN 1979). An der Halswirbelsäule sind die ligamentären oder osteoligamentären Verletzungen viel häufiger als an der thorakolumbalen Wirbelsäule, wo die rein ossären Verletzungen dominieren (ALLEN u. Mitarb. 1982, BOHLMAN 1979, 1983, BÖHLER 1977, BEATSON 1963, BABCOCK 1976, DENIS 1983, 1984, GEHLWEILER u. Mitarb. 1979, HOLDSWORTH 1970, LOUIS 1979, WHITE u. Mitarb. 1976, WHITLEY u. FORSYTHE 1960). Die häufigsten Ursachen der HWS-Verletzungen sind in Tab. 1 zusammengestellt (MEYER 1989). Daraus geht hervor, daß Verkehrs- und Sportunfälle mit über 80% die Hauptursache für diese Verletzungen darstellen.

Im allgemeinen ist es nicht die Kompression des Rückenmarkes im Halswirbelsäulenbereich, welche das neurologische Defizit bewirkt, sondern vielmehr sind es Quetschung, Überdehnung und Rotationsscherkräfte, welche im Augenblick des Traumas auf das Rückenmark einwirken (MEYER 1989). Das heißt, eine verrenkte Gelenkfacette, eine Luxationsfraktur oder ein ähnlicher Befund brauchen nicht zwangsläufig der einzige ätiologisch bedeutsame Faktor zu sein, welcher zum neurologischen Schaden beiträgt, sondern sie stellen nur ein Ereignis dar in einer Kette von Ereignissen, die schwer aufzuschlüsseln ist. Die gesamthaft resultierende Neuropathologie ist zeitabhängig, d. h. je länger z. B. eine Neurokom-

Tabelle 1 Ursachen für WS-Verletzungen (nach *Meyer* 1989)

Autounfälle	36,3%	}
Motorradunfälle	3,1%	} Verkehrsunfälle 42%
Fußgängerunfälle	2,6%	}
Sturz aus der Höhe	23,8%	
Tauchunfälle	15,6%	} Sportunfälle 20,5%
Andere Sportunfälle	4,9%	
Schußverletzungen	5,5%	
Andere Ursachen	8,3%	

pression besteht, desto schlechter ist die Prognose dieser Verletzung in bezug auf Restitution (BOHLMAN 1982, 1983). Das Ausmaß der Verletzung hängt jedoch mit der Schwere des initialen Traumas zusammen. Dabei braucht das Röntgenbild der Halswirbelsäule nicht unbedingt die Beeinträchtigung des Neuralkanales zur Darstellung zu bringen. Es können vielmehr das Ödem und die Rückenmarksschwellung sein, welche durch die im Wirbelkanal limitierte Ausdehnungsmöglichkeit einerseits und durch den direkten Zellschaden andererseits die Blutversorgung des Rückenmarkes beeinträchtigen und so zu einem progressiven Verlust der Rückenmarksfunktion führen. Dies kann insbesondere bedeutungsvoll sein bei einer gleichzeitigen mechanischen Kompression. Gerade deshalb ist das möglichst frühzeitige Realignment der Wirbelsäule durch Reposition der Dislokation von größter Bedeutung für die Prognose des Rückenmarkes (AEBI 1986, 1991, BOHLMAN 1982, 1985, BÖHLER 1971, 1977, GELEHRTER 1980, JELSMA 1982, MAGERL 1980). Dies ist eine allgemeine Regel für die gesamte Wirbelsäule, aber sie ist besonders relevant für die Halswirbelsäule wegen des anatomisch engen Wirbelkanals. In keiner Verletzungsklassifikation kann allerdings eine wirklich sichere Korrelation zwischen neurologischem Schaden und Ausmaß der osteoligamentären Verletzung nachgewiesen werden, obschon zu erwarten ist, daß, je größer die Dislokation von knöchernen Fragmenten oder des gesamten Wirbels ist, desto größer sich die neurologische Läsion präsentiert (BEDBROOK 1979, BÖHLER 1977, DECLOUX 1981, DENIS 1983, GUTTMANN 1973, JELSMA 1984, MEYER 1989).

Verletzungsmechanismen

Die hauptsächlichen Verletzungsmechanismen bei der Halswirbelsäule sind Flexion, Distraktion sowie Rotation einerseits, axiale Kompression und Extension andererseits. Nach ALLEN u. Mitarb. und anderen Autoren (ALLEN u. Mitarb. 1982, HOLDSWORTH 1970, GEHWEILER u. Mitarb. 1979, WHITLEY u. FORSYTHE 1960 u. a.) sind die bei den HWS-Verletzungen auftretenden Kräfte wie folgt aufzuteilen: Distraktion/Flexion 37%, Kompression/Flexion 22% und Kompression/Extension 24%. Diese Verletzungsmechanismen können allerdings nicht allein für die traumatischen Läsionen der Halswirbelsäule verantwortlich gemacht werden. An der beweglichen Halswirbelsäule spielen Rotationsverletzungen, welche meist mit einer unifacettalen Luxation oder Subluxation mit oder ohne Fraktur einhergehen, eine wichtige Rolle (ARGENSON u. Mitarb. 1988, RORABECK u. Mitarb. 1987). Die Rotationsverletzungen mit Luxationen bzw. Subluxationen der kleinen Wirbelgelenke setzen meistens eine Distraktionskraft voraus, kombiniert mit Rotation; denn nur so kann überhaupt eine Dislokation der kleinen Wirbelgelenke von verschiedenen Graden auftreten. Kommt es bei der Rotation jedoch zu einer Fraktur der Gelenkfacetten, entweder der oberen Facette des unteren Wirbelgelenkes oder der unteren Facette des oberen Wirbelgelen-

Abb. 34 Unilateraler Ausbruch des Gelenkmassives von C4. Sogenannte „Fracture separation du massif articulaire" (FSMA) mit der typischen Horizontalisierung und Rotation des Gelenkmassives im Seitenbild (Pfeile) sowie Subluxationsposition des Wirbels C4 gegenüber C5. In der CT ist auf der rechten Seite der Ausbruch des Gelenkmassives ersichtlich (Frakturlinie an der Bogenwurzel sowie an der Lamina [*])

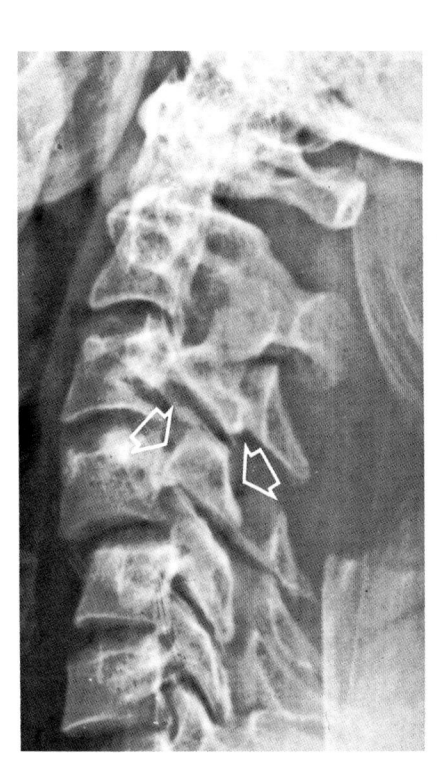

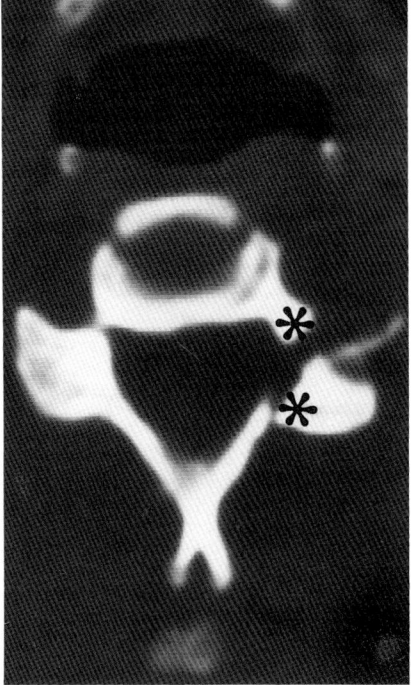

kes, so kann dies durchaus durch einen Kompressions-Extensions-Mechanismus entstanden sein (ALLEN u. Mitarb. 1982, EDEIKEN-MONROE 1986). Durch diesen Mechanismus sind auch Ausbrüche des Gelenkmassives möglich, sog. „Fracture separation du massiv articulaire" (FSMA) (Abb. **34**) (JUDET u. Mitarb. 1970, MARIE-ANNE 1979, VOLTE u. Mitarb. 1980).

Die Verletzungsmuster der Halswirbelsäule zeigen eine andere Häufigkeitsverteilung als die thorakolumbalen Verletzungen. Die Analyse der einzelnen Verletzungen läßt allerdings eine klare Ähnlichkeit mit den letzteren erkennen, obwohl die Halswirbelsäule viel mehr den Krafteeinwirkungen im Raum schutzlos ausgeliefert ist und damit Verletzungen vom Distraktionstyp deutlich häufiger sind als diejenigen vom Kompressionstyp. Zu diesem Phänomen trägt der am oberen Ende der Halswirbelsäule aufgesetzte Kopf als Akzentuierung der Hebelkräfte bei.

Klassifikation der osteoligamentären Verletzungen

Es gibt eine Reihe von Einteilungsmöglichkeiten der Halswirbelsäulenverletzungen. Keine ist bis heute allgemein akzeptiert. Die einen beziehen sich nicht spezifisch auf die Halswirbelsäule, sondern sind eher für die thorakolumbalen Verletzungen gemacht worden (MAGERL 1991, DENIS 1983, 1984, MCAFEE 1991, NICOLL 1949), andere wiederum wurden detailliert für die Halswirbelsäule ausgearbeitet (AEBI u. NAZARIAN 1987, ALLEN u. Mitarb. 1982, BOHLMAN u. BOADA 1983, GEHLWEILER u. Mitarb. 1979, LOUIS 1979, MARRAR 1974, RAYNOR u. Mitarb. 1968, WHITELEY 1960), WHITLEY u. FORSYTHE (1960) haben eine systematische Verletzungsklassifikation sowohl der oberen wie der unteren Halswirbelsäule in Flexions-, Extensions- und kombinierte Verletzungen vorgeschlagen. Jede dieser großen Gruppen wurde wiederum unterteilt in Verletzungen mit oder ohne axiale Kompression. Bei der Flexion bzw. Extension wird noch unterschieden zwischen ein- oder beidseitiger Einwirkung. HOLDSWORTH (1970) hat in Ergänzung zu WHITLEY u. FORSYTHE (1960) zusätzlich Rotations- und Scherkräfte definiert. Obschon diese Klassifikationen wenig Bezug zu den heutigen Therapiemöglichkeiten haben, ist es dennoch das Verdienst von HOLDSWORTH (1970), auf die Bedeutung des sog. *hinteren Ligamentkomplexes* (Lig. supraspinatum und interspinosum, die Kapseln der kleinen Wirbelgelenke sowie Lig. flavum und Anulus der Bandscheibe) als Zuggurtungs- und Stabilisierungssystem für die Wirbelsäule hingewiesen zu haben. ALLEN u. Mitarb. (1982) haben die Klassifikation von Whitley u. Forsythe wieder aufgenommen und präzisiert: Daraus ist eine systematische *mechanistische* Klassifikation der Wirbelsäulenverletzungen entstanden, die sich auf die mittlere und untere Halswirbelsäule beschränkt. Diese Autoren definieren neben der grundsätzlichen Einteilung in *Flexions- und Extensionsverletzungen* eine zusätzliche *kompressive* und eine *distrahierende* Kraftrichtung. Aus der Kombination dieser verschiedenen Kraftvektoren resultieren

Tabelle 2   Mechanistische Einleitung von HWS-Verletzungen (nach *Allen* u. Mitarb. 1982)

Kompressions-Flexions-Verletzungen (CF)	Stadium I Stadium II Stadium III Stadium IV Stadium V	(CFS I) (CFS II) (CFS III) (CFS IV) (CFS V)	verschiedene Stadien, charakterisiert durch Ausmaß der Wirbelkörperdeformität bzw. Fraktur mit oder ohne Dislokation der Wirbelkörperhinterwand
Vertikale Kompressions-Verletzungen (VC)	Stadium I Stadium II Stadium III	(VCS I) (VCS II) (VCS III)	Bruch einer oder beider Endplatten mit mehr oder weniger ausgeprägter Wirbelkörperfraktur (Trümmer)
Distraktions-Flexions-Verletzungen (DF)	Stadium I Stadium II Stadium III Stadium IV	(DFS I) (DFS II) (DFS III) (DFS IV)	vor allem Zerreißung des hinteren Ligamentkomplexes, unilateral oder bilateral, mit verschieden ausgeprägter Dislokation
Kompressions-Extensions-Verletzungen (CE)	Stadium I Stadium II Stadium III Stadium IV Stadium V	(CES I) (CES II) (CES III) (CES IV) (CES V)	Bogen- und Gelenkfrakturen auf einem oder mehreren Niveaus
Distraktions-Extensions-Verletzungen (DE)	Stadium I Stadium II	(DES I) (DES II)	ventrale Zerreißung des Lig. longitudinale anterius, mit oder ohne hintere Zerreißung
Laterale Flexionsverletzungen (LF)	Stadium I Stadium II	(LFS I) (LFS II)	asymmetrische Kompressionsfraktur mit oder ohne Bogenfrakturen

sechs verschiedene Verletzungsgruppen, die praktisch alle beschriebenen Verletzungen der unteren Halswirbelsäule einschließen (Tab. 2).

Weitere mechanistische Klassifikationen speziell für die Halswirbelsäule wurden von GEHWEILER u. Mitarb. (1979) und BEDBROOK (1979) angegeben. Gehweiler u. Mitarb. haben die Verletzungen sowohl der oberen wie der unteren Halswirbelsäule in *Hyperextensionsverletzungen mit fünf Untergruppen* einerseits und *Hyperflexionsverletzungen mit vier Untergruppen* andererseits eingeteilt. In dieser Klassifikation sind allerdings mehrere Verletzungen nicht berücksichtigt worden. Bedbrook verwendet ebenfalls Kompressions-, Flexions- und Extensionsverletzungen als Klassifizierungskriterien: Er unterscheidet zusätzlich jedoch *stabile* von *instabilen* Verletzungen, ohne allerdings den Begriff der Stabilität genau zu definieren. ROAF (1972) gab jedoch schon früher zu bedenken, daß praktisch keine sog. Extensions- bzw. Flexionsverletzung tatsächlich durch einen solch einfachen Mechanismus entsteht. Er zeigte, daß die wichtigsten Verletzungen der Halswirbelsäule das Resultat einer Reihe von z. T. nebeneinander oder nacheinander auftretenden Kraftvektoren sind, die aus dem morphologischen Substrat (Röntgenbild) und der Anamnese nur ungenau interpretiert werden können. Eine mechanistische Einteilung bietet deshalb kaum Vorteile, da insbesondere die chirurgische Behandlung nicht nur in einer zur Unfallkraft entgegenlaufenden Maßnahme (also bei einer Kompressionsverletzung in einer distrahierenden Maßnahme oder bei einer distrahierenden Verletzung in einer Kompressions-, Zuggurtungsmaßnahme), sondern in einer echten Rekonstruktion der anatomischen Träger der Wirbelsäule besteht. Es ist deshalb naheliegend, eher einer *pathomorphologischen Klassifikation* der Wirbelsäule den Vorzug zu geben, obwohl auch ein Einteilungsmodus *nach dem Grad der neurologischen Ausfälle* denkbar wäre. APLEY (1970) vertrat die Ansicht, daß die Läsion an der Wirbelsäule weniger wichtig ist als der mit der Wirbelsäulenverletzung kombinierte neurologische Ausfall. Daraus leitete er eine Unterscheidung in Verletzungen mit oder ohne neurologische Ausfälle ab, welche nur noch durch die Erfassung der Stabilität des verletzten Wirbelsäulenabschnittes ergänzt werden muß. RAYNOR u. Mitarb. (1968) sowie MARRAR (1974) u. a. haben auch eine Einteilung aufgrund neurologischer Kriterien vorgeschlagen. Der neurologische Schaden ist jedoch meist Ausdruck einer Läsion der Wirbelsäule selbst, auch wenn eine Korrelation der neurologischen Ausfälle mit der Art der Wirbelsäulenverletzung nicht immer zwingend ist. In bezug auf die Prognose des Heilungspotentials und der Behandlungsbedürftigkeit genügt allerdings die bloße Unterscheidung in Verletzungen mit oder ohne neurologische Ausfälle nicht, da die Verletzungen

Tabelle 3 Klassifikation des Neurotraumas bei Wirbelsäulenverletzungen (modifiziert nach *Frankel* 1969)

Stadium A =	vollständige motorische, sensible und vegetative Lähmung
Stadium B =	motorisch komplette, sensibel inkomplette Lähmung
Stadium C =	motorisch inkomplette Lähmung *ohne* Funktionswert
Stadium D =	motorisch inkomplette Lähmung *mit* Funktionswert
Stadium E =	rein radikuläre Ausfälle
Stadium F =	keine Ausfälle

des Stütz- und Bewegungsorganes „Wirbelsäule" einer adäquaten Behandlung bedürfen. Ein erheblicher Teil der HWS-Verletzungen ist nicht oder nur von geringgradigen neurologischen Ausfällen begleitet, und die Beurteilung der neurologischen Ausfälle ändert grundsätzlich nichts an der Notwendigkeit, die *Verletzung an der Wirbelsäule* präzis zu klassifizieren und zu behandeln. Es ist selbstverständlich, daß für eine vollständige Charakterisierung einer Wirbelsäulenverletzung eine Auskunft über die neurologischen Ausfälle nötig ist. Für uns hat sich die Klassifizierung nach neurologischen Gesichtspunkten nach einem modifizierten Frankel-Schema als zusätzliche Information zur Wirbelsäulenverletzung bewährt (FRANKEL 1969) (Tab. 3).

Die *Stabilität* bzw. Instabilität wurde immer wieder als Unterscheidungskriterium für eine Klassifikation herangezogen (LOUIS 1979, APLEY 1970). Allerdings ist der Begriff der Instabilität an der Wirbelsäule nicht einheitlich definiert und wandelt sich etwas, wenn er für die Traumatologie oder die degenerativen Erkrankungen der Wirbelsäule gebraucht wird. Von einer *Instabilität* an der Wirbelsäule wird im allgemeinen dann gesprochen, wenn zwei benachbarte Wirbel über die physiologische Grenze gegeneinander hinaus verschiebbar sind (WHITESIDES u. Mitarb. 1979, LOUIS 1979). Diese pathologische Verschieblichkeit kann die Nervenstrukturen gefährden, eine bereits bestehende Deformität eines Wirbelsäulenabschnittes verschlimmern und zu Schmerzen führen. Die Untersuchung einer Halswirbelsäule in maximaler Flexion und Extension zeigt eine normale Angulation von 7 bis 11 Grad pro Bewegungssegment (WHITE u. PANJABI 1978, 1990) (Abb. 35). Oberhalb von Th4 kann durch eine Hyperflexion in einem Segment ein Vorwärtsgleiten des kranialen Wirbelkörpers von 2 bis 3,5 mm, unterhalb von C4 bis zu 2 mm beobachtet werden. Ein größeres Vorwärtsgleiten ist pathologisch und muß als Zeichen einer segmentalen Instabilität gewertet werden. Die kleinen Wirbelgelenke werden im Rahmen einer Hyperflexion

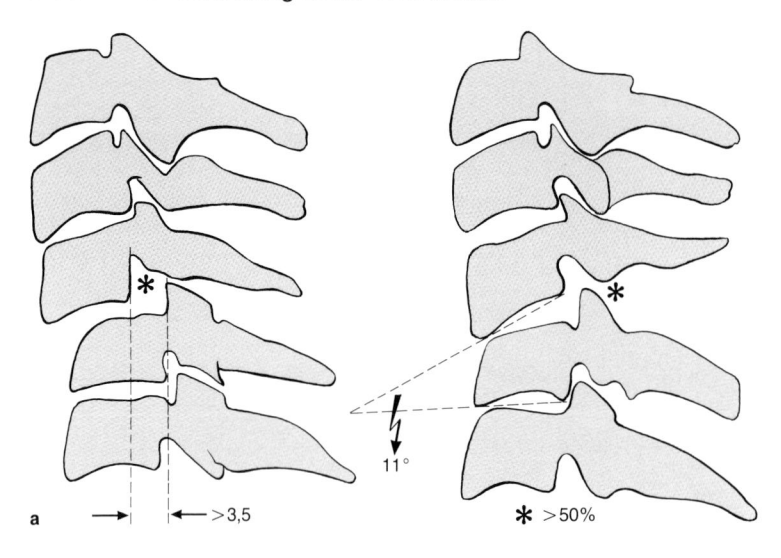

Abb. 35 **a** Die von White u. Panjabi definierten Zeichen einer Instabilität an der Halswirbelsäule: links Translations-Dislokation von mind. 3,5 mm und mehr, rechts lokale Kyphose von mehr als 11° sowie Abdeckung der Facettengelenke um mehr als 50 % (*). **b** Beispiel einer reitenden Luxation C4/5 mit allen meßbaren Kriterien einer Instabilität nach White u. Panjabi

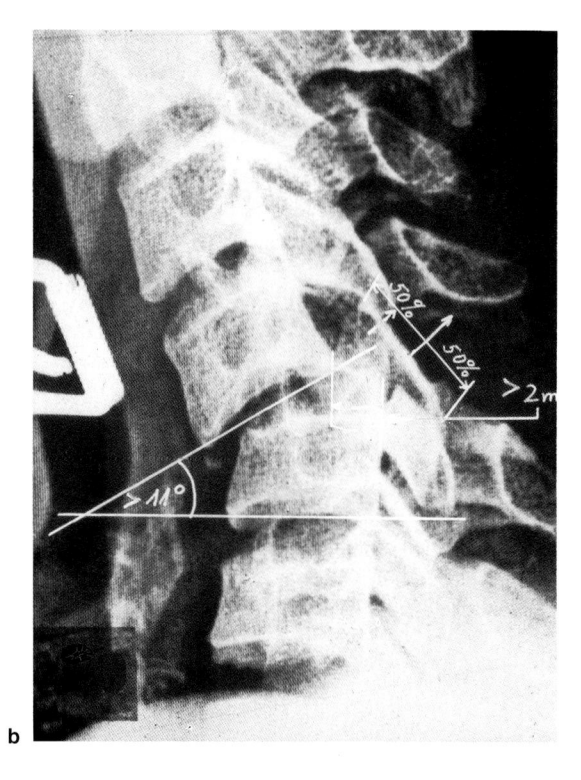

normalerweise nicht über 50 % ihrer Fläche abgedeckt. Was mehr als 50 % der Oberfläche ausmacht, ist pathologisch (WHITE u. PANJABI 1978, 1990) (Abb. 35). Diese Werte sind von radiologisch funktionellen Untersuchungen an normalen Exploranden abgeleitet. Dabei kommt nicht zum Ausdruck, inwieweit die muskuläre Stabilisation der Wirbelsäule eine vermehrte Angulation oder ein vermehrtes Gleiten verhindern kann. Insbesondere beim frisch verletzten Patienten dürfte gelegentlich ein erhöhter schmerzbedingter Muskeltonus anfänglich einen Normalwert ergeben und eine pathologische Veränderung der Wirbelsäule verschleiern. LOUIS (1979), ROY-CAMILLE u. Mitarb. 1982 und SAILLANT 1981 haben darauf hingewiesen, daß eine Instabilität nicht nur ligamentär, sondern auch ossär bedingt sein kann. Louis bezeichnet eine *ossäre Instabilität* als provisorisch oder vorübergehend, während die *ligamentäre Instabilität* potentiell als bleibend bezeichnet wird, weil sie mit einer ungenügenden Vernarbung ausheilen kann. Louis quantifiziert die Instabilität durch Zuordnung von Punkten nach besonderen Kriterien. Dabei leitet er den Instabilitätsgrad eines Bewegungssegmentes von der Summe der verletzten Strukturen in seinem Dreisäulensystem ab, das aus einem *vertikalen System* (drei Säulen: Wirbelkörperreihe und je eine kleine Wirbelgelenksreihe) und einem *horizontalen System* (je ein Pedikel und Wirbelbogen) besteht (Abb. 36). Die Verletzung des Pedikels bzw. des Wirbelbogens wird je mit dem Faktor 0,5 bewertet, die Verletzung z. B. der Facettengelenke oder die Zerreißung der Bandscheibe mit je 0,5. Alle Verletzungen, die die Summe von 2,0 übersteigen, werden nach diesem Konzept als instabil bezeichnet. Allerdings ist eine Reihe von Verletzungen in der Deformität oder Dislokation stabil und wird erst instabil nach Reposition oder Aufrichtung der Achsenabweichung. Für Roy-Camille wiederum ist eine instabile Verletzung charakterisiert durch eine Läsion der hinteren Wirbelkörperwand mit den ligamentären Verbindungen sowie eine Verletzung des Pedikels und der Gelenkfacetten (sog. „Segment vertébral moyen") (ROY-CAMILLE u. Mitarb. 1984) (Abb. 37). Die Erfassung aller verletzten Elemente im konventionellen Röntgenbild zur Beurteilung der Stabilität kann sich als schwierig erweisen, und zusätzliche diagnostische Schritte sind oftmals notwendig (konventionelle Tomographie, CT-Scan). Somit ist die Beschreibung der Stabilität lediglich aufgrund des Röntgenbildes unzuverläs-

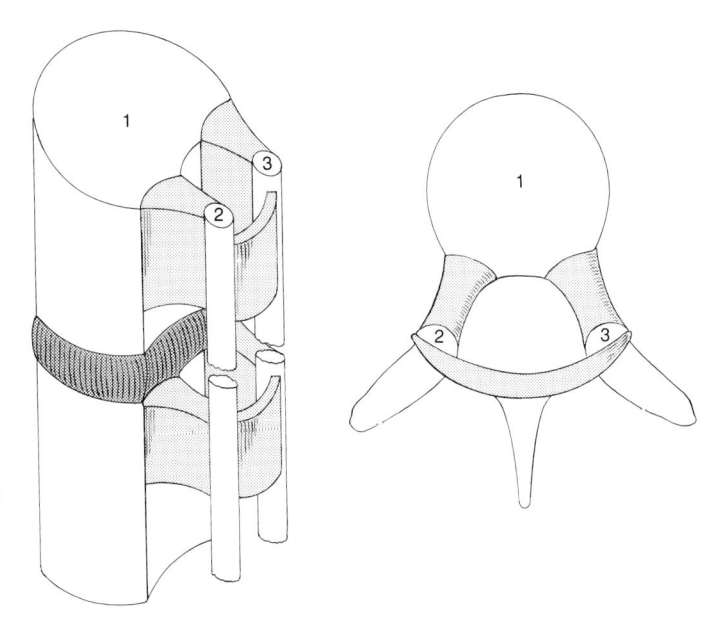

Abb. 36 Das Dreisäulensystem nach Louis, wobei eine ventrale Säule (Wirbelkörperreihe) besteht sowie zwei dorsale Säulen, welche sich aus den Verbindungen der Gelenkfacetten zusammensetzen. Die drei Säulen sind durch entsprechende horizontale Systeme (Pedikel, Bogen) miteinander verbunden. In der Klassifikation der Instabilität durch Louis wird jeder Säule bei Verletzung ein Punkt zugeordnet. Die Summe dieser Punkte ergibt den Grad der Instabilität. 1 = Ventrale Säule, 2 u. 3 = dorsale Säulen (Gelenkreihe)

sig. WHITE u. Mitarb. (1976, 1978, 1990) haben eine Checkliste für die Erfassung der traumatischen Instabilität an der Halswirbelsäule ausgearbeitet (Tab. 4). Die verschiedenen Elemente werden bei Beschädigung mit 1 bis 2 Punkten belegt. Wird die Summe von 5 oder mehr Punkten erreicht, so sprechen die Autoren von einer Instabilität. Allerdings sind auch hier die Wertigkeiten der einzelnen Elemente mehr oder weniger willkürlich gewählt, so daß die Stabilität auch nicht absolut definiert ist.

Alle die durchaus nicht vollständig aufgelisteten Versuche zur Einteilung der HWS-Verletzungen befassen sich im wesentlichen mit einem Aspekt der Läsion, wie z. B. Unfallmechanismus, Stabilität oder neurologischer Schaden. Die wenigsten Einteilungen erlauben eine weitgehend vollständige, systematische Einteilung der Verletzungen. Innerhalb der AO/ASIF (Arbeitsgruppe für Osteosynthesefragen/Association for the Study of Internal Fixation) hat sich deshalb seit langer Zeit eine Gruppe gebildet, die eine eigene Klassifikation erarbeitet hat, die grundsätzlich im Bereich der mittleren und unteren Halswirbelsäule als auch der Brust- und Lendenwirbelsäule Anwendung finden kann (MAGERL 1991). Die Adaptation der ursprünglich für die thorakolumbalen Verletzungen geschaffene Klassifikation (s.

Tabelle 4 Checkliste für die Diagnose der klinischen Instabilität an der mittleren und unteren HWS (nach *White* u. Mitarb. 1976, 1978, 1990)

Element	Punkte
Vordere Elemente beschädigt oder unfähig, die Funktion zu erfüllen (Wirbelkörper, Bandscheibe)	2
Hintere Elemente beschädigt oder unfähig, die Funktion zu erfüllen	2
Relative Translation in der Sagittalebene von mehr als 3,5 mm	2
Relative Rotation in der Sagittalebene von ≥11 Grad	2
Positiver Strecktest	2
Rückenmarksschaden	2
Wurzelbeschädigung	1
Abnorme Bandscheibenverschmälerung	1
Erhöhte Gefahr bei Belastung	1

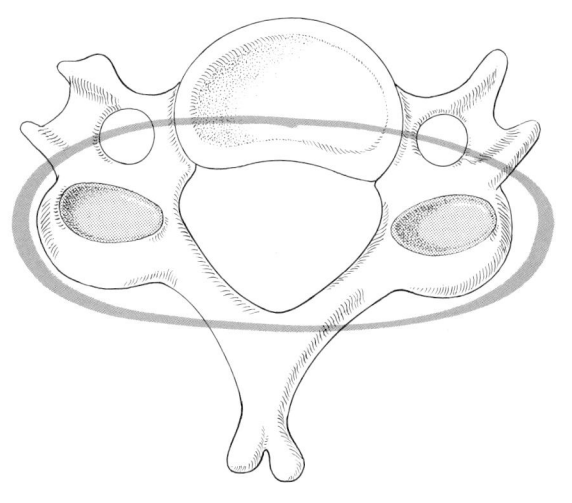

Abb. 37 Sogenanntes „segment vertébral moyen" nach Roy-Camille. Dazu gehören die Wirbelkörperhinterwand, die Lamina sowie die Pedikel und Gelenkmassive. Eine Läsion dieser knöchernen Anteile kann zu einer wesentlichen Beeinträchtigung des Inhaltes des Spinalkanales bzw. der Wurzelkanäle führen

entsprechendes Kapitel) an die Verletzungen der Halswirbelsäule ist noch nicht vollständig abgeschlossen. Deshalb kann die im folgenden wiedergegebene Klassifikation nicht als definitiv angesehen werden und soll deshalb vereinfacht dargestellt werden.

Die Ziele dieser Klassifikation sind:
1. Sie sollte den größten Teil der möglichen Verletzungen erfassen.
2. Sie soll so einfach wie möglich sein. Hierzu soll ein rationales Prinzip zugrunde liegen, das die Einteilung der verschiedenen Verletzungsformen erleichtert und reproduzierbar macht.

Tabelle 5 Klassifikation der HWS-Verletzungen mit dem Raster der AO/ASIF-Klassifikation für lange Röhrenknochen nach *Müller* u. Mitarb. (1990) und *Magerl* u. Mitarb. (1991)

Typ	Gruppe	Untergruppe
A Verletzungen der vorwiegend *vorderen Elemente durch Kompression*	A1 *Impaktion*	A1.1 Deckplatteneinbruch A1.2 Keilwirbelbildung A1.3 Kollaps des Wirbelkörpers (v. a. bei Osteoporose)
	A2 *Spaltbildung*	A2.1 Spaltung in Frontalebene ohne Dislokation A2.2 Spaltung in Frontalebene mit Dislokation A2.3 Spaltung in Sagittalebene mit/ohne Spaltung in Frontalebene
	A3 *Berstungsbrüche*	A3.1 Inkomplette Berstungsfraktur A3.2 Komplette Berstungsfraktur
B Verletzungen der vorwiegend *hinteren Elemente durch Distraktion* (Können mit Verletzungen der vorderen Elemente im Sinne des Typ A kombiniert sein.)	B1 *Vorwiegend ossäre* Verletzung der hinteren Elemente	B1.1 Querfraktur durch den Bogen B1.2 Fraktur durch die Facettengelenke beidseits B1.3 Fraktur durch den Pedikel (beidseits)(„chance fracture")
	B2 *Vorwiegend ligamentäre* Verletzung der hinteren Elemente	B2.1 Zerreißung des hinteren Ligamentkomplexes mit Subluxation in den kleinen Wirbelgelenken beidseits B2.2 Zerreißung des hinteren Ligamentkomplexes mit Luxation der kleinen Wirbelgelenke (verhakte Gelenke) beidseits B2.3 Zerreißen des hinteren Ligamentkomplexes mit Luxation der kleinen Wirbelgelenke und Translation nach vorne
	B3 *Verletzung durch die Bandscheibe mit Extension* (ventrale Dislokation) Die Läsionen B1 und B2 können alle kombiniert sien mit Läsionen vom A-Typ.	B3.1 Zerreißung der Bandscheibe mit knöchernem Ab-/Ausriß der Ringapophyse B3.2 Reine Zerreißung der Bandscheibe B3.3 Zerreißung der Bandscheibe mit Isthmusfraktur und dorsaler Dislokation
C Verletzungen der hinteren und vorderen Elemente durch *Rotation* (Die Verletzungen beinhalten immer einen Typ B zusammen mit/ohne Typ-A-Verletzung.)	C1 *Mit Verletzungen vom Typ A kombiniert* C2 *Mit Verletzungen vom Typ B kombiniert* C3 *Spezielle nicht klassiffizierte Läsionen*	C2.1* Unifacettale Fraktur C2.2* Unifacettale Subluxation C2.3* Unifacettale Luxation mit Verhakung C3.1* Unilaterale Frakturdislokation der Massa lateralis (FSMA) (Judet 1979, Marie-Anne 1979) C3.2 „Slice fracture" C3.3 Trennung der Wirbelkörper über mehrere Segmente (typisch für thorakale Verletzung) * traumatische rotatorische Dislokationen (Argenson)

3. Die Mehrzahl der Fälle soll aufgrund der konventionellen Radiologie erfaßt werden können.
4. Sie soll den Schweregrad der Verletzungen charakterisieren und ein therapeutisches Vorgehen implizieren.

Eine gewisse Vereinfachung der Verletzungsbeschreibung muß dabei in Kauf genommen werden. Die Einteilung geht vom konventionellen Röntgenbild aus, erfaßt also morphologische Kriterien. Einer bestimmten pathomorphologischen Veränderung liegen Grundmechanismen der Verletzungsentstehung zugrunde wie *Kompression*, *Distraktion* und *Rotation*. Diese von der Morphologie der Verletzung ableitbaren Mechanismen werden als Leiteigenschaft zur Einteilung der drei Grundtypen von Verletzungen verwendet. In Anlehnung an die AO-Klassifikation der Frakturen von Röhrenknochen (MÜLLER u. Mitarb. 1990) werden für die Grundtypen die Buchstaben A (Kompression), B (Distraktion) und C (Rotation) verwendet. Die Gruppen bzw. Untergruppen werden dann mit 1 bis 3 (A1, A2 bis C3) bzw. .1 bis .3 (A1.1 bis C3.3) bezeichnet (Tab. **5**).

Verletzungen, die vorwiegend durch axiale Kompression entstehen und die Wirbelkörperreihe betreffen (vordere Säule): Typ A

Es handelt sich hierbei um Verletzungen der Wirbelkörper, welche aus einer Impaktion (Gruppe 1), Spaltung (Gruppe 2) oder Berstung (Gruppe 3) bestehen.

Die *Impaktion* kann sich manifestieren als simpler Einbruch der Deckplatte (Untergruppe A1.1), als Keilwirbel ohne Zerreißung der hinteren Elemente (Untergruppe A1.2) oder als Kollaps des Wirbelkörpers bei Osteoporose (Untergruppe A1.3). Allerdings sind diese Läsionen an der Halswirbelsäule sehr selten und finden sich typischerweise an der thorakolumbalen oder thorakalen Wirbelsäule.

Abb. 38 a Sagittale Spaltfraktur, welche durch eine Kompressionskraft entlang der Wirbelkörperreihe zustande kommt, indem der benachbarte obere Wirbel den unteren axial so belastet, daß die Unci auseinandergetrieben werden. Dies führt schließlich zur sagittalen Spaltung des Wirbelkörpers und des Bogens. **b** Beispiel einer sog. sagittalen Spaltfraktur mit gut sichtbarer Frakturlinie in der a.-p. Aufnahme und Höhenverlust des Wirbelkörpers durch die axiale Kompression

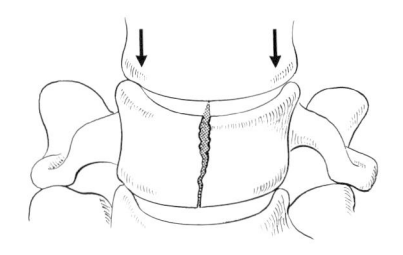

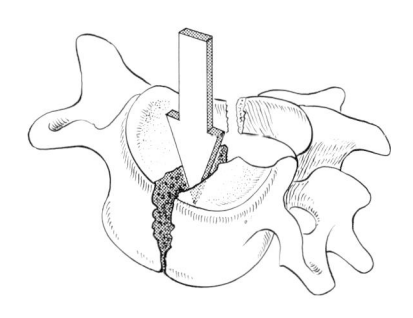

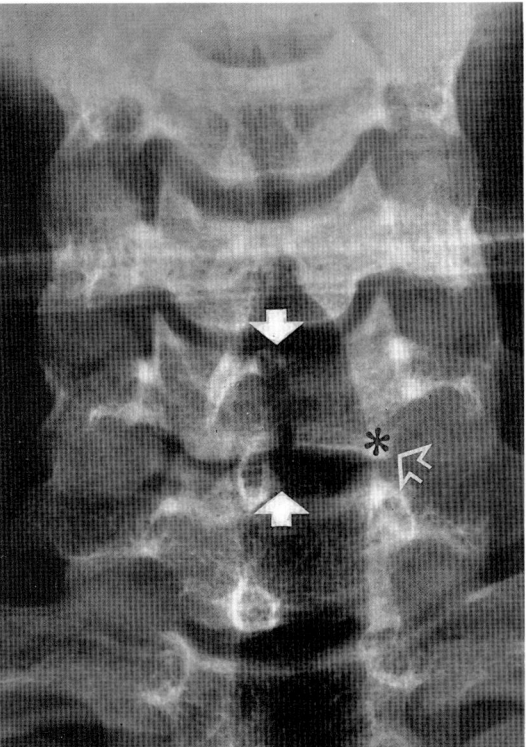

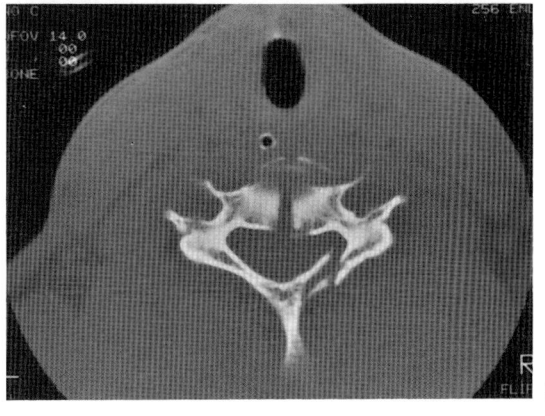

3 Verletzungen der Wirbelsäule

Die *Spaltbildung* kann in der Frontalebene stattfinden, ohne oder mit einer sichtbaren Dislokation der Hauptfragmente. Im zweiten Fall wird v. a. bei den thorakolumbalen Verletzungen von einer Beißzangenfraktur (pincer fracture) an der Halswirbelsäule, von einer einfachen Form der „Tear-drop"-Fraktur gesprochen (Schneider u. Kahn 1956). Die Spaltbildung kann jedoch auch in der sagittalen Ebene stattfinden, mit oder ohne gleichzeitiger Fraktur in der Frontalebene. Dieser Fraktur muß eine vertikale Kompression auf die normale Halswirbelsäulenlordose zugrunde liegen, bei welcher der obere Wirbel zwischen die Processus uncinati der nächst unteren gepreßt wird und so diesen sagittal auseinandersprengt (Abb. **38**).

Die *Berstung* ist immer kombiniert mit einer Dislokation der Hinterwand oder Teilen davon gegen den Wirbelkanal und einer sagittalen Spaltbildung des Bogens, ohne daß der hintere Ligamentkomplex relevant beeinträchtigt sein muß. Die für die thorakolumbale Wirbelsäule typisch

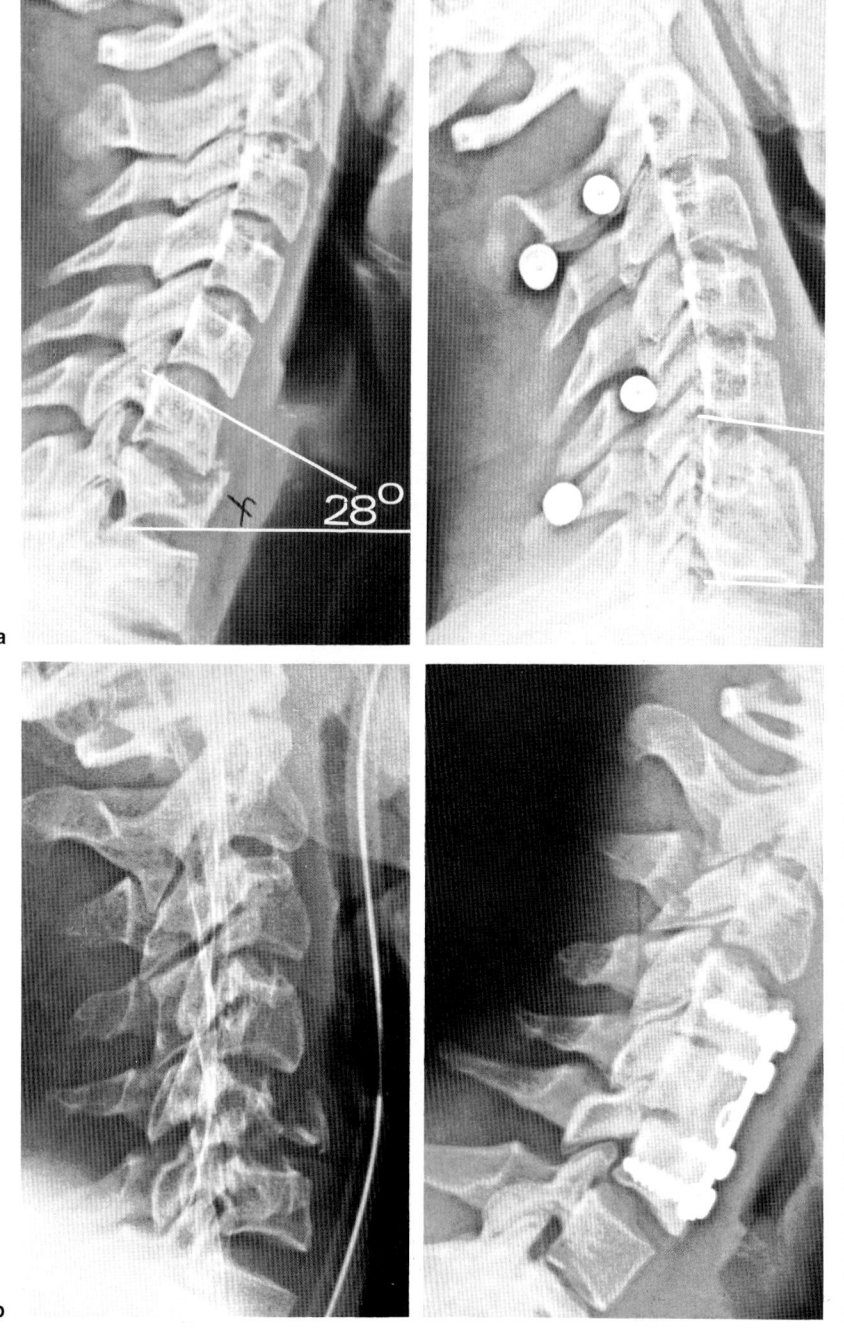

Abb. **39** **a** Sogenannte „Tear-drop-Fraktur" von C7 mit Subluxation der Hinterwand gegen den Wirbelkanal und Subluxation der Vorderwand nach ventral. Die Hauptfrakturlinie verläuft in der Frontalebene. Links 28° Gibbusbildung, rechts partielle Ausräumung des Wirbelkörpers C7 bei offensichtlich weitgehend intakter Bodenplatte von C7 und Durchführen einer interkorporellen ventralen Spondylodese mit kortikospongiösem Knochenspan. **b** Beispiel einer kompletten Berstungsfraktur von C5 oder schwerer Grad einer „Tear-drop-Fraktur", erneut mit Subluxation der Wirbelkörperhinterwand in den Spinalkanal und Zertrümmerung der vorderen Anteile des Wirbelkörpers. Behandlung mit einer bisegmentalen ventralen Fusion und Verplattung. Teile des Wirbelkörpers C5 sowie die Bandscheiben C4/5 und C5/6 wurden entfernt.

stempelförmige dorsale Fragmentdislokation gegen den Wirbelkanal existiert an der Halswirbelsäule nicht in dieser Form. Hingegen gibt es sehr wohl inkomplette Berstungsfrakturen mit intakter kaudaler Endplatte oder in Kombination mit einer sagittalen Spaltbildung (burst split) im unteren Teil des Wirbelkörpers. Diese für die thorakolumbale Wirbelsäule allesamt typischen Verletzungen – Spalt- und Berstungsfrakturen – finden sich an der Halswirbelsäule ebenfalls, haben jedoch meist andere Namen, da sie – wie die sog. Tear drop fracture (SCHNEIDER u. KAHN 1956) – zum Teil einzeln beschrieben wurden. In der Klassifikation von ALLEN u. Mitarb. (1982) (Tab. 2) sind in den Gruppen der VCS I–III und CFS I–V die meisten Läsionen zusammengefaßt, die in der vorliegenden Klassifikation entweder unter A1 bis A3 oder unter B1 bis B2 mit entsprechender ventraler Verletzung zu finden sind. Die sog. Tear drop fracture ist beschrieben und durch die Retropulsion der Hinterwand um mindestens 2,5 mm und eine frontale Fraktur durch den Wirbelkörper charakterisiert (Abb. 39) (SCHNEIDER u. KAHN 1956). Dieser Frakturtyp gehört in der vorliegenden Klassifikation zu den Burst-split-Frakturen (Gruppe A3 oder B1 bzw. B2, kombiniert mit einer entsprechenden ventralen Fraktur), hat jedoch auch bei ALLEN u. Mitarb. in, vom Unfallmechanismus und Ausmaß her, unterschiedlichen Gruppen Platz.

Verletzungen der vorwiegend hinteren Elemente durch Distraktion: Typ B

Allen diesen Verletzungen ist ein Distraktionsmechanismus gemeinsam. Im Falle einer Kombina-

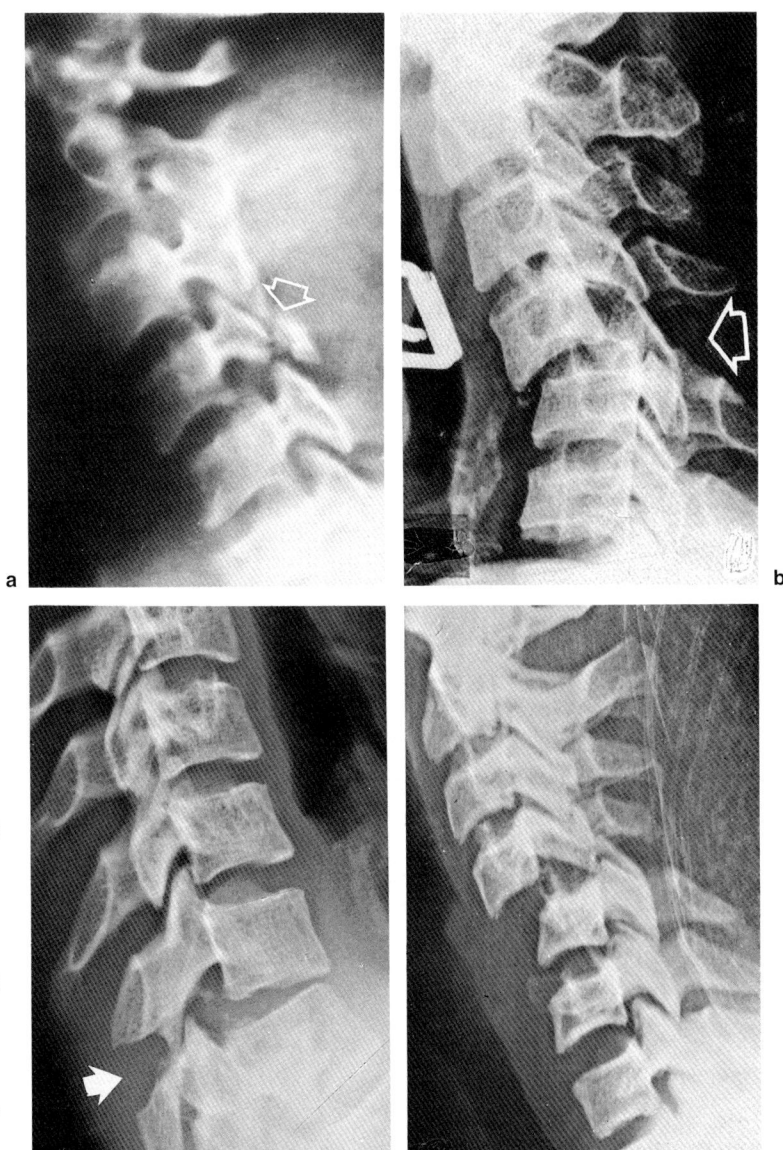

Abb. 40 Beispiele sog. B-Läsionen. **a** Facettenfraktur mit Subluxation C4/5, am besten dargestellt in konventionellen Tomographien oder Schrägaufnahmen. **b** Osteoligamentäre Läsion mit Subluxation C4/5 und wahrscheinlich einseitiger Facettenfraktur. **d** Komplette Luxation C4/5 mit verhakten Facettengelenken und wahrscheinlich partieller Frakturierung der Facette C4. **c** Subluxation C7 über Th1 bei Dornfortsatz- bzw. Bogenfraktur C7 (Pfeil). Frakturierung des Dornfortsatzes bzw. des Wirbelbogens

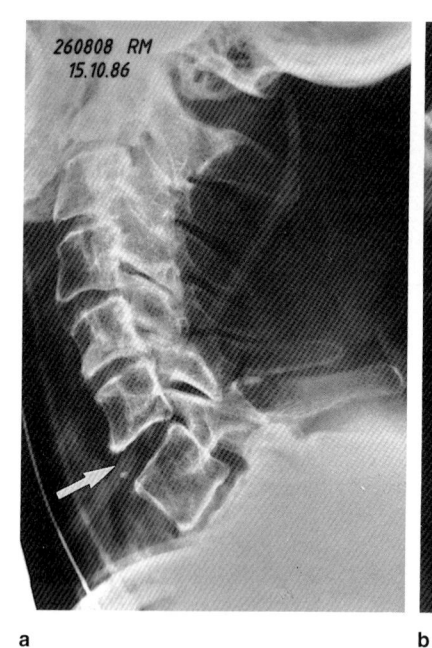

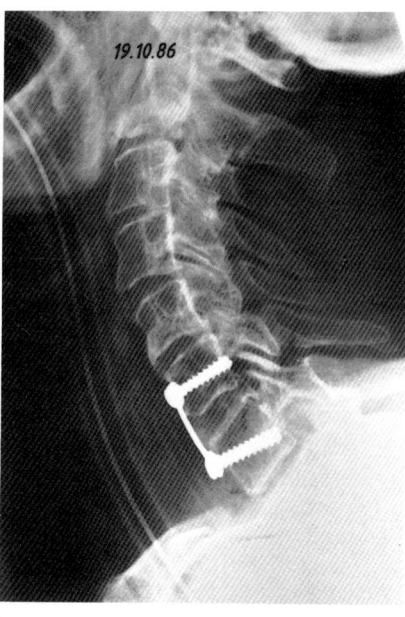

Abb. 41 Beispiel einer Hyperextensionsverletzung, **a** mit Zerreißung des vorderen Anulus der Bandscheibe C6/7 und des vorderen Längsbandes. **b** Behandlung mit als Zuggurtung verwendeter Orozco-Platte und interkorporellem trikortikalem Knochenspan

tion mit einer Flexion kommt es zu einer Zerreißung der hinteren Elemente (HOLDSWORTH 1970) (Ligamente, Gelenkkapsel, Anulus fibrosus der Bandscheibe, Facettengelenke und Wirbelbogen), welche mit irgendeiner Form der Verletzung der vorderen Säule kombiniert sein kann (Gruppen B1 und B2) (Abb. **40**). Im Falle einer Kombination mit einer übermäßigen Extension ist eine Zerreißung der vorderen Elemente (Bandscheibe, angrenzende Endplatte der Wirbelkörper) meist in Kombination mit einer Retrolisthesis, Isthmusfraktur oder Fraktur der Bogengelenkanteile zu finden (Gruppe B3) (Abb. **41**). Die Gruppen B1 und B2 unterscheiden sich dadurch, daß bei der ersteren die dorsale Zerreißung vorwiegend durch die ossären Elemente geht, bei der zweiten vorwiegend durch den hinteren Ligamentkomplex (HOLDSWORTH 1970). Es ist eine Ermessensfrage, ob diejenigen hinteren Distraktionsverletzungen, welche einseitig sind (unifacettale Frakturen, Dislokationen) innerhalb des B-Typs geführt werden sollen oder aber separat als C-Typ aufgrund der zusätzlichen Rotationskomponente. Wird die Schwere der Verletzung in bezug auf Instabilität, Neurologie, Prognose oder Behandlungsschwierigkeiten beurteilt, so ergeben sich unterschiedliche Gesichtspunkte, nach denen die Einteilung erfolgen kann. Die Instabilität und die neurologischen Komplikationen im Sinne eines Querschnittsyndromes sind deutlicher bzw. häufiger bei einer bilateralen Luxation oder Luxationsfraktur als bei der unifacettalen Läsion; dagegen kann die unilaterale verhakte Luxation schwieriger zu behandeln sein als die bilaterale Form. Im allgemeinen sind die rotatorischen Dislokationen an der Halswirbelsäule (ARGENSON u. Mitarb. 1988) insbesondere in der Dislokationsstellung stabil, so daß ihre Einteilung als C-Typ etwas künstlich ist und nur auf der Tatsache beruht, daß ihnen ein Rotationsmechanismus zugrunde liegt.

Verletzungen der hinteren und vorderen Elemente mit Rotation: Typ C

Die Verletzungen vom Typ C sind uneinheitlich. Von praktischer Bedeutung sind die rotatorischen Dislokationen, welche an der Halswirbelsäule wesentlich häufiger vorkommen als an der thorakolumbalen Wirbelsäule und als eigentlich typische Verletzungen der Halswirbelsäule zu bezeichnen sind (ARGENSON u. Mitarb. 1988) (Abb. **42**). Im eigenen, überblickbaren, operativ versorgten Material von mehr als 300 HWS-Verletzungen nehmen die unilateralen rotatorischen Verletzungen einen Anteil von etwa 35% ein. Bei einer unilateralen Dislokation besteht eine ventrale Dislokation des oberen gegenüber dem benachbarten unteren Wirbel von ca. 25% (MEYER 1989). Ist eine Facette gleichzeitig frakturiert, so kann die Dislokation auch weniger sein. Beträgt die Dislokation deutlich mehr als 25%, so liegt der Verdacht nahe, daß es sich um eine bilaterale Dislokation oder Frakturdislokation handelt.

Klassifikation der neurologischen Verletzungen

Die klinische Einteilung der mit der Wirbelsäulenverletzung einhergehenden neurologischen Komplikation erfolgt üblicherweise nach dem Frankel-Schema (Tab. **3**) (FRANKEL 1969). Eintei-

Untere Halswirbelsäule 3.49

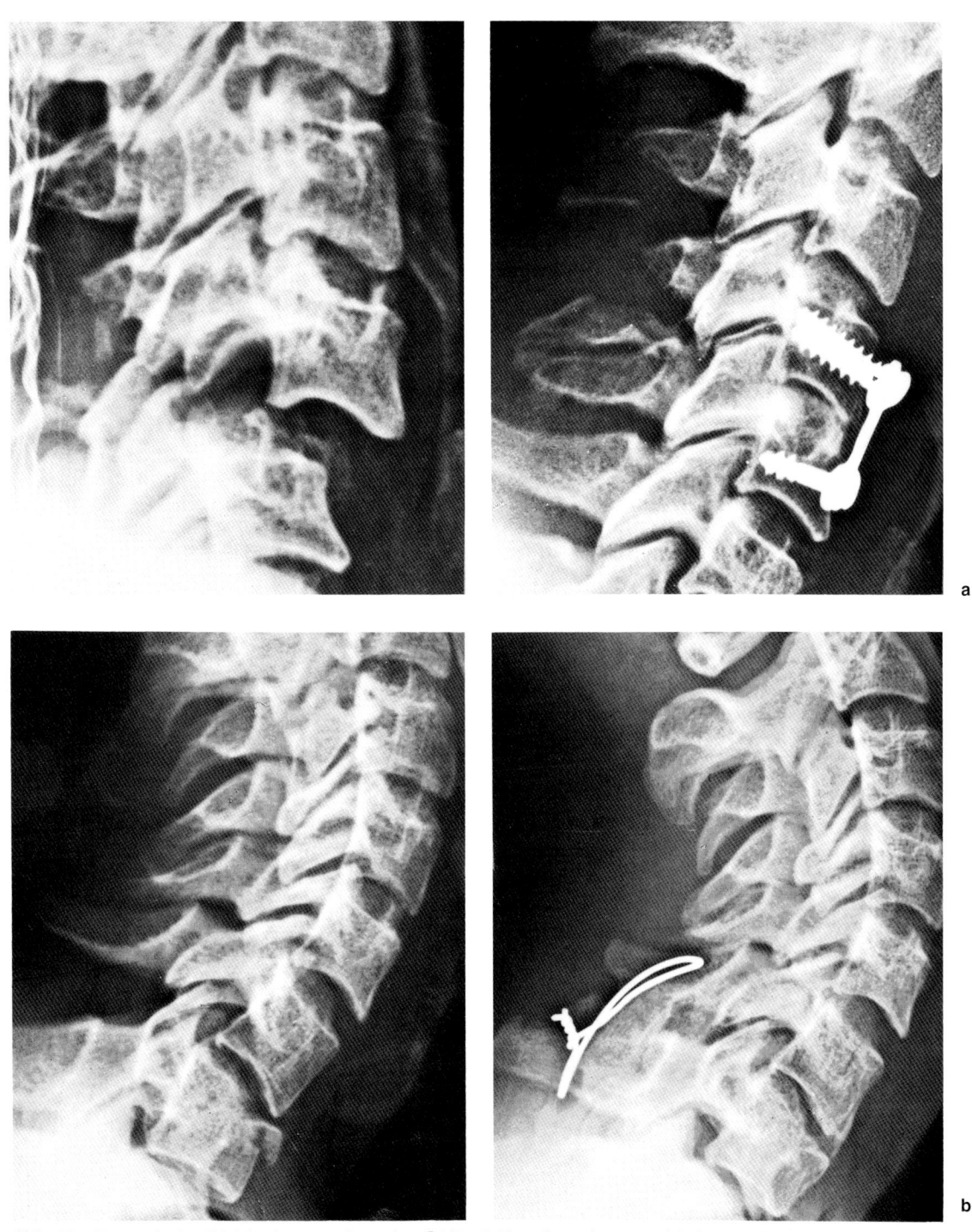

Abb. 42 Rotatorische Dislokationen. **a** Luxation C4/5 mit Rotationselement, sichtbar an der Doppelkonturierung der Facettengelenke bzw. Abbruch eines Fragmentes an der oberen Facette von C5 und Frakturierung des Bogens C4. Reposition unter Zug, interkorporelle Spondylodese C4/5 mit trikortikalem Knochenspan und Stabilisierung mit Orozco-Platte. **b** Rotationselement sichtbar an der unterschiedlichen Wirbelkörpergröße, Subluxation C6/7 mit partieller Kompressionskeilfraktur und Aussprengung eines apikalen ventralen Kantenfragmentes bei gleichzeitiger Zerreißung der ligamentären dorsalen Strukturen. Das Rotationselement wird sichtbar an der asymmetrischen Subluxation in den Facettengelenken. Behandlung mit Zuggurtungscerclage und Knochenspan

lungen des neurologischen Defizits aufgrund morphologischer Befunde am Rückenmark anläßlich von Autopsien (MARRAR 1974) oder anläßlich einer chirurgischen Intervention (BOHLMAN 1979, 1982, 1983) sind für den klinischen Gebrauch wenig sinnvoll. Das gleiche trifft auch zu für Klassifikationen aufgrund des Ausmaßes der Kräfteeinwirkung auf die Neurostrukturen und des Unfallmechanismus (CHESHIRE 1969). Ob es allenfalls gelingen wird, mit Hilfe des MRT einen Katalog der möglichen morphologisch faßbaren Läsionen an den Neurostrukturen mit dem klinischen, neurologischen Bild und der Prognose zu korrelieren, muß sich erst noch weisen. Anders als mit dem CT lassen sich nicht nur epi- und subdurale, subarachnoidale und intramedulläre Blutansammlungen nachweisen, sondern auch Rückenmarksödem, -kontusion und -zerreißung sicherer zur Darstellung bringen. Auch sind die Weichteilstrukturen um das Mark, Wurzelzerreißungen und Durarisse leichter im MRT zu erkennen. Die Bedeutung des MRT als bildgebendes Mittel zur Beurteilung des neurologischen Schadens wird wahrscheinlich erst in den kommenden Jahren in seiner Wertigkeit zu erkennen sein, da seine Einführung zur Anwendung beim wirbelsäulenverletzten Patienten sehr zögernd erfolgt (BONDURANT u. Mitarb. 1990, SCHAEFER u. Mitarb. 1989, TRACY u. Mitarb. 1989). Gründe hierfür sind zum einen die praktische Machbarkeit für Patienten, die einer Intensivbetreuung mit unterschiedlichsten, für ein Magnetfeld ungeeigneten Apparaturen bedürfen und z. T. noch in Traktion mit Metallbügeln sind, und zum anderen die mangelnde Verfügbarkeit in einem 24-Stunden-Notfallbetrieb.

Die *ektrophysiologischen Untersuchungen* der Rückenmarksfunktion über die evozierten Potentiale eröffneten eine weitere Perspektive zur Beurteilung des Neurotraumas im Zusammenhang mit einer Wirbelsäulenverletzung (MEYER 1989, HATTORI u. Mitarb. 1979, SEDGEWICK u. Mitarb. 1980, ERTEKIN u. Mitarb. 1980, DVOŘÁK u. Mitarb. 1990, YOUNG 1982, BOHLMAN u. Mitarb. 1981, LOUIS u. Mitarb. 1985, LEVY u. Mitarb. 1984). Die Benutzung der somatosensorisch evozierten Potentiale (SSEP) und der kortikal evozierten Potentiale für diagnostische Zwecke hat in den letzten Jahren an Bedeutung gewonnen (MEYER 1989, DVOŘÁK 1990), um eine elektrische Funktionsfähigkeit des Rückenmarks unterhalb des Verletzungsniveaus nachzuweisen. Diese Technik ermöglicht nicht nur ein korrektes funktionelles „mapping" der peripheren sensorischen Dermatome, sondern kann auch wirkungsvoll zur Erfassung einer normalen oder geschädigten Funktion der Hinterstränge und zum Nachweis vom prognostisch äußerst wichtigen Vorhandensein oder Fehlen der perianalen, sakralen Aussparung eingesetzt werden. Auch motorisch evozierte Potentiale sind für diagnostische Zwecke anwendbar. Über eine externe, nicht invasive magnetische Stimulation des Kortex und der subkortikalen Strukturen lassen sich periphere motorische Aktivität entweder in der oberen oder unteren Extremität erzeugen (DVOŘÁK u. Mitarb. 1990). Sowohl die Latenz und die Amplitude des induzierten Stimulus können gemessen und verwertet werden. Eine routinemäßige Einführung dieser Untersuchungen in der Klinik beim frischen Traumatiker hat sich allerdings noch nicht etabliert.

Zusammenhang zwischen Halswirbelsäulentrauma und neurologischem Schaden

Von vielen Untersuchern wurde immer wieder versucht, die Verletzungen der Halswirbelsäule mit dem entstandenen neurologischen Schaden zu korrelieren. Während es naheliegend ist, daß, je größer die Verschiebungen von knöchernen Elementen gegeneinander sind, desto größer der neurologische Schaden zu erwarten ist, ließ sich ein eigentlicher direkter Zusammenhang zwischen Verletzungsmuster und definitivem neurologischem Schaden nicht zwangsläufig etablieren (MEYER 1989). Das Problem besteht darin, daß HWS-Verletzungen mit schweren neurologischen Defiziten einhergehen können, ohne daß eine entsprechende Fraktur oder Verletzung an der osteoligamentären Halswirbelsäule nachgewiesen weden kann (HARDY 1977, JELSMA u. Mitarb. 1982, MARRAR 1974). Diese neurologischen Defizite sind am ehesten Ausdruck eines vaskulären Schadens am Halsmark, der möglicherweise durch Überdehnung des Rückenmarkes bzw. insbesondere der spinalen Gefäße zustandekommt (MEYER 1989). Auf der anderen Seite besteht nach BEDBROOK (1979) eine klare Korrelation mit einem neurologischen Schaden, sobald der Wirbelkanal um mehr als 50% durch das Trauma verlegt wird. Darunter ist allerdings die Korrelation nicht eindeutig gegeben, obschon Einzelbeobachtungen einen solchen Zusammenhang immer wieder nahelegen.

Die anatomischen Verhältnisse im Wirbelkanal der Halswirbelsäule sind von C1 bis C7 unterschiedlich. In Höhe des Bogens C1 beträgt die Weite des Kanals durchschnittlich 2,1 cm, während das Rückenmark 1 cm dick ist. Das heißt, der kompensatorische Raum beträgt mindestens 1 cm, was gut mit der geringen Inzidenz von neurologischen Komplikationen im Zusammenhang mit Verletzungen in diesem Bereich korreliert. Zusammen mit Densfrakturen vom Typ II nach ANDERSON u. D'ALONZO (1974) konnte MEYER (1989) nur 8,9% komplette, 19% inkomplette und über 70% intakte Neurologien feststellen. Unterhalb von C2 verengt sich der Wirbelkanal sehr rasch und erreicht den engsten Abschnitt zwischen C4 und C6, wo der freie Subarachnoidalraum noch etwa 6,5 mm beträgt (Abb. 43). Dies entspricht ca. ⅓ des sagittalen Wirbelkörperdurchmessers.

Ob es schließlich zu einem neurologischen Defizit kommt, hängt von verschiedenen Faktoren ab wie Alter des Patienten, degenerativen Begleitveränderungen an der Halswirbelsäule, Begleitverletzungen und vor allem der primären Krafteinwirkung, die nicht unbedingt am Röntgenbild abgelesen werden kann. Eine Dislokation des einen gegenüber dem benachbarten Wirbel von 30% ist ein momentaner, vielleicht bereits partiell reponierter Befund; die primäre Dislokation kann aber wesentlich mehr betragen haben und die von Bedbrooks angeführten 50% überschritten haben. Es ist deshalb außerordentlich schwierig und nicht den Tatsachen entsprechend, ein posttraumatisches Röntgenbild mit dem tatsächlichen neurologischen Befund zu korrelieren, da ein solches Bild nicht zwangsläufig das tatsächliche Trauma wiedergibt.

Grundsätzlich kann davon ausgegangen werden, daß HWS-Verletzungen mit einer Wirbelkörperberstung und Dislokation der Hinterwand (Typ A oder Typ B1 und B2 mit Wirbelkörperfraktur) eine höhere Wahrscheinlichkeit haben, von einer kompletten oder inkompletten Tetraplegie begleitet zu sein (AEBI u. Mitarb. 1991, BOMBART 1984) (Tab. **4**). Dabei ist allerdings zu berücksichtigen, daß die prozentualen Anteile von verschiedenen Zentren sehr unterschiedlich sein können, da das behandelte Krankengut nicht zwangsläufig vergleichbar ist. So ist z. B. der Anteil der Tetraplegien bei Wirbelkörperfrakturen im Krankengut vom Northwestern University Acute Spine Injury Center in Chicago sehr hoch im Vergleich zum eigenen Material einer orthopädischen Universitätsklinik (AEBI u. Mitarb. 1986, 1991, MEYER 1989), wo nicht unbedingt das neurologische Erscheinungsbild erster Überweisungsgrund ist.

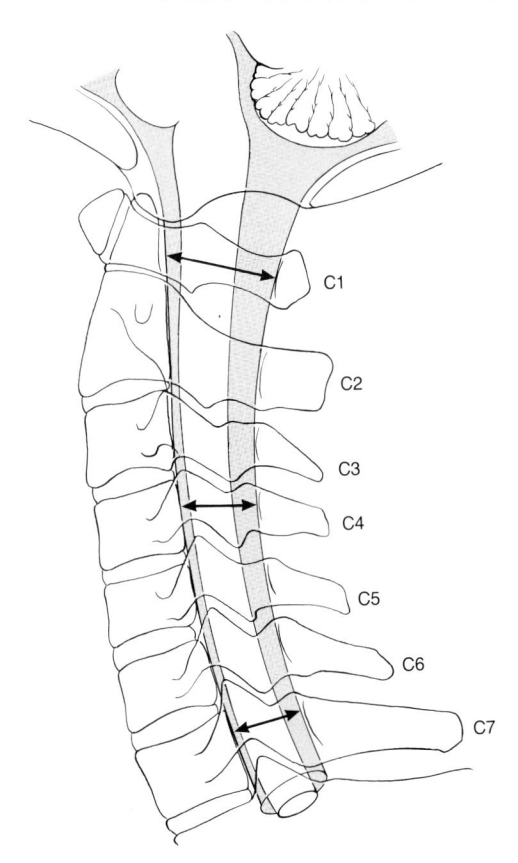

Abb. 43 Der Kompensationsraum für das Halsmark verkleinert sich zunehmend von kranial nach kaudal. In Höhe C1/2 gilt die Steelsche Regel, wonach der Kompensationsraum mind. ein Drittel des sagittalen Durchmessers des Atlas ausmacht. Deshalb sind neurologische Komplikationen in diesem Abschnitt weit seltener als im mittleren und unteren HWS-Bereich, wo der Kompensationsraum wesentlich geringer ist

Spezielle Diagnostik

Alle Patienten mit Verdacht auf eine HWS- oder mit einer Schädelhirnverletzung sollten ein Seitenbild der Halswirbelsäule erhalten (BOHLMAN u. Mitarb. 1983). Dabei ist darauf zu achten, daß der zervikothorakale Übergang mit vollständig sichtbarem 7. Halswirbel, Bandscheibe C7/Th1 und Deckplatte von Th1 zur Darstellung kommt. Diese Darstellung kann einerseits erreicht werden durch Zug an den Armen, um so die Schultern aus dem Röntgenfeld wegzuprojizieren, oder durch die sog. „Schwimmeraufnahme", wenn die erstere Darstellungsweise nicht gelingt (Abb. **44**).

In schwierigen Situationen kann gelegentlich eine Darstellung durch einige wenige konventionelle Tomographieschichten oder durch eine CT mit anschließender sagittaler Rekonstruktion zu Hilfe genommen werden. Die meisten Verletzungen der mittleren und unteren Halswirbelsäule lassen sich jedoch mit Hilfe des konventionellen Seitenbildes und a.-p. Bildes erfassen (WACKENHEIM u. Mitarb. 1987).

Die typischerweise gefundenen radiologischen Zeichen einer HWS-Verletzung im Seitenbild sind:

1. Treppenförmige Versetzung der Wirbelkörperhinterwand in einem Wirbelsegment durch Translation bzw. Dislokation des oberen in bezug auf den unteren Wirbel oder umgekehrt (Abb. **45**).
2. Abgedeckte Facettengelenke durch Dislokation der unteren vom oberen Wirbel gegenüber den oberen Facettengelenken vom unteren Wirbel. Dadurch kommt es zu einer Winkelabweichung der Wirbel zueinander in der Sagittalebene (Abb. **46**).
3. Zunahme der interspinösen Distanz durch entsprechende Zerreißung der interspinösen Ligamente sowie der Gelenkkapseln und des Lig. flavum (Abb. **47**).

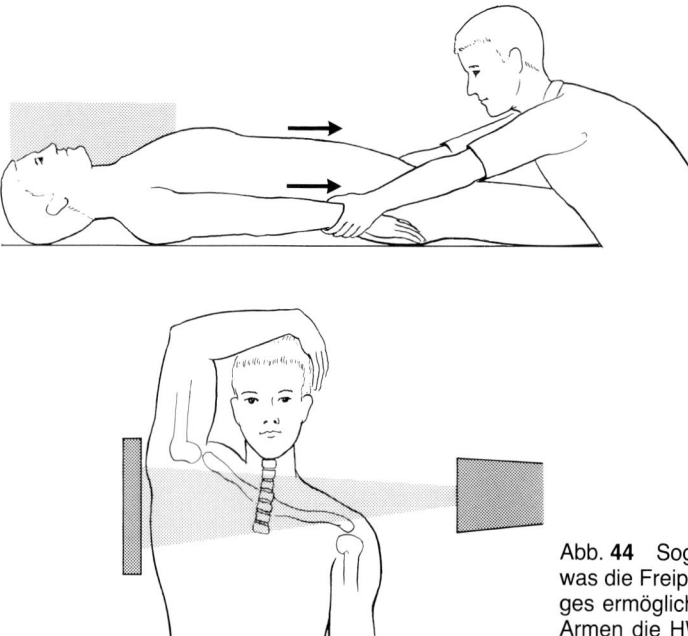

Abb. 44 Sogenannte Schwimmeraufnahme (unten), was die Freiprojektion des zervikothorakalen Überganges ermöglicht. Manchmal kann durch Ziehen an den Armen die HWS von der Überlagerung der Schultern befreit werden (oben)

4. Eine Vielfalt von Frakturen des Wirbelkörpers insbesondere auch der Ausbruch des vorderen Kantenfragmentes im Sinne einer „Teardrop"-Fraktur (Abb. **39**) (SCHNEIDER u. Mitarb. 1956).
5. Vermehrung des prävertebralen Weichteilschattens als Ausdruck einer entsprechenden begleitenden Weichteilverletzung bzw. Blutung (Abb. **48**).
6. Beidseitig frakturierte kleine Wirbelgelenke können ebenfalls im Seitenbild erkannt werden, dagegen können einseitig frakturierte Gelenke dem ersten Blick entgehen.

Die a.-p. Aufnahme eignet sich zum Nachweis von lateraler Kompression der Wirbelkörper, von lateralen Subluxationen bzw. Luxationen. Subluxationen können anhand von einseitig klaffenden Unkovertebralgelenken nachgewiesen werden. Bei rotatorischen Verletzungen kann innerhalb eines Wirbelsegmentes die Projektion des Dornfortsatzes in der a.-p. Ebene seitlich versetzt sein. Kompression und Höhenminderung sowie sagittale Frakturlinien können ebenfalls im a.-p. Bild gut gesehen werden.

Die Frakturen und Luxationen der kleinen Wirbelgelenke – insbesondere wenn sie einseitig sind – lassen sich oftmals nur in den *Schrägaufnahmen* der Halswirbelsäule gut sehen. Auch der Ausbruch der Massa lateralis – „Fracture séparation du massif articulaire" – kann in der Schrägaufnahme meist gut dargestellt werden (JUDET u. Mitarb. 1970, MARIE-ANNE 1979, VOLTE u. Mitarb. 1980) (Abb. **42**). Natürlich kann gerade diese Fraktur im CT optimal zur Darstellung gebracht werden. Das CT der Halswirbelsäule zur Diagnostik von Verletzungen ist jedoch nur selten indiziert, da der Informationsgewinn gegenüber dem guten konventionellen Bild nicht groß ist. Es muß insbesondere eine Schnittebene gewählt werden, die für das zu untersuchende Segment weitestgehend der End- bzw. Deckplatte parallel liegt. Mit dem CT kann jedoch die Verletzung der Hinterwand und damit die Komprimierung des Spinalkanales einwandfrei dargestellt werden. Bei Myelonkompressionen und neurologischen Ausfällen empfiehlt es sich, das CT zusammen mit einem Myelogramm durchzuführen. Es können so insbesondere auch Wurzelkompressionen und das wahre Ausmaß der Myelonkompression nachgewiesen werden.

Das Myelogramm allein eignet sich bei guter Durchführung durchaus zur Abklärung des traumatisch veränderten Wirbelkanals. Der Nachteil ist der invasive Charakter dieser Methode. Diesem kann heute mittels MRT aus dem Weg gegangen werden. Allerdings ist diese selbst in großen Zentren nicht während 24 Stunden des Tages zugänglich, so daß bislang diese Methode noch nicht als Standardverfahren zur Diagnostik von HWS-Verletzungen angewandt werden kann. Der Vorteil des MRT liegt darin, daß neben der ossären und diskalen Verletzung auch eine evtl. ansonsten nicht erkennbare intraspinale, intramedulläre Veränderung erkannt werden kann. Wieweit diese Befunde wirklich Krankheitswert haben, bzw. für die Prognose relevant sind, werden wohl erst die nächsten Jahre zeigen (BONDURANT u. Mitarb. 1990, SCHAEFER u. Mitarb. 1989, TRACY u. Mitarb. 1989).

Untere Halswirbelsäule 3.53

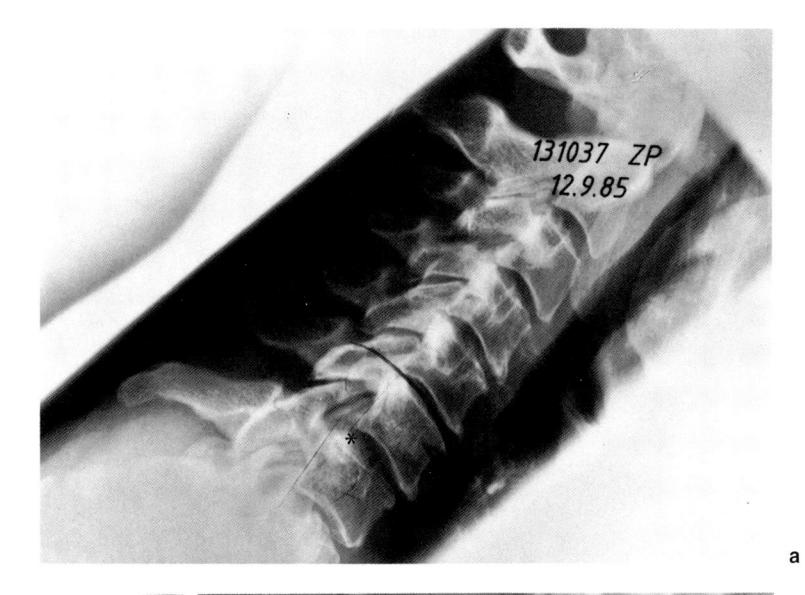

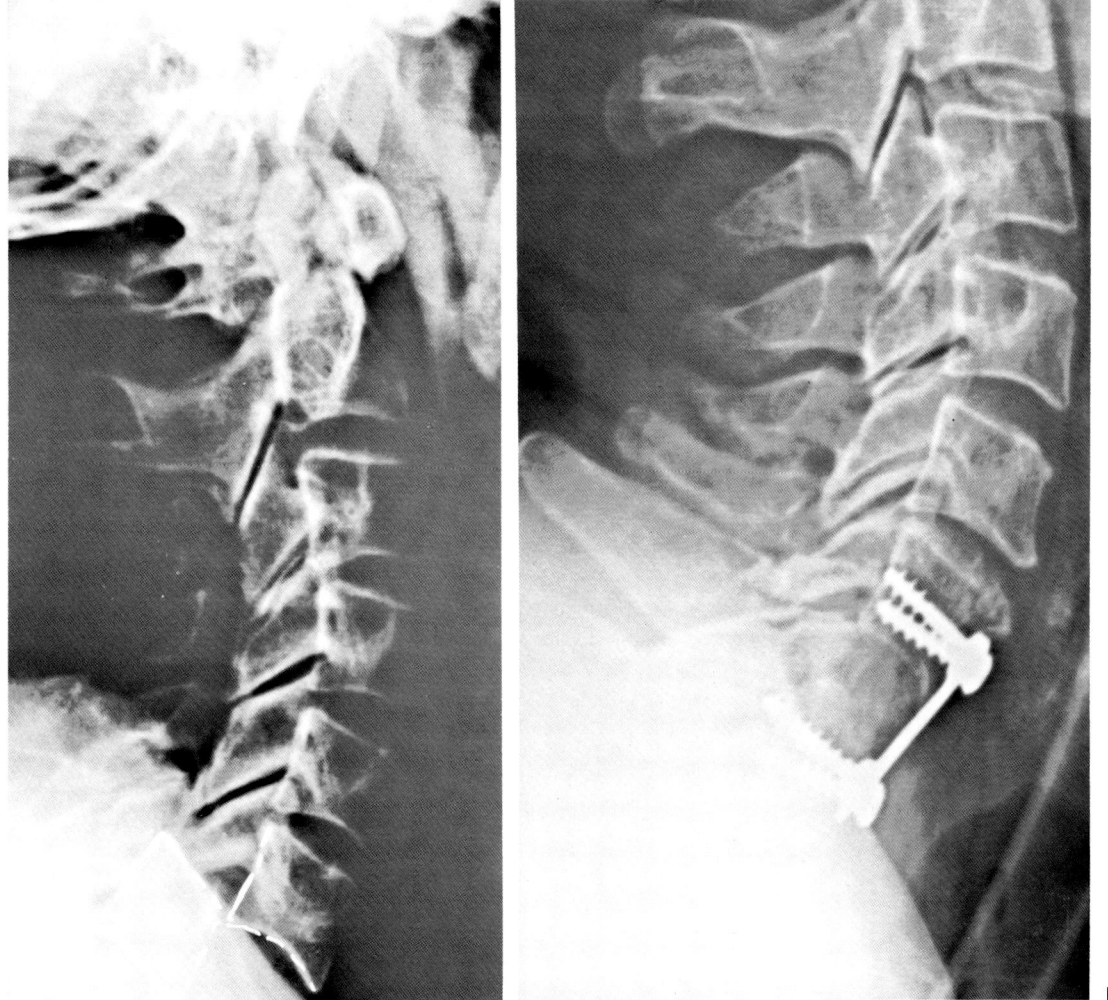

Abb. 45 Radiologisch-morphologische Zeichen der Instabilität. **a** Treppenphänomen bei der Analyse der Wirbelkörperhinterwände, hier am Beispiel einer Subluxation C6/7 (*). **b** Sehr augenfälliges Treppenphänomen bei kompletter Luxation C6/7. Diese Läsion wurde vorerst unter Zug reponiert und anschließend ventral mit Orozco-Platte stabilisiert unter Verwendung eines interkorporellen Knochenspanes

3 Verletzungen der Wirbelsäule

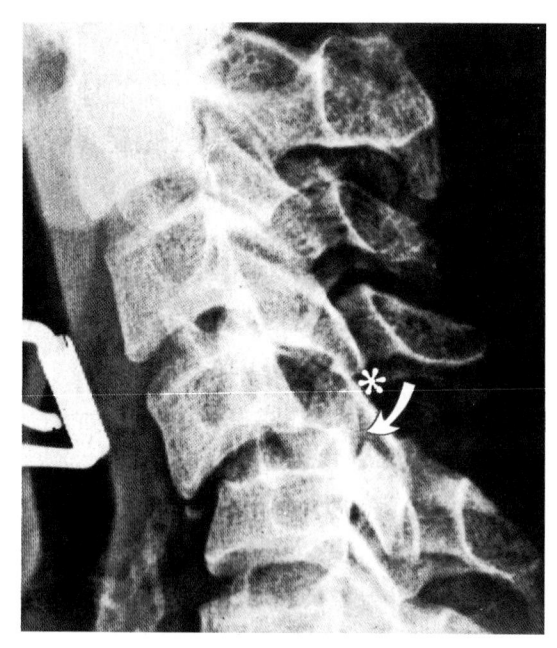

Abb. 46 Radiologisches Zeichen der Abdeckung der Facettengelenke (*). Bei diesem Beispiel ist das obere Facettengelenk von C5 um mehr als die Hälfte freiliegend durch die Subluxation der unteren Gelenkfacette von C4

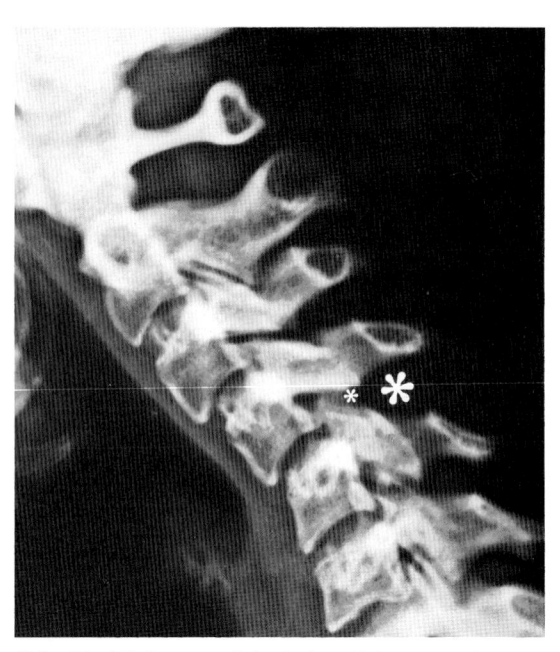

Abb. 47 Weiteres radiologisches Zeichen der Instabilität: Erweiterung des interspinösen Raumes, hier in Höhe C4/5 (*). Natürlich sind in diesem spezifischen Fall auch andere Zeichen der Instabilität wie Gibbusbildung, Treppenphänomen usw. vorhanden

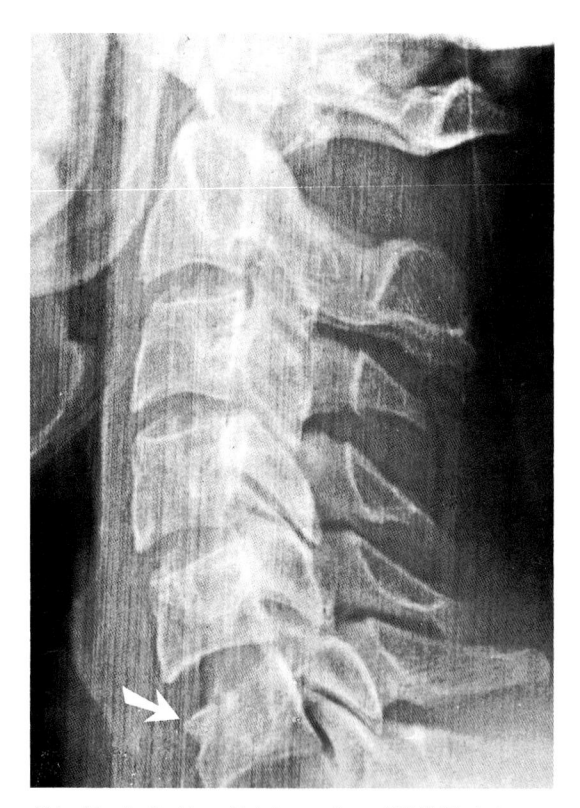

Abb. 48 Indirektes Zeichen einer HWS-Verletzung: Weichteilverschattung im Bereich der segmentalen Läsion, hier in Höhe C5/6 mit Kompression und keilförmiger Einstauchung des Wirbelkörpers C6 (Pfeil)

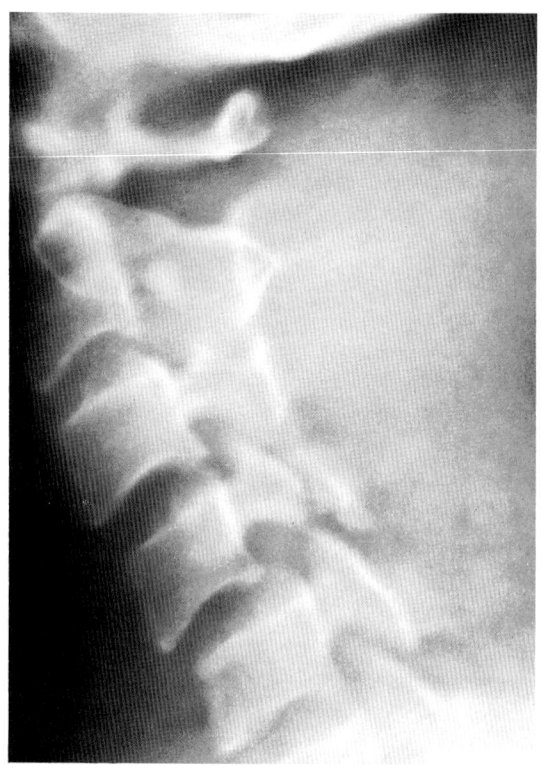

Abb. 49 Morphologisch-radiologisches Zeichen der Facettenfraktur, am besten dargestellt in einer konventionellen Tomographie wie hier im Falle einer Facettenfraktur von C4. Dadurch sekundäre Subluxation von C4 über C5

Funktionsaufnahmen eignen sich meist nur bei nicht allzu schmerzhafter Halswirbelsäule, ansonsten ist eine korrekte Durchführung nicht möglich. Dislokationen von mehr als 2–3,5 mm gelten als pathologisch, ebenso eine keilförmige Deformität von 11 Grad in einem Segment (Abb. **35**) (WHITE u. Mitarb. 1978, 1990).

Der Strecktest kann einen weiteren Hinweis für eine relevante HWS-Distraktionsverletzung liefern, wenn der Bandscheibenraum sich wesentlich über das Maß der benachbarten Bandscheibe hinaus vergrößert. Beim Durchführen des Strecktestes ist vorsichtig darauf zu achten, daß das verletzte Segment nicht überdistrahiert und damit evtl. ein neurologischer Schaden gesetzt wird (Abb. **54**). Der Strecktest kann manuell unter Handzug am Gardner-Wells-Bügel oder an einer Glisson-Schlinge durchgeführt werden oder mittels kontinuierlichem Zug über den Gardner-Wells-Bügel.

Elektrophysiologische Untersuchungsmethoden wie die somatosensorisch evozierten Potentiale oder die kortikal-evozierten Potentiale haben noch nicht Eingang gefunden in die routinemäßige Abklärung von HWS-Verletzungen insbesondere mit neurologischem Defizit. Hier sind jedoch Möglichkeiten in bezug auf Aussagen über Prognose und Schwere der Markverletzung zu erwarten (DVOŘÁK u. Mitarb. 1990, MEYER 1989, YOUNG 1982).

Behandlung

Allgemeine Behandlungsprinzipien

Die Behandlung eines wirbelsäulenverletzten Patienten beginnt am Unfallort. Bei Patienten mit geringstem Verdacht einer Wirbelsäulenverletzung – und bei bewußtlosen Patienten immer – sollen Umlagerungen, die nicht fachmännisch durchgeführt werden, vermieden werden. Das Anlegen eines festen Halskragens bietet keine Gewähr, daß eine instabile Wirbelverletzung durch die Manipulation am Patienten nicht verschlimmert werden könnte. Immer noch kommt es vor, daß Patienten, die primär keine neurologischen Ausfälle hatten, durch Manipulation und Lagerung tetraplegisch werden oder daß sich eine inkomplette in eine komplette Läsion verwandelt.

Die Behandlung einer Wirbelsäulenverletzung – insbesondere wenn sie mit einem Querschnittsyndrom einhergeht – erfordert eine erhebliche Infrastruktur und sollte nur Zentren vorbehalten bleiben, die eine reibungslose Abfolge der Behandlungsschritte garantieren können. Diese Behandlungsschritte umfassen ein regionales Bergungs- und Transportsystem, ein Traumazentrum, wo sämtliche traumatologischen Akutsituationen beherrscht werden können, und ein Rehabilitationszentrum. Im Traumazentrum bedarf es einer spezifisch ausgebildeten und über 24

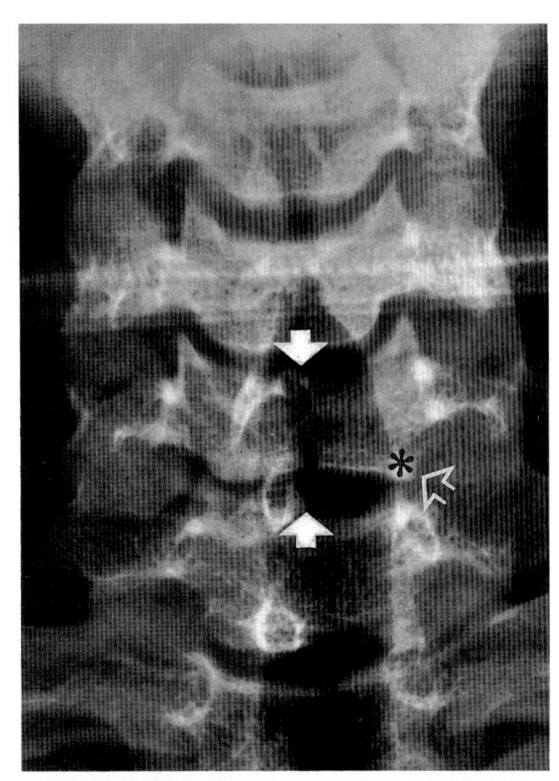

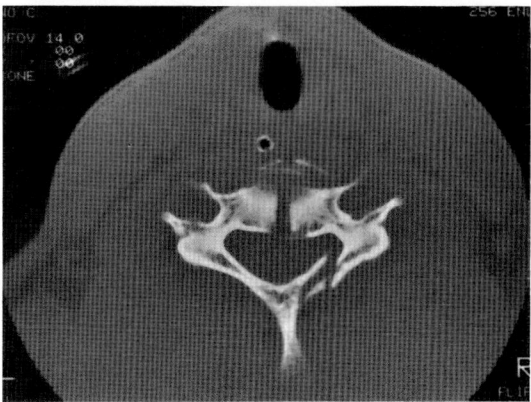

Abb. **50** Radiologisch-morphologisches Zeichen der Inkongruenz der Unkovertebralgelenke (* und Pfeil) durch eine sagittale Spaltfraktur durch den Wirbelkörper bzw. den Wirbelbogen auf der rechten Seite, Dislokation des Wirbelkörpers C6 gegenüber C7 ersichtlich an der Inkongruenz der Unkovertebralgelenke.

Stunden verfügbaren Equipe für Wirbelsäulenchirurgie. Mit Übernahme einer solchen Behandlung muß auch die Zusammenarbeit mit einem entsprechend ausgerüsteten und geführten Rehabilitationszentrum für Querschnittgelähmte gesichert sein. Das akut versorgende Zentrum und das Rehabilitationszentrum können räumlich durchaus getrennt sein. Das akut versorgende Zentrum muß in ein die gesamte Traumachirurgie abdeckendes Krankenhaus der Maximalversorgung integriert sein, um den polytraumatisierten Schä-

3.56   3 Verletzungen der Wirbelsäule

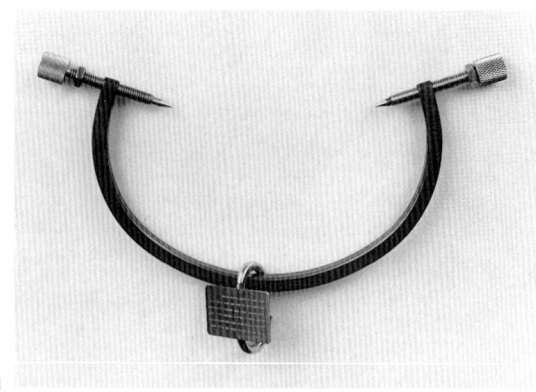

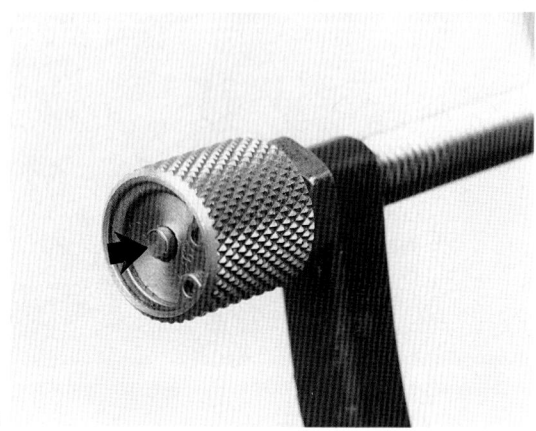

Abb. 51 Gardner-Wells-Bügel, **a** in der Übersicht, **b** mit Detailaufnahme des Druckbolzens (Pfeil). Der Gardner-Wells-Bügel läßt sich mit kleinen lokalanästhetischen Depots am wachen Patienten installieren. Wie stark die Bolzen in die Schädelkalotte eingedreht werden sollen, wird durch das Verhalten des Dornes in einer der beiden Schrauben angezeigt. Dieser Dorn darf nicht mehr als 1 mm vorstehen. Gelegentlich müssen die Schrauben nach einer gewissen Zeit nachgezogen werden. An diesem Bügel läßt sich sowohl manuell wie über einen Dauerzug eine axiale Traktion vollbringen

del-Hirn-verletzten Patienten mit begleitender Wirbelverletzung gesamtheitlich versorgen zu können. Das Rehabilitationszentrum wiederum muß auch für die Nachversorgung, Nachkontrolle und die berufliche und soziale Wiedereingliederung zuständig sein (Guidelines, American Spinal Injury Association/Foundation 1981).

Für Patienten mit einem Querschnittsyndrom spielt die Zeit zwischen Unfallereignis und Erstbehandlung, welche zu einer Entlastung des Rückenmarks führt, eine entscheidende Rolle (AEBI u. Mitarb. 1986, BOHLMAN 1985, SHROSBREE 1979/80). Neben der Sicherstellung der vitalen Funktionen kommt aus orthopädischer Sicht der Wiederherstellung des Wirbelsäulenalignments vorrangige Bedeutung zu. Es ist deshalb außerordentlich wichtig, beim Nachweis einer Subluxation oder Luxation in einem Bewegungssegment oder einer Fragmentdislokation und einem neurologischen Defizit, das mit der osteoligamentären Läsion korreliert, die Reposition so rasch wie möglich zu erreichen. In über 70% der Fälle von HWS-Verletzungen kann durch axialen Zug allein eine Reposition und Entlastung des Rückenmarks erreicht werden (AEBI u. Mitarb. 1986, BÖHLER 1977, RAYNOR 1968, CRUTCHFIELD 1954).

Es ist klar, daß nur das neurologische Defizit, das durch Kompression verursacht wird, durch die indirekte Dekompression infolge der Traktion günstig beeinflußt werden kann. Im allgemeinen sind es nicht die mechanische Kompression, sondern die Quetschung, Dehnung und Rotationsscherkräfte, welche anläßlich des Traumas auf das Rückenmark wirken, die für den definitiven irreversiblen neurologischen Schaden verantwortlich sind. Wenn jedoch bei einer entsprechenden Schädigung eine mechanische Kompression besteht oder diese alleine für ein neurologisches

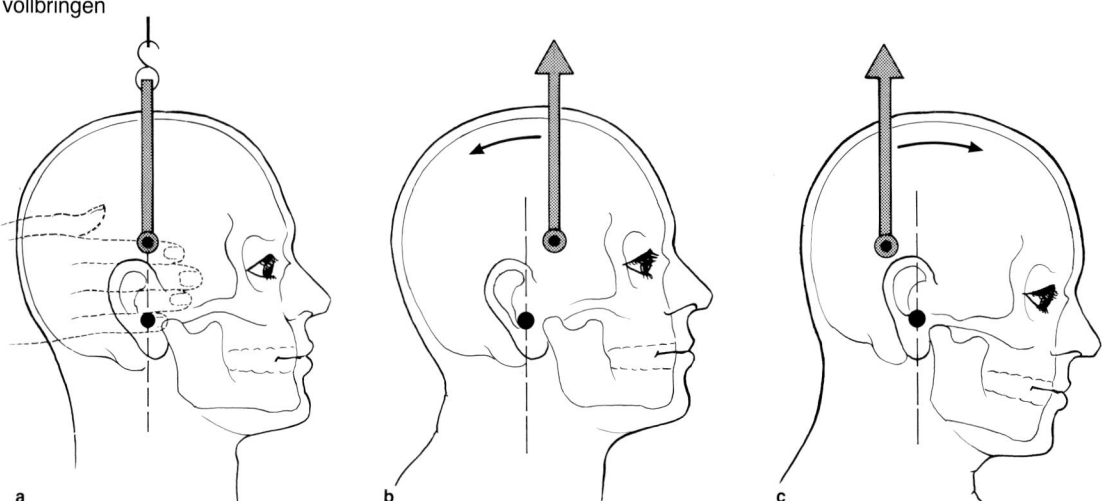

Abb. 52   **a** Ideale Plazierung der Schrauben des Gardner-Wells-Bügels ungefähr 3 Querfinger über dem äußeren Gehörgang. **b** Will man mit dem Zug eine Reklination erreichen, muß der Bügel leicht dorsal der Ideallinie eingesetzt werden. **c** Soll eine gewisse Flexionstraktion angebracht werden, so muß der Bügel von der genannten Linie nach ventral gesetzt werden

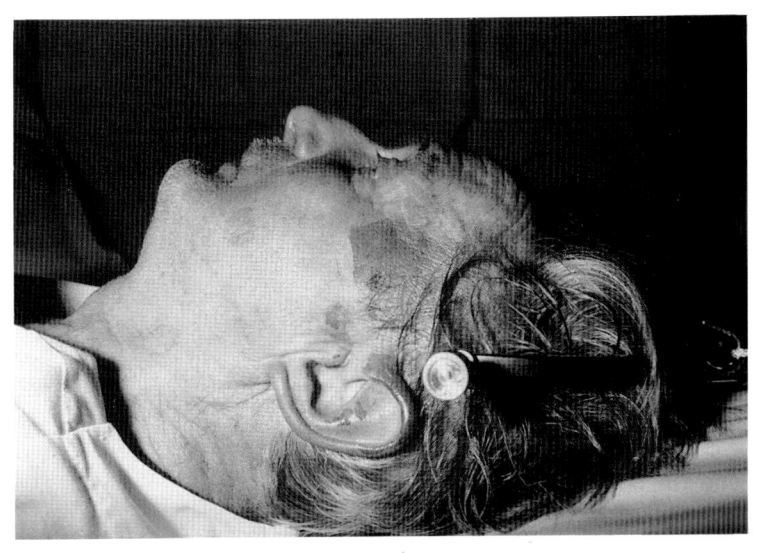

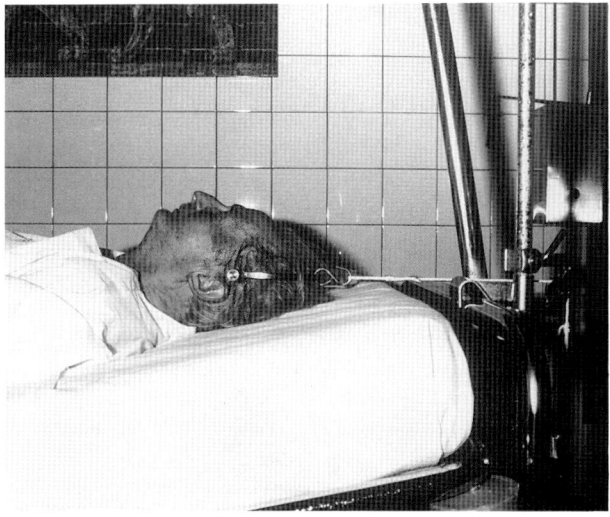

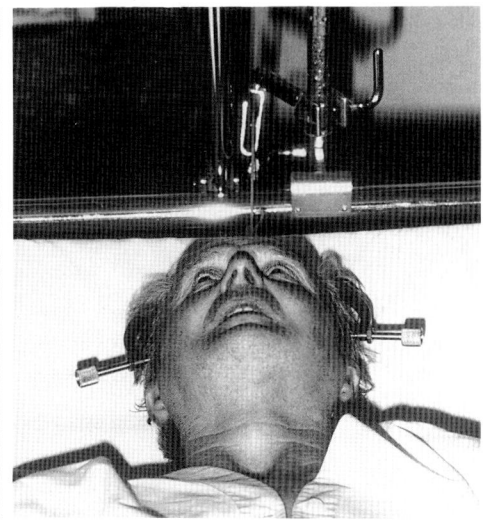

Abb. 53 Plazierung des Gardner-Wells-Bügels beim Patienten. **a** Die genaue Lokalisation der eingedrehten Schrauben in bezug zum Gehörgang. **b** Der Bügel ist mit einem Längszug am Bett montiert. **c** Montage von oben vorne gesehen

Defizit verantwortlich ist, so ist es von entscheidender Bedeutung, möglichst schnell nach dem Trauma anatomische Verhältnisse des Wirbelsäulenalignments zu schaffen, um eine direkte Dekompression zu erreichen.

Zum Alignment der Wirbelsäule benützen wir routinemäßig den Gardner-Wells-Bügel (Abb. 51), der sofort angelegt werden kann, sobald eine HWS-Verletzung gesichert ist. Das Anlegen dieses Bügels ist einfach und braucht außer Desinfektion keine spezielle Vorbereitung. Ein Vorbohren für die Dornen ist unnötig. Diese können genau 2 bis 3 Querfinger über dem Zentrum des äußeren Gehörganges nach Setzen einer Lokalanästhesie ohne Stichinzision der Haut eingedreht werden (Abb. **52**, **53**). Mit einem Grundgewicht als Zugkraft von 3 bis 5 kg ist die Wirbelsäule vorerst provisorisch genügend stabilisiert, so daß man sich allenfalls anderen dringenderen Maßnahmen zuwenden kann. Sobald es der Zustand des Patienten erlaubt, wird alles daran gesetzt, die Reposition so rasch wie möglich zu erreichen, wenn der Patient neurologische Ausfälle aufweist. Die Wirkung des Zuges soll unter Bildwandler oder mit Röntgenbildern dokumentiert werden, um eine Übertraktion bei einer kombinierten vorderen und hinteren kompletten Zerreißung zu vermeiden (Abb. **54**). Als Anhaltspunkt für die Traktion kann 2 bis 3 kg pro Verletzungsniveau gerechnet werden, z. B. Niveau C6: 2,5 × 6 kg = 15 kg (MEYER 1989).

Gelingt eine genügende Reposition beim Vorliegen einer inkompletten Neurologie nicht, so muß eine notfallmäßige offene Reposition ins Auge gefaßt werden.

Beim Längszug am Gardner-Wells-Bügel

a b c

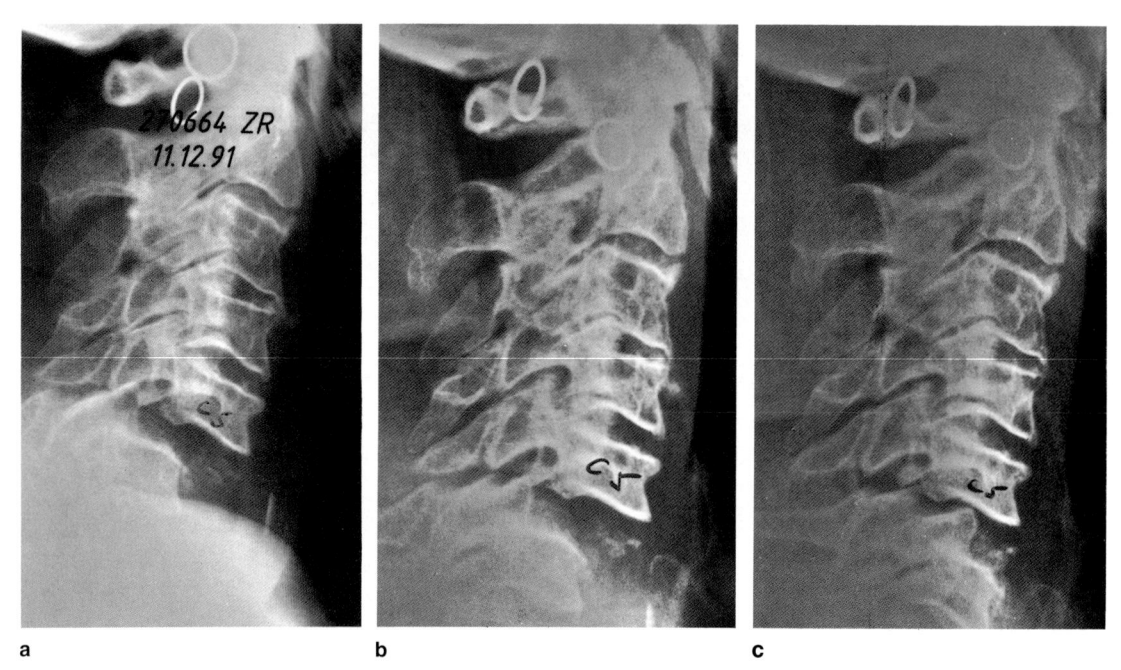

Abb. 54 Bei der Läsion sämtlicher ligamentären Strukturen und der Bandscheibe besteht insbesondere beim älteren Patienten mit benachbarten massiven degenerativen Veränderungen die Tendenz einer Überdistraktion eines verletzten Segmentes. Dies ist unbedingt zu verhindern, um keinen Traktionsschaden am Halsmark zu setzen. Hier ein Beispiel mit einer Überdistraktion des verletzten Intervertebralraumes (s. auch Abb. 60).
a Unfallbild. **b** Unter Zug; Bandscheibenraum bereits erweitert. **c** Nach Reposition; man beachte die Retrolisthesis als Ausdruck der kompletten Instabilität

bleibt der Patient wach, um eine eventuelle neurologische Verschlechterung rechtzeitig erfassen zu können. Eine Relaxation kann mit Diazepam (Valium, 10 mg) erreicht werden. Die Traktion kann rasch erfolgen mit Manipulation unter manuellem Zug oder unter langsamer Steigerung des Gewichtes und Änderung der Zugrichtung über Stunden bis Tage.

Rotatorische Einrenkungen haben unter vorsichtigen Drehbewegungen des Kopfes in entgegengesetzter Richtung, in die das Kinn weist, und unter Zug und leichter Inklination zu erfolgen. Meistens verspürt der Patient oder der Arzt ein Schnappen, wenn es zur Einrenkung kommt. Nach erfolgter Einrenkung soll das Zuggewicht auf ca. 5 kg als Erhaltungszug reduziert werden.

Ist es zur Reposition einer Wirbelverrenkung oder zum Alignment von Fragmenten und damit zur Entlastung des Wirbelkanales gekommen, so ist nach dem Böhlerschen Grundsatz „Einrenken, Halten und Üben" (BÖHLER 1977) die Frage nach dem Stabilisierungsvorgehen zu stellen, d. h. grundsätzlich, ob eine externe oder interne Fixation gewählt werden soll.

Konservative Behandlungsmethode

Eine äußere Ruhigstellung kann entweder mit einem Minerva-Gipsmieder (Abb. **55**) oder mit einem Halojacket (Abb. **56**), welches aus Gips oder Kunststoff gefertigt sein kann, erreicht werden. Verletzungen, die vorwiegend ossäre Elemente betreffen, keine Tendenz zu sekundärem Repositionsverlust zeigen und bei denen eine Spätinstabilität eher unwahrscheinlich ist, lassen sich durchaus mit einer äußeren Ruhigstellung behandeln. Allerdings gilt es hier auch, den Allgemeinzustand, das Alter, die Compliance und die Begleitverletzung des Patienten zu beachten. Eine äußere Ruhigstellung kann das Behandlungsvorgehen z. B. bei älteren Patienten und Begleitverletzungen deutlich erschweren, so daß eher ein chirurgisches Vorgehen zu wählen ist. Auch sind Komplikationen mit dem Halosystem durchaus nicht so selten, als daß dies eine überragende Behandlungsmethode darstellen würde (BUCCI 1988, COOPER 1979, GARFIN u. Mitarb. 1986, HIRSCH 1979, KLEINFELD 1981, KOSTUIK 1981, LOUW 1991, NICKEL 1968). Das Anbringen der Dornen für den Haloring muß nach genauer Gebrauchsanweisung geschehen, und die Pflege und das Nachziehen der Dornen ist außerordentlich wichtig, um Nagelinfekte und Lockerungen zu vermeiden.

Auch gilt es zu beachten, daß bis zu 30% der Fälle, welche mit dem Halosystem behandelt wurden, einen Repositionsverlust auch im Halo erfahren und ein sekundäres chirurgisches Vorgehen erfordern (ANDERSON u. Mitarb. 1991, GARFIN 1986, KOSTUIK 1981, LOUW 1991, WHITEHILL 1986).

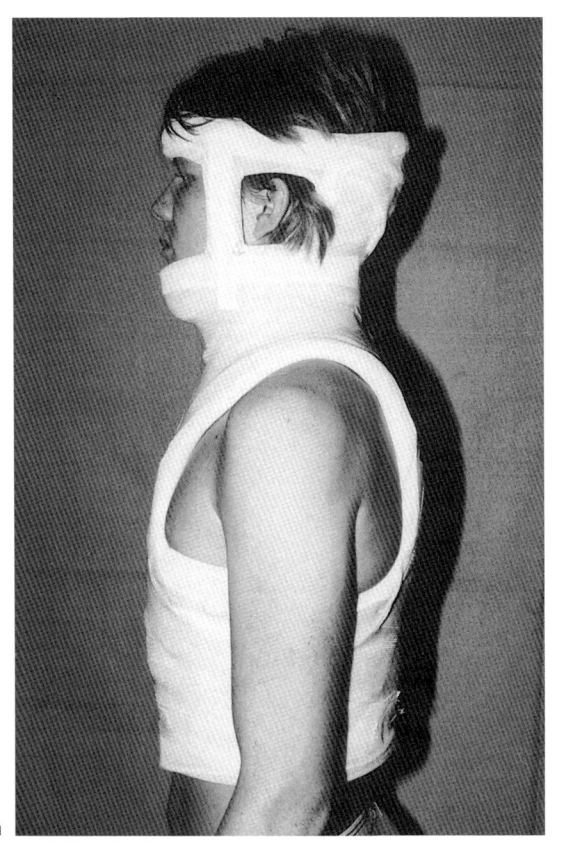

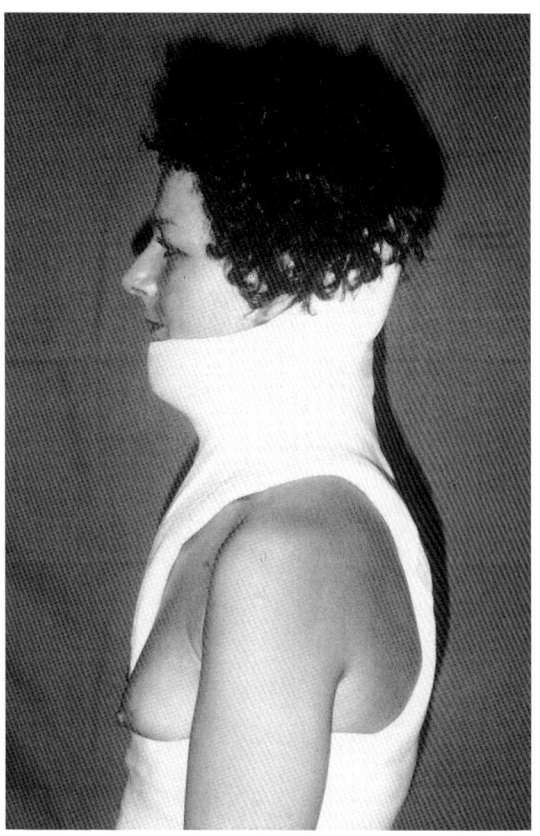

Abb. 55 Minerva-Gipsverband. **a** Das Anlegen eines Diadems macht es unmöglich, den Kopf zu bewegen. Das wird u. a. gemacht, um die obere Halswirbelsäule ruhigzustellen. **b** Bei der unteren Halswirbelsäule bzw. am zervikothorakalen Übergang ist eine Ergänzung des Korsettes mit einem Diadem nicht notwendig

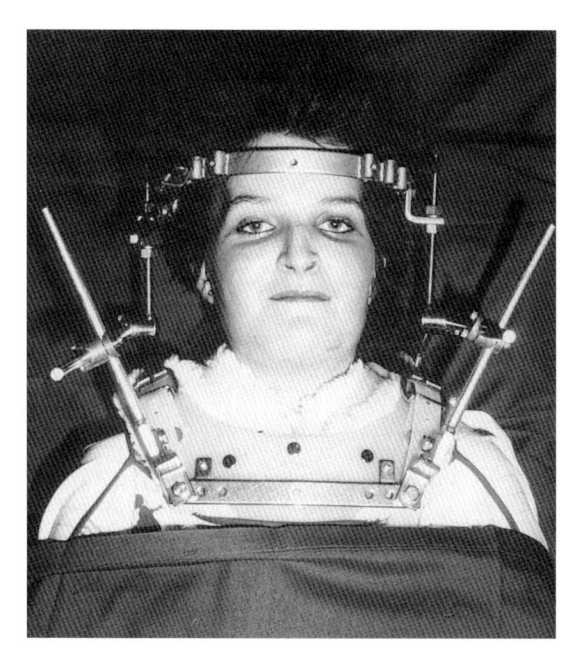

Abb. 56 Beispiel eines Halojackets mit montiertem Haloring bei einer jungen Patientin mit multisegmentalen HWS-Verletzungen. Bei allen Fixationen der Frakturen kann der Halo u. U. durch einen Minerva-Gips ersetzt werden

Chirurgische Behandlung

Die Art der chirurgischen Behandlung richtet sich grundsätzlich nach der Art der Verletzung. Es stellt sich die Frage, ob eine Verletzung durch ein hinteres, vorderes oder kombiniertes Vorgehen behandelt und ob eine Stabilisierung mit oder ohne Instrumentierung durchgeführt werden soll.

Die letztere Frage läßt sich aus der Tradition der europäischen Traumatologie im allgemeinen und aus der Entwicklung der Wirbelsäulenchirurgie in den letzten 15 Jahren im speziellen ziemlich klar beantworten (AEBI 1991a). In der Wirbeltraumatologie werden kaum mehr Verfahren gewählt, die nicht ein Implantat als innere Fixation zur Stabilisierung der reponierten Verletzung zu Hilfe nehmen würden. Die Vorteile einer ausreichenden Stabilität eines verletzten Segmentes für die sofortige Mobilisation und Rehabilitation des Patienten einerseits und die Möglichkeit, eine Reposition optimal zu halten und eine Spondylodese unter die bestmöglichen Heilungsbedingungen zu setzen andererseits, sind aus einem fortschrittlichen Behandlungskonzept nicht mehr wegzudenken. Allerdings muß festgehalten werden, daß diese Chirurgie der inneren Fixation an der verletzten Halswirbelsäule erhöhte Risiken,

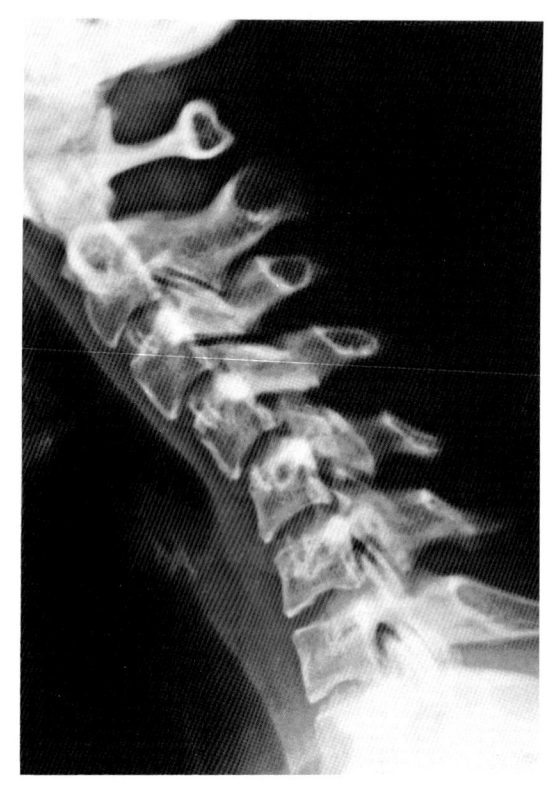

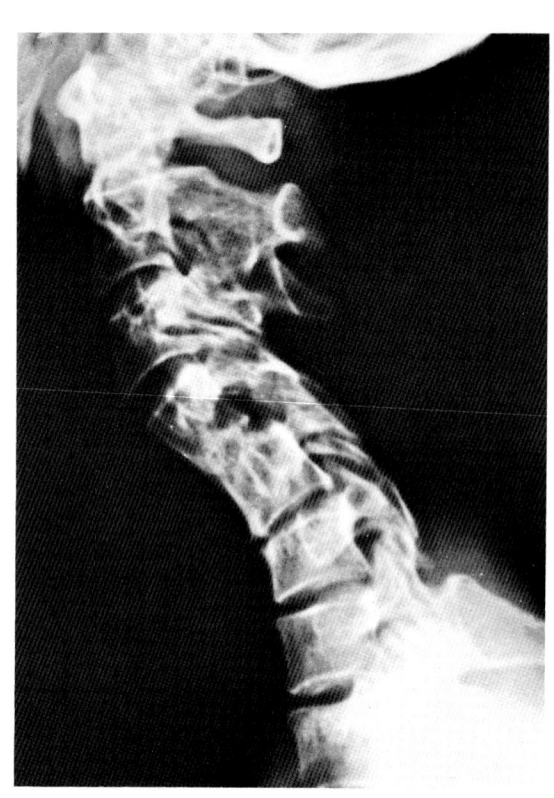

Abb. **57** Iatrogene Deformität durch Laminektomie. **a** Subluxationsposition von C4 gegenüber C5 mit inkompletter Tetraplegie. Bei diesem Patienten wurde u. a. als erstes eine Laminektomie im Verletzungsbereich durchgeführt, was zu einer schweren schwanenhalsförmigen Deformität führte. **b** In der Zwischenzeit wurde eine ventrale interkorporelle Spondylodese von C4/5 durchgeführt. Die Deformität ist jedoch nicht beeinflußt

sowohl von seiten der technischen Ausführung mit entsprechenden Implantatkomplikationen, als auch von seiten der Gefahren einer übermäßigen Manipulation des verletzten Segmentes durch das Kraftpotential des Implantates, in sich birgt. Es ist deshalb eine unabdingbare Voraussetzung für den Chirurgen, diese Techniken zu beherrschen, ihre Komplikationen zu kennen und vermeiden zu können und sich die Handfertigkeit in ihrem Gebrauch nicht am Patienten, sondern an der Leichenwirbelsäule und am geeigneten Modell zu erarbeiten (AEBI 1991b).

Die Frage nach der Art des chirurgischen Vorgehens scheint nur auf den ersten Blick klar zu sein: Verletzungen, die vorwiegend das vordere Kompressionssystem der Wirbelsäule, d. h. Bandscheibe und Wirbelkörper betreffen, sollen von vorne operiert werden. Dazu gehören alle Berstungs- und Kompressionsfrakturen mit Dislokation von Knochenmaterial in den Wirbelkanal, die einer Dekompression bedürfen. Die Kompression des Rückenmarkes erfolgt praktisch immer von ventral, weshalb eine sinnvolle Dekompression auch nur von ventral erfolgen kann (BAILEY 1960, BÖHLER 1977, BOHLMAN 1983, 1985, BENZEL 1987, ROBINSON u. Mitarb. 1960). Laminektomien insbesondere an der Halswirbelsäule sind, wenn überhaupt je indiziert, immer möglichst zu vermeiden, da sie zu keiner echten Entlastung des Rückenmarkes führen und höchstens die Stabilität des verletzten Wirbelsegmentes zusätzlich beeinträchtigen (Abb. **57**) (AEBI u. Mitarb. 1986, BOHLMAN 1983, 1985).

Verletzungen, die vorwiegend das hintere Zuggurtungssystem betreffen, d. h. eine Zerreißung des hinteren Ligamentkomplexes (HOLDSWORTH 1970) und Frakturen der kleinen Wirbelgelenke, sollten im wesentlichen von hinten operiert werden (ROY-CAMILLE u. Mitarb. 1972, ROY-CAMILLE 1984, ROY-CAMILLE u. Mitarb. 1989).

Verletzungen, die mit einer zirkumferenziellen Zerstörung eines Wirbelsegmentes einhergehen, bedürfen gelegentlich einer kombinierten vorderen und hinteren Stabilisierung bzw. Dekompression (LOUIS u. Mitarb. 1977, MCAFEE 1991, WHITESIDES u. Mitarb. 1979).

Dieses geschilderte Konzept gilt als Grundregel, obschon die klinische Erfahrung lehrt, daß durchaus Verletzungen des hinteren Ligamentkomplexes und der hinteren Elemente chirurgisch von ventral angegangen werden können (AEBI 1986, 1991, BOMBART 1984, BROWN 1988, CABANE-

LA 1988, DE OLIVEIRA 1979, GASSMAN 1983, LIMA 1971, SAVINI u. Mitarb. 1987, SENEGAS u. Mitarb. 1976, 1977). Das heißt, das chirurgische Vorgehen wird demnach *nicht nur* durch das Verletzungsmuster bestimmt, sondern durch eine ganze Reihe anderer zu berücksichtigender Faktoren (s. u.).

Ventraler Zugang

1955 erschien eine Publikation von Robinson und Smith über den ventralen Zugang an der Halswirbelsäule zur Entfernung der Bandscheibe und zur interkorporellen Spondylodese, welche von den Autoren 1953 zum erstenmal durchgeführt worden war (ROBINSON u. SMITH 1955). 1960 berichteten Robinson und Southwick über die Erfahrungen mit dieser Technik bei den HWS-Verletzungen (ROBINSON u. SOUTHWICK 1960, SOUTHWICK u. ROBINSON 1957). Diese Technik ist klassisch geworden und wird in dieser Form auch zusammen mit ventralen Verplattungen verwendet. Der Zugang erfolgt von rechts für den Rechts- und von links für den Linkshänder. Zum Schutze des N. recurrens wird von gewissen Autoren generell der linke Zugang empfohlen (LOUIS 1982, MCAFEE 1987 u. a.), da der genannte Nerv mit seiner Schleife links um den Aortenbogen und damit tiefer verläuft als auf der rechten Seite. Damit ist seine Verwundbarkeit auf der linken Seite kleiner.

Mit dem anterolateralen vorderen Zugang kann die Bandscheibe Th1/2 bis und mit Th2, selten die Bandscheibe Th2/3, erreicht werden. Mit dem von MCAFEE (1987) u. a. beschriebenen, selten notwendigen vorderen retropharyngealen Zugang kann kranial bis an den Klivus herangekommen werden.

Der Patient wird in Rückenlage mit Längszug und in Kopfkalotte gelagert. Der Längszug kann entweder über den Gardner-Wells-Bügel, über einen Haloring oder über die Mayfield-Zange am Kopf auf die Halswirbelsäule übertragen werden. Letztere hat den Nachteil, daß intraoperative Änderungen der Zugrichtung erschwert sind. Ein Bildverstärker kann in lateraler Projektionsrichtung in die sterile Abdeckung einbezogen werden und während der ganzen Operation zur Überwachung der Penetrationstiefe der Instrumente und Schrauben in den Wirbelkörper und zur Höhenlokalisation benützt werden (AEBI 1991, AEBI u. Mitarb. 1991).

Der Zugang zur Halswirbelsäule erfolgt über eine quere bis schräge Hautinzision, welche von der Mittellinie des Halses bis knapp über den medialen Rand des M. sternocleidomastoideus reicht. Nach Durchtrennen des Platysmas gelangt man teils scharf, teils stumpf im Spatium zwischen M. sternocleidomastoideus sowie dem Gefäßnervenbündel lateralseitig und der Trachea, Thyroidea und Ösophagus medianseitig auf die Vorderfläche der Halswirbelsäule, wo die prävertebrale Faszie längs durchtrennt wird, um schließlich auf das Lig. longitudinale anterius zu gelangen. Der M. longus colli kann die Halswirbelsäule ventral weitgehend überdecken, kann aber auch nur randständig sein. Im ersten Fall muß der Muskel von der Vorderfläche am einfachsten mit dem Elektromesser und dem Raspatorium abgelöst werden. Das Operationsfeld wird mit vier 8-mm-Hohmann-Hebeln, welche subchondral unterhalb der Deck- bzw. oberhalb der Bodenplatte weit anterolateral in die Wirbelkörper eingesetzt werden, exponiert. Alternativ dazu kann die Einstellung des Operationsfeldes auch mit gekröpften langen Rechtwinkelhaken oder mit einem Selbsthaltesystem, wie es verschiedentlich auf dem Markt angeboten wird, erreicht werden.

Das vordere Längsband wird über dem frakturierten Wirbel bzw. den angrenzenden Bandscheiben längs eröffnet und subperiostal nach lateral abgeschoben. Es kann allerdings im Rahmen der Fraktur völlig zerfetzt sein, so daß sich eine Bewahrung dieser Struktur erübrigt. Besteht die Absicht, den frakturierten Wirbelkörper infolge der Zertrümmerung zu entfernen und eine ventrale Dekompression des Markes durchzuführen, so empfiehlt es sich, als erstes die angrenzenden Bandscheiben zu exzidieren, wobei das Längsband mitexzidiert wird. Dieses Vorgehen hat den Vorteil, daß durch die Evakuierung des Bandscheibenraumes die Tiefe bis zur Dura genau festgelegt werden kann und somit die Ausräumung des Knochens bis zur kritischen Tiefe erleichtert wird. Zum zweiten kann eine allenfalls durch die Luxation hervorgerufene Bandscheibensequestrierung oder -prolaps unter Sicht ausgeräumt werden. Und schließlich kann der Knochen vom kranialen bzw. kaudalen Bandscheibenraum her unter besseren Hämostasebedingungen ausgeräumt und abgegrenzt werden.

Wird alein die beschädigte Bandscheibe entfernt, so ist beim traumatischen Patienten die Inspektion des Epiduralraumes mit Resektion des hinteren Anulus fibrosus und Längsband anzustreben, um sicher zu sein, daß anläßlich der Reposition kein Bandscheibengewebe nach kranial oder kaudal entlang der angrenzenden Wirbelkörperhinterwand luxiert ist. Die Hinterwand des kranial und kaudal des Bandscheibenraumes gelegenen Wirbelkörpers kann zu diesem Zwecke mit einem rechtwinkligen Testhäkchen abgetastet werden. Die knöcherne Dekompression des Wirbelkanales läßt sich technisch mit kleinen gebogenen Löffeln, Häkchen und Rongeurzangen bewerkstelligen, nachdem der Großteil des Wirbelkörpers mit der Luer-Zange und/oder dem Mikrodrill abgetragen worden ist.

Zur Vorbereitung der Knochenflächen zur Aufnahme des Spanes für die Fusion werden die Deck- bzw. Bodenplatten entknorpelt, bis die subchondrale, relativ harte Knochenschicht mit

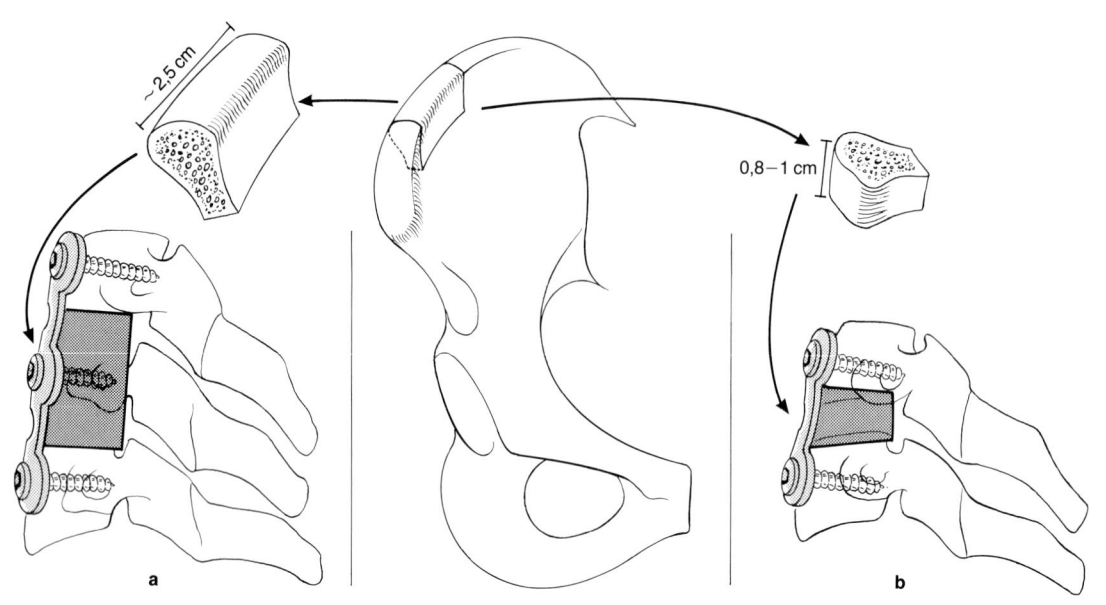

Abb. 58 Entnahme von trikortikalen Spänen aus dem vorderen Beckenschaufelbereich. **a** Dabei muß ein etwa 2,5 cm großer Block für eine bisegmentale Fusion entnommen werden und **b** ein etwa 0,8–1 cm großer trikortikaler Span für eine unisegmentale Fixation.

Blutpunkten erscheint. Die subchondrale Knochenschicht sollte nicht verletzt werden, um das Einsinken des Spanes im spongiösen Knochen des Wirbelkörpers zu verhindern.

Als Spondylodeseknochen wird praktisch immer ein trikortikaler autologer Beckenspan aus der vorderen Beckenschaufel gewählt. Bei mehrsegmentalen Dekompressionen bzw. Fusionen kann auch ein Fibulastück als mechanisch gut tragender Span verwendet werden. Der Span sollte eine angedeutete Trapezform haben, wobei die kürzere Basis gegen den Spinalkanal weisen muß, um den zu überbrückenden Defekt nach ventral zu öffnen und so zu einer physiologischen Lordose der Halswirbelsäule beizutragen (Abb. **58**).

Um das Herausfallen des Spanes zu verhindern, den Span unter optimale Kompression zu bringen, die Primärstabilität zu verbessern und eine frühzeitige Mobilisation ohne störende äußere Fixation zu ermöglichen, wird nach der Spaneinlage eine innere Fixation mit einer ventralen Platte durchgeführt (AEBI 1991, AEBI u. Mitarb. 1991, BÖHLER u. Mitarb. 1980).

Heute sind verschiedene Plattensysteme verfügbar, die allesamt ihre Vor- und Nachteile aufweisen. Es sollen hier repräsentativ drei verschiedene Plattensysteme kurz erwähnt werden.

AO-Orozco-Platte. Diese sog. H-Platte ist die seit längstem bestehende, in großem Umfang verwendete ventrale HWS-Platte, die in verschiedenen Längen für uni- bis mehrsegmentale Fixationen gebraucht wird (Abb. **59**) (OROZCO 1970, AEBI 1986, 1991, SENEGAS 1976, 1977). Sie ist leicht biegbar und wird mit 3,5-mm-Kortikalis-AO-Schrauben in den Wirbelkörpern verankert. Um ein Herausdrehen bzw. eine Lockerung zu vermeiden, wird die Perforation der Wirbelkörperhinterwand mit den Schrauben empfohlen. Seit mehreren Jahren verwenden wir jedoch 3,5 mm lange titanbeschichtete Schrauben zusammen mit der H-Platte (AEBI u. Mitarb. 1991). Diese Schrauben haben einen ausgezeichneten Halt im Knochen, so daß die von vielen gefürchtete Perforation der Hinterwand nicht mehr angestrebt werden muß. Diese Platte hat den Vorteil, daß sie der HWS-Lordose genau anmodelliert werden kann und die Schraubenlöcher exzentrisch gebohrt werden können, um eine axiale Kompression über dem Span zu erreichen.

Caspar-Plattensystem. Caspar hat ein eigenes, vollständig standardisiertes Set zur ventralen Verplattung der Halswirbelsäule mit den notwendigen Hilfsinstrumenten entwickelt (Abb. **60**) (CASPAR 1982, 1987, TIPPETS 1988). Die Schraubenverankerung erfolgt ebenfalls mit der Perforation der Wirbelkörperhinterwand. Anstelle der runden gibt es hier längsovale Schraubenlöcher, so daß die Schraubenverankerung in den Knochen an irgendeiner Stelle der Platte durchgeführt werden kann. Auch existieren verschiedene Plattengrößen. Eine axiale Kompression dagegen ist mit diesem System nur bedingt möglich, und die Platten tragen im Vergleich zur schlanken Orozco-H-Platte deutlich mehr auf.

**„Titanium-hollow-locking-screw-system"
(THLSS).** MORSCHER (1986) hat die Orozco-Platte in zwei Richtungen weiterentwickelt. Zum ersten wurde die Orozco-Platte aus Titan und dik-

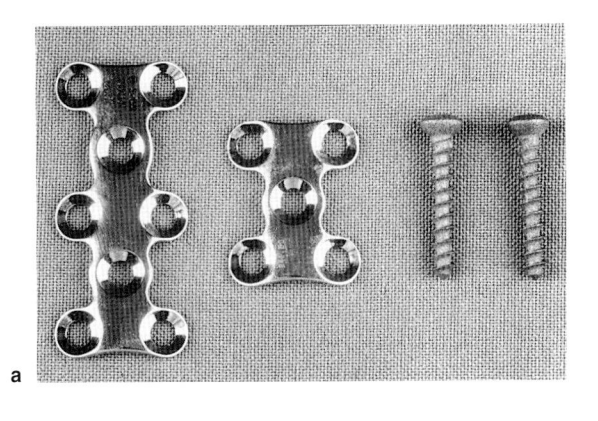

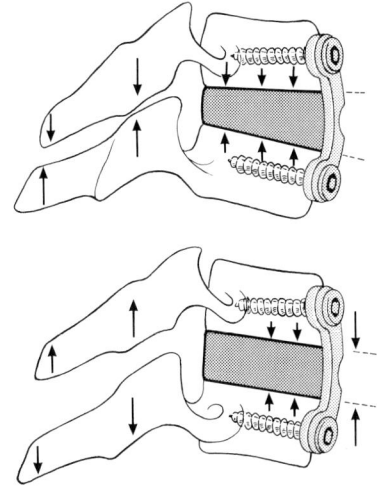

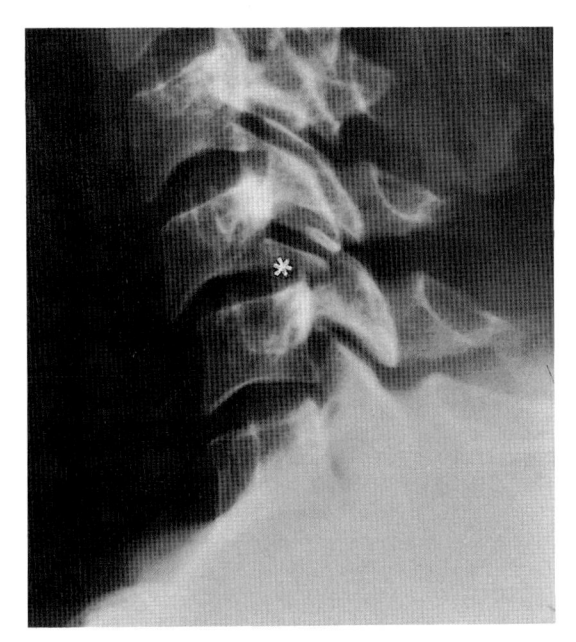

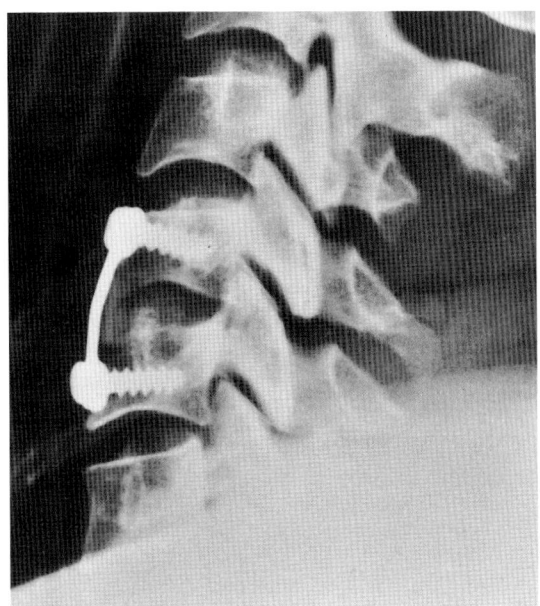

Abb. 59 Ventrale Plattensysteme. **a** Orozco-Platte (bisegmentale Platte links, unisegmentale Platte in der Mitte). Dazu werden titanbeschichtete Schrauben verwendet, welche erlauben, den dorsalen Kortex für die Schrauben auszulassen. **b** Eine geschickte Kombination der Orozco-Platte mit einem trapezförmig zugerichteten trikortikalen Span (links) ermöglicht eine axiale Kompression des Spanes und eine Verblockung der Facettengelenke. Die axiale Kompression wird durch ein exzentrisches Bohren in den Schraubenlöchern der Platte ermöglicht. Rechts Verwendung eines streng rechteckigen Spanes, was bei der Einwirkung axialer Kräfte zu einer Aufspreizung der kleinen Wirbelgelenke führt. **c** Beispiel einer rotatorischen Subluxation C4/5 mit unisegmentaler Facettenfraktur von C5 und reitenden Gelenken auf der Gegenseite. Reposition durch Zug und Anwendung der unter b erwähnten Prinzipien mit der Orozco-Platte. Gute Lordosierung der HWS

ker gefertigt, zum zweiten wurden die Schraubenverankerungen im Knochen und die Halterung der Schrauben in der Platte grundlegend geändert. Als Ziel für die Verankerung der Schrauben sollte die alleinige Positionierung im Knochen ohne Perforation der Hinterwand angestrebt werden. Dies wurde vorerst mit perforierten Hohlschrauben aus Titan, analog zu den in der Kieferchirurgie verwendeten Verankerungsschrauben erreicht, wo die Schrauben rasch mit Knochen durchwachsen werden und so eine Lockerung vermieden wird. Da auf diese Weise ein Herausdrehen der Schrauben deutlich erschwert ist und es dabei leicht zum Abbruch des Kopfes kommt, ist eine Metallentfernung sehr schwer möglich. Diesem Problem wurde damit begegnet, daß mittlerweile neue Schaftschrauben aus Titan geschaffen wurden. Das Charakteristische dieses Plattensystems ist die Beziehung der Schrauben zur Platte. Da die Schraube mit einem Spreizkopf versehen

3 Verletzungen der Wirbelsäule

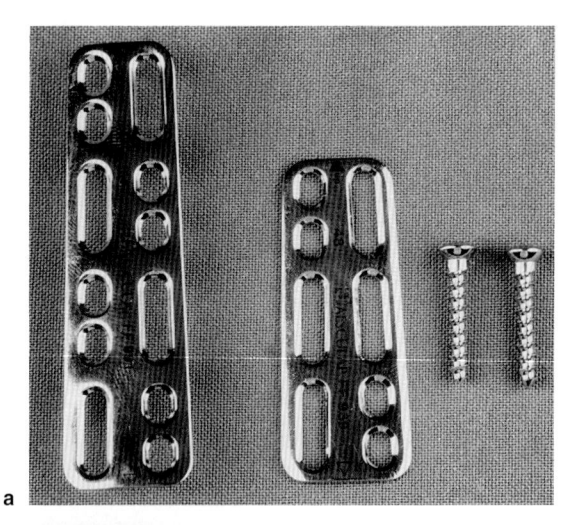

Abb. 60 **a** Caspar-Platte für die ventrale Stabilisierung der HWS. Die längsovalen Löcher erlauben mehr oder weniger freies Schraubensetzen. Auch hier bestehen uni- bis mehrsegmentale Platten. Die Platten sind im Vergleich zur Orozco-Platte wesentlich komplizierter und haben keine eigentlichen Vorteile gegenüber der erwähnten einfachen Platte. **b** Beispiel einer Luxation C5/6, behandelt mit einer Caspar-Platte nach Reposition unter Zug. Das Segment wurde überdistrahiert und in dieser Position verplattet

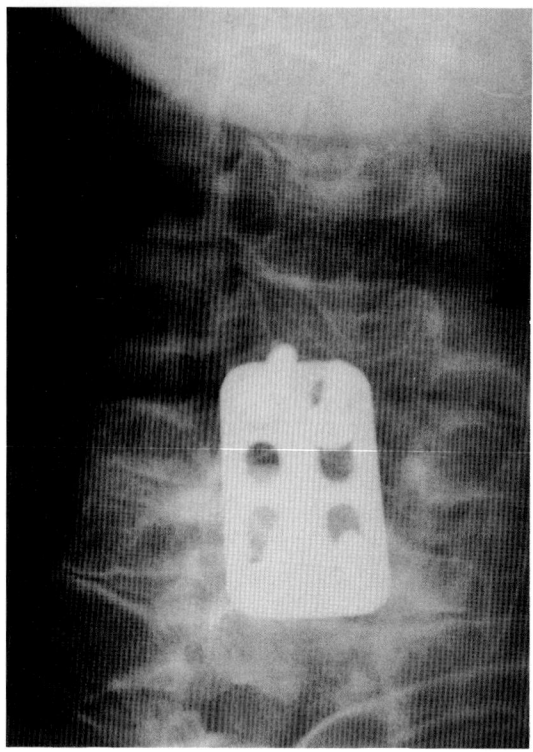

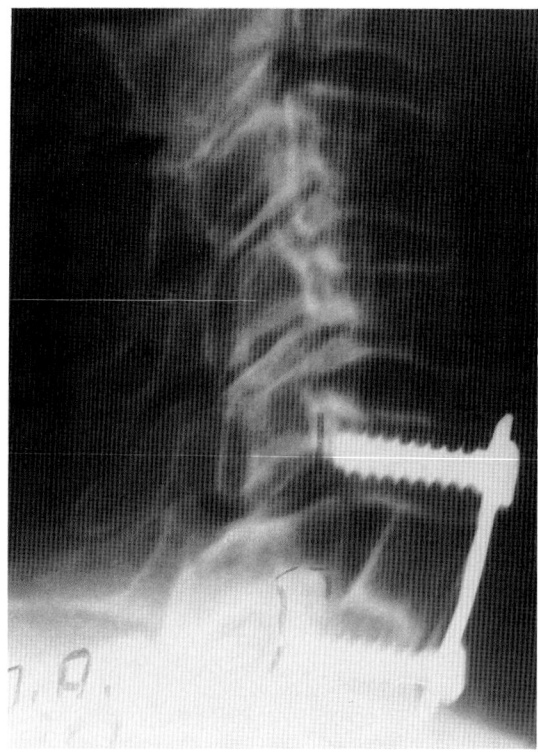

ist, kann der Schraubenkopf in dem präzis dazu passenden Plattenloch mit einer spreizenden Kopfschraube verankert werden, so daß eine winkelstabile Verbindung zwischen Platte und Schrauben entsteht (Abb. **61**). Damit wird die dem Implantat innewohnende Stabilität erhöht, die Wahrscheinlichkeit zur Lockerung verringert und die Stabilität des stabilisierten Segmentes ebenfalls erhöht.

Der Nachteil des Systems ist die notwendige exakte Schraubenpositionierung in der Platte, da sonst der „Locking"-Mechanismus nicht ausgenützt werden kann. Das kann technisch mühsam sein, insbesondere am kranialen und kaudalen Ende der mittleren und unteren Halswirbelsäule, bietet zudem keine Freiheit zur Schraubenplazierung und läßt keine Möglichkeit der Herstellung einer axialen Kompression offen.

Hinterer Zugang

Obschon der hintere Zugang z. B. in der amerikanischen Literatur immer noch als Standard zur Behandlung des HWS-Traumas gilt (ANDERSON u. Mitarb. 1991, CAPEN 1985, MCAFEE 1991), hat das nicht unbedingt Gültigkeit im europäischen

Untere Halswirbelsäule **3**.65

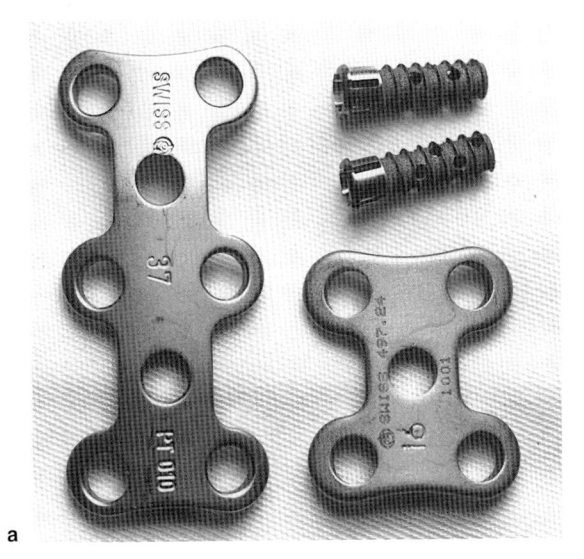

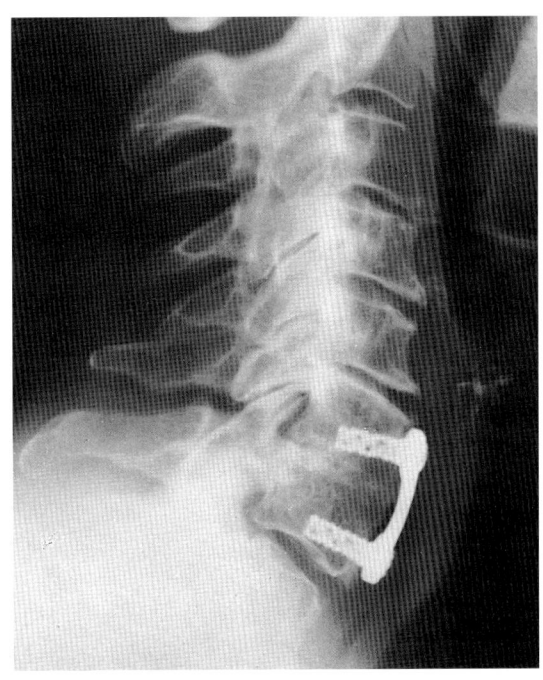

Abb. 61 **a** Modifizierte Orozco-Platten aus Titan, hier in erster Ausführung. Die Platte ist dicker, um in den Schraubenlöchern den Titanhohlschrauben einen besseren Sitz zu geben und um nach Einführen der kleinen Spreizschraube im Schraubenkopf Winkelstabilität zwischen Platte und Schraube zu garantieren. Die Titanschraubenverankerung wurde vom Prinzip her aus der Kieferchirurgie entlehnt. **b** Beispiel einer interkorporellen Fusion C6/7 mit dem Hohlschrauben-Titan-System. Man beachte die Schraubenlänge: die Schrauben erreichen die Hinterwandkortikalis nicht

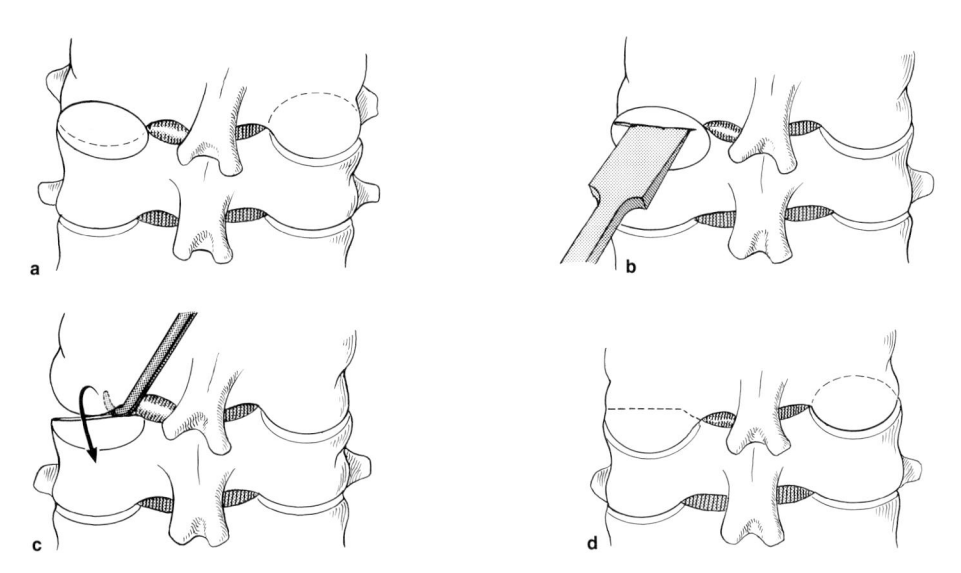

Abb. 62 Schematische Darstellung des Vorgehens bei verhakter Luxation von hinten gesehen. **a** Verhakte Luxation links mit nach vorne luxierter unterer Facette des oberen Wirbels. Die Facetten sind verhakt bei einer unifacettalen Luxation. **b** Durch Osteotomieren der oberen Facette vom unteren Wirbel wird genügend Raum geschafft, um **c** den oberen Wirbel durch leichten Zug mit Häkchen zu reponieren. **d** Reponierte Gelenke. Von hinten ist das osteotomierte Gelenk überdeckt und nicht mehr sichtbar

Schrifttum (AEBI 1986, 1991, BÖHLER u. Mitarb. 1980, GELEHRTER 1978, 1980, OROZCO 1970, SENEGAS 1976). Die Nachteile des hinteren gegenüber dem vorderen Zugang sind vielfältig (s. u.), so daß aus der Sicht mehrerer Autoren (SAVINI u. Mitarb. 1987, RORABEK u. Mitarb. 1987, SENEGAS 1976, BOMBART 1984, AEBI u. Mitarb. 1991) der hintere Zugang nur noch für einige ausgewählte

Indikationen zu empfehlen ist. Die Indikation ist insbesondere gegeben bei Dislokationen mit verhakten, nicht reponierbaren, kleinen Wirbelgelenken, wo diese instrumentell befreit und reponiert oder allenfalls osteotomiert werden müssen (Abb. **62**) (ANDERSON u. Mitarb. 1991, BOHLMAN u. Mitarb. 1983, 1985, JEANNERET u. Mitarb. 1991, JUDET u. Mitarb. 1970, MAGERL 1980, ROY-CAMILLE 1984, 1989). Die Indikation ist auch gegeben bei eher veralteten Frakturen der Facettengelenke mit Kompression der Nervenwurzel im Foramen intervertebrale, meist infolge raumfordernder Kallusbildung. Die frischen Facettengelenksfrakturen lassen sich jedoch meist durch ein anatomisches Alignment des verletzten Wirbelsegmentes infolge Ligamentotaxis unter Zug und durch die leichte Distraktion im Segment mittels ventraler interkorporeller Spondylodese, welche zu einer Erweiterung des Foramen intervertebrale führt, behandeln (AEBI u. Mitarb. 1991, ARGENSON u. Mitarb. 1988). Reine ventrale Dislokationen infolge eines Flexions-Distraktions-Traumas mit Zerreißung vorwiegend des hinteren Ligamentkomplexes bieten sich vom bio-

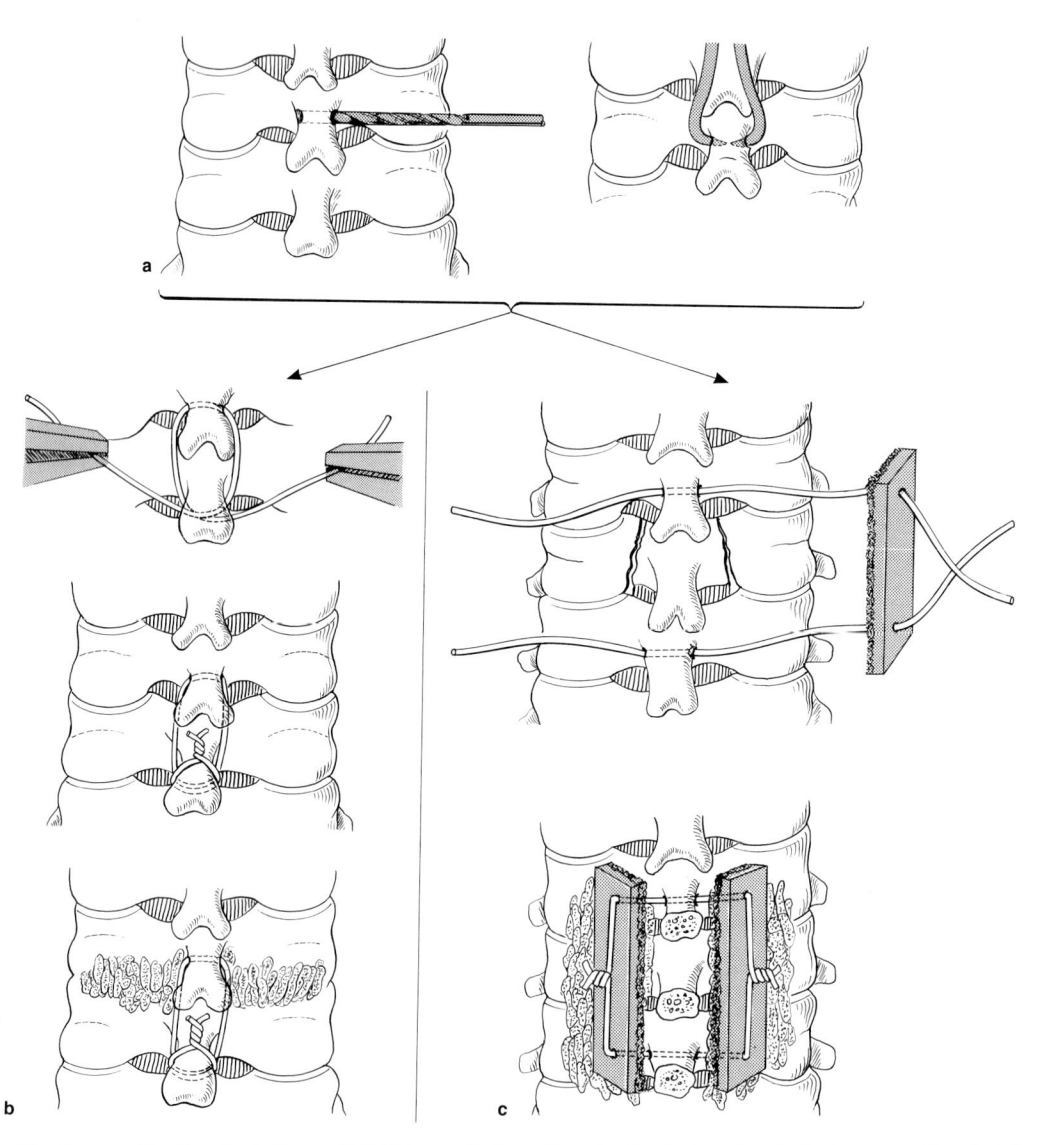

Abb. **63** Dorsale Fixationstechniken mit Drähten. **a** Präparation der Basis des Dornfortsatzes zum Durchziehen eines Drahtes. **b** Sicherheitsschlaufe über dem unteren Dornfortsatz nach Resektion der interspinösen Ligamente. Anfrischen der Gelenkmassive und der Bögen der benachbarten Wirbel und Anlegen von Spongiosabröckeln. **c** Hier wird nach Anfrischen der Bögen bzw. Gelenke ein kortikospongiöser Span mittels Draht an die hinteren Elemente herangezogen. Damit die Drähte unter Spannung sind, werden sowohl links wie rechts die Quirle nachgezogen und damit die Späne auf die Laminae gepreßt. Anlagern von zusätzlichen Spongiosabröckeln. Damit läßt sich gut eine bisegmentale Fusion ohne Plattenimplantat durchführen

Untere Halswirbelsäule **3**.67

mechanischen Standpunkt für reine dorsale Zuggurtungsosteosynthesen an, lassen sich jedoch in den meisten Fällen durchaus auch durch eine ventrale interne Fixation genügend versorgen.

Als dorsale Stabilisierungsverfahren lassen sich einerseits grundsätzlich Osteosyntheseverfahren mit Drahtcerclagen und andererseits Plattenosteosynthesen, immer in Kombination mit dorsalen Spanspondylodesen, unterscheiden. Der Zugang ist im wesentlichen für alle diese Verfah-

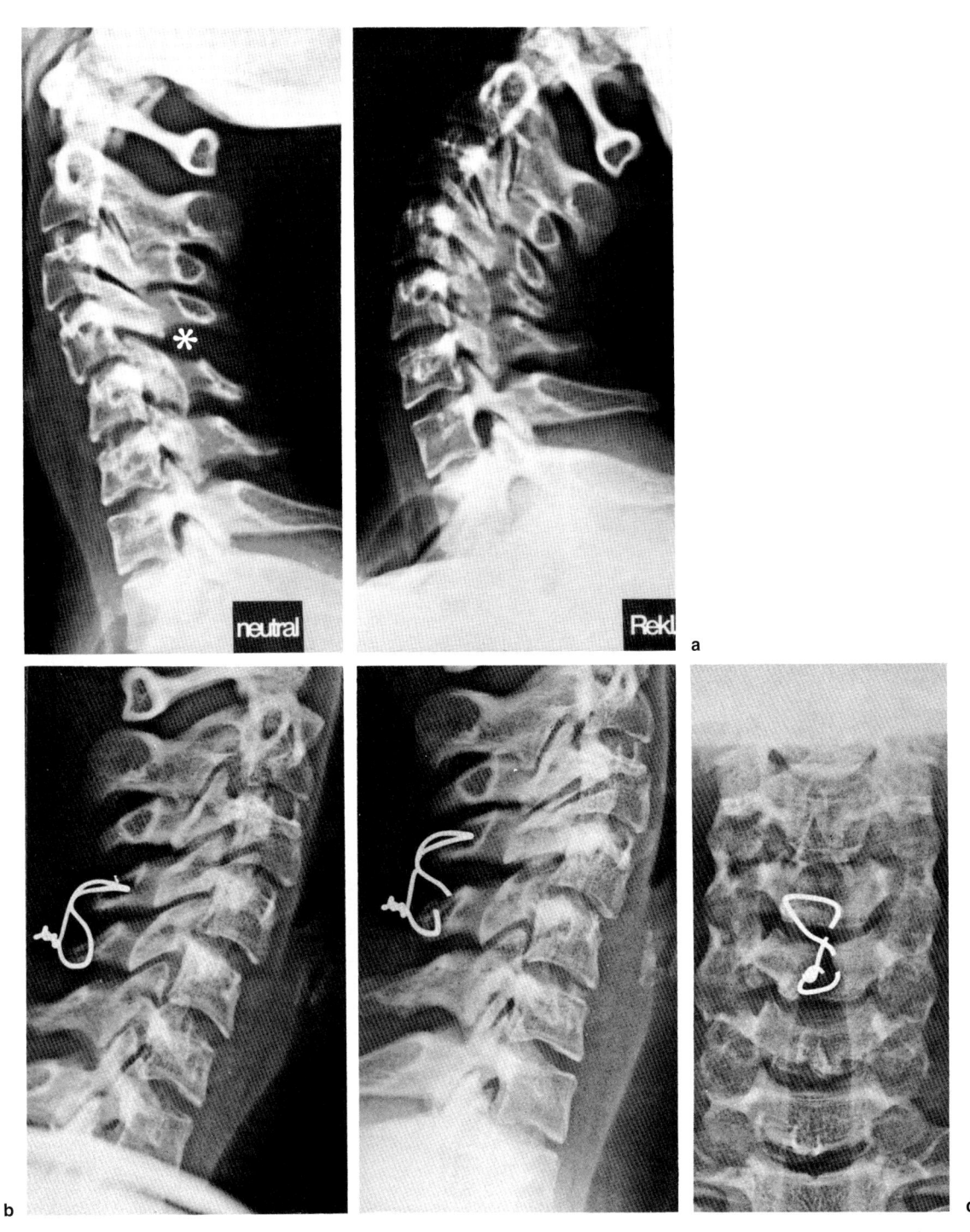

Abb. 64 **a** Subluxation von C4 gegenüber C5 in Neutralstellung bei Zerreißung der dorsalen ligamentären Strukturen (Typ-B-Läsion) mit vollständiger Reposition in der Reklination. **b** Durchführen einer Zuggurtungsosteosynthese mit einfacher Cerclage. **c** 13 Monate postoperativ Draht gebrochen, Zurückgleiten in Subluxationsstellung. Eine Spondylodese ist nicht sichtbar. Ermüdungsbruch des Drahtes bei nicht vollständig erreichter Stabilität

ren derselbe und besteht in einem subperiostalen Ablösen der nuchalen Muskulatur von den Dornfortsätzen, den Wirbelbogen und den Massae articulares.

Um mit Sicherheit auf dem richtigen Niveau zu operieren, empfiehlt es sich, die Höhenlokalisation mit einem seitlichen Röntgenbild oder mit dem freien oder dem in der sterilen Abdeckung stationären Bildverstärker abzusichern. Im letzteren Fall läßt sich die konkrete Plazierung der Schrauben in den Massae laterales für die Plattenosteosynthese laufend überprüfen.

Dorsale Fixationen mit Drahtcerclagen. Eine Reihe von Fixationstechniken mit Hilfe von Drahtcerclagen und Knochenanlagerungen wurde beschrieben (GALLIE 1939, BOHLMAN 1983, 1985, MCAFEE 1991). Alle diese Techniken beruhen auf dem biomechanischen Prinzip der dorsalen Zuggurtung. Dabei lassen sich Techniken unterscheiden mit Inkorporation von kortikospongiösen Spänen innerhalb der Cerclageschlaufen (BOHLMAN 1983, 1985, MCAFEE 1991) und solche, welche einen H-förmigen, kortikospongiösen Span zwischen die Dornfortsätze zweier benachbarter Wirbel einklemmen und wo der Span als mechanische Abstützung gegen die Zuggurtungscerclage gespannt wird (Abb. 63) (SOUTHWICK u. Mitarb. 1957, AEBI u. Mitarb. 1986, 1991).

Die Drähte (0,8 bis 1 mm im Querschnitt) können durch Bohrlöcher in den Gelenkmassiven und unter Umfahrung der Dornfortsätze plaziert und gespannt werden (BOHLMAN 1983, 1985, MCAFEE 1991). Eine mehr mediane Fixation kann durch das Einziehen der Drähte durch ein Bohrloch an der Basis der Dornfortsätze und benachbarten Wirbel erreicht werden. Die Gefahren bei diesen Drahttechniken sind der Ausriß der Drähte aus dem Knochen, der Abbruch der Dornfortsätze und der Bruch der Drähte (Abb. 64).

Dorsale Fixationen mit Platten. Plattenfixationen an der Halswirbelsäule wurden von JUDET u. Mitarb. (1970) und seinem Schüler ROY-CAMILLE und anderen beschrieben (1972, 1982, 1989). Es lassen sich zu diesem Zwecke verschiedene Plattensysteme verwenden, so u. a. auch die ursprünglich für andere Zwecke gefertigten 1/3-Rohr-Platten und 3,5-mm-Rekonstruktionsplatten der AO (Abb. 65) (AEBI u. Mitarb. 1991). Eine weitere Plattenosteosynthesetechnik hat MAGERL entwickelt, indem er die sog. Hakenplatte für ein- und zweisegmentale Fixationen eingeführt hat (Abb. 66) (MAGERL 1980, GROB u. MAGERL 1987, JEANNERET 1991, ULRICH u. Mitarb. 1987). Diese Technik erfordert eine intakte Lamina des unteren Wirbels, um die Häkchen verankern zu können. Die Plattenfixation basiert auf der Schraubenverankerung in den Massae laterales.

Roy-Camilles Schraubenverankerung und Schraubenrichtung unterscheidet sich von der Technik von Magerl. Der erste empfiehlt eine senkrechte Einbringung der Schrauben in bezug zur dorsalen Fläche des Gelenkmassivs und streng in der Sagittalebene, während Magerl eine Schraubenrichtung parallel zur Gelenkfläche und etwa 35 Grad schräg nach außen empfiehlt (Abb. 67). Der Vorteil dieser Technik besteht darin, daß längere Schrauben verwendet werden können und daß die Schrauben lateral von der A. vertebralis die ventrolaterale Kortikalis der Massa lateralis perforiert.

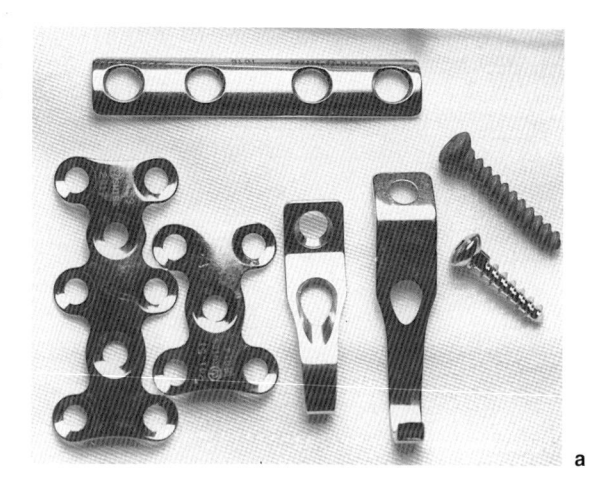

Die Technik von Magerl nützt den recht ausgeprägten Zuggurtungseffekt der Hakenplatte beim Anziehen der Schrauben und Anspannen der Platte gegen den interspinösen Span aus. Ein geringerer Zuggurtungseffekt kann bei der geraden Platte durch die exzentrischen, in den Plattenlöchern plazierten Schrauben erreicht werden. Das Problem der geraden Plattenfixation ist der Lochabstand, der nicht unbedingt mit der Distanz zwischen den Zentren von zwei benachbarten Gelenkmassiven übereinstimmt. Es wurden deshalb von gewissen Autoren (ANDERSON u. Mitarb. 1991, ROY-CAMILLE u. Mitarb. 1989) Platten mit auf die Halswirbelsäule adaptierten Lochabständen von 8 und 12 mm geschaffen.

Die Komplikationen der Plattentechniken sind Ausriß und Bruch von Schrauben, Plattenbrüche und Ausklinken der Haken. Von MONTESANO u. GILL wurden die biomechanischen Vorteile der geraden Platten gegenüber der Hakenplatte und umgekehrt untersucht (MONTESANO u. Mitarb. 1991, GILL u. Mitarb. 1988).

Während des Bohrens der Schraubenlöcher ist äußerste Vorsicht geboten, um nicht entweder die Wurzeln in den Foramina oder die A. vertebralis zu verletzen.

Kombinierte Verfahren. Unsere Erfahrung läßt im Gegensatz z. B. zu MCAFEE den Schluß zu, daß kombinierte Verfahren, bestehend aus einer ventralen Dekompression und/oder Stabilisation und hinterer Stabilisierung, beim frischen Trauma selten indiziert sind (WHITESIDES u. Mitarb. 1979,

◀ **Abb. 65 a** Implantate zur Osteosynthese an der HWS. Für die dorsalen Fixationen kann entweder eine Drittelrohrplatte verwendet werden, alternativ dazu eine 3,5-mm-Rekonstruktionsplatte oder die Hakenplatten nach Magerl, von denen es verschiedene Größen gibt. Als Schrauben können entweder Kleinfragmentschrauben aus dem Standardset oder titanbeschichtete Schrauben benützt werden. Die titanbeschichteten Schrauben wurden ursprünglich mit der Orozco-Platte allein verwendet. **b** Komplette Luxation am zervikothorakelen Übergang bei Morbus Bechterew. Wegen des massiven Hebelarms und eingesteifter HWS bzw. BWS wird eine langstreckige Fusion mit 3,5-mm-Rekonstruktionsplatte gewählt. Die Reposition konnte praktisch vollständig erreicht werden.

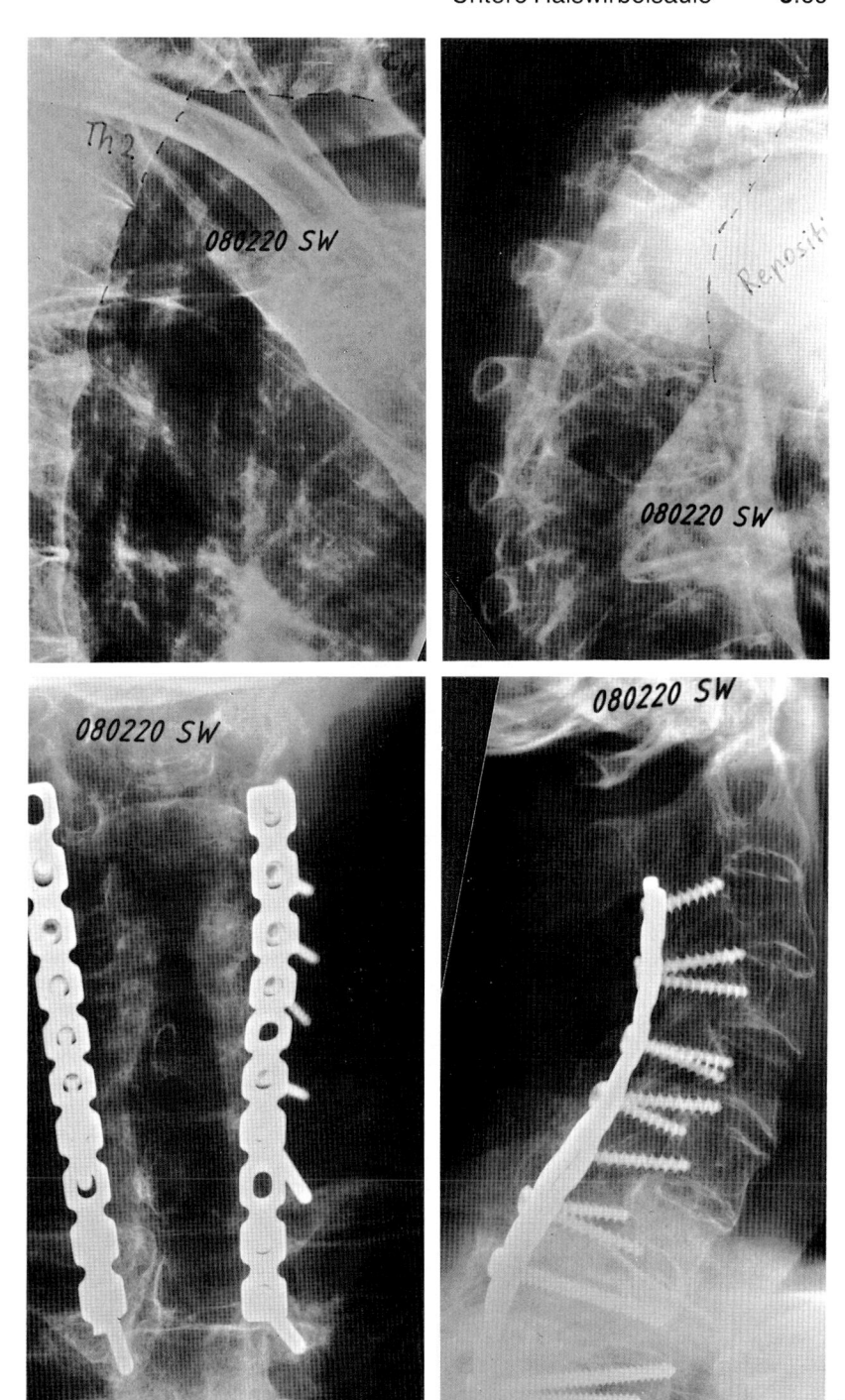

MCAFEE 1991). Bei korrekter Anwendung vorderer oder hinterer Osteosyntheseverfahren genügt ein einseitiges Vorgehen meistens. Kombinierte Verfahren sind notwendig bei posttraumatischen Korrekturosteotomien, bei massiven vorderen und hinteren Zerreißungen, bei denen aus Gründen der Dekompression und zur Verhinderung der Verlagerung von Bandscheibengewebe in den Wirbelkanal durch Reposition ein ventraler Zugang unumgänglich ist. Bei diesen massiv instabilen Verletzungen, insbesondere bei älteren Menschen mit relativ steifen, degenerierten Nachbarsegmenten, wo sich die gesamte Kraftwirkung auf das verletzte Segment überträgt, oder beim Patienten mit vorbestehender zervikothorakaler Kyphose, welche ein ventrales Abgleiten begünstigt, ist eine kombinierte vordere/hintere Stabilisierung meist unumgänglich (Abb. **68**).

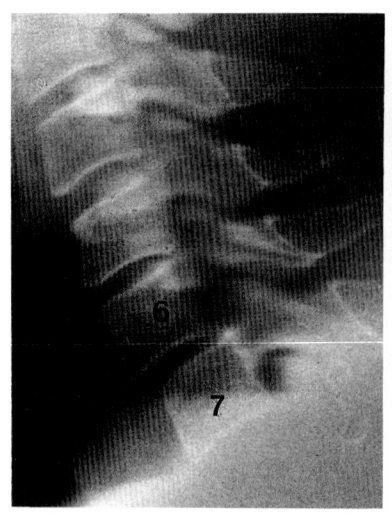

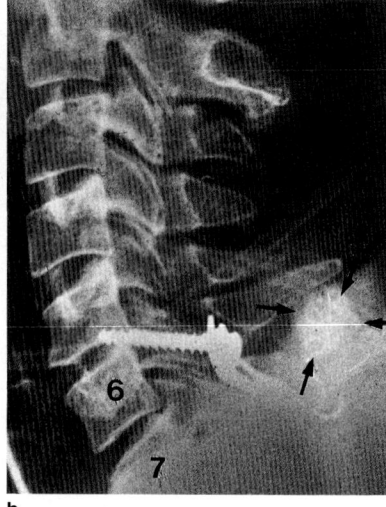

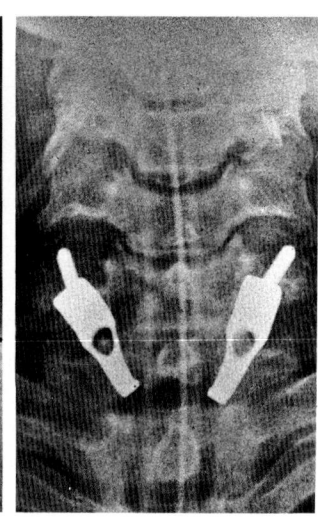

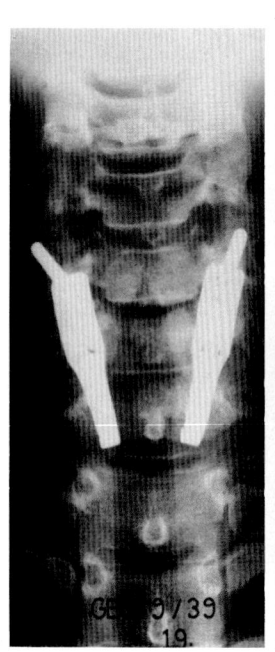

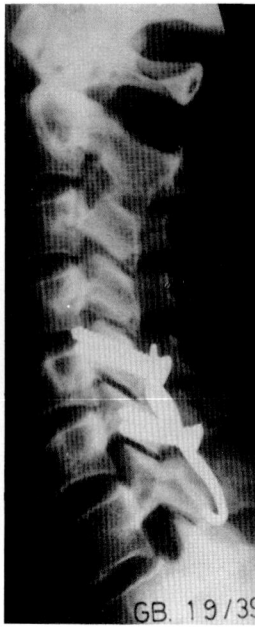

Abb. 66 **a** Rotatorische Subluxation C6/7. **b** Reposition und Stabilisierung mit unisegmentaler Hakenplatte nach Magerl **c** Beispiel einer bisegmentalen Fixation mit verlängerter Hakenplatte

Vorderer versus hinterer Zugang

Die Frage, ob zur chirurgischen Behandlung von HWS-Verletzungen der vordere oder hintere Zugang mit einem entsprechenden Fixationssystem zu wählen sei, läßt keine allgemeingültige Antwort zu. Wie oben dargestellt wurde, kann grundsätzlich eine Differentialindikation aufgrund des Verletzungstyps bzw. -mechanismus gestellt werden, doch haben unsere eigenen Erfahrungen gezeigt, daß diese Unterscheidung nicht so strikt gehandhabt werden muß (AEBI u. Mitarb. 1991). Der von STAUFFER u. a. aufgestellte Grundsatz, daß eine Verletzung mit vorwiegend hinterer Ligamentkomplex-Zerreißung und ventraler diskoligamentärer Subluxation bzw. Luxation nicht durch vordere interkorporelle Spondylodese zu behandeln sei, da zusätzlich noch iatrogen das Lig. longitudinale anterius und der vordere Anulus fibrosus durchtrennt würden, hat seine Geltung wohl für nicht instrumentierte Spondylodesen (STAUFFER 1977, SCHER 1979, VAN PETEGHEM 1979). Alle Beispiele mit sekundären Dislokationen nach vorderer Spondylodese, welche in der Arbeit von STAUFFER angeführt werden, sind reine Spanspondylodesen ohne interne Fixation. Mit einer Plattenosteosynthese kann die ventrale Diskontinuität durchaus wiederhergestellt werden. Insbesondere gelingt es auch in den meisten Fällen, durch das trapezförmige Zurechttrimmen des Spanes das verletzte Segment wieder in die lordotische Grundform der Halswirbelsäule einzufügen (Abb. **58**). Das vordere Längsband hat die Funktion eines Zuggurtungssystems, das durch die

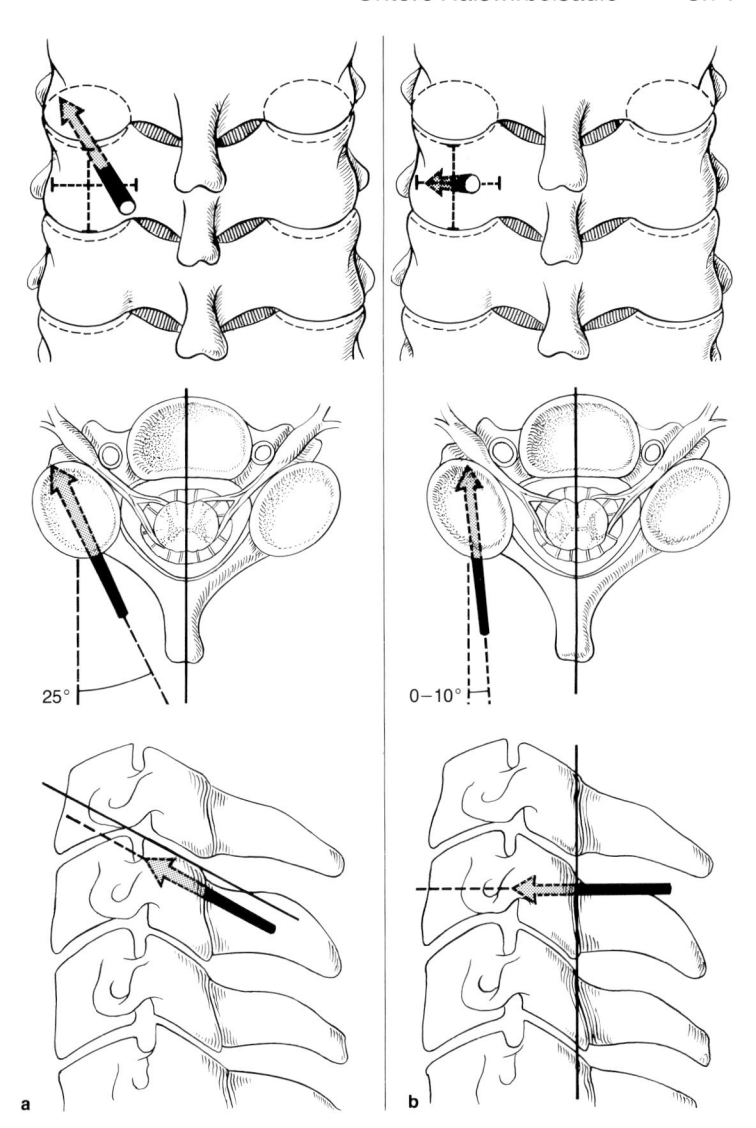

Abb. 67 Die Richtung der Schraube im Gelenkmassiv bei der dorsalen Osteosynthese an der HWS wird von Magerl bzw. Roy-Camille unterschiedlich angegeben. **a** Magerl bevorzugt eine Schraubenrichtung, welche in der Sagittalebene parallel zur Gelenkfläche liegt. In der Horizontalebene verläuft die Schraube von innen nach schräg außen (ca. 25°), um so mit Sicherheit von der Wurzel bzw. der A. vertebralis fernzubleiben. **b** Roy-Camille bevorzugt mehr oder weniger eine senkrechte Schraubenpositionierung, ausgehend von der Mitte des Gelenkmassives

Platte ersetzt wird. Allerdings kann die Platte nicht als Abstützsystem benutzt werden, vielmehr muß durch die exzentrische Plazierung der Schrauben in den Plattenlöchern eine axiale Kompression auf den Span ausgeübt werden, wodurch die Stabilität erhöht werden kann. Nur das System von Morscher (THLSS) erlaubt aufgrund der winkelstabilen Verankerung der Schrauben in der Platte eine reine Abstützung, bei der die Platte nicht gegen den Span gespannt werden muß.

Ersteres Konzept erfordert allerdings eine einwandfreie Technik der Spondylodese in bezug auf die Vorbereitung des interkorporellen Spanbettes, die Zurechttrimmung und Formanpassung des Spanes und die optimale Ausnutzung der Möglichkeiten der Plattenosteosynthese. In den eher seltenen Fällen, in denen eine vorwiegend hintere Läsion durch einen ventralen Eingriff angegangen wird und in denen eine klinisch genügende Stabilität nicht erreicht werden kann, kann dies bereits intraoperativ erkannt werden. Entweder läßt sich keine vollständige Reposition erreichen, und es bleibt eine minime Translationsdislokation bestehen trotz reponierter kleiner Wirbelgelenke, oder der intervertebrale Raum bleibt nach der Reposition trotz Entfernung der Traktion weit, so daß die hinteren Wirbelgelenke zwar parallel übereinanderstehen, allerdings mit stark erweitertem Gelenkspalt (Abb. **68**). In solchen Fällen ist ein kombiniertes vorderes/hinteres Vorgehen zu empfehlen.

Technische Fehler bei der Durchführung der Osteosynthese sind jedoch sicher häufigster

Grund für einen Mißerfolg. Hier kommt der falschen Spanbearbeitung, zu kleinem Span und schlechtem Schraubenhalt (z. B. in der Bandscheibe!) und nicht aufgebrachter axialer Kompression wahrscheinlich entscheidende Bedeutung zu.

Neben dem Verletzungstyp spielen eine ganze Reihe von Faktoren eine Rolle, die eher für das eine oder andere Vorgehen sprechen.

Der Zugang an die Halswirbelsäule ist zwar von dorsal einfacher, weil weniger vitale Strukturen beachtet werden müssen als beim ventralen Zugang. Dagegen wird durch die noch so sorgfältige subperiostale Ablösung die paravertebrale Muskulatur traumatisiert und denerviert, was sich u. a. darin manifestiert, daß postoperative Wundinfekte beim dorsalen Zugang mindestens doppelt so häufig sind wie beim ventralen Zugang (AEBI u. Mitarb. 1986, BOMBART u. Mitarb. 1984). Auch ist der Blutverlust beim dorsalen Zugang größer als beim ventralen, da beim letzteren praktisch keine Muskeldurchtrennung bzw. -ablösung nötig ist. Der Zugang erfolgt nach Durchtrennung des dünnen Platysmas und der oberflächlichen Halsfaszie stumpf in einem virtuellen Raum.

Bei nicht sorgfältiger Ausführung können jedoch schwerste Blutungen durch Verletzung der A. carotis interna und ihrer Äste sowie der V. jugularis und ihrer Äste provoziert werden (FLYNN 1982).

Weitere Komplikationsmöglichkeiten sind die Verletzungen des N. recurrens, insbesondere beim rechtsseitigen Zugang im Bereich des zervikothorakalen Überganges (etwa 1%) (FLYNN 1982, AEBI u. Mitarb. 1986). Die Beschädigung des parasympathischen Nervengeflechtes, welches unter der paravertebralen, mehr lateral gelegenen Muskulatur verläuft, kann zu einem Horner-Syndrom führen.

Die Anwendung ventraler Platten birgt die Gefahr der Verletzung vitaler Strukturen wie Ösophagus und Trachea in sich, welche während der Implantation oder erst im Laufe der Zeit durch eine chronische Irritation entstehen können (FLYNN 1982, CAPEN u. Mitarb. 1985, LINDSEY 1990, KEVALRAMANI 1977, THOMAS u. Mitarb. 1991).

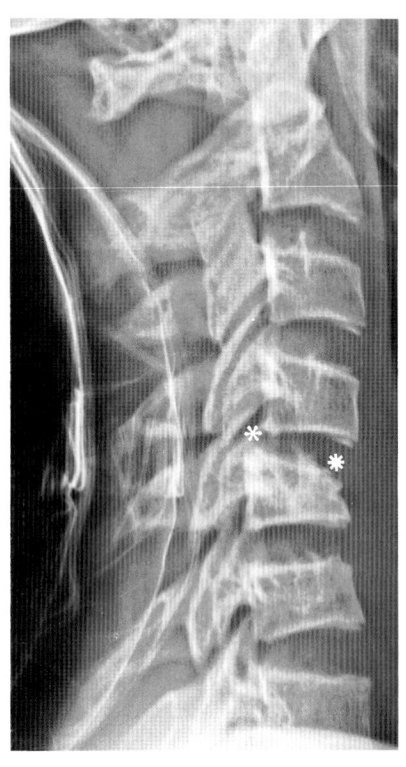

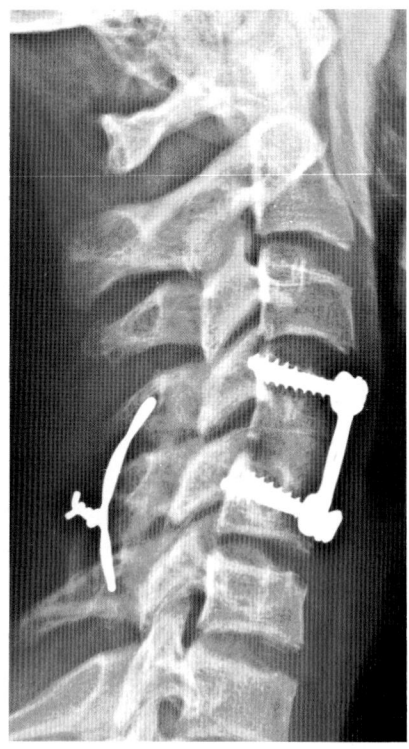

Abb. 68 Kombinierte dorsale und ventrale Vorgehen. a Beispiel einer bisegmentalen Läsion: In Höhe C4/5 Subluxationsstellung und Kompressionskeilfraktur von C5 (B-Läsion) und Zerreißung der dorsalen Bandkapselstrukturen in Höhe C5/6 (*). Deshalb vorerst Fixation C4/5 mit interkorporellem Knochenspan und Orozco-Platte. Bei dieser Orozco-Platte wurden normale Kleinfragmentschrauben verwendet, so daß zum besseren Halt die dorsale Korticalis perforiert wurde. In einem zweiten Schritt wurde eine bisegmentale dorsale Zuggurtungsosteosynthese mit Drahtcerclage angelegt (C4–6). b Beispiel einer Kombination von ventraler Platte mit dorsaler Hakenplatte bei Luxation von C5/6. Unter günstigen Voraussetzungen kann dieser Eingriff in einer Narkose durchgeführt werden.

Untere Halswirbelsäule **3**.73

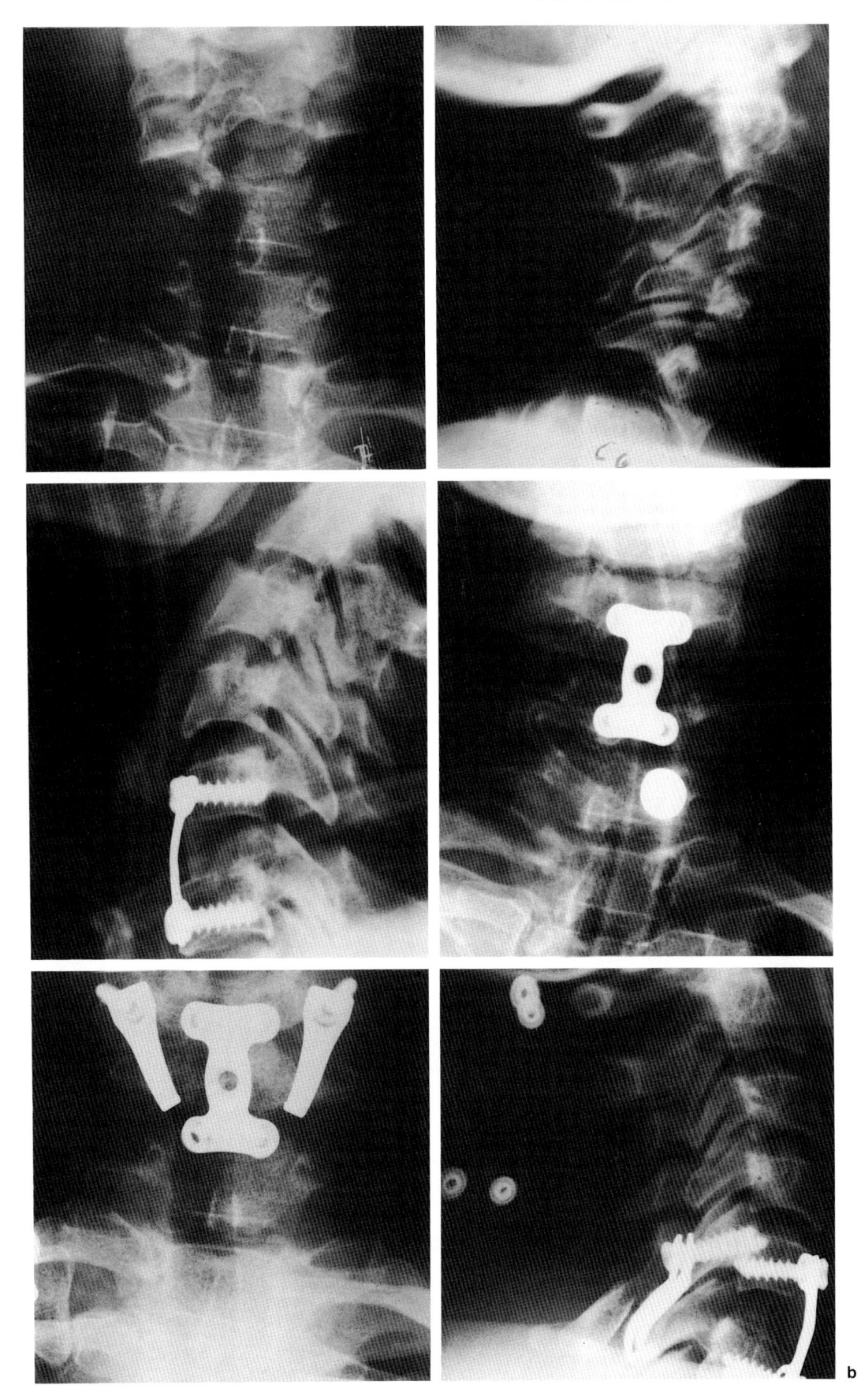

Abb. **68**

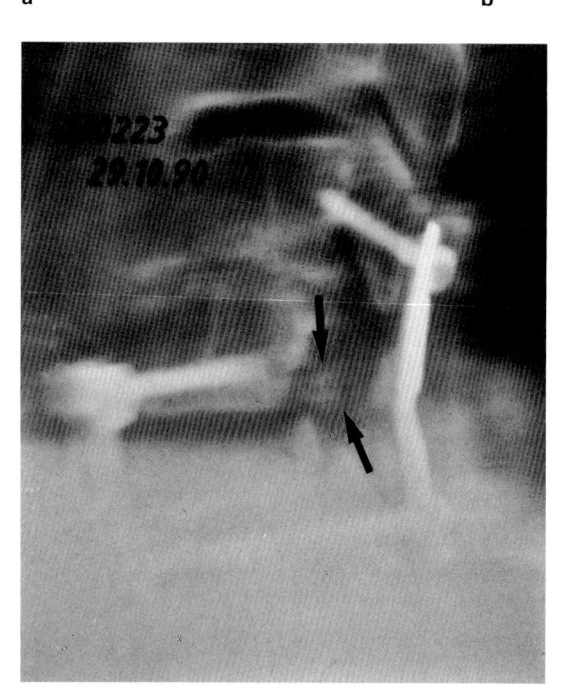

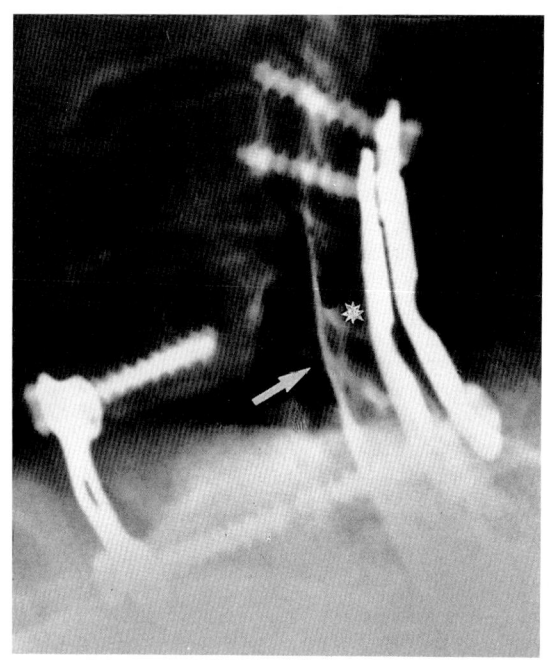

3.74   3 Verletzungen der Wirbelsäule

Abb. 69 Luxationsfraktur C6/7. **a** Massive ventrale Spangenbildung mit Fixation von C5, 4, 3 evtl. 2. Damit wird ein großer Hebelarm auf das Segment C6/7 aufgebracht bei einer vollständigen Luxationsfraktur der Gelenke bzw. des Bogens und Fragmentausriß an der Hinterwand von C6. **b** Reposition unter Längszug. Nach kombiniertem ventralem und dorsalem Vorgehen einseitige Tetraparese unmittelbar postoperativ. **c** Die Tomographie und Myelographie zeigten ein unvollständig entferntes Hinterwandfragment, welches zwischen Wirbelkörper und Duralsack nach oben luxiert ist. **d** Nach sofortiger Reintervention mit Platten- und Spanentfernung und erweiterter Abtragung der Bodenplatte von C6, Entfernen des Fragmentes. Refixation. Rasche komplette Erholung des neurologischen Ausfalles

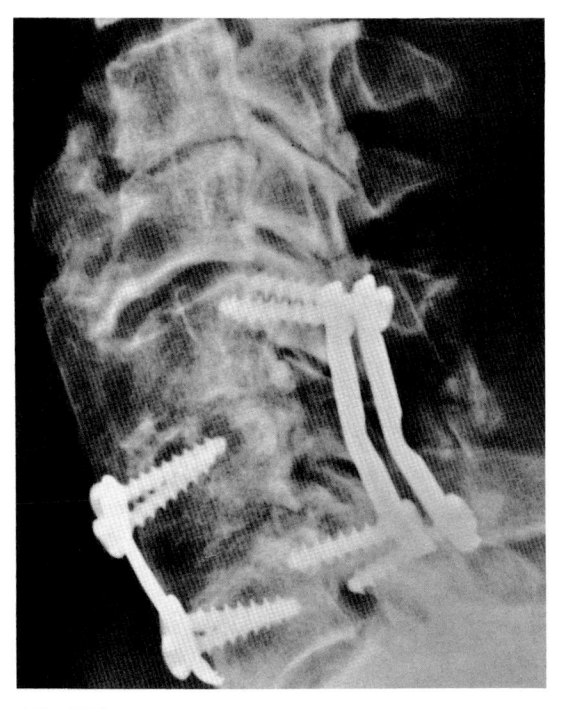

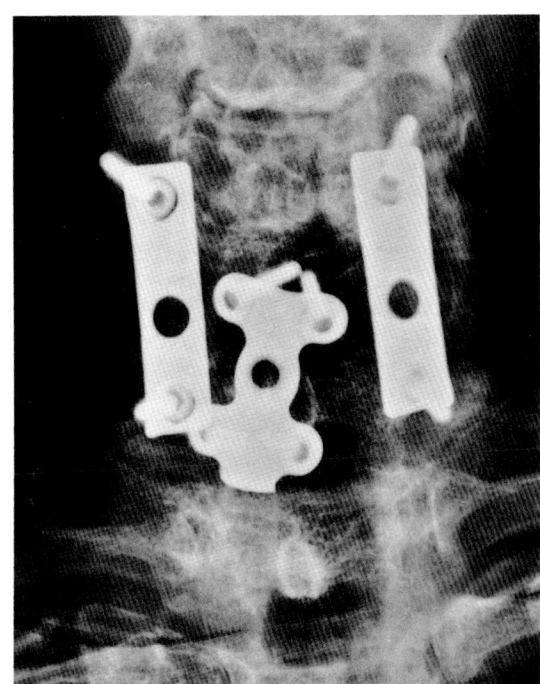

Abb. **69 d**

Vom Standpunkt der Spondylodese aus ist der ventrale Eingriff günstiger, da der Knochen hierbei unter Kompression gebracht werden kann, während dorsal der Knochen nur angelagert wird (BOMBART 1984).

Was die neurologischen Komplikationen der beiden Eingriffe anbelangt, so kann zumindest mittels ventralem Zugang das Rückenmark besser kontrolliert werden, da evtl. disloziertes Bandscheibengewebe oder Knochenfragmente direkt entfernt werden können (FLYNN 1982, MESTDAGH 1987, SENEGAS u. Mitarb. 1976, JEANNERET 1991 u. a.). Beim dorsalen Zugang kann es nach Repositionsmanövern zu fatalen Querschnittsyndromen infolge nicht kontrollierbarer dislozierter Fragmente kommen, von denen nur durch sofortiges Drehen des Patienten und ventraler Dekompression evtl. eine Erholung zu erwarten ist (JEANNERET 1991) (Abb. 69). Die Möglichkeit einer weitgehenden Dekompression von meist ventral drückenden Fragmenten ist ein weiterer entscheidender Vorteil des ventralen Zuganges. Dies kann durch eine dorsale Dekompression nie erreicht werden (BOHLMAN 1983, 1985), hier sind lediglich lokalisierte, dorsolaterale Wurzeldekompressionen gut möglich. Die Wahrscheinlichkeit einer neurologischen Erholung durch ventrale Dekompression ist von verschiedenen Autoren belegt worden (BOHLMAN 1982, MCAFEE 1991, SENEGAS 1977, BOMBART 1984).

Beim polytraumatisierten Patienten oder gleichzeitig Schädel-Hirn-Verletzten, bei dem ein Drehen in die Bauchlage sehr erschwert und mit Risiken verbunden ist, bietet der ventrale Zugang einen einfachen und weniger aufwendigen Weg, eine interne Fixation wirkungsvoll durchzuführen.

BOMBART (1984) hat ein Kollektiv von 106 Patienten mit hinterem mit einem von 126 Patienten mit ventralem Zugang verglichen. Nach Vergleich der verschiedenen, oben erwähnten Faktoren schneidet der ventrale Zugang insgesamt wohl etwas besser ab.

Anders ist es bei den *experimentellen biomechanischen Untersuchungen.*

ULRICH u. Mitarb. (1987) und COE u. Mitarb. (1989) haben an Leichenhalswirbelsäulen und SUTTERLIN u. Mitarb. (1988) an Kälberwirbelsäulen verschiedene Fixationssysteme für verschiedene Läsionen untersucht und dabei übereinstimmend gefunden, daß die hinteren Fixationen, insbesondere die Hakenplatte nach Magerl, der vorderen Plattenfixation von der Stabilität her und in bezug auf Widerstand gegen Flexion und ventraler Translation überlegen sind.

Allerdings geht aus all diesen Experimenten nicht klar hervor, ob die ventrale Plattenfixation zusammen mit einem entsprechenden Span als ventrale mechanische Abstützung und Widerlager gegen den Zuggurtungseffekt der Platte verwendet wurde. Verschiedene Bedingungen der experimentellen Untersuchungen sind zudem in ihrer Zulässigkeit fragwürdig, da z. B. COE u. Mitarb. die gleichen Halswirbelsäulen für mehrere Experimente mit jeweils verschiedenen Fixationssystemen verwendeten, was bei den porotischen Leichenwirbelsäulen alter Menschen nicht unbedingt vergleichbare Werte ergibt. Die experimentellen Läsionen waren klar definiert rein hintere Läsionen oder vollständige diskoligamentäre Zerreißungen, was möglicherweise nicht ganz mit der klinischen Wirklichkeit übereinstimmt, bei der die diskoligamentäre Zerreißung alle erdenklichen Ausmaße und Zwischenstufen annehmen kann und die entstandene Instabilität, insbesondere auch unter Berücksichtigung der aktiven Nacken- und Halsmuskulatur, nicht so klar definiert werden kann wie im Experiment. Die Schlüsse, welche aus den experimentellen Untersuchungen gezogen werden können, sind wichtig für das biomechanische Verständnis von Konstruktionen zur internen Fixation an der Halswirbelsäule, treffen aber für den klinischen Gebrauch nur beschränkt zu, da die hierzu nötige Stabilität nicht zwangsläufig mit der biomechanisch besten Stabilität übereinstimmen muß.

In vielen Fällen, in denen eine dorsale Fixation vom biomechanisch-experimentellen Standpunkt aus klar stabilere Verhältnisse schafft, reicht eine weniger belastende ventrale Stabilisierung mit einer gut ertragenen äußeren Krageimmobilisation aus, um ein gutes Resultat zu erreichen.

Indikation und Konzept für operative Behandlung

Es gibt nur wenige absolute Operationsindikationen für HWS-Verletzungen. Als solche gelten (MAGERL 1980, ROY-CAMILLE u. Mitarb. 1984, BOHLMAN u. Mitarb. 1983, 1985):

- inkomplettes Querschnittsyndrom mit nachgewiesener mechanischer Kompression durch Diskusmaterial, Knochenfragmente oder Hämatom;
- sensomotorisches, radikuläres Syndrom bei nachgewiesener mechanischer Wurzelkompression
- plötzliche Verschlechterung eines neurologischen Zustandsbildes bei Nachweis von mechanischer Kompression des Rückenmarks
- plötzliche Plateauisierung einer deutlichen neurologischen Erholung
- offene Wirbelsäulenverletzungen
- manifeste, die Neurostrukturen bedrohende Instabilitäten, die auf konservative Weise nicht beeinflußt und aufgehoben werden können.

Alle anderen Zustandsbilder sind relative Indikationen für eine Operation und lassen immer die Möglichkeit eines nicht chirurgischen Vorgehens mit äußerer Ruhigstellung offen, sei es mit Minerva-Gips, Halojacket oder Traktionsbehandlung im Bett.

Ob in diesen Fällen eher ein chirurgisches oder konservatives Vorgehen gewählt wird, hängt von verschiedenen Faktoren ab. Dazu gehören rein medizinische einerseits, subjektive von seiten der behandelnden Ärzte und der Patienten andererseits. Grundsätzlich können vorwiegend ossäre Verletzungen und Instabilitäten eher einer konservativen Behandlung zugeführt werden, weil dies eine vorübergehende Instabilität bedeutet (LOUIS 1979, ROY-CAMILLE u. Mitarb. 1984, WHITEHILL u. Mitarb. 1986), während mehr ligamentäre und diskoligamentäre Instabilitäten aufgrund des bradytrophen Gewebes mit geringer Heilungstendenz der Strukturen Ligamente und Diskus eher in Richtung einer chirurgischen Maßnahme weisen.

Kyphotische Deformitäten oder skoliotische Abweichungen lassen sich besser chirurgisch korrigieren und halten als durch äußere Maßnahmen, da z. B. bei der Halojacketbehandlung mit einem Korrekturverlust in über 30% der Fälle zu rechnen ist (ANDERSON u. Mitarb. 1991, BUCCI u. Mitarb. 1988).

Betagte Patienten, Polytraumatisierte, gleichzeitig Schädel-Hirn-Verletzte und Patienten mit Thoraxtraumen sowie komplette Tetraplegiker sind aus unserer Sicht ziemlich dezidiert einer chirurgischen Behandlung zuzuführen. Die Befreiung der Patienten von schwerfälligen äußeren Fixationsmitteln sowie die Möglichkeit der leichteren Pflegbarkeit und frühzeitigen Mobilisation rechtfertigen durchaus chirurgische Indikationen, auch wenn keine direkte Lebensgefahr oder neurologische Bedrohung besteht.

Frakturen der kleinen Wirbelgelenke, die reponiert sind, lassen sich sehr wohl konservativ mit einer äußeren Fixation behandeln, insbesondere bei jungen Patienten; allerdings muß man den Patienten darauf aufmerksam machen, daß infolge posttraumatischer Arthrose die Beschwerden zu einer späteren Spondylodese führen können.

Zusammenfassend soll neben den Indikationen aus neurologischen Gründen eine chirurgische Behandlung in folgenden Fällen ins Auge gefaßt werden:

- A1-Läsionen, wenn es sich um Keilkompressionsbrüche handelt mit einer Deformität von 15 bis 20 Grad oder mehr.
- A2-Läsionen mit einer weitgehend frontalen Frakturlinie, vergleichbar einer einfachen „Tear-drop"-Fraktur nach Schneider u. Kahn oder der sog. Kompressions-Flexions-Fraktur Stadium 3 und 5 nach Allen u. Mitarb., sollen chirurgisch behandelt werden, wenn das hintere Hauptfragment in den Wirbelkanal disloziert ist und neurologische Symptome macht oder solche zu machen droht. Isolierte sagittale Spaltbrüche brauchen kaum eine chirurgische Behandlung.
- A3-Läsionen mit inkompletter oder kompletter Berstung benötigen eine chirurgische Behandlung, wenn die Hinterwandfragmente in den Wirbelkanal disloziert sind mit entsprechender Neurokompression. Alle diese Verletzungen sollen chirurgisch behandelt werden,

insbesondere auch, wenn beim näheren Hinsehen die Wirbelkörperfraktur nur eine Begleitverletzung einer Läsion des hinteren Ligamentkomplexes darstellt und somit eine B-Läsion ist.
- Die B1-Läsionen können konservativ behandelt werden, wenn keine neurologischen Ausfälle bestehen und die vordere Läsion unbedeutend ist. In allen anderen Fällen ist die chirurgische Behandlung zu empfehlen.
- Die B2-Läsionen sind am besten chirurgisch zu behandeln.
- Die B3-Läsionen sind am sichersten chirurgisch zu behandeln, wenn eine Dislokation entweder nach ventral (Kompressions-Extensions-Verletzung Stadium 2 bis 5 nach Allen u. Mitarb.) oder nach dorsal (Distraktions-Extensions-Verletzung Stadium 1 und 2 nach Allen u. Mitarb.) besteht.
- Typ-C-Läsionen, denen nicht nur eine dorsale oder ventrale Distraktion oder Kompression, sondern auch eine Rotation zugeordnet werden kann, sind chirurgisch am besten zu behandeln, insbesondere dann, wenn es sich vorwiegend um eine diskoligamentäre Läsion handelt. Läßt sich die Verletzung allerdings vollständig reponieren und halten und sind die kleinen Wirbelgelenke gebrochen, kann durchaus eine konservative Behandlung versucht werden.

Algorithmus (Abb. 70)

Für die Diagnostik und Behandlung von HWS-Verletzungen läßt sich nach einem standardisierten Algorithmus vorgehen. Grundsätzlich sind die Verletzungen in solche *mit* und *ohne neurologisches Defizit* einzuteilen. Diese Einteilung bestimmt über den zeitlichen Druck, mit dem diagnostisch *und* therapeutisch vorgegangen werden muß.

Bei den Verletzungen mit neurologischem Defizit ist die erste entscheidende Frage, ob eine *Dislokation* besteht, welche eine mechanische Neurokompression verursacht und einer sofortigen Dekompression bedarf. Hier gilt es, sich immer wieder von neuem darüber klar zu werden, daß der erste Schritt der Dekompression eine möglichst anatomische Reposition darstellt. Diese soll möglichst ohne brüske Bewegungen unter kontinuierlichem Zuge erfolgen. Ist die Verletzung einmal reponiert und mit Sicherheit keine mechanisch relevante Kompression durch freies Knochen- oder Diskusfragment mehr vorhanden,

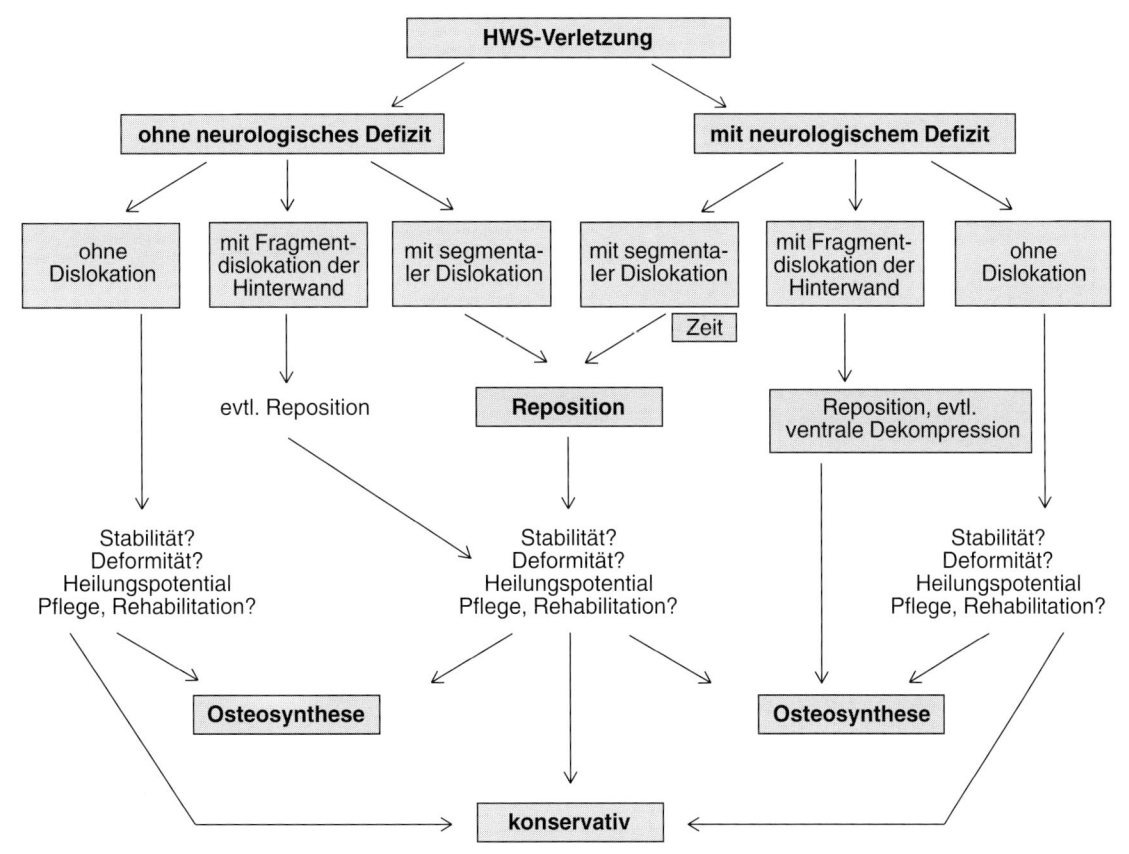

Abb. 70 Behandlungsalgorithmus

so kann frei von Zeitdruck wie bei den Verletzungen ohne neurologische Ausfälle ein optimales chirurgisches oder allenfalls konservatives Vorgehen geplant werden. Dabei muß entschieden werden, ob die Verletzung grundsätzlich durch ein ventrales Vorgehen behandelt werden kann, um so den einfachsten und atraumatischsten Weg zu wählen. Ein dorsales Vorgehen soll nur erfolgen, wenn ein ventrales eine zweifelhafte Stabilität zurückläßt, wenn die Reposition wegen der verhakten Gelenke unmöglich ist und bei Kindern.

Die Frage nach dem Zeitpunkt der Operation kann grundsätzlich im Sinne des Patienten so beantwortet werden, daß die Operation so rasch als möglich nach dem Unfall und bei stabilen vitalen Funktionen durchgeführt werden soll. Es ist sinnlos, Patienten tage- und gar wochenlang auf eine Operation warten zu lassen mit der Argumentation, daß ein besserer Allgemeinzustand abgewartet werden soll. Häufig treffen HWS-Verletzungen jüngere Menschen, die durch den Unfall aus völliger Gesundheit herausgerissen werden und bei denen somit keine traumafremden Gründe für eine Operationsverweigerung sprechen.

Tagelange Bettlägerigkeit im Warten auf die Operation schwächt den Patienten. Wenn die vitalen Funktionen gesichert sind, eine Vitalkapazität von 700 ml (SENEGAS u. Mitarb. 1984) und eine eingependelte Homöostase besteht, soll mit der Operation nicht mehr zugewartet werden.

Dabei ist aber zu beachten, daß Patienten, die eine inkomplette Läsion, eine reponierte Wirbelsäule und eine Tendenz zur neurologischen Besserung zeigen, eher zurückgestellt werden, um nicht ein vulnerables Rückenmark durch die operativen Manipulationen in seiner Erholungsphase zu stören (MEYER 1989).

Nachbehandlung und Rehabilitation

Bei den heutigen Osteosyntheseverfahren ist die Nachbehandlung einfach und standardisiert. Die Probleme der Nachbehandlung ergeben sich beim querschnittgelähmten Patienten weniger von seiten der Osteosynthese, als vielmehr aus dem neurologischen Defizit (s. entsprechendes Kap. von Meinecke). Von seiten der operativen Stabilisierung der Wirbelsäule ist meistens nur ein Schanz- oder Plastozotkragen für 6 bis 12 Wochen postoperativ zum Schutze der Osteosynthese notwendig. Isometrische Übungen der langen Hals- und Nackenmuskulatur können von Beginn an mit Kragen und im Sitzen durchgeführt werden. Drei Monate postoperativ, wenn radiologisch der Spondylodesedurchbau gesichert ist, kann der Kragen weggelassen werden, und die Bewegungen können progressiv freigegeben werden.

Drei Monate postoperativ kann auch in den meisten Fällen die Arbeit wieder aufgenommen werden, außer in körperlich anstrengenden Berufen, bei denen die Arbeitsadaptation unter progressiver Steigerung der Beanspruchung etwas länger braucht.

Literatur

Aebi, M.: Recent advances in internal fixation of cervical spine. Curr. Orthop. 5 (1991) 239–247

Aebi, M.: Surgical treatment of cervical spine fractures by AO-techniques. In Bridwell, K. H., R. L. De Wald: Textbook of Spinal Surgery. Lippincott, Philadelphia 1991

Aebi, M., S. Nazarian: Klassifikation der Halswirbelsäulenverletzungen. Orthopäde 16 (1987) 27–36

Aebi, M., J. Webb: The spine. In Müller, M. E., M. Allgöwer, R. Schneider, H. Willenegger: Manual of Internal Fixation, 3rd ed. Springer, Berlin 1991

Aebi, M., J. Mohler, G. Zäch, E. Morscher: Indication, surgical technique and results of 100 surgically treated fractures and fracture dislocations of the cervical spine. Clin. Orthop. 203 (1986) 244–257

Aebi, M., K. Zuber, D. Marchesi: The treatment of cervical spine injuries by anterior plating. Spine 16 (1991) 38–45

Allen, B. L., R. L. Ferguson, T. R. Lehmann, R. P. O'Brien: A mechanistic classification of closed, indirect fractures and dislocations of the lower cervical spine. Spine 7 (1982) 1–27

Anderson, L. D., R. T. d'Alonzo: Fractures of the odontoid process of the axis. J. Bone Jt. Surg. 56A (1974) 1663–1674

Anderson, P. A., M. B. Heuley, M. S. Grady, P. X. Montesano, H. R. Winn: Posterior cervical arthrodesis with AO reconstruction plates and bone grafts. Spine 16 (1991) 72–79

Anderson, P. A., T. E. Budorick, K. B. Easton, M. B. Heuley, G. G. Salciccioli: Failure of Halo vest to prevent in vivo motion in patients with injured cervical spines. Spine 16 (1991) 501–505

Apley, A. G.: Fractures of the spine. Amer. R. Coll. Surg. Engl. 46 (1970) 210–223

Argenson, C., J. Lovet, J. L. Sanouiller, F. de Peretti: Traumatic rotatory displacement of the lower cervical spine. Spine 13 (1988) 767–773

Babcock, J. L.: Cervical spine injuries: diagrams and classification. Arch. Surg. 111 (1976) 646–651

Bailey, R. W., C. E. Badgley: Stabilization of the cervical spine by anterior fusion. J. Bone Jt. Surg. 42A (1960) 565

Beatson, T. R.: Fractures and dislocations of the cervical spine. J. Bone Jt. Surg. 45B (1963) 21–35

Bedbrook, G. M.: Spinal injuries with tetraplegia and papaplegia. J. Bone Jt. Surg. 61B (1979) 19267–284

Benzel, E. C., S. J. Larson: Functional recovery after decompressive spine operation for cervical spine fractures. Neurosurgery 20 (1987) 742–746

Böhler, J.: Operative Behandlung von Halswirbelsäulenverletzungen. H. Unfallheilk. 108 (1971) 132–136

Böhler, L.: Die Technik der Knochenbruchbehandlung, Band 1, 12./13. Aufl. Maudrich, Wien 1977 (Nachdruck)

Böhler, J.: Operative Behandlung unstabiler Frakturen und Luxationsfrakturen der Halswirbelsäule. Unfallchirurgie 3 (1977) 25–31

Böhler, J., T. Gaudernak: Anterior plate stabilization for fracture-dislocation of the lower cervical spine. J. Trauma 20 (1980) 203–205

Bohlman, H. H.: Acute fractures and dislocations of the cervical spine. An analysis of three hundred hospitalized patients and review of the literature. J. Bone Jt. Surg. 61A (1979) 1119–1142

Bohlman, H. H.: Complications and pitfalls in the treatment of acute cervical spine cord injuries. In Tator, C. H.: Early Management of Acute Spinal Cord Injury. Raven, New York 1982

Bohlman, H. H.: Surgical management of cervical spine fractures and dislocations. Instruc. Course Lect. 34 (1985) 163–167

Bohlman, H. H., E. Boada: Fractures and dislocations of the lower cervical spine. In The Cervical Spine Research Society: The Cervical Spine. Lippincott, Philadelphia 1983

Bohlman, H. H., E. Behniuk, G. Field, G. Raskulinecz: Spinal cord monitoring of experimental incomplete spinal cord injury. Spine 6 (1981) 428

Bombart, M., D. Canevet, J. Deckard: Comparison sur l'ensemble de la série des résultats de la chirurgie par voie antérieure et par voie postérieure. Rev. Chir. orthop. 70 (1984) 533–536

Bondurant, F. J., H. B. Cotler, M. V. Kulkarni, C. B. McArdle, J. H. Harris: Acute spinal cord injury: a study using physical examination and magnetic resonance imaging. Spine 15 (1990) 161–168

Brown, J. A., P. Havel, N. Ebraheim, S. H. Greenblatt, W. T. Jackson: Cervical stabilization by plate and bone fusion. Spine 13 (1988) 236–240

Bucci, M. N., R. C. Danser, F. A. Maynard, J. T. Hoff: Management of posttraumatic cervical spine instability: operative fusion versus halo veste immobilization. Analysis of 49 cases. J. Trauma 28 (1988) 1001–1006

Cabanela, M. E., M. J. Ebersold: Anterior plate stabilization for bursting teardrop fractures of the cervical spine. Spine 13 (1988) 888–891

Capen, D. A., D. E. Garland, R. L. Waters: Surgical stabilization of the cervical spine: a comparative analysis of anterior and posterior spine fusions. Clin. orthop. 196 (1985) 229–237

Caspar, W.: Advances in cervical spine surgery: first experiences with the trapezial osteosynthetic plate and a new surgical instrumentation for anterior interbody stabilization. Orthop. News USA 4 (1982) 6–9

Caspar, W.: Anterior stabilization with trapezoid osteosynthetic plate technique in cervical spine injuries. In Kehr, P., A. Weidner: Cervical Spine, Vol. I. Springer, Berlin 1987

Cheshire, D. J. E.: The stability of the cervical spine following the conservative treatment of fractures and fracture-dislocations. Paraplegia 7 (1969) 193–203

Coe, J. D., K. E. Warden, C. E. Sutterlin, P. C. McAfee: Biomechanical evaluation of cervical spinal stabilization methods in a human cadaveric model. Spine 14 (1989) 1122–1131

Cooper, P. R., K. R. Maravilla, F. H. Sklar, S. F. Moody, W. K. Clark: Halo immobilization of cervical spine fractures. J. Neurosurg. 50 (1979) 603–610

Crutchfield, W. G.: Skeletal traction in treatment of injuries to the cervical spine. J. Amer. med. Ass. 155 (1954) 29–32

Decloux, P.: Traumatismes du rachis cervical C2–C7 sans atteinte médullaire. Rev. chir. orthop. 67 (1981) 395–405

Denis, F.: The three column spine and its significance in the classification of acute thoracolumbar spinal injuries. Spine 8 (1983) 813–831

Denis, F.: Spinal instability as defined by the three-column spine concept in acute spinal trauma. Clin. Orthop. 189 (1984) 65–76

de Oliveira, J. C.: Anterior reduction of interlocking facets in the lower cervical spine. Spine 4 (1979) 195–202

Dvořák, J., J. Herdmann, R. Theiler: Magnetic transcranial brain stimulation: painless evaluation of central motor pathways. Normal values and clinical application in spinal cord diagnostics: upper extremities. Spine 15 (1990) 155–160

Edeiken-Monroe, B., L. K. Wagner, J. H. Harris: Hyperextension dislocation of the cervical spine. Amer. J. Roentgenol. 146 (1986) 803–808

Ertekin, C., R. Mutlu, Y. Sarica, L. Uckardesier: Electrophysiological evaluation of the different spinal roots and nerves in patients with conus medullaris and cauda equina lesions. J. neurol. Sci. 48 (1980) 419–426

Flynn, Th. B.: Neurologic complications of anterior cervical interbody fusion. Spine 7 (1982) 536–539

Frankel, H. L., D. O. Hancock, G. Hyslop, J. Melzak, L. S. Michaelis et al.: The value of postural reduction in the initial management of closed injuries of the spine with paraplegia and tetraplegia. Part I. paraplegia 7 (1969) 179

Gallie, W. E.: Fractures and dislocations of the cervical spine. Amer. J. Surg. 46 (1939) 495–499

Garfin, S. R., M. J. Botte, R. L. Waters, V. L. Nickel: Complications in the use of the halo fixation device. J. Bone Jt. Surg. 68A (1986) 320–325

Gassman, J., D. Seligson: The anterior cervical plate. Spine 8 (1983) 700–707

Gehweiler, J. A., W. M. Clark, R. E. Schaaf, B. Powers, M. D. Miller: Cervical spine trauma: the common combined conditions. Radiology 130 (1979) 77–86

Gelehrter, G.: Behandlung der Halswirbelsäulenverletzungen. Orthopäde 9 (1980) 16–23

Gelehrter, G., G. Fritz: Behandlung der Halswirbelverletzungen mittels bewegungsstabiler vorderer Spondylodese mit H-Platte. Arch. orthop. traum. Surg. 92 (1978) 83–88

Gill, K., S. Paschal, J. Carin, R. Ashman, R. W. Buchholz: Posterior plating of the cervical spine. Spine 13 (1988) 813–816

Grob, D., F. Magerl: Dorsale Spondylodese der Halswirbelsäule mit der Hakenplatte. Orthopäde 16 (1987) 55

Guidelines for Facility Categorization and Standards in Care: Spinal Cord Injury. American Spinal Injury Association/Foundation, Chicago 1981

Guttmann, L.: Spinal Cord Injuries. Comprehensive Management and Research. Blackwell, Oxford 1973

Hardy, A. G.: Cervical spinal cord injury without bony injury. Paraplegia 14 (1977) 296–305

Hattori, S., K. Seiki, S. Kawai: Diagnosis of the level and severity of cord lesion in cervical spondylotic myelopathy: spinal evoked potentials. Spine 4 (1979) 478

Hirsch, L. F.: Intracranial aneurysm and hemorrhage following skull caliper traction. Spine 4 (1979) 206–207

Holdsworth, F.: Fractures, dislocations, and fracture-dislocations of the spine. J. Bone Jt. Surg. 52A (1970) 1534–1551

Jeanneret, B., F. Magerl, E. H. Ward, J.-Ch. Ward: Posterior stabilization of the cervical spine (C2–7) with hook plates. Spine 16 (1991) 56–63

Jelsma, R. K., J. F. Rice, L. F. Jelsma, P. T. Kirsch: The demonstration and significance of neural compression after spinal injury. Surg. Neurol. 18 (1982) 79–92

Judet, R., R. Roy-Camille, G. Joillant: Actualités de chirurgie orthopédique de l'Hôpital Raymond Pioncarré VII: fractures du rachis cervicale. Masson, Paris 1970

Judet, R., R. Roy-Camille, J. C. Zerak, G. Saillant: Fractures du rachis cervical: fracture – séparation du massif articulaire. Rev. chir. orthop. 56 (1970) 155–164

Kevalramani, L. S., R. S. Riggins: Complications of anterior spondylodesis for traumatic lesions of the cervical spine. Spine 2 (1977) 24–38

Kleinfeld, F.: Zur Behandlung von Frakturen der Halswirbelsäule mit dem Halo-Fixateur-externe. Unfallheilkunde 84 (1981) 161–167

Kostuik, J. P.: Indications for the use of the halo immobilization. Clin. Orthop. 154 (1981) 45–50

Levy, W. J., D. H. York, M. Caftrey, F. Tanzer: Motor evoked potentials from transcranial stimulation of the motor cortex in humans. Neurosurgery 15 (1984) 287

Lima, C., J. C. de Oliveira: Anterior fusion for fractures and dislocations of the cervical spine. Injury 2 (1971) 205–210

Lindsey, R. W., K. E. Newhouse, C. R. Clark, J. V. Lieponas, M. J. Murphy: Oesophageal perforation after anterior cervical spine surgery. Presented at the Federation of Spine Associations, Section I CSRS, New Orleans 1990

Louis, R.: Les theories de l'instabilité. Rev. chir. orthop. 63 (1979) 423–425

Louis, R.: Traumatismes du rachis cervical I: Entorses et hernies discales. II: Fractures et luxations. Nouv. Presse méd. 8 (1979) 1843–1849, 1931–1937

Louis, R.: Chirurgie du rachis: Anatomie chirurgicale et voies d'abord. Springer, Berlin 1982

Louis, R., C. Maresca, J. Sobier: Le double abord en deux temps du rachis. Rev. chir. orthop. 63 (1977) 472–474

Louis, A. A., P. Gupta, I. Perkash: Localization of sensory level in traumatic quadriplegia by segmental somatosensory evoked potentials. Electroenceph. clin. Neurophysiol. 62 (1985) 313–319

Louw, J. A.: Complications of the halo-thoracic brace in acute cervical spine injuries. Neuro-Orthopedics 11 (1991) 17–27

Magerl, F.: Operative Frühbehandlung bei traumatischer Querschnittlähmung. Orthopäde 9 (1980) 34–44

Magerl, F., H. Harms, S. D. Gertzbein, M. Aebi, S. Nazarian: A new classification of spinal fractures. Transactions of the 25th Scoliosis Research Society Meeting. Minneapolis Sept 24–27, 1991

Marie-Anne, S.: Les fractures-séparation des massifs articulaires du rachis cervical inférieur (F. S. M. A.). In Roy-Camille, R.: Rachis cervical traumatique non neurologique. Masson, Paris 1979

Marrar, B. C.: The pattern of neurological damage as an aid to the diagnosis of the mechanism in cervical-spine injuries. J. Bone Jt. Surg. 56A (1974) 1648–1654

McAfee, P. C., H. H. Bohlman, L. H. Riley, R. A. Robinson, W. O. Southwick, N. E. Nachlas: The anterior retropharyngeal approach to the upper part of the cervical spine. J. Bone Jt. Surg. 69A (1987) 1371–1383

McAfee, P. C.: Cervical spine trauma. In Frymoyer, J. W.: The Adult Spine: Principles and Practice, Vol. 2. Raven, New York 1991

Mestdagh, H.: Resultate der ventralen Spondylodese der Halswirbelsäule (C2–C7). Orthopäde 16 (1987) 70

Meyer jr., P. R.: Surgery of the Spine. Churchill Livingstone, New York 1989

Montesano, P. X., E. C. Inach, P. A. Anderson, D. R. Benson, P. B. Hanson: Biomechanics of cervical spine internal fixation. Spine 16 (1991) 10–16

Morscher, E., F. Sutter, H. Jenny, S. Olerud: Die vordere Verplattung der Halswirbelsäule mit dem Hohlschrauben-Plattensystem aus Titanium. Chirurg 57 (1986) 702–707

Müller, M. E., S. Nazarian, P. Koch, J. Schatzker: The AO-Classification of Fractures of Long Bones. Springer, Berlin 1990

Nickel, V. L., J. Perry, A. Garrett, M. Heppenstall: The halo. J. Bone Jt. Surg. 50A (1968) 1400–1405

Nicoll, E. A.: Fractures of the dorso-lumbar spine. J. Bone Jt. Surg. 31B (1949) 376–394

Orozco Delclos, R., T. J. Llovet: Osteosinthesis en las fracturas de raquis cervical: nota de technica. Rev. Ortop. Traumatol. 14 (1970) 285–288

van Peteghem, P. K., J. F. Schweigel: The fractured cervical spine rendered unstable by anterior cervical fusion. J. Trauma 19 (1979) 110–114

Raynor, R. B., A. F. Kingman: Cervical spine injuries. J. Trauma 8 (1968) 597–604

Roaf, R.: International classification of spinal injuries. Paraplegia 10 (1972) 78–84

Robinson, R. A., G. W. Smith: Anterolateral cervical disc removal and interbody fusion for cervical disc syndrome. Bull. Johns Hopk. Hosp. 96 (1955) 223–224

Robinson, R. A., W. O. Southwick: Indications and techniques for early stabilization of the neck in some fracture dislocations of the cervical spine. Sth. med. J. 53 (1960) 565–579

Rorabeck, C. H., M. G. Rock, R. J. Hawkins et al.: Unilateral facet joint dislocation of the cervical spine: an analysis of the results of treatment in 26 patients. Spine 12 (1987) 23–27

Roy-Camille, R.: Arguments en faveur de la voie postérieure dans la chirurgie du rachis cervical. Rev. chir. orthop. 70 (1984) 550–557

Roy-Camille, R., G. Saillant: Chirurgie du rachis cervical. Nouv. Presse med. 40 (1972) 2707–2709

Roy-Camille, R., G. Saillant: Les traumatismes du rachis sans complications neurologiques. Int. Orthop. 8 (1984) 155–162

Roy-Camille, R., G. Saillant, T. Judet, P. Mammoudy: Traumatismes récents des cinq dernières vertèbres cervicales chez l'adulte. Ann. chir. 36 (1982) 735–744

Roy-Camille, R., G. Saillant, C. Mazel: Internal fixation of the unstable cervical spine by posterior osteosynthesis with plates and screws. In Sherk, H. H.: The Cervical Spine. Lippincott, Philadelphia 1989

Savini, R., P. Parisini, S. Cervellati: The surgical treatment of late instability of flexion-rotation injuries in lower cervical spine. Spine 12 (1987) 178–182

Schaefer, D., A. Flanders, B. Northrup: Magnetic resonance imaging of acute cervical spine trauma: correlation with severity of neurologic injury. Spine 14 (1989) 1090–1095

Scher, A. T.: Anterior cervical subluxation: an unstable position. Amer. J. Roentgenol. 133 (1979) 275–280

Schneider, R. C., E. A. Kahn: Chronic neurological sequelae of acute trauma to the spine and spinal cord. Part I: The significance of the acute flexion or „tear-drop" fracture dislocation of the cervical spine. J. Bone Jt. Surg. 38A (1956) 985–997

Sedgewick, E. M., E. EL-Negamy, H., Franket: Spinal cord potentials in traumatic paraplegia and quadriplegia. J. Neurol. Neurosurg. Psychiat. 43 (1980) 823–829

Senegas, J., J. M. Gauzère: Plaidoyer pour la chirurgie antérieure dans le traitement des traumatismes graves des 5 dernières vertèbres cervicales. Rev. chir. orthop 62 (Suppl) (1976) 123–128

Senegas, J., J. M. Gauzère: Traitement des lésions par voie antérieure. Rev. chir. orthop. 63 (1977) 466–472

Senegas, J., Ph. Dabadie, M. Barat, J. Guerin, J.-M. Caillet, J.-M. Vitali: Prise en charge des tétraplégiques pendant la phase aiguë. Rev. chir. orthop. 70 (1984) 545–555

Shrosbree, R. D.: Neurological sequelae of reduction of fracture dislocations of the cervical spine. Paraplegia 17 (1979/80) 212–221

Southwick, W. D., R. A. Robinson: Surgical approaches to the vertebral bodies in the cervical and lumbar regions. J. Bone Jt. Surg. 39A (1957) 631–644

Stauffer, E. S., E. G. Kelly: Fracture-dislocations of the cervical spine. J. Bone Jt. Surg. 59A (1977) 45–48

Sutterlin, C. E., P. C. McAfee, K. E. Warden, R. M. Rey jr., J. D. Farey: A biomechanical evaluation of cervical spine stabilization methods in a bovine model: static and cyclic loading. Spine 13 (1988) 795–802

Thomas, J. P., R. Finch: Esophageal erosion. Spine 16 (1991) 1238–1240

Tippets, R. H., R. I. Apfelbaum: Anterior cervical fusion with the Caspar instrumentation system. Neurology 22 (1988) 1008–1013

Tracy, P., R. Wright, M. Hanigan: Magnetic resonance imaging of spinal injury. Spine 24 (1989) 293–301

Ulrich, C., O. Wörsdörfer, L. Claes, F. Magerl: Comparative study of the stability of anterior and posterior cervical spine fixation procedures. Arch. orthop. traum. Surg. 106 (1987) 226–231

Volte, A., J. M. Galmiche, J. F. Viala, F. Birbeau: A propos d' un cas de FSMA du rachis cervical. J. Radiol. 61 (1980) 619–622

Wackenheim, A., J. C. Bosch, E. Zöllner: Röntgendiagnostik der traumatischen Instabilität der mittleren und unteren Halswirbelsäule (C3–C7). Orthopäde 16 (1987) 20–26

White, A. A., M. M. Panjabi: The basic kinematics of the human spine. Spine 3 (1978) 12–20

White, A. A., M. M. Panjabi: Clinical biomechanics of the spine, 2nd ed. Lippincott, Philadelphia 1990

White, A. A., W. D. Southwick, M. M. Panjabi: Clinical instability in the lower cervical spine. Spine 1 (1976) 15–27

Epidemiologie und segmentale Verteilung

Epidemiologie

Wandel der Unfallursachen

Die Ursache von Verletzungen der Wirbelsäule hat sich in den letzten Jahrzehnten grundlegend gewandelt. Es zeigt sich eine Verlagerung der hauptsächlich berufsbedingten Wirbelverletzungen früherer Jahrzehnte zur aktuellen Situation, die durch Verkehrs- und Sportunfälle gekennzeichnet ist. So haben WAGNER u. STOLPER (1898) vor hundert Jahren ausschließlich Wirbelfrakturen beschrieben, die Bergleute bei der Arbeit unter Tage betrafen. Auch bei RÖSCH (1972) überwiegen bei der Genese der Wirbelfrakturen noch die Arbeitsunfälle mit 40,5% gegenüber 7,9% bei der Ausübung verschiedener Sportarten. In einer nordamerikanischen Studie (MEYER 1989) werden aber bereits 20,5% Wirbelsäulenverletzungen beim Sport angegeben! Im St. Galler Krankengut sind die Sportunfälle mit 13% vertreten. Nach einer Statistik der Schweizerischen Unfallversicherung ist die Wirbelsäule bei 2% aller Berufsunfälle verletzt, bei den Nichtberufsunfällen zu 4%.

Problem der ätiologischen Zuordnung

Die Analyse der Unfallarten, die zur Wirbelsäulenverletzung führt, ist am St. Galler Krankengut illustriert (Abb. **71**). In ihr kommt zum Ausdruck, daß ein erhebliches Trauma für eine Schädigung des Achsenorganes notwendig ist. Ähnliche Ergebnisse zur Ätiologie der Wirbelsäulenverletzungen finden sich in vielen Publikationen: Unterschiede in der Zuordnung zu einem Unfallmechanismus ergeben sich aus dem Problem, daß z. B. ein Sturz aus großer Höhe einmal als Arbeitsunfall, das andere Mal als ein Sportunfall gelten kann, z. B. der Absturz beim alpinen Klettern. Den Verletzungen mit erheblicher Schädigung der Wirbelsäule und neurologischen Begleiterscheinungen wird in den Krankenhäusern der Maximalversorgung zweifelsohne eine größere Aufmerksamkeit zuteil als den „Bagatellverletzungen" der Wirbelsäule, wie sie gehäuft bei banalen Stürzen im Alter auftreten, wenn die Wirbelsäule osteoporosebedingt weniger belastbar ist. Nach STOVER u. FINE (1986) spielt der Sturz für das Entstehen einer Wirbelfraktur in der Altersgruppe der 0- bis 15jährigen in 9% eine Rolle, bei den über 75jährigen jedoch in 60%. In der St. Galler Statistik ist die Unfallursache „banaler Sturz" mit 17% im Gesamtkrankengut zu finden.

Sportverletzungen

Die rasche Zunahme von gefährlichen Sportarten, wie z. B. das im Alpenraum sich rasant aus-

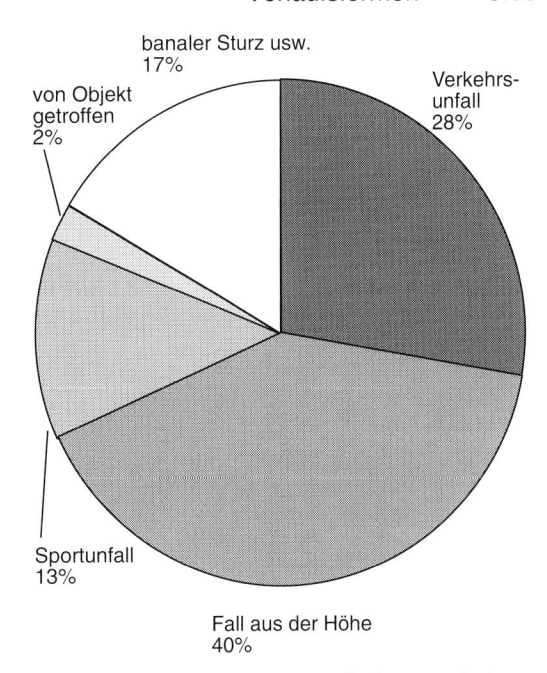

Abb. **71** Unfallursachen bei 468 Patienten mit thorakolumbalen Wirbelfrakturen

breitende Gleitschirmfliegen, wird vermutlich eine Zeitlang der sportbedingten Wirbelsäulentraumatologie noch einen Zuwachs bringen. Bei einer Zunahme der Zahl der Gleitschirmpiloten um jährlich 3000 in der Schweiz (LAUTENSCHLAGER u. Mitarb. 1992), ist ein erhebliches Verletzungspotential auch in Zukunft zu befürchten. Wirbelfrakturen sind dagegen beim Kunstturnen mit einem sonst hohen Verletzungspotential eher selten zu finden. KONERMANN u. SELL (1992) fanden nur bei 3 von 24 ehemaligen Kunstturnerinnen Residuen einer schweren Verletzung an der Wirbelsäule.

Verkehrsunfälle

Rasanztraumen, in erster Linie Verkehrsunfälle, stellen heute das Gros der schweren Verletzungen im BWS- und LWS-Bereich dar. Im eigenen Krankengut sind sie anteilmäßig mit 28% vertreten. In einer Analyse von 2000 durch Verkehrsunfälle verletzten Fußgängern fand WEINREICH (1979) erstaunlicherweise nur 26 Fälle mit Verletzungen der Wirbelsäule: BWS und LWS waren 7- bzw. 6mal vertreten. Kombinationsverletzungen, bei welchen die Wirbelsäule mitbetroffen wurde, sind bei Polytraumatisierten häufig. Bei 414 Wirbelsäulenfrakturen sind nach JEANNERET u. HOLDENER (1992) in 3,4% Abdominalverletzungen diagnostiziert worden. Querfortsatz- und Rotationsverletzungen der Wirbelsäulen sind typisch für diese Art Polytrauma. Eine Untersuchung von ANDERSON u. Mitarb. (1991) über Verletzungen der Wirbelsäule bei Sicherheitsgurtbenutzung ergab einen wesentlich höheren Prozentsatz kombinierter Wirbelsäulen- und Abdominalverletzungen: So ist bei 92 von 303 Wirbelverletzten eine intraabdominale Läsion diagnostiziert worden. Es darf angenommen werden, daß nur aufgrund des angelegten Sicherheitsgurtes das Unfallopfer überlebt hat. Chancefrakturen treten typischerweise bei der Benutzung des einfachen Sicherheitsgurtes (lap belt) gehäuft auf. Die Kombination von Sicherheitsgurtbenutzung und Chance-Fraktur scheint im Kindesalter besonders häufig zu sein. GLASSMAN u. Mitarb. (1992) wiesen sie 12mal vor dem Abschluß des Wachstums im LWS-Bereich nach. Das Tragen von Sicherheitsgurten reduziert signifikant die Wahrscheinlichkeit einer neurologischen Zusatzverletzung, wie anhand einer Sammelstudie von GERTZBEIN (1992) nachgewiesen werden konnte.

Wirbelfrakturen und weitere Verletzungen

Es ist ohne weiteres plausibel, daß bei Mehrfachverletzten der Prozentsatz an Wirbelfrakturen direkt mit der Schwere der Verletzung korreliert. In einer Sammelstudie von 508 Patienten mit Wirbelsäulentrauma fand eine US-Gruppe (SABOE u. Mitarb. 1991) bei 240 (47%) Verletzten als weitere Verletzungslokalisation: 26% Kopf, 24% Brust und 23% Extremitäten. Die Fraktur der BWS weist die häufigsten Zusatzverletzungen auf, nämlich in 82%, die untere HWS nur in 28%. Demographische Faktoren, wie Alter, Geschlecht und „Alkohol mit im Spiel", haben keinen statistisch gesicherten Einfluß auf das Vorliegen zusätzlicher Verletzungen außerhalb der Wirbelsäule. Der Suizidversuch hat häufig ein schweres Polytrauma zur Folge. Die Stauchung des Rumpfes bei Fall aus der Höhe zieht fast immer Wirbelfrakturen nach sich (Abb. **72**). Fast 80% der Verletzten haben Begleitverletzungen. Über den ungewöhnlichen Fall einer Darmeinklemmung in den aufgerissenen Intervertebralraum anläßlich einer Hyperextensionsverletzung berichtet FORD (1979).

GLAESNER u. Mitarb. (1992) weisen auf thorakopulmonale Komplikationen bei frischen Frakturen der BWS mit neurologischen Schäden hin. Nach diesen Autoren werden traumatische Querschnittsläsionen bei 55% polytraumatisierter Patienten gesehen. Der Hämatothorax ist in 88%, eine Lungenkontusion in 48% diagnostiziert worden.

Wirbelfrakturen ohne Trauma

Aber auch ohne adäquates Trauma kann es bei nicht vorgeschädigter Wirbelsäule zu Wirbelkörperfrakturen kommen. LINDE (1983) berichtet über 3 Fälle von Lendenwirbelkompressionsfrakturen im Sinne des Verhebetraumas bei sonst gesunden Individuen.

Wirbelfrakturen bei Anfallsleiden

Wirbelkompressionsfrakturen sind bekannte Folgen von epileptischen Krampfanfällen. VASCONCELOS (1973) gibt ihre Häufigkeit mit 15% bei Epilepsien an. Sie treten vorwiegend an der unteren BWS bei Männern auf. STURZENEGGER u. VON GUMPPENBERG (1985) berichten über anfallsbedingte simultane Verletzung an vier verschiedenen Lokalisationen: hintere Schulterluxation beidseits, Schenkelhalsfraktur, Berstungsbruch LWK 1, Kompressionsfraktur Th12. Im eigenen Krankengut fanden sich einmal Serienfrakturen von Th6–Th8 dokumentiert.

Vorgeschädigte Wirbelsäule und Fraktur

Bei verschiedenen Erkrankungen ist die Wirbelsäule gehäuft Manifestationsort von Frakturen, z. T. von pathologischen Frakturen. Die biomechanisch veränderte Wirbelsäule reagiert besonders bei der ankylosierenden Spondylitis (Morbus Bechterew) unelastisch auf bereits leichtere, von außen einwirkende Traumata. Es wird in diesem Zusammenhang von Long bone fractures gesprochen. WEINSTEIN u. Mitarb. (1982) haben bei 105

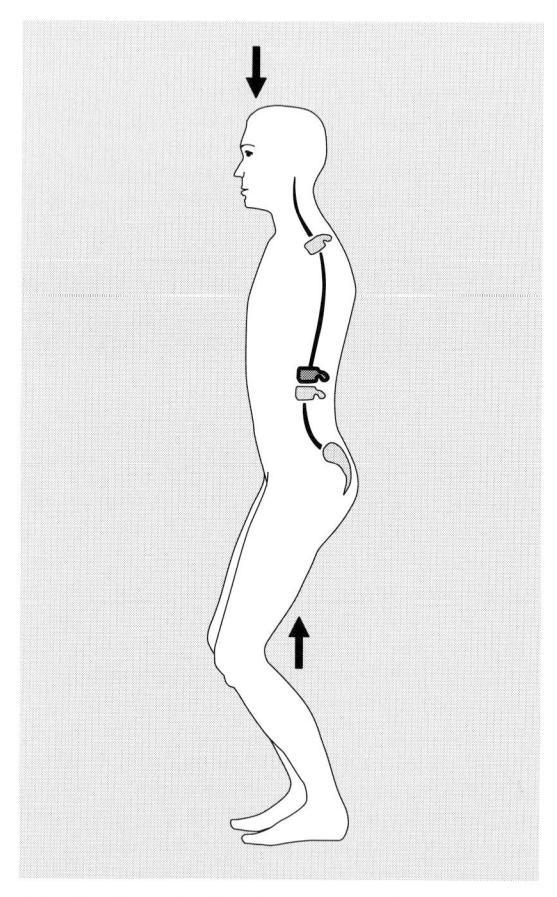

Abb. **72** Typische Unfallursache durch axiales Stauchungstrauma (z. B. Fall aus Höhe, Sturz auf Gesäß usw.)

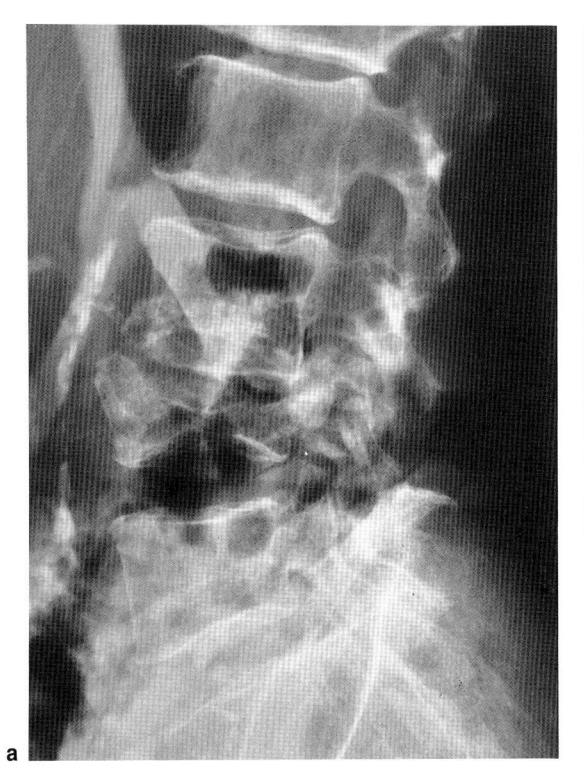

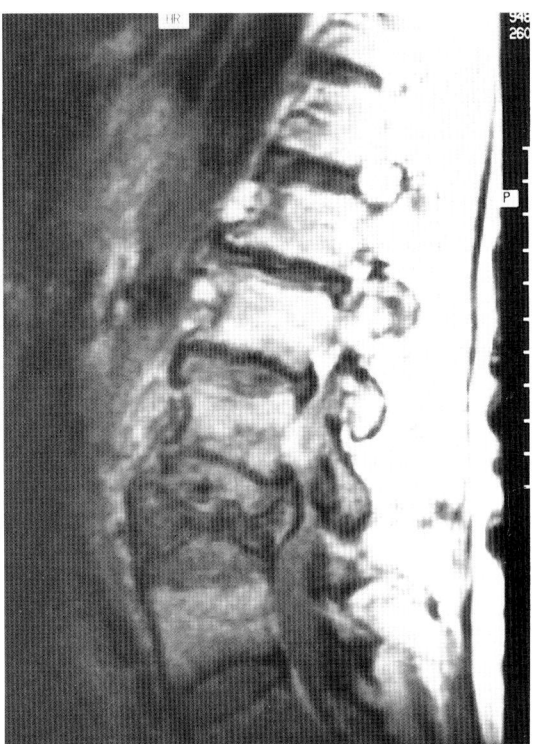

Abb. 73 **a** 73jährige Patientin mit generalisierter Osteoporose. Totalkollaps des 4. LWK ohne adäquates Trauma. **b** In der MRT zeigt sich die Verlegung des Spinalkanals durch in das Lumen des Kanals protrusioniertes Knochengewebe

Patienten mit Morbus Bechterew in 13 Fällen Wirbelsäulenfrakturen diagnostiziert, davon sind 10 im Bereiche der BWS und LWS aufgetreten. Die Frakturen sind gehäuft im Bereiche der verknöcherten ehemaligen Bandscheibe lokalisiert. Im Vergleich zur HWS sind neurologische Komplikationen auf dem Niveau der BWS und LWS seltener zu erwarten (THORNGREN u. Mitarb. 1981).

Absiedlungen von Metastasen in der Wirbelsäule werden häufig erst diagnostiziert, wenn der geschwächte Wirbel zusammenbricht, obwohl bereits vorher ein erheblicher osteolytischer Abbau stattgefunden hat, der sich dem Nativröntgenbild entzieht, solange nicht mehr als 30–50% Knochen abgebaut wurden (BOLAND u. Mitarb. 1982, ENGELHARDT 1993). Die gesteigerte Lebenserwartung von Patienten mit Knochenmetastasen führt zwangsläufig zu einer Zunahme von pathologischen Frakturen der Wirbelsäule, die einer Therapie zugeführt werden müssen (MCGOWAN u. Mitarb. 1993).

Verminderter Mineralgehalt der Wirbelsäule

Die Osteoporose als Ursache pathologischer Frakturen dürfte zu den meisten Wirbelfrakturen disponieren. Bei der Osteoporose sind Fließverformungen bzw. Einbrüche der Wirbelkörperendplatten typisch und führen zu Eindellungen der Wirbelkörper durch die vergleichsweise konsistentere Bandscheibe. Die verminderte Rumpfgröße des osteoporotischen Patienten ist somit Folge multipler Deckplatteneinbrüche, wie TWOMEY u. TAYLOR (1987) feststellten, und nicht Folge zusammengesinterter Bandscheiben. Die bei Osteoporose veränderte Wirbelform zeigt sich auch als Keildeformität oder totaler Wirbelkörperkollaps. Abweichend von der „normalen" osteoporotischen Deformierung wird zunehmend mehr über Querschnittssyndrome im Gefolge des Totalkollaps eines osteoporotischen Wirbels berichtet (Abb. **73**). Die üblicherweise bei der Osteoporose erhalten gebliebene Hinterwand des Wirbelkörpers sackt zusammen mit Eindringen von Spongiosa in den Spinalkanal. Vorläufig als Einzelfälle beschrieben, wird diese schwerwiegende Komplikation der Osteoporose in Zukunft vermehrt berücksichtigt werden müssen (MARUO u. Mitarb. 1987, SALOMON u. Mitarb. 1988, ARCIERO u. Mitarb. 1989). Bei MELTON u. Mitarb. (1989) wird allerdings erst eine Höhenabnahme von 15% als sicheres Frakturzeichen an der osteoporotischen Wirbelsäule angesehen. Die Minderung der Widerstandskraft des Knochens bei mechanischer Belastung infolge Osteoporose führt besonders beim weiblichen Geschlecht zu einer Häufung von Wirbelfrakturen im Alter über 50 Lebensjahre. So werden bei Frauen im Alter zwischen 50 und 54 Jahren mit einer Prävalenz

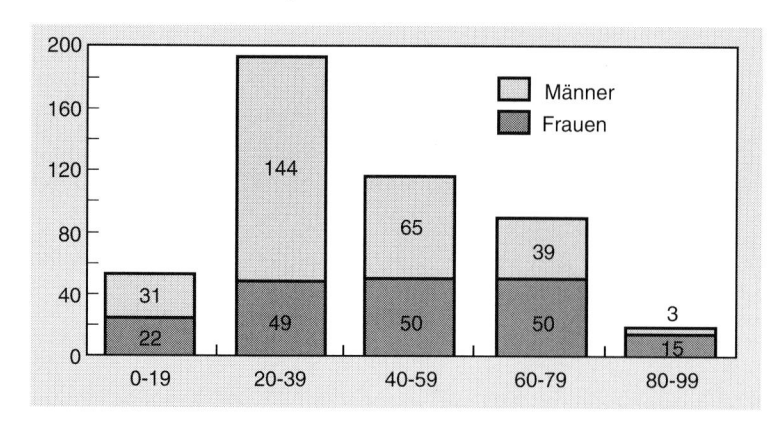

Abb. 74 Häufigkeitsverteilung der thorakalen und lumbalen Wirbelfrakturen im eigenen Krankengut, aufgegliedert nach Altersgruppen (jeweils zwei Dezennien zusammengefaßt) (n = 468). Rund 40% der Brust- und Lendenwirbelverletzungen ereigneten sich zwischen dem 20. und 40. Lebensjahr. Bis zum 20. Lebensjahr erlitten 11%, vom 40. bis zum 60. Lebensjahr 25%, vom 60. bis zum 80. Lebensjahr 19% und oberhalb 80 Jahre nur 4% Frakturen. 60% der Patienten waren Männer, 40% Frauen. Bis zum 60. Lebensjahr überwiegt das männliche Geschlecht, besonders auffallend im 3. und 4. Lebensjahrzehnt. Oberhalb des 60. Lebensjahrs ist der Anteil der Frauen größer als der der Männer, oberhalb des 80. Lebensjahr sind 5mal mehr Frauen als Männer betroffen

von 6,1% Wirbelfrakturen gefunden, im Alter über 90 Jahre beträgt die Prävalenz 70% (MELTON u. Mitarb. 1989). Mit jedem Jahrzehnt an Älterwerden steigt das Risiko, eine (osteoporotische) Wirbelfraktur zu erleiden, in der weiblichen Bevölkerung um 94% (MELTON u. Mitarb. 1989).

Eine englische Multicenterstudie hat das Risikoprofil von Frauen für das Auftreten von Wirbelfrakturen erarbeitet: Danach besteht eine Abhängigkeit des Frakturauftretens mit zunehmendem Alter und an Körpergröße kleineren Frauen; diese hatten ein größeres Risiko. Weitere Kennzeichen sind frühes Auftreten der Menopause, weniger Geburten und Hyperthyroidismus (COOPER u. Mitarb. 1991).

Altersverteilung der Wirbelfrakturen

Die Häufigkeitsverteilung der thorakalen und lumbalen Wirbelverletzungen nach Altersgruppen im St. Galler Krankengut geht aus Abb. **74** hervor. Das Überwiegen des männlichen Geschlechts bei Wirbelfrakturen bis in die 6. Lebensdekade ist augenfällig. Im höheren Lebensalter überwiegt der Anteil der Frauen aufgrund des bekannt erniedrigten Mineralsalzgehaltes in der Postmenopause.

Asymptomatische Wirbelfrakturen

Es steht außer Frage, daß die Analysen der Wirbelverletzungen nach epidemiologischen Gesichtspunkten im St. Galler Material und anderen Studien nicht repräsentativ sein kann für das tatsächliche Vorkommen von Wirbelfrakturen in der Gesamtbevölkerung. Bei den ausgewerteten Fällen handelt es sich um ein ausgewähltes Krankengut, welches ärztlich behandelt wurde. In dieser Statistik und ähnlichen Untersuchungen sind zweifelsohne die Fälle nicht berücksichtigt, bei denen wegen des Bagatellcharakters des Unfalls die Fraktur übersehen wurde, oder, sofern eine Röntgenaufnahme angefertigt wurde, diese sich radiologisch noch nicht darstellte. Wirbelfrakturen am osteoporotischen Skelett älterer Menschen werden oftmals – ob alt oder frisch – als Gelegenheitsbefunde registriert, eine Therapie erfolgt nicht – womit sie auch statistisch nicht in Erscheinung treten.

Segmentale Verteilung

Solitäre Wirbelfrakturen

In allen Statistiken über die regionale Häufigkeit von Wirbelsäulenverletzungen kehren gleichartige Verteilungsmuster wieder. Die Prävalenz besonders des thorakolumbalen Überganges für Wirbelfrakturen, wie sie in den verschiedenen Untersuchungen deutlich hervortritt, hat ihre Ursache in einer für das Frakturverhalten der Wirbelsäule typischen biomechanischen Konstellation. Durch eine fehlende Anbindung der 11. und 12. Rippe an den Brustkorb (Costae fluctuantes) ähnelt der unterste BWS-Abschnitt in seinem traumatologischen Verhalten der LWS. Die auffällige Häufung thorakolumbaler Verletzungen dieses topographischen Abschnitts hat ihre Ursache im abrupten Wechsel der Wirbelsäulensteifigkeit zwischen der durch die Rippenverspannung steifen BWS und dem mehr beweglichen LWS-Abschnitt. Axiale Kompressionskräfte wirken im Bereiche des thorakolumbalen Überganges auf einen praktisch geraden Wirbelsäulenabschnitt ein, wodurch die flexiblen Ausweichmöglichkeiten der Wirbelsäule begrenzt sind, wie in darunterliegenden LWS-Abschnitten (Abb. **72**).

MAGERL kam in einer Untersuchung 1980 zur folgenden Frakturverteilung bei 866 Verunfallten: HWS 167 = 19%, BWS 312 = 36%, LWS 387 = 45%. In der Untersuchung, welche nur die Frakturen der BWS (633) und LWS (812) berücksichtigt, liegt folgende Verteilung vor:

Frakturen von Th1–Th10 machen 24% aus,

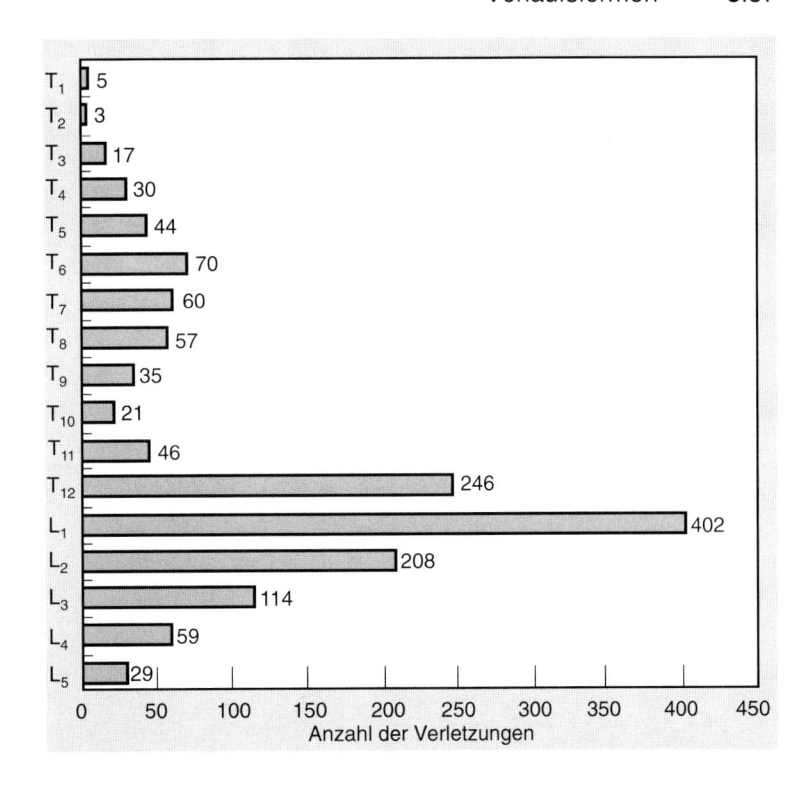

Abb. 75 Verletzungsniveau von 1446 Wirbelfrakturen im Bereich von Th1–L5 (Magerl u. Mitarb. 1993)

Frakturen im Bereiche der vier Wirbel Th11–L2 sind in 62% und L3–L5 sind in 14% betroffen (Abb. **75**).

In einer Analyse von 468 Frakturen der BWS und LWS aus dem St. Gallener Krankengut war die Verletzung in 360 Fällen auf ein Segment beschränkt, 75 Patienten hatten eine Verletzung von 2 Segmenten, bei 20 waren 3, bei 12 waren 4 und bei einem Patienten 6 Segmente betroffen. Insgesamt waren bei 468 Patienten 624 Segmente verletzt. In Anbetracht der Zentrumsfunktion der in dieser Klinik behandelten Wirbelsäulenverletzten ist es nicht verwunderlich, daß bei 36% der Verunfallten Begleitverletzungen anderer Körperregionen im Sinne des Polytraumas vorlagen.

Entsprechend der Typeneinteilung der Wirbelfrakturen sind Typ A, B und C an den verschiedenen Regionen der thorakalen und lumbalen Lendenwirbelsäule unterschiedlich beteiligt (Tab. 6).

Kompressionsverletzungen (Typ A): Der prozentuale Anteil der durch Flexionskompression oder axiale Kompression hervorgerufenen Hauptverletzungen ist im thorakalen und thorakolumbalen Bereich (76% bzw. 78%) etwas größer als im lumbalen (62%). Thorakal überwiegen die Impressionsbrüche (Typ A1). Berstungsbrüche (Typ A3) sind seltener, frontale Spaltbrüche (Typ A2) kommen hier nicht vor.

Thorakolumbal und lumbal sind Berstungsbrüche ungefähr gleich häufig wie Impressionsbrüche. Frontale Spaltbrüche gibt es offenbar nur im thorakolumbalen und lumbalen Bereich.

Flexionsdistraktionsverletzungen (Typ B): Diese Verletzungen sind ungefähr gleichmäßig über alle drei Bereiche verteilt (thorakal 8%, thorakolumbal 11%, lumbal 7%). Da sie im thorakalen Bereich retrospektiv nicht immer diagnostizierbar sind, könnte es sich bei einigen thorakalen Keil- und Berstungsbrüchen in Wirklichkeit um Flexionsdistraktionsverletzungen handeln.

Die untersuchte Serie enthält keine Extensionsscherverletzungen (Extensionssubluxation,

Tabelle 6 Prozentuale Verteilung der Typen auf die Bereiche der Wirbelsäule

Th1–10: thorakaler Bereich	Flexionskompressionsverletzung (Typ A):	76%
	Distraktionsverletzung (Subluxation, Luxation) (Typ B):	8%
	Verletzung mit Rotationsmechanismus (Typ C):	16%
Th11–L2: thorakolumbaler Bereich	Flexionskompressionsverletzung (Typ A):	78%
	Distraktionsverletzung (Subluxation, Luxation) (Typ B):	11%
	Verletzung mit Rotationsmechanismus (Typ C):	11%
L3–L5: lumbaler Bereich	Flexionskompressionsverletzung (Typ A):	62%
	Distraktionsverletzung (Subluxation, Luxation) (Typ B):	7%
	Verletzung mit Rotationsmechanismus (Typ C):	31%

Extensionsspondylolyse, hintere Luxation). Die wenigen Extensionsscherverletzungen, die wir bisher gesehen haben, waren alle im lumbalen Bereich lokalisiert.

Rotationsverletzungen (Typ C): Verletzungen mit Beteiligung eines Rotationsmechanismus sind in allen Bereichen zu finden, kommen aber deutlich häufiger im unteren Lumbalbereich vor (thorakal 16%, thorakolumbal 11%, lumbal 31%).

Mehrfachverletzungen

Frakturen der Rumpfwirbelsäule sind in einem höheren Prozentsatz vergesellschaftet mit weiteren Verletzungen als isolierte Verletzungen der HWS, bei denen deutlich weniger Begleitverletzungen diagnostiziert werden. Mehrfachverletzungen auf verschiedenen Wirbelsäulenniveaus scheinen in letzter Zeit gehäuft aufzutreten, jedenfalls dann, wenn gezielt danach gesucht wird. Besonders bei polytraumatisierten Patienten wird von POWELL u. Mitarb. (1989) eine routinemäßige Röntgenuntersuchung der gesamten Wirbelsäule gefordert, um Zweit- und Drittverletzungen der Wirbelsäule nicht zu übersehen. Die Autoren beobachteten bei 14% von insgesamt 212 Wirbelverletzten Frakturen der Wirbelkörper auf verschiedenen Niveaus, die nicht einander benachbart waren.

Biomechanische Untersuchungen

Bauprinzip

Die Konstruktion der menschlichen Wirbelsäule besteht aus den Bauelementen Wirbelkörper und Wirbelgelenke, Bandscheiben, Bänder und Muskulatur. Form und Mechanik der Wirbelsäule hängen eng mit der Geometrie und der Physiologie der Bandscheiben sowie der kleinen Wirbelgelenke zusammen. 33% der gesamten Wirbelsäulenlänge werden von den Bandscheiben beigetragen (KAZARIAN 1975). Der Intermediärbereich Th11–L2 hat eine biomechanische Zwischenstellung: In allen Statistiken liegt hier der Gipfel der Frakturhäufigkeit.

Frakturmechanik

Der innere Zusammenhalt des Wirbelsäulengefüges muß auf den verschiedenen Niveaus durch Muskelkräfte ausbalanciert werden. Der vielgliedrige elastische Aufbau des Achsenorgans bedingt eine andere Frakturmechanik als sie für die Schaftfrakturen der Extremitäten typisch ist. Führt in der Mehrzahl der Fälle am Extremitätenknochen eine von außen einwirkende Gewalt zur Fraktur, so werden im Gegensatz dazu Wirbelfrakturen meistens durch innere Kräfte im Sinne der Akzeleration oder der Dezeleration hervorgerufen. Die normale Beanspruchungstoleranz der Wirbelsäule wird dabei in qualitativer oder quantitativer Hinsicht überschritten. Die abweichende Richtung einer resultierenden Kraft kann als qualitatives Moment zusammen mit ihrer gesteigerten quantitativen Größe zum Überschreiten der Festigkeit der Wirbelsäule an einer einzelnen Lokalisation mit der Folge eines Wirbelbruches führen. Besonders empfindlich reagiert die Wirbelsäule auf Krafteinwirkungen, die von der axialen Richtung abweichen, wie Scher- und Rotationskräften, sofern sie in der Transversalebene auftreten. Der Bewegungsspielraum der kleinen Wirbelgelenke ist in dieser Ebene rasch erschöpft und mit seinem Überschreiten kommt es zu typischen Verletzungsformen (Rotationsverletzung Typ C).

Frühe biomechanische Untersuchungen

Die ersten biomechanischen Untersuchungen beschränkten sich in der Regel auf die Kraft-Weg-Analyse bei der Deformation von einzelnen Strukturen, z. B. Wirbelkörper oder Bandscheibe. Das Deformationsverhalten größerer Wirbelsäulenabschnitte konnte erst mit den heutigen technischen Methoden in der Forschung geklärt werden. Der Wunsch nach einer gesamtheitlichen Betrachtung der Wirbelsäule hat aber z. B. GÖKKE schon 1927 zu sagen veranlaßt: „Die Anordnung im Laboratoriumsversuch vermag die gewöhnliche Beanspruchung von Wirbelkörpern, die zwischen die Pufferkissen der Zwischenwirbelscheibe gelagert sind, nie ganz nachzuahmen, es bleibt immer ein Rest zu wünschen übrig, zumal alle biologischen Reaktionen der lebenden Zellen fehlen." GÖCKE (1927) hat sich schon früh mit der Festigkeit von Wirbelkörpern, wie sie sich im Spannungs-Dehnungs-Diagramm darstellen, beschäftigt. So stellte er fest, daß die Bruchlast des zweiten Lendenwirbelkörpers eines 29jährigen Individuums bei 45 kg/cm^2 lag. Nach GÖCKE (1927) zeigen degenerativ veränderte Wirbelkörper eine größere Beanspruchungstoleranz, ehe sie brechen. Auch beobachtete er eine größere Belastbarkeit der Knochenstrukturen auf der Konkavseite von Wirbelkörpern, die in einer skoliotischen Krümmung liegen. Erforscht wurde die Toleranz der Wirbelsäule gegenüber kurzfristigen Beanspruchungsspitzen bereits im 2. Weltkrieg im Zusammenhang mit dem Katapultstart bzw. Auslösen des Schleudersitzes.

Fragen der Schlagfestigkeit des „Werkstoffes" Wirbelkörper und der Frakturinitiierung standen auch im Mittelpunkt der Untersuchungen von PEREY (1957). Er erzeugte in seinem Modell Frakturen an den Endplatten der Wirbelkörper, durch welche wiederum regelmäßig Bandscheibengewebe in das Innere des Wirbels gepreßt wurde.

Mechanik der Verletzungen des Bewegungssegmentes

ROAF (1960) schuf die experimentelle Basis für das Verständnis verschiedener Verletzungstypen an der Wirbelsäule. Die Versuche fanden, physio-

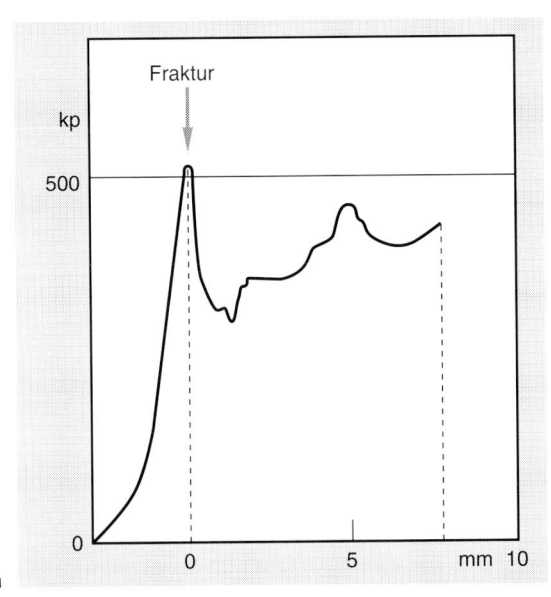

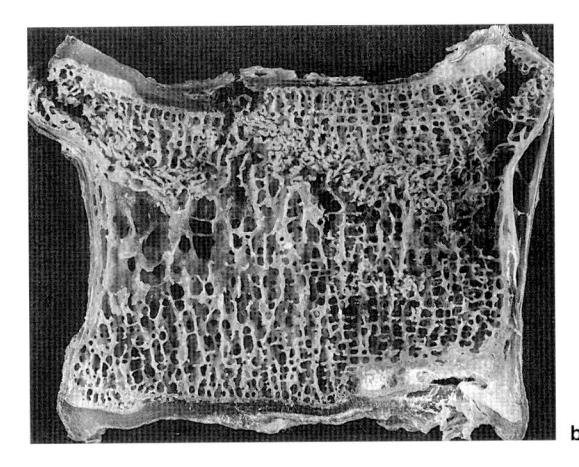

Abb. 76 **a** Kraft-Weg-Diagramm eines um ³/₁₀ seiner ursprünglichen Höhe komprimierten Versuchswirbels. Es ist erkennbar, daß bei zunehmender Kompression bzw. Verdichtung der Wirbelkörperspongiosa eine leichte Zunahme der Festigkeit eintritt. **b** Die dazugehörende Lupenvergrößerung des Wirbels zeigt, wie sich im Frakturbereich die gebrochenen Trabekel ineinandergeschoben haben und eine Trümmerzone ergeben (aus Plaue, R., H. J. Gerner, W. Puhl: Z. Orthop. 111 [1973] 139–146)

logischen Verhältnissen angenähert, am Verbund aus Bandscheibe und Wirbel, dem Bewegungssegment, statt. Als wichtige Ergebnisse der Roafschen Forschungen seien festgehalten: Die intakte Bandscheibe widersteht höheren Kompressionskräften als der Wirbelkörper. Die Wirbelkörper frakturieren vor einem Riß des Anulus fibrosus. Als erstes Zeichen des Überschreitens der Toleranzgrenze an der Wirbelsäule findet sich eine Eindellung der Deck- bzw. Bodenplatte am Wirbelkörper. Im Moment, wo die Bandscheibe allerdings ihren Turgor durch Insuffizienz des Nucleus pulposus verloren hat, führen Kompressionskräfte auch zu Formveränderungen in Höhe des Intervertebralraumes. Nebst einer Erniedrigung desselben kommt es zu einem „Bulging" der Bandscheibe, d. h. Protrusion des Anulus fibrosus. Der Alterszustand der Bandscheibe, d. h. die Höhe des intradiskalen Turgors, bleibt nicht ohne Folgen auf die resultierende Frakturform bei Einwirken von Kompressionskräften. Eine intakte Bandscheibe ergab bei diesen Versuchen eine Eindellung der Wirbelkörperendplatten; degenerativ veränderte Bandscheiben führten zu kollapsförmigen Frakturen des gesamten Wirbelkörpers.

ROAF stellte fest, daß die Wirbelsäule im thorakolumbalen Abschnitt besonders vulnerabel für Rotations- bzw. Scherkräfte ist.

Wirbelkompressionsbruch im Kraft-Weg-Diagramm

Das Studium des Frakturverhaltens der Wirbelkörper hat PLAUE (1972) knapp 50 Jahre nach GÖCKE (1927) in einer Serie von Publikationen wieder aufgegriffen. Der Bau des Wirbelkörpers stellt eine Sicherheitskonstruktion dar, denn die Frakturen des Wirbelkörpers finden ohne die sonst beim Knochenbruch übliche Kontinuitätsunterbrechung statt, was im Bereich des Achsenorgans sonst fatale Folgen hätte. Im Kraft-Weg-Diagramm weist der Wirbelkörper bei Stauchung zunächst ein elastisches Verhalten auf, bei weiter einwirkender Kraft bleibt die Tragfähigkeit im Ganzen erhalten, indem die spongiösen Bruchflächen miteinander verkeilen und zu einer zunehmenden Verdichtung des Trümmerbereiches führen. Bei fortschreitender Kompression können die gebrochenen Wirbel sogar an Festigkeit zurückgewinnen (Abb. **76**)! Sobald die Hälfte der ursprünglichen Wirbelhöhe durch den Kompressionsvorgang verlorengegangen ist, hat der Wirbel im Versuch die ursprüngliche Festigkeit praktisch wieder zurückgewonnen.

PLAUE schließt aus seinen Untersuchungen folgendes: Bei Erwachsenen bis zum 50. Lebensjahr besitzen Brust- und Lendenwirbelkörper, die einen frischen Kompressionsbruch davongetragen haben, in der Regel noch mindestens 60–70% ihrer ursprünglichen Tragfähigkeit. Wirbelkörper, die durch einen Kompressionsbruch auf die Hälfte ihrer früheren Höhe zusammengedrückt wurden, sind unversehrten Wirbeln an Tragfähigkeit gleichzustellen. PLAUE kommt bei seinen statischen Untersuchungen auf eine Druckfestigkeit von im Mittel 0,65 Kp/mm² beim mazerierten Wirbel, bzw. 0,4 Kp/mm² am frischen Leichenwirbelkörper. Die Werte gleichen denen von GÖCKE (1927). Bei der älteren osteoporotischen Wirbelsäule kann die Tragfähigkeit der unversehrten

Wirbelkörper auf 0,2 Kp/mm² und tiefer absinken. Besonderer Gewalteinwirkung bedarf es dann kaum noch, um einen Zusammenbruch der geschwächten Wirbel hervorzurufen.

In einer weiteren Untersuchung analysierte PLAUE (1972) die Abhängigkeit mechanischer Spongiosaeigenschaften von der Richtung der einwirkenden Kraft, die sog. mechanische Anisotropie der Wirbelspongiosa. Unter physiologischen Bedingungen summieren sich die durch angrenzende Bandscheiben, hinteres Längsband und Wirbelbogen auf den Wirbelkörper übertragenen Kräfte zu einer Resultierenden, die parallel zu seiner Vertikalachse verläuft. Diese Verhältnisse werden gestört, wenn Horizontalkräfte entstehen. Insuffizienz der Rumpfmuskulatur und Nachlassen der Elastizität des Bandscheibengewebes können das Kompensationsvermögen gegenüber Horizontalkräften weiter vermindern. Die Reduktion der Tragfähigkeit des Wirbelkörpers bei nicht vertikaler Beanspruchung ist gleichbedeutend mit einer Erhöhung der Wirbelbruchgefahr.

HANSSON u. Mitarb. (1980) untersuchten die Beziehungen zwischen Mineralgehalt der Wirbelkörper L1–L4 und ihrer Bruchfestigkeit; gleichzeitig wurden das Alter und die Geschlechtszugehörigkeit berücksichtigt. Im Ergebnis besteht eine lineare Beziehung zwischen der Festigkeit der Wirbel und ihrer Knochendichte. Unterschiede des Mineralgehaltes und der Festigkeit bei den Wirbeln L1–L4 eines Individuums wurden nicht gefunden. Somit sind andere Faktoren anzunehmen, die zu einer unterschiedlichen Verteilung der Häufigkeit von Frakturen führen. Die Wirbelkörper von Frauen hatten einen um ca. 20% geringeren Mineralgehalt als die von Männern, die Bruchfestigkeit war sogar durchschnittlich um 25% herabgesetzt.

Einen anderen Versuchsaufbau wählten BRASSOW u. Mitarb. (1983). Sie verglichen das Kompressionsverhalten von Wirbelkörpern mit den computertomographisch ermittelten Absorptionsprofilen: Es besteht eine logarithmische Beziehung zwischen beiden. Es dürfte in Zukunft auch in vivo möglich sein, das Risikoprofil der Wirbel im Hinblick auf eine Fraktur durch das CT zu prognostizieren.

Morphologie des Wirbelkompressionsbruches

In einer morphologischen Studie verglich PLAUE (1972) die makroskopischen und mikroskopischen Befunde von komprimierten Wirbelkörpern. Dabei fand er eine Entsprechung des Kraft-Weg-Diagrammes mit den morphologischen Veränderungen an den experimentell traumatisierten Lendenwirbelkörpern. Eine Gegenüberstellung des Diagramms mit den zugehörigen morphologischen Befunden macht deutlich, daß das Überschreiten der Frakturgrenze zunächst noch nicht zu makroskopischen Veränderungen führt. PLAUE hebt in der Diskussion der Befunde hervor, wie selbst das Überschreiten der Frakturgrenze weder auf Röntgensummationsaufnahmen noch auf Wirbelkörperschnitten mit Lupenvergrößerung Hinweise auf die stattgehabte Fraktur zuläßt. Erst die Untersuchung mit dem Rasterelektronenmikroskop konnte einzelne Trabekelfrakturen zur Darstellung bringen. Die Frakturen der Spongiosabälkchen erinnerten z. T. an Grünholzfrakturen (Abb. 77). Erst bei zunehmender Kompression und wiederum ansteigender Festigkeit des gesin-

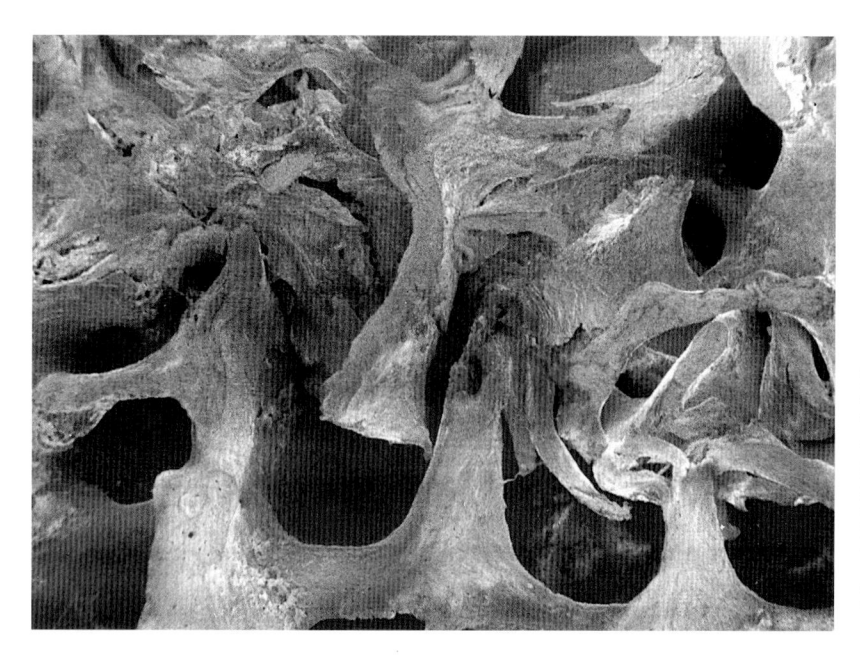

Abb. 77 Rasterelektronenmikroskopisches Bild, das die Spongiosabälkchen im Frakturbereich zeigt. Teilweise sind die Spongiosabälkchen abgeknickt, teilweise vollständig unterbrochen (aus Plaue, R., H. J. Gerner, W. Puhl: Z. Orthop. 111 [1973] 139–146)

terten Wirbels zeichneten sich makroskopisch sichtbare Frakturveränderungen ab. Der Frakturvorgang startete mit Abknickung der vertikal verlaufenden Spongiosatrabekel (Abb. 77 u. 78) in einer Ebene, die sich als horizontales Verdichtungsband im Röntgenbild darstellen.

Erst die Kompression eines Wirbels mit Höhenverlust von 20% führte zu Veränderungen, die radiologisch nachweisbar wurden, diese liegen jedoch noch im diagnostisch unsicheren Bereich. Erst Testwirbel, die um 30% und mehr komprimiert wurden, sind makroskopisch in jedem Fall als traumatisiert identifizierbar. Mit einer primären Kompression von 30% dürfte demnach jede Wirbelfraktur in den sicheren Erfassungsbereich der klinischen Diagnostik gelangen.

Berstungsbrüche

Eine differenzierte Untersuchung über Biomechanik und Morphologie von Wirbelfrakturen geben SHIRADO u. Mitarb. (1992). Am thorakolumbalen Übergang wurden die typischerweise hier vorkommenden Berstungsbrüche durch eine axial einwirkende Kompressionskraft hervorgerufen. Der Typ der Burstfraktur scheint dabei speziell beim jüngeren Individuum aufzutreten. Das Vorliegen von Bandscheibendegeneration und Osteoporose soll eher zu den typischen keilförmigen Kompressionsfrakturen führen. Burstfrakturen sind deshalb beim älteren Individuum selten anzutreffen. Bei intakter, nicht degenerierter Bandscheibe führt eine axiale Gewalteinwirkung zu einer Streßkonzentration im Bereiche der Endplatte und unterhalb des Nucleus pulposus sowie im mittleren Bereich der Wirbelkörperhinterwand. Bei Überschreiten einer gewissen Beanspruchung wird an dieser Lokalisation die Burstfraktur initiiert.

Stabilität und Bandstrukturen

Die Biomechanik des Wirbelsäulentraumas hat in der letzten Zeit in der Forschung den engeren Bereich der rein ossären Läsion überschritten und bezieht jetzt die Bandstrukturen wie auch die Bandscheibe in experimentelle Untersuchungen mit ein (HAHER u. Mitarb. 1989). Die Stabilität der Wirbelsäule an den Grenzen ihres Bewegungsfeldes wird durch Bandstrukturen gewährleistet, während in Neutralstellung der Bandapparat wenig beansprucht wird (PANJABI 1992). Folglich führt eine Schädigung der nicht ossären Strukturen zur eigentlichen Instabilität des Wirbelsäulensegmentes. Bei STEFFEN u. Mitarb. (1993) kommen die Wechselwirkungen zwischen definierten Graden der Wirbelkörperkompression und Mitverletzungen der hinteren Säule zum Ausdruck. Bei traumatischer Bandscheibenzerstörung nimmt der Freiheitsgrad für die Torsion des Wirbelsäulensegmentes stark zu, wie überhaupt der akute und chronische Stabilitätsverlust durch die Läsion der Bandscheibe erhöht wird. STEFFEN u. Mitarb. (1993) nehmen auch an, daß kyphotische Knicke der traumatisierten Wirbelsäule von 20 Grad immer mit Läsionen in der hinteren evtl. sogar mittleren Säule (nach DENIS 1983) verbunden sind.

Das Zwei- und Drei-Säulen-Modell

Vorstellungen über die mechanische Stabilität einer Wirbelverletzung zusammen mit Klassifikationsfragen lassen sich bei der Analyse der Wirbelfrakturen oft schlecht trennen. Die Arbeiten von NICOLL (1949) und HOLDSWORTH (1963) stellen die Unversehrtheit des dorsalen Ligamentkomplexes für die erhaltene Stabilität einer Wirbelverletzung in den Vordergrund. WHITESIDES (1977) baute darauf sein Zwei-Säulen-Modell der Wirbelsäule auf. Dieses Konzept besteht aus einem ventralen, Druckbeanspruchung übernehmenden Teil der Wirbelsäule und einem hinteren Zuggurtungssystem aus Bändern, Wirbelbögen und Fortsätzen. Allerdings konnte mit der einfachen Durchtrennung der dorsalen Elemente im Experiment noch keine vollständige Instabilität hergestellt werden: dieses war erst möglich, als der hintere Teil der vorderen Säule (hinteres Längsband) mit durchtrennt wurde. Aus dieser Unzulänglichkeit heraus erweiterte DENIS (1983) das „Zwei-Säulen-Modell" der Wirbelsäulenverletzungen auf dem Niveau der BWS und LWS (Abb. 79) um eine dritte Säule. Schon 1977 führte LOUIS eine dritte Säule ein. Er zählte dabei aber die linke Kette der kleinen Intervertebralgelenke als eine Säule und die rechte Kette als eine weitere Säule. Zusammen mit der Säule der Wirbelkör-

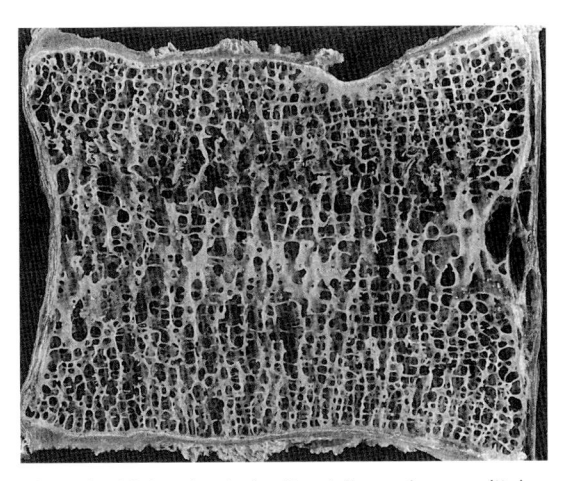

Abb. 78 Makroskopische Darstellung eines sagittalen Längsschnittes durch einen leicht komprimierten Wirbelkörper. An der Grenze vom kranialen zum mittleren Drittel zeigen sich Unterbrechungen und Verwerfungen des trabekulären Spongiosagerüstes (aus Plaue, R., H. J. Gerner, W. Puhl: Z. Orthop. 111 [1973] 139–146)

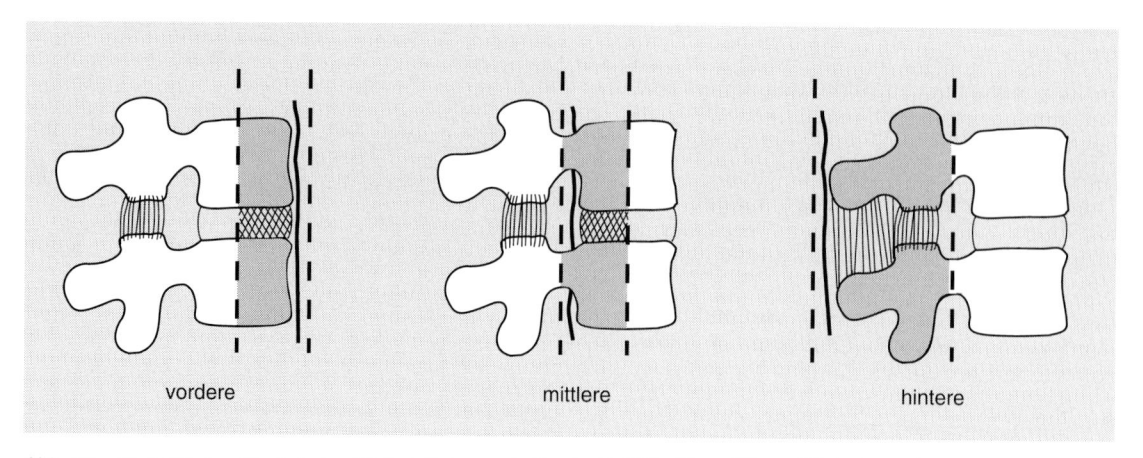

Abb. 79 Drei-Säulen-Modell der Wirbelsäule nach Denis (1983). Die mittlere Säule besteht aus dem hinteren Längsband, den hinteren Anteilen des Anulus fibrosus sowie der Hinterkante des Wirbelkörpers zusammen mit Anteilen der Bandscheibe

per kommt er auf diese Weise auf drei Säulen. Bei DENIS besteht die hintere Säule aus dem Wirbelbogen mit seinen Anhängen, wie Dornfortsätze, kleine Wirbelgelenke und Bogenwurzeln, zusammen mit den zwischen den Bögen und seinen Fortsätzen ausgespannten Bändern (Lig. supraspinale, Lig. intraspinale, Lig. flavum und Gelenkkapseln). Die mittlere Säule setzt sich aus der Wirbelkörperhinterwand, dem dorsalen Anteil des Anulus fibrosus und dem hinteren Längsband zusammen. Die vordere Säule als dritter Teil des Komplexes besteht aus dem ventralen Wirbelkörper, dem ventralen Teil des Anulus fibrosus und dem vorderen Längsband. Der Inhalt des Spinalkanals ist in dieser Klassifikation nicht berücksichtigt worden, d. h. neurologische Zusatzverletzungen müssen separat definiert werden. Für die Unversehrtheit der neurologischen Elemente im Spinalkanal ist die Intaktheit der mittleren Säule entscheidend.

Frakturmodell und Biomechanik der Reposition

Mit der Einführung leistungsfähiger Repositionstechniken und der Perfektionierung interner Stabilisierungsverfahren hat sich naturgemäß das Interesse bei den In-vitro- und In-vivo-Untersuchungen dem Repositionsverhalten des frakturierten Wirbels zugewandt. Am Frakturmodell von FREDRICKSON u. Mitarb. (1992) konnte der Mechanismus der indirekten Reposition von Burstfrakturen analysiert werden (Ligamentotaxis). Danach kommt dem hinteren Längsband bei der Reposition von intraluminal liegenden Fragmenten weniger Bedeutung zu als ursprünglich angenommen. Wichtig sei die intakte Verbindung des Anulus fibrosus zu den abgesprengten Fragmenten, da durch ihn die Wiederherstellung des Alignement gewährleistet wird.

Osteoporose und Frakturform

HOLMES u. Mitarb. (1993) setzten die Experimente von ROAF (1960) fort. Auch sie konnten nachweisen, daß die Mechanik und Morphologie des in den Wirbelkörper, genauer gegen die Endplatte, gedrückten Bandscheibenmaterials Rückschlüsse auf vergleichbare Bilder beim Lebenden zuläßt. Die Rigidität der Endplatte und des darunterliegenden Netzwerkes aus Spongiosatrabekeln verformt sich im Sinne des „Bulging" bzw. der konkaven Einziehungen, wie sie typisch für die osteoporotische Wirbelsäule sind. Die Ergebnisse sprechen weiter für eine Abhängigkeit der Wirbelkörperstärke vom Mineralgehalt des Wirbelkörpers. Als wichtiges Resultat wird von HOLMES u. Mitarb. (1993) herausgestrichen, daß nicht die schicksalhaft ablaufenden degenerativen Veränderungen (Abnahme des Wassergehaltes der Bandscheibe) für eine erhöhte Bruchgefahr der Wirbelsäule im Alter sprechen, sondern das Frakturrisiko eine Folge der verminderten Knochenqualität im Alter ist. Diese Ergebnisse decken sich mit denen von HANSSON u. Mitarb. (1980) und BRASSOW u. Mitarb. (1983), welche die Beziehungen zwischen dem Mineralgehalt des Knochens und seiner Festigkeit untersuchten und dabei eine Korrelation mit dem Alter herstellten.

Obwohl die Wirbelsäule als Einheit beschrieben wird, bestehen zwischen den einzelnen Abschnitten nicht nur erhebliche morphologisch-funktionelle, sondern auch klinisch-pathologische Unterschiede, die sich u. a. in einer unterschiedlichen Frakturhäufigkeit der LWS gegenüber der HWS bei Osteoporose zeigen. So kommt es im Alter bevorzugt zu Frakturen der Lendenwirbelkörper, jedoch nicht der Halswirbelkörper. Diese haben im Vergleich zu den Lendenwirbelkörpern außerdem schon beim jungen Erwachsenen ein Viertel mehr Spongiosamasse, die sich zudem mit dem Alter nur unwesentlich vermindert. Aufgrund der altersbedingten Reduktion des Bewegungsumfanges und der körperlichen Aktivität resultiert in der durch axiale Druckkräfte vorwiegend statisch beanspruchten LWS insgesamt nur ein geringer Erhaltungsreiz für die Spongiosa. Im Gegensatz dazu wirkt die auch im Alter weitgehend konstante, der Orientierung im Raum dienende dynamische Beanspruchung der HWS über die aus verschiedenen Richtungen auftretenden Zug- und Schubspannungen als starker Erhaltungsreiz für die Spongiosabälkchen (PESCH u. Mitarb. 1990).

In letzter Zeit wird vermehrt auf Burstfrakturen der osteoporotischen Wirbelsäule hingewiesen, die als Totalkollaps eines Wirbels imponieren und zur spinalen Stenose mit neurologischen Ausfällen führen können (MARUO u. Mitarb. 1987, SALOMON u. Mitarb. 1988, ARCIERO u. Mitarb. 1989). Im Einzelfall wird es differentialdiagnostisch schwierig sein, den Befund von einem malignen Knochenprozeß abzugrenzen.

Pathologische Wirbelfraktur (Metastase)

Biomechanische Untersuchungen über das Frakturverhalten von metastatisch geschädigten Wirbelkörpern stehen am Anfang. Erste Ergebnisse von McGOWAN u. Mitarb. (1993) zeigen eine lineare Abhängigkeit zwischen experimentell gesetzten Defekten im Wirbelkörper (Äquivalent des metastatisch-lytischen Knochendefektes) und dem Rückgang der Wirbelkörperfestigkeit.

Heilungsvorgänge am verletzten Wirbelsegment

Anforderungen an das Heilungsergebnis

Im genauen Wortsinn ist bei Frakturen an der BWS und LWS eine Restitutio ad integrum nicht möglich. Minimale Kompressionsfrakturen und Wirbelbrüche im Wachstumsalter (Abb. **80**) können davon ausgenommen sein, da Mikrofrakturen der Trabekel heilen können (HOLMES u. Mitarb. 1993). Auch der korrekt behandelte Wirbelbruch mit einem hervorragenden Ausheilungsresultat zeigt zumindest radiologisch Anzeichen des abgelaufenen Traumas oder eines therapeutischen Verfahrens. Wir sprechen von einem guten Ausheilungsergebnis, wenn stabile und achsengerechte Verhältnisse eine normale schmerzfreie Beanspruchung der Wirbelsäule erlauben. Zudem darf kein neurologisches Defizit vorliegen. Die Erklärung für den scheinbaren Widerspruch zwischen gutem Ausheilungsresultat und radiologisch erkennbaren Stigmata nach Trauma liefert die Tatsache, daß die Funktion der Wirbelsäule durch Versteifung eines oder weniger Segmente kaum meßbar beeinträchtigt wird.

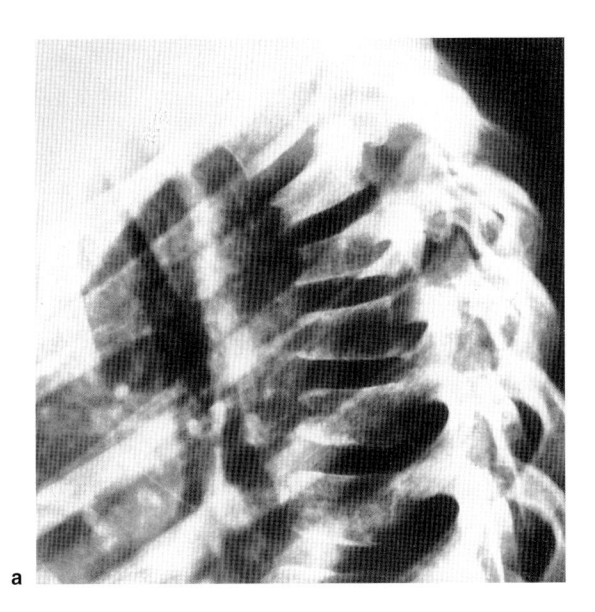

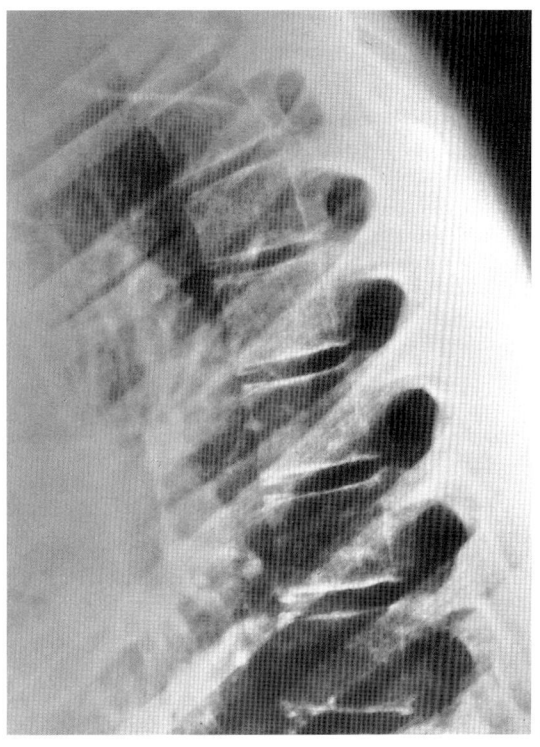

Abb. **80 a** Serienfrakturen des 5.–8. Brustwirbelkörpers bei einem 8jährigen Kind. Die im ventralen Bereich komprimierten Wirbelkörper haben sich in den folgenden 4 Jahren bis zum Alter von 13 Jahren vollständig wieder aufgerichtet mit regelmäßiger kastenförmiger Höhe des Wirbels. **b** Restitutio ad integrum

Symptome der Defektheilung

Das bei den Extremitätenfrakturen zentrale Problem der ossären Konsolidation tritt an der Wirbelsäule zurück hinter der Frage, ob nicht eine Defektheilung mit den folgenden posttraumatischen Symptomen vorliegt:

1. segmentale Deformität,
2. segmentale Instabilität,
3. posttraumatische Spinalkanalstenose.

Zusätzliche Schäden bei Fehlheilung können sich an den Nachbarsegmenten äußern, die durch ihnen aufgezwungene Haltungsfehler zu Bandscheibenzermürbung, Diskushernie, Arthrose der kleinen Wirbelgelenke und schließlich auch zur neurogenen Skoliose bei Patienten mit Querschnittlähmung führen.

Das dominierende Symptom bei posttraumatischen Schäden an der Wirbelsäule ist der Schmerz. Die vertebragenen Schmerzen haben ihren Ursprung in Instabilität bzw. einer Fehlform der verletzten Wirbelsäule. Vom vertebragenen Schmerz ist der neuropathische Schmerz zu trennen, bei welchem die Ursache im traumatisierten Myelon oder der traumatisierten Nervenwurzel liegt.

Zeichen der posttraumatischen Deformität

Die segmentale Deformität ist hervorspringendes Residuum eines Wirbelbruchs, sofern keine korrigierenden operativen Maßnahmen angewandt wurden. Ob durch eine konservative Therapie eine Aufrichtung des traumatisch keilförmig deformierten Wirbels möglich ist, soll an dieser Stelle nicht ausführlich diskutiert werden. In der Regel kommt es auch bei Ruhigstellung im Drei-Punkte-Korsett zu einem geringfügig weiteren Zusammensinken des betroffenen Wirbels (Niethard 1985), wobei das Niveau der Primärdeformität nicht wesentlich überschritten wird. Eine Erklärung hierfür dürfte die Zunahme der Tragfähigkeit durch stärkere Kompression des Wirbels sein, wie Plaue 1972 experimentell nachweisen konnte (Abb. **76**). Sofern die dorsalen Zuggurtungselemente der Wirbelsäule ihre antikyphotische Wirkung eingebüßt haben, kann die Progression der kyphotischen Wirbelverbiegung im Spontanverlauf nicht ohne weiteres zum Stillstand kommen, so daß am Ende ein Gibbus resultiert. Je stärker die Primärdeformierung ist, umso weniger Wirkung können die dorsalen Zuggurtungsstrukturen entfalten, so daß aufgrund dieser biomechanischen Tatsache die Progression der posttraumatischen Kyphosierung mit dem Ausgangswert des Kyphoseknicks korreliert.

Heilungsvorgänge bei isoliertem Wirbelkörperbruch

Neben der durch Plaue (1972) im Experiment und im Kraft-Weg-Diagramm gezeigten Zunahme der inneren Stabilität des komprimierten Wirbels finden in den Wochen und Monaten nach der Fraktur Konsolidationsvorgänge statt, die sich bei der routinemäßigen Röntgenkontrolle der Analyse entziehen. Autoptisch gewonnenes Gewebsmaterial von nur leicht verletzten Wirbeln ist nur vereinzelt analysiert worden. Lob (1954) veröffentlichte eine Reihe von Gewebsschnitten von mehr oder weniger frisch traumatisierten Wirbeln und konnte Heilungsvorgänge aufzeigen, an deren grundsätzlicher Richtigkeit auch heute kaum gezweifelt werden kann.

Bei leichten Kompressionsfrakturen ohne Mitbeteiligung der Bandscheibe (A1-Fraktur) kommt es in der Konsolidationsphase zur Bildung von neuer Knochengrundsubstanz (Lob 1954). Spondylophytäre Reaktionen sind nicht zu erwarten, da die äußere Begrenzung des kastenförmigen Wirbelkörperaufbaus nicht in Mitleidenschaft gezogen wurde bzw. keine reparativen Vorgänge im Bereiche der Bandscheibe ablaufen. Bei derartigen Stauchungsbrüchen ist es naturgemäß schwierig zu entscheiden, ob das Plus an Knochengewebe dem Verdichtungseffekt der Wirbelkörperhöhenminderung oder neugebildetem Kallusgewebe entspricht. Lob fand bei Stauchungsbrüchen die Außenfläche des Wirbelkörpers durch eine Schicht neuen, periostal gebildeten Knochens bedeckt. Nach einigen Wochen sollen im histologischen Bild osteoklastische und osteoblastische Vorgänge nebeneinander zu sehen sein. Nekrotische Fragmente würden osteoklastär abgebaut und durch neues unregelmäßiges Bälkchengeflecht ersetzt. Die Zeit der knöchernen Umbauten wird von Lob (1954) mit 3–4 Monaten angegeben, ein Zeitraum, der aufgrund szintigraphischer Untersuchungen aus heutiger Sicht als zu kurz angesehen werden muß (Dreyer u. Georgi 1974). Dem muß nicht die Empfehlung widersprechen, bei einfachen Wirbelbrüchen die Zeit der Ruhigstellung bis zur vollen Belastbarkeit auf 3–4 Monate anzusetzen, ein Zeitraum, der von Lob (1954) und Niethard (1985) als ausreichend angesehen wird. Computertomographische Untersuchungen von Parrini u. Mitarb. (1983) zeigten bei Kompressionsfrakturen der Wirbelkörper nach 2 Monaten bereits normale Knochendichte.

Heilungsvorgänge bei Wirbelbruch mit Bandscheibenverletzung

Wirbelkörperfrakturen vom Typ des Berstungsbruches haben einen verzögerten Heilungsverlauf, wie Nicoll (1949), u. a. Watson Jones zitierend, feststellte. Der Wirbelbruch erlangt bei Mitverletzung der Bandscheibe eine ungünstige Prognose, da durch Zerreißen des Anulus fibrosus die Stabilität des Wirbelsegmentes auch bei konsolidiertem Wirbelkörperbruch in Frage gestellt wird. Der reparative Prozeß an der Bandscheibe kann keinen vollwertigen Ersatz für die

Zwischenwirbelscheibe schaffen, sondern versucht, die verlorengegangene Stabilität durch spondylophytäre Überbrückung sicherzustellen. Die Histiogenese der umschrieben entstehenden Spondylophyten nach Trauma wird mit dem Austreten von Bandscheibengewebe im Bereich des abgerissenen Anulus fibrosus erklärt (LOB 1954). Im Extremfall können die Randwulstbildungen zwei benachbarte Wirbelkörper miteinander verblocken und zu einer spontanen Ankylose des Segmentes führen (Abb. 81). Die sich am Anulus fibrosus abspielenden reparativen Prozesse sind makroskopisch wenig auffällig. Erst in der mikroskopischen Vergrößerung fand LOB (1954) Knorpelaggregate mit Zeichen enchondraler Ossifikation. Der in fortgeschrittenen Stadien intradiskal entstandene Knochen ist histiogenetisch anders zu werten als die Kallusbildung, die im Bereiche der Längsbänder am Wirbelkörper außen stattfindet. LOB fand eine direkte Korrelation zwischen der Schwere der segmentalen Wirbelverletzung und dem Ausmaß der Randwulstbildung. SCHIESTEL (1971) bestätigt den Zusammenhang zwischen Spondylophytenbildung und Ausmaß des posttraumatischen Gibbus.

Ein besonderes Schicksal widerfährt dem intraspongiös eingepreßten Bandscheibengewebe. Das in den Wirbelkörper vorgefallene Bandscheibengewebe konnte von LOB noch nach Monaten in seiner fremden Umgebung nachgewiesen werden: Es erfährt über einen bindegewebigen Umbau keine wesentlich weiterreichende Differenzierung (Abb. 82). Auch bei PARRINI u. Mitarb. (1983) wurde in das Wirbelkörperinnere luxiertes Bandscheibenmaterial nicht resorbiert. Das kortikale Knochengerüst des Wirbelkörpers erfuhr dagegen eine Zunahme der Wanddicke (funktionelle Anpassung?).

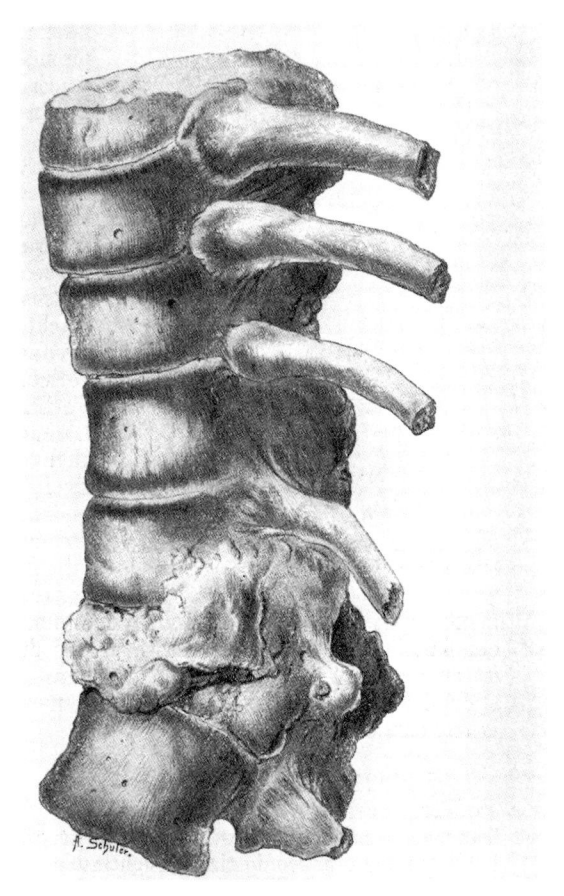

Abb. 81 Spondylophytäre Blockwirbelbildung zwischen den benachbarten Wirbeln eines „Berstungsbruches" des 1. Lendenwirbelkörpers (aus Wagner, W., P. Stolper: Verletzungen der Wirbelsäule und des Rückenmarks. Enke, Stuttgart 1898)

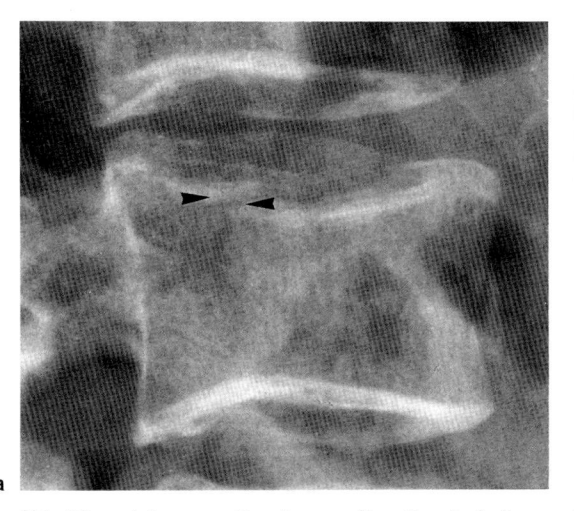

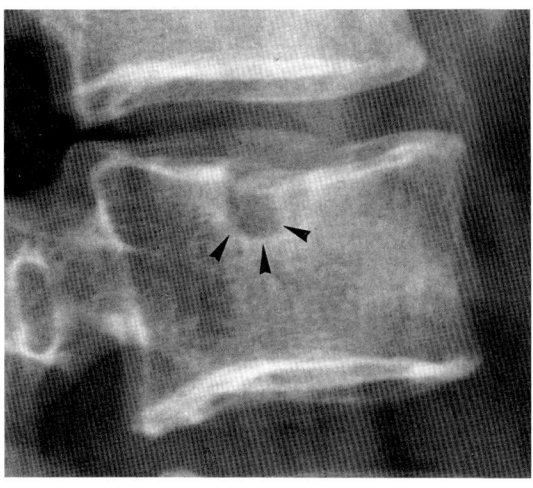

Abb. 82 a Intraspongiös eingepreßtes Bandscheibenmaterial anläßlich der Fraktur eines Brustwirbels (Endplattenfraktur: Pfeile). b 4 Monate später stellt sich der intraspongiöse Bandscheibensequester als Schmorlsches Knorpelknötchen dar (Pfeile)

3 Verletzungen der Wirbelsäule

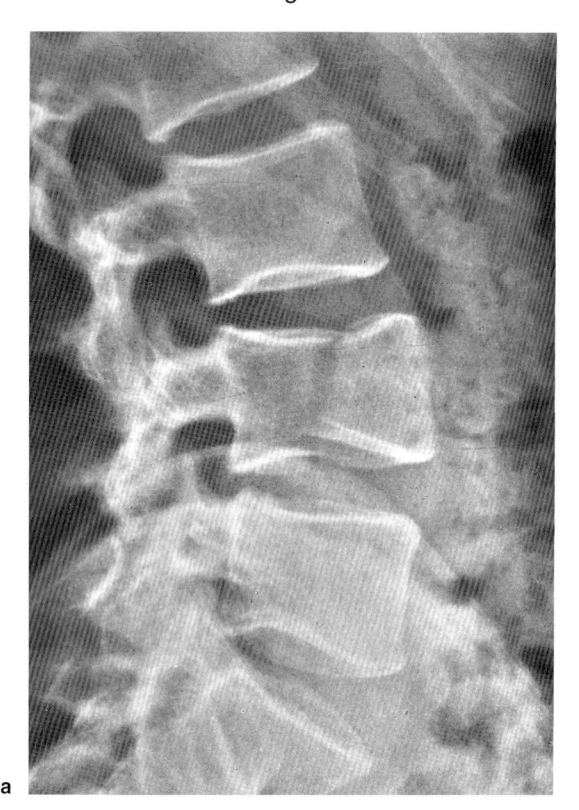

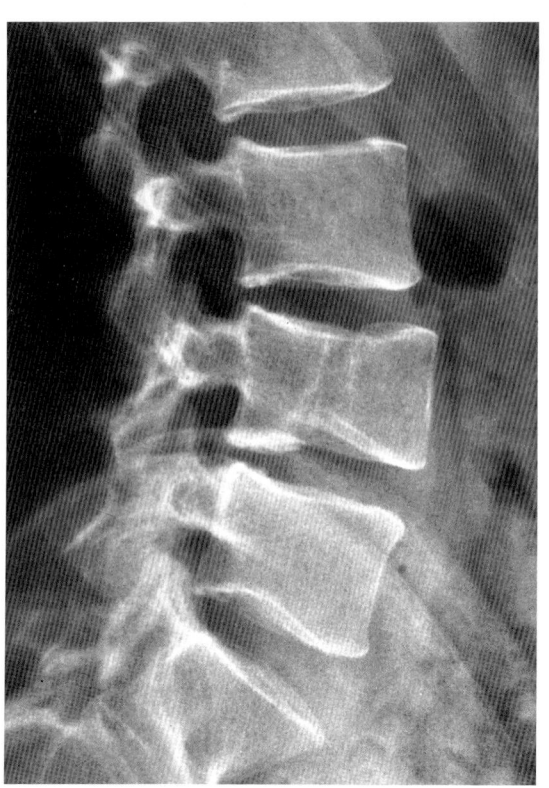

Abb. 83 **a** Frontaler Spaltbruch des 4. Lendenwirbelkörpers. **b** 10 Monate später ist der Frakturverlauf noch deutlich erkennbar (Pseudarthrose) mit verschmälerter Bandscheibe kranial wie kaudal

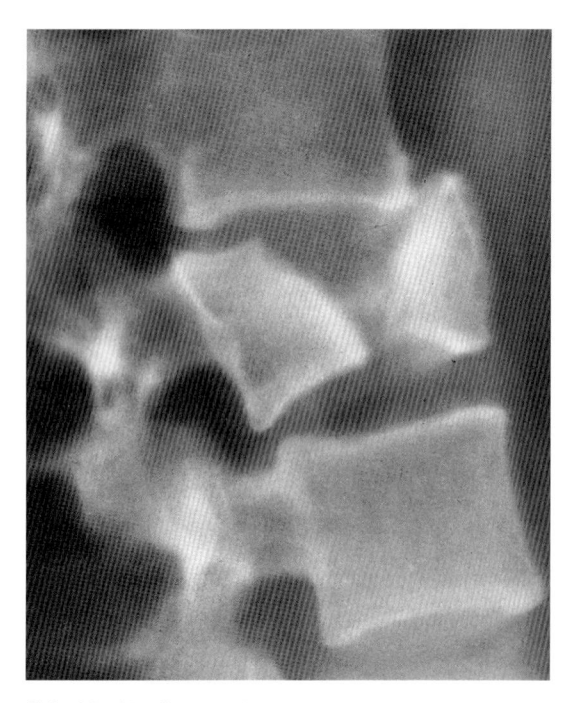

Abb. **84** Kneifzangenfraktur des 2. Lendenwirbelkörpers bei einem 28jährigen Patienten, mit ausbleibender Heilung (Wirbelkörperpseudarthrose)

So können noch Jahre nach der Verletzung die Wirbeltrümmer durch Bindegewebespalten getrennt sein, so daß mit Recht von einer Pseudarthrose nach Wirbelbruch gesprochen werden kann (Abb. 83). Nach GRASS u. HARMS (1987) wird die Diagnose Pseudarthrose häufig nicht gestellt. Ihre Symptome sind in erster Linie Schmerzen, aber auch Fehlstellungen, Belastungsinsuffizienz und neurogene Störungen. PACHOWSKY (1974) fand in 8 von 10 Berstungsfrakturen Zeichen einer pseudarthrotischen Fehlheilung.

Im eigenen Material konnten wir ausbleibende Heilung von Wirbelkörperbrüchen besonders dann nachweisen, wenn, wie beim Kneifzangenbruch, die Frakturebene in der Frontalebene lag (JEANNERET u. Mitarb. 1993) (Abb. **84**).

Residuelle Deformität und Wirbelsäulenbeschwerden

Trotz verschiedener wirksamer therapeutischer Verfahren gelingt die anatomisch einwandfreie Wiederherstellung des Achsenskelettes nicht immer oder oft nur ungenügend. Residuelle Kyphoseknicke, die besonders zur Aufhebung der physiologischen Krümmung der Lendenwirbelsäule führen, verursachen in einem hohen Prozentsatz ausgeprägte chronische Rückenbeschwerden, nach WILLÉN (1993) in bis zu 40% der Fälle. Rasches Ermüdungsgefühl und Minderbelastbarkeit der Wirbelsäule treten bei 90% der Patienten auf. Posttraumatische Kyphoseknicke bzw. Gibbusbildung von über 30 Grad sind praktisch immer mit schweren Schmerzzuständen verbunden (GERTZBEIN 1992, WILLÉN 1993). Auf die unterschiedliche Wertigkeit der Lokalisation des kyphotischen Knicks, je nachdem ob die BWS oder die LWS betroffen ist, weisen MUHR u. TSCHERNE (1980) hin.

Das Verständnis für die Schmerzproblematik bei Defektheilungen dieser Art wendet sich den kleinen Wirbelgelenken in den Nachbarsegmenten zu; auch ist das Ausmaß verborgener Verletzungen der Wirbelsäulenstrukturen im konventionellen Röntgenbild nur ungenügend einschätzbar. Fehlschläge der operativen Therapie mit an sich korrekter Wiederaufrichtung des verletzten Wirbelsegmentes könnten u. U. dadurch erklärt werden (WILLÉN 1993). Nicht zuletzt beobachten wir bei Wirbelverletzungen intraoperativ erhebliche Läsionen der Faszien, der Muskulatur und Bänder. Auch treten Kapselrisse an den kleinen Wirbelgelenken und Durarisse auf (ANDERSON u. Mitarb. 1991). Residuen dieses Verletzungskomplexes sind bei der Defektheilung neben der rein ossären Läsion mitzuberücksichtigen.

Kümmell-Verneuil-Krankheit

In einem größeren zeitlichen Intervall von Monaten bis Jahren nach Wirbelfraktur ist in seltenen Fällen die Nekrose des betroffenen Wirbelkörpers beobachtet worden. Von MALZER u. Mitarb. (1992) werden als ätiologische Ursachen, ebenso wie von anderen Autoren, Durchblutungsstörungen für den Auflösungsprozeß verantwortlich gemacht (BROWER u. DOWNEY 1981).

Neurologische Zusatzverletzungen

Das Rückenmark, zusammen mit der Cauda equina, ist durch seine geschützte Lage im Wirbelkanal der Traumatisierung relativ wenig ausgesetzt. Die Eigenschaft der Wirbelsäule als schützende knöcherne Röhre für den Inhalt des Spinalkanals kehrt sich dann ins Gegenteil um, wenn Fragmente aus dem Bandscheiben-Knochen-Verbund der Wirbelsäule herausgelöst und in den Kanal versprengt werden oder durch Abknickung bzw. Abscherung in einem Wirbelsegment medulläres Gewebe oder die Cauda equina bedrängt wird. Die im Moment des Unfalls eintretenden neurologischen Schäden sind zu unterscheiden von Spätschäden wie posttraumatische Spinalkanalstenose und Syringomyelie. Die Progression einer traumatisch entstandenen Kyphose kann über Jahre zu anfänglich kaum meßbaren paraparetischen Störungen führen, die später in eine myelopathische Paraparese einmünden.

Definition

Eine neurologische Zusatzverletzung bei Wirbelfraktur liegt dann vor, wenn das Rückenmark, die Cauda equina oder die spinalen Nervenwurzeln mitverletzt sind und als Folge ein unterschiedlich ausgeprägtes sensibles oder motorisches Defizit nachweisbar ist. Die lediglich die mechanischen Aspekte der traumatischen Wirbelsäuleninstabilität berücksichtigenden Definitionen bzw. das Drei-Säulen-Modell der Wirbelfrakturen von DENIS (1983) beziehen neurologische Zusatzverletzungen nicht konsequent ein. In der Definition der Instabilität von WHITE u. PANJABI (1990) wird dem Inhalt des Spinalkanals besonders Rechnung getragen: „... the loss of the ability of the spine under physiologic conditions to maintain relationships between vertebrae in such a way that there is neither damage nor subsequent irritation to the spinal cord or nerve root and, in addition, there is no development of incapacitating deformity or pain from structural changes."

Wenn im klinischen Alltag verallgemeinernd von Rückenmarkverletzung (spinal cord injury) gesprochen wird, so ist meistens eine neurologische Störung irgendeines Bereiches des Spinalkanals damit gemeint. Traumatische Schäden medullären Gewebes ohne gleichzeitiges Vorliegen einer Wirbelfraktur im Sinne der Rückenmarkserschütterung (KLAUE 1969) werden hier nicht besprochen.

Häufigkeit

Die große Bedeutung von neurologischen Zusatzverletzungen bei Frakturen der Wirbelsäule läßt sich daran erkennen, daß zwei Drittel aller spinalen Lähmungen Folge von Unfällen sind, ein Drittel ist nicht traumatischen Ursprungs. Je nach Einzugsgebiet und Spezialisierungsgrad einer Klinik wird in 10–25% der zur Behandlung kommenden Wirbelsäulenverletzungen eine zusätzliche neurologische Schädigung diagnostiziert (RIGGINS u. KRAUS 1977). In einem aus fünf Kliniken stammenden Beobachtungsgut sind neurologische Komplikationen von Wirbelsäulenfrakturen bei 21,9% der Verunfallten nachgewiesen worden (MAGERL u. Mitarb. 1993). Ein hohes Risiko der neurologischen Zusatzverletzung haben Verkehrsunfälle, wie die Sammelstudie der Scoliosis Research Society (GERTZBEIN 1992) nachweisen konnte. 51% dieser Unfälle traten im Straßenverkehr auf! Durch das konsequente Tragen von Sicherheitsgurten wird die Wahrscheinlichkeit, anläßlich einer Wirbelfraktur eine traumatische Paraplegie zu erleiden, deutlich geringer.

Aufteilung je nach Verletzungsniveau

Die ältere Untersuchung von RIGGINS u. KRAUS (1977) vergleicht das Verletzungsrisiko für den Spinalkanalinhalt zwischen der thorakalen Wirbelsäule (Th1–Th10), dem thorakolumbalen Übergang (Th11–L1) und der Lendenwirbelsäule L2–L5. Im Bereich Th1–Th10 war bei 2% der Frakturen, zwischen Th11–L1 bei 4% und an der Lendenwirbelsäule von L2 abwärts in 3% der Frakturen ein neurologisches Defizit vorhanden.

Aufteilung je nach Verletzungstyp der Wirbelsäule

Wie nicht anders zu erwarten, besteht eine Abhängigkeit zwischen der Wahrscheinlichkeit zusätzlicher neurologischer Störungen und dem Ausmaß bzw. der Schwere der Verletzung. Das vorgestellte Klassifikationssystem trägt diesem Umstand Rechnung, indem von A bis C der Prozentsatz von motorischen und sensiblen Lähmungen zunimmt (Tab. 7). Bei den A-Frakturen (Kompressionsfraktur) 13,7%, B (Distraktionsverletzung) 31,7% und C (Rotationsverletzung) 54,8%. Insgesamt ist in 21,9% der Fälle aus der Sammelstudie eine neurologische Zusatzverletzung diagnostiziert worden.

Das höchste Risiko einer neurologischen Schädigung ist bei „Luxationsfrakturen" (GERTZBEIN 1992) vorhanden, bei denen es zu einer anterio-posterioren Translation gekommen ist, wobei die Annahme gerechtfertigt erscheint, daß im Moment des Unfalls die Dislokation stärker war als auf dem Röntgenbild zu vermuten ist. Demgegenüber tritt das Verletzungsrisiko durch in den Spinalkanal dislozierte Fragmente zurück (GERTZBEIN 1992).

Die systematische Analyse eines großen Einzuggebietes in Nordkalifornien mit 5,9 Mio Einwohnern im Hinblick auf Frakturen der Wirbelsäule in den Jahren 1970 und 1971 kam beim Vergleich von Frakturformen und dem Risiko einer neurologischen Zusatzverletzung zu ähnlichen Ergebnissen. Nur bei 3% der auf den Wirbelkörper beschränkten Frakturen waren neurologische Schäden diagnostiziert worden; wenn die Hinterkante des Wirbels zusammen mit dem Wirbelbogen frakturiert war, sind bei 61% neurologische Ausfälle verzeichnet worden (RIGGINS u. KRAUS 1977).

Frakturbedingte Stenosen des Spinalkanals

Die CT hat entscheidenden Anteil an den Fortschritten, die beim Management des spinalen Traumas in den letzten Jahren gemacht wurden. Die Feinanalyse der Ursachen von Querschnitteinengungen schafft die Voraussetzung für eine rationale Therapie der Wirbelfrakturen mit Hinterkantenbeteiligung und neurologischem Defizit. Die im CT sichtbare Einengung des Spinalkanals durch die retropulsionierte Hinterwand mit einzelnen Fragmenten im Lumen bzw. Recessus lateralis, schließlich auch traumatisch prolabiertes Bandscheibengewebe (TRAFTON u. BOYD 1984) komprimittiert die je nach Niveau unterschiedlich großzügig bemessenen Platzverhältnisse für das Rückenmark bzw. die Cauda equina. Im Bereich der Wirbelkörper selbst ist meistens die Hinterkante deckplattenseitig in Höhe der Bogenwurzel mit Abbruch von Fragmenten beteiligt: Gerade dieses Areal entzieht sich der Dokumentation auf Übersichtsröntgenbildern und wird erst im CT sichtbar. Gegenüber der einfacheren longitudinalen Messung des Querschnittdurchmessers berücksichtigt die planimetrische Analyse das gesamte mehr oder weniger eingeengte Lumen (HASHIMOTO u. Mitarb. 1988). Diese Autoren fanden Querschnitteinengungen von mehr als 35% im Bereiche des 11. und 12. Thorakalwirbels, von mehr als 45% im Konusbereich (Th12) und in Höhe der Cauda equina von mehr als 55%, verbunden mit einem praktisch sicheren neurologischen Defizit. Eine Korrelation zwischen Prozentsatz der Spinalkanaleinengung und dem Auftreten von neurologischen Ausfällen konnten DALL u. STAUFFER (1988) bei 38 Berstungsbrüchen des thorako-lumbalen Überganges nicht nachweisen.

Die großzügigere Bemessung des lumbalen Spinalkanals im Gegensatz zur thorakalen Wirbelsäule erklärt das gesteigerte neurologische Verletzungsrisiko kranial von L1. Einschränkend gilt für das lumbale Niveau, daß eine Einengung des Recessus lateralis schon durch kleine Fragmentausbrüche radikuläre Ausfälle nach sich ziehen kann.

Ausgesprochen häufig fanden und finden sich Frakturen im Bereich des thorakolumbalen Überganges im Untertagebergbau, nämlich 90% der

Tabelle 7 Häufigkeit neurologischer Komplikationen bei 1212 Verletzungen der BWS und LWS, aufgeschlüsselt nach Verletzungstypen und Gruppen (vergl. Systematik der Verletzungen im Rahmen der integralen Klassifikation)

Typ A	**(n = 890)**	**13,7%**
A1	(n = 501)	2,2%
A2	(n = 45)	4,4%
A3	(n = 344)	31,7%
Typ B	**(n = 145)**	**31,7%**
B1	(n = 61)	29,5%
B2	(n = 82)	32,9%
B3	(n = 2)	50,0%
Typ C	**(n = 177)**	**54,8%**
C1	(n = 99)	52,5%
C2	(n = 62)	59,7%
C3	(n = 16)	50,0%
Total	**(n = 1212)**	**21,9%**

Fälle mit traumatischer Paraplegie. Im Bergbau sind nach HARDY u. ROSSIER (1975) traumatische Schädigungen des Rückenmarks 30mal häufiger als in irgend einem anderen Beruf. Schon die kasuistischen Fälle von WAGNER u. STOLPER (1898) lagen ausschließlich Arbeitsunfälle der Mineure zugrunde. Die Luxationsfraktur in Höhe Th12–L1 ist die häufigste Ursache der traumatischen Paraplegie überhaupt (HARDY u. ROSSIER 1975).

Durarisse

In unterschiedlicher Häufigkeit (7,7–18%) ist typischerweise der thorakolumbale Berstungsbruch mit Durarissen vergesellschaftet (KEENEN u. Mitarb. 1990). Besonders die Lumbalregion scheint davon betroffen zu sein. DENIS u. BURKUS (1991) berichten über Durarisse mit in Frakturspalten der Wirbelbögen eingeklemmten Caudaequina-Anteilen. KEENEN u. Mitarb. (1990) empfehlen den dorsalen Zugang bei lumbalen Berstungsfrakturen zur Inspektion der Dura und zu eventuellen therapeutischen Maßnahmen.

Neurologische Spätschäden

Je nach Lokalisation und Ausmaß einer persistierenden posttraumatischen Kyphosierung der Wirbelsäule kann es über kurz oder lang zu neurologischen Ausfällen kommen. Das Myelon wird im betroffenen Wirbelsäulenabschnitt eingeengt durch Bandscheibenreste, knöcherne Fragmente, Fehlstellung der Wirbelkörper usw. – es kommt zur spinalen Stenose. Auch narbige Verwachsungen engen das Rückenmark ein. Durch eine gleichzeitige Instabilität wird die Symptomatik verstärkt. In einem konservativ behandelten Krankengut fanden KALTENECKER u. Mitarb. (1992) in 12,5% knöcherne Spinalkanalstenosen im CT, ohne daß es allerdings zu neurologischen Ausfallerscheinungen gekommen wäre.

Besonders gefährdet ist das Rückenmark bei akzentuierten Abknickungen (GRASS u. HARMS 1987). MALCOLM u. Mitarb. (1981) fanden bei 48 Patienten, die wegen einer posttraumatischen Kyphose der thorakalen oder lumbalen Wirbelsäule zugewiesen wurden, in 27% ein zunehmendes neurologisches Defizit. Bei einem Teil der Patienten waren Laminektomien vorausgegangen, deren destabilisierende Wirkung durch die fehlende dorsale Zuggurtungsfunktion seit längerer Zeit bekannt ist (WHITESIDES 1977). CHOU (1977) weist auf die Schwierigkeit hin, sowohl subjektiv wie objektiv diese nur langsam voranschreitenden neurologischen Ausfälle sicher zu dokumentieren. Hin und wieder ist ein neuerliches kleines Trauma Auslöser für eine plötzliche Verschlechterung der Situation. Die ätiologischen Ursachen für die Kombination von posttraumatischer Kyphose und Spätschäden am Spinalkanalinhalt sind noch nicht vollständig geklärt, vielfach wird eine lokale Ischämie des Rückenmarks diskutiert.

Diagnostik

Klinische Diagnostik

Je nach dem zu erwartenden Verletzungsausmaß hat sich die klinische Untersuchung zu gestalten. Da bei jedem Verdacht auf Wirbelsäulenverletzung ein Röntgenbild obligatorisch ist, dient die klinische Untersuchung in erster Linie der Höhenlokalisation. Beim polytraumatisierten, häufig bewußtlosen Patienten, der sich zudem in Rückenlage befindet, ist auf umständliche klinische Untersuchungen zu verzichten und kategorisch eine Röntgenuntersuchung der gesamten Wirbelsäule zu fordern.

Geringe Verdachtsmomente auf eine neurologische Zusatzverletzung bedingen eine gründliche neurologische Untersuchung.

WILLIAMS u. Mitarb. (1988) fanden bei polytraumatisierten Patienten folgende Symptome einer Wirbelsäulenverletzung: lokale Verspannung in 70%, Stufenbildungen in 7%, sensible und motorische Defizite jeweils in 7%, Kontusionsmarken in 30%. Als Laboruntersuchung war eine Hämaturie bei 93% der Patienten nachweisbar.

Zweifelsohne findet eine gewisse Zahl von Wirbelfrakturen ohne wesentliche Symptome statt, so daß nicht immer ein Arzt aufgesucht wird. Auch die häufigen leichteren Verletzungen, bei denen lediglich eine minimale Kompression des Wirbelkörpers vorliegt, gehen mit nur spärlichen Symptomen einher. In jedem Fall ist der Anamnese entsprechende Aufmerksamkeit zu widmen. Die hohe Bedeutung der sorgfältigen klinischen Untersuchung und ihre beachtliche Treffsicherheit für die Diagnose (oder den Ausschluß) einer thorakolumbalen Wirbelverletzung diskutieren SAMUELS u. KERSTEIN (1993). Bei anamnestischen und klinischen Verdachtsmomenten für eine Fraktur (thorakolumbal) zeigte das konventionelle Röntgenbild in 58% eine Läsion. Wenn die sorgfältige klinische Untersuchung eine Fraktur ausschließen ließ, war auf keiner Röntgenaufnahme eine Fraktur auszumachen.

Die klinische Beurteilung im Spätbild hat nicht nur posttraumatische Kyphosen zu evaluieren, sondern kann (in allerdings seltenen Fällen) auch rotatorische Fehlstellungen aufdecken (Abb. 85).

Bildgebende Verfahren in der Diagnostik

Das Ziel der bildgebenden Untersuchungsverfahren bei Verdacht auf Wirbelfraktur oder bei bereits gesicherter Läsion ist eine umfassende Diagnostik der ossären wie auch der nicht ossären Verletzungen. Bei den zusätzlichen nicht ossären

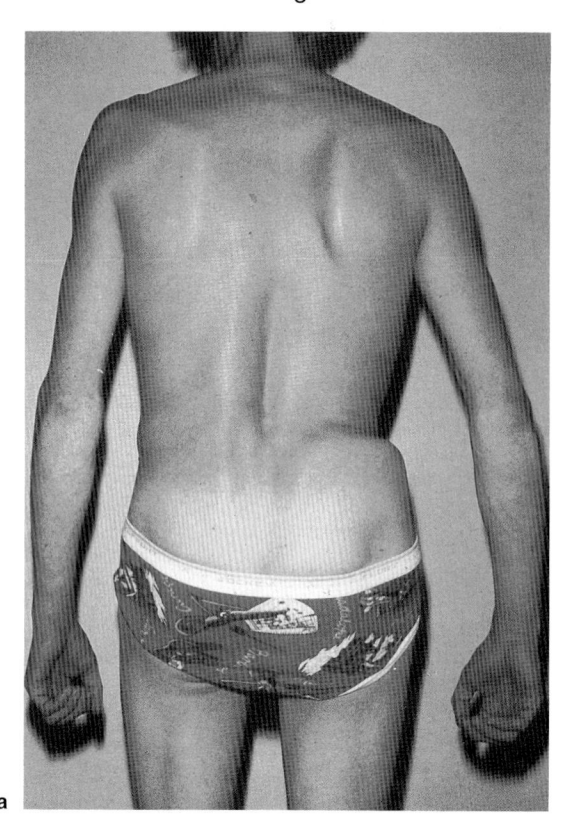

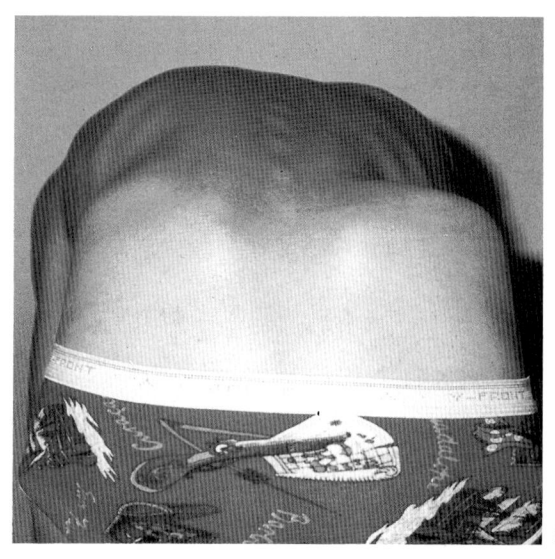

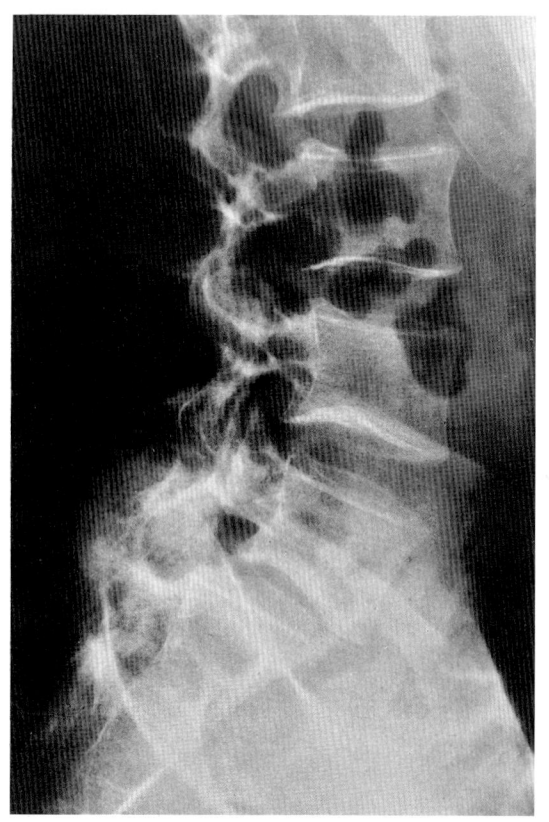

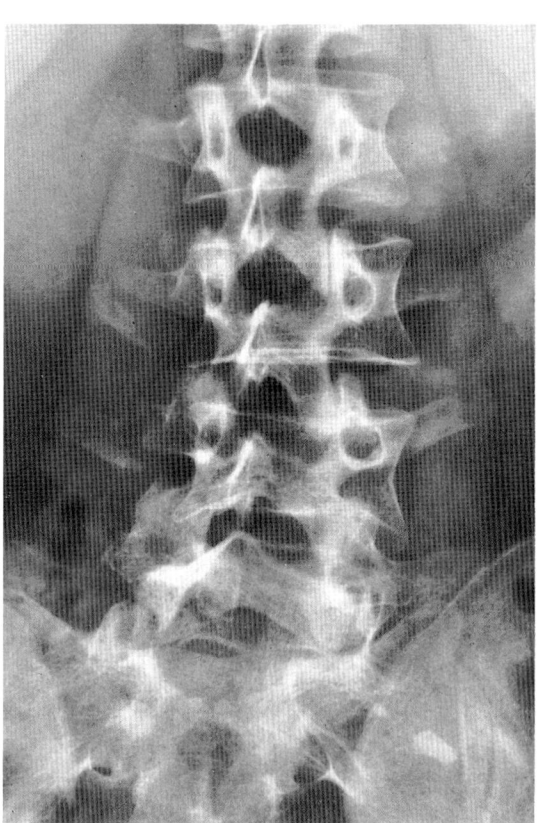

Abb. 85 a Einseitige Hyperextensionsspondylolyse des 5. Lendenwirbels, die initial übersehen worden war (vgl. Abb. 119). b Eindrückliche rotatorische Fehlstellung in Höhe des lumbosakralen Überganges im Spätbild. c–f Röntgendokumentation: Typische Zeichen der Rotationsverletzung sind translatorische Fehlstellung, Spondylolysen (Pfeile) und Querfortsatzfrakturen

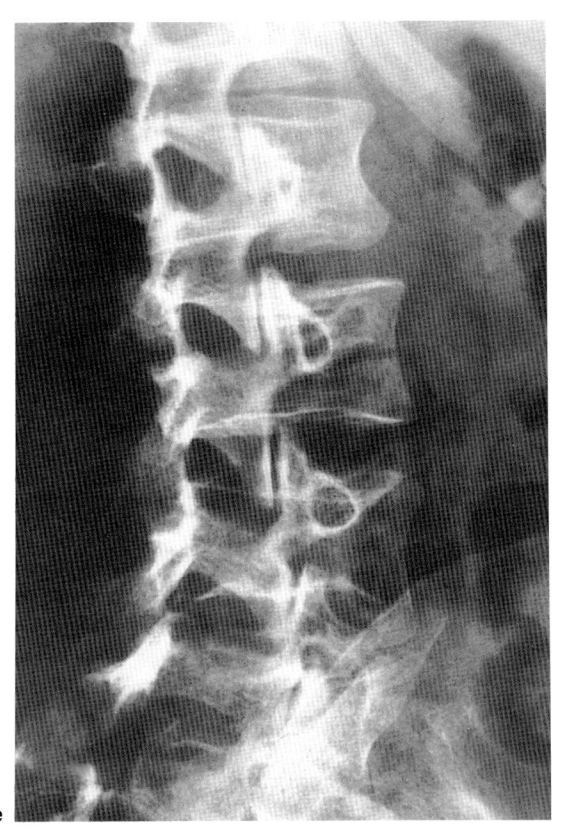

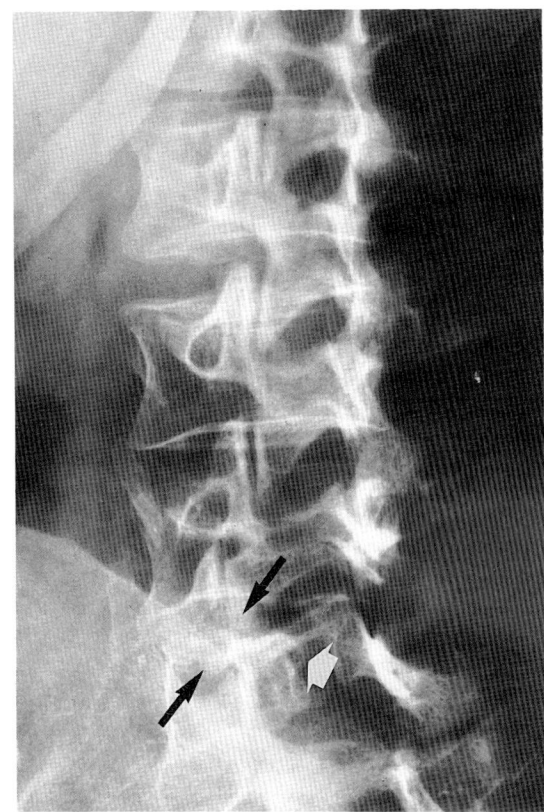

Abb. 85

Läsionen von „Begleitverletzungen" zu sprechen, ist unzutreffend, da gerade traumatische Veränderungen am Diskus, den Ligamenten und dem Inhalt des Spinalkanals die entscheidenden Schädigungen im Hinblick auf die beeinträchtigte Stabilität der Wirbelsäule darstellen können. Das je nach Richtung der einwirkenden Gewalt normierte Erscheinungsbild der Frakturen an der Wirbelsäule erleichtert die radiologische Interpretation der Läsionen, besonders auch im Hinblick auf die Frage der Stabilität. Grundsätzlich ist nach zusätzlichen Frakturen im Sinne von Zweitverletzungen zu fahnden, seien sie benachbart oder einige Segmente weiter kranial oder kaudal lokalisiert (POWELL u. Mitarb. 1989).

Untersuchungsgang

Grundlage jeder Untersuchung ist die konventionelle Radiologie der traumatisierten Wirbelsäule in zwei Ebenen. Dazu sind der a.-p. und seitliche Strahlengang ausreichend. Schräge Röntgenprojektionen eignen sich höchstens im Bereich der LWS zur Darstellung der Pars interarticularis und der kleinen Wirbelgelenke, im Gebiet der BWS nimmt die Überlagerung durch andere Strukturen zu. Die Röntgenuntersuchung des traumatisierten Patienten sollte für beide Röntgenebenen in Rückenlage vorgenommen werden können (WHITESI-

DES 1977), wobei sich Liegen bewähren, die ohne Umlagerung des Patienten auf dem Röntgentisch plaziert werden können und für Röntgenstrahlen durchlässig sind. Bei flacher Rückenlage ist die Wirbelsäule häufig in leichter Reklination eingestellt, was gegenüber einer eventuell flektierten Haltung in Seitenlage Vorteile hat: Die Frakturen reponieren sich häufig in leichter Reklination (ANGTUACO u. BINET 1984), wodurch zusätzliche Schädigungen vermieden werden können.

Beurteilung des Röntgenbildes

Die Analyse der Strukturen der Wirbelsäule geschieht systematisch, Wirbelsegment für Wirbelsegment. Auf dem a.-p. Röntgenbild ist nach seitlicher Höhenminderung eines Wirbelkörpers zu forschen, der eine skoliotische Komponente hervorruft. Die Distanz der Dornfortsätze ist zu vergleichen, und die geradlinige Aneinanderreihung der Dornfortsätze ist bei der nicht skoliotischen Wirbelsäule zu überprüfen. Im Thorakalbereich ist allerdings die radiologische Sichtbarmachung der Dornfortsätze nicht immer günstig. Aus der Reihe springende Dornfortsätze und Wirbelkörper, d. h. ein seitlicher Offset, können ein Hinweis auf eine Rotationsverletzung der Wirbelsäule mit Ruptur der Lig. supra- und interspinalia sein (Abb. 85). Ein vergrößerter horizon-

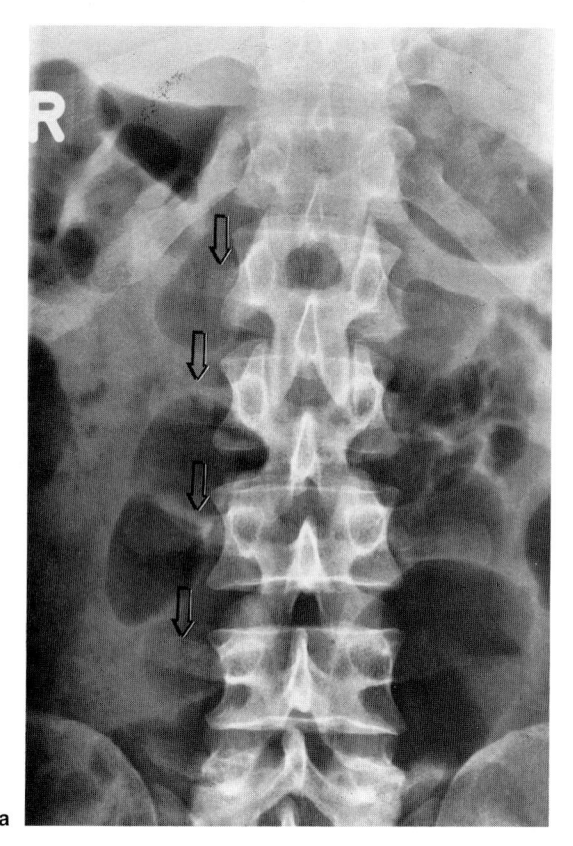

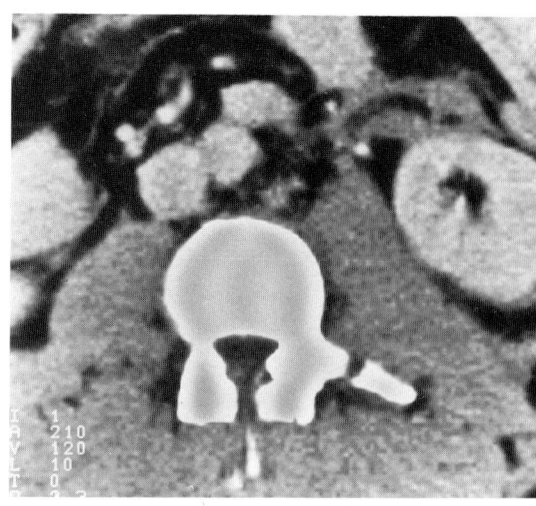

Abb. 86 a Serienfrakturen der Querfortsätze L1–L4 (Pfeile). Psoasschatten auf dem a.-p. Übersichtsröntgenbild nicht gut erkennbar. **b** In der CT stellt sich der linksseitig durch Einblutung vergrößerte Psoas dar mit Abhebung der Niere. Im Vergleich dazu auf der Gegenseite regelrechter Psoasschatten

taler Interpedunkularabstand gilt als sicherer Hinweis auf eine Verletzung des Wirbelkörpers und des Bogens (MARTIJN u. VELDHUIS 1991). Nach diesen Autoren kann der Interpedunkularabstand praktisch auf jedem Röntgenbild gemessen werden, so daß diese Messung bedeutungsvoll ist.

Der paravertebrale Weichteilschatten stellt sich in der a.-p. Projektion als Schicht zwischen der mediastinalen Pleura und der seitlichen Wirbelsäule im thorakolumbalen Abschnitt gut dar. Die Abhebung der Pleura infolge Blutaustritt bei Wirbelfraktur ist ein indirekter Hinweis auf eine Läsion. Der Weichteilschatten tritt rechts und links oder beidseits auf; er kann allerdings nicht zur Unterscheidung zwischen stabilem und instabilem Bruchverhalten herangezogen werden (GEHWEILER u. Mitarb. 1981). Vom 12. Brustwirbelkörper bis 4. Lendenwirbel entspringt der Psoasmuskel, dessen Kontur in der a.-p. Projektion bei retroperitonealem Einbluten nach Wirbelfraktur verwischt erscheint (GEHWEILER u. Mitarb. 1981) (Abb. 86).

Im seitlichen Strahlengang ist das Ausmaß einer Wirbelkompression am besten beurteilbar. Verminderte Höhe der Wirbelkörperhinterwand ist typisch für einen Berstungsbruch mit der häufigen partiellen Verlegung des Spinalkanals durch abgesprengte Fragmente. Die Wirbelhinterkanten liegen zum Spinalkanal normalerweise in einer Flucht – Unterbrechungen dieser Linie legen den Verdacht einer traumatischen Einwirkung nahe (Abb. 87). Es ist dabei zu bedenken, daß die Röntgenaufnahmen beim auf dem Rücken liegenden Patienten angefertigt wurden, womit auch die instabile Wirbelsäule temporär reponiert erscheint. Das wahre Ausmaß der während des Traumas stattgefundenen Dislokation und dadurch zusätzliche Verletzungsfolgen können übersehen werden. Eine konklusive Beurteilung des Spinalkanals im Hinblick auf intraspinal liegende Fragmente ist wegen der Überprojektion der Wirbelbögen in der Seitaufnahme nicht möglich.

Die Höhe des Intervertebralraumes nimmt von kranial nach kaudal zu: Traumatische Veränderungen der Bandscheibendicke werden meistens erst einige Wochen nach dem Unfall sichtbar (GEHWEILER 1981). Höhenzunahme des Intervertebralraumes ist nach DAFFNER u. Mitarb. (1990) nur im HWS-Bereich und bei „Traktionsverletzung" zu finden.

Die richtige Interpretation von Befunden an den kleinen Wirbelgelenken ist im BWS-Bereich durch überlagernde Rippen erschwert, im LWS-Bereich dagegen meistens möglich. Die Wirbelbögen und kleinen Gelenke stellen sich auf Schrägaufnahmen mit rechts bzw. links anliegen-

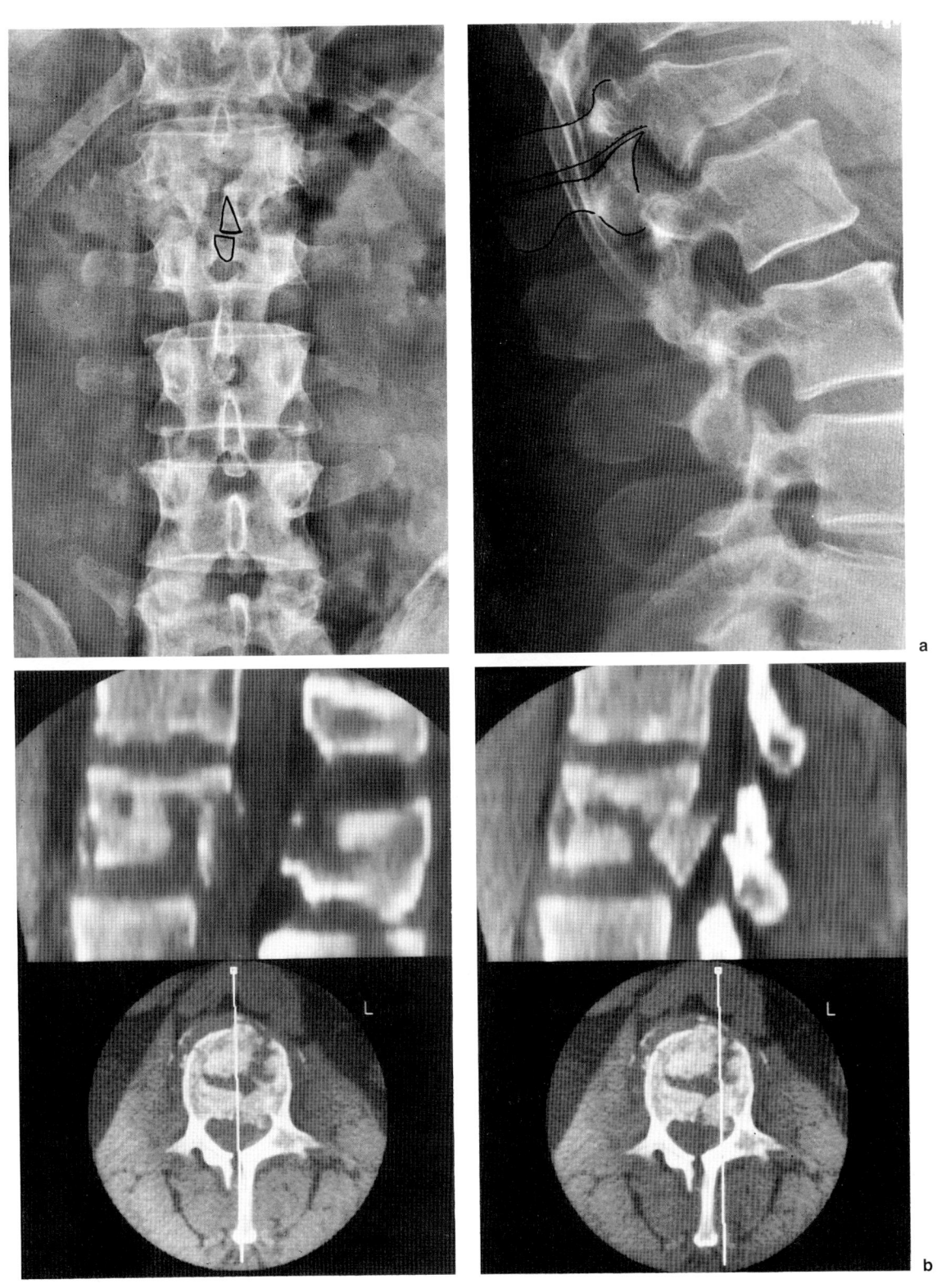

Abb. 87 a Flexionsdistraktionsverletzung des 1. LWK; kaudaler Berstungsspaltbruch. Die Diastase des horizontal gespaltenen Dornfortsatzes ist bei genauerer Analyse des Röntgenbildes erkennbar. In der seitlichen Rekonstruktion der CT ist die Spaltung des Dornfortsatzes im Vergleich zu den benachbarten Dornfortsätzen ebenfalls erkennbar. b Die in der seitlichen Übersichtsaufnahme knapp erkennbare Prominenz der Wirbelkörperhinterkante in den Spinalkanal stellt sich als abgesprengtes Fragment der Wirbelkörperhinterkante in der seitlichen CT-Rekonstruktion besser dar. In der linken Hälfte des Spinalkanales ist dieser durch das Fragment fast vollständig verlegt. (Horizontale CT-Schnittführung mit eingezeichneter Rekonstruktionsebene)

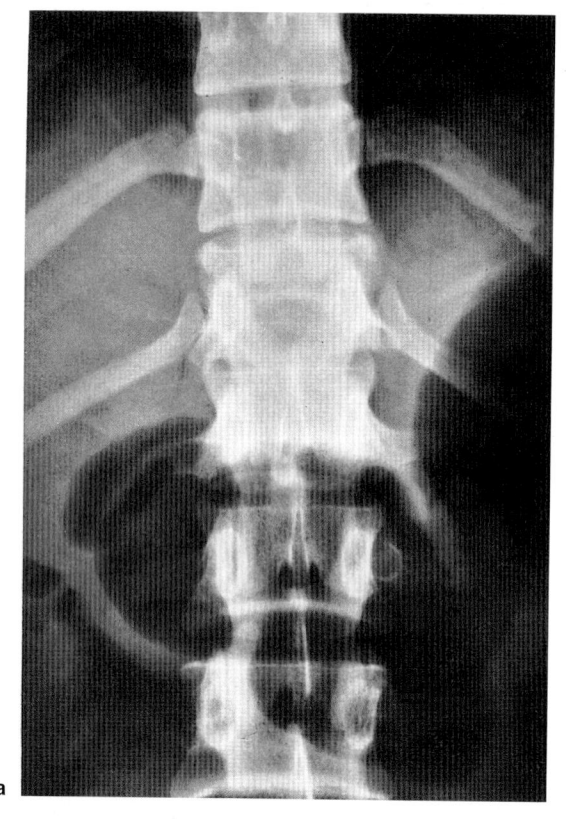

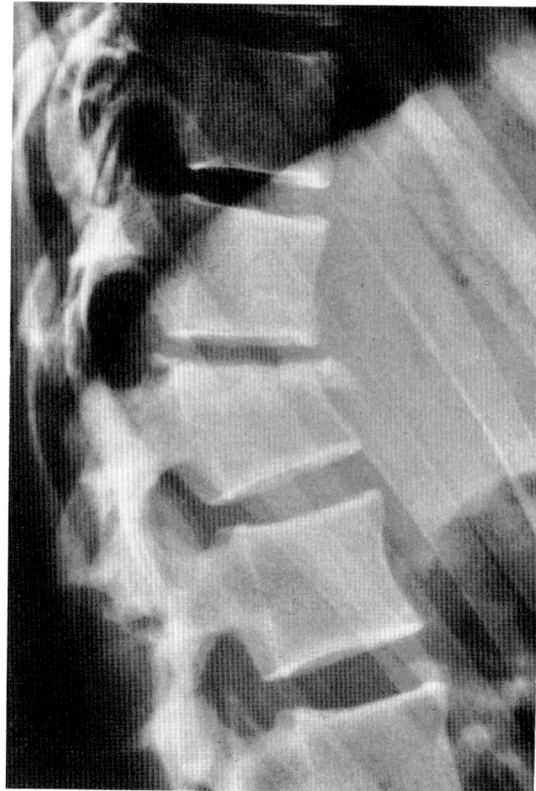

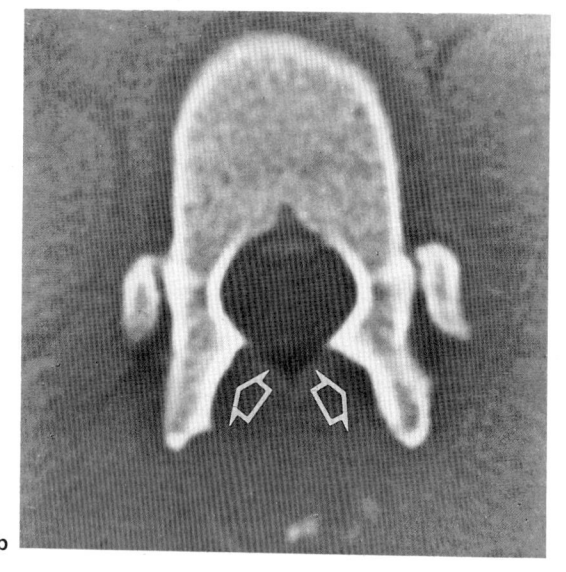

Abb. 88 a Flexionsdistraktionstrauma bei einem 21jährigen Patienten in Höhe L1. Die Diastase der Dornfortsätze Th12–L1 ist auf dem a.-p. Röntgenbild knapp erkennbar. **b** „Leere Gelenkfacette" in Höhe Th12 durch Zerreißung der kleinen Gelenke Th12/L1. Dieser Befund stellt sich am besten in der CT dar

der Platte deutlicher dar: Wegen des dafür notwendigen Umlagerns empfiehlt sich jedoch eine computertomographische Untersuchung.

Diagnostische Probleme bei der Beurteilung von fraglichen posttraumatischen Wirbelveränderungen kann es bei vermindertem Mineralgehalt des Achsenskelettes geben. Einem gewissen subjektiven Ermessensspielraum des Untersuchers ist Rechnung zu tragen. MELTON u. Mitarb. (1989) schlagen vor, die vordere und hintere als auch die mittige Wirbelkörperhöhe zu messen. Wenn die dorsale Hinterwandhöhe 15% weniger mißt als an den benachbarten Wirbeln, dann ist von einer Fraktur auszugehen. Wenn das Verhältnis Vorderkantenhöhe zu Hinterkantenhöhe 0,85 oder weniger beträgt, muß ebenfalls von einer Kompressionsfraktur ausgegangen werden. Eine interessante Variante wird von RICHTER-TURTUR u. PFÖSS (1989) bei der Röntgenanalyse von Berstungsfrakturen beschrieben. Statt Herauspressen von Spongiosa aus dem Wirbelkörper sehen diese Autoren bei erniedrigter Hinterwand eine konkave Einbauchung in Richtung Wirbelkörperinneres (Chapeau-claque-Mechanismus).

Quantifizierung der Frakturfolgen

Die durch Fraktur hervorgerufene kyphotische und evtl. skoliotische Deformität kann nach Cobb gemessen werden. Die anteriore oder posteriore Dislokation wird in Prozent des Wirbelkörperdurchmessers bestimmt, wie bei der Spondylolisthesis vera. Die Einengung des Spinalkanals durch Fragmente wird in Prozent der Verminderung des sagittalen Durchmessers im Vergleich zum nächsthöheren bzw. -tieferen normalen Wirbel im CT objektiviert. (HASHIMOTO u. Mitarb. 1988, GERTZBEIN 1992).

Bei scheinbar normalem Befund an der Wirbelsäule auf dem Nativröntgenbild muß bei klinischem Verdacht auf Fraktur bzw. bei neurologischen Störungen durch weitere diagnostische Verfahren die Morphologie der zugrundeliegenden Schädigung aufgedeckt werden. Dazu eignen sich weitere bildgebende Verfahren wie CT, Szintigraphie und Myelographie.

Computertomographie

Aufschlußreiche Einblicke in den Fraktursitus ermöglicht die CT, die in Höhe des im Nativbild diagnostizierten Wirbelbruches durchgeführt wird. Im gesamten Traumamanagement hat die Einführung des CT die Beurteilung des Verletzten revolutioniert (McCORT 1987). Das CT stellt das leistungsfähigste Verfahren dar, um die Dislokation einzelner Wirbelfragmente, besonders in Richtung Wirbelkanal, sichtbar werden zu lassen. Schon 1982 wurde seine Überlegenheit gegenüber anderen röntgendiagnostischen Untersuchungsmethoden hervorgehoben (KEENE u. Mitarb. 1982, McAFEE u. Mitarb. 1983). Der Zustand der kleinen Wirbelgelenke ist im CT leicht überprüfbar (Abb. **88**). Eine ergänzende CT-Untersuchung empfiehlt sich immer bei Berstungsbrüchen, bei neurologischen Ausfallerscheinungen, bei Verdacht der Läsion aller drei Säulen des betreffenden Wirbels sowie bei erheblichen Deformitäten und bei Frakturen auf verschiedenen Wirbelsäulenniveaus. Besonders im Bereich der mit dem konventionellen Röntgen schlecht darstellbaren oberen BWS (Th1–Th4) ist das CT auch für die erste Diagnostik zu empfehlen (McAFEE u. Mitarb. 1983). Die von NEURATH (1974) und anderen vorgeschlagenen speziellen Lagerungstechniken sind beim traumatisierten Patienten schlecht einzunehmen. Im Zentrum der Analyse der einzelnen Tomogrammschnitte steht die Hinterwand des Wirbelkörpers, die mit keinem anderen Verfahren besser aufgelöst werden kann als mit dem CT (Abb. **87**). Nach WILLÉN u. Mitarb. (1984) können mit dem CT noch Knochenfragmente bis zu einer Größe von 0,6 mm identifiziert werden, wogegen das Auflösevermögen mit konventionellen radiologischen Methoden bei 1,2 mm liegt. Für die CT-Untersuchung muß der Patient auch nicht aus der Rückenlage z. B. in eine Seitenlage gebracht werden, was ein weiterer Vorteil dieser Methode gegenüber z. B. der konventionellen Tomographie ist.

Die Wahrscheinlichkeit neurologischer Ausfälle wächst mit dem Ausmaß der im CT nachgewiesenen Spinalkanalverlegung; eine Korrelation zwischen Prozentsatz der Einengung und dem neurologischen Defizit haben HASHIMOTO u. Mitarb. (1988) nachgewiesen. Sie fanden allerdings, daß selbst bei 90% Einengung des lumbalen Spinalkanals neurologische Ausfälle fehlen können.

Aufgrund der dem CT eigenen Lage der Schnittführung ist diese Untersuchungsmethode nicht geeignet, bei translatorischer Dislokation von Wirbeln das Ausmaß der Schädigung korrekt darzustellen (ATLAS u. Mitarb. 1986). In diesen Fällen kann u. U. auf das konventionelle Tomogramm nicht verzichtet werden.

Szintigraphie

Prinzipiell können mit knochenaffinen Radiopharmaka alle durch Umbau oder Anbau gekennzeichneten Prozesse im Skelettsystem szintigraphisch dargestellt werden.

In der Frakturdiagnostik genügt in der Mehrzahl der Fälle die konventionelle Röntgenaufnahme, stellte SEGMÜLLER 1972 an unserer Klinik fest. Wenn Fragen der Reaktionsweise des betreffenden Skelettabschnittes geklärt werden sollen, dann hat sich die Knochenszintigraphie, vorwiegend in Form der Mehrphasenszintigraphie, bewährt. Bei unklaren Befunden und insbesondere bei differentialdiagnostischen Überlegungen läßt sich mit der Szintigraphie bei vertretbarer Strahlenbelastung bereits lange vor dem Eintreten röntgenologisch erkennbarer Veränderungen bzw. bei nicht radiologisch erkennbaren Veränderungen ein Befund erheben. Mit Hilfe des nuklearmedizinischen Schichtverfahrens Single-Photon-Emissions-Computertomographie (SPECT) ist es zudem möglich geworden, Knochenstoffwechselveränderungen in einzelnen Skelettarealen überlagerungsfrei dreidimensional darzustellen. Dies hat sich insbesondere bei der Diagnostik von Wirbelsäulen- und Schädelveränderungen als hilfreich erwiesen. Bei der Begutachtung von Wirbelkörperfrakturen kann der quantifizierenden Skelettszintigraphie besondere Bedeutung zukommen (KEYL 1981).

Soll ein Verdacht auf Wirbelfraktur szintigraphisch erhärtet werden, so sollte jedoch beachtet werden, daß eine sichere nuklearmedizinische Diagnose erst etwa 8 Tage nach dem Trauma möglich ist (HAHN u. HEINE 1993). Die Osteoporose manifestiert sich vorwiegend am Stammskelett, d. h. im Bereich der thorakalen und lumbalen Wirbelkörper. Eine diffuse Osteoporose mit Hilfe einer quantifizierten Skelettszintigraphie zu erfassen, hat nur begrenzten Erfolg, deshalb hat sich inzwischen die Knochendichtebestimmung mit der Photonenabsorptionsmessung oder mit der quantifizierten CT als konklusivere Methode erwiesen. Als Ursache von Schmerzen bei bekannter Osteoporose können röntgenologisch nicht nachweisbare Frakturen diagnostiziert werden. Im Bereich der Wirbelsäule sind röntgenologisch in der Regel multiple Höhenminderungen der Wirbelkörper auf Osteoporose verdächtig. Bei entsprechender klinischer Symptomatik ist es jedoch wichtig zu wissen, ob diese Wirbelkörperfrakturen frisch oder alt sind. Diese Aussage ist mit Hilfe der Knochenszintigraphie in einfacher Weise möglich, da Wirbelkörperfrakturen in einem gewissen Intervall zum Trauma einen verstärkten Knochenumbau aufweisen, der sich über mehrere Monate mit abnehmender Intensität nachweisen läßt. DREYER u. Mitarb. (1974) fanden ungefähr 3–4 Monate nach dem Unfall die höchsten Speicherraten, die dann unter einer allmählich nachlassenden Tendenz zur Speicherung insgesamt etwa 2 Jahre lang szintigraphisch dokumentierbar blieben.

In einer Verlaufskontrolle über mehrere Jahre von 32 Wirbelfrakturen zeigten 59% nach 1 Jahr, 90% nach 2 Jahren und 97% nach 3 Jahren normales szintigraphisches Verhalten (MATIN 1979).

Zur Dokumentation des ossären Schadensausmaßes nach Polytrauma empfehlen SPITZ u. TITTEL (1990) routinemäßig eine Ganzkörperskelettszintigraphie ca. 8–10 Tage nach dem Trauma. Die den Patienten wenig belastende Untersuchung erlaube eine globale Überprüfung aller Skelettabschnitte im Sinne eines Screenings. Es können Hinweise auf z. B. ein zusätzliches Wirbelsäulentrauma der szintigraphischen Darstellung entnommen werden, welche dann gezielt röntgenologisch abgeklärt werden.

Kernspintomographie

Beim Management der akuten Wirbelverletzung hat das Kernspintomogramm (MRT) bislang wenig Bedeutung erlangt und wird deshalb in der Notfallsituation kaum eingesetzt (HARRIS 1986). Die Gesamtbeurteilung der Wirbelsäulenverletzung unter Einschluß der Weichgewebe läßt es allerdings von Fall zu Fall geboten erscheinen, die MRT einzusetzen. Während sich die knöchernen Strukturen aufgrund ihrer physikalischen Eigenschaften wenig gut für die Untersuchung im MRT eignen und dem CT der Vorzug zu geben ist, werden der Inhalt des Spinalkanals, Bandscheiben und andere nicht ossäre Strukturen bekanntlicherweise sehr gut durch das MRT dargestellt. Die Indikationsbereiche des MRT liegen deshalb schwerpunktmäßig auf dem Gebiet neuroorthopädischer Fragestellungen, bzw. im Bereich der neurologischen Querschnittdiagnostik. FASANO u. STAUFFER (1988) diagnostizierten bei einer akuten Paraplegie die vollständige Markdurchtrennung in Höhe Th3/Th4 mit der MRT. O'BEIRNE u. Mitarb. (1993) empfehlen die MRT-Untersuchung bei der inkompletten Paraplegie, da sich durch die Analyse des Rückenmarks wichtige prognostische Konsequenzen ergeben können.

ALLGAYER u. Mitarb. (1990) konnten mit Hilfe des MRT frische von älteren Wirbelfrakturen differenzieren. Das bei erheblichen Spongiosaläsionen im Akutstadium regelmäßig erkennbare Marködem regrediert im Laufe der Zeit. Bei 6 Monate alten Frakturen fanden die Autoren noch in 57% der Fälle, nach 24 Monaten nur noch in 12% ein Marködem. Auch kann durch das MRT eine recht zuverlässige Differentialdiagnose zwischen traumatischen und nicht traumatischen Läsionen, z. B. Tumorprozessen, vorgenommen werden, da bei letzteren das normale Fettmark fehlt. Die Skelettszintigraphie scheint nach ALLGAYER u. Mitarb. (1990) zwar für den Nachweis von Wirbelkörperveränderungen sensitiver zu sein, die Spezifität des MRT wird aber der Szintigraphie als überlegen angesehen. Weichteilverletzungen, zu denken ist dabei an die „hintere Säule" wie auch das Verhalten der Bandscheibe, sind im Bereich von Forschungsvorhaben bereits mit dem MRT analysiert worden (FREDRICKSON u. Mitarb. 1992, STEFFEN u. Mitarb. 1993).

Myelographie

Im Akutstadium einer Wirbelverletzung wird heute selten die Indikation für eine Myelographie zu stellen sein (LANGLOTZ 1986). In einer älteren Arbeit empfehlen STOLTZE u. Mitarb. (1983) bei verzögert auftretender Symptomatik und Niveauanstieg sowie Zunahme einer inkompletten Lähmung die Liquordruckmessung zusammen mit der Myelographie. In unserer Klinik wird die Myelographie hauptsächlich intraoperativ zur Überprüfung des Repositionsergebnisses eingesetzt. Speziell bei unbefriedigenden posttraumatischen oder postoperativen Zuständen hat die Myelographie zusammen mit anderen bildgebenden Verfahren nach wie vor ihre Berechtigung.

Diskographie

Mehr aus Gründen der Forschung führten GOUTALLIER u. BERNAGEAU (1977) bei 19 Berstungsfrakturen der BWS bzw. LWS Diskographien durch. Der Anulus fibrosus war erstaunlicherweise fast immer erhalten, lediglich minimale Risse mit dem Austreten von Kontrastmittel wurden beobachtet. Das Kontrastmitteleck in das Frakturgebiet des Wirbelkörpers war erheblich. Speziell zur Befundfestlegung an der Bandscheibe findet die Kontrastmitteldarstellung an der traumatisierten Wirbelsäule auch in unserer Klinik noch ihre Indikation.

Klassifikationsmethoden

Historische Entwicklung

L. BÖHLER (1951) hat sich schon in den dreißiger Jahren intensiv mit der Pathomorphologie der Wirbelbrüche befaßt. Seine umfassende Klassifikation enthält Stauchungs-, Biegungs-, Abscher- und Drehbrüche, reine Wirbelverrenkungen und Verrenkungsbrüche sowie isolierte Brüche der Wirbelbögen, Quer- und Dornfortsätze.

Besondere Aufmerksamkeit widmete BÖHLER den Verletzungen der dorsalen Wirbelelemente. Er beschrieb „gesetzmäßige" Verletzungsformen der Bogenelemente und zeigte ein von HEURITSCH 1933 erstelltes Schema mit sechs typischen Frakturverläufen, welches auch aus heutiger Sicht nur unwesentlich ergänzt werden könnte. Es enthält u. a. bereits die erst viel später allgemein bekanntgewordene horizontale Wirbelzerreißung (HOWLAND u. Mitarb. 1965), alle dorsalen Komponenten der sog. „Seat belt injuries" genauso wie traumatische Spondylolysen. Bemerkenswert ist auch der Hinweis, daß das Rückenmark durch Bogenbrüche in der Regel nicht gefährdet, sondern der Gefahr entzogen wird („rettender Bogenbruch").

Für NICOLL (1949) ist eine Klassifikation nur dann nützlich, wenn sich klare Richtlinien für die Behandlung daraus ableiten lassen. In diesem Sinne unterscheidet er als erster zwischen stabilen und instabilen Verletzungen. Von den vier Verletzungskategorien vorderer und seitlicher Keilbruch, Verrenkungsbrüche und isolierte Bogenbrüche, sind nach NICOLLS Ansicht alle vorderen und seitlichen Keilbrüche sowie Laminafrakturen oberhalb von L4 stabile Verletzungen. Instabil sind Subluxationsfrakturen mit Ruptur des Lig. interspinale, alle Verrenkungsbrüche und Laminafrakturen in Höhe von L4 und L5.

Unter konservativer Behandlung nimmt bei stabilen Brüchen weder die Deformierung zu, noch treten sekundäre neurologische Komplikationen auf. Im Gegensatz dazu kann bei instabilen Verletzungen die Deformität zunehmen und neurologische Sekundärschäden auslösen. Aus dieser Erfahrung konnte NICOLL grundsätzliche Richtlinien der Behandlung ableiten: Während stabile Brüche von Anfang an funktionell behandelt werden können, sind bei den schon primär mit einem hohen Prozentsatz neurologischer Komplikationen belasteten instabilen Verletzungen Repositionen und stabilisierende Maßnahmen unerläßlich.

Mit der Ausrichtung der Klassifikation auf therapeutische Aspekte hat NICOLL ohne Zweifel einen sehr wertvollen Anstoß für die Gestaltung zukünftiger Klassifikationen gegeben. Die etwas grobe Differenzierung und insbesondere die Vermischung einfacher Biegungsbrüche mit Rotationsverletzungen können allerdings heute nicht mehr befriedigen.

Neben den Konstruktionsprinzipien der Wirbelsäule und der Pathomechanik von Wirbelverletzungen erläutert LOB (1954), wie die Sprengkraft des Gallertkernes an der Entstehung von Berstungsbrüchen mitwirkt. Weil der intradiskale Druck im Rahmen des Alterungsprozesses nachläßt, überwiegen im höheren Alter reine Stauchungs- und Biegungsbrüche.

LOB teilt die Verletzungen der Wirbelsäule in 7 Kategorien ein: Kontusionen und Distorsionen, isolierte Bandscheibenverletzungen, isolierte Wirbelkörperbrüche, Wirbelkörperbrüche mit Bandscheibenverletzung, voll ausgebildete Wirbelsäulenverletzungen, echte Wirbelverrenkungen und isolierte Bogen- und Querfortsatzfrakturen. Mit Hilfe dieser Einteilung läßt sich der Schweregrad einer Verletzung bereits besser definieren. Sie ist darüber hinaus eine der wenigen auch nach prognostischen Aspekten gegliederten Klassifikationen.

LOB hat sich ferner intensiv mit posttraumatischen Heilungsvorgängen auseinandergesetzt. Er betont, daß die Begleitläsionen der Bandscheibe einen die Prognose der Verletzung determinierenden Faktor darstellen. An zahlreichen Beispielen zeigt LOB, daß Bandscheibengewebe durch minderwertiges Reparationsgewebe ersetzt und insbesondere nie in Knochen umgewandelt wird. In den Wirbelkörper eingedrungenes Bandscheibenmaterial ist z. B. noch nach Monaten unverändert anzutreffen und nach Jahrzehnten lediglich fibrös umgewandelt (Abb. **82**). Wenn der durch den Gallertkern im Wirbelkörper hervorgerufene „Explosionstrichter" genügend groß ist, kann im Wirbelkörper sogar eine echte Pseudarthrose (vgl. Abb. **84**) entstehen. Da minderwertiges Reparationsgewebe und Pseudarthrosen die Funktion des Bewegungssegmentes beeinträchtigen, haben alle Verletzung mit Bandscheibenbeteiligung eine schlechtere Prognose als rein ossäre Läsionen.

HOLDSWORTH (1953, 1963, 1970) hat aufgrund seiner reichen Erfahrung mit traumatischen Querschnittläsionen Nicolls Klassifikation modifiziert und erweitert. Er ordnet die Verletzungen nach fünf Mechanismen: Flexion, Flexions-Rotation, Extension, Kompression und Scherung. Ein wesentliches Grundelement seiner Klassifikation bildet die Erkenntnis, daß die Stabilität einer Verletzung in erster Linie vom Zustand des dorsalen Ligamentkomplexes abhängt. Stabil sind nach HOLDSWORTHS Ansicht Keil- und Berstungsbrüche sowie Extensionsverletzungen, d. h. Verletzungen mit intaktem dorsalen Ligamentkomplex. Alle mit einer Zerreißung des Ligamentkomplexes einhergehenden Verletzungen, wie

Luxationen, Rotationsverrenkungsbrüche und Scherverletzungen, sind instabil.

Im Hinblick auf den dorsalen Ligamentkomplex übernimmt WHITESIDES (1977) das Holdsworthsche Konzept. Er weist aber darüber hinaus auf die Bedeutung der ventralen Säule für die Stabilität der Wirbelsäule hin und schildert am Beispiel eines Kranes, wie die Wirbelsäule zusammenbrechen kann, wenn ihre druckfesten Elemente versagen. Damit ist WHITESIDES der eigentliche Begründer der für das Verständnis der Wirbelsäulenstabilität grundlegenden Zwei-Säulen-Theorie. Diese besagt, daß die Wirbelsäule in mechanischer Hinsicht aus einer von den Wirbelkörpern und Bandscheiben gebildeten druckfesten ventralen und einer aus den dorsalen Wirbelelementen und dem Ligamentkomplex bestehenden zugfesten dorsalen Säule zusammengesetzt ist.

Nach LOUIS (1977) bilden die Wirbelkörper und Gelenkfortsatzmassive drei segmental durch Bogenwurzeln und Laminae miteinander verbundene vertikale Säulen. Je nach Lokalisation und Ausmaß der Verletzung läßt sich der Grad der Instabilität in Punkten ausdrücken. Indem LOUIS passagere gegen bleibende Instabilitäten abgrenzt, berücksichtigt er gleich wie LOB (1954) auch prognostische Aspekte. Während das betroffene Segment bei den gut heilenden ossären Verletzungen bald wieder stabil wird (instabilité osseuse provisoire) bleibt es nach einer diskoligamentären Verletzung instabil (instabilité ligamentaire durable).

Einfache und Trümmerfrakturen sowie zwei Arten von Dislokationen sind die Hauptkategorien der von ROY-CAMILLE u. Mitarb. (1979, 1984) empfohlenen Klassifikation. Frontale Spaltbrüche werden erstmals in dieser Klassifikation als spezielle Bruchform mit ungünstiger Heilungsprognose erwähnt. Instabil sind nach ROY-CAMILLE u. Mitarb. alle osteoligamentären Verletzungen, bei welchen das mittlere Segment (segment moyen), das im Prinzip die Wände des Spinalkanals darstellt, beschädigt ist.

Daß der Zustand der Vorderwand des Spinalkanals sowohl hinsichtlich der Stabilität als auch im Hinblick auf neurologische Komplikationen eine entscheidende Rolle spielt, hat DENIS (1982, 1983, 1984) veranlaßt, die ventrale Säule in zwei osteoligamentäre Säulen zu unterteilen. Die vordere Säule besteht aus dem ventralen Längsband sowie den vorderen Anteilen des Wirbelkörpers und der Bandscheibe. Die mittlere Säule setzt sich aus dem dorsalen Längsband (Lig. longitudinale posterius) und den hinteren Abschnitten der Bandscheibe und des Wirbelkörpers zusammen. Die Definition der dorsalen und jetzt dritten Säule übernimmt DENIS von Holdsworth (Abb. **79**).

Auf der Basis des Drei-Säulen-Konzeptes ordnet DENIS alle Verletzungen in vier Hauptkategorien mit diversen Untergruppen ein. Bei Kompressionsbrüchen ist die vordere Säule zerstört. Kompressionsschäden an der vorderen und mittleren Säule kennzeichnen fünf verschiedene Arten von Berstungsbrüchen. Hintere und mittlere Säule sind bei den ein- und zweisegmentalen Seat belt type injuries verletzt und alle drei Säulen bei den durch Kompression, Zug, Rotation oder Scherung verursachten Verrenkungsbrüchen.

Mit Hilfe von drei „potentiellen" Komplikationskombinationen definiert DENIS die Instabilität. Die Instabilität 1. Grades ist eine mit dem Risiko der zunehmenden Kyphosierung einhergehende mechanische Instabilität. Man findet sie bei Kompressionsverletzungen mit dorsaler Zerreißung und einigen Seat belt injuries. Die Instabilität 2. Grades wird als neurologische Instabilität bezeichnet und liegt dann vor, wenn, wie z. B. bei Berstungsbrüchen, ein Fragment unter Belastung weiter in den Spinalkanal hineingedrückt werden kann. Der 3. Instabilitätsgrad resultiert aus einer gleichzeitig mechanischen und neurologischen Instabilität.

DENIS Klassifikation und Drei-Säulen-Konzept sind v. a. im angelsächsischen Sprachraum rasch angenommen worden. MCAFEE u. Mitarb. (1983) übernehmen das Konzept, berücksichtigen aber beim Klassifizieren v. a. den Verletzungsmodus der mittleren Säule. Sie differenzieren zwischen Verletzungen, bei welchen axiale Kompression, axiale Distraktion oder Translation in der Horizontalebene den Schaden an der mittleren Säule hervorgerufen haben. MAGERL (1985) hat das Klassifikationsschema von MCAFEE u. Mitarb. aufgegriffen und modifiziert. Auch FERGUSON u. ALLEN (1984) benützen das Drei-Säulen-Konzept, klassifizieren aber anhand von sieben Verletzungsmechanismen. Vom Drei-Säulen-Konzept und von Magerls Klassifikation ausgehend, hat schließlich WOLTER (1985) eine zwar vereinfachte, gleichzeitig aber auch sehr entdifferenzierende Systematik der Verletzungen vorgeschlagen. Originell wie beachtenswert ist der Versuch, die aktuelle Einengung des Spinalkanals im Rahmen der Klassifikation quantitativ zum Ausdruck zu bringen.

Zahlreiche Autoren (CHANCE 1948, HOWLAND 1965, SMITH u. KAUFER 1969, RENNIE u. MITCHELL 1973, GUMLEY u. Mitarb. 1982, DENIS 1982, 1983, 1984, FUENTES u. Mitarb. 1984, GERTZBEIN u. COURT-BROWN 1988, 1989) haben verschiedene Formen der schon von BÖHLER (1951) dargestellten Flexionsdistraktionsverletzungen als Seat belt injuries oder Chance-Frakturen beschrieben und klassifiziert. Bei diesen Verletzungen sind die dorsalen Elemente immer zerrissen. Ventral kann sowohl eine ossäre Läsion als auch eine Zerreißung der Bandscheibe vorliegen.

Konzept einer integralen Klassifikation

Die vorgestellte neue Klassifikation von Brust- und Lendenwirbelverletzungen (MAGERL u. Mitarb. 1990, 1993) beruht auf einer differenzierten morphologischen Analyse und statistischen Auswertung von fünf Serien mit insgesamt 1445 Fällen und einer mehr als ein zehn Jahre langen Auseinandersetzung der Autoren mit der Thematik.

Aus der Vielfalt der Verletzungen werden, nach dem Prinzip der morphologischen Einheitlichkeit, aus immer wiederkehrenden typischen Verletzungsidentitäten Kategorien gebildet. Die drei größten haben ein typisches Grundmuster, welches die Auswirkung bestimmter Kräfte oder Momente morphologisch widerspiegelt.

1. Stauchung oder Berstung eines Wirbelkörpers kann z. B. nur durch Kompression verursacht werden.
2. Eine horizontale Zerreißung setzt die Einwirkung einer distrahierenden Zugkraft voraus.
3. Rotatorische Dislokationen lassen auf einen Torsionsmechanismus schließen.

Die drei Mechanismen Kompression, Distraktion und Rotation prägen somit das Grundmuster von drei Verletzungstypen. Aufgrund theoretischer Überlegungen (z. T. bei WHITE u. PANJABI 1990) darf man annehmen, daß Faktoren wie Größe der Kraft, Dauer ihrer Einwirkung, Abweichungen von der Hauptrichtung oder Kräftekombinationen für die Modifikationen des jeweiligen Grundmusters verantwortlich sind.

Soweit es zwanglos möglich war, kam das in mnemotechnischer Hinsicht bewährte Dreierschema der AO (MÜLLER u. Mitarb. 1987) als Klassifikationsraster zur Anwendung. Es enthält drei Typen (A, B, C) mit je drei Gruppen und jeweils drei Untergruppen mit Spezifikationen. Die Typen haben ein auf sehr wenige Charakteristika beschränktes Verletzungsgrundmuster. Die Gruppen haben abgewandelte Grundmuster mit morphologischen Gemeinsamkeiten. Dasselbe gilt für weitere Unterteilungen. Mit Hilfe der differenzierten Gliederung können praktisch alle Verletzungen der BWS und LWS eindeutig klassifiziert werden. Das Prinzip der Kategorisierung nach Verletzungsmustern ermöglicht ferner eine logische Zuordnung bislang nicht beschriebener Verletzungsformen.

Nach dem Prinzip der AO-Klassifikation sind die Verletzungen dem Grad der Instabilität entsprechend hierarchisch geordnet. Verletzungen vom Typ C sind somit grundsätzlich schwerer als jene vom Typ B und diese wiederum schwerer als Typ-A-Verletzungen. Auch innerhalb der Typen und untergeordneten Kategorien werden die Verletzungen nach demselben Prinzip eingereiht. Es war jedoch weder möglich noch opportun, alle Verletzungen derart einzuordnen, weil einerseits der Stabilitätsgrad nicht immer exakt beurteilt werden kann und weil andererseits die wesentlich besser erfaßbare pathomorphologische Einheitlichkeit der Kategorien dadurch oft gestört und manche Verletzung aus dem in dieser Hinsicht logischen Zusammenhang gerissen worden wäre.

Was „Instabilität" bedeutet, kann am besten im Umkehrschluß von der Definition der „Stabilität" abgeleitet werden. WHITESIDES (1977) definiert Stabilität folgendermaßen: „A stable spine should be one that can withstand axial compressive forces anteriorly through the vertebral bodies, tension forces posteriorly and rotational stress, thus being able to function to hold the body erect without progressive kyphosis and to protect the spinal contents from further injury". Demzufolge sind jede Verminderung der Druck-, Zug- oder Torsionsfestigkeit, jeder progrediente oder nach einem Intervall auftretende neurologische Schaden und jede zunehmende Deformierung gleichbedeutend mit Instabilität. Es ist ferner bemerkenswert, daß WHITESIDES Definition auf denselben Kräften basiert, welche in der vorliegenden Klassifikation als primäres Ordnungsprinzip benutzt werden: Druck, Zug und Torsion.

Obwohl definitionsgemäß jede Minderung der Stabilität als Instabilität bezeichnet werden kann, ist v. a. im Hinblick auf therapeutische Maßnahmen ein differenzierterer Umgang mit dem Begriff Instabilität nötig. Zwischen stabilen und völlig instabilen gibt es ein großes Spektrum partiell instabiler Verletzungen, bei welchen die Stabilität der Wirbelsäule lediglich gegen einzelne Kräfte oder Momente beeinträchtigt ist. KAUFER (1975) unterscheidet darüber hinaus zwischen akuter und chronischer Instabilität; letzteres ist z. B. für progrediente Kyphosierungen und neurologische Spätschäden verantwortlich, kann aber auch im Sinne der von LOUIS (1977) definierten permanenten Instabilität (instabilité ligamentaire durable) verstanden werden.

Fließende Übergänge von einer Verletzungsform zur anderen und damit auch zwischen den Instabilitätsarten und -größen kennzeichnen die klinische Realität. Die Einordnung von Übergangsformen in das vorgegebene Schema muß deshalb manchmal mit einer gewissen Unschärfe erfolgen. Wegen der naturgemäß nahen Verwandschaft der in Frage kommenden Gruppen oder Untergruppen ist deren praktische Bedeutung jedoch zu vernachlässigen. Entscheidender für die Wahl der jeweils rationalsten Behandlung ist vielmehr, daß die prinzipielle Natur einer Verletzung oder Instabilität sowie Möglichkeiten zur Nutzung der verbliebenen Reststabilität erkannt werden. Diesbezüglich ist auch das Wissen um den Verletzungsmechanismus von ausschlaggebender Bedeutung, denn sowohl konservative als auch operative Behandlungsmaßnahmen müssen eine „Umkehrung" des Mechanismus beinhalten.

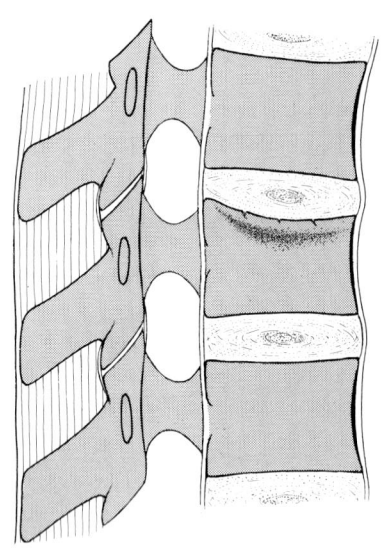

Abb. 89 Deckplattenimpression (A1.1). Verdichtung der Spongiosa unter der Deckplatte. Alle Bänder sind intakt. Der Wirbelkörper kann bis 6–7 Grad keilförmig deformiert sein

In den folgenden Abschnitten wird der Begriff „Säule" im Sinne des von WHITESIDES (1977) definierten und oben erläuterten Zwei-Säulen-Konzeptes verwendet.

Isolierte Verletzungen der Quer- und Dornfortsätze werden im Rahmen dieser Klassifikation nicht besprochen.

Systematik der Verletzungen im Rahmen der integralen Klassifikation

Typ A: Wirbelkörperkompression – Kompressionsverletzungen
(Tab. 8)

Systematik
Höhenverlust des Wirbelkörpers und Unversehrtheit des dorsalen Ligamentkomplexes kennzeichnen die im wesentlichen auf den Wirbelkörper beschränkten Verletzungen vom Typ A. Drei gut gegeneinander abgrenzbare Verletzungsformen bilden die Gruppen dieses Typs.

Gruppe A1: Impaktionsbrüche

Gemeinsame Merkmale: Verdichtung der Spongiosa im Wirbelkörper; kein Ausbruch eines Fragmentes aus der Hinterwand des Wirbelkörpers, keine Einengung des Spinalkanals; kein oder nur geringer Stabilitätsverlust. Neurologische Begleitverletzungen sind selten.

A1.1: Deckplattenimpression (Abb. **89**). Bei der leichtesten Form ist lediglich eine Deckplatte uhrglasförmig eingedellt. Bei keilförmiger Impression der Deckplatte beträgt der Kyphosewinkel nicht mehr als 6–7 Grad. Die stabile Bruchform kommt hauptsächlich bei Jugendlichen und oft in Serie vor (vgl. Abb. **80 a**). Der Übergang von einer keilförmigen Deckplattenimpression zum eigentlichen Keilbruch mit klinisch relevanter Kyphosierung ist fließend.

A1.2: Keilbruch (Abb. **90**). Keilförmige Deformierung des Wirbelkörpers und dadurch verursachte Kyphosierung der Wirbelsäule sind bei dieser ebenfalls stabilen Bruchform stärker ausgeprägt als bei Deckplattenimpressionen. Beim kranialen Keilbruch ist die obere Deckplatte imprimiert (vgl. Abb. **80**), beim kaudalen die untere. Seitliche Keilbrüche haben eine nach anterolateral geneigte Deckplatte und bedingen eine seitliche Abknickung der Wirbelsäule. Keilbrüche kommen ebenfalls in Serie vor. Sie sind nicht selten Begleitfrakturen schwererer Verletzungsformen mit Kompressionskomponente.

A1.3: Wirbelkörperimpaktion (Abb. **91**). Die Höhe des Wirbelkörpers ist deutlich reduziert. Wenn die Deckplatten gleichzeitig stark uhrglasförmig eingedellt sind, liegt ein Fischwirbel vor. Wirbelkörperimpaktionen sind charakteristisch für alte Menschen mit osteoporotischer Wirbelsäule, entwickeln sich schleichend oder werden durch ein Bagatelltrauma verursacht. Akute und mit erheblichen Schmerzen einhergehende Brüche sind wahrscheinlich nicht kompressionsstabil und neigen zum Zusammensintern.

Wenn der Wirbelkörper bei schwerer Osteoporose stark abplattet, können Spongiosabrei (eige-

Tabelle 8 Typ-A-Verletzungen: Wirbelkörperkompression (Kompressionsverletzungen)

A1: Impaktionsbrüche
  A1.1: Deckplattenimpression
  A1.2: Keilbruch
      A1.2.1: kranialer Keilbruch
      A1.2.2: seitlicher Keilbruch
      A1.2.3: kaudaler Keilbruch
  A1.3: Wirbelkörperimpaktion

A2: Spaltbrüche
  A2.1: Sagittaler Spaltbruch
  A2.2: Frontaler Spaltbruch
  A2.3: Kneifzangenfraktur

A3: Berstungsbrüche
  A3.1: Inkompletter Berstungsbruch
      A3.1.1: kranialer inkompletter Berstungsbruch
      A3.1.2: seitlicher inkompletter Berstungsbruch
      A3.1.3: kaudaler inkompletter Berstungsbruch
  A3.2: Berstungsspaltbruch
      A3.2.1: kranialer Berstungsspaltbruch
      A3.2.2: seitlicher Berstungsspaltbruch
      A3.2.3: kaudaler Berstungsspaltbruch
  A3.3: Kompletter Berstungsbruch
      A3.3.1: Kneifzangenberstungsbruch
      A3.3.2: kompletter Flexionsberstungsbruch
      A3.3.3: kompletter axialer Berstungsbruch

Verlaufsformen 3.111

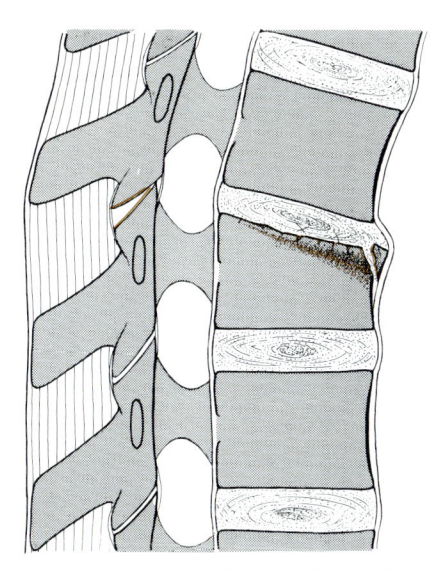

Abb. 90 Kranialer Keilbruch (A1.2.1). Der Wirbelkörper ist mehr als 6–7 Grad keilförmig deformiert und der dorsale Bandkomplex gedehnt

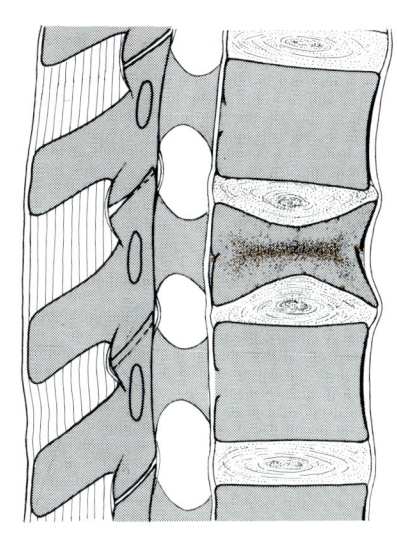

Abb. 91 Wirbelkörperimpaktion (A1.3). Uhrglasförmige Eindellung der Deckplatten. Höhenverminderung des Wirbelkörpers, zentrale Verdichtung der Spongiosa. Die Wände des Wirbelkörpers sind ohne Ablösung von Fragmenten frakturiert

ne Beobachtung) oder Fragmente der Wirbelkörperhinterwand (MARUO u. Mitarb. 1987, SALOMON u. Mitarb. 1988, ARCIERO 1989) in den Spinalkanal eingepreßt werden und das Rückenmark oder die Cauda equina erheblich beschädigen (vgl. Abb. 73). Weil die angesprochene Bruchform ein für Berstungsbrüche charakteristisches Merkmal aufweist (Ausbruch von Hinterwandfragmenten), wird sie der Gruppe A 3 zugeordnet.

Gruppe A2: Spaltbrüche

Hier aufgelistete Spaltbrüche wurden bereits von ROY-CAMILLE u. Mitarb. beschrieben (1979).

Gemeinsame Merkmale: Spaltung des Wirbelkörpers mit unterschiedlich ausgeprägter Dislokation der Hauptfragmente. Der dorsale Ligamentkomplex ist intakt. Tendenz zur Ausbildung einer den Wirbelkörper durchsetzenden Pseudarthrose (ROY-CAMILLE u. Mitarb. 1979, JEANNERET u. Mitarb. 1993) (vgl. Abb. 84). Auch Spaltbrüche verursachen selten neurologische Komplikationen (vgl. Tab. 7).

A2.1: Sagittaler Spaltbruch. Diese Bruchform kommt isoliert an der BWS und LWS äußerst selten vor. Sagittale Spaltbrüche wurden von uns aber öfters als Begleitfraktur eines Rotationsberstungsbruchs gesehen.

A2.2: Frontaler Spaltbruch (Abb. 92). Bei diesem stabilen Bruch sind neben der glatten frontalen Spaltung des Wirbelkörpers öfters eine oder beide Deckplatten leicht trichterförmig eingedrückt. Wirbelkörperhinterwand und dorsale Säule sind unversehrt.

A2.3: Kneifzangenfraktur (Abb. 93). Der zen-

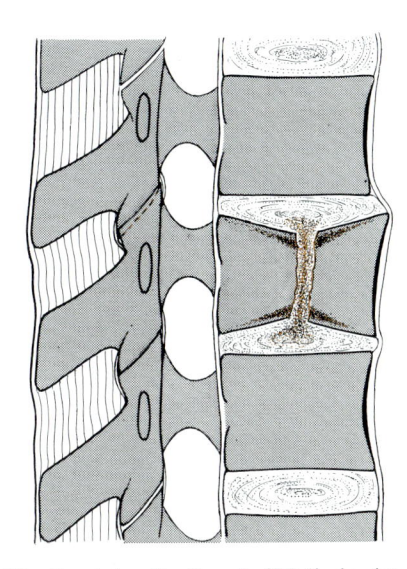

Abb. 92 Frontaler Spaltbruch (A2.2). In den Bruchspalt ist Bandscheibengewebe eingedrungen

trale Anteil des Wirbelkörpers ist zertrümmert und mit Bandscheibengewebe gefüllt. Das nach ventral verlagerte große vordere Fragment des Wirbelkörpers überragt deutlich die vordere Kontur der Wirbelsäule. In der seitlichen Projektion ähnelt der Frakturwirbel einer Garnspule. Seine obere Kontur läßt oft deutlich den Abdruck des kranialen Wirbels erkennen. Kneifzangenfrakturen sind gegen axiale Kompression und Flexionskompression instabil.

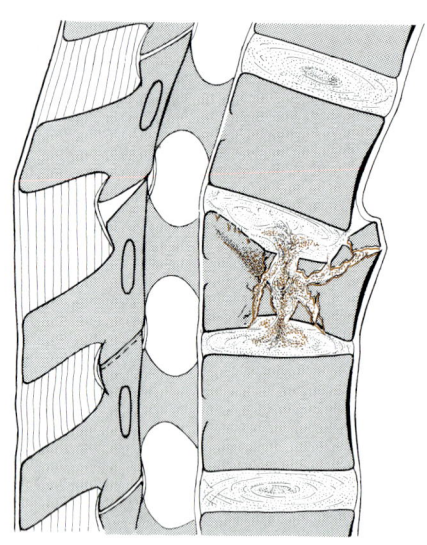

Abb. 93 Kneifzangenfraktur (A2.3). Der frontal gespaltene und zentral zertrümmerte Wirbelkörper kann in der seitlichen Projektion wie eine Garnspule aussehen. Sein zentraler Defekt ist mit Bandscheibengewebe aufgefüllt

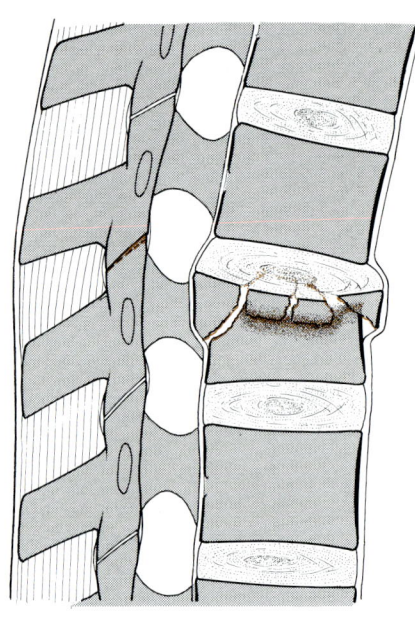

Abb. 94 Kranialer inkompletter Berstungsbruch (A3.1.1). Frakturiert ist nur die obere Hälfte des Wirbelkörpers. Für einen Berstungsbruch typisch ist das in den Spinalkanal hineinragende Fragment der Hinterwand des Wirbelkörpers

Gruppe A3: Berstungsbrüche

Gemeinsame Merkmale: Teilweise oder vollständige Zertrümmerung des Wirbelkörpers mit zentrifugaler Dislokation der Berstungsfragmente. Hauptcharakteristika bilden die Fraktur der Wirbelkörperhinterwand und Einengung des Spinalkanals durch Hinterwandfragmente (vgl. Abb. 87). Die bei Berstungsbrüchen vorkommenden neurologischen Komplikationen werden nur von dislozierten Hinterwandfragmenten verursacht. Während die Kontinuität des dorsalen Ligamentkomplexes immer erhalten ist, kann die Lamina vertikal gespalten sein (vgl. Abb. 87). Kraniale, kaudale und seitliche Varianten findet man beim inkompletten Berstungsbruch und beim Berstungsspaltbruch. Die insgesamt hohe Frequenz neurologischer Komplikationen (vgl. Tab. 7) steigt von den inkompletten Berstungsbrüchen über die Berstungsspaltbrüche zu den kompletten Berstungsbrüchen jeweils sprunghaft an.

A3.1: Inkompletter Berstungsbruch (Abb. 94). Bei einem kranialen inkompletten Berstungsbruch ist die obere Hälfte des Wirbelkörpers zerborsten. Die obere Bandscheibe ist mitverletzt. Untere Wirbelkörperhälfte, untere Bandscheibe und dorsale Säule sind intakt. Das umgekehrte Verletzungsmuster kennzeichnet die kaudale Variante. Bei einem seitlichen inkompletten Berstungsbruch mit starker seitlicher Abknickung kann auf der Konvexseite eine Distraktionsverletzung vorliegen. Auch Übergangsformen vom seitlichen inkompletten Berstungsbruch zu einem Rotationsberstungsbruch sind möglich.

Inkomplette Berstungsbrüche sind unseres Erachtens gegen Axialdruck und komprimierende Flexionsbelastung nicht mehr stabil. Insbesondere kann das Hinterwandfragment unter Belastung weiter in den Spinalkanal hineingedrückt werden (WHITESIDES 1977). McAFEE u. Mitarb. (1983) bezeichnen die Bruchform allerdings als „stable burst fracture"

A3.2: Berstungsspaltbruch (Abb. 95 a–e). Diese v. a. am thorakolumbalen Übergang häufig vorkommende Bruchform wurde erstmals von LINDAHL u. Mitarb. (1983) beschrieben.

Wie beim inkompletten Berstungsbruch ist eine (meistens die obere) Hälfte des Wirbelkörpers zertrümmert. Die andere ist im Gegensatz zu inkompletten und kompletten Berstungsbrüchen sagittal gespalten. Die Spaltung setzt sich nach dorsal in die Lamina oder den Dornfortsatz hinein fort. Auch bei dieser Frakturform gibt es kraniale, kaudale und seitliche Varianten, welche, wie beim inkompletten Berstungsbruch beschrieben, Übergangsformen zu einer Distraktions- oder Rotationsverletzung darstellen können.

Im Prinzip sind beide dem Frakturwirbel anliegenden Bandscheiben verletzt. Ob die der Spaltung anliegende Bandscheibe zugrundegeht, hängt wahrscheinlich von der Breite des sagittalen Frakturspalts ab. Berstungsspaltbrüche haben dieselbe Instabilitätsqualität wie inkomplete Ber-

Verlaufsformen 3.113

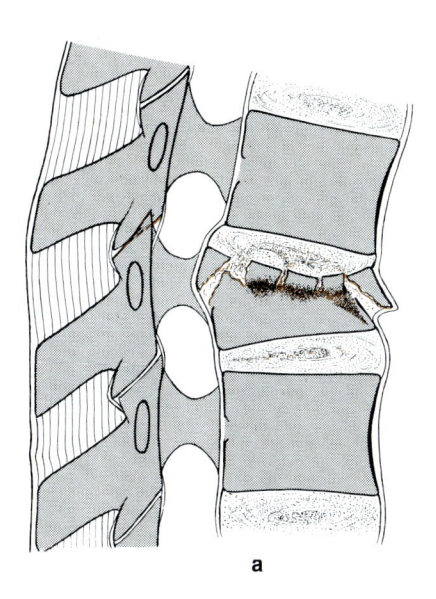

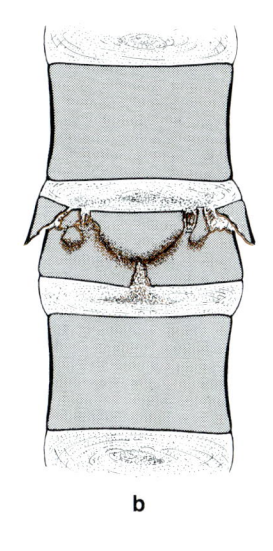

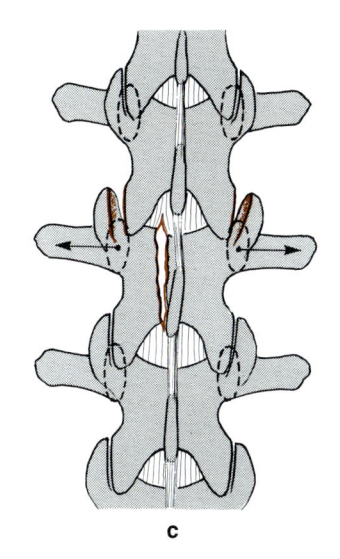

Abb. 95 Kranialer Berstungsspaltbruch (A3.2.1). **a, b** Berstung der oberen Hälfte des Wirbelkörpers, Längsspaltung der unteren. Einengung des Spinalkanals durch ein Hinterwandfragment. Das Vorderkantenfragment ist über die etwas nach dorsal gekippte Vorderwand des Wirbelkörpers geschoben. Leichte Dorsalkippung des Frakturwirbels. **c** Längsspaltung der Lamina und Auseinanderweichen der Bogenwurzeln. **d–e** Schematisierte CT-Schnitte. Zertrümmerung der oberen Wirbelkörperhälfte (**d**), Längsspaltung der unteren (**e**) und der Lamina. Ein Hinterwandfragment ragt in den Spinalkanal hinein

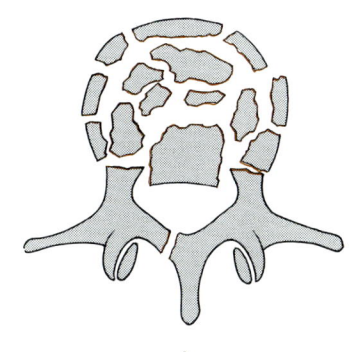

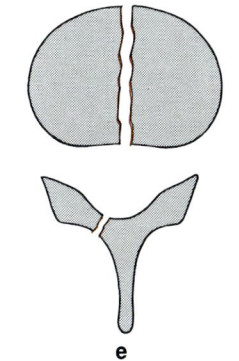

stungsbrüche, aber einen höheren Instabilitätsgrad.

A3.3: Komplette Berstungsbrüche. Aus der Bezeichnung geht bereits hervor, daß bei diesen Frakturformen der ganze Wirbelkörper zertrümmert ist. Obere und untere Deckplatte sind fragmentiert, beide anliegenden Bandscheiben sind stark in Mitleidenschaft gezogen und Bandscheibengewebe ist in den zerstörten Wirbelkörper eingepreßt. Komplette Berstungsbrüche sind gegen axiale Kompression und Flexionskompression völlig instabil.

A3.3.1: Der Kneifzangenberstungsbruch (Abb. 96) unterscheidet sich von der einfachen Kneifzangenfraktur durch den Ausbruch von Fragmenten aus der Hinterwand des Wirbelkörpers. Die dorsale Säule weist keine signifikanten Verletzungen auf.

A3.3.2: Bei kompletten Flexionsberstungsbrüchen hat der zertrümmerte Wirbelkörper Keilform, die Wirbelsäule ist kyphotisch abgeknickt. Lamina oder Dornfortsatz sind vertikal gespalten.

A3.3.3: Eine gleichmäßige Abplattung kennzeichnet den axialen Berstungsbruch (Abb. 97).

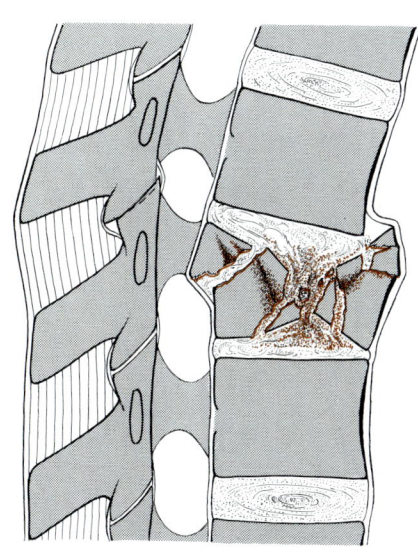

Abb. 96 Kneifzangenberstungsbruch (A3.3.1). Verletzungsmuster wie bei einer einfachen Kneifzangenfraktur, jedoch zusätzlich Ausbruch eines Hinterwandfragmentes

Abb. 97 Kompletter axialer Berstungsbruch (A3.3.3). **a** Der Wirbelkörper ist zertrümmert, abgeplattet und verbreitert. Einengung des Spinalkanals. **b** Längsspaltung der Lamina, Auseinanderweichen der Bogenwurzeln. **c–d** Schematisierte CT-Schnitte durch den kranialen (**c**) und kaudalen (**d**) Anteil des Wirbels. Zertrümmerung und Verbreiterung des Wirbels, Eindringen eines Hinterwandfragmentes in den Spinalkanal, Längsspaltung der Lamina

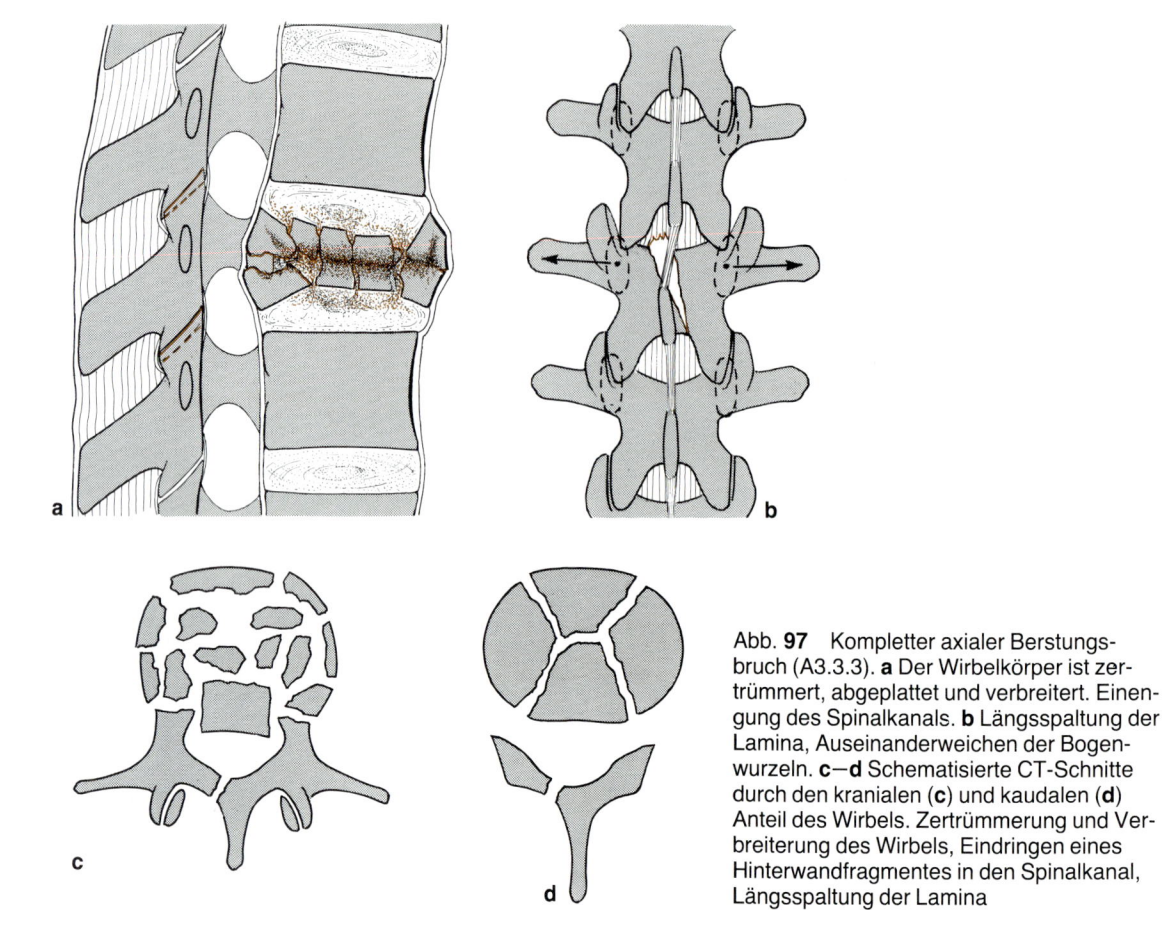

Die Hinterwandfragmente sind oft weit in den Spinalkanal hinein verlagert. Lamina oder Dornfortsatz sind wiederum vertikal gespalten.

Entstehungsmechanismen

Bei den Kompressionsverletzungen vom Typ A werden die Wirbel ausschließlich durch Druckkräfte deformiert. Der Druckschaden kann entweder durch eine axiale Druckkraft oder ein nach ventral gerichtetes Drehmoment (Flexion) um eine im Bereiche der dorsalen Wirbelelemente oder dahinterliegende quere Achse verursacht werden. Gemäß der von WHITE u. PANJABI (1990) empfohlenen Ausrichtung des Koordinatensystems würde diese Flexionsachse einer etwas nach dorsal verschobenen X-Achse entsprechen. Axial einwirkende Druckkräfte bewirken eine gleichmäßige Abplattung, während komprimierende Drehmomente eine keilförmige Deformierung der Wirbelkörper hervorrufen. Keilförmige Deformierungen kommen wesentlich häufiger vor als mehr oder weniger gleichmäßige Höhenminderungen.

Für die Entstehung bestimmter Frakturformen scheinen nicht nur Richtung und Größe der Kräfte eine Rolle zu spielen, sondern auch die Dauer ihrer Einwirkung. So ist z. B. aufgrund experimenteller Untersuchungen anzunehmen, daß Berstungsbrüche durch rasch einwirkende Kompressionskräfte verursacht werden (WILLÉN u. Mitarb. 1984, WHITE u. PANJABI 1990, FREDRICKSON u. Mitarb. 1992).

Frontale Spaltbrüche mit zentraler Zertrümmerung des Wirbelkörpers lassen sich auf ein Flexionsmoment um eine etwas kraniodorsal vom oberen Intervertebralgelenk liegende quere Drehachse zurückführen. Der Körper des Frakturwirbels wird dabei von der Vorderkante des nächstoberen und der Deckplatte des unteren Wirbels gleichsam in die Zange genommen und in zwei Hauptfragmente zerteilt. Die Genese glatter frontaler Spaltbrüche ist hingegen nach wie vor unklar. Fest steht lediglich, daß auch bei diesen Brüchen ein Kompressionsmechanismus im Spiel ist. Möglicherweise verursacht die durch axiale Druckkraft hervorgerufene Expansion der Bandscheibe die Spaltung des Wirbelkörpers.

Wenn die Flexionsachse etwas aus der Frontalebene gedreht ist, entstehen seitliche Kompressionsbrüche mit skoliotischer Abknickung der Wirbelsäule. Die niedrigste Stelle des Keilwirbels liegt allerdings nie ganz seitlich, sondern immer vorne seitlich.

Im Sinne der Zwei-Säulen-Theorie von WHITESIDES (1977) können Verletzungen vom Typ A grundsätzlich als nur die ventrale Säule involvierende Verletzungen definiert werden. Die bei einigen Berstungsbrüchen vorkommende Längsspaltung der Lamina hat keine wesentliche Bedeutung und der dorsale Bandkomplex ist höchstens gedehnt, aber nie zerrissen.

Spezielle klinische und radiologische Kennzeichen

Klinische Kennzeichen. Während stabile Typ-A-Verletzungen mit verhältnismäßig geringen Beschwerden einhergehen, die Patienten gehfähig bleiben oder sich nach wenigen Tagen wieder aufrichten und die Wirbelsäule aktiv lordosieren können, verursachen instabile A-Verletzungen erhebliche Schmerzen. Stärkere kyphotische Abknickungen erkennt man am Gibbus. Da dorsale Strukturen, wenn überhaupt, nur unwesentlich verletzt sind, fehlen dorsale Schwellung und Hämatombildung. Die Wirbelsäule ist lediglich druckdolent.

Radiologische Kennzeichen. Radiologisch imponiert der Höhenverlust des Wirbelkörpers. Der Wirbelkörper ist oft keilförmig deformiert und die Wirbelsäule dementsprechend kyphotisch abgeknickt. Seitliche Abknickungen findet man nur bei den seltenen seitlichen Kompressionsbrüchen. Translatorische Verschiebungen in der Horizontalebene gehören nicht zu den Kennzeichen reiner Kompressionsverletzungen. Eine markante Translation wäre deshalb als sicherer Hinweis auf das Vorliegen einer Verletzung vom Typ B oder C zu werten.

Frakturierte Wirbelkörperhinterwände sind niedriger als diejenigen benachbarter Wirbel. Die vertikalen Distanzen der Bogenwurzeln sind verkürzt oder normal, und die Distanzen zwischen den Dornfortsätzen sind nur bei starker kyphotischer Abknickung über eine intakte Wirbelkörperhinterwand (z. B. bei Keil- oder Kneifzangenfrakturen) etwas vergrößert. Bei signifikanter Verlängerung der vertikalen Dornfortsatzdistanz ist an eine Distraktionsverletzung zu denken.

Hinterwandfragmente von Berstungsbrüchen sind nach dorsal, aber nicht nach kranial verlagert und höchstens geringfügig um die Transversalachse verdreht. Mit der bei Berstungsbrüchen vorkommenden Laminaspaltung ist zumeist eine in der a.-p. Projektion gut sichtbare Vergrößerung der queren Bogenwurzeldistanz verbunden (vgl. Abb. **96** u. **97**).

Typ B: Verletzungen der vorderen und hinteren Wirbelelemente mit Distraktion (Tab. 9) – Distraktionsverletzungen

Systematik

Hauptmerkmal der Distraktionsverletzungen ist die horizontale Zerreißung einer oder beider Säulen des Achsenorgans. Nach überwiegend diskoligamentären Verletzungen bleibt das verletzte Segment in der Regel chronisch instabil. Für neurologische Begleitverletzungen sind sowohl Fragmente der Hinterwand des Wirbelkörpers als auch den Spinalkanal durch Abscherung einengende translatorische Verschiebungen verantwortlich. Fast ein Drittel der Distraktionsverletzungen weist neurologische Begleitverletzungen auf (vgl. Tab. 7).

Vorbemerkungen zu den Flexionsdistraktionsverletzungen: Bei den Gruppen B1 und B2 kann sich die dorsale Zerreißung in die ventrale Säule hinein fortsetzen. In der Mehrzahl der Fälle ist jedoch die dorsale Distraktionsverletzung mit einem Kompressionsschaden der ventralen Säule vom Typ A kombiniert. In den beiden Gruppen kommen nur tanslatorische Dislokationen nach ventral vor. Im Prinzip sind B1- und B2-Verletzungen völlig instabil gegen Flexion. Die axiale Druckfestigkeit wird von der Zerstörung des Wirbelkörpers determiniert. Verschiedene B1- und B2-Verletzungen haben keine Stabilität gegen Abscherung nach ventral.

Tabelle **9** Typ-B-Verletzungen: Verletzungen der vorderen und hinteren Wirbelelemente mit Distraktion-Distraktionsverletzungen

---

B1: Dorsale Zerreißung durch die Intervertebralgelenke (Flexionsdistraktion)
  B1.1: Mit Zerreißung der Bandscheibe
    B1.1.1: Flexionsubluxation
    B1.1.2: vordere Luxation
    B1.1.3: Flexionsubluxation oder vordere Luxation mit Fraktur der Gelenkfortsätze
  B1.2: Mit Fraktur des Wirbelkörpers vom Typ A
    B1.2.1: Flexionsubluxation mit Wirbelkörperfraktur
    B1.2.2: vordere Luxation mit Wirbelkörperfraktur
    B1.2.3: Flexionsubluxation mit Fraktur der Gelenkfortsätze und Wirbelkörperfraktur

B2: Dorsale Zerreißung durch den Wirbelbogen (Flexionsdistraktion)
  B2.1: Horizontale Zerreißung des Wirbels
  B2.2: Flexionsspondylolyse mit Zerreißung der Bandscheibe
  B2.3: Flexionsspondylolyse mit Wirbelkörperfraktur

B3: Ventrale Zerreißung durch die Bandscheibe (Hyperextensionsscherverletzung)
  B3.1: Hyperextensionsubluxation
    B3.1.1: ohne Gelenkfortsatzfraktur
    B3.1.2: mit Gelenkfortsatzfraktur oder Fraktur der Bogenwurzeln
  B3.2: Hyperextensionsspondylolyse
  B3.3: Hintere Luxation

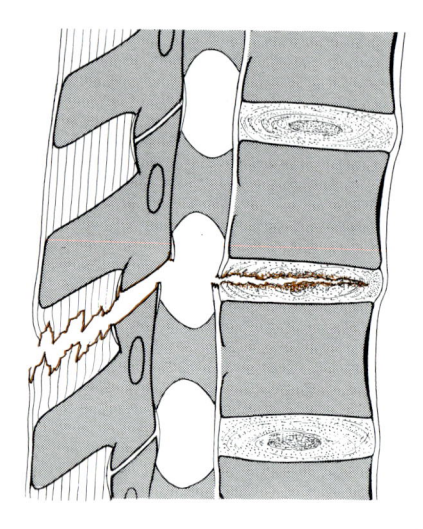

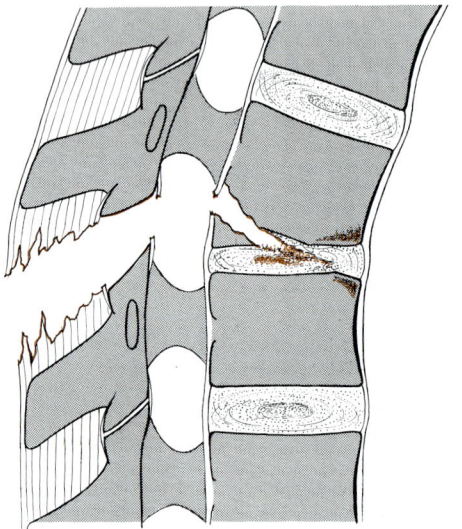

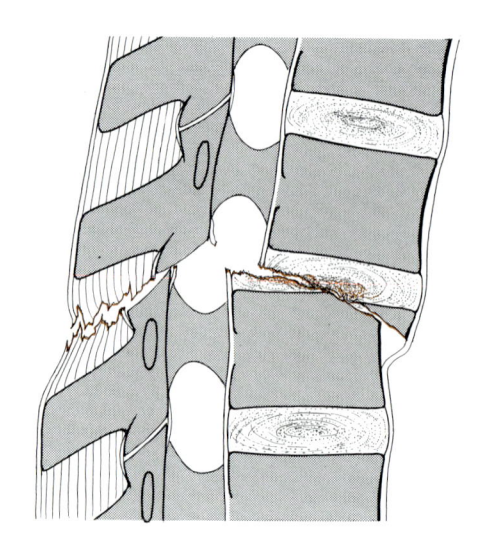

Abb. 98 Varianten der Flexionssubluxation (B1.1.1). Bei dieser diskoligamentären Verletzung sind dorsale Bänder, Gelenkskapseln, Lig. longitudinale posterius und Bandscheibe zerrissen. **a** Rein diskoligamentäre Form. Wenn die Wirbelsäule nicht kyphotisch abgeknickt ist, kann die Verletzung leicht übersehen werden. **b** Flexionssubluxation mit Abriß der Vorderkante des Wirbelkörpers. **c** Variante mit Abriß eines Hinterkantenfragmentes

Gruppe B1: Dorsale Zerreißung durch die Intervertebralgelenke (Flexionsdistraktion)

Gemeinsame Merkmale: Zerreißung des dorsalen Ligamentkomplexes mit Diastase oder symmetrischer Fraktur der Gelenkfortsätze. Dieser im Prinzip Subluxationen und Luxationen repräsentierende Verletzungsmodus der dorsalen Säule kann ventral mit einer Zerreißung der Bandscheibe oder einer Typ-A-Kompressionsfraktur des Wirbelkörpers kombiniert sein (vgl. Abb. **88**).

B1.1: Mit Zerreißung der Bandscheibe.

B1.1.1: Flexionssubluxation (Abb. **98 a–c**). Diskoligamentäre Läsion mit dorsal die Intervertebralgelenke und ventral die Bandscheibe durchsetzender Zerreißung. Von der Vorder- oder Hinterkante des Wirbelkörpers kann ein Fragment ausgerissen sein. Bei der nur gegen Flexion instabilen Verletzung sind neurologische Begleitschäden kaum zu erwarten.

B1.1.2: Vordere Luxation (Abb. **99**). Diskoligamentäre Verletzung wie vorhin beschrieben,

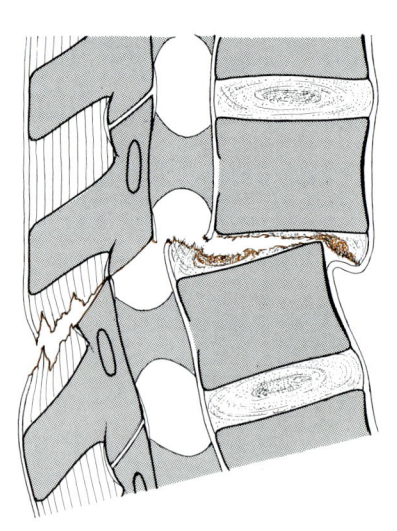

Abb. 99 Vordere Luxation (B1.1.2). Rein diskoligamentäre Verletzungsform. Bandscheibe, dorsaler Bandkomplex und hinteres Längsband sind zerrissen. Das vordere Längsband ist teilweise vom Wirbelkörper abgelöst.

Verlaufsformen 3.117

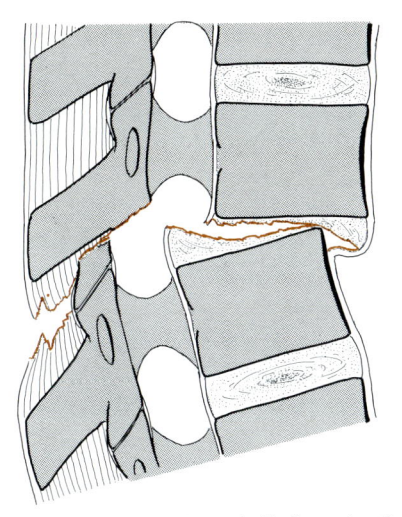

Abb. **100** Vordere Luxation mit Fraktur der Gelenksfortsätze (B1.1.3)

Abb. **101** Flexionssubluxation, kombiniert mit Wirbelkörperfraktur vom Typ A (B1.2.1). Dorsaler Bandkomplex und Gelenkskapseln sind immer zerrissen. **a** Flexionssubluxation mit Keilbruch. **b** Flexionssubluxation mit Kneifzangenfraktur. **c** Flexionssubluxation mit inkomplettem Berstungsbruch oder Berstungsspaltbruch. Im Gegensatz zu Kompressionsberstungsbrüchen ist hier das am hinteren Längsband und dem Anulus fibrosus hängende Hinterwandfragment nicht nur nach dorsal, sondern auch nach kranial verlagert. **d** Seltene Sonderform (nach Jeanneret u. Mitarb. 1993): Berstungsbruch mit kaudaler Subluxation. Alle drei Formen der Berstungsbrüche können mit einer Subluxation der unteren Intervertebralgelenke kombiniert sein. Bei der hier gezeigten Variante (inkompletter Berstungsbruch) bleibt die Bandscheibe im Niveau der subluxierten Gelenke intakt

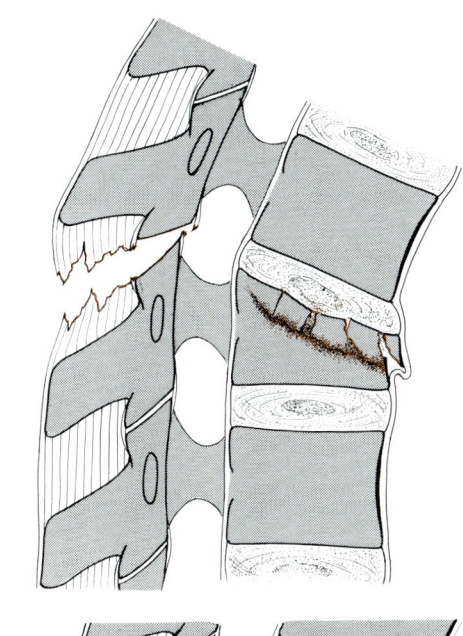

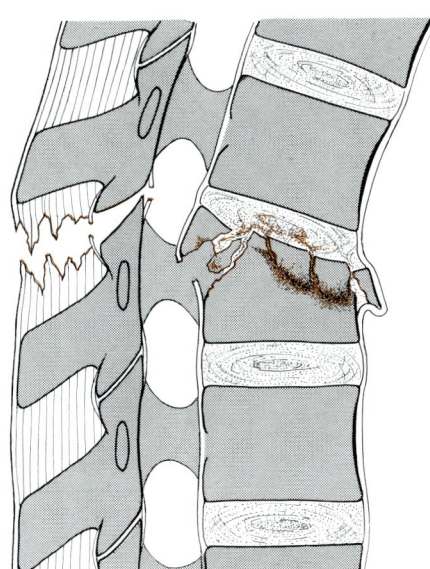

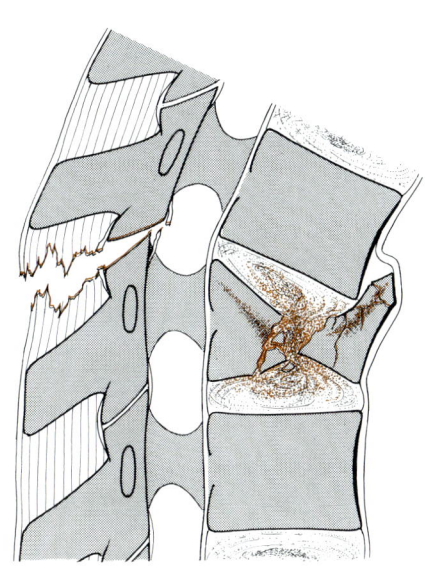

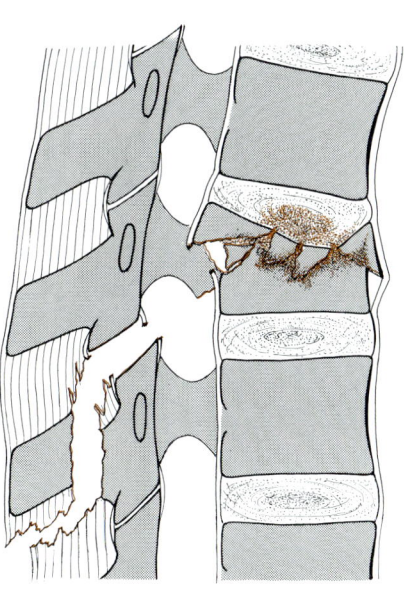

▼

jedoch mit vollständiger Dislokation der Intervertebralgelenke. Translatorische Verschiebung nach vorne mit Einengung des Spinalkanals und hohem Risiko hinsichtlich einer Mitverletzung neuraler Strukturen. Instabilität gegen Flexion und bis zu einem gewissen Grad auch gegen Abscherung nach ventral. Kommt an der BWS und LWS selten vor (Literatur bis 1981 bei DELPLACE 1983).

B1.1.3: Vordere Luxation mit Fraktur der Gelenkfortsätze (Abb. **100**). Wegen des Abbruchs der Gelenkfortsätze ist dieser sehr seltene Luxationstyp auch gegen ventrale Abscherung vollkommen instabil und in neurologischer Hinsicht dementsprechend komplikationsträchtig.

B1.2: Mit Fraktur des Wirbelkörpers vom Typ A.

B1.2.1: Flexionssubluxation mit Typ-A-Fraktur (Abb. **101 a–d**). Diese Kombination kann bei jeder durch eine starke kyphotische Abknickung verursachten Kompressionsfraktur des Wirbelkörpers vorkommen. Die Verletzung ist gegen Flexion instabil und in Abhängigkeit von der beeinträchtigten Druckfestigkeit des Wirbelkörper auch gegen Axialbelastung. Neurologische Komplikationen werden durch extreme Abknickung oder den Spinalkanal einengende Hinterwandfragmente hervorgerufen.

B1.2.2: Vordere Luxation mit Typ-A-Fraktur (Abb. **102**). Bei dieser ebenfalls seltenen Verletzungsform handelt es sich um eine Steigerungsstufe der vorhin beschriebenen. Zusätzlich sind hier die Resistenz gegen ventrale Abscherung vermindert und die potentielle Gefährdung neuraler Strukturen erhöht.

B1.2.3: Flexionssubluxation mit Abbruch der Gelenkfortsätze und Typ-A-Fraktur (Abb. **103**). Diese Form der Flexionssubluxation ist meistens mit einem kompletten Berstungsbruch kombiniert. Die nicht seltene, sehr instabile und häufig mit einer kompletten Paraplegie einhergehende Verletzung fanden wir meistens an der mittleren BWS.

Gruppe B2: Dorsale Zerreißung durch den Wirbelbogen (Flexionsdistraktion)

Gemeinsame Merkmale: Zerreißung der dorsalen Säule durch den Wirbelbogen kombiniert mit einer Zerreißung der Bandscheibe oder Typ-A-Fraktur des Wirbelkörpers. Etwas höherer Prozentsatz neurologischer Komplikationen.

B2.1: Horizontale Zerreißung des Wirbels (Abb. **104**). Diese schon von BÖHLER (1951) dargestellte und von HOWLAND u. Mitarb. (1965) ausführlicher beschriebene, hauptsächlich an der oberen Hälfte der LWS vorkommende Zerreißung des Wirbelkörpers wird oft fälschlicherweise als Chance-Fraktur bezeichnet. Die nur gegen Flexion instabile Verletzung hat als rein ossäre Läsion gute Heilungspotenz und ist im Hinblick auf neurologische Komplikationen unproblematisch.

B2.2: Flexionsspondylolyse mit Zerreißung der Bandscheibe (Abb. **105**). Undislozierte Flexionsspondylolysen sind in neurologischer Hinsicht relativ harmlos. Ausgeprägtere Dislokatio-

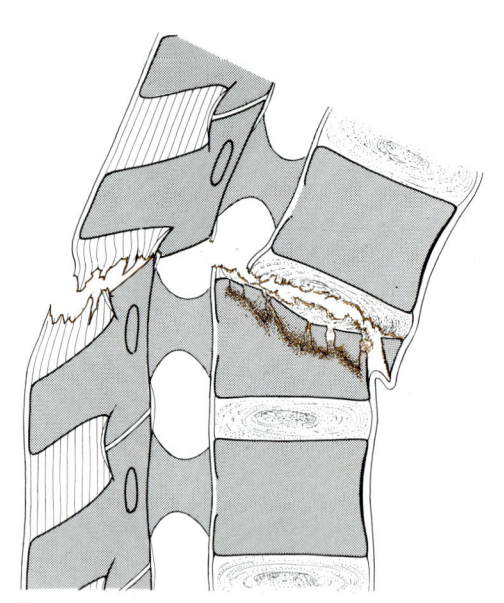

Abb. **102** Vordere verhakte Luxation, kombiniert mit einem kranialen Keilbruch (B1.2.2)

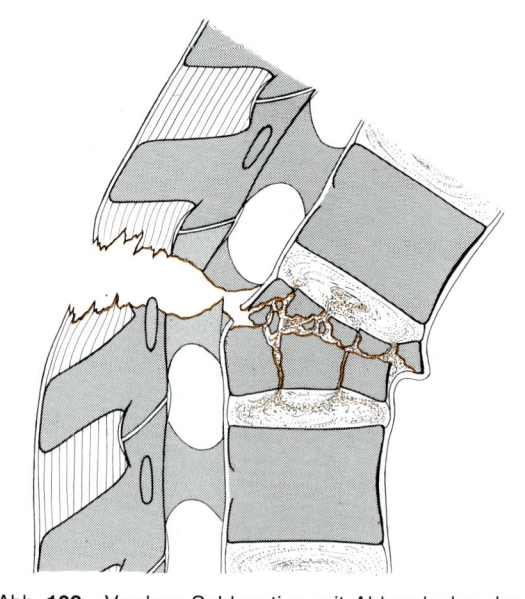

Abb. **103** Vordere Subluxation mit Abbruch der oberen Gelenkfortsätze, kombiniert mit einem kompletten Berstungsbruch (B1.2.3). Bei ausgeprägter ventraler Abscherung kann der Spinalkanal massiv eingeengt sein

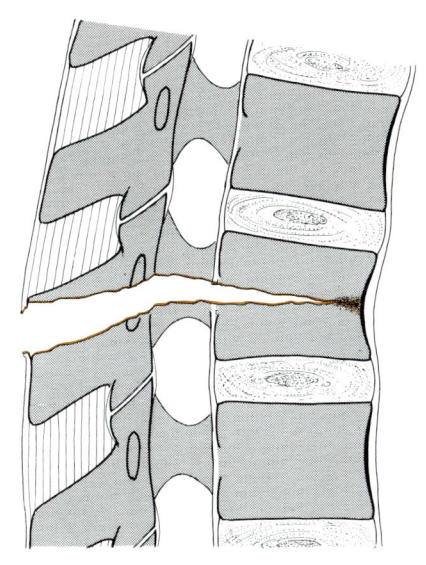

Abb. 104 Horizontale Zerreißung des Wirbels (B2.1); Flexionsdistraktion. Das vordere Längsband bleibt unversehrt

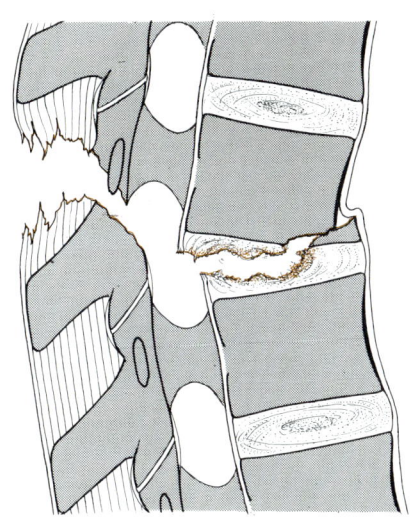

Abb. 105 Flexionsspondylolyse mit Zerreißung der Bandscheibe (B2.2). Der Spinalkanal wird zwischen der Lamina und Unterkante des Wirbelkörpers eingeengt

nen mit Verdrehung des Wirbelkörpers im Flexionssinne sind jedoch infolge der Einengung des Spinalkanals zwischen der hinteren Unterkante des Wirbelkörpers und der Lamina oft mit schweren neurologischen Schäden verbunden. Prädilektionsstelle der gegen Flexion sehr instabilen Verletzung ist nach unserer Erfahrung die mittlere und obere LWS.

B2.3: Flexionsspondylolyse mit Typ-A-Fraktur des Wirbelkörpers (Abb. **106**). Bei dieser Form der Flexionsspondylolyse sind zusätzlich die Druckfestigkeit des Wirbelkörpers vermindert und evtl. der Spinalkanal auch durch Hinterwandfragmente eingeengt.

Gruppe B3: Ventrale Zerreißung durch die Bandscheibe (Hyperextensionsscherverletzung)

Gemeinsame Merkmale: Bei den seltenen Hyperextensionsscherverletzungen der Gruppe B3 beginnt die Zerreißung ventral, ist auf die ventrale Säule beschränkt oder erstreckt sich bis in die dorsale hinein. Hintere Luxationen weisen oft eine erhebliche dorsale translatorische Dislokation auf. Die Stabilität ist gegen Extension und in unterschiedlichem Maße auch gegen Abscherung nach dorsal beeinträchtigt.

B3.1: Hyperextensionssubluxation (Abb. **107**). Die Merkmale dieser gelegentlich mit einer Fraktur der Gelenkfortsätze oder Bogenwurzeln einhergehenden Verletzung (De Oliviera 1978, Denis u. Burkus 1992) werden im Abbildungstext beschrieben.

B3.2: Hyperextensionsspondylolyse (Abb. **108**). Sehr seltene und meist am untersten Lendensegment lokalisierte Verletzung, bei welcher

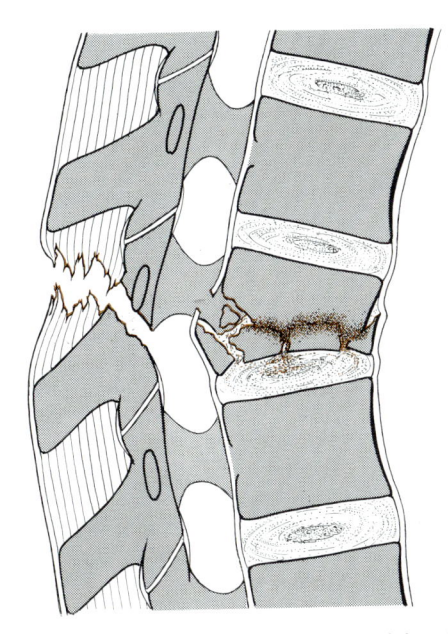

Abb. 106 Flexionsspondylolyse mit kaudalem inkompletten Berstungsbruch des Wirbelkörpers (B2.3). Einengung des Spinalkanals durch ein Hinterwandfragment

im Gegensatz zu Flexionsspondylolysen der Spinalkanal weiter wird. Die wenigen, bisher von uns gesehenen Fälle hatten keine neurologischen Komplikationen.

B3.3: Hintere Luxation (Abb. **109**). Bei dieser Abscherzerreißung handelt es sich um eine der schwersten und oft eine komplette Paraplegie ver-

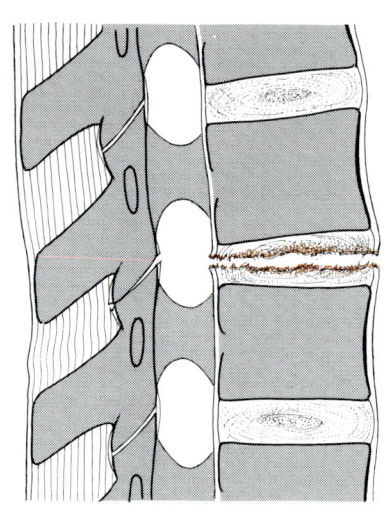

Abb. 107 Hyperextensionssubluxation (B3.1.1) mit Zerreißung der Bandscheibe und Längsbänder. Der dorsale Bandkomplex ist intakt

ursachende Verletzung der Lendenwirbelsäule. Lumbosakrale hintere Luxationen haben möglicherweise eine bessere Prognose (DELPLACE u. Mitarb. 1983).

Entstehungsmechanismen

Vollständige Zerreißung der Wirbelsäule können durch Flexions- oder Extensionsmomente um eine vor oder hinter der Wirbelsäule liegende frontale Drehachse erklärt werden. Flexionsmomente mit einer vor der Wirbelsäule liegenden Achse werden für Lap-type seat belt injuries verantwortlich gemacht (SMITH u. KAUFER 1969, WHITE u. PANJABI 1990). Bei reinen Luxationen spielen wahrscheinlich sagittale Scherkräfte eine größere Rolle als durch Drehmomente erzeugte Distraktion.

Für kombinierte Distraktionskompressionsverletzungen können Drehmomente um eine innerhalb des betreffenden Wirbelsegmentes liegende Flexions-Extensions-Achse verantwortlich gemacht werden. In diesem Falle wirken auf den in der Drehrichtung vor der Achse liegenden Anteil der Wirbelsäule Druck- und auf den dahinterliegenden Zugkräfte ein. Wenn die Flexionsachse z.B. im Bereich des Spinalkanals liegt, wird die dorsale Säule zerrissen und die ventrale durch Kompression zerstört. Liegt die Flexionsachse innerhalb der vorderen Säule, d.h. innerhalb des Wirbelkörpers oder der Bandscheibe, dann erstreckt sich die Zerreißung entsprechend weit in die Bandscheibe oder den Wirbelkörper hinein, und Druckschaden entsteht nur in den ventral der Achse liegenden Anteilen der vorderen Säule.

Wann der dorsale Bandapparat versagt und

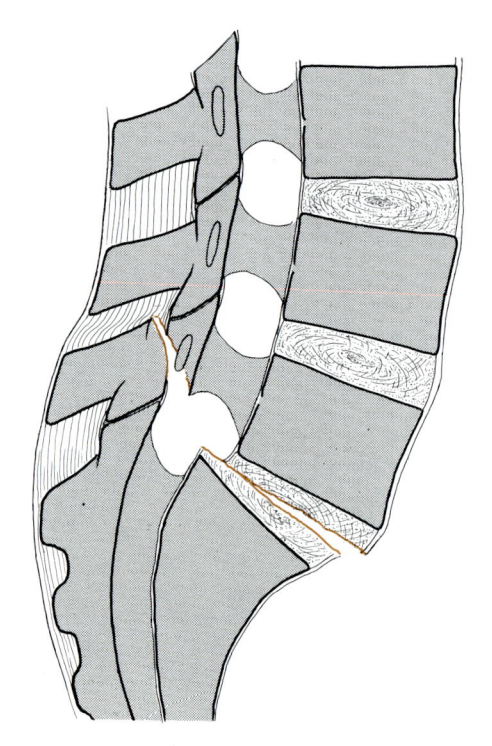

Abb. 108 Hyperextensionsspondylolyse (B3.2) mit Zerreißung der Bandscheibe und Längsbänder. Der dorsale Bandkomplex ist intakt. Im Gegensatz zur Flexionsspondylolyse wird hier der Spinalkanal durch die Ventralverschiebung des Wirbelkörpers weiter

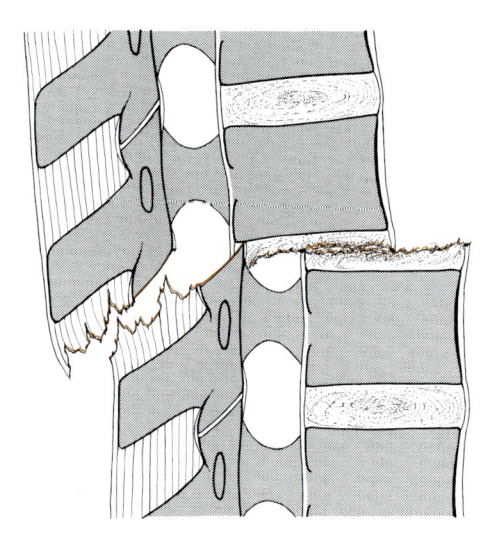

Abb. 109 Hintere Luxation (B3.3.). Bei dieser schweren Hyperextensionsscherverletzung sind Bandscheibe und alle längsgerichteten Bänder zerrissen. Rückenmark oder Cauda equina werden oft abgequetscht

eine Typ-A-Kompressionsverletzung in eine Flexionsdistraktionsverletzung übergeht, wird vom Ausmaß der kyphotischen Abknickung bestimmt. Für STEFFEN u. Mitarb. (1993) bilden Abknickungen von 20 Grad einen kritischen Wert und NEU-

MANN u. Mitarb. (1992) fanden bei einem Flexionswinkel von durchschnittlich 16 Grad erste Zeichen einer bleibenden Deformation.

Der für Hyperextensionsscherverletzungen der BWS und LWS verantwortliche Mechanismus wurde unseres Wissens noch nicht näher untersucht. Man kann sich jedoch unschwer vorstellen, daß Hyperextensionssubluxationen und Extensionsspondylolysen durch eine forcierte Extension um eine ungefähr im Bereiche der Intervertebralgelenke liegende frontale Achse entstehen. BÖHLERS (1951) Schilderung eines Unfallherganges läßt ferner vermuten, daß an der Entstehung eine Extensionsspondylolyse auch eine nach ventral gerichtete Scherkraft beteiligt ist. Der auf dem Bauch liegende Patient wurde von einem Wagenrad überrollt.

Mit lediglich einer Ausnahme (Hyperextensionssubluxation ohne Fraktur von Gelenkfortsätzen) sind Distraktionsverletzungen immer Verletzungen beider Säulen.

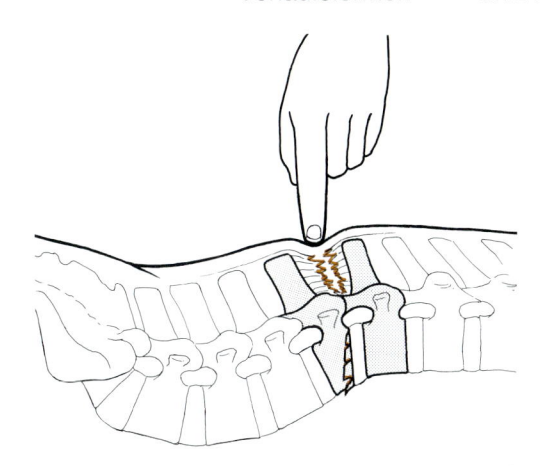

Abb. 110 Flexionsdistraktionsverletzung. Ruptur des Lig. supraspinale und Diastase der Dornfortsätze können tastbar sein

Spezielle klinische und radiologische Kennzeichen von Flexionsdistraktionsverletzungen

Klinische Kennzeichen. Charakteristisch für B1- und B2-Flexionsdistraktionsverletzungen ist die Zerreißung der dorsalen Säule. In schweren Fällen können auch die Fascia thoracolumbalis und die autochthone Rückenmuskulatur zerrissen sein. Die klinische Symptomatik wird dementsprechend, neben der oft vorhandenen kyphotischen Abknickung, durch Schwellung, Hämatombildung und Druckdolenz im Bereich der dorsalen Weichteile des Verletzungsniveaus geprägt. Diastase der Dornfortsätze und Ruptur der interspinalen Bänder oder Faszie sind oft palpatorisch feststellbar (Abb. **110**). Bei einer vorderen Luxation besteht eine Stufe in der Dornfortsatzreihe.

Flexionsdistraktionsverletzungen der BWS sind nicht selten mit Frakturen des Sternums oder von Rippen vergesellschaftet. Intraabdominale oder retroperitoneale Läsionen sind seltenere Komplikationen thorakolumbaler und lumbaler Flexionsdistraktionsverletzungen. Neurologische Ausfälle können bei allen Flexionsdistraktionsverletzungen vorkommen.

Radiologische Kennzeichen. Flexionsdistraktionsverletzung sind mit Standardaufnahmen mitunter kaum verifizierbar. Wegen des Risikos der Sekundärdislokation und im Hinblick auf therapeutische Konsequenzen ist in jedem Verdachtsfall der Einsatz aller bildgebenden diagnostischen Möglichkeiten zum Nachweis oder Ausschluß einer Distraktionsverletzung angezeigt.

Besonders an der BWS ist die wahre Natur der Verletzung nicht selten erst mit Hilfe radiologischer Spezialtechniken, wie z.B. seitlichen Schichtaufnahmen, erkennbar. Computertomographisch kommen Horizontalläsionen oft erst in der sagittalen Rekonstruktion zur Darstellung.

Im Übrigen ist jede schon in Standardaufnahmen zu sehende starke kyphotische Abknickung mit signifikanter Vergrößerung der vertikalen Dornfortsatzdistanz (vgl. (Abb. **88a**) sehr auf eine Flexionsdistraktionsverletzung verdächtig. Beidseitige Subluxationen oder Luxationen der Intervertebralgelenke, beidseitige Frakturen von Gelenkfortsätzen oder Interartikularportionen sowie die Verlagerung eines Wirbelkörpers nach vorne erhärten den Verdacht. In diesem Zusammenhang soll darauf hingewiesen werden, daß bei Distraktionsverletzungen nur translatorische Verschiebungen in der Sagittalebene vorkommen, d.h. nach vorne oder hinten, nicht aber zur Seite.

Kennzeichnend sind ferner kleine Zusatzverletzungen, wie die horizontale Spaltung eines Dornfortsatzes (vgl. (Abb. **87**), ein ossärer Ausriß des Lig. supraspinale vom Dornfortsatz oder Abscher- und Abrißfrakturen von den Vorder- oder Hinterkanten der Wirbelkörper (vgl. (Abb. **98 b, c**).

Oft ist schon bei genauer Betrachtung seitlicher Standardaufnahmen zu erkennen, daß ausgebrochene Hinterwandfragmente nicht, wie bei Typ-A-Berstungsbrüchen, nur nach dorsal, sondern auch deutlich nach kranial verlagert sind. Gelegentlich kann ein solches Fragment stark um die Transversalachse verdreht sein. Im axialen CT ist dann die vom Deckplattenanteil gebildete ventrale Begrenzung eines um 90 Grad gedrehten Fragmentes glatt und dicht.

Besondere diagnostische Schwierigkeiten bereiten reponierte Flexionssubluxationen ohne ossäre Zusatzverletzungen (vgl. (Abb. **98a**), die man, wie entsprechende Verletzungen der HWS, ebenfalls als „hidden flexion injuries" bezeichnen könnte. In solchen Fällen kann die Diagnose mit einer unter Bildverstärkerkontrolle vorsichtig durchgeführten passiven Flexion der Wirbelsäule oder einer Diskographie gesichert werden.

Spezielle klinische und radiologische Kennzeichen von Hyperextensionsscherverletzungen

Klinische Kennzeichen. Dorsale Druckdolenz, Schwellung, Stufen- und Hämatombildung sind hier nur bei hinteren Luxationen und eventuell bei Extensionsspondylolysen zu erwarten.

Radiologische Kennzeichen. Auch reponierte Hyperextensionssubluxationen sind mit Hilfe von Standardaufnahmen kaum nachweisbar, sondern, wie undislozierte Flexionssubluxationen, nur mittels Funktionsaufnahmen und Diskographie zu erkennen. Bei Hyperextensionsspondylolysen ist der Wirbelkörpr nach vorne verschoben, der Spinalkanal ist aber im Gegensatz zur Flexionsspondylolyse erweitert. Abriß- und Abscherfrakturen von Anteilen des Wirbelkörpers können auch bei Hyperextensionsverletzungen vorkommen (DE OLIVIERA 1978).

Typ C: Verletzungen der vorderen und hinteren Wirbelelemente mit Rotation (Tab. 10) – Rotationsverletzungen

Systematik

Aus der Vielfalt der hier zur Diskussion stehenden Verletzungsformen können drei Gruppen gebildet werden: Verletzungen des Wirbelkörpers vom Typ A mit zusätzlicher Rotation, Typ-B-Distraktionsverletzungen mit zusätzlicher Rotation und Rotationsscherbrüche.

Abgesehen von wenigen Ausnahmen gehören Rotationsverletzungen zu den instabilsten Läsionen der BWS- und LWS mit dem höchsten Prozentsatz neurologischer Komplikationen. Neurologische Begleitverletzungen können durch in den Spinalkanal eingedrungene Fragmente des Wirbelkörpers und durch translatorische Verschiebung verursacht werden.

Gemeinsame Merkmale: Verletzung beider Säulen; rotatorische Fehlstellung; in jede Richtung mögliche Translation in der Horizontalebene; Zerreißung aller längs verlaufenden Bänder und oft auch der Bandscheiben; Abbrüche von Querfortsätzen; Luxation oder wirbelsäulennahe Frakturen von Rippen sowie Abscherungen von Kanten des Wirbelkörpers.

Diese, den Rotationsmechanismus kennzeichnenden Befunde überlagern das im übrigen erkennbar bleibende Grundmuster der Typ-A- und Typ-B-Verletzungen. Da die Charakteristika der beiden Typen bereits erläutert wurden und die Bezeichnung der Verletzungen deskriptiv sind, wollen wir uns im folgenden auf hervorzuhebende Besonderheiten einzelner Verletzungskategorien oder -formen und die bildhafte Darstellung typischer Rotationsverletzungen beschränken.

Gruppe C1: Typ-A-Verletzungen mit Rotation

Meistens handelt es sich dabei um Keil-, Spalt- oder Berstungsbrüche (Abb. **111, 112, 113, 114**).

Gemeinsame Merkmale: Durch den Rotationsmechanismus modifizierte Typ-A-Kompressionsverletzung des Wirbelkörpers. Während beim Typ A

Tabelle **10** Typ-C-Verletzungen: Verletzungen der vorderen und hinteren Wirbelelemente mit Rotation – Rotationsverletzungen

C1: Typ A mit Rotation
  C1.1: Rotationskeilbruch
  C1.2: Rotationsspaltbruch
    C1.2.1: sagittaler Rotationsspaltbruch
    C1.2.2: frontaler Rotationsspaltbruch
    C1.2.3: Rotationskneifzangenfraktur
    C1.2.4: Wirbelkörperseparation
  C1.3: Rotationsberstungsbruch
    C1.3.1: inkompletter Rotationsberstungsbruch
    C1.3.2: Rotationsberstungsspaltbruch
    C1.3.3: kompletter Rotationsberstungsbruch

C2: Typ B mit Rotation
  C2.1: Typ B1 mit Rotation
    C2.1.1: Rotationsflexionssubluxation
    C2.1.2: Rotationsflexionssubluxation mit Gelenkfortsatzfraktur
    C2.1.3: einseitige Luxation
    C2.1.4: vordere Rotationsluxation ohne/mit Gelenkfortsatzfraktur
    C2.1.5: Rotationsflexionssubluxation ohne/mit Gelenkfortsatzfraktur mit Wirbelkörperbruch
    C2.1.6: einseitige Luxation mit Wirbelkörperbruch
    C2.1.7: vordere Rotationsluxation ohne/mit Gelenkfortsatzfraktur mit Wirbelkörperbruch
  C2.2: Typ B2 mit Rotation
    C2.2.1: horizontale Zerreißung des Wirbelkörpers mit Rotation
    C2.2.2: Rotationsflexionsspondylolyse mit Zerreißung der Bandscheibe
    C2.2.3: Rotationsflexionsspondylolyse mit Wirbelkörperfraktur
  C2.3: Typ B3 mit Rotation
    C2.3.1: einseitige Hyperextensionssubluxation ohne/mit Gelenkfortsatz- oder Bogenwurzelfraktur
    C2.3.2: einseitige Hyperextensionsspondylolyse
    C2.3.3: hintere Rotationsluxation

C3: Rotationsscherbrüche
  C3.1: Slicefraktur (Holdsworth)
  C3.2: Rotationsschrägbruch

Verlaufsformen 3.123

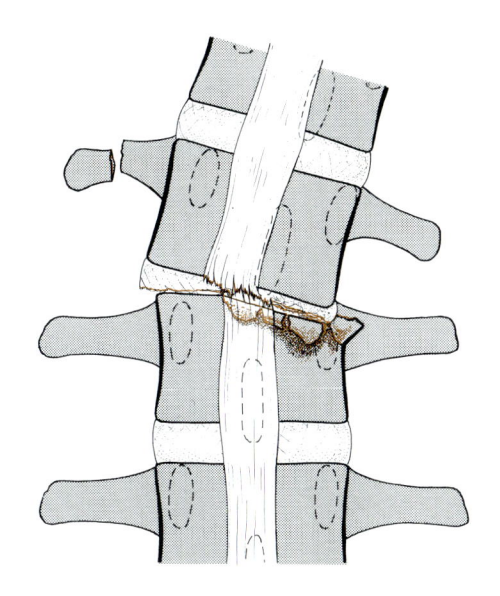

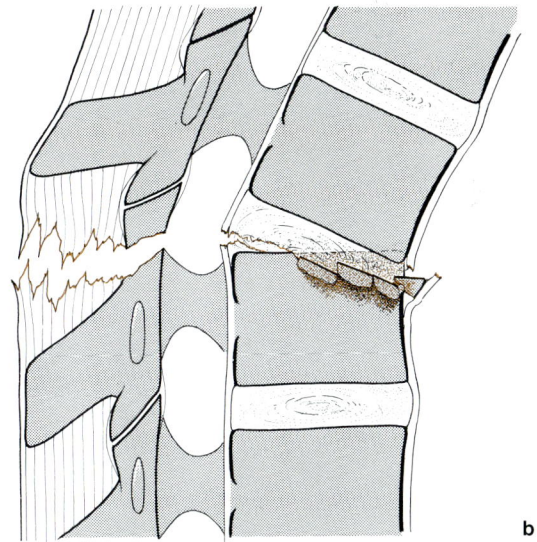

Abb. 111 Rotationskeilbruch (C1.1). Bandscheibe und längsverlaufende Bänder sind zerrissen. **a** Zeichen der Rotation in der a.-p. Projektion: seitliche Verschiebung des oberen Wirbels, asymmetrische Läsion des Wirbelkörpers, exzentrische Stellung der Bogenwurzeln und Dornfortsätze, Abbruch von Querfortsätzen. **b** In der seitlichen Projektion imponiert die keilförmige Deformierung des Wirbelkörpers. Darüber hinaus ist der von der stehengebliebenen Wirbelkörperwand gebildete Schatten als „Phantomwirbel" zu sehen. **c** Dorsal ist oft ein Gelenkfortsatz ausgebrochen

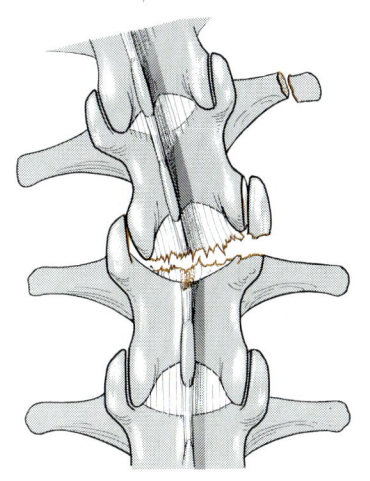

Abb. 112 Rotationskneifzangenfraktur (C1.2.3); Bandscheibe und längsverlaufende Bänder sind zerrissen. **a** Zeichen der Rotation mit asymmetrischer Läsion des Wirbelkörpers. **b** In der seitlichen Projektion typisches Bild einer Kneifzangenfraktur, jedoch mit Darstellung eines „Phantomwirbels". **c** Abbruch eines Gelenkfortsatzes

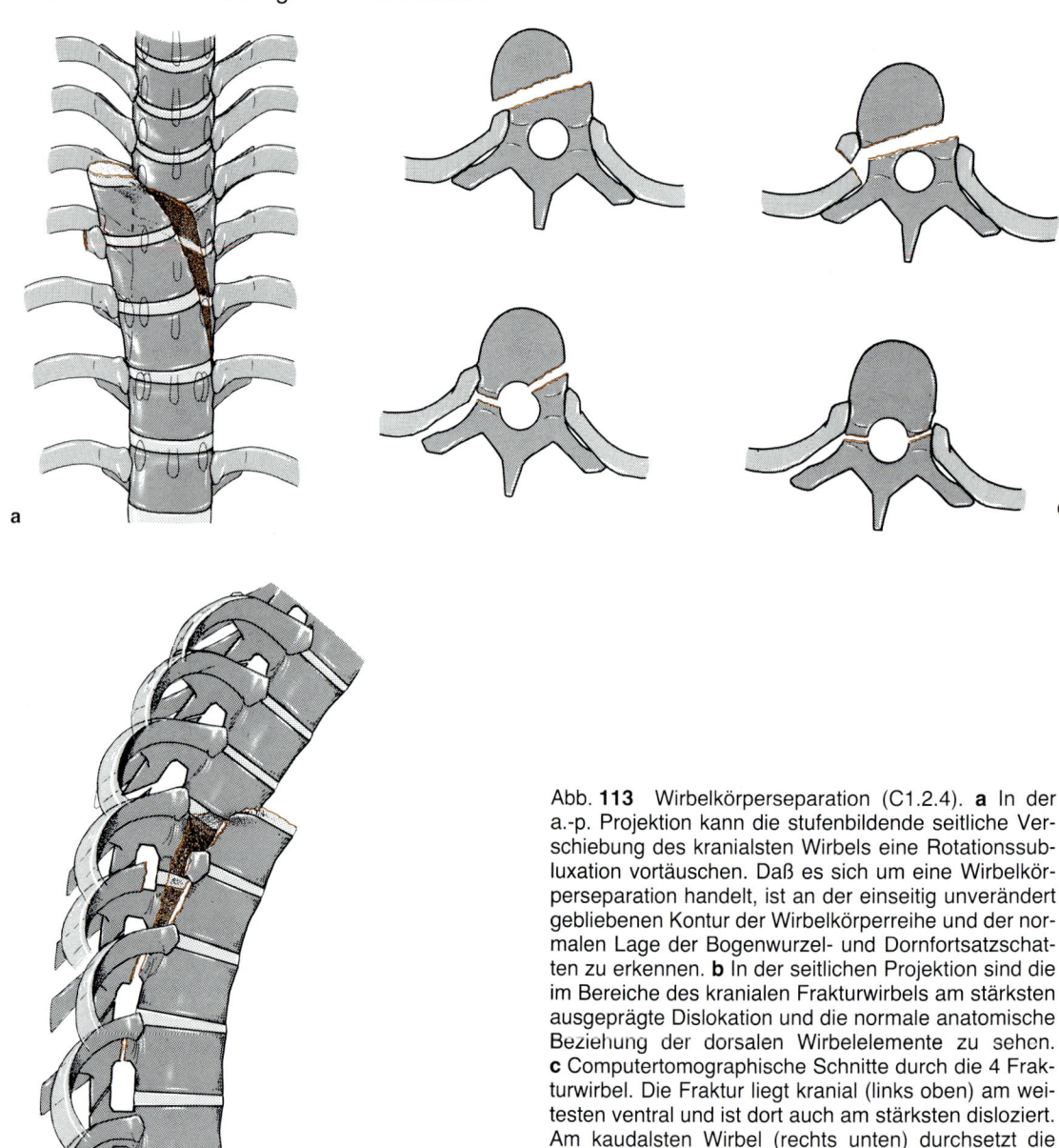

Abb. 113 Wirbelkörperseparation (C1.2.4). **a** In der a.-p. Projektion kann die stufenbildende seitliche Verschiebung des kranialsten Wirbels eine Rotationssubluxation vortäuschen. Daß es sich um eine Wirbelkörperseparation handelt, ist an der einseitig unverändert gebliebenen Kontur der Wirbelkörperreihe und der normalen Lage der Bogenwurzel- und Dornfortsatzschatten zu erkennen. **b** In der seitlichen Projektion sind die im Bereiche des kranialen Frakturwirbels am stärksten ausgeprägte Dislokation und die normale anatomische Beziehung der dorsalen Wirbelelemente zu sehen. **c** Computertomographische Schnitte durch die 4 Frakturwirbel. Die Fraktur liegt kranial (links oben) am weitesten ventral und ist dort auch am stärksten disloziert. Am kaudalsten Wirbel (rechts unten) durchsetzt die Fraktur die Basis der Bogenwurzeln. Die Frakturfläche überbrückende Rippen können frakturiert oder luxiert sein

nur vertikale Spaltungen der Lamina vorkommen, werden Rotationskompressionsfrakturen u. a. durch Abbrüche von Gelenkfortsätzen oder unregelmäßige Laminafrakturen gekennzeichnet.

C1.2.1: Sagittaler Spaltbruch: Eine glatte sagittale Spaltung des Wirbels haben wir, wie auf S. 3.111 bereits erwähnt, mehrmals als Begleitfraktur eines schweren Rotationsberstungsbruches gesehen.

C1.2.4: Wirbelkörperseparation (Abb. **113 a–c**). Hierbei handelt es sich um eine bisher nur an der BWS gesehene Serienfraktur und Sonderform des Rotationsspaltbruchs, welche den Wirbelkanal zwar miteinbezieht, jedoch nicht mit einer Einengung, sondern einer Erweiterung des Kanals einhergeht. Es ist anzunehmen, daß alle sechs von uns behandelten Fälle deshalb keine neurologischen Begleitverletzungen hatten. GERTZBEIN (1990) und J. BÖHLER (1983) beschreiben je einen Fall von Wirbelkörperseparation.

C1.3.3: Kompletter Rotationsberstungsbruch (Abb. **114**): Bei dieser Bruchform kann die Zertrümmerung des Wirbelkörpers unterschiedlich stark ausgeprägt sein. Infolge der schräg verlaufenden Hauptbruchlinie bilden komplette Rotationsberstungsbrüche mit nur geringem Zertrümmerungsgrad Übergangsformen zum Rotationsschrägbruch.

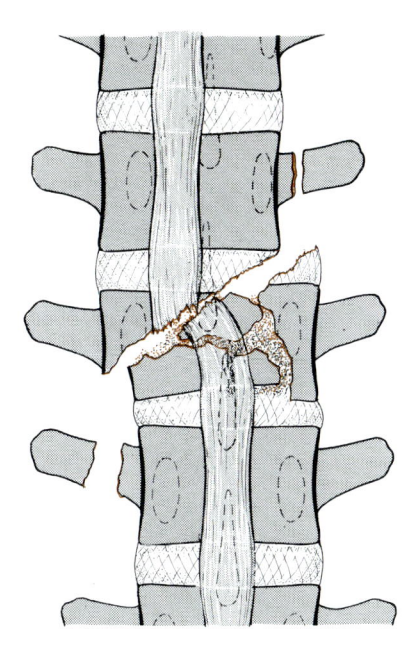

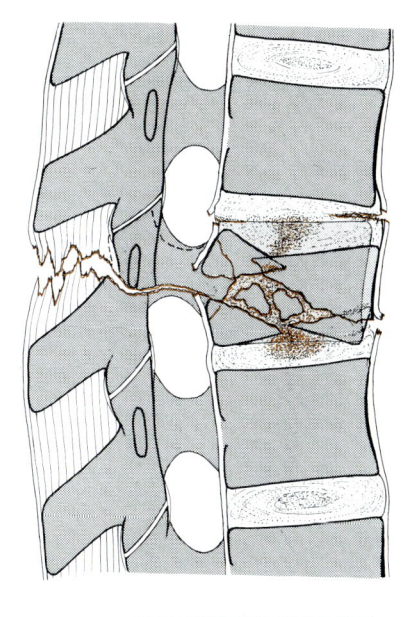

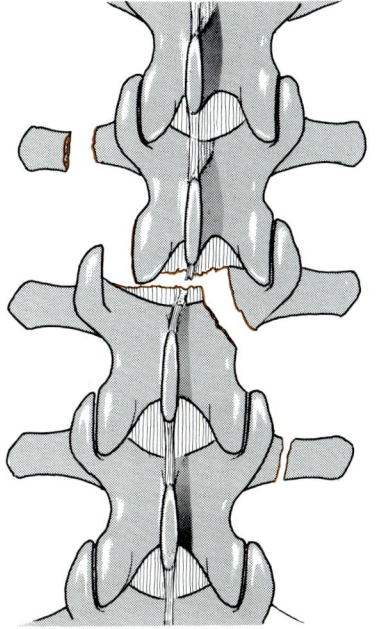

Abb. 114 Kompletter Rotationsberstungsbruch (C1.3.3). Alle längsverlaufenden Bänder sind zerrissen. **a** Ansicht von vorne. Zeichen der Rotation. Wiederum ist im Rahmen der asymmetrischen Wirbelkörperläsion eine Seitenwand intakt geblieben. **b** In der seitlichen Projektion ist der komplette Berstungsbruch besser zu erkennen. Darstellung eines Phantomwirbels. **c** In der Regel ist ein Gelenkfortsatz abgebrochen

Gruppe C2: Typ B mit Rotation

Hinsichtlich der Häufigkeit dominieren in dieser Gruppe Rotationssubluxationen (Abb. **115, 116**). Einseitige Luxationen kommen seltener vor. BOGER u. Mitarb. (1983) beschreiben Fälle von einseitiger verhakter Luxation am lumbosakralen ÜBERGANG und ROY-CAMILLE u. Mitarb. (1980) Rotationsluxationen L5–S1 mit einseitigem Gelenkfortsatzbruch. Eigene Erfahrungen beschränken sich auf einseitig verhakte Luxationen (vgl. (Abb. **117**) des 4. auf den 5. Lendenwirbel. GUMLEY u. Mitarb. (1982) haben Fälle von „Rotationschancefrakturen" (Abb. **118**) veröffentlicht. Vier einseitige Hyperextensionsspondylolysen (Abb. **119**) kennen wir aus eigener Anschauung (vgl. Abb. **85**).

Gruppe C3: Rotationsscherbrüche

Nach HOLDSWORTH (1953, 1963, 1970) ist die mit seinem Namen verbundene Slicefraktur (Abb. **120**) bei weitem die instabilste Fraktur der BWS und LWS. HOLDSWORTH erwähnt, daß in seinem Kollektiv von über tausend Querschnittgelähmten Slicefrakturen öfters vorkamen als Zerreißungen der Bandscheibe. Die Erfahrungen unserer Gruppe (MAGERL u. Mitarb. 1993) sind auf drei

3.126   3 Verletzungen der Wirbelsäule

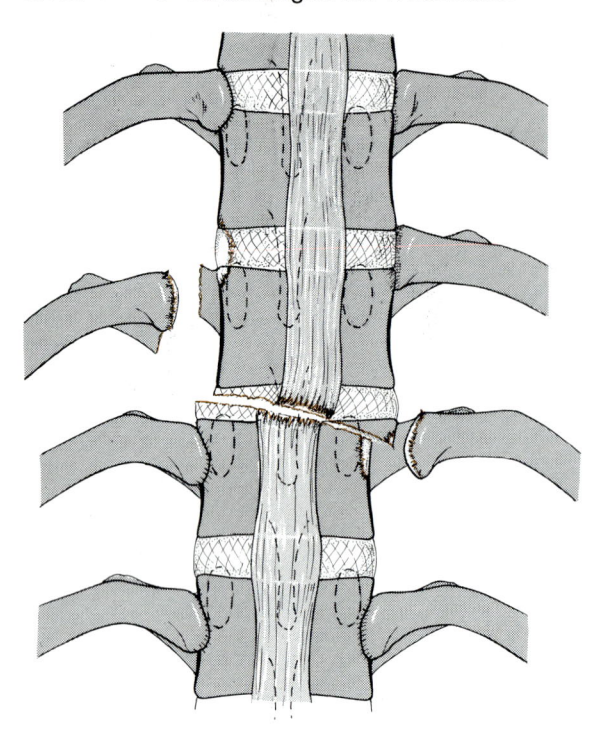

Abb. 115 Rotationsflexionsubluxation im Bereiche der BWS (C2.1.1). Zerreißung der Bandscheibe und aller längsgerichteten Bänder, Luxation von Rippen, evtl. Abbruch von Querfortsätzen. Zeichen der Rotation. Aus der seitlichen Wirbelkörperkante ist oft ein kleines Fragment ausgebrochen

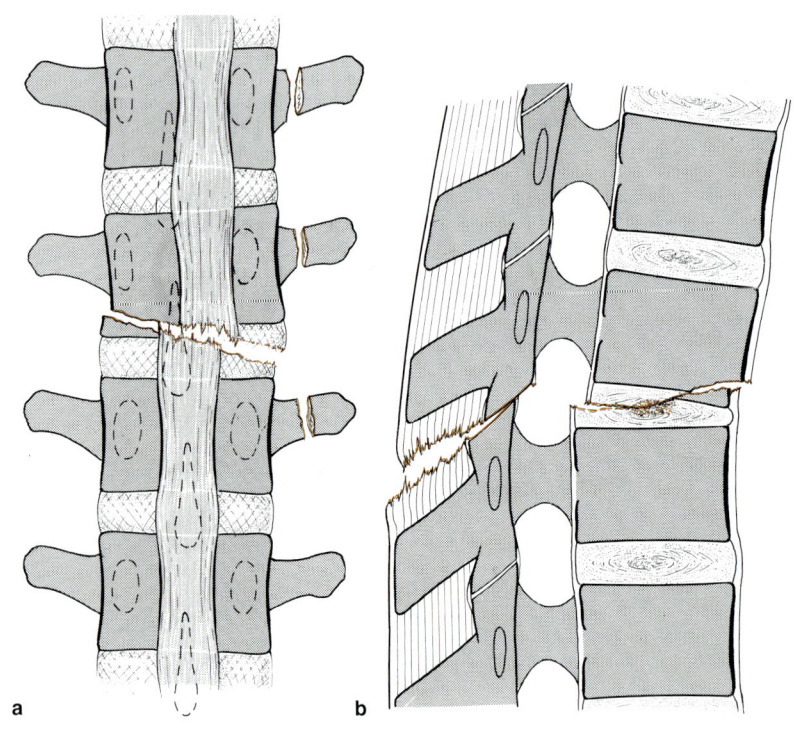

Abb. 116 a, b Rotationsflexionssubluxation im Bereiche der LWS (C2.1.1). Im Prinzip dasselbe Verletzungsmuster wie an der BWS (vgl. Abb. 115). Dislokation und Abknickung können jedoch an der LWS wesentlich stärker ausgeprägt sein. Abbruch von Querfortsätzen

a   b

Fälle beschränkt. 13 Frakturen der Gruppe C3 waren Rotationsschrägbrüche (Abb. 121).

Entstehungsmechanismen

Wenn man bedenkt, daß der Rumpf kein starres Gebilde ist und die Wirbelsäule in der Regel durch indirekte Gewalteinwirkung geschädigt wird, sind reine Torsionsverletzungen, d. h. glatte Drehabscherungen in der Horizontalebene, selten zu erwarten. Tatsächlich gehören reine Torsionsschäden, wie z. B. Holdsworth-Slicefrakturen und Rotationssubluxationen, zu den klinischen Raritäten.

Verlaufsformen 3.127

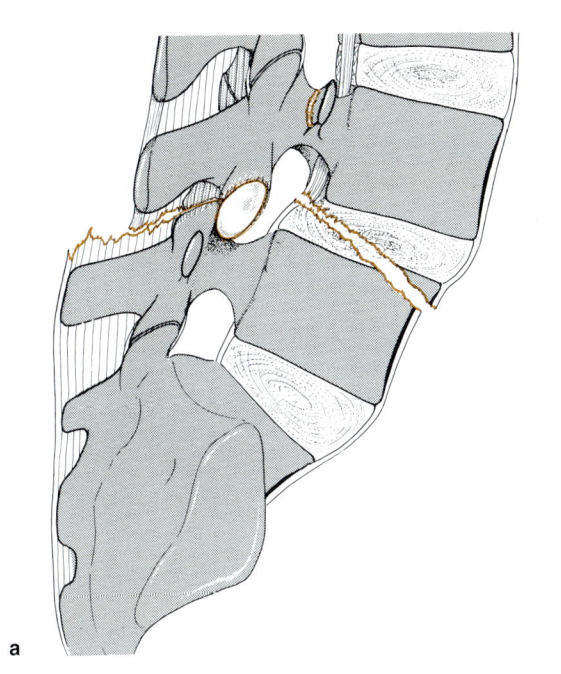

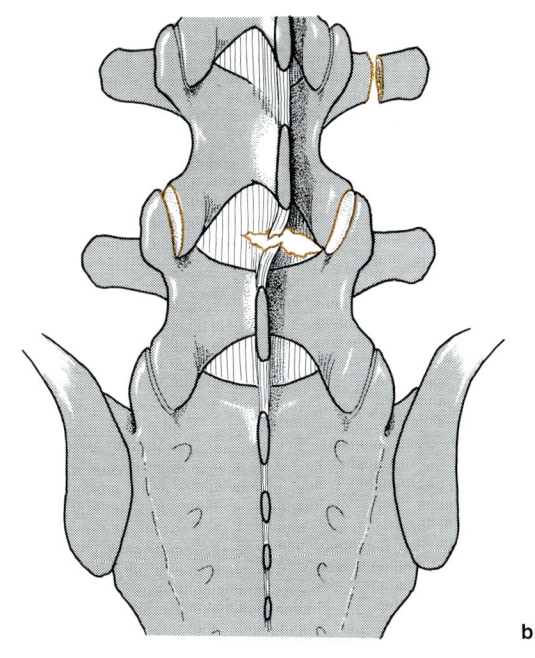

Abb. 117 Einseitige Luxation, Rotationsluxation (C2.1.3). Bei dieser hauptsächlich an der unteren LWS vorkommenden diskoligamentären Rotationsverletzung sind alle längsgerichteten Bänder zerrissen und alle Zeichen der Rotation zu finden. **a** Einseitige Luxation L4–5. Subluxation des 4. Lendenwirbels nach vorne. Vom Wirbelkörper kann ein Kantenfragment abgeschert sein. Deutliche Inkongruenz der Intervertebralgelenke. **b** Ansicht von dorsal: Zeichen der Linksrotation, das rechte Intervertebralgelenk ist luxiert und verhakt. Das Lig. flavum kann vollständig oder teilweise zerrissen sein, das linke Intervertebralgelenk klafft

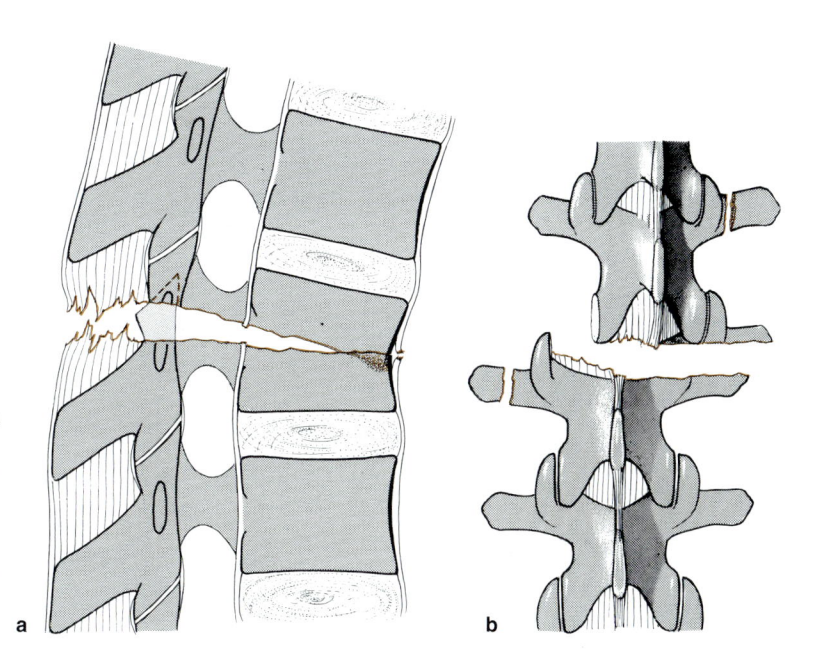

Abb. 118 Horizontale Zerreißung des Wirbels mit Rotation (C2.2.1). Alle längsverlaufenden Bänder sind zerrissen. **a** In der seitlichen Projektion kann diese Verletzung wie eine unkomplizierte horizontale Wirbelzerreißung (B2.1) aussehen. **b** In der sagittalen Projektion findet man in der Regel alle Anzeichen der Rotation.

Axiale Torsion ist fast immer einem der bisher beschriebenen Verletzungsmechanismen aufgepfropft. Kompression oder Flexionskompression kann genauso mit axialer Torsion kombiniert sein wie die Flexionsdistraktion oder Hyperextension. Durch das gleichzeitige Einwirken des axialen Drehmomentes wird das jeweilige Grundmuster der Verletzung modifiziert; es entstehen zusätzliche Läsionen, die bei den Typen A und B nicht vorkommen.

Abgesehen von wenigen Ausnahmen sind bei Torsionsverletzungen z. B. alle längsgerichteten

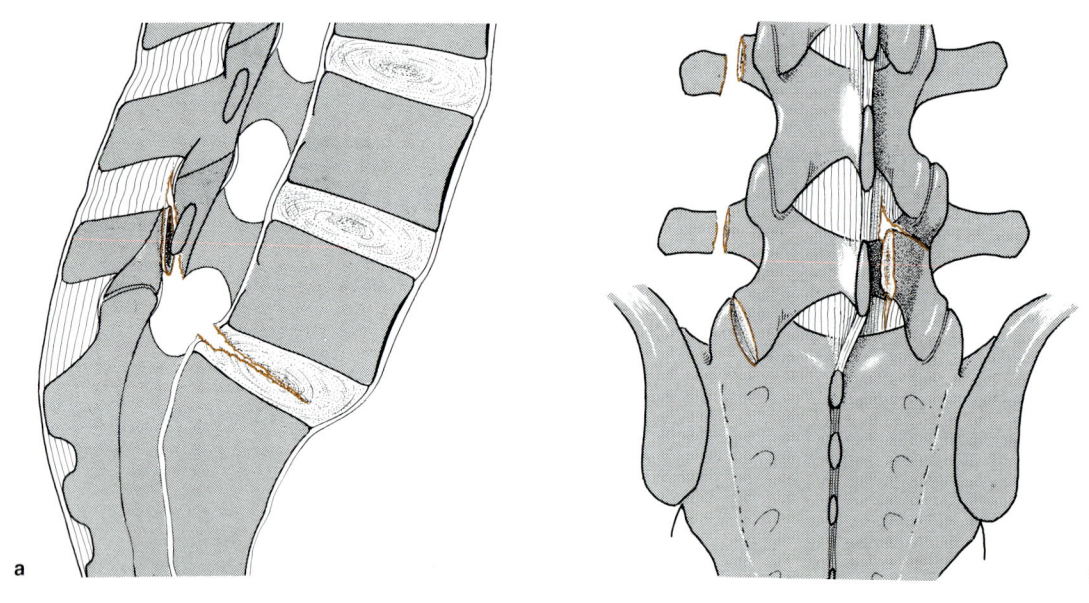

Abb. 119 Einseitige Hyperextensionsspondylolyse L5 (C2.3.2). Diese überwiegend diskoligamentäre seltene Verletzung kommt hauptsächlich am untersten Lendensegment vor. **a** Subluxation des 5. Lendenwirbels nach ventral, vollständige oder teilweise Zerreißung der Bandscheibe, Fraktur durch die Interartikularportion. **b** Zeichen der Linksrotation mit Abbruch von Querfortsätzen. Einseitige Fraktur der Interartikularportion und Lamina. Das linke Intervertebralgelenk klafft

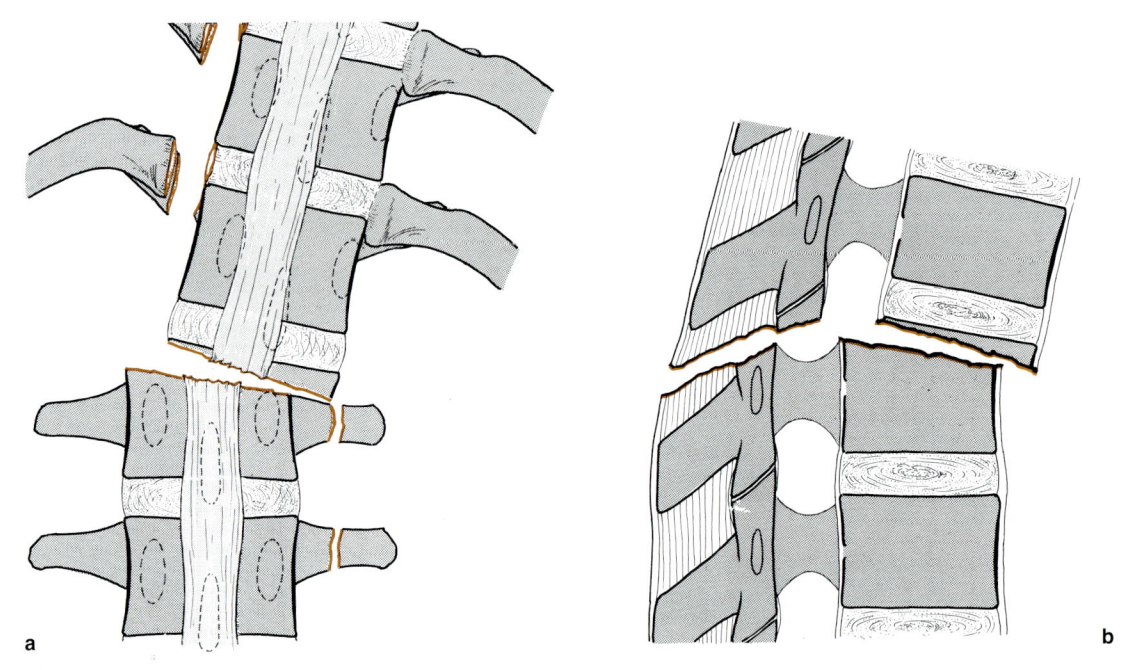

Abb. 120 Holdsworth-Slicefraktur, Rotationsscherbruch (Typ C3.1). Im Rahmen dieser schweren und völlig instabilen thorakolumbalen Rotationsverletzung kann das Rückenmark infolge der translatorischen Verschiebung abgequetscht werden. **a** In der a.-p. Projektion erkennt man alle Anzeichen der Rotation. Die obere Deckplatte des Frakturwirbels ist abgeschert. **b** Abknickung und translatorische Verschiebung nach vorne sind unterschiedlich stark ausgeprägt

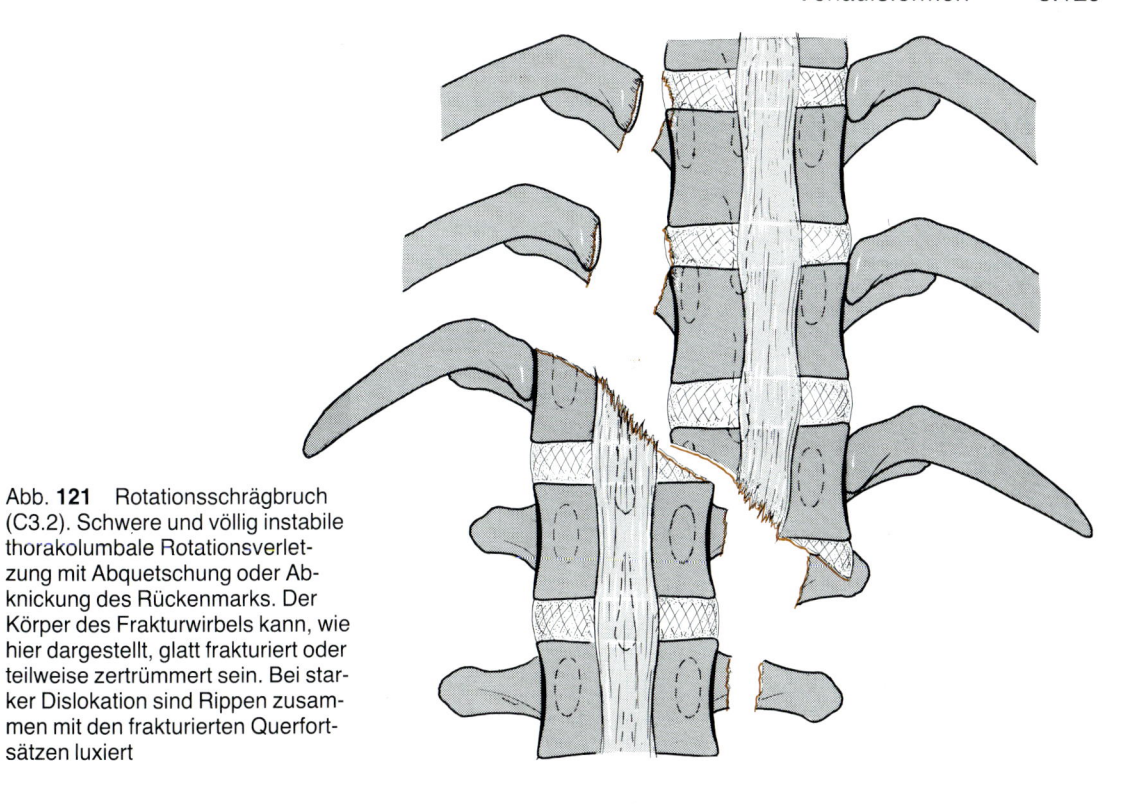

Abb. 121 Rotationsschrägbruch (C3.2). Schwere und völlig instabile thorakolumbale Rotationsverletzung mit Abquetschung oder Abknickung des Rückenmarks. Der Körper des Frakturwirbels kann, wie hier dargestellt, glatt frakturiert oder teilweise zertrümmert sein. Bei starker Dislokation sind Rippen zusammen mit den frakturierten Querfortsätzen luxiert

Bänder zerrissen. Während spezifische Rotationsstabilisatoren, wie Querfortsätze, Bänder und Muskelansätze, bei den Verletzungen des Typ A und B intakt bleiben, sind diese Elemente bei Rotationsverletzungen immer beschädigt. Daraus resultiert erhöhte Instabilität: Zur Instabilität des Grundtyps kommt die teilweise oder völlige Instabilität gegen axiale Torsion. Während Translationen beim Typ A nie und beim Typ B nur in der Sagittalebene vorkommen, sind bei Rotationsverletzungen Verschiebungen in jede Richtung möglich.

Mit Ausnahme von ganz wenigen abortiven Formen sind Torsionsverletzungen stets instabile Verletzungen beider Säulen.

Spezielle klinische und radiologische Kennzeichen

Klinische Kennzeichen. Verdachtsmomente auf die Mitbeteiligung eines Torsionsmechanismus ergeben sich schon aus der Unfallanamnese: Bei einem Sturz aus größerer Höhe oder wenn der Patient in etwas gebückter Stellung von einem herabfallenden schweren Gegenstand getroffen oder wenn er eine Strecke weit geschleudert wurde, ist bereits an eine Rotationsverletzung zu denken. Weitere Hinweise bilden einseitige Verletzungen des Schultergürtels, des Thorax oder Beckens. Wie bei jeder Zerreißung der dorsalen Säule sind über dem Verletzungsbereich Schwellung, Hämatombildung, Druckdolenz und die schon bei den Flexionsdistraktionsverletzung beschriebenen Palpationsbefunde zu finden. Rund 55% der Rotationsverletzungen haben neurologische Ausfälle (vgl. Tab. 7).

Radiologische Kennzeichen. Verschiedene, meist schon in a.-p. Standardaufnahmen gut sichtbare Befunde kennzeichnen den Torsionsmechanismus. Hierher gehören alle bekannten Zeichen der Rotation, wie seitliche Verkrümmung der Wirbelsäule, exzentrische Stellung der Dornfortsätze sowie die asymmetrische Darstellung der Bogenwurzeln und Gelenkfortsätze. Der rotatorische Offset zwischen zwei Wirbeln mit Stufenbildung im Bereich der seitlichen Konturen ist ein sicheres Zeichen der Rotation. Rotationsverletzungen der BWS sind oft mit einseitigen Rippenserienfrakturen oder Luxationen von Rippen vergesellschaftet.

An der Lendenwirbelsäule sind Querfortsatzfrakturen, einseitige Subluxationen und Luxationen sowie einseitige Brüche von Gelenksfortsätzen oder Interartikularportionen pathognomonisch für den Rotationsmechanismus. Dreieckige oder schuppenförmige laterale Kantenabrißfragmente kennzeichnen diskoligamentäre Rotationsverletzungen mit Abscherung der Bandscheibe vom Wirbelkörper.

Durch Torsion verursachte Wirbelfrakturen sind sowohl ventral als auch dorsal asymmetrisch. Bei Rotationskompressionsbrüchen bleibt fast regelmäßig die der Rotationsrichtung abgekehrte Seitenwand des Wirbelkörpers intakt (vgl. Abb. **111, 112, 114**). In der seitlichen Projektion ist deshalb trotz der Zerstörung des Wirbelkörpers eine normale Wirbelkörperkontur, ein „Phantomwirbel", zu sehen. Schwere Rotationskompressionsbrüche sind auf den ersten Blick oft völlig irregulär.

Literatur

Allgayer, B., E. v. d. Flierdt, S. von Gumppenberg, A. Heuck, M. Matzner, P. Lukas, G. Luttke: Die Kernspintomographie im Vergleich zur Skelettszintigraphie nach traumatischen Wirbelkörperfrakturen. Fortschr. Röntgenstr. 152 (1990) 677–681

Anderson, P. A., F. P. Rivara, R. V. Maier, C. Drake: The epidemiology of seatbelt-associated injuries. J. Trauma 31 (1991) 60–67

Angtuaco, E., E. Binet: Radiology of thoracic and lumbar fractures. Clin. Orthop. 189 (1984) 43–57

Arciero, R., K. Leung, J. Pierce: Spontaneous unstable burst fracture of the thoracolumbar spine in osteoporosis. Spine 14 (1989) 114–117

Atlas, S., V. Regenbogen, L. R. Rogers, K. Kim: The radiographic characterization of burst fractures of the spine. Amer. J. Roentgenol. 147 (1986) 575–582

Boger, D. C., R. W. Chandler, J. G. Pearce, A. Balciunas: Unilateral facet dislocation at the lumbosacral junction. J. Bone Jt Surg. 65 A (1983) 1174–1178

Böhler, J.: Bilanz der konservativen und operativen Knochenbruchbehandlung – Becken und Wirbelsäule. Chirurg 54 (1983) 241–247

Böhler, L.: Die Technik der Knochenbruchbehandlung, 12.–13. Aufl., Band I. Maudrich, Wien 1951 (pp. 318–480)

Boland, P., J. M. Lane, N. Sundaresan: Metastatic disease of the spine. Clin. Orthop. 169 (1982) 95–102

Brassow, F., W. Crone-Münzebrock, I. Weh, R. Kranz: Vergleichende Untersuchungen über Kompressionsverhalten und computertomographische Absorptionsprofile von Wirbelkörpern. Z. Orthop. 121 (1983) 507

Brower, A. C., E. F. Downey: Kümmell's disease: report of a case with serial radiographs. Radiology 141 (1981) 363–364

Chance, C. Q.: Note on a type of flexion fracture of the spine. Brit. J. Radiol. 21 (1948) 452–453

Chou, S.: The treatment of paralysis associated with kyphosis. Clin. Orthop. 128 (1977) 149–154

Cooper, C., S. Shah, D. J. Hand, J. Adams, J. Compston, M. Davie, A. Woolf: Screening for vertebral osteoporosis using individual risk factors. Osteoporosis Int. 2 (1991) 48–53

Daffner, R., Z. Deeb, A. Goldberg, A. Kandabarow, W. Rothfus: The radiologic assessment of post-traumatic vertebral stability. Skelet. Radiol. 19 (1990) 103–108

Dall, B., E. Stauffer: Neurologic injury and recovery patterns in burst fractures at the T12 or L1 motion segment. Clin. Orthop. 233 (1988) 171–176

De Oliviera, J.: A new type of fracture-dislocation of the thoracolumbar spine. J. Bone Jt Surg. 60 A (1978) 481–488

Delplace, J., M. Tricoit, D. Sillion, J. F. Vialla: Luxation postérieure de L5 sur le sacrum. A propos d' un cas. Rev. Chir. orthop. 69 (1983) 141–145

Denis, F.: Updated classification of thoracolumbar fractures. Orthop. Trans 6 (1982) 8–9

Denis, F.: The three column spine and its significance in the classification of acute thoracolumbar spinal injuries. Spine 8 (1983) 817–831

Denis, F.: Spinal instability as defined by the three-column spine concept in acute spinal trauma. Clin. Orthop. 189 (1984) 65–76

Denis, F., J. Burkus: Diagnosis and treatment of cauda equina entrapment in the vertical lamina fracture of lumbar burst fractures. Spine (Suppl) 16 (1991) 433–439

Denis, F., J. K. Burkus: Shear fracture dislocation of the thoracic and lumbar spine associated with forceful hyperextension (lumberjack paraplegia). Spine 17 (1992) 156–161

Dreyer, J. P. Georgi: Diagnostik von Wirbelsäulenverletzungen mit kurzlebigen Radionukliden und elektronischer Verarbeitung der Messdaten. Z. Orthop. 112 (1974) 886–889

Engelhardt, P.: Palliativ-orthopädische Therapie bei Tumorosteopathien. Schweiz. Rsch. Med. Prax. 82 (1993) 263–266

Fasano, F., E. Stauffer: Traumatic division of the spinal cord demonstrated by magnetic resonance imaging. Clin. Orthop. 233 (1988) 168–170

Ferguson, R. L., B. L. Allen jr.: a mechanistic classification of thoracolumbar spine fractures. Clin. Orthop. 189 (1984) 77–88

Fontijne W., L., De Klerk, R. Braakman, T. Stijnen, H. Tanghe, R. Steenbeek, B. van Linge: CT Scan prediction of neurological deficit in thoracolumbar burst fractures. J. Bone Jt Surg. 74 B (1992) 683–685

Ford, W. D.: Traumatic incarceration of the jejunum between two lumbar vertebrae. J. pediat. Surg. 14 (1979) 189–190

Fredrickson, B., H. Yuan, H. Miller: Burst fractures of the fifth lumbar vertebra. J. Bone Jt Surg. 64 A (1982) 1088–1094

Fredrickson, B. E., W. T. Edwards, W. Rauschning, J. C. Bayley, H. A. Yuan. Vertebral burst fractures: an experimental, morphologic, and radiographic study. Spine 17 (1992) 1012–1021

Fuentes, J. M., J. Bloncourt, G. Bourbotte, Ph. Castan, B. Vlahovitch: La fracture du chance. Neurochirurgie 30 (1984) 113–118

Gehweiler, J., R. Daffner, R. Osborne: Relevant signs of stable and unstable thoracolumbar vertebral column trauma. Skelet. Radiol. 7 (1981) 179–183

Gertzbein, S. D.: Persönliche Mitteilung (1990)

Gertzbein, S.: Multicenter spine fracture study (Scoliosis Research Society). Spine 17 (1992) 528–540

Gertzbein, S. D., C. M. Court-Brown: Flexion/distraction injuries of the lumbar spine. Mechanisms of injury and classification. Clin. Orthop. 227 (1988) 52–60

Gertzbein, S. D., C. M. Court-Brown: The rationale for management of flexion/distraction injuries of the thoracolumbar spine, base don a new classification. J. spin. Disord. 2 (1989) 176–183

Glaesener, J.-J., W. Hasse, G. Exner, V. Mikschas: Thorakopulmonale Komplikationen bei frischen Frakturen der Brustwirbelsäule mit neurologischem Schaden. Unfallchirurgie 18 (1992) 274–279

Glassmann, St. D., J. R. Johnson, R. T. Holt: Seatbelt injuries in children. J. Trauma 33 1992) 882–886

Göcke, H.: Physikalische Untersuchungen an skoliotischen Wirbeln. Z. Orthop., Beilageh. 48 (1927) 168–181

Goutallier, D., J. Bernageau: La discographie dans les fractures du rachis. Rev. Chir. orthop. 63 (1977) 437–439

Grass, T., J. Harms: Pseudarthrosen nach Frakturen der Brust und Lendenwirbelsäule. H. Unfallheilk. 189 (1987) 1134–1136

Gumley, G., T. K. F. Taylor, M. D. Ryan: Distraction fractures of the lumbar spine. J. Bone Jt Surg. 64 B (1982) 520–525

Haher, T., W. Felmy, H. Baruch, V. Devlin, D. Welin, M. O'Brien, J. Ahmad, J. Valenza, S. Parish: The contribution of the three columns of the spine to rotational stability. Spine 14 (1989) 663–669

Hahn, K., J. Heine: Nuklearmedizinische Verfahren in der Diagnostik an den Haltungs- und Bewegungsorganen. Dtsch. Ärztebl. 90 (1993) 79–84

Hansson, T., B. Roos, A. Nachemson: The bone mineral content and ultimate compressive strength of lumbar vertebrae. Spine 5 (1980) 46–55
Hardy, A. G., A. B. Rossier: Spinal Cord Injuries. Thieme, Stuttgart 1975
Harms, J., D. Stoltze: The indications and principles of correction of post-traumatic deformities. Europ. Spine J. 1 (1992) 142–151
Harris, J.: Radiographic evaluation of spinal trauma. Orthop. Clin. N. Amer. 17 (1986) 75–86
Hashimoto, T., K. Kaneda, K. Abumi: Relationship between traumatic spinal canal stenosis and neurologic deficits in thoracolumbar burst fractures. Spine 13 (1988) 1268–1272
Holdsworth, F. W.: Fractures, dislocations, and fracture-dislocations of the spine. J. Bone Jt Surg. 45 B (1963) 6–20
Holdsworth, F. W.: Review article: fractures, dislocations, and fracture-dislocations of the spine. J. Bone Jt Surg. 52 A (1970) 1534–1551
Holdsworth, F. W., A. Hardy: Early treatment of paraplegia from fractures of the thoracolumbar spine. J. Bone Jt Surg. 35 B (1953) 540–550
Holmes, A. D., D. Hukins, A. Freemont: End-plate displacement during compression of lumbar vertebra-disc-vertebra segments and the mechanism of failure. Spine 18 (1993) 128–135
Howland, W. J., J. L. Curry, C. D. Buffington: Fulcrum injuries of the lumbar spine. J. Amer. med. Ass. 193 (1965) 240–241
Jeanneret, B., H.-J. Holdener: Wirbelfrakturen und Bauchtrauma. Unfallchirurg 95 (1992) 603–607
Jeanneret, B., J.-C. Ward, F. Magerl: Pincer fractures: a therapeutic quandary. 1st European Congress of Orthopaedics, Paris 21.–23. 4. 1993. Rev. Chir. Orthop. Abstract 38 (1993)
Jeanneret, B., P. K. Ho, F. Magerl: „Burst-shear" flexion/distraction injuries of the lumbar pine. J. spin. Disord. Im Druck
Kaltenecker, G., O. Kwasny, R. Maier, H. Schurawitzky, H. Hertz: Ergebnisse nach konservativ versorgten Wirbelfrakturen am thorakolumbalen Übergang unter besonderer Berücksichtigung knöcherner Stenosen des Spinalkanals. Unfallchirurg 95 (1992) 118–123
Kaufer, H.: The thoracolumbar spine. In Rockwood, C. E. jr., D. P. Grenn: Fractures, Vol 2. Lippincott, Philadelphia 1975 (pp. 861–903)
Kazarian, L.: Creep characteristics of the human spinal column. Orthop. Clin. N. Amer. 6 (1975) 3–8
Keene, J., T. Goletz, F. Lilleas, A. Alter, J. Sackett: Diagnosis of vertebral fractures. J. Bone Jt Surg. 64 A (1982) 586–594
Keenen, T. L., J. Antony, D. R. Benson: Dural tears associated with lumbar burst fractures. J. orthop. Trauma 4 (1990) 243–245
Keyl, W.: Szintigraphie der Knochen und Gelenke. In Hrsg. Witt, A. N., H. Rettig, K. F. Schlegel, M. Hakkenbroch, W. Hupfauer: Orthopädie in Praxis und Klinik, Band II. Thieme, Stuttgart 1981 (S. 4.63–4.90)
Klaue, R.: Die traumatischen Schädigungen des Rückenmarks und seiner Hüllen. In Olivecrona H., W. Tönnis: Handbuch der Neurochirurgie, Band I. Springer, Berlin 1969 (S. 374–400)
Konermann, W., S. Sell: Die Wirbelsäule – eine Problemzone im Kunstturnhochleistungssport. Sportverl. Sportschad. 6 (1992) 156–160
Langlotz, M.: Lumbar Myelography with Water-soluble Contrast Media. Thieme, Stuttgart 1986
Larsen, J. L.: The posterior surface of the lumbar vertebral bodies, part I. Spine 10 (1985) 50–58
Lautenschlager, St., U. Karli, P. Matter: Multizentrische Gleitschirm-Unfallstudie 1990. Z. Unfallchir. Vers. Med. 85 (1992) 90–95
Lindahl, S., J. Willén, A. Norwall, L. Irstam: The crush-cleavage fracture. A „new" thoracolumbar unstable fracture. Spine 8 (1983) 559–569

Linde, H.-U.: Wirbelkörperkompressionsfraktur nach „Verhebetrauma". Unfallheilkunde 86 (1983) 455–457
Lob, A.: Die Wirbelsäulen-Verletzungen und ihre Ausheilung. Thieme, Stuttgart 1954
Loew, M., F. Niethard, H. Cotta: Die Deformierung bei konservativer Behandlung von Wirbelfrakturen. Z. Orthop. 130 (1992) 447–449
Louis, R.: Les théories de l'instabilité. Rev. Chir. Orthop. 63 (1977) 423–425
Magerl, F.: Verletzungen der Brust- und Lendenwirbelsäule. Langenbecks Arch. Chir. 352 (1980) 427–433
Magerl, F.: Der Wirbel-Fixateur externe. In Weber, B. G. F. Magerl: Fixateur externe. Springer, Berlin 1985 (pp. 289–370)
Magerl, F. J. Harms, S. D. Gertzbein, M. Aebi, S. Nazarian: A New Classification of Spinal Fractures. Vorgestellt im September 1990 an der Tagung der Societé Internationale de chirurgie Orthopédique et de Traumatologie (SICOT) in Montreal.
Magerl, F., J. Harms, S. D. Gertzbein, M. Aebi, S. Nazarian: A new classification of thoracic and lumbar injuries. Europ. Spine J. Im Druck
Malcolm, B., D. Bradford, R. Winter, S. Chou: Posttraumatic kyphosis. J. Bone Jt Surg. 63 A (1981) 891–899
Malzer, U., M. Pfeiffer, P. Griss: Posttraumatic vertebral body necrosis (Kümmell-Verneuil disease). Europ. Spine J. 1 (1992) 55–59
Martijn, A., E. Veldhuis: The diagnostic value of interpediculate distance assessment on plain films in thoracic and lumbar spine injuries. J. Trauma 31 (1991) 1393–1395
Maruo, S., F. Tatekawa, K. Nakano: Paraplegie infolge von Wirbelkompressionsfrakturen bei seniler Osteoporose. Z. Orthop. 125 (1987) 320–323
Matin, P.: The appearance of bone scans following fractures, including immediate and long-term studies. J. nucl. Med. 20 (1979) 1227–1231
McAfee, P. C., H. A. Yuan, B. E. Fredrickson, J. P. Lubicky: The value of computed tomography in thoracolumbar fractures. J. Bone Jt Surg. 65 A (1983) 461–479
McCort, J.: Caring for the major trauma victim: the role for radiology. Radiology 163 (1987) 1–9
McGowan, D., J. Hipp, T. Takeuchi, A. White, W. Hayes: Strength reductions from trabecular destruction within thoracic vertebrae. J. spin. Disord. 6 (1993) 130–136
Melton, L., S. Kan, M. Frye, H. Wahner, W. O'Fallon, B. Riggs: Epidemiology of vertebral fractures in women. Amer. J Epidemiol. 129 (1989) 1000–1011
Meyer, P. R. jr.: Surgery of Spine Trauma. Churchill Livingstone, New York 1989
Minne, H.: Osteoporose als Ursache der pathologischen Fraktur. Akt. Traumatol. 21 (1991) 82–86
Muhr, G., H. Tscherne: Folgezustände nach Wirbelsäulenverletzungen. H. Unfallheilk. 149 (1980) 252–256
Müller, M. E., S. Nazarian, P. Koch: Classification AO des fractures. Vol. 1: Les os longs. Springer, Berlin 1987
Neumann, P., A.-L. Osvalder, A. Nordwall, P. Lövsund, T. Hansson: The mechanism of initial flexion-distraction injury in the lumbar spine. Spine 17 (1992) 1083–1090
Neurath, F.: Röntgendiagnostische Schwierigkeiten am zerviko-thorakalen Übergang. Z. Orthop. 112 (1974) 883–885
Nicoll, E. A.: Fractures of the dorso-lumbar spine. J. Bone Jt Surg. 31 B (1949) 376–394
Niethard, F. U.: Das Sinterungsverhalten von Wirbelkörperfrakturen bei Behandlung mit dem Drei-Punkte-Korsett. Akt. Traumatol. 15 (1985) 159–164
O'Beirne, J., N. Cassidy, K. Raza, M. Walsh, J. Stack, P. Murray: Role of magnetic resonance imaging in the assessment of spinal injuries. Injury 24 (1993) 149–154
Pachowsky, H.: Zur Typologie der Wirbelfraktur. Z. Orthop. 112 (1974) 872–875
Panjabi, M. M.: The stabilizing system of the spine. Part II. Neutral zone and instability hypothesis. J. spin. Disord. 5 (1992) 390–396

Parrini, L., P. Cabitza, C. Verdoia, P. Garbagna: Vertebral fractures: classification, pathological and radiographic anatomy, radiographic diagnosis. Ital. J. Orthop. Traumatol. 9. Suppl.) (1983) 5–20

Perey, O.: Fracture of the vertebral end-plate in the lumbar spine. Acta orthop. scand. Suppl. 25 (1957)

Pesch, H. J., T. Becker, W. Bischoff, H. Seibold: Vergleichende Strukturanalyse der Spongiosa von Lenden- und Halswirbelkörpern. Radiologisch-morphometrische und statistische Untersuchungen. Verh. dtsch. Ges. Pathol. 74 (1990) 238–242

Plaue, R.: Das Frakturverhalten von Brust- und Lendenwirbelkörpern. 1. Mitteilung: Kompressionsversuche an mazerierten Wirbelkörpern. Z. Orthop. 110 (1972) 159–166

Plaue, R.: Das Frakturverhalten von Brust- und Lendenwirbelkörpern. 2. Mitteilung: Kompressionsversuche an frischen Leichenwirbeln. Z. Orthop. 110 (1972) 357–362

Plaue, R., H. Roesler: Das Frakturverhalten von Brust- und Lendenwirbelkörpern. 3. Mitteilung: Untersuchungen über die mechanische Anisotropie der Wirbelspongiosa. Z. Orthop. 110 (1972) 582–586

Plaue, R., H. J. Gerner, W. Puhl: Das Frakturverhalten von Brust- und Lendenwirbelkörpern. 4. Mitteilung. Z. Orthop. 111 (1973) 139–146

Powell, J., J. Waddell, W. Tucker, E. Transfeldt: Multiple-level noncontiguous spinal fractures. J. Trauma 29 (1989) 1146–1150

Rennie, W., N. Mitchell: Flexion distraction injuries of the thoracolumbar spine. J. Bone Jt Surg. 55 A (1973) 386–390

Richter-Turtur, M., S. Pföss: Der „Chapeau-claque"-Mechanismus. Biomechanische Aspekte bei der Röntgendiagnostik von Wirbelfrakturen. Unfallchirurg 92 (1989) 328–330

Riggins, R. S., J. F. Kraus: The risk of neurological damage with fractures of the vertebrae. J. Trauma 17 (1977) 126–133

Roaf, R.: A study of the mechanics of spinal injuries. J. Bone Jt Surg. 42 B (1960) 810–823

Rösch, H.: Sportverletzungen der Wirbelsäule unter besonderer Berücksichtigung der Vorerkrankungen. Z. Orthop. 110 (1972) 793–795

Roy-Camille, R., G. Saillant: Les traumatismes du rachis sans complication neurologique. Intern. Orthop. 8 (1984) 155–162

Roy-Camille, R., G. Gaillant, D. Berteaux, S. Marie-Anne: Early management of spinal injuries. In McKibbin, B.: Rectent Advances in Orthiopaedics. Churchill Livingstone, Edinburgh 1979 (pp. 57–87)

Roy-Camille, R., P. Gagnon, Y. Catonne, J. B. Benazet: La luxationantéro-latérale du rachis lombo-sacré. Rev. Chir. Orthop. 66 (1980) 105–109

Saboe, L. A., D. C. Reid, L. A. Davis, S. A. Warren, M. G. Grace: Spine trauma and associated injuries. J. Trauma 31 (1991) 43–48

Salomon, C., D. Chopin, M. Benoist: Spinal cord compression: an exceptional complication of spinal osteoporosis. Spine 13 (1988) 222–224

Samuels, L., M. Kerstein: Routine radiologic evaluation of the thoracolumbar spine in blunt trauma patient: a reappraisal. J. Trauma 34 (1993) 85–89

Schiestel, H.: Spätschäden der Wirbelsäule nach traumatischer Gibbusbildung. H. Unfallheilk. 108 (1971) 182–184

Segmüller, G.: Die Scintigraphie in der Differentialdiagnose der Wirbelfrakturen. Mschr. Unfallheilk. 75 (1972) 220–227

Shirado, O., K. Kaneda, S. Tadano, H. Ishikawa, P. McAfee, K. Warden: Influence of disc degeneration on mechanism of thoracolumbar burst fractures. Spine 17 (1992) 286–292

Smith, W. S., H. Kaufer: Patterns and mechanics of lumbar injuries associated with lap seat belts. J. Bone Jt Surg. 58 A (1969) 239–254

Spitz, J., K. Tittel: Indikationen und Ergebnisse der Skelettszintigraphie in der Traumatologie. In Brussatis, F., K. Hahn: Nuklearmedizin in der Orthopädie. Springer, Berlin 1990 (S. 280–312)

Steffen, R., L. Nolte, M. Jergas, J. Krämer: Einfluß von Weichteilverletzungen auf die Biomechanik sagittal symmetrischer thorakolumbaler Wirbelkompressionsfrakturen. Akt. Traumatol. 23 (1993) 90–96

Stoltze, D., R. Philippi, J. Harms: Die Wertigkeit der Computertomographie und Myelographie für die Operationsindikation und -taktik von Wirbelsäulenverletzungen. H. Unfallheilk. 165 (1983) 133–135

Stover, S., P. Fine: Spinal Cord Injury: The Facts and Figures. The University of Alabama, Birmingham 1986

Sturzenegger, M., S. von Gumppenberg: Bilaterale Schulterluxationsfrakturen, Schenkelhals- und Wirbelfraktur: eine bemerkenswerte Verletzungskombination im epileptischen Anfall. Akt. Traumatol. 15 (1985) 180–183

Thorngren, K.-G., E. Liedberg, P. Aspelin: Fraktures of the thoracic and lumbar spine in ankylosing spondylitis. Arch. orthop. traum. Surg. 98 (1981) 101–107

Trafton, P., C. Boyd: Computed tomography of thoracic and lumbar spine injuries. J. Trauma 24 (1984) 506–514

Twomey, L. T., J. R. Taylor: Age changes in lumbar vertebrae and intervertebral discs. Clin. Orthop. 224 (1987) 97–104

Vasconcelos, D.: Compression fractures of the vertebrae during major epileptic seizures. Epilepsia 14 (1973) 323–328

Wagner, W., P. Stolper: Die Verletzungen der Wirbelsäule und des Rückenmarks. Enke, Stuttgart 1898

Weinreich, M.: Der Verkehrsunfall des Fußgängers. H. Unfallheilk. 135 (1979)

Weinstein, P. R., R. P. Karpman, E. P. Gall, M. Pitt: Spinal cord injury, spinal fracture, and spinal stenosis in ankylosing spondylitis. J. Neurosurg. 57 (1982) 609–616

White III, A. A., M. M. Panjabi: Clinical Biomechanics of the Spine, 2nd ed.Lippincott, Philadelphia 1990

Whitesides, T. E. jr.: Traumatic kyphosis of the thoracolumbar spine. Clin. Orthop. 128 (1977) 78–92

Willén, J.: Post fracture spinal pain. Acta orthop. scand. (Suppl. 251) 64 (1993) 90–91

Willén, J., S. Lindahl, L. Irstram, B. Aldman, A. Norwall: The thoracolumbar crush fracture – an experimental study on instant axial dynamic loading: the resulting fracture type and ists instability. Spine 9 (1984) 624–630

Williams, D., C. Baggoley, D. Wortzman: Recognition of thoracic/lumbar spinal fractures in the multiple trauma patient. J. Trauma 28 (1988) 1508

Wolter, D.: Vorschlag für eine Einteilung von Wirbelsäulenverletzungen. Unfallchirurg 88 (1985) 481–484

Therapie
Von M. Aebi

Allgemeine Behandlungsprinzipien

Sowohl für die konservative als auch für die chirurgische Behandlung gilt in gleicher Weise der Böhlersche Grundsatz: Einrichten (Reposition), Halten (Stabilisierung) und Üben (frühzeitige Mobilisation) (BOEHLER 1932, 1951). Von diesem Grundsatz soll auch beim modernsten operativen Vorgehen nicht abgewichen werden. Die Ziele der Behandlung sind immer die gleichen: wenn möglich anatomische Reposition, günstige Beeinflussung neurologischer Defizite (auf keinen Fall Verschlimmerung durch die Behandlung) bzw. Verbessern des Neurostatus, Wiederherstellung der Wirbelsäulenstatik und -stabilität, um sekundäre Deformitäten zu vermeiden, Wiederherstellung einer schmerzfreien Funktion, frühzeitige Mobilisation, Pflegeerleichterung und Verhindern von Komplikationen. Im Falle inkompletter neurologischer Ausfälle scheint der Zeitfaktor für die Behandlung eine wesentliche Rolle zu spielen, d. h. je länger eine mechanische Kompression des Rückenmarkes und, weniger ausgeprägt, der Cauda equina besteht, desto kleiner wird die Chance, daß eine vollständige Erholung der neurologischen Ausfälle auftritt.

Die Behandlung eines Patienten mit einem Wirbelsäulentrauma, sei es mit oder ohne neurologischem Ausfall, beginnt an der Unfallstelle, wo besonders unsachgemäße Lagerung oder Transport und dadurch die Erzeugung weiterer Schadens unbedingt zu vermeiden sind (BURNEY 1989, GUTTMAN 1969, MEYER 1989). Bessere Ausbildung des paramedizinischen Personals und gezielte Vorsicht können tatsächlich die Zahl kompletter Querschnittssyndrome verringern (MEYER 1989). Sobald der wirbelverletzte Patient in der Notfallstation eingetroffen ist, soll er für die weiteren Abklärungen immobilisiert belassen werden. Dabei gilt es vorerst, einen allgemeinen klinischen Status zu erheben, um die Verletzungen anderer Organe zu bestimmen, bzw. auszuschließen. Thorakolumbale Verletzungen, insbesondere wenn sie mit neurologischen Defiziten verbunden sind, gehen oftmals mit Verletzungen der Abdominalhöhle, mit Darm-, Leber-, Milz- und neurologischen Verletzungen einher (BANNISTER 1975, BEDBROOK 1979, BENTLEY 1968, BLAUTH 1987, BURKE 1971, CHRISTIAN 1976, DOOLEY 1975, FOWLER 1957, HARRINGTON 1986, HOLT 1976, JONES 1989, PITTS 1970, RUSSMAN 1971, SNYDER 1973, STEVENSON 1979). Im allgemeinen entspricht die innere Verletzung dem Niveau der Wirbelsäulenverletzung, d. h. bei intrathorakalen Verletzungen liegen Läsionen der BWS vor und bei Leber- und urologischen Verletzungen Läsionen der LWS. Sternumfrakturen können als indirekte Manifestation von thorakalen Hyperflexionsverletzungen angesehen werden (BANNISTER 1975, CHRISTIAN 1976, DOOLEY 1975, FOWLER 1957, GERTZBEIN 1988, 1990, JONES 1989, MAGERL 1989, NICOLL 1949). Die sog. Chance-Fraktur vom Flexionsdistraktionstypus hat eine höhere Vergesellschaftung mit einem interabdominellen Trauma als die übrigen thorakolumbalen Verletzungen (CHANCE 1948, GERTZBEIN 1988, MAGERL 1989). Es ist zudem empfehlenswert, bei einer vorhandenen Wirbelsäulenverletzung die ganze Wirbelsäule radiologisch abzuklären, da Kombinationsverletzungen nicht selten sind. Die Anamnese beim Unfallverletzten direkt oder beim Begleiter in bezug auf den Unfallhergang kann Aufschluß geben über die Gewalteinwirkung und den Unfallmechanismus. Äußere Verletzungsspuren, wie Kontusionen, Hautlazerationen und Blutungen, geben weiter Aufschluß über die am Unfall beteiligten Kräfte, bzw. deren Richtung und Einwirkung.

Wenn der primäre Patientenstatus erfolgt ist und keine lebensbedrohliche Situation besteht, kann, wenn immer möglich, der Patient etwas genauer befragt und untersucht werden, um eine bessere Vorstellung über die Schwere des Traumas und die wirksam gewordenen Kräfte zu erlangen. Es ist z. B. wichtig, die Einwirkung der Sicherheitsgurte im Auto zu verstehen, um sich ein Bild über die mögliche daraus resultierende Verletzung zu machen (BANNISTER 1975, CHRISTIAN 1976, DOOLEY 1975, SHENNAN 1973, SMITH 1969). Eine Gibbusdeformität z. B. am thorakolumbalen Übergang oder die palpable Erweiterung des interspinösen Abstandes im Verletzungsbereich helfen, das Ausmaß und die Art der Verletzung im voraus abzuschätzen.

Nach der Aufnahme eines exakten Neurostatus, welcher als Ausgangsbasis für den Verlauf von entscheidender Bedeutung ist, und Sicherung der vitalen Funktionen soll die bildgebende Diagnostik durchgeführt werden (BETZ 1987, BLUMENKOPF 1988, CAMMISA 1989, DENIS 1983, GERTZBEIN 1990, MCAFEE 1983, WHITE 1990). Schon während der Diagnostik kann durch entsprechende Lagerung auf dem Rücken in lordotischer Stellung eine zumindest partielle Reposition einer Fraktur oder Frakturdislokation erreicht werden. Einen gleichzeitigen Längszug wenden wir kaum an, er wird aber von verschiedenen Schulen, z. B. BÖHLER, JUDET, ROY-CAMILLE usw. mit dem orthopädischen Tisch durchgeführt (BOEHLER 1932, 1951, GUTTMAN 1969, JUDET 1980, LOUIS 1983, ROY-CAMILLE 1977, 1980). Spielt die Verkürzung des Achsenskelettes eine wesentliche Rolle, so muß ein Längszug angewendet und erhalten werden; dies ist jedoch einfacher und besser zu kontrollieren über eine chirurgische Maßnahme mittels eines Implantates als über einen thorakolumbalen Gips, der einen allfälligen sekundären Längenverlust nicht nachhaltig zu

verhindern vermag. Als Regel kann gelten, daß Frakturen der BWS zwischen Th1 und Th10 ohne neurologische Ausfälle und ohne offensichtliche Instabilität infolge Zerreißung der hinteren Elemente einer konservativen Behandlung zugeführt werden sollen. Nach BECK (1980) können vom Standpunkt der konservativen Behandlung drei verschiedene Regionen in der BWS und LWS abgegrenzt werden:
- 1.–9. Brustwirbel,
- 10. und 11. Brustwirbel,
- 12. Brustwirbel und Lendenwirbelsäule.

Konservative Behandlung von Brust- und Lendenwirbelfrakturen

Verletzungen des 1.–9. Brustwirbels

Dieser Bereich umfaßt die Gesamtkyphose der BWS. Eine Keildeformität eines einzelnen Wirbels von 20 Grad und mehr – was in der LWS unter Umständen relevante Beschwerden verursachen würde – kann hier im allgemeinen gut ertragen werden, solange die Gesamtkyphose in ihrer Schwingung nicht gestört wird. Die BWS ist Teil des knöchernen Thoraxskelettes, und eine segmentale Instabilität wird daher anders zu beurteilen sein als im Bereich der LWS. Die Einschätzung der Instabilität im genannten BWS-Abschnitt ist schwierig, und es können immer wieder Überraschungen erlebt werden. Es gilt hier, ganz genau zu analysieren, ob eine Verletzung vorwiegend der vorderen Säule nicht mit einer dorsalen Distraktion und daher Zerreißung einhergeht, was, bei anfänglich als günstig eingeschätzten segmentalen Stabilitätsverhältnissen, wegen des stabilisierenden Rippenthorax plötzlich zu sekundären Dislokationen führen kann (Abb. **122**).

Der Abschnitt zwischen Th1 und Th9 ist überdies durch einen konstitutionell engen Spinalkanal charakterisiert, was mit einer hohen Wahrscheinlichkeit neurologischer Komplikationen verbunden ist, wenn Knochenfragmente in den Wirbelkanal verlagert werden oder segmentale Dislokationen auftreten (BEDBROOK 1979, BOHLMAN 1974).

Allerdings sind die Brustwirbel 1–9 relativ selten von Frakturen betroffen, denn der 12. Brustwirbel allein ist in 50% aller BWS-Frakturen beteiligt. Wegen der Gesamtkyphose haben wir es am häufigsten mit Keilwirbelbildungen zu tun, da sich die Kräfte am ehesten axial auf die erwähnte Kyphose auswirken. Die Frakturen in diesem Bereich treten am häufigsten im 6. Lebensjahrzehnt bei entsprechend ausgebildeter Osteoporose auf. Die nach Beck (1980) in etwa 18% auftretenden *Berstungsfrakturen* sind teilweise mit einem frontalen Spaltbruch im Sinne einer „Pincer"-Fraktur kombiniert (MAGERL 1989). Sie führen häufig zu Querschnittlähmungen, womit dieser Frakturtyp für eine konservative Behandlung eher nicht in Betracht kommt, da dadurch kaum eine genügende Entlastung des Spinalkanales erreicht und eine Frühmobilisation nicht begünstigt wird. *Luxationsfrakturen* hingegen sind nicht zwangsläufig mit neurologischen Ausfällen kombiniert, da die Fraktur meist durch die Bogenwurzel oder die hinteren Bogenanteile verläuft und somit der Wirbelkanal eher erweitert als eingeengt wird (BEDBROOK 1971, 1975, BRADFORD 1987, HARRYMAN 1986, SASSON 1987).

Grundsätzlich eignen sich Frakturen des 1.–9. Brustwirbels – wenn sie behandlungsbedürftig sind – nicht für eine konservative Behandlung, da in den meisten Fällen weder eine unblutige Einrichtung gelingt, noch sich eine Reposition durch einen Gipsverband genügend halten läßt. Zudem muß ein Minerva-Gipsaufbau auf die thorakolumbale Orthese aufgesetzt werden, wenn die Ruhigstellung überhaupt etwas bewirken soll. Für die meisten Brüche der genannten Region bietet sich demnach am ehesten eine *funktionelle Behandlung* an, außer bei den Berstungs- und Luxationsfrakturen, wo eine chirurgische Versorgung in den meisten Fällen grundsätzlich ins Auge gefaßt werden sollte (BILOW 1988, BRADFORD 1977, GORDON 1990, HANLEY 1989, JONES 1987, KROMPINGER 1986, LUDOLPH 1983, SKUGINNA 1980).

Unmittelbar nach dem Unfall brauchen die Patienten, welche konservativ behandelt werden, für einige wenige Tage Bettruhe, bis die ersten Schmerzen abgeklungen sind. Anschließend sollte der Patient ohne Stützmieder mobilisiert werden, wobei durch aktive Gymnastik die paravertebrale und Bauchmuskulatur isometrisch gestärkt wird. In den meisten Fällen kommt es zu keiner relevanten Nachsinterung mehr, da nach Plaue ein um 50% komprimierter Wirbel praktisch die gleiche und ein geringgradig komprimierter Wirbel noch 60–70% der Widerstandskraft eines normalen Wirbelkörpers aufweist (PLAUE 1972).

Bei Wirbelfrakturen zwischen dem 1. und 9. Brustwirbel bei jüngeren Menschen und einer lokalen Kyphose von mehr als 30–40% muß die Frage der operativen Reposition und Stabilisierung gestellt werden, da eine sekundäre Dekompensation im Bereiche der lumbalen und allenfalls der zervikalen Lordose zu hartnäckigen Schmerzsyndromen führen kann. Ist man versucht, die Reposition konservativ durchzuführen, so muß ein Längszug angewendet werden, und das Repositionsergebnis muß, in einem zervikothorakolumbalen Gips während ca. 12 Wochen gehalten werden. Dabei wird von gewissen Autoren sogar eine Bettruhe in den ersten 6 Wochen nach dem Unfall gefordert (BECK 1980).

Verletzungen des 10. und 11. Brustwirbels

Diese beiden Wirbel gehören noch zur Brustkyphose, jedoch nicht mehr zum stabilisierenden Rippenthorax, da die Rippen nicht in Rippenbo-

Therapie 3.135

Abb. 122 Beispiel einer frontalen Spaltfraktur von Th8. **a** Auf den ersten Blick erscheint dies eine reine Typ-A-Läsion zu sein. Die genaue Analyse des Röntgenbildes zeigt jedoch eine Läsion auch in den hinteren Elementen, wodurch sie zu einer Typ-B-Läsion wird (Pfeile). **b** Auch der weitere Verlauf nach Stabilisierung mit Fixateur interne belegt den malignen Charakter dieser Läsion. Innerhalb weniger Monate kam es zum Schraubenbruch und zu einer praktisch vollständigen Dislokation des frakturierten Wirbels infolge mangelnder ventraler Abstützung bei geschwächtem Zuggurtungssystem

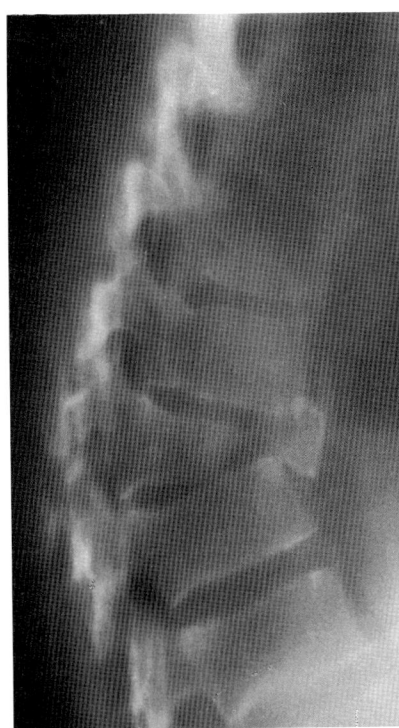

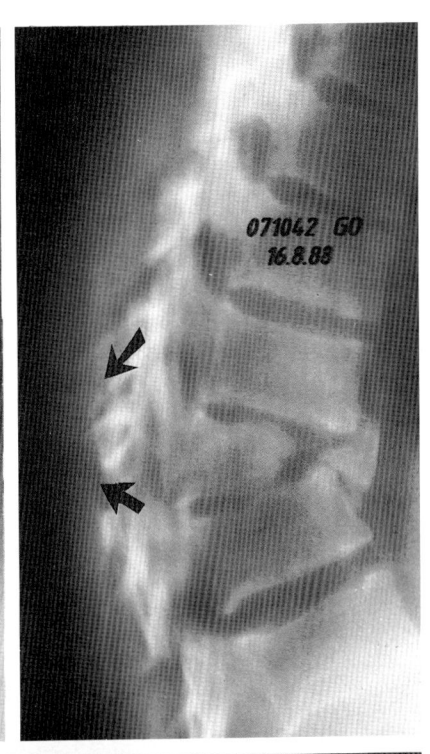

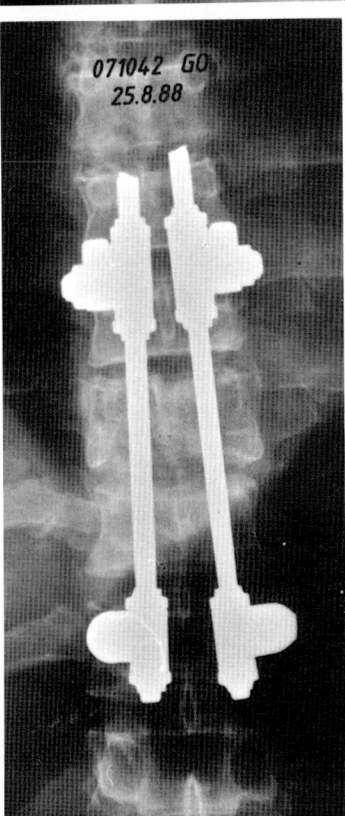

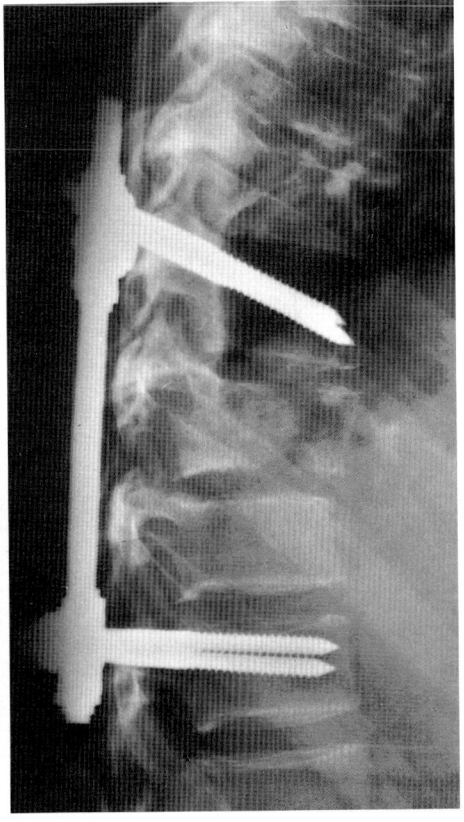

gen auslaufen. Nach BÖHLER (1951) sollen Frakturen bei Patienten unter 50 Jahren und mit mehr als 15 Grad Gibbus im dorsalen Durchhang reponiert und anschließend mit einem Gipsmieder für 12–16 Wochen versorgt werden. Auch hier fordert BÖHLER eine 6wöchige Bettruhe unmittelbar nach dem Unfall (1951). Immer mehr werden diese genannten Brüche einer operativen Behandlung, meist einem kurzstreckigen, winkelstabilen Fixationssystem zugeführt, um sich von den Nachteilen der langen Gipsimmobilisation und ungenügender Reposition zu distanzieren. Die chirurgische Maßnahme ist dann um so mehr gerechtfertigt, je mehr der behandelnde Chirurg mit den genannten Operationsmethoden konfrontiert und vertraut ist.

Verletzungen des 12. Brustwirbels und der Lendenwirbelsäule

Der thorakolumbale Übergang (12. Brustwirbel und 1. Lendenwirbel) ist der am häufigsten verletzte Wirbelsäulenabschnitt überhaupt. Der 1. Lendenwirbel ist mit bis zu 60% sämtlicher Wirbelfrakturen am häufigsten betroffen, und annähernd 50% der Brustwirbelfrakturen betreffen den 12. Brustwirbel (BECK 1980, MEYER 1989, O'CALLAGHAN 1980). Der 2. Lumbalwirbel ist ca. 3mal weniger betroffen als der 1. Lendenwirbel, die Häufigkeit lumbaler Frakturen nimmt ganz allgemein in kaudaler Richtung ab. Der 5. Lendenwirbel ist z. B. ca. 10mal weniger betroffen als der 1. Lendenwirbel (DAS DE S MCCREATH 1981, DENIS 1984, FINN 1992, MAGERL 1989), d. h. in 1,2% aller Wirbelfrakturen oder 2,2% der Verletzungen der thorakolumbalen Wirbelsäule liegt eine Fraktur des 5. Lendenwirbels vor. Die Behandlung der thorakolumbalen und lumbalen Frakturen ist daher im wesentlichen eine Behandlung der Frakturen des 12. Brustwirbels und des 1. und 2. Lendenwirbelkörpers.

Die Frakturen dieser Region, welche einer konservativen Behandlung zugeführt werden sollen, sind im wesentlichen die keilförmig deformierten Kompressionsfrakturen ohne relevante Zerreißung des hinteren Ligamentkomplexes (A1- und A2-Frakturen). Die sog. Chance-Fraktur (B1), welche eine rein ossäre dorsale Distraktionszerreißung aufweist, eignet sich ebenfalls für eine nichtchirurgische Behandlung in einem hyperlordosierenden thorakolumbalen Gips (CHANCE 1948, DENIS 1983, GERTZBEIN 1988, 1990, MAGERL 1989). Berstungsfrakturen, die definitionsgemäß mit einem Ausbruch der Wirbelkörperhinterwand und mit einer Erweiterung der interpedunkulären Distanz verbunden sind (BRANT-ZAWADZKI 1982, DENIS 1981, GUERRA 1984, MCAFEE 1983, POST 1982, SIM 1991, WILLEN 1984), werden wegen der Gefahr der Querschnittslähmung heute zunehmend chirurgisch behandelt, obschon diese Frakturen nach Böhler durchaus im Gipskorsett gehalten sowie behandelt werden können und bis in die neueste Zeit insbesondere von anerkannten Autoren zur konservativen Behandlung empfohlen werden (BEDBROOK 1975, BOEHLER 1932, 1951, COURT-BROWN 1987, DALL 1988, DAVIES 1980, DENIS 1984, FINN 1992, GORDON 1990, GUTTMAN 1976, HAZEL 1988, KAUFFER 1966, MINO 1984, REID 1988, WEINSTEIN 1988, WILLEN 1990).

Insbesondere die Berstungsbrüche des 5. Lendenwirbels werden von Finn und Stauffer zur konservativen Behandlung mit Immobilisation im Gipskorsett empfohlen (FINN 1992). Die Distraktionsverletzungen mit Dislokation mit oder ohne Rotation (DENIS 1983, GERTZBEIN 1988, 1990, MAGERL 1989, RENNIE 1973) eignen sich schlecht für eine konservative Behandlung, weil die Reposition selbst unter erheblichem Längszug oftmals wegen Verhakung der kleinen Wirbelgelenke nur schwer gelingt, allenfalls unter einer gefährlichen Überdistraktion. Die offene Reposition ist hier schonender, die interne Stabilisierung mit kurzstreckigen Fixationssystemen zielgerichteter und effektiver und die Immobilisation bzw. Hospitalisation bedeutend kürzer. Es bleiben somit für die konservative Behandlung im wesentlichen die Kompressionsbrüche (A1) mit Keilwirbelbildung (A2) übrig. Die Möglichkeiten der konservativen Behandlung bietet verschiedene Alternativen an, von denen je nach Schule unterschiedlich Gebrauch gemacht wird (BECK 1980):

1. Mehrwöchige Bettruhe ohne Reposition und anschließend funktionelle Behandlung (BEDBROOK 1975, GUTTMAN 1969, 1976, BECK 1980),
2. primäre funktionelle Behandlung ohne Reposition mit rascher Mobilisation und eventueller Ruhigstellung mit einem 3-Punkte-Stützkorsett (BILOW 1988, SKUGINNA 1980),
3. Reposition und Ruhigstellung im Gipsmieder (BOEHLER 1932, 1951, KARPF 1980).

Wir haben die langdauernde Bettruhe als Behandlungsalternative völlig verlassen, da ein weiteres Zusammensintern in die Keildeformität nur bei entsprechender Läsion des hinteren Ligament- und Wirbelgelenkkomplexes zu erwarten ist. In einem solchen Fall erachten wir ein chirurgisches Vorgehen als zielgerichtetere und speditivere Maßnahme als eine konservative Behandlung. Ist das hintere Zuggurtungssystem intakt, so ist ein Zusammensintern meist nicht zu erwarten.

Bei der frühzeitigen Mobilisation kann, mehr zur Schmerzbehandlung als zur mechanischen Abstützung, ein 3-Punkte-Korsett angepaßt werden. Die systematische aktive Beübung der Bauch- und paravertebralen Muskulatur mittels isometrischer Gymnastik ist weit bedeutungsvoller für die Rehabilitation des Patienten als ein Stützkorsett (BILOW 1988, BOEHLER 1951, KARPF 1980, SKUGINNA 1980).

Bei Brüchen mit Keildeformitäten von mehr als 10 Grad (BOEHLER 1951) oder eines sagittalen bzw. frontalen Quotienten von weniger als 0,8 nach BECK (1980) ist eine Aufrichtung angezeigt. Ob die hinteren Elemente bei mehr als 10 Grad oder mehr als 15 Grad Keildeformität konstant gerissen sind, ist nirgends schlüssig festgelegt, es kann jedoch davon ausgegangen werden, daß mit zunehmender Keildeformität die Wahrscheinlichkeit einer dorsalen Zerreißung zur Gewißheit wird. Ob bei entsprechender dorsaler Zerreißung eine Keildeformität konservativ behandelt werden soll oder nicht, hängt davon ab, ob die dorsale Distraktion zu einer rein ligamentären, rein ossären oder gemischt osteoligamentären Verletzung geführt hat. Im Falle der rein ossären bzw. gemischt osteoligamentären Ruptur kann durchaus eine geschlossene Reposition und Gipsmiederbehandlung versucht werden. Dagegen sind rein ligamentäre dorsale Zerreißungen mit einer hohen Wahrscheinlichkeit mit einer veralteten Instabilität bzw. sekundären Deformität behaftet und sollen deshalb besser chirurgisch behandelt werden.

Der sagittale Quotient (V/H) ergibt sich aus der niederen Vorderwandhöhe (V) über die höhere Hinterwandhöhe (H). Er beträgt im Normalfall annähernd 1 und z. B. 0,5, wenn die Vorderwand auf die Hälfte der Hinterwand abgenommen hat (Abb. **123**).

Wie sehr eine Keildeformität mit einem sagittalen Quotient unter 1 zwangsläufig für sekundäre Beschwerden verantwortlich gemacht werden kann, ist kontrovers und hängt von der Lokalisation, dem Ausmaß, den dorsalen Begleitverletzungen und den Kompensationsmöglichkeiten der benachbarten WS-Abschnitte ab. Eine Keildeformität im Bereich der physiologischen BWS-Kyphose hat sicherlich nicht die pathogenetische Wirkung wie eine entsprechende Keildeformität im Bereich der LWS. TROJAN (1977) fand eine Korrelation zwischen Keildeformitäten, welche größer als 20 Grad sind, und posttraumatischen Beschwerden bis hin zur Arbeitsunfähigkeit. Schistel (1971) fand einen direkten statistisch signifikanten Zusammenhang zwischen sagittalem Quotienten und einer posttraumatischen, radiologisch erfaßten Spondylose der Wirbelsäule.

Die Aufrichtung einer Frakturdeformität kann entweder im ventralen oder dorsalen Durchhang

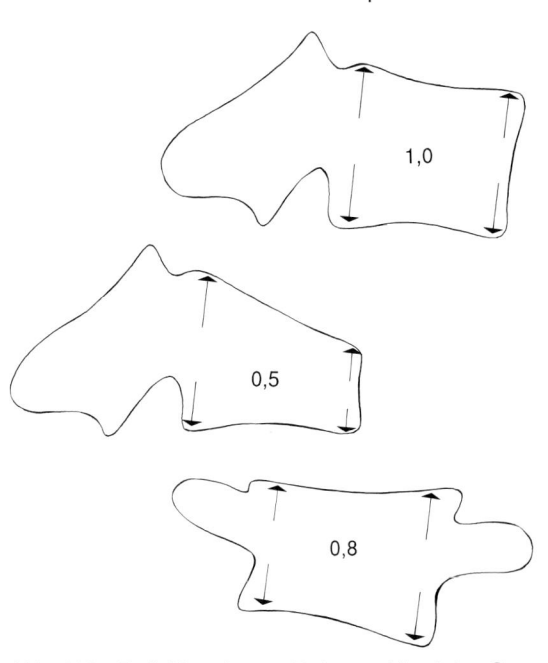

Abb. **123** Definition des sagittalen und frontalen Quotienten: Durch Division der niedrigeren Vorderwand durch die größere Hinterwandhöhe erhält man den sagittalen Quotienten. Analog ist beim frontalen Quotienten mit den Seitenwandhöhen vorzugehen

erfolgen. Von BÖHLER wird nur noch der dorsale Durchhang empfohlen, während der ventrale mit Längszug kaum noch angewendet wird. Dazu wird der orthopädische Tisch gebraucht, auf dem dann der Oberkörper fixiert wird. Es wird ein Längszug mit Flaschenzug angebracht, und erst am Ende des Manövers wird die Lordosierung durch Anheben der Beine bewirkt (Abb. **124**),

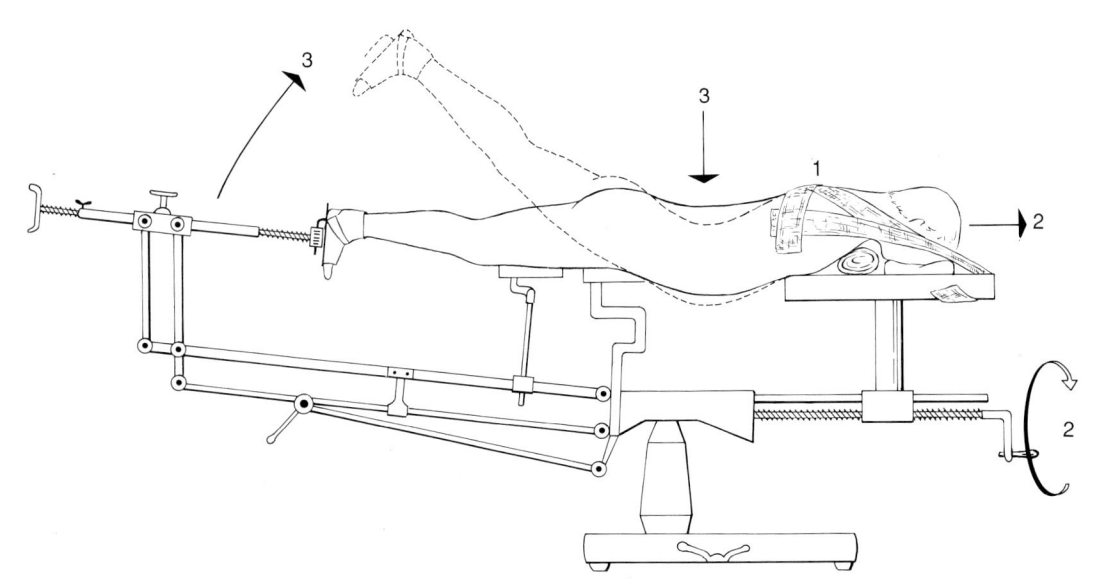

Abb. **124** Ventraler Durchhang auf dem Frakturtisch: Thorax angehoben (1), Längszug bei solid fixiertem Thorax an den Beinen (2), Anheben der Beine zur Erzeugung einer Lordose (3)

3 Verletzungen der Wirbelsäule

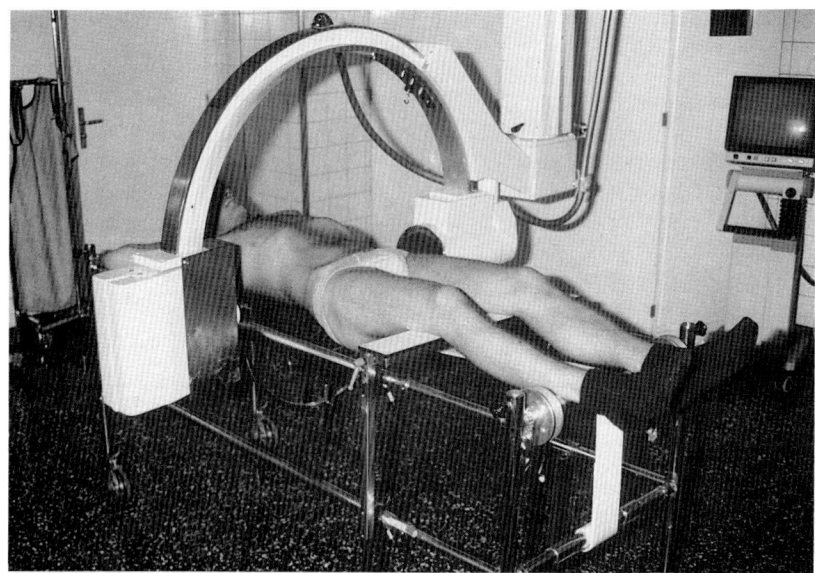

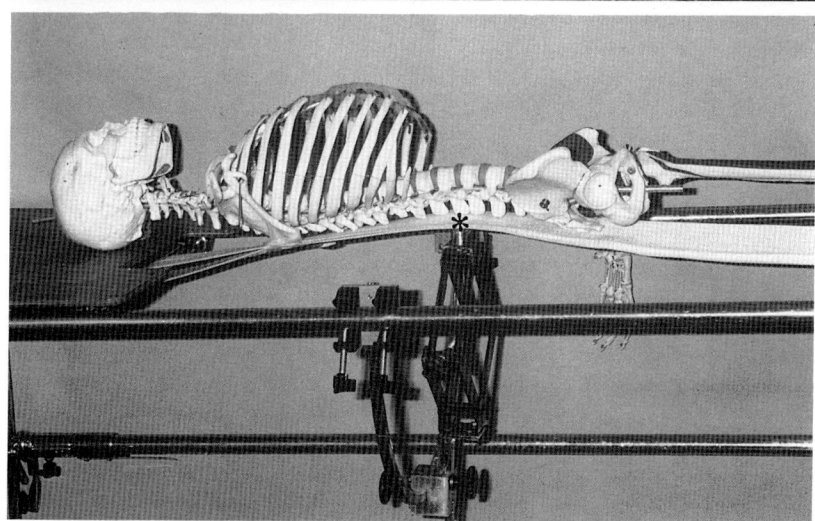

Abb. 125 Dorsaler Durchhang. Der dorsale Durchhang kann auf dem Cotrel-Gestell mit Hilfe eines Wagenhebers graduiert durchgeführt werden. Dabei wird der Wagenheber in Höhe des frakturierten Wirbels installiert und dort als Hypomochlion gebraucht.
a Position des Patienten, **b** Schema am Skelett gezeigt

wobei das Becken durch eine Stütze gehalten wird. Der orthopädische Tisch eignet sich allerdings nicht für Frakturen oberhalb von Th6. Hier erfolgt die Reposition durch Zug am Kopf bzw. an HWS und Schultergürtel mit allenfalls begleitender Reklination.

Die Reposition im *dorsalen Durchhang* kann auch durch den Aufbau eines Hypomochlions, z.B. mittels eines Keiles oder eines umgebauten Wagenhebers, direkt unter dem frakturierten Wirbel erfolgen. Der direkte Druck von dorsal in Höhe der Fraktur führt zu einer Entfaltung der ventralen Wirbelanteile und damit zur Aufrichtung des frakturierten Wirbels (Abb. 125). Frakturen der unteren BWS und der LWS werden meist schon durch eine hyperlordosierende Lagerung teilweise reponiert (FRANKEL 1969, GUTTMAN 1975, JACOBS 1980a, 1980b).

Nach der Aufrichtung der Fraktur erfolgt das Anlegen eines Gipsmieders. Frakturen unterhalb von Th8 können in einem thorakolumbalen Gips mit entsprechender Beckenanmodellierung, Frakturen oberhalb Th6–8 in einem zervikothorakolumbalen Gips ruhiggestellt werden, d.h. in einem thorakolumbalen Gips mit Minerva-Aufsatz (Abb. 126).

Eine Aufrichtung mit Gipsruhigstellung erfolgt nach Böhler und Beck bei einem lokalisierten Gibbus von über 10 Grad oder einem sagittalen Quotienten von weniger als 0,8 im allgemeinen, wenn der Patient unter 60jährig ist. Aufrichtungen und insbesondere das Halten von Wirbelfrakturen bei adipösen Patienten im Gips kann sich schwierig gestalten. Auch Patienten in reduziertem Allgemeinzustand eignen sich nicht zur Gipsbehandlung und sollten eher für ein chirurgisches Vorgehen in Betracht gezogen werden.

Die Behandlung im Gipsmieder erfordert eine

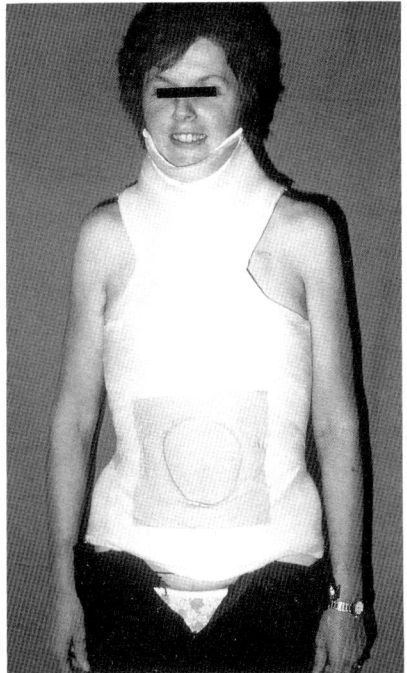

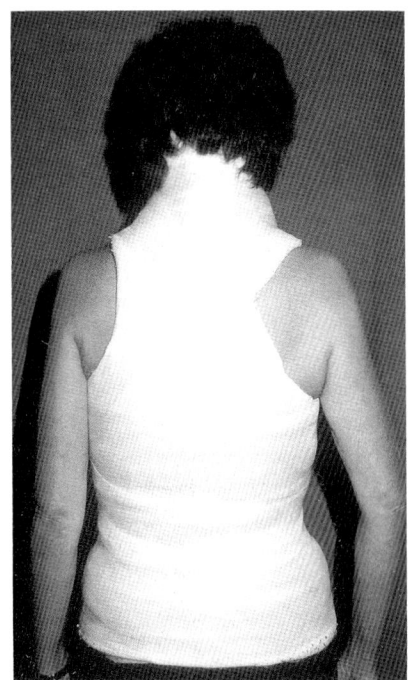

Abb. 126 Thorakolumbosakrale Orthese aus Scotch-Cast mit Minerva-Aufsatz bei einer Th4-, -5- und -6-Fraktur

regelmäßige Kontrolle im Röntgenbild, um allfällige sekundäre Korrekturverluste zu erfassen und rechtzeitig ausgleichen zu können.

Im Gips muß zudem eine intensive aktive Physiotherapie mit Kräftigung und Stabilisierung der Bauch- und paravertebralen Muskulatur durchgeführt werden. Das Gipsmieder soll regelmäßig auf guten Sitz geprüft und bei Lockerung ausgewechselt werden. Von Beck und Böhler wird ein routinemäßiger Gipswechsel nach 4 Wochen gefordert. Die Dauer des Tragens eines Gipsmieders richtet sich nach dem Ausmaß des Gibbus. Als Grundregel empfiehlt die Böhlersche Schule z. B. bei einem Gibbus von 10 Grad 10 Wochen und bei einem von 20 Grad 20 Wochen Gipsbehandlung.

Die Behandlung der thorakolumbalen Wirbelfrakturen in anderen als Gips- oder entsprechenden Korsetten empfiehlt sich aus unserer Sicht nicht. Zum einen läßt kein Material eine so präzise Anmodellierung an den Körper zu wie die klassischen Gipsfixationen, zum anderen handelt es sich um eine Kostenfrage. Eine Gipsorthese kostet ein Vielfaches weniger als ein konfektioniertes Korsett. In den letzten Jahren wurden verschiedentlich anstelle der Gipsbandage Kunststoffmaterialien (Scotchcast usw.) angewendet, die zwar etwas teurer sind, jedoch gewisse Vorteile in bezug auf den Patientenkomfort bieten (KARPF 1980).

Chirurgische Behandlung

Die Entscheidung zur chirurgischen Behandlung kann von verschiedenen Kriterien abhängen:

1. begleitende neurologische Ausfälle bei nachgewiesener mechanischer Kompression der neuralen Elemente,
2. ausgeprägte Deformität im Bereich der frakturierten Wirbelsäule mit oder ohne neurologische Ausfälle,
3. Einengung des Spinalkanales mit oder ohne neurologische Ausfälle,
4. nachgewiesene, dominant ligamentäre Instabilität,
5. Pflegeerleichterung,
6. offene Wirbelverletzungen mit oder ohne neurologische Ausfälle.

Meistens sind es mehrere der erwähnten Kriterien, die durch ihr Zusammenwirken die Operationsindikation bestimmen. Im Zusammenhang mit den neurologischen Ausfällen stellt sich immer die Frage nach der Ursache derselben. Ist es eine persistierende mechanische Kompression des Rückenmarks, der Cauda equina oder einzelner Wurzeln, welche für die aktuellen neurologischen Ausfälle verantwortlich gemacht werden können oder ist es eine primäre Erschütterung (concussio), eine Kontusion (contusio), eine Zerreißung des Rückenmarks bzw. der Nervenwurzeln oder eine Zerrung derselben durch eine Überdehnung eines Wirbelsäulenabschnittes?

Das klinisch faßbare neurologische Defizit nach einer Wirbelverletzung ist meistens ein multifaktorielles Problem, das nicht nur einem der oben genannten Faktoren allein zugeordnet werden kann. Aus orthopädisch-chirurgischer Sicht ist es jedoch die Frage nach einer knöchernen oder weichteilmäßigen Einengung des Spinalkanales, welche zu einer mechanischen Kompression der neuralen Elemente führt und damit einer chirurgischen Behandlung zugänglich ist. Wir haben jedoch zu erkennen, daß eine vorübergehende Erschütterung des Rückenmarkes sowie eine spinale Ischämie mit ihrem kaskadenartigen Effekt in bezug auf Aktivierung und Ausschüttung von vasoaktiven Peptiden und neurotrophen Substanzen entscheidend dazu beiträgt, ob sich die neurologischen Ausfälle erholen können oder nicht (BONNDURANT 1990, BRADFORD 1983, DUKKER 1990, GREEN 1981, HADLEY 1988).

Eine eigentliche anatomische Durchtrennung des Rückenmarkes bzw. neuraler Elemente mit totalem Verlust der neurologischen Funktion ist außerordentlich selten (BEDBROOK 1979, BOHLMAN 1974, 1985), vielmehr sind die neurologischen Ausfälle Ausdruck einer durch das mechanische Trauma induzierten, primären, vaskulären Schädigung mit den erwähnten Folgeerscheinungen. In experimentellen Untersuchungen wurden durch Erschütterung, Kompression und Distraktion Rückenmarksverletzungen provoziert. Es wurde beobachtet, daß diese mechanische Beschädigung mit einer Vielfalt von pathophysiologischen Veränderungen einhergeht, wobei die graue Substanz deutlich verletzlicher erscheint als die weiße (BRADFORD 1983, CUSICK 1982, DOLAN 1980, MEYER 1988). Im Tierexperiment besteht jedoch kein Zweifel, daß das Ausmaß der einwirkenden Kraft und die Dauer der mechanischen Kompression für die Erholung des Rückenmarkschadens bzw. einer Cauda-equina-Kompression von entscheidender Bedeutung ist, d. h., je länger und stärker eine mechanische Kompression wirkt, desto geringer ist die Chance der Erholung (CUSICK 1982, DOLAN 1980, PEDOWITZ 1992).

Diese grundsätzliche Erkenntnis konnte bis heute nicht mit sicherer statistischer Signifikanz in den klinischen Patientenalltag übertragen werden, da entsprechend notwendige prospektive, randomisierte klinische Studien aus ethischen Gründen praktisch undurchführbar sind. Immerhin ist nicht anzunehmen, daß sich das Rückenmark des Menschen grundsätzlich anders verhalten soll als dasjenige der Versuchstiere aus der Säugetierreihe. Zudem sind klinische Studien verfügbar, die es wahrscheinlich erscheinen lassen, daß eine Abhängigkeit zwischen Dauer der mechanischen Kompression und neurologischer Erholung besteht (AEBI 1986, BOHLMAN 1976, BRAKKEN 1990, DUNN 1984, 1986, EDWARDS 1986, KANEDA 1984, MAGERL 1980, PETERSON 1976, PIERCE 1969).

Die dargelegten Erkenntnisse sind wichtig im Hinblick auf das praktische Vorgehen bei wirbelsäulenverletzten Patienten. Sie machen kar, daß eine *Dekompression* des Wirbelkanales bei vorhandenen, insbesondere inkompletten neurologischen Ausfällen in keiner Weise verzögert werden darf und so rasch als möglich anzustreben ist. Dabei ist zu beachten, daß die Dekompression auf zwei Arten erreicht werden kann:

– *indirekt* durch Reposition einer Fehlstellung bzw. von Knochenfragmenten,
– *direkt* durch Abtragen entweder dorsaler (Laminektomie, Laminotomie) oder ventraler Knochenelemente (ventrale Dekompression).

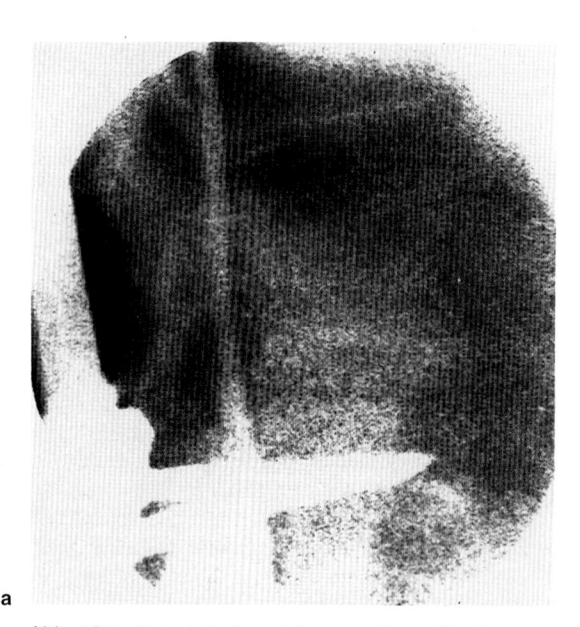

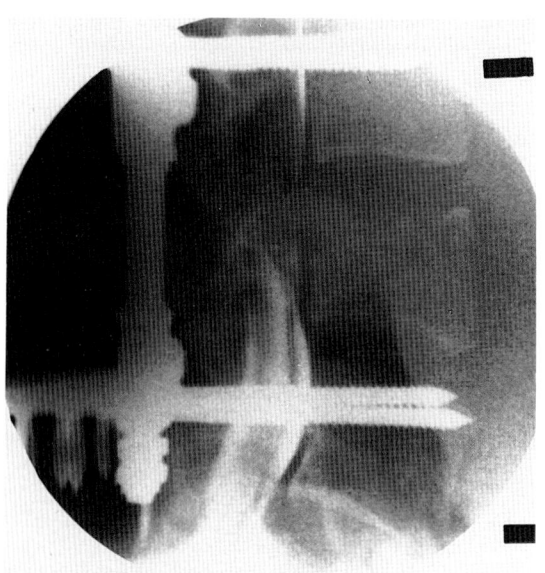

Abb. 127 Beispiel eines intraoperativen Myelogramms nach offener Reposition mit Fixateur interne. **a** Gute Durchgängigkeit des Kontrastmittels bei alignierter Wirbelkörperhinterwand. **b** Myelographische Aussparungen bei unvollständiger Reposition und Fragmentdislokation mit Leck im Duralsack

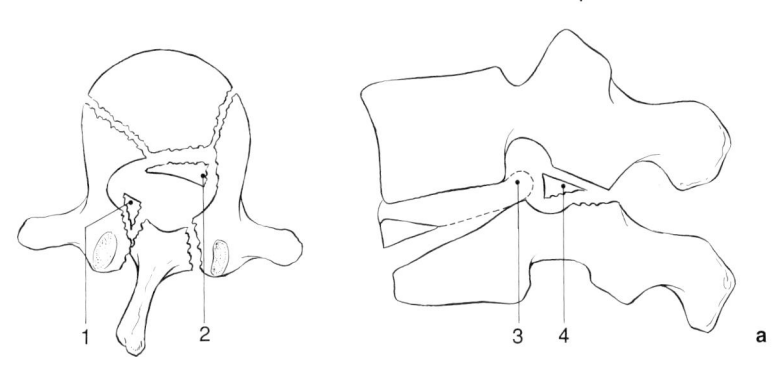

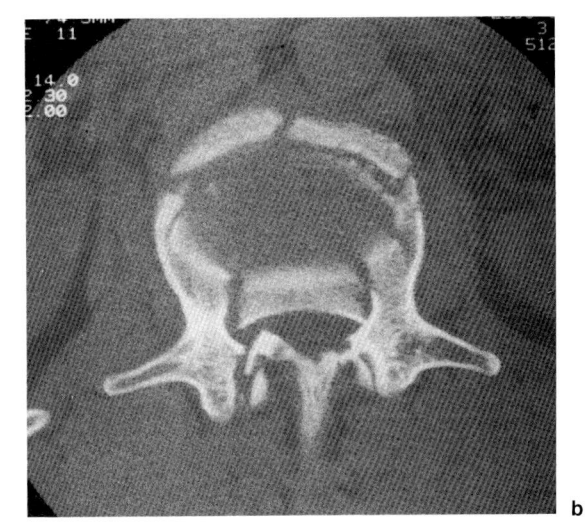

Abb. 128 Dorsale Dekompression: **a** Die dorsale Dekompression ist gegeben bei komprimierenden Fragmenten der dorsalen Elemente wie Bogen (1), Facettengelenken (4) oder allenfalls bei traumatischer Bandscheibendislokation (3) oder isoliertem Hinterwandfragment (2) unterhalb des Konus. **b** Beispiel einer L1-Fraktur mit Dislokation des Bogen- bzw. Gelenkfragmentes von dorsal in den Spinalkanal mit intraoperativ verifizierter Zerreißung des Duralsackes. Im Zusammenhang mit der dorsalen Stabilisierung mittels Fixateur interne war eine dorsale Dekompression notwendig

Dekompression

Die indirekte Dekompression durch Reposition und Wiederherstellung des anatomischen Alignements ist eine logische Maßnahme. Damit lassen sich in unserem Krankengut mehr als 80% der Fälle genügend dekomprimieren (Abb. **127**). Die direkte Dekompression ist entweder von vorne oder von hinten durchzuführen. Allerdings kann die ventrale Dekompression auch durch einen hinteren bzw. über einen posterolateralen Zugang erreicht werden (GARFIN 1985).

Grundsätzlich kann davon ausgegangen werden, daß eine hintere Dekompression durch Laminektomie allein nicht nutzbringend ist, sondern eher zu einer neurologischen Verschlechterung beiträgt (MAYFIELD 1976, MORGAN 1971, PARSCH 1974, TENCER 1985) und insbesondere die Stabilitätsverhältnisse nachhaltig beeinträchtigt. Untersuchungen von TENCER u. Mitarb. (1985) haben gezeigt, daß eine Einengung des Wirbelkanales bis zu 35% in keiner Weise durch eine Laminektomie beeinflußt werden kann.

Eine Laminektomie als dekompressive Maßnahme im Zusammenhang mit einer Wirbelverletzung ist deshalb abzulehnen und sollte nur noch ganz am Rande als ergänzende Maßnahme zur Diskussion stehen, insbesondere dann, wenn es entweder darum geht, Fragmente des gebrochenen Wirbelbogens bzw. der Wirbelgelenke aus dem Kanal bzw. aus dem Wurzelrezessus zu entfernen oder ein epidurales, dorsales Hämatom zu evakuieren (Abb. **128**) (ROY-CAMILLE 1977, SENEGAS 1977).

Die anatomische Wiederherstellung der Wirbelsäulen- und Wirbelkanalmorphologie, ohne dabei eingreifend Knochen abzutragen, ist zweifellos der eleganteste Weg zur Dekompression des Wirbelkanales. In den meisten Fällen kann durch eine Lordosierung der lumbalen und thorakalen Wirbelsäule und durch Längszug unter Ausnützung der sog. Ligamentotaxis eine befriedigende Reposition erreicht werden (DICK 1984, FRANKEL 1969, JACOBS 1984, ROY-CAMILLE 1986). Allerdings sind das Ausmaß und die Wirkungsweise des Längszuges sehr schwer abschätzbar und dieser kann lokal im verletzten Bereich mit den heute zur Verfügung stehenden Instrumentarien operativ besser ausgeführt werden. Diese Instrumentarien bergen jedoch die Gefahr der Überdistraktion in sich, insbesondere wenn die hinteren ligamentären Strukturen (hinteres Längsband, Anulus des Diskus, Gelenkkapsel, Lig. flavum und supra-/interspinosum) mitverletzt sind. Die Distraktion eines verletzten Wirbelsäulenabschnittes kann eine Rückenmarkischämie zur Folge haben, die derjenigen einer anderen direkten Rückenmarkschädigung sehr ähnlich ist (DOLAN 1980, TENCER 1985). Distraktionen, welche zu Rückenmarkschädigungen führen, können mit dem Verlust der somatosensorischen Potentiale monitorisiert werden. Wenn bei einem mehrfach verletzten Patienten mit Volumenproblemen und konsekutiver Hypotension oder einer bewußt induzierten Hypotension zugunsten einer blutungsarmen Operation noch eine Distraktion angewendet wird, kann dies zu einer signifikanten Verminderung der Rückenmarksdurchblutung und so zu einem irreversiblen Schaden führen (BRADFORD 1987, CUSICK 1982, TENCER 1985).

Bei all der Diskussion um die mechanische Kompression durch Knochenfragmente und entsprechendem neurologischen Defizit bleibt die Frage offen, ob bei korrekter Dekompression tatsächlich eine bessere neurologische Erholung zu erwarten ist, als vom natürlichen Verlauf her bei Wirbelfrakturen mit inkomplett neurologischem Defizit her bekannt ist (BEDBROOK 1975, 1979, BURKE 1976, GUTTMAN 1975, JACOBS 1980a, 1980b, JONES 1987).

GUTTMAN (1969, 1975, 1976) berichtet über eine neurologische Verbesserung in 60% der Fälle bei inkompletten Verletzungen im Zusammenhang mit BWK-12-Frakturen und Frakturen kaudal davon. Auch FRANKEL (1969) gibt ähnliche Zahlen an. Immerhin ist hierbei festzuhalten, daß bei den meisten dieser Studien Verletzungen, die dem Niveau des Rückenmarks einerseits und der Cauda equina andererseits entsprechen, miteinander untersucht und vermischt werden und deshalb eine gültige Aussage nicht zulassen (BRADFORD 1983).

Mehrere Autoren haben immer wieder festgehalten, daß eine ventrale Dekompression eine neurologische Erholung im Vergleich zum natürlichen Verlauf begünstigen (BEEN 1991, BLACK 1988, BLAUTH 1987, BOHLMAN 1975, 1981, HAAS 1991, KANEDA 1984, KOSTUIK 1983, MARIE-ANNE 1980, MCAFEE 1985). Allerdings fehlen auch hier entsprechende prospektive randomisierte Studien (BRADFORD 1987). Eine Tatsache, welche für die Bedeutung der persistierenden mechanischen Kompression für die neurologischen Ausfälle spricht, ist die Erkenntnis, daß eine sog. Spätdekompression noch Jahre nach der ursprünglichen Verletzung eine neurologische Verbesserung auch bei Patienten mit einer präoperativen Plateauisierung bewirken kann. Dies wurde sowohl für reine Rückenmarkskompressionen (BOHLMAN 1975, BRADFORD 1977) als auch für Konus- und Cauda-equina-Kompressionen beschrieben (BRADFORD 1987, PIERCE 1969).

Anders und noch schwieriger zu beantworten ist die Frage nach der Bedeutung einer persistierenden mechanischen Kompression der neuralen Elemente bei einem *kompletten* neurologischen Defizit.

Hier gilt die überlieferte Meinung, daß eine Erholung bei einem kompletten Querschnittssyndrom nicht möglich ist und deshalb auch eine Dekompression bzw. Reposition nicht nötig sei (BEDBROOK 1979, GUTTMAN 1949). Dagegen ist einzuwenden, daß die Unterscheidung einer kompletten von einer inkompletten Läsion im Initialstadium nach dem Trauma infolge des spinalen Schockes schwierig oder gar unmöglich ist. Im allgemeinen belegt die Rückkehr der Reflexe bei weiterhin vollständigem motorischem und sensorischem Befall den kompletten Charakter der Verletzung. Eine solche Unterscheidung ist jedoch in der Phase des spinalen Schockes sowohl bei rein thorakalen Verletzungen mit Rückenmarkkompressionen als auch bei thorakolumbalen Verletzungen mit Konus- und Cauda-equina-Kompression oftmals erst nach 12–24 oder noch mehr Stunden möglich. Das heißt, die Zeit, wo eine raschest mögliche Dekompression zur Vermeidung irreversibler vaskulärer Schäden anzustreben ist – nach experimentellen Untersuchungen 2–6 Stunden nach dem Trauma – ist dann bereits verstrichen, so daß sich das nicht allseitig unterstützte Postulat ergibt, daß auch Wirbelsäulenverletzungen mit komplettem Querschnitt in der Frühphase so schnell als möglich zu reponieren bzw. zu dekomprimieren sind, wenn eine entsprechende mechanische Kompression nachgewiesen ist (BRADFORD 1983).

DUNN (1984, 1983) hat über mehrere Patienten berichtet, die sich nach frühzeitiger vorderer Dekompression, auch bei komplettem Querschnitt, günstig erholt hatten.

Schließlich bleibt die Frage zu beantworten, ob Knochen aus dem Spinalkanal zu entfernen ist, wenn zwar eine morphologisch sichtbare Kompression besteht, aber der Patient *keine neurologischen Ausfälle* aufweist.

Anders ausgedrückt: Sind bei einer posttraumatischen knöchernen Einengung des Wirbelkanales ohne begleitende neurologische Ausfälle solche später zu erwarten? Die Antwort auf diese Frage ist aus der Literaturanalyse nur mangelhaft zu beantworten, da einschlägige prospektive Langzeituntersuchungen nicht verfügbar sind. Aus eigener Erfahrung mit einem reichen traumatologischen Krankengut einerseits und mit allen Formen der spinalen Stenose andererseits sowie aufgrund von Aussagen anderer Experten (KROMPINGER 1986, MINO 1984, WILLEN 1990, BRADFORD 1987, WEINSTEIN 1987) ist die Wahrscheinlichkeit einer sekundären spät auftretenden spinalen Stenose sehr gering und höchstwahrscheinlich eine Rarität, obschon vereinzelt über Fälle von posttraumatischen spinalen Stenosen berichtet wurde (BOHLMAN 1974, 1976, DENIS 1984).

Es mögen posttraumatische Stenosen im Rahmen einer chronischen ligamentären Instabilität infolge einer Distraktionsverletzung gelegentlich auftreten, weil die chronischen Bewegungen zur

Produktion eines reaktiven einengenden Narbengewebes führen können. Dies steht jedoch im Gegensatz zu den vorwiegend die Wirbelkörper betreffenden Berstungsbrüchen mit Fragmentdislokation in den Spinalkanal. Neuere Untersuchungen (BRANTSCHEN 1982, EDWARDS 1989, FIDLER 1988, JOHNSSON 1991, SIM 1991) weisen darauf hin, daß in den Spinalkanal dislozierte Wirbelkörperfragmente im Rahmen des Remodellings der Wirbelkörperhinterwand partiell oder vollständig resorbiert werden können. Eigene Untersuchungen (BRANTSCHEN 1992) lassen vermuten, daß bei konservativ behandelten Wirbelkörperfrakturen dieses Remodelling eher ausgeprägt ist als bei rigiden segmentalen Fixationen durch Implantate, weil bei den ersteren die Belastung der Wirbelsegmente mehr den physiologischen Bedingungen entspricht, welche das Remodelling in Gang setzen.

Die *Indikation zu einem chirurgischen Vorgehen* bei Spinalkanaleinengung soll nicht durch das Röntgenbild allein bestimmt werden, sondern wesentlich von den klinischen Gegebenheiten abhängen. Zudem ist eine ausgeprägte Spinalstenose, zusammen mit einer lokalen posttraumatischen Kyphose von mehr als 30 Grad und Verlust der Wirbelkörperhöhe von mehr als 50% prognostisch anders und ungünstiger zu beurteilen als eine spinale Stenose allein. Auch ist eine posttraumatische Stenose im Bereich der thorakalen Wirbelsäule mit ohnehin konstitutionell engem Wirbelkanal wahrscheinlich prognostisch ungünstiger anzusehen als eine entsprechende Stenose im Bereich der LWS mit der weniger empfindlichen Cauda equina (BRADFORD 1983, 1987).

Aufgrund des oben Dargelegten sowie eigener Erfahrungen ist das Vorgehen bei Patienten mit einer inkompletten Neurologie sowie einer im CT oder im Myelogramm mit wasserlöslichem Kontrastmittel nachgewiesenen Spinalkanaleinengung und mechanischen Kompression des Rückenmarkes oder der Cauda equina infolge Trauma wie folgt zusammenzufassen:

1. Wenn eine Frakturdislokation mit einer translatorischen und/oder rotatorischen Komponente vorliegt (B- und C-Verletzungstypen), so ist als erstes so schnell als möglich, idealerweise innerhalb weniger als 6 Stunden nach dem Unfall, eine Reposition anzustreben. Dies gelingt im allgemeinen allein durch Lagerung um so besser, je instabiler die Verletzung in der dislozierten Form ist. Bei verhakten Formen ist eine geschlossene Reposition meistens nicht möglich und kann nur offen erfolgen. In diesem Fall wird primär ein dorsales Vorgehen angestrebt. Dabei wird das zur Stabilisierung herangezogene Implantat im Falle des Fixateur interne auch als Repositionsinstrumentarium benutzt. Durch die Kombination von Lordosierung mittels pedikulär verankerten Schanz-Schrauben sowie Distraktion bzw. sekundärer Kompression lassen sich die meisten Verletzungen reponieren. Bevor jedoch das Repositionsmanöver begonnen wird, führen wir eine intraoperative Myelographie mittels wasserlöslichem Kontrastmittel (Iopamiro 300) durch, wobei unter Bildverstärkerkontrolle die Kontrastmittelausbreitung im a.-p. und seitlichen sowie schrägen (30–45 Grad) Strahlengang betrachtet wird (Abb. **129**). Dabei wird die Lumbalpunktionsnadel im Duralsack liegengelassen, um mittelbar

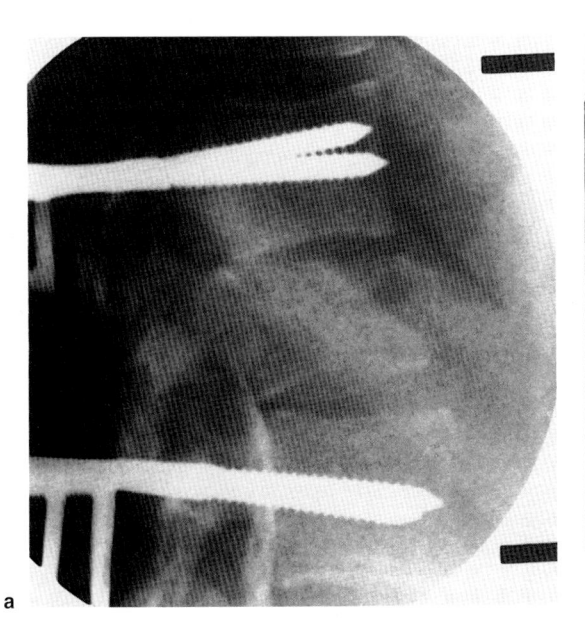

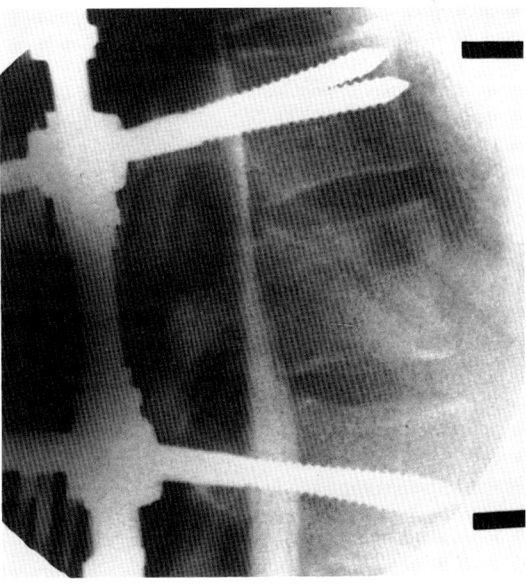

Abb. **129** Beispiel einer lumbalen Fraktur mit Myelogramm vor der Reposition und Myelogramm nach der Reposition unter Ausnützung der Ligamentotaxis. **a** Vor der Reposition, **b** nach der Reposition mit gutem Hinterwandalignement

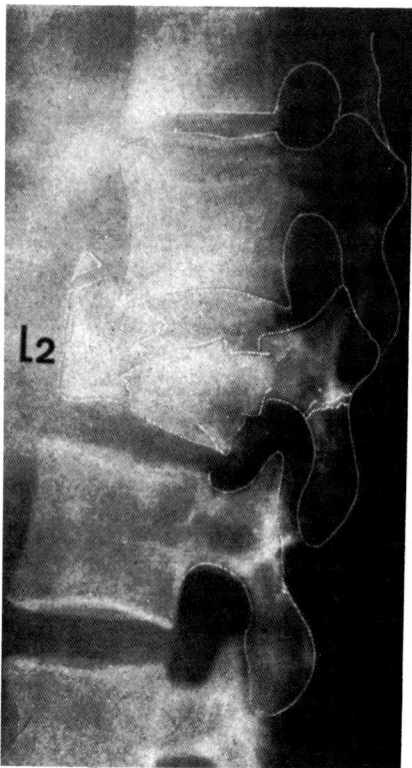

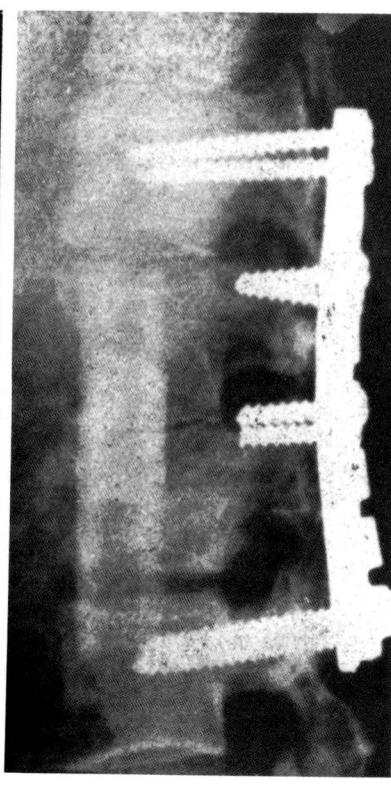

Abb. 130 Beispiel einer kombinierten vorderen und hinteren Intervention bei L2-Fraktur. Dorsale Stabilisierung mit Roy-Camille-Platten und ventrale Dekompression und bisegmentale Spanimplantation als ventrale Spondylodese

nach dem Repositionsmanöver die Myelographie wiederholen zu können. Damit lassen sich in den meisten Fällen zumindest relevante Spinalkanaleinengungen darstellen bzw. ausschließen, und es gelingt auch, ein Duralsackleck anhand von Kontrastmittelaustritt bzw. Unregelmäßigkeiten nachzuweisen. Die definitive Stabilisierung und Fusion des/der verletzten Segmente(s) wird nachher unmittelbar angeschlossen.

Bei Zweifeln über die indirekte Dekompression des Spinalkanales kann entweder eine offene Revision des fraglichen Abschnittes vorgenommen werden, sei es durch eine simple Fenestration bis hin zur Laminektomie mit anschließender direkter Reposition der Hinterwandfragmente durch einen Stößel oder Entfernung von Diskus- bzw. Knochenfragmenten. Will man jedoch auf die ungezielte Eröffnung des Spinalkanales verzichten, so kann mittels einer unmittelbar postoperativ durchgeführten CT-Untersuchung Klarheit geschaffen werden. Liegt hierbei eine weiterhin relevante, vorwiegend vordere Einengung des Spinalkanales vor, so muß ein sekundäres, ventrales, je nach Höhenlokalisation transthorakales, thorakoabdominelles oder retroperitoneales Vorgehen angeschlossen werden. Komprimierende Knochen- und Diskusfragmente können so direkt entfernt und eine ventrale Spanspondylodese zum Abschluß durchgeführt werden. Ob hierbei zusätzlich zum hinteren Instrumentarium auch ein ventrales implantiert werden soll, ist Ermessens-

sache und wird verschieden gehandhabt. HARMS (1989) kombiniert in praktisch all diesen Fällen ein dorsales mit einem ventralen Stabilisierungssystem. Im eigenen Material kombinieren wir, wie andere auch, eine kurzstreckige dorsale Stabilisierung mittels Fixateur interne im Wirbelsäulenabschnitt von Th(6), 8 bis S1 bzw. mittels Kerbelplatten oder anderen Platten von Th1–Th8 (6) mit einem ventralen trikortikalen Beckenspan, welcher im Falle der Anwendung des Fixateurs unter Kompression gesetzt werden kann. Diese Montage hat sich als genügend stabil erwiesen und erfordert keine zusätzliche ventrale Instrumentierung (Abb. **130**).

2. Wenn es sich um eine Berstungs- bzw. Trümmerfraktur vorwiegend des Wirbelkörpers ohne Zerreißung der dorsalen Elemente handelt (Typ-A-Läsion), so ergibt sich für das operative Vorgehen nach der Bauchlagerung in genügender Lordosierung, welche nur unter gleichzeitigem axialen Zug angewendet werden sollte, ein weitgehend identischer Ablauf. Kann jedoch im intraoperativen Myelogramm nach der Reposition weiterhin ein komprimierendes Knochenfragment nachgewiesen werden (Abb. **129**), so werden wir als erstes versuchen, uns durch eine Laminektomie bzw. Hemilaminektomie Zugang zum Spinalkanal zu verschaffen. Dieses Vorgehen gilt jedoch nur für Kompressionen, die unterhalb des Conus medullaris liegen. Durch Weghalten des Duralsackes nach median um etwa 50%, kön-

nen Wirbelkörperhinterwandfragmente mit einem Stößel nach ventral getrieben werden. Im thorakalen Wirbelbereich soll der Zugang zur Hinterwand des Wirbelkörpers jedoch nur über eine nach lateral erweiterte Laminektomie bzw. Arthrektomie oder einem posterolateralen Zugang erfolgen, ohne dabei den Duralsack zu dislozieren. Auf diese Weise lassen sich auch in diesem Bereich Knochenfragmente direkt reponieren oder allenfalls entfernen. Dies kann ohne relevante Beeinträchtigung der Stabilität erreicht werden, solange die dorsale Fixation mit einem winkelstabilen rigiden System durchgeführt wird. Wird der erweiterte hintere Zugang jedoch als ungeeignet angesehen, um eine genügende direkte Dekompression und insbesondere eine ausreichende ventrale Spanspondylodose durchzuführen, so muß in diesem Fall eine sekundäre ventrale Dekompression durch einen separaten Zugang, wie oben beschrieben, erfolgen. Wird beim hinteren Zugang durch die Entfernung von in den Spinalkanal dislozierten Knochenfragmenten aus dem Wirbelkörper derselbe mechanisch nachhaltig geschwächt, empfiehlt es sich, ebenfalls eine sekundäre ventrale Abstützung durch Spanspondylodese durchzuführen.

Der geschilderte Ablauf hat sich an unserer Institution, wo in den Jahren 1985 bis 1991 um die 450 thorakolumbale Wirbelfrakturen operiert wurden, als Standardvorgehen bewährt (AEBI 1987, 1988). Es ist jedoch keineswegs so, daß über das beste Verfahren Einhelligkeit besteht, und es werden durchaus andere Vorgehensweisen in der Literatur propagiert, die z. B. in der angelsächsischen Literatur auch besser etabliert sind (BOHLMAN 1981, 1985, BRADFORD 1977, 1983, BURKE 1976, DANIAUX 1991, ESSES 1989, GERTZBEIN 1988, KOSTUIK 1984, 1988, MCAFEE 1982).

BRADFORD (1983) und viele andere (DUNN 1984, 1986, MCAFEE 1985, MCEVOY 1985) schlagen im Falle der Berstungs- bzw. Trümmerfrakturen mit inkompletter Neurologie (Typ-A-Läsion) primär einen vorderen Zugang zur Dekompression vor. Eine sekundäre dorsale Stabilisierung wird meistens durchgeführt, wenn eine alleinige vordere Spanspondylodese als nicht genügend stabil angeschaut und ein vorderes Implantat nicht gebraucht wird oder ungeeignet erscheint.

Die heute zur Verfügung stehenden vorderen kurzstreckigen Implantate verschaffen in den meisten Fällen nicht die Stabilität, welche mit einem hinteren winkelstabilen System erreicht wird, oder sie sind zu stark auftragend. Deshalb verwenden die meisten Autoren, welche eine primäre ventrale Dekompression und Fusion propagieren, in einem zweiten Eingriff, unmittelbar nach der vorderen Dekompression oder mit einem Intervall von Tagen bis 2 Wochen, ein dorsales Stabilisierungssystem.

Dem Prinzip der Einfachheit folgend, können wir durch die Anwendung des Fixateur interne als gleichzeitiges *dorsales Repositions- und Stabilisationsinstrumentarium* in den meisten Fällen (in etwa 85%) eine genügende indirekte Dekompression und sorgfältige Stabilisation erreichen, so daß sich der aufwendigere vordere Zugang erübrigt. Nur in einem kleinen Prozentsatz (<6%) waren wir im eigenen Krankengut gezwungen, eine sekundäre ventrale Dekompression anzuschließen, wenn eine zusätzliche dorsale dekomprimierende Maßnahme im Wirbelkanal ungenügend war (AEBI 1987, 1988, DICK 1985, 1987, 1989). Die Wiederherstellung der vorderen Säule mittels Knochenauffüllung kann auch durch die von DANIAUX beschriebene transpedikuläre Spongiosaplastik erreicht werden, so daß sich bei diesem Vorgehen eine ventrale Intervention erübrigt, wenn es nur darum geht, die Stabilität der ventralen Säule wiederherzustellen (Abb. **131**) (DANIAUX 1986, 1991).

Die neurologische Erholung mit dem erwähnten standardisierten Vorgehen, bezogen auf gewonnene Frankel-Grade in unserem und demjenigen anderer Autoren (AEBI 1987, ESSES 1988, LINDSEY 1991) ist nicht signifikant anders als dies in der Literatur über die primären ventralen Dekompressionen berichtet wird (BEEN 1991, BOHLMAN 1981, BRADFORD 1987, DUNN 1986, GERTZBEIN 1988, KOSTUIK 1983, MCEVOY 1985, PAUL 1975).

Im Falle einer relevanten Spinalkanaleinengung ohne neurologische Ausfälle beschränken wir uns auf eine alleinige Reposition und Stabilisation von dorsal und streben keine direkte Wirbelkanaldekompression an. Allerdings lassen wir den Patienten nach dem Drehen von der Rückenlage in die Bauchlage aufwachen, um sicher zu sein, daß durch die Manipulation des Drehens keine neurologische Verschlechterung aufgetreten ist.

ROY-CAMILLE (1980, 1986) und andere schlagen jedoch auch bei Patienten ohne neurologische Ausfälle mit entsprechender akuter traumatischer Spinalkanaleinengung eine primäre Dekompression vor, was aus unserer Sicht einer wissenschaftlich haltbaren Begründung entbehrt.

Die Frage der Applikation von hochdosierten Steroiden soll hier nicht näher diskutiert werden, da darüber anderswo berichtet wird. So überzeugend die ersten Resultate der großangelegten NASCIS (National Acute Spinal Cord Injuries Study)-Studie in den USA waren, um so mehr werden die Resultate heute wieder in Zweifel gezogen (BRACKEN 1990).

Stabilisierungsverfahren

Bei den Stabilisierungsverfahren ist grundsätzlich zwischen dorsalen und ventralen Techniken zu unterscheiden.

3.146   3 Verletzungen der Wirbelsäule

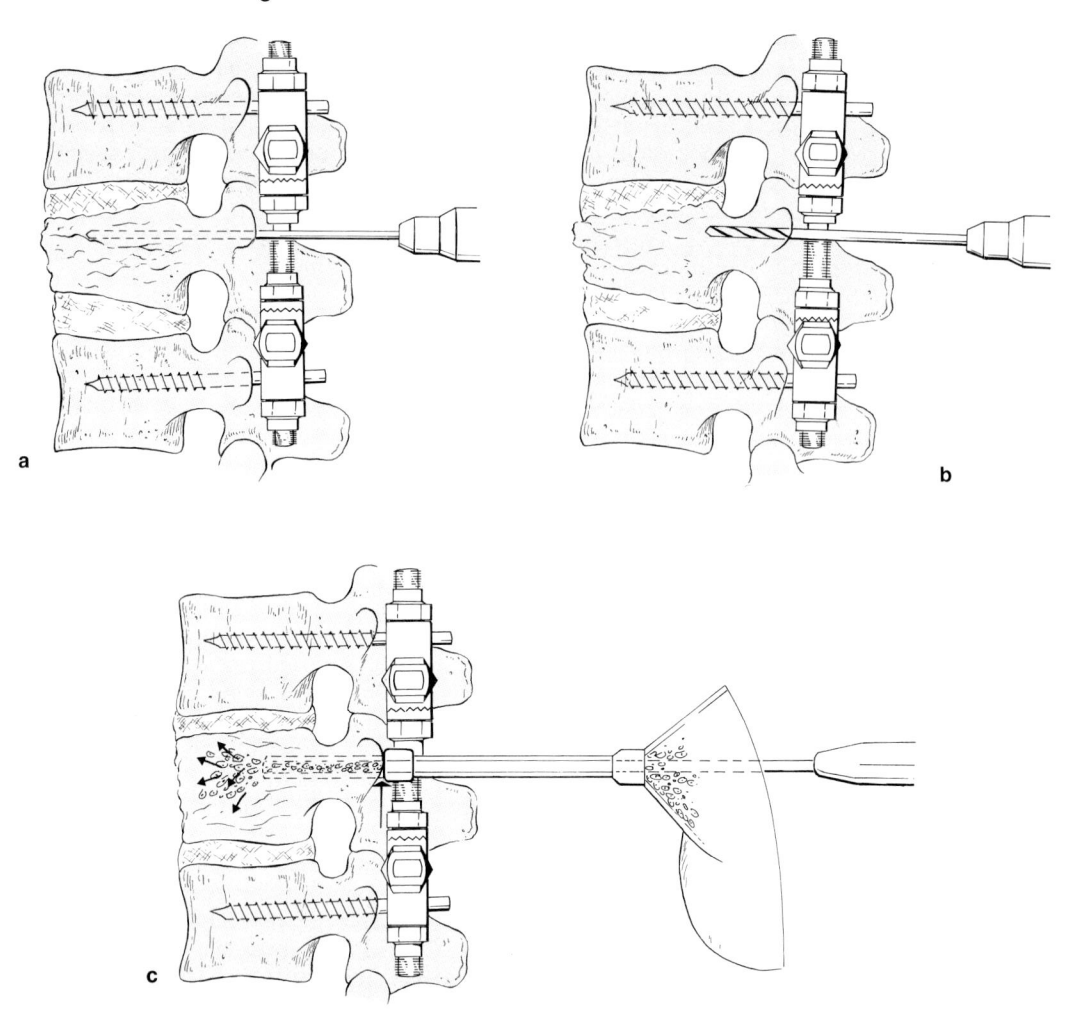

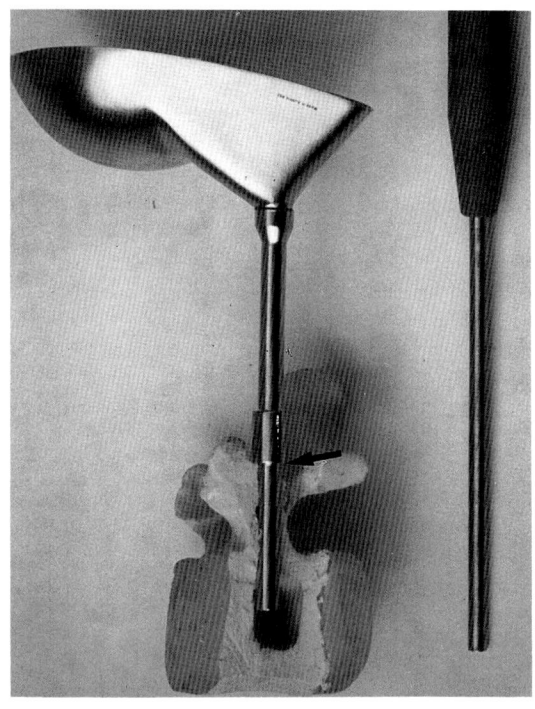

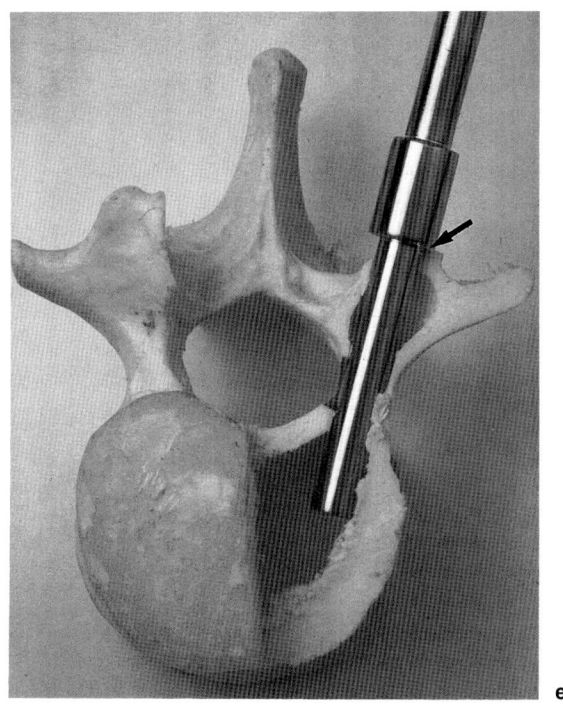

Abb. **131**

Therapie 3.147

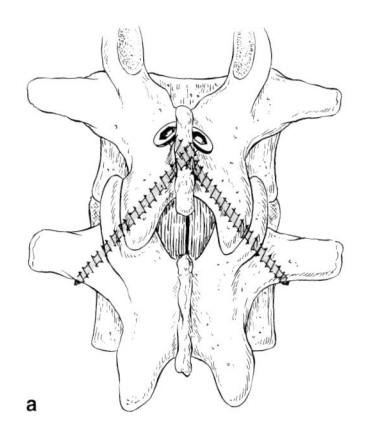

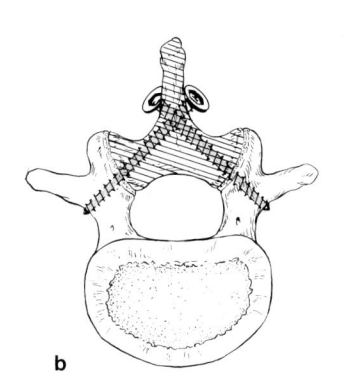

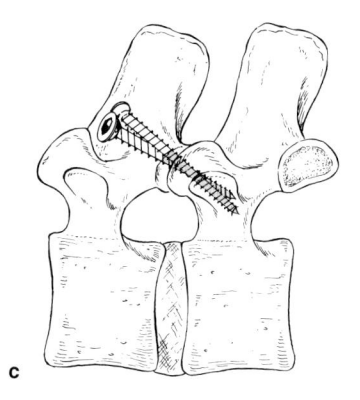

Dorsale Techniken

Hier ist grundsätzlich zwischen uni-, bi- sowie multisegmentalen Stabilisierungsverfahren zu unterscheiden. Welches Verfahren gewählt wird, hängt weitgehend von der Ausdehnung und Lokalisation der Verletzung sowie von der Art des verwendeten Instrumentariums ab. Stabilisierungen ohne Instrumentarien und lediglich durch knöcherne Spondylodesen sind heute in der Traumatologie im allgemeinen abzulehnen, da das eigentliche traumabedingte Ausmaß der Instabilität nicht sicher zu definieren ist (FLYNN 1979, MOON 1981).

Im Bereich der thorakalen Wirbelsäule bis Th10 ist gegen ein mehrsegmentales Instrumentarium nicht viel einzuwenden, da dieser Wirbelsäulenabschnitt naturgemäß relativ rigid ist und mit zunehmendem Alter ohnehin einsteift. Andererseits gibt es Instrumentarien, die aufgrund ihrer mechanischen Eigenschaften nicht kurzstreckig verwendet werden können und somit aus heutiger Sicht im Bereich der beweglichen lumbalen Wirbelsäule nicht mehr verwendet werden sollten.

Die dorsalen Fixationstechniken unterscheiden sich einerseits in bezug auf die Verankerungsart, die entweder mittels Haken, sublaminären Drähten oder transpedikulären Schrauben erfolgt, und andererseits durch die Art des Längsträgers, der entweder aus einer Platte oder aus einem Stab besteht (AKBARNIA 1984, COTLER 1986, COTREL 1988, DANIAUX 1991, DICK 1989, DICKSON 1978,

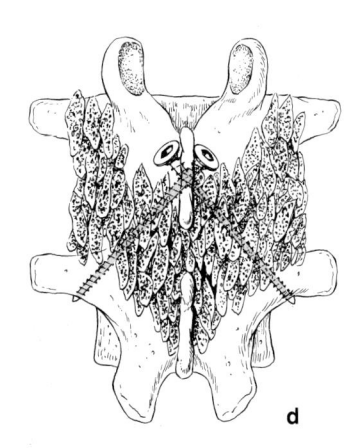

Abb. 132 Technik der translaminären Verschraubung beim Trauma. **a** Ansicht von dorsal, **b** Ansicht im horizontalen Schnitt, **c** Ansicht von lateral und **d** Verschraubung mit dorsaler interlaminärer und intertransversaler Spondylodese

ENGLER 1990, FLESH 1977, GERTZBEIN 1982, GRISS 1983, HARMS 1988, 1989, HARRINGTON 1967, JACOBS 1984, KEENE 1986, KLUGER 1986, KORTMANN 1987, LUQUE 1982, 1986).

In ganz seltenen Fällen lassen sich im Bereich der lumbalen Wirbelsäule Läsionen vom B- oder C-Typ ohne ossäre Verletzungsanteile im Wirbelkörper durch eine unisegmentale, z. B. translaminäre Verschraubung nach Magerl stabilisieren (Abb. **132, 133**) (AEBI 1991, MAGERL 1981, 1984),

◂ Abb. **131** Vorgehen bei der transpedikulären Spongiosaplastik nach Daniaux. **a** Vorbohren des Pedikels mit Kirschner-Draht. **b** Nachbohren des Pedikels mit 3,2er-Bohrer, anschließend mit 4,5er- bis 6,0er-Bohrer. **c–e** Einführen des Einfülltrichters. Dieser ist so beschaffen, daß mindestens der ganze Pedikel überbrückt ist und dank Arretierungsvorrichtung (Pfeil) nicht nach ventral durchgestoßen werden kann. Mit einem Stößel können die Spongiosastücke in den defekten Wirbelkörper aufgefüllt werden. Über den ausgebohrten Pedikel kann mit einem gebogenen Spezialstößel auch gelegentlich die Deckplatte von der Wirbelkörperinnenseite angehoben und allenfalls sogar perforiert werden, um Spongiosabröckel in den Bandscheibenraum aufzufüllen (nach Ausräumen von Bandscheibengewebe mittels Spezialzangen) (Zeichnungen nach AO-Manual)

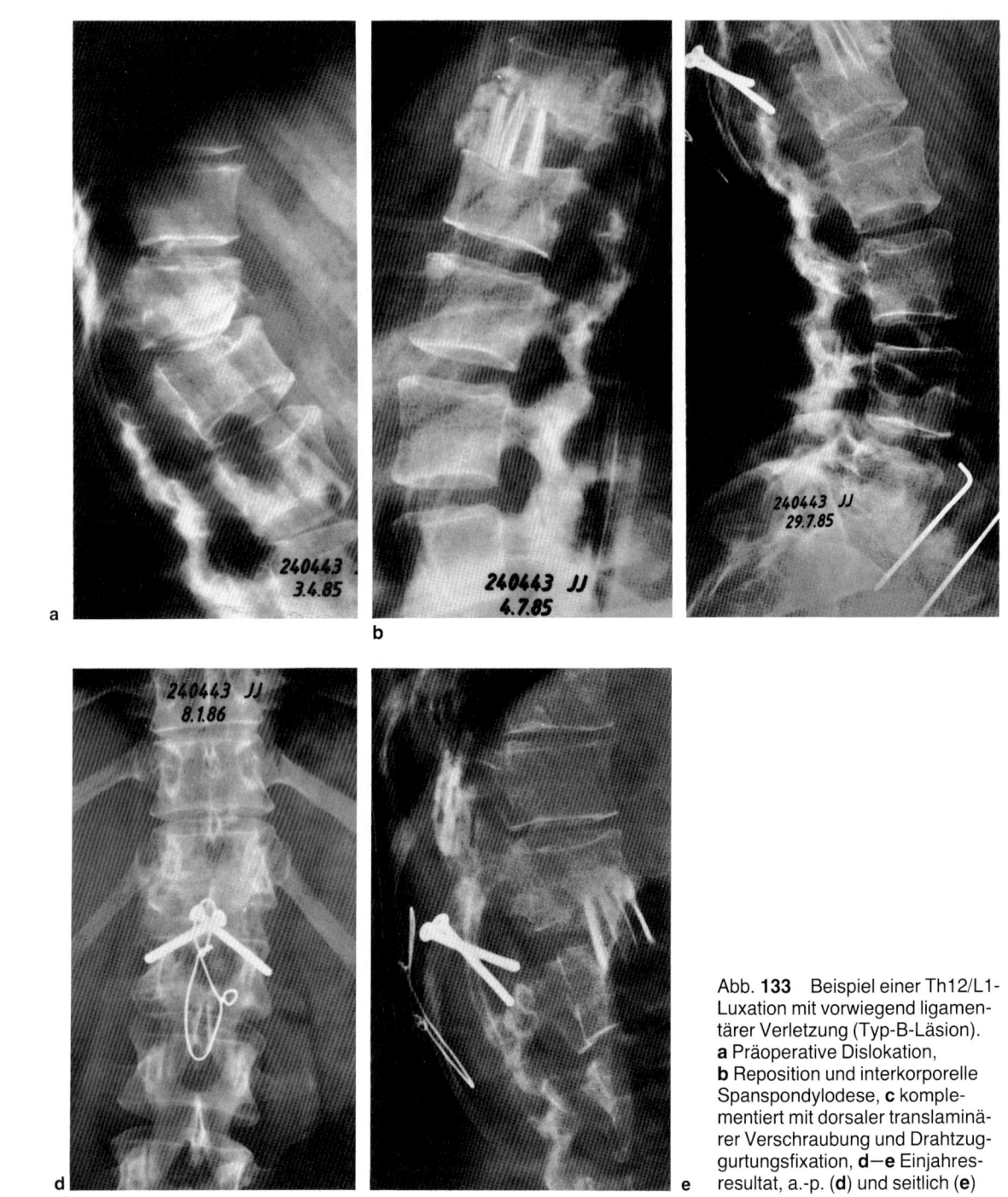

Abb. 133 Beispiel einer Th12/L1-Luxation mit vorwiegend ligamentärer Verletzung (Typ-B-Läsion). **a** Präoperative Dislokation, **b** Reposition und interkorporelle Spanspondylodese, **c** komplementiert mit dorsaler translaminärer Verschraubung und Drahtzuggurtungsfixation, **d–e** Einjahresresultat, a.-p. (**d**) und seitlich (**e**)

ohne ein aufwendigeres Instrumentarium zu benützen. Eine traumatische Spondylolyse im lumbalen Bereich ohne relevante Beschädigung der Bandscheibe des betroffenen Segmentes kann gar durch eine direkte Schraubenkompressionsosteosynthese mittels der Hakenschraube nach Morscher oder mittels einer Zuggurtungstechnik mit Drahtcerclage ohne Spondylodese behandelt werden (MORSCHER 1984).

Die dorsalen Instrumentarien, welche mit Haken an der Wirbelsäule verankert werden, eignen sich heute nicht mehr, um den Ansprüchen an Fixationssysteme im Bereich der lumbalen Wirbelsäule und dem thorakolumbalen Übergang zu genügen, da die Verbindung zwischen Haken und Stab zum einen nicht winkelstabil ist und andererseits als Verankerung zu peripher am Wirbel auf der Zuggurtungsseite ansetzt. Sie kann deshalb mechanisch nur wirksam und stabil sein, wenn mindestens zwei Wirbel oberhalb und zwei Wirbel unterhalb des verletzten Wirbels bzw. Wirbelsegmentes gefaßt werden, d. h. es muß minde-

Therapie 3.149

stens eine 4-Punkte-Fixation erfolgen. Hierbei werden zu viele gesunde Segmente in die Fixation einbezogen, was höchstwahrscheinlich für den Knorpel der kleinen Wirbelgelenke und die Bandscheiben ungünstig ist, auch wenn nach erfolgter Heilung der Fraktur die Fixation wieder entfernt wird (KAHANOVITZ 1984, AEBI 1986, 1987). Dieses im angelsächsischen Sprachraum als "Fix long – fuse short" bekannte Konzept ist bei den heutigen Möglichkeiten der kurzen Fixationssysteme, welche das Prinzip "Fix short – fuse short" zulassen, eher abzulehnen.

Wie erwähnt, können an der BWS von Th1–10 die bekannten langstreckigen Systeme jedoch durchaus noch ihren Platz haben (Harrington-, Jacob-, Harrington-Luque, Cotrel-Dubousset-System u. a.). An der Notwendigkeit, eine langstreckige Fixation zu wählen, ändert auch die Verankerung mittels pedikulären Schrauben nichts, solange diese mit einer der zur Verfügung stehenden Platte (ROY-CAMILLE 1977, 1980, 1986, LOUIS 1983, AEBI 1991, BREITFUSS 1991, STEFFEE 1986, 1988) verbunden werden, da auch hier keine winkelstabile Verbindung zwischen Platte und Schraube erreicht wird. Wolter hat einen Plattentyp entwickelt, bei dem mit einer zusätzlichen Druckplatte die Schraubenköpfe in den Löchern fixiert werden und damit eine winkelstabile Plattenfixation erreicht werden kann (Druckplattenfixateur interne nach Wolter) (KORTMANN 1987). Eine echte winkelstabile Fixation kann vorwiegend mit den sog. Fixateur-interne-Systemen wie

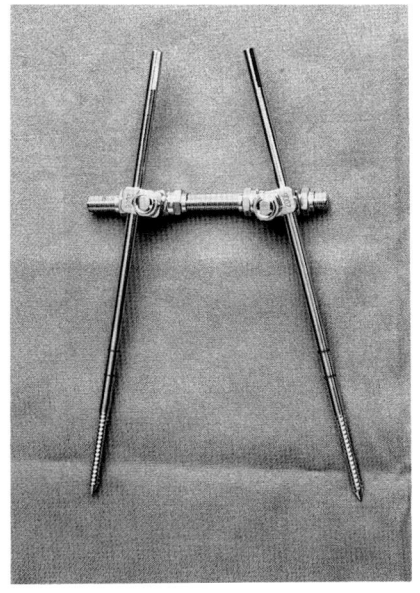

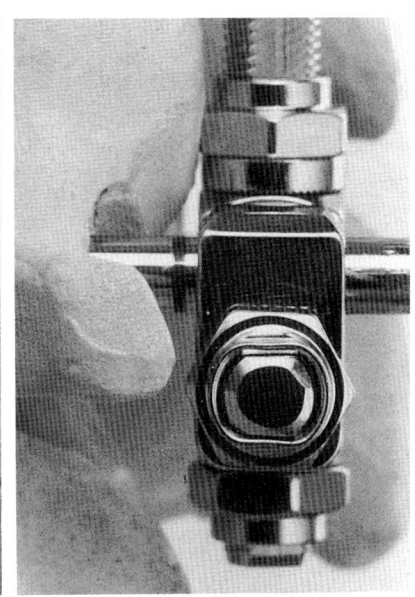

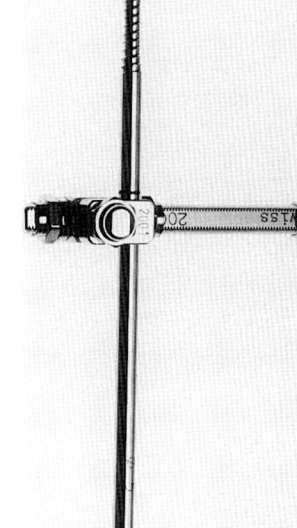

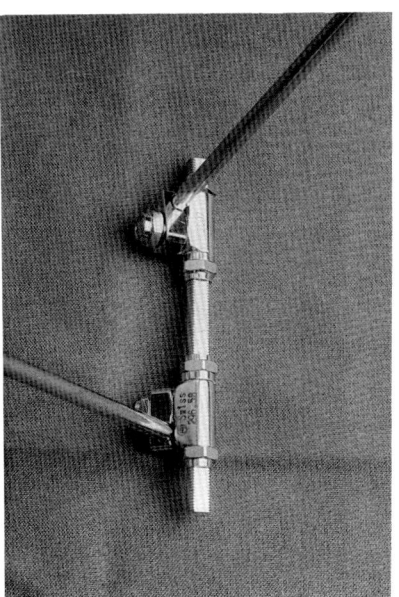

Abb. **134 a–d** Fixateur interne der AO. **a** Die speziellen Backen ermöglichen eine vollständig winkelstabile Fixation zwischen Schanz-Schrauben und Längsstab. **b** Die Winkelstabilität kann dank der speziellen Klemmbacken in verschiedenen Winkeleinstellungen gewährleistet werden. **c** Beispiel der Einstellung der Schanz-Schrauben in bezug auf den Längsträger bei Durchführen einer Maximallordose. **d** Die Backen können auch um den Längsstab rotiert werden

3 Verletzungen der Wirbelsäule

demjenigen der AO (DICK 1984, 1989, AEBI 1991) und demjenigen von Kluger und anderen erreicht werden (KLUGER 1986, KRAG 1986, MAGERL 1982, OLERUD 1988).

Durch die besondere Backenkonstruktion ist es möglich, eine fixierte, definitive Stellung der pedikulären Schanz-Schrauben in Beziehung zum Stab als Längsträger einzunehmen (Abb. **134**). Diese stabile Winkelsituation kann mit dem pedikulär fixierten CD-Instrumentarium (Cotrel-Dubousset) und den pedikulär fixierten speziellen Steffee-Platten nicht in dem Maß erreicht werden. Daniaux (1991) hat durch die Kombination einer simplen pedikulären Plattenfixation mit einem superponierten Zielke-Gewindestab-System, welches als Zuggurtung gebraucht wird, eine kurzstreckige winkelstabile Plattenfixation erreicht.

Die Fixateursysteme, das kombinierte Plattenstabsystem nach Daniaux und der Plattenfixateur nach Wolter sind die einzigen kurzstreckigen Systeme, die eine wirkliche Lordose bei Erhaltung der intervertebralen Distanz ermöglichen (Abb. **135**). Alle übrigen Systeme brauchen zu diesem Zweck eine Mehrpunktefixation und die meisten enden mit einer sekundären Kyphose, sobald dorsal Distraktionskräfte angewendet werden. Das pedikulär fixierte USIS-System nach Zielke/

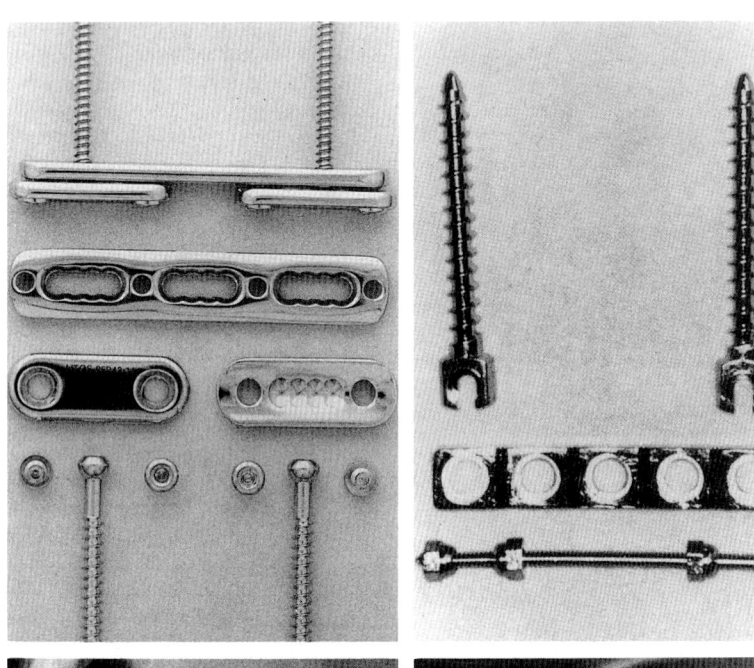

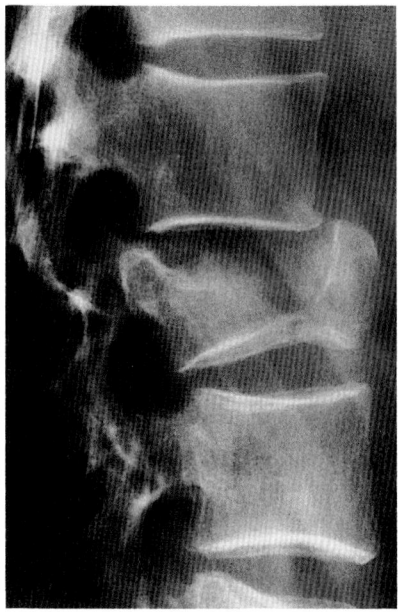

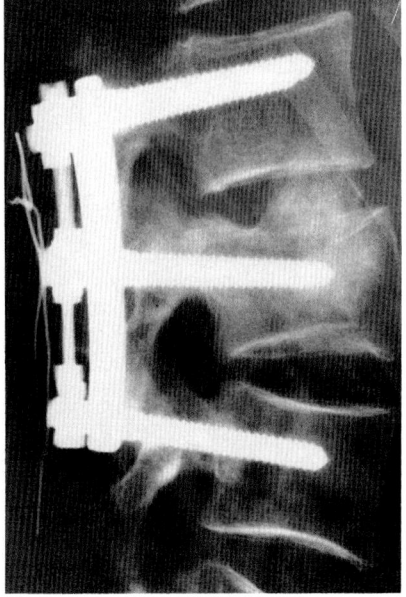

Abb. **135** Andere Fixateursysteme in Kombination mit Platten. **a** Plattenfixateur nach Wolter: Die Schrauben werden durch zusätzliche Druckplatten winkelstabil gehalten. **b** Kombination einer AO-Kerbenplatte mit dem Zielke-System: Die in den Platten fixierten Schrauben werden durch die dorsale Zuggurtung des Gewindestabes nach Zielke winkelstabil gehalten (System nach Daniaux). **c** Beispiel einer L2-Fraktur **d** versorgt mit Daniaux-System

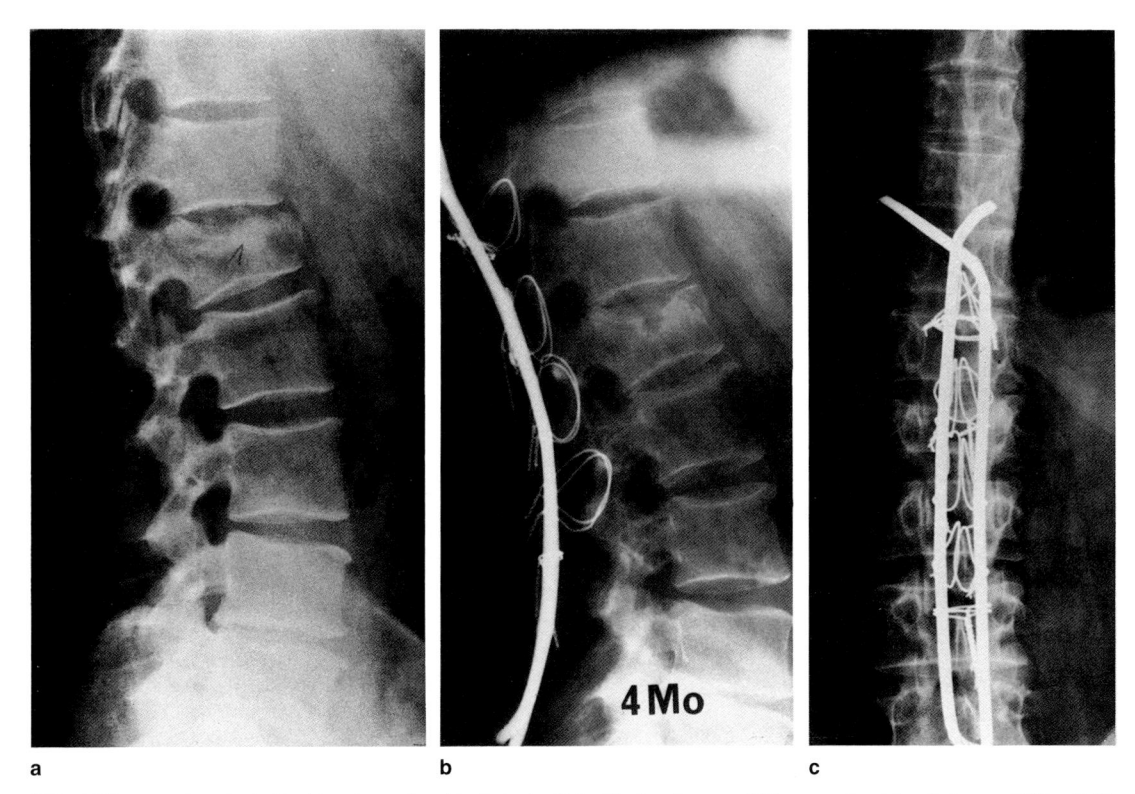

Abb. 136 a–c Lumbale Fraktur, langstreckig fixiert mit limitierten Luque-Stäben und sublaminärem „Wiring". Es kann zwar eine gute Lordose erzeugt werden, jedoch ist keine Distraktion möglich. Regelmäßig Korrekturverluste

Harms, allein von dorsal verwendet, ist nur in Kombination mit einer ventralen Abstützung wirkungsvoll, wenn der Wirbelkörper relevant verletzt ist. Dieses Stabsystem ist zu schwach, um eine Distraktion bzw. eine winkelstabile Fixation zwischen Schraube und Stab, also ein „Buttressing" zu bewirken (BREITFUSS 1991, HARMS 1988, 1989). Zusammenfassend kann für die dorsalen Stabilisationsformen folgendes festgehalten werden:

1. Verletzungen der beweglichen Lendenwirbelsäule sind mit einem möglichst kurzstreckigen, pedikulär fixierten, winkelstabilen System zu stabilisieren (Typ Fixateur interne).
2. Der thorakolumbale Übergang von Th10–L1/2 soll wie die lumbale Wirbelsäule behandelt werden.
3. Verletzungen der thorakalen Wirbelsäule von Th1–Th10 können entweder mit einem mehrfach pedikulär verankerten Plattensystem (Typ Roy-Camille, Louis, AO-Platte usw.) oder mit Stäben und Haken (Typ Harrington-Distraktionssystem, oder CD-Instrumentarium und dessen Kopien) behandelt werden. Dabei haben wir die Verwendung des Harrington-Instrumentariums allein verlassen und kombinieren es mit einem sublaminären Wiring nach Luque, um Stab-Haken-Diskonnektionen, Hakenausrisse und Korrekturverluste zu vermeiden (AEBI 1986, AKBARNIA 1984, ARMSTRONG 1974, EDWARDS 1986, FLESH 1977, GERTZBEIN 1982, GRISS 1983, JACOBS 1984, MCAFEE 1985, QUENCER 1985, ROSSIER 1984, SVENSSON 1984). Die Luque-Technik allein mit den Originalstäben verwenden wir in der Traumatologie nicht, da der Korrekturverlust erheblich ist und keine Möglichkeit der Distraktion besteht, auch wenn durch das Vorbiegen der Stäbe eine gute Lendenwirbelsäulenlordose angepaßt werden kann (AEBI 1986, LUQUE 1982, 1986) (Abb. 136, 137, 138).

Im Bereich der Brustwirbelsäule ab Th8, gelegentlich ab Th6, kann auch der Fixateur interne als kurzstreckiges System gebraucht werden (AEBI 1987, 1988, DICK 1984, 1989). Das Instrumentarium kann jedoch in diesem Bereich so stark auftragen, daß es für den Patienten beim Liegen oder Sitzen an einer Lehne störend wirkt (Abb. 139).

4. Verletzungen am lumbosakralen Übergang sind, wenn immer möglich, auch mit dem Fixateur zu behandeln oder mit Platten oder allenfalls mit dem pedikulär fixierten CD-System wegen der guten Anbiegbarkeit dieses Systems. Der Fixateur interne kann in diesem Bereich oftmals sehr mühsam zu verankern sein.

In allen Fällen soll nach Korrektur und Fixation des verletzten Wirbelabschnittes eine posterolaterale Spondylodese über die Segmente geführt werden, deren Bandscheibe beschädigt ist. Bei Zweifeln kann allenfalls der Zustand mittels

3 Verletzungen der Wirbelsäule

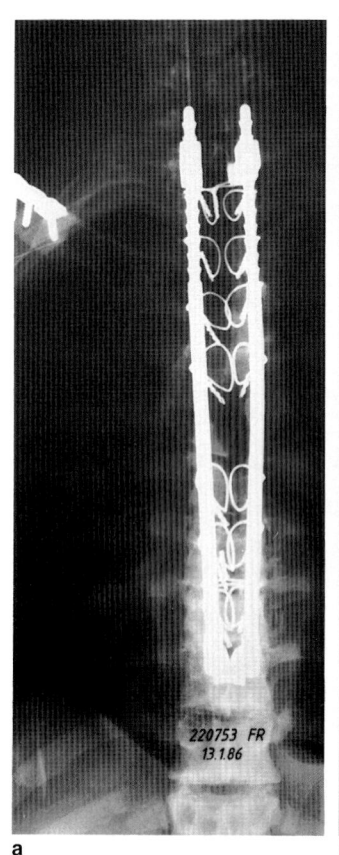

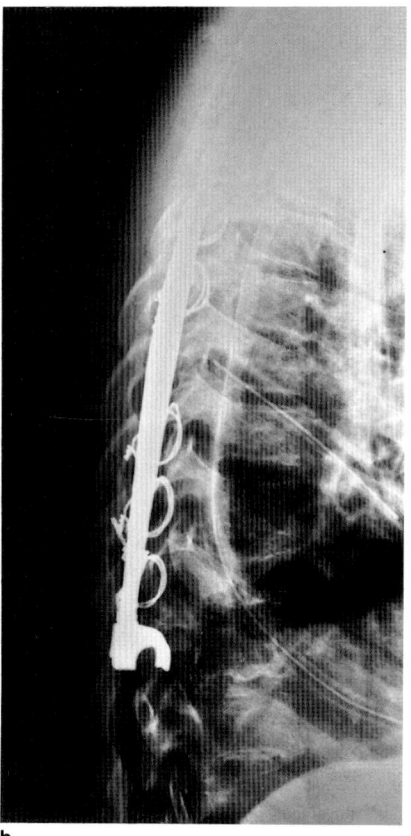

Abb. **137 a, b** Sogenannte „Harry-Luque"-Technik bei Kombination des Harrington-Distraktionssystems mit sublaminärem „Wiring" **c–e**. Diese Technik eignet sich trotz modernem Instrumentarium nach wie vor gut zur Stabilisierung von thorakalen Verletzungen, wo eine langstreckige Fixation nicht ins Gewicht fällt wie bei der lumbalen Wirbelsäule

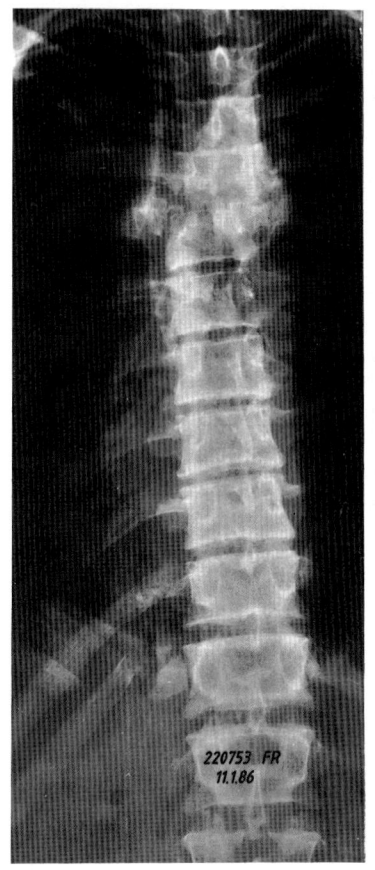

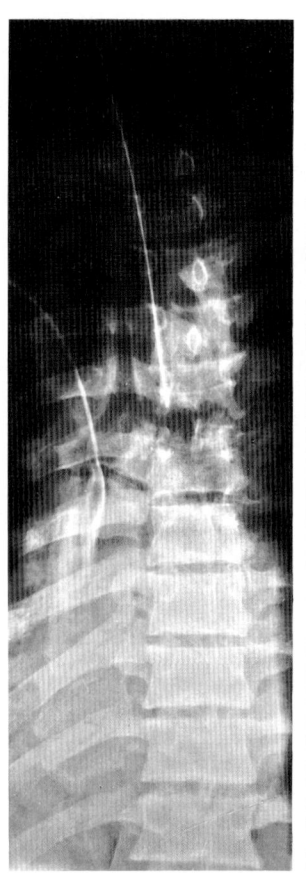

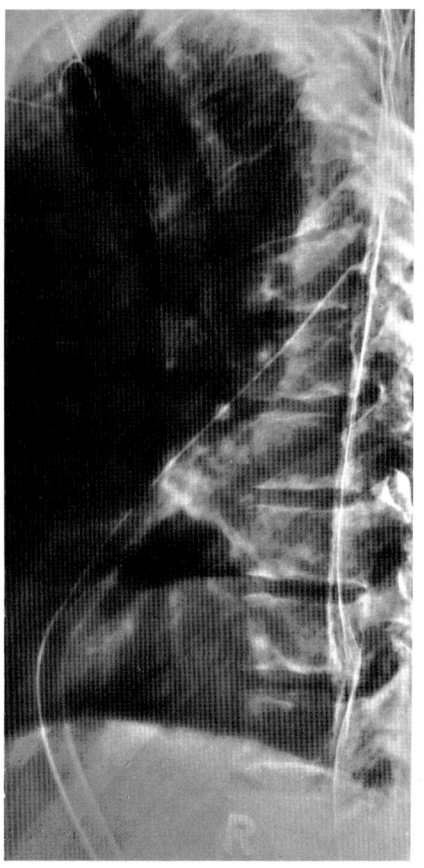

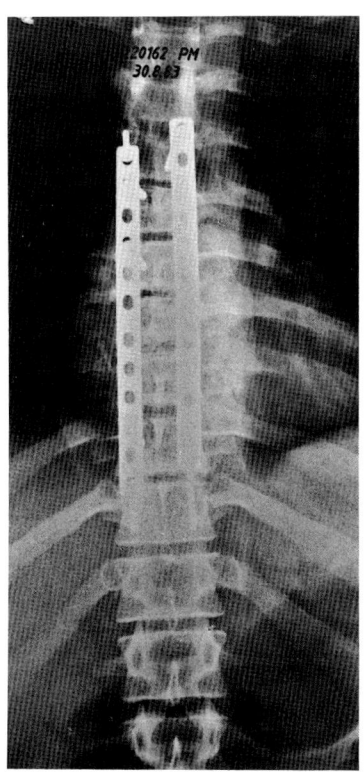

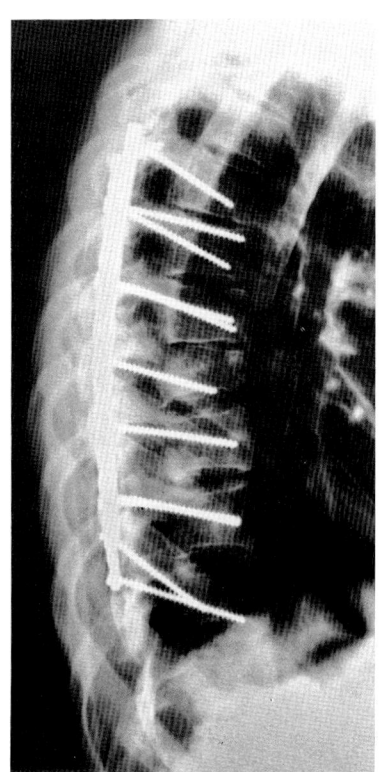

Abb. 138 Langstreckige Fixation mit dorsalen 3,5er-AO-Platten im Bereich der oberen und mittleren BWS

Diskographie oder MRT beurteilt werden, wobei festzuhalten ist, daß eine morphologisch veränderte Bandscheibe nicht zwangsläufig auch symptomatisch zu sein braucht (BETZ 1987, BONNDURANT 1990). Um bei Berstungs-, Trümmer- und Kompressionsbrüchen eine genügende ventrale mechanische Abstützung zu gewährleisten, muß entweder nach der Technik von Daniaux eine transpedikuläre Spongiosaplastik durchgeführt werden (AEBI 1986, DANIAUX 1986, DICK 1986), wobei die verletzte Bandscheibe über den Pedikel mit einem entsprechenden Instrumentarium ausgeräumt und die Deck- bzw. die Bodenplatte des Intervertebralraumes angefrischt werden müssen, um anschließend den entstandenen Defekt mit Spongiosa über die pedikuläre Route auszustopfen (Abb. **130**). Als Alternative zu dieser erwähnten Form der ventralen mechanischen Abstützung kann mit Harms und anderen (BRADFORD 1987, HARMS 1988, 1989, MCEVOY 1985) ein Zweiteingriff von vorne möglichst bei der gleichen Sitzung mit Spaneinlage und Zuggurtungssystem durchgeführt werden. Der Vorteil dieses Vorgehens ist die Möglichkeit, bei Bedarf gleichzeitig eine ventrale Dekompression durchführen zu können. Insgesamt sind jedoch der Aufwand und der Blutverlust größer als mit differenziertem hinteren Zugang und Stabilisation.

Stellvertretend für die heute von uns vorgezogene operative Therapie der lumbalen Wirbelfrakturen mittels eines winkelstabilen kurzstreckigen Instrumentariums soll das Vorgehen mit dem Fixateur interne der AO dargestellt werden.

Der Fixateur interne wurde 1982 einerseits von Kluger in Deutschland und andererseits von Dick in der Schweiz spezifisch für die Traumatologie entwickelt. Sehr rasch wurde dieses Instrumentarium auch für andere Bereiche eingesetzt (AEBI 1988, DICK 1984, 1989, KLUGER 1986, MARCHESI 1991), in der Zwischenzeit jedoch durch neuere adaptivere Systeme wieder ersetzt. Auf die Darstellung der Luque-, Harrington- oder CD- bzw. Plattentechnik soll hier verzichtet werden, da diese Systeme in anderem Zusammenhang bereits vorgestellt wurden.

Fixateur interne. Dieses System kann praktisch für sämtliche thorakolumbalen Verletzungen ab Th6 nach kaudal unabhängig vom Frakturtyp mi-, bi- oder mehrsegmental benutzt werden. Das System besteht aus Gewindestangen von 7 mm Durchmesser, wobei die Stange an zwei Seiten abgeflacht und glatt ist, um das Anpressen der an den Muttern angebrachten Klemmringe besser zu ermöglichen (Abb. **139**). Die Stangen werden in verschiedenen Längen geliefert, für die Traumatologie werden meistens die 70-mm-Stangen für eine unisegmentale und die 100-mm-Stangen für eine bisegmentale Fixation gebraucht. Für das Grundset werden 4 speziell für den Fixateur hergestellte Schanz-Schrauben verwendet (Abb. **139b**). Die Verbindung zwischen Schanz-Schrau-

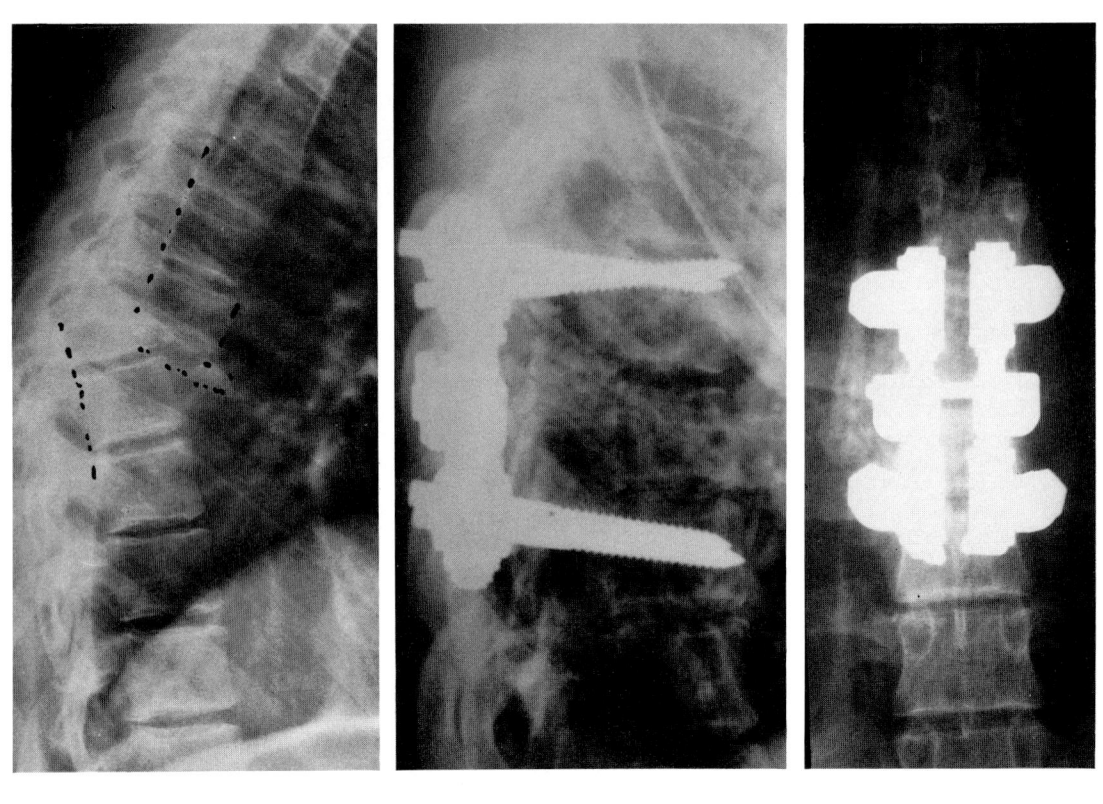

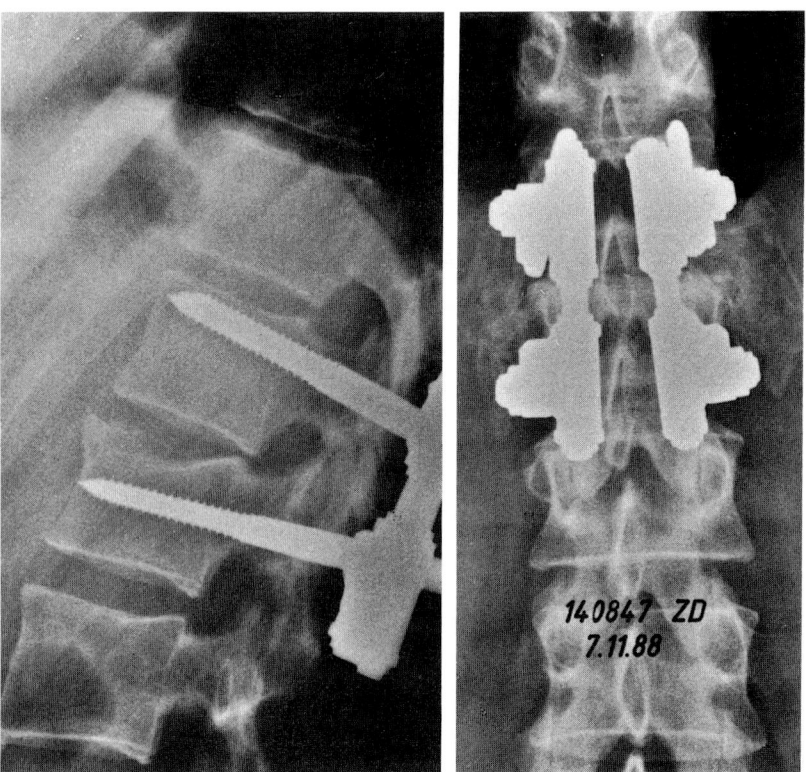

Abb. 139 Weiter Anwendungsbereich des Fixateur interne. **a** Der Fixateur interne kann etwa in Höhe Th8−6 zur Frakturbehandlung in Standardausführung gebraucht werden. Bei höher gelegenen Frakturen trägt der Fixateur meistens zu stark auf. Auch können die Standard-Schanz-Schrauben zu groß für die Pedikel sein. **b** Fixation einer Typ-B-Läsion mit Luxation unisegmental mit dem Fixateur interne. Hier angewendet als Zuggurtungssystem. Die Fraktur wird dorsal unter Kompression gesetzt

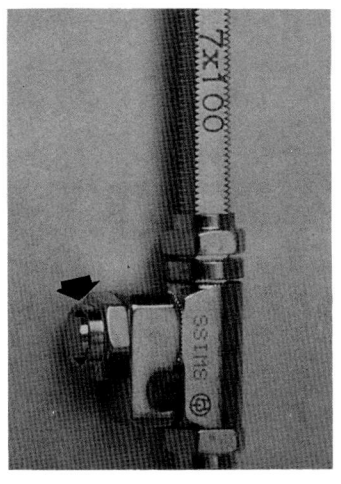

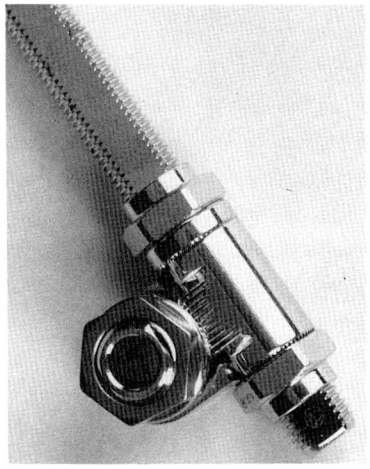

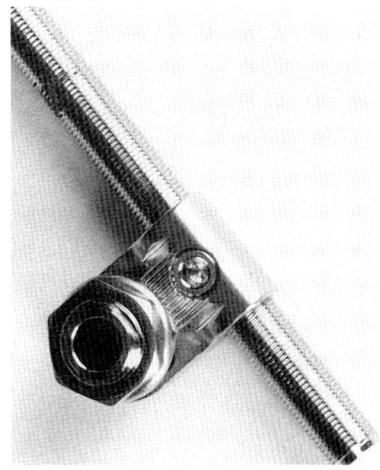

Abb. 140 Verschiedene Entwicklungsstadien der Fixateur-interne-Backen. **a** Die originale Backe mit Klemmechanismus, der durch eine seitliche Mutter gesichert wird (Pfeil). Das Anziehen dieser seitlichen Mutter kann in den muskulären Weichteilen mühsam sein. **b** Weiterentwicklung der Backe durch einen rein dorsalen Klemmbackenmechanismus. Dies ermöglicht ein Arbeiten vollständig von dorsal, und man kommt mit einem kleineren Operationsfeld aus. **c** Neueste Entwicklung der dorsalen Klemmbacke, jedoch jetzt ohne gezahnter Unterlagscheibe und Muttern auf dem Längsstab, um die Distraktion bzw. die Kompression zu erzeugen. Die neue Backe ist mit einer kleinen Stellschraube auf dem dünneren Stab gehalten. Die Distraktion bzw. Kompression wird durch eine spezielle Zange entlang dem Längsstab durchgeführt. **d** Seitliche Ansicht der dorsalen Klemmbacken: Die Backe kann in der Fassung gekippt werden

ben und Gewindestäben erfolgt über die spezifischen Backen, die einerseits die Gewindestäbe aufnehmen und andererseits in beweglichen Klemmbackenanteilen die Schanz-Schrauben erfassen. Mit diesem Anteil kann die Schanz-Schraube in einem beliebigen Winkel in Beziehung zum Gewindestab eingestellt werden und schließlich in der gewünschten Stellung durch Anziehen einer Mutter fixiert werden. Der Backenanteil, welcher den Gewindestab aufnimmt und entlang des Stabes beliebig verschoben werden kann (Distraktion, Kompression), wird mit zwei Muttern in der gewünschten Position festgehalten.

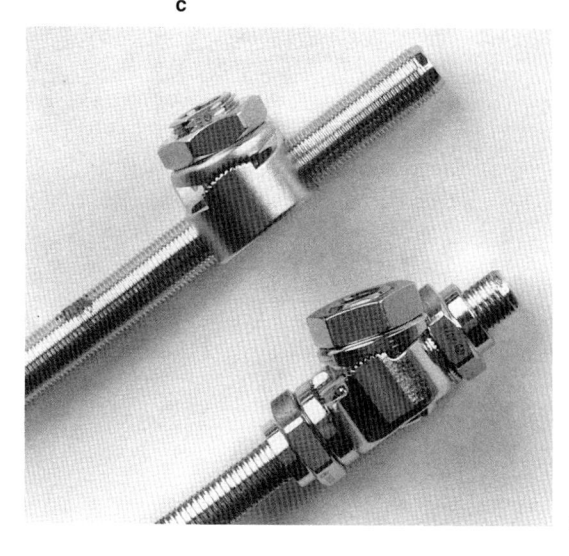

Im Jahre 1986 wurde die Originalbacke durch Mathys und Aebi modifiziert (Abb. **140a**), indem die laterale Mutter zum Anziehen des Klemmbackenmechanismus für die Schanz-Schrauben verlassen worden ist und ein Klemmbackenmechanismus etabliert wurde, der ein rein dorsales Arbeiten zuläßt. Das seitliche Anziehen der Backen hat sich als umständlich erwiesen, so daß ein System, das ein Arbeiten von rein dorsal zuläßt, ein wesentlicher Vorteil ist, auch wenn das Ausmaß der Winkelkippung der Schanz-Schrauben gegenüber dem Stab geringer ist als bei der ursprünglichen Backe. Allerdings kann das Ausmaß der Winkelkippung der Originalbacke wegen der manuell unmöglich aufzubringenden Kräfte gar nicht voll ausgenützt werden.

Schließlich sind in neuester Zeit auch die Muttern an der Gewindestange verlassen worden. Die Backe wird nun mit einer Stellschraube in gewünschter Position auf dem Stab fixiert (Abb. **140**).

Die Winkeleinstellung der Backen auf dem Gewindestab läßt eine massive Lordosierung des zu fixierenden Wirbelsäulenabschnittes zu, indem die freien Enden der Schanz-Schrauben unter Ausnutzung des Hebelarmes einander angenähert werden (Abb. **141a**). Eine anschließende Distraktion kann durch Verschieben der Backen auf dem Gewindestab, eine Kompression durch die entgegengesetzte Bewegung erreicht werden (Abb. **141b**). Bei Trümmerfrakturen kann durch Festsetzen der Distanz zwischen den Backen die

3.156   3 Verletzungen der Wirbelsäule

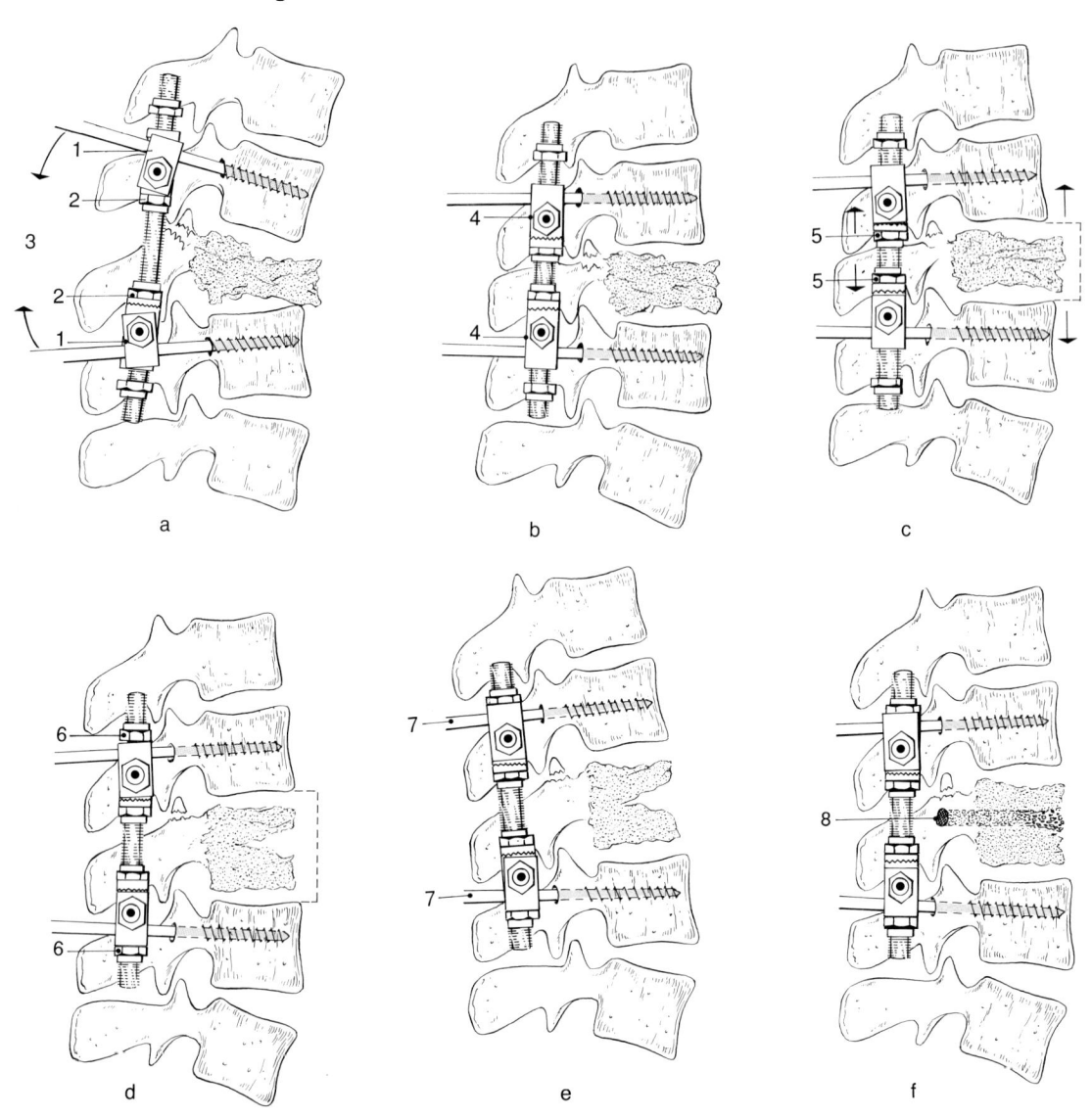

Abb. 141 Schematisches Vorgehen bei der Behandlung einer Berstungsfraktur mit dem Fixateur interne. **a** Nach Einbringen der Schanz-Schrauben wird der Fixateurstab mit den Klemmbacken darübergeführt und die Klemmbacken gelöst, um freie Beweglichkeit darin zu erhalten (1). Die Muttern werden auf dem Längsstab in einer Distanz eingestellt, welche etwa der Hinterwand des frakturierten Wirbelkörpers entspricht. Damit kann vermieden werden, daß bei der Lordosierung Fragmente der Wirbelkörperhinterwand in den Spinalkanal gepreßt werden (2). Durch Zusammenpressen der freien Ende der Schanz-Schrauben wird eine maximale Lordosierung erzeugt (3). **b** Nach erfolgter optimaler Lordosierung werden die Muttern an den Klemmbacken angezogen (4). **c** Es wird eine Distraktion mit den Muttern auf dem Längsstab durchgeführt, bis die Wirbelkörperhöhe und der Bandscheibenraum wieder etabliert sind (5). **d** Die Gegenmuttern werden auf dem Längsstab zur Fixation der Backen auf dem Stab angezogen (6). **e** Mit einem speziellen Bolzenschneider können die überstehenden Schanz-Schrauben abgetrennt werden (7). **f** Nach erfolgter Reposition und Stabilisierung kann bei Bedarf eine transpedikuläre Spongiosaplastik nach Daniaux angeschlossen werden (s. Abb. 131)

Distanz der Hinterwand gehalten und so vermieden werden, daß Hinterwandfragmente durch die Lordosierung in den Kanal gedrückt werden (Abb. **141c**).

Der große Vorteil des Fixateur interne und ähnlicher Systeme ist der fixierte Winkel zwischen Verankerung (Schanz-Schrauben) und Längsträger (Gewindestäbe) sowie die Einfachheit und Versatilität dieses Systems, welches mit dem gleichen Implantat eine Reposition und definitive Stabilisierung ermöglicht. Die erreichte Reposition ist im allgemeinen zufriedenstellend, und es

Therapie 3.157

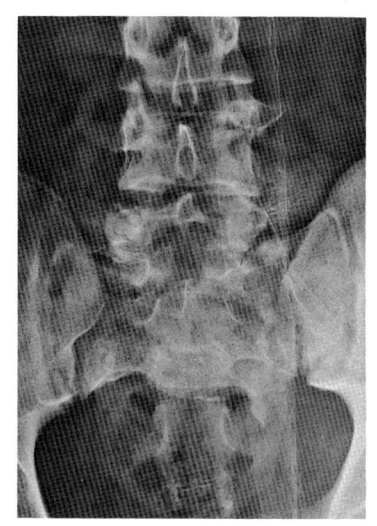

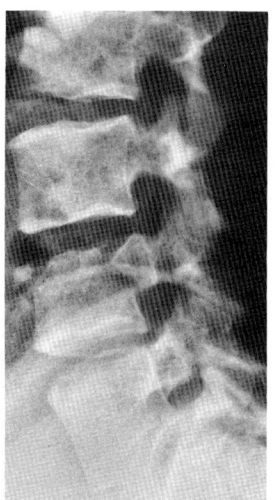

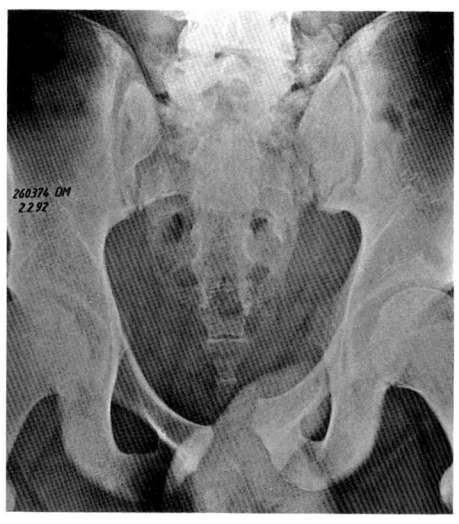

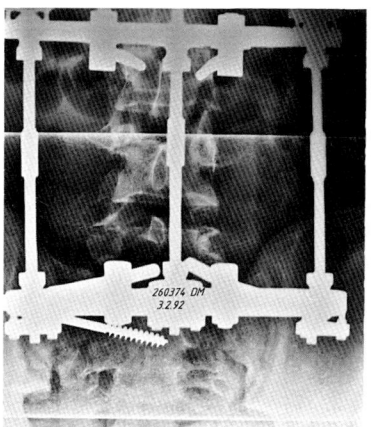

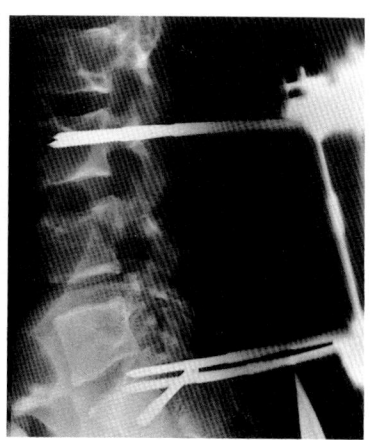

Abb. 142 Beispiel einer der seltenen Verletzungen, bei der der Fixateur externe hilfreich sein kann: Mehretagere Fraktur lumbosakral (L4, Sakrum sowie L5/S1-Gelenke), mit Beckenringverletzung kombiniert. Durch Montage des Fixateur externe in den Pedikeln von L3 und in den Spinae iliacae posteriores superiores der Beckenschaufeln kann durch Distraktion und Lordosierung eine partielle Reposition von L4 und Stabilisierung des ganzen, multipel verletzten lumbosakralen Überganges erreicht werden. **a** Präoperativ. **b** Postoperativ, mit montiertem Fixateur externe und perkutan verschraubtem Iliosakralgelenk rechts (Fassen des proximalen dislozierten Sakrumfragmentes). **c** Fixateur externe in situ beim Patienten von der Seite her gesehen. Patient kann so mobilisiert werden. **d** Anpassen eines speziellen Plastazot-Korsettes mit dorsaler Aussparung für den Fixateur externe zur definitiven Behandlung bis zur Ausheilung

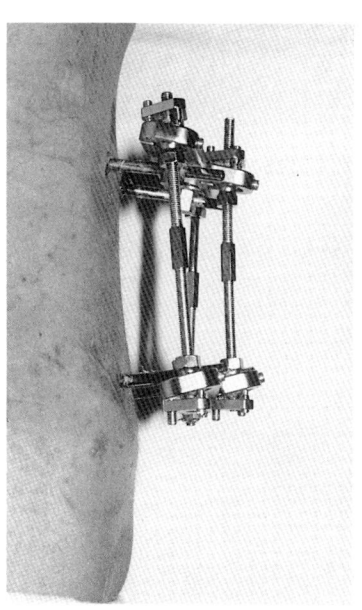

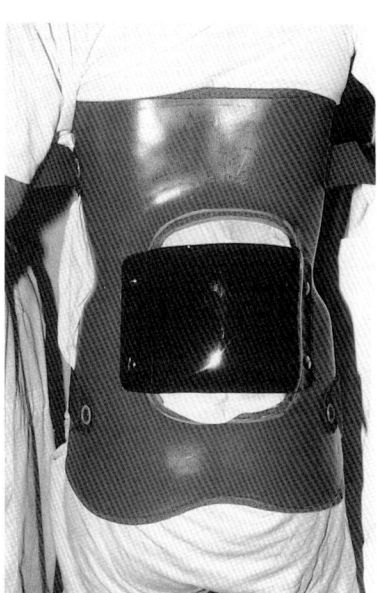

3 Verletzungen der Wirbelsäule

kommt später meist lediglich zu einem Korrekturverlust innerhalb der mitverletzten Bandscheibe. Seit dieses System für uns verfügbar ist, können wir den größten Teil der thorakolumbalen Frakturen ab Th8 (evtl. Th6) bis S1 standardisiert mit diesem Instrumentarium behandeln. Wir haben bis jetzt keine Veranlassung gesehen, das System zugunsten eines anderen Systems zu verlassen, wie wir das schon bei den nicht traumatischen Indikationen seit längerer Zeit getan haben, mit Ausnahme der Behandlung von Wirbelsäulentumoren (AEBI 1990). Durch die Einführung des Fixateur interne hat der Fixateur externe nach MAGERL (1981, 1982, 1984), welcher als Vorläufer und Wegbereiter des ersteren betrachtet werden muß, seinen Platz in der Wirbelfrakturbehandlung weitgehend eingebüßt und findet nur noch in ganz seltenen Fällen, z. B. bei offenen oder komplexen Frakturen, im lumbosakralen Übergang seine Anwendung (Abb. **142**).

Ventrale Techniken

Es sind verschiedene Möglichkeiten der ventralen Chirurgie gegeben.

Unisegmentale Dekompression mit inkompletter Vertebrektomie und Bandscheibenausräumung und anschließender unisegmentaler Fusion mittels eines trikortikalen Knochenspanes

Der trikortikale Knochenspan kann durch eine kurze, breite Femurplatte unter Ausnützung des DCP-Effektes unter Kompression gesetzt werden (Abb. **143**) (AEBI 1991, BAYLEY 1991, BLACK 1988, HAAS 1991, YUAN 1988). Anstelle einer Platte kann auch ein anderes vorderes System wie das USIS u. a. verwendet werden (BEEN 1991, BONE 1988, DUNN 1981, GIEHL 1989, GURR 1988, HARMS 1989, KANEDA 1984, MCAFEE 1985). Auf die Aufzählung der Vor- und Nachteile dieser Systeme soll bewußt verzichtet werden, da das Prinzip der verwendeten Systeme immer das gleiche ist: Die Verankerung erfolgt entweder von der Seite oder selten von vorne in den spongiösen Knochen des Wirbelkörpers. Dabei kann die Anordnung der Schrauben im spongiösen Knochen verschieden gewählt werden, und es können lediglich eine oder mehrere Schrauben verwendet werden. Die Schrauben können entweder mit einer Unterlagscheibe oder einer Schraubenplatte zusammengestellt werden, um die Krafteinwirkung der belasteten Schrauben in den Wirbelkörper besser zu verteilen. Das Gewinde der Schraube ist praktisch in allen Fällen ein Spongiosagewinde. Die Schrauben sind mit einem Längsträger verbunden, d. h. einer Platte oder einem oder mehreren Stäben. Der Stab kann je nach Beschaffenheit als Kompressions- oder Distraktionsstab benützt werden. Die Kraft, die dabei angewendet werden kann, hängt nicht so sehr vom Längsträger ab als vielmehr von der Qualität des Knochens, in dem die Schrauben verankert werden können, d. h. der limitierende Faktor aller bis heute routinemäßig verwendeten vorderen Systeme ist der Wirbelkörperknochen und nicht das

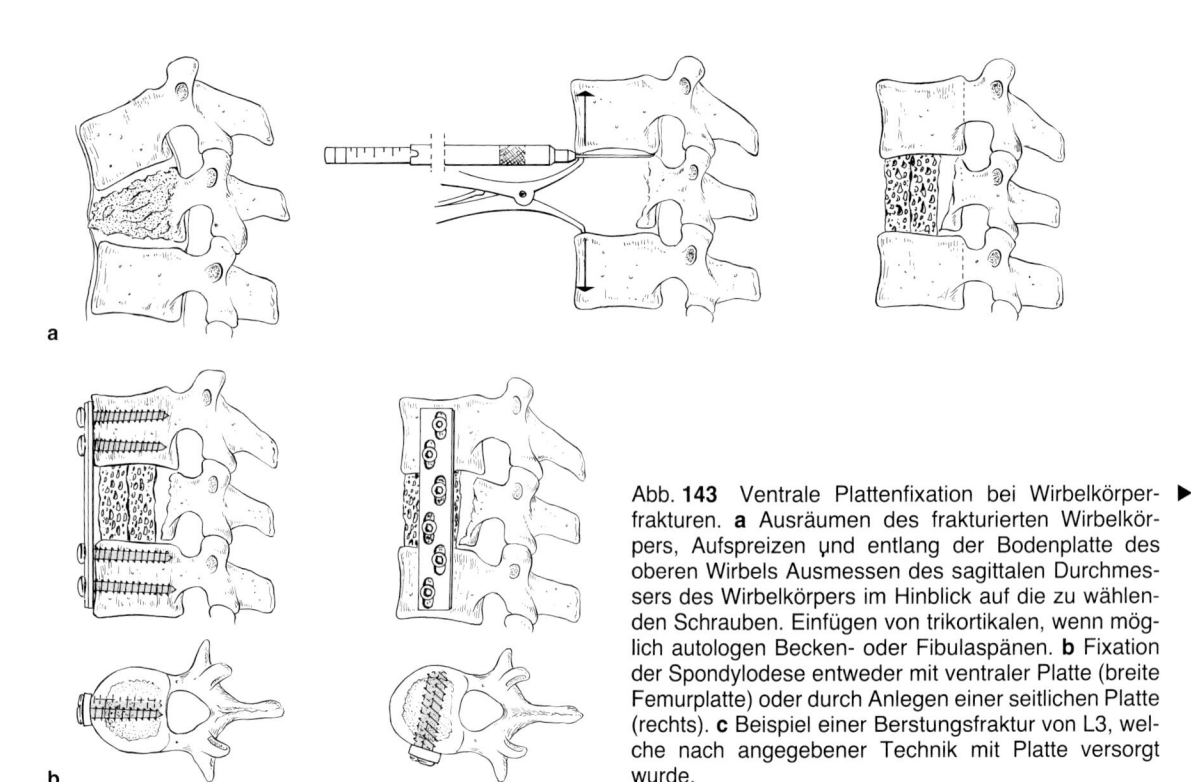

Abb. **143** Ventrale Plattenfixation bei Wirbelkörperfrakturen. **a** Ausräumen des frakturierten Wirbelkörpers, Aufspreizen und entlang der Bodenplatte des oberen Wirbels Ausmessen des sagittalen Durchmessers des Wirbelkörpers im Hinblick auf die zu wählenden Schrauben. Einfügen von trikortikalen, wenn möglich autologen Becken- oder Fibulaspänen. **b** Fixation der Spondylodese entweder mit ventraler Platte (breite Femurplatte) oder durch Anlegen einer seitlichen Platte (rechts). **c** Beispiel einer Berstungsfraktur von L3, welche nach angegebener Technik mit Platte versorgt wurde.

verwendete System. Ob dabei ein einzelner Stab oder zwei, eine alleinige Platte oder zwei verwendet werden, hilft die Rotationsstabilität verbessern, kann jedoch das Problem des Schraubenausrisses bzw. der Schraubenmigration nicht vermeiden (GURR 1988, MARCHESI 1992, MCAFEE 1985, 1989). In einer erst kürzlich von BONE u. Mitarb. (1988) veröffentlichten biomechanischen Studie über die Vergleichbarkeit vorderer Implantate wird die eigentlich primär nicht erwartete Tatsa-

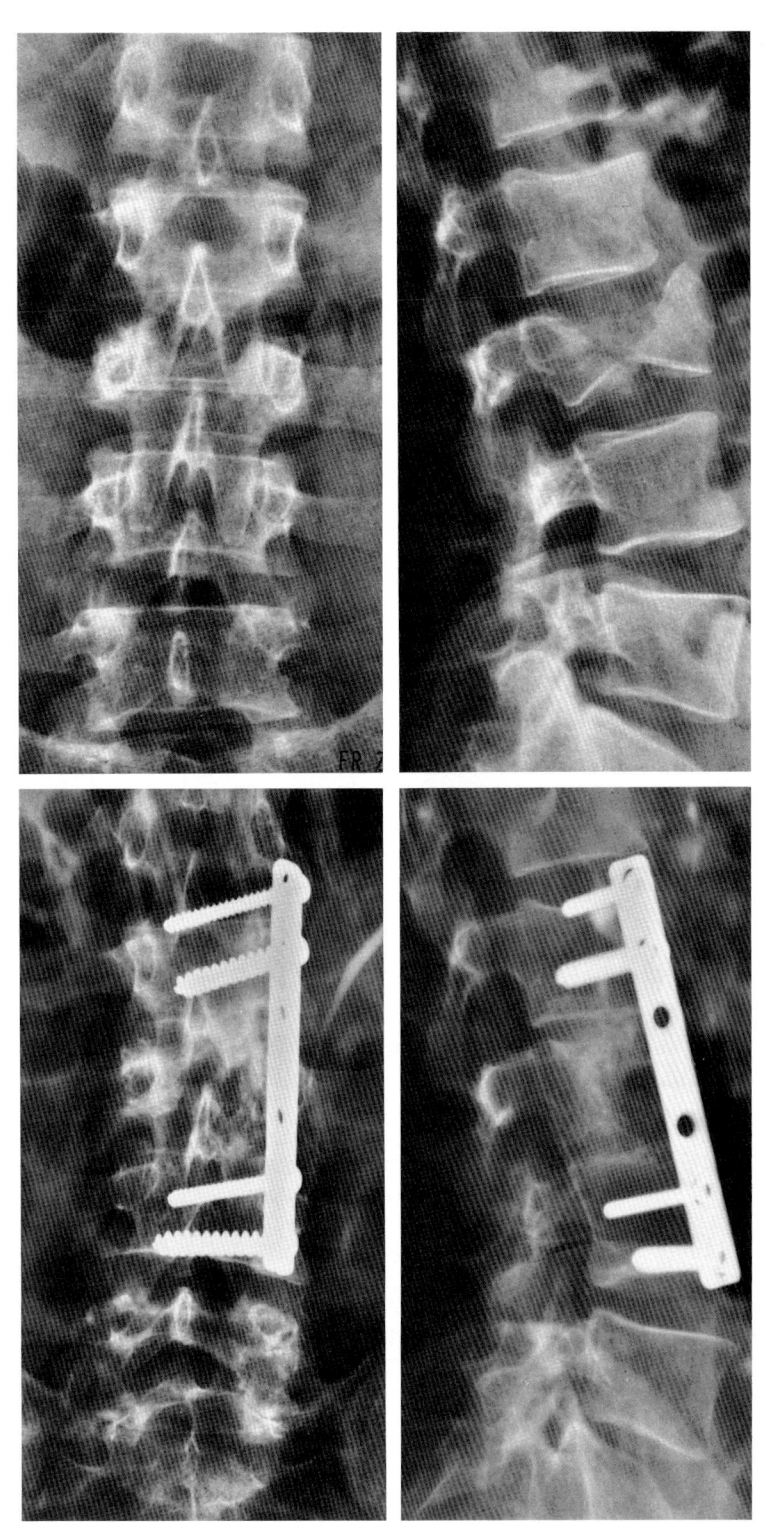

Abb. 143 c

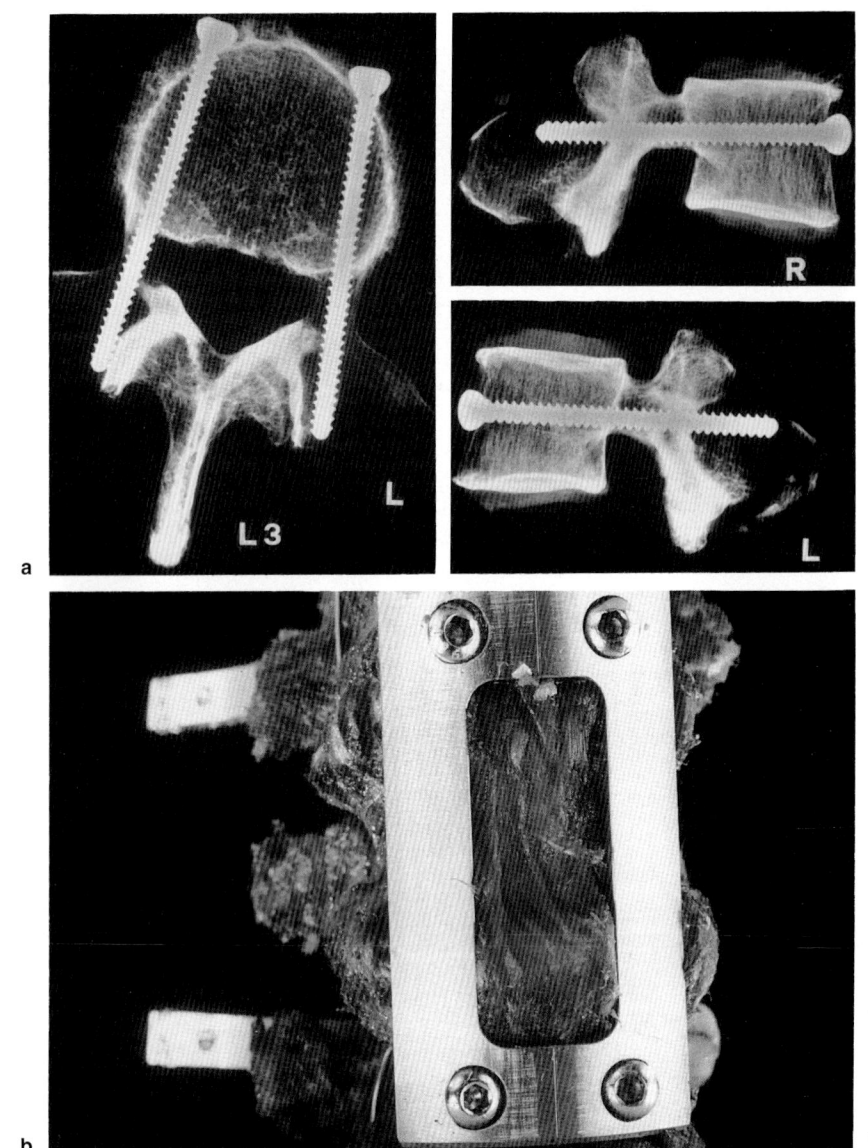

Abb. 144 Ventrale transpedikuläre Verschraubung mittels Zielgerät. **a** Kontaktröntgenbild eines im Leichenexperiment von ventral verschraubten Wirbels (horizontal und seitlich). **b** Prototyp einer ventralen Platte, welche durch transpedikuläre Schrauben fixiert werden kann

che belegt, daß die breite Femurplatte und die NRC-Platte nach Armstrong als einfachste Systeme auch die höchste Stabilität erreichen.

Eine grundlegende Änderung des Konzeptes der ventralen Fixation kann nur mit einer anderen Schraubenverankerung erreicht werden. Die einzige grundlegende andere Möglichkeit der Verankerung kann in Analogie zu den dorsalen Systemen lediglich in einer *ventralen transpedikulären Schraubenverankerung* verwirklicht werden. Experimentelle Untersuchungen mittels eines Zielgerätes, das von ventrolateral auf die Pedikelwurzel aufgesetzt wurde, waren äußerst erfolgsversprechend und werden in Kürze in der klinischen Anwendung erscheinen (Abb. **144**) (MARCHESI 1992).

Ein interessantes Konzept der vorderen Stabilisierung wurde von ROY-CAMILLE (1980) und RAO (1991) verwirklicht. Der erstere hat eine Art Hagraffen als ventrale Spanner verwendet, der zweite eine Art doppelte Winkelplatte (Abb. **145**).

Bis heute ist es jedoch in den wenigsten Fällen gelungen, durch eine ventrale Stabilisierung allein eine traumatisch beschädigte Wirbelsäule so zu fixieren, daß eine korsettfreie Nachbehandlung möglich ist, ohne daß gleichzeitig noch eine zusätzliche dorsale Fixation verwendet werden mußte. Die meisten Vertreter der ventralen Chirurgie in der Traumatologie ergänzen die ventrale Chirurgie mit einer entweder primär oder dann sekundär durchgeführten Stabilisation von dorsal.

Therapie 3.161

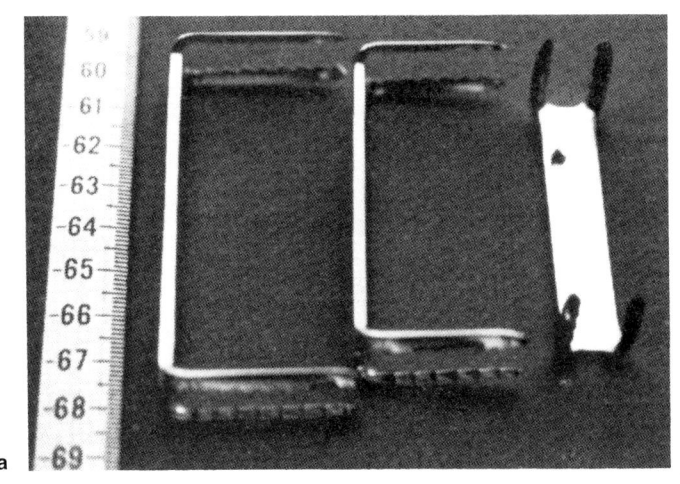

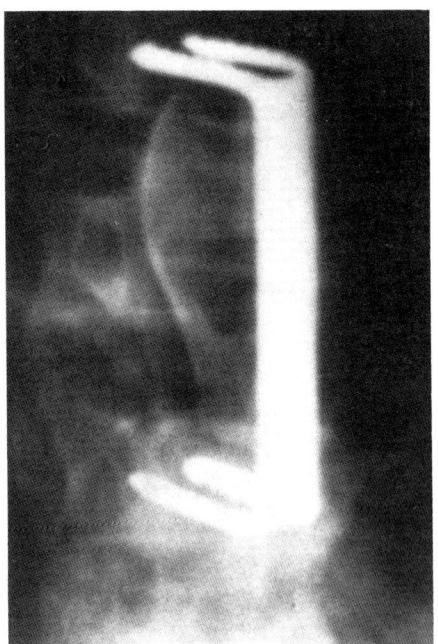

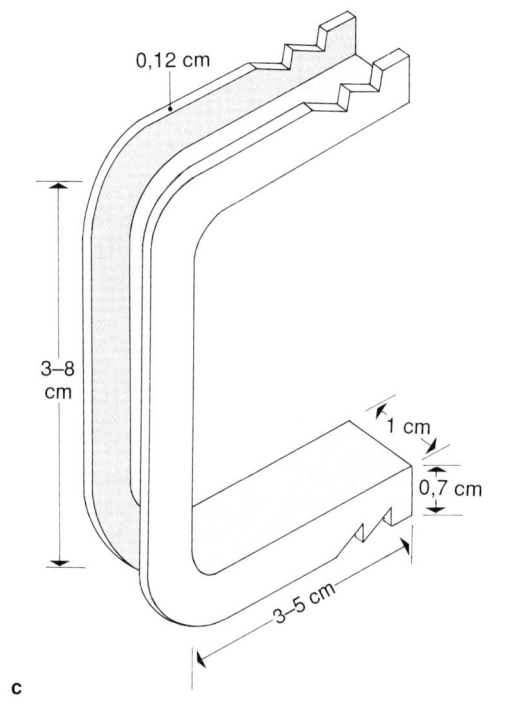

Abb. 145 Beispiele alternativer ventraler Fixationssysteme. **a, b** Die Hagraffe nach Roy-Camille, welche bisegmental in die beiden dem frakturierten Wirbel benachbarten Wirbel eingebolzt werden kann. **c** Doppelwinkelplatte nach Rao mit Klingenschliff. **d** Frakturbehandlung nach dieser Technik

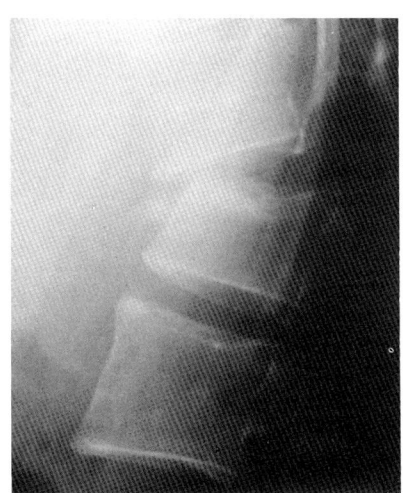

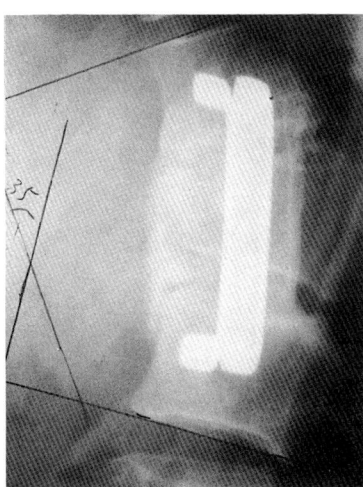

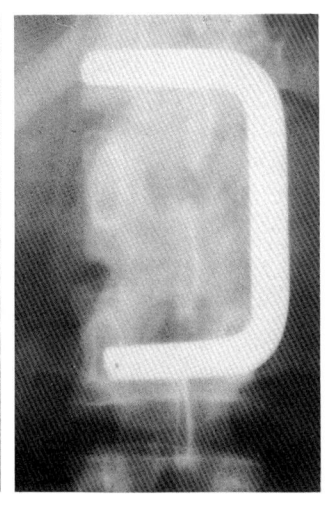

Bisegmentale ventrale Dekompression durch partielle oder totale Vertebrektomie sowie Ausräumen beider benachbarter Bandscheiben und Spaneinbau

Nach Dekompression und entsprechender Anfrischung der Boden- bzw. Deckplatte wird ein großer trikortikaler autologer Becken- oder ein Fibulaspan zwischen die intakten angefrischten Wirbel gespannt. Entsprechende Rippenstücke haben sich in unseren Händen als ungenügend erwiesen und waren mit Korrekturverlust, Dislokation und Bruch kombiniert, außer sie wurden in Kombination mit einem winkelstabilen dorsalen System verwendet, mit dem die Knochenstücke unter leichte Kompression gesetzt werden können. Allogene Knochenstücke, welche von einem Femurschaft oder Femurkopf hergestellt werden, können als Alternative auch verwendet werden, gelegentlich in Kombination mit autologen Knochenspänen (MCBRIDE 1983).

Eine andere Alternative zu massiven kortikospongiosen Spänen sind die von Harms entwickelten Titangitter, welche mit autologer Spongiosa gefüllt werden. Steffee hat sog. „Carbon cages" entwickelt, welche ebenfalls mit autologer Spongiosa gefüllt werden können und so als mechanisch gute Träger fungieren, ohne daß ganze Beckenschaufelanteile hierzu verwendet werden müssen. Allerdings ist die Verwendung dieser künstlichen Implantate im Rahmen der Traumatologie noch nicht allgemein etabliert.

Zusammenfassend hat die ventrale Chirurgie in der Traumatologie der Wirbelsäule ihre Indikation in folgenden Fällen:
1. Als reine Dekompressionsoperation.
2. Als ventrale Spondylodeseoperation:
   Wenn vorne ungenügend Knochen vorhanden ist, um mechanisch suffizient abstützen zu können. Dies kann bedingt sein durch eine vorausgegangene dekompressive Vertebrektomie oder durch eine vollständige Kompression bzw. Zertrümmerung des Wirbelkörpers.
   Wenn dorsal ungenügend Knochen vorhanden ist, um eine sinnvolle Spondylodese durchführen zu können. Das kann z. B. nach einer ausgedehnten Laminektomie der Fall sein, welche zwar den Gebrauch eines dorsalen pedikulären Fixationssystems durchaus noch erlaubt, wenn jedoch für eine knöcherne Anlagerung praktisch kein Knochenbett mehr vorhanden ist.

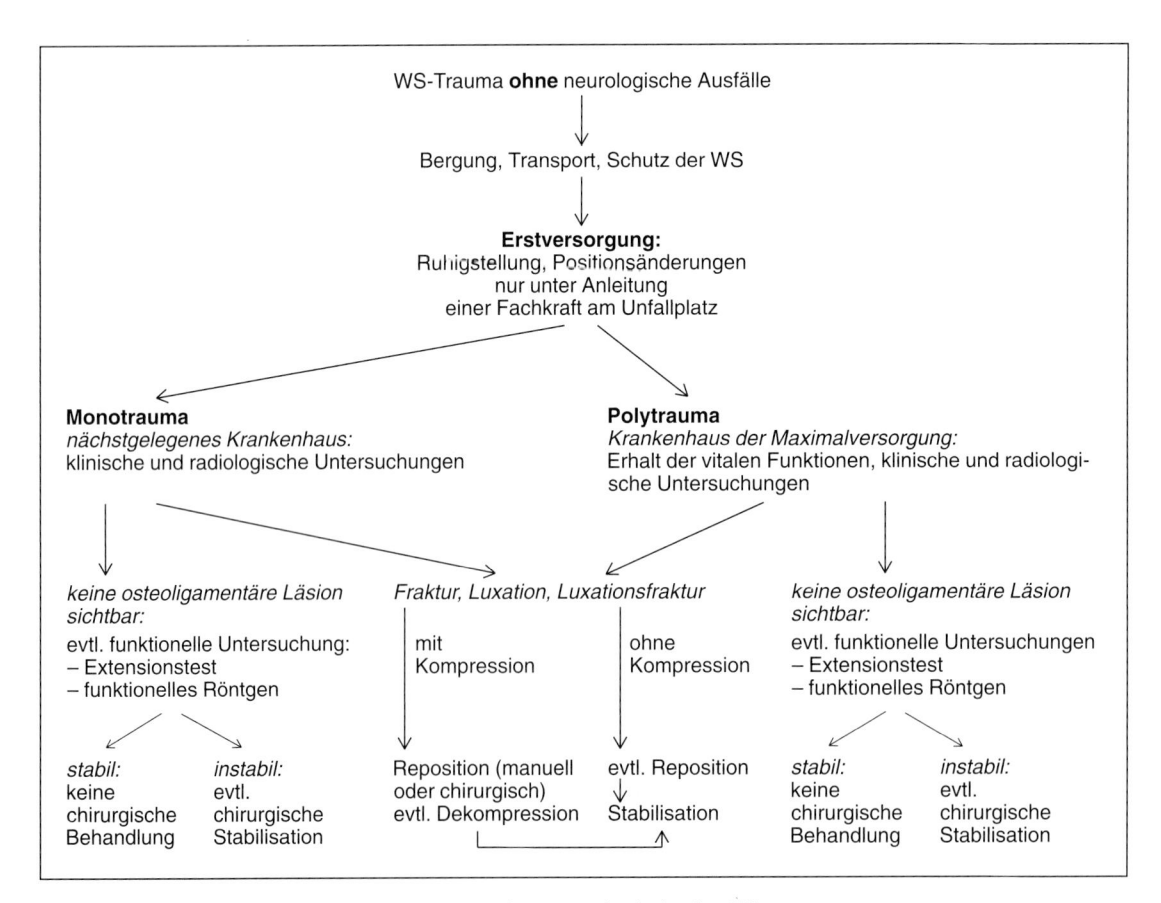

Abb. 146 Vorgehen beim Wirbelsäulentrauma ohne neurologische Ausfälle

Wenn eine vernachlässigte posttraumatische Kyphose oder Kyphoskoliose vorhanden ist, die eine ventrale Osteotomie, Aufrichtung und Verspannung notwendig macht, meist in Kombination mit einem dorsalen Vorgehen.

Die ventrale Chirurgie hat ihre Komplikationsmöglichkeiten, die in bezug auf die vitale Bedrohung des Patienten höher einzustufen sind als bei der dorsalen Chirurgie. Es bestehen perioperative Komplikationen, die allein durch den Zugang zustande kommen können. So können bei den transthorakalen Zugängen, Lungenverletzungen und Verletzungen der großen Gefäße auftreten, deren Bewältigung ein erhebliches allgemeinchirurgisches Grundkönnen voraussetzt, wenn man nicht dauernd einen entsprechenden Spezialisten zur Hand hat. Der retroperitoneale und transabdominale Zugang birgt ebenfalls die Gefahr der großen Gefäßverletzung sowie der Ureter-, Blasen- und Darmverletzung in sich. Beschädigungen des prä- und paravertebralen sympathischen Nervensystems können zu einer Impotentia coeundi, eine Beschädigung des N. genitofemoralis und von Plexusanteilen können zu weiteren unangenehmen neurologischen Komplikationen führen. Bei der Benützung von ventralen Implantaten ist mit großer Vorsicht darauf zu achten, daß diese nicht in unmittelbare Berührung mit den großen Gefäßen zu liegen kommen, da eine Arrosion mit sekundärer Massenblutung vorkommen kann. Solche Komplikationen sind vom Dunn-Instrumentarium und anderen berichtet worden (BROWN 1986, DUNN 1981).

Als postoperative Komplikationen können eine Nachblutung mit Hämato- und allenfalls Pneumothorax auftreten sowie Zwerchfellhernien und ein paralytischer bzw. mechanischer Ileus.

Pseudarthrosen sind bei korrekter Durchführung der ventralen Spondylodese eher weniger

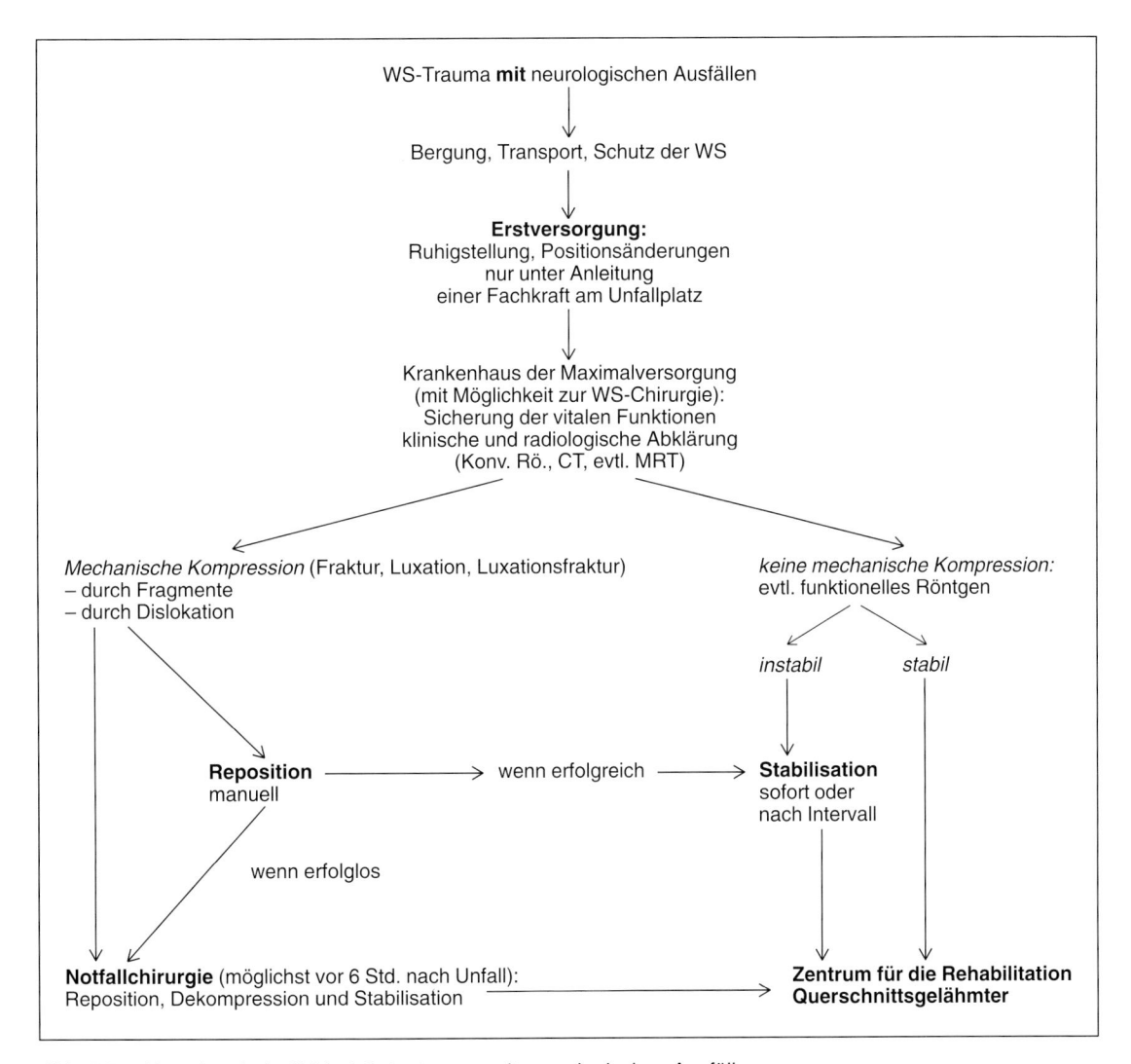

Abb. 147 Vorgehen beim Wirbelsäulentrauma mit neurologischen Ausfällen

häufiger zu erwarten als in der dorsalen Chirurgie, und die ventrale Dekompression ist meistens ausgiebiger und möglicherweise wirkungsvoller als alles, was von dorsal durchgeführt werden kann.

Schlußbemerkungen

Aus dem Dargelegten gelten für die Behandlung von Wirbelsäulenverletzungen im thorakolumbalen Bereich – wie bei der HWS – folgende Regeln:

Eine **anatomische Reposition** soll ausgeführt werden, um eine optimale Dekompression zu erreichen, wenn sie notwendig ist und/oder um eine spätere Deformität zu vermeiden. Die Reposition hat möglichst früh nach dem Unfall zu erfolgen.

Eine **Stabilisation** soll durchgeführt werden, um eine sekundäre neurologische Schädigung, eine persistierende Instabilität und/oder eine Spätdeformation zu vermeiden und um eine

frühzeitige Mobilisation zu ermöglichen.

Eine möglichst normale Funktion der WS soll erhalten werden, indem eine möglichst kurzstreckige Fixation für die Stabilisation gewählt wird.

Laminektomien sind, wenn immer möglich, **zu vermeiden** und höchst selten indiziert. Ist eine direkte Dekompression nötig, so soll sie in der Regel von ventral durchgeführt werden.

Ein standardisiertes Behandlungsverfahren ist sinnvollerweise zu etablieren, indem nach einem **Grundalgorhythmus** das diagnostische und therapeutische Vorgehen festgesetzt wird (Abb. **146, 147**).

Literatur

Aebi, M., C. Etter, T. Kehl et al: The internal skeletal fixation system. A new treatment of thoracolumbar fractures and other spinal disorders. Clin. Orthop. 227 (1988) 30–43

Aebi, M., W. Dick: Use of the internal fixator in spine tumor surgery. In Sundarisan, N. et al.: Tumors of the Spine. Saunders, Philadelphia 1990

Aebi, M., J. K. Webb: The spine. In Müller, M. E., M. Allgöwer, R. Schneider, H. Willengger: Manual of Internal Fixation. Springer, Berlin 1991 (p. 627–682)

Aebi, M., J. Mohler, G. Zäch, E. Morscher: Analysis of 75 operated thoracolumbar fractures and fracture dislocations with and without neurologic deficit. Arch. orthop. traum. Surg. 105 (1986) 100–112

Aebi, M., C. Etter, T. Kehl et al: Stabilization of the lower thoracic and lumbar spine with the internal spinal skeletal fixation system. Indications, techniques, and first results of treatment. Spine 12 (1987) 544–551

Akbarnia, B. A., J. P. Fogarty, A. A. Tayob: Contoured Harrington instrumentation in the treatment of unstabel spinal fractures. The effect of supplementary sublaminar wires. Clin. Orthop. 189 (1984) 186–194

Armstrong, G. W. D., D. H. Johnston: Stabilization of spinal injuries using Harrington instrumentation. J. Bone Surg. B 56 (1974) 590

Bannister, J., T. K. F. Taylor, S. Nade: Seat belt fractures of the spine. J. Bone J. Surg. B 57 (1975) 252

Bayley, J. C., H. A. Yuan, B. E. Fredrickson: The syracuse I-plate. Spine 16 (1991) 120–124

Beck, E.: Konservative Behandlung von Frakturen und Luxationen von Thorax- und Lendenwirbelsäule. In Burri, C., A. Rüter: Verletzungen der Wirbelsäule. H. Unfallheilk. 149 (1980) 119–128

Bedbrook, G. M.: Stability of spinal fractures and fracture dislocations. Paraplegia 9 (1971) 23–32

Bedbrook, G. M.: Treatment of thoracolumbar dislocation and fractures with paraplegia. Clin. Orthop. 112 (1975) 27–42

Bedbrook, G. M.: Spinal injuries with tetraplegia and paraplegia. J. Bone J. Surg. B 61 (1979) 267

Been, H. D.: Anterior decompression and stabilization of thoracolumbar burst fractures by the use of the Slot-Zielke device. Spine 16 (1991) 70–77

Bentley, G., T. McSweeney: Multiple spinal injuries. Brit. J. Surg. 55 (1968) 565–570

Betz, R., A. Gelman, G. DeFilipp et al: Magnetic resonance imaging (MRI) in the evaluation of spinal cord injured children and adolescents. Paraplegia 25 (1987) 92–99

Bilow, H., H. Beineke, H. Hermichen: Management und Ergebnisse der konservativen Behandlung von Patienten mit Brust- und Lendenwirbelsäulenverletzungen. Akt. Traumatol. 18 (1988) 7–17

Black, R. C., P. Eng, V. O. Gardener, G. W. D. Armstrong, J. O'Neil, M. ST. George: A contoured anterior spinal fixation plate. Clin. Orthop. 227 (1988) 135–142

Blauth, M., H. Tscherne, N. Haas: Therapeutic concept and results of operative treatment in acute trauma of the thoracic and lumbar spine: the Hannover experience. J. orthop. Trauma 1 (1987) 240–252

Blumenkopf, B., P. Juneau: Magnetic resonance imaging (MRI) of thoracolumbar fractures. J. Spin. Disord. 1 (1988) 144–150

Boehler, L.: Behandlung der Wirbelbrüche. Laugenbecks Arch. klin. Clin. 173 (1932) 843–847

Boehler, L.: Die Technik der Knochenbruchbehandlung, 13. Aufl. Maudrich, Wien 1951

Bohlmann, H. H.: Traumatic fractures of the upper thoracic spine with paralysis: a study of 100 cases J. Bone Surg. A 56 (1974) 1299–1308

Bohlmann, H. H.: Late, progressive paralysis and pain following fractures of the thoracolumbar spine. In: Proceedings of the American Academy of Orthopaedic Surgeons. J. Bone Joint Surg A 58 (1976) 728

Bohlman, H. H.: Treatment of fractures and dislocations of the thoracic and lumbar spine. J. Bone J. Surg. A 67 (1985) 165–169

Bohlman, H. H., F. J. Eismont: Surgical techniques of anterior decompression and fusion for spinal cord injuries. Clin. Orthop. 154 (1981) 57–66

Bohlman, H. H., A. Freehafer, J. DeJak: Free anterior decompression of spinal cord injuries. J. Bone J. Surg. A 57 (1975) 1025

Bone, L. B., E. C. Johnston II, R. B. Ashman: Mechanical comparison of anterior spinal instrumentation in a burst fracture model. J. orthop. Trauma 2 (1988) 195–201

Bonndurant, F., H. Cotler, M. C. Kulkarni et al.: Acute spinal cord injury: a study using physical examination and magnetic resonance imaging. Spine 15 (1990) 161–168

Bracken, M. B., M. J. Shepard, W. F. Collins et al: A randomized, controlled trial of methylprednisolone or naloxone in the treatment of acute spinal-cord injury. Results of the second National Acute Spinal Cord Injury Study. N. Engl. J. Med. 322 (1990) 1405–1411

Bradford, D. S.: Management of Injuries to the Thoracolumbar Spine. Evarts, Vol. II. Churchill Livingstone, New York 1983 (p. 281)

Bradford, D. S.: Deformities of the thoracic and lumbar spine secondary to spinal injury. In Moe's Textbook, Scoliosis and Allied Deformities. Saunders, Philadelphia 1987

Bradford, D. S., G. McBride: Surgical management of thoracolumbar spine fractures with incomplete neurologic deficits. Clin. Orthop. 218 (1987) 201–216

Bradford, D. S., B. A. Akbarnia, R. D. Winter et al: Surgical stabilization of fracture and fracture dislocation of the thoracic spine. Spine 2 (1977) 185–196

Brant-Zawadzki, M., R. Jeffrey, H. Minago et al: High resolution CT of thoracolumbar fractures. Amer. J. Neuroradiol. 3 (1982) 69–74

Brantschen, R., St. Werlen, L. Konrad, M. Aebi: Potential of Remodelling in Thoraco Lumbar Burst Fractures Treated by the AO-internal Fixator. Proc. of the 4th Congress of the European Spinal Deforming Society. Sauramp Medical 1992 (p. 173–174)

Breitfuss, A., U. Bötel, O. Russe, C. Diamadis: Dorsale Instrumentierung der Brust- und Lendenwirbelsäule durch Kerbenplatten in Kombination mit USIS. Unfallchirurgie 94 (1991) 545–553

Brown, L. P., K. H. Bridwell, R. T. Holt, J. Jennings: Aortic erosions and lacerations associated with the Dunn anterior spinal instrumentation. Orthop. Trans. 10 (1986) 16–17

Burke, D.: Hyperextension injuries of the spine. J. Bone J. Surg. B 53 (1971) 3–12

Burke, D. C., D. D. Murray: The management of thoracic and thoraco-lumbar injuries of the spine with neurological involvement. J. Bone J. Surg. B 58 (1976) 72–78

Burney, R., R. Waggoner, F. Maynard: Stabilization of spinal injury for early transfer. J. Trauma 29 (1989) 1497–1499

Cammisa, F. P., F. J. Eismont, B. A. Green: Dural laceration occuring with burst fractures and associated laminar fractures. J. Bone Surg. A 71 (1989) 1044–1052

Chance, G. Q.: Note on a type of flexion fractures of the spine. Brit. J. Radiol 21 (1948) 452–453

Christian, M.: Non-fatal injuries sustained by seat belt wearers: a comparative study. Brit. med. J. 2 (1976) 1310

Cotler, J. M., J. V. Vernace, J. A. Michalski: The use of Harrington rods in thoracolumbar fractures. Orthop. Clin. N. Amer. 17 (1986) 87–103

Cotrel, Y., J. Dubousset, M. Guillaumat: New universal instrumentation in spinal surgery. Cli. Orthop. 227 (1988) 10–23

Court-Brown, C. M., S. D. Gertzbein: The management of burst fractures of the fifth lumbar vertebra. Spine 12 (1987) 308–312

Cusick, J. F., J. Myklebust, M. Ayvoloski, A. Sances, Houterman, S. J. Larson: Effects of vertebral column distraction in the monkey. J. Neurosurg. 57 (1982) 651–659

Dall, B., E. S. Stauffer: Neurologic injury and recovery patterns in burst fractures at the T12 or L1 motion segment. Clin. Orthop. 233 (1988) 171–176

Daniaux, H.: Transpedikuläre Reposition und Spongiosaplastik bei Wirbelkörperbrüchen der unteren Brust- und Wirbelsäule. Unfallchirurg 89 (1986) 197–213

Daniaux, H., P. Seykora, A. Genelin, T. Lang, A. Kathrein: Application of posterior plating and modifications in thoracolumbar spine injuries. Indication, techniques and results. Spine 16 (1991) 125–133

Das De S McCreath, S. W.: Lumbosacral fracture-dislocations. A report of four cases. J. Bone J. Surg. B 63 (1981) 58–60

Davies, W. E., J. H. Morris, V. Hill: A analysis of conservative (non-surgical) management of thoracolumbar fractures and fracture-dislocations with neural damage. J. Bone J. Surg. A 62 (1980) 1324–1327

Denis, F.: The three column spine and its significance in the classification of acute thoracolumbar spinal injuries. Spine 8 (1983) 817–831

Denis, F., G. Armstrong: Compression fractures versus burst fractures in the lumbar and thoracic spine. J. Bone J. Surg. B 63 (1981) 462

Denis, F., G. Armstrong, F. Searls et al: Acute thoracolumbar burst fractures in the absence of neurologic deficit: A comparison between operative and nonoperative treatment. Clin. Orthop. 189 (1984) 142–149

Dick, W.: Innere Fixation von Brust- und Lendenwirbelfrakturen. Aktuelle Probleme in Chirurgie und Orthopädie. Bd. 28. Huber, Bern 1984

Dick, W.: Use of the acetabular reamer to harvest autogenic bone graft material: a simple method for producing bone paste. Arch. Orthop. Trauma Surg. 105 (1986) 235–238

Dick, W.: "The fixateur interne" as a versatile implant for spine surgery. Spine 12 (1987) 882–900

Dick, W.: Internal Fixation of Thoracic and Lumbar Spine Fractures. Huber, Bern 1989

Dick, W., P. Kluger, F. Magerl, O. Wörsdörfer, G. Zäch: A new device for internal fixation of thoracolumbar and lumbar spine fractures: the "fixateur interne". Paraplegia 23 (1985) 225–232

Dickson, J. H., P. R. Harrington, W. D. Erwin: Results of reduction and stabilization of the severely fractured thoracic and lumbar spine. J. Bone J. Surg. A 60 (1978) 799–805

Dolan, E. J., E. E. Transfeldt, C. H. Tator, E. H. Simmons, K. F. Hughes: The effect of spinal distraction on regional spinal cord blood flow in cats. J. Neurosurg. 53 (1980) 756–764

Dolanc, B.: Operative Behandlung bei Frakturen Th11-L5. H. Unfallheilk. 149 (1980) 169

Dooley, B.: The effect of compulsory seat belt wearing on the mortality and pattern of injury to car occupants. J. Bone J. Surg. B 57 (1975) 252

Ducker, T. B.: Treatment of spinal cord injury. New Engl. J. Med. 322 (1990) 1459–1461

Dunn, H. K.: Anterior stabilization of thoracolumbar injuries. Clin. Orthop. 189 (1984) 166–224

Dunn, H. K.: Anterior spine stabilization and decompression for thoracolumbar injuries. Orthop. Clin. N. Amer. 17 (1986) 113–119

Dunn, H. K., E. M. Goble, G. G. McBride, A. U. Daniels: An implant system for anterior spine stabilization. Orthop. Trans. 5 (1981) 433

Edwards, C. C., A. M. Levine: Early rod sleeve stabilization of the injured thoracic and lumbar spine. Orthop. Clin. N. Amer. 17 (1986) 121–145

Edwards, C. C., M. S. Rosenthal, F. Gellad, A. M. Levine: The fate of retro-pulsed bone following thoracolumbar burst fatures: late stenosis or resorption? Orthop. Trans. 13 (1989) 32

Engler, G. L.: Cotrel-Dubousset instrumentation for reduction of fracture dislocations of the spine. J. Spin. Disord. 3 (1990) 62–66

Esses, S. I.: The placement and treatment of thoracolumbar spine fractures. An algorithmic approach. Orthop. Rev. 17 (1988) 571–584

Esses, S. I.: The AO spinal internal fixator. Spine 14 (1989) 373–378

Fidler, M. W.: Remodelling of the spinal canal after burst fracture. A prospective study of two cases. J. Bone J. Surg. B 70 (1988) 730–732

Finn, C. A., E. S. Stauffer: Burst fracture of the fifth lumbar vertebra. J. Bone Surg. B 74 (1992) 398–403

Flesh, J. R., L. L. Leider jr., D. D. Erickson et al: Harrington instrumentation and spinal fusion for unstable fractures and fracture-dislocations of the thoracic and lumbar spine. J. Bone Surg. A 59 (1977) 143–153

Flynn, J. D., B. Anwarul, M. A. Hoque: Anterior fusion of the lumbar spine. End-result study with long-term follow-up. J. Bone Joint Surg. A 61 (1979) 1143–1150

Fowler, A.: Flexion-compression injury of the sternum. J. Bone Surg. B 39 (1957) 487–497

Frankel, H., D. Hancock, G. Hyslop et al: The value of postural reduction in the initial management of closed injuries of the spine with paraplegia and tetraplegia. Paraplegia 7 (1969) 179–192

Gardner, V. O., G. W. Armstrong: Longterm lumbar facet joint changes in spinal fracture patients treated with Harrington rods. Spine 15 (1990) 479–484

Garfin, S. R., C. S. Mowery, J. Guerra jr., L. F. Marshall: Confirmation of the posterolateral technique to decompress and fuse thoracolumbar spine burst fractures. Spine 10 (1985) 218–223

Gertzbein, S. D., C. M. Court-Brown: Flexion-distraction injuries of the lumbar spine. Mechanisms of injury and classification. Clin. Orthop. 277 (1988) 52–60

Gertzbein, S. D., F. J. Eismont: Trauma of the lumbar spine: classification and treatment. In Weinstein, J. N., S. W. Wiesel: The Lumbar Spine. Saunders, Philadelphia 1990 (p. 662–698)

Gertzbein, S. D., D. MacMichael, M. Tile: Harrington instrumentation as a method of fixation in fractures of the spine. A critical analysis of deficiencies. J. Bone Surg. B 64 (1982) 526–529

Gertzbein, S., C. Court-Brown, P. Marks et al: The neurologic outcome following surgery for spine fractures. Spine 13 (1988) 641–644

Gertzbein, S. D., C. M. Court-Brown, R. R. Jacobs et al: Decompression and circumferential stabilization of unstable spinal fractures. Spine 13 (1988) 892–895

Giehl, J. P., K. Zielke, H. P. Hack: Die ventrale Derotationsspondylodese nach Zielke. Orthopäde 18 (1989) 2

Gordon, M. L., D. A. Capen, J. Zigler, D. Garland, R. Nelson, S. Nagelberg: A comparison of operative and non-operative treatment in fractures of the high thoracic spine. J. spin. Disord. 3 (1990)

Green, B. A., R. A. Callahan, K. J. Klose, J. De La Torre: Acute spinal cord injury: current concepts. Clin. Orthop. 154 (1981) 125–135

Griss, P., L. Jani: Die Kombination Harrington-Luque, biomechanisches Prinzip und erste klinische Ergebnisse. Vortrag V. Münchner Symposion für experimentelle Orthopädie 1983

Guerra, J. S. Garfin, D. Resnick: Vertebral burst fractures: CT analysis of the retropulsed fragment. Radiology 153 (1984) 769–772

Gurr, K. R., P. C. McAfee, C. M. Shih: Biomechanical analysis of anterior and posterior instrumentation systems after corpectomy: a calf-spine model. J. Bone J. Surg. A 70 (1988) 1182–1191

Guttman, L.: Surgical aspects of the treatment of traumatic paraplegia. J. Bone Jt Surg. B 31 (1949) 399

Guttman, L.: Die initiale Behandlung von Querschnittslähmungen des Rückenmarks nach Frakturen der Wirbelsäule. Die Wirbelsäule in Forschung und Praxis, Bd. 42. 1969 (S. 58)

Guttman, L.: Spinal cordinjuries, 2nd ed. Blackwell, Oxford 1975 (p. 149–153)

Guttman, L.: Spinal cord injuries: comprehensive management and research. Blackwell, Oxford 1976

Guyer, D. W., H. A. Yuan, F. W. Werner et al: Biomechanical comparison of seven internal fixation devices for the lumbosacral junction. Spine 12 (1987) 569–573

Haas, N., M. Blauth, H. Tscherne: Anterior plating in thoracolumbar spine injuries. Indication, technique and results. Spine 16 (1991) 100–111

Hadley, M., M. Zabramski, R. Browner et al: Pediatric spinal trauma: review of 122 cases of spinal cord and vertebral column injuries. J. Neurosurg. 68 (1988) 18–24

Hanley, E., M. Eskay: Thoracic spine fractures. Orthopaedics 12 (1989) 689–696

Harms, J.: Der Gebrauch des USI-Systems in der Behandlung von Wirbelsäulenfrakturen. In Schultiz, K. P., W. Winkelmann: Die instrumentierte Fusion von Wirbelsäulenfrakturen und -erkrankungen. Hippokrates, Stuttgart 1988

Harms, J., D. Stolze: Die operative Behandlung der BWS- und LWS-Frakturen mit dem USI-System. Fixateur externe – Fixatur interne. Springer, Heidelberg 1989

Harrington, P. R.: Instrumentation in spine instability other than scoliosis. S. Afr. J. Surg. 5 (1967) 7–12

Harrington, T., B. Barker: Multiple trauma associated with vertebral injury. Surg. Neurol. 26 (1986) 149–154

Harryman, D. T.: Complete fracture-dislocation of the thoracic spine associated with spontaneous neurologic decompression. A case report. Clin. Orthop. 207 (1986) 64–69

Hazel, W. A. jr, R. A. Jones, B. F. Morrey, R. N. Stauffer: Vertebral frectures without neurological deficit. A long-term follow-up study. J. Bone Jt Surg. A 70 (1988) 1319–1321

Holdsworth, F. W.: Fractures, dislocations and fracture-dislocations of the spine. J. Bone Jt Surg. B 45 (1963) 6–20

Holt, B.: Spines and seat belts: mechanisms of spinal injury in motor vehicle crashes. Med. J. Aust. 2 (1976) 411

Jacobs, R. R., M. Casey: Surgical management of thoracolumbar spinal injuries. Clin. Orthop. 189 (1984) 22–35

Jacobs, R. R., M. A. Asher, R. K. Snider: Thoracolumbar spinal injuries. A comparative study of recumbent and operative treatment in 100 patients. Spine 5 (1980) 463–477

Jacobs, R. R., M. A. Asher, R. K. Snider: Dorso-lumbar spine fractures: recumbent vs. operative treatment. Paraplegia 18 (1980) 358–376

Jacobs, R. R., M. A. Asher, R. K. Snider: Dorso-lumbale Wirbelsäulenfrakturen – eine vergleichende Studie zwischen konservativer und operativer Behandlung bei 100 Patienten. Orthopädie 9 (1980) 45

Jacobs, R. R., F. Schlaepfer, R. Mathys jr et al: A locking hook spinal rod system for stabilization of fracture-dislocations and correction of deformities of the dorso-lumbar spine: a biomechanic evaluation. Clin. Orthop. 189 (1984) 168–177

Johnsson, R., K. Herrlin, G. Hagglund, B. Stromqvist: Spinal canal modeling after thoracombular fractures with interspinal bone fragments. Acta orthop. scand. 62 (1991) 125–127

Jones, K., G. McBride, R. Memby: Sternal fractures associated with spinal injury. J. Trauma. 29 (1989) 360–364

Jones, R. F., E. Snowdon, J. Coan, L. King. S. Engel: Bracing of thoracic and lumbar spine fractures. Paraplegia 25 (1987) 386–393

Judet, Th., O. Badelon: Résultats des ostéosynthèses des traumatismes du rachis dorsolombaire. In Roy-Camille, R.: Rachis dorso-lombaire traumatique non neurologique. Pathologique traumatique de la cheville et du pied. Masson, Paris 1980 (p. 122–136)

Kahanovitz, N., S. P. Arnoczky, D. B. Levine et al: The effects of internal fixation on the articular cartilage of unfused canine facet joint cartilage. Spine 9 (1984) 268–272

Kahanovitz, N., P. Bullough, R. R. Jacobs: The effect of internal fixation without arthrodesis on human facet joint cartilage. Clin. Orthop. 189 (1984) 204–208

Kaneda, K., K. Abumi, M. Fujiya: Burst fractures with neurologic deficits of the thoracolumbar-lumbar spine. Results of anterior decompression and stabilization with anterior instrumentation. Spine 9 (1984) 788–795

Karpf, P. M., E. Hipp, W. Hackenbruch: Böhler-Behandlung mit Kunststoffgips. H. Unfallheilk. 149 (1980) 147–152

Kauffer, H. H. Hayes: Lumbar fracture-dislocation: a study of twenty-one cases. J. Bone Jt Surg. A 48 (1966) 712–730

Kaene, J. S., D. L. Wackwitz, D. S. Drummond et al: Compression-distraction instrumentation of unstable thoracolumbar fractures. Anatomic results obtained with each type of injury and method of instrumentation. Spine 11 (1986) 895–902

Kluger, G., H. J. Gerner: Das mechanische Prinzip des Fixateur externe zur dorsalen Stabilisierung der Brust- und Lendenwirbelsäule. Unfallchirurgie 12 (1986) 68–79

Kortmann, H. R., D. Wolter, L. Reckert, Chr. Jürgens: Die Rotationsstabilität der LWS nach verschiedenen transpedikulären Osteosynthesen. Chirurgisches Forum für experimentelle und klinische Forschung. Springer, Berlin 1987 (S. 405–409)

Kostuik, J. P.: Anterior spinal cord decompression for lesions of the thoracic and lumbar spine, techniques, new methods of internal fixation results. Spine 8 (1983) 512–531

Kostuik, J. P.: Anterior fixation for fractures of the thoracic and lumbar spine with or without neurologic involvments. Clin. Orthop. 189 (1984) 103–115

Kostuik, J. P.: Anterior fixation for burst fractures of the thoracic and lumbar spine with or without neurological involvement. Spine 13 (1988) 286–293

Krag, M. H., B. D. Beynnon, M. H. Pope, J. W. Frymoyer, L. D. Haugh, D. L. Weaver: An internal fixator for posterior application to short segments of the thoracic, lumbar or lumbosacral spine. Design and testing. Clin. Orthop. 203 (1986) 75–98

Krompinger. W. J., B. E. Fredrickson, D. E. Mino et al: Conservative treatment of fractures of the thoracic and lumbar spine. Orthop. Clin. N. Amer. 17 (1986) 161–170

Lindsey, R. W., W. Dick: The fixateur interne in the reduction and stabilization of thoracombular spine fractures in patients with neurologic deficit. Spine 16 (1991) 140–145

Louis, R.: Surgery of the Spine. Springer, Berlin 1983

Ludolph, E., G. Hierholzer: Funktionelle Behandlung der Frakturen an der Brust- und Lendenwirbelsäule. Orthopädie 12 (1983) 136–143

Luque, E. R., N. Cassis, G. Ramirez-Wiella: Segmental spinal instrumentation in the treatment of fractures of the thoracombular spine. Spine 7 (1982) 312–319

Luque, E. R.: Interpeduncular segmental fixation, Clin. Orthop. 203 (1986) 54–57

Luque, E. R.: Segmental spinal instrumentation of the lumbar spine. Clin. Orthop. 203 (1986) 126–134

Magerl, F.: Operative Frühbehandlung bei traumatischer Querschnittlähmung. Orthopäde 9 (1980) 34

Magerl, F.: Clinical application on the thoraco-lumbar junction and the lumbar spine with a fixateur externe. In Mears, D. C.: Externe Skeletal Fixation. Williams & Wilkins, Baltimore 1981

Magerl, F.: Stabilisierung der unteren Brust- und der Lendenwirbelsäule mit dem Fixateur externe. Acta chir. austria. Suppl. 43 (1982) 78

Magerl, F.: Stabilization of the lower thoracic and lumbar spine with external skeletal fixation. Clin. Orthop. 189 (1984) 125–141

Magerl, F., H. Harms, S. Gertzbein, N. Nazarian, M. Aebi: Classification of Spinal Fractures. Presented at American Academy of Orthopaedic Surgeons, Vail, Colorado 1989

Marchesi, D. G., J. S. Thalgott, A. Aebi: Application and results of the OA internal fixation system in nontraumatic indications. Spine 16 (1991) 162–169

Marchesi, D. G., M. Michel, G. Lowery, M. Aebi: Anterior transpedicular fixation of the lower thoracic and lumbar spine: experimental verification using a new direction finder. Spine 17 (1992)

Marie-Anne, S.: Chirurgie rachidienne par voie antérieure. In Roy-Camille, R.: Rachis dorso-lombaire traumatique non neurologique. Pathologie traumatique de la cheville et du pied. Masson, Paris 1980 (p. 48–51)

Mathys, R., M. Aebi: Unveröffentlichte Daten (1986)

Mayfield, F. H.: Complications of laminectomy. Clin. Neurosurg. 23 (1976) 435–439

McAfee, P. C.: Biomechanical approach to instrumentation of thoracolumbar spine: a review article. Advanc. orthop. Surg. 313 (1985) 327

McAfee, P. C., et al: Anterior decompression of traumatic thoracombular fractures with incomplete neurologic deficit using a retroperitoneal approach. J. Bone Jt Surg. A 67 (1985) 89–104

McAfee, P. C., H. H. Bohlman: Complications following Harrington instrumentation for fractures of the thoracolumbar spine. J. Bone Jt Surg. A 67 (1985) 672

McAfee, P. C., H. A. Yuan, N. A. Lasda: The unstable burst fracture. Spine 7 (1982) 365–373

McAfee, P. C., H. A. Yuan, B. Frederikson et al: The value of computed tomography in thoracombular fractures. J. Bone Jt Surg. A 65 (1983) 461–473

McAfee, P. C., I. D. Farey, C. E. Sutterlin et al: Device-related osteoporosis with spinal instrumentation. Volvo Award in Basic Science. Spine 14 (1989) 919–926

McBride, G., D. S. Bradford: Vertebral body replacement with femoral neck allograft and vascularized rib strut graft: a technique for treating post-traumatic kyphosis with neurologic deficit. Spine 8 (1983) 406

McEvoy, R. D., D. S. Bradford: The management of burst fractures of the thoracic and lumbar spine: experience in 59 patients. Spine 10 (1985) 631–637

Meyer, P. R. jr, H. B. Cotler, J. T. Gireesan: Operative neurologic complications resulting from thoracic and lumbar spine internal fixation. Clin. Orthop. 237 (1988) 125–131

Meyer, P. R. jr.: Surgery of spine trauma. Churchill Livingstone, New York 1989

Mino, D. E., H. A. Yuan, B. E. Frederickson, E. S. Stauffers: Non-operative management of lumbar burst fractures. Presented at the Scoliosis Research Society 19th Annual Meeting, Orlando, Florida 1984

Moon, M. S. et al: Anterior interbody fusion in fractures and fracture dislocations of the spine. Int. Orthop. 5 (1981) 143

Morgan, T. H., G. W. Wharton, G. N. Austin: The results of laminectomy in patients with incomplete spinal cord injuries. Paraplegia 9 (1971) 14

Morscher, E.: Korrektur der Hyperkyphose bei frischen und alten Wirbelkompressionsfrakturen. Orthopäde 9 (1980) 77–83

Morscher, E., B. Gerber, J. Fasel: Surgical treatment of spondylolisthesis by bone grafting and direct stabilization of spondylolisthesis by means of a hook screw. Arch. orthop. traum. Surg. 103 (1984) 175

Nicoll, E. A.: Fractures of the dorso-lumbar spine. J. Bone Jt Surg. B 31 (1949) 376–394

O'Callaghan, J. P., C. G. Ullrich, H. A. Yuan: CT of facet distraction in flexion injuries of the thoracolumbar spine: the „naked" facet. Amer. J. Neuroradiol. 1 (1980) 97

Olerud, S., G. Karlstrom, L. Sjostrom: Transpedicular fixation of throacolumbar vertebral fractures, Clin. Orthop. 227 (1988) 44–51

Osebold, W. R., S. L. Weinstein, B. L. Sprague: Thoracolumbar spine fractures. Results of treatment. Spine 6 (1981) 13–34

Parsch, K., V. Paeslack: Spätfolgen der Laminektomie bei Luxationsfrakturen der Brust- und Lendenwirbelsäule mit Querschnittlähmung. Z. Orthop. 112 (1974) 928

Paul, R. L., R. H. Michael, J. E. Dunn et al: Anterior transthoracic surgical decompression of acute spinal cord injuries. J. Neurosurg. 43 (1975) 299–307

Pedowitz, R. A., S. R. Garfin, J. B. Massie et al: Effects of magnitude and duration of compression on spinal nerve root conduction. Spine 17 (1992) 194–199

Peterson, E. W., G. W. D. Armstrong, I. Adair: Immediate reduction and fixation of major spinal fractures and dislocations as an aid to the recovery of function. Presented at the AANS Meeting, San Francisco 1976

Pickett, J., B. Blumenkopf: Dural lacerations and thoracolumbar fractures. J. spin. Disord. 2 (1989) 99–103

Pierce, D. S.: Spinal cord injury with anterior decompression, fusion and early rehabilitation. J. Bone Jt Surg. A 51 (1969) 1675

Pitts, F., E. S. Stauffer: Spinal injuries in the multiple injured patient. Orthop. Clin. N. Amer. 1 (1970) 137–148

Plaue, R.: Dss Frakturverhalten von Brust- und Lendenwirbelkörpern. Z. Orthop. 110 (1972) 159–166

Posner, I., A. A. White, W. T. Edwards et al: A biomechanical analysis of the clinical stability of the lumbar and lumboscacral spine. Spine 7 (1982) 374–389

Post, J. D., B. A. Green, R. M. Quencer et al: The value of computed tomography in spinal trauma. Spine 7 (1982) 471–431

Quencer, R. M., B. M. Montalvo, F. J. Eismont et al: Intraoperative spinal sonography in thoracic and lumbar fractures: Evaluation of Harrington rod instrumentation. Amer. J. Neuroradiol. 6 (1985) 353–359

Rao, S. C., Z. S. Mou, Y. Z. Hu, H. X. Shen: The IVBF dual-blade plate and its applications. Spine 16 (1991) 112–119

Reid, D. C., R. Hu, L. A. Davis, L. A. Saboe: The non-operative treatment of burst fractures of the thoracolumbar junction. J. Trauma 28 (1988) 1188–1194

Rennie, W., N. Mitchell: Flexion distraction fractures of the thoracolumbar spine. J. Bone Jt Surg. A 55 (1973) 386–390

Roberts, J. B., P. H. Curtis jr: Stability of the thoracic and lumbar spine in traumatic paraplegia following fracture or fracture dislocation. J. Bone Jt Surg. A 52 (1970) 1115

Rossier, A. B., T. P. Cochran: The treatment of spinal fractures with Harrington compression roads and segmental sublaminar wiring. A dangerous combination. Spine 9 (1984) 796–799

Roy-Camille, R., D. Berteaux, J. Saillant: Synthèse du rachis dorso-lombaire traumatique par plaques visées dans les pédicules vertébrau. Rev. Chir. orthop. 63 (1977) 452–456

Roy-Camille, R., G. Saillant, Marie-Anne, S., Mamoudy, P.: Behandlung von Wirbelfrakturen und -luxationen am thorako-lumbalen Übergang. Orthopädie 9 (1980) 63

Roy-Camille, R., G. Saillant, C. Mazel: Plating of thoracic, thoracolumbar, and lumbar injuries with pedicle screw plates. Orthop. Clin. N. Amer. 17 (1986) 147–159

Russman, B., K. Kazi: Spinal epidural hematoma an the Brown-Sequard syndrome. Neurology 21 (1971) 1066–1068

Sasson, A., G. Mozes: Complete fracture-dislocation of the thoracic spine without neurologic deficit. Spine 12 (1987) 67–70

Schistel, H.: Spätschäden der Wirbelsäule nach traumatischer Gibbusbildung. H. Unfallheilk. 108 (1971) 87–92

Senegas, J.: Abord combiné en un temps des lésions dorsolombaires. Rev. Chir. orthop. 63 (1977) 471

Shennan, J.: Seat belt syndrome. Brit. med J. 4 (1973) 786

Sim, E.: Reposition von dislozierten Wirbelkörperhinterwandfragmenten bei Frakturen am thorakolumbalen Übergang und der Lendenwirbelsäule. Unfallchirurgie 94 (1991) 554–559

Skuginna, A., G. Hierholzer, E. Ludolph: Funktionelle Behandlung bei Frakturen der Brust- und Lendenwirbelsäule. H. Unfallheilk. 149 (1980) 129–138

Smith, W., H. Kaufer: Patterns and mechanisms of lumbar injuries associated with lap set belts. J. Bone Jt Surg. A 51 (1969) 239–254

Snyder, C.: Bowel injuries from automobile seat belts. Amer. J. Surg 123 (1973) 312

Stauffer, E. S.: Internal fixation of fractures of the thoracolumbar spine. J. Bone Jt Surg. A 66 (1984) 1136–1138

Steffee, A. D., D. Sitkowski: Posterior lumbar interbody fusion and plates. Clin. Orthop. 227 (1988) 99–102

Steffee, A. D., R. S. Biscup, D. J. Sitkowski: Segmental spine plates with pedicle screw fixation: a new internal device for disorders of the lumbar and thoracolumbar spine. Clin. Orthop. 203 (1986) 45–53

Stevenson, J.: Servere thoracic intra-abdominal and vertebral injury in combination in a patient wearing a seat belt. Injury 10 (1979) 312–323

Svensson, O., S. Aaro, G. Ohlsen: Harrington instrumentation for thoracic and lumbar vertebral fractures. Acta orthop. scand. 55 (1984) 38–47

Tencer, A. F., B. L. Allen jr, R. L. Ferguson: A biomechanical study of thoracolumbar spinal fractures with bone in the canal, part I. The effect of laminectomy. Spine 6 (1985) 580–585

Tencer, A. F., R. L. Ferguson, B. L. Allen jr: A biomechanical study of thoracolumbar spinal fractures with bone in the canal. Part II. The effect of flexion angulation, distraction, and shortening of the motion segment. Spine 10 (1985) 586–589

Trojan, E.: Langfristige Ergebnisse von 200 Wirbelbrüchen der Brust-/Lendenwirbelsäule ohne Lähmung. Unfallmed. Berufskrankh. 65 (1972) 122–134

Weinstein, J. N., P. Collalto, T. R. Lehmann: Long-term follow-up of nonoperatively treated thoracolumbar spine fractures. J. orthop. Trauma 1 (1987) 152–159

Weinstein, J. N., P. Collalto, T. R. Lehmann: Thoracolumbar burst fractures treated conservatively: a long-term follow-up. Spine 13 (1988) 33–38

Wenger, D. R., J. J. Carolla: The mechanics of thoracolumbar fractures stabilized by segmental fixation. Clin. Orthop. 189 (1984) 89–96

White, A. A., M. M. Panjabi: Clinical Biomechanics of the Spine. Lippincot, Philadelphia 1990

White, A. A. III, M. M. Panjabi, C. L. Thomas: The clinical biomechanics of kyphotic deformities. Clin. Orthop. 128 (1977) 8–17

Whitesides, T. E.: Traumatic kyphosis of the thoracolumbar spine. Clin. Orthop. 128 (1977) 78–92

Whitesides, T. E., S. G. A. Shah: On the management of unstable fractures of the thoracolumbar spine. Rational for use of anterior decompression and fusion and posterior stabilization. Spine 1 (1976) 99–107

Willen, J., S. Lindahl, L. Irstam, A. Nordwall: Unstable thoracolumbar fractures. A study by CT and conventional roentgenology of the reduction effect of Harrington instrumentation. Spine 9 (1984) 214–219

Willen, J., S. Lindahl, A. Nordwall: Unstable thoracolumbar fractures. A comparative clinical study of conservative treatment and Harrington instrumentation. Spine 10 (1985) 111–122

Willen, J., J. Anderson, K. Toomoka, K. Singer: The natural history of burst fractures at the thoracolumbar junction. J. spin. Disord. 3 (1990) 39–46

Yosipovitch, Z., G. C. Robin, M. Makin: Open reduction of unstable thoracolumbar spinal injuries and fixation with Harrington rods. J. Bone Jt Surg. A 59 (1977) 1003–1015

Young, A. B., W. H. Brooks: The treatment of thoracolumbar fractures with neurological deficit by anterior spinal decompression and fusion. Presented at the AANS Meeting, San Francisco 1976

Yuan, H. A., K. A. Mann, E. M. Found et al: Early clinical experience with the Syracuse I-plate, an anterior spinal fixation device. Spine 13 (1988) 278–285

Beckenring

Von B. Isler

Allgemeine Bemerkungen

Der Begriff der Beckenringverletzung beinhaltet eine Vielzahl der verschiedensten Läsionen, die zusammen etwa 2% aller Skelettverletzungen ausmachen (Brooker 1979, Perry 1980). Bei den meisten dieser Läsionen handelt es sich um wenig dislozierte und weitgehend stabile Verletzungen des Beckenringes, die entweder nichtoperativ oder mit einfachen operativen Methoden zur Ausheilung kommen. Auf der anderen Seite des Spektrums steht eine Gruppe von schwerwiegenden Verletzungen mit komplettem Stabilitätsverlust, bei welcher sich erst in jüngerer Zeit gewisse aggressive Behandlungsprinzipien abzeichnen, die in bezug auf die hohe Morbidität und Mortalität dieser Verletzungen einen günstigen Einfluß zu haben scheinen. Die große Vielfalt der unter dem Begriff der Beckenringverletzung zusammengefaßten Läsionen widerspiegelt sich in der Literatur in stark divergierenden Angaben bezüglich der Mortalität (Dunn 1968, Monahan 1970, Patterson 1973, Kane 1975, Rothenberger 1978). In diesem Zusammenhang spielt auch die Tatsache eine Rolle, daß die Inzidenz der Beckenringverletzungen beim polytraumatisierten Patienten deutlich höher ist als in der gesamten Frakturpopulation (McMurtry 1980).

Anatomie

Die Beckeneingangsebene, ca. 45 Grad zur Körperlängsachse geneigt und durch die Linea terminalis und das Promontorium definiert, trennt das große vom kleinen Becken. Biomechanisch kann das Becken als ein System von Spannbögen betrachtet werden, welches die Wirbelsäule in der aufrechten Haltung stabilisiert. Im Stehen und Gehen werden die Kräfte von den Femurköpfen auf den massiven Knochen entlang der Linea arcuata übertragen und von dort weiter über die Sakroiliakalgelenke auf die Wirbelsäule. Das hintere Gewölbe wird ventral durch einen hauptsächlich auf Zug beanspruchten Bogen neutralisiert, welcher sich aus den Schambeinästen und der Symphyse zusammensetzt. Das Os coxae wird durch die Beckenschaufel und die zwei azetabulären Pfeiler, einen hinteren und einen vorderen, gebildet. Diese Konfiguration wird von Letournel (1974) mit einem auf dem Kopf stehenden Y verglichen, in dessen Verbindungspunkt sich die Hüftpfanne befindet und dessen offene Schenkel die beiden Pfeiler darstellen. Die den Beckenring bildenden Knochen werden durch ein komplexes System von Bändern zusammengehalten, welche vorn die Symphyse und hinten die Sakroiliakalgelenke überspannen. Die ventrale Verbindung besteht aus einer faserknorpeligen Zwischenscheibe, an deren oberer Begrenzung das Lig. pubicum und an deren unterer das Lig. arcuatum die Stabilität gewährleisten. Die Sakroiliakalfugen sind ventral durch die vorderen sakroiliakalen Ligamente und dorsal durch die interossären und hinteren sakroiliakalen Ligamente stabilisiert. Zusätzlich verhindern die sakrospinalen und sakrotuberalen Ligamente eine Kippung des Sakrums in den Beckenring. Eine ähnliche Funktion haben die iliolumbalen Ligamente, welche für die häufig beobachteten Abrißfrakturen der unteren lumbalen Querfortsätze verantwortlich sind.

Radiologie

Bei der Beckenringverletzung sind die von Pennal (1961) beschriebenen konventionellen Aufnahmen in den meisten Fällen für eine detaillierte Bestandsaufnahme genügend. Dabei handelt es sich um die a.-p. Aufnahme, die Beckeneingangs- und die Beckenausgangsaufnahme (Abb. 148a–d). Vorteilhaft ist der Umstand, daß die drei Aufnahmen ohne Lageänderung des Patienten durchführbar sind. Für die a.-p. Aufnahme wird der Zentralstrahl senkrecht zur Beckenmitte und zur Röntgenplatte gerichtet. Sowohl die Beckeneingangsebene als auch das Sakrum werden dabei schräg getroffen, da beide ca. 45 Grad zur Körperlängsachse geneigt sind. Der a.-p. Aufnahme können bei exakter Betrachtungsweise praktisch sämtliche relevanten Details einer Beckenringverletzung entnommen werden: im ventralen Ringabschnitt die Verletzungen der Symphyse und die Vielfalt der möglichen Schambeinastfrakturen, im dorsalen Ringabschnitt die Verletzungen von Ilium, Sakroiliakalgelenk und Sakrum. Wegen der schrägen Orientierung des Sakrums sind für eine genaue Analyse der Verletzungen im hinteren Ringabschnitt spezielle Aufnahmetechniken erforderlich. Dies gilt besonders für die Sakrumfrakturen.

Bei der **Beckeneingangsaufnahme** ist der Zentralstrahl um ca. 40 Grad in kraniokaudaler Richtung geneigt. Er kommt dadurch senkrecht zur Beckeneingangsebene und tangential zur Vorderfläche des Sakrums zu liegen. Dorsale Dislokationskomponenten, auf a.-p. Aufnahmen oft

3 Verletzungen der Wirbelsäule

nicht ersichtlich, kommen dadurch deutlich zur Darstellung.

Für die **Beckenausgangsaufnahme** ist der Zentralstrahl um 40 Grad in kaudokranialer Richtung geneigt und liegt demzufolge tangential zur Beckeneingangsebene und senkrecht zur Vorderfläche des Sakrums. Diese Projektion vermittelt eine volle Aufsicht auf das Sakrum und ist deshalb zur exakten Definition von Frakturverläufen besonders geeignet.

Während Verletzungen des Beckenringes mittels konventionell radiologischer Techniken weitgehend zu analysieren sind, ermöglicht die **Computertomographie** die zusätzliche Darstellung wichtiger Verletzungsdetails. Dabei handelt es sich wiederum um die exakte Lokalisation von Frakturverläufen in bezug auf die sakralen Foramina, bzw. den sakralen Zentralkanal, oder um die Darstellung ossärer Einengungen sakraler Foramina bei Kompressionsfrakturen, beides bedeutungsvoll wegen der Korrelation zu neurologischen Begleitverletzungen (DENIS 1988). Zweidimensionale Computerrekonstruktionen bieten eine weitere Vereinfachung dieser Analyse. Die CT erlaubt auch gewisse Rückschlüsse auf die Stabilität des dorsalen Ringabschnittes. Es betrifft dies einerseits die Kompressionsfrakturen des Sakrums durch seitliche Krafteinwirkung, die entweder stabil impaktiert oder bei massivster Krafteinwirkung durch die Bildung von Spongiosakompaktionsdefekten destabilisiert sein können. Andererseits kann aufgrund der computertomographischen Morphologie einer Iliosakralgelenksverletzung das Vorhandensein eines intakten dorsalen ligamentären Scharniers postuliert oder verworfen werden, gleichbedeutend mit der Unterscheidung einer rotationsinstabilen von einer translationsinstabilen Verletzung. Bei Ilium-Iliosakralgelenk-Luxationsfrakturen erlaubt die CT eine zuverlässige Beurteilung der Größe des dorsalen Iliumfragmentes, welche darüber entscheidet, ob die Verletzung wie eine Iliosakralgelenk-

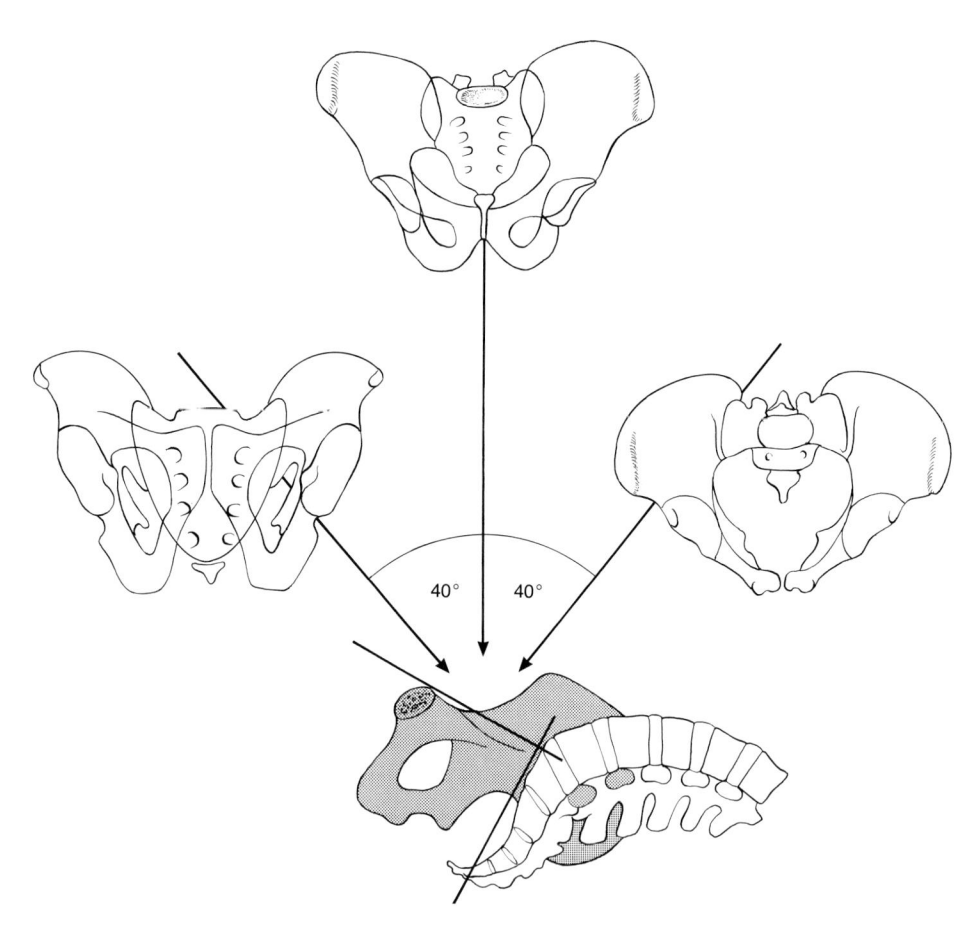

Abb. **148** Standard-Beckenserie nach *Pennal* (1961). **a** Relation des Zentralstrahls zur Beckeneingangsebene und zur Vorderfläche des Sakrums. **b** A.-p. Aufnahme einer Beckenringverletzung mit Sakrumvertikalfraktur rechts, Vertikalfraktur durch den Obturatorring links und Azetabulumquerfraktur rechts (C.1.3.3). **c** Dieselbe Verletzung in der Beckeneingangsprojektion. Deutliche Darstellung des Ausmaßes der dorsalen Dislokation. Die Sakrumfraktur verläuft medial des Gelenkfortsatzes S1 mit vollständiger Luxation des Wirbelgelenkes L5/S1. **d** Beckenausgangsprojektion derselben Verletzung

Abb. **148 b–d**

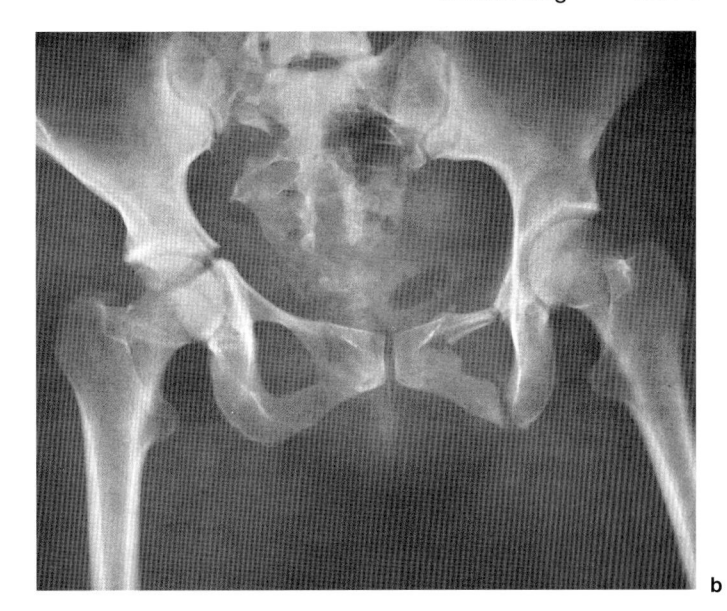

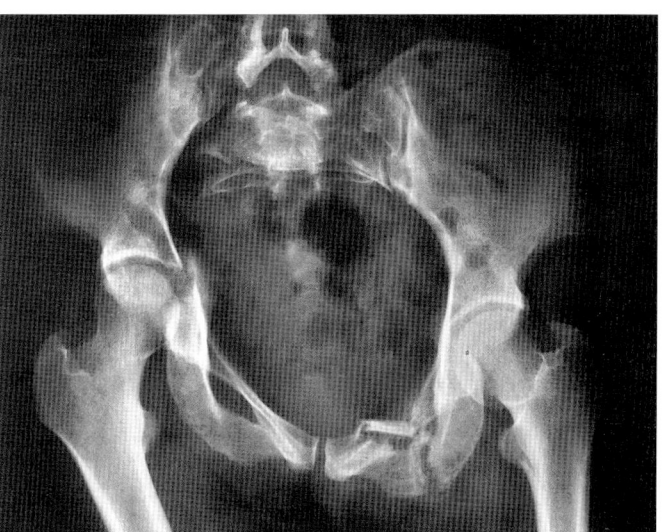

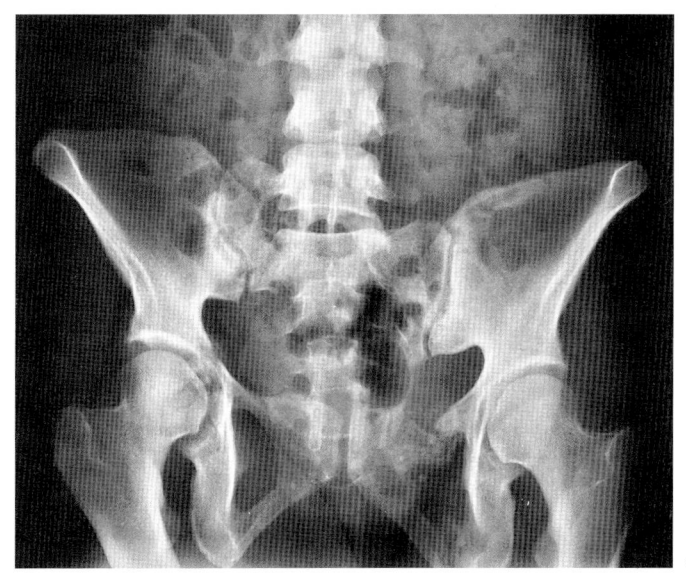

sprengung behandelt werden muß oder ob die Stabilität allein durch Osteosynthese der Iliumfraktur wiederherstellbar ist. Die CT gibt daneben auch Aufschluß über die Größe und die Lokalisation von Frakturhämatomen im Beckenbereich. Bei isolierten Sakrumverletzungen sind die seitliche konventionelle Projektion des Sakrums und die zweidimensionale Computerrekonstruktion in der Sagittal- und Frontalebene am aufschlußreichsten. Computerisierte dreidimensionale Oberflächenrekonstruktionen werden präoperativ zur Planung von Korrekturosteotomien bei fehlverheilten Beckenringverletzungen herangezogen, sind aber bei den frischen Verletzungen kaum indiziert.

Einteilung der Beckenringverletzungen

Das heute wahrscheinlich gebräuchlichste Einteilungsprinzip basiert auf dem Vorschlag von PENNAL u. TILE (1980), der Verletzungsmechanismen und damit verbundene pathomorphologische Merkmale korreliert. Im Zusammenhang mit den Bemühungen der AO um eine umfassende Frakturklassifikation (MÜLLER 1990) entstanden zwei an die AO-Klassifikation adaptierte Versionen (TILE 1988, ISLER 1990), von denen die eine im folgenden vorgestellt wird. Die Einteilung basiert auf der Integrität des dorsalen sakroiliakalen Ringsegmentes, bestehend aus den dorsalen Anteilen der Ossa iliaca, dem Sakrum, den Iliosakralgelenken mit ihren Bandverbindungen sowie den sakrospinalen und sakrotuberalen Ligamenten. Die Funktion dieses Ringsegmentes ist die Kraftübertragung zwischen unteren Extremitäten und der Wirbelsäule. Zunehmender Stabilitätsverlust hat entsprechend zunehmende Funktionseinbuße zur Folge. Klinisch ist dieses Stabilitätskriterium in mehrfacher Hinsicht von Bedeutung. Die Morbidität ist beeinflußt, indem die unmittelbar lebensbedrohenden Komplikationen, wie hämorrhagischer Schock und seine Folgen in direkter Relation zum Ausmaß der dorsalen Läsion stehen (MONAHAN 1974, TRUNKEY 1974, LOOSER 1976). Die Prognose ist tangiert, indem neurologische Ausfälle, Kreuzschmerzen, Beckenasymmetrien und Beinlängendifferenzen direkt abhängig vom Ausmaß der dorsalen Läsion sind (RÄF 1966, HUITTINEN 1972, SLÄTIS 1972, SEMBA 1987, KELLAM 1987). Schließlich hängt die Therapie davon ab, weil das Ausmaß der dorsalen Läsion bestimmt, ob der Beckenring nur durch einen Eingriff am ventralen Ringsegment stabilisiert werden kann oder ob dazu auch eine Intervention am dorsalen Ringsegment notwendig ist (LETOURNEL 1981, KELLAM 1987, TILE 1988, MATTA 1989).

Mit den Kriterien der dorsalen Stabilität lassen sich 3 Läsionstypen bilden: Typ A mit erhaltener dorsaler Stabilität, Typ B mit teilweise erhaltener dorsaler Stabilität und Typ C mit kompletter dorsaler Instabilität (Abb. 149). Formveränderungen des Beckens, die zu einer dorsalen Ringläsion führen, sind in der Regel ohne gleichzeitige ventrale Unterbrechung des Beckenringes (Symphyse, Obturatorringe, Acetabula) kaum möglich. Die Morphologie der ventralen Läsionen wird in Untergruppen definiert (Abb. **164**), die frei mit den dorsalen Läsionstypen kombiniert werden können. Wohl gibt es gewisse stereotype Kombinationen einer hinteren mit einer vorderen Ringverletzung (PENNAL 1980), die Varietät der möglichen Kombinationen ist aber so groß, daß feste Zuordnungen im Rahmen einer Klassifikation nicht sinnvoll erscheinen.

Klassifikation der dorsalen Ringverletzungen

Typ-A-Verletzungen (Abb. **150**)

Beckenrand- oder Beckenringverletzungen ohne Stabilitäts- oder Symmetrieverlust des Beckenringes.

Gruppe A1: Sogenannte Beckenrandverletzungen

A1.1: Ossäre Avulsionsverletzungen von Muskelursprüngen oder -ansätzen durch indirekte Krafteinwirkung. Am häufigsten betroffen sind die Spina iliaca anterior superior und inferior.

A1.2: Beckenschaufelfrakturen durch direkte Krafteinwirkung.

A1.3: Frakturen des Ischiums, die sowohl durch direkte als auch indirekte Krafteinwirkung zustande kommen.

Gruppe A2: Minimalverletzungen des Beckenringes

A.2.1: Sogenannte „isolierte Schambeinastfrakturen" ohne konventionell radiologisch nachweisba-

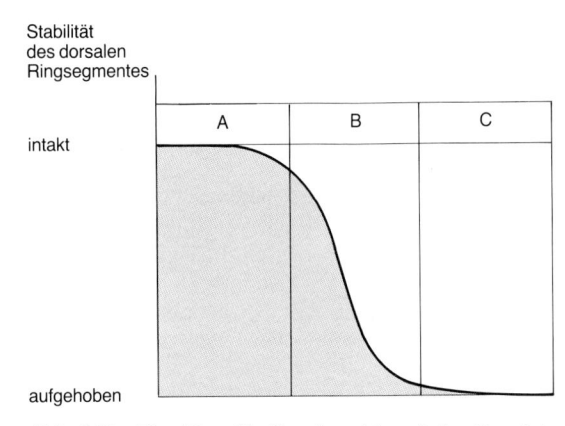

Abb. **149** Die Klassifikation beruht auf der Beurteilung der Stabilität im dorsalen Ringsegment. Je nach Art der Läsion ist das dorsale Ringsegment entweder stabil (Typ A), teilstabil (Typ B) über ein weites Spektrum von fast vollständig stabil bis fast vollständig instabil oder schließlich vollständig instabil (Typ C)

Abb. 150 Erläuterungen s. Text

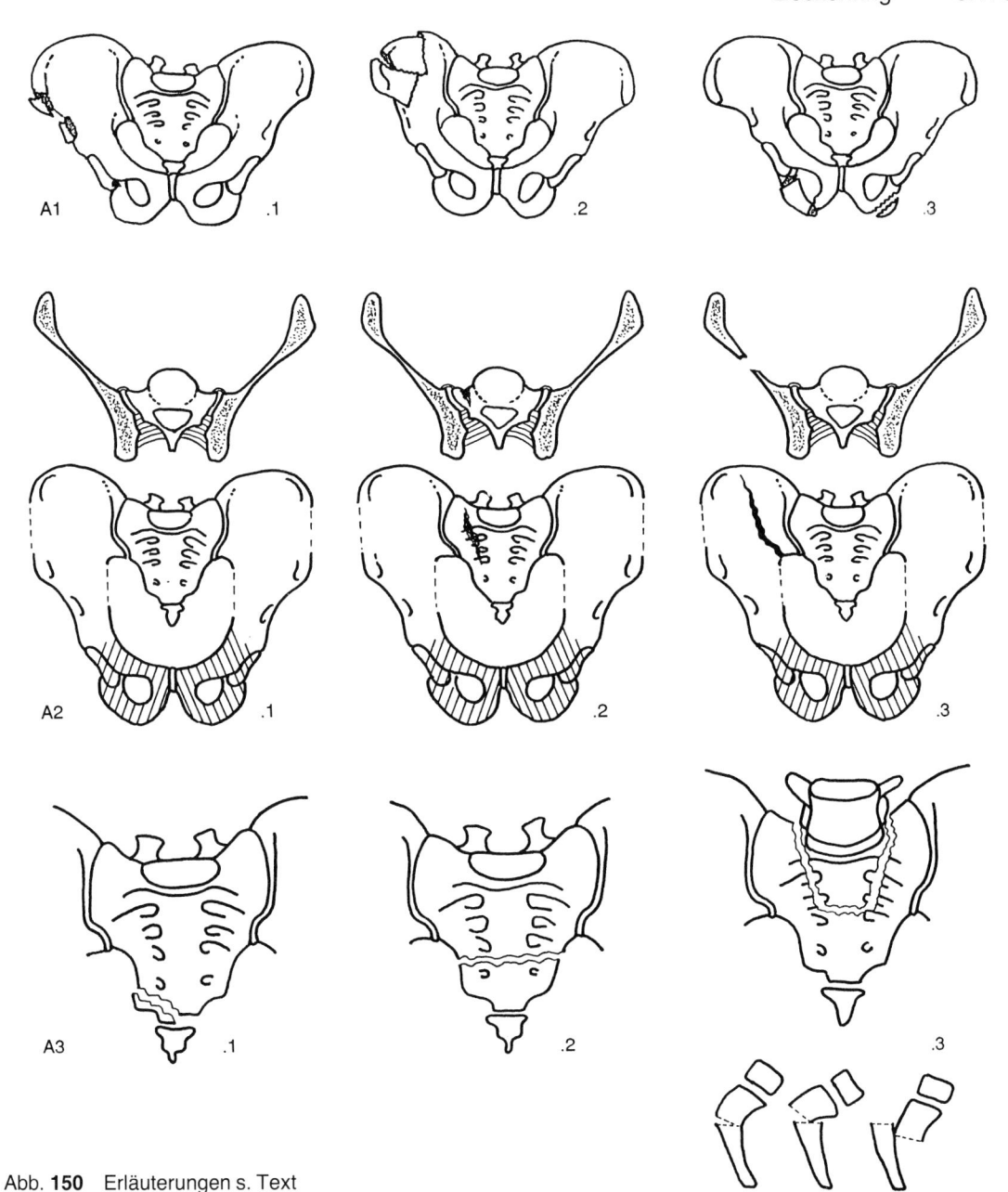

re Läsion des dorsalen Ringsegmentes. Mit speziellen Methoden, insbesondere der Skelettszintigraphie, lassen sich auch bei diesen Verletzungen Läsionen des dorsalen Ringabschnittes feststellen (GERTZBEIN 1977). Der Nachweis ist in Anbetracht der Geringfügigkeit der Verletzung aber kaum zu rechtfertigen.
A2.2: Seitliche Kompressionsverletzungen des Beckenringes mit nicht oder kaum dislozierten Frakturen der Schambeinäste und konventionell radiologisch nachweisbarer ventraler Einstauchung des Sakrumseitenflügels, meist im Bereich der Verbindung von Korpus zu Seitenflügel. Konventionell radiologisch äußern sich diese Einstauchungen durch Unregelmäßigkeiten in der kranialen Kontur des Foramen sacrale S1 (Abb. **151**).
A2.3: Seitliche Kompressionsverletzung des Beckenringes mit nicht oder kaum dislozierten Frakturen der Schambeinäste und nicht dislozierter oder inkompletter Vertikalfraktur des Iliums.

Gruppe A3: Isolierte Verletzungen von Sakrum und Os coccygis

A3.1: Verletzungen des Os coccygis.
A3.2: Querfrakturen der Pars perinealis des Sakrums, d. h. Frakturen unterhalb von S2. Diese entstehen durch direkte Krafteinwirkung und betreffen hauptsächlich die Niveaus S2/S3 und S3/S4.

3.174   3 Verletzungen der Wirbelsäule

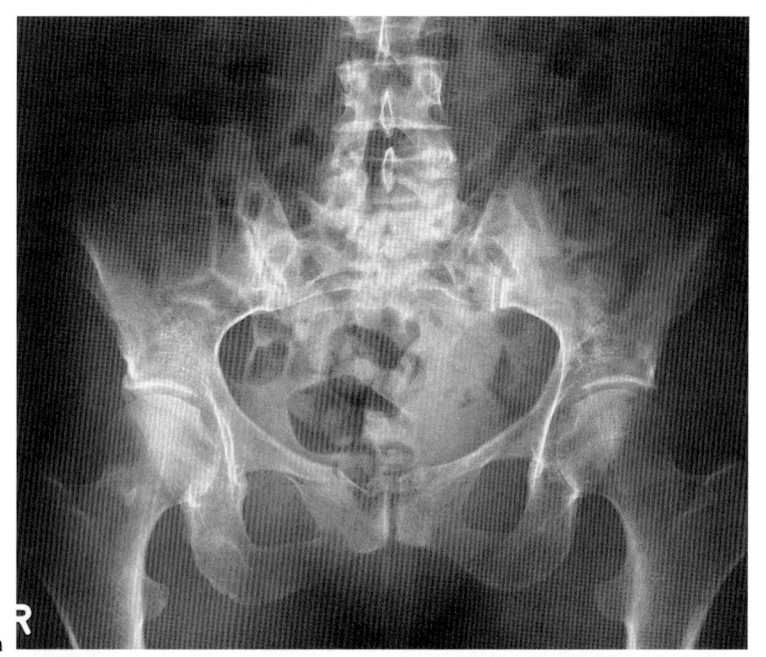

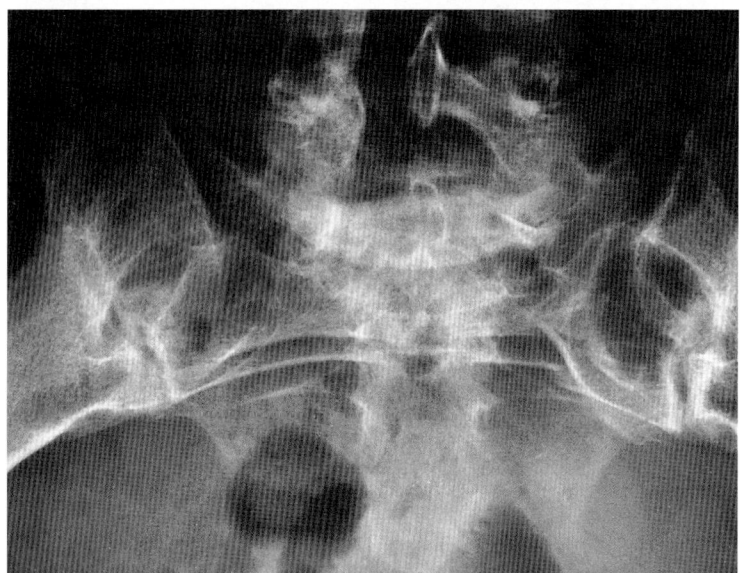

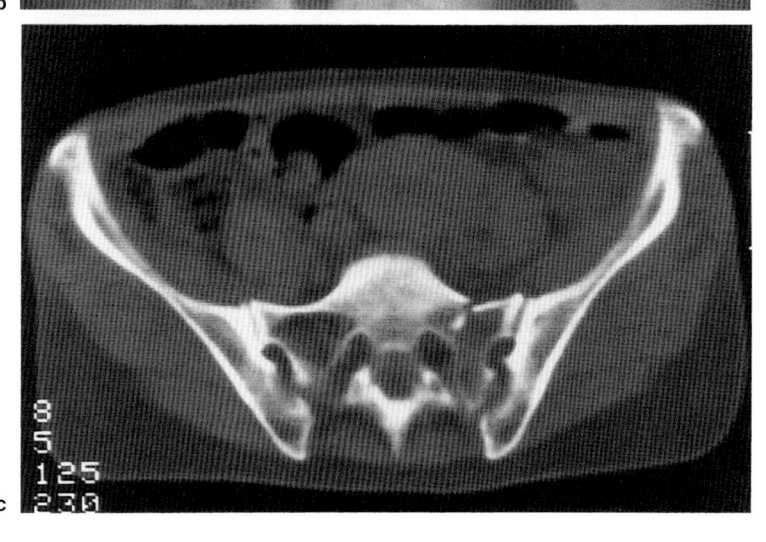

Abb. 151 a Seitliche Kompressionsverletzung ohne Stabilitäts- und Symmetrieverlust mit minimaler Kompressionsfraktur im Bereich des linken sakralen Seitenflügels und wenig dislozierter Fraktur des rechten Obturatorringes (A2.2.1). b Detailansicht der sakralen Läsion in der Beckeneingangsprojektion. c Computertomographische Darstellung der sakralen Kompressionsfraktur

Beckenring 3.175

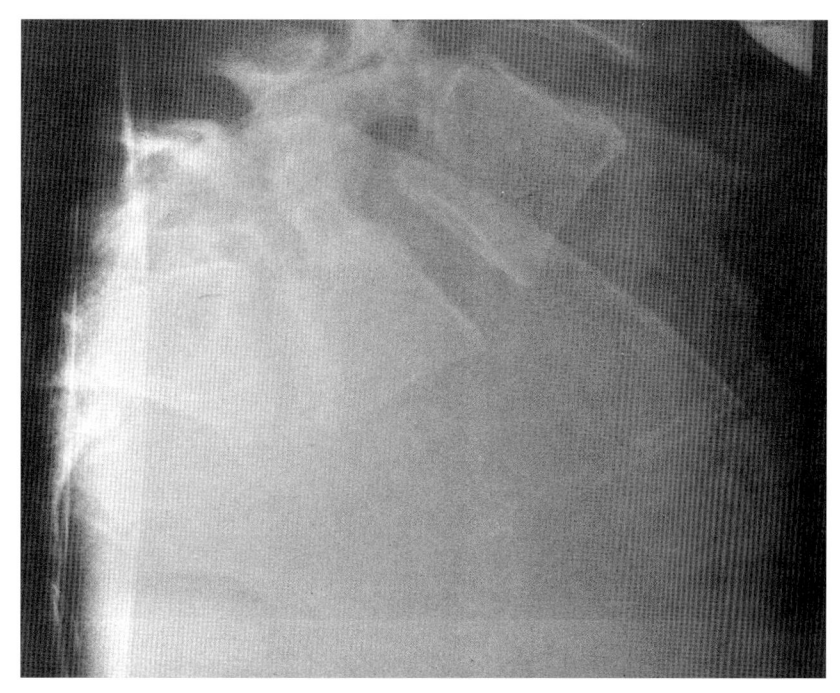

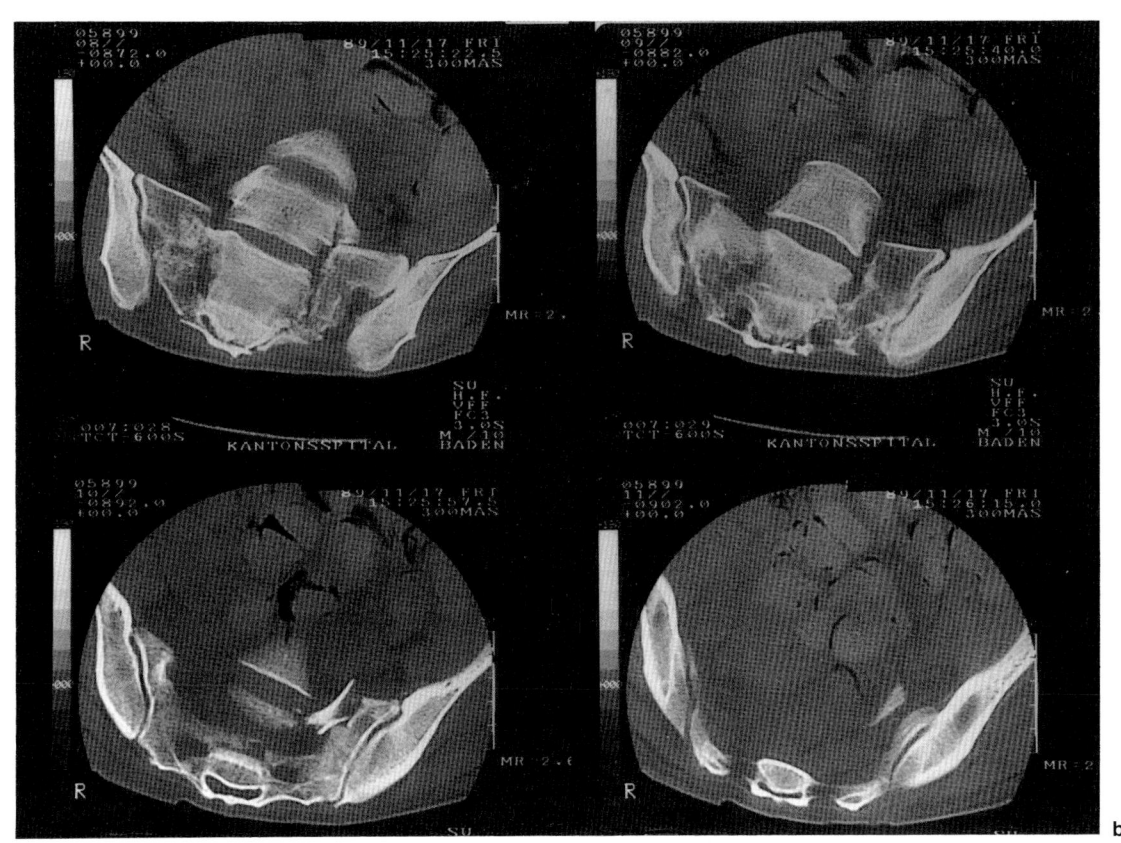

Abb. 152 Ausbruch der Wirbelkörper S1 und S2 aus dem Sakrum aufgrund einer Flexionsverletzung. **a** Seitliche Projektion mit 90-Grad-Kippung und Rückwärtsverschiebung des proximalen Fragmentes. **b** Computertomographisch liegen auf ein und demselben Schnitt eine frontale Projektion der lumbosakralen Wirbelsäule und eine axiale Projektion des restlichen Sakrums vor. Das kaudale Sakrum mit den Seitenflügeln und den Iliosakralgelenken ist intakt (A3.3)

3 Verletzungen der Wirbelsäule

Neurologische Komplikationen sind nicht selten und betreffen Blasen- und Mastdarmfunktion.

A3.3: Querfrakturen der Pars pelvina des Sakrums. Dabei handelt es sich um schwerwiegende Verletzungen, u. U. mit kompletter Dissoziation zwischen Wirbelsäule und Becken durch Ausbruch des Korpus S1 und S2 aus dem restlichen Sakrum. Neurologische Komplikationen sind häufig. Nach ROY-CAMILLE (1985) werden 3 Varianten unterschieden: eine Flexionsverletzung mit Einstauchung, eine Flexionsverletzung mit bis zu 90 Grad Rotation und Rückwärtsverschiebung des proximalen Fragmentes auf dem restlichen Sakrum (Abb. 152) und eine Extensionsverletzung mit Dislokation des proximalen Fragmentes vor die Vorderfläche des restlichen Sakrums. Bei isolierten Sakrumfrakturen sind Stabilität und Symmetrie des Beckenringes nicht tangiert.

Typ-B-Verletzungen (Abb. 153)

Rotationsinstabile Beckenringverletzungen, deren gemeinsame Merkmale eine partielle Destabilisierung des dorsalen Ringabschnittes, eine Dis-

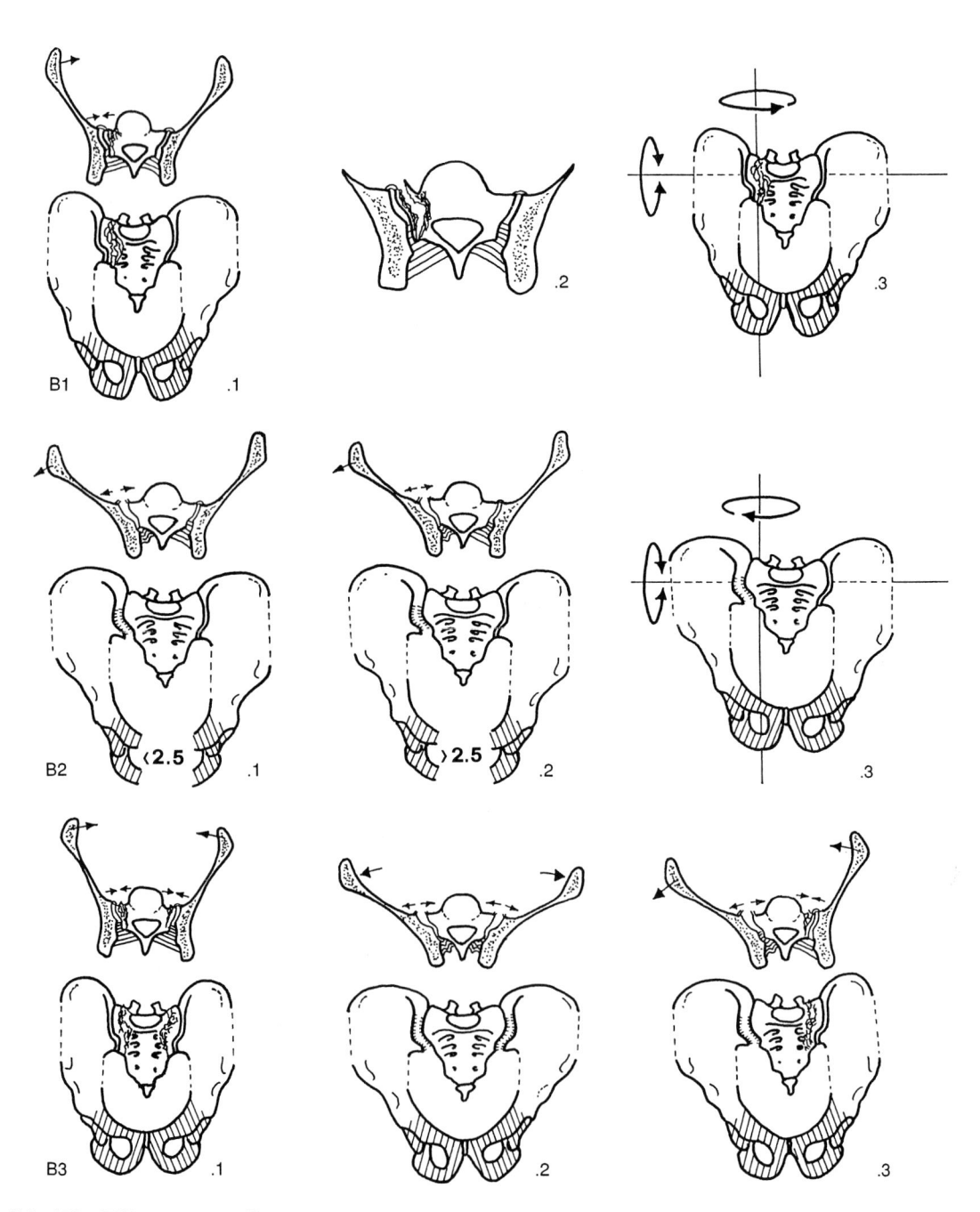

Abb. 153 Erläuterungen s. Text

lokation der involvierten Hemipelvis im rotatorischen Sinn und demzufolge einen Symmetrieverlust des Beckenringes beinhalten. Reste der dorsalen sakroiliakalen Ligamente bleiben erhalten und erlauben wohl eine Dislokation der involvierten Hemipelvis im rotatorischen Sinn um eine im Bereich des Iliosakralgelenks längs verlaufende Achse, verhindern aber eine translatorische Dislokation. Zusätzlich zu dieser Rotationskomponente im Sinne der Innen- oder Außenrotation kann eine weitere Rotationskomponente um eine quer im Iliosakralgelenkbereich verlaufende Achse im Sinne der Flexion oder Extension hinzukommen. Dies bewirkt eine weitere Schädigung des dorsalen ligamentären Scharniers und eine Zunahme der Instabilität. Das Spektrum der dorsalen Destabilisierung bei Verletzungen des B-Typs erstreckt sich von praktisch vollständig stabilen zu vollständig instabilen Zuständen (Abb. **149**). Ist die operative Stabilisierung des Beckenringes angezeigt, genügt bei diesen Verletzungen im allgemeinen eine Reposition und Stabilisierung des ventralen Ringabschnittes. Die dorsal noch vorhandenen Ligamentreste führen mittels eines Zuggurtungseffektes zur Reposition und Stabilisierung der dorsalen Ringläsion (Abb. **166, 167**).

Gruppe B1: Innenrotationsverletzungen durch seitliche Kompression des Beckenringes

B1.1: Durch die Innenrotation der involvierten Hemipelvis um eine längs im Bereich des Iliosa-

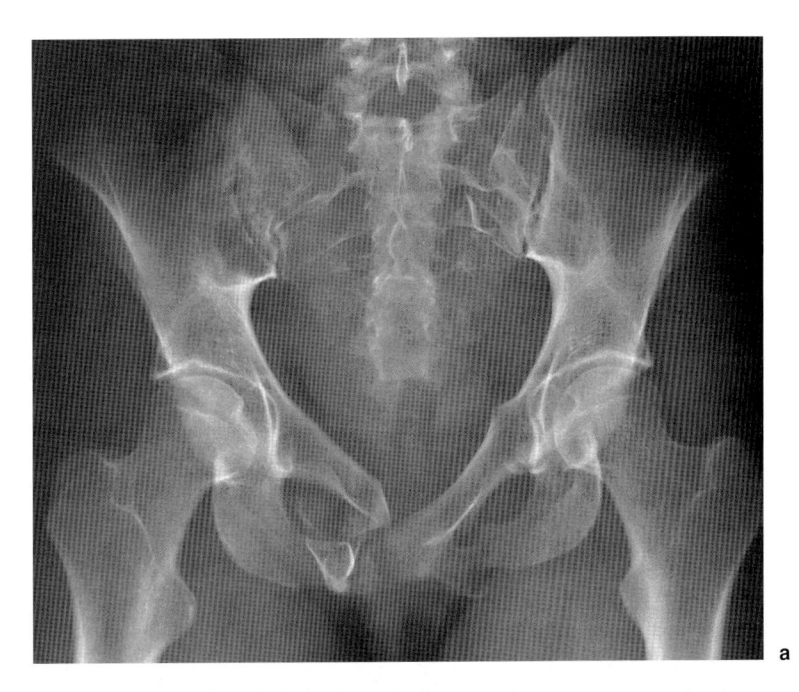

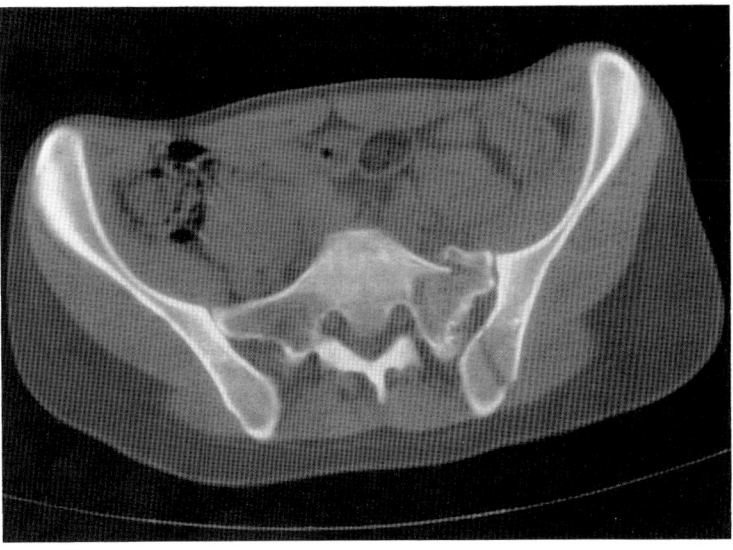

Abb. **154 a, b** Seitliche Kompressionsverletzung des Beckenringes mit Kompressionsfraktur des Sakrums links und multiplen Stauchungsfrakturen im Bereich der Obturatorringe (B1.1.2). Die Asymmetrie des Beckenringes ist sowohl konventionell (**a**) und computertomographisch (**b**) offensichtlich

3 Verletzungen der Wirbelsäule

kralgelenkes verlaufende Achse kommen die dorsalen Ligamente unter starke Spannung und das Sakrum unter exzessive Kompression, ähnlich einer Nuß im Nußknacker. Während das ligamentäre Scharnier der Spannung widersteht, unterliegt das Sakrum einer Kompressionsfraktur, die sich im ventralen Teil des Knochens stärker auswirkt als im dorsalen. Die Kompressionsfraktur liegt meist an der Verbindung des Korpus zum Seitenflügel im Bereich der Foramina sacralia S1 und S2. Konventionell radiologisch sind diese Frakturen leicht an Konturunregelmäßigkeiten in der kranialen Begrenzung der Foramina S1 und S2 zu erkennen. Computertomographisch weist der normalerweise leicht nach ventral divergierende Gelenkspalt des Iliosakralgelenkes eine neutrale oder gar konvergierende Richtung auf. Das Sakrum zeigt Verwerfungen der ventralen Kortikalis und eine Verdichtung der Spongiosa zwischen Korpus und Seitenflügel. Gelegentlich können Einengungen der ventralen Foramina beobachtet werden. Diese Verletzungen sind weitgehend stabil und heilen innerhalb weniger Wochen mit einer gewissen Asymmetrie des Beckenringes aus (Abb. **154**).

B1.2: Bei dieser Verletzung führt die seitliche Kompression zu einer massiven Einstauchung des Sakrumseitenflügels. Beim Nachlassen der Noxe

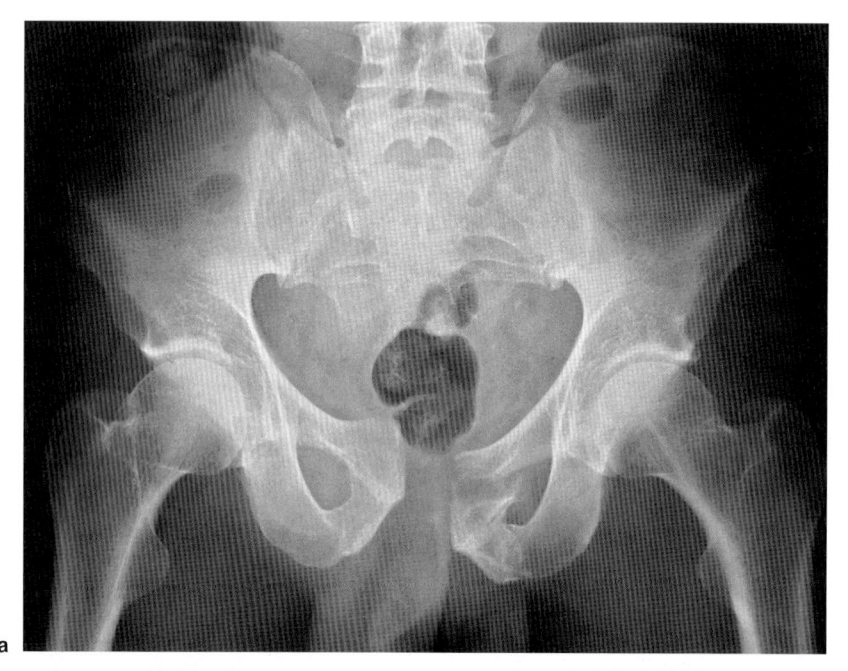

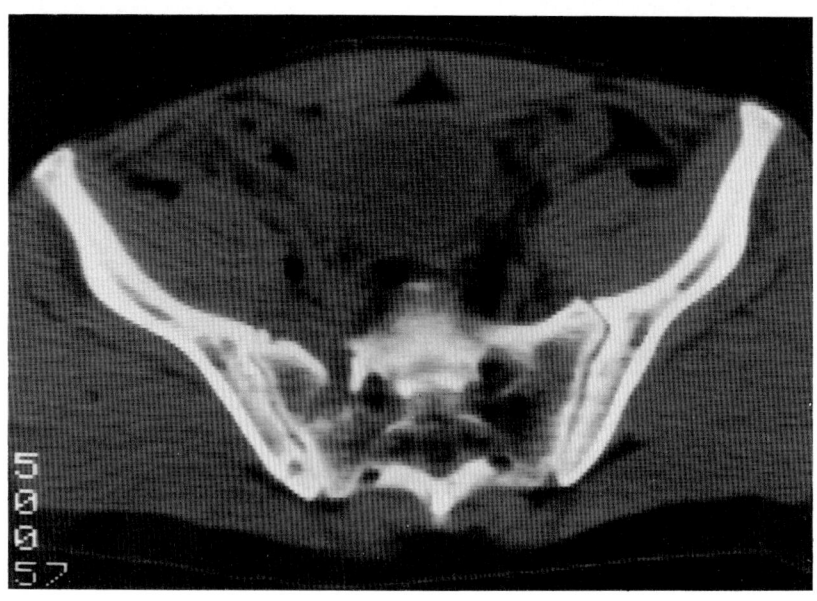

Abb. **155 a** Seitliche Kompressionsverletzung des Beckenringes mit massiver Kompressionsfraktur des Sakrums zwischen Seitenflügel und Korpus rechts sowie Ruptur der Symphyse und Fraktur des Obturatorringes links mit deutlicher Asymmetrie des Beckenringes. **b** Computertomographisch verbleibt nach spontanem Auseinanderweichen der eingestauchten Beckenhälfte ein Substanzdefekt zwischen Seitenflügel und Korpus (B1.2.2)

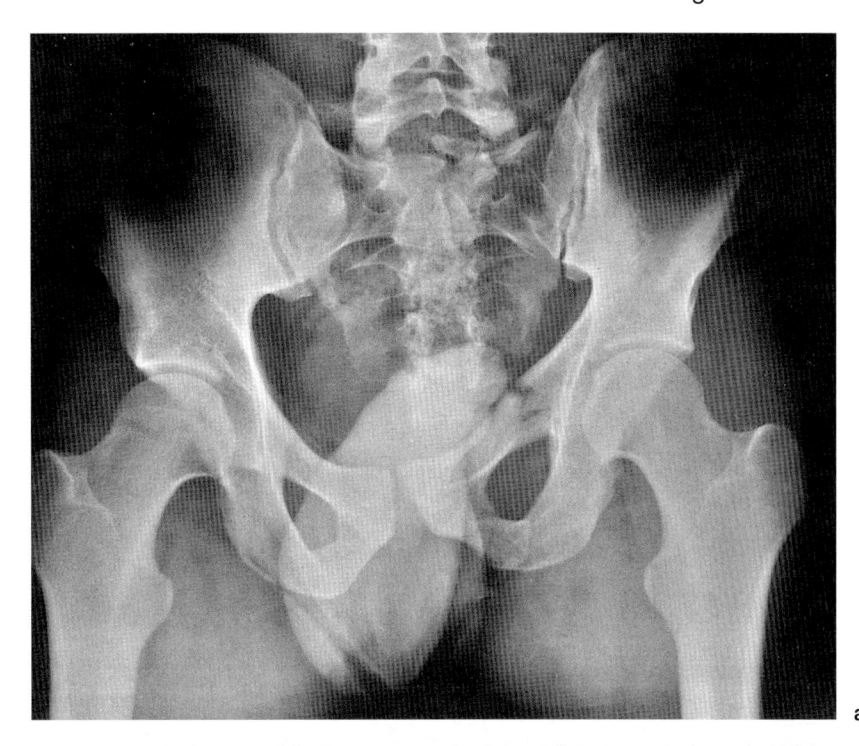

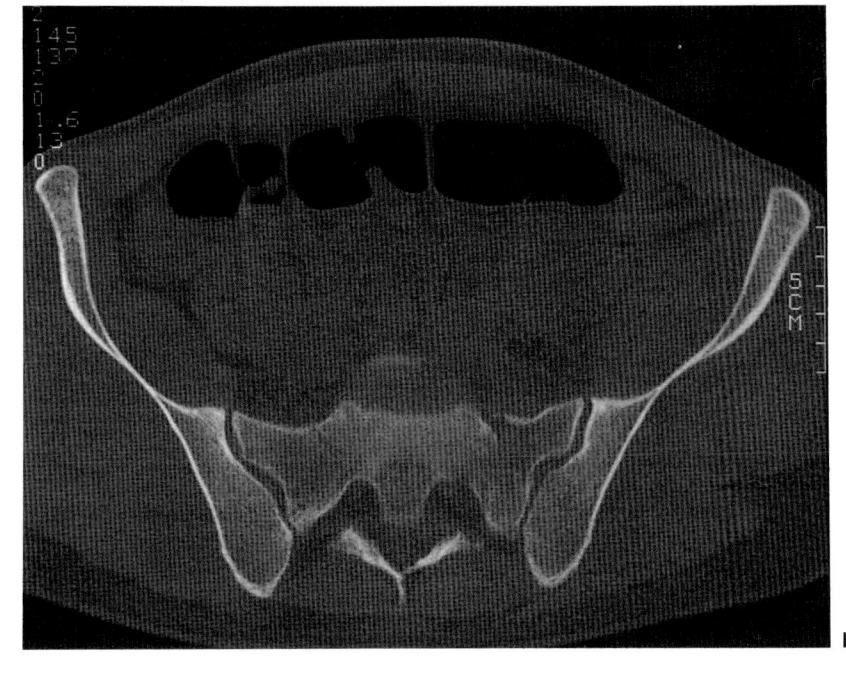

Abb. 156 a Seitliche Kompressionsverletzung des Beckenringes mit Kompressionsfraktur des Sakrums links, Fraktur des Obturatorringes links und subtotale Ruptur der Symphyse. Deutlich sichtbar ist eine zusätzliche Rotationskomponente der linken involvierten Beckenhälfte im Sinne der Flexion um eine quer durch die Iliosakralgelenke verlaufende Achse.
b Die Kompressionsfraktur des Sakrums im CT

kommt es zu einer Desimpaktion durch das Zurückspringen der eingestauchten Beckenhälfte. Diese Desimpaktion hinterläßt Substanzdefekte in der Spongiosa des Seitenflügels und geht deshalb mit einer vermehrten Destabilisierung des dorsalen Ringabschnittes einher. Diese Substanzdefekte sind v. a. computertomographisch darstellbar (Abb. **155**).

B1.3: Abhängig von der Richtung der einwirkenden Kraft unterliegt die involvierte Hemipelvis nicht nur einer Innenrotation, sondern zusätzlich auch einer Rotationskomponente im Sinne der Flexion oder Extension. Dies bewirkt eine verstärkte Asymmetrie des Beckenringes, kombiniert mit einer Beinlängendifferenz. Je nach Art der Impaktion sind sie mehr oder weniger stabil (Abb. **156**). Der typische Vertreter einer solchen Verletzung ist die von PENNAL (1980) beschriebene „Bucket-handle"-Verletzung.

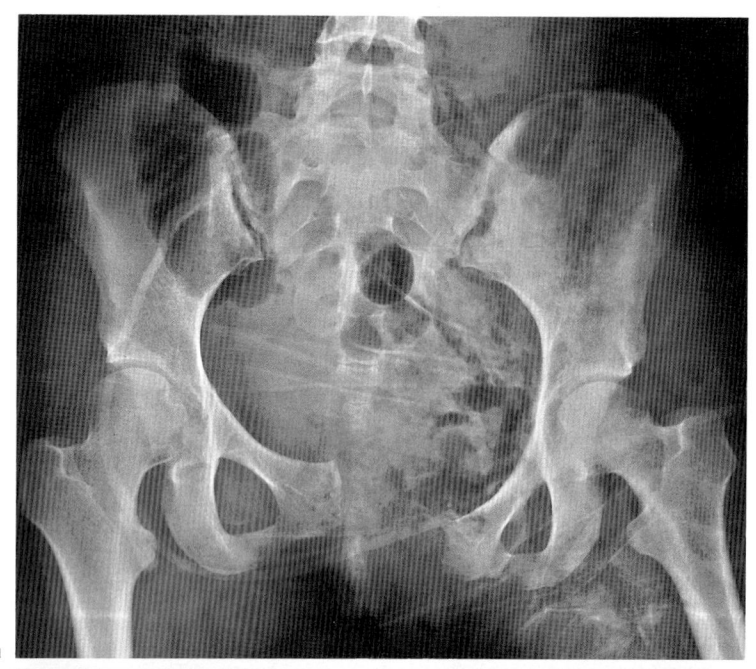

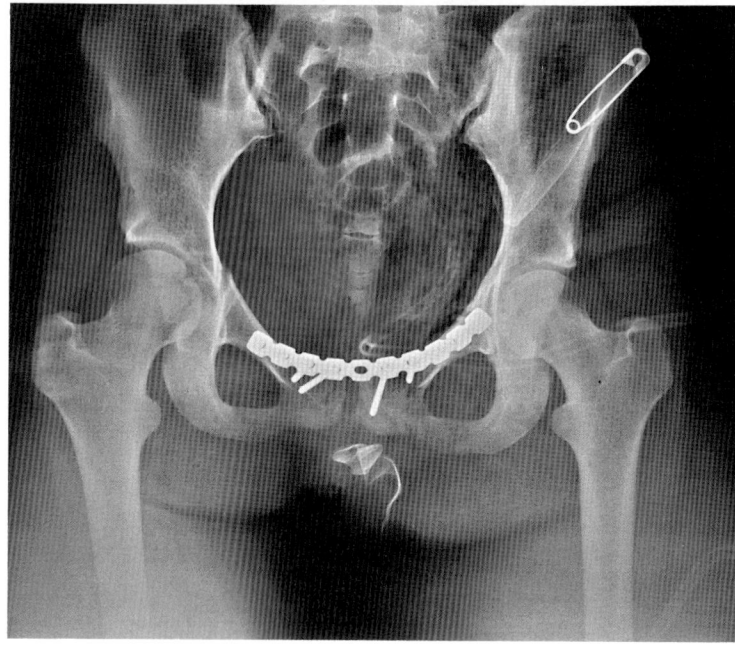

Abb. 157 a Außenrotationsverletzung des linken Hemibeckens um zwei Rotationsachsen – Außenrotation und Extension – mit inkompletter Ruptur des linken Iliosakralgelenkes, Ruptur der Symphyse und nicht dislozierter Querfraktur des rechten Azetabulums (B2.3.3). **b** Stabilisierung des Beckenringes durch ventrale Osteosynthese. Die anatomische Reposition und Stabilisierung des linken Iliosakralgelenkes erfolgt automatisch durch den Zuggurtungseffekt der noch vorhandenen dorsalen sakroiliakalen Bänder

Gruppe B2: Außenrotationsverletzungen

Es handelt sich dabei um Außenrotationsverletzungen, bei welchen entweder eine direkte anteroposteriore Krafteinwirkung oder eine indirekte Krafteinwirkung über die untere Extremität zu einer Außenrotation der involvierten Hemipelvis führt – die sog. „Open-book"-Verletzung von PENNAL (1980).

B2.1: Die Außenrotationsbewegung der involvierten Hemipelvis um eine längs durch das Iliosakralgelenk verlaufende Achse bewirkt ein Aufreißen der Bandverbindungen des Iliosakralgelenkes von ventral nach dorsal. Beschränkt sich diese Verletzung der iliosakralen Bandverbindung auf den ventralen Anteil des Iliosakralgelenkes, resultiert eine Diastase der ventralen Ringläsion, meist der Symphyse, von weniger als 2,5 cm.

B2.2: Bei weitergehender Außenrotation und verstärktem Aufreißen der sakroiliakalen Bandverbindungen resultiert eine Diastase im ventralen Ringsegment von mehr als 2,5 cm. Das Kriterium der Weite der ventralen Ringläsion ist zwar in der Literatur verankert, muß aber mit Vorsicht angewendet werden, da u. U. massive Verletzun-

Beckenring 3.181

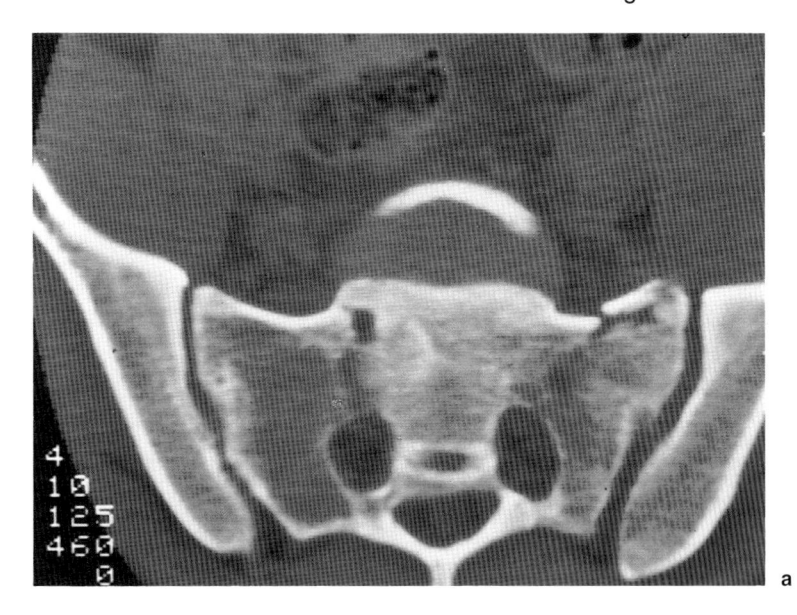

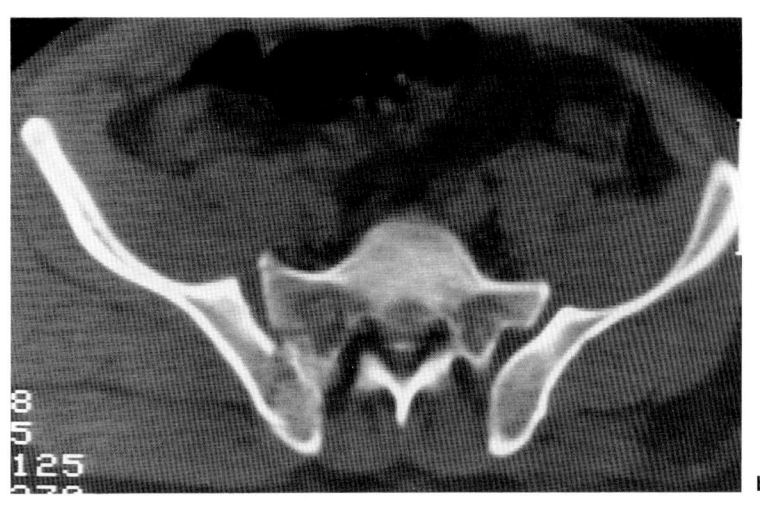

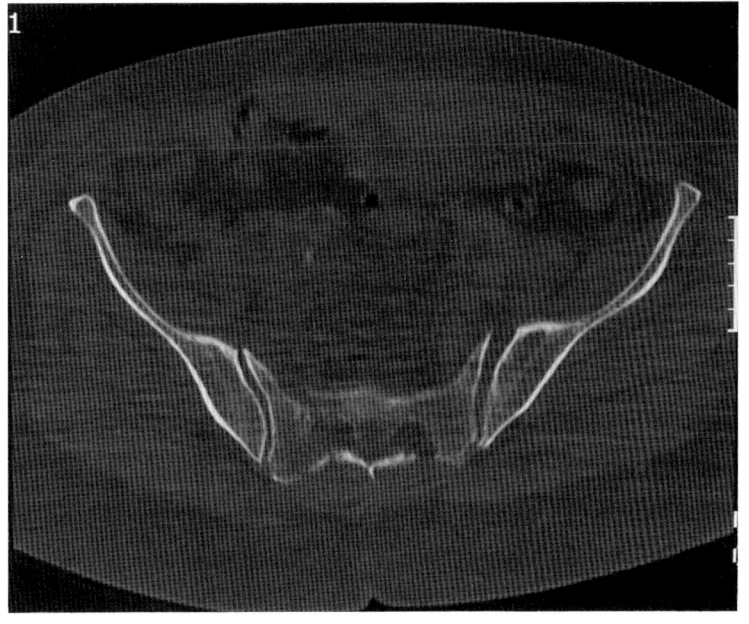

Abb. 158 a Beidseitige Kompressionsfraktur des Sakrums (B3.1).
b Beidseitige Außenrotationsverletzung mit ventralem Klaffen der Iliosakralgelenke (B3.2). c Kompressionsfraktur des Sakrums auf der einen, ventrales Klaffen des Iliosakralgelenkes auf der anderen Seite (B3.3)

3.182 3 Verletzungen der Wirbelsäule

gen allein durch die Lagerung des Patienten weitgehend reponiert und damit kaschiert werden können.

B2.3: Neben der Außenrotationsbewegung kommt eine zusätzliche Rotationskomponente um eine quer durch das Iliosakralgelenk verlaufende Achse im Sinne der Flexion oder Extension hinzu. Dies bewirkt eine weitere Destabilisierung, Reste der sakroiliakalen Bandverbindungen bleiben jedoch bestehen und wirken, wie bei allen Verletzungen des B-Typs beim Reponieren des ventralen Ringsegmentes als Zuggurtungsscharnier für die dorsale Läsion (Abb. **157**).

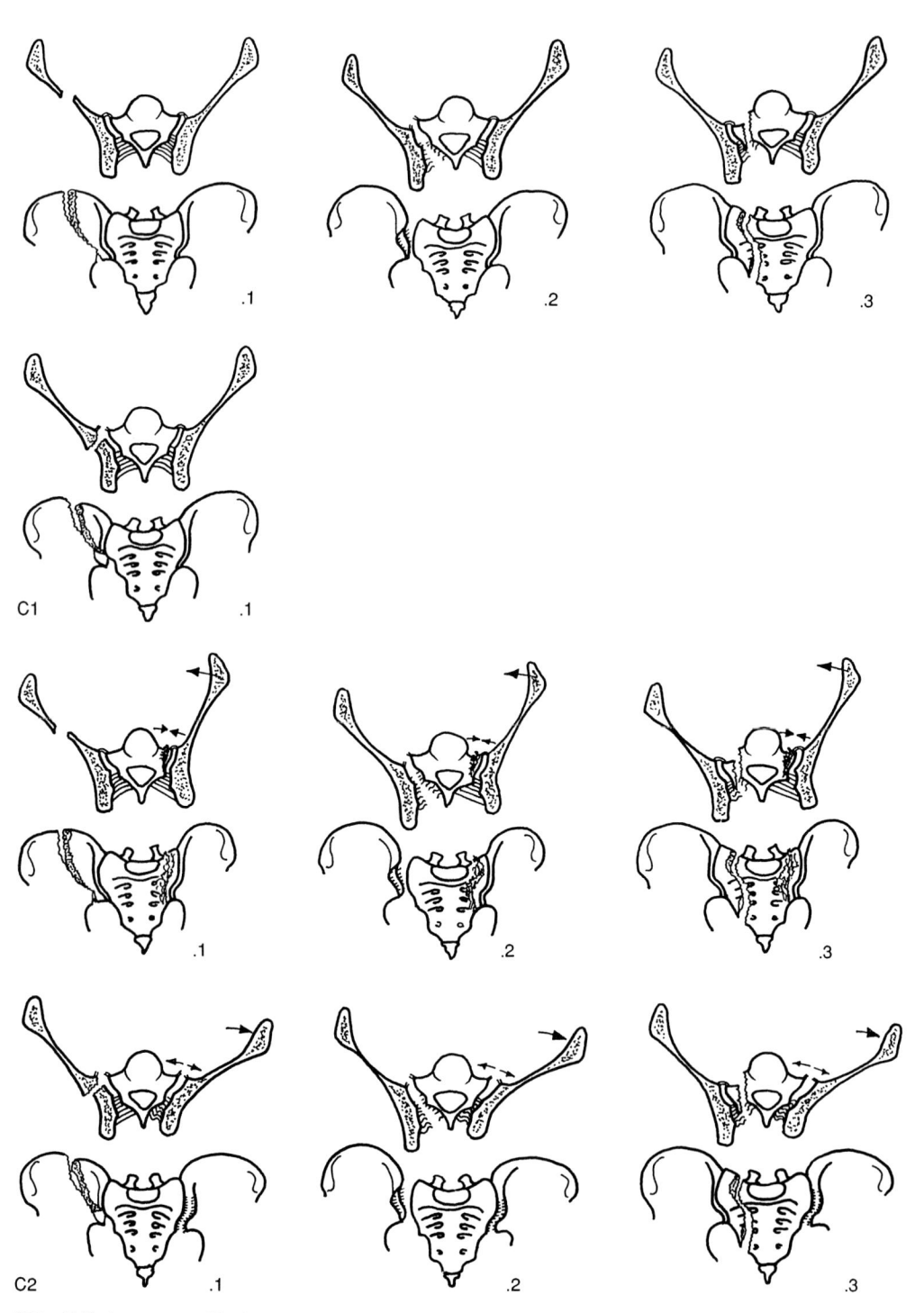

Abb. **159** Erläuterungen s. Text

Gruppe B3: Bilaterale dorsale Läsionen vom B-Typ (Abb. 158)

B3.1: Beidseitige Kompressionsfrakturen des Sakrums durch seitliche Kompression.
B3.2: Beidseitige Außenrotationsverletzung mit inkompletten Rupturen der Iliosakralgelenke.
B3.3: Kompressionsfraktur des Sakrums auf der einen und Außenrotationsverletzung mit inkompletter Ruptur des Iliosakralgelenkes auf der anderen Seite.

Typ-C-Verletzungen (Abb. 159)

Translationsinstabile Beckenringverletzungen, deren gemeinsame Merkmale die komplette Destabilisierung der involvierten Beckenhälfte, eine translatorische Dislokation der Hemipelvis und demzufolge einen Symmetrieverlust des Beckenringes beinhalten. Es sind hauptsächlich Scherkräfte, die zu einer vollständigen ligamentären oder ossären Kontinuitätsunterbrechung dorsal führen. Die tanslatorische Dislokation bei dieser Verletzungsform kann in sämtliche Richtungen erfolgen, also nach oben, hinten, vorn oder unten. Neben Scherkräften können in gewissen Fällen auch Rotationskräfte zur kompletten dorsalen Destabilisierung Anlaß geben. Dies ist dann möglich, wenn bei einem Innenrotationsmechanismus das Sakrum den Kompressionskräften standhält und statt dessen eine Ruptur der iliosakralen Bandverbindungen von hinten nach vorn stattfindet. Meist kommt es dabei zu ossären Ausrissen entweder von der Sakrumrückfläche oder vom retrosakralen Anteil des Iliums (Abb. 160). Umgekehrt kann eine Außenrotationsverletzung derart weit gehen, daß es zur Ruptur sämtlicher iliosakralen Bandverbindungen kommt. Diese Verletzungen sind dann meistens mit Weichteil-

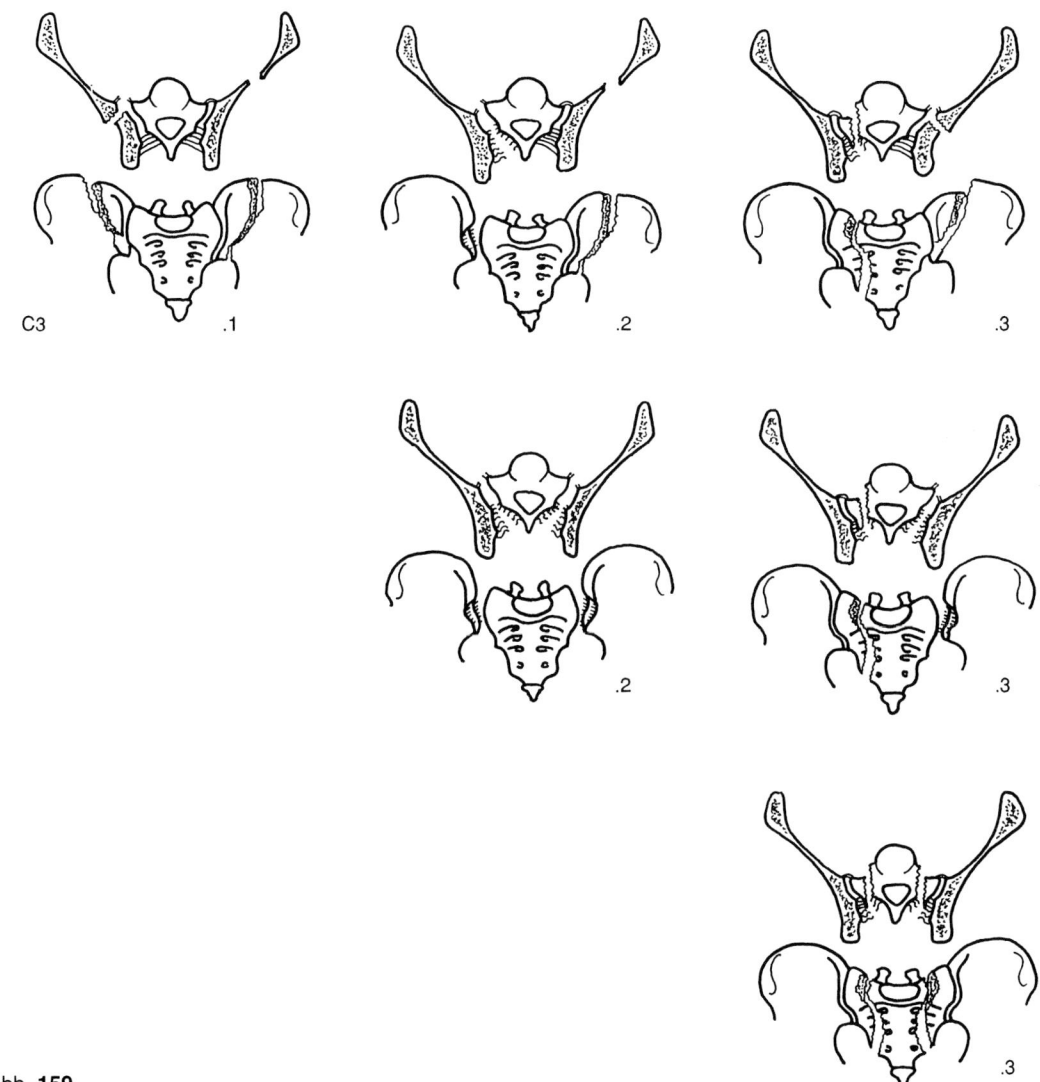

Abb. 159

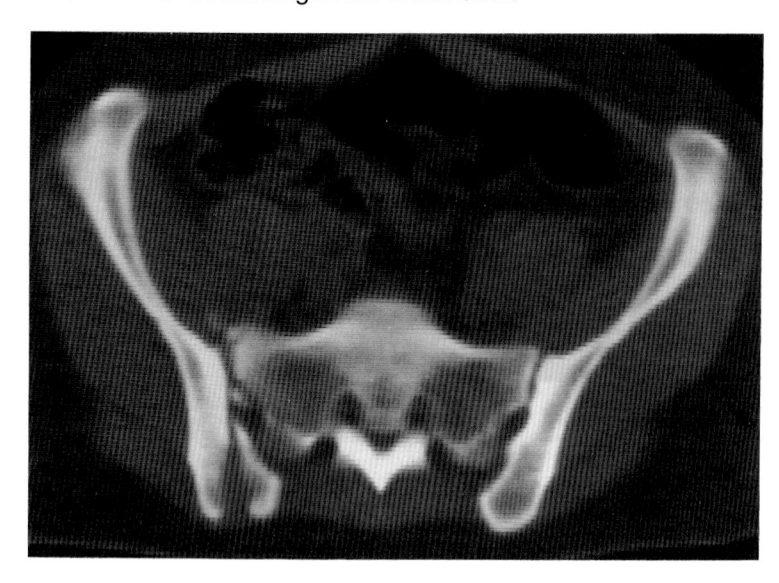

Abb. 160 Massive Innenrotationsverletzung mit ossärem Ausriß des dorsalen sakroiliakalen Ligamentes vom retrosakralen Teil des Iliums

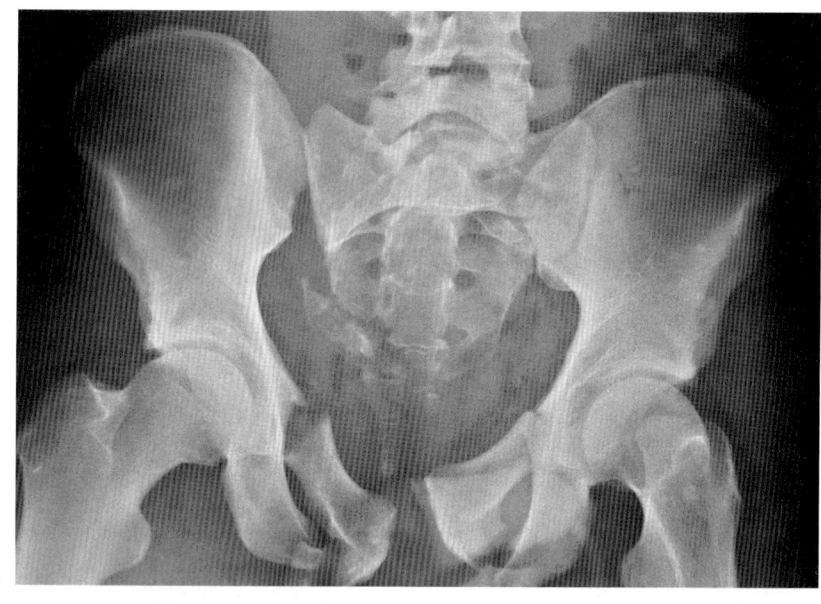

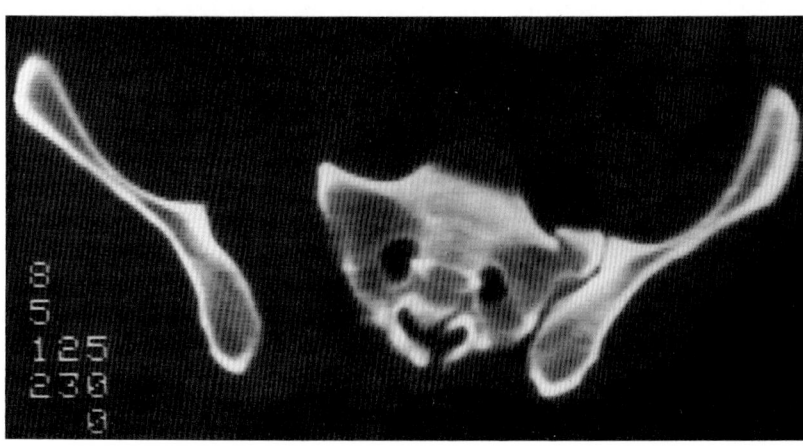

Abb. 161 a Beckenringverletzung mit kompletter Iliosakralgelenksprengung rechts und Kompressionsfraktur des Sakrums links. Avulsion des freien Randes des extrapelvinen Sakrums rechts via sakrospinale und sakrotuberale Ligamente als indirekter radiologischer Hinweis auf eine vollständige dorsale Destabilisierung. Ventral Ruptur der Symphyse und Frakturen beider Obturatorringe (C2.2.3). b Computertomographische Darstellung der vollständig instabilen Läsion auf der einen und der teilstabilen Innenrotationsverletzung auf der anderen Seite

Beckenring 3.185

Abb. 162 a Vermeintliche teilstabile Außenrotationsverletzung mit ventralem Klaffen beider Iliosakralgelenke (B3.2.1) mit Avulsionsfraktur des Processus transversus L5 rechts.
b Nach Reposition und ventraler Stabilisierung zeigt sich eine anatomische Reposition des Iliosakralgelenkes links aufgrund der intakten dorsalen sakroiliakalen Ligamente. Rechts persistiert ein weites Iliosakralgelenk. Die Klassifikation der Läsion ist demzufolge C2.2.1. Die Avulsion des Processus transversus ist ein indirekter radiologischer Hinweis auf eine vollständige dorsale Destabilisierung

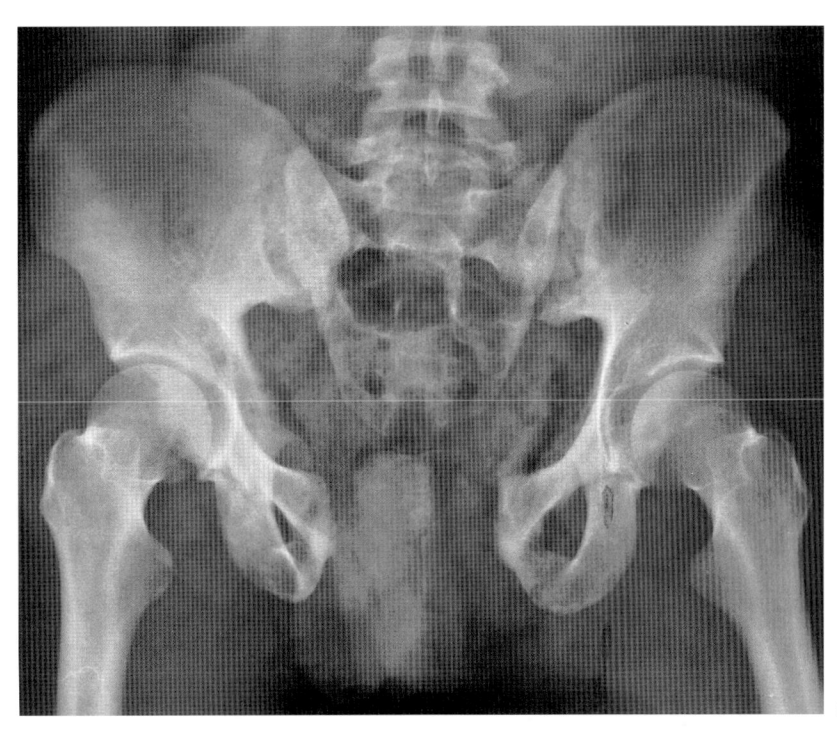

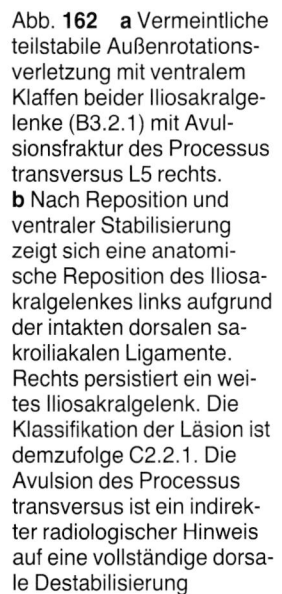

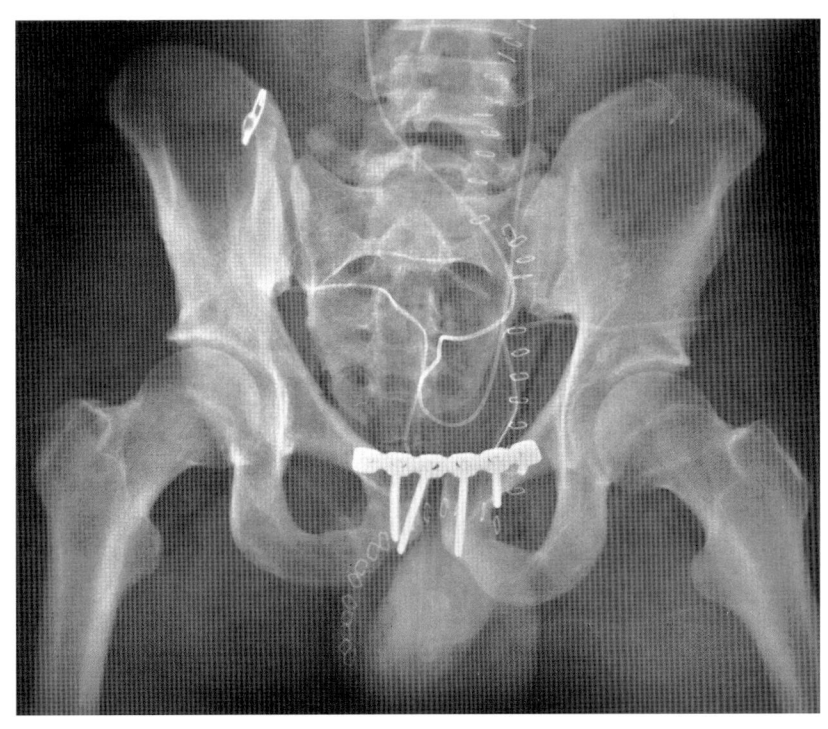

zerreißungen inguinal und perineal vergesellschaftet, im Extremfall liegt eine traumatische Hemipelvektomie vor.

Die Läsionen, die aufgrund von Scherkräften im dorsalen Ringsegment beobachtet werden können, sind Iliumvertikalfrakturen, Luxationsfrakturen des Iliosakralgelenkes, Iliosakralgelenksprengungen und Sakrumvertikalfrakturen.

Indirekte radiologische Hinweise auf eine komplette dorsale Destabilisierung sind die ossären Avulsionen der Spina ischiadica oder des freien Randes des Sakrums via sakrospinale, bzw. sakrotuberale Ligamente (Abb. 161) oder die Avulsion des Processus transversus L5 durch das iliolumbale Ligament (Abb. 162). Die operative Stabilisierung dieser Läsionen muß sowohl am vorderen als auch am hinteren Ringsegment erfolgen.

Gruppe C1: Einseitige Läsionen vom C-Typ

C1.1: Iliumvertikalfraktur und Ilium-Iliosakralgelenk-Luxationsfraktur, bei welchen unterschiedlich große Anteile des dorsalen Iliums noch eine normale anatomische Beziehung zum Iliosakralgelenk beinhalten. Die beiden Läsionen sind zusammengefaßt, da beide durch eine Osteosynthese des Iliums stabilisierbar sind.

C1.2: Komplette Ruptur des Iliosakralgelenks.

C1.3: Sakrumvertikalfraktur. Die Lokalisation dieser Frakturen wird im allgemeinen in Beziehung zu den Foramina sacralia gesetzt. Es werden somit Frakturverläufe lateral der Foramina, durch die Foramina und medial der Foramina unterschieden. Neurologische Komplikationen sind einesteils abhängig vom Frakturverlauf, andererseits aber auch vom Grad der Dislokation, so daß sie bei allen Frakturformen beobachtet werden können. Verläuft die Fraktur im kranialen Abschnitt des Sakrums durch den Gelenkfortsatz S1 oder medial davon, was in 30–50% der Fall ist, bewirkt eine Dislokation der involvierten Beckenhälfte gleichzeitig eine Subluxation oder Dislokation des ipsilateralen L5/S1-Wirbelgelenkes, gelegentlich auch ausgedehntere Verletzungen des lumbosakralen Überganges (ISLER 1990) (Abb. **148c**).

Gruppe C2: Beidseitige dorsale Läsionen

Es handelt sich um beidseitige dorsale Läsionen, wobei auf der einen Seite eine komplett instabile Läsion vom C-Typ, auf der Gegenseite eine rotationsinstabile Läsion vom B-Typ vorliegt.

C2.1: Kombination einer Iliumvertikalfraktur oder einer Ilium-Iliosakralgelenk-Luxationsfraktur (C1.1) auf der einen und eine rotationsinstabile Innenrotationsverletzung (B1) oder Außenrotationsverletzung (B2) auf der anderen Seite.

C2.2: Komplette Iliosakralgelenkssprengung (C1.2) auf der einen und eine rotationsinstabile Innenrotationsverletzung (B1) oder Außenrotationsverletzung (B2) auf der anderen Seite (Abb. **161**).

C2.3: Sakrumvertikalfraktur (C1.3) auf der einen und eine rotationsinstabile Innenrotationsverletzung (B1) oder Außenrotationsverletzung (B2) auf der anderen Seite.

Gruppe C3: Beidseitige dorsale Läsionen vom C-Typ

C3.1: Das Sakrum und die Iliosakralgelenke sind intakt. Die Läsion beinhaltet demzufolge entweder beidseitige Iliumvertikalfrakturen, beidseitige Ilium-Iliosakralgelenk-Luxationsfrakturen oder eine Kombination der beiden Formen (C1.1/C1.1).

C3.2: Nur das Sakrum ist noch intakt. Die Läsion beinhaltet demzufolge die Kombination einer kompletten Iliosakralgelenksprengung mit einer Iliumvertikalfraktur, bzw. Ilium-Iliosakralgelenk-Luxationsfraktur (C1.2/C1.1) oder beidseitigen

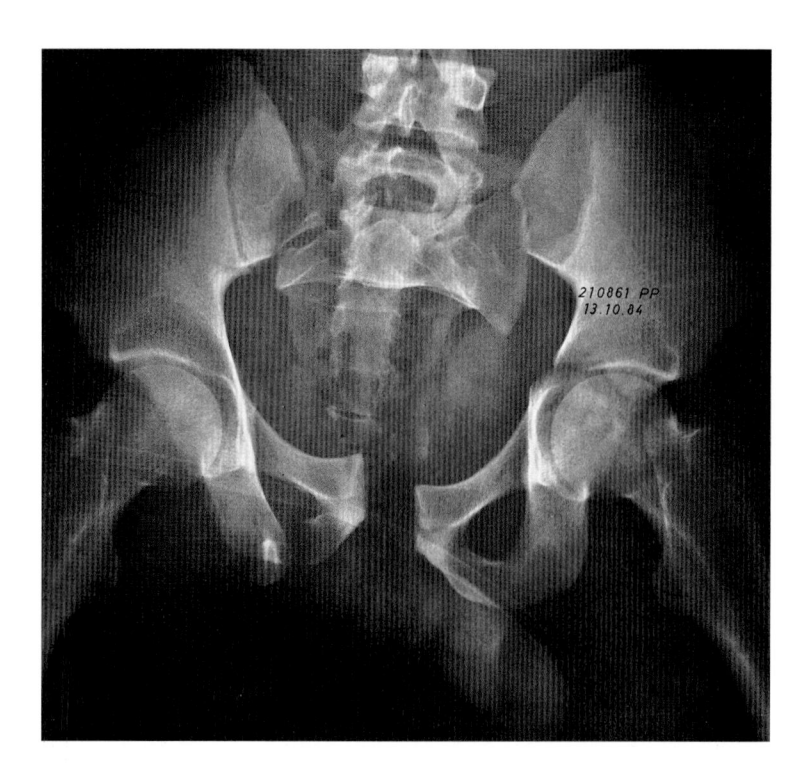

Abb. **163** Beckenringverletzung mit beidseitig instabilen Läsionen dorsal, rechts eine sakrale Vertikalfraktur, links eine komplette Sprengung des Iliosakralgelenkes. Ventral eine Fraktur des Obturatorringes rechts, Ruptur der Symphyse und Azetabulumquerfraktur links (C3.3.3)

Beckenring 3.187

kompletten Iliosakralgelenksprengungen (C1.2/C1.2).

C3.3: Das Sakrum selbst ist verletzt. In Frage kommen demzufolge die Kombinationen einer Sakrumvertikalfraktur mit einer Iliumvertikalfraktur, bzw. Ilium-Iliosakralgelenk-Luxationsfraktur (C1.3/C1.1), einer Sakrumvertikalfraktur mit einer kompletten Iliosakralgelenksprengung (C1.3/C1.2) (Abb. **163**) oder die beidseitige Sakrumvertikalfraktur (C1.3/C1.3).

Subklassifikation der ventralen Ringverletzung (Abb. **164**)

Dorsale Beckenringverletzungen sind in der Regel immer mit einer Verletzung des ventralen Ringsegmentes verbunden. Diese Verletzungen werden in Untergruppen klassifiziert, die frei mit den in Hauptgruppen unterteilten dorsalen Läsionen kombiniert werden können. Diese konsequente Trennung des ventralen vom dorsalen

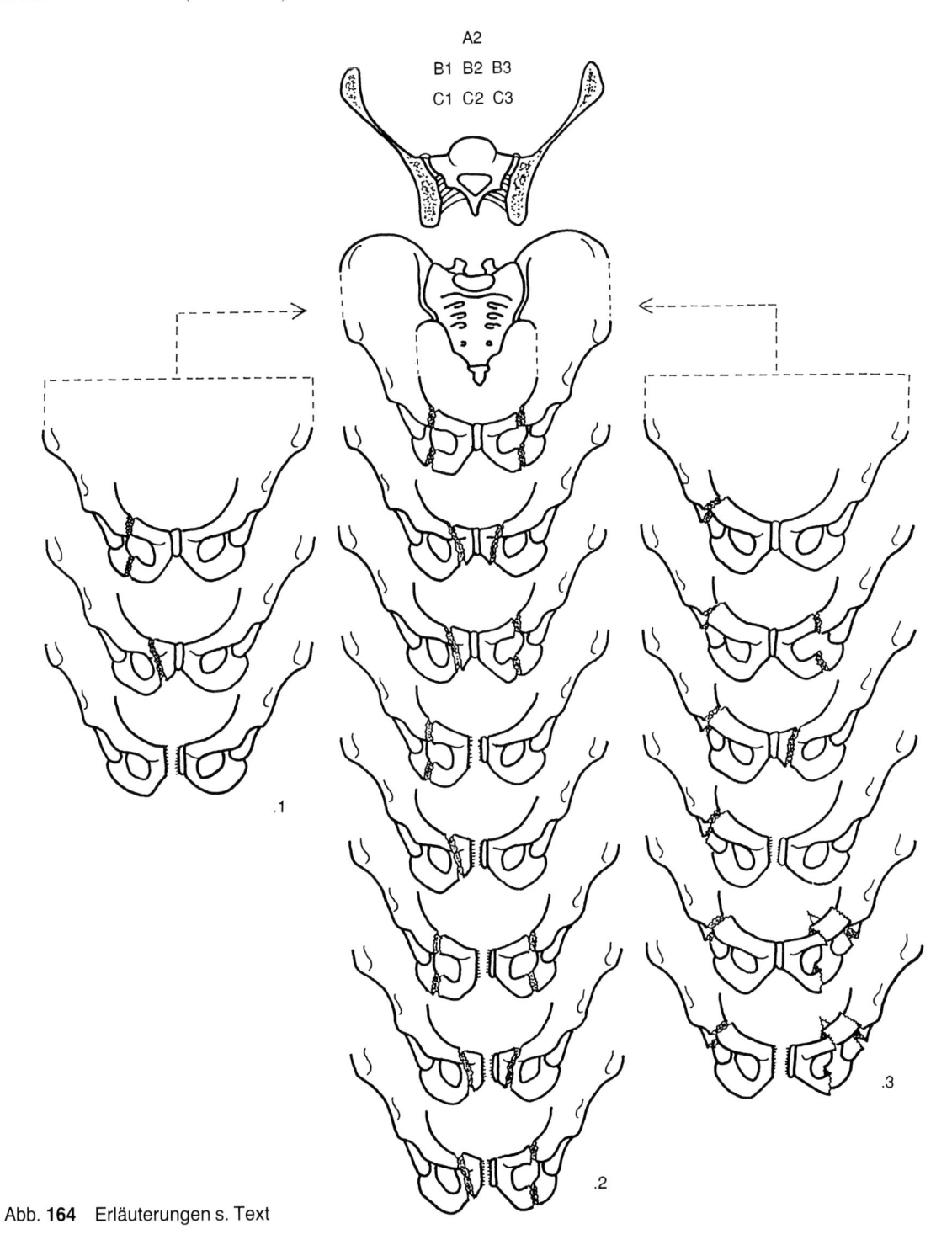

Abb. **164** Erläuterungen s. Text

Ringsegment ermöglicht ein nach oben offenes Klassifikationssystem mit unlimitierten Kombinationsmöglichkeiten. Die drei Untergruppen der ventralen Ringläsionen sind für alle Beckenringverletzungen dieselben. Eine Ausnahme machen einzig die Hauptgruppen A1 und A3, Beckenrand- bzw. isolierte Sakrumverletzungen, bei welchen es sich nicht um eigentliche Beckenringverletzungen handelt und daher auch keine ventrale Ringläsion vorliegt.

1: Einfache ventrale Ringläsionen, also Vertikalfraktur durch einen Obturatorring oder Ruptur der Symphyse.
2: Doppelte oder mehrfache Unterbrechungen des ventralen Ringsegmentes.
3: Azetabulumfraktur allein oder in Kombination mit Schambeinastfrakturen oder Symphysensprengungen. Die Azetabulumfrakturen repräsentieren eine eigenständige Problematik, auf die andernorts weiter eingegangen werden muß (LETOURNEL 1974).

Therapie der Beckenringverletzung

Behandlungsprinzipien

Das Ziel der Behandlung einer Beckenringverletzung ist die Konsolidation der Läsionen in optimaler Repositionsstellung und die raschestmögliche Rehabilitation des Patienten. Beckendeformitäten sind verantwortlich für Gangstörungen aufgrund von Beinlängendifferenzen, Sitzschwierigkeiten aufgrund asymmetrischer Sitzbeinhöcker und Kreuzschmerzen aufgrund von Iliosakralgelenkinstabilitäten und Sakrumpseudarthrosen. Bei der Frau können sie eine Dyspareunie oder obstetrische Probleme verursachen.

Die meisten Beckenringverletzungen sind genügend stabil für eine konservative Behandlung (A2, B1.1). Diese besteht im allgemeinen aus Bettruhe bis zur Schmerzfreiheit mit anschließender Mobilisation unter Teilbelastung der involvierten Seite. Röntgenverlaufskontrollen sind ratsam, um Sekundärdislokationen bei initial falsch eingeschätzter Stabilität frühzeitig zu erkennen.

Gewisse wenig dislozierte Beckenringverletzungen können aufgrund der konventionellen radiologischen Untersuchung fälschlicherweise den Eindruck einer genügenden Stabilität erwecken. Es handelt sich dabei vorwiegend um seitliche Kompressionsverletzungen mit einer Sakrumfraktur, welche computertomographisch eine ausgedehnte Trümmerzone mit Lückenbildungen zwischen Seitenflügel und Korpus des Sakrums aufweist (B1.2). Diese Läsionen können entweder initial operativ stabilisiert oder durch 8–12 Wochen Bettruhe behandelt werden, wobei wiederum radiologische Verlaufskontrollen zu empfehlen sind.

Eindeutig instabile oder stark dislozierte Beckenringläsionen und solche in Kombination mit einer dislozierten Azetabulumfraktur sollten vorzugsweise operativ reponiert und stabilisiert werden. Die nichtoperative Behandlung solcher Läsionen mittels Bettruhe, Extension, Beckenschwebe usw. ist schwierig und bedingt lange Liegezeiten. Die damit erreichbaren Resultate sind in einem hohen Prozentsatz ungünstig (MATTA 1989). Für die nicht operative Behandlungsart sind rein ossäre Läsionen noch am besten geeignet, wobei allerdings die Pseudoarthroserate von Sakrumvertikalfrakturen relativ hoch ist. Rein ligamentäre instabile Verletzungen (B2.2, B2.3, C1.2) sind für die konservative Behandlung ungeeignet. Nicht selten wird wegen zunehmender Dislokation ein Umsteigen von der konservativen auf die operative Therapie unumgänglich (MATTA 1989), wobei zu bedenken ist, daß mit zunehmendem Abstand vom Unfallereignis auch die technischen Schwierigkeiten bei der operativen Reposition zunehmen.

Spezifische Therapie

Typ A: Da bei Beckenrand- oder Beckenringverletzung des Typ A definitionsgemäß keine Destabilisierung des Beckenringes vorliegt, bedarf dieser auch keiner Stabilisierung.

A1.1: Die indirekten ossären Avulsionen werden im allgemeinen sowohl bei Jugendlichen als auch bei Erwachsenen konservativ behandelt.

A1.2: Die Beckenschaufelfrakturen durch direkte Krafteinwirkung werden ebenfalls meist nicht operativ behandelt, da sie durch die beidseitige Muskulatur gut geschient sind und rasch heilen. Bei massiver Dislokation oder offenen Frakturen kann die Osteosynthese indiziert sein. Der Zugang erfolgt entlang der Crista mit subperiostaler Darstellung der Fossa iliaca interna. Die Fixation kann einfach und stabil mit langen Kleinfragmentschrauben entlang der Crista iliaca bewerkstelligt werden.

A1.3: Stückfrakturen oder indirekte Avulsionen des Tuber ischiadicum oder Teile davon werden im allgemeinen nicht operativ behandelt. Sitzbeinhöckerasymmetrien oder überschießende Kallusbildung können aber zu Spätproblemen Anlaß geben.

A2: Die Verletzungen der Gruppe A2 werden ausnahmslos mittels kurzdauernder Bettruhe und raschestmöglicher Mobilisation unter Teilbelastung der involvierten Seite behandelt.

A3.1: Verletzungen des Os coccygis werden prinzipiell primär konservativ behandelt.

A3.2: Die Querfrakturen der Pars perinealis des Sakrums ohne neurologischen Funktionsausfall werden ebenfalls konservativ behandelt. Eine gewisse Kontroverse besteht für Verletzungen mit neurologischer Symptomatik, wobei die sich damit befassende Literatur spärlich und auf kleinen

Kollektiven abgestützt ist. Eine Tendenz zur spontanen Erholung neurologischer Ausfälle ist vorhanden (SCHMIEDEK 1984, SABISTON 1986), diese bleibt aber oft unvollständig. Neuere Untersuchungen scheinen aufzuzeigen, daß mit der frühzeitigen Dekompression der sakralen Nervenwurzeln durch lumbosakrale Laminektomie, Abtragung von ossären Prominenzen an der ventralen Begrenzung des Sakralkanales und Foraminotomie in Höhe der Fraktur bessere Resultate zu erwarten sind (FOUNTAIN 1977, WÖRSDÖRFER 1987, DENIS 1988). Die operative Dekompression sollte in Betracht gezogen werden, wenn eine rasche Spontanremission ausbleibt oder computertomographisch eine massive Dislokation oder eine komplette Obliteration des Sakralkanales vorliegt. Sekundäreingriffe sind schwierig und wegen Fibrosierung der neuralen Strukturen wenig erfolgversprechend. In Einzelfällen wurden die operative Reposition und Stabilisierung zur Dekompression des Sakralkanales versucht, wobei Schrauben und dorsale Drahtzuggurtungen verwendet werden.

A3.3: Die isolierten Querfrakturen der Pars pelvina des Sakrums kommen durch indirekte Verletzungsmechanismen zustande. Im Prinzip handelt es sich um einen Ausbruch der Wirbelsäule aus dem Sakrum, wobei das Korpus S1, eventuell auch S2 an der Wirbelsäule verbleibt. Bleibt der distale Teil des Sakrums intakt, wird die Stabilität des Beckenringes selbst nicht tangiert. Des öfteren sind sie aber mit einer Beckenringverletzung kombiniert, wo neben der Querfraktur auch Längsfrakturen des Sakrums vorliegen. Die Verletzung kommt durch eine axiale Stauchung zustande, meist durch Stürze aus großer Höhe. Je nachdem, ob beim Aufprall eine Kyphosierung oder Lordosierung der LWS vorliegt, kommt es zu typischen Verletzungsbildern. ROY-CAMILLE (1985) unterscheidet drei Formen:

Typ I: Flexionsbruch des 1.–2. Sakralwirbels mit Kippung.
Typ II: Flexionsbruch des 1.–2. Sakralwirbels mit starker Kippung und Verschiebung des oberen Fragmentes nach dorsal.
Typ III: Hyperextensionsscherbruch mit ventraler und kaudaler Verschiebung des 1.–2. Sakralwirbels.

Neurologische Komplikationen sind häufig, insbesondere bei den Typen II und III. Ähnlich wie bei der Querfraktur der Pars perinealis besteht auch über die Querfraktur der Pars pelvina nur spärliche, auf Einzelfälle oder kleine Kollektive abgestützte Literatur. Die heute allgemein akzeptierten Prinzipien zur operativen Behandlung von Verletzungen der übrigen Wirbelsäulenabschnitte – möglichst anatomische Reposition zur Dekompression des Spinalkanals und stabile Fixation – wurden nur von ROY-CAMILLE (1985) konsequent angewendet. Die Technik beinhaltet die sakrale, evtl. auch untere lumbale Laminektomie und die Reposition der Querfraktur unter direkter Sicht der neuralen Elemente. Das Repositionsmanöver besteht zuerst in einer Distraktion, wozu der Extensionstisch verwendet werden kann. Besser geeignet sind wahrscheinlich direkte Distraktionsmethoden mittels Spreizzangen zwischen Alae des Sakrums und Querfortsätzen der unteren LWS oder mittels Distraktoren, welche proximal in den Pedikeln von L5 oder L4 und distal in den intakten Alae oder den hinteren Beckenschaufeln verankert werden. Der Distraktion folgt die Reposition in der Sagittalebene mit direkt in die Fraktur eingesetzten Hebeln. Zur Fixation empfiehlt ROY-CAMILLE (1985) transpedikulär verankerte lumbosakrale oder speziell geformte iliolumbale Platten. Neuerdings sind auch transpedikuläre Fixationssysteme, welche distal auf das Sakrum, bzw. das Ilium übergreifen, erhältlich. Die Mehrzahl der Autoren (BUCKNILL 1976, FOUNTAIN 1977, FARDON 1979, FERRIS 1983, SCHMIDEK 1984, CARL 1985, SABISTON 1986, DENIS 1988, FISHER 1988) empfiehlt ein konservatives Vorgehen, allenfalls die Dekompression der neuralen Elemente durch sakrale Laminektomie und Abtragen der von ventral in den Sakralkanal eingestauchten Fragmentanteile. Auch bei diesen Läsionen scheint die postprimäre Dekompression gegenüber der sekundären technisch einfacher und in bezug auf die Resultate günstiger zu sein.

Typ B: Definitionsgemäß liegen bei diesen Verletzungen nur Dislokationen im rotatorischen Sinn vor. Die Rotation erfolgt um ganz oder teilweise erhaltene dorsale sakroiliakale Ligamentstrukturen, welche eine Translation verhindern. Bei Reposition der ventralen Ringanteile bewirken sie durch Ligamentotaxis und Zuggurtung eine Reposition und Stabilisierung der dorsalen Ringläsion. Dies gilt besonders für die Außenrotationsverletzungen (B2). Bei der Reposition teilstabiler Innenrotationsverletzungen (B1.2/B1.3) kann der dorsale Zuggurtungseffekt weniger gut genutzt werden, die Ligamentreste gewährleisten jedoch in der Regel genügend Stabilität für die Ausheilung der dorsalen Läsion. Aus diesen Gründen kann bei Verletzungen des B-Typs im allgemeinen durch Reposition und Fixation der ventralen Ringläsion allein eine Teilbelastungsstabilität, zumindest aber eine pflegerisch günstige Lagerungsstabilität des Beckenringes erreicht werden. Die Verletzungen der Gruppe B1.1 sind meist so stabil, daß sie konservativ behandelt werden können und rasch, allerdings mit einer gewissen residuellen Beckenasymmetrie, ausheilen (Abb. **165**).

Rupturen der Symphyse werden entweder durch eine quere oder eine mediane vertikale Inzision angegangen. Die vertikale Inzision ist oft die Verlängerung einer zuvor angelegten Laparotomieinzision. Die Abdominalmuskulatur wird entlang der Linea alba gespalten. Die Rektusan-

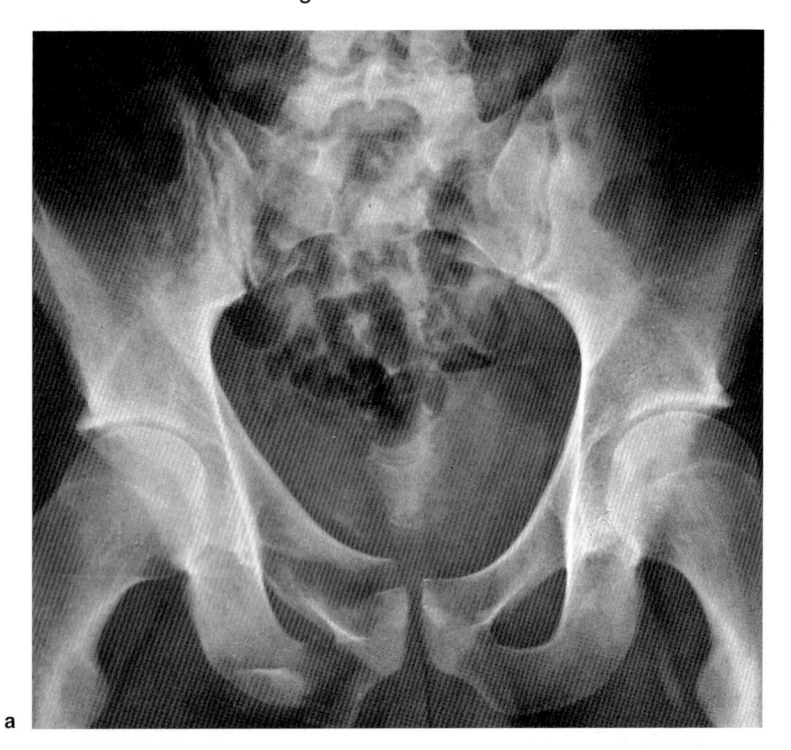

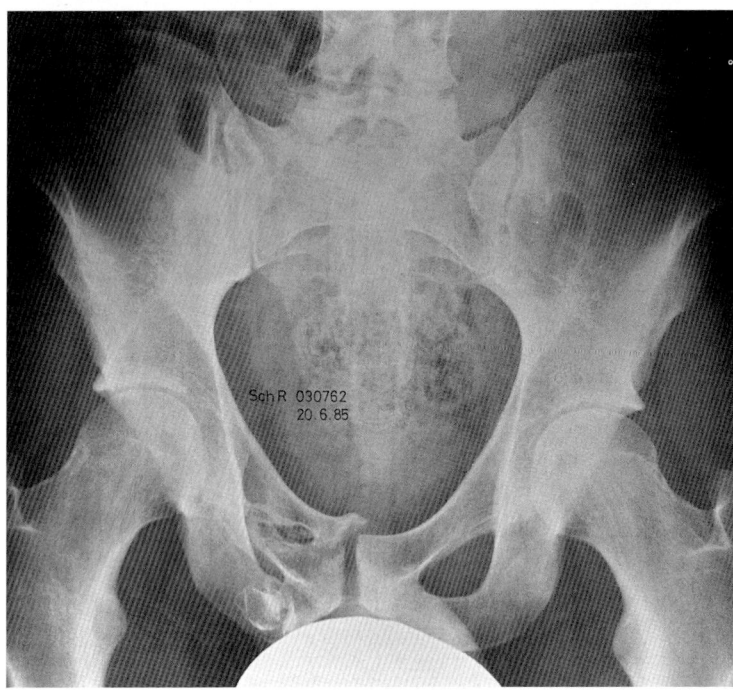

Abb. 165 a Seitliche Kompressionsverletzung mit Kompressionsfraktur des Sakrums rechts und ipsilateraler Fraktur des Obturatorringes (B1.1.1). b Die praktisch stabile Läsion heilt konservativ problemlos mit geringer Beckenasymmetrie

sätze werden von der Innenseite etwas unterschnitten, um das Os pubis und die medialen Anteile der oberen Schambeinäste darzustellen. Bei Beckenringverletzungen ist oft ein Rektusschenkel bereits traumatisch abgelöst. Die Reposition wird entweder mit spitzen Repositionszangen in der Vorderfläche des Os pubis oder in schwierigeren Fällen mit der Beckenrepositions- zange über zwei separat gesetzte Schrauben bewerkstelligt. Die übliche Fixation erfolgt mit einer 6-Loch-3,5-AO-Beckenrekonstruktionsplatte. Bei Außenrotationsverletzungen mit Rotationsinstabilität um nur eine Achse (B 2.1) genügt allenfalls auch eine einfache Klammerung mittels einer Zweilochplatte (Abb. 166). Einfache Verletzungen dieser Art können auch mit einem Fixa-

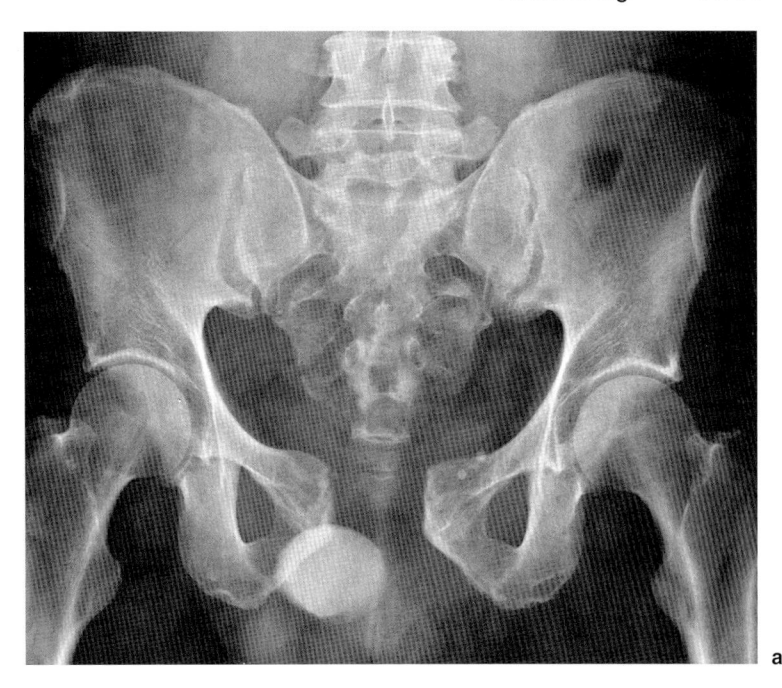

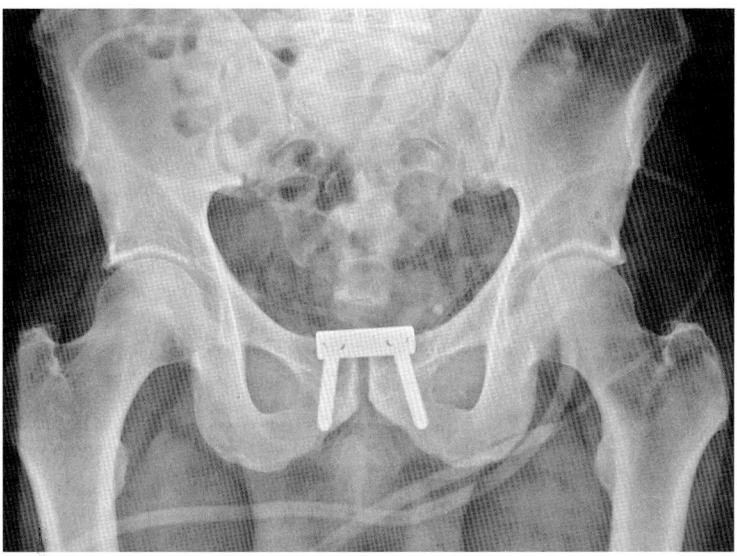

Abb. 166 a Außenrotationsverletzung mit ventralem Klaffen der Iliosakralgelenke beidseits und Symphysensprengung. Die Rotation beider Beckenhälften erfolgt nur um eine einfache vertikale Achse im Bereich der Iliosakralgelenke (B3.2.1). b Zur Stabilisierung dieser Verletzung genügt eine einfache ventrale Klammerung, z. B. mittels einer 2-Loch-Platte. Postoperativ besteht eine anatomische Reposition der Iliosakralgelenke aufgrund des Zuggurtungseffektes der intakten dorsalen sakroiliakalen Ligamente

teur externe behandelt werden. Die Schanzschen Schrauben des Fixateurs erzeugen mechanisch den besten Effekt, wenn sie in die Spinae iliacae anteriores inferiores eingesetzt werden. Verletzungen mit mehr als einer Rotationsachse sind weder mit dem ventralen Fixateur noch mit einer 2-Loch-Platte genügend stabilisierbar. Doppelplattenosteosynthesen, wie sie von TILE (1980) angegeben werden, sind bei den rotationsinstabilen Verletzungen kaum je notwendig.

Für Frakturen der Schambeinäste muß die quere Inzision nach lateral im Sinne eines ilioinguinalen Zuganges erweitert werden. Für die Reposition und die temporäre Fixation, notwendig zum Anlegen der Platte, leistet der AO-Distraktor zwischen den beiden Spinae iliacae anteriores inferiores gute Dienste. Das in dieser Situation verwendete Implantat ist die 3,5-AO-Beckenrekonstruktionsplatte (Abb. 167). Bei gleichzeitigem Vorliegen einer Symphysenruptur und ein- oder beidseitigen Schambeinastfrakturen werden ein ausgedehnter, u. U. beidseitiger ilioinguinaler Zugang und lange Platten notwendig. Dies kann in gewissen Fällen umgangen werden, indem die Symphyse in üblicher Weise durch einen kurzen Zugang reponiert und stabilisiert wird. Mit einem zusätzlichen ventralen Klammerfixateur können die Frakturen der Schambeinäste unter Druck gesetzt und so stabilisiert werden. Dieses kombi-

3.192   3 Verletzungen der Wirbelsäule

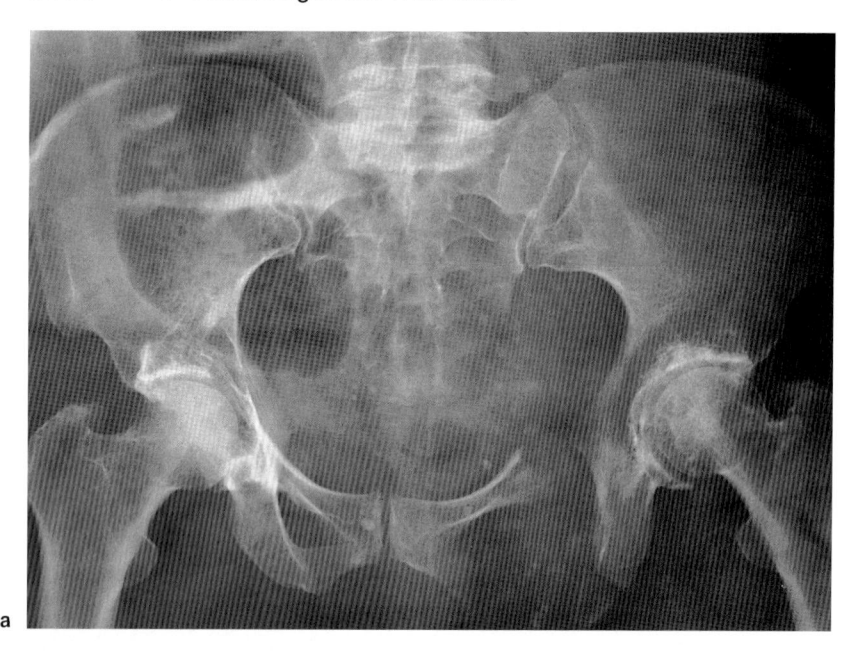

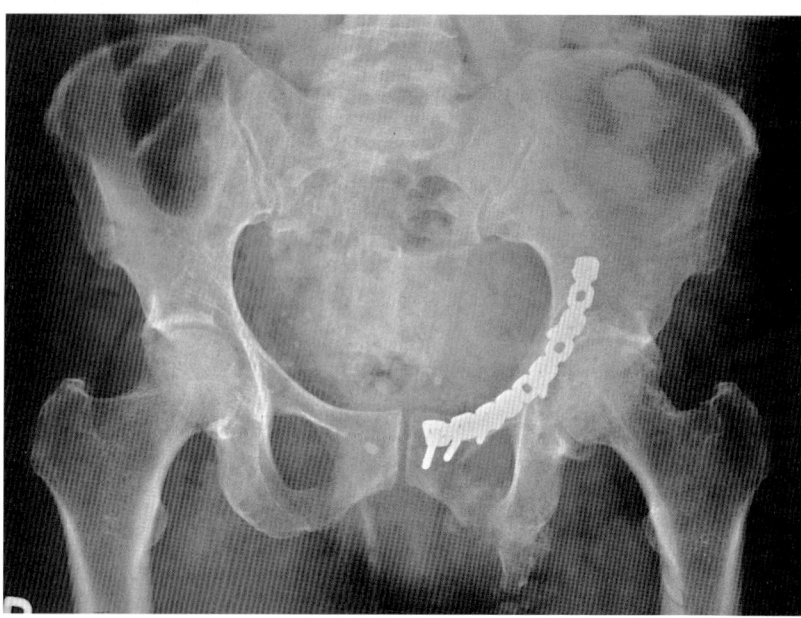

Abb. **167** **a** Außenrotationsverletzung der linken Hemipelvis mit ventralem Klaffen des Iliosakralgelenkes und Fraktur des ipsilateralen Obturatorringes (B2.1.1). **b** Eine einfache ventrale Osteosynthese mit einer 3,5-Beckenrekonstruktionsplatte führt zu einer anatomischen Reposition und gleichzeitigen Stabilisierung der dorsalen Läsion aufgrund der intakten dorsalen sakroiliakalen Ligamente

nierte Vorgehen erspart einen ausgedehnten ventralen Zugang (Abb. **168**).

Typ C: Definitionsgemäß liegt bei dieser Verletzungsform eine komplette Destabilisierung des dorsalen Ringsegmentes vor. Zur Stabilisierung des Beckenringes sind deshalb Osteosynthesen sowohl am ventralen als auch am dorsalen Ringsegment notwendig. Alle instabilen Läsionen des C-Typs können durch ein und denselben dorsalen Zugang behandelt werden. Der Hautschnitt ist vertikal und gerade, 1–2 cm lateral der Spina iliaca posterior superior, und erstreckt sich von oberhalb der Crista iliaca über das Gesäß bis in Höhe der Incisura ischiadica major. Der Glutaeus maximus oberhalb der Spina superior wird subperiostal von der Crista und der Außenfläche des Iliums abgelöst. Distal der Spina superior liegt der Glutäusursprung auf der Faszie des Erector spinae und wird zusammen mit derselben ebenfalls nach lateral vom darunterliegenden Muskel wegpräpariert, bis der freie Rand des extrapelvinen Sakrums dargestellt ist. Das Mitnehmen der Faszie erleichtert die Refixation des Glutaeus maximus. Der Erektor spinae wird in medialer Richtung von der Rückfläche des Sakrums abgehoben. Nach Mobilisation des Piriformis in der Incisura ischiadica können die Sakrumvorderfläche und das ventrale Iliosakralgelenk digital erreicht und

Abb. 168 a Außenrotationsverletzung mit ventralem Klaffen beider Iliosakralgelenke, Ruptur der Symphyse und beidseitigen Frakturen der Obturatorringe (B3.2.2). b Stabilisierung des ventralen Beckenringes mit einer 3,5-Beckenrekonstruktionsplatte durch einen kurzen Pfannenstielzugang. Die lateral gelegene Vertikalfraktur durch den linken Obturatorring wird mit dem zusätzlichen Fixateur externe stabilisiert. Die Kombination Platte/Fixateur erspart einen ausgedehnten ilioinguinalen Zugang. Dieses Vorgehen führt wiederum zu einer anatomischen Reposition und zur Stabilisierung der beiden Iliosakralgelenke

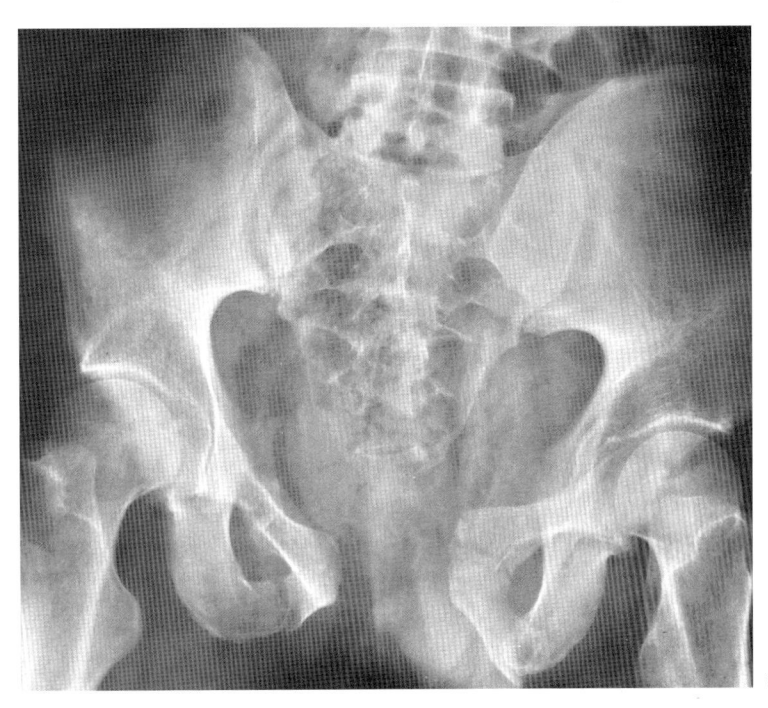

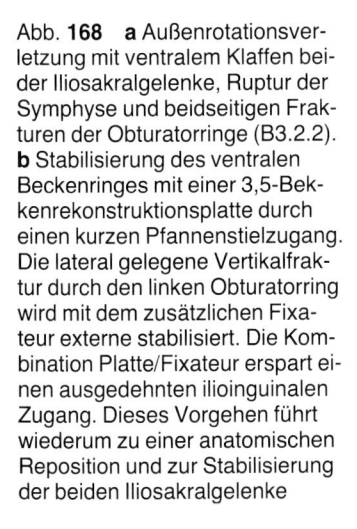

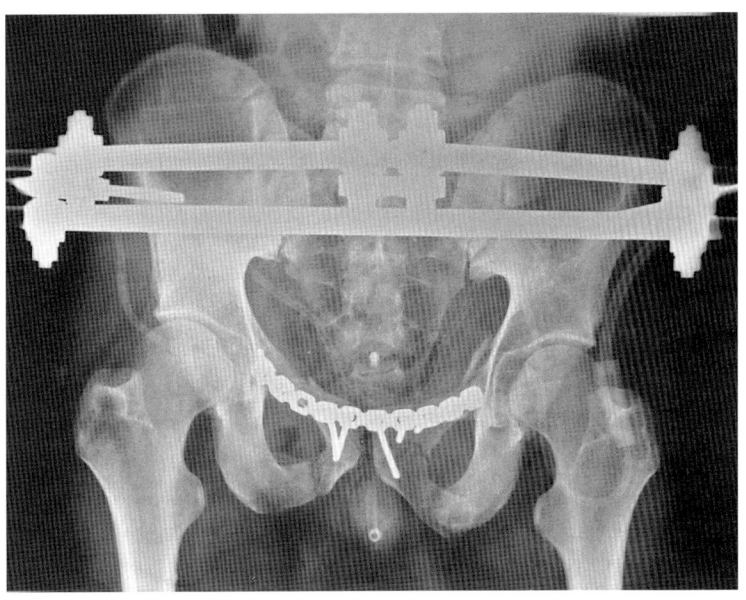

eine Reposition überprüft werden. Für beidseitige dorsale Zugänge können entweder zwei identische Hautinzisionen oder eine große quere verwendet werden.

Im allgemeinen wird bei einer instabilen Beckenringläsion vom C-Typ zuerst die hintere Ringläsion stabilisiert. Es ist aber durchaus möglich, eine vordere Ringläsion zuerst zu versorgen, z. B. wenn das Abdomen aus anderen Gründen bereits eröffnet ist. Die anschließende Osteosynthese der dorsalen Läsion wird wegen der Elastizität der ventral verwendeten Implantate durch diese kaum behindert. Bei gleichzeitigem Vorliegen einer Azetabulumfraktur muß aber unbedingt zuerst die dorsale Ringläsion behandelt werden, und zwar unabhängig davon, ob diese ipsilateral oder kontralateral zur Azetabulumfraktur lokalisiert ist. Der dorsale Zugang wird in Bauchlage durchgeführt, ein nachfolgender Eingriff am ventralen Beckenring erfordert also die Umlagerung des Patienten. Dieses Vorgehen ist bei dislozierten Sakrumvertikalfrakturen unumgänglich, während die übrigen dorsalen Ringläsionen auch von ventral her versorgt werden können. Die Darstellung erfolgt in diesem Fall entweder durch den von LETOURNEL (1974) beschriebenen vollständi-

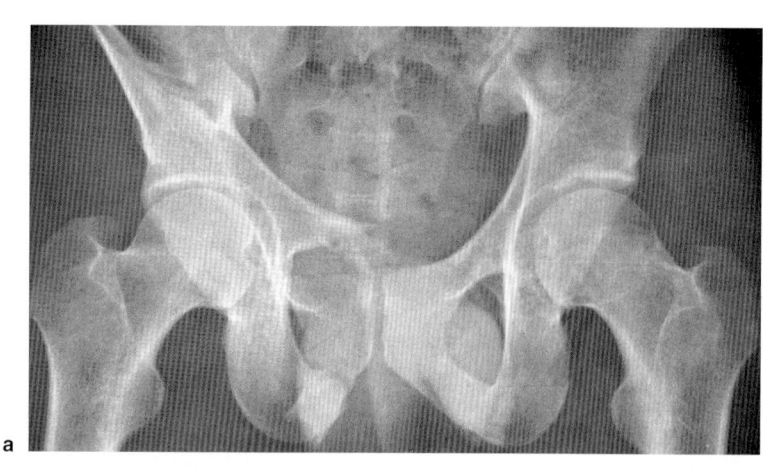

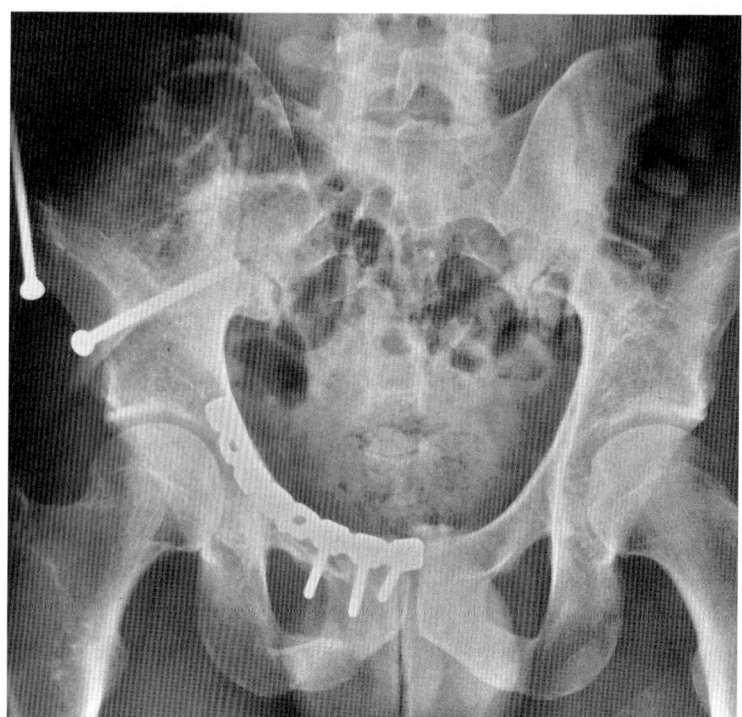

Abb. 169 a Instabile Beckenringläsion mit Iliumvertikalfraktur dorsal rechts und ipsilateraler Vertikalfraktur des Obturatorringes (C1.1.1). b Schraubenfixation der dorsalen und Plattenfixation der ventralen Läsion, beide Osteosynthesen wurden durch einen ventralen Zugang ausgeführt

gen ilioinguinalen Zugang oder durch verschiedene Abschnitte desselben. Der vollständige Zugang erlaubt die Darstellung der gesamten Beckeninnenseite von Sakrumseitenflügel bis zur Symphyse mit Ausnahme des unteren Schambeinastes und des distalsten Anteiles des Ischiums. Er erlaubt deshalb auch die gleichzeitige Behandlung gewisser Azetabulumfrakturen. Vorteilhaft wirkt sich dabei aus, daß durch eine konzertierte Aktion mittels verschiedener Repositionshilfen die ventrale und die dorsale Ringläsion gleichzeitig reponiert werden können. Die für einen ventralen Zugang geeigneten dorsalen Läsionen sind die Iliumvertikalfraktur, die Ilium-Iliosakralgelenk-Luxationsfraktur oder die Iliosakralgelenksprengung. Bei Bedarf kann der ventrale Zugang auf die Gegenseite erweitert werden.

C1.1: Vertikalfrakturen des Iliums und Ilium-Iliosakralgelenk-Luxationsfrakturen werden mit der Beckenrepositionszange über zwei beidseits der Fraktur eingesetzte Schrauben oder mit spitzen Knochenrepositionszangen reponiert. Dabei hilft u. U. eine im mobilen Teil der Beckenschaufel eingesetzte Schanz-Schraube, mit welcher das Fragment zusätzlich manipuliert werden kann. Die Fixation erfolgt mit langen Kortikalisschrauben des 4,5-Systems, eingeführt zwischen die Tabula interna und externa. Vom dorsalen Zugang aus liegt die Schraube unmittelbar über der Incisura ischiadica, vom ventralen aus wird sie von der Spina iliaca anterior inferior gegen die Spina iliaca posterior superior gerichtet. Eine zweite Schraube, meist eine überlange 3,5-Kortikalisschraube, überbrückt die Fraktur entlang der Crista iliaca. Plattenosteosynthesen sind ebenfalls möglich, weisen gegenüber der reinen Schraubenosteosynthese aber keinen Vorteil auf (Abb. **169**).

Ist bei der Luxationsfraktur das dorsale Iliumfragment sehr klein oder zusätzlich zertrümmert, empfiehlt sich die zusätzliche Osteosynthese des Iliosakralgelenkes, wie unten für die rein ligamentäre Iliosakralgelenksprengung beschrieben.

C1.2: Die Reposition des Iliosakralgelenkes vom hinteren Zugang wird am besten mit spitzen Repositionszangen zwischen Iliumaußenfläche und Crista mediana des Sakrums bewerkstelligt. Eine zusätzliche Manipulation der mobilen Hemipelvis im Sinn der Flexion oder Extension wird durch eine Schanz-Schraube im dorsalen Ilium ermöglicht. Die Fixation erfolgt mittels Verschraubung des Iliosakralgelenkes (MATTA 1989), wobei unter Bildverstärkerkontrolle eine 6,5-mm-Spongiosaschraube mit 16-mm-Gewinde durch das Ilium in das Korpus von S1 vorgetrieben wird. Die Länge dieser Schraube ist üblicherweise zwischen 80 und 100 mm. Die Schraubeneintrittsstelle liegt auf einer Linie 1,5 cm ventral und parallel zur Linea glutaea posterior und halbwegs zwischen Incisura ischiadica und Crista iliaca. Die Richtung ist senkrecht zur Oberfläche der hinteren Beckenschaufel.

Um Verletzungen der ventral vom Sakrum liegenden Gefäße, der Nervenwurzeln im Foramen S1 oder der Cauda equina im Sakralkanal zu vermeiden, muß das Vortreiben des Bohrers im Bildverstärker überprüft werden. Dazu muß der Bildverstärker so installiert werden, daß er um 90 Grad drehbar ist und sowohl eine tangentiale Projektion der Sakrumvorderfläche (Beckeneingangsprojektion) als auch eine tangentiale Projektion der Deckplatte von S1 (Beckenausgangsprojektion) ermöglicht. Die 6,5-mm-Spongiosa-Schraube garantiert eine Stabilisierung in kraniokaudaler Richtung. Zur Neutralisierung von Rotationskräften im Sinne der Flexion und Extension ist eine zusätzliche Fixation erforderlich.

Bei der Iliosakralgelenksprengung kann eine zweite Schraube ca. 2 cm distal der ersten auf derselben parallelen Leitlinie zur Crista glutaea posterior gesetzt werden. Die Austrittsstelle dieser Schraube auf der Vorderfläche des Seitenflügels kann digital mittels eines durch die Incisura ischiadica eingeführten Fingers überprüft werden. Eine Alternative zur zweiten Schraube ist die quere Zuggurtungsplatte von einem Ilium aufs andere (MATTA 1989). Dazu muß auf der Gegenseite durch eine kurze Längsinzision das dorsale Ilium sparsam dargestellt werden. Der Erector spinae wird stumpf von der Sakrumrückfläche zwischen den dorsalen Foramina S2 und S3 von beiden Seiten her unterminiert, die Crista sacralis mediana wird an dieser Stelle osteotomiert. Dadurch wird es möglich, eine 12- bis 14-Loch-3,5-Beckenrekonstruktionsplatte quer unter der Muskulatur durchzuschieben. Die beiden Plattenenden werden nach vorn umgebogen und dem hinteren Ilium angeformt, wodurch sie unmittelbar über die Incisurae ischiadicae zu liegen kommen. Die drei endständigen Löcher werden mit je 3 Kleinfragmentschrauben bestückt, wobei das innerste Paar zwischen äußerem und innerem Kor-

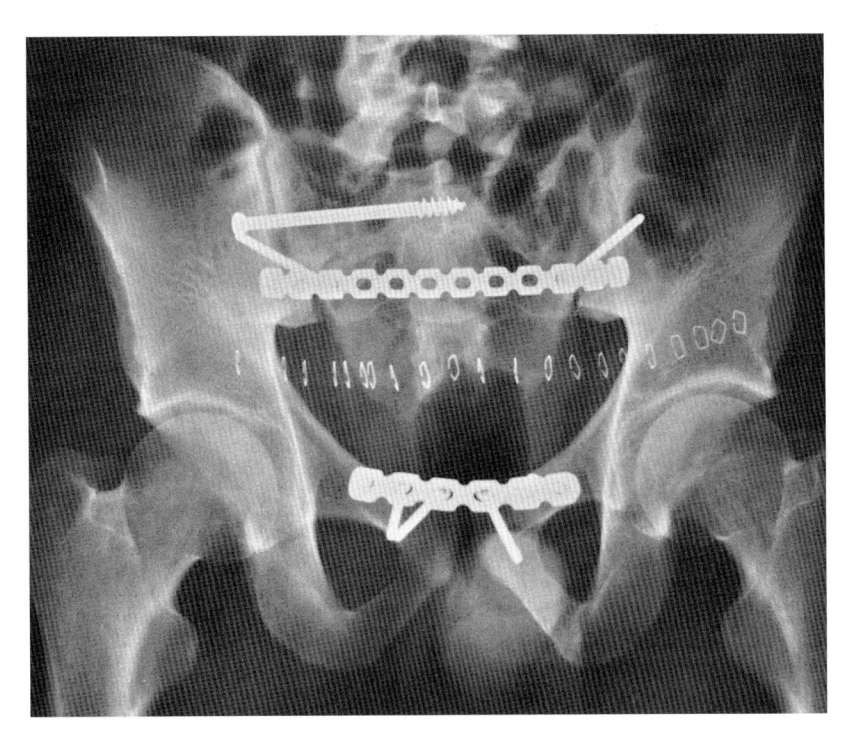

Abb. **170** Verschraubung einer Iliosakralgelenksprengung oder einer Sakrumvertikalfraktur mit zusätzlicher querer Beckenrekonstruktionsplatte (Matta 1989) und Osteosynthese des ventralen Beckenringes in üblicher Weise. Dieses Vorgehen erfordert eine Umlagerung des Patienten

3 Verletzungen der Wirbelsäule

tex im Ilium nach vorn gerichtet wird, während die beiden äußeren Paare das Ilium und das Iliosakralgelenk von der Seite her durchqueren (Abb. **170**).

Die Ruptur des Iliosakralgelenkes kann auch von ventral her reponiert und stabilisiert werden. Dazu müssen die ans Iliosakralgelenk angrenzenden 1,5–2 Zentimeter des sakralen Seitenflügels dargestellt werden. Es ist dabei auf eine streng subperiostale Darstellung zu achten, um direkte oder indirekte Verletzungen der dort verlaufenden L5-Nervenwurzel zu vermeiden. Die Reposition erfolgt mittels spitzen Repositionszangen, die u. U. durch eigens angelegte Bohrlöcher oder separat gesetzte Schrauben zwischen Sakrumseitenflügel und Ilium angesetzt werden müssen. Zusätzliche Repositionshilfen sind im Beckenkamm eingesetzte Schanz-Schrauben und seitliche manuelle Beckenkompression. Das beweglich abgedeckte ipsilaterale Bein kann zur Manipulation der Beckenhälfte beigezogen werden. Zur Fixation werden meist zwei kurze Zwei- oder Dreilochplatten verwendet, welche hintereinander angeordnet sind und das Iliosakralgelenk überbrükken. Auf der sakralen Seite der Platte kann nur eine Schraube gesetzt werden. Die parallel zur Facies auricularis verlaufenden Schrauben haben einen intraossären Verlauf von bis zu 70 mm (Abb. **171**).

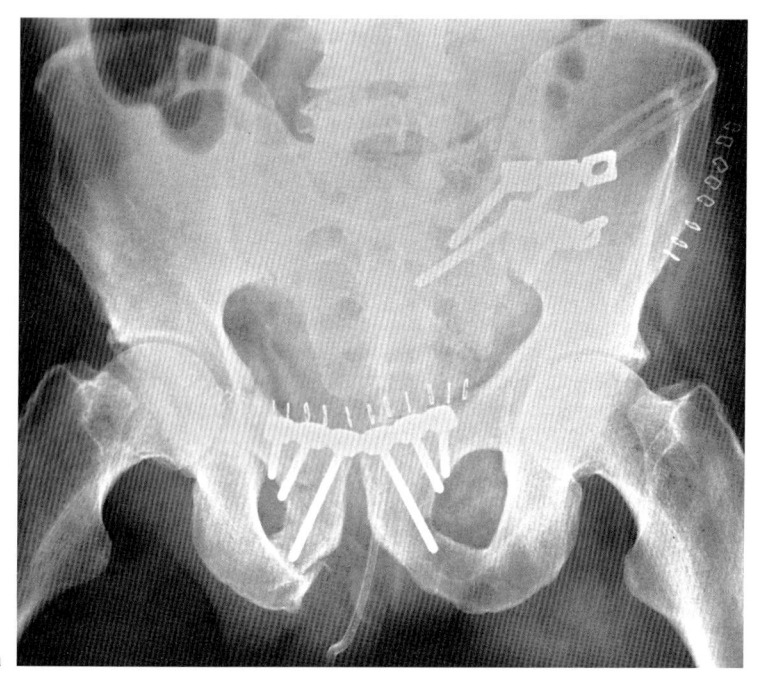

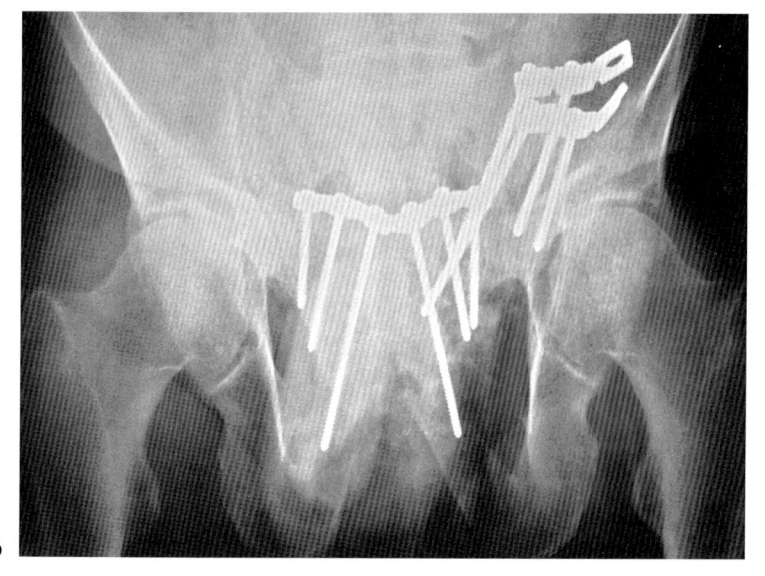

Abb. **171** Verplattung des Iliosakralgelenkes und des ventralen Beckenringes durch ein und denselben ventralen Zugang. Dieses Vorgehen erfordert keine Umlagerung des Patienten. **a** A.-p. Projektion. **b** Beckenausgangsprojektion

Auch in Rückenlage ist eine zusätzliche direkte Verschraubung des Iliosakralgelenkes durchführbar, wobei kanülierte Schrauben perkutan über Führungsdrähte eingesetzt werden. Die Führungsdrähte werden unter Bildverstärkerkontrolle vorgelegt, wobei der Bildverstärker so installiert werden muß, daß das Vordringen der Drähte sowohl in der Beckeneingangs- als auch der Beckenausgangsprojektion überprüft werden kann.

C1.3: Die Reposition und Stabilisierung von Sakrumvertikalfrakturen kann nur von dorsal erfolgen, eine Umlagerung des Patienten ist also in den Fällen, in denen auch eine ventrale Ringläsion versorgt werden muß, unumgänglich. Die Reposition der Fraktur wird mit spitzen Repositionszangen zwischen Crista sacralis mediana und Ilium bewerkstelligt. Zusätzlich ermöglicht der über die hinteren Beckenkämme eingesetzte AO-Distraktor sowohl eine Distraktion der Fraktur zur Exploration und zum Debridement als auch eine temporäre Stabilisierung durch Kompression. Wiederum kann die instabile Beckenhälfte mittels separat im Ilium gesetzter Schanzscher Schraube manipuliert werden. Die Fixation erfolgt analog zur oben beschriebenen Technik der dorsalen Schrauben-Platten-Kombination für Iliosakralgelenksprengungen (MATTA 1989) (Abb. **170**). Eine einfachere, aber weniger stabile Osteosynthese besteht aus zwei transiliakalen Gewindestangen im retrosakralen Teil des Iliums mit endständigen Muttern zur Kompression der Fraktur (SHAW 1985). Eine speziell entworfene „Doppelcobraplatte" verfolgt dasselbe Prinzip (MEARS 1988).

Nachbehandlung

Stabile Beckenringverletzungen (A2) werden nach Abklingen der initialen Schmerzen frühfunktionell unter Teilbelastung der involvierten Seite nachbehandelt. Auch die praktisch noch stabilen einfachen Innenrotationsverletzungen (B1.1) können meist in der gleichen Weise frühfunktionell behandelt werden. Die Innenrotationsverletzungen mit Lückenbildungen im Bereich der Sakrumkompressionsfraktur (B1.2) müssen u. U. bis zur knöchernen Konsolidierung des Sakrums eine 6–8 Wochen dauernde Bettruhe einhalten. Im allgemeinen soll der Patient mit einer osteosynthetisch stabil versorgten einseitigen Beckenringverletzung so rasch wie möglich unter Teilbelastung der involvierten Seite mobilisiert werden. Beidseitige dorsale Läsionen müssen mit Bettruhe, allenfalls Rollstuhl und Therapiebad nachbehandelt werden. In diesen Fällen ist die Mobilisation im Vier-Punkte-Gang meist nicht vor Ablauf des zweiten oder dritten Monats möglich.

Begleitverletzungen

Vaskuläre Verletzungen

Vaskuläre Komplikationen im Zusammenhang mit Beckenringverletzungen in Form von Hämorrhagien sind häufig. In den meisten Fällen ist die Blutung selbstlimitierend durch Tamponade des geschlossenen Retroperitonealraumes. Das Ausmaß der Blutung scheint in direkter Abhängigkeit zur Dislokation im dorsalen Ringsegment zu stehen (MC MURTRY 1980). Die hauptsächliche Todesursache in der initialen Phase ist die kardiopulmonale Dekompensation aufgrund des massiven Blutverlustes. Die Blutungsquelle, nach Ausschluß bzw. Behandlung extrapelviner Quellen beim Polytraumatisierten, ist der sehr gut vaskularisierte Knochen selbst, kleinere Beckengefäße, insbesondere Äste der Vasa iliaca interna (STOCK 1980) und selten die großen Beckengefäße (ROTHENBERGER 1978). Neben der optimalen Volumentherapie haben sich die notfallmäßige Reposition und Stabilisierung des instabilen Beckenringes mittels Notfallbeckenzwinge (GANZ 1991) oder Fixateur (TILE 1988), die Angiographie mit selektiver Embolisation und die chirurgische Exploration insbesondere bei offenen Beckenringverletzungen (ROTHENBERGER 1978) für die hämodynamische Stabilisierung bewährt.

Weichteilverletzungen

Offene Beckenringverletzungen, ob direkt perforierend oder indirekt durch Hyperabduktion bzw. Hyperextension auftretend, beinhalten eine schwerwiegende Prognose (PERRY 1980), da sie nicht nur massiven Blutungen in der initialen Phase unterliegen, sondern auch eine vermehrte Infektanfälligkeit in der nachfolgenden Phase aufweisen. Gelegentlich werden auch großflächige subkutane Ablederungen im Beckenbereich beobachtet. Die wichtigsten Behandlungsprinzipien sind das rigorose chirurgische Debridement, die großzügige Indikationsstellung zur Kolostomie, die Stabilisierung des Beckens und die adäquate antibiotische Abschirmung.

Gastrointestinale Verletzungen

Die Inzidenz gastrointestinaler Begleitverletzungen bei Polytraumatisierten mit Beckenringverletzung ist mit ca. 30% relativ gering, erhöht aber die Mortalität drastisch (MC MURTRY 1980). In diesem Zusammenhang zu beachten ist die Häufigkeit von Fehldiagnosen, da die retroperitoneale Blutung die Bauchorgane komprimieren und damit eine intraabdominale Verletzung vortäuschen kann. In Anbetracht der Unzuverlässigkeit der Peritoneallavage bei Beckenringverletzungen wird heute die Ultraschalldiagnostik bevorzugt.

Urogenitale Verletzungen

Die Inzidenz begleitender Harnwegsverletzungen beträgt zwischen 5 und 15% (COFFIELD 1977, MATTA 1987, LOWE 1988), wobei die Verletzung der Urethra fast ausschließlich Männer betrifft. Klinische Hinweise sind die Unfähigkeit zur spontanen Miktion, Blut am Meatus oder die mobile, bzw. hochstehende Prostata anläßlich der Rektaluntersuchung. Die Diagnose wird durch die retrograde Urethrographie bestätigt. Die primäre chirurgische Versorgung der urologischen Verletzung, falls notwendig kombiniert mit der Stabilisierung des Beckens, wird heute bevorzugt, da sie sowohl die Früh- als auch die Spätmorbidität günstig beeinflußt (ZINGG 1989).

Neurologische Verletzungen

Je nach Art der untersuchten Beckenringverletzungen kann die Inzidenz neurologischer Begleitverletzungen bis 45% betragen. Verletzungsmechanismen beinhalten Traktion, Ruptur und Kompression von lumbalen und sakralen Wurzeln oder von Anteilen des Plexus lumbosacralis. Am häufigsten sind Traktionsverletzungen des Truncus lumbosacralis (L4/L5) oder des N. glutaeus superior. Rupturen werden hauptsächlich im intraduralen Verlauf der Wurzeln der Cauda equina beobachtet. Kompressionsverletzungen betreffen die ventralen sakralen Wurzeln im intraforaminalen Abschnitt. Die Behandlungsprinzipien sind einesteils indirekt durch die Reposition von Dislokationen bestimmt, was eine Dekompression der neuralen Strukturen zur Folge haben kann, andererseits wird die direkte Dekompression neuraler Strukturen durch die sakrale Laminektomie erzielt. Dieses Vorgehen scheint hauptsächlich bei hohen sakralen Querfrakturen mit kompletter Verlegung des Zentralkanales in bezug auf die Erholung der Sphinkterfunktion einen günstigen Einfluß zu haben (FONTAIN 1977, SCHMIDELE 1984, ROY-CAMILLE 1985, DENIS 1988). Über den Effekt der operativen Dekompression ventraler sakraler Wurzeln bei Verlegung der Foramina um mehr als 50% und der dadurch verursachten persistierenden Ischialgien ist wenig bekannt (DENIS 1988).

Literatur

Brooker, A. F.: External Fixation: The Current State of the Art. William & Wilkins, Baltimore 1979
Bucknill, T. M., J. S. Blackburne: Fracture-dislocation of the sacrum. J. Bone Jt. Surg. 58B (1976) 467
Carl, A., A. Delman, G. Engler: Displaced sacral fractures. Clin. Orthop. 194 (1985) 195
Coffield, K. S., W. L. Weams: Experience with management of posterior urethral injury associated with pelvic fracture. J. Urol. 117 (1977) 722
Denis, F., S. Davis, T. Comfort: Sacral fractures: an important problem. Retrospective analysis of 236 cases. Clin. Orthop. 227 (1988) 67
Dunn, A. W., H. D. Morris: Fractures and dislocations of the pelvis. J. Bone Jt Surg. 50A (1968) 1639
Fardon, D. F.: Displaced transverse fracture of the sacrum with nerve root injury. Report of a case with successful operative management. J. Trauma 19 (1979) 119
Ferris, B., P. Hutton: Anteriorly displaced transverse fracture of the sacrum at the level of the sacro-iliac joint. J. Bone Jt Surg. 65A (1983) 407
Fisher, R. G.: Sacral fracture with compression of cauda equina: surgical treatment. J. Trauma 28 (1988) 1678
Fountain, S. S., R. D. Hamilton, R. M. Jameson: Transverse fractures of the sacrum. J. Bone Jt Surg. 59A (1977) 486
Ganz, R., R. J. Krushall, R. P. Jakob, J. Küffer: The antishock pelvic clamp. Clin. Orthop. 267 (1991) 71
Gertzbein, S. D.: Occult injuries of the pelvic ring. Clin. Orthop. 128 (1977) 202
Huittinen, V. M., P. Slätis: Fractures of the pelvis. Acta chir. scand. 138 (1972) 563
Isler, B., R. Ganz: Klassifikation der Beckenringverletzungen. Unfallchirurg 93 (1990) 289
Isler, B.: Lumbosacral lesions associated with pelvic ring injuries. J. orthop. Trauma 4 (1990) 1
Kane, W. J.: Fractures of the pelvis. In Rockwood, C., D. P. Green: Fractures in Adults. Lippincott, Philadelphia 1984 (p. 1094)
Kellam J. F., R. Y. McMurtry, D. Paley, M. Tile: The unstable pelvic fracture. Orthop. Clin. N. Amer. 18 (1987) 25
Letournel, E.: Traitment chirurgical des traumatismes du bassin en dehors des fractures isolées du cotyle. Rev. Chir. orthop. 67 (1981) 771
Letournel, E., R. Judet: Fractures of the acetabulum. Springer, Berlin 1974
Looser, K. G., H. G. Crombie: Pelvic fractures: a anatomic guide to severity of injury. Amer. J. Surg. 132 (1976) 638
Lowe, M. A., J. T. Mason, G. K. Luna et al.: Risk factors for urethral injuries in men with traumatic pelvic fractures. J. Urol. 140 (1988) 506
Matta, J.: Trauma: pelvis and acetabulum. In American Academy of Orthopaedic Surgeons: Orthopaedic Knowledge Update 2. 1987 (p. 342)
Matta, J., T. Saucedo: Internal fixation of pelvic ring fractures. Clin. Orthop. 242 (1989) 83
McMurtry, R., D. Walton, D. Dickinson et al.: Pelvic disruption in the politraumatized patient. Clin. Orthop. 152 (1980) 22
Mears, D. C., C. P. Capito, H. Deleeuw: Posterior pelvic disruptions managed by the use of the double cobra plate. In Basset, F. H.: American Academy of Orthopaedic Surgeons Instructional Course Lectures XXXVII. Park Ridge 1988 (p. 143 ff)
Monahan, P. R. W., R. G. Taylor: Dislocation and fracture dislocation of the pelvis. Injury 6 (1974) 325
Müller, M. E., S. Nazarian, P. Koch: The AO-Classification of fractures. Springer, Berlin 1990
Patterson, F. P., K. S. Morton: The cause of death in fractures of the pelvis. J. Trauma 13 (1973) 849
Pennal, G. F., G. O. Sutherland: Fractures of the pelvis. Motion picture in American Academy of Orthopaedic Surgeons film library (1961)
Pennal, G. F., M. Tile, J. P. Waddell et al.: Pelvic disruption: assessment and classification. Clin. Orthop. 151 (1980) 12
Perry, J. F.: Open pelvic fractures. Clin. Orthop. 151 (1980) 41
Räf, L.: Double vertical fractures of the pelvis. Acta chir. scand. 131 (1966) 298
Rothenberger, D. A., R. P. Fisher, J. F. Perry: Major vascular injuries secondary to pelvic fractures: and unsolved clinical problem. Amer. J. Surg. 136 (1978) 660
Roy-Camille, R., G. Saillant, G. Gagna et al.: Transverse fractures of the upper sacrum: suicidal jumper's fracture. Spine 10 (1985) 838

Sabiston, C. P., P. C. Wing: Sacral fractures: classification and neurologic implications. J. Trauma 26 (1986) 1113

Schmidek, H. H., D. A. Smith, T. K. Kristiansen: Sacral fractures. Neurosurgery 15 (1984) 735

Semba, R. T.: Critical analysis of results fo 53 malaigne fractures of the pelvis. J. Trauma 23 (1983) 535

Shaw, J. A., D. E. Mino, F. W. Werner et al.: Posterior stabilisation of pelvis fractures by use of threaded compression rods: case report and mechanical testing. Clin. Orthop. 192 (1985) 240

Slätis, P., V. M. Huittinen: Double vertical fractures of the pelvis. Acta chir. scand. 138 (1972) 799

Stock, J. R., W. H. Harris, C. A. Athanasoulis: The role of diagnostic and therapeutic angiography in trauma to the pelvis. Clin. Orthop. 151 (1980) 31

Tile, M.: Pelvic ring fractures: should they be fixed? J. Bone Jt. Surg. 70B (1988) 1

Tile, M., G. F. Pennal: Pelvic disruption: principles of management. Clin. Orthop. 151 (1980) 56

Trunkey, D. D., M. W. Chapman, R. C. Lim et al.: Management of pelvic fractures in blunt trauma injury. J. Trauma 14 (1974) 914

Wörsdörfer, O., F. Magerl: Querfrakturen des Sakrum mit sakraler Paraplegie. Unfallheilk. 189 (1987) 675

Zingg, E. J., G. A. Casanova, B. Isler, M. Sohn: Pelvic fractures and traumatic lesions of the posterior urethra. Europ. Urol. 18 (1990) 27

Azetabulum

Von K. F. Schlegel

Allgemeine Bemerkungen

Im einschlägigen Schrifttum seit 1954 nehmen die Azetabularfrakturen einen immer breiteren Raum ein. Damals hatte L. Böhler, neben seiner Einteilung der „Hüftverrenkungen mit Brüchen im Bereich der Hüftpfanne ohne zentrale Verrenkung" in vier Gruppen, die eigentlichen Hüftpfannenbrüche noch in drei Gruppen untergliedert:

1. Brüche des Pfannenbodens und des Pfannenrandes ohne Verschiebung.
2. Brüche der Hüftpfanne mit Verschiebung der Bruchstücke und mehr oder weniger starker, sog. zentraler Hüftgelenksverrenkung.
3. In die seltenen Fälle mit den charakteristischen Bruchspalten der Gruppe 2 mit zusätzlicher Subluxation des Femurkopfes gegenüber dem Pfannendach.

1956 haben seine Schüler Ehalt und Gelehrter diese Einteilung etwas mehr differenziert.

Die heutigen Einteilungen gehen im wesentlichen auf die Arbeit von Judet und Letournel zurück, sie sind zusammengefaßt in der großen Monographie „Les Fractures du Cotyle" (1974).

In der zweiten Auflage dieses Werkes, die 1992 unter dem Titel „Fractures of the Acetabulum" erschienen ist, konnten bereits 940 Azetabularfrakturen epikritisch beurteilt werden, von denen 849 operativ behandelt worden sind, 705 Patienten standen für die Evaluation zur Verfügung, also insgesamt 88,12%. Wenn man bedenkt, daß die Arbeitsgruppe Becken der AO und der Deutschen Gesellschaft für Unfallheilkunde in ihrem Jahresprotokoll 1991 insgesamt 460 Beckenfrakturen zusammengestellt hat und hiervon nur 11% Azetabulumfrakturen nach der Klassifikation von Tile (1991) gewesen sind, kann man ermessen, welche Erfahrung die Schule Judet sammeln konnte. Interessant ist hier auch, daß die isolierten Azetabulumfrakturen mit Abstand am häufigsten, nämlich in 53,3%, operativ behandelt worden sind (Weinberg u. Reilmann 1992). Seit L. Böhler (1954) hat sich demnach gezeigt, daß die konservativen Maßnahmen in der Regel bei Azetabulumfrakturen nicht ausreichen, eine befriedigende Gelenkkongruenz wiederherzustellen und damit frühzeitig eine posttraumatische Arthrose erwartet werden muß.

Es hat sich in gleicher Weise gezeigt, daß die früheren Einteilungen der Hüftverrenkungsbrüche nicht mehr ausreichen, um prognostische und indikatorische Weiterungen abzuleiten und die operative Behandlung zu begründen. Diese gehört zu den technisch anspruchsvollsten für den orthopädischen Chirurgen, so daß nur die zweifelsfreie Klassifikation der Fraktur die nötige Sicherheit in der Indikationsstellung zur konservativen oder operativen Therapie, in der Wahl des Zuganges und in der Strategie des „Repositions- und Fixationsvorgehens" (Baumgaertel 1992) garantiert.

Anatomie

Das Azetabulum setzt sich aus zwei Halbschalen zusammen, einer hinteren ilioischialen und einer vorderen iliopubischen (Abb. **172**). Es bildet mit seinen angrenzenden knöchernen Strukturen ein umgekehrtes Y, wobei der R. ischiopubicus den anterokaudalen Teil des dorsalen Pfeilers mit dem posterokaudalen Teil des ventralen Pfeilers verbindet.

Radiologie

Die wesentlichen radiologischen Grundsätze sind bereits bei der Darstellung der Verletzungen des Beckenringes (s. S. 3.169ff) aufgeführt. Zur exakten Darstellung des Azetabulums sollten jedoch grundsätzlich vier verschiedene Aufnahmen angefertigt werden: neben der a.-p. Übersichtsaufnahme des Beckens eine a.-p. Standardaufnahme des betreffenden Hüftgelenkes und die sog. Judet-Aufnahmen, also die Obturator- und die Alaaufnahme.

Die Übersichtsaufnahme des Beckens ist notwendig, um andere Verletzungen im Beckenbereich aufzudecken. Die a.-p. Aufnahme der Hüfte gibt wichtige Aufschlüsse über den vorderen und hinteren Pfannenrand, den Pfannenboden, die Tränenfigur, die ilioischiale und die iliopektineale Linie. Die Obturatoraufnahme stellt die iliopektineale Linie, also den vorderen Pfeiler exakt dar, zeigt speziell die Gegend oberhalb des Pfannendaches, also die Stelle des Zusammenlau-

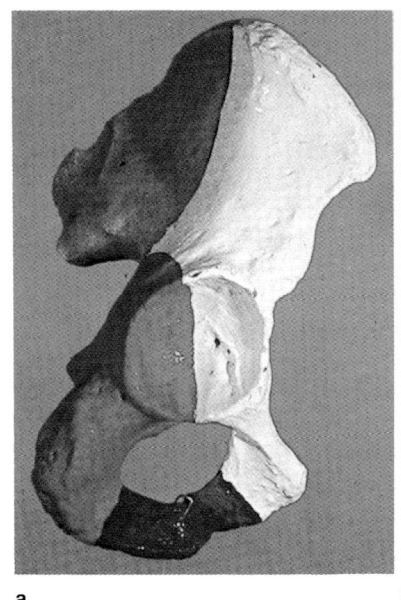

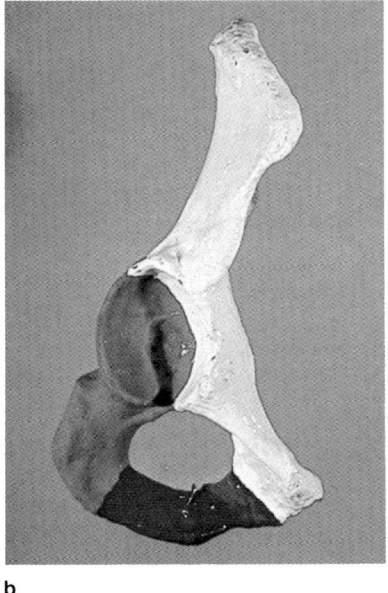

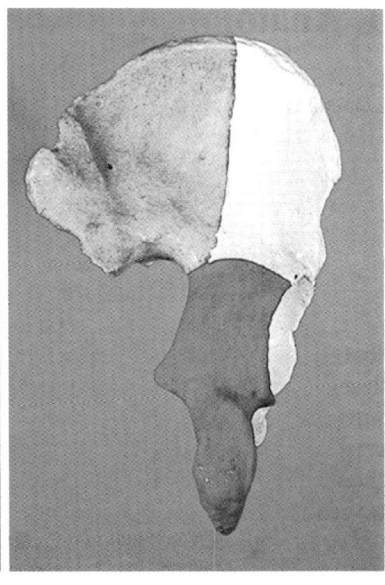

Abb. 172 Knöcherne Strukturen des Azetabulums. **a** Laterale, **b** Obturator-, **c** Ala- oder iliakale Schrägansicht

fens der beiden Pfeiler, den Obturatorring und die Beckenschaufelschnittebene, letztlich noch den vorderen Pfannenrand. In der Alaaufnahme stellt sich am besten der hintere Rand des Darmbeins dar, das gesamte Darmbein und der Vorderrand des Azetabulums.

Die CT ist zur Planung der weiteren Behandlung unerläßlich, weil sie erhebliche Detailaufnahmen gibt.

Da das Computertomogramm ebenso wie das Kernspintomogramm und die Angiographie Daten in digitaler Form erbringt, eröffnen sich Möglichkeiten einer gezielten Nachbearbeitung. Hierbei ist die zweidimensionale Computerrekonstruktion bereits allgemein üblich.

Die modernen Bildrechner ermöglichen den Einstieg in die dritte Dimension, wobei sich rechnerisch alle Gewebe aus den CT-Schnitten separieren lassen. Bedeutungsvoll ist jedoch besonders für die Klinik die Extraktion von Knochenstrukturen zur Darstellung von pathologischen Veränderungen und Frakturen (Abb. 173). PHILLIPS, FINK und WEHNING haben kürzlich (1993) über die Möglichkeiten und den Nutzen des 3D-CT bei der Darstellung des Skelettes berichtet. Diese neueren Entwicklungen mit vielversprechenden Ergebnissen erlauben eine rechnergestützte Operationsplanung mit computersimulierten Eingriffen am Bildschirm.

Die Stereoradiographie dürfte in Zukunft wegen des zunehmenden Gebrauchs der 3D-Rekonstruktion, ebenso wie die Tomographie wegen des allgemein üblichen Einsatzes der Computertomographie, nicht mehr aktuell sein. LETOURNEL (1992) räumt der 3D-Rekonstruktion eine zunehmende Bedeutung ein.

Unfallmechanismus

Azetabulumfrakturen sind das Resultat einer starken Gewalteinwirkung durch den Femurkopf auf das Azetabulum vornehmlich bei Stauchung des großen Trochanters. Die Frakturform hängt ab von der Abduktion oder Rotation des Femurs. Dies kann bei Mittelstellung, bei Abduktion oder Adduktion des Beines ebenso wie bei Beugung im Hüftgelenk möglich sein. Auch über den Fuß und das Bein kann bei Kniebeugung und -streckung die Fraktur entstehen. Schließlich können sämtliche traumatischen Einwirkungen auf die Lumbosakral- und Beckenregion zur Azetabulumfraktur führen.

In dem Material von LETOURNEL (1992) von 940 Azetabulumfrakturen konnten 918 Unfälle analysiert werden. Über 700 waren Verkehrsunfälle (davon allein 108 Dashboard injuries), 119 Opfer waren Fußgänger, 66 aus hoher Höhe gefallen, 25 einfach gestürzt. Bei 6 Fällen handelte es sich um einen Sturz auf den Rücken.

Bei 216 von 275 Frakturen, die über Einwirkungen auf den großen Trochanter entstanden sind, waren beide Pfeiler gebrochen.

Klassifikation (vgl. S. 3.172 ff)

Die Klassifikation von LETOURNEL u. JUDET hat sich weltweit durchgesetzt.

Es werden 5 Grund- (Abb. 174) und 5 kombinierte Frakturformen (Abb. 175) unterschieden.

Die einfachen Frakturen lagen in dem Material von LETOURNEL über 40%, die kombinierten Frakturen unter 60%.

Von der AO wurde die außerordentlich differenzierte und für den klinischen Gebrauch nahezu

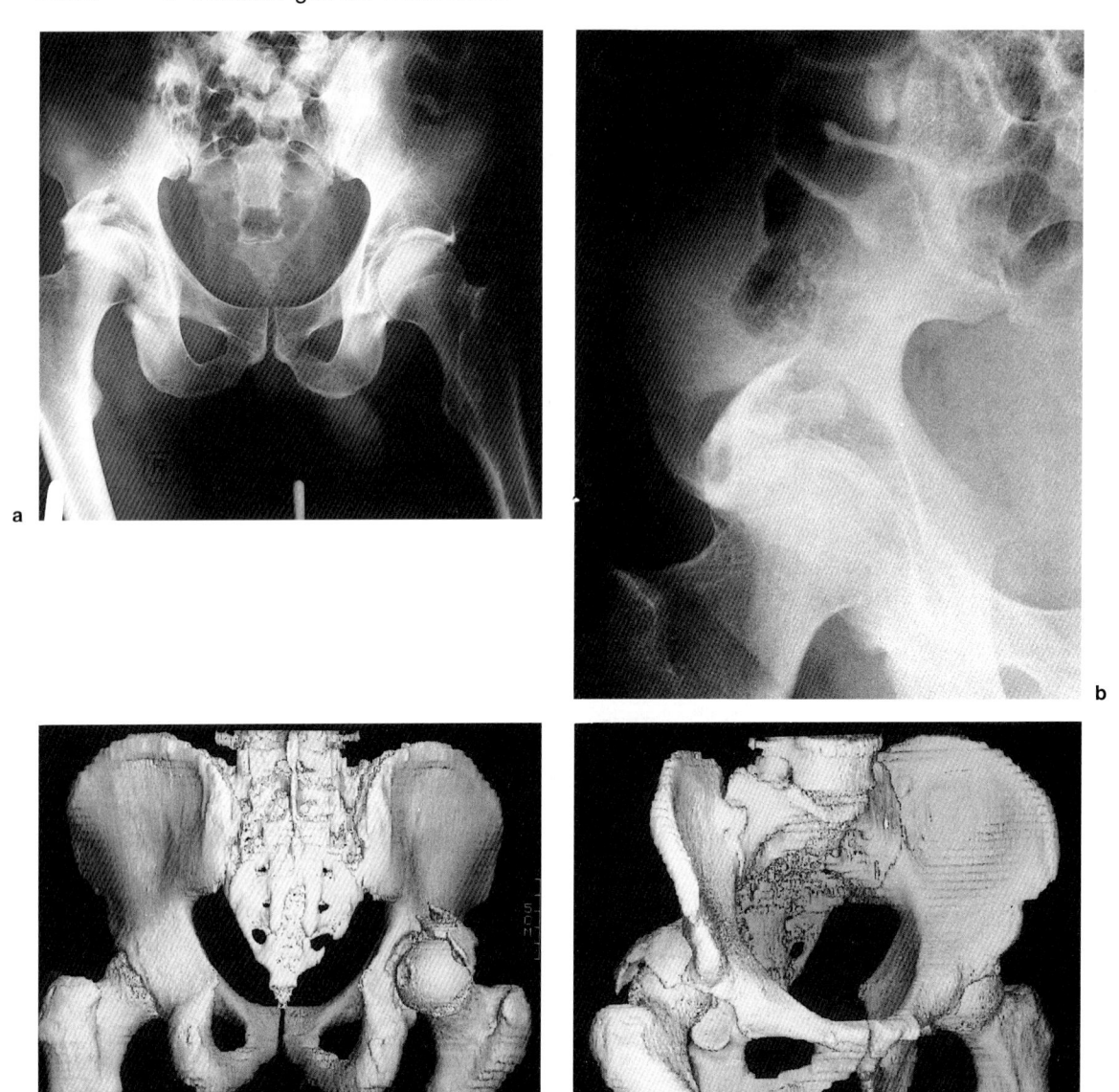

Abb. 173 51 jähriger Patient, Azetabulumfraktur rechts (dorsaler Pfeiler) mit Hüftluxation (Typ A1 nach der AO-Klassifikation). **a** A.-p. Beckenübersicht. **b** Alaprojektion rechts. **c** 3D-Ansicht von dorsal. Hier sieht man das ganze Ausmaß der Verletzung mit vollständiger Luxation des Oberschenkelkopfes nach dorsal. **d** 3D-Obturatoraufnahme in der Rekonstruktion von vorne mittels hochqualifizierter Rechnerprogramme (Voxel-Man-Institut f. Datenverarbeitung i. d. Medizin, Univ. Hamburg, Leiter Prof. K. H. Höhne). (Diese Aufnahmen wurden freundlicherweise zur Verfüg. gestellt von F. Phillips, Radiol. Klinik u. Strahleninst., Univ.-Krh. Eppendorf, Univ. Hamburg)

verwirrende Letournelsche Einteilung so modifiziert, daß auch mit der A-, B- und C-Einteilung eine zuverlässige Therapiewahl möglich ist (Abb. **176**).

Typ A. Beteiligung von nur einem Pfeiler des Azetabulums, während der zweite Pfeiler intakt ist.

A1: Frakturen des hinteren Pfannenrandes mit Varianten (Abb. **177**).

A2: Frakturen des hinteren Pfeilers mit Varianten.

A3: Frakturen des vorderen Pfannenrandes und des vorderen Pfeilers.

Typ B. Charakterisiert durch eine querverlaufende Frakturkomponente, wobei mindestens ein Teil des Pfannendaches intakt und in Verbindung mit dem Os ilium bleiben muß.

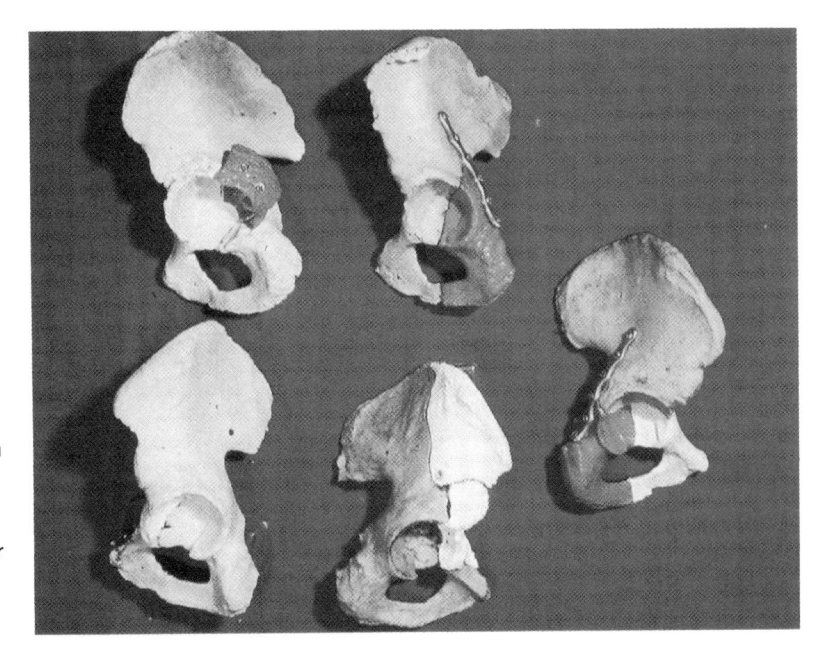

Abb. 174 Die 5 Grundformen der Azetabulumfraktur nach Letournel. **a** Fraktur des hinteren Pfannenrandes, **b** Fraktur des hinteren Pfeilers, **c** Fraktur des vorderen Pfannenrandes, **d** Fraktur des vorderen Pfeilers, **e** Transversfraktur

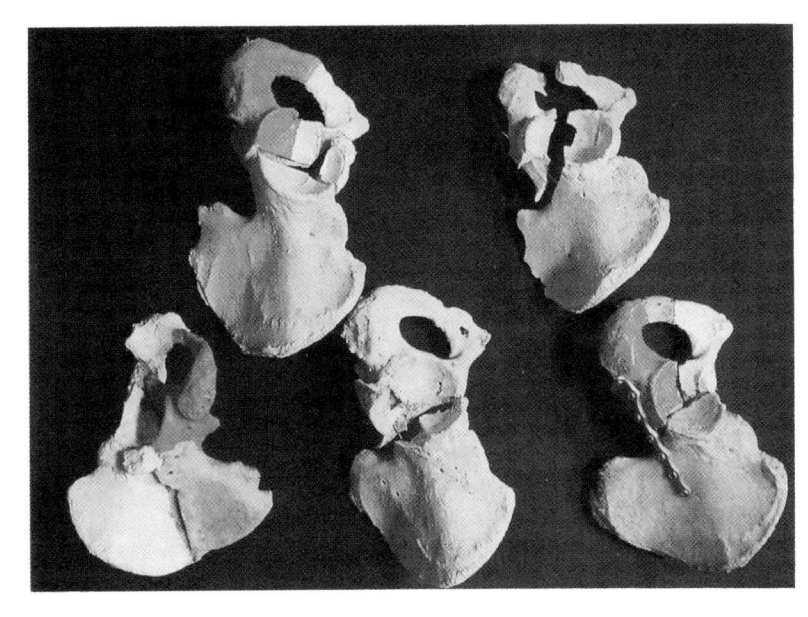

Abb. 175 Die 5 kombinierten Frakturformen nach Letournel. **a** T-Fraktur, **b** Fraktur des hinteren Pfeilers und hinteren Pfannenrandes, **c** kombinierte Querfraktur mit hinterer Pfannenrandfraktur (mit Femurkopfdislokation), **d** vordere Pfeiler- und Randfraktur mit hinterer Halbquerfraktur, **e** Fraktur beider Pfeiler

B1: Querfrakturen durch die Gelenkpfanne mit oder ohne Fraktur des hinteren Pfannenrandes.

B2: T-förmige Frakturen mit verschiedenen Varianten.

B3: Frakturen des vorderen Pfeilers oder Pfannenrandes, verbunden mit hinterem „hemitransversalen" Bruch.

Typ C. Frakturen beider Pfeiler, die Frakturlinien verlaufen sowohl im vorderen wie hinteren Pfeiler. Im Unterschied zu den B-Frakturen sind alle gelenkbildenden Fragmente einschließlich des Pfannendaches vom restlichen Os ilium getrennt.

C1: Fraktur des vorderen Pfeilers mit Verlauf bis zur Crista iliaca.

C2: Fraktur des vorderen Pfeilers mit Verlauf bis in die vordere Begrenzung des Os ilium.

C3: Querfrakturen mit Ausdehnung bis in das sakroiliakale Gelenk.

Begleitverletzung

Ebenso wie die Beckenringverletzungen haben auch die Azetabulumfrakturen eine hohe Inzidenz von Begleitverletzungen. Sie können den Oberschenkelkopf betreffen und alle Grade der

3.204　　3 Verletzungen der Wirbelsäule

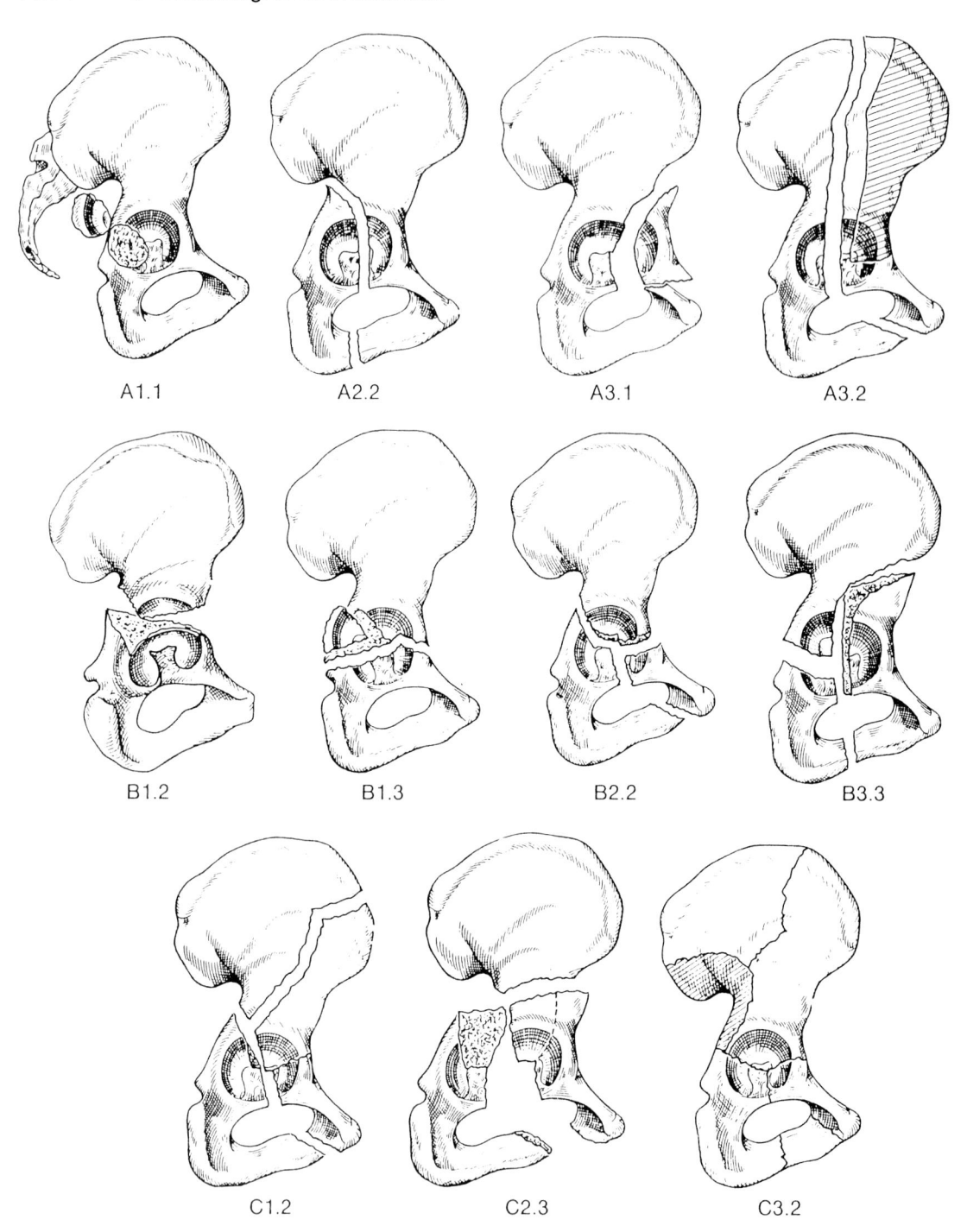

A1.1　　A2.2　　A3.1　　A3.2

B1.2　　B1.3　　B2.2　　B3.3

C1.2　　C2.3　　C3.2

Abb. 176　AO-Klassifikationen der Azetabulumfrakturen. Typ A: Auf einen der beiden Pfeiler beschränkte Frakturen. Typ B: Querfrakturen mit teilweise intakter Verbindung zwischen Pfannendach und Os ilium. Typ C: Frakturen von vorderem und hinterem Pfeiler und vollständigem Ausbruch des Pfannendachfragments sowie fehlender Verbindung zum Os ilium

Acetabulum 3.205

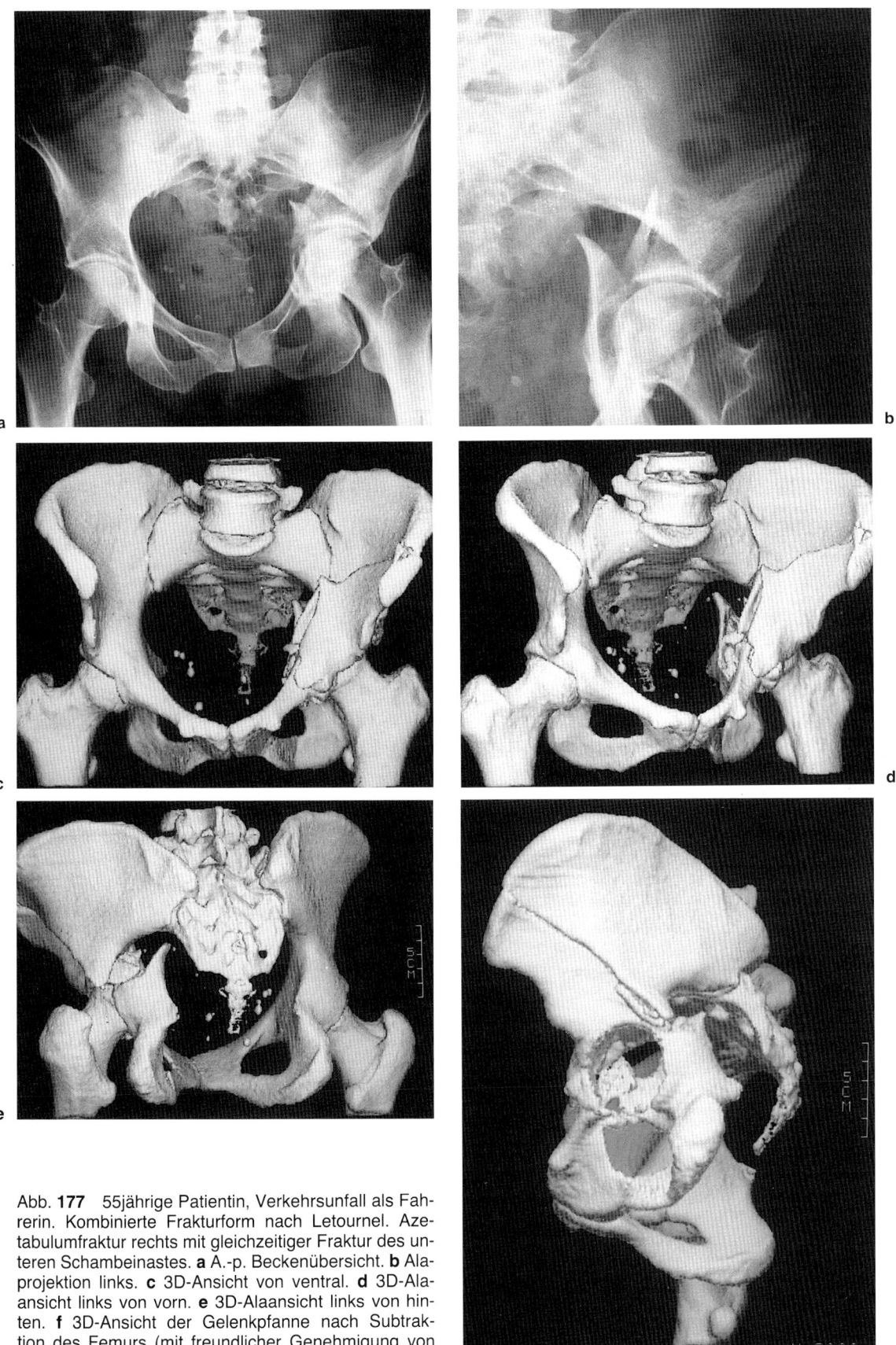

Abb. 177 55jährige Patientin, Verkehrsunfall als Fahrerin. Kombinierte Frakturform nach Letournel. Azetabulumfraktur rechts mit gleichzeitiger Fraktur des unteren Schambeinastes. **a** A.-p. Beckenübersicht. **b** Alaprojektion links. **c** 3D-Ansicht von ventral. **d** 3D-Alaansicht links von vorn. **e** 3D-Alaansicht links von hinten. **f** 3D-Ansicht der Gelenkpfanne nach Subtraktion des Femurs (mit freundlicher Genehmigung von F. Phillips, Hamburg)

Frakturen nach Pipkin vom Typ 1–4 aufweisen (PIPKIN 1927). Besonders groß ist die Komplikationsrate beim Typ 3 und 4 im Hinblick auf Spätschäden. Beim jugendlichen Patienten soll deshalb unter allen Umständen auch der Versuch der Rekonstruktion der Hüftkopffraktur unternommen werden. Beim alten Menschen ist von vornherein dann der prothetische Gelenkersatz, in Ausnahmefällen gleich primär zur Versorgung der Azetabulumfraktur, meist jedoch sekundär, erforderlich.

Verletzungen der Gelenkkapsel sind häufig. Gefäßverletzungen mit ausgedehnten Hämatomen werden oft gefunden und lassen sich besonders im CT objektivieren. Mitverletzungen des Beckens beschrieb LETOURNEL (1992) in über 16%; eine Symphysenruptur wurde in über 4% der Fälle von ihm beobachtet. Über 45% hatten andere Frakturen. Schäden am Urinaltrakt wurden bei direkter Pfannenfraktur nicht gefunden. Auch viszerale Verletzungen waren nicht auf die Azetabulumfraktur, sondern auf andere traumatische Einwirkungen zurückzuführen. Ischiadikusschäden wurden in über 12% der Fälle beobachtet.

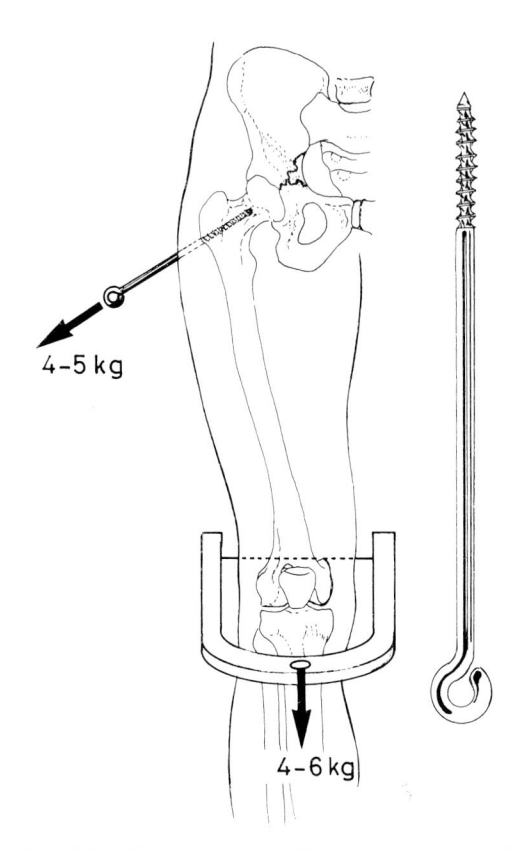

Abb. **178** Extensionsbehandlung mit suprakondylärer Drahtextension und Trochanterzugschraube. Letztere zieht in Richtung Schenkelhalsachse. Bei dieser Extensionsbehandlung ist eine erhebliche Reduzierung der Extensionsgewichte möglich

Therapie

Die Behandlung muß sich nicht nur nach den allgemeinen Grundlagen der Frakturbehandlung richten, sondern insbesondere auch nach den frakturspezifischen Kriterien. Während früher die konservative Behandlung im Vordergrund stand, die mit erheblicher Belastung von Patient, Pflegepersonal und Arzt einherging, jedoch nicht selten eine befriedigende Wiederherstellung des Hüftgelenkes erreichte, gilt heute, daß allenfalls die Azetabulumfrakturen ohne wesentliche Fragmentverschiebung, besonders bei älteren Patienten, mit vertretbarem Ergebnis noch konservativ behandelt werden können. Für Frakturen vom kombinierten Typ mit zertrümmerten Pfannen ohne Osteosynthesemöglichkeit mögen Extensionsbehandlungen mit Längs- und Seitenzügen noch angezeigt sein. Reine Längsextensionen bei Luxationen der Femurköpfe nach dorsal oder zentral sind keinesfalls ausreichend.

Ein Seitenzug mit einer Oberschenkelschlaufe ist schlecht dosierbar, beeinträchtigt die Weichteile und erschwert die Pflege.

Entschließt man sich zum konservativen Vorgehen, muß zur Extensionsbehandlung mit suprakondylärer Drahtextension unbedingt die laterale Trochanterzugschraube eingebracht werden (Abb. **178**).

Die Extensionsdauer richtet sich nach dem Frakturtyp, der Fragmentstellung und der knöchernen Konsolidierung und wird in der Regel 4–8 Wochen bis zur zunehmenden Belastungsstabilität erfordern (SCHMELZEISEN u. WELLER 1980).

Generell sollte die operative Therapie gewählt werden, wenn eine erkennbare Fehlstellung von beteiligten Gelenkfragmenten vorliegt und/oder der Femurkopf keine kongruente Beziehung zum Azetabulumdach bildet (BAUMGAERTEL 1992).

LETOURNEL (1992) zieht die konservative Behandlung bei medizinischer Kontraindikation zur Operation bei vorbestehender schwerer Arthrose, bei lokaler Infektion, bei Osteopenie des Beckens und auch vornehmlich dann vor, wenn die Fraktur ohne Verschiebung relativ rasch folgenlos ausheilen wird, nur minimale posttraumatische Inkongruenzen zu erwarten sind und die CT bei Fraktur beider Pfeiler erwarten läßt, daß in 5–6 Wochen eine konservative Behandlung zum Ziele führen kann. Bei 91 seiner Fälle konnte er auf diese Weise in weniger als 4 Monaten ein befriedigendes Ergebnis erzielen.

Interessant ist bei seiner Statistik, daß er von 1957–1960 34%, von 1960–1970 7,2%, von 1970–1980 8% und von 1980–1990 9,3% seiner Patienten konservativ behandelt hat.

Die Indikation für die operative Behandlung ist bei allen Patienten gegeben, die innerhalb der ersten drei Wochen nach dem Unfall zur Behandlung kommen. Es besteht also, wenn keine Ge-

genindikation vorliegt, auch bei Azetabularfrakturen die Operationsindikation nach den bewährten Prinzipien der Gelenkchirurgie. Tragende Gelenkanteile sind anatomisch zu rekonstruieren. Dies gilt für das Azetabulum, das ein wesentlicher Teil des funktionstüchtigsten Gelenks des Körpers ist, in besonderem Maße (BAUMGAERTEL 1992).

In der Regel reichen die klassischen Zugänge von hinten nach Kocher-Langenbeck, der iliofemorale Zugang nach Smith-Peterson und der ilioinguinale Zugang, den LETOURNEL 1960 entwickelt hat, aus. Nur ausnahmsweise wird man zweiseitig vorgehen müssen, wenn über den gewählten vorderen oder hinteren Zugang keine ausreichende Übersicht zu gewinnen ist (MATTA 1992). Entscheidend ist die ausgedehnte Freilegung des Beckens sowohl im ventralen als auch im dorsalen Bereich des Azetabulums. Ferner muß die Beckenschaufel überblickt werden können.

Während der Kocher-Langenbeck-Zugang mehr für die Behandlung der Frakturen im hinteren Bereich und der T-Frakturen geeignet ist, verschafft der ilioinguinale Zugang den größeren Überblick über die Innenseite des Azetabulums. Die vorderen Pfeiler- und Pfannenrandfrakturen, auch in Kombination mit den hinteren hemitransversalen Frakturen und Querfrakturen, können hier am besten überblickt werden.

Einige Autoren (REILMANN u. WEINBERG 1992) weisen darauf hin, daß dieser Zugang kosmetisch die am wenigsten störende Narbe hinterläßt, die geringste Manipulation an den Weichteilen erfordert und damit die niedrigste Inzidenz an heterotopen Ossifikationen hat. Der erweiterte iliofemorale Zugang ist besonders angezeigt bei Zweipfeiler-, T- und Querfrakturen mit hinteren Pfannenrandbrüchen sowie veralteten Azetabulumfrakturen. Erweitert man ihn nach LETOURNEL u. JUDET, wie er von ihnen 1975 inauguriert worden ist, lassen sich selbst die Trümmerfrakturen beider Pfeiler und ältere Frakturen gut darstellen und versorgen (vgl. S. 3.193f). Die Verwendung eines Extensionstisches ist zu empfehlen. Neben der gründlichen Freilegung ist es wichtig, die Fragmente sorgfältig zu mobilisieren, ein Débridement der Frakturflächen durchzuführen und mit Hilfe von Spreizern, Repositionszangen und temporär eingebrachten Schanzschen Schrauben die Adaptation vorzubereiten und – nach eventuell temporärer Kirschner-Draht-Fixierung – die innere Stabilisierung mit entsprechenden Schrauben- und Plattenosteosynthesen vorzunehmen.

Die Besonderheiten des Vorgehens bei den speziellen Frakturtypen können hier keinesfalls dargestellt werden. Es wird auf die einschlägigen Monographien, insbesondere auf das Standardwerk von LETOURNEL u. JUDET (1992) sowie auf MÜLLER u. Mitarb.: Manual der Osteosynthese (1992) verwiesen.

Komplikationen

Alle Komplikationen müssen nach Art und Entstehungsmechanismus differenziert werden. Verletzungsbedingte und operationsbedingte Ursachen können angeschuldigt werden.

Auf die prä- und perioperative Behandlung muß nicht gesondert hingewiesen werden. Sie entspricht den allgemeinen chirurgischen Grundsätzen.

Die Mortalitätsrate liegt um 5%.

Die Infektionsrate kann bis 5% ansteigen (LETOURNEL 1990), wobei zu berücksichtigen ist, daß mit fortschreitender Verbesserung der Technik die neueste Infektionsrate von LETOURNEL (1992) mit 0,8% angegeben ist, dies bei der Anwendung des ilioinguinalen Zuganges bei 114 Operationen.

Nervenverletzungen, vornehmlich des Ischiadikus, seltener des N. femoralis, eines Glutäalnervs oder des N. cutaneus lateralis femoris, werden mit über 4% angegeben.

Die wesentlichen Spätkomplikationen sind Pseudarthrosen, Knorpelnekrosen, vaskuläre Knochennekrosen und schließlich die posttraumatische Arthrose. Es ist verständlich, daß letztere abhängig ist vom Grad der möglichen Reposition. Bei perfekter Reposition und Stabilisierung geben LETOURNEL u. JUDET (1992) die Arthroserate mit durchschnittlich 10,4% an, bei nicht perfekter Reduktion liegt sie ungleich höher.

Ektopische Ossifikationen wurden ebenfalls in einem erheblichen Ausmaß, nahezu bei 25%, beobachtet.

Die Ergebnisse der Behandlung können nach verschiedenen Scores beurteilt werden. Bewährt haben sich die Scores nach ISELIN (1968), nach SANDERS u. REGAZZONI (1989) und nach MAJEED (1989).

RAGNARSSON u. MJÖBERG (1992) haben eine retrospektive Studie von 60 operativ behandelten Azetabularfrakturen ausgewertet. Sie bedienen sich dabei des Schemas von KAPLAN-MAYER (DANIELSSON 1964) und stellen fest, daß 21 von 24 Hüften innerhalb von 3 Jahren bereits eine Hüftarthrose entwickelt haben.

Literatur

Baumgaertel, F.: Diagnostik, Klassifikation und Indikationsstellung bei Acetabulumfrakturen. Orthopäde 21 (1992) 427–441

Bosch, U., T. Pohlemann, H. Tscherne: Strategie bei der Primärversorgung von Beckenverletzungen. Orthopäde 21 (1992) 385–392

Freeman, M., B. L. Man III: Acute dislocation. In Crenshaw, A. H.: Campbell's Operative Orthopaedics. 7th ed. Mosby, St. Louis 1987 (p. 2129–2142)

Krämer, K. L., F. P. Maichl: Scores, Bewertungsschemata und Klassifikationen in Orthopädie und Traumatologie. Thieme, Stuttgart 1993

Lange, M., E. Hipp: Lehrbuch der Orthopädie und Traumatologie, Band III. Enke, Stuttgart 1981

Letournel, E., R. Judet: Fractures of the Acetabulum, 2nd ed. Springer, Berlin 1993

Müller, M. E., M. Allgöwer, R. Schneider, H. Willenegger: Manual der Osteosynthese, 3. Aufl. Springer, Berlin 1992

Nigst, H.: Hüftgelenk und proximaler Oberschenkel, Band III. Spezielle Frakturen und Luxationslehre. Thieme, Stuttgart 1964

Paprosky, W. G., J. M. Lawrence, U. H. Cameron: Classification and Treatment of the Failed Acetabulum: a Systematic Approach. Contemp. Orthop. 22 (1991)

Phillips, F., A. Fink, V. Wehning: 3D-CT-Möglichkeiten und Nutzen bei der Darstellung des Skelettes. Orthop. Prax. 29 (1993) 380–386

Ragnarsson, B., B. Mjöberg: Arthrosis after surgically treated acetabular fractures. Acta orthop. scand 63 (1992) 511–514

Reilmann, H., A. M. Weinberg: Zugänge, Zugangswahl und operative Techniken zur internen Stabilisierung von Acetabulumfrakturen. Orthopäde 21 (1992) 442–448

Schmelzeisen, H., S. Weller: Becken. In Baumgaertel, F., K. Kremer, H. W. Schreiber: Spezielle Chirurgie für die Praxis, Band III, Teil 2. Thieme, Stuttgart 1980

Tile, M.: Fractures of the Acetabulum. In Steinberg, M. E.: The Hip and its Disorders. Saunders, Philadelphia 1991

Tronzo, R. G.: Surgery of the Hip Joint. Lea & Febiger, Malvern 1973

Weinberg, A. M., H. Reilmann: Die Arbeitsgruppe Becken in der DGU und der deutschen Sektion der AO-International. Orthopäde 21 (1992) 449–452

4 Querschnittlähmungen

Von F.-W. Meinecke

Rückenmark

Anatomie des Rückenmarks

Das Rückenmark gehört zum Zentralnervensystem. Es liegt eingebettet von den harten und weichen Hirnhäuten im Rückenmarkkanal der Wirbelsäule, nach vorne vom Wirbelkörper und dem hinteren Längsband, nach hinten vom gelben Band (Lig. flavum) und vom Wirbelbogen geschützt (Abb. 1). Aus entwicklungsgeschichtlichen Gründen endet das Rückenmark mit dem Conus medullaris und der Cauda equina (periphere Nervenwurzeln) in Höhe des 1. Lendenwirbels (Abb. 2). Seine Einteilung in 8 Halsmark-, 12 Brustmark-, 5 Lendenmark- und 5 Sakralmarksegmente entspricht also nicht den gleichnamigen Wirbeln.

Die zentral als Schmetterlingsfigur gelegene graue Substanz besteht vorwiegend aus Ganglienzellen im Vorderhorn (motorisch) und Seitenhorn. Dazwischen finden sich Verbindungsfasern. Im Inneren liegt der liquorführende Zentralkanal, seitlich die vegetative Formatio reticularis (Abb. 3). Über die motorischen Vorderhornzellen verlassen periphere Fasern als vordere Spinalwurzel das Rückenmark und bilden mit der hinteren sensiblen Wurzel, die von den hinten gelegenen Spinalganglien gebildet wird, den gemischten Spinalnerven. Sensible Fasern aus den Spinalganglien dringen in die Hinterhörner ein. Vegetative präganglionäre Fasern aus den Seitenhörnern (s. S. 4.13) und Blutgefäße gesellen sich den 31 Spinalnerven hinzu. Sie verlassen den Wirbelkanal gemeinsam durch die Foramina intervertebralia (Abb. 1). Die graue Substanz wird nach außen von der weißen Substanz umgeben. In ihr finden sich im Vorderstrang die von der vorderen Zentralwindung verlaufende vordere Pyramidenbahn und im Seitenstrang die Pyramidenseitenstrangbahn für die motorische Versorgung der Peripherie. Die Fasern für die oberen Gliedmaßen liegen zentral, für die unteren Gliedmaßen außen. Schädigungen in diesem Bereich führen zum zentralen Halsmarksyndrom, bei dem die Lähmung der Arme ausgeprägter ist als die der

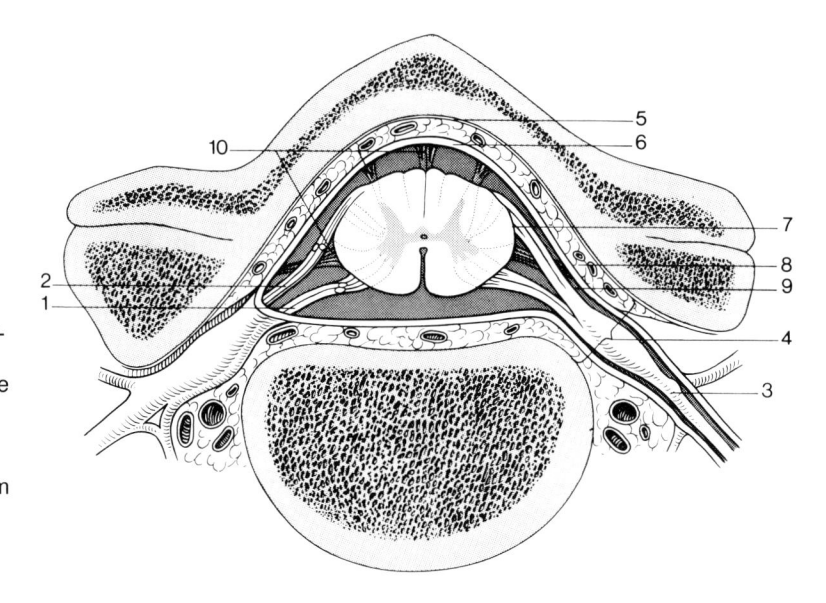

Abb. 1 Querschnitt durch Wirbelsäule und Rückenmark.
1 = vordere Wurzel, 2 = hintere Wurzel, 3 = Spinalnerv,
4 = Foramina intervertebralia,
5 = Dura mater, 6 = Arachnoidea, 7 = Pia mater, 8 = Cavum epidurale, 9 = Cavum subdurale, 10 = Ligg. denticulata
(nach Kahle)

4 Querschnittlähmungen

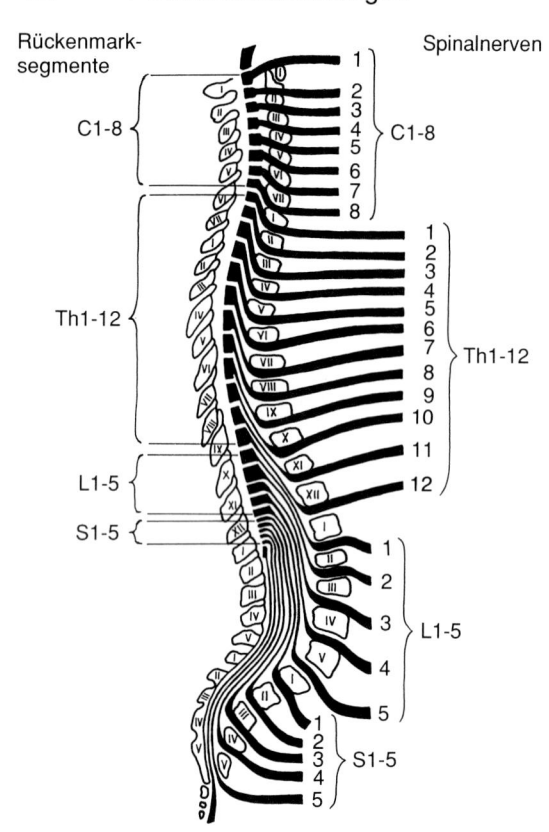

Abb. 2 Lagebeziehungen von Wirbelsäule, Rückenmarksegmenten und Spinalnerven

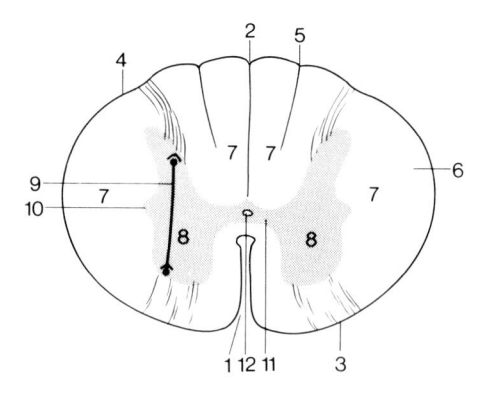

Abb. 3 Querschnitt durch das Rückenmark. 1 = Fissura mediana anterior, 2 = Sulcus medianus posterior, 3 u. 4 = Sulcus lateralis anterior und posterior, 5 = Sulcus intermedius posterior, 6 = weiße Substanz, 7 = Fasersysteme, 8 = graue Substanz, 9 = Verbindungsfasern, 10 = Formatio reticularis, 11 = Substantia intermedia centralis, 12 = Canalis centralis (nach Kahle)

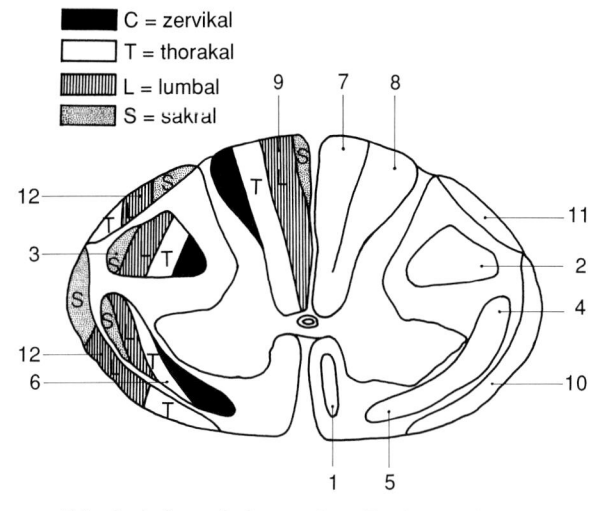

Abb. 4 Leitungsbahnen des Rückenmarkes. 1 = Tractus corticospinalis anterior, 2 = Tractus corticospinalis lateralis, 3 = Lage der motorischen Fasern (C = zervikal, T = thorakal, L = lumbal, S = sakral), 4 = Tractus spinothalamicus lateralis, 5 = Tractus spinothalamicus ventralis, 6 = Lage der sensiblen Fasern, 7 u. 8 = Fasciculus dorsalis medialis (Goll) und lateralis (Burdach), 9 = Lage der sensiblen Fasern, 10 = Tractus spinocerebellaris ventralis, 11 = Tractus spinocerebellaris dorsalis, 12 = Lage der sensiblen Fasern (nach Hardy u. Rossier)

Beine (s. S. 4.4). Extrapyramidale Bahnen vermitteln die Feinabstimmung von Motorik und Muskeltonus, während Impulse und Hemmungen über die Pyramidenbahnen geleitet werden (Abb. 4). Ihr Ausfall führt zu schlaffen, eine Schädigung des extrapyramidalen Systems zu spastischen Lähmungen. Die sensiblen aufsteigenden Bahnen des Vorder- und Seitenstranges erhalten ihre Impulse aus der Peripherie und kreuzen in der grauen Substanz einige Segmente oberhalb des Eintritts der Hinterwurzeln auf die Gegenseite. Hieraus erklärt sich die dissoziierte Halbseitenlähmung (Brown-Séquard) mit einer Lähmung der Motorik, der Tiefensensibilität und des Vibrationsempfindens auf der Schädigungsseite und der Schmerz- und Temperaturempfindung auf der Gegenseite (s. S. 4.10). In den Hintersträngen werden u. a. Lagesinn und Tiefensensibilität geleitet und erreichen ungekreuzt die hintere Zentralwindung. Stets liegen die thorakalen Anteile zentraler als die sakralen.

Anschwellungen für die Versorgung der Arme (Intumescentia cervicalis) finden sich in Höhe von C2–D2, für Rumpf, Genitalorgane, Beckenboden und Beine in Höhe von D10–S4 (Intumescentia lumbalis). Im Seitenstrang verläuft die Bahn für Vasokonstriktion und Schweißsekretion. Die Verbindung zum Hirn und Kleinhirn geht über die Medulla oblongata. Das Rückenmark endet über den Conus medullaris und die Cauda equina (peripheres Neuron) im Filum terminale.

Die Lage des vom Liquor umspülten Rückenmarks im Wirbelkanal wird durch die zwischen Rückenmark und Dura mater verlaufenden Ligg. denticulata gesichert.

Die arterielle Blutversorgung des Rückenmarks (Abb. 5a u. c) erfolgt für die Vorderhör-

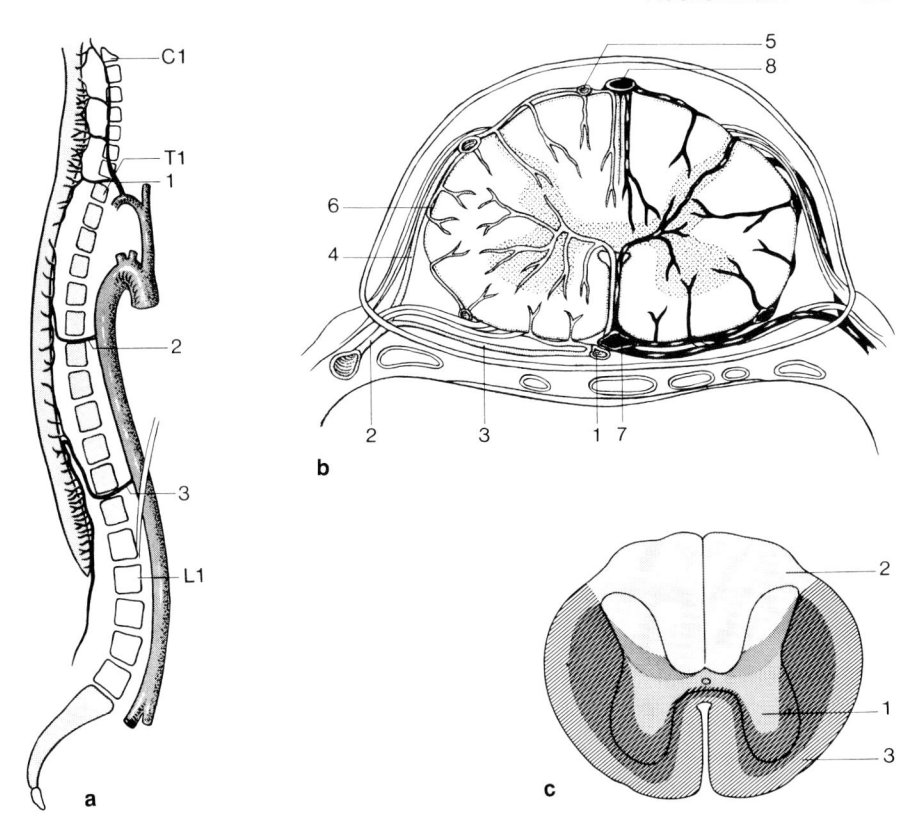

Abb. 5a–c Gefäßversorgung des Rückenmarkes. **a** Längsschnitt (nach Austin). 1 = Aa. vertebrales, 2 = Aa. intercostales, 3 = Aa. interlumbales. **b** Querschnitt (nach Piscol). 1 = A. spinalis anterior, 2 = A. nervomedullaris, 3 u. 4 = A. radicularis anterior und posterior, 5 = A. spinalis posterior, 6 = Vasokorona, 7 = V. spinalis anterior, 8 = V. spinalis posterior. **c** Versorgungsgebiete (nach Kahle). 1 = A. spinalis anterior, 2 = hintere Spinalarterien, 3 = Vasokorona

ner, die Basis der Hinterhörner und den größten Anteil der Vorderseitenstränge über die A. spinalis anterior, die aus dem Zusammenfluß der Aa. vertebrales entsteht. Ferner beteiligen sich die Aa. intercostales und die Aa. interlumbales. Die hinteren Spinalarterien gleichen Ursprungs versorgen die rückwärtigen Anteile des Rückenmarks und bilden mit den vorderen Gefäßästen über Anastomosen die Vasokorona. Insgesamt handelt es sich um 8–10 nach Höhe und Verlauf stark variierende Arterien mit einer relativen Minderversorgung im Brustmarkbereich. Hier kommt der Zufluß überwiegend von links.

Der venöse Rückfluß – dem bei Verletzungen große Bedeutung zukommt – geht über die Spinalvenen, die sich zur V. spinalis anterior und den Vv. spinales porteriores vereinigen und in den epiduralen Venenplexus einmünden (Abb. 5b) (DOMISSE 1980, PISCOL 1972).

Pathologie des verletzten Rückenmarks

Im Vordergrund steht die „physiologische Leitungsunterbrechung", echte anatomisch vollständige Durchtrennungen nach Unfällen sind extrem selten. Es muß berücksichtigt werden, daß nach den bisherigen Erfahrungen mechanische Einflüsse weit hinter den Durchblutungsstörungen und ihren Folgen zurückstehen (JELLINGER 1976, 1978, LEYENDECKER u. SCHIRMER 1985). Tierexperimentelle Untersuchungen können nur mit äußerster Zurückhaltung auf den Menschen übertragen werden, da es geeignete Versuchstiere nicht gibt (GREEN u. Mitarb. 1980). Eine Rückenmarkschädigung beschränkt sich nie auf ein Segment, fernab vom Verletzungsort werden noch zentrale Stiftnekrosen beobachtet. Es gibt direkte Zerstörungen bei offenen und geschlossenen Verletzungen, extraspinale Blutungen (selten), Zerreißungsblutungen, sekundär traumatische Venenwandnekrosen (2 Stunden nach dem Unfall), peritraumatische Ödeme mit sekundären Durchblutungsstörungen und Ischämie, Zentral- oder Stiftnekrosen, ausschließlich spinale Durchblutungsstörungen und spinale Thrombosen. Ödeme werden – wenn überhaupt – zwischen dem 3. und 9. Tag nach Unfall beobachtet. KAKULAS (1981) mißt nach über 200 Sektionen dem Rückenmarködem keine Bedeutung für die Entstehung einer ischämischen Nekrose bei. Häufige extradurale

Blutungen bewirken nur selten eine Rückenmarkkompression. Nach seiner Erfahrung ermöglicht eine nur sehr geringe Zahl erhaltener Nervenfasern schon wichtige Willkürfunktionen unterhalb der Rückenmarkschädigung. Sakrale Höhlenbildungen beginnen sofort und sind nach 4–6 Wochen erkennbar. Durchtrennte Nervenfasern sprossen sofort aus, das Maximum liegt bei 7 Tagen, doch wird dieser Vorgang aus unbekannten Gründen nach 10–14 Tagen beendet. Die umfangreichsten Zerstörungen durch die direkte Gewalteinwirkung erfolgen in der grauen Substanz. Die weiße Substanz ist wegen ihrer geringeren Verletzlichkeit weniger betroffen. Kalkeinlagerungen in die Rückenmarknarben beobachten SMITH u. Mitarb. (1983) in nahezu 29% der Autopsien.

JELLINGER faßt 1976 die Ursachen spinaler Mangeldurchblutung wie folgt zusammen:

1. Außerhalb der spinalen Strombahn:
   - Herz- und Kreislaufversagen und Blutdruckabfall,
   - Behinderung der aortomedullären Zuflüsse mit oder ohne Störung des Allgemeinkreislaufes,
   - Behinderung der extramedullären Drainage.
2. Erhöhung des lokalen Gefäßwiderstandes oder lokaler Gefäßausfall in der spinalen Strombahn.

Aus dem morphologischen Substrat traumatischer Querschnittlähmungen beim Menschen ließen sich nur beschränkte Hinweise auf die Wahl der Frühbehandlungsmethode spinaler Verletzungen ableiten. Bei Kompressionen möglichst frühzeitige Beseitigung. Bei vorwiegend medullären Schäden ohne Raumforderung keine weiteren sekundär traumatisierenden forcierten Eingriffe.

Die vielfach erwähnten Hämatomyelien sind selten, ebenso posttraumatische Thrombosen der A. spinalis anterior.

Tierexperimentell stehen biochemische Probleme bei der Frage der funktionellen Erholung des Rückenmarkes im Vordergrund. Wenn es gelingt, eine geeignete Stoffwechsellage im Verletzungsbereich zu erhalten und den aussprossenden Nervenfasern auf einer Verletzungsseite eine Orientierung zum Erreichen der anderen Seite zu geben, bevor eine undurchdringliche Narbe im Verletzungsbereich entstanden ist, dann hält CONTAMIN (1981) diesen Weg für hoffnungsvoll. Dieses um so mehr, als im Tierversuch nur wenige Fasern für eine funktionelle Restitution genügen.

Die später meist oberhalb der Verletzungsstelle beobachtete Höhlenbildung (s. S. 4.30) ist nach Ansicht von NICOLLE (1981) nur eine verzögert ablaufende Entwicklung der Resorptionssystembildung als Folge einer Hämatomyelie oder Nekrose.

Die Einteilung in Kommotionen und Kontusionen hat bei den Rückenmarkschäden keine praktische Bedeutung. Flüchtige, innerhalb von Stunden oder wenigen Tagen sich zurückbildende traumatische Mitbeteiligungen des Rückenmarkes hinterlassen keine Restzustände und sollten feingeweblich ohne erkennbare Veränderungen sein. Sie sind innerhalb des Lebens kaum abzugrenzen.

Ätiologie des verletzten Rückenmarks

Während für die Bundesrepublik Deutschland bis vor kurzem nur Schätzwerte verfügbar waren, liegen nunmehr seit 1976 genaue Daten durch die Zusammenarbeit der Spezialabteilungen im „Arbeitskreis Querschnittlähmungen" der Berufsgenossenschaftlichen Anlaufstelle für die Vermittlung von Betten für Querschnittgelähmte (s. S. 4.7) vor (MEINECKE 1987a). Tabelle 1 zeigt Prozentzahlen für 10 Jahre, die trotz gewisser Schwankungen (z. B. Klimaabhängigkeit der Badeunfälle) über mehrere Jahre hin konstant sind. Regionale Unterschiede im Bundesgebiet und in einzelnen Zentren sind nur gering (Tab. 2). Vorausschätzungen können also von diesen Werten ausgehen. Eine Ausnahme machen nur die nichttraumatischen Fälle, die mit Ausweitung der Bettenkapazität ständig zunehmen. Eine vergleichbare Entwicklung zeigt TRICOT (1981) auf.

Es ist mit jährlich rund 1000 neuen Fällen zu rechnen oder mit 17 Querschnittlähmungen auf 1 Million Einwohner/Jahr. Hier gibt es international erhebliche Schwankungen. Verfügbare Zahlen über die Häufigkeit von Rückenmarkschäden nach Wirbelsäulenverletzungen in der Bundesrepublik gibt es nicht mehr, da die Querschnittgelähmten mehr und mehr direkt den Spezialabteilungen zugewiesen werden. Die allgemeine Schätzung liegt zwischen 15 und 20% aller Wirbelver-

Tabelle 1 Ätiologie frisch Querschnittgelähmter in der Bundesrepublik Deutschland von 1976–1991 (n = 14 692)

	Absolut	%
Verkehrsunfälle (mit Wegeunfällen)	5468	37
Erkrankungen	3120	21
Arbeitsunfälle (ohne Wegeunfälle)	2204	15
Häusliche Unfälle	1734	12
Selbsttötungsversuche	766	5
Sportunfälle	584	4
Badeunfälle	554	4
Fremdtötungsversuche	154	1
Fehlbildungen	108	1

Tabelle 2 Ätiologie frisch Querschnittgelähmter in der Bundesrepublik Deutschland und im Querschnittgelähmtenzentrum Hamburg (BUKH) 1983–1987

	Bundesrepublik n = 5233	BUKH n = 797
Arbeitsunfälle	14%	11%
Verkehrsunfälle	36%	32%
Sportunfälle	4%	3%
Badeunfälle	4%	5%
Suizidversuche	6%	6%
Fremdtötungsversuche	–	1%
Erkrankungen	22%	25%
Fehlbildungen	1%	–
Sonstige Unfälle	13%	17%

Tabelle 3 Lähmungsausmaß nach Rückenmarkverletzungen in der Bundesrepublik Deutschland 1985–1991 (n = 4939, Tetraplegiker = 1900, Paraplegiker = 3039)

Frankel-Grad	Tetraplegiker		Paraplegiker		Gesamt	
	absolut	%	absolut	%	absolut	%
A	828	44	1357	45	2185	44
B	248	13	333	11	581	12
C	278	15	408	13	686	14
D	546	28	941	31	1487	30

A = vollständige Lähmung, B = motorisch komplett, sensibel inkomplett, C = motorisch inkomplett ohne Funktionswert, D = motorisch inkomplett mit Funktionswert

letzten. Teillähmungen treten immer mehr in den Vordergrund. Größere Statistiken liegen noch nicht vor. 1985–1987 lag bei 2067 ausgewerteten Fällen der Bundesrepublik der Anteil teilgelähmter Unfallverletzter bei 54% (Tab. 3). Ebenso steigt aber in den letzten Jahren durch die Verbesserung der Rettungskette die Zahl der hohen Tetraplegiker, die der Beatmung auf Langzeit oder Dauer bedürfen. Statistische Angaben können hierzu noch nicht gemacht werden.

Bei den Unfallverletzten befinden sich über 50% im Lebensalter zwischen 15 und 39 Jahren. Der Anteil der über 60jährigen übersteigt 14%. Kinder bis zu 14 Jahren machen 1–2% aus.

Die Verkehrsunfälle stehen im Vordergrund (Tab. 4). Zweiradunfälle sind häufig, aber anteilmäßig geringer als bei Verkehrsunfallverletzten ohne Rückenmarkbeteiligung. Auffahrunfälle im echten Sinne sind extrem selten die Ursache. Stürze spielen sowohl bei den Arbeitsunfällen (Gerüste, Treppen) wie bei den häuslichen Unfällen (Bäume, Treppen) eine große Rolle. Vermeidbare Badeunfälle entstehen durch Kopfsprünge in unbekannte oder bekannte flache Gewässer, einschließlich Schwimmbädern und Küstengewässern. Die Sportunfälle ereignen sich überwiegend beim Geräteturnen (Pferd, Kasten, Reck, Trampolin), beim Reiten und zunehmend beim Skilaufen, Deltafliegen und Surfen.

Stich- und Schußverletzungen sind in unserem Lande noch selten. Suizidversuche, fast ausschließlich durch Sturz verursacht, gelegentlich aber auch mit dem Kraftfahrzeug, nehmen zu. Meist handelt es sich um Frauen, psychiatrische Vorerkrankungen bestehen dabei häufig (BLAUTH u. Mitarb. 1988, HACHEN 1987, MEINECKE 1976, PEACOCK u. SHROSBREE 1977).

Die nichttraumatischen Querschnittlähmungen zeigen eine breite Palette möglicher Ursachen (Tab. 5). Statistiken über die Häufigkeit in den Spezialeinrichtungen sind bisher nicht bekannt.

Tabelle 4 Ätiologie der Unfälle in der Bundesrepublik Deutschland 1976–1991 (n = 11464)

	Absolut	%
Verkehrsunfälle	5468	48
Arbeitsunfälle	2204	19
Häusliche Unfälle	1734	15
Selbsttötungsversuche	766	7
Sportunfälle	584	5
Badeunfälle	554	5
Fremdtötungsversuche	154	1

Tabelle 5 Ätiologie nicht traumatisch bedingter Querschnittlähmungen im Querschnittgelähmten-Zentrum Hamburg (n = 160). Hierin sind 40 Fälle „Therapiefolgen" enthalten

Myelitis		44
Tumor	maligne	30
	benigne	24
Degenerativ		21
Spinalis-anterior-Syndrom	postoperativ	7
	nicht operativ	8
Antikoagulanzien- und Thrombosetherapie		8
Spondylodese		2
Myelopathie		2
Diabetes		2
Unklare Genese		2

Je 1 Fall nach Periduralanästhesie, Operation eines Akustikusneurinoms, eines engen Spinalkanales, Implantation eines Hinterwurzelstimulators (NASHOLD), Embolisation, intraduralem Hämatom, epiduralem Hämatom, medullärer Einblutung, bei Spondylolisthesis und bei Aortenaneurysma

Mit Sicherheit stehen aber die in ihrer eigentlichen Ätiologie ungeklärten „Myelitiden" oder „Polyneuroradikulitiden" sowie die Sammeldiagnose „Spinalis-anterior-Syndrom" sehr im Vordergrund. Bei ersteren sind überwiegend junge Menschen betroffen, während die meisten übrigen Erkrankungen in der zweiten Lebenshälfte der Patienten eintreten, soweit sie nicht durch diagnostische oder therapeutische Maßnahmen verursacht sind (z. B. Geburtshilfe, manuelle Therapie der HWS (Tab. 5) (FAST u. Mitarb. 1987, MEINECKE 1988, RINALDI u. Mitarb. 1975, SOLLMANN u. Mitarb. 1987).

Die Vielfalt der strukturellen Befunde macht es verständlich, daß eine traumatische Rückenmarkschädigung niemals monosegmental sein kann. Vielmehr werden neben den lokalen Veränderungen häufig noch sogenannte „Fernschäden" beobachtet, die beim Auftreten unterhalb der Verletzungsstelle klinisch natürlich stumm bleiben. Ihre Ursache ist noch völlig ungeklärt (JELLINGER 1976, LEYENDECKER u. SCHIRMER 1985).

Die Kenntnis dieser Grundlagen ist für die therapeutischen Überlegungen zur Beeinflussung der Rückenmarkverletzung von entscheidender Bedeutung. Bei nichttraumatischen Fällen mit zunehmenden umschriebenen Druckerscheinungen auf das Rückenmark sind andere Überlegungen anzustellen, auf die hier nicht eingegangen werden kann.

Symptomatik der Rückenmarkschäden

Grundsätzlich wird zwischen vollständigen oder kompletten und unvollständigen, teilweisen oder inkompletten Querschnittlähmungen unterschieden. Die Höhenbestimmung richtet sich nach dem letzten noch funktionstüchtigen Rückenmarksegment, z. B. vollständige Querschnittlähmung unterhalb C7. Wird die Bestimmung „ab" gewählt, bedeutet das das erste ausgefallene Rückenmarksegment, in unserem Beispiel also ab C8. Die Beschreibung einer Lähmung nach der Höhe eines verletzten Wirbels ist aus zwei Gründen nicht korrekt. 1. Die Lähmung wird vom Rückenmark (zentrales Nervensystem) und nicht vom Wirbel (Stützapparat) ausgelöst. 2. Das Rückenmark endet in Höhe des 1. Lendenwirbels, so daß insgesamt Höhe eines Wirbels und Höhe eines Rückenmarksegmentes nicht identisch sind (s. S. 4.1).

Die Bestimmung der Höhe und des Ausmaßes einer Rückenmarkverletzung kann beim Frischverletzten auf große Schwierigkeiten stoßen. Hierzu bedarf es der guten Mitarbeit des Patienten, insbesondere bei der Bestimmung der Sensibilitätsausfälle, und eines erfahrenen, geduldigen Untersuchers. Deshalb müssen mitunter Korrekturen des Erstbefundes im weiteren Verlauf vorgenommen werden. Das gilt besonders für die Anfangsdiagnose der vollständigen Querschnittlähmung (MEINECKE 1985). Das Bild beinhaltet eine vollständige Lähmung der Muskulatur, einen vollständigen Ausfall der Sensibilität und eine vollständige Lähmung des vegetativen Nervensystems unterhalb des verletzten Rückenmarksegmentes. Finden sich hier geringste Muskelkontraktionen oder Inseln erhaltener Sensibilität, so handelt es sich um eine unvollständige Lähmung. Das ist für die Beurteilung der Rückbildungsfähigkeit von größter Bedeutung, da teilweise Lähmungen eine wesentlich bessere Prognose haben als vollständige. Die Schwierigkeiten in der Diagnostik führen aber auch zu den unterschiedlichsten Einteilungen, wie „subtotal" oder „funktionell", aus denen die Probleme bei der Übernahme von auswärts erhobenen Erstbefunden oder beim Vergleich mit anderen Statistiken entstehen. Sie erscheinen klinisch praktikabel, akademisch sind sie nicht korrekt und verfälschen die Beurteilung von Rückbildungserscheinungen (s. S. 4.23).

Vollständige Lähmungen

Bei allen vollständigen Lähmungen kommt es zu einer Lähmung der Blasen-, Mastdarm- und Genitalfunktion. In 80% der Fälle liegt ein spinaler Schock (Tab. 6) vor, der neben den motorischen und sensiblen Ausfällen durch eine Areflexie, einen schlaffen Tonus der Muskulatur, eine Hypotonie und Bradykardie gekennzeichnet ist. Es besteht eine Darmatonie und Blasenareflexie (GUTTMANN 1976). Das Bild darf nicht mit dem Verletzungsschock nach Volumenmangel – etwa bei 20% aller Verletzten anzutreffen – verwechselt werden.

Tabelle 6   Spinaler Schock

Vollständige schlaffe Lähmung der Muskulatur
Vollständige sensible Lähmung
Vollständige schlaffe Lähmung der Blase (Atonie)
Vollständige Darmatonie
Fehlen der Eigenreflexe
Fehlen der Fremdreflexe
Fehlen der Gefäßkontrolle
Fehlen der Wärmeregulation
Einschränkung der Flüssigkeitsausscheidung
Einschränkung der Ausscheidung harnpflichtiger Substanzen
Herabsetzung des Gewebswiderstandes
Eiweißverlust
Elektrolytverschiebungen
Azidose oder Alkalose

Halsmark (Tetraplegie)

Bei allen Halsmarklähmungen fällt die Interkostalmuskulatur vollkommen oder teilweise aus. Es entsteht das typische Bild einer paradoxen Zwerchfellatmung mit ausschließlicher oder vorwiegender Bauchatmung. Die Schleimhäute der Atemwege sind geschwollen (Guttmannsches Zeichen).

Verletzte im Bereich C1–4 erreichen wegen der Lähmung des Zwerchfelles nur dann lebend ein Krankenhaus, wenn am Unfallort mit einer wirkungsvollen Beatmung begonnen und diese fortgesetzt werden kann. Die Verbesserung der Rettungskette hat zu einer Zunahme solcher Verletzten, die der Langzeit- ggf. Dauerbeatmung bedürfen, geführt (GERNER u. KLUGER 1985). Typisch ist der Schulterhochstand, hervorgerufen durch den M. trapezius (N. accessorius), die Funktion des M. sternocleidomastoideus und des Platysmas.

Unterhalb C4 tritt die Zwerchfellfunktion hinzu. Der Schulterhochstand wird durch die Mm. rhomboideus und levator scapulae verstärkt, geringe Außendrehung des Oberarmes bewirken die Mm. supra- und infraspinatus. Hinweisend ist ferner das Hornersche Syndrom. Kennmuskel (Abb. 6) für Schädigungen unterhalb C5 ist der M. biceps brachii und für die Beugehaltung im Ellenbogengelenk die Mm. brachialis, brachioradialis und deltoideus.

Unterhalb C6 ist der Kennmuskel der M. extensor carpi radialis. Zwerchfellfunktion und Atemhilfsmuskulatur kompensieren weitgehend die gelähmte Interkostalmuskulatur. Kennmuskel des erhaltenen Segmentes C7 ist der M. triceps brachii, der der Ellenbeugung in Ruhelage entgegenwirkt. Unterhalb C8 sind Daumenbewegungen sowie Beugung und Streckung der Langfinger möglich. Spreizung und Zusammenführung der Langfinger gelingt erst unterhalb D1, ebenso die Abspreizung des Daumens.

Brustmark (Paraplegie)

Ausfälle an den oberen Gliedmaßen bestehen nicht mehr. Je tiefer die Lähmung, um so deutlicher wird die Funktion der Interkostalmuskulatur und der langen Rückenmuskulatur. M. latissimus dorsi und M. trapezius stabilisieren den Rumpf in der Sitzposition, da sie bereits voll innerviert sind und weit in den gelähmten Bereich hineinreichen. Unterhalb D5 beginnt die segmentale Funktion der Bauchmuskulatur, sie ist unterhalb D12 voll funktionstüchtig und unterstützt durch die Bauchpresse die Entleerung von Blase und Darm. Bei Anspannung der oberen Anteile des M. rectus abdominis kommt es zu einem Abweichen des Nabels nach kopfwärts, wenn die unteren Anteile gelähmt sind. Die gelähmten schrägen Bauchmuskeln wölben sich bei der Bauchpresse seitlich vor.

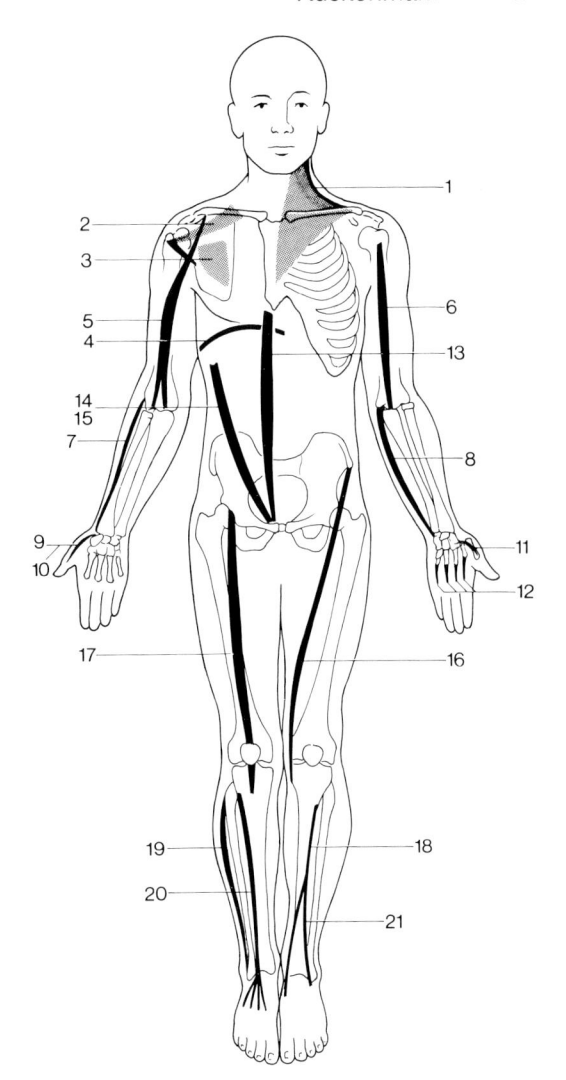

Abb. 6 Kennmuskeln. 1 = M. trapezius (N. accessorius), 2 u. 3 = Mm. supra- und intraspinatus (N. suprascapularis), 4 = Zwerchfell (C4), 5 = M. biceps brachii (C5), 6 = M. triceps brachii (C7), 7 = M. extensor carpi radialis (C6), 8 = M. flexor carpi ulnaris (C7), 9 = M. flexor pollicis (C7), 10 = M. extensor pollicis longus (C7), 11 = M. opponens (C8), 12 = Mm. interossei (C8), 13 = M. rectus abdominis (D5), 14 u. 15 = Mm. transversus u. obliquus abdominis (D5), 16 = M. sartorius (L1), 17 = M. quadriceps femoris (L3), 18 = M. tibialis anterior (L4), 19 = M. peroneus longus (L5), 20 = M. extensor digitorum longus (L5), 21 = M. flexor digitorum longus (S1)

Lendenmark

Kennmuskel für L1 sind die Mm. sartorius und iliopsoas, unterhalb L2 die Mm. adductor longus und quadriceps (Caput rectum). Unterhalb L3 rotiert der M. obturator externus das Bein nach außen, der M. quadriceps ist voll einsetzbar, unterhalb L4 strecken die Mm. tibialis anterior und posterior die Fuß- und Zehengelenke, unterhalb L5 treten die Zehenextensoren und die Peronäusgruppe hinzu.

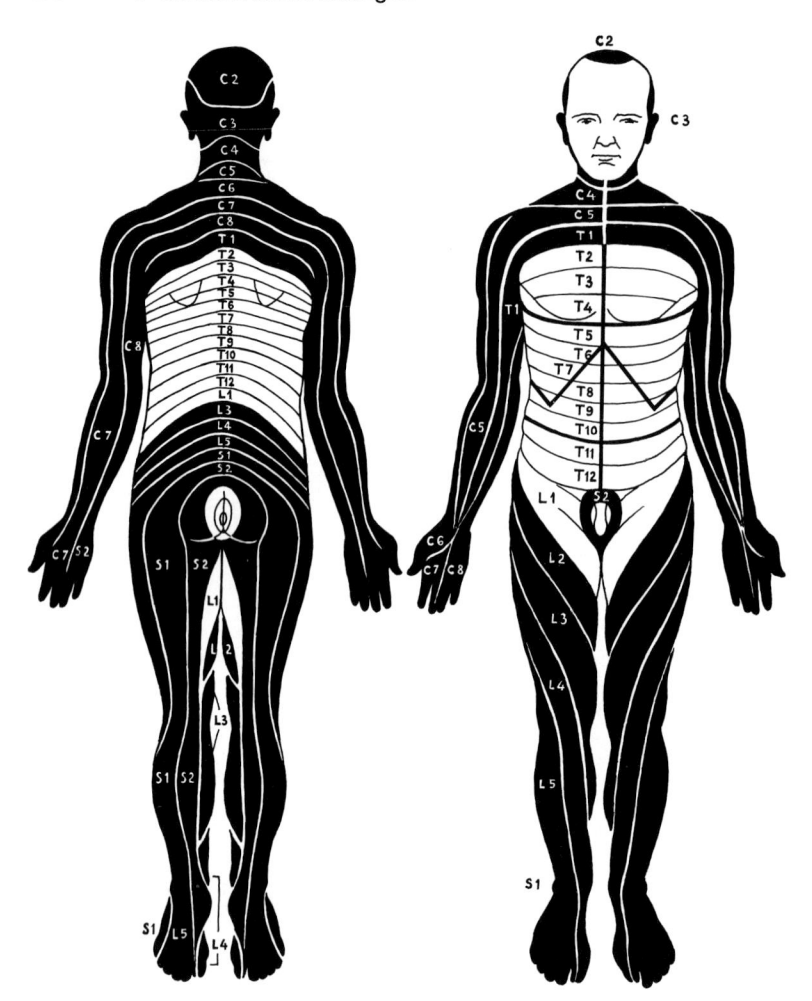

Abb. 7 Sensibilitätsschema

Sakralmark

Unterhalb S1/2 ist die Glutäusmuskulatur voll erhalten, unterhalb S3–5 treten die Zehenbeuger und die kurze Fußmuskulatur hinzu. Motorische Lähmungen an den unteren Gliedmaßen bestehen nicht mehr, es bleiben jedoch Lähmungen der Blasen-Mastdarm- und Sexualfunktion sowie sensible Ausfälle im Reithosengebiet.

Neben den erwähnten Kennmuskeln, die eine Groborientierung ermöglichen, können die Sensibilitätsgrenzen herangezogen werden (Abb. 7). Hilfreich sind folgende Bereiche: Daumen C6, Kleinfinger C8, Brustwarzen D4, Rippenbogen D8, Nabel D10, Leiste D12, Oberschenkel innen L2, unterhalb Kniegelenk L4, Fuß- und Wadenaußenseite S1, äußeres Genitale S3–5. Schließlich bleibt noch die Reflexzuordnung (Tab. 7).

Tabelle 7 Zuordnung der wichtigsten Reflexe (nach Meinecke)

Reflex	Höhe
Bizeps	C5–C6
Radiusperiost	C5–C6
Trizeps	C6–D1
Fingergrundgelenk (Mayer)	C6–D1
Trömner	Pyramidenbahn
Bauchdecken	D7–D12
Kremaster	L1–L2
Patellarsehnen	L3–L4
Glutäus	S2–S3
Achillessehnen	S1–S2
Bulbokavernosus	S3–S4
Anal	S5
Babinski	Pyramidenbahn

Teillähmungen

Hier gibt es einige klassische Lähmungen, daneben aber auch Mischbilder mit Ausfällen peripherer Nerven, vor allem im Konus-Kauda-Bereich.

Zentrales Marksyndrom

Es wird häufig bei Menschen im fortgeschrittenen Lebensalter oder bei ausgeprägten degenerativen

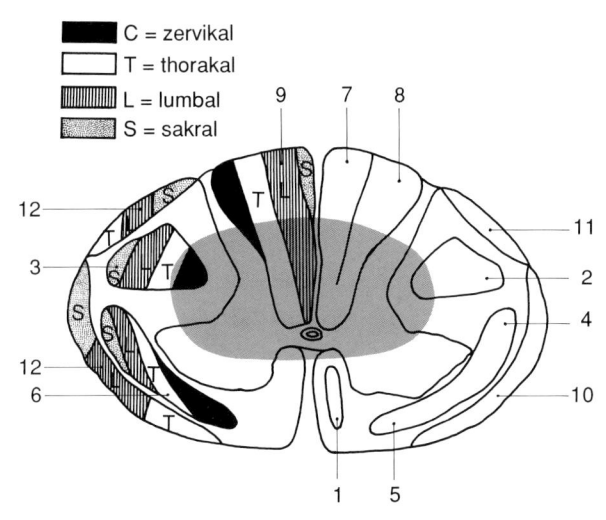

Abb. 8 Zentrales Halsmarksyndrom. 1–12 vgl. Abb. 4

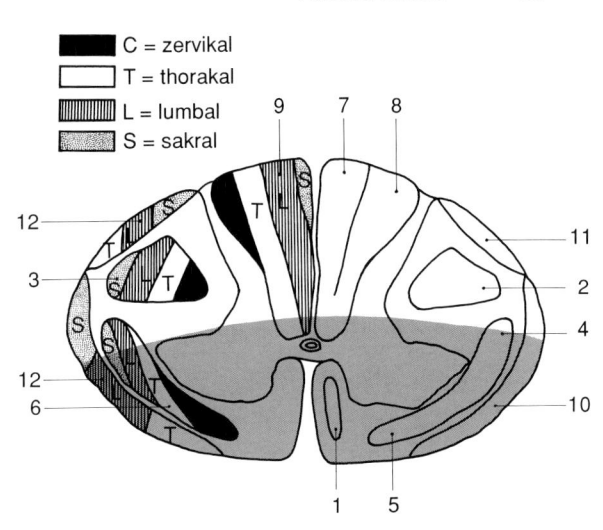

Abb. 9 Vorderes Marksyndrom. 1–12 vgl. Abb. 4

Veränderungen an der Halswirbelsäule gefunden. Sehr oft werden knöcherne Verletzungen vermißt, mitunter zeigen sich später Weichgewebsschäden durch geringe Verschiebungen der Wirbelkörper gegeneinander oder reaktive Verkalkungen von verletzten Bandscheiben. Selbst die CT, deren Durchführung hier zwingend ist, gibt oft keinen Anhalt für eine knöcherne Verletzung oder eine diskoligamentäre Instabilität. Es kommt wahrscheinlich zu einem „Kneifzangenmechanismus" (KUHLENDAHL 1964), hervorgerufen durch Wirbelkörperhinterwand und Lig. flavum. Es entsteht eine teilweise Halsmarklähmung (Tetraparese), deren Ursache Zerstörungen, Blutungen und Ödembildung in der Umgebung des Zentralkanals des Rückenmarks sind. Da die Leitungsbahnen für die unteren Gliedmaßen in den äußeren, für die oberen Gliedmaßen in den zentralen Anteilen des Rückenmarks liegen (Abb. 8), sind die Arme stets stärker betroffen als die Beine. Später können die Patienten vielfach wieder eingeschränkt gehen, sind aber nicht in der Lage, eine benötigte Stockstütze mit den Händen zu halten. Bei Mitbeteiligung von Vorderhornzellen entsteht eine gemischt zentrale-periphere Lähmung. Blasen-Mastdarm-Lähmung kann fehlen, wenn die in den äußeren Anteilen der Seitenstränge verlaufenden Fasern unverletzt blieben. Sensibilitätsausfälle folgen nur selten bestimmten Regeln und sind sehr unterschiedlich ausgeprägt. Die Vorhersage hinsichtlich einer funktionell brauchbaren Rückbildung ist günstig (s. S. 4.23).

Vorderes Marksyndrom

Dieses relativ seltene Bild ist die Folge von Schädigungen der vorderen Längsbahnen und Vorderhornzellen (Abb. 9), die durch Kompressionsfrakturen oder Luxationen der Halswirbelsäule hervorgerufen werden. Häufig resultieren Schädigungen der vorderen Spinalarterie mit Durchblutungsstörungen in deren Versorgungsgebiet. Klinisch äußert sich das Bild in zentralen und peripheren Ausfällen der Muskulatur mit ausgeprägten Lähmungen. Bei Ausfall der Schmerz- und Temperaturempfindung bleiben Lage- und Berührungsempfindung erhalten. Zu funktionell brauchbaren Rückbildungen kommt es nur selten.

Hinteres Marksyndrom

Diese Verletzungen sind selten. Betroffen sind die sensiblen Bahnen der Hinter-, gelegentlich auch der Vorderseitenstränge (Abb. 10). Während das vordere Marksyndrom seine Ursache meistens in einer Überbeugung der Halswirbelsäule nach vorne hat, ist hier das Gegenteil – die extreme Rückbeugung – auslösendes Moment.

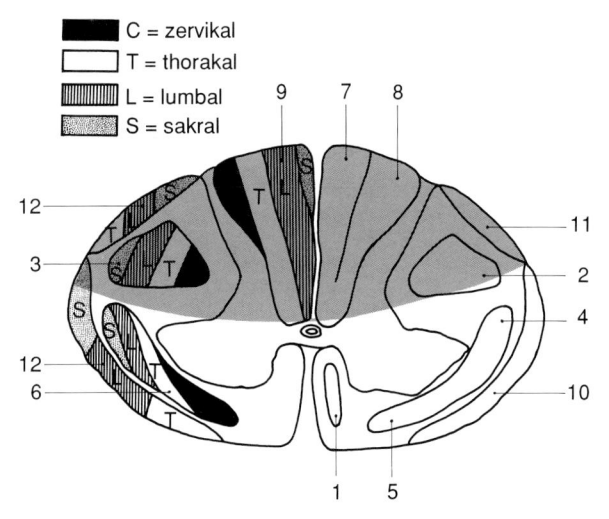

Abb. 10 Hinteres Marksyndrom. 1–12 vgl. Abb. 4

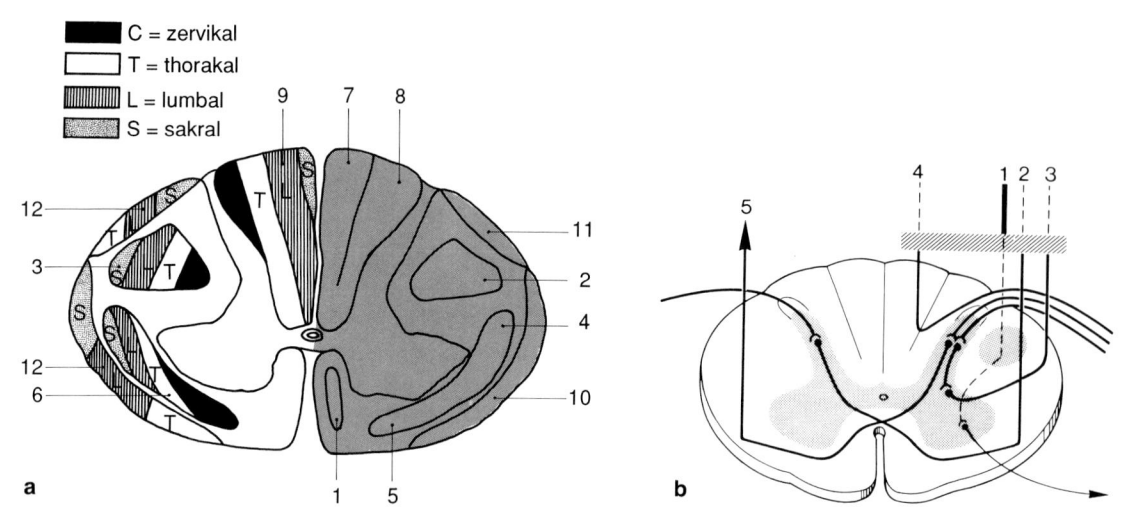

Abb. 11 a u. b Halbseitensyndrom. a Schematisch. 1–12 vgl. Abb. 4. b 1 = Hemiparese, 2 = Schmerz- und Temperaturempfindung, 3 u. 4 = Lageempfindung, 5 = Hyperästhesie (nach Kahle)

Hierdurch entsteht eine Schädigung der hinteren Spinalarterien mit Durchblutungsstörungen in ihrem Ausbreitungsbereich. Das führt zu sensiblen Ausfällen unter besonderer Beteiligung der Tiefensensibilität. Begleitend kommt es zur Spastik der Muskulatur, ohne daß dabei motorische Ausfälle stärkeren Ausmaßes zu beobachten sind. Gegenüber dem vorderen Marksyndrom ist die Rückbildungstendenz günstiger zu beurteilen.

Halbseitensyndrom

Stich- und Schußverletzungen führen überwiegend zu einseitig betonten Lähmungen, sofern nicht ein Geschoß genau medial auf die Wirbelsäule auftrifft (Abb. **11 a u. b**). So gut wie nie zeigt sich das Bild der klassischen Halbseitenlähmung nach Brown-Séquard. Es handelt sich überwiegend um spastische Paresen, bei denen einseitig geringe motorische Ausfälle mit der Lähmung der Schmerz- und Temperaturbahnen und gegenseitig ausgeprägte motorische Ausfälle mit geringen Störungen der Berührungsempfindung und des Lagesinnes einhergehen. Letztere können auch ganz fehlen. Diese gekreuzten Lähmungen haben eine gute Vorhersage, insbesondere auf der weniger betroffenen Seite. Die Rückbildung kann einseitig betont und zeitlich versetzt ablaufen. Gelegentlich kommt es zu Hyperpathien (s. S. 4.30).

Konus-Kauda-Syndrom

Vollständig verschiedene Lähmungsfolgen können bei scheinbar gleichartigen Verletzungen der Wirbelsäule in Höhe des 12. Brust- und 1. Lendenwirbels entstehen (Abb. **12**). Hier geht das Rückenmark in den sog. Konus über, die zentralnervöse Substanz nimmt ab, und es treten die peripheren Nervenwurzeln der Cauda equina in den Vordergrund (Abb. **13**). Sie entwickeln sich aus den dicht beieinanderliegenden Segmenten

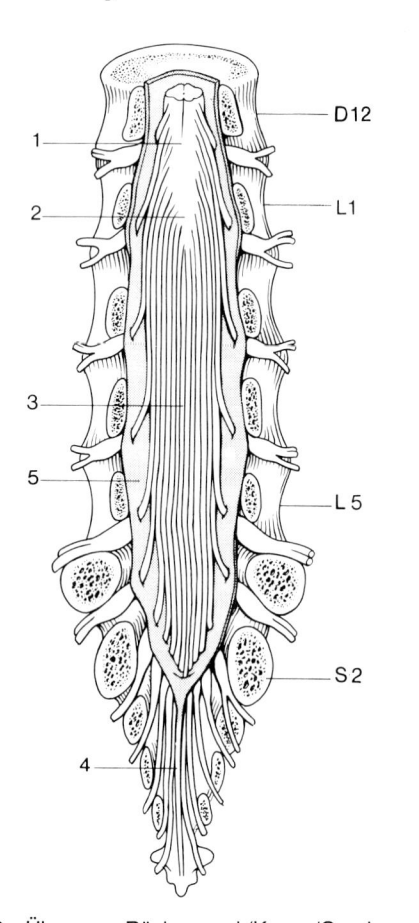

Abb. **12** Übergang Rückenmark/Konus/Cauda equina in Höhe D12 – L1. 1 = Sakralsegmente, 2 = Conus medullaris, 3 = Cauda equina, 4 = extradural verlaufende Nervenwurzeln, 5 = Duralsack (nach Kahle)

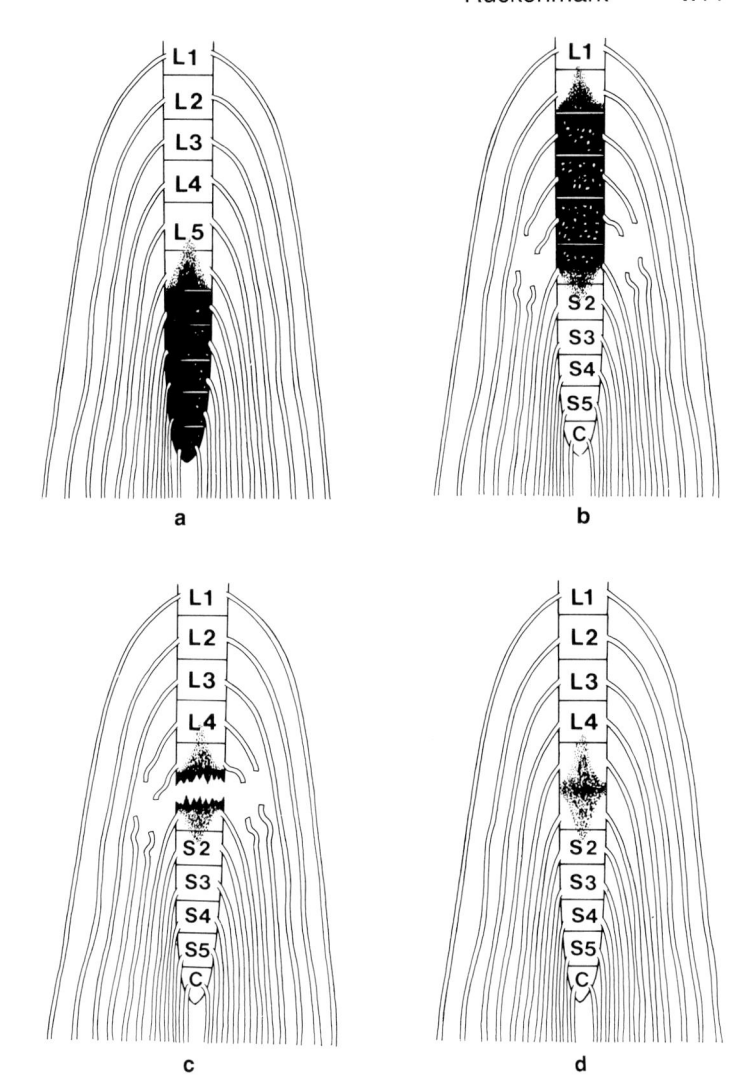

Abb. 13a–d Variationsmöglichkeiten der Lähmungen bei knöchern gleichartigen Verletzungen in Höhe D12/L1 (nach Hardy u. Rossier).
a Sakralsegmente zerstört (schwarz), Lumbalsegmente und -wurzeln erhalten = zentrale Lähmung (Konusverletzung). b Lumbalsegmente zerstört (schwarz), Wurzeln teilweise durchtrennt, teilweise erhalten, ebenso die Segmente S2–5 = gemischt zentralperiphere Lähmung (Konus-Kauda-Verletzung). c Segmente L5 und S1 zerstört, Nervenwurzeln teilweise durchtrennt = zentral-periphere Lähmung (Konus-Kauda-Verletzung).
d Segmente L5 und S1 teilweise zerstört, Nervenwurzeln erhalten = teilweise zentrale Lähmung (isolierte Kaudaverletzung). Die genaue Unterscheidung bedarf der Feindiagnostik einschließlich der urodynamischen Abklärung

D12–S5. Daraus resultieren mehrfache Verletzungsmöglichkeiten (HARDY u. ROSSIER 1972):

Isolierte Konusverletzung

Betroffen sind nur zentralnervöse Rückenmarksegmente. Es kommt zu einer Lähmung der Blase und des Mastdarms (S2–4 = UMN [unteres motorisches Neuron] oder LMNL [lower motor neuron lesion]) sowie der Sexualfunktion (Erektion und Ejakulation). Sensible Ausfälle entstehen im Reithosengebiet. Auch isolierte Lähmungen der Blase, des Darmes oder der Sexualfunktion werden beobachtet. Kombinationen zweier Funktionen sind ebenfalls möglich.

Kombinierte Konus-Kauda-Lähmung

Sie ist gekennzeichnet durch die Kombination zentraler und peripherer Nervenausfälle. Durch den Kaudaanteil sind Nervenwurzeln aus L3–5 beteiligt, die zu entsprechenden motorischen Lähmungen an den unteren Gliedmaßen führen. Sie bleiben meist schlaff, Reflexe fehlen. Sensible Ausfälle finden sich in teils zentraler, teils peripherer Anordnung. Blase, Mastdarm und Sexualfunktion können unterschiedlich beteiligt sein.

Isolierte Kaudalähmung

Sie kann ihrer Natur und Definition nach nur peripher sein, ist also im strengen Sinne keine Rückenmarkverletzung mehr. Dennoch können die Ausfälle der kombinierten Verletzung sehr ähnlich sein, auch hier kann es zu isolierten Lähmungen der Blase, des Mastdarmes oder der Sexualfunktion kommen. Die Abgrenzung gegenüber den anderen Verletzungsfolgen bedarf einer sehr genauen Diagnostik erfahrener Untersucher (HARDY u. ROSSIER 1972).

Eine einheitliche Aussage zur Rückbildungsfähigkeit kann nicht abgegeben werden, da das Verhalten zentraler und peripherer Anteile des Nervensystems in dieser Hinsicht sehr unterschiedlich ist. Sie ist nicht grundsätzlich ungünstig, doch bleibt es auch nicht selten beim Erstbefund.

An dieser Stelle sei der Hinweis erlaubt, daß Angaben über abgelaufene Rückbildungen einer Lähmung – insbesondere nach bestimmten Therapien – mit äußerster Vorsicht zu werten sind. Das Problem liegt an zwei Stellen im argen (MEINECKE 1985).

1. Die Zuverlässigkeit des Erstbefundes ist von vielen äußeren, oft nicht beeinflußbaren Faktoren während der Erstuntersuchung abhängig und dadurch mit vielen Unsicherheiten behaftet.
2. Die Weiterbehandlung bis zum Abschluß findet häufig weit entfernt vom erstbehandelnden Arzt statt, so daß sein Wissensstand hinsichtlich des Endergebnisses unvollständig bleiben muß, wenn die Rückinformation nicht lückenlos ist.
3. Trotz aller Unzulänglichkeiten in der Gesamtbehandlung Querschnittgelähmter in der Vergangenheit national und international, hat sich gezeigt, daß die primäre Rückbildungsquote mit funktioneller Bedeutung für den Patienten bei primär sicher vollständiger Lähmung sehr gering ist und bei primär sicher unvollständiger Lähmung über 50–60% liegt. Entscheidend hierfür war das Überleben des Patienten und damit die Zeit zur Erholung für das Rückenmark, unabhängig welches Behandlungsverfahren eingeschlagen wurde.

Moderne Untersuchungstechniken haben zu neuen Erkenntnissen der Grundlagenforschung geführt. Sie erscheinen durchaus geeignet, Sekundärschäden des Rückenmarks nach dem Trauma zu verhüten und/oder eine Regeneration des verletzten Rückenmarks zu fördern. Zur Zeit kommt ihnen jedoch klinisch noch keine therapeutische Verwertbarkeit zu. Die Arbeitsgruppe um SCHWAB (1991, 1992) konnte bei Ratten Hemmstoffe nachweisen, die eine Regeneration verletzter Rückenmarkstrukturen verhindern. Nach deren Ausschaltung konnte eine Regeneration der Verletzungsstelle nachgewiesen werden. Hierbei kommt den Oligodendrozyten der Glia besondere Bedeutung zu. HORVAT (1991) konnte nach Einsetzen eines peripheren Nerventransplantates in das Halsmark und Verbindung mit denerviertem Muskelgewebe feststellen, daß eine Einsprossung vom Rückenmark in das Transplantat mit Bildung funktioneller motorischer Endplatten erfolgte. Es gelang auch, experimentell das Überleben von transplantiertem fetalen Gewebe, insbesondere aus den Dorsalganglien, nachzuweisen. Pharmakologische Ansätze zur Prävention ergaben sich aus Experimenten von YOUNG (1992) sowie von HALL (1992). Sie konnten eine Schutzwirkung von Methylpredisnolon gegenüber Sekundärschäden am verletzten Rückenmark ermitteln (s. auch S. 4.3). Regenerative Wirkung von Gangliosiden nach experimentellen Rückenmarkverletzungen ergab sich aus experimentellen Untersuchungen durch Stimulation des Wachstums von Nervenzellen mit Verbesserung der Nervenfunktion.

Biomechanische, biochemische und biomolekulare Untersuchungen nach experimentellen Verletzungen des zentralen Nervensystems nehmen z. Z. einen weiten Raum in der Grundlagenforschung ein. Informative Übersichten verdanken wir FAWCETT (1991, 1992), HUGHES 1984, SIMPSON u. Mitarb. 1991.

Vegetatives Nervensystem (Abb. 14, s. S. 4.13)

Sympathikus

Er gliedert sich in Hals-, Brust- und Lendenteil und ist sowohl anatomisch wie humoral mit dem Zentralnervensystem verbunden.

Die drei Halsganglien stehen mit dem oberen Brustteil in Verbindung und geben Fasern zu den Aa. carotes interna und externa, den Hirnhäuten, dem Auge und den Drüsen des Kopfes ab. Schädigungen führen zum gleichzeitigen Hornerschen Symptomenkomplex (enge Pupille, Enophthalmus, Ptose des Oberlides) und zu Schwellungen der Nasenschleimhäute mit erschwerter Nasenatmung (Guttmannsches Zeichen).

Präganglionäre Fasern aus den Seitenhörnern im Brust- und Lendenmark ziehen zu den paravertebral gelegenen Ganglien des Sympathikus. Als intramurales Nervensystem dringen seine Fasern in das Organinnere ein (postganglionäre Fasern). Besondere Plexus (cardiacus, pulmonalis, aorticus abdominalis, hypogastricus superior und inferior) sowie die Nn. splanchnici major und minor und die Ganglia coeliaca und mesenterica beeinflussen über ihre umgeschalteten postganglionären Fasern Herz, Lunge, große Gefäße, Magen, Dünn- und Dickdarm, obere Baucheingeweide, Blase und Genitalien. Vasokonstriktion, Blutdrucksteigerung, Puls- und Atmungsbeschleunigung, vermehrte Schweißausbrüche mit Aufrichtung der Behaarung bei gleichzeitiger Dämpfung der Magen-Darm-Bewegungen und ihrer Drüsentätigkeit führen zu einer allgemeinen Leistungssteigerung.

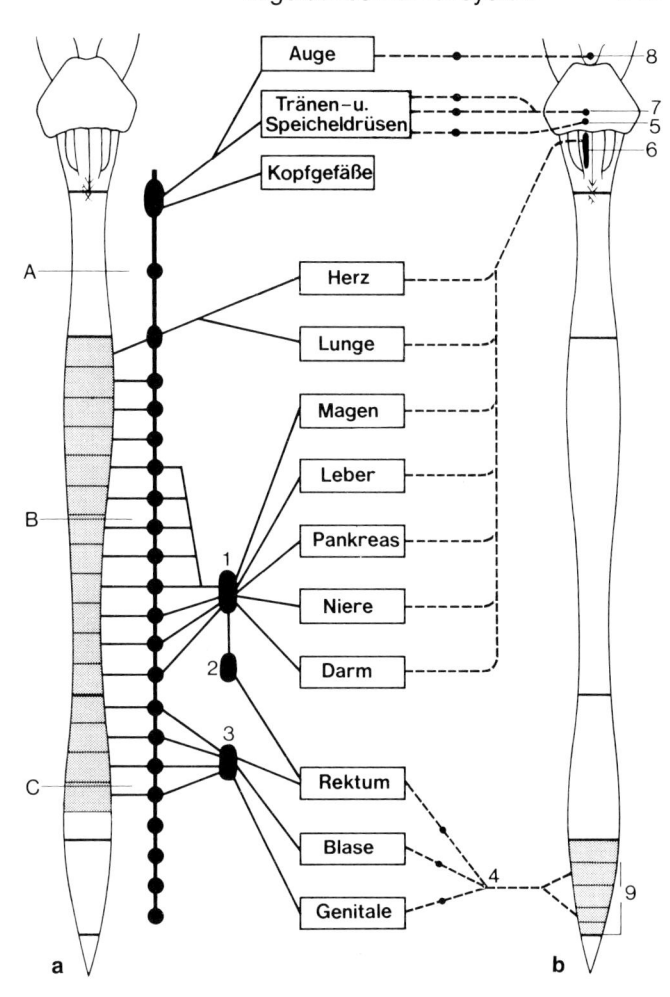

Abb. 14 Vegetatives Nervensystem (nach Kahle). **a** Sympathikus. A = Halsteil, B = Brustteil, C = Lendenteil, 1 = Ganglion coeliacum, 2 u. 3 = Ganglia mesenterica, 4 = Plexus hypogastricus superior und inferior. **b** Parasympathikus. 5 = N. hypoglossus (IX), 6 = N. vagus (X), 7 = N. facialis (VII), 8 = N. oculomotorius (III), 9 = Sakralmark (S2–4)

Parasympathikus

Hier werden Hirnnerven (N. vagus, hypoglossus, facialis und oculomotorius) sowie Fasern des Sakralmarkes (S2–4) zu einer funktionellen Einheit zusammengefaßt. Letztere gelangen über den Plexus hypogastricus inferior oder direkt als Nn. pelvici zu Blase, Mastdarm und Geschlechtsorganen. Das System fördert die Beweglichkeit und Sekretion der Baucheingeweide einschließlich der zugehörigen Drüsen und die Entleerung von Blase und Darm. Es steuert Blutdruck, Puls- und Atemfrequenz. Als „Gegenspieler" des Sympathikus dient es der Erholungsphase.

Innerhalb des vegetativen Nervensystems werden viszerosensible Schmerzfasern beschrieben, die durch die Hinterwurzeln in das Rückenmark eintreten. Sie sollen die Headschen Zonen erklären, ihre Wirkungsweise ist jedoch noch ungesichert.

Übergeordnet sind Hypothalamus, Hypophyse sowie Herzkreislauf- und Atemzentrum im Hirnstamm. Bei Rückenmarkschäden oberhalb von D6 ist der gesamte Sympathikus von diesen Zentren abgeschnitten und kann mit einer mitunter tödlich verlaufenden autonomen Dysreflexie reagieren. Auslösend können eine Überdehnung der Hohlorgane des Bauchraumes, vorwiegend der Blase, des Darms und der Gebärmutter (VERDUYN 1986, WANNER u. Mitarb. 1987), gelegentlich Katheterisieren und intravesikale urologische Untersuchungen oder Behandlungen sein.

Zeichen: Plötzlicher Hochdruck, Tachykardie, starke Rötung von Gesicht und Hals, Temperatursteigerung, inselförmige Schweißausbrüche, unerträgliche Kopfschmerzen, Abgeschlagenheit, hirnorganische Krampfanfälle bis zu Zerreißungen von Hirngefäßen.

Therapie: Sofortige Beseitigung der Überdehnung (Katheterisieren, Darmrohr und Magensonde, Beendigung der Geburt).

Beim Absaugen der Atemwege, bei Intubation oder Tracheotomie muß man auf einen reflektorischen Herz- oder Atemstillstand vorbereitet sein.

Besonderheiten der Blasenlähmung

Der glatte M. detrusor vesicae wird vom parasympathischen N. pelvicus, der quergestreifte M.

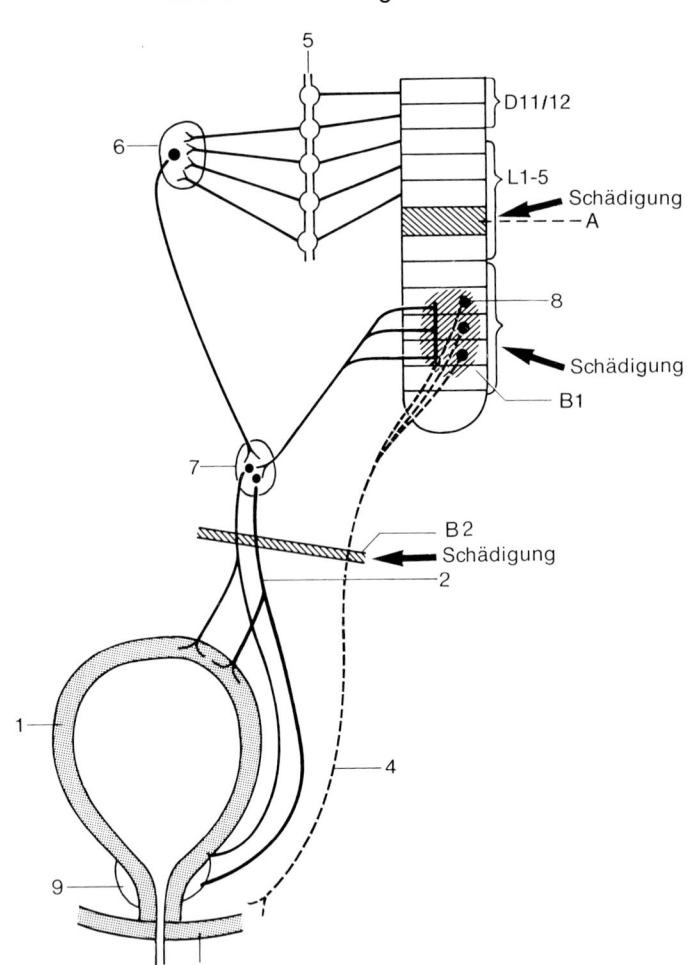

Abb. 15 Blasenlähmungen. A = „oberes motorisches Neuron", B = „unteres motorisches Neuron", 1 = M. detrusor vesicae, 2 = N. pelvicus, 3 = M. sphincter urethrae externus, 4 = N. pudendus, 5 = Grenzstrang, 6 = Ganglion mesentericum inferior, 7 = Plexus vesicalis, 8 = Blasenzentrum S2–4, M. sphincter urethrae internus (Blasenhals)

sphincter urethrae externus und der Beckenboden werden aus den gleichen Segmenten des Rückenmarkes über den N. pudendus versorgt. Die sympathischen Fasern kommen aus dem unteren Brust- und oberen Lendenmark nach Umschaltungen zur Blase. Nervi pelvici, pudendi und hypogastrici vermitteln sensible Impulse zum Sakral- und Lumbalmark, von dort über Seiten- und Hinterstrang zum Hirn. Der efferente Weg ist noch nicht geklärt. Der Blasenhals liegt oberhalb des M. sphincter vesicae externus und kann Schwierigkeiten bei der Entleerung der gelähmten Blase bereiten. Das neurologische Blasenzentrum liegt im Bereich S2–4 (Abb. 15). Rückenmarkschädigungen können an verschiedenen Stellen dieses Systems eintreten:

1. Typ des oberen motorischen Neurons (upper motor neuron lesion = UMNL) (Abb. 15 A):
Die Rückenmarkschädigung liegt oberhalb des Blasenzentrums, die Segmente S2–4 sind unverletzt. Reflektorische, automatische Entleerungen sind möglich. Bezeichnung: Reflex-, automatische oder Rückenmarkblase.

2. Typ des unteren motorischen Neurons (lower motor neuron lesion = LMNL (Abb. 15 B) mit zwei Schädigungsmöglichkeiten:
– Zerstörung des Blasenzentrums.
– Zerstörung der vom Blasenzentrum zur Blase führenden Nerven.
Die Regulierung der Blasentätigkeit geht nur noch vom intramuralen Nervensystem aus. Bezeichnung: autonome oder Überlaufblase, areflektorische Blase.

3. Mischtypen vom oberen und unteren Typ:
Somato- und Viszeromotorik haben verschiedene, dem UMNL oder LMNL zuzuordnende Formen.
Blasenlähmungen vom oberen Typ sind im allgemeinen spastisch, vom unteren Typ überwiegend schlaff. Die Praxis zeigt, daß die Mischtypen außerordentlich häufig sind.

Sexualfunktion

Die Sexualfunktion ist eine reine Werkzeugfunktion, eingebettet in den übergeordneten Begriff der Sexualität, mit der sie oft fälschlicherweise gleichgesetzt wird (GRÜNINGER u. KLASSEN 1985a, b, JOUANNET u. Mitarb. 1981, PAESLACK 1983, VERKUYL 1976).

Das Sexualzentrum liegt in den Segmenten S2–S4. Afferente Reize gelangen über den N. pudendus und den N. pelvicus dorthin. Über vegetative und somatische Fasern gehen Impulse, insbesondere über somatische Fasern (N. pudendus) zurück für die Ejakulation. Darüber hinaus sind die Segmente D11–L2 eingebunden, von denen parasympathische und sympathische Fasern ausgehen und Einfluß auf die Sexualfunktion gewinnen. Die parasympathischen Nn. pelvici (Nn. erigentes) steuern die Erektion des Penis oder der Klitoris, die Bereitstellung der Samenflüssigkeit bzw. der Scheidensekrete aus S2–4. Die sympathischen Fasern des N. hypogastricus aus D11–L2 steuern den Austritt der Samenflüssigkeit bzw. der Scheidensekrete und wirken über die Corpora cavernosa bei der Erektion des Penis oder der Klitoris mit. Die somatischen Fasern des N. pudendus aus S2–4 schließlich bewirken über die quergestreifte Muskulatur des Beckenbodens und des M. ischiocavernosus die Ejakulation bzw. die Rhythmik des Orgasmus der Frau.

Zerebrale Signale werden für Berührung über alle drei Säulen der weißen Substanz des Rückenmarkes dem Hirn zugeleitet. Propriozeptive Reize werden über die Hintersäule weitergegeben. Optische, akustische und Geruchswahrnehmungen werden über die entsprechenden Hirnnerven von der Hirnrinde aufgenommen, andere Reize gelangen zu den Kernen des vegetativen Systems im Hypothalamus. Die motorischen Impulse gehen über die Pyramidenbahnen zu den Vorderhornzellen. Die Organimpulse gelangen vom Hypothalamus entweder zu den präganglionären sympathischen Zellen im Seitenhorn des Thorakolumbalmarkes oder zu den sakralen parasympathischen präganglionären Zellen. Die Fasern für die Hoden ziehen unmittelbar zum Lumbosakralmark.

Die prozentuale Auswertung verbliebener Sexualfunktionen nach einer Rückenmarkverletzung in statistischer Weise ist verständlicherweise äußerst schwierig, da man weitgehend auf subjektive Angaben der Betroffenen zurückgreifen muß. In letzter Zeit wird eine Methode zur Messung der Erektionsfähigkeit des Mannes während der Nachtruhe erprobt, deren Aussagewert aber noch sehr begrenzt ist (LAMID 1986).

Psychogene oder reflektorische Erektionen sind möglich, wenn die Rückenmarkschädigung zwischen dem thorakolumbalen und dem sakralen Erektionszentrum liegt. Zerstörung eines Zentrums führt zum Verlust einer Erektionsform, Zerstörung beider Zentren zum völligen Verlust der Erektion. Direkte Sakralmarkläsionen führen zu 85% zum Erektionsverlust, bei kompletten suprasakralen Läsionen verbleiben zu 90% reflektorische Erektionen (EBNER u. MADERSBACHER 1990). Gemischte Lähmungen müssen dazwischen eingeordnet werden (VOGT 1986). Hier geht es vor allem um Lähmungen bei D10–12 als Grenzzone (STIEF u. Mitarb. 1987).

Als Erektionshilfen dienen aufblasbare Erektionsringe an der Peniswurzel mit stauender Wirkung, semirigide implantierbare Penisprothesen – die auch die Fixierung von Kondomen erleichtern (PERKASH u. Mitarb. 1992) – bevorzugt aber auf hydraulischer Basis wirkende semiflexible implantierbare Prothesen. Die Komplikationsrate liegt bei 5–6% (EBNER u. MADERSBACHER 1990).

Die Schwellkörperautoinjektion (SKAT) mit vasoaktiven Substanzen (Papaverin, Phentolamin) bewirkt Erektionen von 30–90 Minuten (SCHMIDT-BACHALY u. BURGDÖRFER 1990). EARLE u. Mitarb. (1992) fanden Prostaglandine E_1 besser als Papaverin. SKAT sollte auch als Test diagnostisch angewendet werden. Komplikationen sind vor allem Priapismus oder verlängerte Erektionen sowie Fibrosierung der Schwellkörper. BODNER u. Mitarb. (1992) schätzen SKAT als effektiv und relativ sicher ein. LLOYD u. RICHARDS (1989) beschreiben 52% meist geringe Komplikationen. Nach LÖCHNER-ERNST (1990) ist es eine Kurz-, die Prothesenimplantation eine Dauertherapie. Weitere Berichte stammen von JONAS 1983, LÖCHNER-ERNST 1984, WYNDAELE u. Mitarb. 1986.

Die Ejakulationsfähigkeit ist noch stärker betroffen. Versuche mit Gaben von Physostigmin s.c. haben zwar vereinzelt zu Erfolgen geführt, sind aber besonders bei hohen Lähmungen wegen begleitender Reflexdyssynergien nicht ohne erhebliches Risiko (LÖCHNER-ERNST 1990, RAWICKI u. HILL 1991).

Die Vibrostimulation der Glans penis (BERETTA u. Mitarb. 1989, LÖCHNER-ERNST 1990, RAWIKKI u. HILL 1991, SIÖSTEEN u. Mitarb. 1990) steht heute ganz im Vordergrund. Sie führt in 65% zum Erfolg, bei Kinderwunsch wurde in 48% eine Schwangerschaft erzielt (LÖCHNER-ERNST 1990). BERETTA u. Mitarb. (1989) berichten über 70% Erfolge und 3 Schwangerschaften. Die Samenqualität ist vermindert. Vermischung mit Urin und Gleitmitteln und die Stromqualität beeinflussen die Osmolarität und reduzieren die Motilität. Eine pH-Abhängigkeit besteht nicht (LINSENMEYER u. Mitarb. 1989). Wiederholte Stimulation steigert die Konzentration und Mobilität. Sie führt zu einer Abnahme der abnormalen Samenmorphologie (BERETTA u. Mitarb. 1989). Bei Versagen kann die weniger aussichtsreiche rektale Elektrostimulation oder eine Kombination mit Physostigmin versucht werden. Sie eignet sich auch für infranukleäre Schädigungen. Gute Ergebnisse der Vibrostimulation wurden von HALSTEAD u. Mitarb. (1987) und BRINDLEY (1984) beschrieben. Zeugungsfähigkeit hängt neben dem Vorhandensein einer ausreichend dauernden Erektion und einer kräftigen Ejakulation vor allem von der Qualität des Spermas ab. Schädigungen werden mit Harnwegsinfektionen, lokalen Hyperthermien und medikamentös bedingten Einflüssen erklärt. Die Annahme einer immer vorhandenen Zeugungsunfähigkeit ist nicht gerechtfertigt. NIKAS u. Mitarb. (1990) fanden bei 40 Teilnehmern des Koreakrieges 40 Jahre nach der Verletzung bei 67% Kinder, die in 70% nach Eintritt der Querschnittlähmung gezeugt worden waren.

Die Erfahrung lehrt, daß sich besonders beim Mann die Sexualfunktionen im Laufe der Zeit ändern können. Im Akut- und Frühstadium ist keine zutreffende Prognose möglich. Sicher dringend notwendige ärztliche Gespräche mit dem Patienten und ggf. seiner Partnerin sollten deshalb nicht vor Ablauf von zwei bis drei Monaten geführt werden und dabei die individuellen Gegebenheiten sorgfältig abklären (COLE u. Mitarb. 1973, FRANCOIS u. MAURY 1987, PAESLACK 1983, WINTER-KLEMM 1983). Sie sind häufig wiederholt erforderlich, insbesondere vor Einleitung von Hilfen im oben beschriebenen Sinne. Demonstrationen und Videoaufnahmen sind hierbei von großem Vorteil.

Bei Frauen besteht zunächst überwiegend eine Amenorrhö, die zwischen drei und neun Monaten anhalten kann (PAESLACK 1983). Bei kompletten Lähmungen ist die Orgasmusfähigkeit meistens erloschen oder aber erheblich beeinträchtigt. Die Empfängnisfähigkeit bleibt erhalten, der Schwangerschaftsablauf ist regelrecht. Gefahrenmomente stellen Harnwegsinfektionen, besonders in der zweiten Schwangerschaftshälfte und Sturzgeburten bei Mehrfachgebärenden durch Lähmung des Beckenbodens dar. Bei Lähmungen oberhalb D6 kann es kurz vor und unter der Geburt zu lebensbedrohlichen autonomen Dysreflexien kommen (GÖLLER u. PAESLACK 1970, 1972) (s. S. 4.13).

Eine sehr detaillierte Untersuchung bei 15 Frauen verdanken wir BERARD (1989). Sie umfaßt Fragen der Anatomie und Physiologie, der Psychologie der einzelnen Phasen der Kohabitation, der Empfängnisfähigkeit, der Schwangerschaft und der Geburt. Der Autor geht von vielen Analogien in der Innervation der Genital-Sexual-Region zwischen Mann und Frau aus. Sexuelle Wünsche einschließlich Kinderwunsch spielen eine bedeutende Rolle. Schwangerschaft und Geburt sind risikoreich (Harnwegsinfektionen, Dysreflexien). Eine ausführliche Literaturübersicht ist vorangestellt.

Gegenüber der Problematik bei Männern traten die Probleme bei Frauen in der Literatur häufig weit in den Hintergrund, da Kohabitations- und Konzeptionsfähigkeit erhalten bleiben und damit alle Fragen gelöst schienen. Das ist sicher nicht berechtigt.

Behandlung der Querschnittlähmung

Die Behandlung Querschnittgelähmter hat durch das Lebenswerk von Sir Ludwig GUTTMANN, begründet seit 1944, eine kaum vorstellbare Dynamik entwickelt (BEDBROOK 1987, MEINECKE 1988b).

Erste Hilfe am Unfallort

Bei geeigneten Unfallhergängen sind eine rasche Überprüfung der Funktionstüchtigkeit von Atmung und Kreislauf, der Bewegungsfähigkeit der Gliedmaßen und vorhandenen Gefühlsempfindungen schnell möglich und einfach. Druckschmerz, Gibbus und Schwellung weisen auf eine Wirbelsäulenverletzung hin, sie ist im Zweifelsfall immer zu unterstellen (MEINECKE 1980a). Begleitverletzungen (s. S. 4.27) liegen bei über 60% vor, hierauf ist zu achten. Die Bergung muß ohne unnötige Bewegung der Wirbelsäule und ohne Gewaltanwendung erfolgen. Umlagerungen sollen mit drei bis vier Helfern nach dem „Gabelstaplerprinzip" erfolgen (Abb. 16), wobei man mit der Trage zum Verletzten gehen muß und nicht umgekehrt. Einer Schaufeltrage, die untergeschoben werden kann, ist gegenüber dem manuellen Anheben der Vorzug zu geben. Harte Gegenstände sind aus den Taschen zu entfernen. Eine unnachgiebige Unterlage – am besten Vakuummatratze – muß an vorspringenden Knochenteilen (Abb. 17) zum Transport gepolstert werden. Nach Möglichkeit sollte bei sicherer Querschnittlähmung unmittelbar die nächstgelegene Spezialabteilung (Tab. 9 und Abb. 18) angelaufen werden, wenn sie alle Voraussetzungen besitzt, jederzeit auch unangemeldet frische Querschnittgelähmte aufzunehmen und ohne Verlegungen alle diagnostischen und ggf. operativen Maßnahmen auszuführen. Ausnahmen davon gelten bei Gefährdung der vitalen Funktionen oder bei Indikationen zu neurochirurgischen Maßnahmen wegen gleichzeitiger Schädel-Hirn-Verletzung (DONOVAN u. Mitarb. 1984, LÖNNEKER 1992, MEINECKE 1987a, SCHNEIDER u. MÄDER 1992, STOCK 1990, 1992, ZÄCH 1992).

Diagnostik im Krankenhaus

Die Erhebung der allgemeinen Vorgeschichte richtet sich vor allen Dingen auf Stoffwechseler-

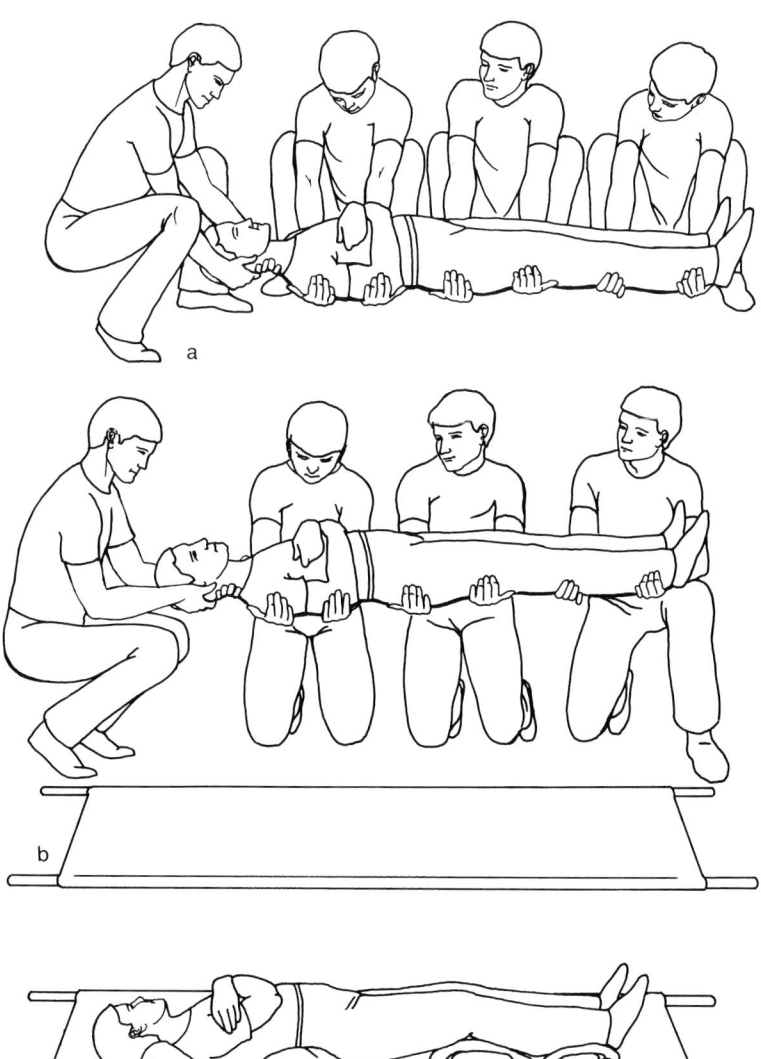

Abb. **16 a** u. **b** Anheben eines Verletzten nach dem „Gabelstaplerprinzip"

Abb. **17** Sachgerechte Lagerung mit Unterpolsterung der physiologischen Krümmungen und vorspringender Knochenteile

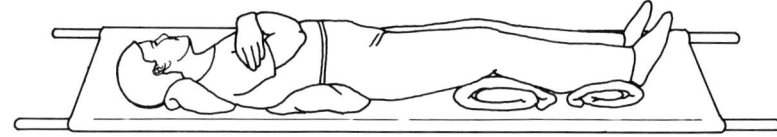

krankungen, Erkrankungen von Atmung, Kreislauf und Harnwegen, frühere Unfälle und Veränderungen der Wirbelsäule.

Aus der Schilderung des Unfallherganges ergeben sich in der speziellen Vorgeschichte Hinweise auf Begleitverletzungen (Tab. **7**) und spezielle Untersuchungsmaßnahmen.

Im Vordergrund steht die Abklärung vitaler Funktionen (MEINECKE 1987d, VOELTZ 1990). 20% der Querschnittgelähmten haben einen Verletzungsschock (Volumenmangelschock), der nicht mit dem spinalen Schock verwechselt werden darf (s. S. 4.20). Bradyarrhythmien sind bei Verletzungen oberhalb D6 häufig. Schädel- und Brustkorbmitverletzungen kommen oft vor, Mitverletzungen innerer Bauchorgane sind vergleichsweise selten (s. S. 4.28). Echte Polytraumen machen 50% aller Querschnittlähmungen mit Begleitverletzungen aus (s. S. 4.27). Alle genannten Zustände können das Leben mehr gefährden als die Querschnittlähmung selbst. Ihre Therapie ist deshalb vordringlich, weitere Untersuchungsmaßnahmen müssen in solchen Fällen bis zur Stabilisierung des Allgemeinzustandes zurückgestellt werden. Eine den ganzen Körper umfassende Allgemeinuntersuchung am vollständig entkleideten Patienten ist unerläßlich. Begleitverletzungen werden leicht übersehen. Zwangshaltungen, Schwellungen, Druck- und Klopfschmerz und Achsenknickungen sind Hinweise auf Wirbelsäulenverletzungen. Eine genaue neurologische Untersuchung unter Einbeziehung der sensiblen Funktionen – die beim Frisch- oder Mehrfachverletzten schwierig sein kann – ist unerläßlich. Kennmuskeln (Abb. **6**), Sensibilitätsgrenzen (Abb. **7**) und Reflexabläufe (Tab. **7**) sind zur Höhenbestimmung neurologischer Ausfälle hilfreich. Bei Bewußtlosen mit einer Halsmarklähmung geben das Fehlen der Interkostalatmung und bei allen bewußtlosen Querschnittgelähmten

4 Querschnittlähmungen

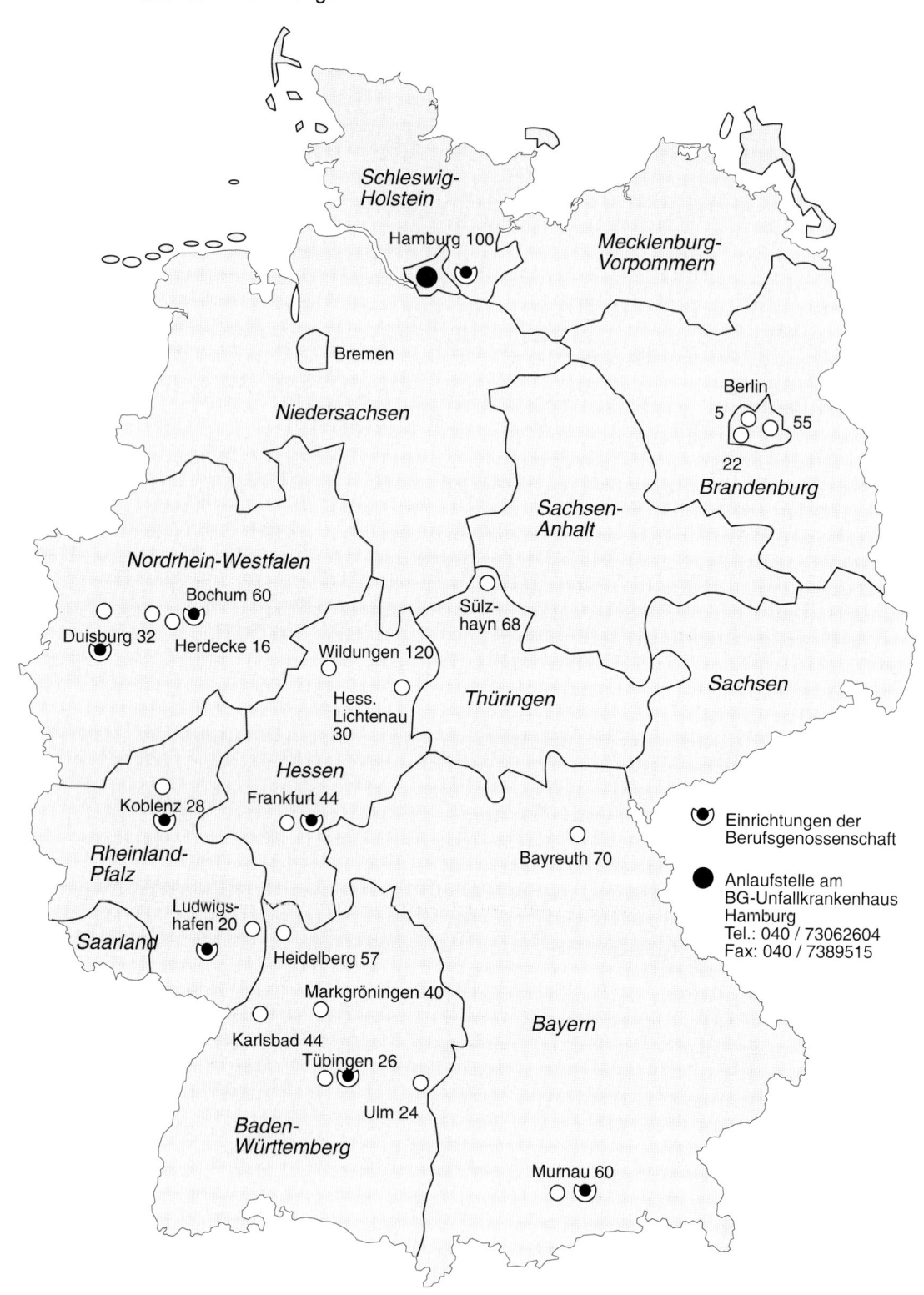

Abb. 18 Spezialabteilungen zur Erstbehandlung Querschnittgelähmter

Tabelle 9 Anschriftenliste der Zentren zur Erstbehandlung von Querschnittgelähmten in der Bundesrepublik Deutschland (Stand per 31.7.1992)

Berufsgenossenschaftliche Anlaufstelle für die Vermittlung von Betten für Querschnittgelähmte am BG-Unfallkrankenhaus Hamburg (Telefon: 040/7306 26 04, FAX: 040/7 38 95 15)

Ort	Einrichtung	Ort	Einrichtung
Bad Wildungen-Reinhardshausen	Werner-Wicker-Klinik Abteilung für Rückenmarkverletzte 34537 Bad Wildungen	Hessisch-Lichtenau	„Lichtenau e. V." Orthop. Klinik u. Reha-Zentrum der Diakonie, Abt. für Querschnittlähmungen Am Mühlenberg 37235 Hessisch-Lichtenau
Bayreuth	Krankenhaus Hohe Warte Reha-Klinik für Querschnittgelähmte Hohe Warte 8 95445 Bayreuth	Karlsbad-Langensteinbach	Reha-Krankenhaus Paraplegiologische Abteilung Guttmannstr. 1 76307 Karlsbad
Berlin (BK)	Krhs. Zehlendorf Bereich Behring Sonderstation für Querschnittgelähmte Gimpelsteig 3–5 14165 Berlin	Koblenz	Krhs. Ev. Stift St. Martin BG-Sonderstation für Schwerunfallverletzte Johannes-Müller-Str. 7 56068 Koblenz
Berlin-Buch	Zentrum für Querschnittgelähmte Klinikum Berlin-Buch Zepernicker Str. 6 13125 Berlin	Ludwigshafen	BG-Unfallklinik Abteilung für Querschnittgelähmte Ludwig-Guttmann-Str. 13 67071 Ludwigshafen
Berlin (UK)	Oskar-Helene-Heim Orthop. Klinik und Poliklinik der FU Clayallee 229 14169 Berlin	Markgröningen	Klinik Markgröningen Orthop. Reha-Krhs. Abteilung für Querschnittgelähmte Nähere Hurst 20 71706 Markgröningen
Bochum	Chir. Univ. Klinik und Poliklinik der BG-Krankenanstalten Abt. f. Rückenmarkverletzte „Bergmannsheil Bochum" Gilsingstr. 14 44789 Bochum	Murnau	BG-Unfallkrankenhaus Abteilung für Querschnittgelähmte Prof.-Küntscher-Str. 8 82418 Murnau
Duisburg	BG-Unfallklinik Spezialabt. für Rückenmarkverletzte Großenbaumer Allee 250 47269 Duisburg	Sülzhayn	Gesundheits-Einrichtungen Sülzhayn Reha-Zentrum für Querschnittgelähmte Dr.-Kremser-Str. 38 99755 Sülzhayn
Frankfurt	BG-Unfallklinik Abteilung für Rückenmarkverletzte Friedberger Landstr. 430 60389 Frankfurt	Tübingen	BG-Unfallklinik Abteilung für Querschnittgelähmte Rosenauer Weg 95 72076 Tübingen
Hamburg	BG-Unfallkrankenhaus Querschnittgelähmtenzentrum Bergedorfer Str. 10 21033 Hamburg	Ulm	Reha-Krankenhaus Ulm Akadem. Krhs d. Univ. Ulm Abteilung für Querschnittlähmungen Oberer Eselsberg 45 89081 Ulm
Heidelberg	Orthopäd. Klinik und Poliklinik der Universität Heidelberg Abt. f. d. Behandlung und Rehabilitation Querschnittgelähmter Schlierbacher Landstr. 200 a 69118 Heidelberg		
Herdecke	Gemeinnütziges Gemeinschafts-Krhs. Herdecke Klinikum der Univ. Witten Chirurg. Abteilung Beckweg 4 58313 Herdecke		

das Fehlen aller Reflexe im Lähmungsbereich wesentliche Hinweise auf eine gleichzeitige Rückenmarkverletzung. Eine rektale Untersuchung zur Bestimmung der Schließmuskelfunktion, Sensibilität und des Reflexverhaltens in diesem Bereich ist zwingend. Die Trennung zwischen vollständigen und teilweisen Lähmungen wird durch die Einteilung von FRANKEL u. Mitarb. (1969) – die trotz aller Vorbehalte inzwischen internationale Anwendung findet – sehr erleichtert (Tab. 8) (STOCK 1987).

Die Abklärung von Wirbelsäulenverletzungen wird von MAGERL (1985) beschrieben. Hierzu einige Bemerkungen.

Es gibt Rückenmarkschäden ohne nachweisbare Beteiligung von Wirbeln, Bandscheiben oder Bändern. Die CT hat allerdings zu einer deutlichen Verringerung solcher Fälle gegenüber früheren Angaben in der Literatur geführt. Die Segmenthöhe einer Rückenmarkverletzung entspricht nicht der Wirbelverletzung (s. S. 4.1 u. 4.6). Das Röntgenbild gibt keine Auskunft über das Ausmaß eines Rückenmarkschadens. Die Angabe von L. BÖHLER (1963), ein Bogenbruch sei „selten" und könne „rettend" für das Rückenmark sein, ist durch die CT relativiert worden. Immer sind bei Rückenmarkschäden Röntgenaufnahmen der gesamten Wirbelsäule in 2 Richtungen erforderlich. Mehretagenverletzungen sind nicht so selten. Werden sie nicht entdeckt, kann das – besonders im Zeitalter operativer Therapien – erhebliche Folgen haben. Verletzungen im Bereich C7/D1 werden häufig übersehen, da die Röntgendiagnostik nicht ausreichend war. Das kann nur vorübergehend dann akzeptiert werden, wenn der Allgemeinzustand des Patienten zunächst die Durchführung weiterer Techniken (Fechterstellung, Schrägaufnahmen, Schichtaufnahmen, CT) wegen Lebensgefahr nicht zuläßt. Sie müssen zum frühestmöglichen Zeitpunkt nachgeholt werden. Man gebe sich, sowohl aus therapeutischen als auch aus forensischen Gründen, niemals mit unzureichenden Röntgenaufnahmen zufrieden. Das Rückenmark selbst läßt sich am besten im MRT darstellen (PEROVITCH 1987, PEROVITCH u. Mitarb. 1992, WITTENBERG u. Mitarb. 1987).

Liquorpunktionen, Queckenstedtscher Versuch, Myelo-, Disko- und Vertebrographien bringen hinsichtlich raumfordernder Verhältnisse im Spinalkanal keine zusätzlichen Erkenntnisse, die in therapeutische Konsequenzen umgesetzt werden können, nachdem die CT – ggf. ergänzt durch Kontrastmittelgaben – immer breiter zur Anwendung kommt. Hier wird unnütz Zeit verwendet und durch vermeidbare Lagerungen und Umlagerungen ein ggf. noch erholungsfähiges Rückenmark sinnlos gefährdet. Die künftige Bedeutung der MRT mit Kontrastmittelgaben in der Akutdiagnostik ist noch nicht abgeklärt (ABEL u. Mitarb. 1992, GERNER 1992). LAUSBERG (1969) hat darauf hingewiesen, daß „unabhängig von einer möglichen Kompression die primäre unfallbedingte Schädigung des Rückenmarks ganz im Vordergrund steht".

Röntgenaufnahmen der Lungen und EKG dienen als Basisbefund, ebenso wie eine Nierenleeraufnahme mit Ausscheidungsurogramm. Sie decken nicht selten Befunde auf, die unbekannt oder klinisch noch nicht zu erfassen sind. Hämato-, Sero- oder Chylothorax und Zwerchfellrisse werden oft erst nach Tagen oder selbst Wochen erkennbar, ebenso traumatische Herzschäden. Gegebenenfalls hilft auch hier die CT weiter.

Laboruntersuchungen müssen Blutgruppe, BKS, Elektrolyte, alkalische Phosphatase, Gerinnungsstatus, Thrombozytenwerte und Faktor AT III, Transaminasen, harnpflichtige Substanzen, Elektrophorese, Blutzucker und Urin einschließen. Nach AIDS muß mehr und mehr gefahndet werden. Bei Verdacht auf traumatische Herzschäden muß die Labordiagnostik entsprechend erweitert werden.

Blutgasanalysen sind für die Atmungs- und Infusionstherapie von Bedeutung. Die Nierenfunktion sollte durch entsprechende Flüssigkeitsbilanz überwacht werden. Ist eine stündliche Bestimmung erforderlich, kann sie über einen dünnen suprapubischen Katheter (Cystofix) erfolgen. Transurethrale Dauerkatheter sind heute nicht mehr gerechtfertigt.

Tabelle 8 Einteilung des Lähmungsausmaßes nach *Frankel u. Mitarb.*

A = vollständige motorische, sensible und vegetative Lähmung.

B = motorisch komplette, sensibel inkomplette Lähmung.

C = motorisch inkomplette Lähmung ohne Funktionswert.

D = motorisch inkomplette Lähmung mit Funktionswert.

E = keine Lähmung.

Spinaler Schock

Hier handelt es sich um eine Besonderheit bei Rückenmarkverletzungen, die zu etwa 80 % auftritt (s. S. 4.6). Die Symptome ergeben sich aus Tab. 6. Im Gegensatz zum Volumenmangelschock besteht eine Bradykardie. Dennoch kommt es zu Verwechslungen. Versuche, das Bild durch forcierte Infusionen zu beseitigen, können zum Lungenödem führen. Die Druckgeschwürgefährdung ist erhöht. Magen- und Darmatonie sind die Regel. Lavage oder CT schließen innere Blutungen aus. Wiederkehr der Reflexe und ein positiver Eiswassertest (s. S. 4.24) sind Zeichen des

Abklingens des spinalen Schocks. Der Zeitraum ist unterschiedlich und überschreitet 8 Wochen selten (GUTTMANN 1973).

Häufig beobachtete Fehler

Übersehen einer Verletzung am Übergang HWS/obere BWS, einer Mehretagenverletzung, einer gleichzeitigen Halsmarkverletzung (Areflexie, fehlende Interkostalatmung) bei Hirntraumen mit anhaltender Bewußtlosigkeit, einer tiefen Halsmarklähmung (C7 und darunter) und von Begleitverletzungen bei vollständigen Lähmungen. Verwechseln eines Volumenmangelschocks (Tachykardie) mit einem spinalen Schock (Bradykardie), einer Magen-Darm-Atonie mit einem paralytischen Ileus.

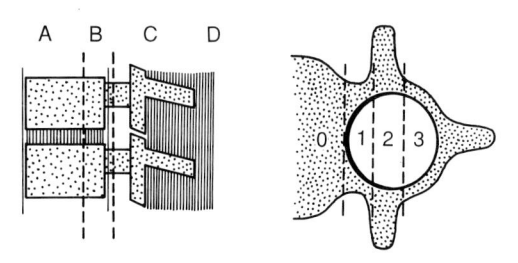

Abb. 19 Schematische Einteilung der Wirbelsäulenverletzungen (nach Wolter). Typ A = Fraktur Wirbelkörper, Typ B = Fraktur Hinterwand und Bogenwurzel, Typ C = Fraktur Wirbelbögen und Fortsätze, Typ D = diskoligamentäre Verletzung, 0 (Null) = keine Einengung des Spinalkanals, 1 = Einengung bis zu ⅓, 2 = Einengung bis zu ⅔, 3 = Einengung bis ³⁄₃

Therapie

Es besteht eine enge Relation zwischen der dem Stütz- und Bewegungsapparat zugehörigen Wirbelsäule und dem dem Zentralnervensystem zugehörigen Rückenmark. Deshalb werden beide Organe auch stets im Zusammenhang betrachtet. Hierbei kommt es aber in der Diskussion um therapeutische Maßnahmen häufig zu Darstellungen, die einer kritischen Untersuchung noch nicht standhalten können, sondern von Wunschvorstellungen und Emotionen vielfach begleitet sind.

Die große Zahl Wirbelsäulenverletzter zeigt, daß das Nervensystem – ob peripher oder zentral – nur in einem gewissen Prozentsatz (zwischen 15 und 20%) beteiligt ist. Bei den Rückenmarkverletzten werden auch nach computertomographischer Abklärung Verletzungen der Wirbelsäule in einigen Fällen vermißt. Daraus ergibt sich zwangsläufig, daß therapeutische Konzepte klar auf die beiden benachbarten Organsysteme abgegrenzt bezogen werden müssen.

Die Therapie der Wirbelsäulenverletzungen hat das Ziel, die ursprüngliche Form und Stabilität der Wirbelsäule vollständig oder weitgehend wiederherzustellen. Hierzu gibt es konservative und operative Wege, die MAGERL in seinem Beitrag zu diesem Band dargestellt hat. Die Einteilung der Wirbelsäulenverletzungen nach MCAFEE (1983) oder MAGERL (1985) ist sinnvoll (BÖTEL 1992). Für den praktischen Alltag hat sich zur ersten Beurteilung der Stabilität und zur Indikationsstellung für die einzuschlagende Behandlung die Zuordnung der Verletzungen nach WOLTER (1985) (Abb. 19) als einfaches Vorauswahlverfahren sehr bewährt.

Bei Rückenmarkverletzten sind die Indikationen zur Stabilisierung der Wirbelsäule sehr weit zu stellen, wenn eine Erleichterung der Pflege und die Abkürzung der Bettlägerigkeit angestrebt wird. Die verbesserten diagnostischen Möglichkeiten – besonders unter Berücksichtigung der

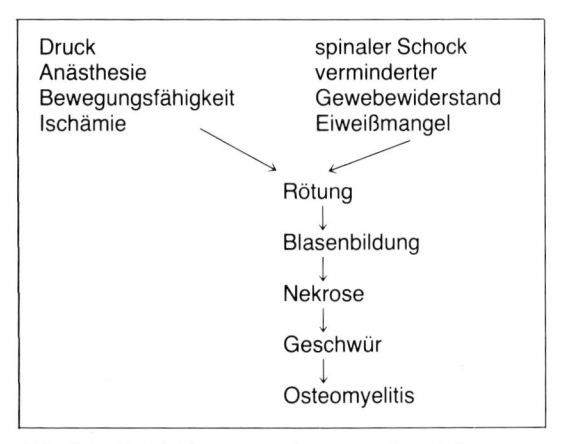

Druck
Anästhesie
Bewegungsfähigkeit
Ischämie

spinaler Schock
verminderter
Gewebewiderstand
Eiweißmangel

↓
Rötung
↓
Blasenbildung
↓
Nekrose
↓
Geschwür
↓
Osteomyelitis

Abb. 20 Entwicklungsursachen und -stufen von Druckgeschwüren

Ergebnisse der CT – und die Entwicklung geeigneter Techniken erfüllen hierzu auch für diejenigen heute die Voraussetzungen, die bisher den Bemühungen noch abwartend gegenüberstanden (MEINECKE 1980a). An der Halswirbelsäule hat sich die vordere Spondylodese mit Beckenkammspänen und Metallplatten bewährt (H- oder Schlitzlochplatten nach Wolter, Trapezplatten nach Caspar). An der Brust- und Lendenwirbelsäule ist das Vorgehen nach Daniaux mit der hinteren Spondylodese, der transpedikulären Aufrichtung und der Auffüllung des gebrochenen Wirbels mit Beckenkammspongiosa ein brauchbarer Weg. Kurzstreckige Stabilisierungen mit dem Fixateur interne (DICK u. Mitarb. 1990, KLUGER u. GERNER 1986), dem Plattenfixateur interne (WOLTER 1985), ggf. auch dem Fixateur externe (MAGERL 1985) sind wohl günstiger als langstreckige Fusionen mit Schlitz- (WOLTER 1985) oder Kerblochplatten. Postoperative äußere Fixierungen mit Stützkorsett (KLUGER u. Mitarb. 1987) sind bei Rückenmarkgeschädigten wegen Druckgeschwürgefährdung (Abb. 20) und zusätzlicher Behinderung durch die erzwungene Bewegungs-

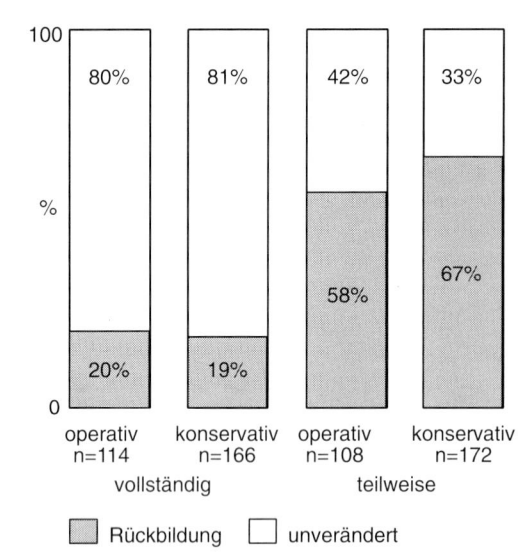

Abb. 21 Vergleichende Untersuchung über die neurologische Rückbildung nach konservativer und operativer Behandlung der Wirbelsäulenverletzung im Querschnittgelähmtenzentrum Hamburg

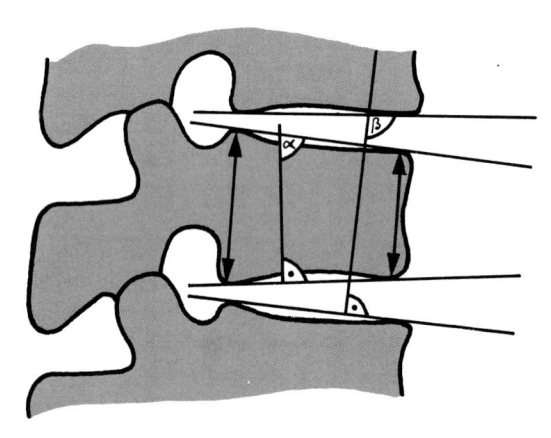

Abb. 22 Meßschema nach Daniaux. α = Körperwinkel des verletzten Wirbels (KW), β = Grundplatten-Deckplatten-Winkel der Nachbarwirbel (GDW). Sagittaler Index (SI): Quotient aus Vorderkanten- zu Hinterkantenhöhe

einschränkung problematisch. Die Entwicklung ist sicher noch nicht abgeschlossen, sondern gleicht der Situation in der Extremitätenchirurgie etwa 1965. Eine Verbesserung der Rückbildungsmöglichkeiten einer Lähmung nach operativer Wirbelsäulenbehandlung gegenüber konservativem Vorgehen (DICK u. ZÄCH 1987, STOLZE u. Mitarb. 1987) ist bisher nicht statistisch nachgewiesen (Abb. **21**) (BOHLMANN 1979, GERNER 1992, GRÜNINGER u. WIESE 1987, HACHEN 1987, JACOBS u. Mitarb. 1980, KIWERSKI 1986, KORTMANN u. Mitarb. 1986, MAURY 1981, MEINECKE 1987a, NICOLLE 1981, RISKA 1987). Nach operativer Behandlung konnten Verletzte an der Hals-

wirbelsäule 21 Tage, an der oberen und mittleren Brustwirbelsäule 26 Tage und am dorsolumbalen Übergang 39 Tage früher mobilisiert werden. Die durchschnittliche Verweildauer – abhängig von vielfachen persönlichen, medizinischen und sozialen Faktoren – wies keine signifikanten Unterschiede auf (MEINECKE 1990b).

EXNER u. Mitarb. (1992) fanden bei operierten Patienten eine Verkürzung der Verweildauer um 35 Tage.

Die von KARIMI-NEJAD (1980) mitgeteilten Ergebnisse erfüllen diese Voraussetzungen nicht. Postoperativen Verschlechterungen im Vergleich zu konservativer Behandlung muß große Aufmerksamkeit gewidmet werden (HAHN u. GLÄSER 1992).

Für die Verlaufskontrolle der Ausheilung der Verletzungen an der Wirbelsäule eignen sich die von DANIAUX (1986) angegebenen Meßdaten (Grundplatten-Deckplatten-Winkel = GDW, Wirbelkörperwinkel = KW und Wirbelkörperindex, sagittaler Index = SI) besser (Abb. **22**), als die bloße Bestimmung des Winkels nach Cobb. Ihre Anwendung ist aber an der Halswirbelsäule sowie der oberen und mittleren Brustwirbelsäule problematisch oder gar unmöglich.

Auch im Zeitalter einer zunehmenden operativen Einstellung hat die konservative Behandlung dort ihren Platz, wo primär stabile Verhältnisse vorliegen (GERNER 1987, 1992, MEINECKE 1987d, 1992b, EXNER u. Mitarb. 1992). Gegenanzeigen gegen operatives Vorgehen bestehen, wenn z. B. die entsprechenden personellen und technischen Voraussetzungen nicht erfüllt sind. Wer Wirbelsäulenverletzte behandeln will, muß beide gleichwertig nebeneinander stehenden Therapiesäulen nach Indikationsstellung (BÖTEL 1987, DICK 1987, KLUGER u. GERNER 1986, KNÖRINGER 1987, KORTMANN u. Mitarb. 1986, STOLZE u. Mitarb. 1987, ZILCH u. Mitarb. 1987) und Technik voll beherrschen. Eine gute konservative Therapie ist immer noch besser als eine unzureichende operative Behandlung. Eine Stabilisierung der Wirbelsäule stabilisiert beim Querschnittgelähmten noch nicht den ganzen Menschen in körperlicher, psychischer und sozialer Hinsicht.

Operationen am Rückenmark

Absolute Operationsindikationen

1. Gesichertes, deutliches freies Intervall zwischen Unfall und Beginn der Lähmung.
2. Deutliche Zunahme einer motorischen und sensiblen Lähmung mit Ausnahme eines Aufsteigens ausschließlich sensibler Ausfälle über 2–4 Segmente.
3. Nachgewiesene isolierte Bandscheibenvorfälle mit Kompression des Rückenmarkes.
4. Offene Verletzungen.

Hier können später zusätzlich aufgetretene Kompressionen des Rückenmarks vermutet werden, die umgehend beseitigt werden müssen. Die intraoperativen Befunde und postoperativen Ergebnisse dieser äußerst seltenen Entwicklungen sind überwiegend enttäuschend, sowohl nach konservativer wie operativer Vorbehandlung. Meistens liegen ihnen Durchblutungsstörungen (Thrombose der A. spinalis anterior oder ihrer Äste, Hämatomyelien) zugrunde, die operativ nicht zu beeinflussen sind. Eine vollständige Rückbildung nach freiem Intervall und operativer Beseitigung eines epiduralen Hämatoms beobachtete kürzlich BECK (1988). BÖTEL (1987) und DANIAUX (1987) sahen vergleichbare Fälle.

Relative Operationsindikationen

1. Konstante inkomplette Lähmung.
2. In Restitution befindliche inkomplette Lähmung.
3. Plötzlicher Stillstand der Rückbildung einer inkompletten Lähmung.

Dem kann man sich aus der Langzeitbeobachtung nicht anschließen, da alle inkompletten Lähmungen eine unbestrittene gute Rückbildungsneigung haben. Außerdem würden sich keine Eingriffe am Rückenmark selbst, sondern Versuche weiterer Dekompressionen ergeben, die die operative Behandlung der Wirbelsäulenverletzung ebenfalls anstrebt. Ihre Ergebnisse müßten den Nachweis einer weiteren Verbesserung des Rückbildungsausmaßes und der Rückbildungsrate erbringen, die über die Ergebnisse nach konservativer Behandlung hinausgeht. Bei Durchsicht der modernen Literatur ergibt sich kein Hinweis auf eine gesicherte Relation zwischen Einengung des Spinalkanals, Rückenmarkkompression und Ausmaß neurologischer Ausfälle (MEINECKE u. EXNER 1993).

An dieser Stelle sei ausdrücklich vor Meldungen in den Medien gewarnt. „Wissenschaftliche" Publikationen ohne genaue neurologische Definitionen der Befunde vor und nach der Behandlung sind ohne kritische Untermauerung der gemachten Angaben unwissenschaftlich und wertlos.

Neurologische Verlaufskontrolle

Die Erhebung eines genauen neurologischen Erstbefundes kann auf große Schwierigkeiten stoßen. Die Kooperationsfähigkeit eines Frischverletzten ist mitunter als Verletzungs- oder Therapiefolge sehr eingeschränkt. Das macht sich insbesondere bei der Sensibilitätsprüfung, die hohen Aussagewert besitzt, bemerkbar. Die fachliche Erfahrung des erstuntersuchenden Arztes kann begrenzt oder seine augenblickliche Konzentrationsfähigkeit durch Übermüdung herabgesetzt sein. Durch beide Partner kann also das Ergebnis ungünstig beeinflußt und hinsichtlich seiner Aussagekraft relativiert werden, es wird aber zur Grundlage der weiteren Verlaufsbeschreibung. Erfahrene Untersucher geben eine spätere Korrekturrate von 11 bis zu 37% gegenüber dem Erstbefund an. Primär als komplett angesehene Verletzte hatten in Wirklichkeit eine primär inkomplette Lähmung. Diese Erfahrungen kann man nur bestätigen (MEINECKE 1985).

Wichtig erscheinen die regelmäßigen Nachuntersuchungen zunächst in kurzen, später in größeren Abständen, deren Ergebnisse schriftlich festgelegt werden müssen. Muskeltests mit Eintragungen über die Stärkegrade der Muskelkräfte sind hierbei eine wertvolle Ergänzung und bei erfahrenen Krankengymnasten in besten Händen (WIEBEN u. FALKENBERG 1991).

Hinsichtlich der Prognose ergeben sich – unabhängig von der Behandlungsart der Wirbelsäulenverletzung – bisher noch folgende Leitlinien:

Primär vollständige Lähmungen ohne Rückbildungszeichen innerhalb von 24–48 Stunden nach der Verletzung bleiben überwiegend unverändert. Davon gibt es wenige Ausnahmen, bei denen aber erst einmal die Genauigkeit des Erstbefundes überprüft werden sollte. Primär unvollständige Lähmungen zeigen in der Regel innerhalb weniger Stunden oder Tage deutliche Rückbildungen, deren Ausmaß nicht vorhergesagt werden kann. Spätentwicklungen sind in Einzelfällen möglich (KIWERSKI 1989, SPANUDAKIS u. HETZEL 1990). Selten kommt es zu Veränderungen der Segmenthöhe, überwiegend zur Zunahme der Muskelkraft. Hier ist bis zu 90% mit einer Abnahme des Lähmungsausmaßes und einem funktionell bedeutsamen Zugewinn zu rechnen (D). Vollständige Wiederherstellung (E) ist sehr selten (Frankel-Schema) (Tab. **8**).

Folgende Durchschnittszeiten für Rückbildungen werden angegeben (MICHAELIS 1965):

vollständige Tetraplegie: 6 Wochen,
vollständige Paraplegie: 3 Wochen,
unvollständige Lähmungen: 6 Monate.

Überwiegend werden Patienten und Angehörige innerhalb von 24–48 Stunden in aller Klarheit über den Befund und die Vorhersage unterrichtet, um Verständnis und Mitarbeit für die notwendige Behandlung und die Vorbereitungen für den Zeitraum nach Abschluß der Krankenhausbehandlung zu wecken. Das hat sich bewährt und erscheint humaner als das Belassen unerfüllbarer Hoffnungen. MAURY (1981) geht schrittweise vor und empfiehlt, „immer noch eine Türe offen zu lassen". GRÜNINGER (1990) meldet hier Zweifel an. PAESLACK (1992a) fordert eine individuelle Entscheidung. Die schwierige Fragestellung nach dem geeigneten Zeitpunkt wird von BREITUNG u. JETTER (1992), KLASSEN (1992) und STRUBREITHER u. STAHR (1992) aus psychologischer Sicht nicht ganz einmütig beurteilt.

Akutbehandlung

Bei 20% der Verletzten besteht ein Volumenmangelschock, dessen Behandlung den üblichen Regeln der Intensivmedizin folgen muß. Auf die Gefahren der Verwechslung des spinalen Schocks mit diesen Unfallfolgen wurde bereits hingewiesen (s. S. 4.2).

Alle Versuche, durch Nebennierenrindenpräparate oder durch dehydrierende Maßnahmen eine „Ödemphase" des Rückenmarkes zu beseitigen und damit eine Rückbildung einer Lähmung einzuleiten, haben in der Traumatologie bisher nicht überzeugt und wurden aufgegeben. Das gilt ebenso für andere dehydrierende Maßnahmen oder den Einsatz von Naloxon, Hypothermie, hyperbarem O_2 usw. (BOHLMAN 1979, REYNIER 1986).

1990 haben BRACKEN u. Mitarb. eine Studie über den Einsatz hochdosierter Methylprednisolongaben im Vergleich zu Naloxon und Plazebos innerhalb 8 Stunden nach traumatischer Querschnittlähmung veröffentlicht (NASCIS 2). Sie kommen zu dem Schluß, daß es hierdurch zu einer signifikanten Rückbildungsrate unter Methylprednisolon kommt (BRACKEN 1992, BRACKEN u. Mitarb. 1992). Die Therapie wurde von einzelnen deutschen Zentren aufgegriffen, doch liegen verwertbare Ergebnisse noch nicht vor. GEISLER u. Mitarb. (1991) verwendeten das Gangliosid GM 1 innerhalb von 72 Stunden nach Eintritt der Verletzung im Vergleich mit Plazebos. Auch sie berichten über eine verbesserte Rückbildungsrate bei den mit GM 1 behandelten Patienten. Beide Studien werden z. Z. lebhaft diskutiert. Weitere Untersuchungen mit veränderter Dosierung oder an einer größeren Patientenzahl sind in Vorbereitung. Bei ihrer Analyse muß vor allem auch der Hinzugewinn an funktioneller Verwertbarkeit der Rückbildung dargelegt werden.

Es gibt z. Z. keine operative oder medikamentöse Möglichkeit am Rückenmark, eine traumatische Querschnittlähmung zu beseitigen.

Die Einzelheiten der modernen Intensivbehandlung können im Rahmen dieses Beitrags nicht dargestellt werden. Hier sei auf spezielle Veröffentlichungen aus den letzten Jahren verwiesen: (GLAESENER u. Mitarb. 1992, MAIER u. Mitarb. 1992, THOLE u. Mitarb. 1992, VOELTZ 1990, WALTHER 1990, ZÄCH u. Mitarb. 1990).

Unter allen Umständen sollte sofort mit einer Streßblutungsprophylaxe durch Gabe von H-Ionen-Hemmern begonnen werden. Die Zahl der Blutungen ist seit ihrer Einführung deutlich zurückgegangen (PAESLACK 1987).

Unter gleichen Gesichtspunkten ist die Thromboseprophylaxe bis zur vollen Mobilisierung des Patienten zu sehen. WARING u. KARUNAS fanden bei 1419 Patienten 14,5% Thrombosen und bei 4,6% Lungenembolien. Sie traten bei kompletten Lähmungen häufiger auf als bei inkompletten. Der höchste Anteil tödlich verlaufener Lungenembolien betrug 14% bei Tetraplegikern über 40 Jahren gegenüber 0,37% bei Paraplegikern unter 40 Jahren. Auf Dihydergot sollte wegen der relativ langen Behandlungsdauer und der damit verbundenen möglichen arteriellen Gefäßschäden verzichtet werden. Dennoch lassen sich Thrombosen nicht vollkommen vermeiden. Sind sie klinisch und phlebographisch gesichert, sollte eine sofortige Fibrinolysebehandlung beginnen. Manche Autoren verwenden nach wenigen Tagen Dicumarine (BILOW 1984, PAESLACK 1984) und haben danach keine tödlichen Lungenembolien mehr beobachtet, die anderenorts noch vereinzelt auftreten. DIETZ u. Mitarb. (1986) hatten kürzlich über eine ebenso erfolgreiche Serie berichtet.

KAMM u. EXNER setzen seit 1986 einerseits oberschenkellange Kompressionsstrümpfe und andererseits Low-dose-Heparin vom 1. Tage an ein und führen die Heparinisierung bis mindestens 6 Wochen nach der ersten Vollmobilisierung fort, bei thrombosedisponierenden Faktoren auch darüber hinaus. Diese „Hamburger Lösung" hat zu einer deutlichen Senkung der Thrombosen, nicht aber der Lungenembolien geführt.

Die urologische Behandlung hat in den vergangenen 10 Jahren erhebliche Wandlungen erfahren.

Zunächst liegt immer eine Blasenareflexie vor. Überwiegend wird die regelmäßige Blasenentleerung durch intermittierendes Katheterisieren angestrebt, falls nicht eine stündliche Bilanzierung (Intensivtherapie) erforderlich ist. In diesem Fall erfolgt die Ableitung durch dünne suprapubische Katheter (BERSCH u. SAUERWEIN 1992, BURGDÖRFER u. Mitarb. 1992, GÖCKING u. GEBHARD 1992, KUHN u. Mitarb. 1991, MADERSBACHER 1992, RIST 1990, STÖHRER 1990, STÖHRER u. Mitarb. 1992, WYNDAELE u. Mitarb. 1990). COLOMBO u. Mitarb. (1992) verwenden noch Dauerkatheter, MADERSBACHER (1992) hält einen Dauerkatheter von Ch. 12 in Ausnahmefällen für vertretbar, sonst wird die transurethrale Ableitung abgelehnt. Übereinstimmend wird auch ein frühzeitiges Ausscheidungsurogramm als Basisinformation für künftige Entscheidungen empfohlen (MADERSBACHER 1992). Alternativ eignet sich die Sonographie, die auch später zur Restharnbestimmung eingesetzt werden kann (GÖCKING u. GEBHARDT 1992). Urodynamische Untersuchungen erscheinen erst nach Abklingen der Akutphase bzw. nach Einsetzen der spontanen Harnentleerung sinnvoll. Gegebenenfalls gibt ein positiver Eiswassertest Auskunft über eine beginnende Blasentätigkeit.

Beim intermittierenden Katheterisieren erscheinen die strengen von GUTTMANN (1973) entwickelten Kriterien bei Verwendung moderner Kathetersets nicht mehr erforderlich. Über das absolut sterile Katheterisieren besteht keine volle Übereinstimmung gegenüber dem sog. „Clean"-Katheterisieren (STÖHRER u. Mitarb. 1992). Einheitlich wird jedoch möglichst bald das „intermittierende Selbstkatheterisieren" angestrebt, sobald der Patient dazu in der Lage ist und über gute Gebrauchsfunktion der Hände verfügt (Tetraplegiker) (BURGDÖRFER 1984, MADERSBACHER 1984, 1992, NOLL 1992, STÖHRER 1984, 1987, 1990, STÖHRER u. Mitarb. 1992). Die Blasenfüllung soll 400 ml nicht überschreiten, eine Überdehnung führt zu morphologischen Schäden vor allem am Detrusor.

MADERSBACHER (1990a) hat die möglichen neurogenen Blasenfunktionsstörungen in Anlehnung an das auf S. 4.14 beschriebene Schema wie folgt eingeteilt:

1. Hyperreflexie des Detrusors und des Sphinkters,
2. schlaffer Detrusor – spastischer Sphinkter,
3. Areflexie oder Hyporeflexie des Detrusors, passiver Beckenboden,
4. Hyperreflexie des Detrusors, schwacher Sphinkter,
5. inkomplette Querschnittlähmung.

Danach richten sich die Therapieempfehlungen. Bei den ersten Anzeichen einer Hyperreflexie des Detrusors soll durch Anticholinergika (Oxybutinin) der Entwicklung morphologischer Veränderungen vorgebeugt werden. Gegebenenfalls kann Imipramin hinzugefügt werden (NOLL 1992). Eine Übersicht stammt von WYNDAELE (1990). STÖHRER u. Mitarb. (1992) betonen die Möglichkeit, die Detrusoraktivität durch intermittierendes Selbstkatheterisieren zu mildern und empfehlen versuchsweise Reduktion der Anticholinergika.

Zur Elektrostimulation steht bei inkompletten Lähmungen eine intravesikale Reizung nach Katona zur Verfügung. Sie ist jedoch schwierig und zeitaufwendig (MADERSBACHER 1990b). Durchgesetzt hat sich die vordere sakrale Nervenwurzelreizung nach BRINDLEY u. Mitarb. (1982). Sie wurde durch Durchtrennung der Hinterwurzeln S2-5 (Deafferentation) ergänzt (SAUERWEIN u. BERSCH 1990, 1992). Bei Männern kann es danach zur Aufhebung der Reflexlosigkeit von Erektionen und Ejakulation kommen.

Ein mechanischer Verschluß des Schließmuskels wird mit der hydraulischen Prothese nach Scott erreicht (MADERSBACHER 1990b).

Die Sphinkterotomie bewirkt eine Senkung des Blasenauslaßwiderstandes bei Detrusor-Sphinkter-Dyssynergie (BURGDÖRFER u. BOHATYREWICZ 1992, BURGDÖRFER u. Mitarb. 1990). NOLL (1992) verweist auf nicht voll befriedigende Langzeitergebnisse und empfiehlt einen Versuch mit Anticholinergika. Langzeitergebnisse stehen danach jedoch noch aus. Bei Versagen aller Maßnahmen bleiben die Blasenaugmentation oder die Bildung einer Darmersatzblase.

Ziel aller Bemühungen ist die Erlangung einer guten Speicherfunktion und eine möglichst vollständige Entleerung unter annähernd physiologischem Druck.

Die Indikation zu den einzelnen Verfahren ergibt sich aus den Befunden der funktionellen Untersuchungen, nicht allein aus der endoskopischen Betrachtung (BURGDÖRFER u. Mitarb. 1990).

Das manuelle Auspressen der Blase (nach Credé) führt zu unphysiologischem Druck und ist gefährlich. Triggern der Blase kann durch Beklopfen der Bauchdecken, Anspannen der Bauchmuskulatur, Kneifen von Glans oder Klitoris oder manuelle Dehnung des Afterschließmuskels erfolgen.

MADERSBACHER 1990a) empfiehlt nach seinem Schema folgendes Vorgehen:

Zu 1: intermittierendes Selbstkatheterisieren, Sphinkterotomie, Elektrostimulation.
Zu 2: intermittierendes Selbstkatheterisieren, Elektrostimulation.
Zu 3: intermittierendes Selbstkatheterisieren, Scott-Sphinkter.
Zu 4: Blasenaugmentation, Durchtrennung der hinteren Sakralwurzeln, ggf. intermittierendes Selbstkatheterisieren und Scott-Sphinkter.
Zu 5: intravesikale Elektrostimulation nach Katona.

BINNIE u. Mitarb. (1991) fanden eine gesteigerte Darmmotilität des absteigenden Dickdarms und häufigere Stuhlentleerungen nach Vorderwurzelstimulation. Das wird von BRINDLEY u. Mitarb. (1990) in einer Langzeitbeobachtung bei 50 Patienten 5-11 Jahre nach Implantation eines Stimulators bestätigt. Dieser wurde von 41 Patienten mit guten Ergebnissen regelmäßig benutzt, 13 von 32 hatten voll ausgelöste Erektionen. Bei 18 Patienten traten vorwiegend in den ersten Jahren des neuen Verfahrens technische Schäden am Implantat auf. Über gute Erfahrungen mit der Deafferentation berichten SAUERWEIN u. BERSCH (1990) bei 26 Patienten. Die Indikation ist überwiegend bei Frauen gegeben.

Der Urin sollte sauer sein, ggf. durch Gabe entsprechender Medikamente. Regelmäßige Nachuntersuchungen sind erforderlich, die Nachsorge muß gerade aus urologischer Sicht lebenslang erfolgen. Patient und Angehörige sollten nicht nur über Höhe und Ausmaß der Lähmung, sondern auch über Art, Gefahren und Therapie der Blasenlähmung genau informiert sein.

Atmung und Kreislauf

Spezielle Probleme ergeben sich nicht nur bei Patienten mit Polytraumen, sondern vor allem bei Rückenmarkschäden oberhalb D6, da hier das vegetative Nervensystem völlig isoliert ist. Man findet eine Bradykardie (die es auch bei hochtrainierten Sportlern gibt) mit erheblichen Frequenzschwankungen bis hin zur Bradyarrhythmie, die über Wochen anhalten kann. Sie erfordert u. U. eine Behandlung mit Verapamil i.v. oder oral, ggf. mit externem temporären Herzschrittmacher. Prophylaktischer Einsatz von Schrittmachern hat sich nicht bewährt (BÖTEL u. Mitarb. 1978, MENTZEL u. PROBST 1978). Die eingeschränkte Lungenbelüftung führt zu Sekretverhaltungen und Atelektasen. Absaugen, Intubation, Bronchoskopien oder Tracheotomien können zu reflektorischem Herzstillstand führen, der sich häufig durch einfachen Schlag auf den Brustkorb beseitigen läßt. Gegebenenfalls kann prophylaktisch Atropin gegeben werden (FELDKAMP u. Mitarb. 1985, FRANKEL u. MATHIAS 1976, FUGL-MAYER 1976, PAESLACK 1978, 1987). Tracheotomien kommen im Rahmen der erweiterten Intensiv- und Akutmedizin wieder häufiger zum Einsatz. Moderne Rettungsgegebenheiten führen vermehrt zur Aufnahme von hohen Tetraplegikern (CO-3) mit Zwerchfellähmungen (CARTER u. Mitarb. 1987, FREY u. Mitarb. 1983, GARRIDO u. Mitarb. 1986, GERNER u. KLUGER 1985). Ihre Behandlung führt zu Langzeit- oder Dauerbeatmungen (WALTHER 1990) bzw. zur Implantation von Zwerchfellstimulatoren für das gelähmte Diaphragma (GERNER 1990, GERNER u. MEISTER 1992). Neben technischen Problemen bestimmen psychische und psychosoziale Gegebenheiten den Verlauf, auch bei Behandlern und Angehörigen.

Darmtätigkeit

Eine primäre Darmatonie kennzeichnet das Akutstadium, teils als Folge der Querschnittlähmung, teils als Folge eines retroperitonealen Hämatoms. Eine Magensonde schützt vor Überdehnung. Seltene Verletzungen innerer Bauchorgane können durch Lavage, Sonographie, Computertomographie oder ggf. Laparoskopie sicher ausgeschlossen und damit unnötige, belastende „Probelaparotomien" vermieden werden. Die Atonie kann mit Bepanthen oder Prostigmin behandelt werden. Später wird die Darmtätigkeit durch schlackenreiche Kost, quellende Substanzen und viel Bewegung gefördert. Stuhlentleerung soll spätestens jeden 2. Tag auf der Toilette, ggf. nach Gaben von Glyzerinzäpfchen erfolgen. Digitales Ausräumen ist nur im Akutstadium vertretbar. Hinter Durchfällen verbergen sich meist Verstopfungen, die unbedingt beseitigt werden müssen.

Temperaturregulierung

Durch die Mitbeteiligung des vegetativen Nervensystems kommt es stets zu Störungen der Gefäßregulation, der Schweißsekretion und damit der Wärmeabgabe. Diese ist bei Lähmungen oberhalb D6 besonders ausgeprägt und führt bei Wärmestau durch starkes Zudecken oder bei hohen Außentemperaturen zu Hyperthermien. Wenn alle anderen Ursachen ausgeschlossen werden können, erfolgt die Behandlung mit physikalischen Maßnahmen und temperatursenkenden Medikamenten (JOHNSON 1976).

Druckgeschwür

Das Fehlen von Sensibilität und Motorik verhindert die reflektorische, durch Schmerzempfindung ausgelöste Entlastung gefährdeter, dünner Weichteilpolsterungen über vorspringenden Knochenanteilen (Abb. 23). Zusätzliche Momente entstehen durch schlechten Allgemeinzustand, Verletzungsschock, Anämie und Eiweißmangel. Die verbleibende Ischämie führt zu Rötungen, Ödem- und Blasenbildungen, Weichteilnekrosen, Infekt und Knochenentzündungen – den Entwicklungsstadien der Druckgeschwüre (Tab. 10). Prophylaxe durch regelmäßige Entlastung (Drehen beim Liegenden, Anheben beim Sitzenden) ist die beste Therapie. Spezielle Matratzen (ROHO, CLINIPLOT) oder Sitzkissen (ROHO, JAY) sind hilfreich, beseitigen jedoch nicht die ganze Gefahr. In Extremfällen (alte Menschen, Übergewicht) empfiehlt sich der Einsatz von Spezialbetten. Beginnende Schädigungen dürfen vor dem Abklingen nicht wieder belastet werden. Bei instabiler Wirbelsäule müssen frischverletzte Paraplegiker durch 3, Tetraplegiker durch 4 Helfer (1 Person zum Zug am Kopf) „wie ein Baumstamm" nach dem Gabelstaplerprinzip gedreht werden (Abb. 18). Behelfsmäßig kann die Umlagerung unter Verwendung eines Bettlakens mit 2 Personen erfolgen (Abb. 24). Sorgfältige Beobachtung und Pflege verhindern Druckgeschwüre (BILOW 1987). Sie entstehen ausschließlich durch Dauerdruck und dürften heute nicht mehr vorkommen. Wenn konservative Behandlungsmaßnahmen nicht mehr ausreichen, sind große, plastische, zeitraubende Eingriffe zum Verschluß tiefer Höhlen und Taschen erforderlich (KUHN u. Mitarb. 1992, LÜSCHER u. Mitarb. 1992, MEINECKE u. EXNER 1989, RÖSLER 1990). KUHN u. Mitarb. (1992) berichten über gute Langzeiterfahrungen mit sensiblen neuromuskulären Tensor-fasciae-latae-Lappen. VIDAL u. SARRIAS (1991) sowie HEILPORN (1991) betonen die Bedeutung psychosozia-

Tabelle 10 Lokalisation der im Querschnittgelähmtenzentrum Hamburg behandelten Druckgeschwüre

	Absolut	%
Sitzbein	143	33,2
Kreuzbein	118	27,4
Trochanter	120	27,9
Ferse	20	4,7
Andere	29	6,8

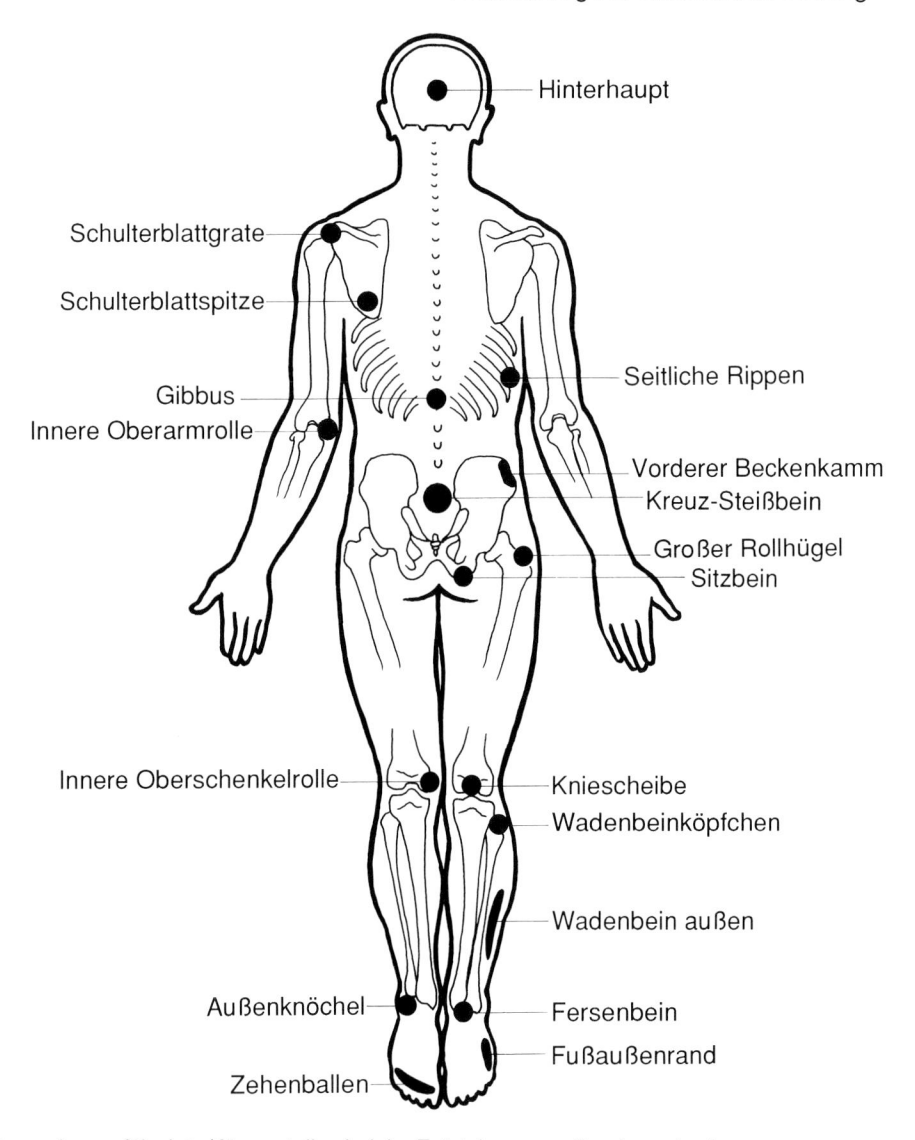

Abb. 23 Besonders gefährdete Körperstellen bei der Entstehung von Druckgeschwüren

Tabelle 11 Indikationen zur Wiederaufnahme in der Bundesrepublik Deutschland 1976–1991 (n = 28070)

	Absolut	%
Haut	7036	24
Training	6741	24
Harnwege	5870	21
Stütz- u. Beweg.-Apparat	3004	11
Untersuchungen	2043	7
Neurologie	1138	4
Gutachten/Urocheck	806	3
Unabhängig	626	2
Atmung	409	2
Kreislauf	236	1
Soziale Indikation	161	1

ler Gegebenheiten für die Entstehung von Druckgeschwüren, insbesondere für Rezidive. Bei chronischen Zuständen kann es zur karzinomatösen Entartung kommen (BÖTEL 1989, DUMURGIER u. Mitarb. 1989, MEINECKE u. EXNER 1989, MASQUELET u. Mitarb. 1988) (Tab. 11).

Begleitverletzungen

Bei den Unfallverletzten kommt es in 63% zu Begleitverletzungen, über 50% erleiden echte Polytraumen. Bevorzugt beteiligt sind der Kopf (88%), der Brustkorb (49%) und die oberen Gliedmaßen (45%) (Abb. 25). Die Häufigkeit nachhaltiger Hirnschäden liegt bei 5% (EXNER 1987). Die Behandlung der Begleitverletzungen erfolgt nach den allgemeinen Regeln der Neurochirurgie und der Unfallchirurgie. Gipsverbände

4.28   4 Querschnittlähmungen

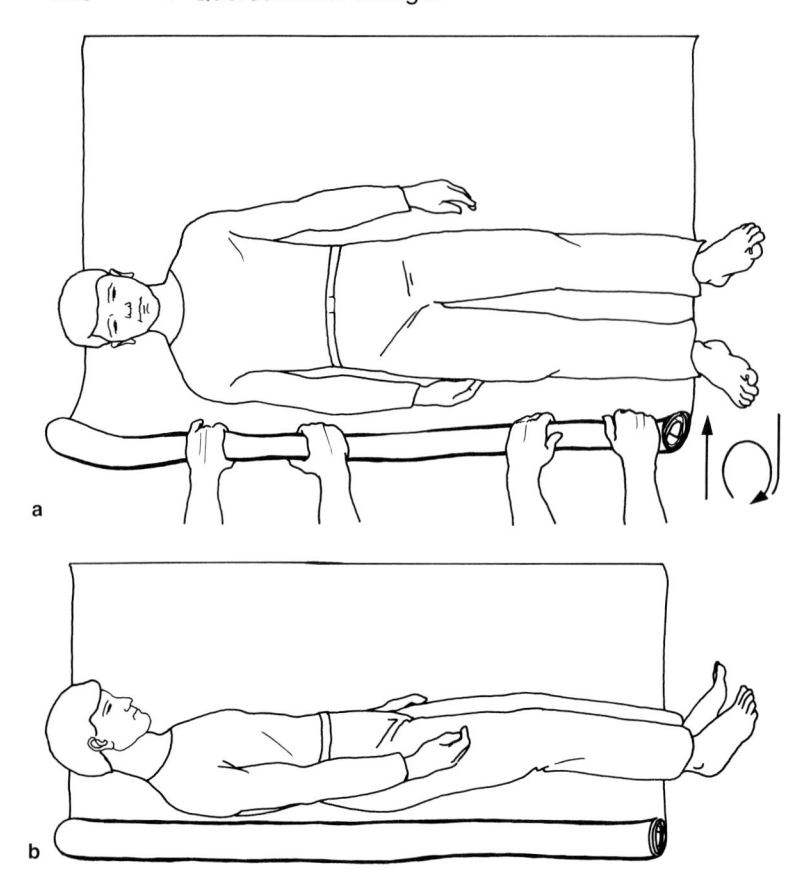

Abb. 24 Drehen mit Hilfe eines Bettlakens (Behelfsverfahren).
a Rückenlage vor dem Drehen, b Seitenlage nach dem Drehen

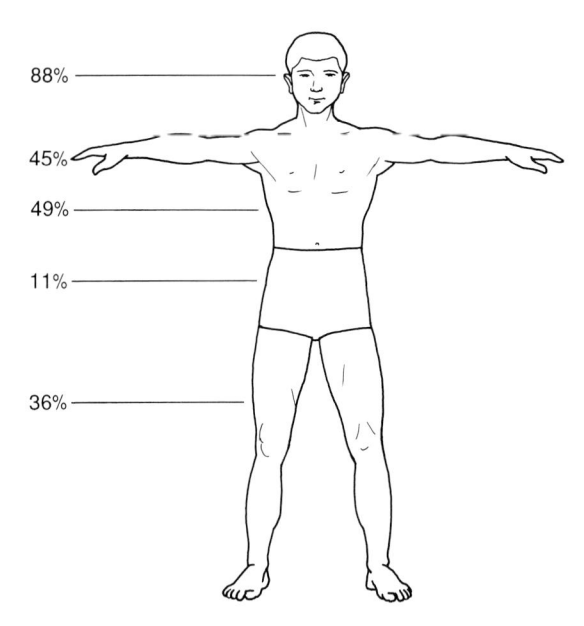

Abb. 25 Verteilung der Begleitverletzungen (n = 388)

für Kinder (MEINECKE 1972). Neuere Darstellungen stammen von GLAESENER u. Mitarb. 1992, LÖHNECKER 1992, RUIDISCH 1990, SCHNEIDER u. MÄDER 1992, THOLE u. Mitarb. 1992).

Spastik

Bei Lähmungen oberhalb L2 entsprechend dem oberen motorischen Neuron kommt es überwiegend zur Spastik mit erhöhtem Muskeltonus, gesteigerten Eigenreflexen, pathologischen Reflexen und unwillkürlichen Muskelbewegungen, oft verkannt als beginnende Rückbildung. Nach wie vor sind die eigentlichen Ursachen trotz vieler Bemühungen nicht eindeutig geklärt, der Beginn liegt mitunter wenige Stunden oder Tage nach Eintritt der Lähmung (SCHIRMER 1985). Beuger überwiegen die Strecker. Das muß bei der Lagerung berücksichtigt und immer wieder korrigiert werden (Abb. **26**), um Kontrakturentwicklungen entgegenzuwirken. Die Bewegungsabläufe können sich als Beuge- oder Strecksynergismen darstellen. Fieber, Harnwegsinfekte, Obstipationen, Druckgeschwüre oder psychische Irritationen verstärken die Spastik. Medikamentös sind Versuche mit Buttersäure, Dantrolen, Tetrazepam, Tizanidin angezeigt, ggf. in Kombination. Ihre Wirkung ist nicht sicher, kann aber die Blasenfunktion beeinflussen. Diazepam ist in der Wirkung eben-

und Dauerzüge im Lähmungsbereich sind wegen der damit verbundenen Druckgeschwürgefahr kontraindiziert (MEINECKE 1983). Die Indikation zur Osteosynthese ist weit zu stellen, das gilt auch

Behandlung der Querschnittlähmung 4.29

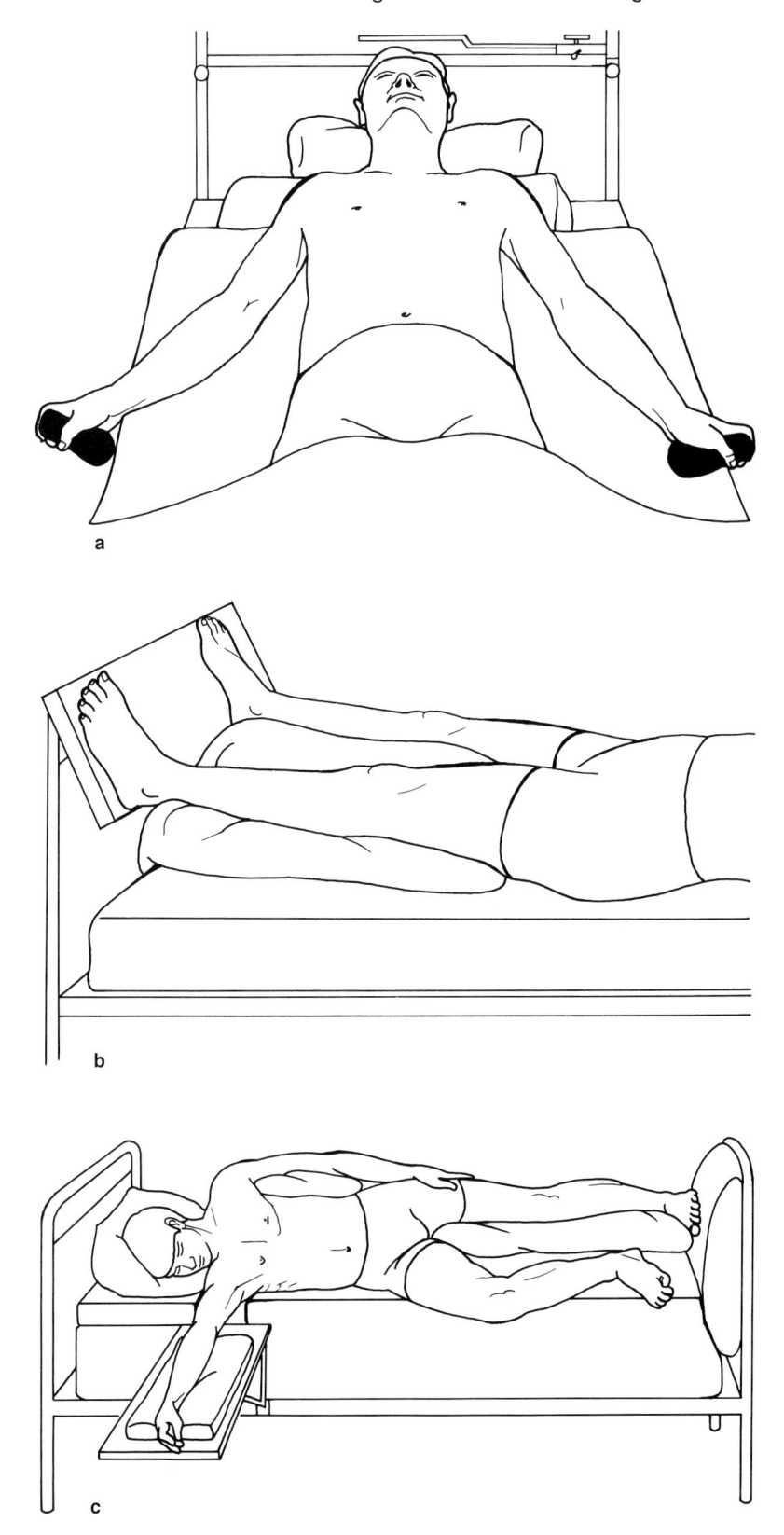

Abb. 26 Sachgerechte Lagerung. **a** Rückenlage (Tetraplegiker), **b** Beinlage in Rückenlage, **c** Seitenlagerung

falls unsicher, beeinträchtigt die Kooperationsfähigkeit des Patienten und führt leicht zur Gewöhnung. Für besonders schwerwiegende, absolut therapieresistente Formen scheinen sich intrathekale Dauergaben von Baclofen über eine Pumpe zu bewähren (GLAESENER 1990, LOUBSER u. Mitarb. 1991). Es kann sich dabei aber immer nur um die Ultima ratio handeln.

Die Spastik kann auch ausbleiben, bei Schädigungen des peripheren Neurons (Kaudaschäden) fehlt sie naturgemäß immer. Gelegentlich kann die Spastik bei Steh- und Gehfunktionen hilfreich sein, intensives Training führt mitunter zur Milderung der Spastik.

Operative Verfahren (Myotomien, Tenotomien, Neurotomien) (MICHAELIS 1965, WEISS 1969) haben die in sie gesetzten Erwartungen nur in Einzelfällen erfüllt. Das gilt auch für Eingriffe am Rückenmark und seinen Wurzeln (BISCHOFF 1951, NASHOLD u. FRIEDMAN 1972). Intrathekale Blöcke oder Wurzelumspritzungen mit absolutem Alkohol oder Phenol sind heute vollkommen verlassen.

Die funktionelle Elektrostimulation (FES) kommt vermehrt zur Anwendung (NANASSY u. VOSSIUS 1990, VOSSIUS 1990). Eine bedeutende Rolle kommt der Krankengymnastik mit speziellen Anwendungen und Techniken zu. Die Thematik war Gegenstand eines spezifischen Kongresses der „Deutschsprachigen Medizinischen Gesellschaft für Paraplegie" (GRÜNINGER 1989).

Schmerzzustände

Querschnittgelähmte klagen immer wieder über typische Schmerzempfindungen:

1. Schulterarmschmerz der Tetraplegiker, insbesondere in der Seitenlagerung. Hier müssen auslösende Ursachen im Bereich der Halswirbelsäule diagnostisch ausgeschlossen werden. Ebenso ist an vorbestehende Veränderungen im Schultergelenk zu denken. Oft sind sie nur lagerungsbedingt (PETERSEN u. GLAESENER 1992).
2. Brennende oder schneidende Mißempfindungen (Dysästhesien, Parästhesien) an bestimmten Stellen des Körpers, vorwiegend im Gliedmaßenbereich im Sinne von Phantomschmerzen.

Es sind die verschiedensten Deutungs- und Therapieversuche unternommen worden, sie haben eigentlich bisher keine befriedigende Lösung gebracht. Entscheidend ist wohl einerseits die prämorbide Persönlichkeit und die individuelle Verarbeitung der Lähmungsfolgen, andererseits die Möglichkeit der Mobilisierung und des Angebotes von sportlichen und beruflichen Aktivitäten.

Dringend ist vor der wahllosen Verordnung von Analgetika oder Psychopharmaka zu warnen. Ein verständnisvolles Gespräch kann wesentlich hilfreicher sein (BURKE u. WOODWARD 1976). Gezielte Schmerztherapien mit Stimulationen, Akupunktur, neurochirurgische Eingriffe am Rückenmark oder seinen Wurzeln haben einen entscheidenden Durchbruch auch in den Schmerzkliniken bisher nicht erbracht.

Krankengymnastik, Sport, Beseitigung von Harnwegsentzündungen und Obstipationen, Aktivierung und psychologische Gesprächsführung zur Konfliktlösung machen eine medikamentöse Behandlung mit den bekannten Suchtgefahren meist überflüssig (LEINER 1990).

RANA u. RANA (1990) halten psychotherapeutische Verfahren, insbesondere die Hypnose für ein hilfreiches Mittel.

Paraartikuläre Knochenneubildungen

In der Umgebung der Gelenke im Lähmungsbereich, vorwiegend der Hüft- und Kniegelenke sowie entlang des Oberschenkelschaftes kommt es bei 20% der Verletzten zu Knochenneubildungen, die die Gelenkspalten aussparen (Paraosteoarthropathie = POA) (MAURY u. BIDART 1976). Sie können schon nach 3 Wochen beginnen, treten selten später als nach 6 Monaten auf und führen klinisch zu ähnlichen Erscheinungen wie frische Thrombosen. Röntgenaufnahmen oder Szintigraphien klären das Bild ab. Ihre Ursache ist nach wie vor unbekannt, Übungsbehandlung scheidet aus, da sie nicht selten nur an einem Gelenk auftreten. Gelenkeinsteifungen können die Folge sein. Versuche mit Diphosphonaten zur Prophylaxe haben nicht überzeugt. Eine operative Behandlung ist erst nach Beruhigung im Szintigramm und bei Unfähigkeit, im Rollstuhl zu sitzen zu erwägen. Die Rezidivrate liegt bei 50%. GLÄSER (1990) berichtet über gute Ergebnisse am Hüftgelenk nach vollständiger Entfernung der Neubildungen und anschließender Implantation einer Totalendoprothese.

Behandlung der Spätkomplikationen

Osteoporosen

Die Inaktivität führt zur Kalksalzverarmung im Lähmungsbereich (BILOW 1982), die bei schlaffen Lähmungen stärker ausgeprägt ist als bei bestehender Spastik. Gelegentlich kommt es zu Knochenbrüchen ohne erkennbare äußere Ursache, aber auch nach Massagen, Krankengymnastik oder Stürzen, manchmal nach Überwindung von Minimalhindernissen (Umdrehen im Bett). Medikamentöse Prophylaxe ist sinnlos. Die Behandlung der Knochenbrüche ist operativ. Das Osteosynthesematerial findet ausreichend Halt (CHANTRAINE u. MINAIRE 1981). INGRAM u. Mitarb. (1989) befürworten eine konservative Behandlung mit Ausnahme gravierender Deformationen. Dem kann in keiner Weise zugestimmt werden, da die Ergebnisse unbefriedigend sind, begleitet von vermeidbaren Komplikationen (lange Bettruhe, Druckgeschwüre, Kontrakturen und Versteifungen).

Kontrakturen

Sie entstehen durch Unterlassen der regelmäßig notwendigen Bewegungsübungen, falsche Lagerung, nach Spastik oder POAs. Gelegentlich hilft „Quengeln" mit der gegebenen Vorsicht (Osteoporose!!). In extremen Fällen müssen wiederherstellende Operationen überlegt werden.

Degenerative Höhlenbildungen des Rückenmarks

Durch die verbesserten diagnostischen Möglichkeiten mit CT und MRT werden beginnende Höhlenbildungen im Rückenmark häufiger diagnostiziert. Sie wurden früher als „traumatische Syringomyelie", heute aber zutreffend und ohne Verwechslungsmöglichkeit als degenerative Zystenbildungen bezeichnet. Ihre Entstehung wird auf degenerative Umwandlungen des Rückenmarks zurückgeführt, ohne daß bis heute eine befriedigende Erklärung gegeben werden könnte.

Wir haben sie schon nach 4 Monaten nach dem Unfall beobachtet, es können aber auch Jahre beschwerdefreien Befindens vergehen. Sie beginnen bei Paraplegikern mit Sensibilitätsstörungen und Schmerzen an den oberen Gliedmaßen, gefolgt von motorischen Ausfällen mit funktionellen Einbußen. Jegliche körperliche Überanstrengung soll vermieden und der Befund fortlaufend überwacht werden. Bypassoperationen zur Ableitung der Zystenflüssigkeit können später notwendig werden, um ein Fortschreiten zu verhindern. Es besteht kein Zweifel, daß es sich hier um mittelbare Unfallfolgen handelt (CRÜGER u. Mitarb. 1987, LYONS u. Mitarb. 1987, VERNON u. Mitarb. 1982, WOZNIEWICZ u. Mitarb. 1990). Nach Verfügbarkeit der MRT ist die diagnostische Früherkennung wesentlich erleichtert, so daß sehr kurze Abstände zwischen Unfall und Entstehung einer Höhlenbildung bekannt geworden sind. Die Indikationsstellung zur operativen Behandlung und deren Technik wird noch diskutiert (KAMM u. EXNER 1992b, SILBERSTEIN u. HENNESSY 1992, UMBACH u. HEILPORN 1991).

Skoliosen

Während im Erwachsenenalter lähmungsbedingte Wirbelsäulenverbiegungen nicht vorkommen, sieht man sie bei Kindern und Jugendlichen auch, wenn eine primäre Wirbelsäulenverletzung nicht vorgelegen hat. Die Ursache wird in Schädigungen der Bandscheiben und der Wachstumsfugen gesehen (BEDBROOK 1969). Von operativem Vorgehen beim Fortschreiten wurde bisher abgeraten. Die Ergebnisse moderner Operationsverfahren müssen abgewartet werden. Die neuzeitlichen Techniken der Korsettgestaltung eröffnen in erfahrenen Händen auch konservative Möglichkeiten. DICK u. Mitarb. (1990) entscheiden individuell über operatives oder konservatives Vorgehen, verwenden aber in jedem Fall bei Kindern im Anschluß an die Primärbehandlung ein Doppelschalenkorsett zur Skolioseprophylaxe. Zu Therapien und in individuellem Ausmaß in der Freizeit darf es weggelassen werden. Bei Entwicklung schwerer Skolioseformen wird mit dem Patienten über eine Skolioseaufrichtespondylodese von ventral mit dem VDS-Instrumentarium gesprochen.

Handchirurgische Verfahren

Bei Tetraplegikern ist von MOBERG (1987) die Wiederherstellung der Streckfunktion des M. triceps und des Schlüsselgriffes durch plastische Maßnahmen entwickelt worden. Hier ist immer eine individuelle Entscheidung notwendig. An der Hand sollten Eingriffe nicht vor Ablauf des ersten Unfalljahres durchgeführt werden. Auch FREEHAFER (1969), ZANCOLLI (1975) und ZRUBEKKY (1976) haben sich mit diesen Verfahren befaßt.

Zusätzliche Behandlungsmöglichkeiten und Hilfen

Elektrostimulationen (FES)

Elektrostimulationen an den Gliedmaßen werden seit Jahrzehnten entwickelt und verbessert. Darüber ist in den einschlägigen Veröffentlichungen nachzulesen (KATZ u. Mitarb. 1987, KRAJL u. Mitarb. 1986, MARSOLAIS u. KOBETIC 1987, MAURITZ u. Mitarb. 1985, NANASSY u. VOSSIUS 1990, PECKHAM u. Mitarb. 1987, SJÖLUND 1987, VOSSIUS u. FRECH 1988). Ein entscheidender Durchbruch, der zur deutlichen Verbesserung der Lebensqualität beigetragen hat, ist bisher noch nicht gelungen. Hinsichtlich Zwerchfell, Blase und Schmerztherapie sei auf die entsprechenden Abschnitte verwiesen. Eine kritische Übersicht über die gegenwärtigen Elektrostimulationsverfahren stammt von PECKHAM u. CREASY (1992). Der Einsatz für Greif-, Steh- und Gehübungen erfordert großen Aufwand und eine intensive Motivation des Patienten. Der Nutzwert im täglichen Leben ist noch begrenzt, die Akzeptanz der Hilfsmittel im außerklinischen Bereich sehr reduziert, wie auch beim Dauergebrauch von Stützapparaten und Handschienen. Eine sinnvolle Versorgung erfordert große Erfahrung bei allen.

Krankengymnastik

Im Akutstadium richtet sich die Krankengymnastik auf die Unterstützung der Atemfunktion zur

Vermeidung von Lungenkomplikationen und das regelmäßige Durchbewegen der Gelenke im Lähmungsbereich als Prophylaxe gegen Kontrakturen. Kräftigungsübungen der nicht gelähmten Muskulatur und bei neurologischen Rückbildungen sind ebenfalls notwendig. Besondere Aufmerksamkeit gilt der Schmerzbehandlung mit Wärme, Eis, PNF (proprizeptive neuromuskuläre Faszilitation), der Behandlung nach VOJTA und ähnlicher Verfahren. Sitz-, Steh- und Gehtraining schließen sich in Abhängigkeit von Lähmungshöhe und -ausmaß an (PAPE 1987). Bei Tetraplegikern sind am Beginn Neigungen zur orthostatischen Hypotonie und zum Kreislaufkollaps zu erwarten (FIGONI 1984). Sachgerechte individuelle Auswahl der Hilfsmittel gehört dazu. Ziel ist die weitgehende Unabhängigkeit von Fremdhilfe und Hilfsmitteln (BELZL 1990, BELZL u. Mitarb. 1992, BITZER u. WENCK 1990, BUCK 1992, LÜDER u. WENCK 1992, PAPE 1990).

WERNIG u. MÜLLER (1992) haben bei 8 Patienten mit inkompletter Paraplegie Gehübungen unter Gewichtsaufhebung ohne Kniestabilisierung am Laufband durchgeführt. Im Laufe des Trainings konnten das Körpergewicht voll getragen, die Gehstrecke verlängert und Treppenstufen (mit Gehstütze und Handlauf) überwunden werden. Die Schlußfolgerung der Autoren, daß die spinale Reflextätigkeit des isolierten Rückenmarks unterhalb der Verletzungsstelle durch das Training entwickelt werden kann, ist noch heftig umstritten.

Sporttherapie

Die Sporttherapie dient der Verbesserung der Kondition, der Beherrschung des Rollstuhls (z. B. Basketball), der Umstellung des Gleichgewichtsempfindens (z. B. Tischtennis, Schwimmen, Leichtathletik) und der Kräftigung von Kreislauf und Atmung (z. B. Schwimmen, Langstreckenfahren), um nur einige Beispiele zu nennen (HERZOG u. WITTMANN 1990, LIESKE 1990, MEINECKE 1980).

Ergotherapie

Mit funktionellem Training setzt die Ergotherapie Übungsbehandlungen in erkennbare Produktivität um. Der Schwerpunkt liegt in der Behandlung der Tetraplegiker, die neben Geschicklichkeit und Ausdauer Selbstvertrauen und Sicherheit gewinnen. Das führt sie in die Selbständigkeit im täglichen Leben (activities in daily living = ADL) und eröffnet ihnen soweit wie möglich die Unabhängigkeit oder Reduzierung der Abhängigkeit von fremder Hilfe. In die letztgenannte Therapie werden auch Paraplegiker einbezogen. Körperpflege, An- und Auskleiden, Transfers, Haushalts- und Küchentraining sind wesentliche Teile der Behandlung, die durch Anpassung geeigneter und notwendiger Hilfen ergänzt wird (BILOW 1990, BODYNK-KOCH 1992, KNAUSS 1992, MÜNZ 1990, PONS u. SOEDE 1990, SCHRADER u. Mitarb. 1992, SCHRADER u. OSTERWOLD 1990, ZEITLER u. GRÜNINGER 1986).

Ausbildung und Umschulung

Kinder im schulpflichtigen Alter erhalten Schulunterricht. Die Voraussetzungen zur beruflichen Ausbildung im Erstberuf oder zur beruflichen Anlernung, Umsetzung oder Umschulung in Betrieben oder Berufsförderungswerken werden abgeklärt und mit den beteiligten Leistungsträgern abgesprochen. Sozialarbeiter und Berufshelfer arbeiten hier eng mit den entsprechenden Diensten der Arbeitsverwaltung, Rentenversicherungsträgern und Hauptfürsorgestellen zusammen. Sie kümmern sich gleichzeitig um die Bereitstellung behinderungsgerechter Pflege und Wohnbereiche (BERGEL u. GIESEKE 1990, EGGERER 1992, LOHR 1990, SCHMIDT-DANNERT 1990, SOKOLL 1990).

Psychologische Dienste

Sie werden zunehmend fester Bestandteil der Behandlungsgruppen in den Spezialeinrichtungen. Ihre Aufgaben liegen in der Vorbereitung der Mitarbeiter in allen Bereichen auf ihre vielfältigen, oft recht schwierigen Aufgaben und der Unterstützung ihrer Tätigkeit. In besonders gelagerten Fällen stehen sie Patienten und Angehörigen bei der Lösung individueller Schwierigkeiten und Probleme zur Verfügung (BREITUNG u. JETTER 1992, DRZIN-SCHILLING u. DENNIG 1992, GRÜNINGER u. KLASSEN 1985b, HETZEL 1982, JUDD u. BURROWS 1986, KLASSEN 1992, PAESLACK 1992a, RAY u. WEST 1984, RIEGER-HAUG 1992, ROST 1992, STRUBREITHER u. STAHR 1992, VOSS u. MEINECKE 1987).

Hilfsmittel

Die Verwendung von Hilfsmitteln und technischen Hilfen wird um so umfangreicher, je ausgeprägter die Behinderung selbst ist. Langjährige Erfahrungen der Praxis haben zur Erstellung von Hilfsmittelkatalogen und Gesamtvereinbarungen der Leistungsträger geführt, um weitgehend gleiche Leistungen sicherzustellen (Arbeitsausschuß „Querschnittlähmungen", Gesamtverband der Krankenversicherungen, Hauptverband der gewerblichen Berufsgenossenschaften; MEINECKE 1980, 1986). Grundsatz ist: So viel wie nötig, so wenig wie möglich.

Krankenpflege

Dieser Personenkreis ist rund um die Uhr und das ganze Jahr am und mit dem Patienten tätig. Die Vielfalt der Aufgaben erschöpft sich jedoch nicht in der reinen Spezialpflege, sondern reicht weit in den sozialen und intimen Bereich hinein. Daraus erwachsen enge Beziehungen, Konflikte, körperliche und seelische Belastungen für alle Beteiligten und ein großer Erfahrungs- und Wissensstand. Sie fließen nicht nur in die Arbeit aller, sondern auch in die Beratung von Patienten und Angehörigen ein. Deshalb ist eine gute Ausbildung, ein Rückhalt bei Vorgesetzten und eine Vorbereitung und Stützung durch psychologische Hilfen von großer Bedeutung (KAMPMANN-LÜDTKE 1990). Veröffentlichungen der Arbeitskräfte aus diesem Aufgabenbereich haben die Literatur in den letzten Jahren sehr bereichert (BERNDORFER 1990, BERNDORFER u. GÖGGEL 1992, GROSSE 1990, 1992, KUNZMANN u. Mitarb. 1992, LIEBENOW u. Mitarb. 1992, MAHEL 1990, RUTISHAUSER u. Mitarb. 1992).

Nachsorge

Querschnittgelähmte bedürfen der lebenslangen Nachsorge durch die Querschnittgelähmtenzentren in individuell zu bestimmenden Abständen. Sie besteht in Nachuntersuchungen, Wiederaufnahmen bei lähmungsbedingten Komplikationen (Druckgeschwüre, Harnwegserkrankungen, Atem- und Kreislaufprobleme) zum Ausgleich von Trainingsverlusten und zu sachgerechter Spezialbehandlung bei lähmungsunabhängigen Erkrankungen, um lähmungsabhängige Komplikationen zu vermeiden.

Die Lebenserwartung der Paraplegiker ist heute nicht mehr wesentlich, die der Tetraplegiker noch etwas gegenüber der gleichaltriger Nichtbehinderter verkürzt (GEISLER u. Mitarb. 1991, MEINECKE 1987c, MINAIRE u. Mitarb. 1983). Eine interessante Langzeitbeobachtungsstudie über 20 Jahre bei 832 Querschnittgelähmten aus England haben jetzt WHITENECK u. Mitarb. (1992) vorgelegt. Dort betrug die Überlebenszeit im Mittel 32 Jahre, 43% waren verstorben.

Besonderheiten bei Kindern und alten Menschen

Besonderheiten bei Kindern (BETZ u. Mitarb. 1987, HUBBART 1974, KEWALRAMANI u. TORI 1980, MEINECKE 1972, ORDOG u. Mitarb. 1987, RUCKSTUHL u. JANI 1980) und bei Querschnittgelähmten im Alter (MEINECKE 1975, PAESLACK 1984) sind in Einzelmitteilungen dargestellt worden. Hier stehen einerseits Skoliosen der wachsenden Wirbelsäule, andererseits psychische Altersveränderungen und altersspezifische Krankheiten im Vordergrund. Spezielle Fragen, die gesonderte Darstellungen erfahren haben, ergeben sich auch bei Frauen (GIRARD u. Mitarb. 1983, KUHN u. Mitarb. 1983, TURK u. Mitarb. 1983, WATSON 1983).

Durchschnittliche Verweildauer und Sterblichkeit

Die durchschnittliche Verweildauer des Tetraplegikers liegt heute um 8 Monate, die des Paraplegikers um 6 Monate. Sie ist nicht nur von medizinischen, sondern auch von sozialen Gegebenheiten (zeitgerechte Bereitstellung einer behinderungsgerechten Pflege und Wohnform) im nachstationären Bereich abhängig.

Die Sterblichkeit Querschnittgelähmter in den Spezialeinrichtungen liegt heute bei 7%. Hauptsächlich handelt es sich dabei um Folgen tödlicher Lungenembolien, Hirn- und Brustkorbverletzungen oder aber von Zivilisationskrankheiten (Tab. **12**). PAESLACK teilt 1992 (b) eine Sterblichkeit von 5% bei den Paraplegikern und von 10% bei den Tetraplegikern innerhalb der ersten 2 Jahre nach dem Unfall mit. Die Lebenserwartung sei bei korrekter Behandlung vom Unfalltage an „gegenüber dem Nichtgelähmten statistisch nur noch um wenige Jahre gemindert".

Tabelle **12** Todesursachen der im Querschnittgelähmten-Zentrum Hamburg während der Erstbehandlung verstorbenen Unfallverletzten (n: 54 von 832 = 6,49%, davon Polytraumen 27 = 50%)

Pulmonal	19
Kardial	18
Lungenembolie	13
Schock	3
Nierenversagen	1

Begutachtung

Gutachterlich können epidurale Abszeßbildungen in der Traumatologie Schwierigkeiten bei der Klärung der ursächlichen Zusammenhangsfrage bieten. Zunehmend werden auch Behandlungsfehler eingeklagt, die sich nicht nur auf Folgen operativer Eingriffe (Bandscheibenoperationen,

Tumorentfernung, Traumatologie, Gefäßchirurgie) (MEINECKE 1988) beziehen, sondern auch auf pflegerische Maßnahmen (Druckgeschwüre, Nierenerkrankungen). „Hysterische" oder „psychogene" Querschnittlähmungen werden – besonders bei jungen Menschen – immer wieder beobachtet (APPLE 1989). Ihr Nachweis ist schwierig. Durch die magnetische Stimulation des Hirnes zur Erzielung motorisch evozierter Potentiale (MEP) läßt sich eine Klärung herbeiführen (HANISCH 1991, JELLINEK u. Mitarb. 1992). Ganz allgemein sollten Gutachten zu Minderung der Erwerbsfähigkeit, Pflegebedürftigkeit, Kleidermehrverschleiß sowie sozialen und beruflichen Fragen und der Nachsorge Stellung nehmen (KUTZNER u. DELANK 1987, MEINECKE 1993).

Literatur

Abel R., H. J. Gerner, G. Mariß: Kernspintomographie, Computertomographie und Myelographie in der Diagnostik der Querschnittlähmung. In Zäch, G. A.: Rehabilitation beginnt am Unfallort. Springer, Berlin 1992
Adkins, I.: Spinal Cord Injury. Churchill Livingstone, Edinbourgh 1985
Apple, D. F.: Hysterical spinal paralysis. Paraplegia 27 (1989) 428–431
Arbeitsausschuß „Querschnittlähmungen": Technische Rehabilitationshilfen für den nachstationären Bereich bei Querschnittlähmungen. Rehabilitation 15 (1976) 244–252
Austin, G. M.: The Spinal Cord. Igaku-Shoin, New York 1983
Beck, E.: Persönliche Mitteilung 1988
Bedbrook, G.: Intrinsic factors in the development of spinal deformities with paraplysis. Paraplegia 6 (1969) 222
Bedbrook, G.: The Care and Management of Spinal Cord Injuries. Springer, New York 1981
Bedbrook, G.: Lifetime Care of the Paraplegic Patient. Churchill Livingstone, Edinburgh 1985
Bedbrook, G.: The development and care of spinal cord paralysis (1918 to 1986). Paraplegia 25 (1987) 172–184
Belzl, H.: Frühbehandlung: Krankengymnastik und Hilfsmittelversorgung. In Meinecke, F.-W.: Querschnittlähmungen. Springer, Berlin 1990, 131–133
Belzl, H., R. Helm, S. Oberer: Neurophysiologische Behandlungstechniken in der Akutphase. In Zäch, G. A.: Rehabilitation beginnt am Unfallort. Springer, Berlin 1992, 157–161
Bérard, E. J. J.: The sexuality of spinal cord injured women: Physiology and pathophysiology. A review. Paraplegia 27 (1989) 99–112
Beretta, G., E. Chelo, A. Zanollo: Reproductive aspects in spinal cord injured males. Paraplegia 27 (1989) 113–118
Bergel, H.-P., J. Gieseke: Die Funktion des Sozialarbeiters und des Berufshelfers bei der Erstellung des Reha-Gesamtplanes für Querschnittgelähmte. In Meinecke, F.-W.: Querschnittlähmungen. Springer, Berlin 1990, 181–183
Berndorfer, W.: Frühbehandlung: Krankenpflege. In Meinecke, F.-W.: Querschnittlähmungen. Springer, Berlin 1990, 156–159
Berndorfer, W., K. Göggel: Kommunikation mit dem Patienten aus der Sicht des Pflegepersonals. In Zäch, G. A.: Rehabilitation beginnt am Unfallort. Springer, Berlin 1992, 96–98
Bersch, U., D. Sauerwein: Suprapubische Harnableitung in der Frühphase der Querschnittlähmung. In Zäch, G. A.: Rehabilitation beginnt am Unfallort. Springer, Berlin 1992, 208–209
Betz, R. R., A. J. Gelman, G. J. DeFilipp, M. Mesgarzadeh, M. Clancy, H. H. Steel: Magnetic resonance imaging (MRI) in the evaluation of spinal cord injured children and adolescents. Paraplegia 25 (1987) 92–99
Bilow, H.: Die Spätkomplikationen bei Querschnittlähmung und ihre Therapie. Unfallheilkunde 85 (1982) 66–71
Bilow, H.: Pflegerische und krankengymnastische Maßnahmen in der frühen Rehabilitation des frisch Querschnittgelähmten. H. Unfallheilk. 189/1 (1987) 646
Bilow, H.: Alltagshilfen. In Meinecke, F.-W.: Querschnittlähmungen. Springer, Berlin 1990, 248–251
Binnie, N. R., A. N. Smith, G. H. Creasey, P. Edmond: Constipation associated with chronic spinal cord injury: The effect of pelvic parasympathetic stimulation by the brindley stimulator. Paraplegia 29 (1991) 463–469
Bischoff, W.: Die longitudinale Myelotomie. Zbl. Neurochir. 11 (1951) 79
Bitzer, G., B. Wenck: Krankengymnastik im Intensivbereich. In Meinecke, F.-W.: Querschnittlähmungen. Springer, Berlin 1990, 52–56
Blauth, M., N. Haas, B. Hilka, A. Illgner: Verletzungen der Wirbelsäule beim Sport. Dtsch. Z. Sportmed. 39 (1988) 52–64
Bloch, R. F., M. Basbaum: Management of Spinal Cord Injuries. Williams Wilkins, Baltimore 1986
Bodner, D. R., B. Leffler, F. Frost: The role of intracavernous injection of vasoactive medications for the restauration of erection in spinal cord injured males: A three year follow up. Paraplegia 30 (1992) 118–120
Bodynik-Koch, R.: Die Versorgung dauerbeatmungspflichtiger Patienten in einer nicht spezialisierten Abteilung für Rückenmarkverletzte des Bergmannsheil Bochum. In Zäch, G. A.: Rehabilitation beginnt am Unfallort. Springer, Berlin 1992, 165–167
Böhler, L.: Die Technik der Knochenbruchbehandlung. Ergänzungsband zur 12. und 13. Aufl. Maudrich, Wien 1963
Bohlman, H. H.: Acute fractures and dislocations of the cervical spine. J. Bone Jt Surg. A 61 (1979) 1119–1142
Bötel, U.: Die Indikation zur primär operativen Behandlung der Wirbelsäulenverletzungen mit frischer Querschnittlähmung. H. Unfallheilk. 189/1 (1987a) 618
Bötel, U.: Persönliche Mitteilung 1987b
Bötel, U.: Die Behandlung außergewöhnlich großer oder krebsig entarteter Druckgeschwüre mit multiplen musculocutanen Lappenplastiken. H. Unfallheilk. 207 (1989) 206–207
Bötel, U.: Zur Klassifikation von Wirbelsäulenverletzungen. In Zäch, G. A.: Rehabilitation beginnt am Unfallort. Springer, Berlin 1992, 101–107
Bötel, U., H. Schottky, K. Uhlenbruch: Die Anwendung von Herzschrittmachern wegen unfallbedingter, rezidivierender Herzstillstände bei hohen Halsmarklähmungen. H. Unfallheilk. 132 (1978) 370–373
Bracken, M. B.: Pharmacological treatment of acute spinal cord injury: Current status and future prospects. Paraplegia 30 (1992) 102–107
Bracken, M. B., M. J. Shepard, W. F. Collins, T. R. Holford, W. Young, D. S. Baskin, H. M. Eisenberg, E. Flamm, L. Leo-Summers, J. Maroon, L. F. Marshal, P. L. Perrot jr., J. Piepmeier, V. K. H. Sonntag, F. C. Wagner, J. E. Wilberger, H. R. Winn: A randomized, controlled trial of methylprednisolone or naloxone in the treatment of acute spinal cord injury. New Engl. J. Med. 322 (1990) 1405–1411
Bracken, B., M. J. Shepard, W. F. Collins, T. R. Holford, D. S. Baskin, H. M. Eisenberg, E. Flamm, L. Leo-Summers, J. C. Maroon, L. F. Marshall, P. L. Perrot jr., J. Piepmeier, V. K. H. Sonntag, F. C. Wagner, J. L. Wilberger, H. R. Winn, W. Young: Methylprednisolone or naloxone treatment after acute spinal cord injury: 1 year follow up data. J. Neurosurg. 76 (1992) 23–31
Breitung, A., E. Jetter: Sinn früher Aufklärung über die Querschnittlähmung aus psychologischer Sicht. In Zäch, G. A.: Rehabilitation beginnt am Unfallort. Springer, Berlin 1992, 77–80

Brindley, G. S.: The fertility of men with spinal cord injuries. Paraplegia 22 (1984) 337–348
Brindley, G. S., C. E. Polkey, D. N. Rushtopm: Sacral anterior root stimulators for bladder control in paraplegia. Paraplegia 20 (1982) 305–381
Brindley, G. S., D. N. Rushton: Long-term follow-up of patients with sacral anterior root stimulator implants. Paraplegia 28 (1990) 469–475
Bromley, I.: Tetraplegia and Paraplegia. A Guide for Physiotherapists, 2nd ed. Churchill Livingstone, Edinburgh 1980
Buchanan, L. E., D. A. Nawoczenski: Spinal Cord Injury. Williams & Wilkins, Baltimore 1987
Buck, M. J. I.: Die Stellung der Krankengymnastik/Physiotherapie im Rehabilitationsteam. Rehabilitation 31 (1992) 154–156
Burgdörfer, H.: Urologische Diagnostik bei Patienten mit neurogener Blasenentleerungsstörung. In Stöhrer, M., H. Palmtag, H. Madersbacher: Blasenlähmung. Thieme, Stuttgart 1984 (S. 72–86)
Burgdörfer, H., A. Bohatyrewicz: Bladder outlet resistance decreasing operations in spinal cord damaged patients with vesicoureteral reflux. Paraplegia 30 (1992) 256–260
Burgdörfer, H., D. Schmidt-Bachaly, A. Bohatyrewicz: Operative Eingriffe zur Senkung des Blasenauslaßwiderstandes. In Meinecke, F.-W.: Querschnittlähmungen. Springer, Berlin 1990, 121–126
Burgdörfer, H., P. Mach, A. Bohatyrewicz: Harnableitung bei polytraumatisierten Querschnittgelähmten auf der Intensivstation. Zäch, G. A.: Rehabilitation beginnt am Unfallort. Springer, Berlin 1992, 210–214
Burke, D. C., D. D. Murray: Die Behandlung Rückenmarkverletzter. Springer, Berlin 1979
Burke, D. C., J. W. Woodward: Pain and phantom sensation. In Vinken, P. J., G. W. Bruyn: Handbook of Clinical Neurology: Injuries of the Spine and Spinal Cord, Vol. 26. North Holland, Amsterdam 1976 (pp. 489–499)
Carter, R. E., W. H. Donovan, L. Halstead, M. A. Wilerson: Comparative study of electrophrenic nerve stimulation and mechanical ventilatory support in traumatic spinal cord injury. Paraplegia 25 (1987) 86–91
Chantraine, A., P. Minaire: Les troubles du métabolisme de l'os. In Maury, M.: La Paraplégie chez l'adulte et chez l'enfant. Flammarion, Paris 1981 (pp. 136–145)
Cole, Th., R. Chilgren, P. Rosenberg: A new programme of sex education and counseling for spinal cord injured adults and health care professionals. Paraplegia 11 (1973) 111–124
Colombo, Th., M. Rauchenwald, J. Winter, F. Schweighofer, P. H. Petrisch: Urologische Erstversorgung beim polytraumatisierten Patienten. In Zäch, G. A.: Rehabilitation beginnt am Unfallort. Springer, Berlin 1992
Contamin, F.: Le problème de la réparation médullaire. Donnés expérimentals. In Maury, M.: La paraplégie chez l'adulte et chez l'enfant. Flammarion, Paris 1981 (pp. 21–28)
Crüger, M., H. Arnold, G. Böttcher, F.-W. Meinecke: Posttraumatisch entstandene Syringomyelie – Sicherung der Diagnose durch Myelogramm und spinale Computertomographie. In Kohlmeyer, K.: Aktuelle Probleme der Neurotraumatologie und klinische Neuropsychologie. Regensburg & Biermann, Münster 1987, 110–113
Daniaux, H.: Transpedikuläre Reposition und Spongiosaplastik bei Wirbelkörperbrüchen der unteren Brust- und Lendenwirbelsäule. Unfallchirurg 89 (1986) 197–213
Daniaux, H.: Persönliche Mitteilung 1987
Dick, W.: Innere Fixation von Brust- und Lendenwirbelfrakturen. In Burri, C., F. Harder, R. Bauer: Aktuelle Probleme in Chirurgie und Orthopädie, Bd. 28. Huber, Bern 1987
Dick, W., G. Zäch: Operative Sofortbehandlung mit dem Fixateur interne bei Brust- und Lendenwirbelfrakturen mit Querschnittlähmung: Ergebnisse bei 90 Patienten. H. Unfallheilk. 189/1 (1987) 655
Dick, W., P. Kluger, F. Magerl, O. Wörsdörfer, G. Zäch: A new device for internal fixation of thoracolumbar and lumbar spine fractures: „The fixateur interne". Paraplegia 23 (1985) 225–232
Dick, W., M. Mäder, D. Hegemann: Das Problem der Skoliose beim Jugendlichen – besondere Gesichtspunkte. In Meinecke, F.-W.: Querschnittlähmungen. Springer, Berlin 1990, 232–235
Dietz, J. M., M. Bertschy, R. Gschaedler, P. Dollfus: Reflections on the intensive care of 106 acute cervical spinal cord injury patients in the resuscitation unit of a general traumatology centre. Paraplegia 24 (1986) 343–349
Domisse, G. F.: The arteries, arterioles, and capillaries of the spinal cord. Ann. roy. Coll. Surgns Engl. 62 (1980) 369–376
Donovan, W. H., R. E. Carter, Bedbrook, G. M., Young, J. S., Griffiths, E. R.: Incidence of medical complications in spinal cord injury: Patients in specialised, compared with non-specialised centres. Paraplegia 22 (1984) 282–290
Drzin-Schilling, B., K. Dennig: Der Mensch als Ganzes ist verletzt – Psychologische Betreuung im Intensivzimmer. In Zäch, G. A.: Rehabilitation beginnt am Unfallort. Springer, Berlin 1992, 92–95
Dumurgier, C., D. Pujol, J. Chevalley, H. Bassoulet, E. Ucla, P. Stchepinsky: Pressure sore carcinoma: A late but fulminant complication of pressure sores in spinal cord injury patients: Case reports. Paraplegia 29 (1991) 190–195
Earle, C. M., E. J. Keogh, J. K. Ker, D. J. Cherry, A. G. S. Tuloch, D. J. Lord: The role of intracavernosal vasoactive agents to overcome impotence due to spinal cord injury. Paraplegia 30 (1992) 273–276
Ebner, A., H. Madersbacher: Erektive Dysfunktion bei Querschnittlähmung – Pathophysiologie und operative Behandlung. In Meinecke, F. W.: Querschnittlähmungen. Springer, Berlin 1990, 164–167
Eggerer, K.: 2,7 Mio. Arbeitslose – trotzdem berufliche Rehabilitation Schwerkörperbehinderter? Rehabilitation 31 (1992) 170–174
Exner, G.: Mehrfach- und Begleitverletzungen bei frischer Querschnittlähmung. H. Unfallheilk. 189/1 (1987) 605–608
Exner, G., F.-W. Meinecke, G. Bomnüter: Diagnostik und Behandlung der frischen Wirbelsäulenverletzung. In Meinecke, F.-W.: Querschnittlähmungen. Springer, Berlin 1990, 60–71
Exner, G., J. J. Gläsener, G. Bomnüter: Stellenwert der konservativen Frakturbehandlung beim querschnittgelähmten Wirbelsäulenverletzten. In Zäch, G. A.: Rehabilitation beginnt am Unfallort. Springer, Berlin 1992, 145–149
Fast, A., D. F. Zinicolla, E. L. Marin: Vertebral artery damage complicating cervical manipulation. Spine 12 (1987) 840–842
Fawcett, J. W.: Factors influencing the regeneration of axons in the central nervous system. Paraplegia 29 (1991) 287–293
Fawcett, J. W.: Spinal cord repair: future directions. Paraplegia 30 (1992) 83–85
Feldkamp, G., Bötel, U., G. Knaup: Orthostatische Blutdrucklabilität bei Para- und Tetraplegikern. Med. Welt 36 (1985) 1392–1396
Figoni, S. F.: Cardiovascular and haemodynamic responses to tilting and standing in tetraplegic patients: A review. Paraplegia 22 (1984) 99–109
Francois, N., M. Maury: Sexual aspects in paraplegic patients. Paraplegia 25 (1987) 289–292
Frankel, H., Ch. J. Mathias: The cardiovascular system in tetraplegia and paraplegia. In Vinken, P. J., G. W. Bruyn: Handbook of Clinical Neurology: Injuries of the Spine and Spinal Cord, Vol. 26. North Holland, Amsterdam 1976 (pp. 313–333)
Frankel, H., D. O. Hancock, G. Hyslop, J. Melzak, L. S. Michaelis, G. H. Ungar, J. D. S. Vernon, J. J. Walsh: The value of postural reduction in the initial manage-

ment of closed injuries of the spine with paraplegia and tetraplegia. Paraplegia 7 (1969) 179–192
Freehafer, A. A.: Care of the hand in cervical spinal cord injuries. Paraplegia 7 (1969) 118–129
Frey, M., Thoma, H. J. Holle, H. Gruber, H, Stöhr, E. Wolner: Neue Wege zur Mobilisation Querschnittgelähmter durch funktionelle Elektrostimulation über ein implantierbares Gerät. In Schreiber, H. W.: Chirurg. Forum 1983 f. experim. u. klin. Forschung. Springer, Berlin 1983, 259–262
Fugl-Mayer, A. R.: The respiratory system. In Vinken, P. J., G. W. Bruyn: Handbook of Clinical Neurology: Injuries of the Spine and Spinal Cord, Vol. 26. North Holland, Amsterdam 1976 (pp. 335–349)
Garrido, H., J. Mazaira, P, Gutierrez, S. Sebastian, J. L. P. Javita, E. M. Serrano, J. L. Bermadez, M. A. Ayucar: Permanent artificial respiration by diaphragm pacemaker in tetraplegic children. Paraplegia 24 (1986) 276–281
Geisler, F. H., F. C. Dorsey, W. P. Coleman: Recovery of motor function after spinal-cord injury – a randomized, placebo-controlled trial with GM-1 ganglioside. New Engl. J. Med. 324 (1991) 1829–1838
Geisler, W. O., A. T. Jousse, M. Wynne-Jones, D. Breithaupt: Survival in traumatic spinal cord injury. Paraplegia 21 (1983) 364–373
Gerner, H. J.: Die Indikation zur primär konservativen Behandlung der frischen Wirbelsäulenverletzung mit Querschnittlähmung. H. Unfallheilk. 189 (1987) 614
Gerner, H. J.: Elektrostimulation des Zwerchfells. In Meinecke, F.-W.: Querschnittlähmungen. Springer, Berlin 1990, 222–225
Gerner, H. J.: Zur klinischen Rehabilitation des Querschnittgelähmten – hat das Guttmannsche Konzept noch Gültigkeit? Rehabilitation 31 (1992a) 143–146
Gerner, H. J.: Die Querschnittlähmung: Erstversorgung, Behandlungsstrategie, Rehabilitation. Blackwell, Berlin 1992b
Gerner, H. J., P. Kluger: Ateminsuffizienz bei Querschnittlähmungen. In Schirmer, M.: Querschnittlähmungen. Springer, Berlin 1985, 490–499
Gerner, H. J., B. Meister: Akutmaßnahmen bei Tetraplegien C0 bis C3 als Voraussetzung einer optimalen Rehabilitation. In Zäch, G. A.: Rehabilitation beginnt am Unfallort. Springer, Berlin 1992, 125–129
Gesamtverband der Krankenversicherungen: Hilfsmittelkatalog. 2. Fassung 1986
Girard, R., D. Boisson, J. Depassio, M. H. Boucand, M. Eyssette: The female paraplegic: A statistical survey. Paraplegia 12 (1983) 149–153
Glaesener, J. J.: Besondere Maßnahmen bei der Behandlung von Spastik. In Meinecke, F. W.: Querschnittlähmungen. Springer, Berlin 1990, 190–195
Glaesener, J. J., W. Hasse, G. Exner: Lungenkontusion, Pneumo- und Hämatothorax als häufige Komplikation von BWS-Verletzungen. In Zäch, G. A.: Rehabilitation beginnt am Unfallort. Springer, Berlin 1992, 49–57
Gläser, E.: Behandlung der Knochenneubildungen (POA). In Meinecke, F.-W.: Querschnittlähmungen. Springer, Berlin 1990, 201–203
Göcking, K., K. Gebhardt: Stellenwert urologischer Diagnostik in der Akutphase der Querschnittlähmung. In Zäch, G. A.: Rehabilitation beginnt am Unfallort. Springer, Berlin 1992, 200–201
Göller, H., V. Paeslack: Our experiences about pregnancy and delivery of the paraplegic women. Paraplegia 8 (1970) 161–166
Göller, H., V. Paeslack: Pregnancy damage and birth-complications in children of paraplegic women. Paraplegia 10 (1972) 213–217
Green, B. A., T. Kahn, K. J. Klose: A comparative study of steroid therapy in acute experimental spinal cord injury. Surg. Neurol. 13 (1980) 91–97
Grosse, W.: Krankenpflege in der Akutbehandlung. In Meinecke, F.-W.: Querschnittlähmungen. Springer, Berlin 1990, 88–90
Grosse, W.: Die Pflege des Querschnittgelähmten – Krankenhausroutine oder Grundlage der umfassenden Rehabilitation? Rehabilitation 31 (1992) 151–153
Grüninger, W.: Spinale Spastik. Überreuter, Wien 1989
Grüninger, W.: Querschnittlähmung in der Akutphase aus der Sicht des Neurologen. In Meinecke, F.-W.: Querschnittlähmungen. Springer, Berlin 1990, 78–81
Grüninger, W., G. Klassen: Sexuelle Störungen bei Querschnittlähmung. In Schirmer, M.: Querschnittlähmungen. Springer, Berlin 1985a (S. 508–513)
Grüninger, W., G. Klassen: Psychologische Aspekte der Querschnittlähmung. In Schirmer, M.: Querschnittlähmungen. Springer, Berlin 1985b (S. 500–507)
Grüninger, W., R. Klassen: Psychologische Aspekte in der Rehabilitation Querschnittgelähmter. Edition Schindele, Heidelberg 1987
Grüninger, W., U. H. Wiese: Zur Prognose bei traumatischer Querschnittlähmung. H. Unfallheilk. 189 (1987) 611–613
Guttmann, L.: Spinal Cord Injuries, Comprehensive Management and Research. Blackwell, Oxford 1973
Guttmann, L.: Textbook of Sport for the Disabled. HM. u. M. Publishers, Aylesbury/Bucks. 1976a
Guttmann, L.: Spinal shock. In Vinken, P. J., G. W. Bruyn: Handbook of Clinical Neurology: Injuries of the Spine and Spinal Cord, Vol. 26. North Holland, Amsterdam 1976b (pp. 243–262)
Hachen, H. J.: Schriftl. Mitteilung 1986
Hachen, H. J.: Lésions vertébro-médullaires lors d'accidents de motocyclette. Z. Unfallchir. 80 (1987) 53–57
Hahn, M., E. Gläser: Ursachen und Therapieformen der Mehretagenverletzungen bei rückenmarkverletzten Patienten. In Zäch, G. A.: Rehabilitation beginnt am Unfallort. Springer, Berlin 1992, 131–139
Hall, E. D.: The neuroprotective pharmacology of methylprednisolone. J. Neurosurg. 76 (1992) 13–22
Halstead, L. S., S. Vervoort, S. W. J. Saeger: Rectal probe electrostimulation in the treatment of anejaculatory spinal cord injured men. Paraplegia 25 (1987) 120–129
Hanisch, L.: Magnetstimulation des zentralen Nervensystems. Berufsgenossenschaftliches Unfallkrankenhaus Hamburg, Jahresbericht 1991 (S. 28–29)
Hardy, A. G., A. B. Rossier: Tetra- und Paraplegie. In Nigst, H.: Spezielle Frakturen- und Luxationslehre, Bd. I/2. Thieme, Stuttgart 1972 (S. 65)
Harris, Ph.: Thoracic and Lumbar Spine and Spinal Cord Injuries. In: Advances in Neurotraumatology II. Springer, Wien 1986
Hauptverband der gewerbl. Berufsgenossenschaften e.V.: Gemeinsame Richtlinien der Unfallversicherer über Gewährung, Gebrauch und Ersatz von Körperersatzstükken, Hilfsmitteln und Hilfen. In: Handbuch f. d. berufliche Rehabilitation der Unfallverletzten. 2. Aufl., 5. Ergänzung 1980 (S. 580–584)[417]
Heilporn, A.: Psychological factors in the causation of pressure sores: Case reports. Paraplegia 29 (1991) 137–139
Herzog, G., Ch. Wittmann: Der Behindertensport innerhalb der poststationären Entwicklung am Beispiel des Rollstuhlsportes. In Meinecke, F.-W.: Querschnittlähmungen. Springer, Berlin 1990, 267–269
Hetzel, H.: Die Psyche des Querschnittgelähmten. In: Allgemeine Unfallversicherungsanstalt Wien: Alpenländisch-adriatisches Symposium Rovinj 27. 10.–30. 10. 1982, Schlußbericht (S. 54–63)
Hetzel, H.: Neurologisch-psychiatrische Probleme bei älteren Querschnittgelähmten. In: Allgemeine Unfallversicherungsanstalt, Wien: 4. alpenländisch-adriatisches Symposium für internationale Zusammenarbeit in der Rehabilitation, 8.–10. 11. 1984 Budrio/Bologna (S. 189–198)
Hohmann, D., B. Kügelgen, K. Liebig: Neuroorthopädie, Bd. I–III. Springer, Berlin 1983–1985
Horvat, J. C.: Transplants of fetal neural tissue and autologous peripheral nerves in an attempt to repair spinal cord injuries in the adult rat. Paraplegia 29 (1991) 299–308

Hubbart, D. D.: Injuries of the spine in children and adolescents. Clin. Orthop. 100 (1974) 56–65

Hughes, J. T.: Regeneration in the human spinal cord: a review of the response to injury of the various constituents of the human spinal cord. Paraplegia 22 (1984) 131–137

Hughes, J. T.: The new neuroanatomy of the spinal cord. Paraplegia 27 (1989) 90–98

Ingram, R. R., R. K. Suman, P. A. Freeman: Lower limb fractures in the chronic spinal cord injured patient. Paraplegia 27 (1989) 133–139

Jacobs, R. R., M. A. Asher, R. K. Snider: Dorso-lumbale Wirbelsäulenfrakturen – eine vergleichende Studie zwischen konservativer und operativer Behandlung bei 100 Patienten. Orthopädie 9 (1980) 45–62

Jellinek, D. A., R. Bradford, J. Bailey, L. Symon: The role of motor evoked potentials in the management of hysterical paraplegia: Case report. Paraplegia 30 (1992) 300–302

Jellinger, K.: Neuropathology of cord injuries. In Vinken, P. J., G. W. Bruyn: Handbook of Clinical Neurology: Injuries of the Spine and Spinal Cord, Vol. 25. North Holland, Amsterdam 1976 (pp. 43–121)

Jellinger, K.: Morphologie und Pathogenese traumatischer Rückenmarkschäden. H. Unfallheilk. 132 (1978) 287–297

Johnson, R. H.: Temperature regulation in spinal cord injuries. In Vinken, P. J., G. W. Bruyn: Handbook of Clinical Neurology: Injuries of the Spine and Spinal Cord, Vol. 26. North Holland, Amsterdam 1976 (pp. 355–376)

Jonas, U.: Silicon-silver penile prothesis. In Barret, D., A. Wein: Controversies in Neuro-Urology. Churchill Livingstone, New York 1983 (pp. 521–530)

Jouannet, P., P. A. Chapelle, N. Francois, A. Heilporn, A. J. Rouffet: La fonction génito-sexuelle. In Maury, M.: La paraplégie chez l'adulte et chez l'enfant. Flammarion, Paris 1981 (pp. 404–420)

Judd, F. K., G. D. Burrows: Liaison psychiatry in a spinal injuries unit. Paraplegia 24 (1986) 6–19

Juler, G. L., I. M. Eltorai: The acute abdomen in spinal cord injury patients. Paraplegia 23 (1985) 118–123

Kakulas, B.: La lésion anatomique et son iconographie. In Maury, M.: La paraplégie chez l'adulte et chez l'enfant. Flammarion, Paris 1981 (pp. 18–21)

Kamm, Ch., G. Exner: Kombinierte Thromboseprophylaxe beim Querschnittgelähmten – eine Hamburger Lösung. In Zäch, G. A.: Rehabilitation beginnt am Unfallort. Springer, Berlin 1992a, 65–76

Kamm Ch., G. Exner: Are there reliable criteria to indicate surgery in posttraumatic syringomyelia? (im Druck)

Kampmann-Lüdtke, E.: Psychologische Betreuung und Therapie in der Rehabilitation Querschnittgelähmter. In Meinecke, F.-W.: Querschnittlähmungen. Springer, Berlin 1990, 176–177

Karimi-Nejad, A.: Indikation, Technik und Ergebnisse der operativen Behandlung von Halswirbelsäulen-(HWS-) Verletzungen. Fortschr. Neurol. Psychiat. 48 (1980) 183–206

Katz, R. T., D. Green, T. Sullivan, G. Yarkony: Functional electric stimulation to enhance systemic fibrinolytic activity in spinal cord injury patients. Arch. phys. Med. 68 (1987) 423–426

Kewalramani, L. S., J. A. Tori: Spinal cord trauma in children. Spine 5 (1980) 11–18

Kiwerski, J.: Injuries of the upper cervical spine. Int. J. Rehab. Res. 9 (3) (1986) 272–276

Kiwersky, J.: The natural history of neurological recovery in patients with traumatic tetraplegia. Paraplegia 27 (1989) 41–45

Klassen, R.: Die Aufklärung des Patienten als non-verbaler Prozess. In Zäch, G. A.: Rehabilitation beginnt am Unfallort. Springer, Berlin 1992, 87–89

Kluger, P., H.-J. Gerner: Das mechanische Prinzip des Fixateur externe zur dorsalen Stabilisierung der Brust- und Lendenwirbelsäule. Unfallchir. 12 (1986) 68–79

Kluger, P., P. Kaczor, K. Nusser: Rumpforthesen bei Querschnittlähmung und deren Verwirklichung. Orthop.-Techn. 38 (1987) 584–589

Knauss, R.: Zwischen Kreativität und Funktionalität – Entwicklung und Standortbestimmung der Ergotherapie in der Rehabilitation des Querschnittgelähmten. Rehabilitation 31 (1992) 157–159

Knöringer, P.: Zur Bedeutung traumatischer Bandscheibenvorfälle, raumfordernder Knochenfragmente und Duraläsionen bei Wirbelsäulen – Rückenmarkverletzungen. H. Unfallheilk. 189 (1987) 665–670

Koch, I.: Die medizinische Rehabilitation Querschnittgelähmter, 3. Aufl. Gesundheit, Berlin 1991

Kortmann, H.-R., D. Wolter, F.-W. Meinecke, Ch. Eggers: Die Rückbildungstendenz neurologischer Schäden bei der operativen Sofortversorgung von Halswirbelsäulenverletzungen mit Rückenmarksbeteiligung. Chirurg 57 (1986) 695–701

Krajl, A., T. Bajd, R. Turk, H. Benko: Posture switching for prolonging functional electrical stimulation standing in paraplegic patients. Paraplegia 24 (1986) 221–230

Kuhlendahl, H.: Die neurologischen Syndrome bei der Überstreckungsverletzung der Halswirbelsäule und dem sog. Schleudertrauma. Münch. med. Wschr. 22 (1964) 1025–1030

Kuhn, W., G. A. Zäch, Ph. Köchlin, A. Urwyler: Comparison of spinal cord injuries in females and in males, 1979–1981 Basle. Paraplegia 21 (1983) 154–160

Kuhn, W., M. Rist, G. A. Zäch: Intermittent urethral self-catheterisation: Long term results (bacteriological evolution, continence, acceptance, complications). Paraplegia 29 (1991) 222–232

Kuhn, W., N. J. Lüscher, R. de Roche, S. Krupp, G. A. Zäch: The neurosensory musculocutaneous tensor fasciae latae flap: long term results. Paraplegia 30 (1992) 396–400

Kunzmann, E., B. Drzinn-Schilling, K. Dennig: Ganzheitliche Pflege als Hilfe zum Erhalt und zur Rückgewinnung von Lebensqualität bei Querschnittlähmung. In Zäch, G. A.: Rehabilitation beginnt am Unfallort. Springer, Berlin 1992, 185–188

Kutzner, M., H. W. Delank: Rückenmarkstraumen. In Suchenwirth, R. M. A., G. Wolf: Neurologische Begutachtung. G. Fischer, Stuttgart 1987 (S. 219–256)

Lamid, S.: Noctural penile tumescence studies in spinal cord injured males. Paraplegia 24 (1986) 26–31

Lausberg, G.: Ist die operative Behandlung der Wirbelsäulenverletzung mit Rückenmarksbeteiligung angezeigt? In Bushe, K. A.: Traumatische Querschnittlähmung. In Junghanns, H.: Die Wirbelsäule in Forschung und Praxis. Bd. 42. Hippokrates, Stuttgart 1969 (S. 80–84)

Leiner, H.: Psychologische Intervention bei Schmerz. In Meinecke, F.-W.: Querschnittlähmungen. Springer, Berlin 1990, 178–180

Leyendecker, K., M. Schirmer: Traumatische Rückenmarkschädigungen. In Schirmer, M.: Querschnittlähmungen. Springer, Berlin 1985, 236–273

Liebenow, M., M. Ketelhut, G. Exner: Dekubitusprophylaxe in der Akutphase. In Zäch, G. A.: Rehabilitation beginnt am Unfallort. Springer, Berlin 1992, 58–61

Lieske, I.: Frühbehandlung: Sporttherapie. In Meinecke, F.-W.: Querschnittlähmungen. Springer, Berlin 1990, 134–137

Linsenmeyer, T., C. Wilmot, R. U. Anderson: The effects of the electroejaculation procedure on sperm motility. Paraplegia 27 (1989) 465–469

Lloyd, L. K., J. S. Richards: Intracavernous pharmacotherapy for management of erectile dysfunction in spinal cord injury. Paraplegia 27 (1989) 457–464

Löchner-Ernst, D.: Technische Methoden zur Wiederherstellung von Sexualfunktion und Fertilität beim querschnittgelähmten Mann. In Stöhrer, M., H. Palmtag, H. Madersbacher: Blasenlähmung. Thieme, Stuttgart 1984 (S. 192–201)

Löchner-Ernst, D.: Zur Fertilität querschnittgelähmter Männer. In Meinecke, F. W.: Querschnittlähmungen. Springer, Berlin 1990, 170–175

Lönnecker, S.: Notärztliche Versorgung des querschnittgelähmten Patienten am Unfallort. In Zäch, G. A.: Rehabilitation beginnt am Unfallort. Springer, Berlin 1992, 15–19

Lohr, R.: Wohnungsfürsorge und Wohnformen am Heimatort. In Meinecke, F.-W.: Querschnittlähmungen. Springer, Berlin 1990, 258–262

Loubser, P. G., R. K. Narayan, K. J. Sandin, W. H. Donovan, K. D. Russell: Continuous infusion of intrathecal baclofen: long-term effects on spasticity in spinal cord injury. Paraplegia 29 (1991) 48–64

Lüder, K., B. Wenck: Atembefundaufnahme und Therapievorschläge bei Hals- und Hoch-Brustmarkgelähmten. In Zäch, G. A.: Rehabilitation beginnt am Unfallort. Springer, Berlin 1992, 30–37

Lüscher, N. J.: Dekubitalulzera der Beckenregion: Diagnostik und chirurgische Therapie. In Burri, C., F. Harder, R. Bauer: Aktuelle Probleme in Chirurgie und Orthopädie, Bd. 33. Huber, Bern 1989

Lüscher, N. J., G. A. Zäch, M. Mäder, A. Urwyler: Dekubitusinzidenz bei frischer Querschnittlähmung. In Zäch, G. A.: Rehabilitation beginnt am Unfallort. Springer, Berlin 1992, 175–181

Lyons, B. M., D. J. Brown, J. M. Calvert, J. M. Woodward, C. H. R. Wriedt: The diagnosis and management of post traumatic syringomyelia. Paraplegia 25 (1987) 340–350

Madersbacher, H.: Intravesical electrical stimulation for the rehabilitation of the neuropathic bladder. Paraplegia 28 (1990a) 349–352

Madersbacher, H.: Elektrostimulation der Harnblase und Schließmuskelprothese: Wirkungsweise, Indikation und Ergebnisse. In Meinecke, F.-W.: Querschnittlähmungen. Springer, Berlin 1990b, 210–217

Madersbacher, H.: Urologische Aspekte der Betreuung Querschnittgelähmter in der Akutphase. In Zäch, G. A.: Rehabilitation beginnt am Unfallort. Springer, Berlin 1992, 195–199

Madersbacher, H., P. Dietl: Urodynamic practice in neuro-urological patients: Techniques and clinical value. Paraplegia 22 (1984) 145–156

Magerl, F.: Der Wirbel-Fixateur externe. In Weber, B. G., F. Magerl: Fixateur externe. Springer, Berlin 1985 (S. 291–297)

Mahel, D.: Intensivpflege im Rahmen der Intensivmedizin. In Meinecke, F.-W.: Querschnittlähmungen. Springer, Berlin 1990, 49–51

Maier, R., P. Kutscha-Lisberg, A. Gabriel, W. Hackl: Kardiorespiratorische Probleme beim Halswirbelsäulen-Verletzten mit Querschnittsymptomatik – Analyse und Management. In Zäch, G. A.: Rehabilitation beginnt am Unfallort. Springer, Berlin 1992

Marsolais, E. B., R. Kobetic: Functional electrical stimulation for walking in paraplegia. J. Bone Jt Surg. A-69 (1987) 728–733

Masquelet, A. C., J. Berberidge, C. Romana, C. Gerber: The lateral supramalleolar flap. Plast. reconstr. Surg. 81 (1988) 74–81

Matthes, St. J., Nåhai, F.: Clinical Applications for Muscle and Musculocutaneous Flaps. Mosby, St. Louis 1982

Mauritz, H.-H.: Funktionelle neuromuskuläre Stimulation als neue Methode in der Rehabilitation Querschnittgelähmter. In Schirmer, M.: Querschnittlähmungen. Springer, Berlin 1985 (S. 534–537)

Maury, M.: Le pronostic. In Maury, M.: La paraplégie chez l'adulte et chez l'enfant. Flammarion, Paris 1981a (S. 146–150)

Maury, M.: La paraplégie chez l'adulte et chez l'enfant. Flammarion, Paris 1981b

Maury, M., Y. Bidart: Para-osteo-arthropathies. In Vinken, P. J., G. W. Bruyn: Handbook of Clinical Neurology: Injuries of the Spine and Spinal Cord, Vol. 26. North Holland, Amsterdam 1976 (pp. 501–519)

McAfee, P. C., H. A. Yuan, B. E. Frederickson, J. P. Lubicky: The value of computed tomography in thoracolumbar fractures. J. Bone Jt Surg. A-65 (1983) 461–473

McCraw, J. B., Ph. G. Arnold: McCraw and Arnold's Atlas of Muscle and Musculocoutaneous Flaps. Hampton, Norfolk 1986

Meier, Ch., M. Mäder: Die neurologische Verschlechterung nach einem akuten Rückenmarkstrauma. In Zäch, G. A.: Rehabilitation beginnt am Unfallort. Springer, Berlin 1992, 62–65

Meinecke, F.-W.: Querschnittslähmungen im Kindesalter. Z. Kinderchir., Suppl. 11 (1972) 633–654

Meinecke, F.-W.: Querschnittlähmungen im Alter. H. Unfallheilk. 121 (1975) 134–137

Meinecke, F.-W.: Behandlung und Rehabilitation Querschnittverletzter (Literaturübersicht). In Junghanns, H.: Die Wirbelsäule in Forschung und Praxis. Bd. 67. Hippokrates, Stuttgart 1976, 12–73

Meinecke, F.-W.: Verletzungen der Wirbelsäule und des Rückenmarks. In Baumgartl, F., K. Kremer, H.-W. Schreiber: Spezielle Chirurgie für die Praxis, Bd. III/2: Haltungs- und Bewegungsapparat – Traumatologie. Thieme, Stuttgart 1980a, 1–163

Meinecke, F.-W.: Entwicklung im Rollstuhlsport. In Nowacki, P. E., D. Böhmer: Sportmedizin, Aufgaben und Bedeutung für den Menschen in unserer Zeit. Thieme, Stuttgart 1980b, 446–450

Meinecke, F.-W.: Begleitverletzungen bei Querschnittlähmungen. In Zenker, R., F. Deucher, W. Schink: Chirurgie der Gegenwart, Bd. IV 16a: Unfallchirurgie Urban & Schwarzenberg, München 1983, 1–19

Meinecke, F.-W.: Some thoughts about neuroligical recovery in spinal cord injury – a philosophical review. Paraplegia 23 (1985) 78–81

Meinecke, F.-W.: Ärztliche Gesichtspunkte zur Rollstuhlversorgung. Orthop.-Techn. 5 (1986) 272–274

Meinecke, F.-W.: Gegenwärtige Situation der Akut- und Frühbehandlung Querschnittgelähmter in der Bundesrepublik Deutschland. H. Unfallheilk. 189 (1987a) 626–637

Meinecke, F.-W.: Polytrauma mit Querschnittlähmung. In Sefrin, P.: Polytrauma – Pathophysiologie – Erstversorgung. Zuckschwerdt, München 1987b, 107–116

Meinecke, F.-W.: Erhöhte Lebenserwartung Querschnittgelähmter durch moderne Spezialbehandlung. Lebensversicher.-Med. 39 (1987c) 144–149

Meinecke, F.-W.: Umfassende Rehabilitation Querschnittgelähmter. Nervenheilkunde 6 (1987) 99–106

Meinecke, F.-W.: Rückenmarkschäden im Gefolge von Diagnostik und Therapie. Unfallchirurg 91 (1988a) 270–277

Meinecke, F.-W.: Geschichte der Behandlung Querschnittgelähmter in der Bundesrepublik Deutschland. Unfallchirurgie 14 (1988b) 64–73

Meinecke, F.-W.: Schlußbemerkung. In Meinecke, F.-W.: Querschnittlähmungen. Springer, Berlin 1990a, 320–330

Meinecke, F.-W.: Was hat die Wirbelsäulenstabilisierung für den Querschnittgelähmten gebracht? Rehabilitation 29 (1990b) 163–168

Meinecke, F.-W.: Querschnittlähmungen: Bestandaufnahme und Zukunftsaussichten. Springer, Berlin 1990c

Meinecke, F.-W.: Rückenmarkschäden. In Rauschelbach, H.-H., K. A. Jochheim: Das neurologische Gutachten, 2. Aufl. Thieme, Stuttgart 1993 (im Druck)

Meinecke, F.-W., G. Exner: Standardverfahren zur Behandlung von Druckgeschwüren. H. Unfallheilk. 207 (1989) 175–184

Meinecke, F.-W., G. Exner: Injuries of the thoraco-lumbar spine. In Vinken, P. J., G. W. Bruyn, H. L. Klawans: Handbook of Clinical Neurology, Vol. 61. Elsevier – North Holland, Amsterdam 1993, 89–109

Mentzel, H. E., J. Probst: Einsatz von Herzschrittmachern bei traumatisch Halsmarkgelähmten. H. Unfallheilk. 132 (1978) 373–375

Michaelis, L. S.: Myotomy of iliopsoas and obliques externus abdominis for severe spastic flexion contracture at the hip. Paraplegia 2 (1965) 287–294

Michaelis, L. S.: International inquiry on neurological terminology and prognosis in paraplegia and tetraplegia. Paraplegia 7 (1969) 1–5

Minaire, P., P. Demolin, J. Bourret, R. Girard, E. Berard, C. Deidler, M. Eyssette, A. Biron: Life expectancy following spinal cord injury: A ten-years survey in the Rhône-Alpes region, France, 1969–1980. Paraplegia 21 (1983) 11–15

Moberg, E.: The Upper Limb in Tetraplegia. Thieme, Stuttgart 1978

Moberg, E.: The present state of surgical rehabilitation of the upper limb in tetraplegia. Paraplegia 25 (1987) 351–356

Münz, M.: Frühbehandlung: Ergotherapie und Hilfsmittelversorgung. In Meinecke, F.-W.: Querschnittlähmungen. Springer, Berlin 1990, 138–155

Nanassy, A., G. Vossius: Die Elektrostimulation der Extremitätenmuskulatur. In Meinecke, F.-W.: Querschnittlähmungen. Springer, Berlin 1990, 226–231

Nashold, B. S., H. Friedman: Dorsal column stimulation for control of pain. Preliminary report on 30 cases. J. Neurosurg. 36 (1972) 590–597

Nicolle, M. W.: La lésion médullaire et son évolution. In Maury, M.: La paraplégie chez l'adulte et chez l'enfant. Flammarion, Paris 1981 (pp. 15–18)

Nikas, V., P. Fleischman, P. Burton: Sexual and marital adjustment of world war II spinal cord injured veterans. Paraplegia 28 (1990) 164–171

Noll, F.: Indikation zur Frühbehandlung der Reflexblase mit Anticholinergika. In Zäch, G. A.: Rehabilitation beginnt am Unfallort. Springer, Berlin 1992, 218–223

Ordog, G. J., A. Prakash, J. Wasserberger, S. Balasubramaniam: Pediatric gunshot wounds. J. Trauma 27 (1987) 1272–1278

Paeslack, V.: Internistische Fragestellungen bei der Frühbehandlung des Halsmarkverletzten. H. Unfallheilk. 132 (1978) 355–360

Paeslack, V.: Sexualität und Sexualverhalten bei Rückenmarkgeschädigten. In Paeslack, V.: Sexualität und körperliche Behinderung, Bd. II. Schindele, Heidelberg 1983 (S. 57–68)

Paeslack, V.: Paraplegie im höheren Lebensalter – Geriatrische Probleme als Schwerpunkt der Rehabilitation Querschnittgelähmter. In: Allgemeine Unfallversicherungsanstalt: 4. alpenländisch-adriatisches Symposium 8.–10./11. 1984 Budrio/Bologna – Schlußbericht (S. 135–139)

Paeslack, V.: Die umfassende medizinische Rehabilitation des frisch Querschnittgelähmten in der Frühphase. H. Unfallheilk. 189 (1987) 637–641

Paeslack, V.: Internistische Aspekte in der Rehabilitation von Querschnittgelähmten. In Meinecke, F.-W.: Querschnittlähmungen. Springer, Berlin 1990, 127–131

Paeslack, V.: „Querschnittlähmung" – zur Frage der Erstinformation. In Zäch, G. A.: Rehabilitation beginnt am Unfallort. Springer, Berlin 1992a, 81–82

Paeslack, V.: 25 Jahre Rehabilitationszentrum für Querschnittgelähmte Heidelberg – Rückblick und Ausblick. Rehabilitation 31 (1992b) 138–142

Paeslack, V., H. Schlüter: Physiotherapie in der Rehabilitation Querschnittgelähmter. Springer, Heidelberg 1980

Pape, A.: Die krankengymnastische Betreuung des frisch Querschnittgelähmten. H. Unfallheilk. 189 (1987) 1062–1066

Pape, A.: Aktuelle Gesichtspunkte zur krankengymnastischen Behandlung bei Querschnittlähmung, Akutphase. In Meinecke, F.-W.: Querschnittlähmungen. Springer, Berlin 1990, 91–94

Peacock, W. J., R. D. Shrosbree: A review of 450 stab-wounds of the spinal cord. S. Afr. med. J. 51 (1977) 961–964

Peckham, P. H.: Functional electrical stimulation: Current status and future prospects of applications to the neuromuscular system in spinal cord injury. Paraplegia 25 (1987) 279–288

Peckham, P. H., G. H. Creasy: Neural prosthesis clinical application and functional electrical stimulation in spinal cord injury. Paraplegia 30 (1992) 96–101

Peckham, P. H., M. W. Keith, A. A. Freehafer: Restoration of functional control by electrical stimulation in the upper extremity of the quadriplegic patient. J. Bone Jt Surg. A 70 (1988) 144–148

Perkash, I., J. N. Kabalin, S. Lennon, V. Wolfe: Use of penile prosthesis to maintain external condom catheter drainage in spinal cord injury patients. Paraplegia 30 (1992) 327–332

Perovitch, M.: The application of magnetic resonance in spinal cord disorders. Paraplegia 25 (1987) 373–380

Perovitch, M., S. Perl, H. Wang: Current advances in magnetic resonance imaging (MRI) in spinal cord trauma: Review article. Paraplegia 30 (1992) 305–316

Petersen, W., J. J. Glaesener: Schulterschmerz in der Frühphase nach Eintritt einer traumatisch bedingten Tetraplegie – Prophylaxe und Therapie. In Zäch, G. A.: Rehabilitation beginnt am Unfallort. Springer, Berlin 1992, 170–174

Piscol, K.: Die Blutversorgung des Rückenmarks. Springer, Berlin 1972a

Piscol, K.: Die Blutversorgung des Rückenmarks und ihre klinische Relevanz. In Bauer, H. J., P. Gänshirt, P. Vogel: Schriftenreihe Neurologie, Bd. VIII. Springer, Berlin 1972b

Pons, C., I. M. Soede: Kommunikationsmittel. In Meinecke, F.-W.: Querschnittlähmungen. Springer, Berlin 1990, 243–247

Rana, R., B. N. Rana: Besondere Maßnahmen der Schmerzbehandlung bei Paraplegie. In Meinecke, F.-W.: Querschnittlähmungen. Springer, Berlin 1990, 196–200

Rawicki, H. B., S. Hill: Semen retrieval in spinal cord injured men. Paraplegia 29 (1991) 443–446

Ray, C., J. West: II. coping with spinal cord injury. Paraplegia 22 (1984) 249–259

Reynier, Y.: Treatment of thoracic and lumbar spine and spinal cord injuries. In Vigouroux, R. P.: Advances in Neurotraumatology, Vol. II: Thoracic and Lumbar Spine and Spinal Cord Injuries. Springer, Wien 1986

Rieger-Haug, E.: Aufgabenstellung der klinischen Psychologie in der Rehabilitation schwerkörperbehinderter Personen. Rehabilitation 31 (1992) 160–163

Rinaldi, I., W. J. Mullins, W. K. Kretz, T. M. Stiles, A. C. Stanton: Missed spinal fractures – a serious problem in the patient with multiple injuries. Virginia med. Mth. 102 (1975) 305–312

Riska, E. B., P. Myllynen, O. Böstman: Anterolateral decompression for neural involvement in thoracolumbar fractures. J. Bone Jt Surg. B-69 (1987) 704–708

Rist, M.: Diagnostik und Behandlung des Querschnittgelähmten in der Akutphase aus urologischer Sicht. In Meinecke, F.-W.: Querschnittlähmungen. Springer, Berlin 1990, 75–77

Rösler, S.: Behandlung der Druckgeschwüre. In Meinecke, F.-W.: Querschnittlähmungen. Springer, Berlin 1990, 204–209

Rolf, H., H. Witt: Der klinische Sport in der Rehabilitation Querschnittgelähmter. Kohlhammer, Stuttgart 1972

Rost, B.: Über die Rolle des Fachpsychotherapeuten in der multidisziplinären Betreuung Querschnittgelähmter in der Akutphase. In Zäch, G. A.: Rehabilitation beginnt am Unfallort, Springer, Berlin 1992, 90–91

Ruckstuhl, H. J., L. Jani: Wirbelfrakturen bei Kindern und Jugendlichen. Orthopäde 9, (1980) 69–76

Ruidisch, M. H.: Diagnostik und Behandlung der Begleitverletzungen. In Meinecke, F.-W.: Querschnittlähmungen. Springer, Berlin 1990, 72–74

Rutishauser, B., B. Bühler, D. Kipfer: Was kann die Pflege dem querschnittgelähmten Patienten während der Akutphase bieten? In Zäch, G. A.: Rehabilitation beginnt am Unfallort. Springer, Berlin 1992, 189–190

Sauerwein, D., U. Bersch: Erfahrungen mit der Beherrschung der Reflexinkontinenz Querschnittgelähmter durch sakrale Deafferentation und sakrale Vorderwurzelstimulation. In Meinecke, F.-W.: Querschnittlähmungen. Springer, Berlin 1990, 218–221

Sauerwein, D., U. Bersch: Elektrostimulation zur Blasenentleerung in der Frühphase der Querschnittlähmung. In Zäch, G. A.: Rehabilitation beginnt am Unfallort. Springer, Berlin 1992, 217

Schirmer, M.: Der spinale Notfall. perimed, Erlangen 1983

Schirmer, M.: Spastik. In Schirmer, M.: Querschnittlähmungen. Springer, Berlin 1985a (S. 483–489)

Schirmer, M.: Querschnittlähmungen. Springer, Berlin 1985b

Schmidt-Bachaly, D., H. Burgdörfer: „SKAT" – Schwellkörperautoinjektionstherapie. In Meinecke, F.-W.: Querschnittlähmungen. Springer, Berlin 1990, 168–169

Schmidt-Dannert, H.: Berufliche Fördermaßnahmen. In Meinecke, F.-W.: Querschnittlähmungen. Springer, Berlin 1990, 270–274

Schneider, R. C., G. Cherry, H. Pantek: The syndrome of acute central cervical cord injury with special reference to the mechanism involved in hyperextension injuries of the spine. J. Neurosurg. 11 (1954) 546–577

Schneider, Th., M. Mäder: Schädel-Hirntraumata bei Rükkenmarksverletzungen, medizinische und soziale Indikationen bei der Rehabilitation. In Zäch, G. A.: Rehabilitation beginnt am Unfallort. Springer, Berlin 1992, 20–21

Schrader, E., Ch. Osterwold: Ergotherapie in der Akutphase. In Meinecke, F.-W.: Querschnittlähmungen. Springer, Berlin 1990, 95–97

Schrader, E., Chr. Goldschmidt, G. Exner: Kommunikationsprobleme bei beatmeten Tetraplegikern. In Zäch, G. A.: Rehabilitation beginnt am Unfallort. Springer, Berlin 1992, 162–167

Schwab, M. E.: Regeneration of lesioned CNS axons by neutralisation of neurite growth inhibitors: A short review. Paraplegia 29 (1991) 294–298

Schwab, M. E.: Entwicklung, Stabilisierung und Regeneration von Faserverbindungen in Gehirn und Rückenmark: Die Rolle von Nervenwachstumshemmstoffen. In Zäch, G. A.: Rehabilitation beginnt am Unfallort. Springer, Berlin 1992, 229–239

Scott, F. B., W. E. Bradley, G. W. Timm: Treatment of urinary incontinence by implantable prosthetic sphincter. Urology 1 (1973) 252–259

Silberstein, M., O. Hennessy: Cystic cord lesions and neurological deterioration in spinal cord injury: Operative considerations based on magnetic resonance imaging. Paraplegia 30 (1992) 661–668

Simon, P.: Rollstuhlgebrauchsschulung. Pflaum, München 1985

Simpson, R. K., C. Y. Hsu, M. R. Dimitrijevic: The experimental basis for early pharmacological intervention in spinal cord injury. Paraplegia 29 (1991) 364–372

Siösteen, A., L. Forssman, Y. Steen, L. Sullivan, I. Wickström: Quality of semen after repeated ejaculation treatment in spinal cord injury men. Paraplegia 28 (1990) 96–104

Sjölund, B. H.: Practical Aspects of Transcutaneous Electrical Nerve Stimulation Therapy. Vortrag, International Association for Study of Pain 2. August 1987, Hamburg (im Druck)

Smith, Ch. M. L., B. A. Smith, A. A. Jefferson, W. R. Timperley, F. R. C. Path, N. Watson: Osseous metaplasia: A late pathological finding within the scar tissue formed following spinal injury. Paraplegia 21 (1983) 380–387

Sokoll, G.: Umfassende Rehabilitation Querschnittgelähmter aus der Sicht der gesetzlichen Unfallversicherung. In Meinecke, F.-W.: Querschnittlähmungen. Springer, Berlin 1990, 314–316

Sollmann, W.-P., M. R. Gaab, B. Panning: Lumbales epidurales Hämatom und spinaler Abszeß nach Periduralanaesthesie. Region. Anästh. 10 (1987) 212–224

Spanukakis, St., A. Hetzel: Frühbehandlung: Verlauf der neurologischen Verletzungsfolgen. In Meinecke, F.-W.: Querschnittlähmungen. Springer, Berlin 1990, 108–111

Stief, Ch.-G., W. Bähren, H. Gall, W. Scherb, J.-E. Altwein: Erektile Dysfunktion. Dt. Ärztebl. 84 (1987) B 862–867

Stock, D.: Die Rehabilitation traumatisch Querschnittgelähmter, 2. Aufl. Bibliomed, Melsungen 1983

Stock, D.: Diagnostische Aspekte bei frischer Querschnittlähmung. H. Unfallheilk. 189 (1987) 608–610

Stock, D.: Erste Hilfe am Unfallort und Transport. In Meinecke, F.-W.: Querschnittlähmungen. Springer, Berlin 1990, 34–38

Stock, D.: Diagnostik am Unfallort. Konsequenzen für die Strategie der Bergung und der Lagerung zum Transport. In Zäch, G. A.: Rehabilitation beginnt am Unfallort. Springer, Berlin 1992, 3–6

Stöhrer, M.: Operative Behandlung der Blasenlähmung. In Stöhrer, M., H. Palmtag, H. Madersbacher: Blasenlähmung. Thieme, Stuttgart 1984 (S. 111–127).

Stöhrer, M.: Urologische Akut- und Frühbehandlung bei traumatischer Querschnittlähmung. H. Unfallheilk. 189/1 (1987) 641–646

Stöhrer, M.: Urologische Frühbehandlung Querschnittgelähmter: Verlauf der urologischen Verletzungsfolgen – diagnostische und therapeutische Maßnahmen. In Meinecke, F.-W.: Querschnittlähmungen. Springer, Berlin 1990, 112–118

Stöhrer, M., H. Palmtag, H. Madersbacher: Blasenlähmung. Thieme, Stuttgart 1984

Stöhrer, M., D. Löchner-Ernst, B. Mandalka: Der intermittierende Katheterismus in der Frühbehandlung Querschnittgelähmter. In Zäch, G. A.: Rehabilitation beginnt am Unfallort. Springer, Berlin 1992, 202–207

Stolze, D., Harms, J., Winnerlein, M., Nanassy, G.: Operative Behandlung frischer Wirbelsäulenverletzungen mit Querschnittlähmung. H. Unfallheilk. 189/1 (1987) 657–660

Strubreither, W., G. Stahr: Über die Wahrheit – Frühaufklärung ja oder nein? In Zäch, G. A.: Rehabilitation beginnt am Unfallort. Springer, Berlin 1992, 83–86

Thole, H., M. Walz, E. Gläser, M. Tryba, M. Zenz: Maschinelle Beatmung bei polytraumatisierten tetraplegischen Patienten. In Zäch, G. A.: Rehabilitation beginnt am Unfallort. Springer, Berlin 1992, 38–44

Tricot, A.: Etiologie et épidémiologie des lésions médullaires. In Maury, M.: La paraplégie chez l'adulte et chez l'enfant. Flammarion, Paris 1981 (pp. 1–14)

Turk, R., M. Turk, V. Assejev: The female paraplegic and mother-child relations. Paraplegia 21 (1983) 186–191

Umbach, I., A. Heilporn: Post-spinal cord injury syringomyelia. Paraplegia 29 (1991) 219–221

Verduyn, W. H.: Spinal cord injured women, pregnancy and delivery. Paraplegia 21 (1986) 231–240

Verkuyl, A.: Sexual function in paraplegia and tetraplegia. In Vinken, P. J., G. W. Bruyn: Handbook of Clinical Neurology: Injuries of the Spine and Spinal Cord, Vol. 26. North Holland, Amsterdam 1976 (pp. 437–461)

Vernon, S. D., J. R. Silver, A. Ohry: Post-traumatic syringomyelia. Paraplegia 20 (1982) 339–364

Vernon, J. D., J. R. Silver, L. Symon: Post-traumatic syringomyelia: The result of surgery. Paraplegia 21 (1983) 37–46

Vidal, J., M. Sarrias: An analysis of the diverse factors concerned with the development of pressure sores in spinal cord injured patients. Paraplegia 29 (1991) 262–267

Vinken, P. J., G. W. Bruyn: Handbook of clinical Neurology, Vol. 25/26: Injuries of the Spine and Spinal Cord. North Holland, Amsterdam 1976

Vinken, P. J., G. B. Bruyn, H. L. Klawans: Handbook of Clinical Neurology, Vol. 61: Spinal Cord Trauma. Elsevier – North Holland, Amsterdam 1993

Voeltz, P.: Intensivbehandlung und Anaesthesie bei frischverletzten Querschnittgelähmten. In Meinecke, F.-W.: Querschnittlähmungen. Springer, Berlin 1990, 39–43

Vogt, H.-J.: Sexualfunktion des querschnittgelähmten Mannes. In Stöhrer, M., H. Palmtag, H. Madersbacher: Blasenlähmung. Thieme, Stuttgart 1986, 179–191

Voigt, K., A. Thron: Spinale Angiographie. In Schirmer, M.: Querschnittlähmungen. Springer, Berlin 1985 (S. 122–146)

Voss, A., F.-W. Meinecke: Psychiatrische Probleme bei querschnittgelähmten Patienten. In Kohlmeyer, K.: Aktuelle Probleme der Neurotraumatologie und klinischen Neuropsychologie. Regensberg & Biermann, Münster 1987, 399–402

Vossius, G.: Funktionelle Elektrostimulation (FES). In Meinecke, F.-W.: Querschnittlähmungen. Springer, Berlin 1990, 240–242

Vossius, G., R. Frech: Möglichkeiten und Grenzen der funktionellen Elektrostimulation. Prax. Ergother. 1 (1988) 69–72

Walther, W.: Langzeitbeatmung. In Meinecke, F.-W.: Querschnittlähmungen. Springer, Berlin 1990, 44–48

Wanner, M. B., C. J. Rageth, G. A. Zäch: Pregnancy and autonomic hyperreflexia in patients with spinal cord lesions. Paraplegia 25 (1987) 482–490

Waring, W. P., R. S. Karunas: Acute spinal cord injuries and the incidence of clinically occurring thromboembolic disease. Paraplegia 29 (1991) 8–16

Watson, N.: Spinal cord injury in the female. Paraplegia 21 (1983) 143–148

Weiss, M.: Treatment of paraplegic spasticity by muscle transplantation. Paraplegia 7 (1969) 231–236

Wernig, A., S. Müller: Laufband locomotion with body weight support improved walking in persons with severe spinal cord injuries. Paraplegia 30 (1992) 229–238

Whiteneck, G. G., S. W. Charlifue, H. L. Frankel, M. H. Fraser, B. P. Gardner, K. A. Gerhart, K. R. Krishnan, R. R. Menter, I. Nuseibeh, D. J. Short, J. R. Silver: Mortality, morbidity, and psychosocial outcomes of persons spinal cord injured more than 20 years ago. Paraplegia 30 (1992) 617–630

Wieben, K., B. Falkenberg: Muskelfunktion: Prüfung und klinische Bedeutung. Thieme, Stuttgart 1991

Windle, W. F.: The Spinal Cord and its Reaction of Traumatic Injury. Dekker, New York 1980

Winter, B.: Wirbelsäule in Forschung und Praxis, Bd. 73. Hippokrates, Stuttgart 1977

Winter-Klemm, B.: Psychoanalytische Aspekte der sexuellen Rehabilitation von Rückenmarkverletzungen. In Paeslack, V.: Schriftenreihe Sexualität und körperliche Behinderung, Bd. II. Schindele, Heidelberg 1983 (S. 69–78)

Wittenberg, H. R., Bötel, U., Russe, O.: Vergleichende Untersuchungen im Nativ-Röntgenbild, Computertomogramm und Kernspintomogramm bei Halswirbelsäulenverletzungen mit Rückenmarkbeteiligung. H. Unfallheilk. 189/1 (1987) 651–655

Wolter, D.: Vorschlag für eine Einteilung von Wirbelsäulenverletzungen. Unfallchirurg 88 (1985) 481–484

Wozniewicz, B., K. Filipowicz, S. K. Swiderska, K. Deraka: Pathophysiological mechanism of traumatic cavitation of the spinal cord. Paraplegia 21 (1983) 312–317

Wyndaele, J. J.: Pharmacotherapy for urinary bladder dysfunction in spinal cord injury patients. Paraplegia 28 (1990) 146–150

Wyndaele, J. J., N. De Taeye: Early intermittend self-catheterisation after spinal cord injury. Paraplegia 28 (1990) 76–80

Wyndaele, J. J., J. M. de Meyer, W. A. de Sy, H. Claessens: Intracavernous injection of vasoactive drugs, an alternative for treating impotence in spinal cord injury patients. Paraplegia 24 (1986) 271–275

Young, W.: Acute restorative and regenerative therapy of spinal cord injury. In Piepmeier, J.: The Outcome Following Traumatic Spinal Cord Injury. Futura, Mount Kisco 1992

Zäch, G. A.: Rehabilitation beginnt am Unfallort – multidisziplinäre Betreuung Querschnittgelähmter in der Akutphase. Springer, Berlin 1992

Zäch, G. A., M. Mäder, S. Rambert: Internistische Probleme während der Akutbehandlung bei Querschnittgelähmten. In Meinecke, F.-W.: Querschnittlähmungen. Springer, Berlin 1990, 82–87

Zancolli, E. A.: Surgery for the quadriplegic hand with active, strong wrist extension preserved. Clin. Orthop. 112 (1975) 101

Zeitler, A., W. Grüninger: Ergotherapie bei Querschnittlähmungen. In Schirmer, M.: Querschnittlähmungen. Springer, Berlin 1986 (S. 475–482)

Zilch, H., R. Wolff, M. Mayer: Die operative Versorgung der frischen Querschnittlähmung. H. Unfallheilk. 189/1 (1987) 661–665

Zrubecki, G.: Die Hand des Tetraplegikers. Unfallheilkunde 79 (1976) 45–54

5 Begutachtung der Wirbelsäule

Von G. Rompe

Einführung

Die wichtigsten Regeln und Anhaltspunkte für die Begutachtung zu verschiedenen Versicherungs- und Rechtsbereichen in der Bundesrepublik Deutschland sind in Band I, Kapitel 14 dieses Handbuches von Friedebold und Koppelmann dargestellt worden. Dort zu finden sind auch Vorschläge zur Minderung der Erwerbsfähigkeit (MdE) nach Wirbelsäulenverletzungen für den Bereich der sozialen Unfallversicherung und der Kriegsopferversorgung und für die private Unfallversicherung (Band I, S. 14.22). Inzwischen ist für den Bereich des Schwerbehindertengesetzes der Begriff „Grad der Behinderung" (GdB) eingeführt worden. Der GdB stimmt mit den Vorschlägen zur MdE-Bewertung im sozialen Entschädigungsrecht (entspricht der Kriegsopferversorgung bei Friedebold und Koppelmann) überein. Mit dem neuen Begriff soll deutlich gemacht werden, daß nahezu keine Beziehung zwischen MdE bzw. GdB und der Fähigkeit besteht, Erwerbseinkommen zu erzielen.

Für die erste Auflage dieses Handbuches hatte Güntz (1958) die Begutachtungsfragen der Wirbelsäule abgehandelt und darauf hingewiesen, daß dieses Kapitel gerade für den Orthopäden von besonderer Bedeutung ist. An der Orthopädischen Universitätsklinik Frankfurt entfielen seinerzeit 47% der Begutachtungsfälle auf Wirbelsäulenfragen, obwohl nur bei 3% aller Unfälle die Wirbelsäule involviert war.

Heute sind zusätzlich zu den Begutachtungen in der Unfallversicherung und in der Kriegsopferversorgung in großem Umfang Fragen der Erwerbsfähigkeit und – seit Inkrafttreten des Schwerbehindertengesetzes – Fragen des sozialen „Nachteilsausgleichs" bei Funktionsstörungen jeglicher Art zu entscheiden.

Da die Richtlinien für die Begutachtung sich an den gesetzlichen und vertraglichen Grundlagen orientieren, diese Grundlagen aber mitunter einem raschen Wechsel unterworfen und auch in den verschiedenen deutschsprachigen Staaten unterschiedlich entwickelt sind, muß an dieser Stelle darauf hingewiesen werden, daß der Autor von der Situation in der Bundesrepublik Deutschland ausgeht und die Ausführungen in diesem Kapitel nicht ohne weiteres auf andere Verhältnisse übertragen werden können.

Leser außerhalb der Bundesrepublik Deutschland werden aber vermutlich feststellen, daß im großen und ganzen internationaler Gleichklang besteht und Abweichungen Ausdruck besonderer politischer oder sozialer Voraussetzungen sind oder waren. Zwar scheint die Aufrechterhaltung solcher Diskrepanzen mit zunehmenden internationalen Verbindungen anachronistisch. Aber selbst innerhalb der Bundesrepublik stoßen Bemühungen um eine Vereinheitlichung der MdE-Sätze in der gesetzlichen Unfallversicherung und im sozialen Entschädigungsrecht (wegen einer Durchführungsverordnung vom 21. 12. 27 zu § 25, Absatz 3 und 28 des Reichsversorgungsgesetzes vom 12. 5.. 20) ins Leere (Erlenkämper u. Rompe 1984, 1985, Rauschelbach 1985).

Gutachterliche Untersuchung und Befunddokumentation

Vorbemerkung

Die wichtigsten Untersuchungsgänge für eine orientierende Befunderhebung hat Chapchal in Bd. I, S. 2.13 dieses Handbuches dargestellt. Die begutachtende Untersuchung erfordert aber eine weitergehende Befunderhebung und -dokumentation, denn nur so können später Befundänderungen nachgewiesen werden.

Bereits Güntz (1958) hatte in der 1. Auflage dieses Handbuches darauf hingewiesen, daß sich der Gutachter durch eine geschickte und wechselvolle Untersuchung ein Bild zur Übereinstimmung von Beschwerdeangaben und Funktionsstörungen machen muß.

Die dreistufige Ordnung des Achsenorganes (WOLFF 1979) mit seinen passiven Bauelementen, den energieliefernden Muskeln und den übergreifenden neuralen und vasalen Steuerungen erfordert einen mehrstufigen Untersuchungsgang. Vorschläge dazu sind von FRISCH (1984), ERDMANN (1979), HINZ u. ERDMANN (1967), MORSCHER (1972), ROMPE u. ERLENKÄMPER (1992) vorgestellt worden.

Visuelle Prüfung

Um den Zeitaufwand ökonomisch zu gestalten, ist es zweckmäßig, die Inspektion, die Prüfung der aktiven Haltungsfähigkeit und die Prüfung der Rumpfbeweglichkeit gleichzeitig bei den einzelnen Untersuchungsgängen am Patienten vorzunehmen.

Die Befundaufzeichnung beginnt mit Angaben zu Alter, Größe, Gewicht und Konstitutionstyp.

Die Betrachtung von vorn erlaubt die Prüfung des Beckengeradstandes, der Rumpfasymmetrie, des Schultergleichstandes, der Brustkorbform und der Beschaffenheit der Bauchdecke.

Die Betrachtung von der Seite führt zu Aussagen über Gewohnheitshaltung, Fähigkeit zur aktiven Aufrichtung des Beckens und der Wirbelsäule, über Ausdehnung der Brustkyphose und Lendenlordose und die Lage ihrer Scheitelwirbel sowie zur Feststellung der Beckenneigung (gemessen an der Abweichung der Linie zwischen dem hinteren oberen und dem vorderen oberen Darmbeinstachel zur Horizontalen, die physiologisch 10–15 Grad beträgt).

Die Inspektion von rückwärts verschafft einen Eindruck von der Symmetrie des Rückens und vom Lotaufbau der Wirbelsäule (Abb. **1**).

Geprüft werden
Rumpf: Rechts-/Linksseitneigung   40/0/40 Grad,
Rumpf: Rechts-/Linksdrehung   30/0/30 Grad

bei festgestelltem Becken sowie die Vorbeugung und Rückneigung der Wirbelsäule. Rumpfdrehungen werden an der Abweichung der queren Schulterachse zur queren Beckenachse gemessen, die Rumpfseitneigung an der maximalen Annäherung der Fingerkuppe zum Fußboden oder an der Abweichung der „Verbindungslinie 7. Halswirbeldornfortsatz/5. Lendenwirbeldornfortsatz" zur Vertikalen. Die Vorbeugung wird an der maximalen Annäherung der Mittelfingerkuppe zum Fußboden festgestellt (FBA 10 cm). Bei der Vorbeugung des Rumpfes zeichnen sich Lenden- und Brustkorbasymmetrien (Rippenbuckel, Lendenwulst und ähnliches), wie auch Art und Umfang der Entfaltbarkeit der Wirbelsäule ab.

Über die Entfaltbarkeit der Brustwirbelsäule gibt die Messung nach Ott Auskunft (Abb. **1**): Gemessen wird die Veränderung einer in Ruhehaltung vom 7. Halswirbeldornfortsatz (Vertebra prominens) nach kaudal aufgetragenen Distanz von 30 cm.

BWS: Vor-/Rückneigung   32/30/27 cm.

Über die Entfaltbarkeit der Lendenwirbelsäule unterrichtet das Maß nach Schober (Abb. **1**): Festgestellt wird die Veränderung einer in Ruhehaltung vom Dornfortsatz S1 nach kranial aufgetragenen Distanz von 10 cm.

LWS: Vor-/Rückneigung   15/10/8 cm.

ERDMANN (1975) befürwortet statt dessen „Meßbandstrecken" HWD7/BWD12, BWD12/unteres Kreuzbeinende sowie HWD7/unteres Kreuzbeinende mit der Begründung, daß wegen häufiger Asymmetrien und Bewegungsstörungen am lumbosakralen Übergang der 5. Lendenwirbeldornfortsatz nicht immer exakt auszumachen sei. Obwohl die das Kreuzbein einbeziehende größere Meßstrecke Vorteile haben könnte, ist zu erwarten, daß der systemische Fehler beim Auffinden des unteren Kreuzbeinendes in der gleichen Dimension liegen wird, wie beim Aufsuchen des letzten noch beweglichen Lendendornfortsatzes.

Die Untersuchung der aktiven Rumpfvorbeuge ergibt recht brauchbare Hinweise über die Kyphosierbarkeit und Rundung der Brust- und Lendenwirbelsäule; die Beobachtung der aktiven Wiederaufrichtung und der Rückneigung erlaubt das Ausmaß der Lordosierbarkeit näher zu bestimmen. Bei nichtfixierten Kyphosen gibt die Aufrichtung gegen leichten Widerstand der Handfläche des Untersuchers (als Hypomochlion unterhalb des Krümmungsscheitels) Auskunft über die Korrigierbarkeit des Rundrückens. Beim Gang (zum Untersuchungstisch) prüft der Arzt beidhändig die wechselseitige Entspannung der Lendenstreckmuskulatur.

Die orientierende Funktionsuntersuchung der Halswirbelsäule kann ebenfalls am stehenden Probanden erfolgen und nach der Neutral-Null-Methode dokumentiert werden (Abb. **1**):

Prüfung aus Neutralstellung:
HWS: Beugung/Streckung   45/0/45 Grad,
HWS: Rechts-/Linksneigung   45/0/45 Grad,
HWS: Rechts-/Linksdrehung   80/0/80 Grad.

Prüfung aus maximaler Vorbeugung:
HWS: Rechts-/Linksdrehung   45/0/45 Grad.

Prüfung aus maximaler Rückneigung:
HWS: Rechts-/Linksdrehung   60/0/60 Grad.

Beugung und Streckung der Halswirbelsäule können auch recht verläßlich mit der Bestimmung des Kinn-/Brustbeinabstandes und die Seitneigung durch den Abstand Ohrläppchen/Schultereckgelenk in Zentimetern dokumentiert werden.

Die visuelle Untersuchung endet mit der Befundung des Ausmaßes der verbleibenden Brust-

Gutachterliche Untersuchung und Befunddokumentation 5.3

Name		Untersuchungstag
geb.	Aktenzeichen	Untersuchender Arzt

Halswirbelsäule

Vorneigen/Rückneigen	(Abb. 1)			
Seitneigen re./li.	(Abb. 2)			
Drehen re./li.	(Abb. 3)			

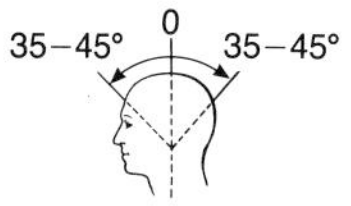

(Abb. 1) 35–45° 0 35–45°

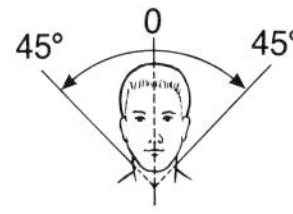

(Abb. 2) 45° 0 45°

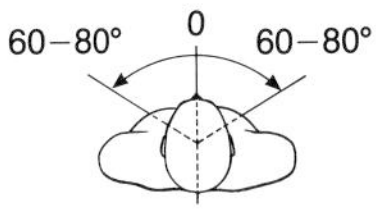

(Abb. 3) 60–80° 0 60–80°

BWS und LWS

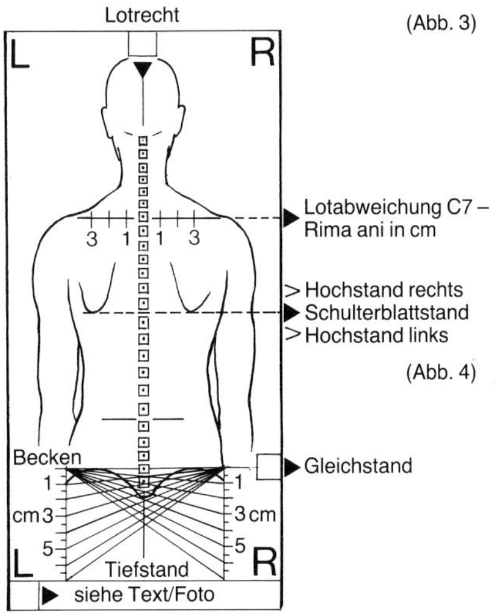

Rückenprofil mit Dornfortsatzlinie bei vollem Fersenaufstand bds. ohne Beinlängenausgleich

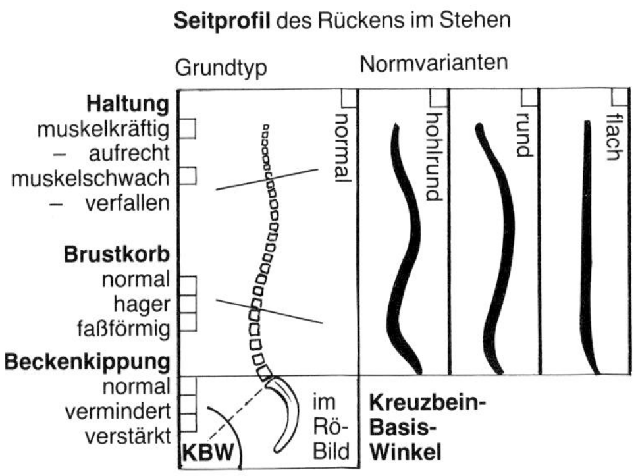

Seitprofil des Rückens im Stehen

Grundtyp — Normvarianten: normal, hohlrund, rund, flach

Haltung: muskelkräftig – aufrecht, muskelschwach – verfallen
Brustkorb: normal, hager, faßförmig
Beckenkippung: normal, vermindert, verstärkt — im Rö-Bild **KBW** **Kreuzbein-Basis-Winkel**

Lotrecht L / R
Lotabweichung C7 – Rima ani in cm
Hochstand rechts / Schulterblattstand / Hochstand links
(Abb. 4)

Becken 1 / 3 / 5 cm — Gleichstand — Tiefstand — siehe Text/Foto

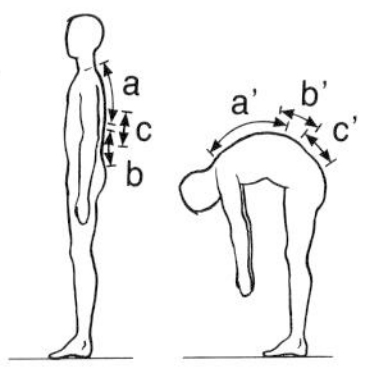

(Abb. 5) a:a' = 30:32 ; b:b' = 10:15 ; c:c' = 10:14 ; FBA

(Abb. 6) 0 / 30°

(Abb. 7) 50–60°

(Abb. 8)

(Abb. 9)

OTT DF-C7 30 cm kaudal	(Abb. 4a)	30 /	cm
SCHOBER DF-S1 10 cm kranial	(Abb. 4b)	10 /	cm
Meßstrecke 10 cm mit Mittelpunkt DF-L1	(Abb. 4c)	10 /	cm
Atembreite über den Mamillen			cm
Bauchumfang in Nabelhöhe			cm
Vor-/Rückneigen (Gesamtbeweglichkeit = T)	(Abb. 5)		°
Hüfteinbeugung bei Rumpfbeuge = H	(Abb. 5)		°
Rumpfeinkrümmung bei Rumpfbeuge = T–H	(Abb. 5)		°
Finger-Boden-Abstand	(Abb. 5)		cm
Seitneigen re./li.	(Abb. 6)		°
Drehen im Sitzen re./li.	(Abb. 7)		°
Liege-Jugulum-Abstand	(Abb. 8)		cm
Aktive Aufrichtung aus Rückenlage Meßstrecke Liege – DF-C7			cm
Finger-Fußspitzenabstand auf U-Liege	Abb. 9)		cm

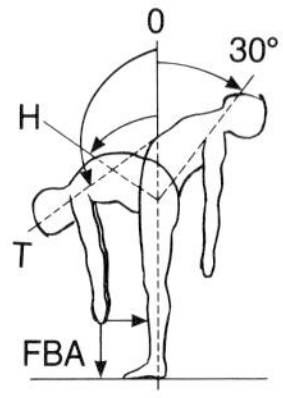

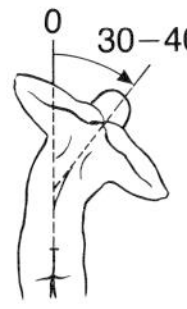

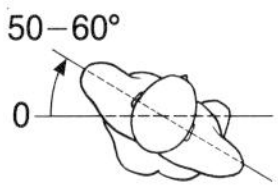

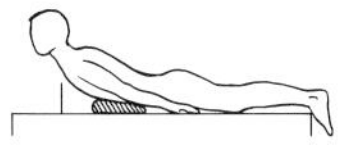

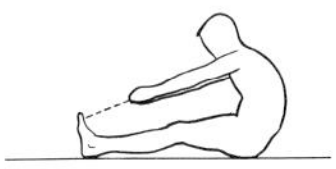

Abb. 1 Meßblatt für die Wirbelsäule (nach der Neutral-O-Methode) (nach *Schröter* 1980)

kyphose (Rundrücken) und Lendenlordose (Hohlkreuz) sowie eines eventuellen Hinterhaupt-Unterlagen-Abstandes (Fléche) bei Rückenlage des Probanden auf ebener Untersuchungsliege, gefolgt von der Beschreibung eines eventuellen Rippenbuckels oder einer Seitausbiegung des Dornfortsatzverlaufes in Bauchlage (mit Hinweisen auf die Befundänderung gegenüber der Untersuchung im Stehen).

Viele dieser Befunde lassen sich durch Fotografien im übrigen besser als durch Worte dokumentieren.

Manuelle Untersuchung

Die manuelle Untersuchung informiert zuverlässig über den Tonus und die Trophik der Weichgewebe (Myogelosen, Hautverschieblichkeit u. ä.). Die Prüfung der Kraftentfaltung bei Rückwärtsaufrichten aus Bauchlage und/oder aus dem Überhang gegen die eigene Schwere (während die Hand des Untersuchers die Funktionsmuskulatur tastet) gehören zu den Feststellungen des Sachverständigen, mit denen latente Paresen, Muskelatrophien und funktionelle Fehlinnervationen belegt werden.

Die eigentätige Wirbelsäulenprüfung sollte stets durch eine fremdtätige Prüfung der Wirbelsäulenbeweglichkeit ergänzt werden, weil letztere ergiebiger und segmentbezogener ist als Summationsaussagen über die Kraft der Rückenstrecker oder den Fersenstauchschmerz. Dabei interessieren v. a. Angaben über die Funktion in dem vom Unfall betroffenen und den beiden angrenzenden kranialen und kaudalen Wirbelsegmenten.

Gerade die Untersuchung der Wirbelsäule bedarf differenzierter Methoden, möglichst auch segmentaler Prüfung (ERDMANN 1968, 1979, 1984, HINZ u. ERDMANN 1967, GUTMANN 1968, PRIESACK u. BAUER 1983, PUHLVERS 1984, PUHLVERS u. Mitarb. 1984, REHN 1968).

Die tastende Palpation der Dornfortsatzspitze gibt einen Hinweis auf Druckempfindlichkeit der ligamentären Strukturen dort.

Die Federungspalpation der Dornfortsätze in Bauchlage führt zu einer Ventralverschiebung des Wirbels und damit zu einer nahezu isolierten Beanspruchung von zwei Bewegungssegmenten mit den dazugehörigen Bandscheiben und Bändern; der Aussagewert dieser Untersuchung ist also gerade in funktioneller Hinsicht von hohem Wert.

Bei der Prüfung des segmentalen Bewegungsspieles läßt sich die Vor- und Rückneigung eines Wirbelsäulensegmentes in Seitenlage des Patienten bei über das Becken bzw. über den Kopf angreifenden geführten lordosierenden und kyphosierenden Bewegungen am Ausmaß der Exkursion benachbarter Dornfortsätze palpieren.

Die Prüfung der segmentalen Seitneigungsfähigkeit (in der Regel mit Konkavrotation der Dornfortsätze an Brust- und Lendenwirbelsäule bzw. Konvexrotation der Dornfortsätze an der Halswirbelsäule) läßt sich bei passiver Seitneigung des Kopfes bzw. des Beckens ebenfalls an der Reaktion zweier benachbarter Dornfortsätze ablesen.

An der Halswirbelsäule erfolgt die Untersuchung der Summationsbewegung aus Mittelstellung für Beugung und Streckung, Seitdrehung und Seitneigung und zusätzlich aus maximaler Vorbeuge und maximaler Rückneigung für die Rotation. Da die Drehung infolge der Wirbelhandstraffung bei Vorbeugung vorwiegend in den Kopf-Hals-Gelenken erfolgt, erlaubt die Bewegungsprüfung entsprechende lokalisatorische Hinweise. Gerade an der Halswirbelsäule ist es besonders wichtig, nicht nur bei eigentätiger, sondern auch bei geführter Bewegung zu prüfen (ERDMANN 1979). Die Halsregion ist mit einem hohen Betrag an nervalen Rezeptoren ausgestattet, wodurch das Bewegungsmuster der Halswirbelsäule stärker in die Bewegungssphäre des Untersuchten eingeordnet ist, als dies für die beiden anderen Regionen der Wirbelsäule gilt.

Verfälschungen bei der eigentätigen Bewegung sind aus diesen Gründen gerade hier besonders häufig.

Die Untersuchung bei geführten Summationsbewegungen und die Abtastung der in der Tiefe liegenden knöchernen Elemente und Gelenkstrukturen verlangt, daß die Kopfhaltemuskulatur der zervikalen Region vollkommen entspannt ist. Die schonendste Untersuchung ist deshalb die, bei der die eine Hand des Untersuchers den Kopf des auf dem Rücken liegenden Probanden tastend stützt, während die andere Hand den Kopf führt (ERDMANN 1979). Die Untersuchung der Summationsbewegungen ist allerdings ebenso wie die manualmedizinische Untersuchung (FRISCH 1993) der monosegmentalen Beweglichkeit sehr stark von der Mitarbeit des Untersuchten abhängig.

Während der Beweglichkeitsprüfung (u. U. danach) erfolgt die Untersuchung der tiefen segmental innervierten posturalen Muskulatur und der Segmentbezug aufweisenden oberflächlichen Muskeln (Kennmuskeln). Schließlich wird die periphere bzw. segmentale Innervation untersucht (beispielsweise Abgrenzung von L5-Syndrom und peripherer Peronäusparese oder C7-Syndrom und distaler Ulnarisparese).

Latente und symptomarme Funktionsstörungen lassen sich mitunter durch diagnostische Provokationsmethoden (ONDERKA u. MÜLLER-STEPHANN 1983) lokalisieren.

Röntgenbefund

Hinzuziehung und sorgfältige Auswertung alter Röntgenaufnahmen sind mindestens ebenso wichtig wie die Anfertigung neuer Bilder. Die Erstbegutachtung erfordert eine gründliche Röntgendokumentation, die Unfallbefund und unfallunabhängige Veränderungen der Wirbelsäule gegeneinander abgrenzt.

Auch unter Berücksichtigung des Proportionalitätsgrundsatzes hinsichtlich der Strahlenbelastung sind Wirbelsäulenganzaufnahmen in 2 Ebenen im Stehen und Liegen zweckmäßig. Wo die technischen Voraussetzungen für Ganzaufnahmen fehlen, müssen Aufnahmen des betroffenen Wirbelsäulenabschnittes im Liegen ausreichen, wobei mindestens je 5 angrenzende Wirbelkörper in die Aufnahme einzubeziehen sind.

Bei der **Erstbegutachtung** – später nur in besonderen Fällen – sind Funktionsaufnahmen des betroffenen Wirbelsäulenabschnittes seitlich in Vor- und Rückneigung sowie im sagittalen Strahlengang bei Links- und Rechtsseitneigung zur Bestimmung der Segmentstabilität und -deformierung angezeigt. Von einigen Autoren wird für die Erstbegutachtung auch eine Zielaufnahme des Lenden-Kreuzbein-Überganges (wegen Häufung von Wirbelkörpervariationen in diesem Abschnitt) empfohlen.

Spätere Begutachtungen erfordern im allgemeinen nur die Wiederholung der Aufnahme des betroffenen Wirbelsäulenabschnittes einschließlich je 5 angrenzender Wirbel im Liegen.

Während die Summationsbewegung fotografisch festgehalten werden kann, gelingt die Dokumentation der segmentalen Funktion häufig nur mit Röntgenfunktionsaufnahmen, also indirekt. Zwar ist der physiologische Bewegungsausschlag in den einzelnen Zwischenwirbelsegmenten durch die Untersuchungen von ARLEN (1979), BILOW (1980), BROCHER (1955), DIETHELM u. CLAUSSEN (1968), EXNER (1954), GUTMANN (1982), KRAEMER u. Mitarb. (1990) sowie KRAEMER u. PATRIS (1993) gut bekannt, und die sorgfältige Ausmessung von Funktionsaufnahmen eignet sich auch zum Nachweis isolierter Bewegungseinschränkungen. Aber gerade in Gutachtenfällen muß auch hier mit unzureichender Mitarbeit gerechnet werden, so daß dann auch röntgenologische Verlaufskontrollen von Funktionsaufnahmen erheblich an Aussagefähigkeit verlieren können.

Abschließend sei daran erinnert, daß die Standardröntgenaufnahmen der Wirbelsäule in besonderem Maße die Gefahr von Fehlbeurteilungen bergen. Ungenügend eingestellte und technisch unvollkommene Röntgenaufnahmen können Verletzungen an der Wirbelsäule vortäuschen, die erst bei Kontrolluntersuchungen dann als Fehldeutung erkannt werden. Umgekehrt können Verletzungen, Frakturen usw. verkannt und übersehen werden, weil sie infolge der betreffenden Aufnahmetechnik gar nicht sichtbar gemacht werden konnten.

Verletzungsfolgen an der Wirbelsäule

Diagnose, Differentialdiagnose und Therapie der Verletzungen der Wirbelsäule sind in diesem Band von WEBER u. MAGERL sowie MEINECKE abgehandelt. 20% aller Wirbelsäulenverletzten erhalten eine Rente über das 5. Jahr nach dem Unfall hinaus (WOLFF u. HAW 1974).

Wegen zu erwartender Gemeinsamkeiten bei der Begutachtung soll im folgenden unterteilt werden in knöcherne Verletzungen, Querschnittlähmungen sowie Verletzungen ohne Knochen- und Rückenmarkbeteiligung. Gewisse Überschneidungen bei den Beschleunigungsverletzungen der Halswirbelsäule werden dort als sehr schwere Beschleunigungsverletzung abgehandelt.

Knöcherne Verletzungen der Wirbelsäule (ohne Rückenmarkbeteiligung)

Frakturen und Luxationen der Wirbelkörper

Auch an der Wirbelsäule richtet sich die Bewertung von Verletzungsfolgen nicht nach dem Röntgenbefund, sondern nach der verbleibenden Beeinträchtigung.

Das Ergebnis einer Wirbelkörperverletzung wird modifiziert durch Lebensalter und Vorschaden zum Verletzungszeitpunkt und durch unfallbedingte Achsenabweichungen und Instabilitäten. Es besteht nur eine lockere Beziehung zwischen Wirbelverformung und Beschwerden (LUDOLPH u. HIERHOLZER 1983).

Hinzuweisen ist auch an dieser Stelle darauf, daß bei einem einfachen Stauchungsbruch der Wirbelsäule zum Unfallzeitpunkt die Funktionsstörung nicht im Vordergrund stehen muß, ja das Gehvermögen erhalten bleiben kann, so daß die geklagten Beschwerden zur Diagnose Rücken- und Brustkorbprellung verleiten, ohne eine Röntgenaufnahme oder konsequente Behandlung zu veranlassen (GÜNTZ 1958). Auch UEBERMUTH (1960) hat sich mit der Frage „übersehener Bruch/Spätbruch" auseinandergesetzt und ebenso wie WOLFF u. HAW (1974) bzw. ROMPE (1989) darauf hingewiesen, daß Wirbelbrüche leicht übersehen werden können. Je größer die spätere Deformität, desto mehr spreche für die Vermutung eines übersehenen Wirbelbruchs, da eine vorbestehende Deformität sofort aufgefallen wäre. Diese Diskussion um den übersehenen Wirbelbruch spiegelt sich wider bei der Erörterung des Verhebetraumas (s. S. 11).

Ob Kompressionsfrakturen nachsintern, wird in der Literatur unterschiedlich beurteilt (LUDOLPH u. HIERHOLZER 1983 – dort weitere Literaturangaben –, RUCKSTUHL u. MORSCHER 1972, ZANONI u. Mitarb. 1972, LOEW u. Mitarb. 1992). Ich habe noch Sinterungen jenseits des 4. Monats bei funktioneller Behandlung beobachtet.

Lebensalter

Das Lebensalter ist für die Auswirkung einer Wirbelverletzung nicht unbedeutend. Im Alter vermindert sich die Fähigkeit zur muskulären und skelettären Anpassung (ZIMMERMANN 1971). Wirbelsäulenverletzungen beim älteren Menschen treffen also auf ein vergleichsweise ungünstiges Terrain. Beim Jugendlichen resultiert aus leichten Wirbeldeformierungen infolge aktiver Wachstumsanpassung oft keine auffällige Wirbelsäulenverbiegung; allerdings sind in seltenen Fällen auch progrediente äußerst schwere Wirbelsäulenverbiegungen beschrieben worden. Andererseits kommt es u. U. zur vollen Aufrichtung nach Flexionskompressionsbrüchen (ROMPE 1989). Definitive Aussagen über Folgen von Wirbelsäulenverletzungen sollten daher bis zum Ende der Wachstumsperiode tunlichst vermieden werden (MAURER u. Mitarb. 1970, POVACZ 1969, REICHENBACH u. ROMPE 1981).

Vorschaden

Ein Vorschaden verstärkt nicht selten die unfallbedingten Beschwerden und beeinträchtigt ihre Kompensation. Um die Bedeutung des Vorschadens bei der Feststellung von Unfallfolgen hat sich deshalb in den letzten Jahren eine lebhafte Diskussion entsponnen (ERDMANN 1974, ERLENKÄMPER 1974, JUNGHANNS 1959, MEINECKE 1979, PROBST u. MEINECKE 1974).

Unfallfolgen treten stärker in Erscheinung, wenn die Wirbelsäulenstatik schon vorher beeinträchtigt war, z. B. bei vorbestehenden Skoliosen und Übergangswirbeln, rezidivierenden Lumbalgien und Ischialgien, wie auch in der Nachbarschaft fixierter Wirbelsäulenabschnitte. Bei Halswirbelsäulenverletzungen begünstigen vorbestehende degenerative Veränderungen lordosierende Verletzungen (HINZ 1971), bei Hyperflexionstraumen können sie dagegen von Vorteil sein (HUG u. Mitarb. 1972, SATERNUS 1982).

Gelegentlich kommt es infolge von Traumen auch einmal zu Besserungen des Vorzustandes, z. B. wenn eine schmerzhafte Spondylarthrose durch eine Wirbelsegmentverblockung abgestützt wird.

Posttraumatische Achsenabweichung

Während zeitweise die Meinung vorherrschte, das Ausmaß der posttraumatischen Achsenabweichung (z. B. der Wirbelkörperdeformierung) in Graden entspreche dem Grad der Erwerbsminderung in Prozenten, hat sich inzwischen die Ansicht durchgesetzt, daß keine lineare Korrelation zwischen Funktions- und Belastungseinbußen einerseits und dem Schweregrad der Deformierung andererseits besteht (LUDOLPH u. HIERHOLZER 1983, WELLER 1971).

Wesentlicher ist es vielmehr, die statisch-dynamischen Auswirkungen der Wirbeldeformierung zu erfassen. Bekanntlich ist eine Wirbeldeformierung in der Mitte eines lordotischen und vor allem kyphotischen Abschnittes wesentlich weniger bedeutsam als eine gleichartige Wirbeldeformierung an der Grenze eines Wirbelsäulenabschnittes. Verlagerung des Kyphosescheitels, Desequilibrierung und Skoliosierung der Wirbelsäule sind also wichtige Hinweise auf einen funktionell eher ungünstigen Befund.

FREDENHAGEN (1972) ist auf solche Veränderungen der Statik der Wirbelsäule und ihrer Folgen näher eingegangen. Die posttraumatische Ausbildung dorsolumbaler Kyphosen mit entsprechender Tieferverlagerung des Kyphosescheitels ist in Anbetracht der statistischen Häufung der Wirbelverletzungen in diesem Bereich besonders oft zu erwarten. Je tiefer der Kyphosescheitel sinkt, um so geringer sind die Kompensationsmöglichkeiten der Lendenwirbelsäule vornehmlich dann, wenn vorab schon eine Funktionseinschränkung des untersten Lendensegmentes (Übergangswirbelbildung) vorlag. Im Vergleich zur verhältnismäßig beschwerdefreien, tiefsitzenden Scheuermann-Kyphose des Jugendlichen sind bei den posttraumatischen Dorsolumbalkyphosen des Erwachsenen wegen der verminderten Anpassungsmöglichkeiten Beschwerden zu erwarten.

Ähnliches gilt für die Halswirbelsäule.

Posttraumatische Instabilität

Die Instabilität eines Wirbelsegmentes dokumentiert sich vor allem bei manualmedizinischer Funktionsdiagnostik. Röntgenologisch ist eine pathologische Beweglichkeit auf Funktionsaufnahmen zu erwarten (WAGNER 1971), und es entwickelt sich im Laufe eines Jahres eine reaktive Sklerosierung der Grenzplatten und Spondylarthrose.

L. BÖHLER (1972) bezeichnet zwar jede Wirbelverletzung mit Kompression und Abknickung von 10 Grad und mehr als instabil, weil es neben der Deformierung des Wirbelkörpers auch zur Zerreißung der Bänder und Muskeln und zur Subluxation oder gar Luxation der Gelenkfortsätze komme, wenn nicht der Bogen in der Interartikularportion breche. Die Veränderungen im hinteren Wirbelsäulenkompartiment sind nach seiner Meinung um so stärker, je ausgeprägter der Gibbus ist. Wenn die Wirbelbogengelenke nicht wieder ihren physiologischen Partnerbezug erzielten, komme es doch zu schmerzhaften Arthrosen, die bei sekundärer spondylotischer Verblockung mit den Nachbarwirbeln wieder an Schmerzhaftigkeit verlören. Achsenabweichungen von 15 Grad und mehr seien deshalb stets mit zumindest zeitweise starken Beschwerden verbunden. Nach Trojan (1972) und Koneczny (1972) sind derartige Befunde deshalb als schlechte Wiederherstellungsergebnisse zu werten.

Erdmann vertritt (1977) dagegen die Auffassung, daß Instabilitäten nur dann anzunehmen seien, wenn eine Verletzung des hinteren ligamentären Bandapparates oder eine knöcherne Verletzung des hinteren Wirbelstützpfeilers eingetreten sei; erhaltene Stabilität im hinteren Wirbelsäulenabschnitt führe im allgemeinen zu einer stabilen, manschettenartigen vorderen Spondylose.

Spätdiagnose

Wird ein Wirbelbruch verspätet diagnostiziert, erschwert sich die Zuordnung zu einem bestimmten Ereignis um so mehr, je später die Diagnose gestellt wurde, je weniger Behandlungsbedürftigkeit bestand und je weniger dramatisch der sogenannte Unfallablauf war.

Je eher der Ereignisablauf einer alltäglichen Beanspruchung ähnelt, desto deutlicher stellt sich die Frage, ob überhaupt ein rechtlich erhebliches Unfallgeschehen zu der Wirbeldeformierung beigetragen hat. Mohing (1989) und Rompe (1989) haben an Beispielen die Schwierigkeit dieser Entscheidungsfindung dargelegt.

Bewertung

Stabil und ohne wesentliche Deformität verheilte Wirbelbrüche bedingen in der gesetzlichen Unfallversicherung und im sozialen Entschädigungsrecht eine MdE von 10 v. H., Wirbelbrüche mit Instabilität und/oder statisch erheblicher Achsenabweichung eine solche von 20 bis 30 v. H. nach Ablauf des zweiten Unfalljahres.

In jüngster Zeit haben Weber u. Wimmer (1991) ein Begutachtungskonzept vorgelegt, welches sich am Bewegungssegment orientiert. Für jedes Bewegungssegment wird analog zur physiologischen Beweglichkeit (Louis 1985) der prozentuale Anteil an der Wirbelsäulengesamtbeweglichkeit (welche mit 100% gesetzt wurde) dargestellt (Tab. 1). Dieser Prozentsatz der segmentalen Beweglichkeit wird pro Segment

bei stabil verheilten Frakturen	1fach,
bei leichten Instabilitäten (bis ¼ Wirbelverschiebung)	4fach,
bei schweren Segmentinstabilitäten	6fach,
bei Hypomobilitäten und Ankylosen	3fach,

für den Bereich der posttraumatischen Wirbelsäulenseitausbiegung

– in der Hauptkrümmung	2fach,
– in der Gegenkrümmung	1fach

bewertet.

Dabei wird jedes Bewegungssegment nur einmal, dann allerdings mit dem höchsten in Betracht kommenden Faktor angesetzt. Die so errechneten Werte decken sich erstaunlich gut mit den bisher bekannten Literaturangaben.

Die Begutachtung **operativ versorgter Wirbelsäulenfrakturen** hat auch Operationsfolgen, also z. B. die zugangsbedingten Schäden an der Muskulatur oder die Einschränkung der Lungenfunktion zu berücksichtigen. Nach ventralem Zugang zur Wirbelsäule muß mit segmentalen Innervationsstörungen der Bauchmuskulatur und narbenbedingten Funktionseinbußen gerechnet werden, die zu Seitendifferenzen und muskulären Dysbalancen führen können.

Bei dorsalem Zugang ist die Ablösung der Rückenmuskulatur auch ein Segment ober- und unterhalb der Versteifungsstrecke in Rechnung zu stellen.

Tabelle 1 Prozentualer Anteil der Segmentbeweglichkeit an der Gesamtbeweglichkeit der Wirbelsäule (nach Wimmer und Weber 1991)

Segment	Grad	%
C0/C1	50	7,8
C1/2	46	7,2
C2/3	37	5,8
C3/4	39	6,1
C4/5	46	7,2
C5/6	42	6,6
C6/7	39	6,1
C7/Th1	32	5,0
Th1/2	14	2,2
Th2/3	14	2,2
Th3/4	14	2,2
Th4/5	14	2,2
Th5/6	14	2,2
Th6/7	16	2,5
Th7/8	12	1,8
Th8/9	12	1,8
Th9/10	12	1,8
Th10/11	14	2,2
Th11/12	12	1,8
Th12/L1	23	3,6
L1/2	21	3,3
L2/3	23	3,6
L3/4	29	4,5
L4/5	36	5,6
L5/S1	30	4,7

DEIMLING u. Mitarb. (1993) empfehlen für mono- und bisegmentale Fusionen bei regelrechter Achsenstellung in Frontal- und Transversalebene und leichte Kyphoseverstärkung von nicht mehr als 10 Grad nach Cobb eine MdE von 10 v. H. für den Bereich der Brustwirbelsäule und der Lendenwirbelsäule, aber von 20 v. H. für den Bereich Th11–L2 unter der Voraussetzung, daß Lungenfunktion, ventrale Muskulatur und angrenzende Segmente nicht beeinträchtigt sind.

Verletzungen der Wirbelbogengelenke

Für die Verletzung der Wirbelbogengelenke gelten die gleichen Grundsätze wie für andere Gelenkverletzungen. Sie werden (ERDMANN u. Mitarb. 1973) eingeteilt in:

- Frakturen, Luxationen,
- isolierte Knorpelschädigungen,
- Spätschäden.

Jeder dieser Befunde führt zur posttraumatischen Arthrose; der Spätschaden definitionsgemäß mit deutlicher Verzögerung als Folge einer Fehlstatik. Grundsätzliche Ausführungen dazu finden sich bei HACKENBROCH (1983) in diesem Handbuch (Band IV, S. 1.54).

Die Annahme einer isolierten Gelenkknorpelschädigung – d. h. einer Verletzung, die keinen primären Röntgenbefund bedingt – soll nach ERDMANN u. Mitarb. (1973) den Nachweis sofortiger Behandlungsbedürftigkeit erfordern. Ein beschwerdefreies Intervall komme nicht vor.

Nachdem jedoch inzwischen zahlreiche Untersuchungen über posttraumatische Knorpelläsionen, z. B. nach Knieanpralltraumen, vorliegen, dürfte die gegenteilige Meinung von GUTMANN (1972) in Zukunft eine deutliche Unterstützung durch Verbesserung der bildgebenden Diagnostik (CT, MRT) erfahren. Bewertungsrichtlinien können (noch) nicht gegeben werden.

Kreuz- und Steißbeinbrüche

Brüche von Kreuz- und Steißbein heilen mehrheitlich ohne meßbare Folgen aus.

Kreuzbeinbrüche kommen am häufigsten als Quer- und Schrägbrüche in Höhe des 3. Kreuzbeinwirbels vor. Isolierte Kreuzbeinbrüche stellen nur 1% aller Kreuzbeinbrüche (LUX u. METYS zit. bei JUNGHANNS 1968), meist sind sie mit weiteren Beckenbrüchen vergesellschaftet.

Die Steißbeinbrüche, die oft mit großer Verschiebung der Bruchstücke (meist nach vorn) einhergehen, bereiten deshalb differentialdiagnostische Schwierigkeiten, weil die angeborenen Variationsformen des Steißbeines sehr vielgestaltig sind. Steißbeinbrüche können große Beschwerden hervorrufen, wenn das Bruchstück infolge Verschiebung auf den Mastdarm oder Nervenstränge drückt. Bei dem sehr hartnäckigen „Steißbeinschmerz" (Kokzygodynie) spielt meist eine Prellung des Steißbeins durch Sturz auf das Gesäß eine Rolle (JUNGHANNS 1968).

Zur Begutachtung der Beckenverletzungen wird verwiesen auf den Beitrag von ISLER in diesem Band sowie auf WEBER (1992).

Dorn- und Querfortsatzverletzungen

Dornfortsatz- und/oder Querfortsatzabbrüche können sehr schmerzhaft sein und erfordern oft einige Tage Bettruhe bei möglichst baldigem isometrischem Muskeltraining.

Querfortsatzabbrüche der oberen Lendenwirbelsäule gehen nicht selten mit Nierenprellungen einher und führen über ein retroperitoneales oder Psoashämatom zu einer Irritation des oder der Femoralisnerven.

Selbst bei pseudarthrotischer Heilung wurde an der Böhlerschen Klinik in keinem Falle eine Rentengewährung erforderlich (JONASCH 1967). Andere Autoren haben in seltenen Fällen höchstens für die Dauer eines Jahres eine Erwerbsminderung von 20 v. H. angenommen.

Abrißbrüche der Dornfortsätze am Hals-/Brustwirbelsäulen-Übergang gelten bei entsprechender Tätigkeit als Berufskrankheit.

Traumatische Spondylolyse oder Spondylolisthese

Die unfallweise Entstehung einer Spondylolyse oder Spondylolisthese ist nicht völlig ausgeschlossen (BRUSSATIS 1971). So sind bei außergewöhnlich schweren Traumen symmetrische Frakturen an der Interartikularportion des Wirbelbogens und eine Verschiebung der darüberliegenden Wirbelsäule nach ventral denkbar.

Häufiger stellt sich jedoch die Frage, ob bei vorbestehender Spondylolyse der Gleitvorgang traumatisch ausgelöst oder verschlimmert wurde. SCHREIBER (1974 mit weiteren Literaturverweisen) hat über entsprechende Beobachtungen berichtet, bei denen manches für eine traumatisch bedingte Bandscheibenläsion spricht, die zum Verlust der letzten stabilisierenden Faktoren bei insuffizienter Interartikularportion führte. KLINGHOFFER u. MURDOCK (1982) beziehen ihre durch Schrägaufnahmen belegte Verlaufsbeobachtung nachgewiesener Progredienz auf einen nicht näher beschriebenen „PKW-Unfall".

In anderen Fällen ist zu entscheiden, ob das Trauma bei der vorbestehenden stummen Spondylolisthese zu Schmerzhaftigkeit führt. In der Mehrzahl dieser Verläufe ist eine „Auslösung" der Dekompensation, also eine kausalrechtlich nicht relevante „Gelegenheitsursache" anzunehmen. Nur in seltenen Fällen, bei denen das Unfallereignis den Schweregrad eines Wirbelbruchs hatte und nachweisbar den Rücken auf der vorbestehenden Olisthese traf, wird ein Zusammenhang überhaupt wahrscheinlich (s. auch S. 5.15 bzw. ROMPE u. PFEIL 1990).

Querschnittlähmungen

Über Diagnostik und Therapie berichtet MEINEKKE in Kapitel 4 dieses Bandes.

Einteilung

Folgende Einteilung bietet sich an:

1. Komplette Tetraplegie.
   Vollständiger Ausfall der Bewegungsfunktion aller Gliedmaßen, vollständige Lähmung der Sensibilität, der Blasen-, Mastdarm- und Genitalfunktionen, Reizsyndrome.
2. Inkomplette Tetraplegie, Tetraparese.
   Vollständiger Ausfall, teils lähmungsartige Schwäche der Motorik aller Gliedmaßen, Lähmungen und Lähmungserscheinungen in unterschiedlicher Stärke der Sensibilität, der Blasen-, Mastdarm- und Genitalfunktion, Reizsyndrome.
3. Komplette Paraplegie
   Vollständiger Ausfall der Bewegungsfunktionen zweier symmetrischer (meist der unteren) Gliedmaßen; sonst wie bei kompletter Tetraplegie.
4. Inkomplette Paraplegie, Paraparese.
   Teils vollständiger Ausfall, teils lähmungsartige Schwäche der Bewegungsfunktionen der unteren Gliedmaßen; sonst wie Tetraparese.
5. Konus-, Kaudaläsion.
   Bei der reinen Konusläsion (die allerdings traumatisch praktisch nicht isoliert vorkommt) fehlen meist motorische Ausfälle.
   In den meisten traumatischen Fällen sind aber die am Konus vorbeiziehenden Nervenwurzeln der Cauda equina mitgeschädigt, so daß eine komplette, schlaffe Parese der unteren Extremitäten eintritt. Die Lähmung ist eine radikuläre Lähmung, bleibt schlaff und führt zu Muskelatrophien. Ferner bestehen Areflexie und Sensibilitätsausfall (Reithose), Störung der Blasen-, Mastdarm- und Genitalfunktionen. Bezüglich der Blasenstörung kommt es nach Rückkehr der spinalen Eigenfunktionen zur Automatie: Bei einem bestimmten Füllungsdruck entleert sich die Blase reflektorisch. Dies ist dem Willen entzogen, kann aber auf einem Umweg (Einüben gewisser Tricks beim Blasentraining mit taktilen Reizen oder Wasserstoß) wieder dem Willen unterworfen werden.
   Eine Eigentümlichkeit des Kaudasyndroms ist der Schmerz, welcher als Wurzelschmerz aufzufassen ist, bei anderen Querschnittssyndromen nur die oberen Grenzsegmente betrifft,

Tabelle 2 Funktionsprognose in Abhängigkeit von der Lokalisation der Läsionen

	Atemvolumen	Abhängigkeit	Rollstuhl	Mögliche Handfunktionen	Mögliche Beinfunktionen
C5-Tetraplegie	vermindert	vollständig	unentbehrlich	keine	keine
C7-Tetraplegie	vermindert	fast vollständig	unentbehrlich	kleinere Handgriffe	keine
D1-Paraplegie	vermindert	teilweise	unentbehrlich	Autofahren mit Handbedienung und Automatik	Zu-Schwung-Gang, bilat. App. f. Beine und Korsett mit Hüftriegel, 2 Krücken
D1-2-Paraplegie	vermindert	unabhängig	unentbehrlich	Autofahren mit Handbedienung und Automatik	Durchschwunggang, bilat. App. f. Beine, evtl. auch ohne Korsett, 2 Unterarmstützstöcke
D7-Paraplegie	normal	unabhängig	unentbehrlich	Autofahren mit Handbedienung und Automatik	Durchschwunggang, evtl. 4-Punkt-Gang, bilat. App. f. Beine, 2 Unterarmstützstöcke
D12-L1-Paraplegie	normal	unabhängig	unentbehrlich	Autofahren mit Handbedienung	Durchschwunggang oder 4-Punkt-Gang, bilat. App. f. Beine, 2 Unterarmstützstöcke
L4-Paraplegie	normal	unabhängig	entbehrlich	Autofahren mit Handbedienung	Gang mit 2 Fußhebern und 2 Unterarmstützstöcken, bei Bedarf apparative Stabilis. des Knies

hier aber die gesamte untere Extremität einschließlich der Reithose umfassen kann und besonders therapieresistent ist (DEECKE 1980).

Funktionsprognose
Zur Funktionsprognose (in Anlehnung an JOCHHEIM, MEINECKE und BÖTTCHER 1982) s. Tab. 2.

Bewertung
Minderung der Erwerbsfähigkeit (Paeslack 1978):

	MdE %
Unvollständige Brustmark-, Lendenmark- oder Kaudaschädigung mit Teillähmungen beider Beine ohne Störungen der Blasen- und Mastdarmfunktion.	30–60
Unvollständige Brustmark-, Lendenmark- oder Kaudaschädigungen mit Teillähmungen beider Beine mit Störungen der Blasen- und Mastdarmfunktion.	60–80
Unvollständige leichte Halsmarkschädigung mit beiderseits geringen motorischen und sensiblen Restausfällen ohne Störungen der Blasen- und Mastdarmfunktion.	30–60
Unvollständige schwere Halsmarkschädigungen mit gewichtigen Teillähmungen beider Arme und Beine mit Störungen der Blasen- und Mastdarmfunktion.	80–100
Vollständige Brustmark-, Lendenmark- oder Kaudaschädigungen mit beiderseits vollständigen Lähmungen des Stammes und der Beine mindestens vom Segment D1 an abwärts mit Störungen der Blasen- und Mastdarmfunktion.	100
Vollständige Halsmarkschädigungen mit vollständigen Lähmungen an beiden Armen und beiden Beinen mit Störungen der Blasen- und Mastdarmfunktion.	100

Verletzungen ohne (primäre) Knochen- und Rückenmarkbeteiligung

In diese Gruppe fallen traumatische Bandscheibenschäden, die traumatische Spondylosis deformans circumscripta, die meisten Beschleunigungsverletzungen der Halswirbelsäule und das Verhebetrauma.

Bandscheibenverletzungen

Isolierte Bandscheibenverletzungen heilen nach ERDMANN (1977) dann stabil und unter Ausbildung einer ringförmigen Spondylose aus, wenn der hintere Wirbelsäulenpfeiler in seiner Stabilität erhalten blieb. Nur wenn auch der hintere Anteil des Bewegungssegmentes zerrissen ist und unzureichend ruhiggestellt wurde, resultiert eine Instabilität.

Lumbale Bandscheibenvorfälle

Obwohl ein Viertel der Bandscheibenvorfälle auf Verhebetraumen und ein weiteres Viertel auf „Unfälle von den Betroffenen bezogen wird (HORAL 1969), ist das Unfallereignis tatsächlich nur selten die wesentliche Mit- oder gar Alleinursache.

Andererseits ist bei adäquatem Unfallhergang, typischer Fehlbelastung, evidentem zeitlichen Zusammenhang und damit verbundenem Auftreten von Lumbago und/oder Entstehung einer Ischiassymptomatik (motorische Ausfälle der Kennmuskeln und/oder segmentale Sensibilitätsstörungen) sowie bei erweisbarer negativer Vorgeschichte ein Zusammenhang zumindest im Sinne der Mitverursachung zu diskutieren (TÖNNIS u. SCHILDHAUER 1971).

Im allgemeinen „zerreißt" die Bandscheibe nicht, sondern wird unter Alltagsbelastungen zermürbt. Deshalb ist der Bandscheibenvorfall fast nie Unfallfolge (MLETZKO u. SCHIRMER 1974, REICHENBACH 1986, WENKER 1974).

Allerdings hat der Bundesgerichtshof 1989 in seinem Urteil AZ. IVa ZR 38/38 höchstrichterlich festgestellt, daß ein Bandscheibenprolaps im Sinne der allgemeinen Unfallversicherungsbedingungen (AUB) 1961 der privaten Unfallversicherung (PUV) als „Zerreißung an der Wirbelsäule" gelte. Zur Klarstellung wurden deshalb in den neuen AUB 88 Bandscheibenvorfälle ausdrücklich vom Versicherungsschutz ausgenommen, es sei denn, als Folge direkter Verletzung.

Die Diskussion um die Unfallbedingtheit wird vor allem durch Übersetzungen ausländischer Literatur genährt, wo Trauma eher mit mechanisch als mit Unfall im Sinne des deutschen Unfallbegriffes zu übersetzen wäre. Nach RATHKE u. HEIPERTZ (1956) ist aber nur einer von 30 Unfallbehauptungen im Rechtssinne wesentliche Bedeutung zuzuerkennen. Bei Flexionstraumen der Wirbelsäule (z. B. Kompressionsfrakturen ohne knöcherne Verletzung des hinteren Stützpfeilers) kommt es nach ÜBERMUTH (1959, 1960) nie zur Ischialgie, bei Hyperlordosierung kommt es zunächst zu Horizontalrissen in den Wirbelkörpern und erst beim Einbruch des hinteren Stützpfeilers zur Schädigung des Bandscheibenfaserringes.

Eine im Sinne der deutschen Sozialversicherung wesentliche Mitursache stellen auch plötzliche gewaltsame Flexionen der Lendenwirbelsäule dar. Als Beispiel gilt das Nachfassen eines fallenden schweren Gegenstandes aus starker Rumpfvorbeuge, vor allem bei gleichzeitiger Rumpfrotation. Entsprechende Sozialgerichtsentscheidungen gibt es schon seit 1954 (LSG Baden-Württemberg vom 29. 5. 1956, 2 a U 468/54). Auch JUNGHANNS (1968) räumt die Möglichkeit eines Austrittes von Bandscheibengewebeteilen nach rückwärts oder seitlich hinten ein, wenn ein körpereigener oder körperfremder mechanischer Zusatzimpuls zur Vorschädigung hinzukommt.

Stets muß eindeutig geklärt werden, ob wirklich ein Bandscheibenvorfall Ursache der Symptomatik ist. Hat aber die eingehende körperliche, neurologische und bildgebende Untersuchung einen Bandscheibenvorfall wirklich festgestellt und ist auch der Vorschaden durch Höhenverminderung des Bandscheibenraumes mit Wirbelkörperrandzacken sowie durch entsprechende Krankheitszeiten in der Vorgeschichte geklärt, kann der nach einer Gewalteinwirkung festgestellte Bandscheibenvorfall nur Verschlimmerung eines bestehenden Leidens sein.

Dann ist zu prüfen, ob der angeschuldigte Vorgang ein Ereignis war, welches in der gesetzlichen Unfallversicherung (GUV) Versicherungspflicht auslöst. Bei der Lendenwirbelsäule ist das „Verheben", also der Schmerzanfall beim Heben aus gebückter Stellung oder Hochdrücken einer Last mit den Armen, die am häufigsten angegebene Veranlassung zu versicherungsrechtlichen Klärungen.

In der Mehrzahl der Fälle handelt es sich dabei aber um betriebsübliche Vorgänge, die nicht unter Versicherungsschutz stehen: Der Körper, der eine solche Aufgabe vor sich hat, stellt die benötigten Muskel-Bänder-Knochen-Gelenk-Ketten auf den Bewegungs- und Belastungsvorgang so ein, daß eine normal ablaufende Körperanspannung und genau gesteuerte Bewegung entstehen, die nicht „Unfall" sein können.

Tritt bei einem solchen vorhersehbaren Leistungsanspruch an die Wirbelsäule aber ein plötzlicher Zusatzimpuls (Ausgleiten, Stolpern oder ähnliche Vorgänge) ein, oder kommt die Last, die mehrere Arbeitende zusammen heben wollen, durch Versagen eines Arbeitskollegen bzw. durch Kippen ruckartig auf einen Arbeiter, der bei diesem unerwarteten Vorgang plötzlich die Zeichen eines Bandscheibenvorfalles bekommt, dann liegt eine Unfalleinwirkung vor (sofern ausgeschlossen ist, daß das Ausgleiten oder der plötzliche Ruck nicht Ursache, sondern Folge des Schmerzanfalles war).

Wenn der mechanische Zusatzimpuls, der die Vorschädigung der Bandscheibe plötzlich in den schmerzhaften Zustand des Bandscheibenvorfalles umwandelte, eindeutig eine von außen kommende Gewalt war (Fall auf eine Treppe, Sturz vom Fahrrad, Verdrehung des Körpers durch Herumschleudern, Zusammenstauchung des Körpers durch Aufprall und ähnliche Vorgänge), dann ist die Frage zu erörtern, ob eine vorübergehende oder dauernde Verschlimmerung des Vorschadens entstand.

Gehen die Erscheinungen des Bandscheibenvorfalles mit oder ohne (konservative/operative) Behandlung zurück, so ist die traumatische Verschlimmerung abgeklungen und der Zustand des Vorschadens wieder erreicht. Dann sind nur für einen begrenzten Zeitraum alle Beschwerden als Unfallfolge zu werten, während im weiteren Verlauf die Folgen der Gewalteinwirkung schrittweise abklingen, so daß ein zunehmender Teil der Beschwerden dem üblicherweise fortschreitenden Verlauf der Vorschädigung zugerechnet werden muß (JUNGHANNS 1968). Vor allem in leichteren Fällen (Lasègue ca. 60 Grad, keine Paresen) ist ohne eingreifende Behandlung mit spontaner Rückbildung des prolabierten Bandscheibenanteiles zu rechnen (SAAL u. Mitarb. 1990, SPECKMANN 1991).

Führt dagegen der Bandscheibenvorfall (unmittelbar z. B. durch Wurzelläsion, mittelbar z. B. als Therapiekomplikation) zu bleibenden Folgen, sind diese mit ihrer MdE anzuerkennen.

Im übrigen wird auf die Bewertungsvorschläge auf S. 5.9f verwiesen, wo auch auf das Postdiskotomiesyndrom eingegangen wird.

Thorakale Bandscheibenvorfälle

Die Beschwerden beim thorakalen Bandscheibenvorfall sind vielfältig, werden leicht verkannt, und mediane Prolapse der oberen und mittleren Brustwirbelsäule zeigen mehr oder weniger ausgeprägte motorische und sensorische Symptome bis zur Querschnittlähmung.

Unter den wenigen Fällen früherer Jahre spielte das Trauma eine große Rolle (JUNGHANNS 1986, dort auch weiterführende Literatur). Mit Einführung der CT und MRT wächst allerdings die Zahl der Beobachtungen rasch an bei gleichzeitigem Absinken traumatischer Ursachen (SCHIRMER 1985, WEIDNER u. Mitarb. 1985).

Zervikale Bandscheibenvorfälle

Bandscheibenvorfälle an der Halswirbelsäule sind gegenüber den lumbalen nahezu 100mal seltener. Wenn sie auftreten, betreffen sie überwiegend den unteren zervikalen Anteil, insbesondere das Bewegungssegment C5/6. In dieser Gegend manifestieren sich auch bei jüngeren Menschen die Wirbelkompressionsfrakturen, z. B. im Rahmen von Stauchungstraumen (Kopfsprung in seichtes Wasser). Ein Prolaps kann aber auch durch Bagatelltraumen ausgelöst werden, etwa bei ruckartigem Zurückwerfen des Kopfes, bei raschem Anziehen eines Kleidungsstückes, seltener auch durch starkes Schleudertrauma des Kopfes bei

Autounfällen. Auffallend selten entstehen nach statistischen Erfahrungen akute medulläre Läsionen speziell vom Typ des Spinalis-anterior-Syndroms.

Posttraumatische Spondylose

Sowohl als Ausdruck einer isolierten Bandscheibenruptur (HACKENBROCH 1982) als auch nach Verletzungen (Wirbelbrüchen, aber auch Distorsionen) in der Nachbarschaft kommt es gelegentlich zu einer Beschleunigung oder Mitverursachung isolierter Spondylosen. Nach Meinung von JUNGHANNS (1968) ist die Ausdehnung einer derartigen Spondylosis deformans traumatica circumscripta im allgemeinen auf einen oder wenige benachbarte Zwischenwirbelräume begrenzt. Sie kann schon in einem frühen Lebensalter hervorgerufen werden, wie SCHLEGEL (zit. bei JUNGHANNS 1968) nachgewiesen hat. Aus den Tierversuchen insbesondere von LOB (1933) müsse man hochrechnen, daß derartige Zackenbildungen (oder ihre Verschlimmerung) spätestens nach 9–12 Monaten abgeschlossen seien. Unabdingbare Grundlage für die Anerkennung einer Verschlimmerung ist aber das rasche Wachstum (vorhandener) spondylotischer Zacken, das etwa 4–8 Wochen nach der Gewalteinwirkung bereits feststellbar sein muß.

Beschleunigungsverletzung der Halswirbelsäule

Da es sich bei der Mehrzahl dieser Traumen um ausschließliche Weichteilverletzungen handelt, sind Befunderhebungen jenseits der 6. Woche nach dem Unfall nur noch selten von Bedeutung, kommt der Auftrag zur begutachtenden Untersuchung also meist zu spät (DVOŘÁK 1988, ROMPE 1987). Deshalb ist besonderer Wert auf eine den Anforderungen an eine Erstbegutachtung genügende Befundbeschreibung in der 4.–6. Woche nach dem Unfall bzw. bei Behandlungsabschluß zu legen (BAUMGARTNER 1991, DVOŘÁK 1981, 1987, DVOŘÁK u. Mitarb. 1992, TEGENTHOFF u. MALIN 1991).

Die bisherigen gutachterlichen Erfahrungen sind außerordentlich divergent. Die mitgeteilten unterschiedlichen Beobachtungen können allerdings nicht ohne den Hintergrund von Versicherungsansprüchen gegenüber Gesellschaften der privaten Assekuranz wie auch der gesetzlichen Unfallversicherung gesehen werden; dabei wird man ebenso den jahrelangen Gang des Rechtsstreites in solchen Fällen zu bedenken haben.

Zweifellos sind aber auch die Unfallabläufe (Frontaufprall, Heckaufprall im PKW, Rotationskomponente, Gurt- und Nackenstütze) und die daraus resultierenden Belastungen bei der Abbremsung der einwirkenden Gewalt interindividuell sehr verschieden und in vielen Details schwer zu vergleichen. Während die Folgen schwerer Beschleunigungsverletzungen an Kopf- und Halswirbelsäule (die mit knöchernen Verletzungen, Wirbelverrenkungen oder gar mit Querschnittsymptomatik einhergehen), Ausheilungsergebnisse (und Dauerschäden) bringen, die allgemeiner Erwartung entsprechen, gilt dies nicht für einen großen Teil der leichten Beschleunigungsverletzungen. Diese sind erfahrungsgemäß ein besonders steiniges Brot für den Gutachter, weil sich nur selten eindeutig und quantitativ definierbare Befunde zeigen und die Beschwerdeangaben nicht selten eine vieldeutige Erklärung erlauben. Aus der gutachtlichen Perspektive zeichnen sich diese „leichten" Schleuderverletzungen von Kopf- und Halswirbelsäule aus durch unerwartet heftige, ungewöhnlich lang anhaltende und starke subjektive Beschwerden, die nicht selten erst nach einem beschwerdefreien Intervall von 1–3 Tagen auftreten (KUNER u. SCHLOSSER 1980, ROMPE u. FRAUNHOFFER 1988). Dabei muß auch die Frage nach einem Therapieschaden diskutiert werden (LUDOLPH u. RIEDEL 1989). Offen ist vor allem die Zuordnung der häufig beobachteten enzephalen Symptomatik. Nackenschmerzen, Kopfschmerzen, Schwindel und Antriebsverarmung (die sich bei den davon Betroffenen nur in 10% zurückbilden! – ZENNER 1983, 1985) werden von JUNG u. Mitarb. (1976) und LANG u. KEHR (1983) auf eine vertebrobasiläre Insuffienz, von WOLFF (1982) und ZENNER (1983) auf die besondere Vulnerabilität der Hals-Kopf-Gelenke (vor allem Hinterhaupt-/Atlasgelenke) bezogen und mit deren Bedeutung als „peripheres Gleichgewichtsorgan" in Verbindung gebracht. Zu einem Aufklappen im Hinterhaupt-/Atlasgelenk kommt es vor allem bei Fliehkrafteinwirkung (Distension) der Halswirbelsäule im Rahmen einer Hyperextension (Hyperlordosierung).

Das schmerzarme Intervall bis zu drei Tagen wird auf zunehmende Einblutung in verletzte Strukturen, retropharyngeales Hämatom oder eine zunächst stumme Blockierung bezogen.

Kommt es nicht zu peripher neurologischen Schäden (bleibende Wurzelirritationen oder zentrale Halsmarkverletzungen – HÜBNER 1978) sind folgende Verletzungsstufen zu unterscheiden:

Leichte Beschleunigungsverletzung

Die leichte Beschleunigungsverletzung der Halswirbelsäule (Grad 1 und 2 nach ERDMANN 1972 bzw. KRÄMER 1986) ist definiert als Distorsion, d. h. ohne bildlich dokumentierbare bleibende morphologische Substratschädigung. Gegebenenfalls Ausschluß durch Tomographie, Szintigraphie, CT, MRT. Bei derartigen Unfällen, die das Gros aller Fälle ausmachen, kann der Verletzte selbst nach dem Trauma aus seinem Fahrzeug aussteigen, an der polizeilichen Abwicklung des Unfallherganges aktiv teilnehmen, oft auch noch einen erheblichen Weg nach Hause zurücklegen. Oft kommt es erst im Laufe von Stunden dann durch das sich zunehmend entwickelnde Hämatom in den Weichteilen zu reflektorischen Verspannungen und Beschwerden, gelegentlich auch zu vegetativen Irritationen und mehr oder minder diffusen und unterschiedlich schweren Hinterkopfschmerzen.

Diese Symptome pflegen – wie bei Distorsionen an anderen Gelenken – in der Mehrzahl der Fälle und vor allem bei nicht versicherten Personen rasch abzuheilen, ohne nach einem Jahr meßbare Folgen zu hinterlassen.

Warum in einem Teil der Fälle (u. U. erhebliche) bleibende Beschwerden geklagt werden, ist bisher nicht geklärt (KRAJEWSKI u. WOLFF 1990, RADANOV u. Mitarb. 1990, WOLFF 1982, 1987). Der größere Teil der Autoren diskutiert in diesem Zusammenhang Psychogenie und Entschädigungswünsche. Andere Autoren suchen die Ursache, vor allem der enzephalen Symptomatik, in der noch weitgehend ungeklärten Sonderstellung des Hals-/Kopfgelenkbereiches.

Schwere Beschleunigungsverletzung

Bei den schweren Beschleunigungsverletzungen der Halswirbelsäule kommt es zu Rupturen des Bandapparates (zwischen den Dornfortsätzen bei Inklination) bis hin zu Bandscheibenrupturen (bei Reklination) zu Verletzungen des Bandapparates an den Hals-/Kopfgelenken und/oder zu Kapseleinrissen (der Wirbelbogengelenke) (DERRICK u. CHESWORTH 1992, DVOŘÁK u. Mitarb. 1992, MÖLLER u. Mitarb. 1992, PANJABI u. Mitarb. 1991, RIZZOLO u. Mitarb. 1991, SCHÖN u. BRAUNSDORF 1992, aber: BODEN u. Mitarb. 1990, GOEL u. Mitarb. 1990, KAMIETH 1983, 1986, 1988). In diesen Fällen kann der Verletzte nicht aus seinem Fahrzeug aussteigen, er spürt sofort eine Haltungsinsuffizienz, es kommt verhältnismäßig rasch zu reflektorischen Steif- oder Zwangshaltungen, oft auch zu Schluckbeschwerden.

Sofern keine Instabilität zurückbleibt (Röntgenfunktionsaufnahmen!), ist Ausheilung innerhalb von 6 Monaten zu erwarten, so daß nach dieser Zeit im allgemeinen die Erwerbsminderung bereits unter 20 v. H. liegt. Auch hier kommt es in einem Teil der Fälle zu den bereits erwähnten Beschwerden und vegetativen Irritationen, deren Zuordnung derzeit nicht mit Wahrscheinlichkeit möglich ist.

Sehr schwere Beschleunigungsverletzung

Von den leichten und schweren Distorsionen der Halswirbelsäule nach Beschleunigungsverletzung zu unterscheiden sind Gewalteinwirkungen, die zu Wirbelkörperbrüchen, Wirbelbrüchen mit Bandscheibenbeteiligung, Absprengung der Wirbelkörperrandleisten, Verletzungen von Atlas und Axis, Verletzungen der Wirbelbögen und/oder -gelenke oder zu Luxationsfrakturen mit Schäden nervaler Strukturen im Bereich des Rückenmarks und der Nervenwurzeln geführt haben (DVOŘÁK u. Mitarb. 1990, SATERNUS u. KOEBKE 1988, SCHWEIGHOFER u. Mitarb. 1992, WACKENHEIM u. Mitarb. 1987). Solche Verletzungen mit morphologischer Substratschädigung gehören eigentlich auf Seite 5.5 bis 5.10 abgehandelt; sie ziehen nicht selten (anhaltende) Funktionseinbußen nach sich.

Obwohl es sich um die schwerste Form der Beschleunigungsverletzungen handelt, unterscheidet sich deren Heilverlauf nicht von dem vergleichbarer Verletzungen aufgrund anderer Ursachen. Vor allem findet sich nur äußerst selten die bei den Halswirbelsäulendistorsionen nach Beschleunigungsverletzungen erwähnte „enzephale Symptomatik".

Verhebetrauma

Auch in jüngerer Zeit (LINDE 1983, LUDOLPH 1984, REICHENBACH 1986) wird die Diskussion um das „Verhebetrauma" weitergeführt.

Die entscheidenden Bemerkungen dazu sind bereits auf S. 5.5 bzw. – unter Anlehnung an JUNGHANNS 1968 – auf S. 5.11 gemacht worden. Eine planmäßige Bewegung, auch planmäßiges Heben, kann definitionsgemäß kein Unfall sein. Unplanmäßigkeiten beim Hebevorgang setzen aber dynamische Kräfte frei und können sowohl zu Bandscheibenvorfällen (zumindest im Sinne der wesentlichen Mitverursachung) als auch zu Wirbelbrüchen führen.

Vibrationsschäden

Untersuchungen über die akuten Reaktionen der Wirbelsäule auf mechanische Schwingungsbelastungen haben ergeben, daß in einem niedrigen Frequenzbereich (4−5 Hz) Resonanzerscheinungen auftreten, die zu Stauchungen, Streckungen und Biegeschwingungen führen. Kollektive, die solchen Belastungen – u. U. mit zusätzlicher statischer Belastung – in erheblichem Umfang nach Intensität und Dauer (z. B. Führer bestimmter Baumaschinen) ausgesetzt sind, weisen im Vergleich zu der bekannten alterungsabhängigen Entwicklung der degenerativen Veränderungen der Wirbelsäule ein erhöhtes Risiko für solche Wirbelsäulenerkrankungen auf, insbesondere im Bereich der Lendenwirbelsäule. Über die Genese und Quantifizierung dieser Risikoerhöhung gibt es noch unterschiedliche Vorstellungen (BONNEY 1988, BRINCKMANN 1988, HAGENA u. Mitarb. 1986, HINZ u. Mitarb. 1988, SANDOVER 1988, TROUP 1988).

Besonders ausdauernd belastet sind die Fahrer von Baumaschinen, Gabelstaplern, landwirtschaftlichen Schleppern und Baustellen-LKw (DUPUIS 1970, 1974, 1988, DUPUIS u. ZERLETT

1984, GUIGNARD u. KING 1972, MATOBA u. Mitarb. 1975, MÜLLER 1939, SERIS 1969). Dagegen sind Führer militärischer Hubschrauber Vibrationsbelastungen in deutlich geringerem Umfang und mit zwischengeschalteten Pausen ausgesetzt (Rundschreiben des Bundesministeriums für Arbeit und Sozialordnung vom 24. 4. 1985, VIa 6-55462-5/4). Ansonsten sind bandscheibenbedingte Vibrationsschäden zum 1. 1. 1993 in die Liste der Berufskrankheiten aufgenommen worden.

Beurteilung in den verschiedenen Versicherungen

Die *gesetzliche Unfallversicherung* setzt voraus, daß ein Unfall stattgefunden hat, daß also die Bedingungen eines bestimmten Arbeitstages den Schaden verursacht oder wesentlich mitverursacht haben, bzw. von außen plötzlich auf den Körper eine Einwirkung erfolgte.

In der *privaten Unfallversicherung* war jedenfalls nach den AUB 61 lange Zeit umstritten, ob ein Bandscheibenvorfall bei plötzlicher Kraftanstrengung unter Versicherungsschutz stand, bis das Urteil des BGH 1989 dies bejahte.

Nach den neuen allgemeinen Unfallversicherungsbedingungen (AUB) 1988 sind Bandscheibenvorfälle ausdrücklich vom Versicherungsschutz der privaten Unfallversicherung ausgenommen, es sei denn, sie sind Folge einer direkten Verletzung.

Während in der gesetzlichen Unfallversicherung im Falle der Anerkennung als rechtlich wesentliche Mitursache der Gesamtbefund (des Bandscheibenvorfalles und seiner Folgen) zu entschädigen ist, wird bei der privaten Unfallversicherung berechnet (und abgezogen), welchen Anteil ein eventueller Vorschaden an der Verursachung und an der Gestaltung der Unfallfolgen hat – kleiner, mittlerer oder großer Mitwirkungsfaktor.

Während in der *Tagegeldversicherung* der PUV ausschließlich von dem konkreten Beruf des Versicherten auszugehen ist, bezieht sich die Invaliditätsversicherung nach Unfallfolgen in den AUB 1988 auf die nach medizinischer Erfahrung zu erwartende durchschnittliche Erwerbsbeeinträchtigung (die in etwa der Behinderung im sozialen Entschädigungsrecht entspricht).

Dagegen kommt es bei PUV-Verträgen, denen die AUB 61 zugrundeliegt, gemäß § 8 II, Abs. 5 darauf an, inwieweit der Versicherte imstande ist, eine Tätigkeit auszuüben, die seinen Kräften und Fähigkeiten entspricht und die ihm unter billiger Berücksichtigung seiner Ausbildung und seines bisherigen Berufes zugemutet werden kann. Neben dem medizinischen Befund spielen unter diesen Bedingungen also auch soziale Anamnese und Tätigkeitsmerkmale eine entscheidende Rolle. „Dauerinvalidität" ist nach AUB 61 deshalb häufiger bei körperlich Schwerarbeitenden zu erwarten als bei „Geistesarbeitern".

In der PUV muß der Dauerschaden innerhalb eines Jahres gemeldet und innerhalb von 15 Monaten nach dem Unfall festgestellt sein. Als Dauerschaden gilt, was am Ende des 3. Unfalljahres bestanden hat. Zukünftige Besserungen oder gar Verschlechterungen werden vertragsgemäß nicht berücksichtigt.

Im *Schadenrecht* hat derjenige, der einem anderen widerrechtlich einen Schaden zufügt, diesen Schaden zu ersetzen. Haftung tritt ein, wenn ein Schädiger Schuld hat, d. h. vorsätzlich oder fahrlässig handelt, bzw. eine Handlung unterläßt, zu der er verpflichtet war (nur im gesetzlich vorgeschriebenen Rahmen der Gefährdungshaftung – z.B. beim Betrieb eines Kraftfahrzeuges – hat der Versicherer auch ohne Verschulden in gesetzlich begrenztem Umfang Schadensersatz zu leisten). Fahrlässig handelt, wer die erforderliche (nicht: übliche!) Sorgfalt außer acht läßt. Das ist immer dann der Fall, wenn jemand sich nicht so verhält, wie ein gewissenhafter Durchschnittsmensch nach der Anschauung der Allgemeinheit sich in jener Situation hätte verhalten müssen. Wie bei der privaten Unfallversicherung gilt die Theorie der adäquaten Bedingung, d. h. ein Zusammenhang liegt nur vor, wenn die vom Schädiger gesetzte Bedingung allgemein geeignet war, den Schaden herbeizuführen (wobei besonders eigenartige und ganz unwahrscheinliche, nach dem regelmäßigen Lauf der Dinge nicht in Betracht zu ziehende Umstände unberücksichtigt bleiben).

Der Begriff des Schadens umfaßt jede Beeinträchtigung der Lebensgüter (Persönlichkeit, Freiheit, Ehre, Vermögen, Gesundheit und körperliche Integrität). Der Geschädigte hat Anspruch darauf, so gestellt zu werden, als wenn das schädigende Ereignis nicht eingetreten wäre. Zu entschädigen ist deshalb nicht eine abstrakt festzustellende MdE, sondern nur der tatsächlich entstandene Schaden, was im Gutachten einzeln darzulegen ist.

Nicht unfallbedingte Wirbelsäulenbefunde

Skoliose

Skoliosen haben verschiedene Ursachen, das Grundleiden (z. B. Poliomyelitis bei Lähmungsskoliose) u. U. wesentlichen Einfluß auf die Leistungsfähigkeit.

Bei idiopathischen und kongenitalen Skoliosen steht dagegen das „Symptom Skoliose" absolut im Vordergrund. Das Ausmaß der Leistungseinbuße ist im großen und ganzen an den Schweregrad der Skoliose gekoppelt.

In vielen Fällen wird die Einschränkung der Lungenfunktion den für die Beurteilung entscheidenden Parameter abgeben. Eine Einschränkung der Vitalkapazität unter 70% des Sollwertes ist mit einem GdB von 30 zu bewerten – schwere körperliche Arbeiten sind solchen Personen nicht mehr zumutbar.

Bei einer Einschränkung der Vitalkapazität unter 50% des Sollwertes sind nur noch leichte körperliche Arbeiten vollschichtig zumutbar, der GdB liegt bei 60.

Bei latenter pulmonaler Hypertension steigt der GdB auf 80, bei pulmonaler Hypertension unter Ruhebedingungen auf 100.

Ab einer Einschränkung der Vitalkapazität unter 50 v. H. des Sollwertes ist eine lungenfachärztliche Untersuchung dringend zu empfehlen (LAUMANN 1985, HOPF u. HEINE 1988).

Spondylodesen im Lumbalbereich führen zu einer starken Beeinträchtigung der Wirbelsäulenfunktion. Spondylodesen über mehr als 5 Segmente bis L3 bedingen einen GdB entsprechend der Restkrümmung. Reicht die Spondylodese bis L4 oder tiefer, beträgt der GdB mindestens 40.

Zumutbar sind für Personen mit Skoliosen bis 60 Grad leichte bis mittelschwere Tätigkeiten ohne überwiegendes Bücken und schweres Heben. Bei Personen mit Skoliosen zwischen 61 und 90 Grad sind nur noch leichte, überwiegend aber nicht ausschließlich sitzende Tätigkeiten ohne monotone Rumpfhaltung, ohne Zwangshaltung des Rumpfes in gut belüfteten Räumen zumutbar. Personen mit Skoliosekrümmungen über 90 Grad sind leichte körperliche Arbeiten unter arbeitsüblichen Bedingungen nicht mehr vollschichtig zumutbar. Vollschichtig sind Tätigkeiten nur dann zumutbar, wenn sie dem Behinderten erlauben, nach eigenem Gutdünken zwischen Arbeit und Pause bzw. Sitzen, Gehen und Stehen zu wechseln.

Die vorgenannten Richtlinien gelten auch für Personen, deren Skoliose durch Spondylodese versteift ist.

Den Grad der Behinderung (GdB) auf dem allgemeinen Arbeitsmarkt schätzen wir auf

10–30 bei Skoliosen von 30–60 Grad,
30–50 bei Skoliosen von 61–90 Grad,
50–70 bei Skoliosen über 90 Grad,

sofern sich nicht aus der Lungenfunktionsprüfung eine höhere Einschränkung ergibt.

Bei der Untersuchung ist zu berücksichtigen, daß auch nach Spondylodese größerer Wirbelsäulenabschnitte bei Vorbeugung aus dem Stand (die ja in der Hüfte erfolgt!) die Fingerspitzen den Fußboden erreichen können.

Skoliosen bis 20 Grad sind nach unserer Erfahrung nicht selten im Leistungssport anzutreffen, bedeuten also offensichtlich bis zum 40. Lebensjahr nur ein Krankheitspotential (GOETZE u. ROMPE 1977).

Für die Zeit der Behandlung in Gips oder Korsett beträgt der GdB bei Einschluß von 3 Wirbelsäulenabschnitten (z. B. Milwaukee-Korsett) 50, bei 3 Wirbelsäulenabschnitten (z. B. Chenêau-Korsett) 30.

Die Aussagen über die Entwicklung von bleibenden seitlichen Wirbelsäulenverbiegungen durch *Fehlstatik* sind mehrdeutig. Als Anpassung auf den Verlust oder die Gebrauchsunfähigkeit eines Armes ist die Verlagerung des Oberkörperteilschwerpunktes und die Entwicklung einer zervikothorakalen Skoliose zu sehen.

Bei Beinlängendifferenzen (insbesondere nach Amputationen der unteren Gliedmaßen) kommen lumbale Ausgleichsbiegungen vor, die bei einem kleinen Teil der Betroffenen zu leichteren fehlstatischen Lumbalskoliosen führen. Diese Ausgleichsbiegungen sind in zwei Drittel der Fälle zur Seite des kürzeren Beines, in einem Drittel zur Gegenseite geneigt. Die Fixierung der fehlstatischen „Lumbal"-Skoliose beginnt häufig in der unteren Brustwirbelsäule (BREITENFELDER 1991, IMHÄUSER u. STEINHAUSEN 1982, MAU 1990, ROMPE u. NIETHARD 1980, ROMPE 1986).

Spondylolyse, Spondylolisthese

Die Spondylolisthesis wird bei 5–7% der Bevölkerung angetroffen. Bei einem Zehntel davon ist (BROCHER 1973) mit Beschwerden zu rechnen, und zwar bei leichtem Wirbelgleiten ebenso häufig wie bei ausgeprägtem Wirbelvorschub.

Die Lehrmeinung, daß mechanischen Faktoren bei der Entstehung der Spondylolyse nur untergeordnete Bedeutung zukomme (GROHER 1975), ist auch durch jüngere Erfahrungen im Leistungssport (ROMPE u. KRAHL 1975) nicht widerlegt.

Fragen um die Verursachung einer Spondylolisthesis durch einmaliges Trauma sind auf S. 5.8 erörtert worden. Die Verursachung durch ein einmaliges Trauma ist zwar mehrfach anerkannt worden, ein überzeugender medizinischer Nachweis steht aber noch aus. Häufiger ist die Anerkennung einer unfallweisen Verschlimmerung. Dem steht die Beobachtung entgegen, daß sich ein Wirbelgleiten im allgemeinen nicht vermehrt wegen eines Wirbelbruches in der Nachbarschaft.

Unsere Einstellung zur Funktionsbeurteilung der Spondylolisthesisträger ist ambivalent (ROMPE u. KRAHL 1975). Wir haben außerordentlich schlechte Erfahrungen mit Sportverbot bei beschwerdefreien Spitzenathleten gemacht. Wir bemühen uns deshalb bei Personen, die bereits über einen längeren Zeitraum beschwerdefrei eine schwere körperliche Belastung toleriert haben, diese Funktion nicht zu verbieten, verhalten uns aber bei der prognostischen Beurteilung von Spondylolisthesisträgern, die noch keine Schwerarbeit ausüben, außerordentlich zurückhaltend. Es erscheint uns (BROCHER 1973, ROMPE u. PFEIL 1990) unvorsichtig und in ärztlicher Hinsicht bedenklich, einem Spondylolisthesisträger Berufe zu empfehlen, in welchen hochgradige Belastungen des Rückens unvermeidlich sind.

Gleiches gilt selbstverständlich für alle Personen, die unter Beschwerden leiden, welche der Spondylolisthesis zugeordnet werden müssen, oder die wegen solcher Beschwerden bereits behandlungsbedürftig waren. Nach Spondylodese wegen Spondylolisthesis gelten die gleichen Grundsätze wie nach operativ behandelten Skoliosen (wobei allerdings zu berücksichtigen ist, daß wegen Wirbelgleiten in der Regel nicht mehr als 3 Segmente spondylodesiert werden).

Nach den Musterungsrichtlinien der Bundeswehr besteht Wehrdienstuntauglichkeit (ROGGATZ 1992) für jede Spondylolisthesis (nicht: Spondylolyse). Das Risiko eines Spondylolisthesisträgers an Beschwerden zu erkranken wird von BAUMGARTNER u. TAILLARD (1971) auf 50 v. H. geschätzt.

Der GdB
– für eine doppelseitige Spondylolyse wird auf unter 10,
– für eine Spondylolisthese mit Gleiten bis ¼ Wirbelbreite auf 10,
– mit Gleiten bis ½ Wirbelbreite auf 20
– und mit Gleiten um mehr als ½ Wirbelbreite auf 30
geschätzt.

Besondere Situationen sind zusätzlich zu bewerten. Das gilt nicht nur für neurologische Ausfälle oder die Spondylarthrose, sondern insbesondere für die Kyphosierung des Gleitwirbels mit der daraus resultierenden Fehlstatik infolge Wirbelkippung (Spondyloptose) (ROMPE u. PFEIL 1990).

Spondylitis ankylosans (Morbus Bechterew)

Bekanntlich wird das Anfangsstadium oft übersehen (FELLMANN u. SPRING 1989). Bei fortgeschrittenen Einsteifungen ist ein GdB von 20 bis 50 anzunehmen. Sinkt dann der Blickwinkel unter 130 Grad und werden große Gelenke mitbetroffen, ergibt sich ein GdB bis 100.

Zumutbar sind leichte körperliche Tätigkeiten in zugfreien Räumen.

Im Endstadium sind oft auch leichte körperliche Tätigkeiten nicht mehr vollschichtig unter arbeitsüblichen Bedingungen zumutbar, wohl aber, wenn es dem Behinderten möglich ist, nach eigenem Gutdünken zwischen Arbeit und Pause bzw. zwischen Sitzen, Gehen und Stehen zu wechseln (DAHMEN 1980).

Adoleszentenkyphose (Morbus Scheuermann)

Zwar werden als Minimalform der Scheuermann-Kyphose einerseits Fortentwicklungsstörungen oder Reifungsverzögerungen der Wirbelkörper, andererseits charakteristische, röntgenologische Veränderungen an einzelnen Wirbelkörpern ohne begleitende Fixation oder Rundrücken gewertet. Die klassische Diagnose stützt sich aber auf die Symptomentrias: segmentäre Fixation, Verlagerung des Brustkyphosescheitels nach kaudal und Wirbelkörperschlußplattenstörungen.

Leichte Kyphosen mit entsprechender ventraler Erniedrigung einzelner Wirbelkörper (und Schmorl-Knötchen) ohne wesentliche Funktionsbeeinträchtigung entsprechen bei Musterungsuntersuchungen für die Bundeswehr dem Tauglichkeitsgrad III. Mittelgradige Kyphosen mit segmentaler Fixation über 6 Wirbel und ventraler Abschrägung um mehr als 5 Grad an drei Wirbeln werden mit Tauglichkeitsgrad IV zum erleichterten Grundwehrdienst herangezogen. Bis zum Wachstumsabschluß („florider Scheuermann") besteht vorübergehende Dienstuntauglichkeit (Tauglichkeitsgrad V) (DUSTMANN u. HASCHERT 1983, ROGGATZ 1992, ROMPE 1978).

Über das Ausmaß der Belastungsbeeinträchtigung liegen keine statistischen Erkenntnisse vor. Um zu vermeiden, daß sich aus dem Anlagefaktor „Scheuermann-Kyphose" eine Krankheit entwickelt, ist eine besondere Gefährdung für Schwerarbeit mit häufigem Bücken und Heben sowie für langjährige Tätigkeiten in erheblicher Vorbeugung (Friseur, Zahnarzt) und bei bestimmten Leistungssportarten (Turnen, Radfahren) anzunehmen (PRIESACK u. BAUER 1983).

Degenerative Wirbelsäulenleiden

Volkswirtschaftliche Bedeutung

Mitte der 70er Jahre entfielen in der ehemaligen DDR (LEISTNER 1980) auf degenerative Wirbelsäulenleiden (Osteoarthrosen und Bandscheibenschäden mit den Diagnosenummern 713, 724, 725, 728 der Internationalen Krankheitsklassifikation – IKK) 2% aller Krankenversorgungstage, 4% aller Arbeitsunfähigkeitstage und 7% der Neuzugänge an Invalidenrenten. Innerhalb eines Zeitraumes von 5 Jahren stieg dort die Zahl der stationären Behandlungen wegen „vertebragener Schmerzsyndrome" um 13% und die Zahl der Arbeitsunfähigkeiten im Laufe von 2 Jahren um 27%.

Für Großbritannien ist ein Anstieg der Arbeitsunfähigkeiten infolge von Rückenschmerzen im Zeitraum 1961–1967 um 22%, bzw. der Arbeitsunfähigkeitstage um 30% festgestellt worden (WOOD u. Mitarb. 1970). Auf 100 Arbeiter entfielen 70 Wochen Arbeitsunfähigkeit. 3,6% aller Arbeitsunfähigkeitstage bezogen sich auf Kreuzschmerzen mit einer durchschnittlichen Dauer von 32 Tagen. Ein Viertel der Schwerarbeiter wird einmal im Jahr krank wegen Kreuzschmerzen, einer von 25 Kreuzschmerzpatienten wechselt wegen der Kreuzschmerzen den Beruf (ANDERSSON 1981, BENN u. WOOD 1975).

Nach der Krankheitsarten-, Krankheitsursachen- und Sterblichkeitsstatistik des Bundesverbandes der Ortskrankenkassen (der alten Länder der Bundesrepublik) für das Jahr 1978 waren 5 512 592 Männer und 2 969 253 Frauen pflichtversichert. Auf diese entfielen bei den Männern 516 622, bei den Frauen 230 123 Erkrankungsfälle auf degenerative Wirbelsäulensyndrome (entsprechend Ziffer 353, 722, 725, 728 IKK). Die Arbeitsunfähigkeitstage errechneten sich für Männer auf 110 209 277, für Frauen auf 5 312 170 – das entspricht ungefähr 2 Arbeitsunfähigkeitstagen pro pflichtversichertem Mitglied.

Über die volkswirtschaftliche Bedeutung der Kreuzschmerzen in den USA und Kanada informieren LLOYD u. Mitarb. 1986, SPENGLER u. Mitarb. 1986, BIGOS u. Mitarb. 1986.

Nach ELLWANGER entfallen auf eine Arbeiterrentenversicherung (LVA Württemberg 1972) bei Männern 13,6%, bei Frauen 14,8% der Berufsunfähigkeitsrenten bzw. bei Männern 6,1% und bei Frauen 8,2% der Erwerbsunfähigkeitsrenten auf Wirbelsäulenbefunde.

Beruf und Wirbelsäulendegeneration

Bandscheibenschäden wurden (KELLGREN u. LAWRENCE 1952) mit schweren röntgenologischen Veränderungen an der Lendenwirbelsäule bei 43% der Bergarbeiter und 7% der Büroangestellten festgestellt. Maler, Maurer und andere Handwerker nehmen eine Mittelstellung zwischen beiden Extremgruppen ein. Bandscheibenschäden im Bereich der Lendenwirbelsäule traten in der ländlichen Bevölkerung in früherem Lebensalter auf als unter den Stadtbewohnern.

Nach den Untersuchungen von LAWRENCE, DE GRAAFF u. LAINE (1963) waren röntgenologische Bandscheibenschäden bei Frauen auf dem Land in allen Altersgruppen häufiger und stärker entwickelt als bei Städterinnen. Das Ausmaß der physischen Belastung und die Anzahl der Jahre, in der schwere Lasten zu heben waren, korrelierte nach LAWRENCE (1955) mit dem Schweregrad des Bandscheibenschadens. Beschäftigte der Land- und Forstwirtschaft, des Straßenbaus, Untertage- und Hilfsarbeiter waren besonders oft betroffen. Die Häufigkeit von Bandscheibenschäden in der Landbevölkerung Englands entsprach der in Jamaika (obwohl in Jamaika häufiger mehrere Bandscheibenschäden diagnostiziert und seltener Beschwerden geklagt wurden – BREMNER u. Mitarb. 1968).

Nach MAINTZ (1953) werden Spondylosen bei 68% de Schwerarbeiter, 31% der Geistesarbeiter und 32% der Frauen beobachtet, nach SCHÜRMANN (zit. nach BILLENKAMP) bei 35–40% der Bergarbeiter. BILLENKAMP (1972), der Röntgenbilder der LWS in 2 Ebenen von 1 000 Bergarbeitern und 216 im Bergbau tätigen Handwerkern auswertete, fand bei den Bergarbeitern 49%, bei den Handwerkern 38% Spondylosis deformans. Die Veränderungen waren bei Bergleuten der Altersgruppe 19–28 Jahre bereits bei 6% und in der Altersgruppe 29–38 Jahre bereits bei 37% (gegenüber 20% bei den Handwerkern) festzustellen. In der Altersgruppe 49–58 Jahre kam es zu einer Angleichung im Prozentsatz aller Veränderungen, doch überwogen die schwereren Veränderungen bei den Bergarbeitern. Er folgert, daß die Spondylosis deformans bei Bergleuten frühzeitiger, häufiger und gradmäßig schwerer auftritt.

STREDA u. Mitarb. (1973) untersuchten Orchestermusiker im Alter von 60 und mehr Jahren bei einer Berufszeit von mehr als 20 Jahren. Sie fanden Veränderungen in jeweils 100% (gegenüber der Kontrollgruppe mit 58% HWS-, 62% BWS- und 78% LWS-Veränderungen).

BUCKLE u. Mitarb. (1980) untersuchten Rückenschmerzen bei 68 Männern in England in einer multidisziplinären Erhebung auf 126 Variable und fanden Häufigkeit und Lokalisation von Kreuzschmerzen an die Kilometer-Kraftfahrzeug-Leistung gekoppelt. Gegenüber 9 000 Meilen in der Durchschnittsbevölkerung hatten die Patienten mit Kreuzschmerzen 19 000 Meilen gefahren.

JUNGHANNS (1980) hat Veröffentlichungen zusammengestellt, in denen für verschiedene Berufe über das Auftreten von Spondylosis deformans in früheren Lebensjahren berichtet wird.

VIDEMANN u. Mitarb. (1990) fanden bei 86 Wirbelsäulenautopsien von Männern Wirbelosteophyten und Kreuzschmerzanamnese häufiger bei Schwerarbeitern und symmetrische Bandscheibendegeneration und seltener Kreuzschmerzanamnesen bei Sitzberufen.

Die biomechanischen Belastungen der Rumpfwirbelsäule in Abhängigkeit von Wirbelsäulenhaltung, Heben und Tragen haben HETTINGER (1989) und SCHUMPE (1989) dargelegt.

FRYMOYER u. Mitarb. (1980) haben 3920 Patienten einer Allgemeinpraxis in den USA über drei Jahre verfolgt und in dieser Zeit bei 11% der Männer und bei 9,5% der Frauen eine Kreuzschmerzattacke (LBP) beobachtet. Auch sie sahen eine Beziehung zur Beschäftigungssituation insbesondere zu LKW-Fahren, Tragen und Heben und Vibrationen.

Berufsbedingte Wirbelsäulenschäden bei Traktorfahrern und Landwirten verglichen SCHULZE u. POLSTER (1979). Sie folgerten, daß bei den Traktorfahrern 10–12 Jahre, bei den Landwirten 7 Jahre früher und stärkere Wirbelsäulenschäden als bei einer Durchschnittsbevölkerung auftreten. Sie bestätigen damit die Untersuchungen von CHRIST (1961), DUPUIS u. CHRIST (1966, 1972) und ROSEGGER (1970), die diese Befunde mit KRÄMER (1973) auf niederfrequente mechanische Schwingungen, Erschütterungen und Stöße bei unzweckmäßiger Sitzhaltung (in Totalkyphose, die die Stoßdämpferfunktion der Wirbelsäule aufhebt) beziehen. Durch die raschen Schwingungen kommt es zu raschen Druckänderungen, so daß Flüssigkeit und Stoffwechselprodukte nur im Grenzgewebe hin- und herbewegt werden, ohne über den Faserring oder die Knorpelplatten hinauszutreten. Bandscheibenbedingte Vibrationsschäden an der Wirbelsäule gelten seit 1. 1. 1993 als Berufskrankheit (s. S. 5.19 und HEUCHERT u. Mitarb. 1983, DUPUIS 1988).

Abgesehen davon sind aber degenerative Wirbelsäulenveränderungen außerordentlich weit verbreitet. Jenseits des 35. Lebensjahres sind sie bei 60% der Männer und 44% der Frauen röntgenologisch nachzuweisen (KELLGREN 1963). Röntgenologische Befunde sind in naßkalten Regionen seltener, die Beschwerden aber häufiger (BREMNER u. Mitarb. 1968). Beschwerden und Röntgenbefund sind bei Patienten und streng zufällig zugeordneten Kontrollpersonen, die in den letzten 10 Jahren nicht wegen Kreuzschmerzen arbeitsunfähig waren, gleichmäßig verteilt (HORAL 1968). Röntgenologische Untersuchungen an 137 Altersheiminsassen ergaben keinen auffälligen röntgenologischen Unterschied bezüglich der Befunde bei den 54%, die jetzt und früher noch nie Rückenschmerzen gehabt hatten und den 46% mit einer Rückenschmerzanamnese (LINDHOLM u. PINGOUD 1957). Die röntgenologischen Hinweise auf einen Bandscheibenverschleiß steigen proportional zum Lebensalter (KUHLENDAHL u. RICHTER 1952, HÄUBLEIN 1977, zit. nach JUNGHANNS 1979, KELLGREN 1963).

SVENSSON u. ANDERSSON (1989) führten eine repräsentative Querschnittsbefragung bei 1760 Frauen aus den Altersgruppen 38–49 bzw. 50 bzw. 64 Jahren durch, um die Bedeutung von Arbeitsanamnese und Arbeitsumfeld auf Kreuzschmerzen (Low back pain) zu untersuchen. Unterschiede in der Arbeitsanamnese (Heben, Vorbeugen bei der Tätigkeit, Stehen) gab es nicht. In beiden Jahrgangsstufen fanden sie aber eine Korrelation zu arbeitspsychologischen Variablen, wie Unzufriedenheit am Arbeitsplatz, Gefühl rascher Ermüdung, Erschöpfung nach der Arbeit.

BODEN u. Mitarb. (1990) ließen lumbale Kernspintomogramme von Personen ohne Kreuzschmerzanamnese von verschiedenen Neuroradiologen beurteilen und fanden bei symptomlosen Personen einen Nukleusprolaps bei 36% und eine Spinalkanalstenose bei 21%.

EVANS u. Mitarb. (1989) untersuchten die Spondylose der Lendenwirbelsäule bei 38 überwiegend gehend und 21 überwiegend sitzend tätigen Personen eines Betriebes und fanden eine Tendenz zur lumbosakralen Bandscheibendegeneration bei Sitzberufen.

DEBRUNNER u. RAMSEIER (1990) relativieren – gestützt auf eine sorgfältige Analyse der Veröffentlichungen von STEHLE (1988) und WAGENHÄUSER (1986) – die Bedeutung von Arbeitseinflüssen auf Wirbelsäulenbefunde (Abb. 2).

Entgegen der Auffassung von SALLER (1963) kann man die röntgenologischen Befunde nicht ohne weiteres mit dem zivilisationsbedingten Trainingsverlust der Rückenmuskulatur in Verbindung bringen, da vergleichbare Veränderungen auch bei Mumien des 1. Jahrhunderts n. Chr. (JANSSENS u. DUQUENNE 1973), an Mumien des 6. Jahrhunderts v. Chr. (SCHERMULY u. EGGEBRECHT 1976), an 36000 Skeletten Ägyptens aus der Zeit um 4000 v. Chr. (RUFFER, zit. nach SCHEIDEGGER 1977), an Skeletten des 10. bis 14. Jahrhunderts in den USA (MILES, zit. nach SCHEIDEGGER 1977) und in Deutschland (DAVID 1957) beobachtet wurden. Auch ohne aufrechten Gang sind Spondylochondrosen als Urphänomen der Wirbeltiere bekannt (STEIN 1954).

Der Streit um die Frage, ob bestimmte Arbeitsbelastungen wesentliche Teilursache des Wirbelsäulen- und/oder Bandscheibenverschleißes sein können, läßt sich bisher nicht entscheiden. Soweit ich die Literatur übersehe, sind die Meinungsverschiedenheiten groß. Argumente, die für die generelle Anerkennung äußerer Einflüsse, vor allem besonderer langjähriger Berufsbelastung als wesentliche Teilursache angeführt werden, sind keineswegs unumstritten. Weil die Bandscheibendegeneration so verbreitet ist und auch bei Menschen vorkommt, die niemals schwere Arbeit geleistet haben, wird von zahlreichen Autoren davon ausgegangen, daß die degenerativen Wirbelsäulenveränderungen das Abbild der Abnutzungserscheinungen der Wirbelsäule

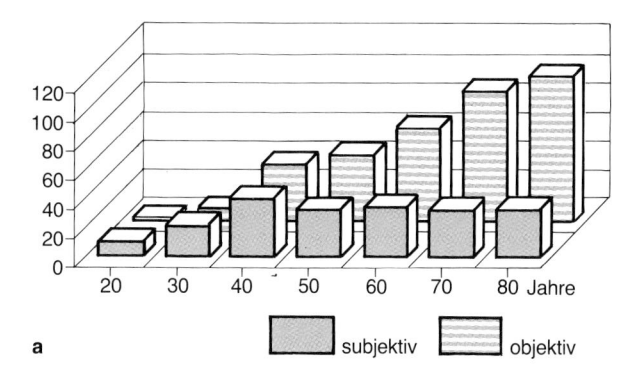

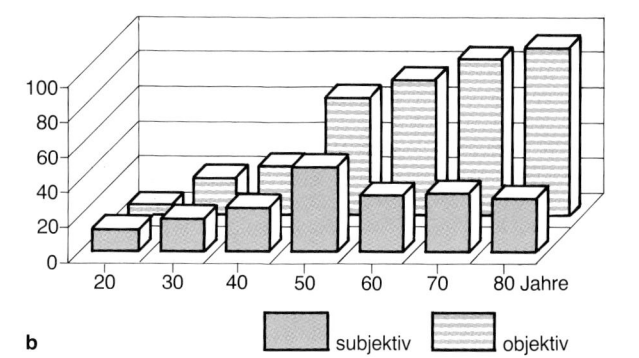

Abb. 2 Objektive und subjektive Befunde an der Lendenwirbelsäule von Männern (**a**) und Frauen (**b**) (nach *Debrunner* u. *Ramseier* 1990)

unter physiologischer Alltagsbeanspruchung sind, auf denen das Steiferwerden im Alter beruht. Die Ansicht, daß exogene Belastung keinen entscheidenden Einfluß auf Entstehung und Ablauf des Bandscheibenverschleißes und alle damit zusammenhängenden Schäden der Wirbelsäule hat, ist auch in jüngerer Zeit nicht überzeugend widerlegt worden. Mit Bücken und schwerem Heben verbundene Tätigkeiten sind zweifellos geeignet, in Abhängigkeit von der Position der Wirbelsäule die biomechanische Beanspruchung der Bandscheiben und/oder der Wirbelbogengelenke zu erhöhen (ADAMS u. HUTTON 1980). In Anbetracht der weiten Verbreitung des Bandscheibenleidens fehlt es aber bisher an einer statistisch überzeugenden Darlegung eines solchen Zusammenhanges.

Auch JUNGHANNS – einer der besten Kenner der Materie und SCHMORL-Schüler – kam 1980 zu der Feststellung, daß es sich hier um eine Problematik handele, die bisher noch nicht ausdiskutiert sei.

Bandscheibenbedingte Berufskrankheiten

Zum 01. 01. 1993 ist die „Zweite Verordnung zur Änderung der Berufskrankheitenverordnung" (vom 20. 06. 1968) in Kraft getreten, mit der (erstmals) bandscheibenbedingte Erkrankungen in die Liste der Berufskrankheiten aufgenommen wurden.

Der Verordnungsgeber und der ärztliche Sachverständigenbeirat, Sektion Berufskrankheiten, beim Bundesminister für Arbeit haben auf orthopädische Beratung verzichtet. So bleiben bei den neuen Berufskrankheiten viele Fragen offen. Zugrunde lag der Entscheidung offensichtlich der Einigungsvertrag, nach dem bei der Fortentwicklung der Berufskrankheitenverordnung zu prüfen sei, inwieweit in der früheren DDR geltende Berufskrankheiten übernommen werden könnten.

Damit stehen zur Beurteilung medizinische Befunde an, die sich zwar statistisch bei besonders exponierten Personen häufiger finden (sollen), die aber ansonsten unspezifisch sind. Ohnehin gibt es bis heute keine Definition des „altersentsprechenden" Wirbelsäulenbefundes und keine statistische Bearbeitung der Streubreite und der Vertrauensgrenzen eines oder gar mehrerer degenerativer Befunde an der Wirbelsäule, wie Chondrose, Osteochondrose, Spondylose und Spondylarthrose.

Hinzu kommt, daß es sich bei den in den „Merkblättern für die ärztliche Untersuchung" als Gewähr zitierten Arbeiten häufig um Erhebungen über Beschwerden und Ausfallzeiten und schwerlich um objektive Kriterien handelt. So wird der Sozialrechtsprechung überlassen bleiben, die überhastete Verordnung justitiabel zu machen.

Nach heutiger Kenntnis (September 1993) setzt die orthopädische Begutachtung der neuen Berufskrankheiten 2108/09/10 deshalb eine *sozialpolitische* (gegebenenfalls arbeitsmedizinisch-technisch abgesicherte) Entscheidung voraus: Ähnlich wie bei der Berufskrankheit „Bergmannsmeniskus", wo die Untertagezeitvorgabe maßgeblich ist, kann dann vielleicht in einem orthopädischen Gutachten analysiert werden, ob nicht eventuell auch andere, gegebenenfalls rechtlich wesentliche Mitursachen für den Lendenwirbelsäulenbefund verantwortlich sind.

Abgesehen von eventuellen Ausschlußkriterien und von Hinweisen auf Anlagefaktoren, die erfahrungsgemäß ungünstig auf bandscheibenbelastende Tätigkeiten reagieren (Übergangswirbel, Gleitwirbel), sind von der Analyse des klinischen und röntgenologischen Befundes einschließlich Anamnese keine entscheidenden Aussagen zu erwarten, aus denen Annahme oder Ablehnung einer Berufskrankheit abgeleitet werden können.

An dieser Stelle ist noch einmal darauf hinzuweisen, daß mit der Anerkennung von „bandscheibenbedingten" Schmerzen sozialpolitisch Neuland beschritten worden ist. Wie man – vor allem im Lendenwirbelsäulenbereich – die Rückenschmerzen, die durch anhaltende körperliche Schwerarbeit hervorgerufen wurden, von der Legion der Rückenschmerzpatienten unterscheiden soll, bei denen die Beschwerden unabhängig vom Arbeitsprozeß oder im Zusammenhang mit der Arbeit, aber über Arbeitsunzufriedenheit oder bestimmte Dispositionen im Erleben und Verhalten aufgetreten sind (HIERHOLZER u. Mitarb. 1993, LEHMANN u. Mitarb. 1993, LEINO 1993, PARKKOLA u. Mitarb. 1993, ROMPE 1993, STADTMÜLLER 1993, TILSCHER u. Mitarb. 1993, ZWERLING u. Mitarb. 1993), wird neben den Sozialgerichten nicht zuletzt auch die Orthopäden noch jahrzehntelang beschäftigen.

Die neuen Berufskrankheiten gelten, „wenn der Versicherungsfall nach dem 31. 03.1988 eingetreten ist". Für alle 3 Berufskrankheiten wird vorausgesetzt, daß sie „zur Unterlassung aller Tätigkeiten gezwungen haben, die für die Entstehung, die Verschlimmerung oder das Wiederaufleben der Krankheit ursächlich waren oder sein können".

Berufskrankheit 2108: bandscheibenbedingte Erkrankungen der Lendenwirbelsäule durch langjähriges Heben oder Tragen schwerer Lasten oder durch langjährige Tätigkeiten in extremer Rumpfbeugehaltung

Langjährig bedeutet, daß 10 Berufsjahre in der Regel als die untere Grenze der dauerbelastenden Tätigkeiten zu fordern sind. Expositionszeiten mit Heben und Tragen schwerer Lasten sowie Zeiten mit Arbeiten in extremer Rumpfbeugehaltung können für die Berechnung der Gesamtexpositionsdauer ebenso wie Vibrationsbelastungen addiert werden. Dabei sind auch unterbrochene Tätigkeiten zu berücksichtigen.

Lastgewichte, deren regelmäßiges Heben und Tragen mit einem erhöhten Risiko für die Entwicklung bandscheibenbedingter Erkrankungen der Lendenwirbelsäule verbunden sind, sind in Tab. 3 aufgeführt. Die Werte gelten für Lastgewichte, die eng am Körper getragen werden. Das Tragen von Gewichten weit vom Körper erhöht das Risiko. Die Lastgewichte müssen mit einer gewissen Regelmäßigkeit und Häufigkeit in der überwiegenden Zahl der Arbeitsschichten gehoben oder getragen worden sein, um als Ursache von bandscheibenbedingten Erkrankungen der Lendenwirbelsäule in Frage kommen zu können.

Tabelle 3 Lastgewichte mit einem erhöhten Risiko für bandscheibenbedingte Erkrankungen der LWS

Alter (Jahre)	Frauen (Last in kg)	Männer (Last in kg)
15–17	10	15
18–39	15	25
ab 40	10	20

Unter Tätigkeiten in extremer Rumpfbeugehaltung sind Arbeiten in Arbeitsräumen zu verstehen, die niedriger als 100 cm sind und damit eine ständig gebeugte Körperhaltung erzwingen, weiterhin Arbeiten, bei denen der Oberkörper aus der aufrechten Haltung um mehr als 90 Grad gebeugt wird.

Erkrankungen bei Beschäftigten mit sitzender Tätigkeit sind nicht Gegenstand dieser Berufskrankheit.

Das akute Lumbalsyndrom mit guter Behandlungsmöglichkeit erfüllt nicht die medizinischen Voraussetzungen zur Anerkennung als Berufskrankheit. Vielmehr müssen chronische oder chronisch rezidivierende Beschwerden und Funktionseinschränkungen bestehen, die therapeutisch nicht mehr voll kompensiert werden können und den geforderten Unterlassungstatbestand begründen. Die Aufgabe der gefährdenden Tätigkeit ist nicht Voraussetzung für die Anzeige als Berufskrankheit.

Der alleinige Nachweis von degenerativen Veränderungen wie Osteochondrose, Spondylose und Spondylarthrose ohne chronisch rezidivierende Beschwerden und Funktionsausfälle begründet keinen Berufskrankheitenverdacht.

Die im Merkblatt für die ärztliche Untersuchung zu Nr. 2108 vom Bundesminister für Arbeit erwähnten epidemiologischen Unterlagen beziehen sich nicht nur auf den Nachweis objektiver Befunde, sondern auch auf Auswertungen von Schmerzen und Beschwerden, die auf einen bandscheibenbedingten Befund bezogen werden (Low back pain).

Berufskrankheit 2109: bandscheibenbedingte Erkrankungen der Halswirbelsäule durch langjähriges Tragen schwerer Lasten auf der Schulter

Unter den beruflichen Faktoren, die bandscheibenbedingte Erkrankungen der Halswirbelsäule verursachen oder verschlimmern können, steht fortgesetztes Tragen schwerer Lasten auf der Schulter, einhergehend mit einer statischen Belastung der zervikalen Bewegungssegmente und außergewöhnlichen Zwangshaltung der Halswirbelsäule im Vordergrund. Beobachtet wurden solche Befunde bei Fleischträgern, die z.B. Schweinehälften oder Rinderviertel auf dem Kopf bzw. dem Schultergürtel tragen. Die nach vorn und seitwärts erzwungene Kopfbeugehaltung und das gleichzeitige maximale Anspannen der Nackenmuskulatur führen zu einer Hyperlordosierung und zu einer Verdrehung der HWS.

Bei langjährig wiederkehrender Belastung der HWS durch das Tragen von schweren Lasten unter außergewöhnlicher Haltung des Kopfes sollen nicht nur die unteren Bewegungssegmente gefährdet sein. Zug und Kompressionskräfte im Bereich der Wirbelgelenkfacetten in Verbindung mit Seitverbiegung und Drehung sollen dazu beitragen, daß insbesondere oberhalb von C 5/6 bis C 2/3 degenerative Veränderungen beobachtet wurden, die in der Allgemeinbevölkerung weniger häufig anzutreffen sind.

Ein erhöhtes Risiko für die Entwicklung bandscheibenbedingter Erkrankungen der Halswirbelsäule ist anzunehmen, wenn Lastgewichte von 50 kg und mehr regelmäßig auf der Schulter getragen werden. Das im Vergleich zur BK 2108 höhere Lastgewicht begründet sich durch den Umstand, daß auf der Schulter die Last achsennah einwirkt und der Hebelarm, der bei Belastung der Lendenwirbelsäule durch Heben oder Tragen schwerer Lasten zu berücksichtigen ist, entfällt.

Langjährig bedeutet, daß in der Regel 10 Berufsjahre als die im Durchschnitt untere Grenze der belastenden Tätigkeiten zu fordern sind. Das genannte Lastgewicht muß mit einer gewissen Regelmäßigkeit und Häufigkeit in der überwiegenden Zahl der Arbeitsschichten getragen worden sein.

Vorübergehende und nach kürzerer Zeit therapeutisch beherrschbare akute Zervikalsyndrome erfüllen nicht die medizinischen Voraussetzungen für die Anerkennung als Berufskrankheit. Vielmehr müssen chronische oder chronisch rezidivierende Beschwerden und Funktionseinschränkungen bestehen, die therapeutisch nicht mehr voll kompensiert werden können und die den geforderten Unterlassungstatbestand begründen. Die Aufgabe der gefährdenden Tätigkeit ist nicht Voraussetzung für die Anzeige als Berufskrankheit. Der Nachweis von degenerativen Veränderungen wie Osteochondrose und Spondylose ohne chronisch rezidivierende Beschwerden und Funktionsausfälle begründet für sich allein keinen Berufskrankheitenverdacht.

Berufskrankheit 2110: bandscheibenbedingte Erkrankungen der Lendenwirbelsäule durch langjährige, vorwiegend vertikale Einwirkung von Ganzkörperschwingungen im Sitzen

Unter den beruflichen Faktoren, die bandscheibenbedingte Erkrankungen der LWS verursachen oder verschlimmern können, stellt die langjährige (vorwiegend vertikale) Einwirkung von Ganzkörperschwingungen im Sitzen eine besondere Gefahrenquelle dar. Derartigen beruflichen Belastungen der LWS können vor allem Fahrer von folgenden Fahrzeugen und fahrbaren Arbeitsmaschinen ausgesetzt sein:
Baustellen-LKW, land- und forstwirtschaftliche Schlepper, Forstmaschinen im Gelände, Bagger, Grader (Straßenhobel, Bodenhobel, Erdhobel), Scraper (Schürfwagen), Muldenkipper, Rad- und Kettenlader, Raddozer, Gabelstapler auf unebenen Fahrbahnen (Hofflächen, Pflaster usw.), Militärfahrzeuge im Gelände.

Dagegen sind z.B. bei Fahrern von Taxis, Gabelstaplern auf ebenen Fahrbahnen sowie bei Fahrern von LKWs mit schwingungsgedämpften Fahrersitzen keine hinreichend gesicherten gesundheitsschädigenden Auswirkungen durch Schwingungen beobachtet worden. Spezifische vibrationsbedingte Bandscheibenschäden sind nicht bekannt. Die im Merkblatt genannten epidemiologischen Erhebungen stützen sich auf die Diagnosen lokales Lumbalsyndrom, mono- und polyradikuläre lumbale Wurzelsyndrome, Kaudasyndrom.

Voraussetzung für die Annahme eines beruflichen Kausalzusammenhanges ist eine langjährige, in der Regel mindestens 10jährige wiederholte Einwirkung von (vorwiegend vertikalen) Ganzkörperschwingungen in Sitzhaltung. Dabei muß nach dem derzeitigen wissenschaftlichen Kenntnisstand davon ausgegangen werden, daß die gesundheitliche Gefährdung von der gesamten beruflichen Schwingungsbelastung abhängt. Diese setzt sich aus der Gesamtzahl der Expositionstage mit Beurteilungsschwingstärken $K_r > 16{,}2$ nach VDI 2057 (Tagesdosis) zusammen. Zur Orientierung kann die Abb. **3** dienen. Sofern Belastungen durch stoßhaltige Schwingungen oder solche mit ungünstiger Körperhaltung (verdrehte, stark gebeugte oder seitgeneigte Rumpfhaltung) vorliegen, die zu erhöhter Gefährdung führen, sind Expositionstage mit $K_r > 12{,}5$ zu berücksichtigen. Unter stoßhaltigen Schwingungen versteht man Schwingungsabläufe, die regelmäßig oder unregelmäßig wiederholt vorkommende hohe Beschleunigungsspitzen beinhalten, die aus der Grundschwingung in erheblichem Maße herausragen (Analogie: impulshaltiger Lärm).

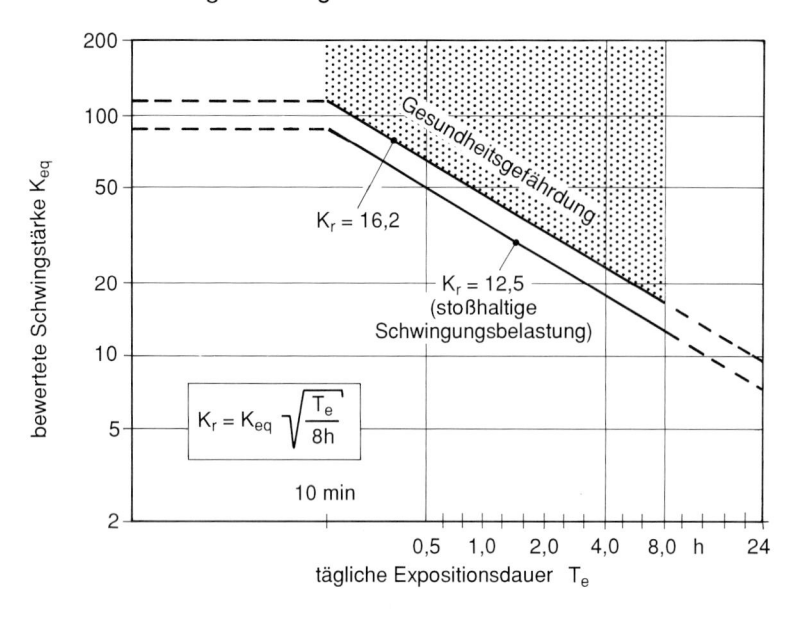

Abb. 3 Bereich gesundheitlicher Gefährdung nach langjähriger Einwirkung von Ganzkörperschwingungen (VDI 2057/ISO 2631) – Beurteilungsschwingstärke $K_r >16{,}2$ bzw. $K_r >12{,}5$ (aus Merkblatt 2110, Bundesarbeitsblatt 1992)

$$K_r = K_{eq} \sqrt{\frac{T_e}{8h}}$$

Als medizinische Voraussetzungen sind chronische oder chronisch-rezidivierendeBeschwerden und Funktionseinschränkungen zu fordern, die therapeutisch nicht mehr voll kompensiert werden und die den geforderten Unterlassungstatbestand begründen. Die Aufgabe der gefährdenden Tätigkeiten ist nicht Voraussetzung für eine Anzeige als Berufskrankheit.

Bewertung von Wirbelsäulendegenerationen und Bandscheibenschäden

Einigkeit dagegen besteht in der Auflistung wirbelsäulengefährdender Berufe, weshalb für die in diesen Berufen Tätigen besondere Anforderungen bezüglich der medizinischen Tauglichkeitsuntersuchung und nachgehenden Betreuung gestellt werden. Das gilt besonders für Personen mit Wirbelsäulenschäden und/oder Bandscheibensymptomatik. Angesprochen sind vor allem Berufe in Schwerindustrie, Bergbau, Baugewerbe, Speditionsbetrieben, Forst- und Landwirtschaft. Hinzu kommen Berufe mit besonderer Wirbelsäulenbelastung wie Metzger, Bäcker, Krankenpflegepersonal, Chirurgen, Zahnärzte, Friseure, Kellner, Fahrer von Fahrzeugen mit erheblicher Erschütterung (Traktoren, Busse, Panzer, Hubschrauber), Turnlehrer, Artisten, Leistungssportler (in den Disziplinen Gewichtheben, Ringen, Judo, Springen, Delphin- und Rückenschwimmen, Fallschirmspringen).

Die positive Beschreibung des Leistungsbildes bei Personen mit Wirbelsäulendegeneration und Bandscheibenschäden könnte lauten: Zumutbar sind leichte (bis mittelschwere) körperliche Tätigkeiten ohne häufiges Bücken und Heben, teils stehend, gehend, sitzend vollschichtig unter arbeitsüblichen Bedingungen mit Fußwegen von 1000 m und der Benutzung öffentlicher Verkehrs-

Tabelle 4 Einteilung des Postdiskotomiesyndroms (nach *Krämer* u. *Fett* 1991)

Grad	Schmerzen	Lasègue	Medikamente	Leistungsfähigkeit	Gutachten	GdB
I	kein Ruheschmerz, leichter Belastungsschmerz	negativ	gelegentlich	eingeschränkt für Schwerarbeit und Leistungssport	arbeitsfähig, keine Schwerarbeit	unter 20
II	leichter Ruheschmerz, starker Belastungsschmerz	positiv	regelmäßig leichte, gelegentlich starke	keine wirbelsäulenbelastende Arbeiten, kein Sport	häufig arbeitsunfähig, berufsunfähig für wirbelsäulenbelastende Arbeiten	30–80
III	starker Dauerschmerz	unter 30°	dauernd starke	Gehhilfen, Hilfsperson	erwerbsunfähig	100

* Grad der Behinderung

mittel (Verband der Rentenversicherungsträger 1986).

Bezüglich der GdB-Bewertung von degenerativen Wirbelsäulenleiden (z. B. nach dem Schwerbehindertengesetz) ist im übrigen zu berücksichtigen, daß die Annahme eines GdB eine Regelwidrigkeit gegenüber dem für das Lebensalter typischen Zustand voraussetzt, und daß dementsprechend all das „was sich regelhaft im Alter entwickelt (Alterserscheinungen) bei der Beurteilung des GdB nicht zu berücksichtigen ist" (RAUSCHELBACH 1978). Auch rechtfertigt die röntgenologische Feststellung degenerativer Veränderungen allein oder die Tatsache einer abgelaufenen Operation (z. B. Bandscheibenoperation) für sich allein nicht die Annahme eines GdB.

Eventuelle neurologische Ausfälle sind gesondert zu bewerten (einige Autoren sehen das Postnukleotomiesyndrom in den Anhaltspunkten 1983 nur unzureichend erfaßt – HERTER 1991, KRÄMER u. FETT 1991 – Tab. **4**). Patientenratschläge zur Verdeutlichung der Symptome gibt MENDE (o. Jahresangabe).

Die nachstehenden Richtlinien für die Bewertung der Bandscheibendegeneration bis hin zum Postnukleotomiesyndrom sind den Anhaltspunkten 1983 (RAUSCHELBACH) entnommen.

	GdB
Degenerative Veränderungen mit geringer Funktionsbehinderung, zeitweise auftretenden leichten bis mittelschweren Nerven- und Muskelreizerscheinungen (z. B. Schulter-Arm-Syndrom, Lumbalsyndrom, Ischialgie).	0–10
Degenerative Veränderungen mit anhaltender Funktionsbehinderung und häufig rezidivierenden stärkeren, langanhaltenden Nerven- und Muskelreizerscheinungen.	20–30
Ein GdB über 30 v. H. bei degenerativen Veränderungen ohne nachweisbare Ausfallserscheinungen kommt nur in Ausnahmefällen bei außergewöhnlichen Schmerzsyndromen in Betracht.	über 30
Andere Wirbelsäulenschäden mit geringer Funktionsbehinderung (z. B. durch Deformitäten).	0–10
Wirbelsäulenschäden mit mittelgradiger Funktionsbehinderung (z. B. in mehreren Bewegungssegmenten ausgeprägte Einschränkung bis Versteifung – auch bei Skoliose [40–75 Grad Skoliosewinkel] – Keilwirbeln, Schmetterlingswirbeln, fixiertem Rundrücken, Blockwirbel mit Gibbusbildung).	20–40
Wirbelsäulenschäden mit schwerer Funktionsbehinderung (z. B. Versteifung großer Abschnitte der Wirbelsäule; anhaltende Ruhigstellung durch Rumpforthese, die 3 Wirbelsäulenabschnitte umfaßt [z. B. Milwaukee-Korsett]; extrem ausgebildete Skoliose u. U. mit Drehgleiten; Spondylolisthesis mit Gleiten um mehr als zwei Drittel des Wirbelkörpers).	50–70

Anhaltende sekundäre Funktionsstörungen an den Gliedmaßen (z. B. Paresen) und an den inneren Organen (z. B. Atemfunktionsstörung) sind zusätzlich zu bewerten.

Literatur

Adams, M. A., W. C. Hutton, I. R. R. Stott: The resistance to flexion of the lumbar intervertebral joint. Spine 5 (1980) 254

American Medical Association: Guide to the Evaluation of Permanent Impairment, 2nd ed. Chicago, 1984

Andersson, G. B. J.: Epidemiologic aspects on low-back pain in industry. Spine 6 (1981) 53

Andersson, G. B. J.: Posture and compressive spine loading: intradiscal pressures, trunk myoelectric activities, intra-abdominal, pressures and biochemical analysis. Ergonomics 28 (1985) 91–93

Arlen, A.: Röntgenologische Funktionsdiagnostik der Halswirbelsäule. Man. Med. 17 (1979) 2

Arlen, A.: Röntgenologisch objektivierbare Funktionsdefizite der Kopfgelenke beim posttraumatischen Zerviko-Zephal-Syndrom. In Hohmann, D., B. Kügelgen, K. Liebig: Neuroorthopädie I. Springer, Berlin 1983

Barolin, G. S., M. Meixner: Vertebragen (mit-)verursachter Kopfschmerz. Therapiewoche 31 (1981) 6987

Baumgartner, H.: Symptomatologie, klinische Diagnostik und Therapie der funktionellen Störung (an der Halswirbelsäule). Orthopäde 20 (1991) 127

Baumgartner, R., B. Taillard: Die Beanspruchbarkeit der spondylolisthetischen Wirbelsäule. Die Wirbelsäule in Forschung und Praxis. 52 (1971)

Baur, E.: Die Begutachtung von Wirbelsäulenschäden. Z. Unfallmed. 65 (1972) 188

Benn, R. T., P. H. N. Wood: Pain in the back: an attempt to estimate the size of the problem. Rheumatol. Rehabil. 14 (1975) 121

Bergenudd, H., B. Nilsson: Back pain in middle age; occupational workload and psychologic factors: an epidemiologic survey. Spine 13 (1988) 58–60

Bigos, St. J., D. M. Spengler, N. A. Martin, J. Zeh, L. Fisher, A. Nachemson, M. H. Wang: Back injuries in industry: a retrospective study. II. Injury factors. Spine 11 (1986) 246

Bigos, St. J., D. M. Spengler, N. A. Martin, J. Zeh, L. Fisher, A. Nachemson: Back injuries in industry: a Retrospective Study. III. Employee-related factors. Spine 11 (1986) 252

Billenkamp, G.: Körperliche Belastung und Spondylosis deformans. Fortschr. Röntgenstr. 116 (1972) 211

Bilow, H.: Posttraumatische Wirbelsäulenveränderungen. Therapiewoche 25 (1975) 7246

Bilow, H., S. Weller: Posttraumatische Veränderungen nach Wirbelsäulenverletzungen und ihre Begutachtung. Chirurg 48 (1977) 513

Bilow, H., S. Weller: Halswirbelsäulenverletzungen – die konservative Behandlung und ihre Ergebnisse. H. Unfallheilk. 149 (1980) 77

Bischoff, H.-P.: Das HWS-Schleudertrauma. Man. Med. 15 (1977) 73

Blankenburg, H., H. Müller-Stephann: Zur Begutachtung berufsbedingter Wirbelsäulenerkrankungen. Beitr. Orthop. Traumatol. 33 (1986) 12

Boden, S. D., D. O. Davis, Th. S. Dina, N. J. Patronas, S. Wiesel: Abnormal Magnetic-Resonance scans of the lumbar spine in asymptomatic subjects. J. Bone Jt Surg. 72 A (1990) 403

Boden, S. D., Ph. R. McCowin, D. O. Davis, Th. S. Dina, A. S. Mark, S. Wiesel: Abnormal Magnetic-Resonance scans of the cervical spine in asymptomatic subjects. J. Bone Jt Surg. 72 A (1990) 1178

Böhler, L.: Konservative Behandlung von Brüchen der Brust- und Lendenwirbelsäule. Z. Unfalmed. Berufskr. 65 (1972) 100

Bonney, R.: Some effects on the spine from driving. Clin. Biomech. 3 (1988) 236

Braaf, M. M., S. Rosner: Whiplash injury of neck – fact or fancy. Intern. Surg. 46 (1966) 176

Braun, W.: Ursachen des lumbalen Bandscheibenvorfalls. Hippokrates, Stuttgart 1969

Bräunlich, A.: Ergonomische Untersuchungen zur Problematik berufsbedingter Verschleißschäden am Skelett- und Bewegungssystem bei Tiefbauarbeitern. Diss. Berlin 1969. Kurzfassung in: Ergonomische Berichte. 2. Tribüne. Berlin 1970

Bräunlich, A., H.-G. Häublein: Weitere Ergebnisse aus Vorsorgeuntersuchungen im Berliner Bauwesen. Z. ges. Hygiene 17 (1971) 361

Breitenfelder, J.: Der pathophysiologische Bewegungsablauf des Oberschenkelamputierten und seine Auswirkung auf Lendenwirbelsäule, Hüftgelenk und kontralaterales Kniegelenk. Orthop.-Techn. 27 (1976) 109

Breitenfelder, J.: Negative Beeinträchtigung des Skelettsystems durch einseitige Oberschenkelamputation. Orthop. Prax. 27 (1991) 654

Bremner, J. M., J. S. Lawrence, W. E. Miall: Degenerative joint disease in a Jamaican rural population. Ann. rheum. Dis. 27 (1968) 326

Brinckmann, P.: Stress and strain of human lumbar discs. Clinic. Biomech. 3 (1988) 232

Brocher, J. E. W.: Die Prognose der Wirbelsäulenleiden, 2. Aufl. Thieme, Stuttgart 1973

Brussatis, F.: Trauma und Spondylolisthesis. Akt. Traumatol. 1 (1971) 167

Bundesarbeitsgemeinschaft Rehabilitation: Die Rehabilitation Behinderter. Dtsch. Ärzteverlag, Köln 1984

Burke, D. C.: Hyperextension injuries of the spine. J. Bone Jt. Surg. 53-B (1971) 3

Chaffin, D. B., K. S. Park: Longitudinal study of low back pain as associated with occupational weight lifting factors. Amer. industr. Hyg. Ass. J. 34 (1973) 513–625

Christ, W., H. Dupuis: Über die Beanspruchung der Wirbelsäule unter dem Einfluß sinusförmiger und stochastischer Schwingungen. Int. u. angew. Physiol. einschl. Arbeitsphysiol. 22 (1966) 258

Czornack, F., J. Bernhard: Behandlungsergebnisse nach Wirbelkompressionsfrakturen der Brust- und Lendenwirbelsäule. Unfallheilk. 83 (1980) 119

Dahmen, G.: Belastbarkeit von Jugendlichen mit Wirbelsäulenveränderungen. In Junghanns, H.: Wirbelsäule und Beruf. Hippokrates, Stuttgart 1980 (S. 25)

Daun, H.: Schäden am Nervensystem bei HWS-Traumen. In Hohmann, D., B. Kügelgen, K. Liebig: Neuroorthopädie I. Springer, Berlin 1983 (S. 272)

David, J.: Veränderungen an der Wirbelsäule bei Skelettresten des 12.–15. Jhrs. von Dusder-Reckan. Diss. Berlin 1957

Debrunner, H. U., E. W. Ramseier: Die Begutachtung von Rückenschäden in der schweizerischen sozialen Unfallversicherung. Huber, Bern 1990

Deecke, L.: Neurologische Diagnostik bei Verletzungen der Wirbelsäule. H. Unfallheilk. 149 (1980) 61

Deimling, U. v., Th. Hallbauer, K. J. Münzenberg: Zur Begutachtung von operativ versorgten Wirbelsäulenfrakturen der BWS und LWS ohne neurologische Komplikationen Z. Orthop. 131 (1993) 270

Derrick, L. J., B. M. Chesworth: Post-motor vehicle accident alar ligament laxity. Jospt 16 (1992) 6

Dupuis, H.: Belastung durch mechanische Schwingungen bei Fahr- und Steuerpersonal. Arbeitsschutz und Arbeitsmedizin. 6 (1970) 70

Dupuis, H.: Belastung durch mechanische Schwingungen und mögliche Gesundheitsschädigungen im Bereich der Wirbelsäule. Fortschr. Med. 92 (1974) 618

Dupuis, H.: Einwirkung berufsbedingter Vibrationen auf die Wirbelsäule. In Junghanns, H.: Wirbelsäule und Beruf. Hippokrates, Stuttgart 1980 (S. 45)

Dupuis, H.: Zur Gefährdung der Wirbelsäule unter Belastung durch mechanische Schwingungen und mitwirkende Faktoren. Wehrmed. u. Wehrpharm. 81 (1988)

Dupuis, H.: Über die Wirkung mechanischer Schwingungen auf die Wirbelsäule. Orthopäde 19 (1990) 140

Dupuis, H.: Zur Frage berufsbedingter Erkrankungen der Wirbelsäule durch Ganzkörperschwingungen aus arbeitsmedizinischer Sicht. In Hierholzer, G., G. Kunze, D. Peters: Berufsbedingte Wirbelsäulenschäden. Gutachten-Kolloquium 8. Springer, Berlin 1993 (S. 53)

Dupuis, H., G. Zerlett: Beanspruchung des Menschen durch mechanische Schwingungen. Kenntnisstand zur Wirkung von Ganzkörperschwingungen. Foschungsbericht Ganzkörperschwingungen. Schriftenreihe des Hauptverbandes der gewerblichen Berufsgenossenschaften, Bonn 1984

Dustmann, H.-O., H. Haschert: Wehrmedizinische Begutachtung bei Erkrankungen und Verletzungen der Wirbelsäule. Z. Orthop. 121 (1983) 351

Dvořák, J.: Weichteilverletzungen der Halswirbelsäule (Möglichkeiten der funktionellen Computertomographie). Man. Med. 25 (1987) 111

Dvořák, J.: Funktionelle Anatomie der oberen Halswirbelsäule unter besonderer Berücksichtigung des Bandapparates. In Wolff, H. D.: Die Sonderstellung des Kopfgelenkbereichs. Springer, Berlin 1988 (S. 19)

Dvořák, J.: Funktionelle Röntgendiagnostik der oberen Halswirbelsäule. Orthopäde 20 (1991) 121

Dvořák, J., H. Baumgartner, J. Antinnes: Neurologische und manual-medizinische Untersuchungstechniken an der HWS. Med.-orthop. Techn. 112 (1992) 201

Dvořák, J., J. Herdmann, B. Janssen, R. Theiler, D. Grob: Motor-evoked potentials in patients with cervical spine disorders. Spine 15 (1990) 1013

Ecke, H., N. Papastavrou: Zur Objektivierung von posttraumatischen Bewegungseinschränkungen der Wirbelsäule. H. Unfallheilk. 108 (1971) 209

Eichler, J.: Einstellungsuntersuchungen für Berufe der Schwerarbeit. In Erdmann, H.: Zukunftsaufgaben für die Erforschung und Behandlung von Wirbelsäulenleiden. Die Wirbelsäule in Forschung und Praxis 55 (1972) 15

Eitner, S., E. Baudisch, G. Böck: Über Fragen korrelativer Beziehungen zwischen Lebensalter und Röntgenbefunden. Z. Altersforsch. 37 (1982) 423–427

Ellwanger, E.: Die Bedeutung der Scheuermannschen Erkrankung für die Rentenversicherung. Die Wirbelsäule in Forschung und Praxis 60 (1976) 95

Erdmann, H.: Grundzüge einer funktionellen Wirbelsäulen-Betrachtung. Man. Med. 5 (1967) 55

Erdmann, H.: Die Begutachtung der Wirbelsäule. Die Wirbelsäule in Forschung und Praxis 40 (1968a) 7

Erdmann, H.: Grundzüge einer funktionellen Wirbelsäulen-Betrachtung. 2. Teil (Reversible und irreversible Leistungsstörungen der Wirbelsäule). Man. Med. 5 (1968b) 32

Erdmann, H.: Grundzüge einer funktionellen Wirbelsäulen-Betrachtung. 3. Teil. Man. Med. 6 (1968c) 78

Erdmann, H.: Probleme der Vorerwerbsbeschränkung bei der Begutachtung der Wirbelsäule. Arch. orthop. Unfall-Chir. 70 (1971) 152

Erdmann, H.: Die Bedeutung des Schweregrades der Halswirbelsäulenverletzung (Anfangsbefund und spätere Begutachtung). H. Unfallheilk. 110 (1972) 56

Erdmann, H.: Schleuderverletzung der Halswirbelsäule. Hippokrates, Stuttgart 1973

Erdmann, H.: Ist die Höherbewertung der Folgen eines Wirbelbruches bei gleichzeitig bestehender Spondylose gerechtfertigt? In Probst, J., F. W. Meinecke: Der Vorschaden in sozialrechtlicher Sicht. Schr.-Reihe des berufsg. Forschungsinst. Traumatologie. 1 (1974a) 49

Erdmann, H.: Psychologische Aspekte bei dem zu Begutachtenden. Schr.-Reihe Unfallmed. Tagg. Landesverb. gewerbl. BGen 23 (1974b)

Erdmann, H.: Objektivierung von Verletzungsfolgen an Brust- und Lendenwirbelsäule mit Hilfe der klinischen Untersuchung. Orthop. Prax. 11 (1975) 741

Erdmann, H.: Welches sind die Kriterien für die Dauerrente (MdE) bei Einzelbrüchen an der Brust- und Lendenwirbelsäule? H. Unfallheilk. 129 (1977) 293

Erdmann, H.: Das posttraumatische Zervikalsyndrom aus unfallchirurgischer Sicht. Z. Unfallmed. Berufskr. 71 (1978) 2

Erdmann, H.: Die körperliche Untersuchung. In Meinecke, F. W.: Diagnostik der Wirbelsäulenerkrankungen. Die Wirbelsäule in Forschung und Praxis 83 (1979) 13

Erdmann, H.: Versicherungsrechtliche Bewertungen des Schleudertraumas. In Hohmann, D., B. Kügelgen, H. Liebig: Neuroorthopädie I. Springer, Berlin 1983 (S. 303)

Erdmann, H.: Funktionelle Anatomie und Biomechanik der Lendenwirbelsäule. Die Wirbelsäule in Forschung und Praxis 97 (1984a) 9

Erdmann, H.: Schleudertrauma und zervikozephales Syndrom: Begutachtung. In Gross, D., E. Schmitt, G. Thomalske: Schmerzkonferenz. Fischer, Stuttgart 1984b (8.2.1 - 5)

Erdmann, H., J. Probst, W. Arens, P. Hinz: Über Unfallschäden an den Wirbelbogengelenken der Halswirbelsäule. Mschr. Unfallheilk. 76 (1973) 498

Erlenkämper, A.: Die Bewertung von Schäden an der Brust- und Lendenwirbelsäule aus sozialrechtlicher Sicht. In Probst, J., F. W. Meinecke: Der Vorschaden in sozialrechtlicher Sicht. Schr.-Reihe des berufsg. Forschungsinst. Traumatologie. 1 (1974) 9

Erlenkämper, A.: Die Bewertung von Vorschäden an der Brust- und Lendenwirbelsäule aus sozialrechtlicher Sicht. Orthop. Prax. 11 (1975) 730

Estryn-Behar, M., M. Kaminski, E. Peigne, M. F. Maillard, A. Pelletier, C. Berthier, M. F. Delaporte, M. C. Paoli, J. M. Leroux: Strenuous working conditions and musculoskeletal disorders among female hospital workers. Int. Arch. occup. environ. Hlth 62 (1990) 47–57

Exner, G.: Die Halswirbelsäule, Pathologie und Klinik. Thieme, Stuttgart 1954

Farbman, A. A.: Neck sprain. Associated factors. J. Amer. med. Ass. 223 (1930) 1010

Fellmann, N., H. Spring: Spondylitis ankylosans/Morbus Bechterew. Huber, Bern 1989

Fitzek, J. M.: Die Bedeutung des Vorschadens an der Brust- und Lendenwirbelsäule in der privaten Unfallversicherung. Orthop. Prax. 11 (1975) 738

Fredenhagen, H.: Die Veränderungen der Statik der Wirbelsäule und deren Folgen. Z. Unfallmed. 65 (1972) 194

Fredenhagen, H.: Das ärztliche Gutachten. Huber, Bern 1977

Friedebold, G., J. Koppelmann: Begutachtung. In Witt, A. N., H. Rettig, K. F. Schlegel, M. Hackenbroch, W. Hupfauer: Orthopädie in Praxis und Klinik, 2. Aufl. Bd. I. Thieme, Stuttgart 1980 (S. 14.1)

Friedebold, G., A. Rüter, C. Burri: Diskussionsbemerkungen und Empfehlungen aller Teilnehmer zu Folgezuständen nach Wirbelsäulenverletzungen. H. Unfallheilk. 149 (1980) 263

Frisch, H.: Chirodiagnostik. In Meinecke, F. W.: Diagnostik der Wirbelsäulenerkrankungen. Die Wirbelsäule in Forschung und Praxis 83 (1979) 19

Frisch, H.: Programmierte Untersuchungen des Bewegungsapparates, 5. Aufl. Springer, Berlin 1993

Frowein, R. A., D. Terhaag: „Traumatische" Bandscheibenvorfälle? In Wüllenweber, X.: Lumbar Disc. Berlin, Springer 1977 (p. 82)

Frymoyer, J. W., R. W. Moskowitz: Spinal degeneration. Pathogenesis and medical management. In Frymoyer, J. W.: The Adult Spine, vol. I. Raven, New York 1991 (p. 611)

Frymoyer, J. W., M. H. Pope, J. H. Clements, D. G. Wilder, B. Mac Pherson, T. Ashikaga: Risk factors in low-back pain, an epidemiological survey. J. Bone Jt Surg. 65 A (1983) 213–218

Frymoyer, J. W., M. H. Pope, M. C. Costanza, J. C. Rosen, J. E. Goggin, D. G. Wilder: Epidemiologic studies of low-back pain. Spine 5 (1980) 419

Gaizler, G.: Die Beurteilung der Ruhehaltung der Halswirbelsäule – eine erledigte Frage? Fortschr. Röntgenstr. 103 (1965) 566

Gay, J. R., K. H. Abbott: Common whiplash injuries of the neck. J. Amer. med. Ass. 152 (1953) 1698

Gemmel, H. W., J. Müller-Färber: Das Schleudertrauma der Halswirbelsäule in der Begutachtung – ein medizinisches oder juristisches Problem? Z. Unfallchir. 77 (1984) 9

Gerstenbrand, F., H. Tilscher, M. Berger: Radikuläre und pseudoradikuläre Symptome der mittleren und unteren Halswirbelsäule. Münch. med. Wschr. 121 (1979) 1173

Goel, V., J. M. Winterbottom, K. M. Schulte, H. Chang, L. G. Gilbertson, A. G. Pudgil, J. K. Gwon: Ligamentous laxity across C0-C1-C2 complex (axial torque-rotation characteristics until failure). Spine 15 (1990) 990

Goetze, H. G., G. Rompe: Empfehlungen zur gutachterlichen Bewertung von Personen mit Skoliosen. Z. Orthop. 115 (1977) 239

Granhed, H., J. Ragnar, T. Hansson: The loads on the lumbar spine during extreme weight lifting. Spine 12 (1987) 146–149

Gross, D.: Analyse vertebragener Schmerzsyndrome und ihre Behandlung am Beispiel des Schleudertraumas (Whiplash-injury). Man. Med. 22 (1984) 65

Güntz, E.: Begutachtungsfragen der Wirbelsäule. In Hohmann, G., M. Hackenbroch, K. Lindemann: Handbuch der Orthopädie. Bd. II. Thieme, Stuttgart 1958 (S. 899)

Guignard, J. C., P. F. King: Aeromedical Aspects of Vibration and Noise. Agard-AG 151 (1972)

Gutmann, G.: Über Unfallschäden an den Wirbelbogengelenken der Halswirbelsäule. Mschr. Unfallheilk. 75 (1972) 523

Gutmann, G.: Stellungnahme und Bemerkung anstelle einer Buchbesprechung über „Die Begutachtung von Schleuder- und Abknickverletzungen der Halswirbelsäule." Man. Med. 12 (1974) 90

Gutmann, G.: Die Halswirbelsäule. In Gutmann, G.: Die funktionelle Pathologie und Klinik der Wirbelsäule, Bd. 1, T. 1 u. 2: Die Halswirbelsäule. Fischer, Stuttgart 1982

Hackenbroch, M. H. jun.: Begutachtung von Arthrosen und degenerativen Wirbelsäulenveränderungen. In Witt, A. N., H. Rettig, K. F. Schlegel, M. Hackenbroch, W. Hupfauer: Orthopädie in Praxis und Klinik, 2. Aufl. Bd. IV. Thieme, Stuttgart 1982 (S. 1.54)

Hagena, F. W., J. Piehler, C. J. Wirth, G. O. Hofmann, Th. Zwingers: The dynamic response of the human spine to sinusoidal G-vibration. Neuro-Orthopedics 2 (1986) 29

Häublein, H.-G.: Vom Zusammenhang sogenannter Überlastungssyndrome der oberen Gliedmaßen mit der Berufsarbeit. Z. inn. Med. 13 (1958) 162

Häublein, H.-G.: Über Degenerationszeichen an der Wirbelsäule von Bauarbeitern. Verh. dtsch. Orthop. Ges. 46. Kongr. Enke, Stuttgart 1959 (S. 225)

Häublein, H.-G.: Über die Bedeutung der arbeitshygienischen Professiografie für die Arbeitsmedizin. J. Ind. Health 16 (1974) 469

Häublein, H.-G.: Arbeitsumwelt und Gesundheit. Z. ärztl. Fortbild. 70 (1976) 343

Häublein, H. G.: Berufsbelastung und Bewegungsapparat. VEB Volk und Gesundheit, Berlin 1979

Häublein, H.-G.: Belastbarkeit und Spätreaktionen der kleinen Wirbelgelenke in der Arbeitsmedizin. Die Wirbelsäule in Forschung und Praxis 87 (1981) 77

Häublein, H.-G., K. H. Mangler: Prophylaxe und Rehabilitation im speziellen Verletztenheilverfahren für Berliner Bauarbeiter. Zbl. Arbeitsmed. 17 (1967) 389

Havelka, J.: Der berufsunfähige Häuer vor Streb – Beitrag der Arbeitsmedizin und Ergonomie im Prozeß der betrieblichen Rehabilitation im Mansfelder Kupferschieferbergbau. Z. ges. Hyg. 28 (1982) 704–711

Heliövaara, M.: Occupation and risk of herniated lumbar intervertebal disc or sciatica leading to hospitalization. J. chron. Dis. 40 (1987) 259–264

Herter, Th.: Die gutachterliche Bewertung von Bandscheibenoperationen einschließlich des Postdiskotomie-Syndroms. Versicher.-Med. 43 (1991) 118

Hettinger, Th.: Schädigung der Wirbelsäule durch Zwangshaltung sowie Heben und Tragen bei Beschäftigten im Gesundheitsdienst. Krankengymnastik 41 (1989) 533

Heuchert, G., H. Blankenburg, A. Bräunlich: Ergebnisse und Schlußfolgerungen aus der Analyse der berufsbedingten Verschleißschäden des Bewegungsapparates. Beitr. Orthop. 30 (1983) 561

Hierholzer, G., G. Kunze, D. Peters: Berufsbedingte Wirbelsäulenschäden. Gutachtenkolloquium 8. Springer, Berlin 1993

Hinz, B., H. Seidel, D. Bräuer, G. Menzel, R. Blüthner, U. Erdmann: Bidimensional accelerations of lumbar vertebrae and estimation of internal spinal load during sinusoidal vertical whole body vibration: a pilot study. Clin. Biomech. 3 (1988) 241

Hinz, P.: Vielschichtige Untersuchungsmethoden zur Erfassung pathomorphologischer Sektionsbefunde nach Schleudertraumen der Halswirbelsäule. Dtsch. Z. ges. gerichtl. Med. 64 (1968) 204

Hinz, P.: Fehlhaltung und Fehlform am Arbeitsplatz. Z. Orthop. 113 (1975) 651

Hinz, P.: Normen der Tragfähigkeit, Belastungsfähigkeit und Beweglichkeit der Brust- und Lendenwirbelsäule. H. Unfallheilk. 129 (1977) 287

Hinz, P., L. Tamaska: Arteria vertebralis und Schleuderverletzung der Halswirbelsäule. Arch. orthop. Unfall-Chir. 64 (1968) 268

Hinz, P., H. Erdmann: Zur manuellen Untersuchung der Halswirbelsäule in der Gutachterpraxis. Z. Orthop. 104 (1967) 28

Hinz, P., R. R. Coermann, W. Lange: Das Verhalten der Halswirbelsäule bei der Simulation von Auffahrunfällen. Mschr. Unfallheilk. 72 (1969) 321

Hofmann, E., U. Stössel, C. Duringer, D. Mlangeni: Zur Bedeutung von Erkrankungen der Wirbelsäule bei Beschäftigten im Gesundheitsdienst. In BAGUV: Heben und Tragen im Gesundheitsdienst. Tagungsband. München 1991 (S. 29–48)

Holland, C., W. Czopnik: Zur Frage der Inkongruenz-Spondylarthrose im lumbosakralen Übergang bei 100 Unterschenkelamputierten. Orthop. Prax. 13 (1977) 551

Hopf, Ch., J. Heine: Neueinteilung der Empfehlungen zur gutachterlichen Bewertung von Personen mit Skoliose. Z. Orthop. 126 (1988) 211

Horal, J.: The clinical appearance of low back pain disorders in the city of Gothenburg, Sweden. Acta orthop. scand. Suppl. 118 (1969)

Hülse, M.: Die Gleichgewichtsstörung bei der funktionellen Kopfgelenkstörung. Man. Med. 19 (1981) 92

Hult, L.: The Munkfors investigation. Cervical, dorsal and lumbar spine syndromes, a field investigation of a nonselected material of 1 200 workers in different occupations with special reference to disc degeneration and so-called muscular rheumatism. Acta orthop. scand. Suppl. 16 (1954)

Ikata, T.: Statistical and dynamic studies of lesions due to overloading on the spine. Shikoku Acta med. 40 (1965) 262

Imhäuser, G., E. Steinhauser: Verursachen Amputationen Spätschäden am Bewegungssystem. Orthop. Prax. 18 (1982) 665

Janssens, P. A., Duquenne, F.: Untersuchungen an zwei Mumien aus altrömischer Zeit. Hades 26 (1973)

Jenkner, F. L., A. Dossi: Zusammenhänge und Diskrepanzen zwischen klinischer Symptomatologie und röntgenologischen Veränderungen an der Halswirbelsäule bei Zervikalsyndrom und Arm-Schulter-Syndrom. Man. Med. 15 (1977) 118

Jonach, E.: Die isolierten Brüche der Wirbeldornfortsätze. Münch. med. Wschr. 109 (1967) 2001

Jung, A., P. Kehr, F. M. Jung: Das posttraumatische Zervikalsyndrom. Man. Med. 14 (1976) 101

Junghanns, H.: Die Begutachtung von Unfallfolgen an der gesunden und an der vorgeschädigten Wirbelsäule. Die Wirbelsäule in Forschung und Praxis 9 (1959) 1

Junghanns, H.: Die gesunde und die kranke Wirbelsäule in Röntgenbild und Klinik, 5. Aufl. Thieme, Stuttgart 1968

Junghanns, H.: Die Wirbelsäule in der Arbeitsmedizin, Bd. 1 u. 2. Hippokrates, Stuttgart 1979

Junghanns, H.: Wirbelsäule und Beruf. Die Wirbelsäule in Forschung und Praxis, Bd. 92. Hippokrates, Stuttgart 1980

Kamieth, H.: Der akute Schiefhals und seine Röntgenanalyse. Z. Orthop. 121 (1983a) 228

Kamieth, H.: Röntgenbefunde von normalen Bewegungen in den Kopfgelenken. Wirbelsäule in Forschung und Praxis, Band 101. Hippokrates, Stuttgart 1983b

Kamieth, H.: Röntgenfunktion der Halswirbelsäule. Wirbelsäule in Forschung und Praxis, Band 105. Hippokrates, Stuttgart 1986

Kamieth, H.: Die chiropraktische Kopfgelenksdiagnostik „unter funktionellen Gesichtspunkten" nach Palmer-Sandberg-Gutmann aus schulmedizinisch-radiologischer Sicht. Z. Orthop. 126 (1988) 108

Kaplan, R. M., R. A. Deyp: Back pain in health care workers. In Occupational medicine. State of the Art. Reviews 3 (1988) 61–73

Katthagen, B.-D., U. Bötel: Klinische Standarduntersuchung zur Wirbelsäulenbegutachtung. Unfallheilk. 84 (1981) 41

Kellgren, J. H., M. R. Jeffrey, J. Ball: The Epidemiology of Chronic Rheumatism. Blackwell, Oxford 1963

Kellgren, J. H.: Radiological criteria of degenerative joint disease. In Kellgren, J. H., M. R. Jeffrey, J. Ball: The Epidemiology of Chronic Rheumatism. Blackwell, Oxford 1963 (p. 93)

Kelsey, J. L.: An epidemiological study of acute herniated lumbar intervertebral discs. Rheumatol. Rehab. 14 (1975) 144

Kelsey, J. L.: An epidemiological study of the relationship between occupations and acute herniated lumbar intervertebral discs. Int. J. Epidemiol. 4 (1975) 197

Kelsey, H. L., A. M. Ostfeld: Demographic characteristics of persons with acute herniated lumbar intervertebral disc. J. chron. Dis. 28 (1975) 50

Kirkaldy-Willis, W. H., H. F. Farfan: Instability of the lumbar spine. Clin. Orthop. 165 (1982) 110

Klinghoffer, L., M. G. Murdock: Spondylolysis following trauma. Clin. Orthop. 166 (1982) 72

Kluger, P., W. R. Hepp, R. Wurzel: Die Bedeutung des Kreuzschmerzes bei strittigen Fällen der Rentenversicherung. Orthop. Prax. 18 (1982) 129

Köhne, G., G. Zerlett, H. Duntze: Ganzkörperschwingungen auf Erdbaumaschinen. (Schriftenreihe HdA Bd. 32) VdI Verlag, Düsseldorf 1982

Koltai, V., V. Vecsei: Die Peitschenschlagverletzung der Halswirbelsäule. Diagnostik – Therapie. Akt. Traumatol. 5 (1975) 265

Koneczny, O.: Für die Behandlung der Wirbelsäulen-Kompressionsfrakturen nach Böhler. Z. Unfallmed. Berufskr. 65 (1972) 135

Koppelmann, J.: Hinweise zur Dokumentation von Verletzungsfolgen an Brust- und Lendenwirbelsäule. Orthop. Prax. 11 (1975) 745

Krämer, G.: Diagnostik neurologischer Störungen nach Schleudertraumen der Halswirbelsäule. Dtsch. med. Wschr. 108 (1983) 586

Krämer, J.: Die arbeitsmedizinische Beurteilung der Wirbelsäule aufgrund neuer Untersuchungen über die Biomechanik der Zwischenwirbelscheibe. In Junghanns, H.: Wirbelsäule und Beruf. Hippokrates, Stuttgart 1980 (S. 51)

Krämer, J.: Dynamic characteristics of the vertebral column, effects of prolonged loading. Ergonomics 28 (1985) 95–97

Krämer, J.: Bandscheibenbedingte Erkrankungen, 2. Aufl. Thieme, Stuttgart 1986

Krämer, J., H. Schulze: Zur Begutachtung beim Schleudertauma der Halswirbelsäule. Z. Orthop. 115 (1977) 954

Krämer, J., H. Schulze: Zur Begutachtung beim Schleudertrauma der Halswirbelsäule. Z. Orthop. 115 (1977) 954

Krämer, J., H. Fett: Bandscheibenoperation – was dann? Dtsch. Ärztebl. 88 (1991) 1646 u. 2785

Krämer, M., A. Patris: Röntgenfunktionsanalyse der Halswirbelsäule nach Arlen bei posttraumatischen Syndromen. Man. Med. 31 (1993) 43

Krämer, J., J. M. Heisel, C. H. Ullrich: Spätschäden am Bewegungsapparat bei Oberschenkelamputierten und deren Begutachtung. Z. Orthop. 117 (1979) 801

Krämer, M., A. Patris, A. Arlen: Die Röntgenfunktionsanalyse der Halswirbelsäule bei posttraumatischen Syndromen. Orthop. Prax. 26 (1990) 768

Krajewski, C., H. D. Wolff: Psychodiagnostische Untersuchung von HWS-Schleudertraumapatienten. Man. Med. 28 (1990) 35

Kristen, H., G. Lukeschitsch: Zur Frage der Spätschäden nach Beinamputationen. Orthop. Prax. 19 (1983) 500

Krösl, W.: Die Begutachtung des Peitschenschlagsyndroms in der gesetzlichen Unfallversicherung, in der privaten Unfallversicherung und im Haftpflicht- bzw. Gerichtsverfahren. H. Unfallheilk. 163 (1984) 168

Krüger, W.: Zur arbeitsmedizinischen Bewertung der Berufsbedingtheit von Wirbelsäulenerkrankungen in der DDR. In Hofmann, F., U. Stössel: Arbeitsmedizin im Gesundheitsdienst, Band 5. Gentner, Stuttgart 1991 (S. 21)

Krüger, W.: Zur Frage berufsbedingter Erkrankungen der Halswirbelsäule aus arbeitsmedizinischer Sicht. In Hierholzer, G., G. Kunze, D. Peters: Berufsbedingte Wirbelsäulenschäden. Gutachtenkolloquium Band 8. Springer, Berlin 1993 (S. 11)

Kuhlendahl, H.: Die neurologischen Syndrome bei der Überstreckungsverletzung der Halswirbelsäule und dem sogenannten Schleudertrauma. Münch. med. Wschr. 106 (1964) 1025

Kuhlendahl, H.: Schleudertrauma der Halswirbelsäule. Dtsch. Z. Chir. 316 (1966) 470

Kumar, S.: Cumulative load as a risk factor for back pain. Spine 15 (1990) 1311–1316

Lang, G., P. Kehr: Vertebragene Insuffizienz der Arteria vertebralis. In Hohmann, D., B. Kügelgen, K. Liebig: Neuroorthopädie I. Springer, Berlin 1983 (S. 251)

Langhagel, J.: Rehabilitation. In Witt, A. N., H. Rettig, K. F. Schlegel, M. Hackenbroch, W. Hupfauer: Orthopädie in Praxis und Klinik, 2. Aufl. Bd. I. Thieme, Stuttgart 1980 (S. 15.1)

Laumann, U.: Die berufliche Belastungsfähigkeit nach Skolioseoperationen. Prakt. Orthopädie 17 (1985) 345

Lauritzen, J.: Diagnostic difficulties in lower spine dislocations. Acta orthop. scand. 39 (1968) 439

Lausberg, G.: Spätschäden des Rückenmarks nach Wirbelsäulenverletzungen. Dtsch. med. Wschr. 94 (1969) 720

Lawrence, J. S.: Rheumatism in coal miners. Part. III. Occupational factors. Brit. J. industr. Med. 12 (1955) 249

Lawrence, J. S., R. de Graaff, V. A. I. Laine: Degenerative joint disease in random samples and occupational groups. In Kellgren, J. H., M. R. Jeffrey, J. Ball: The Epidemiology of Chronic Rheumatism. Blackwell, Oxford 1963 (p. 98)

Lehmann, Th. R., K. F. Spratt, K. K. Lehmann: Predicting long-term disability in low back injured workers presenting to a spine consultant. Spine 18 (1993) 1103

Leino, P. I.: Does leisure time physical activity prevent low back disorders? Spine 18 (1993) 863

Leistner, K.: Epidemiologische Aspekte der Osteoarthrosen und Bandscheibenschäden. Beitr. Orthop. Traumatol. 27 (1980) 11

Lick, R. F., H. Schläfer: Der Auffahrunfall. Med. Klin. 63 (1968) 528

Linde, H. U.: Wirbelkörperkompressionsfraktur nach „Verhebetrauma". Unfallheilk. 86 (1983) 455

Lindholm, R., A. Pingoud: Asymptomatic columnal changes in the aging. Nord. Med. 57 (1957) 1531

Lloyd, M. H., S. Gauld, C. A. Soutar: Epidemiologic study of back pain in miners and office workers. Spine 11 (1986) 136

Lob, A.: Die Zusammenhänge zwischen den Verletzungen der Bandscheiben und der Spondylitis deformans im Tierversuch. Dtsch. Z. Chir. 240 (1933) 222; 243 (1934) 283

Lob, A.: Die Ausheilungsvorgänge am Wirbelbruch unter besonderer Berücksichtigung der Frage der traumatischen Spondylosis deformans. T. 1 (Tierversuche). Dtsch. Z. Chir. 248 (1937) 452

Lob, A.: Die Wirbelsäulenverletzungen und ihre Ausheilung, 2. Aufl. Thieme, Stuttgart 1955

Lob, A.: Begutachtung traumatischer Schäden der Wirbelsäule. In Lob, A.: Handbuch der Unfallbegutachtung, Bd. 3. Enke, Stuttgart 1973

Loew, M., F. U. Niethard, H. Cotta: Die Deformierung bei konservativer Behandlung von Wirbelfrakturen. Z. Orthop. 130 (1992) 447

Lohmar, W.: Medizinische Rehabilitation unter besonderer Berücksichtigung von Kurheilverfahren aus der Sicht der gesetzlichen Unfallversicherung. Orthop. Prax. 11 (1975) 724

Löhr, E.: Ergebnisse einer Reihenuntersuchung von Facharbeitern als Beitrag zur Frage des arbeitsbedingten Bandscheibenschadens. Dtsch. Gesundheitswes. 19 (1964) 2383

Ludolph, E.: Das „Verhebetrauma" in der Unfallversicherung. Unfallheilk. 87 (1984) 390

Ludolph, E., G. Hierholzer: Funktionelle Behandlung der Frakturen an der Brust- und Lendenwirbelsäule. Orthopäde 12 (1983) 136

Ludolph, E., S. Normann: Zur Frage berufsbedingter Erkrankungen der Lendenwirbelsäule durch Ganzkörperschwingungen aus gutachterlicher Sicht. In Hierholzer, G., G. Kunze, D. Peters: Berufsbedingte Wirbelsäulenschäden. Gutachtenkolloquium 8. Springer, Berlin 1993 (S. 61)

Ludolph, E, G. Riedel: Begutachtung posttraumatischer Wirbelsäulenschäden in der gesetzlichen Unfallversicherung. Akt. Chir. 24 (1989) 120

Luttmann, A., M. Jäger, W. Laurig, K. F. Schlegel: Orthopaedic diseases among transport workers. Int. Arch. occup. environ. Hlth 61 (1988) 197–205

Mach, J., H. Heitner, R. Ziller: Die Bedeutung der beruflichen Belastung für die Entstehung degenerativer Wirbelsäulenveränderungen. Z. ges. Hygiene 22 (1976) 352

Machnitzky, G.: Medizinische Rehabilitation nach Verletzungen der Brust- und Lendenwirbelsäule unter besonderer Berücksichtigung von Kurheilverfahren der gesetzlichen Rentenversicherung. Orthop. Prax. 11 (1975) 722

Magerl, F.: Die posttraumatische Cervico-Cephalgie und Cerviko-Brachialgie. Orthopäde 9 (1980) 24

Magora, A.: Investigation of the relation between low back pain and occupation. Industr. Med. Surg. 39 (1970) 504

Maintz, G.: Gibt es Schädigungen der Wirbelsäule durch Preßluftwerkzeugarbeit? H. Unfallheilk. 44 (1953) 154

Manning, D. P., H. S. Shannon: Slipping accidents causing low-back pain in a gearbox factory. Spine 6 (1981) 70

Marten, J.: Soziale Probleme und Begutachtung bei Beinamputierten. Unfallchirurg 88 (1985) 414 u. 416

Martin, G.: The role of trauma in disc protrusion N. Z. med. J. 87 (1978) 208

Matoba, T., H. Kusumoto, H. Kuwahara, K. Inanaga, M. Oshima, M. Takamatsu, K. Esaki: Pathophysiology of Vibration Disease. Jap. J. Industr. Hlth. 17 (1975) 11

Matthiass, H. H.: Klinische Meßmethoden an der Wirbelsäule. In Meinecke, F. W.: Diagnostik der Wirbelsäulenerkrankungen. Die Wirbelsäule in Forschung und Praxis 83 (1979) 23

Mau, H.: Symptomatische Skoliosen. In Witt, A. N., H. Rettig, K. F. Schlegel, M. Hackenbroch, W. Hupfauer: Orthopädie in Praxis und Klinik, Band V, Teil 1. Thieme, Stuttgart 1990 (S. 7.26)

Maurer, G., E. Hipp, P. Bernett: Wirbelfrakturen im Wachstumsalter. Fortschr. Med. 88 (1970) 631

Mayr, H.: Wirbelsäulenveränderungen im Gefolge von Oberschenkel-Amputation. Akt. Traumatol. 1 (1971) 169

McPhee, I. B.: Spinal fractures and dislocations in children and adolescents. Spine 6 (1981) 533

McSweeney, T.: Injuries of the cervical spine. Ann. roy. Coll. Surgns. 66 (1984) 1

Meinecke, F. W.: Rückenmarksschäden bei Schleuderverletzungen der Halswirbelsäule. Dtsch. med. Wschr. 95 (1970) 1209

Meinecke, F. W.: Die Bewertung von Vorschäden bei der Beurteilung von Unfallfolgen aus ärztlicher Sicht. Lebensversicher.-Med. 31 (1979) 17

Meinecke, F. W.: Querschnittlähmungen. In Witt, A. N., H. Rettig, K. F. Schlegel, M. Hackenbroch, W. Hupfauer: Orthopädie in Praxis und Klinik, Band V, Teil 2. Thieme, Stuttgart 1993

Mende, J.: Dokumentation „Wege zu Wissen und Wohlstand" – oder „Lieber krankfeiern als gesundschuften". Prolit, Lollar – ohne Jahresangabe

Merkblatt für die ärztliche Untersuchung zu Nr. 2108–2109–2110 (bandscheibenbedingte Erkrankungen als Berufskrankheit). Bundesarbeitsblatt 1993, Heft 3 (S. 50–58, 85–105)

Mletzko, J., M. Schirmer: Lumbaler Bandscheibenvorfall und Wehrdienstbeschädigung. Wehrmed. Mschr. (1974) 113

Möller, J., L. P. Nolte, J. Grifka, J. J. Crisco, M. M. Panjabi: Biomechanische Besonderheiten der Ligamenta alaria. Med.-orthop. Techn. 112 (1992) 206

Mohing, W.: Kraftanstrengung, Wirbelbruch, Bandscheibenvorfall. Versicher.-Med. 41 (1989) 129

Mollowitz, G. G.: Der Unfallmann, 10. Aufl. Springer, Berlin 1986

Moorahrend, U.: Die Beschleunigungsverletzung der Halswirbelsäule. Fischer, Stuttgart 1993

Muhr, G., H. Tscherne: Folgezustände nach Wirbelsäulenverletzungen. H. Unfallheilk. 149 (1980) 253

Müller, E. A.: Die Wirkung sinusförmiger Vertikalschwingungen auf den sitzenden stehenden Menschen. Arbeitsphysiol. 10 (1939) 459

Nachemson, A.: Disc pressure measurements. Spine 6 (1981) 93

Narcho, A., M. Huana, K. Turner: Wege zu Wissen und Wohlstand (Lieber krankfeiern als gesund schuften). Ohne Verlagsangabe, ca. 1979 s. a. Mende, J.

Onderka, W., H. Müller-Stephann: Diagnostische Provokationsmethoden am Haltungs- und Bewegungsapparat (LWS/Kniegelenk). Beitr. Orthop. 30 (1983) 172

Paeslack, V.: Empfehlungen für die Rehabilitation Rükkenmarksgeschädigter. In Scholz, I. F.: Zehn Jahre Rehabilitation als Schlüssel zum Dauerarbeitsplatz. Gentner, Stuttgart 1968

Pangert, R., H. Hartmann: Epidemiologische Bestimmung der kritischen Belastung der Lendenwirbelsäule beim Heben von Lasten. Zbl. Arbeitsmed. 41 (1991) 193–197

Pangert, R., H. Hartmann: Zur Frage berufsbedingter Erkrankungen der Lendenwirbelsäule aus biomechanischer Sicht. In Hierholzer, G., G. Kunze, D. Peters: Berufsbedingte Wirbelsäulenschäden. Gutachtenkolloquium 8. Springer, Berlin 1993 (S. 25)

Panjabi, M. M., J. Dvořák, J. Crisco, T. Oda, D. Grob: Instabilität bei Verletzung der Lig. alaria (ein biomechanisches Modell). Orthopäde 20 (1990) 112

Parkkola, R., U. Rytökoski, M. Kormano: Magnetic resonance imaging of the disc and trunk muscles in patients with chronic low back pain and healthy control subjects. Spine 18 (1993) 830

Perret, W.: Begutachtung der Folgen von isolierten Brüchen an der Brust- und Lendenwirbelsäule. H. Unfallheilk. 129 (1977) 287

Povacz, F.: Behandlungsergebnisse und Prognose von Wirbelbrüchen bei Kindern. Chirurg 40 (1969) 30

Priesack, W., E. Bauer: Schäden am Bewegungs- und Stützapparat und ihre Auswirkungen auf die Erwerbsfähigkeit. Med. Sach 79 (1983) 42

Probst, J.: Die Begutachtung traumatischer Wirbelsäulenschäden bei Osteoporose. Akt. Traumatol. 1 (1971) 155

Probst, J.: Konservative Therapie bei Wirbelsäulenverletzungen. H. Unfallheilk. 163 (1984) 114

Probst, J., F. W. Meinecke: Der Vorschaden in sozialrechtlicher Sicht. Schr.-R. des berufsg. Forschungsinst. Traumatologie. 1 (1974)

Puhlvers, E., P. Thümler, Ch. Stahl: Funktionsdiagnostik und Funktionsbewertung der Halswirbelsäule. Med. Sach. 80 (1984) 22

Puhlvers, E.: Funktionsdiagnostik und Funktionsbewertung der Brustwirbelsäule. Med. Sach 80 (1984) 95

Radanow, B. P., J. Dvořák, L. Valach: Folgezustände der Schleuderverletzung der Halswirbelsäule. (Mögliche Erklärung unter Berücksichtigung der klinischen und neuropsychologischen Befunde.) Man. Med. 28 (1990) 28

Rathke, F. W., W. Heipertz: Ergebnisse konservativer und operativer Behandlungen beim lumbalen Bandscheibensyndrom. Z. Orthop. 87 (1956) 577

Rauschelbach, H. H.: Die neuen „Anhaltspunkte für die ärztliche Begutachtung Behinderter nach dem Schwerbehindertengesetz". Med. Sach. 74 (1978) 25

Rauschelbach, H. H.: Zur Bildung der Gesamt-MdE. Med. Sach. 76 (1980) 90

Rauschelbach, H. H.: Anhaltspunkte für die ärztliche Gutachtertätigkeit im Sozialentschädigungsrecht und nach dem Schwerbehindertengesetz. Köllen, Alfter-Oedekoven 1983

Reichenbach, M.: Medizinische Begutachtung im Rahmen der allgemeinen Unfallversicherungsbedingungen. In Mollowitz, G. G.: Der Unfallmann, 10. Aufl. Springer, Berlin 1986 (S. 63)

Reichenbach, M.: Die private Unfallversicherung – Sonderdruck aus: Mollowitz, G. G.: Der Unfallmann, 11. überarb. Aufl. Springer, Berlin

Reichenbach, M., G. Rompe: Die Begutachtung von Wachstumsstörungen bei Kindern in der privaten Unfallversicherung. Z. Orthop. 119 (1981) 142

Rether, J. R., D. Otte: Verletzungen der Halswirbelsäule beim Verkehrsunfall. Unfallheilk. 87 (1984) 524

Riihimäki, H., G. Wickström, K. Hänninen, T. Mattsson, P. Waris, A. Zitting: Radiographically detectable lumbar degenerative changes as risk indicators of back pain, a cross-sectional epidemiologic study of concrete reinforcement workers and house painters. Scand. J. Work Environ. Hlth 15 (1989) 208–285

Rizzolo, St. J., M. R. Piazza, J. M. Cotler, R. A. Balderston, D. Schaefer, A. Flanders: Intervertebral disc injury complicating cervical spine trauma. Spine 16 (1991) 188

Römer, H.: Teilarbeitsunfähigkeit als Problem der Rehabilitation. Dtsch. Ärztebl. 72 (1975) 2765

Roggatz, J.: Beurteilung der Wehrdienstfähigkeit. In Rompe, G., A. Erlenkämper: Begutachtung der Haltungs- und Bewegungsorgane, 2. Auflage. Thieme, Stuttgart 1992 (S. 284)

Rompe, G.: Das Schulter-Arm-Syndrom: spondylogene Ätiologie. Med. heute 19 (1970) 285
Rompe, G.: Begutachtungsprobleme und berufliche Aspekte der Rehabilitation von Bandscheibenschäden. Prakt. Orthop. 6 (1975) 217
Rompe, G.: Beurteilung der Berufsunfähigkeit bei Wirbelsäulenerkrankungen und -verletzungen. Z. Vers. Wiss. 70 (1981) 456
Rompe, G.: Die Begutachtung degenerativer Wirbelsäulenleiden. Orthop. Praxis 18 (1982) 126
Rompe, G.: Gliedmaßenverletzungsfolgen und Arthrose. Med. Sachverst. 82 (1986) 17
Rompe, G.: Kritische Stellungnahme zum aktuellen Stand der Beschleunigungsverletzung der HWS. Prakt. Orthop. 19 (1987) 285
Rompe, G.: Probleme der Wirbelsäulenbeurteilung bei Unfallfolgen im Bereich der gesetzlichen Unfallversicherung. Med. Sach. 85 (1989) 126
Rompe, G.: Probleme eines Orthopäden bei der Begutachtung bandscheibenbedingter Berufserkrankungen der Lendenwirbelsäule. Arbeitsmed. Sozialmed. Umweltmed. 28 (1993) 86
Rompe, G., H. Krahl: Spondylolyse durch Leistungssport – Sporttauglichkeit bei Spondylolyse? Orthop. Prax. 11 (1975) 219
Rompe, G., F. U. Niethard: Aktuelle Gesichtspunkte zum Thema Gliedmaßenverlust – Wirbelsäule – Fehlbelastung. Med. Sach. 76 (1980) 8
Rompe, G., K. Steinbrück: Die konstitutionell lockere Wirbelsäule. Die Wirbelsäule in Forschung und Praxis 87 (1981) 58
Rompe, G., F. U. Niethard: Probleme des Haltungs- und Bewegungsapparates als Folge der Amputation der unteren Extremität. Z. Orthop. 120 (1982) 215
Rompe, G., H. H. Küster: Schleudertrauma und zervikozephales Syndrom: Begutachtung aus orthopädischer Sicht. In Gross, D., E. Schmitt, G. Thomalske: Schmerzkonferenz. Fischer, Stuttgart, 1984 (8.2.13–19)
Rompe, G., M. Frauenhoffer: Begutachtung von posttraumatischen Schäden an der oberen HWS. Minderung der Erwerbsfähigkeit und der Arbeitsfähigkeit. In Wolff, H. D.: Die Sonderstellung des Kopfgelenkbereiches. Springer, Berlin 1988 (S. 173)
Rompe, G., J. Pfeil: Fragen zur Begutachtung der isthmischen Spondylolisthesis. In Matzen, K. A.: Wirbelsäulenchirurgie, Spondylolisthesis. Thieme, Stuttgart 1990 (S. 21)
Rompe, G., A. Erlenkämper: Begutachtung der Haltungs- und Bewegungsorgane, 2. Aufl. Thieme, Stuttgart 1993
Rompe, G., G. Möllhoff, O. Pongratz: Begutachtung der verletzten Wirbelsäule. Orthopäde 9 (1980) 84
Rosegger, S.: Vorzeitige Aufbrauchserscheinungen bei Kraftfahrern. Z. Orthop. 108 (1970) 510
Ruckstuhl, J., E. Morscher: Über die ambulante Behandlung von Wirbelkörperfrakturen mit dem sogenannten Dreipunktkorsett. Z. Unfallmed. Berufskr. 65 (1972) 105
Runge, C. F.: Roentgenographic examination of the lumbosacral spine in routine pre-employment examinations. J. bone Jt Surg. 36 A (1954) 75
Saal, J. A., J. S. Saal, R. J. Herzog: The natural history of lumbar intervertebral disc extrusions treated nonoperatively. Spine 15 (1990) 683
Saller, K.: Die Aufrichtung des Menschen und ihre Folgen. Heilkunst 76 (1963) 83
Saternus, K. S.: Die Begutachtung des Schleudertraumas der Halswirbelsäule. Akt. Traumatol. 12 (1982) 4
Saternus, K. S., J. Koebke: Verletzungen der oberen Halswirbelsäule. In Wolff, H. D.: Die Sonderstellung des Kopfgelenkbereiches. Springer, Berlin 1988 (S. 118)
Schaaf, R. E., J. A. Gehweiler, M. D. Miller, B. Powers: Lateral hyperflexion injuries of the cervical spine. Skeletal Radiol. 3 (1978) 73
Scheidegger, S.: Ergebnisse der paläopathologischen Untersuchungen an Skeletten. Orthop. Prax. 13 (1977) 227
Schermuly, W., A. Eggebrecht: Das Röntgenbild ägyptischer Mumien. Fortschr. Röntgenstr. 125 (1976) 389
Schirmer, M.: Thorakale Bandscheibenvorfälle. In Hohmann, D., B. Kügelgen, K. Liebig: Neuroorthopädie, Bd. III. Springer, Berlin 1985 (169–176)
Schlegel, K. F.: Die Abgrenzung des nichttraumatischen Vorschadens an der Wirbelsäule gegenüber den Verletzungsfolgen. Die Wirbelsäule in Forschung u. Praxis 40 (1968) 111
Schlegel, K. F.: Nachweis von Aggravation und Simulation bei Folgen von Einzelbrüchen an der Brust- und Lendenwirbelsäule. H. Unfallheilk. 129 (1977) 290
Schlegel, K. F.: Heckaufprall und Halswirbelsäule (Neue Erkenntnisse und gutachterliche Relevanz). Med. orthop. Techn. 112 (1992) 228
Schlomka, G.: Berufliche Belastungsschäden der Wirbelsäule. Arch. orthop. Unfall-Chir. 48 (1956) 300–312
Schlosser, V., E. Kuner: Traumatologie, 3. Aufl. Thieme, Stuttgart 1980
Schmidt, G.: Unfallfolgen an der Halswirbelsäule (Ergebnisse aus der Unfallforschung). In Hierholzer, G., E. Ludolph: Das ärztliche Gutachten in der privaten Unfallversicherung. Gutachtenkolloquium 7. Springer, Berlin 1992 (S. 137)
Schmidt, G.: Grundlegendes zum Unfallmechanismus (bei Beschleunigungsverletzung der HWS). In Moorahrend, U. (Hrsg.): Die Beschleunigungsverletzung der HWS. Fischer, Stuttgart 1993 (S. 25)
Schmidt, H.: Medizinische Rehabilitation nach Verletzungen der Brust- und Lendenwirbelsäule unter besonderer Berücksichtigung von Kurheilverfahren aus der Sicht der Kriegsopferversorgung. Orthop. Prax. 11 (1975) 728
Schmidt, M.: Arbeitsunfähigkeit bei Erkrankungen des Bewegungsapparates und Beruf. Schr.-Reihe der Bundesanst. f. Arbeitsschutz, Fb. 446. Dortmund 1985
Schön, R., W. E. Braunsdorf: Zur Frage der Instabilität des atlantodentalen Gelenks als Traumafolge. Unfallchirurg 95 (1992) 215
Schreiber, A.: Spondylolisthesis und Trauma. Z. Orthop. 112 (1974) 165
Schröter, G.: Erfassung und Beurteilung beruflicher Überlastungsschäden der Wirbelsäule. Z. ärztl. Fortbild. 62 (1968) 719
Schröter, G.: Degenerative Wirbelsäulenveränderungen und berufliche Belastung. Beitr. Orthop. Traumatol. 17 (1970) 687
Schröter, G.: Die Bedeutung von außergewöhnlicher Haltung und Belastung für die Entstehung von Abnutzungsschäden der Wirbelsäule. Beitr. Orthop. Traumatol. 18 (1971) 250
Schröter, G., W. Rademacher: Die Bedeutung von Belastung und außergewöhnlicher Haltung für das Entstehen von Verschleißschäden der Halswirbelsäule, dargestellt an einem Kollektiv von Fleischabträgern. Z. ges. Hyg. 17 (1971) 831–843
Schulze, K.-J., J. Polster: Berufsbedingte Wirbelsäulenschäden bei Traktoristen und Landwirten. Beitr. Orthop. Traumatol. 26 (1979) 356
Schumpe, G.: Krafteinwirkung auf die Wirbelsäule und ihre Beziehungen zu der Wirbelsäulenhaltung. Krankengymnastik 41 (1989) 541
Schweighofer, F., G. Ranner, J. M. Passler, R. Wildburger, H. P. Hofer: Stellenwert der Magnetresonanztomographie in der Diagnostik und Verlaufskontrolle von Halswirbelsäulenverletzungen. Unfallchirurg 95 (1992) 599
Seris, H. J.: Les vibrations mechaniques: Action sur l'homme, prevention. Ref. des Corps de Santé 10 (1969) 63
Simon, P.: Medizinische Rehabilitation nach Verletzungen der Brust- und Lendenwirbelsäule unter besonderer Berücksichtigung von Kurheilverfahren aus der Sicht des BSHG. Orthop. Prax. 11 (1975) 726
Smith, W. S., H. Kaufer: Patterns and mechanisms of lumbar injuries associated with lap seat belts. J. bone Jt Surg. 51 A (1969) 239

Speckmann, K.: Bandscheibenoperation – was dann? Dtsch. Ärztebl. 88 (1991) 2786

Spengler, D. M., St. J. Bigos, N. A. Martin, J. Zeh, L. Fisher, A. Nachemson: Back injuries in industry: a retrospective study. I. Overview and cost analysis. Spine 11 (1986) 241

Spier, W.: Begutachtung von Wirbelsäulenverletzungen. H. Unfallheilk. 149 (1980) 257

Stadtmüller, K., T. M. Fliedner: Berufsbedingte degenerative Diskopathien im Lendenwirbelsäulenbereich. Arbeitsmed. Sozialmed. Umweltmed. 28 (1993) 297

Stehle, P.: Epidemiologische Untersuchungen zu Auswirkungen von Schwerarbeit und Ganzkörperschwingungen auf die Wirbelsäule bei Bauarbeitern. In Hohmann, D.: Neuroorthopädie 4. Springer, Berlin 1988 (S. 342)

Stein, H.: Über Fragen zur Begutachtung von Erkrankungen bei Osteochondrose. Arch. Orthop. Unfall-Chir. 46 (1954) 351

Stolz, Ch., Lehners, G.: Probleme bei der Begutachtung seltener Wirbelsäulenverletzungen. Med. Sachverst. 63 (1967) 290

Streda, A. et al.: Morphologische Veränderungen und funktionelle Störungen der Wirbelsäule und der Hand bei Mitgliedern des Tschechischen Philharmonischen Orchesters. Divadel. ust. (1973) 1–57. Ref. in Meinekke, F. W.: Die Wirbelsäule in Forschung und Praxis 67 (1976) 89

Suter, J., M. Mumenthaler: Gutachterliche Aspekte bei Schleuderverletzungen der Halswirbelsäule. Arch. orthop. Unfall-Chir. 90 (1977) 325

Svensson, H. O., G. B. J. Andersson: The relationship of low-back pain, work history, work environment and stress. Spine 14 (1989) 517

Tegenthoff, M., J. P. Malin: Das sogenannte Schleudertrauma der Halswirbelsäule (Anmerkungen aus neurologischer Sicht). Dtsch. med. Wschr. 116 (1991) 1030

Tilscher, H., P. Wessely, M. Eder: Die topischen Zusammenhänge zwischen chronischem Schmerz und suboccipitalen Maximalpunkten. Man. Med. 20 (1982) 127

Tilscher, J., M. Pinsger, M. Leitner und M. Hanna: Standardisierte Wirbelsäulenuntersuchung – Gegenüberstellung von Beschwerden und klinischen Befunden bei Arbeitern und Angestellten. Man. Med. 21 (1993) 55

Tönnis, D., M. Schildhauer: Isolierte Bandscheibenverletzungen und Unfallgenese von Bandscheibenvorfällen. Akt. Traumatol. 1 (1971) 145

Trojan, E.: Langfristige Ergebnisse von 200 Wirbelbrüchen der Brust- und Lendenwirbelsäule ohne Lähmung. Z. Unfallmed. Berufskr. 65 (1972) 122

Troup, J. D. G.: Clinical effects of shock and vibration on the spine. Clin. Biomech. 3 (1988) 227

Troup, J. D. G., J. W. Martin, D. C. E. F. Lloyd: Back pain in industry. A prospective survey. Spine 6 (1981) 61

Uebermuth, H.: Die Bandscheiben bei Wirbelsäulenverletzungen. Zbl. Chir. 83 (1958) 51

Uebermuth, H.: Die Wirbelsäule und Unfall. Zbl. Chir. 85 (1960) 849

Venning, P. J., S. D. Walter, L. W. Stitt: Personal and job-related factors as determinant of incidence of back injuries among nursing personnel. J. occup. Med. 29 (1987) 820–825

Verband der Rentenversicherungsträger: Leitfaden für die sozial-medizinische Begutachtung in der gesetzlichen Rentenversicherung. Fischer, Stuttgart 1986

Verband Deutscher Rentenversicherungsträger: Rentenzugänge wegen Berufs- und Erwerbsunfähigkeit. Dtsch. med. Wschr. 106 (1981) 558

Videmann, T., M. Nurminen, J. D. Troup: Lumbar spinal pathology in cadaveric material in relation to history of back pain, occupation and physical loading. Spine 15 (1990) 728

Videmann, T., T. Nurminen, S. Tola, I. Kuorinka, H. Vanharanta, J. D. G. Troup: Low-back pain in nurses and some loading factors of work. Spine 9 (1984) 400–404

Vortman, B. J.: Kinesiologie der Halswirbelsäule vor und nach Manipulationen. Man. Med. 22 (1984) 49

Wackenheim, A., J. C. Dosch, G. Zöllner: Röntgendiagnostik der traumatischen Instabilität der mittleren und unteren Halswirbelsäule (C3–C7). Orthopäde 16 (1987) 20–26

Wagner, H.: Stabile und instabile Heilung von Wirbelsäulenverletzungen. Akt. Traumatol. 1 (1971) 153

Wahle, H.: Besonderheiten der sozialmedizinischen Begutachtung. In Scholz, I. F.: Zehn Jahre Rehabilitation als Schlüssel zum Dauerarbeitsplatz. Gentner, Stuttgart 1968

Walker, N.: Weichteilverletzungen der HWS. Indikation und Umfang der sog. „Unfalldiagnostik". In Hohmann, D., B. Kügelgen, K. Liebig: Neuroorthopädie I. Springer, Berlin 1983 (S. 278)

Weber, M.: Die Begutachtung von Frakturen und Rupturen des Beckens. Z. Orthop. 130 (1992) 157

Weidner, A., E. Pfingst, V. Rammler, L. Stöppler: Thorakale Diskopathien mit Rückenmarkskompression. In Hohmann, D., B. Kügelgen, K. Liebig: Neuroorthopädie, Bd. III. Springer, Berlin 1985 (177–181)

Weller, S.: Posttraumatische Achsenabweichungen der Wirbelsäule. Akt. Traumatol. 1 (1971) 143

Wenker, N.: Bandscheibenschäden und Trauma. Berichte unfallmedizinischer Tagungen, hrsg. vom Hauptverband der gewerbl. Berufsgenossensch. Bonn. 21 (1974) 239

Wessel, G.: Erkrankungen des rheumatischen Formenkreises und Invalidität. Z. Fortbild. 59 (1965) 685

Wiesner, H., M. Mumenthaler: Schleuderverletzungen der Halswirbelsäule. Mechanismus, Diagnostik, Therapie und Begutachtung. Therap. Umschau 31 (1974) 640

Wolf, F., E. Haw: Begutachtung der Wirbelsäule, insbesondere bei ungelösten Problemen. Berichte unfallmedizinischer Tagungen, hrsg. vom Hauptverband der gewerbl. Berufsgenossensch. Bonn. 21 (1974) 231

Wolff, H. D.: Lumbale Schmerz- und Störungszustände aus chirotherapeutischer Sicht. Die Wirbelsäule in Forschung und Praxis 80 (1979) 249

Wolff, H. D.: Manualmedizinische Erfahrungen bei Weichteilverletzungen der Halswirbelsäule. In Hohmann, D., B. Kügelgen, K. Liebig: Neuroorthopädie I. Springer, Berlin 1983 (S. 284)

Wolff, H. D.: Die Sonderstellung des Kopfgelenksbereichs (Grundlagen, Klinik, Begutachtung). Springer, Berlin 1988

Wood, P. H. N.: Recent trends in sickness absence and mortality. Ann. rheum. Dis. 29 (1970) 324

Wörz, R.: Chronischer Schmerz als Ausdruck endogener Depression. Therapiewoche 30 (1980) 408

Yoke, C., T. K. Ann: Study of lumbar disc pathology among a group of dock workers. Ann. Acad. Med. Singapore 8 (1979) 81–85

Zanoni, A., H. Eberle, L. Kaufmann: Ist eine Aufrichtung von Wirbelkörperkompressionsfrakturen der thorakolumbalen Übergangsregion bei der Behandlung mit dem Dreipunktekorsett notwendig? Z. Unfallmed. Berufskr. 65 (1972) 111

Zenner, P.: Das posttraumatische zervikookzipitale Syndrom unter besonderer Berücksichtigung von Begutachtungsproblemen. Diss. Homburg/Saar 1983

Zenner, P.: Das posttraumatische cervico-okzipitale Syndrom unter besonderer Berücksichtigung von Begutachtungsproblemen. In Hohmann, D., B. Kügelgen, K. Liebig: Neuroorthopädie 3. Springer, Berlin 1985 (S. 536)

Zimmermann, G.: Die Begutachtung von Wirbelbrüchen. H. Unfallheilk. 108 (1971) 205

Zwerling, C., J. Ryan, M. Schootman: A case-control study of risk factors for industrial low back injury. The utility of preplacement screening in defining high-risk groups. Spine 9 (1993) 1242

Sachverzeichnis

A

Achillessehnenreflex 4.8
– Ausfall 1.121
Adoleszentenkyphose s. Scheuermann-Krankheit
AFP s. α-Fetoprotein
Akromegalie, Spondylosis hyperostotica 1.142
Akromioklavikulargelenksarthrose 1.75
Akute-Phase-Proteine 2.18
AKZ s. Knochenzyste, aneurysmatische
Alaaufnahme 3.201 f, 3.204
Amenorrhö, Querschnittlähmung 4.16
Anaesthesia dolorosa 2.7
Analreflex 4.8
Analsphinktertonus 2.9
Anästhesie, sattelförmige 1.122
Angiographie, spinale, selektive 2.15 f
Angiolipom 2.83
Angiomatose 2.81, 2.84 f
– Differentialdiagnose 2.84
– Röntgenbild 2.84
– Therapie 2.85
Angiosarkom 2.89 f
– Differentialdiagnose 2.83
– Häufigkeit 2.3
– Lymphknotenmetastase 2.140
– Resektion, radikale 2.90
Anterolisthesis 1.64
Antigen, karzinoembryonales 2.19
– prostataspezifisches 2.19
Antikörper, monoklonale 2.19
Anulus fibrosus 1.4, 1.96 f
– – Alterungsprozeß 1.7, 1.105 f
– – Anatomie 1.98 f
– – Aufbau 1.99
– – Außenschicht 1.102
– – bulging 1.111 f, 1.130, 3.89, 3.92
– – Degeneration 1.7
– – Ernährung 1.16
– – Innenschicht 1.102
– – Insertion 1.99 f
– – Lastübertragung 1.18
– – Morphologie 1.5
– – Proteine, nichtkollagene 1.15
– – Protrusion 3.89

– – Rißbildung 1.1, 1.7 f, 1.12, 1.109 ff, 3.48, 3.94
– – Rißbiomechanik 1.18 f
– – Wassergehalt 1.6, 1.103, 1.108
– – Zellen 1.16
– – zervikaler 1.44
Anulus-fibrosus-Verletzung, Heilungsvorgang 3.95
AO-Orozco-Platte 3.62 f
Arachnoidea 1.46, 4.1
Arachnoiditis 1.131
Arachnopathie 1.123
Areflexie 4.6
– Kaudaläsion 2.9
Armparese 1.81
Armschmerzen 1.71
Armschwäche 1.71, 1.79
Arteria carotis 1.53
– – interna, Läsion 3.6
– cervicalis ascendens 1.38
– intercostalis 4.3
– – posterior 1.53
– interlumbalis 4.3
– nervomedullaris 4.3
– radicularis 4.3
– – anterior 1.53
– spinalis anterior 1.52 f, 4.3
– – – Verschluß 1.59 f
– – posterior 4.3
– subcalvia 1.38
– vertebralis 1.33, 1.37 f, 4.3
– – Anatomie 1.47
– – Angiographie 1.87
– – Äste 1.52 f
– – Doppler-Sonographie 1.87 f
– – Duraeintritt 1.52
– – Insuffizienz 1.55
– – Knickbildung 1.88
– – Läsion 3.15
– – Minderperfusion 1.58 f, 1.87
– – Pars atlantis 1.51
– – – praevertebralis 1.51
– – – subarachnoidalis 1.51
– – – transversalis 1.51
– – Stenose 1.88
– – Topographie 1.49, 1.51 ff
– – Unterbrechung 3.6
– – Variationen 1.52
– – Verschluß 1.52
Arthritis, rheumatoide, atlantoaxiale Instabilität 3.17

– – atlantookzipitale Dislokation 3.7
– – Densfraktur 3.25
Articulatio atlantoaxialis lateralis 1.35
– – mediana 1.33
Aspirin, Osteoidosteom 2.39 f
Astrozytom 2.113
Ataxie 1.58, 1.86
– spinale 2.9
Atemwegsschleimhaut, Schwellung 4.7, 4.12
Atemzentrum, Lähmung 3.26
Atlantoaxiale Dislokation, Provokation 1.63
– Instabilität 3.16 ff
– – dorsale 3.20 f
– – – Therapie 3.21
– – rotatorische 3.16, 3.18 ff
– – – Therapie 3.20
– – – Typ I 3.18 f
– – – Typ II 3.19
– – – Typ III 3.19
– – ventrale 3.16 ff
– – – Diagnose 3.17
– – – Therapie 3.18
Atlantoaxialer Übergang, Radiologie 1.63
Atlantoaxialgelenk, Anatomie 1.38 ff
– Arthrose 1.54
– Fixation, rotatorische 1.41
– Flexion 1.41
– Gleiten, translatorisches 1.41
– Knorpelschicht 1.40
– Meniskoid 1.40
– Rotation, axiale 1.40 f
Atlantodentale Distanz 3.18
– vergrößerte 3.17, 3.19
Atlantodentalgelenk 1.39 f
– Arthrose 1.53 f
Atlantookzipitale Dislokation 3.2, 3.4 ff
– – Begleitläsion, ossäre 3.5 f
– – Diagnose 3.6 f
– – Differentialdiagnose 3.7
– – dorsale 3.6
– – Halo-Extension 3.7
– – Häufigkeit 3.4
– – Klinik 3.6
– – Koeffizient BC/OA 3.7
– – laterale 3.6
– – longitudinale 3.6

Atlantookzipitale Dislokation, Methode von Powers 3.7
– – Therapie 3.7f
– – Typen 3.4ff
– – ventrale 3.5f
Atlantookzipitalgelenk, Anatomie 1.38
– Arthrose 1.53
– Aufklappen 5.12
Atlas 1.34
Atlasbogen, hinterer 1.39
– Randwulst, arthrotische 1.53f
– vorderer 1.39
– – Hypertrophie 3.25
Atlasbogenaplasie, Differentialdiagnose 3.14
Atlasbogenfraktur, hintere 3.6
– – isolierte 3.9f
– – – Diagnose 3.10
– – kombinierte 3.10ff
– – vordere, isolierte 3.8f
– – – Therapie 3.9
– – multifragmentäre 3.9
Atlasfraktur 3.8ff
– Frakturtypen 3.8
Atlasring, Sprengung 3.12
Attacke, ischämische, transitorische 1.86
– – – Thrombozytenaggregationshemmer 1.88
Aureole, peridentale 1.53f
Ausbrechertumor 2.90, 2.106
Ausscheidungsurogramm 4.24
Axis 1.34
Axisfraktur 3.21ff
– Häufigkeit 3.22
Axiskörperfraktur 3.32
Azetabulum, Anatomie 3.200f
– Radiologie 3.200f
Azetabulumfraktur 3.200ff
– AO-Klassifikation 3.205
– Begleitverletzung 3.203ff
– einfache 3.201
– Extensionstherapie 3.206
– Infektionsrate 3.207
– Klassifikation 3.201ff
– – Form 3.204
– Komplikationen 3.207
– Mortalitätsrate 3.207
– Operationsindikation 3.206f
– Ossifikation, ektopische 3.207
– T-förmige 3.203
– Therapie 3.206f
– Unfallmechanismus 3.201
– Zugang 3.207
– – iliofemoraler 3.207
Azetabulumquerfraktur 3.186, 3.203, 3.205
– dislozierte 3.180

B

Baastrup-Syndrom 1.14, 1.154, 1.156f
– primäres 1.156

– sekundäres 1.156
– Spinalkanalstenose 1.152
– Therapie 1.156
Babinski-Zeichen 4.8
– positives, Myelopathie, zervikale 1.81
– – Rückenmarkkompression 2.8
Baclofen 4.30
Bandscheibe (s. auch Anulus fibrosus, s. auch Nucleus pulposus), Alterungsvorgang 1.7, 1.105
– Anatomie 1.98ff
– Biochemie 1.103
– Biomechanik 1.101ff
– breite 1.102
– bulging 1.111f, 1.130, 3.89, 3.92
– Chondrozyten, Syntheseleistung 1.16
– Deformierbarkeit 1.18
– Druckausgleich 1.102
– Druckmessung, intradiskale 1.18f
– Ernährung 1.16
– Flüssigkeitsgehalt 1.5f, 1.103, 1.108
– – Darstellung 1.103, 1.108
– Gefäßeinsprossung 1.9
– Gefäßversorgung 1.3, 1.6
– Grundsubstanz 1.17f
– hohe 1.102
– Innervation 1.22f, 1.50
– Knorpelendplatte 1.99f
– Kollagenfibrille 1.16f, 1.99, 1.103
– Kompressionskraft 1.102
– Ladungsdichte 1.17
– lumbale 1.101f
– Masseverlust 1.110
– Mukopolysaccharide 1.103
– normale 1.3ff
– osteochondrotisch-veränderte 1.118
– Querschnitt 1.99
– Schmerzentstehung 1.21f, 1.55
– Spaltbildung 1.109f
– Spannungsverteilung, asymmetrische 1.102
– Substrataustausch 1.103
– Umbau, gelenkiger 1.117f
– Verformung 1.102
– Verkalkung 1.105, 1.107, 1.116
– Vibrationsschaden 5.14, 5.21f
– Volumenabnahme 1.105, 1.108
– Zelldichte 1.16
– zervikale 1.36f
– – Rißbildung 1.44, 1.55
Bandscheibenausräumung 1.128f, 3.158ff
Bandscheibendegeneration 1.1, 1.7, 1.97, 1.116ff
– Biomechanik 1.18ff
– Grad der Behinderung 5.23
– Gradeinteilung 1.110
– Histopathologie 1.7ff, 1.106
– Impingement 1.104
– Klassifikationskriterien 1.105
– Klinik 1.118ff
– Magnetresonanztomographie 1.125
– Pathologie 1.105ff
– Reparation 1.117

– im Röntgenbild 1.110
– Schmerzentstehung 1.21f, 1.55
– Therapie 1.126ff
– Wirbelkörperfraktur 3.89
Bandscheibendehydratation 1.124
Bandscheibengewebe, Eigenschaften 1.103
– intraspongiös eingepreßtes 3.95
– Struktur 1.15f
– Umbau 1.16
Bandscheibenhernie s. Bandscheibenvorfall
Bandscheibenhöhe, Gesamtwirbelsäulenanteil 1.98
– zervikale 1.63
– Zunahme 3.102
Bandscheibennekrose, fokale 1.9
Bandscheibenprolaps s. Bandscheibenvorfall
Bandscheibenprotrusion 1.111f
– Definition 1.11, 1.110f
– mediolaterale 1.111f
Bandscheibenriß 1.109f, 3.115f
– Pathohistologie 1.8
– ventraler 3.115, 3.119f
Bandscheibenschaden, Beruf 5.17
– Bewertung 5.22f
– Heben, asymmetrisches 1.18f
Bandscheibensequester 1.56, 1.79
– Diskogramm 1.109
– Resorption 1.116
Bandscheibensequestrierung, Definition 1.11f
Bandscheibensyndrom, lumbales 1.118
– – Kortisoninjektion 1.126
– – Muskelverspannung 1.119f
– – Ruhigstellung 1.126
– – Schmerzausstrahlung 1.119
– – Schmerzzunahme 1.120
– – Symptomatik 1.119ff
– – Therapie 1.126ff
Bandscheibenverknöcherung 1.9
Bandscheibenverlagerung 1.110f
– intraossäre 1.13, 3.95
Bandscheibenverletzung 3.44
– Begutachtung 5.10ff
– Berstungsspaltbruch 3.112
– Biomechanik 3.88f
– Heilungsvorgang 3.94ff, 3.107
– Instabilität 3.91
– Therapie 3.60
Bandscheibenverschmälerung 1.107f, 1.110, 3.89
– Baastrup-Syndrom 1.156
– Diskusläsion 1.124
– Halswirbelsäule 1.64
– Schmorlsches Knötchen 1.13
Bandscheibenvorfall 1.10ff
– anteriorer 1.12, 1.113
– anterolateraler 1.12
– Ausfall, monoradikulärer 1.121
– – motorischer 1.121
– – sensibler 1.121
– Ausweichhaltung, skoliotische 1.120
– Chemonukleolyse 1.130, 1.132f

Sachverzeichnis

– Computertomographie 1.125
– Definition 1.11, 1.111
– Diagnostik, apparative 1.124ff
– Differentialdiagnose 1.153
– Diskektomie, perkutane 1.133ff
– Diskographie 1.126
– dorsaler 1.12f, 1.111, 1.113f
– dorsolateraler 1.12f, 1.111
– Epidemiologie 1.98
– Extensionstest 1.127
– extraforaminaler 1.113
– extraligamentärer 1.112
– Formen 1.112
– Geschichtliches 1.95ff
– gestielter 1.112
– Güntzsches Zeichen 1.124
– harter 1.72
– Häufigkeit 1.113
– Heben, asymmetrisches 1.18f, 1.21
– intraforaminaler 1.125
– intraspongiöser 1.116
– lateraler 1.113, 1.115
– medialer 1.115
– mediolateraler 1.113f
– L4/L5 1.113f
– L5/S1 1.113
– lumbaler 5.10f
– – Kennmuskel 1.121
– – Magnetresonanztomographie 1.108
– – Prognose 1.129
– – Regression 1.126f
– luxierter 1.125
– Magnetresonanztomographie 1.125
– Mikrochirurgie 1.128
– Myelographie 1.124f
– Operation, fehlgeschlagene 1.131
– Operationsindikation 1.127
– Reflexabschwächung 1.121f
– Resorption 1.116
– Retraktion 1.116
– Rezidiv 1.130
– Richtung 1.111, 1.113
– Röntgendiagnostik 1.124
– Rumpforthese 1.127
– Spinalkanalstenose, lumbale 1.145
– Spondylophytenbildung 1.138f
– Störung, vegetative 1.122
– subligamentärer 1.112
– symptomloser 5.18
– Szintigraphie 1.126
– Therapie, operative 1.127ff
– thorakaler 5.11
– Unfallbedingtheit 5.10f
– Ursache 1.18
– Verkalkung 1.116
– weicher 1.72
– zervikaler 1.55f, 5.11f
– – dorsolateraler 1.11
– – intraspongiöser 1.11
– – Schwindel 1.87
– – zentraler 1.60
– – zervikobrachiales Syndrom 1.71
– – Zugang, dorsaler 1.76f
– – – ventraler 1.78f
Bandscheibenzermürbung 1.97, 1.118

Basiläre Impression, Condylus-occipitalis-Fraktur 3.1
Bauchdeckenreflex 4.8
– Abschwächung 1.81
Bauchwand, Weichteiltumor 2.135
Bechterew-Krankheit, atlantookzipitale Dislokation 3.7
– Begutachtung 5.16
– Differentialdiagnose 1.65, 1.142
– Grad der Behinderung 5.16
– Long bone fracture 3.82
– Wirbelfraktur 3.84f
– zervikothorakaler Übergang, Luxation 3.69
Beckenasymmetrie 3.190
Beckenausgangsaufnahme 3.169ff
Beckeneingangsaufnahme 3.169ff
Beckeneingangsebene 3.169
Beckenrandverletzung 3.172f, 3.188
Beckenrekonstruktionsplatte 3.190ff
Beckenring, Anatomie 3.169
– Asymmetrie 3.177ff
Beckenringstabilisierung, ventrale 3.193
Beckenringverletzung 3.169ff
– Außenrotationsverletzung 3.176, 3.180ff, 3.189ff
– Begleitverletzung 3.157, 3.197f
– – gastrointestinale 3.197
– – neurologische 3.198
– – urogenitale 3.198
– – vaskuläre 3.197
– Blutverlust 3.197
– Computertomographie 3.170
– dorsale, beidseitige 3.186f
– Einteilung 3.172f
– Fixateur externe 3.190f
– Innenrotationsverletzung 3.184, 3.189
– Kompressionsverletzung, seitliche 3.173f, 3.177f
– minimale 3.172ff
– Nachbehandlung 3.197
– Radiologie 3.169ff
– rotationsinstabile 3.176ff
– Stabilität, dorsale 3.172
– Therapie, spezifische 3.188ff
– Therapieprinzipien 3.188
– traktionsinstabile 3.183ff
– Typ-A 3.172ff
– – Therapie 3.188f
– Typ-B 3.176ff
– – Therapie 3.189ff
– Typ-C 3.183ff
– – Therapie 3.192ff
– ventrale, Subklassifikation 3.187f
– Weichteilverletzung 3.197
– Zugang, dorsaler 3.192f
– – ventraler 3.194
Beckenschaufelfraktur 3.172f
– Therapie 3.188
Beckenschiefstand 1.158
Beckenspan, trikortikaler 3.62
Begutachtung, Querschnittlähmung 4.33f, 5.9f
– Wirbelsäule 5.1ff
Beinlängendifferenz 1.158

– Beckenringverletzung 3.179
– Lumbalskoliose 5.15
Beinschmerz, neurogener 1.127
Beinschwäche 1.79f
Beinspastizität 1.79
Beißzangenfraktur 3.46
Bence-Jones-Eiweißbestimmung 2.18
Berstungsbruch 3.112ff
– axialer 3.113f
– Behandlung 3.136
– Brustwirbel 3.134
– Hinterwandfragment 3.115
– inkompletter 3.112
– kompletter 3.113, 3.118
– Vorgehen 3.156
Berstungsspaltbruch 3.112f
Berufskrankheit, bandscheibenbedingte 5.19ff
– 2108 5.20
– 2109 5.21
– 2110 5.21f
Berührungsempfindung 2.9
Beschleunigungsverletzung 5.12f
Bewegungssegment, Aktivität, muskuläre 1.21
– Definition 1.5
– Degeneration 1.13f
– – Biomechanik 1.18ff
– Fusion 1.9
– Morphologie 1.6
– Nervenversorgung 1.22ff
– Schmerzentstehung 1.21f
– Veränderung 1.97
– zervikales, Degeneration 1.55ff
Biopsie, offene 2.18
Biphosphonate 2.113
Birbeck-Granula 2.101
Bizepsreflex 4.8
– Abschwächung 1.48
Blockwirbelbildung, spondylophytäre 3.95
Blutsenkungsgeschwindigkeit, Beschleunigung 2.18
Böhlerscher Grundsatz 3.58, 3.132
Borderline-chondrosarcomas 2.55
Brachioradialisreflex, umgekehrter 1.81
Bradykardie 4.19, 4.25
Bromvergiftung 1.88
Brown-Séquard-Syndrom 1.79, 2.9, 4.2, 4.10
Brustkyphose 3.134, 5.4
Brustmarklähmung 4.7
12. Brustwirbel, Verletzung 3.134, 3.136
Brustwirbelfraktur, Altersverteilung 3.86
– Luxationsfraktur 3.134
– Operationsindikation 3.134
– Serienfraktur 3.93
– Th1.-Th9. 3.133ff
– Th10.-Th11. 3.133ff
Brustwirbelsäule, Entfaltbarkeit 5.2f
– Keildeformität 3.137
– Metastase 2.108
– Spondylosis hyperostotica 1.15
– Stabilisierung 2.33

Brustwirbelsäule, Stanzbiopsie 2.17
- Tumorhäufigkeit 2.4 f
- Zugang, ventraler 2.27
Brustwirbelsäuleninstabilität 3.134
Brustwirbelsäulenverletzung 3.82 ff
- Flexionsdistraktionsverletzung 3.121
- Stabilisation 3.151 ff
Bucket-handle-Verletzung 3.179
Bulbokavernosusreflex 4.8
- fehlender 2.9
Bulging 1.111 f, 1.130, 3.89, 3.92
Burst-Fraktur 3.47, 3.91

C

C7, Tear-drop-Fraktur 3.46
Calcified medullary defects 2.37
Canalis nervi hypoglossi 1.33
Carbon cages 3.162
Carcinoma of unknown primary 2.19, 2.108
Caspar-Plattensystem 3.62, 3.64
Cauda equina 4.10 f
- - Anatomie 4.1 f
- - Einklemmung 3.98
- - Kompression 3.140
- - - Vorgehen 3.143 ff
- - Lähmung 1.12
- - - isolierte 4.11 f
- - Läsion, Begutachtung 5.9 f
- - - Raumforderung, intraspinale 2.9
- - - Wurzelschmerz 5.9 f
- - Quetschung 3.120
- - Unterbindung 2.28
Cauda-equina-Syndrom 1.115, 1.122
- Störung, vegetative 1.122
Cavum epidurale 4.1
- subdurale 4.1
CD-Stabsystem 2.32
CEA s. Antigen, karzinoembryonales
Chance-Fraktur 1.101, 3.84, 3.133
- Therapie 3.136
Chapeau-claque-Mechanismus 3.105
Chemodektom 2.135 f
- malignes 2.135
Chemonukleolyse 1.16, 1.130, 1.132 f
- Anaphylaxie 1.132
- Diskographie 1.126
- Indikationen 1.130, 1.132
- Komplikationen 1.132
- Kontraindikationen 1.130, 1.132
- Luxat, Altersbestimmung 1.125
- Positionierung der Injektionskanüle 1.132
- Resultate 1.132 f
- Technik 1.132
Chemotherapie, zytostatische 2.20, 2.34 f
- Wirksamkeitsnachweis 2.11
Chondroblastom 2.54
- Differentialdiagnose 2.54
- Häufigkeit 2.3
- Therapie 2.20

Chondroitinase 1.16
Chondroitinsulfat 1.103
Chondrom 2.53 f
- Definition 2.53
- Entstehung, metaplastische 2.54
- Häufigkeit 2.3
- juxtakortikales 2.53
- Lokalisation 2.53 f
- Röntgenbild 2.53
Chondromyxoidfibrom 2.54
- Differentialdiagnose 2.67, 2.94
- Häufigkeit 2.3
- Therapie 2.20
Chondrosarkom 2.53 ff
- Altersverteilung 2.55
- dedifferenziertes 2.55 f
- Definition 2.54 f
- Diagnostik 2.55 f
- Differentialdiagnose 2.56 f, 2.87
- Geschlechtsverteilung 2.55
- Häufigkeit 2.3, 2.55
- hellzelliges 2.55
- juxtakortikales 2.55
- Lokalisation 2.11, 2.55
- mesenchymales 2.55
- Resektion, marginale 2.57
- - weite 2.25
- Rezidiv 2.55, 2.57
- Röntgenbild 2.56
- sekundäres 2.55 f
- Strahlenbehandlung 2.35
- Symptomatik 2.55
- Therapie 2.57
- Überlebensrate 2.57
Chondrosis intervertebralis (s. auch Bandscheibendegeneration) 1.7 f, 1.105, 1.116 f
Chondrozyten, Syntheseleistung 1.16
Chorda dorsalis 1.99, 2.85
Chordom 2.85 ff
- Altersverteilung 2.86
- Angiographie 2.86
- Computertomographie 2.87
- Definition 2.85
- Differentialdiagnose 2.54, 2.56 f, 2.87
- - Hämangiom 2.83
- - Knochenmetastase 2.109
- - Riesenzelltumor 2.62
- Häufigkeit 2.2 f, 2.85
- Kernspintomographie 2.87
- Klinik 2.86
- kraniales 2.85
- Lokalisation 2.10 f, 2.85 f
- Metastasen 2.89
- Myelographie 2.86 f
- Prognose 2.89
- Röntgenbild 2.86
- sakrokokzygeales 2.85 ff
- Strahlenbehandlung 2.35
- Szintigraphie 2.86
- Therapie 2.87 ff
- vertebrales 2.85 f
Chymopapain 1.16, 1.130, 3.16
Circulus arteriosus Willisii, Minderperfusion 1.58

Claudicatio intermittens spinalis 1.123, 1.129
- - - Ätiologie 1.146
- - - Klinik 1.152
Clivus 1.33
Computertomographie, Wirbelsäulentumor 2.12 f
Condylus occipitalis, Anatomie 1.38 f
- - Gelenkachsenwinkel 1.38
Condylus-occipitalis-Fraktur 3.1 ff
- Computertomogramm 3.3 f
- Diagnose 3.4
- Klinik 3.3 f
- Therapie 3.4
- Tomogramm 3.3 f
- Typ I 3.1 ff
- Typ II 3.1 ff
- Typ III 3.1 ff
- Typ IV 3.2 ff
Conus medullaris 4.1, 4.10 f
- - Läsion, Begutachtung 5.9
- - - isolierte 4.11
- - - Raumforderung, intraspinale 2.9
Cotrel-Dubousset-Instrumentarium 1.151, 1.158, 3.150
CT-Myelographie s. Myelo-Computertomographie
CUP-Syndrom 2.19, 2.108

D

Daniaux-Meßschema 4.22
Daniaux-Technik 4.21
Darmatonie 4.26
- Raumforderung, spinale 2.9
Dauerinvalidität 5.14
Daumenballenatrophie, zervikales Wurzelsyndrom 1.48
Deafferenzierungsschmerz 1.22, 1.26
Deckplatte s. Wirbelkörperdeckplatte
Defektdeckung 2.143 f
Degeneration 1.1
Dekompression, dorsale 2.33, 3.140 ff
- mit Fixation 1.154 f
- gedeckte 1.153
- laterale 1.153
- selektive 1.153
- unisegmentale 3.158 ff
- ventrale 1.84 f, 3.142
- - bisegmentale 3.162 ff
Dens axis 1.33
Dens-Axis-Gelenk, Arthrose 1.53 f
Dens-Bogen-Synchondrose 3.31
Densfraktur 3.21 ff
- bei Atlasbogenfraktur 3.9
- Begleitverletzung 3.9, 3.24
- Diagnose 3.24
- Dislokation 3.24
- Häufigkeit 3.22
- beim Kind 3.25 f
- Klinik 3.24
- Kombination mit Jefferson-Fraktur 3.11 ff
- - mit Spondylolisthesis C2 3.31
- pathologische 3.24 f

Sachverzeichnis XV

– Therapie 3.25
– Typ I 3.21f
– Typ II 3.21ff
– – Pseudarthroserate 3.22
– Typ III 3.21ff
Denspseudarthrose 3.22, 3.26f
– Therapie 3.26
Densspitze, Ausrißfraktur 3.5
Dermatofibrosarcoma protuberans 2.135, 2.137f
Desmoid, abdominales 2.136f
Detrusor-Sphinkter-Dyssynergie 4.25
Diabetes mellitus, Spondylosis hyperostotica 1.15, 1.142
Diplopie, Spondylolisthesis C2 3.30
Diskektomie, perkutane 1.133ff
– – Indikationen 1.134
– – Resultate 1.135
– – Technik 1.134f
– totale 1.129
– vordere 1.83f
Diskographie 1.126, 3.106f
– Chemonukleolyse 1.132
– Darstellung, schematische 1.109
– Halswirbelsäulendegeneration 1.64f
– zervikobrachiales Syndrom 1.74
Diskomanometrie 1.134
Diskose (s. auch Bandscheibendegeneration) 1.97, 1.105, 1.116ff
Diskoskopie 1.133ff
Diskusprolaps s. Bandscheibenvorfall
Dislokation, atlantookzipitale s. Atlantookzipitale Dislokation
Distanz, interspinöse s. Interspinöse Distanz
Distensionstest 1.64, 1.72, 3.55
Distraktionsverletzung, Begleitverletzung, neurologische 3.115
– Behandlung 3.136
– Dornforsatzdistanz, vertikale, verlängerte 3.115
Diszitis 1.129
– nach Chemonukleolyse 1.132
Donnan-Gleichgewicht 1.17
Doppelcobraplatte 3.197
Doppelwinkelplatte nach Rao 3.161
Doppler-Sonographie, Arteria vertebralis 1.87f
Dornfortsatz, Beurteilung, röntgenologische 3.101
– C2 1.34
– Halswirbelsäule 1.34
– Klopfschmerzhaftigkeit 1.120
– Nearthros 1.156
– Spaltung 1.83, 3.103
– – horizontale 3.121
Dornfortsatzabrißfraktur 5.8
Dornfortsatzdiastase 3.121
Dornfortsatzdistanz, vertikale, vergrößerte 3.115, 3.121
Dornfortsatzfraktur 3.47
Dornfortsatzkontakt 1.14
Dornfortsatzreihe, Stufenbildung 3.122
Dornfortsatzstellung, exzentrische 3.129

Dornfortsatzverletzung, Begutachtung 5.8
Dorsalgie 2.92
Down-Syndrom, Differentialdiagnose 3.7, 3.17
Drei-Säulen-Modell 3.42f, 3.91f, 3.108
– Behandlungsverfahren, stabilisierendes 2.22
Drop attacks 1.59
Druckgeschwür 4.26f
– Entwicklungsursachen 4.21
– Lokalisation 4.26
Druckplattenfixateur interne nach Wolter 3.149f
Dunn-Instrumentarium 3.163
Dura mater spinalis 1.33, 4.1
– – – Tumorbarriere 2.6
Duralsackabschnitt, sanduhrförmiger 1.148, 1.151f
Duralsackleck 3.140, 3.144
Durariß 3.99, 3.141
Durchhang, dorsaler 3.138
– ventraler 3.137f
Durchschwunggang 5.9
Dysdiadochokinese 1.86
Dyspareunie 3.188
Dysphagie 2.51
Dysplasie, fibröse 2.95ff
– – Computertomographie 2.100
– – Definition 2.95
– – Differentialdiagnose 2.94, 2.100
– – Entartung, maligne 2.47, 2.99
– – Fibrosarkomentstehung 2.90
– – Lokalisation 2.95ff
– – monotische 2.95f
– – oligostotische 2.95f
– – polyostotische 2.95, 2.98ff
– – Prognose 2.101
– – Röntgenbild 2.96ff
– – Sarkom, sekundäres 2.47
– – Szintigraphie 2.100
– – Therapie 2.20, 2.100f
Dysproteinämie 2.18
Dysreflexie 4.13, 4.16

E

Eiswassertest 4.19
Ejakulation 4.15
Ejakulationsstörung 4.15
Elastofibroma dorsi 2.135ff
Elektromyographie, Riesenpotentiale 1.72
– zervikobrachiales Syndrom 1.72f
– zervikomedulläres Syndrom 1.81
Elektrostimulation, funktionelle 4.30f
Elfenbeinwirbel 2.37
– Hodgkin-Lymphom 2.74
– Plasmozytom 2.78
Enchondrom 2.53
– Entartung 2.55
Enneking-Schema 2.20
Enolase, neuronenspezifische 2.19
Enostom 2.36

Enzephalopathie, arteriosklerotische, subkortikale 1.88
Ependymom 1.123, 2.113
– Differentialdiagnose 2.87
– Kindesalter 2.5
– myxopapilläres 2.113
Epicondylitis radialis humeri 1.75
Epiduralraum 1.46, 4.1
Epilepsie, Wirbelkompressionsfraktur 3.84
Erektion, reflektorische 4.15
Erektionshilfe 4.15
Erektionsverlust 4.15
Erwerbsfähigkeit, Minderung 5.1
– – Bandscheibenvorfall 5.11
– – Beschleunigungsverletzung 5.13
– – Querschnittlähmung 5.10
– – Wirbelfraktur 5.7
– – bei Wirbelfusion 5.8
Ewing-Sarkom 2.68ff
– Altersprädilektion 2.5, 2.68
– Computertomographie 2.70
– Diagnostik 2.69f
– Differentialdiagnose 2.70, 2.72, 2.87
– Häufigkeit 2.3
– Knochenbiopsie 2.70
– LDH-Erhöhung 2.70
– Lokalisation 2.10f
– Magnetresonanztomographie 2.70
– Metastasen 2.69
– Myelographie 2.70
– Prognose 2.70
– Stanzbiopsie 2.18
– Symptome 2.69
– Szintigraphie 2.70
– Therapie 2.70
– Wirbelsäulenlokalisation 2.68f
EXCIMER-Laser 1.135
Exostosen, kartilaginäre, multiple 2.50
– – – Entartung 2.55f
Extensionsbehandlung, Zervikalsyndrom 1.66
Extensionsspondylolyse, Zeichen, klinische 3.122
Extensionstest 1.64, 1.72, 1.127, 3.55
Extrapyramidales System 4.2
Extremitätenschwäche 1.81

F

Facettektomie 1.128
– Spondylolisthesis 1.153
Facettendenervation 1.144f
Facettenfraktur 3.39, 3.44, 3.47, 3.49
– frische 3.66
– Tomographie 3.54
– unisegmentale, Behandlung 3.63
– veraltete 3.66
Facettengelenk, abgedecktes 3.51, 3.54
– leeres 3.104
Facetteninfiltration 1.67, 1.144
Facettensyndrom 1.24
– zervikales 1.58

Failed back syndrome s. Postdiskotomiesyndrom
Far out syndrome 1.123
Fascia thorakolumbalis, Ruptur 3.121
Fasziitis, noduläre 2.135
Fehlhaltung, Osteoblastom 2.43
Femurkopfdislokation 3.203
Femurplatte, Spondylodese 3.158ff
FES s. Elektrostimulation, funktionelle
α-Fetoprotein 2.19
Fibrom, desmoplastisches 2.66ff
– – Differentialdiagnose 2.67
– – Rezidiv 2.68
– nicht ossifizierendes, Differentialdiagnose 2.65, 2.67
Fibromatose, abdominale 2.135ff
– – Therapie 2.136f
– aggressive 2.135ff
Fibromyalgie 1.65
Fibrosarkom 2.90f
– Differentialdiagnose 2.56, 2.67, 2.109
– Häufigkeit 2.3
– Lokalisation 2.10
– Lymphknotenmetastase 2.140
– Prognose 2.91
– Therapie 2.91
Filling-in metastases 2.109
Filum terminale 2.113, 4.2
Finger-Fußspitzenabstand 5.3
Fischwirbel 3.110
Fixateur externe 3.157f, 4.21
– interne 3.149
– – Distraktion 3.155f
– – Kompression 3.155f
– – Wirbelfraktur 3.153ff
– – Wirbelsäulenverletzung 3.151, 4.21
Fixateur-interne-Backe 3.155
Fixationssystem, ventrales 3.158ff
Flavektomie 1.127
Flèche 5.4
Flexionsdistraktionsverletzung, Entstehungsmechanismus 3.120f
– Zeichen, klinische 3.121
– – radiologische 3.121f
Flexionsspondylolyse 3.115, 3.118f
Flexionssubluxation 3.116ff
Foramen costotransversarium 1.48
– intervertebrale 1.46
– – Ausweitung 1.84
– – – ovaläre 2.114
– – Begrenzung 1.47
– – Distraktion 1.66, 1.68
– – Einengung 1.59
– jugulare 1.33
– occipitale magnum 1.39
– sacrale 3.186
Foraminotomie 1.128
Forestier-Krankheit s. Spondylosis hyperostotica
Formatio reticularis 4.1f
Fovea occipitalis 1.38
Fracture separation du massif articulaire 3.39f
– – – – Schrägaufnahme 3.52

Fraktur, pathologische 2.6, 3.84f, 3.93
– – Non-Hodgkin-Lymphom 2.72f
Frakturtisch 3.137
Froin-Syndrom 2.15
FSMA s. Fracture separation du massif articulaire
Fußheberparese 1.132

G

Gabelstaplerprinzip 4.16f
Gadolinium-DTPA 2.14
Gang, ataktischer, breitbeiniger 1.79, 1.81
Ganglion cervicale medius 1.48
– – superius 1.38
– cervicothoracicum 1.48f
– coeliacum 4.13
– dorsale, Kompressionsempfindlichkeit 1.57
– mesentericum 4.13
– nodosum nervi vagi 2.136
– spinale 1.22
– stellare s. Ganglion cervicothoracicum
Ganglioneurom 2.114
– Differentialdiagnose 2.63
Gangliosid 4.24
Gangstörung, Beckenringverletzung 3.188
– Hinterstrangschädigung 2.9
– Osteoblastom 2.42
Gangunsicherheit, Bandscheibenvorfall, zervikaler, zentraler 1.60
Ganzkörperschwingung, vertikale 5.21
Ganzkörperszintigraphie 2.11
– Indikation 2.12
Gardner-Syndrom, Enostom 2.37
Gardner-Wells-Bügel 3.55
– Plazierung 3.56ff
Gaucher-Krankheit 2.104
GdB s. Grad der Behinderung
Gesäß, Weichteiltumor 2.135
Gesichtsfeldstörung 1.86f
Gibbus 3.54
– Gipsbehandlung 3.139
– Spondylophytenbildung 3.95
– Wirbelfraktur 3.94
Gips, thorakolumbaler 3.138f
– zervikothorakolumbaler 3.138
Glans penis, Vibrostimulation 4.15
Gliom 2.113
– Kindesalter 2.5
Glomustumor 2.136
Glutaeus-maximus-Lappen 2.144
Glutäusreflex 4.8
Glykosaminoglykane 1.17f, 1.103
Gorham-Syndrom 2.62
Gracilislappen 2.144
Grad der Behinderung 5.1
– – Skoliose 5.15
– – Spondylitis ankylosans 5.16
– – Spondylolisthesis 5.16

– – Wirbelsäulenerkrankung, degenerative 5.23
Granulom, eosinophiles 2.101ff
– – Altersverteilung 2.102
– – biologisches Verhalten 2.105f
– – BSG-Beschleunigung 2.102
– – Computertomographie 2.103f
– – Definition 2.101
– – Differentialdiagnose 2.54, 2.84, 2.104
– – Farbreaktion, immunenzymatische 2.101
– – Geschlechtsverteilung 2.102
– – Gewebeentnahme 2.104
– – Häufigkeit 2.101f
– – Kernspintomographie 2.104
– – Komplikationen 2.102
– – Lokalisation 2.11, 2.102
– – Methylprednisoloninjektion 2.105
– – Phase, fibröse 2.101
– – – granulomatöse 2.101
– – – proliferative 2.101
– – – xanthomatöse 2.101
– – Prognose 2.105f
– – Röntgenbild 2.103
– – Strahlentherapie 2.105
– – Symptome 2.102
– – Szintigraphie 2.103
– – Therapie 2.20, 2.104f
– – Therapiekomplikationen 2.30
– – Vorkommen 2.102
Großzehenflexion 2.9
Grundplatten-Deckplatten-Winkel 4.22
Güntzsches Zeichen 1.124
Guttmannsches Zeichen 4.7, 4.12

H

Hagraffe nach Roy-Camille 3.161
Hakenplatte nach Magerl 3.68ff
Halbseitenlähmung, dissoziierte 4.2
Halbseitensyndrom 4.10
Halo jacket 1.66
– Halswirbelsäulenverletzung 3.58f
– Komplikationen 3.58
Hals, Weichteiltumor 2.135ff
Halsmark s. Zervikalmark
Halssympathikus 1.48
– Blockade 1.67
– Verletzung 4.12
Halswirbel, Kompressionskeilfraktur 3.72, 3.76
– Luxation 3.64f
– Subluxation, rotatorische 3.63
– – – C6/7 3.70
– Tear-drop-Fraktur 3.46, 3.76
Halswirbelgelenk, Arthrose 1.89
– – Schmerzlokalisation 1.58f
– Propriozeption 1.87
Halswirbelsäule, Anatomie, spezielle 1.32ff
– Ansicht von hinten 1.34ff
– – von vorn 1.36ff
– a.-p. Aufnahme 3.52

- Aufnahme, statische 1.63
- Bandapparat 1.35
- Berstungsbruch 3.44
- Beschleunigungsverletzung 5.12f
- – leichte 5.12f
- – schwere 5.13
- – sehr schwere 5.13
- Beuger 1.62
- Beweglichkeit, aktive 1.44
- – passive 1.44
- Biopsie, offene 2.18
- Deformität, iatrogene 3.60
- Drehung 1.38
- Extensoren 1.63
- Fehlhaltung 1.63
- Fixationstechnik, dorsale 3.66
- Flexion 1.38
- – laterale 1.45f
- Flexions-Reklinations-Bewegung 1.44f
- Funktionsaufnahme 1.64
- Funktionsprüfung 1.62f, 5.2f
- Hyperextension 3.6
- Hyperlordosierung 5.21
- Innervierung, sympathische 1.48f
- Instabilität 1.57f, 3.41f
- – Checkliste 3.43
- – Klassifikation 3.42f
- – ligamentäre 3.42, 3.76
- – Operation 1.68ff
- – ossäre 3.42
- – posttraumatische 5.6f
- – Zeichen, radiologisches 3.53f
- Kyphose 1.84
- Lordose 1.34, 1.84
- Metastase 2.108
- mittlere, Anatomie 1.44ff
- obere 1.34
- – Anatomie 1.38ff
- – Flexion 1.42
- – Rotation 1.42
- – Verletzung 3.1ff
- Rotation 1.45f
- Schrägaufnahme 3.52
- Seitansicht 1.84
- Spinalkanalanatomie 1.46f
- Stabilisation, muskuläre 1.46
- – ventrale 2.30
- Stanzbiopsie 2.17
- Tumorinzidenz 2.3ff
- Übersichtsaufnahme 1.63f
- untere, Anatomie 1.44ff
- – Verletzung 3.38ff
- Untersuchung 5.4
- – radiologische 1.63ff
- Zugang, anterolateraler 2.25, 2.27
- – hinterer 3.64ff
- – – Indikation 3.66
- – – transoraler 2.27
- – ventraler 1.68f, 2.27, 3.61ff

Halswirbelsäulendistorsion 5.12f
Halswirbelsäulenerkrankung, bandscheibenbedingte 5.21
- degenerative 1.32ff
- – Definition 1.32
- – Epidemiologie 1.32
- – Rückenmarkschädigung 1.47

Halswirbelsäulensyndrom s. Zervikalsyndrom
Halswirbelsäulenverletzung, Achsenabweichung, posttraumatische 5.6
- AO/ASIF-Klassifikation 3.44ff
- Behandlung, chirurgische 3.59ff
- – – Indikation 3.76f
- – – Zeitpunkt 3.78
- – konservative 3.58f
- Behandlungsalgorithmus 3.77f
- Behandlungsprinzipien, allgemeine 3.55ff
- Computertomographie 3.52
- Defizit, neurologisches 3.38, 3.50f, 3.77
- – – Behandlung 3.56f
- Desequilibrierung 5.6
- Diagnostik 3.51ff
- Dislokation, rotatorische 3.48f
- Distraktion 3.47f
- Distraktions-Extensions-Verletzung 3.40f
- Distraktions-Flexions-Verletzung 3.40f, 3.66
- Fixation, dorsale, mit Drahtcerclage 3.68
- – – mit Platte 3.68f
- – – Schraubenrichtung 3.68, 3.71
- – – innere 3.59
- Flexionsverletzung, laterale 3.40f
- Funktionsaufnahme 3.55
- Hyperextension 3.48
- Instabilität, posttraumatische 5.6f
- Kompressions-Extensions-Verletzung 3.40f
- Kompressions-Flexions-Verletzung 3.40f
- Kompressions-Verletzung, vertikale 3.40f
- ligamentäre 3.44
- Myelogramm 3.52
- Nachbehandlung 3.78
- Neurotraumaklassifikation 3.41
- ossäre 3.44
- osteoligamentäre 3.38
- – Klassifikation 3.40ff
- Rehabilitation 3.78
- Rotation 3.48f
- Rückenmarkkompression 3.38f
- Skoliosierung 5.6
- Strecktest 3.55
- Traktion 3.57f
- Ursachen 3.38
- Verletzungsmechanismen 3.39f
- Vorschaden 5.6
- Zeichen, indirektes 3.54
- – radiologisches 3.51ff
- Zugang, hinterer 3.64ff
- – kombinierter 3.68, 3.71f
- – ventraler 3.61ff
- – – versus hinterer Zugang 3.70ff
- Zuggurtungsosteosynthese 3.66ff

Haltung, aufrechte 1.103f
- skoliotische 1.120
Haltungsveränderung, segmentale, Wirbelsäulentumor 2.6
Hämangioendotheliom 2.89

- Differentialdiagnose 2.83
Hämangiom 2.81ff
- Angiographie 2.16, 2.83
- Computertomographie 2.82f
- Definition 2.81
- Differentialdiagnose 2.83, 2.94
- Embolisation 2.84
- Häufigkeit 2.2f
- Kernspintomographie 2.83
- Lokalisation 2.11, 2.81f
- Myelographie 2.82
- Prognose 2.84
- Röntgenbild 2.82
- Rückenmarkkompression 2.82
- Schwangerschaft 2.82
- Therapie 2.20, 2.83f
Hämangioperizytom 2.89
- Differentialdiagnose 2.83
Hämatom, epidurales 4.23
– prävertebrales, atlantookzipitale Dislokation 3.6
– – Condylus-occipitalis-Fraktur 3.4
– – Spondylolisthesis C2 3.30
Hämatomyelie 4.4, 4.23
Handmuskulatur, Atrophie 1.80
Hand-Schüller-Christiansche Lipoidgranulomatose 2.101
Hangman's fracture s. Spondylolisthesis C2, traumatische
Hard disc hernia 1.55, 1.86
Harnblase, areflektorische 4.14
- – Therapie 4.24
- Auspressen, manuelles 4.25
- autonome, denervierte 2.9
- Innervierung 4.13f
- Triggern 4.25
Harnblasenatonie 4.6
Harnblasenentleerung, automatische 4.14
Harnblasenfunktionsstörung, Einteilung 4.25
- Therapie 4.25
Harnblasenhals 4.14
Harnblasenkarzinom, Wirbelmetastase 2.4, 2.107
Harnblasenkatheter, suprapubischer 4.19, 4.24
Harnblasenlähmung 1.122, 4.13f
- inkomplette, Elektrostimulation 4.25
- Kaudaverletzung 4.11
- Konusverletzung 4.11
- Raumforderung, spinale 2.9
- schlaffe 4.14
- spastische 4.14
- Typ des oberen motorischen Neurons 4.14
Harnblasenzentrum, neurologisches 4.14
Harnwegsverletzung 3.198
Harrington-Distraktionsstab 2.32, 2.46, 3.151f
Harry-Luque-Technik 3.152
Headsche Zone 4.13
Hemikorporektomie 2.29
Hemilumbalisation 1.123
Hemipelvektomie, traumatische 3.185

Herpesinfektion 1.123
Herzschaden, traumatischer 4.19
Herzstillstand, reflektorischer 4.26
Hibernom 2.135
Hiddenflexion injuries 3.122
Hinterhaupt-Unterlagen-Abstand 5.4
Hinterhorn, Gefäßversorgung 4.3
Hinterstrangschädigung 2.8 f, 4.9
Hirnnervenausfall 1.86
– atlantookzipitale Dislokation 3.6
– Condylus-occipitalis-Fraktur 3.3
Hirnsklerose, tuberöse 2.37
Hirnstammzeichen 1.58
Histiocytosis X 2.101
– Differentialdiagnose 2.83
– Prognose 2.106
Histiozytom, fibröses, benignes 2.65 f
– – – Altersverteilung 2.5
– – – Häufigkeit 2.2 f
– – – Histologie 2.65
– – – Lokalisation 2.65
– – Differentialdiagnose 2.56
– – malignes 2.90 f
– – – Differentialdiagnose 2.109
– – – Häufigkeit 2.3
– – – Histologie 2.90
– – – Lymphknotenmetastase 2.140
– – – Prognose 2.91
– – – Therapie 2.91
Histiozytose 2.101
Hodenkarzinom, Wirbelmetastase 2.107
Hodgkin-Lymphom, Differentialdiagnose 2.74
– Elfenbeinwirbel 2.74
– mit Knochenbefall 2.74 f
– – Häufigkeit 2.74
– Röntgensymptomatik 2.74 f
– Wirbelmetastase 2.4
Hoffmann-Zeichen 1.81
Hohmannsches Überbrückungsmieder 1.145
Holdsworth-Slicefraktur 3.125, 3.128
Horner-Syndrom 1.48, 3.72
– Differentialdiagnose 1.75
– Halsmarklähmung 4.7
– Halssympathikus, Verletzung 4.12
– Osteochondrom 2.51
– Pancoast-Tumor 2.106
Hounsfield-Einheit 2.13
H-Platte 3.62
Hüftarthrodese, Lumbago 1.158
Hüftarthrose, nach Azetabulumfraktur 3.207
Hüftluxation 3.202
Hyaluronsäure 1.18, 1.103
Hypästhesie 1.121
– zervikobrachiales Syndrom 1.72
Hyperextensionsscherverletzung 3.119 f
– Entstehungsmechanismus 3.121
– Zeichen, klinische 3.122
– – radiologische 3.122
Hyperextensionsspondylolyse 3.115, 3.119 f, 3.125, 3.128
Hyperextensionssubluxation 3.119 f
Hyperkalzämie 2.35

Hyperkalzämiesyndrom 2.112
Hypernephrommetastase, Biopsie 2.18
– Magnetresonanztomographie 2.14
– Wirbelsäulenstabilisierung 2.33
Hyperostose, ankylosierende s. Spondylosis hyperostotica
Hyperpathie, Halbseitensyndrom 4.10
– segmentale 1.121
Hypoglossusparese 3.3
– Spondylolisthesis C2, traumatische 3.30

I

Iliosakralgelenk, Hyperostose 1.142
– Klaffen 3.181, 3.185
– Reposition 3.195 f
– Ruptur, komplette 3.186
– Stabilisierung 3.192 f
– Verplattung 3.196
– Verschraubung 3.195
– Zugang, dorsaler 3.195
– – ventraler 3.196
Iliosakralgelenksprengung 3.184
Iliosakralgelenkverletzung, Computertomographie 3.170
Ilium-Iliosakralgelenk-Luxationsfraktur 3.186
– Computertomographie 3.170
Iliumvertikalfraktur 3.185 f
– Therapie 3.194
Immunglobulin, monoklonales 2.75
Immunhistologie 2.19
Impaktion 3.45
Impaktionsfraktur 3.110
Impression, basiläre s. Basiläre Impression
Insertionstendopathie 1.75
Instabilität, atlantoaxiale s. Atlantoaxiale Instabilität
Insult, ischämischer 1.86
Intentionstremor 1.58, 1.86
Interpedunkularabstand, Messung 3.102
Interspinöse Distanz, Zunahme 3.51
Intervertebralgelenk, Inkongruenz 3.127
– Subluxation 3.117
– Zerreißung, dorsale 3.115
Intervertebralraum, Erniedrigung 3.89
– Höhenzunahme 3.102
Intubation, Atemstillstand, reflektorischer 4.13
– Herzstillstand, reflektorischer 4.26
Intumescentia cervicalis 4.2
– lumbalis 4.2
Invaliditätsversicherung 5.14
Ischiasleiden, Cauda-equina-Syndrom 1.122
– Geschichtliches 1.95 ff
– in der Literatur 1.118
Ischiumfraktur 3.172 f

J

Jefferson-Fraktur 3.8, 3.10 ff
– Diagnose 3.14
– Entstehungsmechanismus 3.12 ff
– Klinik 3.13
– 2-Part-Fraktur 3.11 f
– 4-Part-Fraktur 3.11
– Therapie 3.14 f
Judet-Aufnahme 3.200

K

Kalzitonin 2.19, 2.113
Karpaltunnelsyndrom 1.75
Karzinom, Skelettmetastase, Häufigkeit 2.4 f
Kasabach-Merritt-Syndrom 2.84
Kauda s. Cauda equina
Kaudolyse 1.153
Keilwirbelbildung 3.44 f
– traumatische 3.136 f
– – Behandlung 3.136
Keimzellentumor, Kindesalter 2.5
Kennmuskel 4.7
Kernspintomographie s. Magnetresonanztomographie
Kindesalter, Tumorbehandlung 2.29 f
– Tumorinzidenz 2.5
Kissing spine 1.14, 1.154
Klarzellsarkom, Lymphknotenmetastase 2.140
Klemmbackenmechanismus 3.155 f
Kneifzangenbruch 3.96, 3.111 ff
Kneifzangenmechanismus, Halsmarkläsion 4.9
Knipsreflex 1.81
Knochen im Knochen 2.103
Knochenauftreibung, blasige 2.93
– Osteoblastom 2.43
– Riesenzelltumor 2.57
Knochendichtebestimmung 3.106
Knochenerkrankung, tumorsimulierende 2.91 ff
Knocheninfarkt, Fibrosarkomentstehung 2.90
Knochenkern, kompakter 2.36
Knochenmarktumor 2.68 ff
Knochenmarkveränderung, Magnetresonanztomographie 2.14 f
Knochenmetastase (s. auch Wirbelmetastase), Behandlung 2.32 ff
– Differentialdiagnose 1.65
– gemischtförmige 2.109
– Hyperkalzämie 2.35
– Isotopenaufnahme, fehlende 2.12
– osteoblastische 2.109
– – Differentialdiagnose 2.37
– osteolytische 2.109
– – Differentialdiagnose 2.54
– permeativ-infiltrative 2.109
– sklerotische 2.109
– Szintigraphie 2.11 f
– Tumormarker 2.19
– Überlebensprognose 2.19
– Verknöcherungsaktivität 2.109

- Wachtumsrate 2.109
- zystisch-expansive 2.109

Knochenneubildung, Osteoidosteom 2.38
- paraartikuläre 4.30

Knochensklerose, elfenbeinartige 2.11

Knochenspan, trikortikaler 3.62, 3.158

Knochentransplantat, kortikospongiöser 1.68
- - Komplikationen 1.70

Knochentransplantation 2.30 f

Knochentumor 2.1 ff
- primärer 2.36 ff

Knochenzement, Wärmeentstehung 2.32

Knochenzementstabilisierung, ventrale 2.31 f

Knochenzyste, aneurysmatische 2.2, 2.23, 2.91 ff
- - Altersverteilung 2.5, 2.91
- - Angiographie 2.93
- - Biopsie, offene 2.18
- - Computertomographie 2.92 f
- - Definition 2.91
- - Dichtemessung 2.13
- - Differentialdiagnose 2.50, 2.54, 2.94
- - - Hämangiom 2.83
- - - Riesenzelltumor 2.62 f
- - Embolisation 2.95
- - Geschlechtsprädilektion 2.91
- - Kernspintomographie 2.93 f
- - Lokalisation 2.10 f, 2.91 ff
- - Magnetresonanztomographie 2.24
- - Prognose 2.95
- - Rezidiv 2.94 f
- - Röntgenbild 2.92 f
- - Symptome, neurologische 2.93
- - Therapie 2.20, 2.24, 2.94 f
- juvenile, solitäre 2.95
- - Therapie 2.20

Knodt rod 2.31 f

Kocher-Zugang 2.27, 3.207

Kokzygodynie 5.8

Kollagen 1.15 f
- Kraft-Längen-Diagramm 1.17
- Typ-II 1.16
- Typ-III 1.16
- Typ-IV 1.16

Kollagenase 1.16

Kollagenfibrille 1.16 f, 1.99, 1.103

Kollapsneigung, Zervikalsyndrom 1.61

Kompaktadefekt, Darstellung 2.10

Konus s. Conus medullaris

Konus-Kauda-Lähmung, kombinierte 4.11

Konus-Kauda-Syndrom 4.10 ff

Kopfgelenk, oberes s. Atlantookzipitalgelenk
- unteres s. Atlantoaxialgelenk

Kopfschiefstand, atlantoaxiale Instabilität, rotatorische 3.19

Kopfschmerzen, lagerungsabhängige 1.54
- zervikozephales Syndrom 1.86

Kopf-Zervikal-Orthese 1.66

Kopf-Zervikal-Thorakal-Orthese 1.66

Koronare Herzkrankheit 1.65

Körpergröße, Reduktion 1.105, 1.108

Kortison, Bandscheibensyndrom, lumbales 1.126
- Granulom, eosinophiles 2.105
- Querschnittlähmung 4.24
- bei Rückenmarkkompression 2.21, 2.34 f
- Zervikalsyndrom 1.71

Kortisoninstillation, intraläsionale 2.20

Kostoklavikularsyndrom, Differentialdiagnose 1.74 f

Kremasterreflex 4.8

Kreuz, steifes 1.144

Kreuzbeinbruch s. Sakrumfraktur

Kreuzschmerzen (s. auch Lumbago), Epidemiologie 1.2 f
- Hebebewegung 1.21

Kribbelparästhesie 1.72

Kümmell-Verneul-Krankheit 3.97

Kupidobogen 1.99 f

Kyphose, juvenile, Wirbelkörpervorsprünge 1.138
- nach Laminektomie 2.26
- nichtfixierte 5.2
- posttraumatische 3.94, 3.96 f, 5.6
- - Flexions-Distraktionsverletzung 3.121
- - Kompressionsbruch 3.115
- - Spätschaden, neurologischer 3.99
- tumorbedingte 2.24
- Wirbelkörper, Höhenverlust 2.22

L

Lagerungsschwindel, paroxysmaler 1.88

Lähmung, inkomplette, Rückbildung 4.23
- schlaffe 4.2
- - Kaudaläsion 2.9
- - Wirbelsäulentumor 2.8
- spastische 4.2, 4.10
- spinale 3.97
- vollständige 4.6 ff

Lamina cribrosa 1.99 f

Laminafraktur 3.107

Laminaspaltung 3.113 f
- Zeichen, radiologisches 3.115

Laminektomie 1.128, 3.164
- bilaterale, Gefügelockerung 1.154
- dekomprimierende 2.21
- Indikation 3.141, 3.144
- Komplikationen 2.21, 3.60
- Kyphose 2.26
- lumbosakrale 3.189
- multiple 2.29
- Myelopathie 1.83 f
- Operationssitus 1.128

- sakrale 3.198
- Wirkung, destabilisierende 3.99

Laminotomie 1.128, 2.30

Langerhans-Zellen-Granulomatose 2.101

Längsbänderkomplex s. Ligamentum longitudinale

Lappenplastik 2.142 ff

Lap-typ seat belt injuries 3.120

Lasègue-Zeichen 1.95
- kontralaterales 1.121
- positives 1.121, 1.127
- - Postdiskotomiesyndrom 1.129
- Prüfung 1.120 f
- umgekehrtes 1.121, 1.127

Lateralsklerose, amyotrophe 1.83

Latissimus-dorsi-Lappen, myokutaner 2.142, 2.144

Leberzellkarzinom, Kindesalter 2.5

Leiomyosarkom 2.135
- Lymphknotenmetastase 2.140

Lendenkyphose 1.119
- posttraumatische 5.6

Lendenlordose 1.104, 5.4
- Abflachung 1.157
- kompensatorische, Baastrup-Syndrom 1.156

Lendenmarklähmung 4.7

Lendenwirbel, Anatomie 1.4
- Berstungsspaltfraktur 3.103
- Fraktur, Altersverteilung 3.86
- Hyperextensionsspondylolyse 3.100
- Kompressionsfraktur 3.84
- Subluxation 3.128
- Verletzung, Häufigkeit 3.136

Lendenwirbelsäule, Aufbau 1.98 ff
- Aufbaustörung 1.138
- Bewegung 1.104
- Bewegungsumfang 1.104
- Biomechanik 1.103 ff
- Entfaltbarkeit 5.2 f
- Funktion 1.104
- Haltungselemente 1.103 f
- Keildeformität 3.137
- Ligamente 1.101
- Metastase 2.108
- Osteoblastom 2.41 f
- Rotationssubluxation 3.126
- Stabilität 1.103 f
- Stanzbiopsie 2.17
- Steifhaltung 1.119
- Tumorhäufigkeit 2.4 f
- Verheben 5.11
- Zugang, dorsaler 2.28
- - ventraler 2.27 f

Lendenwirbelsäulenerkrankung, bandscheibenbedingte 5.20
- - durch Ganzkörperschwingung 5.21 f
- degenerative 1.95 ff, 1.158
- - Altersverteilung 1.98
- - Epidemiologie 1.98

Lendenwirbelsäuleninstabilität, segmentale 1.124

Lendenwirbelsäulenverletzung, Stabilisation 3.151

Sachverzeichnis

Letterer-Siewesche Retikulose 2.101
Leukämie, Kindesalter 2.5
Lidspaltenöffnung 1.48
Ligament, Y-förmiges 3.16
Ligamentkomplex, dorsaler 3.40
– – intakter 3.107
– – Riß 3.116
Ligamentosis interspinosa 1.157
Ligamentotaxis 3.141, 3.143
Ligamentum alare 1.33, 3.16
– – Funktion 1.41 ff
– – Insuffizienz 3.2
– – Riß 3.6, 3.20
– – Verletzungsmechanismus 1.42, 1.44
– apicis dentis 1.33, 1.44, 3.16
– arcuatum 3.169
– atlantoaxiale accessorium 1.33
– cruciforme atlantis 1.33, 1.41 f, 3.16
– denticulatum 1.46 f, 4.1
– – Funktion 4.2
– flavum 1.33, 3.92
– – Aufklappen, türflügelartiges 1.130
– – Elastizität 1.101
– – Funktion 1.103
– – hypertrophes 1.14, 1.59, 1.61, 1.146
– – Riß 3.51, 3.127
– iliolumbales, vergrößertes 1.123 f
– interspinosum 1.35, 1.101, 3.92
– – Degeneration 1.156
– – Ruptur 3.101, 3.107
– – Schädigung 1.14
– longitudinale, Riß 3.125 ff
– – anterior 1.33, 1.101
– – – Anatomie 1.5
– – – Funktion 1.103
– – – Zerreißung 3.40
– – – Zugang 3.61
– – posterius 1.33, 3.108
– – – Anatomie 1.5
– – – Eigenschaft 1.101
– – – Funktion 1.103
– – – Innervierung 1.50
– – – Insertion 1.99 ff
– – – Riß 1.79, 3.116 ff
– nuchae 1.35
– – Funktion 1.42
– pubicum 3.169
– sacrotuberale, Ruptur 3.184
– supraspinale 1.35, 3.92
– – Funktion 1.103
– – Ruptur 3.101, 3.121
– transversum atlantis 1.33, 3.16
– – – Ausriß 3.11 ff
– – – – Entstehungsmechanismus 3.14
– – – Läsion, atlantodentale Distanz 3.18
– – – Rotationsachse, atlantoaxiale 1.41
– – Innervierung 1.49
Limbus vertebrae 1.99
Lipoblastomatose 2.135
Liposarkom 2.135

– Lymphknotenmetastase 2.140
Liquormyelographie 1.125
Long bone fracture 3.82
Lower motor neuron lesion 4.14
Lumbago 1.119
– Anamnese 1.118 f
– Arbeitsunfähigkeitstage 5.17
– Beinlängendifferenz 1.158
– Beruf 5.17 f
– Epidemiologie 1.98, 1.119
– Hüftarthrodese 1.158
– Ligamentosis interspinosa 1.157
– Lumbalskoliose 1.157
– Osteoblastom 2.43
– Plasmozytom 2.10
– Schmerzzunahme 1.120
– Spondylarthrose 1.144
– Therapie 1.126 ff
Lumbalpunktion 2.15
Lumbalsegment, Zerstörung 4.11
Lumbalskoliose, Beinlängendifferenz 5.15
– Spondylophyten 1.140
– Veränderung, degenerative 1.157 f
Lumboischialgie, Therapie 1.126
Lumbosakraler Übergang, Assimilationsstörung 1.144
– – Verletzung 3.186
– – – Behandlung 3.151
Lungenembolie 4.24
Lungenkarzinom, Knochenmetastase 2.11 f
– Tumormarker 2.19
– Wirbelmetastase 2.4, 2.106 f
Luque-Stab 3.151
Luschka-Gelenk 1.6
Luschkasche Höhle 1.96
Lymphangiom 2.135
Lymphom, malignes 2.2 f, 2.70, 2.72 ff
– – Differentialdiagnose 2.70, 2.83 f
– – Kindesalter 2.5
– – Lokalisation 2.11
– – Stanzbiopsie 2.18
– – Wirbelmetastase 2.4
Lymphoszintigraphie 2.141

M

Maffucci-Syndrom 2.54
Magenkarzinom, Wirbelmetastase 2.107
Magnetresonanztomographie 3.106
– Bandscheibendegeneration 1.125
– Bandscheibendehydratation 1.108, 1.124
– Bandscheibenvorfall 1.125
– – Rezidiv 1.130
– Echozeit 2.14
– Halswirbelsäulenverletzung 3.52
– Inversionszeit 2.14
– Kernspindichte 2.14
– Kompakta 2.15
– Kontraindikation 2.15
– Längsrelaxationszeit 2.14
– Myelopathie 1.60, 1.83

– Osteoidosteom 2.15
– Querrelaxationszeit 2.14
– Repetitionszeit 2.14
– T1-gewichtete 2.14
– T2-gewichtete 2.14
– Wirbelsäulentumor 2.13 ff
Magnetstimulation, transkranielle 1.73 f, 1.82
Mammakarzinom, Knochenmetastase 2.11, 2.106 f
– Wirbelmetastase 2.4
Massa lateralis atlantis, Fraktur 3.1, 3.11
– – – isolierte 3.15
– – – Ruptur 3.13
Mastdarmlähmung 1.122, 4.6
– Kaudaverletzung 4.11
– Konusverletzung 4.11
Mastozytose 2.37, 2.84
Mayer-Reflex 4.8
MdE s. Erwerbsfähigkeit, Minderung
Medulla oblongata, Durchblutungsstörung 1.86
– – Schädigung 3.6
Medulloblastom 1.123
– Kindesalter 2.5
Melanom, Wirbelmetastase 2.4
Melorheostose, Enostom 2.37
Membrana atlantooccipitalis anterior 1.33
– – posterior 1.33
– tectoria 1.33, 1.42
– – Riß 3.6, 3.20
Menière-Krankheit 1.88
Meningeom 1.123, 2.113 f
Meningiosis carcinomatosa 1.123, 2.6
Meningozele, intrathekale 2.115
Meniskoid 1.40
MEP s. Magnetstimulation, transkranielle
Metallimplantat 2.32 f
Metallimplantatlockerung 2.32
Methylprednisolon 2.105, 4.24
Minerva-Gipsmieder, Diademergänzung 3.59
– Halswirbelsäulenverletzung 3.58 f
Mizonidazol 2.35
Morbus s. Eigenname
Motorik, Feinabstimmung 4.2
Motorisch-evozierte Potentiale 1.73
Multiple Sklerose 1.83, 1.88
Multiples Myelom 2.79 ff
– – BSG-Beschleunigung 2.18
– – Häufigkeit 2.76
– – Immunglobulin, monoklonales 2.75
– – Isotopenaufnahme, fehlende 2.12
– – Überlebenszeit 2.80
Musculus adductor longus 4.7
– biceps brachii 1.73, 4.7
– – – Lähmung 1.48, 1.75
– brachialis 1.73, 4.7
– brachioradialis 1.73, 4.7
– – Parese 1.48
– deltoideus 1.73, 4.7
– – Innervationsstörung 1.48

– detrusor 4.13
– – Areflexie 4.25
– – Hyperreflexie 4.25
– dilatator pupillae 1.48
– erector spinae 3.192
– extensor carpi radialis 1.73, 4.7
– – digitorum longus 4.7
– – hallucis longus 1.121
– – pollicis longus 4.7
– flexor carpi ulnaris 4.7
– – digitorum longus 4.7
– – pollicis 4.7
– glutaeus maximus 3.192
– – – Lappenplastik 2.144
– – gracilis, Lappenplastik 2.144
– iliopsoas 4.7
– infraspinatus 1.73, 4.7
– interosseus 1.73, 4.7
– intertransversarius posterior 1.47
– ischiocavernosus 4.15
– latissimus dorsi 1.73, 4.7
– – – Lappenplastik 2.142, 2.144
– levator scapulae 4.7
– – – Verspannung 1.62
– longus capitis 1.38
– – colli 1.38, 3.8, 3.61
– obliquus abdominis 4.7
– obturator externus 4.7
– opponens 4.7
– pectoralis major 1.73
– – – Parese 1.48
– peroneus longus 4.7
– pronator teres 1.73
– – – Parese 1.48
– quadriceps 4.7
– rectus abdominis 4.7
– – – Lappenplastik 2.144
– rhomboideus 1.73, 4.7
– – Verspannung 1.62
– sartorius 4.7
– scalenus 1.38
– semispinalis capitis 1.46 f
– – – Prüfung 1.63
– – cervicis 1.46
– – – Prüfung 1.63
– serratus anterior 1.73
– sphincter vesicae externus 4.14
– – urethrae externus 4.14
– – – internus 4.14
– splenius 1.63
– sternocleidomastoideus 4.7
– – Prüfung 1.62
– supinator 1.73
– supraspinatus 1.73, 4.7
– tensor fasciae latae, Lappenplastik 2.144
– teres major 1.73
– tibialis anterior 1.121
– transversus abdominis 4.7
– trapezius 1.47, 4.7
– – Lappenplastik 2.144
– triceps brachii 1.73, 4.7
– – – Lähmung 1.48, 1.75
Muskelatrophie 5.9
– Osteoblastom 2.42
Muskelfaser, Typ-I 1.20
– Typ-II 1.20

Muskelprüfung, zervikobrachiales Syndrom 1.73
Muskelschwäche 2.8
Muskulatur, paravertebrale, Aktivität 1.20 f
– – Lähmung 2.30
Myelitis, Querschnittlähmung 4.5 f
Myelo-Computertomographie 1.82 f, 1.125, 1.147, 2.13, 2.15
Myelographie 3.52, 3.106
– Bandscheibenvorfall, lumbaler 1.114, 1.124
– Geschichtliches 1.97
– Indikationen 2.15
– intraoperative 3.143
– Komplikationen 2.15
– Kontraindikationen 2.15
– Lumbalpunktion 2.15
– Raumforderung, extradurale 2.16
– – intradurale 2.16
– zervikale 1.74
Myelom, Häufigkeit 2.3
– multiples s. Multiples Myelom
Myelopathie 2.8
– Denspseudarthrose 3.26
– Osteoblastom 2.45
– progressive 1.82
– Querschnittlähmung 4.5
– spondylotische (s. auch zervikomedulläres Syndrom) 1.60
– – Klassifikation 1.80
– zervikale 1.32
Myositis ossificans 2.52

N

Nackenmuskulatur, autochthone, Innervation 1.47
Nackenschmerzen, atlantoaxiale Instabilität 3.19
– atlantookzipitale Dislokation 3.6
– Atlasbogenfraktur, hintere, isolierte 3.10
– – vordere 3.9
– Condylus-occipitalis-Fraktur 3.3
– Densfraktur 3.24
– Differentialdiagnose 1.65
– Spondylolisthesis C2 3.30
– Zervikalsyndrom 1.61
Nasenschleimhaut, Schwellung 4.7, 4.12
Nervenfaser, aussprossende 4.4
Nervenkompression, Schmerzentstehung 1.57
Nervenstimulation, elektrische, transkutane 1.67 f
Nervensystem, vegetatives 4.12 ff
Nervenwurzel, dorsale 1.46, 4.1
– lumbale 1.122
– sakrale, Dekompression 3.189
– ventrale 1.46
– zervikale, Zugang, dorsaler 1.76 f
Nervenwurzelinfiltration 2.7
Nervenwurzelkompression 1.72
– Bandscheibenvorfall 1.114 f

– intraspinale, Pathophysiologie 1.122 f
– mechanische 3.76
– Recessus-lateralis-Stenose 1.149
– Reizerscheinung, radikuläre 1.120
– Therapie 1.127
Nervenwurzellänge 1.122
Nervenwurzelneurinom 1.75, 2.138 f
Nervenwurzelreizung L4 1.121
– L5 1.121
– S1 1.121
Nervenwurzelschädigung, Bandscheibensequester 1.56
– Bandscheibenvorfall, posteriorer 1.12 f
– Differentialdiagnose 1.123
– lumbosakrale, Ursachen 1.123
– sensible 2.8
Nervenzellenwachstum 4.12
Nervus cervicalis, Ramus articularis 1.50 f
– cutaneus lateralis femoris, Schädigung 3.207
– erigentus 4.15
– femoralis, Schädigung 3.207
– genitofemoralis, Schädigung 3.163
– glutaeus superior, Traktionsverletzung 3.198
– hypogastricus 4.15
– ischiadicus, Dehnungsschmerz 1.95
– – Kompression 1.24
– – Parese, Hämangiom 2.82
– – Schädigung 3.206 f
– medianus, Sensibilitätsstörung 1.75
– nervorum 1.26
– occipitalis major 1.47, 3.13
– pelvicus 4.13
– pudendus 4.14 f
– recurrens, Schutz 3.61
– – Verletzung 1.68
– sinuvertebralis 1.22 f
– – Innervationsgebiet 1.48 ff
– – Topographie 1.49
– spinalis 1.22 ff, 1.25
– – C1 1.47
– – C2 1.47
– – Ramus communicans griseus 1.23, 1.50
– splanchnicus 4.12
– – Kompression 1.141
– suboccipitalis 1.47
– vagus 1.33, 1.38
– vertebralis 1.49
Neurilemmom 2.113 f, 2.135
– Häufigkeit 2.3
Neurinom 1.123, 2.113, 2.138 f
– Klinik 2.139
– spinales 2.138
– Therapie 2.139
Neuroblastom 2.5, 2.29
– Differentialdiagnose 2.87
Neuroblastommetastase 2.19
Neurofibrom 2.113
– Differentialdiagnose 2.87
Neurofibromatose 2.138
Neurofibrosarkom 2.113
Neurolyse 1.153

Neuron, zentrales, Schädigung 2.8
Neurotrauma, evozierte Potentiale 3.50
– Klassifikation 3.41, 3.48, 3.50
Nidus 2.38f
Nierenkarzinom, Wirbelmetastase 2.4
Non-Hodgkin-Lymphom 2.70, 2.72
– Behandlung 2.72f
– Differentialdiagnose 2.72
– Kiel-Klassifikation 2.72
– mit Knochenbeteiligung 2.73
– Knochenmarkbiopsie 2.73
– Prognose 2.73
– Röntgenbild 2.72f
– Symptomatik 2.72
Notfallbeckenzwinge 3.197
NRC-Platte nach Armstrong 3.160
NSE s. Enolase, neuronenspezifische
Nucleolysein 1.130
Nucleus pulposus 1.4
– – Alterungsprozeß 1.7, 1.105f
– – Anatomie 1.98f
– – Andauung, enzymatische 1.130
– – Aufgabe 1.102
– – Degeneration 1.7
– – Grundsubstanz 1.17f
– – Insuffizienz 3.89
– – Lastübertragung 1.18
– – Prolaps, dorsaler 1.12
– – – dorsolateraler 1.56
– – Proteine, nichtkollagene 1.15
– – Sprengkraft, vitale 1.102
– – Wassergehalt 1.6, 1.103, 1.108
Nystagmus 1.86

O

Oberflächensensibilität 2.8f
Obturatoraufnahme 3.200ff
– dreidimensionale 3.202
Obturatorringfraktur 3.174, 3.177ff, 3.184
Okzipitallappen, Minderperfusion 1.59
Okzipitozervikaler Übergang, Anatomie 1.33
– – Innervierung 1.50
– – Radiologie 1.63
Okzipitozervikothorakale Fusion 3.7
Ollier-Krankheit 2.54
Open-book-Verletzung 3.180
Open-door-Laminoplastik 1.83
Orozco-Platte, modifizierte 3.62ff
Orthese, thorakolumbale 3.139
Os coccygis, Fraktur 3.188
– – – Begutachtung 5.8
– – Verletzung 3.173
– odontoideum, Differentialdiagnose 3.25
Ösophaguskarzinom, Wirbelmetastase 2.107
Ossifikation, feinfleckige 2.43
Osteoarthrosis interspinosa s. Baastrup-Syndrom
Osteoblastom 2.41ff
– aggressives 2.47

– Angiographie 2.43f
– biologisches Verhalten 2.47
– Biopsie, offene 2.18
– Blutung 2.43
– Computertomographie 2.43f
– Definition 2.41
– Dichtemessung 2.13
– Differentialdiagnose 2.46, 2.50, 2.54
– – Knochenzyste, aneurysmatische 2.94
– – Riesenzelltumor 2.62
– Häufigkeit 2.3, 2.41f
– Klinik 2.42f
– Lokalisation 2.11, 2.41f
– Prognose 2.47
– Rezidivrate 2.47
– Röntgenbild 2.42ff
– Szintigraphie 2.43f
– Therapie 2.20, 2.46f
– Transformation, maligne 2.47
Osteochondrom 2.50ff
– Computertomographie 2.52
– Definition 2.50
– Differentialdiagnose 2.56
– Entartung, maligne 2.53
– Epidemiologie 2.50
– Häufigkeit 2.3
– Komplikationen 2.51
– Lokalisation 2.50f
– Prognose 2.52f
– Röntgenbild 2.52
– Therapie 2.20, 2.52
– Wachstum 2.51
Osteochondrose 1.7ff
– Definition 1.97
– Zervikalsyndrom 1.65
Osteochondrosis intervertebralis 1.117
– – erosive 1.118
– juvenilis s. Scheuermann-Krankheit
Osteodystrophia fibrosa generalisata 2.100
Osteogenesis imperfecta, Densfraktur 3.24
– – Differentialdiagnose 2.104
– – Spondylolisthesis C2 3.30
Osteoidosteom 2.38ff
– Angiographie 2.16, 2.39f
– Computertomographie 2.39
– Definition 2.38
– Differentialdiagnose 2.41
– Häufigkeit 2.3, 2.38f
– Kernspintomographie 2.40
– Lokalisation 2.11, 2.38f
– Magnetresonanztomographie 2.15
– Prognose 2.41
– Salizylate 2.39
– Schmerzausstrahlung 2.39
– Spondylodese, dorsale 2.41
– Szintigraphie 2.39
– Therapie 2.41
– Zwangshaltung 2.39
Osteokutaneohypophysäres Syndrom 2.101

Osteolyse, Differentialdiagnose 1.65, 2.109
– – Knochenzyste, aneurysmatische 2.93
– mottenfraßähnliche 2.69
– – Non-Hodgkin-Lymphom 2.72
– Plasmozytom, solitäres 2.77
Osteolysehemmung 2.113
Osteom 2.36f
– Definition 2.36
– Differentialdiagnose 2.37
– Häufigkeit 2.37
– Lokalisation 2.37
– parossales 2.36
– Röntgenbefund 2.36
Osteomyelitis, Differentialdiagnose 2.70, 2.74
– – Fibrosarkom 2.90
– sklerosierende 2.41
Osteophyten (s. auch Spondylophyten), Bandscheibendegeneration 1.9
– Bandscheibenvorfall, anteriorer 1.12
– Halswirbelsäule 1.55ff, 1.64
– – zervikobrachiales Syndrom 1.72
– hintere 1.84, 1.86
– kerzenflammenartige 1.15
– Spinalkanalstenose 1.59
– Wirbelgelenksarthrose 1.14
Osteophytengröße 1.82
Osteophytenresorption 1.76
Osteophytose 1.7
Osteopoikilie, Enostom 2.37
Osteoporose, Knochenszintigraphie 3.106
– Querschnittlähmung 4.30f
– senile, Differentialdiagnose 1.65
– Wirbelfraktur 3.92f, 3.110f
– Wirbelkollaps 3.44f, 3.85
Osteosarkom 2.47ff
– Altersverteilung 2.5
– chondroblastisches 2.47
– Computertomographie 2.48, 2.50
– Definition 2.47f
– Dichtemessung 2.13
– Differentialdiagnose 2.46, 2.50, 2.56, 2.87
– fibroblastisches 2.47
– Häufigkeit 2.2f
– Lokalisation 2.48
– niedrig-malignes 2.47f
– osteoblastisches 2.47
– parossales, Häufigkeit 2.3
– Polychemotherapie 2.35
– Prognose 2.50
– Röntgenbild 2.48f
– strahleninduziertes 2.105
– Tumorverdopplungszeit 2.48
Ostitis fibrosa cystica 2.63

P

Paget-Krankheit, Fibrosarkomentstehung 2.90
– Sarkom, sekundäres 2.47f
Pancoast-Tumor 2.106

– Differentialdiagnose 1.75
Papaverin 4.15
Paragangliom, parasympathisches 2.135 f
Paraosteoarthropathie 4.30
Paraparese, myelopathische 3.97
Paraplegia dolorosa 2.7
Paraplegie 4.7
– inkomplette 5.9
– – Kernspintomographie 3.106
– komplette 5.9
– – Luxation, hintere 3.119 f
– Sterblichkeit 4.33
Paraproteinämie 2.18, 2.75 f
Paraspastik, zervikomedulläres Syndrom 1.81
Parästhesie, Nervenwurzelinfiltration 2.7
– Querschnittlähmung 4.30
Parasympathikus 4.13
Patellarsehnenreflex 4.8
– Ausfall 1.122
Pedikelfraktur 3.44
Penisprothese 4.15
Pfannendachfragment 3.205
Pfannenrandfraktur, hintere 3.202 f
– vordere 3.202 f, 3.207
Phantomschmerz 4.30
Phantomwirbel 3.123, 3.125, 3.130
Pharynxhinterwandverletzung 3.8
Pia mater 1.46 f
Pincer fracture s. Beißzangenfraktur
Pipkin-Fraktur 3.206
Plasmazellneoplasie 2.75 ff
– Definition 2.75 f
Plasmozytom 1.123
– Differentialdiagnose 2.50, 2.62 f, 2.84, 2.87
– extraossäres 2.76
– Häufigkeit 2.2 f
– solitäres 2.18, 2.76 ff
– – Behandlung 2.79
– – Computertomographie 2.78 f
– – Kernspintomographie 2.79
– – Lokalisation 2.77 f
– – Manifestationsalter 2.77
– – Myelographie 2.78 f
– – Prognose 2.79
– – Röntgenbild 2.78
– – Strahlentherapie 2.79
– – Szintigraphie 2.78 f
– – Überlebensrate 2.79
Plattenfixateur interne 4.21
Plattenfixation, winkelstabile 3.150
Plattenosteosynthese, Halswirbelsäule 3.68 ff
Plattenstabsystem nach Daniaux 3.150
Plattensystem, ventrales 3.63 ff
Platysma 4.7
Pleuraabhebung 3.102
Plexus cervicalis 1.47
– cervicobrachialis 1.47
– hypogastricus 4.13
– lumbosacralis 3.198
– vertebralis 1.48
POA s. Paraosteoarthropathie

Polyarthritis, juvenile 1.65
Polymyalgia rheumatica 1.74
Polytrauma 3.83, 3.88, 4.17
– Ganzkörperskelettszintigraphie 3.106
– Vorgehen 3.162 f
Postdiskotomiesyndrom 1.129 f
– Grad der Behinderung 5.22
– Magnetresonanztomographie 1.125
– Untersuchungsschema 1.131
Postlaminektomiekyphose 2.26, 2.30
Priapismus 4.15
Probevertebrotomie 2.17
Processus costalis 1.4
– odontoideus, Fraktur 3.22
– spinosus 1.4
– transversus atlantis, Fraktur 3.15
– uncinatus, Apposition, knöcherne 1.55 ff
Prostatakarzinom, Knochenmetastase 2.11
– Wirbelmetastase 2.4, 2.106 f
Prostataphosphatase, saure 2.19
Proteoglykane 1.15 f, 1.18, 1.99, 1.103
– Konzentrationsverringerung 1.105
– Vernetzung 1.103
Prothesenträger 1.158
Protuberantia occipitalis externa 1.35
PSA s. Antigen, prostataspezifisches
Psammom 2.113
Pseudarthrose, nach Wirbelfraktur 3.96
Pseudoradikuläres Syndrom 1.24, 1.119
Pseudospondylolisthesis 1.64, 1.149 ff
– Lokalisation 1.151
– Wirbelgelenkfortsatz, Zermürbung 1.144
Psoashämatom 5.8
Psoasschatten, Verwischung 3.102
Pyramidenbahn 4.1
– Untersuchung 1.73
– vordere 4.1
Pyramidenbahnschädigung 2.8

Q

Quadrizeps-Dehnungsschmerz 1.121
Quadrizepsschwäche, Bandscheibenvorfall 1.115
Quecksilbervergiftung 1.88
Querfortsatz, Abbruch 3.123, 3.126
– Avulsionsfraktur 3.185
– Serienfraktur 3.102
Querfortsatzverletzung, Begutachtung 5.8
Querschnittlähmung 4.1 ff
– Akutbehandlung 4.24 ff
– Anlaufstelle 4.20
– Ätiologie 4.4 f
– Atmung 4.25 f
– Ausbildung 4.32
– Begleitverletzung 4.27
– Begutachtung 4.33 f, 5.9 f
– Behandlungszentren 4.20

– Bewußtlosigkeit 4.17, 4.19
– Computertomographie 4.19
– Darmatonie 4.26
– Diagnostik 4.16 f, 4.19
– Druckgeschwür 4.26 f
– Dysreflexie 4.16
– Einteilung 4.19, 5.9
– Elektrostimulation, funktionelle 4.31
– Ergotherapie 4.32
– erste Hilfe 4.16 f
– Erwerbsfähigkeit, Minderung 5.10
– Fehler, diagnostische 4.21
– Funktionsprognose 5.9
– Handchirurgie 4.31
– Hilfsmittel 4.32
– Höhenbestimmung 2.8, 4.6
– inkomplette 4.6, 4.8 ff, 4.19
– – Behandlung 3.76
– – Rückbildung 4.23
– Knochenneubildung, paraartikuläre 4.30
– Knochenzyste, aneurysmatische 2.93
– komplette 4.6 ff, 4.19
– Kontraktur 4.31
– Krankengymnastik 4.31 f
– Krankenpflege 4.32 f
– Kreislauf 4.25 f
– Lagerung 4.17, 4.29
– Lebenserwartung 4.33
– Lungenembolie 4.24
– Mißempfindung 4.30
– Nachsorge 4.33
– nichttraumatische 4.5 f
– Ödemtherapie 4.24
– Osteoporose 4.30 f
– psychogene 4.34
– psychologischer Dienst 4.32
– Psychotherapie 4.30
– Restharnbestimmung 4.24
– Rückbildungsquote 4.12
– Rückbildungszeit 4.23
– Rückenmark, Höhlenbildung 4.31
– Schmerzempfindung 4.30
– Schulter-Arm-Schmerz 4.30
– Sexualfunktionsstörung 4.14 ff
– Skoliose 4.31
– Slicefraktur 3.125
– Spastik 4.28, 4.30
– Spätkomplikationen 4.30 f
– Spezialabteilung 4.18
– Sporttherapie 4.32
– Sterblichkeit 4.33
– Temperaturregulierung 4.26
– Therapie 4.16 ff, 4.21 ff
– Thromboseprophylaxe 4.24
– tumorbedingte, Dekompression, dorsale 2.33
– Umlagerung 4.26, 4.28
– Umschulung 4.32
– Verlaufskontrolle, neurologische 4.23
– Verweildauer 4.33
– Wiederaufnahmeindikation 4.27
– Wirbelsäulentumor 2.7

Querschnittsyndrom (s. auch Querschnittlähmung), Dekompression 3.142
– Erstbehandlung 3.55 f
– inkomplettes, Behandlung 3.76
– Osteosynthese, dorsale 3.75
– Wirbelkollaps 3.85

R

Radikulitis 1.123
Radikulopathie, metabolische 1.123
Radiosensitizer 2.35
Radiusperiostreflex 4.8
Ramus dorsalis nervi spinalis 1.22 ff
– griseus communicans 1.23, 1.50
– ventralis nervi spinalis 1.22 ff
Rauchen, Bandscheibendegeneration 1.16
Raumorientierung 1.54 f
Recessus lateralis 1.147
– – Anatomie 1.149
– – Bandscheibenvorfall 1.111 f, 1.115
– – Stenose 1.145, 1.149
– – – Prognose 1.154
– – Weite, kritische 1.148
Recklinghausen-Krankheit 2.115, 2.138
Rectus-abdominis-Lappen 2.144
Reflexabschwächung, Bandscheibenvorfall 1.121
– Wirbelsäulentumor 2.8
Reflexblase 4.14
Reflexreaktion, paradoxe 1.81
Reflexverstärkung 1.81, 2.8
Reflexzuordnung 4.8
Rehabilitationszentrum, Wirbelsäulenverletzung 3.55 f
Reizsyndrom, spondylogenes 2.6
Rektumkarzinom, Wirbelmetastase 2.107
Retikulumzellsarkom 2.72
Retinoblastom 2.5
Retrolisthesis s. Spondyloretrolisthesis
Rhabdomyom 2.135
Rhabdomyosarkom 2.5, 2.135
– Lymphknotenmetastase 2.140
Riesenzelltumor 2.57 ff
– Altersprädilektion 2.5, 2.57
– Angiographie 2.62
– Biopsie, offene 2.18
– Computertomographie 2.62
– Definition 2.57
– Dichtemessung 2.13
– Differentialdiagnose 2.50, 2.54, 2.62 f
– – Chordom 2.87
– – Hämangiom 2.83
– – Knochenzyste, aneurysmatische 2.91, 2.94
– Embolisation 2.64
– Entartung, maligne 2.57, 2.64
– Exkochleation 2.64
– Gefäßokklusion 2.62

– Geschlechtsprädilektion 2.57
– – bei Wirbelsäulenmanifestation 2.59
– Häufigkeit 2.3
– Histogenese 2.57
– Kernspintomographie 2.62
– Lokalisation 2.10, 2.57, 2.59 ff
– Myelographie 2.62
– Prognose 2.64 f
– Rezidiv 2.64
– Röntgenbild 2.57 f, 2.61 ff
– Strahlentherapie, adjuvante 2.64
– Symptomatik 2.61
– Szintigraphie 2.62
– Therapie 2.20, 2.63 f
Rippenluxation, Rotationsschrägbruch 3.129
Rotationsberstungsbruch, kompletter 3.124 f
Rotationschancefraktur 3.125 f
Rotationskeilbruch 3.123
Rotationskneifzangenbruch 3.123
Rotationsluxation 3.127
Rotationsscherbruch 3.125 f, 3.128
Rotationsschrägbruch 3.129
Rotationsspaltbruch 3.124
Rotationssubluxation 3.125 f
Rotationsverletzung 3.122 ff
– Entstehungsmechanismus 3.126 f
– Zeichen, klinische 3.129
– – radiologische 3.129 f
Roy-Camille-Platte 3.144
Rücken, Ausdrucksspezifität 1.97
– Weichteiltumor 2.135
Rückenmark, Anatomie 4.1 ff
– Durchblutungsstörung 1.86, 4.4
– Gefäßversorgung 4.2 f
– Leitungsbahn 4.2
– zervikales s. Zervikalmark
– Zystenbildung 4.31
Rückenmarkblase 4.14
Rückenmarkischämie 3.141
Rückenmarkkompression 3.140
– akute 2.7 f
– Hämangiom 2.82
– inkomplette, sacral sparing 2.9
– – Wirbelsäulentumor 2.8
– Kortisontherapie 2.21, 2.34 f
– Non-Hodgkin-Lymphom 2.72
– Notfallaminektomie 2.21
– Osteoblastom 2.42
– Osteochondrom 2.51
– Riesenzelltumor 2.61
– Schmerzen 2.6 f
– subakute 2.7
– Vorgehen 3.143 ff
– Wirbelmetastase 2.6, 2.108
– Wirbelsäulentumor 2.6 ff
Rückenmarkkontusion 3.6
Rückenmark-Konus-Übergang 4.10
Rückenmarknekrose, ischämische 4.3
Rückenmarködem 3.39, 3.106, 4.3
Rückenmarkquetschung 3.56
– Rotationsschrägbruch 3.129
Rückenmarksegment 4.2
Rückenmarkstauchung, bei Halswirbelsäulenreklination 1.47

Rückenmarksyndrom, hinteres 4.9 f
– vorderes 4.9
– zentrales 4.8 f
Rückenmarkverletzung 3.97 ff
– Ätiologie 4.4 ff
– Dysreflexie 4.13
– Frühbehandlungsmethode 4.4
– Häufigkeit 3.97
– Höhlenbildung 4.4
– – degenerative 4.31
– Klassifikation 3.98
– Ödem 4.3
– Operationsindikation, absolute 4.22 f
– – relative 4.23
– Pathologie 4.3 f
– Rückbildung, neurologische 4.22
– Spondylodese, zervikale, ventrale 1.70
– Sympathikusschädigung 4.13
– Symptomatik 4.6 ff
– Teillähmung 4.8 ff
– Therapie 4.21 ff
– Verlaufskontrolle, neurologische 4.23
Rückenmuskulatur, Atrophie 1.21
– autochthone, Ruptur 3.121
– Harnspann, reflektorischer 1.22
– Insuffizienz, Wirbelfrakturgefahr 3.90
– Schmerzentstehung 1.24 f
– Verspannung, Spondylarthrose 1.144
Rückenschmerzen, Arbeitsunfähigkeit 5.17
– bandscheibenbedingter 2.6
– Bedeutung, sozialmedizinische 1.98
– Faktoren, negative 1.119
– Postdiskotomiesyndrom 1.129
– Selbstheilungsquote 1.126
– Verlauf, ungünstiger 1.119
– Wachstumsalter 2.39
Rumpfbeugehaltung, extreme 5.20
Rumpfeinkrümmung 5.3
Rumpfgröße, verminderte 3.85
Rundrücken 5.3 f
– osteoporotischer 1.156

S

Sacral sparing 2.9
Sakralkanal, Obliteration 3.189
Sakralmarklähmung 4.8
Sakralmarkläsion, Erektionsverlust 4.15
Sakralsegment, Zerstörung 4.11
Sakraltumor 2.10
– Chordom 2.85 ff
– Ewing-Sarkom 2.68
– Häufigkeit 2.2 f
– Osteochondrom 2.50
– Riesenzelltumor 2.59 f
– Therapie 2.19 ff
Sakralwirbel, Flexionsfraktur 3.189
– Hyperextensionsfraktur 3.189

Sachverzeichnis

Sakrum, Fraktur 3.173, 3.175f
– – Begutachtung 5.8
– – Kompressionsfraktur 3.176ff
– – – beidseitige 3.181, 3.183
– – – Therapie 3.190
– – Pars pelvina, Querfraktur 3.176, 3.189
– – – perinealis, Querfraktur 3.188f
– – Zugang 3.192f
– – – ventraler 2.27
Sakrumpseudarthrose 3.188
Sakrumresektion 2.88f
– dorsale 2.28f
– ventrale 2.28f
Sakrumretention, Beckenstabilität 2.28
Sakrumseitenflügelfraktur 3.178f
Sakrumvertikalfraktur 3.171, 3.185f
– Pseudoarthrose 3.188
– Stabilisierung 3.197
– Zugang 3.193
Sanduhrgeschwulst 2.113f
– Differentialdiagnose 2.83
– Lokalisation 2.138f
– Therapie 2.139
Sarkom, neurogenes 2.135
Schädelbasisbruch 3.1
Schädelbasisringbruch 3.1
Schadenrecht 5.14
Schambeinastfraktur 172
– Therapie 3.191f
Schanz-Schraube 3.149
– Fixateur interne 3.153ff
Scheuermann-Krankheit 1.117
– Begutachtung 5.16
– floride 5.16
– lumbale 1.118
– Schmorlsches Knötchen 1.13
Schiefhals, akuter 1.32
– – Zervikalsyndrom 1.62
Schilddrüsenkarzinom, Metastase 2.4, 2.106f
– – Biopsie 2.18
Schleudertrauma 5.11
– atlantoaxiale Instabilität 3.16
Schlitzlochplatte nach Wolter 4.21
Schluckbeschwerden, Atlasbogenfraktur, vordere 3.9
– Densfraktur 3.24
– Osteophyten 1.64
– Spondylolisthesis C2 3.30
Schmerzempfindung 2.9
– Ausfall 4.10
Schmerzen, beim Heben 5.11
– nächtliche 2.42
– neuralgiforme 2.7
– neuropathische 3.94
– radikuläre 1.121
– – Bandscheibenvorfall 1.13
– – Entstehung 1.21ff, 1.55, 1.57
– – Segmentverschiebung 1.25
– – Ursache 1.22
– segmentale 1.21f
– tumorbedingte 2.6f
– vertebragene 3.94
– zervikale s. Zervikalsyndrom

Schmerzsyndrom, monoradikuläres, Differentialdiagnose 1.123
Schmorlsches Knötchen 1.96, 3.95
– – Bandscheibenverschiebung 1.10
– – Bandscheibenvorfall, intraspongiöser 1.116
– – Diskographie 1.101, 1.109
– – Entstehung 1.9, 1.13, 1.99
Schobersches Maß 5.2f
Schock, spinaler 4.6, 4.19
Schraubenverankerung, transpedikuläre, ventrale 3.160
Schulterabduktionstest 1.72
Schulterblatt, Haltemuskulatur, Verspannung 1.62
Schulterhochstand 4.7
Schulter-Nacken-Schmerzen 1.65
Schultersteife, zervikobrachiales Syndrom 1.75
Schwanenhalsdeformität 2.29
Schwannom 2.138f
– Differentialdiagnose 2.87
Schwellkörperautoinjektion 4.15
Schwerkettenkrankheit 2.75
Schwimmeraufnahme 3.51f
Schwindel, Afferenzstörung, zervikale 1.54f
– Arteria-vertebralis-Minderperfusion 1.58f
– Differentialdiagnose 1.87
– propriozeptiver 1.87
– vaskulärer 1.87
– zervikozephales Syndrom 1.86
Scott-Sphinkter 4.25
Seat belt injuries 3.108
Segment vertebral moyen 3.43
Sehstörung 1.59, 1.86
Seitenhorn 4.1
Selbstkatheterisieren, intermittierendes 4.25
Sensibilität 4.8
– perianale 2.9
Sensibilitätsstörung, zervikomedulläres Syndrom 1.81
– zervikozephales Syndrom 1.86
Sexualfunktion 4.14ff
Sexualfunktionsstörung 4.14ff
– Konusverletzung 4.11
– Raumforderung, spinale 2.9
Sexualzentrum 4.15
Sharpeysche Fasern 1.4f, 1.99
Single-Photon-Emissions-Computertomographie 3.105
Skalenussyndrom 1.74
SKAT s. Schwellkörperautoinjektion
Skelettmetastase (s auch Knochen-, s. auch Wirbelmetastase), Häufigkeit 2.4f
Skelettsarkoidose 2.84
Skelettszintigraphie 2.11f, 3.105
– falsch negative 2.10
– Speicheraktivität, erhöhte 2.12, 2.39
– – fehlende, Osteom 2.36
– – verminderte 2.12
– Wirbelsäulenerkrankung, degenerative 1.126

Skoliose, Begutachtung 5.15
– Dysplasie, fibröse, polyostotische 2.99
– Grad der Behinderung 5.15
– Knochenzyste, aneurysmatische 2.94
– lähmungsbedingte 4.31
– Osteoblastom 2.43f
– Osteoidosteom 2.39f
– psychogene 2.41
– Spondylophytenbildung 1.139f
– traumatische 3.114
– Vitalkapazitäteinschränkung 5.15
– zervikothorakale 5.15
Skolioseaufrichtespondylodese 4.31
Slicefraktur 3.125, 3.128
Soft disk hernia 1.55
Somatosensorisch-evozierte Potentiale 1.73, 3.50
– – zervikomedulläres Syndrom 1.82
Spaltbruch 3.111
– frontaler 3.111, 3.114
– sagittaler 3.111
Spanspondylodese, ventrale 3.144f
Spastik 4.28, 4.30
– Elektrostimulation, funktionelle 4.30f
– Wirbelsäulentumor 2.8
Spatium epidurale 1.33
Sperrliquor 2.15
Sphinkterotomie 4.25
Sphinkterparese 2.9
Sphinkterstörung 1.80
Spina bifida, Differentialdiagnose 3.10
– iliaca anterior, Fraktur 3.172f
– ischiadica, Avulsion, ossäre 3.185
Spinalganglion 1.46
Spinalis-anterior-Syndrom, Querschnittlähmung 4.5f
Spinalkanal, Dekompression 3.140ff
– – knöcherne 3.61
– – ventrale 3.75
– enger 1.60
– Grenzen 1.46
– Innervierung 1.48f
– lumbaler, enger 1.123
– – Weite 1.122, 1.146, 1.148
– Magnetresonanztomographie 1.125, 2.14
– Raumforderung, extradurale 2.16
– – intradurale 2.16
– thorakaler 3.134
– zervikaler 3.50f
– – Weite 1.82
Spinalkanalstenose, absolute 1.145
– Bandscheibenvorfall, dorsaler 1.10
– Computertomographie 3.105
– Differentialdiagnose 1.152f
– dynamische 1.146, 1.148
– Flexionsspondylolyse 3.119
– bei Flexionssubluxation 3.118
– frakturbedingte 3.98f
– Geschichtliches 1.95ff
– Klinik 1.152
– kombinierte 1.145
– lumbale 1.96f, 1.145ff

Spinalkanalstenose, lumbale, Ätiologie 1.146
– – Computertomographie 1.145
– – Diagnostik 1.152
– – Geschichtliches 1.145
– – instabile 1.153
– – Klassifikation 1.146
– – Lumbalskoliose 1.157
– – multisegmentale 1.148
– – Myelographie 1.146, 1.148
– – Pathomorphologie 1.146, 1.148
– – Provokationstest 1.152
– – Pseudospondylolisthesis 1.151 f
– – stabile 1.153
– – Therapie 1.153 ff
– multiples Myelom 2.80
– Operationsindikation 3.143
– Osteoblastom 2.42
– Osteophyten 1.14
– Pathogenese 1.146 f
– posttraumatische 3.142
– relative 1.145
– Resultate, postoperative 1.154
– Schmerzleitung 1.22
– Spondylarthrose 1.144
– Spondylophyten 1.139
– symptomlose 5.18
– Vorgehen 3.143 ff
– zentrale 1.149
– zervikale 1.59 f, 1.84, 1.146
Spinalkanaltumor 2.113 ff
Spinalkanalverlängerung, Halswirbelsäulenflexion 1.47
Spinalkanalweite/Wirbelkörperstärke/ Verhältnis 1.82
Spinalnerv 4.1
Spinalnervenkompression 1.14
– Schmerzleitung 1.22
– Symptome 1.22
Spin-Gitter-Relaxationszeit 2.13
Spin-Spin-Relaxationszeit 2.14
Spondylarthropathie 1.118
Spondylarthrosis deformans 1.143 ff
– – Diagnose 1.144
– – Infiltrationstherapie 1.144
– – Klinik 1.144
– – Pathomorphologie 1.143 f
– – Therapie 1.144 f
Spondylektomie, Defektüberbrückung 2.31
Spondylitis, akute 2.104
– ankylosans, atlantookzipitale Dislokation 3.7
– – Begutachtung 5.16
– – Differentialdiagnose 1.65, 1.142
– – Grad der Behinderung 5.16
– – Long bone fracture 3.82
– – Wirbelfraktur 3.84 f
– – zervikothorakaler Übergang, Luxation 3.69
– Differentialdiagnose 1.65, 1.118, 1.123, 2.104
Spondylodese (s. auch Wirbelsäulenstabilisierung), distrahierende 1.78
– dorsale 1.83, 1.129, 3.147
– – Brustwirbelsäulenverletzung 4.21

– – Cotrel-Dubousset-Instrumentarium 1.151
– – nach Dekompression 1.154 f
– – Grad der Behinderung 5.15
– – perkutane 1.135 f
– – Plattenfixation, ventrale 3.158
– – posterolaterale 3.151
– – Querschnittlähmung 4.5
– – ventrale 3.75, 3.162
– – Halswirbelsäulenverletzung 4.21
– – interkorporelle 1.129
– – Komplikationen 3.163
– – zervikale, dorsale 1.78
– – – ventrale 1.68 ff
– – – Pseudarthroserate 1.70
Spondylodeseknochen 3.62
Spondylodiszitis 1.123
– Differentialdiagnose 1.65
– Postdiskotomiesyndrom 1.130
– Vorgehen 1.131
Spondylolisthesis 1.149 ff
– Begutachtung 5.15 f
– C2, traumatische 3.21, 3.26 ff
– – – Begleitverletzung 3.30
– – – Klinik 3.30 f
– – – Kombination mit Densfraktur 3.31
– – – Therapie 3.31
– – – Typ I 3.27 f, 3.31
– – – Typ II 3.27 ff, 3.31
– – – Typ III 3.27, 3.29, 3.31
– – – Verletzungsmechanismus 3.29 f
– degenerative s. Pseudospondylolisthesis
– Grad der Behinderung 5.16
– Spondylodese 1.155
– traumatische, Begutachtung 5.8
– Wehrdienstuntauglichkeit 5.16
Spondylolyse, Begutachtung 5.15 f
– Grad der Behinderung 5.16
– traumatische 3.9
– – Begutachtung 5.8
– Wirbelbogenwurzelsklerose 2.37, 2.41
– Wirbelsäulenverletzung 3.100
Spondylophyten (s. auch Osteophyten) 1.107
– Brückenbildung 1.139 f
– Differentialdiagnose 1.116
– dorsale 1.139 f
– Entstehung 1.136 f
– bei haltungsbedingter Skoliose 1.158
– Häufigkeit 1.136
– Histiogenese 3.95
– Lokalisation 1.137 f
– mediale 1.149
– Pathomorphologie 1.138 f
– Spinalkanalstenose 1.146
– submarginale 1.138, 1.140
– ventrale 1.124
– Verteilung, prozentuale 1.136 f
Spondyloptose 2.30, 5.16
Spondyloretrolisthesis 1.9, 1.107, 1.149 ff, 3.48
– Halswirbelsäule 1.64

– Mechanismus 1.110
– Spinalkanalstenose 1.148
Spondylosclerosis hemisphaerica 2.37
Spondylose, Bandscheibendegeneration 1.7
– posttraumatische, zirkumskripte 1.139
– – – Begutachtung 5.12
– Rückenmarkschädigung 1.59 ff
– vordere, manschettenartige 5.7
– Zervikalsyndrom 1.65
Spondylosis deformans 1.9 f, 1.136 ff
– – Ätiologie 1.136 f
– – Bandscheibenvorfall, anteriorer 1.12
– – Bergarbeiter 5.17
– – Beruf 5.17
– – dorsalis 1.10
– – Epidemiologie 1.136
– – Häufigkeit 1.10
– – Klinik 1.139 ff
– – Röntgenbefund 5.18
– – uncovertebralis 1.10
– – ventralis 1.10
– hyperostotica 1.14 f, 1.141 ff
– – Differentialdiagnose 1.142
– – Klinik 1.143
– – Laborbefunde 1.142
– – Pathogenese 1.142
– – Röntgenbefund 1.142 f
– – Therapie 1.143
Spongioblastom 2.113
Spongiosa, Anisotropie, mechanische 3.90
Spongiosabälkchenfraktur 3.90 f
Spongiosadefekt, Darstellung 2.10, 2.13
Spongiosaplastik, transpedikuläre 3.153
– – nach Daniaux 3.145 f
Sprache, skandierende 1.86
SSEP s. Somatosensorisch-evozierte Potentiale
Stabilisierung s. Wirbelsäulenstabilisierung
Staging 2.20 f
Standard-Beckenserie nach Pennal 3.170 f
Stanzbiopsie 2.17 f
– computertomographisch-gesteuerte 2.11
– Indikation 2.18
– Komplikationen 2.18
– Risikofaktoren 2.18
– Tumorverschleppung 2.18
Steißbein s. Os coccygis
Stimulationstechnik, magnetische, transkranielle s. Magnetstimulation, transkranielle
Stippled epiphysis, Enostom 2.37
Strahlentherapie 2.35, 2.111
– Sarkom, sekundäres 2.48
Sudomotorik 1.48
Sudomotorikstörung 1.75
Sulcus sinus petrosi 1.33
– – sigmoidei 1.33
Surgical Staging System 2.20

Sympathikus 4.12f
– Kompression 1.141
– zervikaler 1.59
Symphysenruptur 3.179f, 3.186
– bei Azetabulumfraktur 3.206
– Therapie 3.189ff
Synovialsarkom, Lymphknotenmetastase 2.140
Syringomyelie, bei atlantookzipitaler Dislokation 3.6
– traumatische 4.31
– – Zervikalsyndrom 1.65
Systemerkrankung, maligne 2.70ff
Szintigraphie 2.11f, 2.36, 2.39, 3.105

T

Tagegeldversicherung 5.14
Taubheit 1.22, 1.26
– Claudicatio intermittens spinalis 1.152
Tear-drop-Fraktur 3.46f, 3.76
Temperaturempfindung 2.9
– Ausfall 4.10
TENS s. Nervenstimulation, elektrische, transkutane
Tensor-fasciae-latae-Lappen 2.144, 4.26
Teratom, Differentialdiagnose 2.87
– Kindesalter 2.5
Tethered-cord-syndrome 1.123
Tetraplegie 4.7
– Denspseudarthrose 3.26
– Halswirbelsäulenverletzung 3.51
– inkomplette 5.9
– komplette 5.9
– Krankengymnastik 4.32
– Sterblichkeit 4.33
Tetraplegiker, Lagerung 4.29
Tetraspastik, zervikomedulläres Syndrom 1.81
Th12/L1-Luxation 3.148
Thalliumvergiftung 1.88
THLSS s. Titanium-hollow-locking-screw-system
Thorakolumbaler Übergang, Burst-Fraktur 3.91
– – Luxationsfraktur 3.99
– – Verletzung 3.82, 3.136
– – Wirbelfraktur 3.86
Thoraxschmerz 1.72
Thoraxwand, Weichteiltumor 2.135
Thoraxwandinstabilität 2.27
Thrombozytenaggregationshemmer 1.88
Thyreoglobulin 2.19
Tibialis-posterior-Reflex, Ausfall 1.121f
Tiefensensibilität 2.9
Tissuepolypeptide antigen 2.19
Titanium-hollow-locking-screw-system 3.62ff
Torticollis (s. auch Schiefhals) spasmodicus 1.46
TPA s. Tissuepolypeptide antigen
Trabekulierung, blasige 2.78

Tractus corticospinalis anterior 4.2
– – lateralis 4.2
– spinocerebellaris dorsalis 4.2
– – ventralis 4.2
– spinothalamicus lateralis 4.2
– – ventralis 4.2
Traktionszacken 1.137, 1.139
Trapeziuslappen 2.144
Trapezplatte nach Caspar 4.21
Traumazentrum 3.55
Treppenphänomen 1.64, 3.53f
Trizepsreflex, Abschwächung 1.48
Trochanterzugschraube 3.206
Trömner-Reflex 4.8
Truncus brachiocephalicus 1.53
– costocervicalis 1.53
– lumbosacralis, Traktionsverletzung 3.198
– nervi spinalis 1.22
– sympathicus 1.23, 1.25
– thyreocervicalis 1.53
Tuber ischiadicum, Fraktur 3.188
Tuberculum carotideum 1.37f
Tumor, brauner, Differentialdiagnose 2.63
– epiduraler 2.113
– extraduraler 2.1
– fibrohistiozytärer 2.57ff
– intraduraler 2.1, 2.113
– – Zeichen 2.113
– intramedullärer 2.113
– juxtamedullärer 2.9, 2.113
– – Myelographie 2.15
– kindlicher, Behandlung 2.29f
– knochenbildender 2.36ff
– knorpelbildender 2.50ff
– spinaler 2.1ff, 2.113ff
– – Häufigkeit 2.3
– – Myelo-Computertomographie 2.13
Tumorembolisation 2.16f, 2.20, 2.111
Tumorentfernung, intraläsionale 2.143
– marginale 2.143
– radikale 2.143
Tumormarker 2.5, 2.18f
Tumormatrix 2.11
Tumorresektion 2.23ff
Tumorstaging 2.20f
Tumorverschleppung 2.18
– hämatogene 2.106
Typ-I-Densfraktur 3.4f

U

Überbrückungsmieder 1.145
Übergangswirbelbildung 5.6
Überlaufblase 4.14
Uncus corporis 1.36f, 1.44
– – Osteophyten 1.57
Undercutting facettectomy 1.153
Unfallversicherung, gesetzliche 5.14
– private 5.14
Unkovertebralgelenk 1.6, 1.36f
– Anatomie 1.44

– Arthrose 1.55
– – Arteria vertebralis, Knickbildung 1.88
– – Rückenmarkschädigung 1.59
– Ostophyten 1.58
– Rotationszentrum 1.45
Unkovertebralspalten 1.44
– Rißbildung 1.55
Upper motor neuron lesion 4.14
Urethraverletzung 3.198

V

Vakuumphänomen 1.9, 1.107, 1.117
Valleixsche Druckpunkte 1.120
Vanillinmandelsäure 2.19
Vasokorona 4.3
Vena spinalis anterior 4.3
– – posterior 4.3
– subcalvia 1.38
Venenplexus, epiduraler 4.3
Verheben 5.11
Verhebetrauma 5.13
Vertebra plana, Angiomatose 2.84
– – Ewing-Sarkom 2.69
– – Granulom, eosinophiles 2.103
– – Osteonekrose 2.104
– – Rückenmarkkompression 2.7
– – tumorbedingte 2.11
– prominens 1.34
Vertebralisthrombose, bei Jefferson-Fraktur 3.13
– Spondylolisthesis C2, traumatische 3.28, 3.30
Vertebrektomie, inkomplette 3.158
– totale 3.162
Vertebrobasiläre Insuffizienz 1.32, 1.87f
– – Schleudertrauma 5.12
Vibrationsempfindung 2.9
Vibrationsschaden 5.13f, 5.21f
– Bandscheibendegeneration 1.16
Vibrostimulation 4.15
Volumenmangelschock 4.17, 4.24
Vorderhorn 4.1
– Gefäßversorgung 4.2f
Vorderhornzellen, Schädigung 4.9
Vorderseitenstrang, Gefäßversorgung 4.3
Vorderstrangschädigung 2.8f, 4.9
VOT-VSP-Platte 2.32f

W

Wachstumsalter, Rückenschmerz 2.39
Weichteilsarkom 2.90, 2.135
– Lymphknotenmetastase 2.140f
Weichteilschatten, paravertebraler 3.52, 3.102
– – Densfraktur 3.24
– – Ewing-Sarkom 2.69
Weichteiltumor 2.135ff
– Defektdeckung 2.143f
– Diagnostik 2.140ff
– Entfernung, radikale 2.143

XXVIII Sachverzeichnis

Weichteiltumor, gutartiger 2.135
– Lymphoszintigraphie 2.141
– maligner 2.135
– Therapie 2.140 ff
– – radikale, onkologische 2.141 f
– Wachstum 2.142
Weichteilverschattung 3.54
Wilms-Tumor 2.5, 2.29
Wirbel, Apophysenabsprengung 1.116
– Bruchfestigkeit 3.90
– Knochendichte 3.90
– präsakraler, keilförmiger 1.151
– – quadratisch geformter 1.151
Wirbelankylose 1.141
Wirbelbogen, Funktion 1.103
– Zerreißung, dorsale 3.115
Wirbelbogenepiphyse 2.2
Wirbelbogenfraktur 1.144, 3.47, 3.49
– rettende 3.107
Wirbelbogengelenkverletzung, Begutachtung 5.8
Wirbelbogenquerfraktur 3.44
Wirbelbogenresektion 1.128
Wirbelbogenwurzeldistanz, quere, vergrößerte 3.115
Wirbelbogenwurzelsklerose, Differentialdiagnose 2.41
– Ursachen 2.37
Wirbelbogenzerreißung, dorsale 3.118 f
Wirbeldrehgleiten 1.149
Wirbelepiphyse 1.3 f
Wirbelfortsatzepiphyse 2.2
Wirbelfraktur, alte 3.106
– Altersverteilung 3.86
– bei Anfallsleiden 3.84
– asymptomatische 3.86
– Aufrichtung 3.137 f
– mit Bandscheibenverletzung 3.94 ff
– Begleitverletzung 3.84
– Begutachtung 3.105
– Bewertung 5.7 f
– Defektheilung 3.94
– Dekompression, dorsale 3.144
– Erwerbsfähigkeit, Minderung 5.7
– Fall aus Höhe 3.84
– Fixateur interne 3.145
– Frakturmechanik 3.88
– bei der Frau 3.85 f
– frische 3.106
– Gipsruhigstellung 3.138 f
– Keilbruch 3.110 f
– Knochenumbau 3.106
– lumbale, Fixateur interne 3.153 ff
– Nachsinterung 5.6
– operativ versorgte, Begutachtung 5.7
– Osteoporose 3.85 f
– pathologische 2.6, 3.84 f, 3.93
– Repositionsbiomechanik 3.92
– Rotationsverletzung 3.130
– Stabilisierung, dorsale 3.144 f
– ohne Trauma 3.84
– übersehene 5.5
– Ursachen 3.82 ff
– Verteilung, segmentale 3.86 ff

– im Wachstumsalter 3.93
Wirbelgelenk, Dislokation 3.39
– Funktion 1.20
– Innervation 1.23
– kleines, Arthrose 1.104, 1.143, 3.94
– – – Differentialdiagnose 2.41
– – – Pathogenese 1.146
– – – Pseudospondylolisthesis 1.150
– – – Recessus-lateralis-Stenose 1.149
– – Fehlstellung 1.110
– – Fraktur, Diagnose 3.52
– – – Therapie 3.76
– – Funktion 1.103
– – Untersuchung, radiologische 3.102 ff
– – verhacktes 3.66
– Lokalanästhesie, diagnostische 1.65
– Luxation, hintere 3.119 f
– – lumbosakrale 3.120
– – Zeichen, klinische 3.122
– – vordere 3.116 f
– Schmerzleitung 1.23 f
– zervikales, Schmerzleitung 1.50
Wirbelgelenkdegeneration 1.10
Wirbelgelenkfacette, Fraktur s. Facettenfraktur
– Funktion 1.103
Wirbelgelenkfortsatz, Fraktur 3.117 f, 3.123, 3.125
– Funktion 1.103
– Hypertrophie 1.146
– Resektion 1.153
– Zermürbung 1.144
Wirbelgelenkkapsel 1.14
Wirbelgelenksarthrose 1.13 f
– Funktionsaufnahme 1.64
– Schmerzen 1.57
– Schmerzleitung 1.22
– Therapie 1.89
– zervikale 1.58
– zervikobrachiales Syndrom 1.74
Wirbelkanal s. Spinalkanal
Wirbelkanalstenose s. Spinalkanalstenose
Wirbelkompression 3.89, 3.91
– Röntgen 3.52
Wirbelkompressionsbruch, bei Anfallsleiden 3.84
– Behandlung 3.136
– Höhenmessung 3.104
– Kraft-Weg-Diagramm 3.89 f
– Morphologie 3.90 f
Wirbelkörper, Bälkchenbildung 2.81
– Bruchlast 3.88
– Brückenbildung 1.141
– Frakturverhalten 3.89
– Funktion 1.103
– Höhenverlust 3.101, 3.115
– – Instabilität 2.22
– Innervierung 1.50
– Spongiosaverlust 2.10
– Tragfähigkeit 3.89 f
Wirbelkörper-Bandscheiben-Grenze 1.99

Wirbelkörperberstung 3.109
Wirbelkörperblockbildung 2.51
Wirbelkörperbodenplatte, Alterung 1.103
– Anatomie 1.99 f
– Eindellung 1.108
– Sklerosierung 1.117 f
Wirbelkörperdeckplatte, Alterung 1.103
– Anatomie 1.99 f
– Eindellung 1.108, 3.89
– – uhrglasförmige 3.111
– Einsenkung, muldenförmige 2.82
– hyalinknorpelige 1.4
– Impression 3.110
– Sklerosierung 1.117 f
Wirbelkörperdeformierung 5.6
Wirbelkörpereinbruch 3.44 f
– Histopathologie 1.8
– Hodgkin-Lymphom 2.75
– Osteoporose 3.85
– Riesenzelltumor 2.61, 2.63
– tumorbedingte 2.11
Wirbelkörperentfernung, subtotale 1.84 f
Wirbelkörperersatz 2.31
– Titankorb 2.31
Wirbelkörperfragment, disloziertes 3.143
Wirbelkörperfraktur (s. auch Wirbelfraktur) 3.40, 3.45 f
– Begutachtung 5.5 ff
– horizontale 3.109
– isolierte, Heilungsvorgang 3.94
– Plattenfixation, ventrale 3.158 f
Wirbelkörperhinterwand, Abrißfraktur 3.121
– Fraktur 3.40
– Frakturzeichen 3.115
– Höhenverminderung 3.102
– Läsion 3.42
– Subluxation 3.46
– Treppenphänomen 3.53 f
– Versetzung, treppenförmige 3.51
Wirbelkörperhinterwandfragment 3.145
Wirbelkörperhöhe, Messung 3.104
– Verminderung 1.108
Wirbelkörperhöhe/Dornfortsatzhöhe/Quotient, Baastrup-Syndrom 1.156
Wirbelkörperimpaktion 3.110 f
Wirbelkörperindex 4.22
Wirbelkörperkollaps 3.93
– tumorbedingter 2.6
Wirbelkörpernekrose 3.97
Wirbelkörperpseudarthrose 3.96
Wirbelkörperresektion 2.24
Wirbelkörperseparation 3.124
Wirbelkörpersinterung, Rückenmarkkompression 2.7
Wirbelkörpersklerose 2.37
Wirbelkörperspaltfraktur 3.96
– sagittale 3.45 f
Wirbelkörperstauchung 3.109

Sachverzeichnis XXIX

Wirbelkörperveränderung, altersbedingte 1.118
Wirbelkörperverletzung, Therapie 3.60
– Typ-A-Verletzung 3.110 ff
– – Behandlung 3.144
– – Entstehungsmechanismus 3.114 f
– – instabile 3.115
– – mit Rotation 3.122 ff
– – stabile 3.115
– – Zeichen, klinische 3.115
– – – radiologische 3.115
– Typ-B-Verletzung 3.115 ff
– Typ-C-Verletzung 3.122 ff
– Zeichen, röntgenologische 3.102
Wirbelkörperverplattung, ventrolaterale 2.31
Wirbelkörpervorderkante, Ablösung 1.13
– Abriß 3.116, 3.121
Wirbelkörperwinkel 4.22
Wirbelkörperzertrümmerung 3.112, 3.114
– Behandlung 3.144 f
Wirbelluxation, Rotationsverletzung 3.127
Wirbelmetastase 2.106 ff, 3.85
– Ausbreitungsweg 2.106
– Behandlung 2.32 ff
– corporal metastases 2.108
– Diagnostik 2.108 f
– Exzision, extraläsionale 2.111
– Frakturverhalten 3.93
– gemischtförmige 2.109
– Häufigkeit 2.3 ff, 2.106 ff
– Krankheitsverlauf 2.108
– Lokalisation 2.108
– Motilitätsstörung 2.7
– Operation, palliative 2.111
– osteoblastische 2.4, 2.109
– osteolytische 2.4, 2.109
– pericordal metastases 2.108
– permeativ-infiltrative 2.109
– Rückenmarkkompression 2.6, 2.108
– sklerotische 2.109
– Therapie 2.109 ff
– Verknöcherungsaktivität 2.109
– Wachtumsrate 2.109
Wirbelsäule, Apophysenkern, persistierender 1.138
– Deformität, posttraumatische 3.94
– Drehzentrum 1.104
– Inklination 1.104
– Reklination 1.104
– Segmentbeweglichkeit 5.7
– Wachstum 2.2
– Zugang, anterolateraler 2.25
– – dorsaler 2.25
– – – Folgeschaden 5.7
– – ventraler 2.25, 2.27
– – – Folgeschaden 5.7
Wirbelsäulenabknickung, kyphotische, Flexionsdistraktionsverletzung 3.121
– – Kompressionsbruch 3.115
– skoliotische 3.114

Wirbelsäulenalignment 3.56 f
Wirbelsäulenbegutachtung 5.1 ff
– Bandscheibenvorfall 5.10 ff
– Beckengeradstand 5.2
– Beckenneigung 5.2
– Befunddokumentation 5.1 ff
– Betrachtung von hinten 5.2
– – von der Seite 5.2
– – von vorn 5.2
– Dornfortsatz, Federungspalpation 5.4
– Dornfortsatzspitze, Palpation 5.4
– Dornfortsatzverletzung 5.8
– Erstbegutachtung 5.5
– Halswirbelsäule, Beschleunigungsverletzung 5.12 f
– – Funktionsuntersuchung 5.2 f
– – Untersuchung 5.4
– Kreuzbeinbruch 5.8
– Maß nach Schober 5.2 f
– Meßblatt 5.3
– Messung nach Ott 5.2 f
– Prüfung, visuelle 5.2 ff
– Querfortsatzverletzung 5.8
– Röntgenbefund 5.4 f
– Rumpfasymmetrie 5.2
– Rumpfdrehung 5.2 f
– Rumpfseitneigung 5.2 f
– Scheuermann-Krankheit 5.16
– Seitneigungsfähigkeit, segmentale 5.4
– Skoliose 5.15
– Spondylitis ankylosans 5.16
– Spondylolisthesis, traumatische 5.8
– Spondylose, posttraumatische 5.12
– Steißbeinbruch 5.8
– Summationsbewegung 5.4 f
– Untersuchung, manuelle 5.4
– Verletzungsfolgen 5.5 ff
– Vibrationsschäden 5.13 f
– Vorbeugung 5.2 f
– Wirbelbogengelenkverletzung 5.8
– Wirbelkörperverletzung 5.5 ff
– – Achsenabweichung, posttraumatische 5.6 f
– – Bewertung 5.7 f
– – Instabilität, posttraumatische 5.6
– – Lebensalter 5.6
– – Spätdiagnose 5.7
– – Vorschaden 5.6
Wirbelsäulenbeschwerden, Morbidität 1.98
– Rentenbegehren 1.98
Wirbelsäulendeformität, nach Tumortherapie 2.29 f
Wirbelsäulendistraktion 3.141 f
Wirbelsäulenerkrankung, degenerative 1.1 ff, 1.95 ff
– Begriffsbestimmung 1.1 f
– Begutachtung 5.17 ff
– Beruf 5.17 ff
– Bewertung 5.22 f
– Epidemiologie 1.2 f
– Erwerbsunfähigkeitsrente 5.17
– volkswirtschaftliche Bedeutung 5.17
Wirbelsäulenfixation 3.148 ff

– bisegmentale 3.62
– transpedikuläre 2.32
– unisegmentale 3.62
Wirbelsäuleninstabilität 3.41
– Definition 1.57, 3.109
– Gradeinteilung 3.108
– neurologischer Schaden 3.97
– postoperative 2.24
– Rotationsverletzung 3.129
– segmentale 2.22, 3.94
– Spondylophytenbildung 1.137
– Therapie 1.129
– tumorbedingte 2.6 f, 2.22
Wirbelsäulenmuskulatur 1.20 f
Wirbelsäulenstabilisierung (s. auch Spondylodese) 3.148 ff
– dorsale 2.32 f
– kombinierte 2.34
– langstreckige 2.32
– transpedikuläre 2.32, 2.34
– ventrale 2.30 ff
Wirbelsäulenstabilität 3.91
– Definition 3.109
– extrinsische 1.103
– intrinsische 1.101 ff
– Zwei-Säulen-Theorie 3.108
Wirbelsäulentumor 2.1 ff
– aktiver 2.20
– Altersverteilung 2.5 f
– Angiographie 2.15 f
– Ausfall, motorischer 2.8
– benigner, Häufigkeit 2.2 f
– Beurteilung, präoperative 2.21
– BSG-Beschleunigung 2.18
– Chemotherapie 2.34 f
– Computertomographie 2.12 f
– Dekompression, dorsale 2.33
– Diagnostik 2.9 ff
– Einwachsen, intradurales 2.6
– Embolisation 2.16 f
– Exstirpation, marginale 2.20
– – radikale 2.21
– fibrohistiozytärer 2.57 ff
– Häufigkeit 2.2 ff
– hochmaligner 2.20
– inaktiver 2.20
– Infiltration, paravertebrale 2.23
– kindlicher 2.29 f
– knochenbildender 2.36 ff
– Knochentransplantation 2.24 f, 2.30 f
– knorpelbildender 2.50
– Kürettage 2.23
– – intrakapsuläre 2.20
– Laboruntersuchung 2.18 f
– Leitsymptome 2.6 ff
– lokal aggressiver 2.20
– Lokalisation 2.10 f
– Lokalisationsdiagnostik 2.13, 2.15
– Magnetresonanztomographie 2.13 ff
– maligner, Behandlung 2.32 ff
– – Häufigkeit 2.2 f
– Myelographie 2.15
– niedrig-maligner 2.20 f
– Operationsindikation 2.22 f
– Operationsverfahren 2.22 ff

Wirbelsäulentumor, Operationsverfahren, Einteilung 2.23
- Reflexstörung 2.8
- Resektion 2.23 ff
- Resektionsvorgehen, dorsales 2.25
- - posterolaterales 2.25
- - ventrales 2.25
- Röntgendiagnostik, konventionelle 2.9 f
- Schmerzen 2.6 f
- seltener 2.89 ff
- Skelettszintigraphie 2.11 f
- Stabilisierung, dorsale 2.32 f
- - kombinierte 2.34
- - ventrale 2.30 ff
- Stanzbiopsie 2.17 f
- stark vaskularisierter 2.16
- Störung, vertebrale 2.6
- Strahlenbehandlung 2.35
- Symptome, neurologische 2.7 f
- Therapie 2.19 ff
- Tumormarker 2.18 f
- Tumormatrix 2.11
- Wurzelsymptome 2.8
- Zementierung 2.31 f
- - temporäre 2.23
Wirbelsäulenveränderung, altersinduzierte 1.1
- Beinlängendifferenz 1.158
Wirbelsäulenverletzung 3.1 ff
- Algorithmus 3.162 f
- AO-Klassifikation 3.109
- Begleitverletzung 3.87 f, 3.133
- - neurologische 3.97 ff, 3.115, 3.122
- Bergbau 3.99
- Berstungsbruch 3.87, 3.112 ff
- Beschwerden 3.96 f
- Computertomographie 3.98, 3.105
- Defizit, neurologisches 3.38
- - - Ursachen 3.139 f
- - - Vorgehen 3.163
- Deformität, residuelle 3.96 f
- Deformitätsquantifizierung 3.105
- Dekompression 3.141 ff
- Diagnostik, klinische 3.99
- diskoligamentäres 3.115 f
- Distraktion 3.109
- Distraktionsverletzung 3.98, 3.115 ff
- Einteilung nach Wolter 4.21
- Epidemiologie 3.83 ff
- erste Hilfe 4.16 f
- Fixateur externe 3.157 f
- - interne 3.153 ff
- Flexionsdistraktionsverletzung 3.87, 3.103 f, 3.115 ff
- Heilungsvorgang 3.93 ff
- Hyperextensionsscherverletzung 3.119 f
- Impaktionsfraktur 3.110 f
- Impressionsfraktur 3.87
- instabile 3.107 f, 3.122
- Keilbruch 3.110 f
- Kernspintomographie 3.106
- Klassifikation 3.107 ff
- - Entwicklung, historische 3.107 f
- - integrale 3.108 f
- - mechanische 3.40 f
- Kneifzangenberstungsbruch 3.113
- Kompression 3.109
- - axiale 3.45 ff
- Kompressionsverletzung 3.87
- - Entstehungsmechanismus 3.114 f
- - Komplikation, neurologische 3.98
- Lagerung 3.133
- Lebensalter 5.6
- Luxationsfraktur 3.98
- Mobilisation 3.164
- - postoperative 4.22
- Myelographie 3.106
- Neurotraumaklassifikation 3.41
- Operationsindikation 3.139
- Quotient, sagittaler 3.137
- Reposition 3.141, 3.164
- - offene 3.140
- Röntgenbildbeurteilung 3.101 ff
- Rotation 3.109
- Rotationsverletzung 3.87 f, 3.98, 3.122 ff
- - Zeichen 3.100
- Spaltbruch 3.87, 3.111
- Sport 3.83
- stabile 3.107 f
- Stabilisation 3.164
- Stabilisierungsverfahren, dorsales 3.145 ff
- - ventrales 3.158 ff
- Symptome 3.99
- Szintigraphie 3.105 f
- Therapie 4.21 ff
- - chirurgische 3.139 ff
- - konservative 3.134 ff
- Therapieprinzipien, allgemeine 3.55 ff, 3.132 f
- thorakolumbale 3.86
- Typ A1 3.110 f
- Typeneinteilung 3.87 f
- Unfallursachen 3.83
- Untersuchung, biomechanische 3.88 ff
- - radiologische 3.99 ff
- - Untersuchungsgang 3.101
- Verkehrsunfall 3.83 f
- Vorgehen 3.162 f
- - dorsales 3.143
- Vorschaden 5.6
Wirbelspaltfraktur, frontale 3.108, 3.135
Wirbelspongiosa s. Spongiosa
Wirbelstanzbiopsie, gezielte 2.17 f
Wirbelsubluxation, Rotationsverletzung 3.127 f
Wirbelverbiegung, kyphotische 3.94
Wirbelverschiebung, degenerative 1.149 ff
Wirbelzerreißung, horizontale 3.118 f
- - mit Rotation 3.127
Wiring, sublaminäres 3.151 f
Wurzelkanal, 1.147
- Anatomie 1.149
- Bandscheibenvorfall 1.111 f, 1.115
- Weite, kritische 1.148

Wurzelkanalstenose 1.145, 1.149, 1.154
Wurzelkompression s. Nervenwurzelkompression
Wurzelsyndrom, zervikales s. Zervikalsyndrom
Wurzeltaschenamputation 1.114

X

Xanthom 2.65

Z

Zehenstand, Schwäche 1.121
Zerebellum, Minderperfusion 1.58
Zervikalmark 1.46 f
- Blutversorgung 1.52 f
- Dekompression, ventrale 1.83 ff
- - zentrale 1.86
- Kompensationsraum 3.51, 1.46 f
- Querschnittsreduktion 1.83
- Schädigung 1.59 f
Zervikalmarklähmung 4.7
Zervikalorthese 1.66
Zervikalsyndrom, Akupunktur 1.68
- Anamnese 1.61 f
- Ätiologie 1.53 ff
- Definition 1.32
- Diagnose 1.65
- Differentialdiagnose 1.65
- Diskographie 1.64 f
- Elektrostimulation 1.67 f
- Extension 1.66
- Immobilisierung 1.66
- Injektionsbehandlung, lokale 1.67
- Kennmuskel 1.48
- Klinik 1.60 ff
- Knochentransplantat, kortikospongiöser 1.68
- Krankengymnastik 1.67
- lokales 1.57 f, 1.61 ff
- Operationskomplikationen 1.70 f
- Pathogenese 1.53 ff
- Plattenfixation 1.69
- Psychotherapie 1.68
- Reflexabschwächung 1.48
- Schmerzausstrahlung 1.62
- Schmerzen 1.32
- Schmerzentstehung 1.55, 1.57
- Schmerzzunahme 1.61
- Sensibilitätsstörung 1.48
- Spontanverlauf 1.61
- Steroidinjektion 1.71
- Therapie 1.65 ff
- - manuelle 1.66 f
- - - Kontraindikationen 1.67
- - medikamentöse 1.67
- - operative 1.68 ff
- Untersuchungsbefund, körperlicher 1.62 f
- Verfahren von Cloward 1.69
- zentrales 4.1, 4.9
Zervikobrachiales Syndrom 1.32, 1.71 ff

– – Anamnese 1.71 f
– – Defizit, motorisches 1.71
– – – Gradeinteilung 1.73
– – Diagnostik, topische 1.73
– – Differentialdiagnose 1.74 f
– – Diskographie 1.74
– – Distraktionstest 1.72
– – Elektromyographie 1.72 f
– – Fusion, ventrale 1.76
– – hard disc 1.72
– – Infiltration, diagnostische 1.74
– – Inkektionstherapie, lokale 1.75
– – Lähmung, motorische 1.72
– – Magnetresonanztomographie 1.74
– – motorisch-evozierte Potentiale 1.73 f
– – Schmerzzeichnung 1.75 f
– – Schmerzzunahme 1.71
– – Schulterabduktionstest 1.72
– – soft disc 1.72
– – somatosensorisch-evozierte Potentiale 1.73
– – Spontanverlauf 1.71
– – Test, klinischer 1.72
– – Therapie, konservative 1.75
– – – operative 1.75 ff
– – Untersuchung, radiologische 1.74

– – Untersuchungsbefund, körperlicher 1.72
– – Valsalva-Versuch 1.72
Zervikobrachialgie 1.57
Zervikomedulläres Syndrom 1.32, 1.78 ff
– – Anamnese 1.81
– – Beurteilungsskala 1.80
– – Diagnose 1.83
– – Differentialdiagnose 1.83
– – Ganganalyse 1.81
– – Hinweis, klinischer 1.81
– – Immobilisierung 1.83
– – Kopf-Nacken-Fixation 1.81
– – Magnetresonanztomographie 1.60, 1.83
– – Schmerzcharakter 1.81
– – Spontanverlauf 1.79 f
– – Symptomübersicht 1.81
– – Therapie, konservative 1.83
– – – operative 1.83 ff
– – Untersuchung, neurophysiologische 1.81 f
– – – radiologische 1.82 f
Zervikothorakaler Übergang, Dornfortsatzabrißfraktur 5.8
– – Freiprojektion 3.52
– – Luxation 3.69
– – Verletzung 4.21

Zervikozephales Syndrom 1.32, 1.84, 1.86 ff
– – Anamnese 1.86
– – Differentialdiagnose 1.87 f
– – funktionelles 1.86
– – posttraumatisches 1.86
– – Schmerzlokalisation 1.58 f
– – Symptome 1.86
– – Therapie 1.88 f
– – Untersuchung, apparative 1.87 f
– – Untersuchungsbefund, körperlicher 1.86
– – Ursachen 1.87
Zielke-System 3.150
Zuckergußwirbelsäule 1.14, 1.142
Zuggurtungsosteosynthese, Halswirbelsäule 3.66 ff
Zu-Schwung-Gang 5.9
Zwangshaltung, skoliotische 2.39
Zwei-Säulen-Modell 3.91 f, 3.108
Zwerchfellatmung, paradoxe 4.7
Zwerchfellparese 1.48
Zwerchfellstimulator 4.26
Zytostatikabehandlung s. Chemotherapie, zytostatische